Matériel
d'anesthésie

Matériel d'anesthésie

JERRY A. DORSCH

SUSAN E. DORSCH

Traduction et adaptation françaises sous la direction de
JEAN-PIERRE HABERER

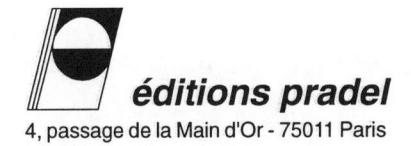

éditions pradel
4, passage de la Main d'Or - 75011 Paris

Copyright © 1995, Éditions Pradel, Paris
Toute reproduction totale ou partielle de ce livre, par quelque procédé que ce soit,
notamment photocopie ou microfilm, réservée pour tous pays.
ISBN : **2-907516-72-8**

Ce livre est une traduction de la troisième édition américaine de *"Understanding Anesthesia Equipment - Construction, Care and Complications"*.
Copyright © 1994, Williams & Wilkins
ISBN : **0-683-02616-X**

Liste des traducteurs

Christian Colavolpe
Praticien hospitalier
Département d'Anesthésie-Réanimation
Hôpital d'Adultes de la Timone, Marseille

Anne-Marie Cros
Praticien hospitalier
Département d'Anesthésie-Réanimation IV
Groupe hospitalier Pellegrin-Enfants,
Bordeaux

Marc Dubreuil
Praticien hospitalier
Département d'Anesthésie-Réanimation IV
Groupe hospitalier Pellegrin-Enfants,
Bordeaux

Benoît Eurin
Professeur des Universités
Service d'Anesthésie-Réanimation
Chirurgicale
Hôpital Saint-Louis, Paris

Brigitte George
Praticien hospitalier
Service d'Anesthésie-Réanimation
Chirurgicale
Hôpital Saint-Louis, Paris

Catherine Guidon-Attali
Praticien hospitalier
Département d'Anesthésie-Réanimation
Hôpital d'Adultes de la Timone, Marseille

Jean-Pierre Haberer
Professeur des Universités
Service d'Anesthésie-Réanimation
Hôtel-Dieu, Paris

Franck Le Quéau
Praticien hospitalier
Unité d'Anesthésie-Réanimation
Institut Curie, Paris

Isabelle Murat
Professeur des Universités
Département d'Anesthésie-Réanimation
Pédiatrique
Hôpital Armand Trousseau, Paris

Éric Roland
Praticien hospitalier
Service d'Anesthésie-Réanimation
Chirurgicale
Hôpital Saint-Louis, Paris

Annick Steib
Maître de conférence des Universités
Service d'Anesthésie-Réanimation
Hôpital Hautepierre, Strasbourg

Stéphane Villiers
Praticien hospitalier
Service d'Anesthésie-Réanimation
Chirurgicale
Hôpital Saint-Louis, Paris

Catherine Waintrop
Praticien hospitalier
Service d'Anesthésie-Réanimation
Chirurgicale
Hôpital Saint-Louis, Paris

Sommaire

Préface à la troisième édition américaine
Préface à la première édition française

1.	Bouteilles et conteneurs pour gaz médicaux	1
2.	Systèmes de distribution des gaz médicaux	25
3.	L'appareil d'anesthésie	51
4.	Vaporisateurs	91
5.	Les circuits d'anesthésie : principes généraux, composants, classification	91
6.	Circuits de Mapleson	149
7.	Le circuit filtre	167
8.	Insufflateurs manuels	191
9.	Méthodes d'humidification	225
10.	Ventilateurs d'anesthésie	239
11.	Lutte contre la pollution par les gaz et vapeurs anesthésiques	281
12.	Accidents liés aux appareils d'anesthésie et aux circuits respiratoires	325
13.	Masques faciaux et canules	365
14.	Le masque laryngé	383
15.	Laryngoscopes	401
16.	Sondes d'intubation	439
17.	Monitorage des gaz	543
18.	Aides à la surveillance et appareils de monitorage	605
	1ère partie : Monitorage de la curarisation	605
	2e partie : Monitorage de la température	628
	3e partie : Appareils de surveillance de la pression des voies aériennes	639
	4e partie : Spiromètres	645
	5e partie : Oxymétrie de pouls	652
	6e partie : Les alarmes	679
19.	Vérification et entretien du matériel Textes règlementaires	687
20.	Nettoyage et stérilisation	715
	Annexe 1	757
	Annexe 2	769
	Index	797

Chapitre 1

Bouteilles et conteneurs pour gaz médicaux

Traduction : Catherine Waintrop

Définitions	**Bouteilles de gaz médicaux**	Règles de sécurité pour l'utili-
Psia, Psig, Psi	Composants	sation des bouteilles
Gaz comprimé	Tailles	Remplissage
Gaz comprimé non liquéfié	Contenus et pressions	Risques
Gaz comprimé liquéfié	Tests	**Conteneurs à oxygène liquide**
Bouteille de gaz médical	Remplissage	Matériel
Conteneur de gaz médical	Couleur	Règles de sécurité
Système international d'unités	Marquages permanents	Stockage
Bureaux des règlements et	Étiquetage	Remplissage
normes industrielles	Papillons	Risques

Définitions

PSIA, PSIG, PSI

Psi signifie livre par pouce carré, et *Psig* livre par pouce carré indexée, qui est la différence entre la pression mesurée et la pression atmosphérique environnante. La plupart des manomètres sont étalonnés avec le 0 à la pression atmosphérique. *Psia* signifie livre par pouce carré absolue. La pression absolue a comme point 0 de référence le vide absolu. Psia est égale à la somme de psig et de la pression atmosphérique. Par exemple, au niveau de la mer, la pression est de 0 psig, mais de 14,7 psia *(NdT : voir plus loin dans le tableau 1.1 le système de conversion des unités américaines dans le SI)*.

GAZ COMPRIMÉ

Un gaz comprimé se définit comme « tout corps ou mélange ayant dans le récipient qui le contient une pression absolue dépassant 2,7 bars (275,8 kPa) à 21°C (294,3°K) ou, sans tenir compte d'une quelconque pression à 21°C (294,3°K), ayant une pression absolue dépassant 7 bars (717 kPa) à 54°C (327,6°K), ou tout liquide ayant une pression de vapeur supérieure à 2,7 bars à 38°C (310,9°K) » (1).

GAZ COMPRIMÉ NON LIQUÉFIÉ

Un gaz comprimé non liquéfié est un gaz non liquéfiable à des températures terrestres habituelles et jusqu'à des pressions de 138 à 172 bars (13789 à 17237 kPa) (1). Cela comprend par exemple l'oxygène, l'azote, l'air et l'hélium. Ces gaz deviennent liquides à très basses températures; on les rattache alors habituellement aux liquides cryogéniques (1).

GAZ COMPRIMÉ LIQUÉFIÉ

Un gaz comprimé liquéfié est un gaz qui devient en grande partie liquide dans les conteneurs à température ordinaire et à pression de 25 à 2500 psig (172,4 à 17237 kpa) (1) ; citons ici par exemple le protoxyde d'azote et le gaz carbonique.

BOUTEILLE DE GAZ MÉDICAL (2)

Une bouteille de gaz médical est un réservoir qui contient un gaz ou un mélange gazeux à haute pression, pouvant dépasser 138 bars (13789 kPa).

CONTENEUR DE GAZ MÉDICAL (2)

Un conteneur de gaz médical est un récipient à basse pression et rempli sous vide, qui contient un ou des gaz à l'état liquide.

SYSTÈME INTERNATIONAL D'UNITÉS (UNITÉS SI) *[NdT : Le SI est devenu obligatoire en France en décembre 1975 (JO du 23/12/75)]*

Le système métrique, maintenant système d'unité international, est une tentative d'uniformisation des systèmes de mesures utilisés à travers le monde. Le tableau 1.1 donne quelques unités SI, leur équivalent américain et les facteurs de conversion.

Bureaux des règlements et normes industrielles

(NdT : En France, les normes AFNOR définissent les responsabilités, les normes de construction, de contrôle, d'entretien et de sécurité).

Tous ceux qui produisent, fournissent, transportent ou utilisent les gaz médicaux doivent observer un ensemble de règles de sécurité promulgué et imposé par normes administratives (AFNOR en France).

Les gaz médicaux doivent remplir des normes de pureté.

Le département des transports (DOT) et les transports canadiens (TC) ont publié les conditions requises pour la fabrication, le marquage, l'étiquetage, le remplissage, la qualification, le transport, le stockage, la manipulation, la maintenance, la requalification et l'agencement des bouteilles de gaz médicaux et conteneurs. Les EU et les provinces canadiennes ont des règlements très différents pour les gaz comprimés (1). De plus, beaucoup de gouvernements locaux ont des règlements qui s'appliquent aux gaz comprimés.

Le gouvernement des EU légifère les sujets ayant trait à la sécurité et à la santé des employés dans toutes les industries par l'intermédiaire du département du travail et de lois sur

Tableau 1.1. Unités américaines et système international

Grandeurs	Unités US	Coefficients multiplicateurs	Unités SI métrique
Pression	lb/in^2(psi)	6,894757	kPa
Pression	atm	1,325	kPa
Température	°F	(°F-32)/1,8	C^a
Densité	lb/cu ft	16,01846	kg/m^3
Volume	cu ft	0,02831685	m^3
Volume spécifique	cu ft/lb	0,06242796	m^3/kg
Chaleur	Btu/lb	2,326	kJ/kg
Chaleur	Btu/cu ft	37,25895	kJ/m^3
Chaleur	Btu/gal	278,7163	kJ/m^3
Chaleur spécifique	Btu/(lb)(F)	4,1868	kJ/(kg)(C)
Masse	lb	0,4535924	kg
Longueur	inch	0,0254	m
Longueur	foot	0,3048	m
Longueur	mile	1,609344	km

[a] L'unité de température recommandée par le SI est le degré Kelvin (K) mais les valeurs en degré Celsius (C) sont acceptées pour les mesures aux températures habituelles. Un degré de différence est le même sur une échelle Celsius et sur l'échelle Kelvin. 0°K équivaut à –273,15°C.

la sécurité professionnelle et la santé (OSHA). L'association nationale de protection contre le feu (NFPA), l'association des gaz comprimés (CGA), et l'association des normes canadiennes (CSA) ont publié un certain nombre de règles visant à une utilisation sans risque. Bien que *non obligatoires*, ces instructions ont été adoptées par de nombreux bureaux de règlements. La sécurité professionnelle et la santé de tout employé sont protégées par des dispositions législatives et contrôlées par la médecine du travail.

Bouteilles de gaz médicaux

COMPOSANTS

Corps (3,4)

La plupart des bouteilles de gaz médicaux (obus) sont en acier, différents alliages étant ajoutés pour en augmenter la résistance. Ces dernières années ont été mises sur le marché des bouteilles en aluminium. Elles sont particulièrement utiles pour l'anesthésie lors d'une imagerie par résonance magnétique (IRM). Les bouteilles ont des fonds plats pour pouvoir tenir debout. L'autre extrémité s'effile en un col pourvu d'un filetage de vis pour l'assemblage avec la soupape de la bouteille.

Valve (soupape à guide)

Les gaz, lors de leur utilisation ou lors du remplissage des bouteilles, passent à travers une valve attachée au col par un filetage en cône. La valve, en bronze ou en cuivre, fait partie intégrante de la bouteille et ne doit être ôtée que lors des tests ou de la maintenance de celle-ci.

Orifice

L'orifice est le point de sortie du gaz. Il doit être protégé lors du transport par un chapeau. Quand on installe une petite bouteille sur un appareil d'anesthésie, il est important de ne pas confondre l'orifice avec la dépression conique sur le côté opposé de la valve, qui doit recevoir la vis de maintien sur l'étrier. La fixation de la vis de maintien dans l'orifice peut endommager celui-ci, ainsi que les ergots et des fuites sont alors possibles.

Axe

Chaque valve comprend un axe, ou tige, qui ferme la valve en obturant le siège. Quand la valve est ouverte, l'axe monte, laissant le gaz s'écouler à travers l'orifice.

Valve à joint. La plupart des valves sont du type valve à joint (Fig. 1.1). Dans celle-ci, l'axe est obturé par un joint élastique, par

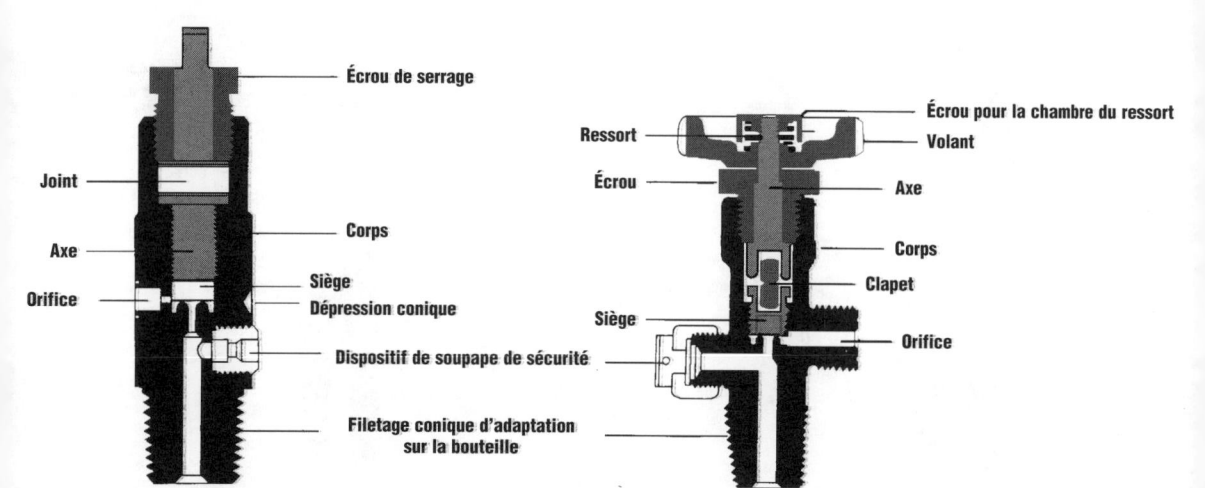

Figure 1.1. Petite (**à gauche**) et grande (**à droite**) valves à joint. Le joint obture l'axe et évite les fuites. Tourner l'axe sur la grande valve en sens inverse des aiguilles d'une montre entraîne la rotation de l'embase dans son filetage, et l'ouverture de la valve. D'après des schémas fournis par Puritan-Bennett Corp.

exemple en Téflon, qui évite les fuites autour du filetage. Ce type de valve est aussi appelé à action directe, parce que le fait de tourner l'axe entraîne la rotation du siège. Dans une grande valve à bouteille, la contrainte est transmise par l'intermédiaire d'un clapet (Fig. 1.1, à droite). Ce type de valve peut supporter des hautes pressions.

Soupape à membrane. Dans la valve à membrane (Fig. 1.2), l'axe est séparé du siège. Un diaphragme flexible obture les parties internes. Tourner l'axe, élève ou abaisse ce diaphragme. Un ressort reposant sur le siège s'oppose à la poussée vers le bas de l'axe. Tourner l'axe dans le sens des aiguilles d'une montre, abaisse le diaphragme qui en retour abaisse le siège et ferme la soupape. Dans le sens contraire, l'axe élève le diaphragme et le ressort élève le siège qui ouvre la soupape. Ce type de soupape a les avantages suivants (5):

1. L'ouverture complète ne nécessite qu'un demi ou trois quarts de tour, tandis que la soupape à joint demande 2 ou 3 tours complets.
2. Le siège ne tourne pas d'où un risque de fuite moindre.
3. Le diaphragme empêche toute fuite autour de l'axe.

Ces avantages font généralement préférer le modèle à membrane quand les pressions sont assez basses et quand on ne peut admettre aucune fuite, par exemple avec des gaz inflammables. Il est cependant un peu plus cher que le modèle à joint.

Clef ou volant

Une clef ou un volant doit être utilisé pour ouvrir ou fermer une soupape de bouteille. On l'ouvre dans le sens anti-horaire et inversement, ce qui entraîne l'axe. Les grandes soupapes à bouteille ont un volant fixe permanent avec un ressort et un écrou pour le maintenir solidement en place (voir Figs. 1.1 et 1.2).

Une clef est utilisée pour les petites soupapes. On en trouve de différentes formes (Fig. 1.3). Certaines, comme celle de la figure 1.3, ont une découpe hexagonale qui s'adapte à l'écrou de fixation de la soupape (voir Fig. 1.1). Cette clef peut être utilisée pour serrer l'écrou afin de ne pas le perdre. Le risque avec cette clef, est qu'une personne inexpérimentée dans le maniement des bouteilles puisse confondre l'écrou de fixation avec l'ouverture de la soupape, l'axe et l'écrou de fixation pouvant alors être violemment expulsés hors de la bouteille (6).

Une clef à cliquet est fournie avec certains appareils d'anesthésie (voir Fig. 1.3). Quand la bouteille est ouverte, la clef doit être enlevée, inversée et réintroduite pour la fermer.

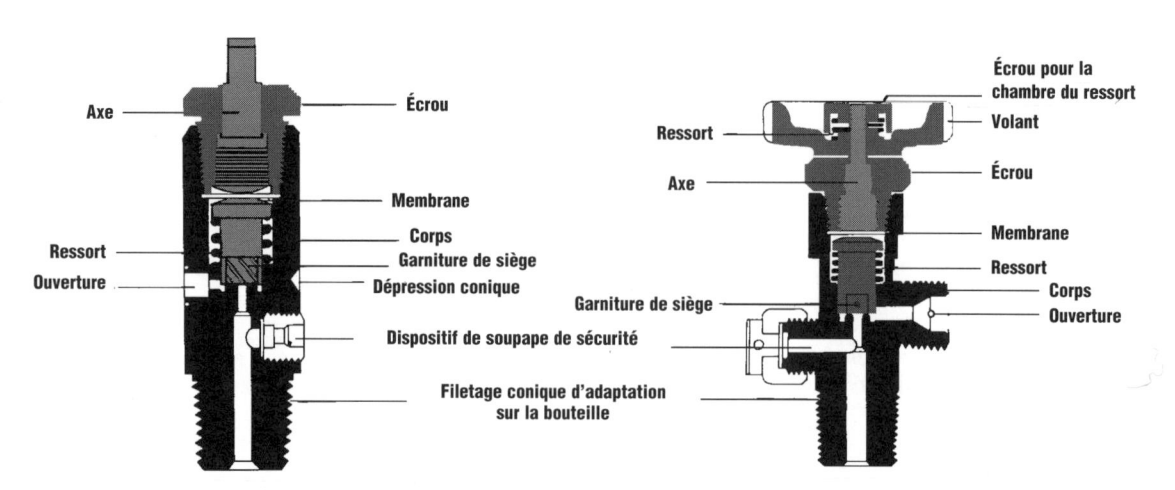

Figure 1.2. Petite (**à gauche**) et grande (**à droite**) soupapes à membrane. En tournant la poignée dans le sens des aiguilles d'une montre, on descend la membrane et ferme l'embase. Pour ouvrir la soupape, la force exercée vers le haut par le ressort ouvre l'embase. D'après des schémas fournis par Puritan-Bennett Corp.

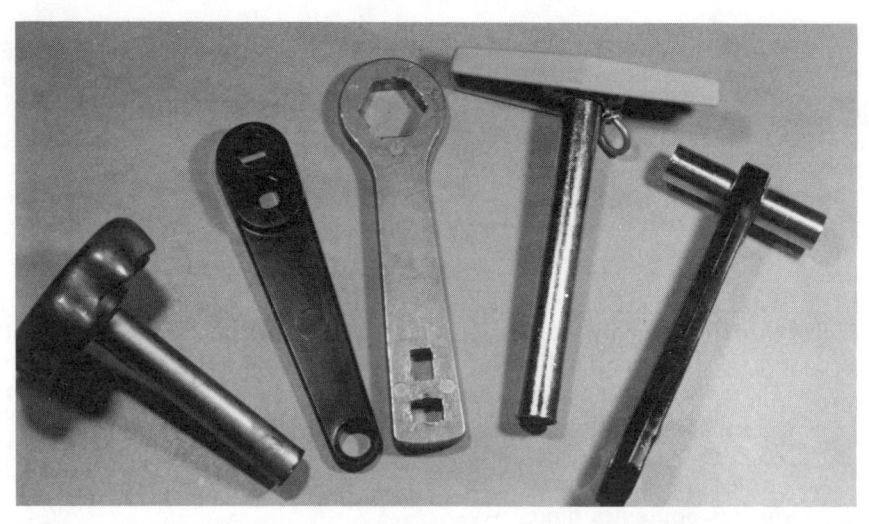

Figure 1.3. Clefs pour soupapes des petites bouteilles. La découpe hexagonale du sommet de la clef du milieu (clef à 6 pans) peut être utilisée pour serrer l'écrou d'assemblage sur la soupape des bouteilles. Une clef à cliquet se trouve à droite. Quand une bouteille a été ouverte, cette clef doit être ôtée, inversée et réintroduite pour la fermer.

Des brûlures par le protoxyde d'azote gelé ont été décrites pendant ces manœuvres (7).

Il est souvent judicieux d'attacher par une chaîne la clef qui convient à chaque appareil.

Dispositif de soupape de sécurité (1)

Le dispositif de régulation de pression est également appelé soupape de sécurité. Sur chaque bouteille s'adapte un dispositif qui permet l'échappement du gaz si sa pression atteint un niveau dangereux.

Disque de rupture

Le disque de rupture (friable ou à éclatement) est un dispositif non réutilisable comportant un disque maintenu contre un orifice (Fig. 1.4). Quand la pression prédéterminée est atteinte, le disque se rompt et permet l'évacuation du contenu de la bouteille. L'échappement de pression s'effectue par l'orifice contre lequel le disque est placé. La pression nominale de rupture est la pression pour laquelle le disque est appelé à éclater. Elle est déterminée par le matériau, l'épaisseur et la forme du disque, et le diamètre de l'orifice d'échappement. Ce dispositif est utilisé sur certaines bouteilles à air, gaz carbonique, gaz carbonique-oxygène, hélium, protoxyde d'azote, hélium-oxygène, azote et oxygène. Il évite la surpression due à des hautes températures ou à un remplissage excessif.

Fusible

Le fusible est un dispositif de limitation de pression thermoformé, non réutilisable, maintenu contre l'orifice d'échappement. Il pro-

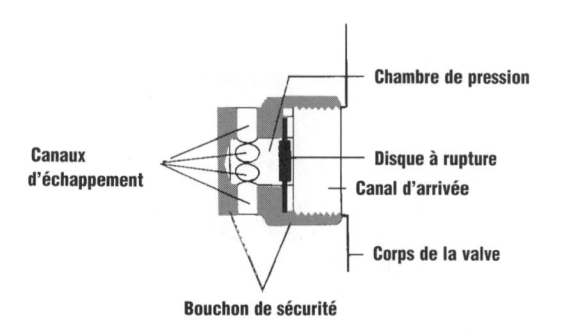

Figure 1.4. Dispositif à disque de rupture. Quand la pression déterminée de rupture est dépassée, le disque se rompt et le gaz s'écoule du canal d'arrivée vers la chambre de pression et vers l'atmosphère à travers les canaux d'échappement. D'après anonyme. Montage d'un dispositif de sécurité à disque friable. Pamphlet S-3. New York: Compressed Gas Society, p.4.

tège des surpressions dues aux hautes températures mais non des erreurs lors du remplissage. La température limite est celle à laquelle le matériau du fusible devient suffisamment souple pour s'échapper de son support, si bien que la bouteille se vide. Un fusible ayant une température limite de 100°C (373,7°K) est parfois utilisé sur certaines bouteilles d'azote et d'air.

Association disque de rupture/fusible

Cette association peut être utilisée pour éviter l'explosion à une pression prédéterminée, tant que la température n'atteint pas celle de la fusion du fusible. On peut trouver un tel dispositif avec une température limite de 74°C (347°K) sur des bouteilles d'air, oxygène, azote, protoxyde d'azote, hélium, mélange hélium-oxygène, gaz carbonique et mélange oxygène-gaz carbonique. Ce dispositif nécessitant l'association d'une température et d'une pression excessives pour fonctionner, il ne protège pas contre la surpression due à une erreur de remplissage.

Valve de surpression

C'est un dispositif (Fig. 1.5) monté sur un ressort destiné à refermer et éviter la vidange complète d'une bouteille après restauration des conditions normales. La pression déterminée de début d'échappement est marquée sur la valve. On peut retrouver une valve de surpression sur des bouteilles d'air, hélium, oxygène, azote, mélange hélium-oxygène, gaz carbonique, et mélange gaz carbonique-oxygène, avec des pressions de chargement jusqu'à 34 barg. Les soupapes de sécurité sont en général plus sujettes à fuite que les disques de rupture ou les fusibles (1).

Dépression conique

On trouve sur les petites bouteilles, au-dessus de la soupape de sécurité, une dépression conique sur laquelle s'adapte la vis de l'étrier (Fig. 1.6 ; voir aussi les Figs. 1.1 et 1.2). Il faut la distinguer de la soupape de sécurité. Si la vis de serrage est introduite dans la soupape de sécurité, le dispositif peut être endommagé et le contenu de la bouteille fuir (8,9).

Systèmes de sécurité non permutables (1)

L'utilisation de bouteilles contenant différents gaz fait courir le risque de raccordement d'une bouteille à un matériel destiné à un autre gaz. Pour minimiser ce risque, on a instauré un code couleur qui ne protège cependant pas de l'erreur humaine. Avec la coopération de la CGA entre autres, on a mis en place des systèmes impermutables. Ces deux systèmes sont situés entre la valve de la bouteille et le détendeur, et il ne faut pas les confondre avec le système de sécurité des diamètres indexés, qui se trouve sur le côté à basse pression du détendeur et dont on parlera au chapitre 2.

Système de sécurité des ergots détrompeurs

Il est utilisé sur les bouteilles de taille E et plus petites. Il consiste en deux ergots se projetant de la surface interne de l'étrier et disposés en regard de deux trous dans la valve de la bouteille (Fig. 1.7 ; voir aussi Fig. 1.6). Divers types d'ergots destinés à des gaz ou mélanges gazeux en anesthésie sont décrits dans le tableau 1.2. Quand les ergots et les trous ne sont pas alignés, l'orifice ne fait pas face à la bague de l'étrier. Il est possible de brancher n'importe quelle valve de bouteille sur un étrier sans ergot, mais habituellement il n'est pas

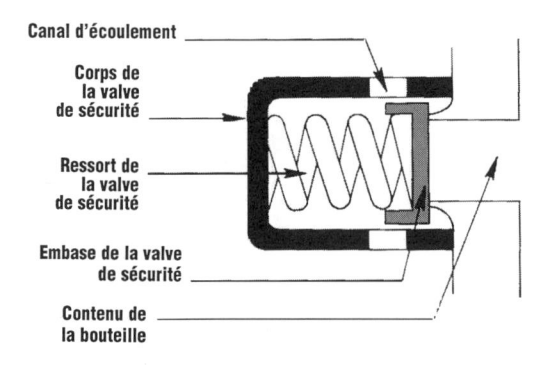

Figure 1.5. Soupape de décompression. Quand la pression fixée est dépassée, la pression dans la bouteille déplace le ressort vers la gauche et le gaz s'écoule autour du siège de la valve de sécurité vers le canal d'échappement. D'après un schéma fourni par Ohmeda, une division du groupe BOC, Inc.

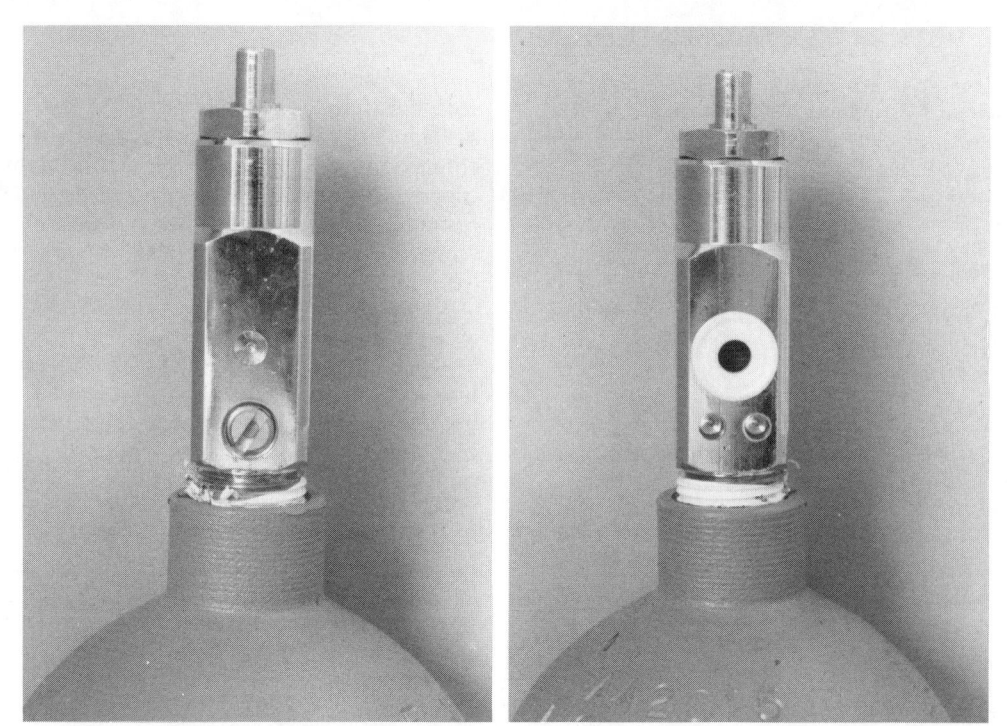

Figure 1.6. Valves de petites bouteilles. **À gauche,** la dépression conique est au-dessus de la soupape de sécurité. **À droite,** l'origine est au dessus des trous correspondants au système de sécurité des ergots. Une bague recouvre l'orifice.

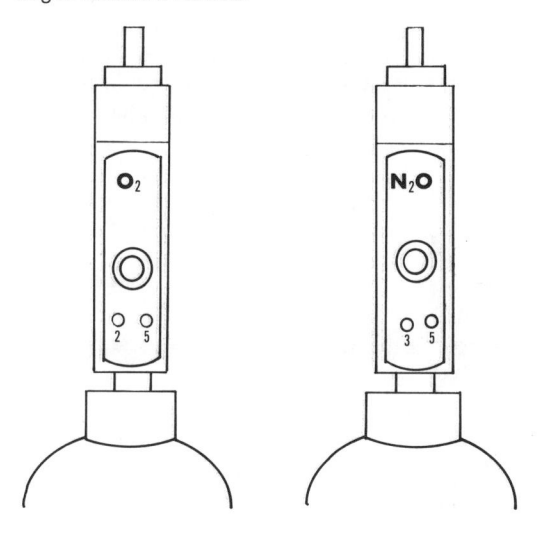

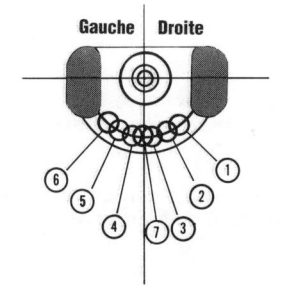

Figure 1.7. Système de sécurité des ergots. La figure **du bas** montre les six positions indexées qu'on retrouve sur l'étrier. Les ergots ont 4 mm de diamètre et 6 mm de long, sauf pour l'ergot 7 qui est légèrement plus épais. La position des 7 trous se situe sur la circonférence d'un cercle de rayon de 9/16 de pouce centré sur l'orifice.

Tableau 1.2. Système d'ergots indexés

Gaz	Perçages et Ergots
Oxygène	2-5
Protoxyde d'azote	3-5
Cyclopropane	3-6
O_2-CO_2 (CO_2 > 7,5%)	2-6
O_2-CO_2 (CO_2 < 7,5%)	1-6
O_2-He (He < 80,5%)	4-6
O_2-He (He > 80,5%)	2-4
Air	1-5
Azote	1-4
N_2O-O (N_2O 47,5-52,5%)	7

possible pour une valve non percée de recevoir un étrier à ergots.

Connexions des sorties de valves pour grandes bouteilles

Les bouteilles de taille M ou plus grandes sont équipées de valves qui ont des connexions de sorties filetées. Les composants essentiels sont montrés sur la figure 1.8. La valve de bouteille a une sortie filetée, destinée à recevoir un écrou. Lorsqu'on serre l'écrou en le tournant dans le sens horaire, on plaque le raccord contre la sortie de la valve. Dans cette position, le conduit de gaz de la valve s'aligne sur celui du raccord. Les sorties et connexions sont indexées selon leurs diamètres, tailles de filetage, filetages vers la gauche ou droite, filetages internes ou externes et selon la forme du siège du conduit.

TAILLES

Les bouteilles de gaz étaient au départ fournies avec un code de lettre, A étant la plus petite. Le tableau 1.3 donne les dimensions et contenances approximatives pour quelques bouteilles d'usage courant. Les tailles et les désignations par lettre ont changé au cours des années et entre les fournisseurs (2). La taille E est la bouteille la plus habituellement utilisée sur les appareils d'anesthésie, pour le transport des patients et la réanimation. Les bouteilles d'aluminium sont plus courtes et leurs diamètres sont plus grands que celles en acier (3).

CONTENUS ET PRESSION

Comme le montre la figure 1.9, dans une bouteille contenant un gaz non liquéfié, la pression décroît régulièrement avec la vidange du contenu. On peut donc utiliser la pression

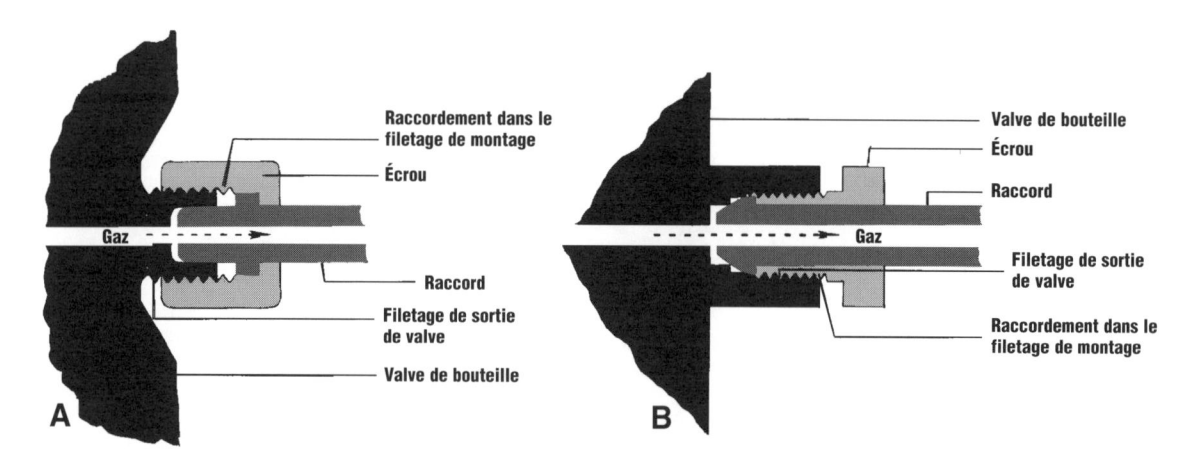

Figure 1.8. Connexions de sortie de valve pour grandes bouteilles. **À gauche,** le filetage de la sortie de valve est extérieur, c'est-à-dire que l'écrou se visse par dessus la sortie de valve. **À droite,** le filetage de sortie est interne, de telle sorte que l'écrou se visse à l'intérieur. Les caractéristiques pour les raccords de bouteilles se présentent souvent comme dans l'exemple suivant pour l'oxygène : 0.903-14-RH EXT. Le premier nombre est le diamètre en pouce de la sortie de la valve. Le nombre suivant donne le nombre de filetage par pouce. Les lettres suivantes indiquent si le filetage est à droite ou à gauche, externe ou interne. Redessiné d'après un schéma de Compressed Gas Society.

Tableau 1.3. Bouteilles de gaz médicaux types, volumes, poids et pressions

Taille	Dimensions (Diam. ext. × Long) (cm)	Poids à vide (kg)	Capacité pression à 21°C	Air	Dioxyde de carbone	Hélium	Protoxyde d'azote	Oxygène	Azote	Mélange Hélium Oxygène[a]	Mélange Dioxyde de carbone Oxygène[a]
B	8,75 × 32,5	2,5	litres atmg		370 57		200 129,3				
D	11,25 × 42,5	5,5	litres atmg	375 129,3	940 57	300 108,9	940 50,7	400 129,3	370 129,3	300 +	400 +
E	10,62 × 65	7	litres atmg	625 129,3	1590 57	500 108,9	1590 50,7	660 129,3	610 129,3	500 +	660 +
M	17,5 × 107,5	31,5	litres atmg	2850 129,3	7570 57	2260 108,9	7570 50,7	3450 149,7	3200 149,7	2260 +	3000 +
G	21,25 × 127,5	48,5	litres atmg	5050 129,3	12300 57	4000 108,9	800 50,7			4000 +	5300 +
H	23,12 × 127,5	59,5	litres atmg	6550 149,7		6000 149,7	15800 50,7	6900[b] 149,7	6400 149,7		

[a] Le signe + indique que les pressions de ces mélanges gazeux varient en fonction de la composition du mélange.
[b] Des bouteilles de 7800 litres à 169,4 amtg sont disponibles.

pour en évaluer le contenu. Il en est de même pour le poids de la bouteille.

Dans une bouteille qui contient un gaz liquéfié, la pression dépend de la pression de vaporisation du liquide et ne renseigne pas sur la quantité de gaz restant, tant que persiste une phase liquide. La pression reste à peu près constante (à température constante) jusqu'à ce que tout le liquide se soit évaporé, puis elle diminue ensuite jusqu'à ce que la bouteille soit vide. Le poids peut servir à déterminer le contenu de la bouteille indépendamment de l'état du gaz.

En fait, en pratique, la température des bouteilles ne reste pas constante. L'évaporation du liquide consomme de l'énergie sous forme de chaleur, fournie essentiellement par le liquide de la bouteille, et il y a donc refroidissement. La baisse de température s'accompagne d'une baisse concomitante de la pression de vapeur du liquide, si bien que, à débit constant, une baisse progressive de pression accompagne l'échappement du gaz (10). La surface externe d'une bouteille se refroidissant avec la vidange du gaz, sa température renseigne sur la persistance de liquide dans la bouteille (10). S'il persiste du liquide à l'arrêt de la vidange, la pression de la bouteille va augmenter lentement avec l'élévation de la température, jusqu'à son niveau initial.

TESTS (1)

Toute bouteille doit être vérifiée et soumise à des tests (épreuve ou réépreuve) de pression hydrostatique interne au moins tous les 5 ans ou, avec une autorisation spéciale, tous les 10 ans. La date du test (mois et année) doit être apposée en permanence sur la bouteille. *(Ndt : Tests effectués sur les contenants sous le contrôle d'un inspecteur habilité par le Service des Mines).*

Chaque bouteille doit passer un contrôle visuel interne et externe. Les récipients douteux seront retournés au fournisseur. Le test porte sur la recherche de fuites et sur la résistance mécanique, en appliquant un minimum

10 MATÉRIEL D'ANESTHÉSIE

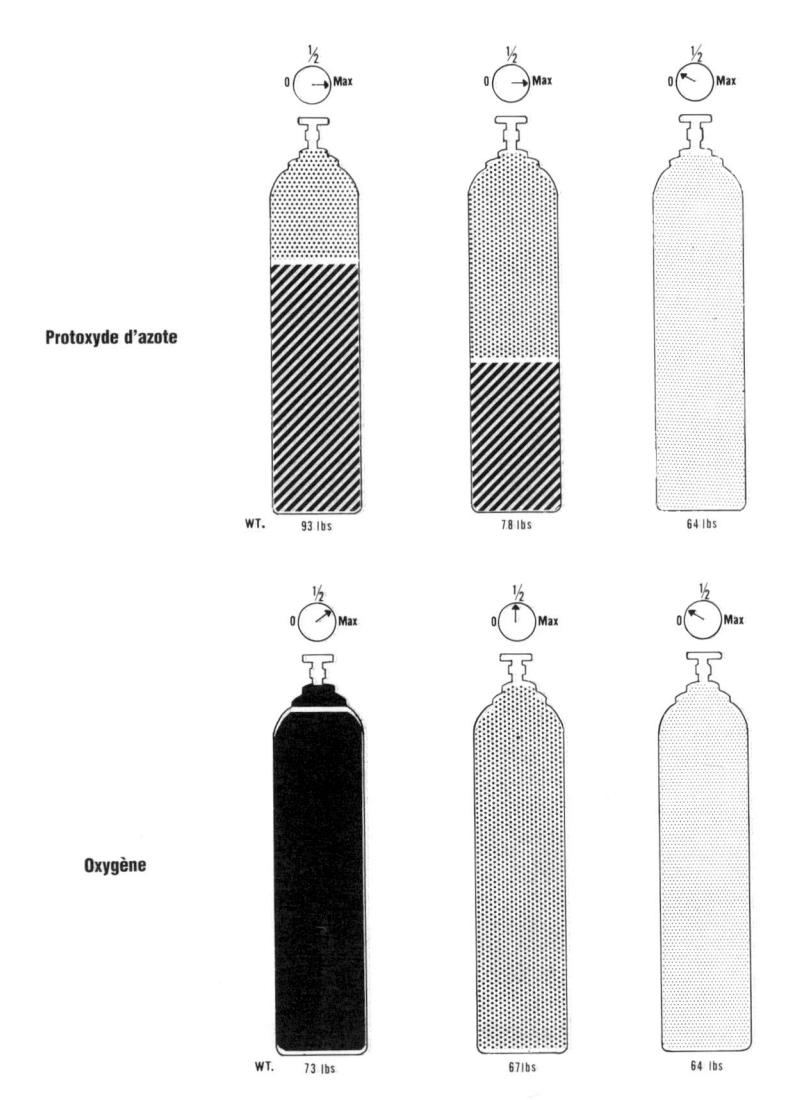

Figure 1.9. Relation entre poids de la bouteille, pression et contenu. Un gaz partiellement sous forme liquide, tel que le protoxyde d'azote, aura une pression constante (en présumant une température constante), jusqu'à ce que tout le liquide soit évaporé ; la pression variera ensuite de façon linéaire avec l'évacuation du gaz. Un gaz non liquéfié tel que l'oxygène voit sa pression décroître régulièrement jusqu'à ce que la bouteille soit vide. Quels que soient les gaz, le poids de la bouteille diminue régulièrement au fur et à mesure de sa vidange.

de 1,66 (1,5 au Canada) fois leur pression d'utilisation. Celle-ci est la pression maximale à laquelle la bouteille peut être remplie à 21°C (294°K). Le tableau 1.4 donne les pressions normales pour les gaz habituellement utilisés en anesthésie. Une bouteille qui fuit ou que l'on peut remplir au delà de sa capacité, doit être rejetée.

REMPLISSAGE (1)

Si une bouteille contenant un gaz à pression admissible à des températures normales est soumise à des températures plus hautes, la pression peut s'élever à un niveau dangereux. Pour l'éviter, la DOT a édicté une réglementation qui limite la quantité de gaz qu'une bouteille peut contenir. *(NdT : En France, les nor-*

Tableau 1.4. Gaz Médicaux *(Ndt : Les couleurs d'identification des gaz à usage médical et des mélanges de gaz doivent répondre aux normes AFNOR NF X 08-107, et la réalisation des couleurs aux normes NF X 08-101, NF T 30-038 et NF X 30-039).*

Gaz	Formule	US	International	État dans la bouteille	Densité de remplissage
Oxygène	O_2	Vert	Blanc	Non liquéfié[a]	
Gaz carbonique	CO_2	Gris[b]	Gris	Liquéfié (en dessous de 31°C ou 304,3°K)	68%
Protoxyde d'azote	N_2O	Bleu	Bleu	Liquéfié (en dessous de 37°C ou 309,8°K)	68%
Hélium	He	Marron[c]	Marron	Non liquéfié	
Azote	N_2	Noir	Noir	Non liquéfié	
Air		Jaune[d]	Blanc et noir	Non liquéfié	

[a] Les conteneurs spéciaux pour oxygène liquide seront vus au chapitre 2.
[b] Dans les mélanges gaz carbonique-oxygène où il y a plus de 7% de CO_2, la bouteille est principalement grise et le reste est vert. Si il y a moins de 7% de CO_2, la couleur prédominante est verte.
[c] Si il y a plus de 80 % d'hélium dans le mélange hélium-oxygène, la couleur prédominante est marron et le reste vert.
[d] Pour l'air, y compris les mélanges oxygène-azote contenant de 19,5 à 23,5% d'oxygène, le code couleur est jaune. En dehors de cette proportion d'O_2, la couleur des bouteilles sera noire et verte.

mes AFNOR définissent les responsabilités, les normes de construction, de contrôle, d'entretien et de sécurité).

1. La pression dans une bouteille remplie à 21°C (294,28°K) ne doit pas dépasser la pression d'utilisation marquée sur la bouteille sauf pour quelques gaz non liquéfiés, ininflammables tels que l'oxygène, l'hélium, les mélanges oxygène-gaz carbonique et hélium-oxygène où on tolère un dépassement de 10%.

2. Pour les gaz autres que le protoxyde d'azote et le gaz carbonique, la pression dans la bouteille à 54°C (294°K) ne doit pas dépasser 1,25 fois la pression de remplissage maximale autorisée à 21°C (294°K).

3. Comme le montre la figure 1.9, dans une bouteille contenant un gaz liquéfié, la pression restera à peu près constante tant qu'il persiste du liquide. Ainsi, si seule la pression était limitée, ces bouteilles pourraient être remplies avec n'importe quelle quantité de liquide. Pour éviter un excès de remplissage des bouteilles contenant un gaz liquéfié, la quantité maximale de gaz autorisée est définie par une densité de remplissage (ratio) pour chaque gaz. Elle est définie comme le rapport en pourcentage du poids de gaz dans une bouteille au poids d'eau qu'elle contiendrait à 16°C (289°K) (1). Les densités de remplissage des gaz habituellement utilisés en anesthésie sont citées dans le tableau 1.4.

La densité de remplissage n'est pas identique au volume de la bouteille pleine occupée par la phase liquide. Par exemple, dans une bouteille pleine de protoxyde d'azote, la phase liquide occupe environ 90-95% du volume total de la bouteille pour une densité de remplissage de 68%.

COULEUR (1)

L'inversion accidentelle de bouteille a été autrefois une cause non négligeable de mortalité Un code couleur peut aider à identifier les gaz utilisés. Celui utilisé aux États-Unis est décrit dans le tableau 1.4. Le chapeau et l'ogive (la partie montante vers le col) de chaque bouteille, ou parfois sa totalité, sont peints d'une couleur indélébile, résistante à l'eau, correspondant au gaz qu'elle contient. Pour les bouteilles contenant des mélanges gazeux, l'identification doit être possible à la simple vue du chapeau.

Un code international de couleurs (voir tableau 1.4) a été adopté par plusieurs pays, y compris le Canada. Le système diffère de celui utilisé aux États-Unis en ce que la couleur pour l'oxygène est le blanc, et pour l'air, le

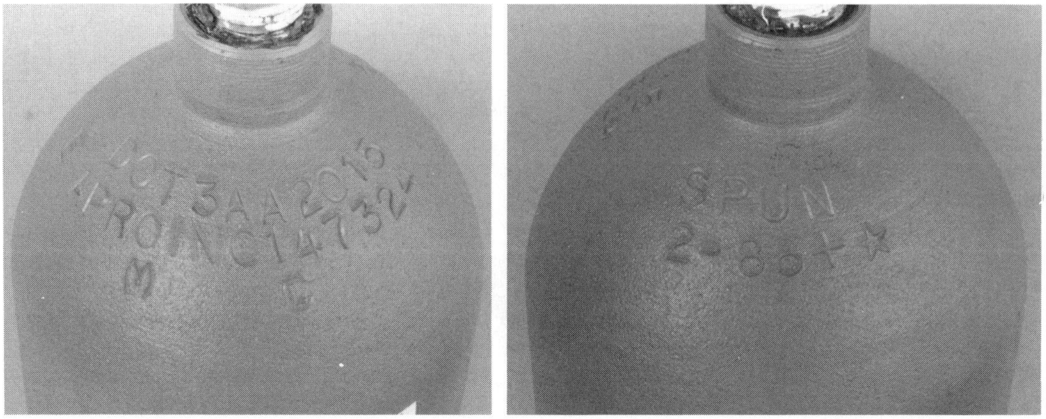

Figure 1.10. Marquage des bouteilles. **À gauche,** « DOT3AA » est le nombre spécifique ; « 2015 » est la pression de service en psig. Sur la ligne suivante on voit le symbole d'identification du fabricant et le numéro de série de la bouteille. **À droite,** « REPOUSSE » indique que l'extrémité de la bouteille a été obturée par une manœuvre de repoussage. La date initiale de qualification se voit avec la marque de l'inspecteur entre le mois et l'année. Le signe plus indique qu'on peut charger la bouteille à plus de 10% par rapport à la pression de service inscrite. L'étoile indique que la bouteille peut être retestée tous les 10 ans au lieu de 5.

noir et blanc plutôt que le jaune. D'autres pays que les États-Unis utilisent un code différent du code international (11). Quand un personnel entraîné dans un pays travaille ailleurs avec un code différent, il en résulte fréquemment des erreurs. Le code couleur a cependant ses limites : des variations de teinte, des changements chimiques dans les pigments, des effets d'éclairage et des différences de perception de couleur par le personnel, font qu'il ne doit pas être le principal moyen d'identification du contenu des bouteilles. Cependant il reste un contrôle utile sur l'exactitude de l'étiquetage.

MARQUAGES PERMANENTS (1)

(NdT : En France les normes AFNOR définissent les responsabilités, les de construction, de contrôle, d'entretien et de sécurité).

Les règles du DOT et du TC imposent des marques spécifiques sur chaque bouteille. Elles sont habituellement estampillées sur l'ogive. Des exemples en sont montrés sur la figure 1.10. Le premier nombre est le nombre spécifique du DOT ou du TC. Il indique le type de matériau utilisé pour la fabrication. Il est suivi par la pression de service pour la bouteille en livres par pouce carré. Le suivant est un symbole d'identification (poinçon) pour l'acheteur, l'utilisateur ou le fabricant.

La date du test initial de qualification avec la marque de l'inspecteur entre le mois et l'année peut apparaître derrière ou sur le côté opposé de l'ogive. Si une bouteille a subi un nouveau test, la date et les moyens de ce test doivent apparaître après la date du test initial de qualification. Une étoile à cinq branches imprimée après la date du test le plus récent, indique que la bouteille doit être retestée tous les 10 ans au lieu de 5. Si un signe plus (+) apparaît immédiatement après la date du test sur la bouteille, cela signifie que l'on est autorisé à la charger à 10% en plus de la pression de service inscrite. Le mot *repoussé* ou *tamponné* doit être estampillé là où une réparation pour fuite a été faite, par repoussage ou par repoussage, perçage et tamponnement.

ÉTIQUETAGE (1)

(NdT : En France les normes AFNOR définissent les responsabilités de construction, de contrôle, d'entretien et de sécurité).

Chaque bouteille doit porter une étiquette ou un autocollant qui doit si possible se trouver sur l'ogive (mais ne recouvrir aucun marquage permanent) ou sur le côté de la bou-

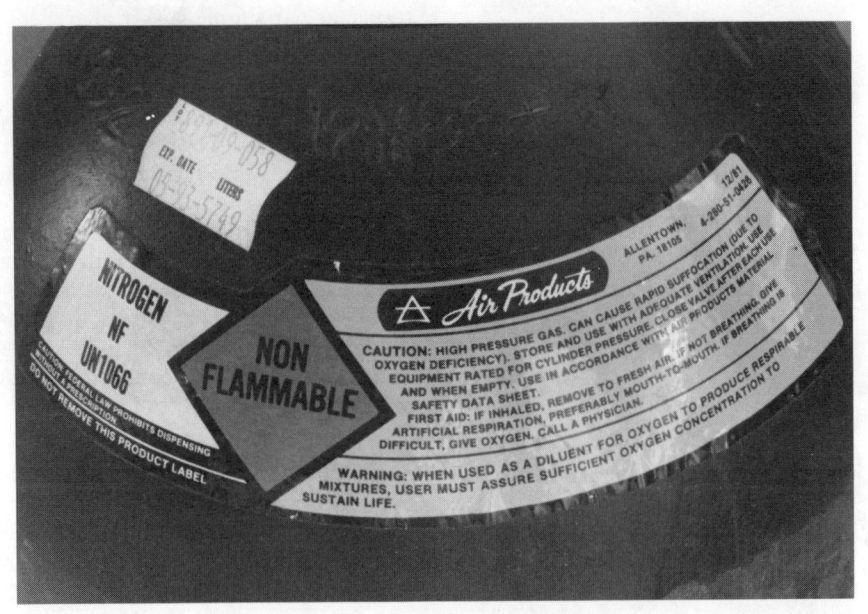

Figure 1.11. Étiquette de bouteille montrant le système de marquage de base de la CGA. Le logo en forme de carreau indique la classe de risque du gaz (ININFLAMMABLE). À gauche, il y a un panneau blanc avec le nom du gaz (AZOTE). La signalisation (ATTENTION) est à droite, suivi par un énoncé des risques et mesures à prendre pour éviter des blessures.

teille, à peu près au 2/3 de la distance de la base au sommet de la valve ou du chapeau.

La figure 1.11 montre une étiquette typique de bouteille, avec un logo losangique qui spécifie la classe de risque encouru et un panneau blanc avec le nom du gaz sur la gauche. Ce logo indique si la bouteille contient un gaz oxydant (jaune), ininflammable (vert), ou inflammable (rouge). Il existe une signalisation (*DANGER, AVERTISSEMENT* ou *ATTENTION*, selon qu'une fuite de gaz présente un risque physique ou matériel, plus ou moins immédiat, ou retardé). À côté sont exposés les risques reprenant les dangers connus ou probables lors de la manutention courante ou par l'usage du gaz. On trouve normalement un bref exposé des mesures préventives pour éviter blessures ou dommages.

L'étiquette doit comporter le nom et l'adresse du fabricant ou distributeur de la bouteille et un état de son contenu, habituellement le volume en litres à 70°F (294,3°K). D'autres informations comme le poids de la bouteille vide ou pleine peuvent aussi être inscrites.

Les règlements du DOT permettent l'usage combiné étiquette-papillon, qui contient d'un côté le libellé ordonné par le DOT et de l'autre une fiche de mouvement avec un espace libre pour les noms et adresses de l'expéditeur et du destinataire. Les fabricants de gaz médicaux utilisent en général ces derniers sur les grandes bouteilles, attachés sur le chapeau. L'étiquette est prédécoupée, ce qui permet de la détacher quand la bouteille est vide et d'effacer son libellé. La partie du papillon restant attachée à la bouteille comporte l'adresse de retour du fournisseur.

PAPILLONS

(NdT : En France, les normes AFNOR définissent les responsabilités de construction, de contrôle, d'entretien et de sécurité).

Ils ont normalement la même couleur que la bouteille, surtout pour prévenir du contenu de la bouteille et ils ne sont pas un dispositif d'identification. Un papillon typique est montré figure 1.12. Il porte trois secteurs dénommés PLEIN, EN SERVICE, et VIDE, réunis

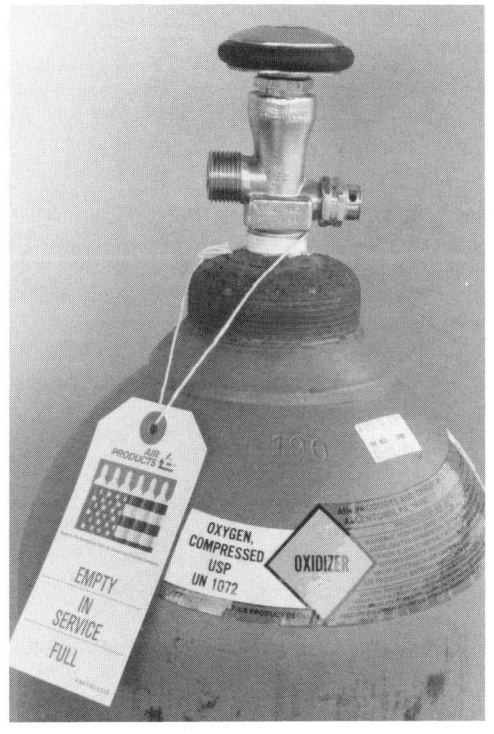

Figure 1.12. Papillon de bouteille. Quand la bouteille est ouverte pour la première fois, la partie PLEINE de l'étiquette doit être enlevée. Quand elle est vide, on retire la partie EN SERVICE. Sur cette étiquette, la classe de risque est OXYDANT, le gaz contenu est l'OXYGÈNE, et le mot de signalisation est AVERTISSEMENT.

par des pointillés. Quand une bouteille est ouverte pour la première fois, la partie portant le mot PLEIN doit être détachée. Quand elle est vide, la partie EN SERVICE doit être enlevée. Le papillon contient parfois une rondelle pour s'adapter entre la valve d'une petite bouteille et l'étrier ou le détendeur.

RÈGLES DE SÉCURITÉ POUR L'UTILISATION DES BOUTEILLES (1,15)

Règles générales

1. Les bouteilles ne doivent être manipulées que par un personnel bien entraîné aux règles de sécurité. Souvent, le personnel qui transporte, stocke ou utilise les bouteilles est mal informé de ces règles de sécurité (12). Même ceux qui les connaissent peuvent ne plus les respecter par simple laisser aller.

2. Les valves, détendeurs, manomètres, et les accessoires ne doivent jamais être en contact avec des huiles, graisses, lubrifiants organiques, caoutchoucs ou tout autre substance combustible. Le contact entre huile et oxygène ou protoxyde d'azote sous pression peut provoquer une explosion. Les bouteilles ou valves ne doivent pas être transportées avec des mains, chiffons ou gants souillés d'huile ou de graisse. On ne doit pas utiliser de produits polisseurs ou nettoyants sur les valves car ils peuvent contenir des agents chimiques combustibles.

3. Aucune partie d'une bouteille ne doit être soumise à une température supérieure à 54°C. Aucune flamme, chalumeau ou étincelle, quelle qu'en soit l'origine, ne doit entrer en contact avec un élément d'une bouteille. Une bouteille ne doit pas être supportée par, ou placée à proximité d'un radiateur, d'une conduite de vapeur ou d'un tuyau de chauffage. Si une bouteille est exposée à une forte

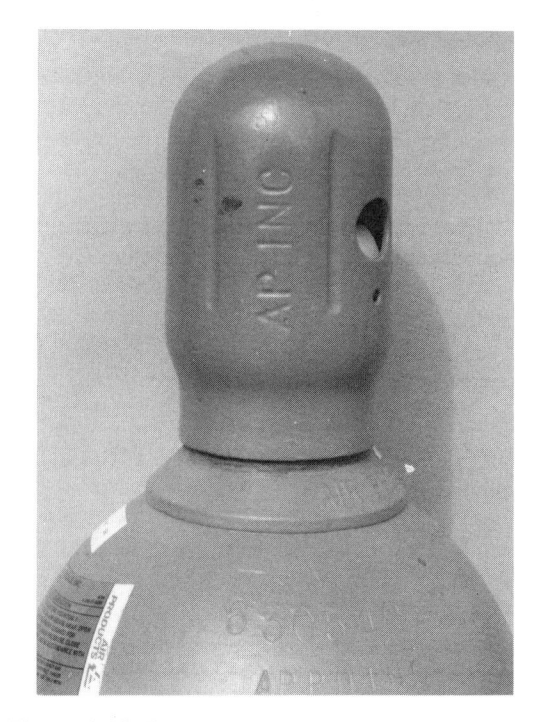

Figure 1.13. Chapeau de protection d'une grande bouteille. Il doit toujours rester en place, sauf en cours d'utilisation de la bouteille.

température, elle doit être retournée au fabricant pour être testée. L'exposition à des froids intenses doit également être évitée. Si de la glace ou de la neige s'accumule sur une bouteille, on doit la faire fondre à température ambiante ou avec de l'eau à température inférieure à 54°C.

4. Les raccords aux canalisations, détendeurs, et autres accessoires doivent toujours être serrés pour éviter des fuites. Les flexibles doivent être maintenus en bon état.

5. La sortie d'une soupape de sécurité ou d'une valve ne doit jamais être obstruée.

6. Les détendeurs, manomètres ou tout autre accessoire destiné à un gaz donné ne doivent jamais être utilisés avec des bouteilles contenant un autre gaz.

7. Des adaptateurs de taille pour sortie de valve de bouteille ne doivent jamais être utilisés, car ils annulent tout l'intérêt de la différenciation des sorties de valve.

8. La valve de bouteille doit rester fermée en dehors des périodes d'utilisation du gaz. On doit la fermer sans forcer, sous peine de risquer d'endommager le siège.

9. La valve est la partie la plus fragile de la bouteille. Il existe des chapeaux de protection métalliques qui se vissent sur la valve sur les grandes bouteilles (Fig. 1.13) ; il faut les laisser en place, vissés, sauf quand la bouteille est en service.

10. Aucune partie de la bouteille ou de la valve ne doit être changée, peinte, endommagée, réparée ou modifiée par l'utilisateur. Toute bouteille dont on craint qu'elle risque de mal fonctionner doit être retournée au fournisseur. Seuls ces derniers sont habilités à les repeindre ou les modifier.

11. Les marques, collants, étiquettes ou papillons apposés par le fournisseur ne doivent pas être effacés, abîmés, ou enlevés.

12. Une bouteille ne doit pas servir de roulement, support, ou tout autre usage que celui pour lequel elle a été conçue, même quand on pense qu'elle est vide.

13. Une bouteille ne doit pas être placée au contact d'un appareillage ou de circuits électriques.

14. Les bouteilles ne doivent pas être traînées, glissées, ou roulées, même sur de courtes distances. Elles doivent être transportées sur des chariots appropriés et fixées par une chaîne, une courroie ou tout autre dispositif adéquat.

15. Les bouteilles doivent être en permanence correctement fixées pour éviter qu'elles ne tombent ou ne soient heurtées. Il ne faut pas les lâcher ou les cogner entre elles ou sur d'autres surfaces, ni les fixer sur des appareils portables ou mobiles tels que des lits.

16. Les bouteilles ne doivent jamais être utilisées dans des lieux où elles pourraient être contaminées par d'autres gaz ou matériaux étrangers.

17. Le propriétaire de la bouteille doit être averti en cas de dommage pouvant compromettre sa sécurité ou s'il y a eu une circonstance faisant craindre l'introduction d'une substance étrangère dans la bouteille ou la valve.

18. La mise au rebut de bouteilles hors d'usage est potentiellement dangereuse et doit être réservée à un personnel qualifié (1).

19. Les emballages doivent être enlevés et les bouteilles nettoyées avant de les introduire dans un espace propre tel qu'un bloc opératoire.

Stockage

1. Une aire réservée sert à l'entreposage des bouteilles.

2. Elle doit se trouver dans une pièce fraîche, sèche, propre et bien ventilée, construite en matériaux ignifugés. Un dallage conducteur est nécessaire pour l'entreposage des gaz inflammables, mais facultatif si on n'entrepose que des gaz ininflammables. La ventilation de la pièce doit être efficace, afin qu'en cas de fuite d'une bouteille, le gaz ne s'accumule pas. Des panneaux de signalisation facilement déchiffrables tels que « DÉPLACER LES BOUTEILLES DE GAZ VERS UN LIEU SÛR EN CAS DE FEU » et « INTERDIT AU PERSONNEL NON AUTORISÉ » doivent être accrochés à l'extérieur de l'enceinte. Des panneaux « INTERDIT DE FUMER, » « PAS DE FLAMMES NI ÉTINCELLES, » « PAS D'HUILE NI GRAISSE », et « PAS DE MATÉRIAUX COMBUSTIBLES » doivent être placés à l'intérieur et sur la porte. Les bouteilles ne doivent pas être entreposées en salle d'opération.

3. Les bouteilles peuvent être entreposées à

l'extérieur à condition d'être protégées contre les extrêmes climatiques et isolées du sol. Pendant l'hiver, elles doivent être protégées de la glace et de la neige et, en été, contre l'exposition continuelle et directe aux rayons du soleil dans les régions chaudes. Fumer ou faire du feu doit être interdit dans les entrepôts de bouteilles d'oxygène ou de gaz inflammables.

4. Les bouteilles doivent être entreposées dans des zones de sécurité, et déménagées seulement par un personnel autorisé. Dans les lieux publics, elles doivent être protégées de toute manipulation.

5. Les bouteilles de protoxyde d'azote doivent être entreposées dans des lieux où le risque de vol et/ou d'utilisation anormale est minime. Il doit exister un système permettant de détecter une utilisation anormalement élevée ou une perte de protoxyde d'azote (1). Tout vol doit être déclaré rapidement à la police et au fournisseur.

6. Les bouteilles contenant des gaz inflammables ne doivent pas être entreposées dans la même zone que des gaz oxydants (protoxyde d'azote, oxygène ou air comprimé). Les autres gaz médicaux ininflammables (inertes) peuvent l'être.

7. Les matériaux combustibles ne doivent pas être stockés près des bouteilles contenant de l'oxygène ou du protoxyde d'azote, exception faite des les cartons ou caisses de transport des bouteilles (2). Les cadres d'entrepôt des bouteilles peuvent être en bois.

8. Les sources de chaleur dans les lieux d'entrepôts doivent être protégées ou situées de telle sorte que la température des bouteilles ne s'élève pas jusqu'au seuil de déclenchement des dispositifs intégrés de sécurité. En aucun cas, la température de la bouteille ne devra dépasser 55°C (328°K).

9. Les bouteilles ne doivent pas être exposées continuellement à l'humidité, aux agents corrosifs ou fumées qui peuvent endommager et/ou coincer les chapeaux de protection des valves.

10. Les bouteilles doivent être protégées contre un choc mécanique anormal. Elles ne doivent pas être entreposées dans des sites où des objets lourds et mobiles risquent de les heurter ou de leur tomber dessus.

11. Il est préférable de ranger les petites bouteilles debout ou horizontalement dans des coffres ou sur des étagères construits en matériaux ininflammables et qui n'abîment pas le revêtement de la bouteille lors de leur mobilisation. Les grandes bouteilles doivent être entreposées verticalement contre un mur et enchaînées.

12. Les emballages doivent être ôtés avant le stockage car ils sont souvent sales, souvent faits de matériaux combustibles et cachent les étiquettes des bouteilles.

13. Aucun matériau ne doit recouvrir les bouteilles. Un mélange combustible peut s'accumuler dessous et une étincelle se produire à son ablation.

14. Quand différents types de gaz sont entreposés dans le même local, les récipients doivent être regroupés par contenus et par tailles si besoin. Les bouteilles pleines doivent être rangées de façon à pouvoir les utiliser dans l'ordre de réception du fournisseur. Les bouteilles vides doivent être reconnaissables et séparées des pleines pour éviter toute erreur et retard en cas d'urgence.

15. Il doit exister un inventaire à la fois pour les bouteilles vides et pour les pleines.

Utilisation

1. Avant usage, il faut vérifier le contenu de la bouteille en se référant à l'étiquetage et non sur sa simple couleur. Si l'étiquette manque, est illisible ou abîmée, ou si la couleur ne correspond pas à l'étiquetage, il ne faut pas utiliser la bouteille et la retourner au fabriquant. L'utilisateur doit enfin lire les mesures de précaution inscrites sur l'étiquette et suivre les recommandations.

2. La bouteille doit être examinée avant usage. Seules les bouteilles avec les lettres DOT ou ICC (Interstate Commerce Commission) doivent être utilisées. Au Canada, elles sont marquées BTC (Board of Transport Commissioners) ou CTC (Canadian Transport Commission). Toute bouteille ne portant pas la preuve d'une inspection dans la période requise ne doit pas être utilisée. La valve de la bouteille, et surtout la soupape de sécurité, la sortie et les orifices pour les ergots, doivent être vérifiés à la recherche de défauts. On doit vérifier que la sortie de valve concorde bien avec les ergots ou que le système de raccordement pour les grandes valves est correct

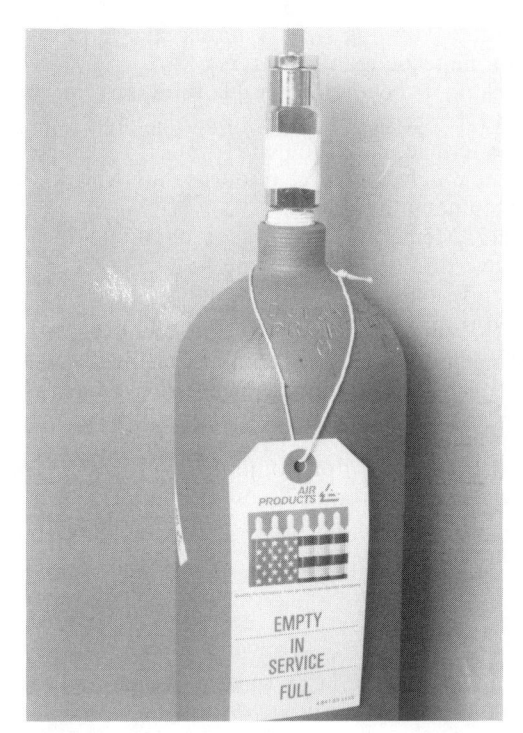

Figure 1.14. Opercule de protection sur l'orifice d'une valve de petite bouteille.

et propre. Toute bouteille défectueuse doit être repérée clairement et renvoyée au vendeur.

3. On utilise toujours un manodétendeur. Pour les petites bouteilles fixées à un appareil d'anesthésie, cette fonction est assurée à l'intérieur de la machine. Les valves à aiguille ou les systèmes équivalents sans manodétendeur ne doivent pas être utilisés car des pressions excessives peuvent apparaître en aval et endommager le matériel ou blesser le personnel.

4. Les petites bouteilles pleines sont fournies habituellement avec un opercule de protection sur l'orifice pour éviter toute contamination (Fig. 1.14). Il ne sera enlevé qu'immédiatement avant de l'adapter à l'équipement de distribution.

5. Sur les grandes bouteilles, le chapeau de protection de la valve doit être ôté juste avant le raccordement de la bouteille pour usage. S'il est très difficile à ôter, il ne faut pas forcer ni le décoller avec un levier inséré dans les orifices de ventilation. Une étiquette ou un papillon signalant le problème doit être attaché à la bouteille qui sera retournée au fournisseur.

6. Avant de raccorder un détendeur, il faut l'examiner pour détecter toute défectuosité et éliminer tout matériel étranger. Les détendeurs doivent être bien entretenus et rangés dans des sacs en plastique pour éviter toute contamination.

7. Avant d'adapter tout matériel à la valve, les particules de poussières, les copeaux métalliques et autres matières étrangères doivent être enlevés de l'orifice en ouvrant momentanément la valve («d'un coup sec»), l'orifice étant éloigné de l'utilisateur et de toute autre personne. Cela réduit le risque d'étincelle ou d'explosion si la valve est ouverte plus tard avec les adaptateurs en place. De plus, la poussière ne sera pas évacuée dans l'appareil d'anesthésie ou un autre matériel où elle pourrait boucher les filtres ou entraver le fonctionnement interne.

8. Il faut toujours utiliser un joint d'étanchéité en bon état avec les valves des petites bouteilles. Il s'adapte sur la lumière (voir Fig. 1.6). On ne doit utiliser qu'un seul joint. Au delà, les ergots de l'étrier ou le manodétendeur peuvent ne pas saillir suffisamment pour s'engager dans les trous de raccordement, le système d'ergots de sécurité pouvant alors ne plus remplir sa fonction; de plus, une fuite peut se produire (13).

9. Le filetage de raccordement de la valve au manodétendeur ou les systèmes d'ergots détrompeurs doivent s'adapter parfaitement. On ne doit jamais forcer un mauvais raccord.

10. Les sorties et connexions ne doivent être serrées qu'avec des clefs ou d'autres outils fournis ou recommandés par le fabricant. Il faut proscrire les clefs avec des mâchoires élimées en raison du risque de détérioration de l'équipement, de patinage et de blessure du personnel, et de force excessive. Le volant ne doit jamais être martelé pour l'ouverture ou la fermeture de la valve.

11. Avec un manodétendeur de type Bourdon, la mollette de réglage doit être tournée dans le sens inverse des aiguilles d'une montre jusqu'à tourner librement avant que la valve ne soit ouverte. Si la bouteille est attachée à l'étrier d'un appareil d'anesthésie ou à un débitmètre, on doit les fermer avant d'ouvrir la valve.

12. Celui ou celle qui ouvre une valve doit se placer, ainsi que l'appareillage, de telle sorte que la sortie de la valve et/ou du manodétendeur ne soit dirigée vers personne d'autre.

13. On doit toujours ouvrir DOUCEMENT (12) une valve. Si le gaz passe rapidement dans l'espace entre la valve et l'étrier ou le détendeur, la recompression rapide dans cet espace peut générer une chaleur importante. Le temps pour dissiper cette chaleur étant très court, cela provoque une transformation adiabatique (dans laquelle la chaleur n'est ni perdue, ni gagnée sur l'environnement). Des particules de poussières, graisse, etc., présentes dans cet espace peuvent alors s'enflammer, provoquant une étincelle ou une explosion (14). Ouvrir lentement la valve prolonge le temps de recompression et permet à une partie de la chaleur de se dissiper. L'ouverture doit être prudente jusqu'à ce que la pression du manomètre se stabilise, et on peut alors l'ouvrir à fond.

14. Après l'ouverture de la valve, la pression doit être contrôlée. Si elle dépasse notablement la pression de service, il ne faut pas utiliser la bouteille mais la marquer et la retourner au fournisseur. Au contraire, une pression notablement plus basse doit faire rechercher des fuites.

15. Si une valve de bouteille est ouverte sans qu'on n'enregistre de pression sur le manomètre ou si le gaz ne s'écoule pas, la valve doit être refermée, déconnectée de l'appareillage, marquée défectueuse et retournée au fournisseur avec une note explicative.

16. L'audition d'un chuintement à l'ouverture de la valve signe une fuite importante et l'assemblage doit être serré. Si le bruit ne disparaît pas, le joint d'étanchéité doit être remis en place (dans le cas d'une petite bouteille) mais il ne faut jamais utiliser plus d'un joint. Si le sifflement persiste, de l'eau savonneuse, un liquide du commerce détecteur de fuite ou tout autre soluté adapté doit être appliqué sur toutes les parties, ce qui fait apparaître des bulles à l'endroit de la ou des fuites. On ne doit jamais utiliser de flamme pour cette recherche.

Si on détecte une fuite sur la valve elle-même, il est possible de serrer l'écrou de fixation en le tournant doucement dans le sens horaire (voir Fig. 1.5), à moins que le fabricant ne recommande l'inverse.

Si on ne peut remédier à la fuite sans forcer pour resserrer les connexions, la valve doit être fermée, et la bouteille doit être signalée comme défectueuse et retournée au fabricant avec une note explicative.

17. Même en l'absence de chuintement à l'ouverture de la valve, une fuite à bas débit est possible; on la suspecte devant une pression trop basse avant toute utilisation. Il faut alors localiser la fuite et y remédier.

18. Une bouteille doit être fixée pendant l'utilisation, mais pas à un objet mobile ou à un radiateur.

19. La valve doit toujours être ouverte à fond quand la bouteille est utilisée. Une ouverture incomplète peut perturber la délivrance correcte du gaz.

Après usage

1. À la fin de la journée ou à chaque fois qu'on envisage un arrêt de longue durée, la valve de bouteille doit être refermée complètement et toute pression évacuée (purgée) du système.

2. Une bouteille vide ou presque ne doit pas rester sur un appareil d'anesthésie. Un clapet défectueux dans l'étrier peut entraîner un remplissage accidentel si la valve est laissée ouverte. De plus, la présence d'une bouteille vide peut entraîner une fausse impression de sécurité si on pense qu'elle est pleine. Un étrier ne doit pas rester vide. Si on ne dispose pas d'une bouteille pleine, il faut mettre en place un bouchon d'étrier (voir chapitre 3). Certains fournisseurs demandent que les bouteilles leur soient retournées avec une pression suffisante (par ex. 1,7 atmg) pour ne pas les endommager (15).

3. Avant d'enlever une bouteille d'un détendeur ou d'un étrier, il faut fermer la valve et évacuer toute la pression.

4. Quand une bouteille est vide, on découpe la partie inférieure de l'étiquette. Une étiquette du DOT verte, jaune ou rouge doit être recouverte avec une étiquette « Vide » ou, si la bouteille est fournie avec une combinaison étiquette-papillon, la partie basse doit être enlevée.

5. Les valves doivent être complètement

fermées sur toutes les bouteilles vides. En effet, elles ne sont souvent pas totalement vides et des accidents par fuite de gaz à partir d'une bouteille supposée vide ont été décrits. De plus, si la valve est maintenue ouverte sur une bouteille vide, des débris et des contaminants peuvent être aspirés à l'intérieur lors des changements de température.

6. Les chapeaux de protection des valves doivent être remis avant la réexpédition au fabricant.

REMPLISSAGE (1,2)

Le remplissage ne doit pas être effectué par un personnel non compétent et non entraîné. Le mieux est de le faire effectuer par le fabricant ou le distributeur. Si l'utilisateur l'effectue, il faut scrupuleusement respecter la marche à suivre et ne jamais l'entreprendre dans une zone de soins. Il existe plusieurs risques.

1. Un transfert de gaz médical d'une bouteille dans une autre par un personnel inexpérimenté peut affecter dangereusement sa pureté.

2. Quand des petites bouteilles sont remplies à partir de grandes bouteilles contenant un gaz sous haute pression, la recompression rapide du gaz dans la petite bouteille peut élever la température à un niveau suffisant pour enflammer un matériau combustible et oxyder rapidement les métaux.

3. Il existe toujours le risque de trop remplir les petites bouteilles. Les volumes de remplissage peuvent varier d'une bouteille à l'autre, même si leurs tailles paraissent identiques. L'excédent peut endommager la bouteille ou le matériel de distribution.

4. Des bouteilles utilisées pour un gaz peuvent être remplies accidentellement avec un autre gaz, avec tous les dangers que cela comporte. Si une bouteille à oxygène était remplie avec un autre gaz par exemple, il pourrait en résulter une hypoxie.

5. Les dispositifs de sécurité et les autres éléments doivent être examinés à intervalles fréquents pour garantir une utilisation en toute sécurité, effectuer des réparations et s'assurer du bon remplacement des éléments défectueux quand on les a détectés. Si le remplissage est fait par l'utilisateur, ces précautions peuvent être oubliées.

RISQUES

Bouteille incorrecte. En dépit de l'usage quasi universel du système de sécurité des ergots, des cas de réservoirs incorrects ayant été connectés aux étriers sont encore rapportés (16-25). Il existe des étriers ou des détendeurs de fabrication médiocre, incorrecte, ou parfois endommagés. Les ergots peuvent être pliés, cassés, ou forcés dans l'étrier, les trous correspondants peuvent être usés, et plus d'un joint utilisé. Certains lasers ont des étriers sur lesquels des ergots manquent, permettant la connexion d'une bouteille inadaptée (26).

Contenu incorrect. Une bouteille peut ne pas contenir le gaz correspondant à son code et son étiquette (27-30). Dans une bouteille de mélange gazeux, ceux-ci peuvent ne pas être mélangés (31).

Valve incorrecte. Les bouteilles peuvent être correctement étiquetées pour le gaz qu'elles contiennent mais avoir une valve correspondant à un autre (32-35). En principe, cela doit empêcher la fixation sur l'appareil. Les bouteilles de gaz industriels et non médicaux sont parfois utilisées pour actionner des instruments chirurgicaux. Celles-ci peuvent s'adapter à des équipements prévus pour d'autres gaz (36).

Couleur incorrecte. Des bouteilles peuvent être peintes d'une couleur non standard (33).

Étiquetage incorrect. Une bouteille à la bonne couleur sur laquelle est montée une bonne valve peut être fournie avec une mauvaise étiquette (32, 37).

Valve défectueuse. Une bouteille peut être fournie avec une sortie de valve inopérante ou bloquée (33 ;38).

Valve endommagée. Si la vis de maintien de l'étrier est vissée dans le dispositif de sécurité à la place de la dépression conique, la valve sera endommagée avec risque de fuite (8,9).

Asphyxie. La libération soudaine de grande quantité de gaz d'une bouteille dans un espace fermé peut déplacer l'air de cette enceinte. Si on soupçonne une atmosphère appauvrie en oxygène, on le vérifiera avec un moniteur à oxygène.

Feux (2). Des matériaux qui brûlent à l'air, brûleront beaucoup plus intensément et à plus haute température dans l'oxygène à pression normale, et de manière explosive dans l'oxygène sous pression. Quelques matériaux qui ne brûlent pas à l'air, brûleront dans une atmosphère enrichie en oxygène, surtout sous pression. De plus, des matériaux qui peuvent s'enflammer à l'air, ont des énergies d'inflammation plus basses dans l'oxygène. Beaucoup de tels matériaux peuvent s'enflammer par friction au niveau du siège de la soupape ou du joint, ou par la compression adiabatique produite quand de l'oxygène à haute pression est introduite rapidement dans un système initialement à basse pression. Si l'équipement d'oxygène pressurisé est contaminé avec de la graisse, de l'huile, de la paraffine ou tout autre substance combustible, ses composants peuvent exploser ou s'enflammer (2,13,39,40). Des détendeurs à oxygène et des bouteilles contaminés avec de l'huile ont été vendus (41-43).

Explosion. Les gaz étant sous pression dans les bouteilles, leur fuite rapide peut transformer les bouteilles en fusées (44-46). Les bouteilles sont parfois trop remplies (32,33,47). Une bouteille remplie avec le mauvais gaz peut exploser si la valve n'a pas la soupape de sécurité appropriée (46). Les bouteilles peuvent tomber si leur manutention et leur stockage sont incorrects. En l'absence du chapeau de protection de la valve, celle-ci peut se détacher (2). Si l'écrou de fixation est détaché, et non la tige, cette dernière peut être éjectée à l'ouverture de la valve (6).

Brûlures. Une brûlure causée par du protoxyde d'azote gelé au moment de la purge de la valve a été décrite (7). Dans un autre cas, une bouteille de protoxyde d'azote qui fuyait a été mise en position horizontale et un peu de protoxyde d'azote liquide est venu brûler les mains de l'utilisateur.

Contamination du contenu des bouteilles. Des gaz médicaux en bouteilles peuvent être pollués par des contaminants (33,38-50). La pureté de l'oxygène médical doit être de 99% (48,51). Sur les 1% restant (10 000 ppm), on ne peut admettre plus de 300 ppm de gaz carbonique, 10 ppm de monoxyde de carbone ou 5 ppm d'oxyde d'azote. Aucun autre contaminant n'est spécifiquement exclus des autres 9685 ppm. Aussi, il est possible que l'oxygène ou d'autres gaz contiennent des taux potentiellement dangereux d'autres composants, sans être en violation avec les normes existantes (48). Les directives de la CGA énoncent que le contenu des bouteilles de gaz comprimé doit être inodore. Les gaz industriels ne nécessitent pas une pureté identique à celle des gaz médicaux et peuvent contenir des taux relativement importants d'impuretés (36). L'utilisation accidentelle d'un tel gaz peut poser de réels problèmes. Des cas d'intoxication par contamination de bouteilles de protoxyde d'azote par des oxydes de rang supérieur d'azote ont été décrits (49).

De l'humidité peut contaminer une bouteille et diffuser dans l'appareillage de distribution si la bouteille est retournée (52). Une expansion adiabatique de gaz lors de sa sortie peut le refroidir, et l'humidité peut former de la glace et bloquer le détendeur ou l'étrier. Dans le passé, cela a posé des problèmes notables avec le protoxyde d'azote.

Vol des bouteilles de protoxyde d'azote. Le vol de ces bouteilles dans le but de toxicomanie peut provoquer de sérieux problèmes.

Conteneurs à oxygène liquide

Des petits conteneurs d'oxygène liquide, spécialement étudiés, sont maintenant très utilisés, particulièrement pour le transfert de patients. Un autre usage est celui de l'anesthésie administrée en dehors des installations de soins, par exemple en situation de catastrophe (53). Les avantages en sont la basse pression, la compacité, le faible poids, la portabilité et la simplicité.

MATÉRIEL

Une unité fixe (réservoir, conteneur d'alimentation) est gardée dans un lieu adéquat et remplie par le fournisseur quand nécessaire (Fig. 1.15). Les unités plus petites, portables (réceptacles) sont remplies à partir de l'unité fixe. L'unité portable est munie d'un détendeur d'oxygène. La quantité de gaz contenu peut être mesurée par pesage.

Les conteneurs de gaz liquides sont fabriqués, entretenus, remplis et transportés en accord avec les règlements du DOT. Ils sont

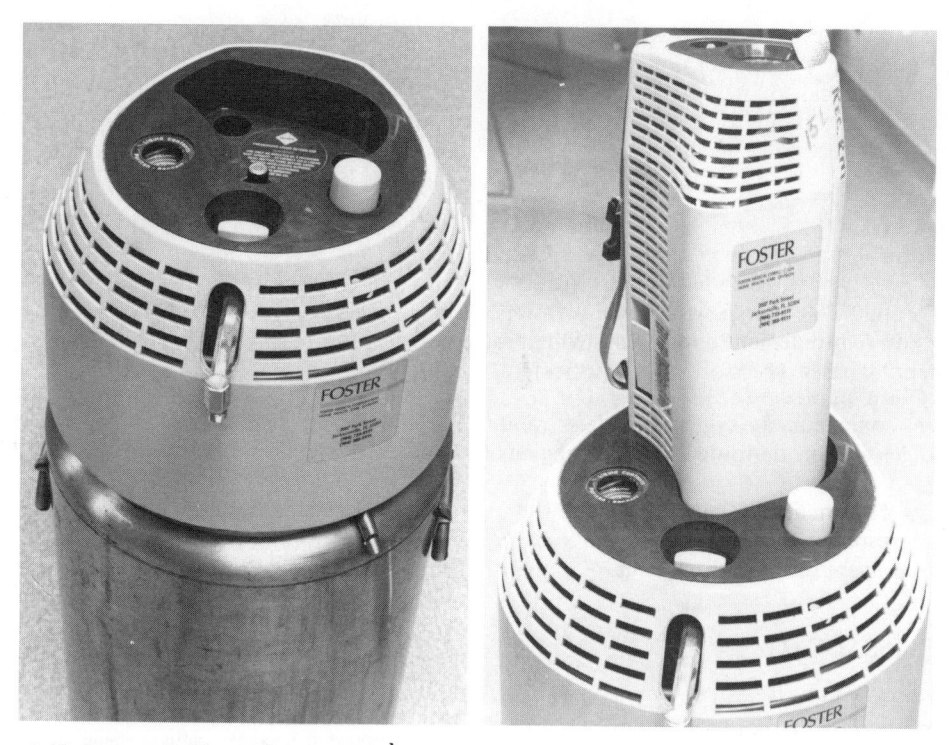

Figure 1.15. Conteneurs à oxygène liquide. **À gauche,** l'unité fixe, qui est remplie par le fournisseur de gaz comme il se doit. Notez la valve de sécurité à droite. **À droite,** l'unité portable est attachée à l'unité fixe pour le remplissage.

plus larges et moins hauts que les bouteilles. Les mentions obligatoires comprennent le nombre spécifique et la pression de service pour lesquels le conteneur est conçu (1). Les autres mentions, normalement situées sous celles-ci, comprennent une marque d'identification du propriétaire initial du conteneur et un numéro de série, ainsi que la date de première fabrication et un symbole identifiant l'inspecteur. Chaque conteneur doit être muni d'une soupape de sécurité et de moyens de limiter la quantité d'oxygène liquide contenu.

En dehors de l'utilisation, la pression dans le conteneur est régulée par la vidange du gaz en excès dans l'atmosphère. Cela limite la durée de stockage de l'oxygène dans l'unité portable car, s'il existe une augmentation de pression (par exemple lors d'une augmentation de température), l'échappement des gaz par les valves de sécurité diminuent la quantité d'O_2 (54).

RÈGLES DE SÉCURITÉ

1. Si de l'oxygène liquide est renversé, il faut lui laisser un temps considérable pour se dissiper.

2. Le contact entre la peau et l'oxygène liquide doit être évité.

3. L'appareillage pour l'oxygène liquide doit être gardé à l'écart de matériaux organiques ou combustibles. Ces matériaux peuvent réagir violemment avec l'oxygène liquide sous certaines conditions.

4. Les systèmes de remplissage cryogéniques doivent rester libres de toute humidité pour éviter l'accumulation de givre sur les valves ou raccordements qui peut les faire geler en position ouverte ou fermée.

5. Les conteneurs ne doivent pas être exposés à des chaleurs ou des froids extrêmes.

6. Les conteneurs doivent être manipulés de façon à éviter tout dommage physique.

7. Les marques et étiquettes sur les conteneurs doivent être lisibles et non abîmées.

8. En aucun cas, on ne doit tenter de dessérer, serrer ou fausser d'aucune manière les systèmes de soupape de sécurité.

STOCKAGE (1)

1. Les unités fixes et portables doivent être gardées toutes deux dans des zones ouvertes, fraîches et bien ventilées. Les conteneurs ne doivent pas être rangés dans un endroit fermé tel qu'un placard (2).

2. Les conteneurs à oxygène liquide doivent être rangés à l'abri de toute source de chaleur (1).

3. Les conteneurs doivent être à l'abri de toute atmosphère corrosive.

4. Ils doivent être rangés debout.

REMPLISSAGE (1)

L'oxygène liquide doit être transféré par l'intermédiaire d'un montage de flexibles cryogéniques ou par connexion directe, non interchangeable, du fabricant. Si on utilise des flexibles, ses raccords terminaux doivent se conformer aux règlements du CGA (1) ou avec les raccords non interchangeables du fabricant; ils doivent de plus être munis d'une soupape de sécurité.

Le remplissage doit s'effectuer dans un endroit bien ventilé, éloigné des aires de soins, sans source d'incendie et signalé par des panneaux « INTERDIT DE FUMER ».

RISQUES (1)

Feu. Si l'appareillage à oxygène liquide se contamine avec des hydrocarbures tels que de l'huile ou de la graisse, ou un autre matériau combustible, un incendie peut se produire. L'évaporation d'oxygène liquide renversé peut enrichir l'atmosphère en oxygène, augmentant le risque d'incendie.

Haute pression. Le grand volume d'oxygène gazeux qui résulte de l'évaporation d'oxygène liquide, a la possibilité, s'il est séquestré dans un espace clos, non protégé par des systèmes de sécurité, d'engendrer des pressions assez élevées pour mettre en jeu le pronostic vital et fonctionnel du personnel et endommager le matériel.

Brûlures. L'oxygène liquide est à très basse température. Un contact avec le liquide froid, les valves gelées ou les raccords peut provoquer des brûlures cryogéniques. Un appareil à oxygène liquide endommagé peut fuir ou provoquer une vaporisation de liquide de manière incontrôlée. Les soupapes de sécurité des conteneurs portables peuvent s'ouvrir prématurément et laisser échapper l'oxygène liquide pendant ou immédiatement après le remplissage du conteneur (55).

Le gel du matériel. Les valves ou raccords peuvent être bloqués par le gel s'ils ne sont pas protégés de l'humidité.

Débits imprécis. Une étude a montré que, dans un pourcentage important de cas avec les systèmes portables d'oxygène liquide, les débits mesurés différaient sensiblement de ceux prédéterminés (56).

RÉFÉRENCES

1. Compressed Gas Association. Handbook of compressed gases. 3rd ed. New York: Van Nostrand, Reinhold, 1990.
2. Klein BR. Health care facilities handbook. 3rd ed. Quincy, MA: National Fire Protection Association, 1990.
3. Russell WJ. Equipment for anaesthesia and intensive care. Adelaide, Australia: Author, 1983.
4. Petty C. The anesthesia machine, New York: Churchill Livingstone, 1987.
5. McPherson SP. Respiratory therapy equipment. 3rd ed. St Louis: CV Mosby, 1985.
6. Finch JS. A report on a possible hazard of gas cylinder tanks. Anesthesiology 1970;33:467.
7. Yamashita M, Motokawa K, Watanabe S. Do not use the "innovated" cylinder valve handle for cracking the valve. Anesthesiology 1986;64:658.
8. Fox JWC, Fox EJ. An unusual occurrence with a cyclopropane cylinder. Anesth Analg 1968;47:624-626.
9. Milliken RA. Correspondence. Anesth Analg 1971;50:775.
10. Jones PL. Some observations on nitrous oxide cylinders during emptying. Br J Anaesth 1974;46:534538.
11. Kumar P, Mishra LD. Deviation from international colour codes. Anaesthesia 1986;41:1055-1056.
12. Czajka RJ. Cylinder caution: open slowly to minimize recompression heat. Anesthesiology 1978;49:226.
13. Anonymous. Oxygen regulator fire caused by use of two yoke washers. Technol Anesth 1990;11:1-2.
14. Anonymous. Understanding the fire hazard. Technol Anesth 1992;12:1-6.
15. Anonymous. Storage and handling of gas cylinders. MD DI 1983;9:49-52.
16. Anonymous. Patient dies after oxygen tank is replaced

with carbon dioxide; investigation clears hospital. Biomed Safe Stand 1983;13:5-6.
17. Anonymous. Misconnection of oxygen regulator to nitrogen cylinder could cause death. Biomed Safe Stand 1988;18:90-91.
18. Anonymous. Nonstandard user modification of gas cylinder pin-indexing. Technol Anesth 1989;10:2.
19. Anonymous. Medical gas cylinders. Technol Anesth 1991;12:12.
20. Goebel WM. Failure of nitrous oxide and oxygen pin-indexing. Anesth Prog 1980;27:188-191.
21. Hogg CE. Pin-indexing failures. Anesthesiology 1973;38:85-87.
22. MacMillan RR, Marshall MA. Failure of the pin index system on a Cape Waine Ventilator. Anaesthesia 1981;36:334-335.
23. Mead P. Hazard with cylinder yoke. Anaesth Intensive Care 1981;9:79-80.
24. Orr IA, Hamilton L. Entonox hazard. Anaesthesia 1985;40:496.
25. Upton LG, Robert EC Jr. Hazard in administering nitrous oxide analgesia: report of a case. J Am Dent Assoc 1977;94:696-697.
26. Anonymous. Lack of pin-indexing for laser gas supplies. Technol Anesth 1987;8:1-3.
27. Anonymous. Medical gas cylinders. Technol Anesth 1986;7:8.
28. Anonymous. Nitrous oxide cylinders found to contain carbon dioxide. Biomed Safe Stand 1990;20:84.
29. Menon MRB, Lett Z. Incorrectly filled cylinders. Anaesthesia 1991;46:155-156.
30. Jawan B, Lee JH. Cardiac arrest caused by an incorrectly filled oxygen cylinder: A case report. Br J Anaesth 1990;64:749-751.
31. Anonymous. Cylinders with unmixed helium/oxygen. Technol Anesth 1990;10:4.
32. Boon PE. C-size cylinders. Anaesth Intensive Care 1990;18:586-587.
33. Feeley TW, Bancroft ML, Brooks RA, HedleyWhyte J. Potential hazards of compressed gas cylinders: a review. Anesthesiology 1978;48:72-74.
34. Jayasuriya JP. Another example of Murphy's Law-mix up of pin index valves. Anaesthesia 1986;41:1164.
35. Steward DJ, Sloan IA. Additional pin-indexing failures. Anesthesiology 1973;39:355.
36. Russell WJ. Industrial gas hazard. Anaesth Intensive Care 1985;13:106.

37. Sawhney KK, Yoon YK. Erroneous labeling of a nitrous oxide cylinder. Anesthesiology 1983;59:260.
38. Blogg CE, Colvin MP. Apparently empty oxygen cylinders. Br J Anaesth 1977;49:87.
39. Garfield JM, Allen GW, Silverstein P, Mendenhall MK. Flash fire in a reducing valve. Anesthesiology 1971;34:578-579.
40. Ito Y, Horikowa H, Ichiyanagi K. Fires and explosions with compressed gases: report of an accident. Br J Anaesth 1965;37:140-141.
41. Anonymous. Medical gas cylinders. Technol Anesth 1985;6:17.
42. Anonymous. Oxygen regulators may be contaminated with oil. Biomed Safe Stand 1990;20:13.
43. Anonymous. Oxygen cylinders recalled because of oil contamination. Biomed Safe Stand 1991;21:20.
44. Anonymous. Medical Gas Cylinders. Technol Anesth 1987;7:10.
45. Morse HN. Legal case: who is responsible for the oxygen-tank explosion? –manufacturer or user. Med Elect Prod, Dec.6, 1980, p.6.
46. Tracey JA, Kennedy J, Magner J. Explosion of carbon dioxide cylinder. Anaesthesia 1984:39:938-939.
47. Gray WM, Richardson W. Filling CO_2 cylinders. Anaesthesia 1985;40:504.
48. Bassell GM, Rose DM, Bruce DL. Purity of USP medical oxygen. Anesth Analg 1979;58:441-442.
49. Clutton-Brock J. Two cases of poisoning by contamination of nitrous oxide with higher oxides of nitrogen during anaesthesia. Br J Anaesth 1967;39:388-392.
50. Herlihy WJ. Report: contamination of medical oxygen. Anaesth Intensive Care 1973;1:240-241.
51. Rendell-Baker L. Purity of oxygen, USP. Anesth Analg 1980;59:314-315.
52. Coveler LA, Lester RC. Contaminated oxygen cylinder. Anesth Analg 1989;69:674-676.
53. Bull PT, Merrill SB, Moody RA, et al. Anaesthesia during the Falklands campaign. The experience of the Royal Navy. Anaesthesia 1983;38:770-775.
54. Ramage CMH, Kee SS, Bristow A. A new portable oxygen system using liquid oxygen. Anaesthesia 1991;46:395-397.
55. Anonymous. Valves may open & release liquid oxygen. Biomed Safe Stand 1990;20:20-21.
56. Massey LW, Hussey JD, Albert RK. Inaccurate oxygen delivery in some portable liquid oxygen devices. Am Rev Respir Dis 1988;137:204-205.

Chapitre 2

Systèmes de distribution des gaz médicaux

Traduction : Franck Le Quéau

Définitions
  Centrale d'oxygène
  Centrale de protoxyde d'azote
  Prises murales (bornes ou bloc d'alimentation, bornes de connexion, prise rapide, rampe d'anesthésie)
Normes et sources d'informations
Éléments du réseau
  Installations centrales
  Réseau de canalisation
  Soupapes (valves de surpression)
  Vanne de sectionnement (valves d'arrêt)
  Connections pour alimentation d'oxygène de secours
  Alarmes
  Manomètres
  Bornes d'alimentation (prises murales)
  Flexibles de raccordement
Contrôles de l'installation de distribution des gaz médicaux
  Contrôles lors de la première mise en service
  Contrôles périodiques
Incidents
  Pressions anormales
  Surpression
  Défauts d'alarmes
  Interconnexion des gaz
  Contaminations des gaz
  Incendies
  Fuites
  Épuisement des réserves
  Vol de cylindres de protoxyde d'azote

La majorité des structures médicales utilisent des réseaux de canalisations pour distribuer les gaz ininflammables comme l'oxygène, le protoxyde d'azote, le CO_2 et l'azote dans les blocs opératoires et les lieux où ils sont utilisés. Certaines unités de soins peuvent disposer en outre d'une source locale qui fournit ces gaz lors d'une panne de l'installation principale *(NdT : Les services techniques emploient généralement le terme « fluide » pour désigner les gaz médicaux. Le terme « fluide médical » peut donc être employé sans ambiguïté à la place de gaz)*. Généralement, les travaux de canalisations sont effectués par des entrepreneurs et elles sont entretenues par les services biomédicaux ou de maintenance de l'hôpital, sans participation des utilisateurs. Or, non seulement ces derniers pourraient aider les services de maintenance, mais ils ignorent tout du fonctionnement de l'installation. Comme celle-ci est en général invisible et fiable, elle n'attire l'attention que lors d'un incident (1).

Lorsqu'on prévoit la construction d'un nouvel hôpital ou d'une extension, les membres du Département d'Anesthésie devraient jouer un rôle clé dans l'élaboration des réseaux de canalisations. Leur contribution est importante pour juger de l'importance de l'installation et choisir les emplacements des prises murales (incluant les parties isolées de l'hôpital où s'effectuent des actes diagnostiques ou thérapeutiques). Une étude soigneuse à ce stade pourrait diminuer les coûts et les erreurs de conception souvent constatées lors des utilisations ultérieures.

Définitions

CENTRALE D'OXYGÈNE (2)

Ensemble d'équipements et de réseaux de canalisations d'une capacité de stockage de plus de 550 m^3 d'oxygène, incluant les réserves d'oxygène présentes sur le site mais non connectées.

CENTRALE DE PROTOXYDE D'AZOTE

Ensemble d'équipements d'une capacité de stockage de plus de 800 m^3 de protoxyde d'azote.

PRISES MURALES (BORNES OU BLOC D'ALIMENTATION, BORNES DE CONNEXION, PRISE RAPIDE, RAMPE D'ANESTHÉSIE)

Points de sortie des canalisations pour distribution des gaz médicaux auxquels l'utilisateur se connecte et se déconnecte.

Normes et source d'information

L'*Association Nationale De Protection contre les Incendies* (NFPA), l'*Association des Gaz Comprimés* (CGA), l'*Organisation Internationale des Standards* (ISO) et l'*Association Canadienne des Standards* (CSA) ont publié des normes de sécurité concernant les réseaux de canalisations hospitalières (2-6). *(NdT: En France, les normes AFNOR définissent les responsabilités, les normes de construction, de contrôle, d'entretien et de sécurité)*. Celles-ci ont bien souvent valeur légale. Le respect de ces réglementations est bien souvent nécessaire à la reconnaissance de conformité par la *Joint Commission de l'Accreditation of Healthcare Organisation*. Ces organisations n'ont pas pour tâche de valider, d'inspecter ni de certifier la conformité des installations, marches à suivre, équipement ou matériel. Dans la plupart des cas, la conformité aux normes est sous responsabilité des entrepreneurs et des hôpitaux. Néanmoins, les problèmes avec la NFPA sont fréquents (7).

Tout au long de ce chapitre, les recommandations et exigences reprendront celles du Manuel de la NFPA (2) *(NdT: Les différences avec les normes AFNOR seront signalées en notes du traducteur)*.

Éléments du réseau

Les réseaux de distribution de gaz médicaux comportent une installation centrale avec ses dispositifs de contrôle, des canalisations qui gagnent les sites où les gaz sont nécessaires, et des points de sortie à tous les points d'utilisation. Nous tiendrons également compte des tuyaux souples ou flexibles qui relient ces bornes aux respirateurs ou à d'autres matériels, bien que ne faisant pas partie des canalisations, en raison de leur importance en anesthésie.

INSTALLATIONS CENTRALES

Les installations centrales *(NdT: Norme AFNOR NFS 90-155 « Réseaux de distribution de gaz médicaux non inflammables »)* devraient être situées à l'extérieur (avec un panneau de contrôle protégé des intempéries) dans un local réservé à cet usage, ou dans un local particulier situé dans un bâtiment extérieur utilisé pour différents usages. *(NdT: Si le volume stocké est inférieur à 50 m^3, l'installation à l'intérieur de l'hôpital est autorisée.)* L'accès à ces zones doit être restreint aux personnels habilités et responsables des installations, en raison des vols de bouteilles de protoxyde d'azote dans un but de toxicomanie et pour éviter des accidents provoqués par des personnes non autorisées.

Un exemple type d'installation centrale est décrit à la figure 2.1. Elle est formée de deux rampes (ou cadres) de bouteilles. *[NdT: Les couleurs d'identification des gaz à usage médical sont les suivantes: O_2 = blanc; N_2O = bleu; N_2 = noir; CO_2 = gris foncé; air médical = noir bandes blanches (norme AFNOR NF X 08-107)]*. Chaque rampe possède un détendeur *(NdT: Ensemble de première détente ramenant la pression entre 8 et 10 bars)* et doit contenir au moins la quantité nécessaire aux besoins d'une journée, avec au mini-

Chapitre 2 SYSTÈMES DE DISTRIBUTION DES GAZ MÉDICAUX

SYMBOLE

- Valve d'arrêt à contrôle manuel
- Bouteille
- Clapet anti-retour
- Soupape (valve de surpression)
- Régulateur de pression

Vers l'extérieur
Valve de sectionnement de la source vers la canalisation

Collecteur

Branchement des bouteilles

1ère rampe   2ᵉ rampe

1. Système de commutation de rampe

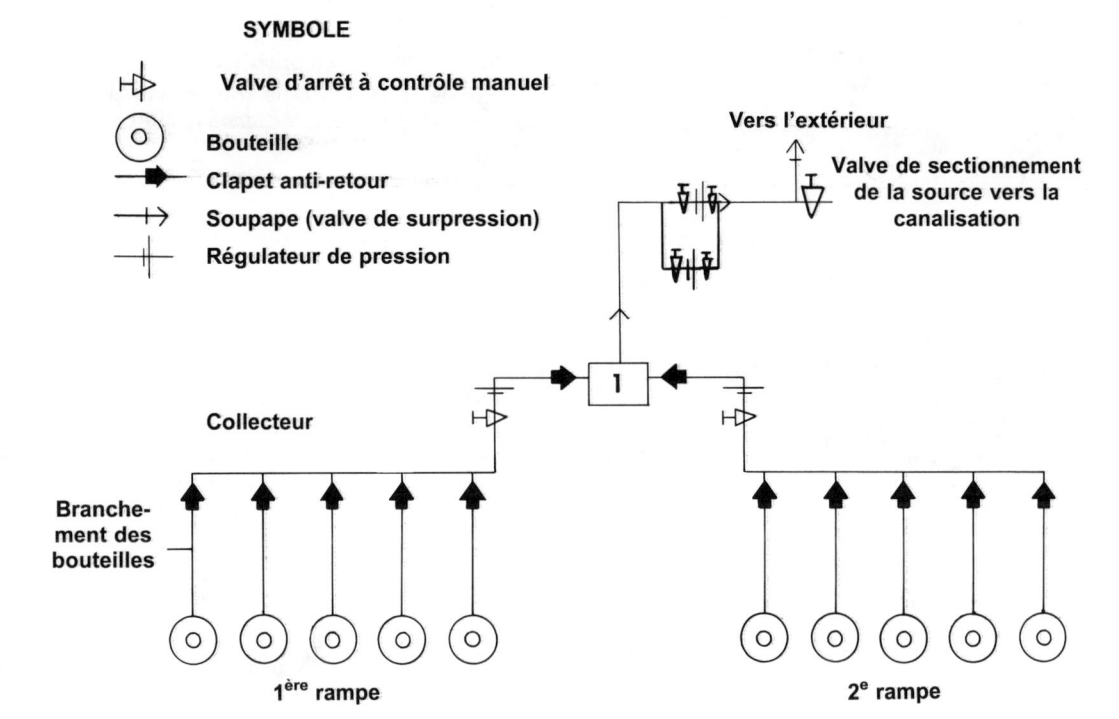

Figure 2.1. Système d'alimentation par bouteilles pressurisées sans installation de réserve. Il s'agit d'une alimentation alternée. La valve d'arrêt manuelle permet d'isoler chacune des rampes de bouteilles. Les fluctuations de pression peuvent être réduites en la diminuant en deux détentes, dont une grâce à un détendeur placé sur la canalisation de sortie. Une vanne de sectionnement doit être placée en amont et une autre, ou un clapet anti-retour, en aval de chaque détendeur. Cette disposition, en doublant les détendeurs, permet d'intervenir sur l'un d'entre eux sans interrompre complètement la distribution. Un témoin d'inverseur doit être relié au tableau des signaux principaux pour signaler dès, ou juste avant, que la commutation vers l'alimentation secondaire est mise en fonctionnement. La disposition des valves et détendeurs peut toutefois être différente, à condition d'assurer le même niveau de sécurité. Reproduit de la NFPA. Installations de gaz médicaux ininflammables. (NFPA 56F). Quincy, MA : NFPA, 1977.

mum deux bouteilles. Des quantités plus importantes peuvent être nécessaires dans des régions éloignées des fournisseurs de gaz. Les bouteilles sont reliées à un collecteur qui les transforme en une alimentation unique et continue. Une valve unidirectionnelle (clapet anti-retour) est placée entre la bouteille et le collecteur, de telle façon qu'une fuite sur une bouteille ou son branchement au collecteur ne vide pas l'ensemble de la rampe.

L'alimentation primaire (celle en fonctionnement) est constituée par la rampe qui alimente le système, alors que l'autre constitue l'alimentation secondaire (en attente). Lorsque l'alimentation primaire ne fournit plus les quantités de gaz nécessaires au bon fonctionnement du système, la secondaire la remplace automatiquement. L'échange est réalisé par un commutateur déclenché par la chute de pression : l'inverseur automatique de rampe. Il s'agit d'une procédure normale de fonctionnement. Les alimentations primaires et secondaires sont considérées comme les installations opérationnelles de l'installation. Elles alimentent le réseau de canalisations lorsque tout fonctionne normalement. Souvent, une alimentation de réserve est ajoutée comme le montre la figure 2.2 ; elle est obligatoire dans les centrales de gaz médicaux. Cette réserve comporte au moins trois bouteilles, connectées à un collecteur commun et équipées soit d'un clapet anti-retour sur le bran-

Vers l'extérieur

Valve de sectionnement de la source vers la canalisation

4

3 2

Alimentation principale

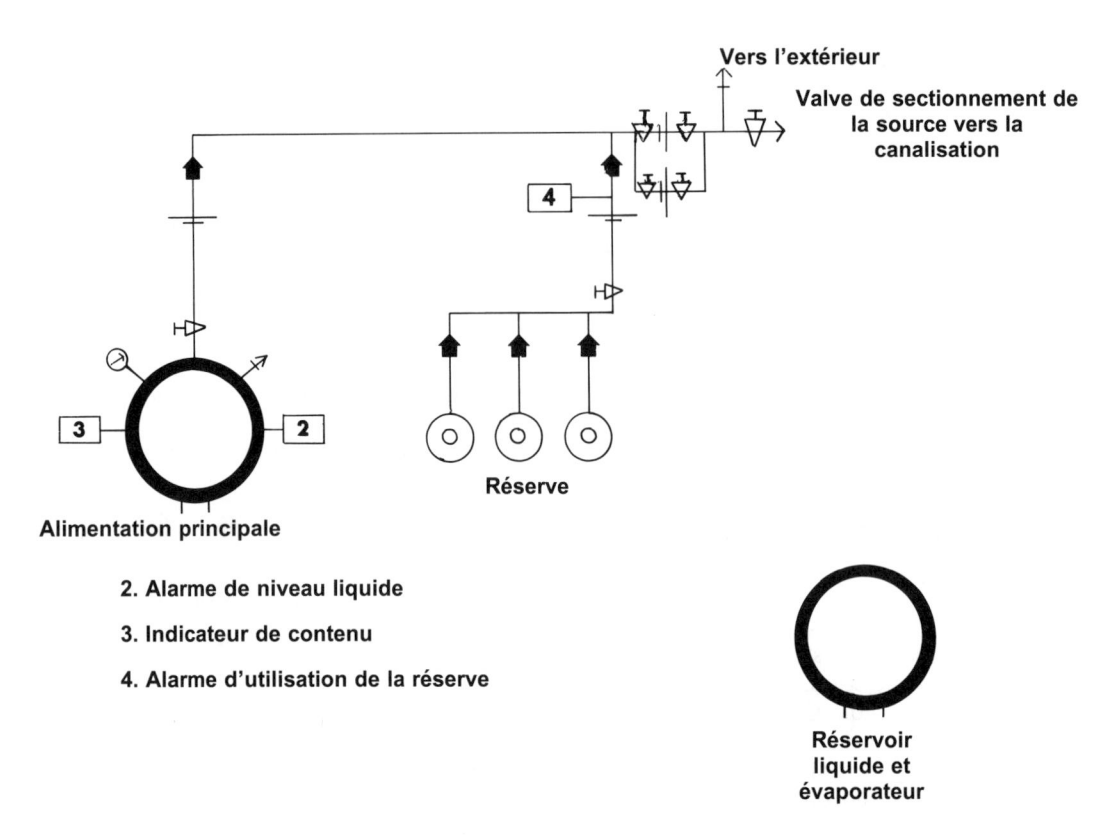

Réserve

2. Alarme de niveau liquide
3. Indicateur de contenu
4. Alarme d'utilisation de la réserve

Réservoir liquide et évaporateur

Figure 2.2. Modèle d'alimentation centrale. Un conteneur d'oxygène liquide joue le rôle d'alimentation principale, des bouteilles constituent la réserve. Un conteneur cryogénique d'oxygène liquide peut aussi faire office de réserve. Lorsqu'il est mis en œuvre, il doit déclencher une alarme. Il s'agit d'une installation de type continu car, en fonctionnement normal, une source primaire (rechargée périodiquement) alimente continuellement l'installation. Reproduit de l'Association Nationale de protection contre les incendies. Installations de gaz médicaux ininflammables. (NFPA 56F). Quincy, MA : NFPA, 1977.

chement entre cylindre et le collecteur, soit d'un commutateur actif qui met en route le signal d'alarme de tarissement de la réserve lorsqu'elle devient inférieure aux besoins moyens d'une journée.

Des valves anti-retour entre chaque cylindre et le collecteur ne sont pas nécessaires sur les alimentations primaires et secondaires s'il existe une réserve, mais une telle valve est alors obligatoire sur la ligne principale de la primaire, en amont de son intersection avec la secondaire ou la réserve.

La réserve devient opérationnelle dès que l'installation principale ne peut plus fournir suffisamment de gaz. Il s'agit d'une procédure d'urgence à laquelle on peut recourir au cours des travaux de maintenance ou de réparation des installations courantes. Le tableau des signaux principaux doit porter un témoin de commutation pour indiquer immédiatement, ou juste avant la commutation, que la réserve devient opérationnelle.

Un détendeur est placé sur la ligne principale en amont de la valve de surpression. Tous les gaz en dehors de l'azote circulent à une pression de 3,5 bars, alors que l'azote est normalement délivré à une pression de 9 à 10 bars. *[NdT : En France, la norme NF S90-155 précise les pressions de service de chaque réseau : réseau primaire (haute pression, de la centrale vers tous les étages), air et N_2 = 9 à 10 bars, autres gaz = 8 ± 1,6 bars ; réseau secondaire (basse pression, des étages aux points de sortie) : O_2 = 4,5 bars ; N_2O = 3,5 bars ; air = 4 bars. Cette cascade permet, en cas de communication entre les réseaux, d'évi-*

ter la fourniture d'un mélange pauvre en O_2.]. La ligne d'alimentation principale peut être équipée d'un second détendeur pour parer à une éventuelle défaillance du premier.

Tous les détendeurs des extrémités terminales de la centrale *[NdT : Ensemble de deuxième détente ramenant chaque gaz à sa pression d'utilisation. Il se compose soit d'un détendeur réglable + 2 vannes d'isolement (amont et aval) + 2 manomètres (pressions primaire et secondaire) dans la forme simple, soit des mêmes éléments + 2 prises crantées placées en aval et en amont pour permettre les travaux de maintenance dans le modèle double sécurité]*. doivent être doublés et installés en pont pour permettre leur maintenance sans couper complètement la distribution des gaz.

Oxygène

L'oxygène peut être stocké soit sous forme liquide à basse pression soit sous forme gazeuse à haute pression. Quand on en nécessite des quantités importantes, on préfère généralement le stockage sous forme liquide. Les petits hôpitaux, les endroits non reliés par des canalisations d'oxygène et des installations auxiliaires sont alimentés par des bouteilles d'oxygène.

Stockage sous forme gazeuse

L'oxygène sous forme gazeuse est généralement fourni à partir de bouteilles de type G ou H qui sont transportées entre le fournisseur et l'hôpital ou restent à demeure dans la centrale et sont rechargées régulièrement par le fournisseur. Une troisième source est les concentrateurs d'oxygène.

Stockage sous forme liquide (3,9-11)

Lorsqu'on nécessite de grandes quantités d'oxygène, il est moins onéreux et plus pratique de le stocker sous forme liquide : l'espace de stockage est moindre, les livraisons et les manipulations de conteneurs moins nombreuses. La plupart du temps, les conteneurs d'oxygène liquide sont rechargés par camion citerne cryogénique sans qu'il y ait interruption de l'alimentation de l'hôpital. Les connecteurs des tuyaux de remplissage des camions citernes sont différents pour éviter des erreurs dans la livraison des produits (3). Les conteneurs peuvent aussi être transportés entre le fournisseur et les structures médicales.

Les conteneurs d'oxygène sont placés au niveau du sol et à l'extérieur, et donc facilement accessibles aux camions. Ils devraient être situés dans des endroits où le risque d'incendie est minimal. Les normes de la NFPA fixent les distances à respecter entre ceux-ci et les trottoirs, les parkings, etc.

Pour empêcher son évaporation, l'oxygène est maintenu à son point d'ébullition ou juste au-dessous (–183°C), ce qui explique pourquoi le stockage est effectué dans des conteneurs spéciaux calorifugés et à basse pression. Ceux-ci varient en taille et en forme. Construits sur le principe des bouteilles thermos, ils ont une double paroi métallique à l'intérieur de laquelle règne le vide pour assurer l'isolation thermique entre contenu et environnement. Chaque conteneur devrait disposer d'un indicateur de niveau de liquide et d'une alarme de niveau inférieur. Comme l'oxygène liquide s'évapore à basse température et qu'une petite quantité de liquide produit un grand volume de gaz, il est important que ces conteneurs soient équipés de mécanismes permettant un échappement d'une partie du gaz si la pression augmente mais il doit persister un volume minimal de gaz. L'isolation de tels réservoirs est efficace, mais une petite quantité de chaleur sera continuellement absorbée, responsable d'une évaporation du liquide. L'importance de cette évaporation non régulée est habituellement inférieure à la consommation. En l'absence de consommation, la pression dans les conteneurs augmentera progressivement jusqu'à l'ouverture de la valve de sécurité et l'oxygène s'échappera dans l'atmosphère. Si une telle installation d'oxygène liquide reste longtemps inutilisée, une quantité non négligeable sera perdue. L'utilisation de conteneurs de liquide n'est donc économique que lorsque la demande est suffisamment importante et constante. Un choix judicieux de la taille des conteneurs en fonction de la consommation moyenne diminuera les pertes par évaporation.

La plupart du temps, l'oxygène est maintenu à de basses températures par la chaleur latente d'évaporation lorsqu'il est consommé. La baisse de température s'accompagne d'une chute de pression. Pour pallier cet inconvénient, il faut extraire l'oxygène du conteneur et le faire passer dans un évaporateur. Le gaz ainsi formé s'accumule en haut du réservoir, puis il est délivré en fonction de la demande et traverse un réchauffeur qui l'amène à température ambiante et en augmente la pression.

Protoxyde d'azote

La plupart des hôpitaux utilisent des bouteilles de protoxyde d'azote à haute pression, interconnectées de façon similaire à celle décrite pour l'oxygène. L'inconvénient du protoxyde d'azote est que le détendeur peut se refroidir au point de geler. Le protoxyde peut aussi être stocké sous forme de liquide à basse pression dans des conteneurs isolés.

Il faut placer des messages d'alerte autour des lieux de stockage de protoxyde d'azote pour prévenir qu'il s'agit d'un gaz asphyxiant et que, en cas de fuite, il peut apparaître un mélange hypoxique.

Air comprimé (2)

L'air peut être fourni directement à partir de cylindres, d'un système mélangeant en proportions adéquates l'oxygène et l'azote en provenance de cylindres *(NdT : Méthode de production préférentielle en France.)* ou par des compresseurs. Celui provenant des bouteilles est habituellement plus propre et sec que celui des compresseurs, mais il est plus cher si de grandes quantités sont nécessaires.

La plupart des réseaux d'air utilisent un ou plusieurs compresseurs qui travaillent en alternance ou simultanément en fonction de la demande. Si on utilise plus de deux compresseurs, il faut que la demande maximale puisse être satisfaite lorsque le compresseur le plus puissant tombe en panne. La réserve peut être constituée de cylindres ou d'un compresseur de secours, et il doit exister un signal sonore et visuel indiquant que l'on utilise la réserve. Parfois, il peut être intéressant d'installer un compresseur de faible puissance dans des sites particuliers pour éviter l'installation de canalisations démesurées. Chaque compresseur capte l'air ambiant, le comprime au-delà de la pression de travail et le délivre à un ou plusieurs réservoirs (accumulateur, récepteurs de stockage) d'où on peut prélever de l'air à la demande. On peut ainsi délivrer un débit d'air continu au détendeur. Cela permet aussi de réduire l'usure des compresseurs. Les réservoirs doivent être équipés d'une soupape de surpression, d'un système de purge automatique, d'une trappe de visite permettant le contrôle visuel du système de purge et d'un manomètre. Il doit exister une alarme de niveau d'eau supérieure. L'accumulateur doit être équipé d'un court-circuit pour permettre l'entretien sans interrompre la circulation de l'air. Il faut tenir compte du lieu de captage de l'air qui doit être le plus exempt possible d'impuretés. Il est donc souvent situé hors de l'hôpital dans un endroit soustrait le plus possible aux poussières, aux fumées et aux odeurs. On peut aussi utiliser une source équivalente ou de meilleure qualité que l'extérieur.

En général, l'air capté à partir d'un lieu exempt de gaz d'échappement ou d'autre pollution respecte les limites requises pour l'air comprimé [*U.S Pharmacopoeia* (USP)] (2). *[NdT : Norme AFNOR NF S 90.140 (1986)].* La qualité de l'air peut cependant varier d'un endroit à l'autre et d'un jour à l'autre et, dans quelques endroits, ne pas respecter les normes, de plus pendant des périodes trop prolongées. Il est donc impératif de vérifier régulièrement la qualité de l'air.

Lorsque la qualité de l'air n'est pas constante, on peut être amené à recourir à des installations spécifiques de traitement. Celles-ci doivent être pourvues de systèmes de contrôle et d'alarme. Ces systèmes augmentent considérablement le prix de revient et d'entretien des installations d'air comprimé, surcoût toutefois compensé par ceux induits avec l'utilisation d'un air non traité.

Un ou plusieurs filtres doivent être installés entre l'admission d'air et les compresseurs, et d'autres en aval des compresseurs. Les filtres doivent être doublés, couplés à des valves permettant la maintenance sans arrêt complet de l'installation. Il faut choisir les filtres en fonction des caractéristiques du compresseur, des conditions de captage et d'autres paramètres.

Pour rendre l'air conforme à son usage médical, il faut en diminuer l'humidité. Un système de réfrigération, dans lequel la température de l'air est abaissée et la condensation évacuée, est habituellement monté en aval de chaque compresseur. Une condensation importante peut alors s'accumuler dans les récepteurs. On peut évacuer une quantité d'eau supplémentaire en faisant circuler l'air dans un dessiccateur ou colonne de distillation entre le récepteur et la conduite sous pression. Les systèmes de réfrigération et asséchant doivent être doublés et équipés de valves pour permettre leur isolation du système, afin que celui-ci fonctionne en cas de panne de l'unité en service. La NFPA a édicté des recommandations concernant le contrôle de l'air, le contenu en hydrocarbures volatils et liquides, le monoxyde d'azote, dioxyde d'azote, les impuretés et le point de condensation (température à laquelle l'air se condense lorsqu'il est refroidi) en aval des dessicateurs *(NdT : Norme AFNOR NFS 90-140)*. L'air médical est très propre mais non stérile. De nombreux constructeurs recommandent l'utilisation de filtres entre les bornes de connexion et la machine, et la plupart incorporent des filtres dans leurs appareils.

Azote

La centrale d'azote peut consister soit en cylindres sous haute pression interconnectés, soit en conteneurs de liquide à très basse température.

Dioxyde de carbone

Le dioxyde de carbone provient de cylindres à haute pression.

RÉSEAU DE CANALISATION

Il existe trois niveaux de canalisations.
1. *La ligne principale*. Canalisation reliant la source d'alimentation aux lignes montantes ou latérales, ou aux deux.
2. *La ligne montante*. Canalisation verticale connectant la ligne principale avec des lignes latérales à différents niveaux de l'installation.
3. *La ligne latérale*. Section de canalisation qui alimente une pièce ou un ensemble de pièces au même étage des installations.

Le tracé d'un système de canalisation est extrêmement variable. Un exemple typique en est donné dans la figure 2.3. Les tuyaux sont en cuivre ou en cuivre recuit. Il est important d'identifier les tuyaux au moins tous les 10 mètres et au moins une fois dans chaque pièce et étage traversé, pour s'assurer que le personnel d'entretien sache sur quoi il travaille. Il est recommandé que les canalisations et les points de sortie destinés à l'oxygène soient de taille différente que ceux des autres gaz, afin de prévenir les interconnections accidentelles. Habituellement, l'oxygène est monté en tuyau de 12 mm de diamètre interne et les autres gaz en 9 mm.

Des tuyaux souples non déconnectables peuvent être utilisés au niveau des bornes de sortie. Leur longueur ne doit pas dépasser 1,5 m et ils ne doivent pas traverser les murs, planchers, plafonds ou cloisons.

SOUPAPES (VALVES DE SURPRESSION)

Chaque centrale d'alimentation doit avoir une soupape tarée à 50 % au-dessus de la pression normale d'alimentation, en aval des détendeurs et en amont de chaque vanne de sectionnement afin d'empêcher une surpression dans les sections de l'installation lorsqu'une vanne de sectionnement est fermée. La soupape doit automatiquement se refermer lorsque la pression s'est normalisée.

VANNES DE SECTIONNEMENT (VALVES D'ARRÊT)

Les vannes de sectionnement *[NdT : Vanne VSP (Vanne, Soupape, Prise) permettant d'isoler la centrale, de protéger le réseau d'une surpression et de l'alimenter par une source annexe en cas d'arrêt de la centrale]* permettent d'isoler un secteur du réseau en cas d'incendie ou d'autres problèmes en aval de la valve, et des parties du système en cours de réparation, contrôle ou modification sans avoir à arrêter tout le système.

Les valves d'arrêt « quart de tour » munies de poignées sont devenues la référence. Ces valves sont situées sous des capots protecteurs équipés de glaces à briser ou à enlever (Fig. 2.4). Sur chaque valve doit figurer la fonction, le gaz et les lieux qu'elle alimente, et la mention qu'elle ne doit être fermée qu'en cas d'urgence. Elles devraient être si-

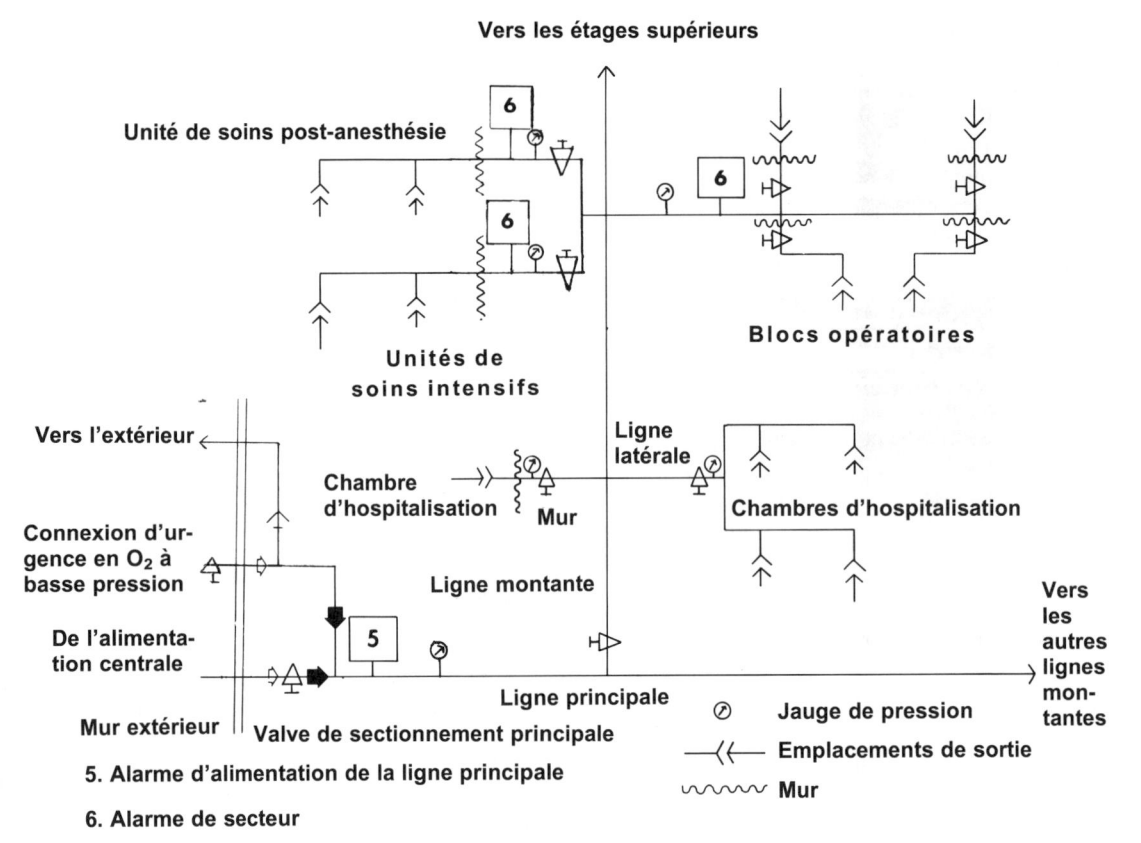

Figure 2.3. Modèle typique de réseau de canalisation de gaz médicaux. La ligne principale circule au même niveau que l'installation centrale et se connecte aux lignes latérales, montantes ou les deux. Dans les postes d'anesthésie, les vannes de sectionnement se situent en aval des alarmes de secteur. Les autres secteurs disposent d'une vanne de sectionnement unique, le capteur d'alarme de secteur étant situé en aval de la vanne. L'alarme de pression de la ligne principale se déclenche pour des variations d'au moins 20 % au-dessus ou au-dessous de la pression normale de travail. Des alarmes de secteur doivent être installées sur les lignes conduisant aux unités de soins intensifs, salles de réveil et postes d'anesthésie, pour signaler toute variation de pression de plus de 20 % autour de la pression normale.

tuées dans des endroits facilement accessibles à ceux qui pourraient avoir à les utiliser et leur accès ne doit pas être encombré.

En amont de chaque détendeur, il devrait exister une vanne de sectionnement et, en aval, une vanne de sectionnement ou un clapet anti-retour.

Une vanne de sectionnement est nécessaire à la sortie de l'alimentation, en amont de celle de la ligne principale, ce qui permet d'isoler du système de canalisation toute la source d'alimentation et ses installations annexes. Cette vanne doit être installée à proximité immédiate de la source.

La ligne principale d'alimentation doit être équipée d'une vanne de sectionnement à proximité de l'entrée du bâtiment pour permettre de couper l'ensemble de l'alimentation de l'hôpital. Elle doit être située dans un endroit connu et facilement accessible au responsable de la maintenance du système, mais une signalisation doit mettre en garde contre sa manipulation. Chaque branche montante doit être équipée d'une vanne de sectionnement juste après sa connexion avec la ligne principale. Chaque branche latérale, à l'exception de celles alimentant les postes d'anesthésie, de soins intensifs et les lieux critiques comme les salles de réveil, de réanimation et de soins intensifs de cardiologie, doit être

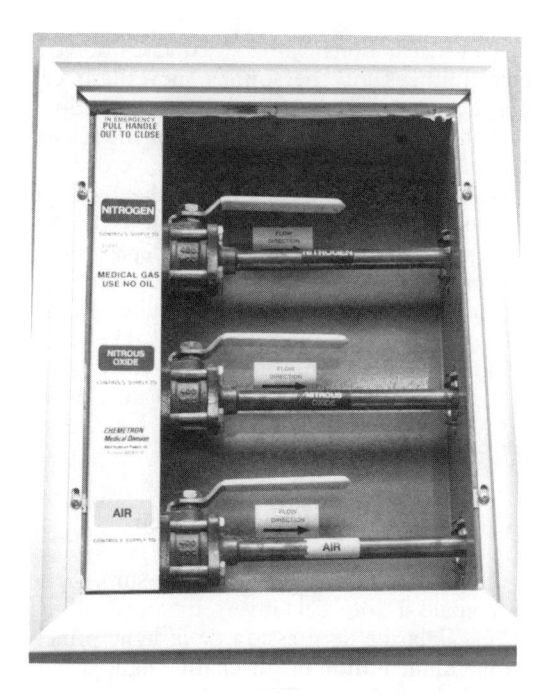

Figure 2.4. Valve d'arrêt. La glace doit être cassable ou mobile pour permettre l'accès aux valves qui doivent être étiquetées pour mentionner le gaz et le secteur qu'elles contrôlent.

équipée d'une vanne de sectionnement située près de sa connexion avec la ligne montante. Une vanne de sectionnement est nécessaire immédiatement à l'extérieur de toutes les unités de soins intensifs ; elle doit être facilement accessible en cas d'urgence. Une autre est nécessaire pour chaque poste d'anesthésie, de façon à n'en isoler qu'un seul si nécessaire. Elle doit être placée à l'extérieur du poste d'anesthésie, pour que le personnel présent puisse sortir en cas de danger et qu'elle puisse être coupée de l'extérieur. Cela n'exclut pas la mise en place d'une autre vanne dans le bloc opératoire, mais des alarmes supplémentaires sont alors nécessaires.

CONNEXIONS POUR ALIMENTATION D'OXYGÈNE DE SECOURS

Lorsque l'installation centrale d'oxygène est située à l'extérieur de l'immeuble desservi, il doit exister une connexion pour une source temporaire d'alimentation lors des maintenances ou en cas d'urgence *(NdT : Vanne VSP.)*.

Le point d'entrée doit être situé à l'extérieur de l'établissement et doit être protégé des manipulations et des accès non autorisés. La connexion de cette alimentation de secours est située en aval de la vanne de sectionnement de la ligne principale (voir Fig. 2.3). Il doit également exister un clapet anti-retour entre le point d'entrée et la vanne de sectionnement de la ligne principale, et un autre entre la connexion et la vanne de sectionnement de l'alimentation de secours. La connexion doit être équipée d'une valve d'échappement qui s'ouvre lorsque la pression dépasse de 50 % la pression normale.

ALARMES

Alarmes principales

Des alarmes principales contrôlent l'alimentation centrale et la pression dans la ligne principale de tous les réseaux de gaz médicaux. Ces alarmes peuvent être connectées au service central informatique de l'hôpital.

Pour s'assurer d'une surveillance continue, il doit exister deux tableaux d'alarmes principales, situés dans deux lieux différents, et montés en parallèle pour un seul détecteur. Un tableau devrait se trouver dans le bureau ou le lieu principal de travail des responsables de la maintenance du système, l'autre au standard téléphonique, au bureau de la sécurité ou tout autre lieu adéquat.

L'alarme doit se déclencher lorsque l'alimentation secondaire prend le relais de la primaire, lorsque ou juste avant que l'alimentation de réserve n'entre en fonction, dans certaines circonstances comme lorsque la réserve atteint l'équivalent des besoins d'une journée, lorsque la pression dans la réserve est inférieure à la pression normale de travail, lorsque les niveaux liquides d'une installation cryogénique ont atteint un certain niveau ou lorsque la pression dans la ligne principale chute ou augmente au-delà des pressions normales d'utilisation. Dans l'installation d'air médical doivent se trouver des alarmes de dysfonctionnement d'un ou plusieurs compresseurs ou évaporateurs et de dépassement du point de condensation.

Localisation des alarmes

Les unités spéciales de soins comme les blocs opératoires, les salles de réveil, les unités de soins intensifs et de cardiologie doivent posséder une pièce pouvant regrouper les témoins d'alarmes qui se déclenchent lorsque la pression chute ou dépasse de 20 % la pression normale de travail. Dans les postes d'anesthésie, l'alarme est située en amont des valves d'arrêt locales. Il existe parfois un poste d'alarme dans chaque poste d'anesthésie (2).

Un tableau d'alarme clairement étiqueté mentionnant les lieux de surveillance doit être installé au niveau du poste infirmier ou de tout autre lieu adéquat situé à proximité des locaux d'utilisation des gaz, afin de garantir une surveillance effective (Fig. 2.5).

Réglementations générales

Chaque alarme doit mentionner le gaz et la section qu'elle surveille. Le signal doit être sonore et visuel, ce dernier devant persister jusqu'à résolution du problème. Il est parfois possible de stopper temporairement le signal sonore. Il faut pouvoir effectuer un test d'alarme au niveau de chaque panneau. Une coupure d'électricité ne doit pas en empêcher le fonctionnement.

Des instructions claires et concises doivent être données aux personnes surveillant ces alarmes pour s'assurer que les informations seront transmises rapidement aux intéressés. Des cas où un employé s'était trouvé démuni lorsqu'une alarme s'était déclenchée ont été décrits (7). Il faut, lorsqu'un signal se déclenche, prévenir immédiatement le département responsable des interventions et de la maintenance des canalisations. Les conduites à tenir en réponse aux alarmes dépendent de chaque hôpital. Elles doivent être écrites, sous forme d'un manuel périodiquement réévalué, et les nouveaux employés doivent être clairement informés des conduites à tenir.

MANOMÈTRES

Un manomètre doit être installé sur la ligne principale à côté de l'inverseur automatique relié à l'alarme de pression de la ligne principale d'alimentation et sur chaque ligne disposant d'alarmes.

BORNES D'ALIMENTATION (PRISES MURALES) (5,12)

Les bornes d'alimentation *(NdT : prises murales, le terme « mural » étant donné par pure*

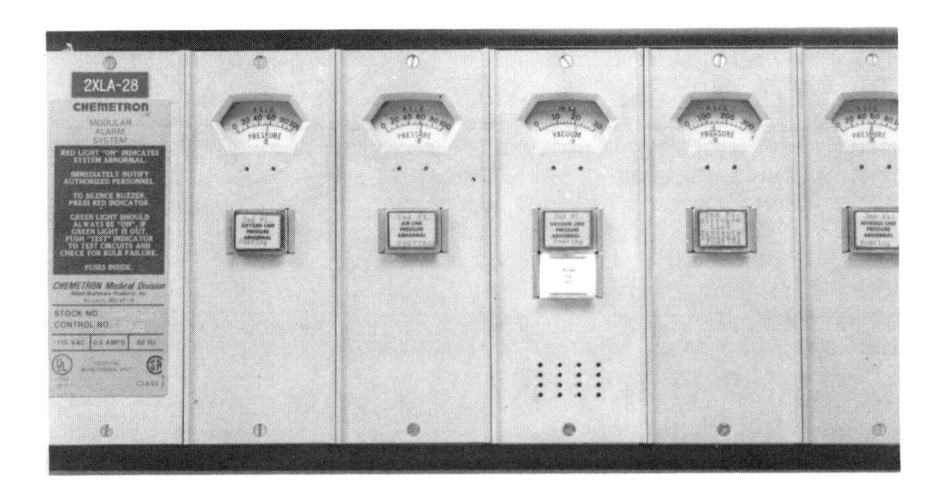

Figure 2.5. Le panneau d'alarmes de secteurs. Les pressions des gaz sont surveillées et une alarme se déclenche lorsque la pression varie autour de la pression normale. Un bouton de test d'alarme est utile. Les alarmes de secteurs surveillent les postes d'anesthésie, et tout autre lieu de soins intensifs comme les salles de réveil, les unités de réanimation et de soins intensifs de cardiologie.

convention) constituent les points de sortie d'une canalisation de fluides médicaux où l'utilisateur connecte et déconnecte ses appareils, soit directement, soit par l'intermédiaire de tuyaux souples ou flexibles de raccordement.

Composants

Embase

Elles correspondent à la partie fixée aux canalisations et que l'on connecte au flexible.

Tête de prise

La tête de prise doit porter une étiquette mentionnant le nom ou le symbole du gaz concerné. Un code de couleur peut aussi être utilisé. Parfois, la tête et le clapet de tête forment un ensemble non dissocié.

Clapet de tête

Ce clapet est aussi dénommé valve primaire ou valve anti-retour. Chaque prise murale contient un clapet qui s'ouvre et permet l'écoulement du gaz lorsque la partie mâle de la connexion est en place et se ferme automatiquement à la déconnexion. Cela permet d'éviter la fuite des gaz lorsque la partie mobile est déconnectée. Bien que parfois dénommée valve unidirectionnelle, elle n'empêche pas le gaz de s'écouler en direction inverse.

Clapet d'embase (valve secondaire) (2)

La valve secondaire est utilisée lorsque la primaire est hors service (par exemple en nettoyage ou maintenance) pour interrompre la sortie des gaz. Lorsque la valve primaire est en fonction, la valve secondaire reste ouverte. Elle est sertie à proximité ou à l'extrémité des canalisations lorsque des potences avec des tuyaux incorporés sont en place.

Raccord spécifique de sortie

Incorporé dans chaque borne d'alimentation, ce raccord constitue la partie femelle des connecteurs spécifiques, non interchangeables, des gaz. Il est soit incorporé, soit fixé à la tête de prise murale. Le raccord peut disposer d'un filetage correspondant au système de sécurité des diamètres indexés (DISS) ou être de type « connecteur rapide », non fileté et être muni de détrompeurs (spécifiques du constructeur). La partie mâle correspondante est attachée à l'appareil devant être connecté ou à un tuyau y conduisant. Le connecteur femelle est nommé tête de prise ou connecteur de sortie. La partie mâle est communément appelée prise mâle, embout, connecteur d'entrée. Chaque connecteur rapide ou connecteur DISS doit être équipé d'une valve anti-retour pour éviter un reflux de gaz des appareils d'anesthésie vers les canalisations.

Système de sécurité des diamètres indexés (3). *(NdT : Il n'est pas utilisé en France et purement informatif pour le lecteur).* Les diamètres indexés de sécurité (DISS) ont été mis au point pour fournir des connecteurs interchangeables pour gaz médicaux à des pressions de 14 bars ou moins. Comme le montre la figure 2.6, chaque connecteur est constitué d'un corps, d'un embout et d'un écrou. Le corps est creusé en deux alésages spécifiques et concentriques et l'embout par deux épaulements, eux aussi spécifiques et concentriques. L'embout de petit diamètre (BB) s'unit à l'épaulement de petit diamètre (MM) et l'embout de grand diamètre (CC) à l'épaulement correspondant (NN). Pour parfaire l'impossibilité d'interchangeabilité des différentes connexions, les deux diamètres de chaque côté sont différents et inversés ; l'un est petit, l'autre plus grand. Seules les parties strictement correspondantes peuvent se connecter et être vissées. Une valve anti-retour peut être adjointe dans le corps de la connexion (3). La Société Américaine de Contrôle et des Matériaux (ASTM) impose une adaptation DISS pour toute machine d'anesthésie connectée aux réseaux (13) *(NdT : Les seuls utilisés en France répondent à la norme NFS 90-116).*

Connecteurs rapides. Les gaz devant être disponibles immédiatement, les connecteurs rapides se sont répandus. Ils permettent de connecter et de déconnecter tout appareil d'un geste simple, d'une ou des deux mains, sans avoir recours à des outils et sans forcer.

Chaque ensemble de connexions est constitué de composants mâles et femelles non filetés et spécifiques d'un gaz. Un mécanisme à

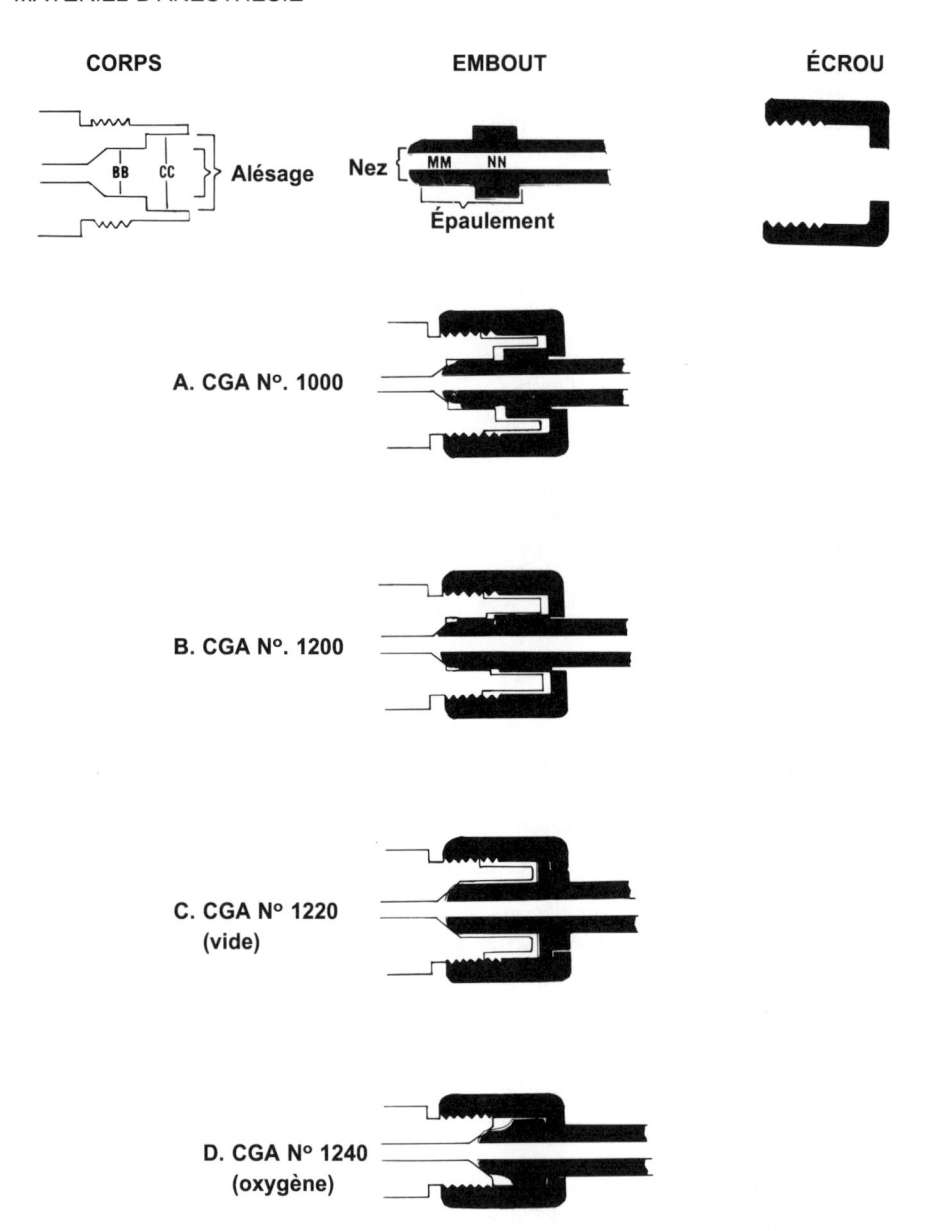

Figure 2.6. Système de sécurité des diamètres indexés. Le petit épaulement de l'embout est proportionnel et le grand diamètre inversement proportionnel à l'augmentation du nombre CGA. Si on tente d'assembler un corps et un mauvais embout, on se rend compte que MM est trop grand par rapport à BB, comme l'est NN par rapport à CC. Reproduit avec l'aimable autorisation de l'Association des gaz comprimés.

ressort permet de verrouiller les éléments. L'existence de détrompeurs rend impossible le branchement dans une mauvaise prise *(NdT : En France : O_2 3 crans ; N_2O 4 crans ; air comprimé 2 crans ; vide 2 crans)*.

Il n'existe pas de réglementation pour ces connecteurs aux USA. *(NdT : En France, ils répondent à la norme NF S 90-116.)*. Cependant, il est demandé à tous les constructeurs de s'assurer de l'impossibilité des connexions entre les différents raccords de gaz. Ces connecteurs sont plus pratiques que les filetages DISS, mais la bague, les joints et les ressorts qui les constituent font qu'ils fuient plus volontiers que les filetages métal contre métal.

Types

Sorties murales

Les sorties murales sont mécaniquement simples, mais les tuyaux de raccord des machines doivent alors être très longs et traînent sur le sol. Il y a alors risque de trébucher, difficulté pour déplacer le matériel, usure plus rapide et risque de rupture des tuyaux, et accumulation de détritus le long de ceux-ci. Dans les grandes pièces, deux rampes d'anesthésie doivent être disponibles. Ces bornes de sortie doivent être installées à une hauteur facilement accessible, mais suffisante pour ne pas gêner la pose de mobilier ni l'utilisation des appareils *(NdT : Les prises murales doivent être installées à une hauteur comprise entre 25 et 170 cm)*.

Potence mobile (bras mobile)

Une potence montée au mur ou au plafond avec un bras extensible est mécaniquement simple, relativement bon marché et évite l'encombrement au sol. Lorsqu'elle est accrochée sur un mur, elle peut desservir un respirateur à la tête ou sur le côté de la table d'opération. Si un montage particulier est nécessaire, les tuyaux peuvent être décrochés provisoirement de la potence. La potence ne doit pas surplomber les zones stériles. Malheureusement, les bornes de sortie des potences sont parfois trop hautes pour le personnel de petite taille, et les grands peuvent s'y cogner la tête.

Colonne rigide (14)

Des colonnes accrochées au plafond (Fig. 2.7) peuvent fournir des prises électriques, des passage de câbles et les bornes de sortie. Elles permettent à la majorité des

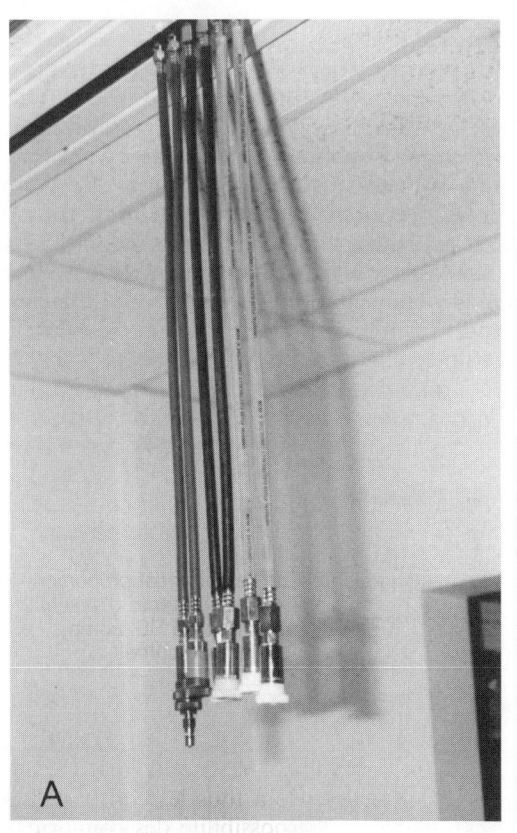

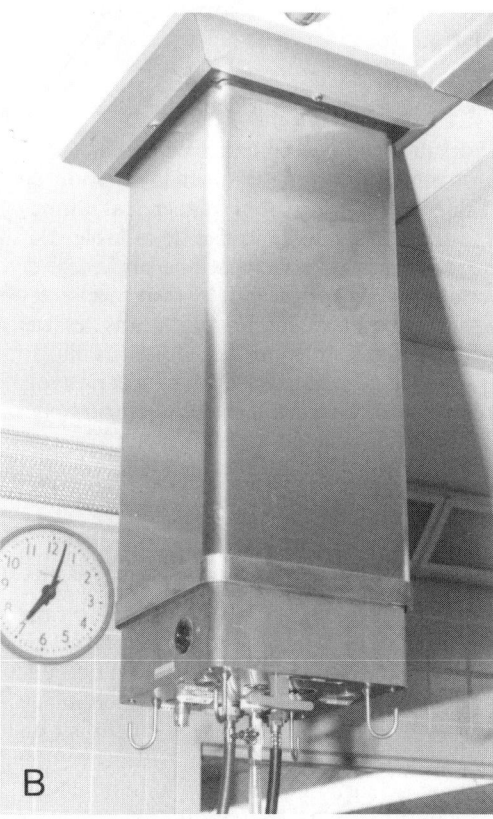

Figure 2.7. A. Les tuyaux souples sont montés sur des rails permettant leur déplacement. **B.** La colonne rigide peut être rétractable et montée sur des rails.

tuyaux et fils de monitorage d'approcher le patient à partir d'un angle unique. Elles peuvent être mobiles si on les monte sur des rails. Elles peuvent aussi être rétractables ce qui permet de les abaisser pour connecter ou déconnecter les lignes, puis de les remonter pour les éloigner. Les inconvénients en sont le risque de se heurter la tête et la difficulté d'atteindre les tuyaux circulants dans la colonne.

Tuyaux souples (15)

Un tuyau descendant du plafond avec une borne de sortie à son extrémité libre (Fig. 2.7) est une solution simple, économique et moins dangereuse qu'une colonne rigide. Il doit être suffisamment long pour que le personnel de petite taille puisse l'atteindre facilement. Des tuyaux rétractables ou des systèmes déroulant sont intéressants de ce point de vue. Les tuyaux peuvent être montés sur des rails mais il faut veiller à ne pas répandre de poussière sur le champ opératoire lorsqu'ils sont manœuvrés.

Disposition dans le poste d'anesthésie

Lorsqu'un nouvel emplacement d'anesthésie est prévu, il faut déterminer la position de la table d'opération pour placer les rampes d'anesthésie du côté de la tête de la table. Les salles réservées aux interventions sur la tête et le cou font exception car le respirateur est fréquemment placé sur le côté. Dans les cas où il est impossible ou non souhaitable de disposer tout le matériel de façon à pouvoir pratiquer tout type d'intervention chirurgicale sans déplacer table et respirateur, on peut recourir à deux rampes d'anesthésie placées dans des côtés opposés de la salle, utiliser une potence, ou des colonnes et tuyaux sur des rails (Fig. 2.7). Si la position de la table d'opération peut changer et que la pièce est équipée d'un système d'air conditionné sans recirculation, il faut envisager de placer les bornes de sortie près de la bouche d'évacuation de l'air conditionné qui pourrait en même temps évacuer les gaz pollués. Si on choisit un dispositif en hauteur, il faudra veiller à ce que la rampe de sortie ne gêne pas le mouvement du scialytique dans les conditions normales d'utilisation.

En salles de réveil, les bornes de sortie doivent être disposées de façon à faciliter l'accès à la tête du patient et à éviter la chute des appareils connectés. *(NdT : Si les prises des différents gaz sont regroupées sur une même horizontale, il faut respecter l'ordre suivant en partant de la gauche : O_2 - N_2O - air - vide et laisser une distance entre chaque de 100 mm au moins.).*

Bornes de sortie de l'azote

Comme la pression régnant dans les installations d'azote varie, il faut ajuster la pression de sortie à l'aide d'un régulateur ajustable, comme celui décrit au chapitre 3. La figure 2.8 montre un régulateur fixé au mur : il comporte deux manomètres, l'un indiquant la pression d'alimentation, l'autre la pression de sortie. La figure 2.9 montre une disposition différente. Un détendeur et un manomètre, fixés sur la borne de sortie, indiquent la pression après décompression.

FLEXIBLES DE RACCORDEMENT (16)

Les flexibles sont utilisés pour raccorder les respirateurs et autres appareils aux rampes d'anesthésie. *(NdT : Norme NF S 90-141)*. Un connecteur spécifique doit être serti en permanence à chaque extrémité. Celui fixé sur la rampe d'anesthésie est appelé connecteur d'alimentation (entrée) et celui attaché à un appareil d'anesthésie, tel un respirateur, connecteur périphérique (sortie). Il est recommandé d'utiliser un code de couleur *(NdT : En France : O_2 = blanc ; N_2O = bleu ; air comprimé = noir et blanc ; vide = vert ; CO_2 = gris foncé ; N_2 = noir)* et d'afficher le nom et/ou le symbole chimique du gaz véhiculé pour chaque connecteur. Les tuyaux doivent être résistants à l'écrasement dans des conditions normales d'utilisation. Ils doivent être tenus à l'écart de toute source de chaleur, en particulier des lumières, car ils peuvent alors se rompre (17,18). Si possible, ils ne doivent pas traîner au sol en raison du risque de trébucher, d'une augmentation de l'usure et du risque de rupture, de la difficulté de les préserver de la poussière et de la gêne qu'ils occasionnent pour mobiliser les appareils.

Lorsqu'on déplace un respirateur, il faut

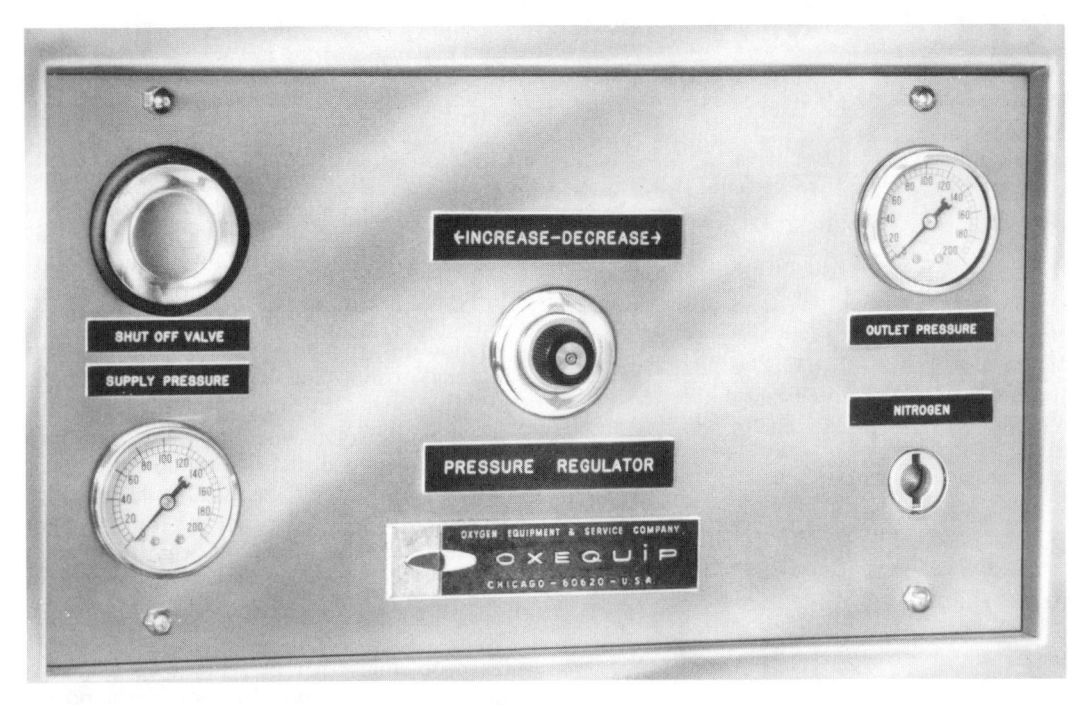

Figure 2.8. Extrémité terminale d'une canalisation d'azote. Il existe deux manomètres, le premier monitorant la pression dans les canalisations, l'autre la pression après réduction grâce au détendeur. Le point de sortie se situe dans le coin inférieur droit. Avec l'aimable autorisation de Oxequip Co.

déconnecter rapidement le tuyau et de préférence sans mettre en service les bouteilles du respirateur, car elles se videraient si la valve n'était pas fermée après que le tuyau ait été reconnecté. Cependant, si la déconnexion doit durer plus de quelques secondes, il faut utiliser une bouteille et ne pas oublier de refermer la valve après avoir rebranché le tuyau.

Recourir à des rallonges faites de plusieurs tuyaux interconnectés n'est pas conseillé car les résistances dues aux multiples connexions interfèrent avec le débit. Il est préférable de prévoir un long tuyau. De plus, on minimise ainsi le risque de fuite, dans la mesure où elles surviennent souvent au niveau des raccords ou de la jonction du connecteur dans le tuyau.

Les tuyaux doivent être soigneusement entretenus et testés une fois par an à la recherche de fuite. Leur trajet jusqu'au respirateur doit décrire une courbe sans coudure serrée ni étirement.

Contrôles de l'installation de distribution des gaz médicaux

CONTRÔLE LORS DE LA PREMIÈRE MISE EN SERVICE (2,19,20)

Comme les problèmes surviennent surtout sur les installations nouvelles ou celles qui viennent d'être modifiées ou réparées, il est primordial de les contrôler entièrement avant leur mise en fonction. Si une installation est entièrement neuve, elle doit être entièrement testée ; s'il s'agit d'une nouvelle section ou de la modification d'une partie existante, l'étendue du contrôle dépendra des conditions d'isolement du système principal pour ne pas tout interrompre pendant les travaux. Les erreurs au cours des constructions de canalisations de gaz médicaux ont plusieurs origines. Habituellement, de très nombreuses personnes travaillent pour différents entrepreneurs res-

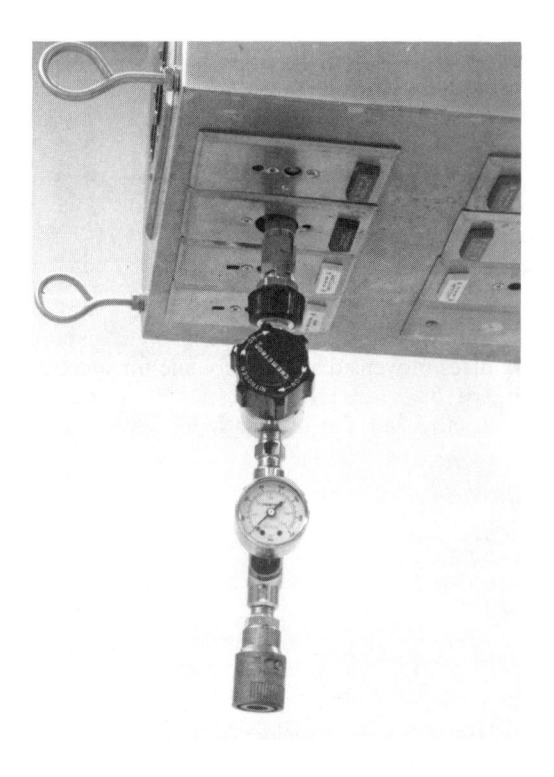

Figure 2.9. Un autre modèle d'extrémité terminale du réseau d'azote. Le détendeur et le manomètre sont connectés au point d'alimentation.

ponsables de ces travaux. Leur durée peut nécessiter un transfert de responsabilité et d'information entre des personnes qui se sont succédées et qui se préoccupent surtout de leur tâche, et pas tellement de ce qui a été effectué antérieurement. Les ouvriers, à différents niveaux d'une entreprise, ont une tâche souvent très spécialisée et ne se préoccupent souvent pas de savoir qui s'occupe du reste et si le travail est correctement exécuté.

Responsabilités

Il existe une controverse quant à savoir qui devrait contrôler l'installation finale, pour s'assurer de sa conformité avec les recommandations en vigueur. *[NdT : En France, les contrôles sont sous la responsabilité de la Commission Locale de Surveillance de la distribution des gaz à usage médical, comprenant : le chef d'établissement, le responsable technique, le pharmacien, un médecin anesthésiste, le(s) médecin(s) responsable(s) des unités concernées (Circulaire DGS/3A/667 bis du 10 Octobre 1985)].* Les services commerciaux qui inspectent les canalisations des gaz médicaux fournissent des certificats qui ont valeur légale. Comme habituellement il n'existe aucune réglementation nationale ni immatriculation pour les entrepreneurs, inspecteurs ou contrôleurs des canalisations, il faut porter une attention toute particulière au choix des personnes ou entreprises exécutant les travaux. Une demande de permis de travaux peut être exigée dans certaines localités ou État. Le Canadian Standard (21) exige que les tests avant mise en route soient effectués par une agence experte dans le domaine, indépendante de l'entrepreneur, des fournisseurs de gaz, des équipements et du propriétaire. Il exige aussi la présence d'un représentant de l'hôpital et de l'entrepreneur comme témoins. Le personnel d'anesthésie a l'obligation de s'assurer que le système est correctement installé et fonctionne sans problème. Un représentant du Département doit être témoin du contrôle et porter une attention particulière aux interconnexions de gaz. Un contrôleur indépendant utilisant un analyseur d'oxygène ou d'autres appareillages tel qu'un spectroscope de Raman ou un spectromètre de masse serait d'un grand intérêt. *(NdT : Rôle du pharmacien en France).* Les protocoles de contrôle et les résultats doivent mentionner les locaux et sections intéressés, les dates des tests et les noms des personnes les effectuant ; ils doivent être conservés en archive *(NdT : En France, les différents responsables signent le procès-verbal de réception finale).*

Procédures (20)

Procédures de tests (2,12,20)

Les tests de pression visent à détecter les fuites. Une fuite d'oxygène peut créer un incendie, une fuite de protoxyde d'azote peut être nocive pour le personnel exposé (voir chapitre 11) ; enfin, toute fuite, quelle qu'elle soit, signifie une perte d'argent.

Avant de brancher les composants de l'installation (inverseur automatique, commutateurs d'alarme, manomètres, soupapes) mais après l'installation des prises murales et avant leur fixation au mur, il faut exécuter un test de pression à au moins 11 bars avec de l'air sec et dégraissé ou de l'azote, valve d'alimentation fermée, sur chaque section de l'installation. Cette pression est maintenue jusqu'à ce que chaque connexion ait été examinée à la recherche de fuite à l'aide d'eau savonneuse ou tout autre moyen de détection. Si une fuite est détectée, elle doit être réparée. Après montage de tous les composants de l'installation, l'ensemble de l'installation est soumis pendant 24h à un test de pression à 20 % au-dessus de la pression de travail, valve d'alimentation fermée. On teste ainsi sans dommages les composants et sans déclencher les systèmes de régulation de pression. En cas de fuites, elles doivent être repérées, réparées et les tests refaits jusqu'à normalité.

Détections des communications entre les réseaux (interconnexions) (2)

Les contrôles des interconnexions (tests de continuité) ont pour but de s'assurer que le gaz distribué à chaque borne de sortie est bien celui mentionné sur cette sortie et que le type de borne correspond bien au gaz.

Un seul gaz ou réseau est testé à la fois, de la façon suivante. Le débit de chaque gaz est interrompu à la source en fermant la vanne de sectionnement d'alimentation, et la pression est ramenée à celle de l'atmosphère. Les canalisations sont ensuite emplies d'air sec et dégraissé ou d'azote à leur pression normale d'utilisation. À l'aide d'adaptateurs correspondant au type de borne de sortie, celles-ci sont contrôlées pour s'assurer que le gaz employé pour le test sort bien par les sorties adéquates, et uniquement par celles-là. Chaque réseau est testé à son tour de la même façon.

Une autre méthode pour éliminer les interconnexions est la suivante : les pressions de tous les gaz sont ramenées à la pression atmosphérique puis elles sont augmentées jusqu'aux valeurs suivantes :

Gaz médicaux	Bars
Mélange	1,4
Azote	2,1
Protoxyde d'azote	2,8
Oxygène	3,5
Air comprimé	4,2
Dioxyde de carbone	4,9

Après équilibration des pressions, chaque borne de sortie de gaz est reliée à un manomètre par une connexion appropriée. La pression indiquée par le manomètre doit correspondre à celles ci-dessus en fonction de la borne testée.

Il faut utiliser un analyseur d'oxygène pour s'assurer de la nature du gaz à chaque sortie ; les valeurs doivent être de 0 % pour le protoxyde d'azote, le CO_2 et l'azote, de 21 % pour l'air et de 100 % pour l'oxygène. Si on dispose d'autres moyens d'analyse comme un spectromètre de masse ou un spectroscope de Raman, il faut les utiliser pour tester toutes les sorties.

Contrôles des composants (2)

L'installation centrale doit être testée de la façon suivante : permutation d'un groupe de bouteilles sur l'autre et activation du signal de permutation ; permutation de l'alimentation primaire et secondaire et activation du signal de permutation ; mise en route de la réserve (si elle existe) et signal de mise en route ; fonctionnement de l'alarme de niveau inférieur de l'alimentation ; fonctionnement de la soupape lorsque la pression dépasse de 50 % la pression normale pour s'assurer qu'elle s'ouvre à un niveau correct et se referme une fois la pression normalisée ; fonctionnement correct de la valve automatique de purge, du manomètre et des capteurs de niveaux d'eau dans le compresseur d'air médical ; fonctionnement correct des détendeurs et identification correcte ; activation des signaux principaux des tableaux d'alarmes.

Dans les canalisations, l'étanchéité des vannes de sectionnement doit être testée pour s'assurer qu'elles ne concernent que les sorties auxquelles elles sont destinées et qu'elles sont correctement étiquetées pour le gaz et l'espace contrôlés. Le test d'étanchéité est effectué en fermant la valve, en laissant chuter la pression et en contrôlant la pression pendant 30 minutes. Si la pression augmente, la valve n'est pas étanche.

Il faut contrôler le bon fonctionnement de chaque borne de sortie en y branchant les équipements appropriés et vérifier qu'ils se connectent et se déconnectent correctement. L'étiquetage des bornes de sortie est contrôlé pour s'assurer qu'elles n'acceptent que les connexions pour le gaz auquel elles sont destinées. Pressions et débits doivent aussi être contrôlés pour vérifier qu'ils sont adéquats (22). Le Canadian Standard exige un débit de 120 l/min avec une chute de pression maximale de 0,3 bars pour des gaz circulants sous 3,5 bars. Pour l'azote, les exigences sont un débit de 400 l/min avec une chute de pression au maximum de 0,7 bar pour une pression d'alimentation de 12,6 bars (12).

L'étiquetage des tableaux d'alarmes locaux doivent être vérifiés et leur déclenchement testé en cas de chute ou de surpression de 20 % dans les canalisations. Il faut contrôler les systèmes de valves de surpression pour s'assurer qu'elles s'ouvrent correctement à la pression voulue et se referment une fois les conditions redevenues normales.

Nettoyage, purge et contrôle de pureté (2)

Tous les tuyaux destinés aux gaz médicaux doivent être parfaitement propres avant l'installation et leurs extrémités bouchées jusqu'à leur utilisation effective. Pendant les travaux, les outils ne doivent pas être contaminés et il faut éviter que quoi que ce soit ne pénètre dans les tuyaux une fois montés. Après montage mais avant l'installation des bornes de sortie et autres éléments, les canaux doivent être purgés avec de l'air sec, dégraissé, ou de l'azote. Après les tests de continuité et de pression, chaque gaz est connecté à sa conduite respective et toutes les bornes de sortie sont ouvertes les unes après les autres, en commençant par la plus proche de la source et en achevant avec la plus éloignée. Le but est d'évacuer le gaz ayant servi aux tests et d'en diminuer la contamination. La purge peut demander plusieurs jours pour réduire significativement la contamination (23,24).

Après la purge, le débit de chaque sortie est contrôlé avec un analyseur d'oxygène ou tout autre appareil pour confirmer la présence du pourcentage désiré d'oxygène. On a décrit des décès dus à des purges incomplètes de l'azote des canalisations d'oxygène après travaux (21).

CONTRÔLES PÉRIODIQUES (2,4,13)

Les monteurs d'un système de canalisation doivent fournir des plans à jour, des schémas, des tableaux et instructions de maintenance auxquels se référer dès les accords pris pour établir un programme de maintenance. Tous ces documents doivent être conservés dans le département de maintenance de l'installation. L'inspection et les tests doivent être réguliers et les constatations consignées par écrit. Si une partie de l'installation doit être coupée, cela doit se faire en coordination avec l'équipe médicale du secteur concerné afin d'éviter toute interruption intempestive de la fourniture des gaz.

Les vannes de sectionnement doivent être testées pour vérifier leur efficacité et les zones qu'elles desservent. Il en est de même des soupapes que l'on contrôlera pour déterminer leur pression d'échappement et leur fermeture après normalisation de la pression. Toutes les alarmes doivent être testées une fois par an, et tous les mois si l'installation comporte des boutons test.

L'admission d'air est contrôlée une fois par trimestre pour s'assurer de l'absence de contamination. Le bon fonctionnement des manomètres et des alarmes de niveau d'eau des conteneurs doit être contrôlé une fois par an. Il faut vérifier quotidiennement les niveaux des réservoirs pour s'assurer qu'il n'y a pas eu de condensation excessive.

Au moins une fois par an, tous les flexibles et rampes d'anesthésie dans les postes d'anesthésie et en salle de réveil doivent être examinés pour repérer toute usure, dommage et s'assurer de leur fonctionnement. Il faut vérifier que la connexion et la déconnexion des bornes de sortie est facile, rechercher toute fuite, usure, détérioration, contamination et contrôler la spécificité du gaz délivré, l'étiquetage et les débit et pression (13).

On peut vérifier l'étanchéité des vannes de sectionnement des postes d'anesthésie ainsi que les éléments situés en aval de la valve de la manière suivante. Un appareil d'anesthésie muni d'un manomètre d'alimentation centrale est connecté à la borne de sortie. Les robinets des bouteilles du respirateur sont fermées, ainsi que les vannes de sectionnement de chaque bloc opératoire et le gaz est purgé jusqu'à obtenir une pression de 2,8 bars. Cette pression est surveillée pendant quatre heures et doit se maintenir à cette valeur. Si elle augmente, la vanne de sectionnement n'est pas étanche. Si elle chute, il existe une fuite d'une canalisation à l'intérieur du bloc opératoire, d'un point de sortie ou du tuyau reliant le respirateur à l'alimentation centrale. Il faut bien veiller à rouvrir les vannes de sectionnement en fin de test.

Les manomètres de la ligne principale d'alimentation et des différentes pièces doivent être vérifiés quotidiennement. Des manomètres mesurant les pressions de l'alimentation centrale, incorporés dans tous les respirateurs modernes, doivent être contrôlés avant toute anesthésie. En leur absence, la pression d'alimentation centrale est lue sur le manomètre contrôlant la pièce où il se situe (voir Fig. 2.5).

Incidents

De nombreux problèmes avec les canalisations sont dus au manque d'attention du personnel qui peut penser que toute panne est impossible à ce niveau et qui n'est pas informé des conduites à tenir. Un manque de communication entre les départements médicaux et de la maintenance d'une part, les fournisseurs d'autre part peut aussi favoriser les erreurs. Enfin, le non respect des réglementations fait courir de nombreux risques.

PRESSIONS ANORMALES

C'est le plus fréquent des dysfonctionnements (10). La chute de pression peut résulter d'un débit insuffisant pour faire fonctionner le respirateur mais cependant suffisant pour fournir un débit adéquat dans le système d'anesthésie.

Causes

Les anomalies de pression ont plusieurs origines : détériorations survenues surtout lors de travaux dans l'hôpital sans rapport avec les canalisations (7), incendies (19,25), accidents de véhicules, vols de protoxyde d'azote (7), catastrophes naturelles (tremblement de terre, froid excessif, tornades (26), foudre), carence des installations centrales ou leur détérioration (27,28), erreur humaine comme la fermeture d'une vanne de sectionnement (7,29), mauvais ajustement d'un détendeur de la ligne principale (10), dysfonctionnement des accessoires (fuites, fermeture d'une vanne de sectionnement (30-32), dysfonctionnement de l'alimentation de délestage lors d'une opération de maintenance (33), dysfonction d'un détendeur (7,34,35), problème avec l'inverseur automatique (34), obstruction d'une canalisation (fréquente par des détritus laissés après travaux (7,36,37)), dysfonctionnement d'un connecteur rapide ne s'engageant pas dans la borne ou empêchant le débit de gaz (22,32,37-40), bris d'un connecteur (41,42), arrachement d'une borne d'alimentation (36,43), entortillement ou écrasement d'un tuyau (44,45) ou fuite (17,46-48). Les manipulations délibérées sur l'installation ne sont pas à écarter.

Plan de catastrophe (10)

Comme la chute de pression d'oxygène ou d'air n'est pas exceptionnelle et que les conséquences peuvent en être importantes, chaque hôpital doit avoir prévu un plan pour faire face à toute catastrophe. Il est ici impossible de décrire un plan partout utilisable, et nous ne ferons que proposer un guide pour préparer et mettre en œuvre le plan optimal.

Pour qu'un plan d'urgence soit pleinement efficace, il doit être flexible, pour s'adapter à toutes les éventualités et aider à entreprendre les ripostes les plus efficaces. Il doit être effectif 24 h sur 24, et ce pendant toute l'année. Toute fuite de gaz, quelles qu'en soient les circonstances, doit être signalée par des voies de communication sûres, et faire contacter les personnes responsables. Les détails d'un tel plan doivent être discutés et testés périodiquement par des exercices de simulation, le rôle spécifique joué par chaque individu devant être ici bien défini. Les localisations des vannes de sectionnement doivent être connues par l'ensemble du personnel, de façon à pouvoir isoler toute partie du circuit faisant l'objet d'une grosse fuite provoquant une chute de pression.

Toute personne découvrant le défaut sur la canalisation doit immédiatement prévenir le standardiste qui, à son tour, doit avertir les responsables du département de maintenance, les secteurs où des patients sont susceptibles d'être sous ventilation assistée (chirurgie, anesthésie-réanimation, salle de réveil, obstétrique, urgences, néonatalogie, etc.), ainsi que l'administrateur de l'hôpital. Chaque département doit à son tour prendre les mesures spécifiques pour gérer cette urgence. Celles-ci doivent être revues périodiquement, modifiées si nécessaire et consignées par écrit.

Les appareils d'anesthésie disposent d'au moins une bouteille d'oxygène de secours, et il n'y a donc a priori pas de danger vital immédiat dans les blocs opératoires mais, par prudence, il vaut mieux utiliser, en cas d'interruption de l'alimentation principale, de bas débits de gaz frais et une ventilation manuelle. Au niveau des salles de réveil, il peut parfois être judicieux d'y transférer les respirateurs non utilisés pour fournir de l'oxygène jusqu'à ce que d'autres sources d'alimentation soient disponibles. On peut aussi transférer les patients des salles de réveil vers les blocs. Les sources d'oxygène de secours comprennent les conteneurs d'oxygène liquide, les concentrateurs d'oxygène et les générateurs (49-56). Les patients ventilés par respirateur peuvent l'être manuellement.

Les besoins en oxygène doivent être évalués et la chirurgie programmée reportée jusqu'à ce qu'une alimentation suffisante puisse être assurée. Les différents départements médicaux et de maintenance des gaz devraient se concerter pour évaluer les besoins, les sources disponibles et la durée prévisible du défaut d'alimentation.

Installation auxiliaire d'urgence

En raison des dangers associés au dysfonctionnement de la délivrance d'oxygène et d'air, certaines unités particulières comme les unités de réanimation, d'urgence et de réveil disposent d'une source supplémentaire d'oxygène ou d'air. Ces unités doivent pouvoir être isolées au moyen d'une vanne de sectionnement. En cas d'urgence, on ferme la vanne de sectionnement et on connecte la source auxiliaire sur une sortie dans la zone isolée ou au moyen d'une connexion spéciale prévue à cet effet. Tous les points de sortie à l'intérieur de l'unité isolée peuvent alors fonctionner avec la source auxiliaire.

SURPRESSION

La surpression est aussi un problème relativement fréquent dans les centrales de distribution de gaz (7). Comme le montre la figure 2.3, une soupape de sécurité protégeant contre les surpressions est nécessaire sur la ligne principale. Cette valve peut cependant être mal montée ou défectueuse. Les surpressions peuvent détruire certains appareils, en particulier les détendeurs (23,25) et entraîner des barotraumatismes chez les patients. Peu d'appareils d'anesthésie disposent de mécanismes prévenant les dégâts dus aux surpressions. Certains ventilateurs ne fonctionnent pas correctement si la pression d'alimentation est trop élevée. La cause la plus fréquente d'une surpression est le dysfonctionnement d'un détendeur. En atmosphère humide, de la glace peut se former dans les évaporateurs d'une installation d'oxygène liquide. Il y a alors gêne aux échanges thermiques et de l'oxygène liquide peut passer dans les canalisations détériorant le détendeur et la soupape. Cet incident a aussi été rapporté après remplissage du réservoir principal d'oxygène liquide (23). Les autres causes de surpression comprennent la combustion de matériel étranger dans une canalisation (7) et une augmentation délibérée du réglage du détendeur de la ligne principale dans le but de compenser une baisse de pression de l'installation centrale (35).

Face à une surpression, il est préférable de tout déconnecter de l'installation centrale et d'utiliser les bouteilles jusqu'à résolution du problème.

DÉFAUTS D'ALARMES

Défaillances, absence de connexions ou déconnexion d'une alarme ne sont pas rares (7,35,57). Quelquefois, le signal fonctionne correctement mais la personne alarmée ignore la conduite à tenir ou ne parvient pas à la mettre en œuvre (7,58).

Les fausses alarmes sont aussi fréquentes. Elles peuvent résulter du mauvais étalonnage des capteurs de pression (10). Si elles se répètent, le personnel peut les négliger, de graves conséquences pouvant survenir en cas de défaillance vraie.

INTERCONNEXION DES GAZ

Bien que rare, la substitution accidentelle

d'un gaz par un autre peut avoir des conséquences dramatiques. Les interconnexions les plus fréquentes se font entre protoxyde d'azote et oxygène parce que ce sont les gaz les plus fréquemment véhiculés par les canalisations, mais d'autres combinaisons ont été décrites. Les alarmes indiquent les défauts de pression mais non les erreurs du type de gaz. La conséquence la plus grave de telles erreurs étant l'hypoxie, il est primordial d'inclure un analyseur d'oxygène dans tous les circuits respiratoires *(NdT : La cascade de pression imposée en France limite le danger de mélange hypoxique)*.

Alimentation centrale

Des cas de remplissages de réservoirs d'O_2 liquide par de l'azote (57,59) ou de l'argon (41,60) ont été décrits, ainsi que la pose de réservoirs incorrects dans les centrales d'alimentation (37,41,61).

Système de distribution

L'interconnexion de canalisations peut survenir pendant la construction, les réparations ou l'altération d'une installation (62-71). Dans un cas, une fistule avait été créée entre deux tuyaux pendant la construction (24).

L'inondation d'une ligne d'oxygène avec de l'azote a été décrite lorsqu'on utilisait l'azote pour repérer les fuites après des réparations ou des extensions sur une installation en place et que la vanne de sectionnement de la zone concernée n'avait pas empêché le reflux (19,72). Pour l'éviter, il est recommandé que la section à modifier soit véritablement isolée de celles en fonction.

Bornes de sortie

Il existe de nombreuses communications décrivant des sorties étiquetées par un gaz et en délivrant un autre (73-75). Un mauvais connecteur de sortie peut être installé (37,24,76) ou une borne peut accepter un mauvais connecteur (77-80).

Flexibles

Plusieurs erreurs de connexion sur un ou des flexibles ont été décrites (7,72,81-83). Le plus souvent, il s'agissait de réparations effectuées par le personnel de l'hôpital. Si un tuyau est endommagé ou réparé, il faut soigneusement le contrôler avant sa remise en service pour être certain que les connecteurs à chaque extrémité sont corrects. Avec des tuyaux de rallonge, il est facile de le vérifier en interconnectant les deux extrémités. Des cas de tuyaux initialement bleus et devenant verts ont été rapportés (84). Cela conduit à connecter un filetage spécifique de l'oxygène à l'extrémité d'un tuyau vert (antérieurement bleu) *(NdT : En France, les flexibles d'O_2 sont blancs, d'air noirs et de N_2O bleus, donc ce type d'incident ne peut survenir)*.

Installations périphériques

De nombreuses descriptions de défauts de mélangeurs air-oxygène et de respirateurs utilisant les deux gaz, avec interconnexions entre les deux circuits, ont été décrites : l'oxygène débitait dans les canaux d'air (34,85-92) ou l'air dans les canaux d'oxygène (34,93,94). Le matériel en cause n'était souvent pas en utilisation. Le niveau de contamination dépend alors du temps pendant lequel le matériel est branché et de la différence de pression régnant entre les deux alimentations. Il est donc recommandé de débrancher les systèmes de ventilation des alimentations lorsqu'ils ne sont pas en fonctionnement (85).

CONTAMINATION DES GAZ

Par des corps étrangers

La contamination par des corps étrangers peut poser un problème sérieux, surtout à la première mise en route d'une nouvelle installation. Des particules métalliques ou d'hydrocarbures peuvent être séquestrées dans les canaux et être émises au niveau des bornes de sortie (23,24). Une autre source de contamination est l'huile provenant des compresseurs d'air (72,95). Les particules peuvent endommager les appareils, surtout les respirateurs, et sont nocives pour les patients qui les inhalent. Les particules solides peuvent diminuer de manière significative le débit de gaz. La détérioration d'un capteur de pression par du matériel étranger a été décrite (10).

Pendant les travaux, il faut tout mettre en

œuvre pour que les tuyaux, filetages et valves restent aussi propres que possible. La plupart des particules peuvent être enlevées par une purge qui peut nécessiter plusieurs jours et dont l'efficacité n'est jamais absolue, surtout dans les constructions de grande hauteur (72).

Par des gaz

Les hydrocarbures volatils sont désagréables voire dangereux s'ils sont inhalés par les patients, ils peuvent détériorer les appareils et font courir des risques d'incendie. Leur présence dans les canalisations est due à des matériaux abandonnés dans des tuyaux pendant les travaux (23,24). L'utilisation de solvants organiques pour nettoyer les filetages et autres éléments est interdite. On a décrit une absence de purge du tuyau du camion citerne alimentant le réservoir principal d'oxygène d'un hôpital (96).

L'admission des compresseurs d'air peut aussi être une source de contamination (23). Dans un cas, elle se trouvait dans le sas des ambulances et aspirait les gaz d'échappement (97). Dans un autre, un réseau de canalisations d'air était contaminé par un filtre trempé dans un liquide de nettoyage et replacé sans séchage (98).

Par l'eau

Les contaminations aqueuses dans le circuit d'alimentation en air risquent d'endommager les appareils tels que les respirateurs et d'altérer leurs performances (99,100).

Par des bactéries

Les gaz médicaux ne sont pas stériles et on sait qu'il existe une contamination bactérienne (101-103). Il faut utiliser un filtre pour stériliser les gaz.

INCENDIES

Les appareils utilisés avec une installation de canalisations de gaz médicaux doivent être propres, sans huile ni graisse ni corps étranger pour minimiser le risque d'incendie. Un tuyau qui contient de l'oxygène ou du protoxyde d'azote peut se rompre et brûler s'il est au contact d'une lampe (17,46,18).

Il faut, en cas d'incendie, suivre dans l'ordre le protocole suivant (2) :

1. Éloigner les personnes directement exposées à l'incendie en éteignant préalablement les cheveux ou vêtements qui pourraient brûler.
2. Déclencher l'alarme d'incendie.
3. Fermer les sources d'oxygène, de protoxyde d'azote et d'air de tous les appareils concernés si cela ne met pas en danger le personnel. Les vannes de sectionnement locales permettent normalement d'accomplir facilement cette manœuvre. Malheureusement, elles ne sont pas toujours clairement étiquetées et leur localisation n'est pas toujours connue par le personnel hospitalier. Au niveau des blocs opératoires, chaque bloc possède une vanne de sectionnement spécifique, et la fermeture de l'alimentation d'un bloc ne met pas en danger les patients des autres blocs. Cependant, dans d'autres zones de l'hôpital, fermer une valve pourra interrompre l'alimentation en oxygène de nombreux patients.
4. Fermer les portes pour contenir la fumée et isoler l'incendie.
5. Déplacer les patients menacés par le feu.
6. Tenter d'éteindre ou de contenir le feu.
7. Avertir les pompiers et les guider vers l'incendie.
8. Prendre les mesures nécessaires pour protéger et évacuer les patients.

FUITES

Les fuites sont aussi un problème fréquent (7). Elles peuvent survenir à n'importe quel endroit des canalisations, depuis l'alimentation centrale jusqu'aux tuyaux souples. Elles sont responsables d'un surcoût et peuvent être dangereuses si les gaz oxydants s'accumulent dans des endroits clos. Les fuites de protoxyde d'azote sont nocives pour le personnel exposé (voir chapitre 11).

ÉPUISEMENT DES RÉSERVES

Un tarissement de l'alimentation de réserve par dysfonctionnement des connexions, déséquilibres de pressions et fuites a été décrit.

VOL DE CYLINDRES DE PROTOXYDE D'AZOTE

Des vols de protoxyde d'azote dans les locaux d'une installation centrale à visée de toxicomanie ont été décrits (104).

RÉFÉRENCES

1. Gjerde GE. Retrograde pressurization of a medical oxygen pipeline system: safety backup or hazard? Crit Care Med 1980;8:219-221.
2. Klein BR. Health care facilities handbook.3rd ed. Quincy M: National Fire Protection Association, 1990.
3. Compressed Gas Association, Inc. Handbook of compressed gases. 3rd ed. New York: Van NostrandReinhold, 1990.
4. Canadian Standards Association. Nonflammable medical gas piping systems (CSA Z305. I-M 1984). Toronto: CSA, 1984.
5. International Organization for Standardization. Terminal units for use in medical pipeline systems [ISO 9170:1990(E)]. Geneve, Switzerland: ISO, 1990.
6. International Organization for Standardization. Oxygen concentrators for medical use-safety requirements [ISO 8359:1988(E)]. Geneve, Switzerland: ISO, 1988.
7. Feeley TW, Hedley-Whyte J. Bulk oxygen and nitrous oxide delivery systems: design and dangers. Anesthesiology 1976;44:301-305.
8. Friesen RM. Oxygen concentrators and the practice of anaesthesia. Can J Anaesth 1992;39:R80-R84.
9. McPherson SP. Respiratory therapy equipment. 3rd ed. St Louis: CV Mosby 1985.
10. Bancroft ML, du Moulin GC, Hedley-Whyte J. Hazards of hospital bulk oxygen delivery systems. Anesthesiology 1980;52:504-510.
11. Howell RSC. Low failure rate for medical gas line systems in United Kingdom. Anesthesiology 1981;54:526.
12. Canadian Standards Association. Medical gas terminal units (CAN/CSA-Z305.5-M86). Toronto: CSA, 1986.
13. American Society for Testing and Materials. Specification for minimum performance and safety requirements for components and systems of anesthesia gas machines (ASTM F1161-88). Philadelphia: ASTM, 1988.
14. Wilder RJ, Williams GR. The ceiling-retractable service column. JAMA 1981;246:1403-1404.
15. Zeller HR. Use of ceiling hose reels by anesthesiologists in the operating room. Anesth Analg 1961;40:413-417.
16. Canadian Standards Association. Low-pressure connecting assemblies for medical gas systems (CSA Z305.2-M1980). Toronto: CSA, 1980.
17. Anderson EF. A potential ignition source in the operating room. Anesth Analg 1976;55:217-218.
18. Anonymous. Unshielded radiant heat sources. Technol Anesth 1985;5:1.
19. Arrowsmith LWM. Medical gas pipelines. Eng Med 1979;8:247-249.
20. Anonymous. Modification of medical gas systems. Health Devices 1980;9:181-185.
21. Canadian Standards Association. Qualification requirements for agencies testing non-flammable medical gas piping systems (CSA Z305.4-1977). Toronto: CSA, 1977.
22. Morrison AB. Information letter. Medical gas station outlets and outlet connectors. Rexdale (Toronto), Canada: Health Protection Branch, Health and Welfare, January 14, 1981.
23. Eichhorn JH, Bancroft ML, Laasberg L, du Moulin GC, Saubermann AJ. Contamination of medical gas and water pipelines in a new hospital building. Anesthesiology 1977;46:286-289.
24. Tingay MG, Ilsley AH, Willis RJ, Thompson MJ, Chalmers AH, Cousins MJ. Gas identity hazards and major contamination of the medical gas system of a new hospital. Anaesth Intensive Care 1978;6:202-209.
25. Wright CJ, Bostock F. Pipeline hazards -a simple solution. Anaesthesia 1978;33:759.
26. Johnson DL. Central oxygen supply versus mother nature. Respir Care 1975;20:1043-1044.
27. Chi OZ. Another example of hypoxic gas mixture delivery. Anesthesiology 1985;62:543-544.
28. Russell WJ. Oxygen supply at risk. Anaesth Intensive Care 1985;13:216-217.
29. Anonymous: Mystery of turned-off hospital oxygen supply solved by Denver police. Biomed Safe Stand 1987;17:18-19.
30. Black AE. Extraordinary oxygen pipeline failure. Anaesthesia 1990;45:599.
31. Gibson OB. Another hazardous pipeline isolator valve. Anaesthesia 1979;34:213.
32. MacWhirter Gl. An anesthetic pipe line hazard. Anaesthesia 1978;33:639.
33. Francis RN. Failure of nitrous oxide supply to theatre pipeline system. Anaesthesia 1990;45:880-882.
34. Carley RH, Haughton IT, Park GR. A near disaster from piped gases. Anaesthesia 1984;39:891-893.
35. Feeley TW, McClelland KJ, Malhotra IV. The hazards of bulk oxygen delivery systems. Lancet 1975;1:1416-1418.
36. Janis KM. Sudden failure of ceiling oxygen connector. Can Anaesth Soc J 1978;25:155.
37. Krenis LJ, Berkowitz DA. Errors in installation of a new gas delivery system found after certification. Anesthesiology 1985;62:677-678.
38. Craig DB, Culligan J. Sudden interruption of gas flow through a Schrader oxygen coupler unit. Can Anaesth Soc J 1980;27:175-177.
39. Chung DC, Hunter DJ, Pavan FJ. The quickmount pipeline connector: failure of a «fail-safe» device. Can Anaesth Soc J 1986;33:666-668.
40. Mather SJ. Put not your trust in: a case of pipeline failure during routine anaesthesia. Anaesth Points West 1969;2:21-22.
41. Anonymous. Puritan-Bennett quick connect valves for medical gases: Canadian medical devices alert warns of possible cracks. Biomed Safe Stand 1984;14:52-53.
42. Morrison AB. Puritan-Bennett quick connect valves for medical gases. Medical devices alert. Ottawa: Health and Welfare Canada, April 9, 1984.
43. Anderson B, Chamley D. Wall outlet oxygen failure. Anaesth Intensive Care 1987;15:468-469.
44. Anderson WR, Brock-Utne JG. Oxygen pipeline supply failure: a coping strategy. J Clin Monit 1991;7:39-41.
45. Muir J, Davidson-Lamb R. Apparatus failure -cause for concern. Br J Anaesth 1980;52:705-706.
46. Anonymous. Unshielded radiant heat sources. Technol Anesth 1984;5:1.

47. Ewart IA. An unusual cause of gas pipeline failure. Anaesthesia 1990;45:498.
48. Lacoumenta S, Hall GM. A burst oxygen pipeline. Anaesthesia 1983;38:596-597.
49. Carter JA, Baskett PJF, Simpson PJ. The «Permox» oxygen concentrator. Anaesthesia 1985;40:560-565.
50. de Sousa H. Use of an oxygen concentrator as the gas source for general anesthesia. Anesth Analg 1990; 70:S82.
51. Easy WR, Douglas GA, Merrifield AJ. A combined oxygen concentrator and compressed air unit. Assessment of a prototype and discussion of its potential applications. Anaesthesia 1988;43:37-41.
52. Hall LW, Kellagher REB, Fleet KJ. A portable oxygen generator. Anaesthesia 1986;41:516-518.
53. Harris CE, Simpson PJ. The «Mini O_2» and «Healthdyne» oxygen concentrators. Anaesthesia 1985;40:1206-1209.
54. Howell RSC. Oxygen concentrators. Br J Hosp Med 1985;34:221-223.
55. Lush D. Oxygen concentrators. Anaesthesia 1986;41:83.
56. Swar BB. Oxygen concentrators. Can J Anaesth 1987;34:538-539.
57. Sprague DH, Archer GW. Intraoperative hypoxia from an erroneously filled liquid oxygen reservoir. Anesthesiology 1975;42:360-362.
58. Paul DL. Pipeline failure. Anaesthesia 1989;44:523.
59. Holland R. Foreign correspondence: «wrong gas» disaster in Hong Kong. APSF Newslett 1989;4:26.
60. Smith FP. Multiple deaths from argon contamination of hospital oxygen supply. JFSCA 1987;32:1098-1102.
61. Anonymous. O_2-N_2O mix-up leads to probe into deaths of two patients. Biomed Safe Stand 1981;11:123-124.
62. Anonymous. Medical Gas Systems. Technol Anesth 1982;12:5.
63. Anonymous. Emergency room mixup, Deaths linked. Am Biomed News, Aug. 8, 1977, p. 3.
64. Anonymous. Interchanged oxygen and nitrous oxide lines caused death, suit charges. Biomed Safe Stand 1980;10:28-29.
65. Anonymous. Undetected crossed air-oxygen lines may have contributed to deaths of 7. Biomed Safe Stand 1982;12:41.
66. Anonymous. Cross-connected anesthesia supply lines allegedly result in two deaths: negligence suits filed. Biomed Safe Stand 1984;14:15-16.
67. Anonymous. Medical gas/vacuum systems. Technol Anesth 1987;7:1-2.
68. Deas T. A preventable tragedy. Items Top 1977;23:6-7.
69. Emmanuel ER, Teh JL. Dental anaesthetic emergency caused by medical gas pipeline installation error. Aust Dent J 1983;28:79-81.
70. Le Bourdais E. Nine deaths linked to cross-contamination: Sudbury General inquest makes hospital history. Dimens Health Serv 1974;51:1012.
71. Sato T: Fatal pipeline accidents spur Japanese standards. APSF Newslett 1991;6:14.
72. Dinnick OP. Medical gases-piping problems. Eng Med 1979;8:243-247.
73. Anonymous. Installation of oxygen system probed in nitrous oxide death suit. Biomed Safe Stand 1980; 10:41-42.
74. Anonymous. Fittings, quick-connect. Technol Anesth 1982;3:4.
75. Anonymous. Crossed N_2O & O_2 lines blamed for outpatient surgery death. Biomed Safe Stand 1992;22:14.
76. Anonymous. Crossed connections in medical gas systems. Technol Anesth 1984;5:3.
77. Anonymous. Fittings/adapters, pneumatic, quick connect. Technol Anesth 1990;11:11.
78. Klein SL, Lilburn K. An unusual case of hypercarbia during general anesthesia. Anesthesiology 1980;53:248-250.
79. Lane GA. Medical gas outlets -a hazard from interchangeable «quick connect» couplers. Anesthesiology 1980;52:86-87.
80. Anonymous. Misconnection of O_2 line to CO_2 outlet claimed in death. Biomed Safe Stand 1991;21:92-93.
81. Anonymous. The Westminster inquiry. Lancet 1977; 2:175-176.
82. Anonymous. Anesthesia units. Technol Anesth 1982; 3:2.
83. Robinson JS. A continuing saga of piped medical gas supply. Anaesthesia 1979;34:66-70.
84. Anonymous. Hoses, compressed gas. Technol Anesth 1986;7:5.
85. Weightman WM, Fenton-May V, Saunders R, Lewis A, Wise CC. Functionally crossed pipelines. An intermittent condition caused by a faulty ventilator. Anaesthesia 1992;47:500-502.
86. Anonymous. Bourns Bear I ventilator. Health Devices 1983;12:167-168.
87. Bageant RA, Hoyt JW, Epstein RM. Error in a pipeline gas concentration: an unanticipated consequence of a defective check valve. Anesthesiology 1981;54:166-169.
88. Bedsole SC, Kempf J. More faulty Bear check valves, Respir Care 1984;29:1159.
89. Jenner W, George BF. Oxygen-air shunt syndrome strikes again. Respir Care 1982;27:604.
90. Shaw A, Richardson W, Railton R. Malfunction of airmixing valves. Anaesthesia 1985;40:711.
91. Shaw R, Beach W, Metzler M. Medical air contamination with oxygen associated with the Bear I and 2 ventilators. Crit Care Med 1988;16:362.
92. Ziecheck HD. Faulty ventilator check valves cause pipeline gas contamination. Respir Care 1981;26:1009-1010
93. Karmann U, Roth F. Prevention of accidents associated with air-oxygen mixers. Anaesthesia 1982; 37:680-682.
94. Thorp JM, Railton R. Hypoxia due to air in the oxygen pipeline. Anaesthesia 1982;37:683-687.
95. Bushman JA, Clark PA. Oil mist hazard and piped air supplies. Br Med J 1967;3:588-590.
96. Gilmour IJ, McComb C, Palahniuk RJ. Contamination of a hospital oxygen supply. Anesth Analg 1990;71:302-304.
97. RB. Contaminated «medical» air. Respir Care 1972; 17:125.
98. Lackore LK, Perkins HM. Accidental narcosis. Contamination of compressed air system. JAMA 1970; 211:1846-1847.
99. Conely JIM, Railton R, MacKenzie Al. Ventilator problems caused by humidity in the air supplied from simple compressors. Br J Anaesth 1981;53:549-550.
100. McAdams SA, Barnes W. Air compressor failure complicating mechanical ventilation. Respir Care 1983; 28:1601.

101. Bjerring P, Oberg B. Bacterial contamination of compressed air for medical use. Anaesthesia 1986;41:148-150.
102. Bjerring P, Oberg B. Possible role of vacuum systems and compressed air generators in cross-infection in the ICU. Br J Anaesth 1987;59:648-650.
103. Warren RE, Newsom SWB, Matthews JA, Arrowsmith LWM. Medical grade compressed air. Lancet 1986;1:1438.
104. Stein DW. Anesthetic agent misuse reported. ASA Newslett, June 1978.

Chapitre 3

L'Appareil d'Anesthésie

Traduction : Franck Le Quéau

Normes des appareils
Étage de haute pression
  Étrier
  Manomètre des bouteilles
  Détendeurs
Étage de moyenne pression
  Connexion au réseau de canalisation
  Manomètres du réseau de canalisation
  Canalisations de l'appareil d'anesthésie
  Gaz moteurs du respirateur

Commutateur principal
Système de sécurité de défaut d'oxygène
Vanne d'oxygène rapide (bypass)
Détendeur à deux étages
Vanne de débit
Étage de basse pression
  Débitmètres
  Sélecteur des évaporateurs
  Clapet anti-retour
  Soupape d'échappement
  Canalisations à basse pression

Sortie commune des gaz
Poste d'anesthésie
Enregistrements automatiques des données
Maintenance
Choix d'un appareil d'anesthésie
  Entretien
  Taille
  Paramètres et équipements spéciaux

Le premier assemblage ressemblant à un appareil d'anesthésie est apparu vers 1905. Jusqu'à il y a peu, les appareils d'anesthésie ont évolué très lentement et sans réelle coordination. Les progrès ont ensuite été rapides, marqués par l'apparition de nombreux appareils de surveillance, d'indicateurs et d'alarmes. La tendance commune aujourd'hui est d'associer à l'appareil d'anesthésie un respirateur et des éléments de surveillance tels qu'un dispositif de mesure des pressions intratrachéales, un spiromètre, un capnographe, un saturomètre et un appareillage de mesure non invasive de la pression artérielle.

Normes des appareils *(NdT : Des normes ISO sont en préparation)*

En 1979, après de nombreuses années de travail, les industriels et les anesthésiologistes ont établi des normes concernant les appareils d'anesthésie, et les ont publiées par l'intermédiaire de l'*American National Standard Institute* (ANSI) (1). Ce document précisait la façon dont devaient être construits ces appareils dans les dix années à venir. La plupart de ceux vendus depuis 1979 répondent à ces normes. En 1988, l'*American Society for Testing and Materials* (ASTM) a établi des normes remplaçant celles de l'ANSI (2) (*NdT : homologation composable de matériel d'anesthésie en accord avec l'AFNOR et l'ISO*). Celles-ci définissaient la conception de base, les performances et les équipements de sécurité devant équiper les machines d'anesthésie des années 90. Tous les constructeurs américains avaient accepté de s'y conformer pour leurs appareils vendus après 1988.

Des machines plus anciennes ne remplissant pas ces normes peuvent encore être en usage mais leur maintenance est souvent problématique soit par arrêt de leur fabrication, soit par disparition du constructeur.

ÉTAGE DE HAUTE PRESSION | ÉTAGE DE MOYENNE PRESSION | ÉTAGE DE BASSE PRESSION

Vaporisateur à lecture directe

Vaporateur calibré en débit

1 Alarme de défaut de pression d'O$_2$
2 Vanne d'oxygène rapide
3 Valve « on-off »
4 Protection contre la pression rétrograde
5 Gaz moteurs du respirateur

Sortie commune des gaz

A

Cylindre
Vaporisateur
Manomètre
Prise rapide
Vanne de débit
Filtre

Débitmètre
Clapet anti-retour
Détendeur
Valve de sécurité de défaut d'alimentation en O$_2$
·············· Oxygène
— — — Vapeur
·—·—· Air
· · — · · N$_2$O

B

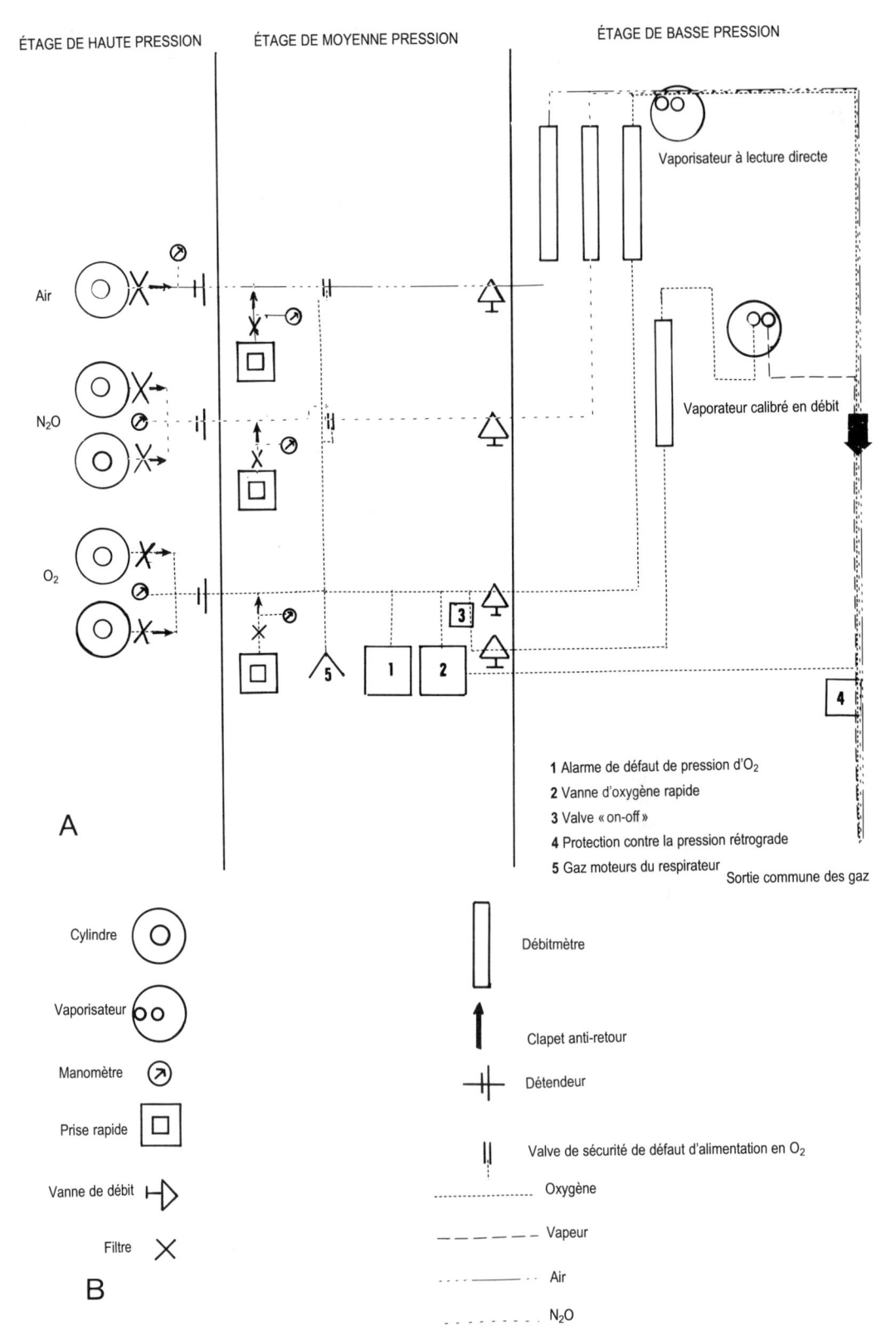

Figure 3.1. A. Schéma classique d'un appareil d'anesthésie utilisant trois gaz. Les différents éléments et leur disposition peuvent varier selon les constructeurs. **B**. Signification des symboles du schéma A.

La *Canadian Standard Association* (CSA) a publié des normes (3) similaires à celles de l'ANSI.

Comme le montre la figure 3.1, l'appareil d'anesthésie peut être facilement divisé en trois étages :
– l'étage de haute pression, qui est alimenté par des gaz à une pression égale à celles des bouteilles, puis la détend et la stabilise ;
– l'étage de moyenne pression, qui reçoit le gaz du détendeur ou du système de canalisation de l'hôpital et le dirige vers les vannes de débit ou d'oxygène rapide ;
– l'étage de basse pression, entre la sortie des vannes de débit et la sortie commune des gaz.

Étage de haute pression

L'étage de haute pression comporte tous les éléments de l'appareil qui reçoivent les gaz à la pression des cylindres. Ces éléments comprennent : (i) l'étrier qui assure la connexion entre le cylindre et l'appareil ; (ii) le manomètre des bouteilles et (iii) le détendeur qui convertit une pression haute et inconstante à une pression de travail inférieure et stable, adaptée à l'appareil.

ÉTRIER

L'étrier a plusieurs rôles : orienter et supporter la bouteille, permettre une connexion étanche et fournir un débit de gaz unidirectionnel. Il est lui-même composé de plusieurs parties : (i) le corps, qui est l'élément principal et supporte la structure ; (ii) la vis de serrage, qui maintient la bouteille dans l'étrier ; (iii) l'embout, à travers lequel le gaz entre dans l'appareil ; (iv) les ergots de sécurité, qui empêchent de monter une bouteille inadéquate ; (v) le joint, qui assure l'étanchéité entre la bouteille et l'étrier ; (vi) un filtre qui débarrasse le gaz des impuretés ; et (vii) le clapet anti-retour qui assure un débit de gaz unidirectionnel.

Chaque étrier doit être en permanence étiqueté avec le nom, ou le symbole chimique du gaz qui le concerne et devrait être à sa couleur (2).

Corps

Le corps de l'étrier est fixé dans la structure de l'appareil. Il sert de support au cylindre et évite de monter la bouteille de travers. Dans le

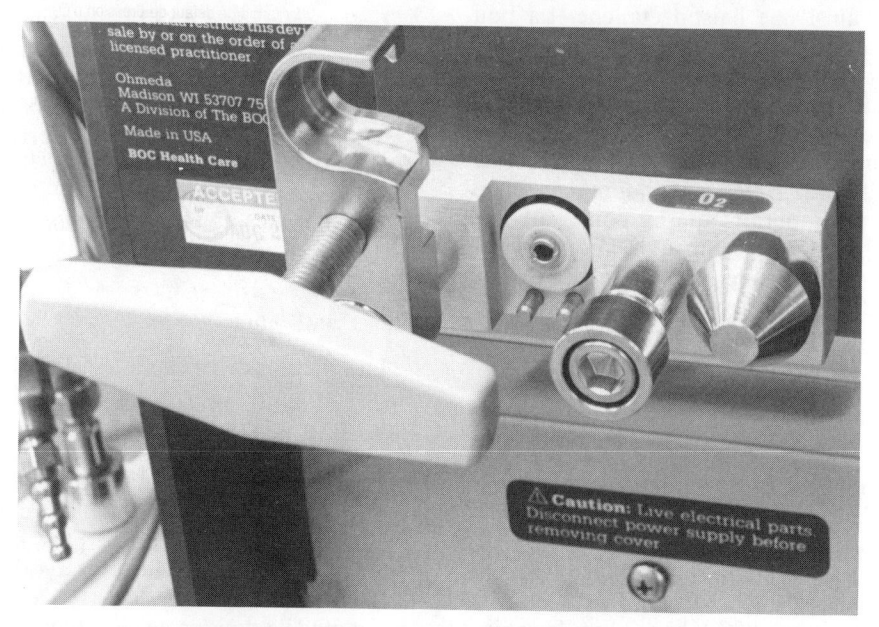

Figure 3.2. Modèle d'étrier à fixation mobile.

modèle à fixation mobile, la partie distale de l'étrier est articulée par des charnières et la vis de serrage en traverse le milieu. La partie mobile peut être dégagée sur le côté pour changer de bouteille.

Les normes de l'ASTM exigent que chaque étrier comporte un dispositif qui empêche de bloquer le système de fermeture tant que les ergots de sécurité du Pin Index Safety System (PISS) ne sont pas correctement engagés dans la dépression correspondante du robinet de la bouteille *(NdT : Les raccords dits à étrier ou ergot de sécurité sont définis par la norme AFNOR NFS 90-110 pour les bouteilles inférieures à 4 l et NFE 29-650 pour les bouteilles supérieures à 4 l)*. On a décrit des dommages sur des ergots lorsque l'on avait forcé pour brancher les bouteilles (4). L'étrier à fixation mobile répond normalement à cette exigence, puisque la partie mobile ne peut être fermée tant que le cylindre n'est pas correctement installé.

Vis de serrage

La vis de serrage est sertie dans la partie terminale de l'étrier (voir Fig. 3.2). Fermer la vis de serrage plaque la sortie du robinet de la bouteille contre le joint et l'embout de l'étrier, assurant ainsi une liaison étanche. La bouteille est alors maintenue par la vis de serrage, l'embout de l'étrier et les ergots de sécurité.

L'extrémité conique de la vis de serrage est usinée de façon à s'insérer dans la dépression correspondante du robinet de la bouteille. Pour éviter que cette vis n'endommage le robinet, il est important que la pointe du cône ne fasse pas un angle trop aigu. Les normes de l'ASTM recommandent que le biseau de l'extrémité de la vis fasse un angle de 100 à 120° et ait au moins 7 mm de diamètre *(NdT : NFE 29-650)*.

Embout

L'embout est la partie de l'étrier à travers laquelle le gaz entre dans l'appareil. Il se détache de la partie proximale de l'étrier et se connecte à la sortie du robinet de la bouteille. Si l'embout est endommagé, il peut être impossible d'assurer l'étanchéité entre le robinet et l'étrier.

Ergots de sécurité

Les ergots du PISS sont insérés dans des trous en dessous de l'embout. Ces trous ont une profondeur spécifique. Trop profonds, ils pourraient permettre l'insertion d'une bouteille inadéquate dans l'étrier (4), en faisant simplement disparaître les ergots à l'intérieur du corps lors du serrage.

Joint

Un joint est interposé pour parfaire l'étanchéité entre le robinet de la bouteille et l'étrier. L'étanchéité est créée par la pression du gaz sur la circonférence interne du joint qui le comprime et l'épaissit. Un joint est généralement fourni avec chaque nouvelle bouteille.

Lorsqu'une bouteille est montée sur un étrier, il faut s'assurer que le joint est bien en place et en bon état. Tout joint déchiré ou déformé doit être écarté car il y a alors risque de fuite, d'où nécessité de disposer d'un joint de rechange. Il ne faut pas monter plusieurs joints car le montage pourrait ne plus être étanche et, surtout, les ergots de sécurité pourraient ne plus remplir leur rôle (4).

Filtre

Les normes de l'ASTM (2) exigent qu'un filtre (de 100 micromètres au maximum) soit interposé entre la bouteille et le détendeur pour éviter que des corps étrangers ne pénètrent dans l'appareil dont ils pourraient endommager différents éléments *(NdT : Il existe une norme AFNOR NFS 90-140 qui fixe les valeurs tolérables pour un certain nombre de polluants)*.

Clapet anti-retour

La fonction de ce clapet est d'empêcher un débit rétrograde de gaz à partir de l'appareil vers l'atmosphère lorsqu'il n'y a pas de cylindre dans l'étrier. Dans le cas d'un étrier double, le clapet anti-retour empêche le transfert de gaz d'un cylindre vers l'autre où règne une pression inférieure et, de plus, permet de remplacer un cylindre vide sans avoir à fermer le cylindre en utilisation.

Un modèle typique de clapet anti-retour est montré à la figure 3.3. Il s'agit d'un piston

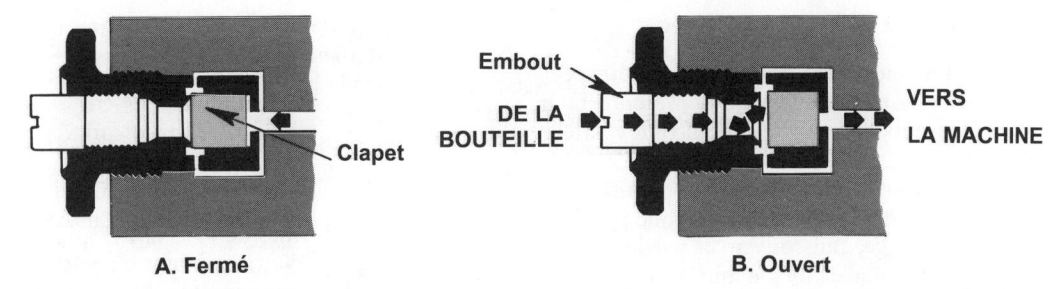

Figure 3.3. Clapet anti-retour de l'étrier. Lorsque la pression régnant dans l'appareil dépasse celle de la bouteille, le clapet se déplace vers la gauche, empêchant toute sortie de gaz vers l'extérieur. Lorsque la pression de la bouteille dépasse celle de la machine, le clapet se déplace vers la droite et le gaz pénètre dans la machine. D'après un schéma fourni par Ohmeda, filiale de BOC, Inc.

poussé par la pression la plus élevée régnant d'un côté ou de l'autre. Lorsque la pression du cylindre dépasse la pression de l'appareil, le piston se déplace vers la droite et le gaz passe dans l'appareil. Dans le cas inverse, le piston se déplace vers la gauche, empêchant tout débit de gaz.

Néanmoins, ce clapet anti-retour n'est pas conçu pour obturer de façon parfaitement étanche un étrier sans bouteille, et peut donc laisser passer une petite quantité de gaz. Les normes de l'ASTM (2) tolèrent une fuite de l'ordre de 200 ml par minute à une pression supérieure à 16 bars. Pour diminuer cette fuite, il ne faut jamais laisser vacant un étrier. Dès qu'un cylindre est enlevé, il doit être remplacé. S'il n'est pas disponible, il faut monter un bouchon (Fig. 3.4) sur l'étrier vide. Ce bouchon, métallique ou en autre matériau, porte deux dépressions : l'une, conique, se situe du côté destiné à recevoir la vis de serrage, l'autre étant destinée à recevoir l'embout de l'étrier. Lorsqu'il est en place, il assure une liaison parfaitement étanche. Il protège l'embout de toute contamination et évite les dommages sur l'étrier. S'il n'est pas monté, une fuite est possible lorsqu'une vanne de débit est restée ouverte (5). Le bouchon est souvent fourni par le constructeur, accroché à une chaîne fixée sur l'appareil (voir Fig. 3.4).

Pour prévenir le remplissage d'une bouteille par une autre en raison d'une déficience d'un clapet, il ne faut ouvrir qu'un robinet de cylindre à la fois.

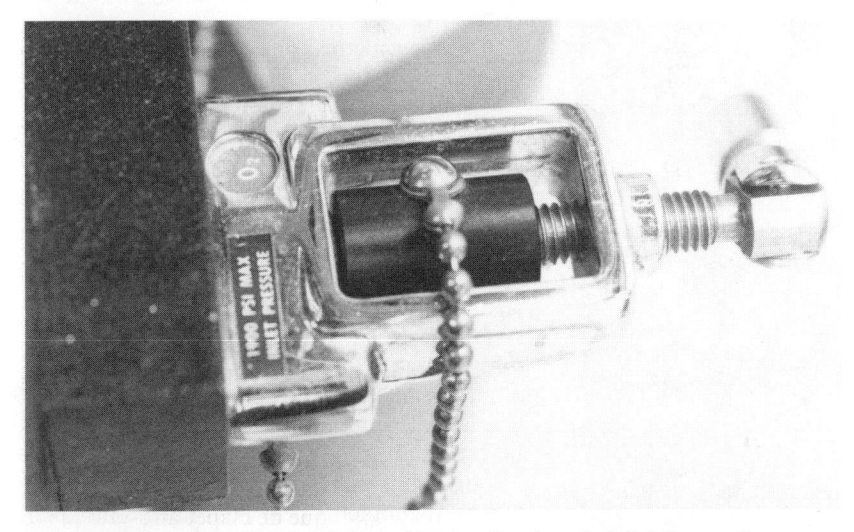

Figure 3.4. Bouchon d'étrier en place. Noter qu'il est enchaîné à l'appareil.

Montage de la bouteille sur l'étrier

Avant de monter la bouteille, il faut inspecter l'étrier pour s'assurer qu'il présente bien les deux ergots de sécurité du Pin Index Safety System *(NdT : NFS 90-110 et NFE 29-650)*. L'absence d'un ergot enlève toute garantie (6). Il faut d'abord dévisser aussi loin que possible la vis de serrage, puis ouvrir la partie mobile de l'étrier. On place alors le joint sur l'embout, on guide la bouteille dans l'étrier en la maintenant par le pied (Fig. 3.5), on dirige l'orifice de sortie du robinet de la bouteille jusqu'à l'embout puis on engage les ergots de sécurité dans les trous correspondants. On peut alors refermer la partie mobile de l'étrier. La vis est serrée de manière à pénétrer dans la dépression conique du robinet de la bouteille et à pousser celui-ci sur l'embout et les ergots de sécurité. Il est important de s'assurer que la bouteille est bien en place avant de serrer la vis, sinon elle pourrait endommager la soupape du cylindre (7). Il faut ensuite ouvrir le robinet de la bouteille pour s'assurer que le cylindre est plein et qu'il n'y a pas de fuite (évidente par le bruit qu'elle provoque).

MANOMÈTRE DES BOUTEILLES

D'après les normes de l'ASTM (2), chaque étrier ou groupe d'étriers interconnectés doit être équipé d'un manomètre ou d'un autre indicateur quantitatif de contenu qui doit afficher la pression délivrée par les bouteilles d'alimentation. S'il existe plus d'un étrier pour un gaz, un manomètre doit être monté sur chaque étrier ou sur un ensemble d'étriers.

Si le manomètre est circulaire, son diamètre doit être d'au moins 38 mm, avec la plus basse pression indiquée entre 6 et 9 heures (Fig. 3.6). La pointe de la flèche indicatrice doit être contrastée par rapport au fond du manomètre alors que l'autre extrémité doit être plus courte et se confondre avec le fond du manomètre ou ne pas être visible; cela rend les chiffres beaucoup plus visibles et facilite la détection de la position vide des manomètres, problème qui s'était autrefois posé (8). L'unité de calibration doit être le kilopascal ou le bar (voir Fig. 3.15).

Les manomètres doivent être clairement étiquetés, et ce en permanence, avec le nom ou le symbole chimique du gaz qu'ils contrôlent et doivent être peints de la couleur correspondante.

Ces manomètres sont généralement du type tube de Bourdon, comme le montre la figure 3.6. Un tube en métal creux en forme d'arc de cercle, étanche à une extrémité, est relié à un mécanisme d'horlogerie. L'autre extrémité est branchée sur une source de gaz et repose sur un socle. Une augmentation de la pression de gaz à l'intérieur du tube provoque son étirement. Lorsque la pression chute, le tube revient à sa forme courbe initiale. Comme l'extrémité ouverte est fixe, l'extrémité fermée bouge. Par l'intermédiaire du mécanisme d'horlogerie, ces mouvements sont transmis à une aiguille qui se déplace devant une échelle calibrée en unités de pression.

Lorsque le clapet anti-retour est très étanche, le manomètre peut continuer d'indiquer la pression lue après que l'on ait retiré le cy-

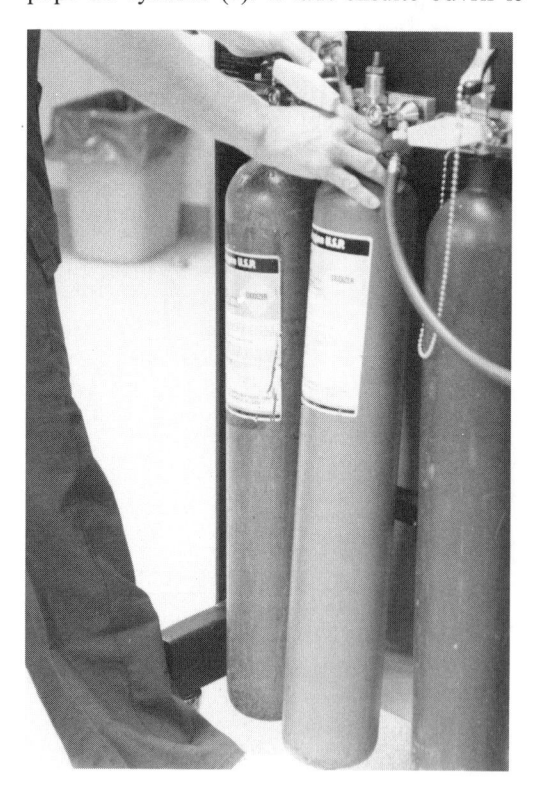

Figure 3.5. Montage d'une bouteille sur l'étrier. La bouteille est soutenue par le pied et mise en place manuellement.

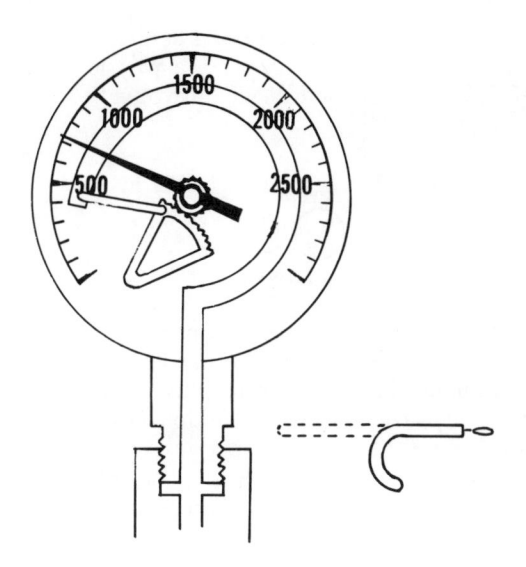

Figure 3.6. Manomètre du type Bourdon. Le tube s'allonge proportionnellement à l'augmentation de pression. Ce mouvement est transmis à l'aiguille par l'intermédiaire d'un mécanisme d'horlogerie. La queue de l'aiguille est plus courte que la pointe et se confond avec le fond du cadran. Le niveau de pression le plus bas est entre 6 et 9 heures sur le cadran vu de face.

lindre, indiquant alors une pression d'alimentation qui n'existe plus (9).

DÉTENDEURS

La pression dans une bouteille de gaz varie avec sa température et son contenu. Pour maintenir un débit constant malgré des pressions d'alimentation variables, les appareils d'anesthésie sont fournis avec des détendeurs. Ces systèmes réduisent et stabilisent (habituellement autour de 3,5 bars) la pression sortant des bouteilles, la rendant adaptée aux appareils d'anesthésie. Les normes de l'ASTM (2) (*NdT : Les normes AFNOR concernant les détendeurs O_2 et Air sont NFA 84-420 et NFA 84-423 et celle concernant l'équipement des ventilateurs NFS 90-118*) exigent que les appareils recevant des gaz à plus de 7 bars soient équipés de détendeurs. Habituellement, il existe un détendeur pour chaque étrier simple ou double, mais des étriers séparés destinés au même gaz peuvent être connectés à un seul détendeur.

Rappels de physique

La pression est définie par la force s'exerçant contre une surface donnée. On peut augmenter la force soit en augmentant la pression soit en augmentant la surface sur laquelle s'exerce cette pression. La figure 3.7 illustre simplement cette donnée.

Une haute pression, Pc, agissant contre une petite surface, A1, est contrebalancée par une pression plus petite, Pr, s'exerçant sur une surface plus importante, A2. La force exercée par la plus haute pression est $Pc \times A1$, et elle est égale à celle exercée par la pression la plus faible, $Pr \times A2$, à droite du schéma :

$$Pr \times A2 = Pc \times A1$$

ce qui donne, pour Pr,

$$Pr = \frac{A1}{A2} \times Pc.$$

Le même principe régit le fonctionnement des détendeurs. La figure 3.8 montre un cylindre de gaz sous une haute pression, Pc (pression d'entrée). R est l'intérieur d'un détendeur contenant du gaz à une pression réduite, Pr (pression de sortie). L'ouverture entre C et R est fermée par un clapet de surface A1. A2 est la surface d'un diaphragme flexible sur lequel s'exerce Pr. Lorsque le robinet (S) est fermé, les forces sont équilibrées. Le clapet A1 ferme

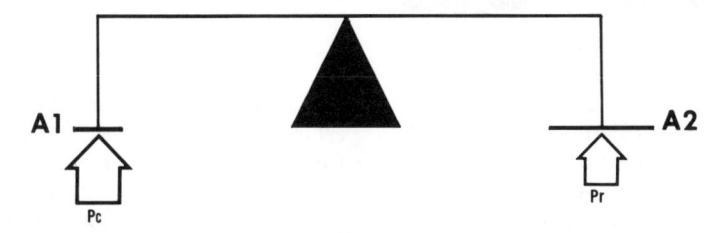

Figure 3.7. Une haute pression agissant sur une petite surface est équilibrée par une pression plus basse sur une surface plus grande. Les tailles respectives des flèches sont proportionnelles aux pressions.

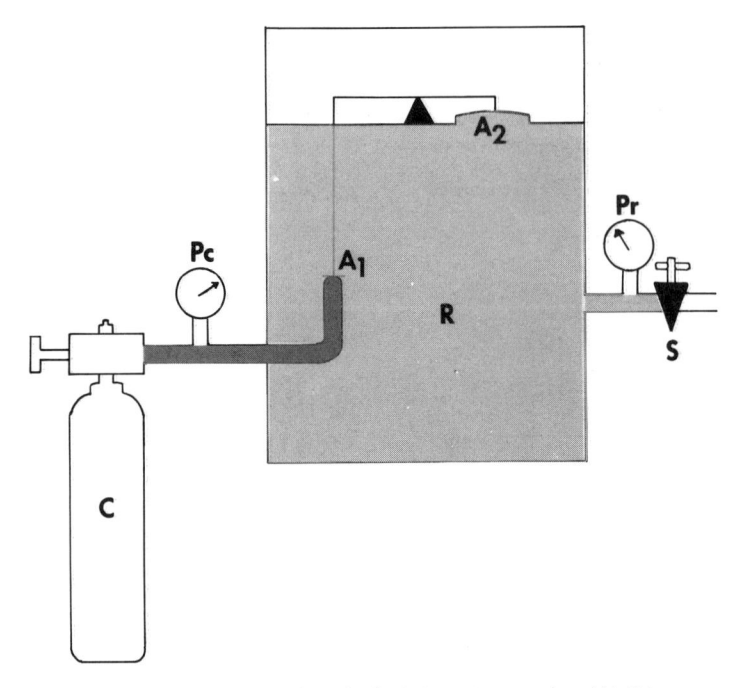

Figure 3.8. Détendeur simplifié en position fermée (voir le texte pour les détails).

l'ouverture du cylindre de façon à ce qu'aucun gaz ne passe de C dans R.

Dans la figure 3.9, le robinet est ouvert et le gaz s'échappe de R, diminuant la pression Pr. Les forces ne sont plus équilibrées puisque Pc × A1 > Pr × A2. Le diaphragme flexible s'incurve, la balance s'incline vers la droite et ouvre le clapet d'arrivée de gaz de la bouteille, celui-ci passant dans R. Tant que le robinet est ouvert, les forces s'équilibrent, et le gaz continue à sortir de la bouteille. Ce mécanisme est identique à celui qui régit l'ouverture d'une vanne de débit d'un appareil d'anesthésie. Lorsque le robinet est fermé, le gaz continue temporairement à entrer dans R, jusqu'à ce que Pr augmente et équilibre les forces. La petite augmentation de Pr, après fermeture du robinet, est appelée « augmentation statique ». Le détendeur décrit aux figures 3.8 et 3.9 produira une pression réduite et constante, seulement si la pression fournie Pc est constante. Si Pc diminue, comme lorsque la bouteille se vide, Pr devra diminuer pour conserver l'équilibre des forces. Avec ce type de détendeur, le débitmètre devra constamment être réajusté pour compenser la perte de pression.

Pour remédier à cela, un ressort (S1) est ajouté (Fig. 3.10). Ce ressort exerce une pression vers le bas sur le diaphragme flexible. L'amplitude de cette force est déterminée par une vis ajustable *(NdT : Ressort de détente à force réglable)*. Les forces qui s'exercent vers le haut sur le diaphragme résultent de Pr × A2, et celles qui s'exercent sur le diaphragme vers le bas sont (Pc × A1) + F_{S1}, où F_{S1} est la force exercée par le ressort. Si les valeurs de Pc, Pr, A1 et A2 restent inchangées, il y aura un déséquilibre des forces, puisque celle du ressort s'ajoutera à celle de Pc s'exerçant sur A1. Pour compenser ce déséquilibre, A1 doit être réduit, A2 doit être augmenté ou les deux. À l'équilibre,

$$(Pc \times A1) + F_{S1} = Pr \times A2$$

ce qui donne, pour Pr,

$$Pr = (F_{S1}/A2) + Pc \times (A1/A2) \quad (1).$$

La force exercée par Pr sur le diaphragme est donc contrebalancée par deux forces : une force constante provenant du ressort ($F_{S1}/A2$) et une force variable provenant de Pc s'exerçant sur le clapet, Pc × (A1/A2). Si la force exercée par le ressort est très supérieure à celle exercée par Pc, de grandes variations de

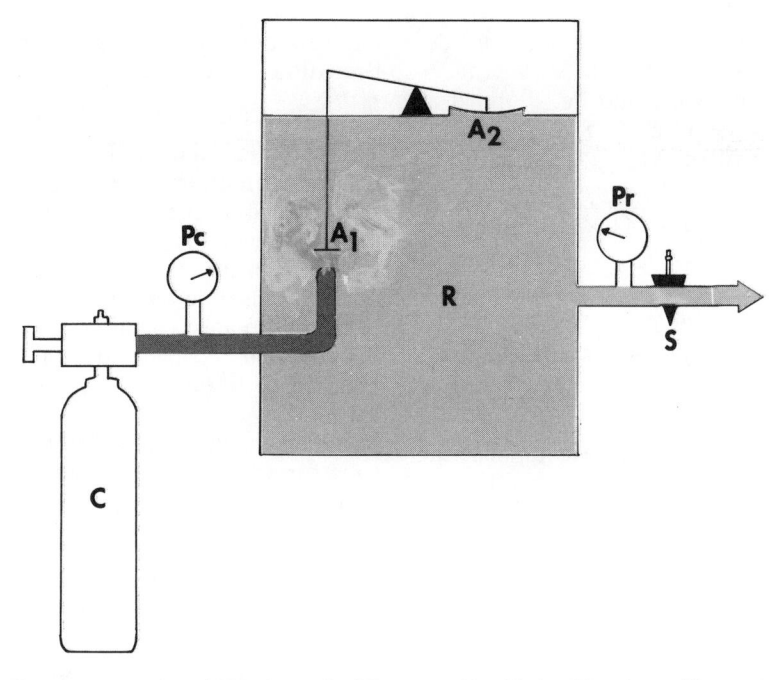

Figure 3.9. Détendeur avec le robinet de sortie (S) ouvert. Un déséquilibre est créé, permettant au gaz de pénétrer dans le détendeur (voir le texte pour les détails).

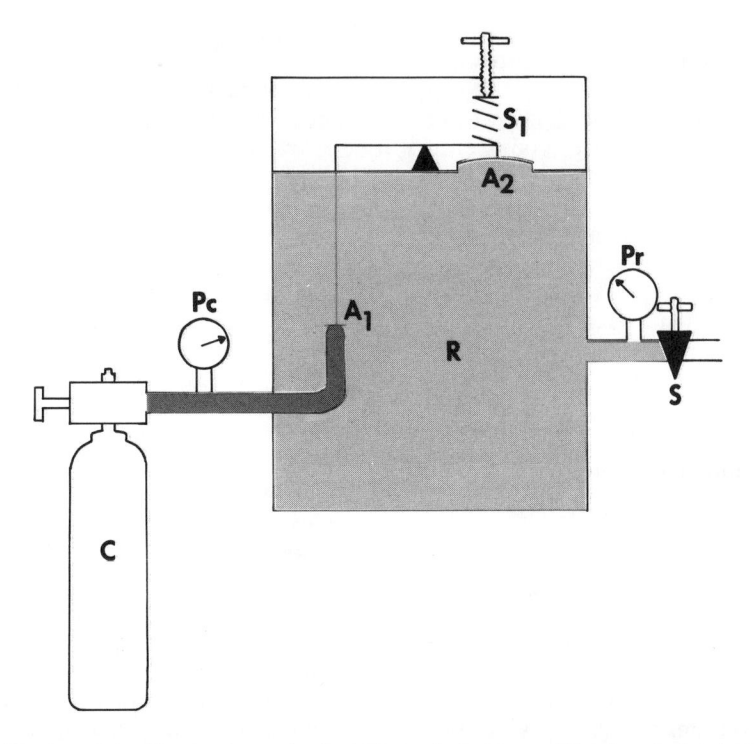

Figure 3.10. Un ressort de détente et une vis ajustable sont ajoutés au détendeur (voir le texte pour les détails).

Pc n'entraîneront que de faibles variations de Pr.

Exemple : Supposons que Pc, d'abord à 100, soit ensuite réduit à 50. Si F_{S1} est petit (20), A2 est égal à 10 et A1 à 2. Lorsque Pc est égal à 100,

$$Pr = 20/10 + 100 \times (2/10)$$
$$Pr = 2 + 20$$
$$Pr = 22$$

Lorsque Pc est réduit à 50,

$$Pr = 20/10 + 50 \times (2/10)$$
$$Pr = 2 + 10$$
$$Pr = 12$$

Donc, la réduction de Pc s'accompagne de grandes variations de Pr. Cependant, si F_{S1} est grand (1000) et que A1 et A2 sont ajustés de manière appropriée (1 et 50 respectivement), lorsque Pc est égal à 100,

$$Pr = 1\,000/50 + 100 \times (1/50)$$
$$Pr = 20 + 2$$
$$Pr = 22$$

Quand Pc est réduit à 50,

$$Pr = 1\,000/50 + 50 \times (1/50)$$
$$Pr = 20 + 1$$
$$Pr = 21$$

Une grande variation de Pc n'a provoqué qu'une faible variation de Pr.

La valeur de Pr dépendra de F_{S1}. La force exercée par le ressort peut être modulée au moyen de la vis et, de cette façon, on peut ajuster Pr. Pour cette raison, le ressort est parfois appelé ressort d'ajustement.

Un autre dispositif doit être ajouté au détendeur. Sur la figure 3.11, un ressort de clapet (S2) est adjoint. Celui-ci exerce une force sur le clapet, obturant l'arrivée de gaz du cylindre. Il empêche le flux de gaz de C vers R lorsque le ressort ajustable est complètement détendu et que le robinet est ouvert. L'équation 1 devient :

$$Pr = (F_{S1} - F_{S2})/A2 + Pc \times (A1/A2) \quad (2)$$

La valeur de FS2 est très inférieure à celle de F_{S1}, de telle sorte que ($F_{S1} - F_{S2}$) est très important par rapport à Pc, et Pr restera relativement constant en dépit des variations de Pc.

Il persistera cependant des variations de Pr en raison des variations de Pc. Une variation, ΔPc, dans la pression des bouteilles produira une variation ΔPr de la pression réduite. De l'équation n°2, on tire :

$$\Delta Pr = \Delta Pc \times (A1/A2)$$

Comme Pc diminue, Pr diminue aussi (réduction proportionnelle de pression). L'amplitude du changement de pression Pr est proportionnelle au rapport A1/A2.

Le détendeur décrit aux figures 3.8 à 3.11 est un exemple de régulateur à action directe. Il est appelé ainsi en raison de la disposition des différents éléments qui fait que c'est la pression de la bouteille qui tend à ouvrir la valve.

Un régulateur à action indirecte est montré sous forme de diagramme à la figure 3.12. Dans ce cas, Pc tend à fermer la valve. L'équation 2 devient

$$Pr = (F_{s1} - F_{s2})/A2 - Pc \times (A1/A2)$$

Les variations de Pr en fonction des variations de Pc sont données par l'équation

$$\Delta Pr = \Delta Pc \times (A1/A2)$$

Si Pc diminue, Pr augmente (pression inversement proportionnelle).

Le détendeur moderne

Le détendeur moderne, décrit aux figures 3.13 et 3.14, fonctionne sur le même principe que les régulateurs décrits aux figures 3.11 et 3.12. On retrouve dans ce type de régulateur tous les éléments précédemment décrits, mais leur disposition diffère légèrement.

Un régulateur à action directe est montré à la figure 3.13. Le fonctionnement de la valve dépend de l'équilibre des forces agissant sur la position du clapet A2. Lorsque la valve est fermée, la force du ressort de fermeture (S2), poussant le clapet contre la buse, dépasse la force descendante exercée par le ressort (S1) et la pression d'entrée (Pc) contre le clapet. Aucun gaz ne passe dans le détendeur. Pr est égale à zéro.

En desserrant la vis ajustable, la vanne s'ouvre, et la force descendante du ressort (S1) augmente. Cette force est transmise à un pointeau relié au clapet et, s'ajoutant à la pression d'entrée, surpasse la force exercée par le ressort de fermeture. Les gaz à pression réduite (Pr) passent dans l'espace sous le diaphragme et le soulèvent (Pr × A2). Les gaz ga-

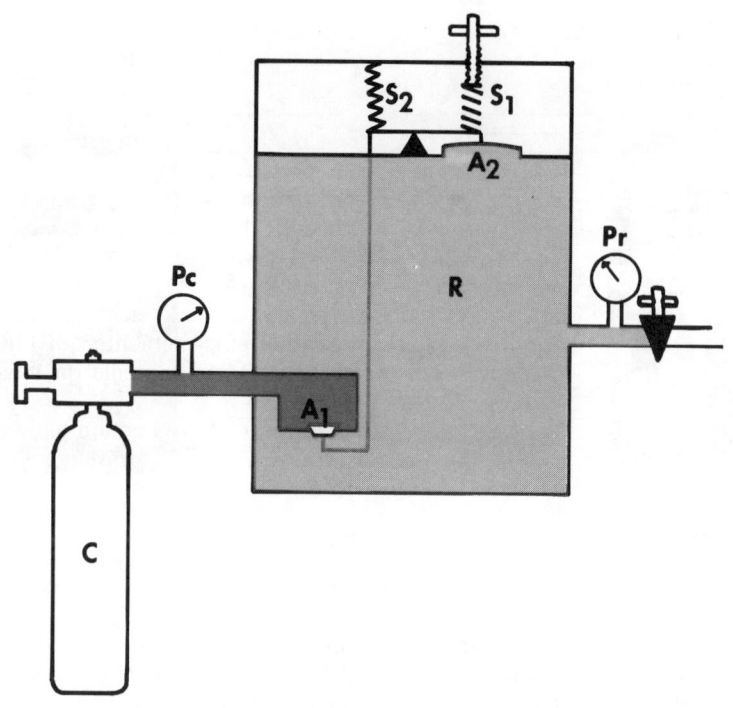

Figure 3.11. Un ressort de clapet est ajouté pour compléter le détendeur (voir le texte pour les détails).

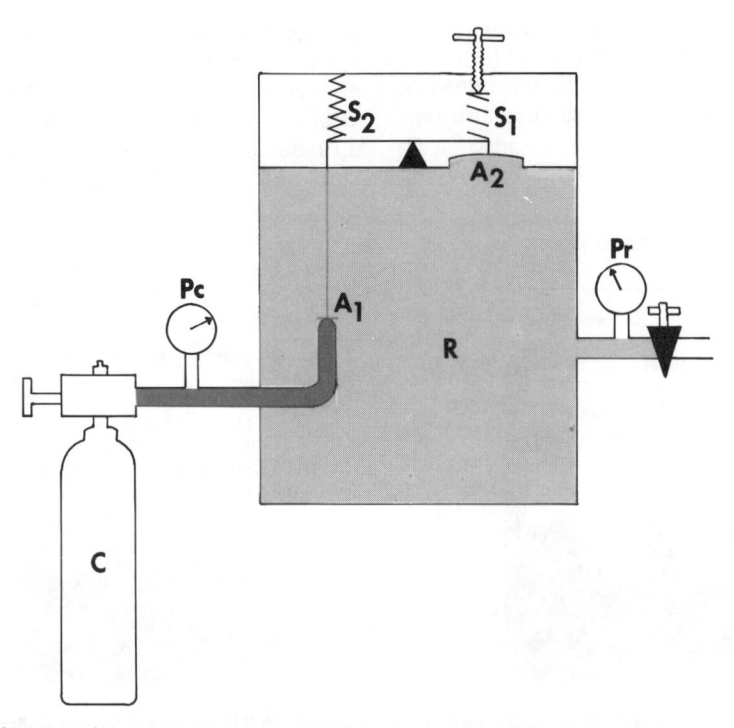

Figure 3.12. Détendeur à action indirecte. Les éléments sont disposés de façon à ce que la pression du cylindre tende à fermer le clapet (voir le texte pour les détails).

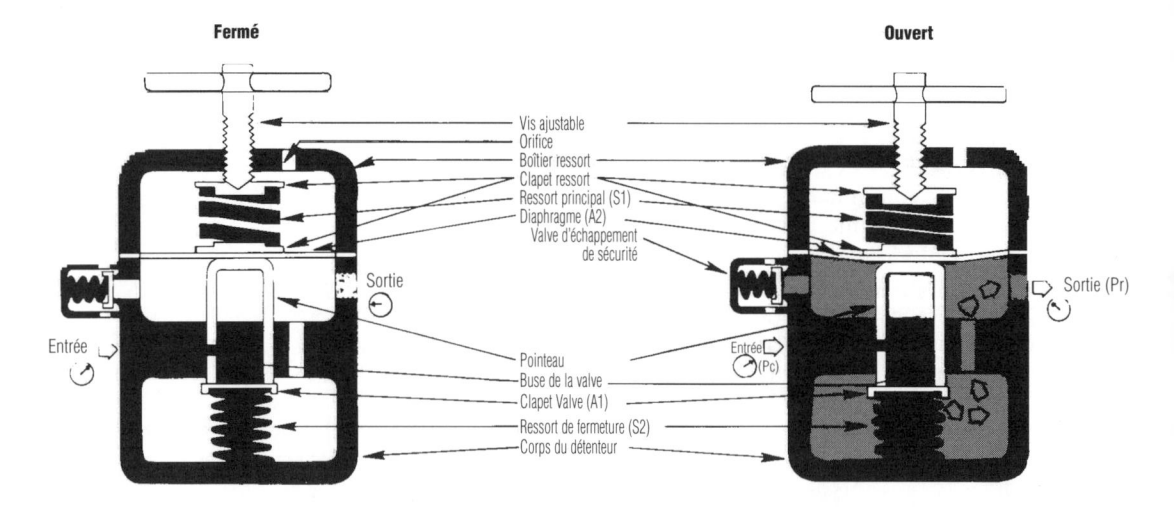

Figure 3.13. Détendeur à action directe. En grisé est représenté le gaz à haute pression, et en clair celui à pression réduite. Les flèches indiquent le chemin du débit de gaz. On ouvre le clapet en tournant la vis ajustable (voir le texte pour les détails). D'après un schéma fourni par Ohmeda, filiale de BOC, Inc.

gnent alors la sortie. Les forces ne sont pas équilibrées, mais Pr restera constante, puisqu'un état d'équilibre sera bientôt atteint. Les gaz continueront à s'écouler jusqu'à ce que le cylindre soit vide ou que le débit de gaz soit fermé en-dehors du détendeur. Dans cette dernière éventualité, les gaz continueront brièvement à s'écouler dans l'espace sous le diaphragme. À ce moment, sa pression augmentera (augmentation statique) jusqu'à ce que la force du gaz réduit sur le diaphragme (Pr × A2), ajoutée à celle du ressort du clapet (S2), équilibre la force de pression des bouteilles et celle du ressort de détente (Pc × A2 + FS2), comme le montre l'équation n° 2.

La figure 3.14 illustre un détendeur à action indirecte. Lorsque la valve est fermée, le gaz pénètre dans l'espace environnant le ressort de fermeture (S2) et le clapet (A1). Sa pression (Pc) tend à soulever le clapet contre la buse. Lorsque la vis est ajustée de manière à ce que le ressort de détente exerce une force descen-

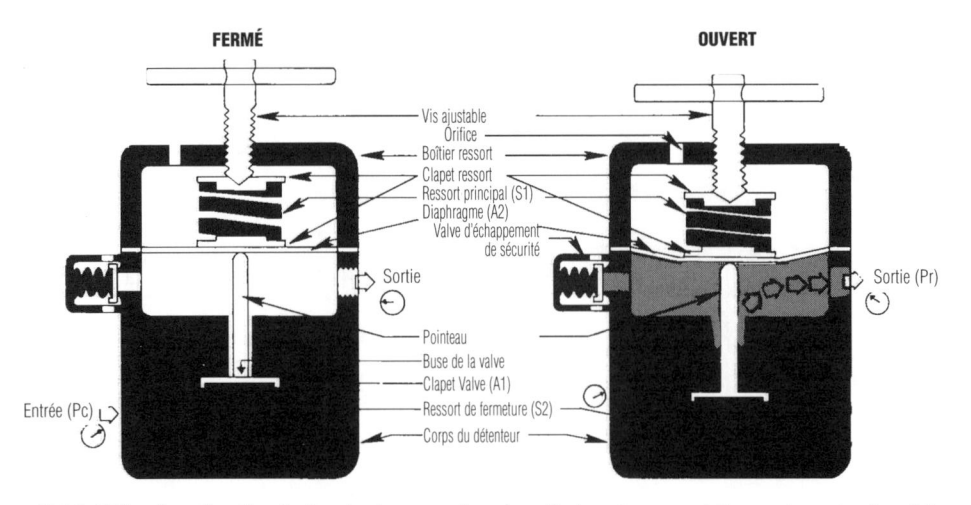

Figure 3.14. Détendeur à action indirecte. La pression du cylindre s'oppose à l'ouverture du clapet. Lorsque la vis ajustable est desserrée, le gaz circule de la partie inférieure à la partie supérieure de la chambre, le long du pointeau du clapet. D'après un schéma fourni par Ohmeda, filiale de BOC, Inc.

dante sur le diaphragme (F_{S1}), le pointeau descend, ouvre le clapet, et le gaz passe sous pression réduite à travers les trous autour du pointeau et dans la cavité sous le diaphragme. Lorsque le débit de gaz est stoppé au-delà du détendeur, le gaz continue de passer dans l'espace sous le diaphragme. À ce moment, sa pression augmente (augmentation statique) et pousse le diaphragme vers le haut jusqu'à ce que le clapet referme la buse, stoppant le flux.

Les détendeurs sont de deux types : ajustables ou préréglés. Un détendeur ajustable possède un dispositif de réglage de la pression délivrée. En revanche, avec les détendeurs à pression préréglée, il faut utiliser des outils pour modifier la pression délivrée.

Les détendeurs utilisés dans les appareils d'anesthésie sont préréglés à l'usine et ne doivent pas être modifiés par l'utilisateur. D'après les normes de l'ASTM (2) ils sont réglés de telle manière que la machine n'utilise les gaz du réseau de canalisation que lorsque la pression d'entrée est de 3,5 bars ou plus. Cela empêche l'utilisation d'un cylindre si son robinet est ouvert alors que l'appareil est connecté aux canalisations. Une conséquence importante de ce système est que si l'utilisateur suspecte que l'oxygène délivré par le système de canalisations n'est pas pur, le fait d'ouvrir un cylindre ne corrigera pas la situation. Ce système a une conséquence importante : si l'utilisateur a des doutes sur la pureté de l'oxygène délivré par les canalisations, il ne pourra résoudre simplement le problème en ouvrant un cylindre. Il faut simultanément déconnecter l'appareil de la canalisation d'oxygène.

Certains appareils d'anesthésie ont un détendeur à double étage qui, comme son nom l'indique, comporte deux étages de réduction montés en série. La sortie du premier étage constitue l'entrée du second, ce qui fait que la réduction de pression se fait en deux temps. L'avantage de ce montage est de réduire l'usure des diaphragmes, en raison de la diminution de leurs mouvements. De plus, les variations de Pr secondaires aux variations de Pc sont atténuées.

Quelques machines récentes sont munies de détendeurs en aval des sorties de canalisations et de détendeurs de bouteilles. Ils réduisent la pression à approximativement 1,20 bars. Ce dispositif diminue l'agitation des flotteurs de débitmètres sous l'action des fluctuations de pression au niveau des points de sortie des canalisations.

Lorsqu'on utilise les points de sortie des canalisations de gaz, il faut fermer les robinets des bouteilles. En effet, l'appareil utilisera toujours le gaz provenant de la source qui procure la plus haute pression. Si la pression des canalisations chute en dessous de celle fournit par le détendeur des bouteilles et que le robinet est ouvert, une partie des gaz s'échappera de la bouteille qui, finalement, se videra. Dans cette circonstance, l'utilisateur ne sera pas averti du changement jusqu'à ce que le cylindre soit complètement vide. Sachant que l'alimentation centrale n'est plus opérationnelle, cela obligera l'opérateur à trouver des bouteilles de rechange.

Pour protéger l'appareil de pressions excessives, les détendeurs doivent être munis d'une soupape de sécurité qui s'ouvre à plus de 4 fois la pression normale mais pas plus de 2/3 de la pression minimale d'éclatement du diaphragme (2). Si la pression monte, cette valve s'ouvre et permet l'échappement du gaz dans l'atmosphère.

Des cas de détendeurs défectueux bloquant le débit de gaz provenant de bouteilles ont été décrits (10).

Étage de moyenne pression

L'étage de pression intermédiaire (voir Fig. 3.1) comprend les éléments de l'appareil qui reçoivent les gaz à une pression réduite (2,5 à 3,8 bars). Cela concerne les éléments suivants : (i) connecteur au point de sortie des canalisations ; (ii) manomètres de pression des canalisations ; (iii) canalisations de la machine ; (iv) sortie de gaz moteur du respirateur ; (v) commutateur principal qui alimente le système en énergie pneumatique et électrique ; (vi) installations de sécurité en cas de chute de pression d'oxygène qui soit interrompent le débit de gaz anesthésique, soit déclenchent une alarme ; (vii) purge d'oxygène qui permet de délivrer un fort débit d'oxygène ; (viii) détendeurs additionnels (s'ils existent) ; (ix) vannes de débit des gaz.

CONNEXION AU RÉSEAU DE CANALISATIONS

Les normes de l'ASTM (2) *(NdT : NFS 90-155 et NFS 90-116)* régissent les points de sortie d'oxygène et de protoxyde d'azote. Les points de sortie de l'air et d'entrée de l'aspiration sont habituellement disponibles en complément. Ces points d'entrée sont conformes au système de sécurité des diamètres indexés (voir chapitre 2).

Chaque entrée doit disposer d'un clapet anti-retour qui empêche tout débit de gaz de la machine vers les canalisations ou vers l'atmosphère quand aucun tuyau n'est connecté. Certaines entrées disposent de filtres. Des dysfonctionnements des clapets anti-retour ont été décrits : dans un cas, ils étaient bloqués dans la position fermée, empêchant tout débit d'oxygène (11), dans d'autres, ils étaient défectueux (12,13).

MANOMÈTRES DU RÉSEAU DE CANALISATIONS

Des manomètres (Fig. 3.15) sont imposés par les normes de l'ASTM *(NdT : NFS 90-155 et NFS 90-118)* (2) pour chaque gaz fourni à l'appareil par les canalisations. Ils sont généralement du type tube de Bourdon et doivent pouvoir être identifiés avec les mêmes couleurs et symboles que les bouteilles.

Depuis 1979, les normes de l'ANSI (1) imposent que le manomètre soit situé du côté « canalisation » du clapet anti-retour des points de sortie. Sur les machines les plus anciennes, les manomètres peuvent être disposés soit du côté canalisations, soit du côté « machine » des clapets. Si le manomètre est du côté canalisations, il ne mesure que les pressions régnant dans les canalisations. Si un tuyau est déconnecté ou mal connecté, il affichera zéro même si un robinet de bouteille est ouvert (14). Si le manomètre est du côté machine d'un clapet anti-retour, il n'indique réellement les pressions régnant dans les canalisations que lorsque le robinet des bouteilles est fermé. Si un robinet de bouteille est ouvert et que la pression dans les canalisations centrales chute, on ne notera pas de variation de la pression affichée sur le manomètre, jusqu'à ce que le cylindre soit pratiquement vide (15).

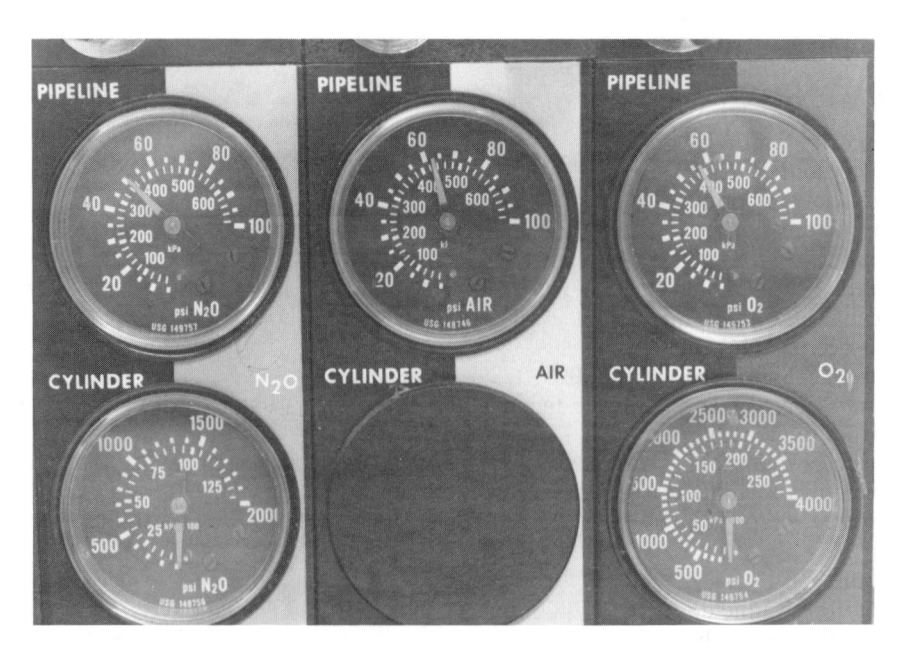

Figure 3.15. Manomètres de cylindres et de canalisations. Le niveau de pression le plus bas est entre 6 et 9 heures sur le cadran vu de face.

La localisation respective entre manomètre et clapet anti-retour n'est pas évidente à l'inspection de l'appareil. L'utilisateur peut s'en assurer en déconnectant le tuyau relié aux canalisations et en ouvrant le robinet de la bouteille. Si le manomètre des canalisations reste à zéro, il se situe entre les canalisations et la valve anti-retour. Si la pression augmente, le manomètre est connecté du côté de l'appareil d'anesthésie.

L'affichage d'une pression normale de fonctionnement sur le manomètre de canalisation ne signifie pas que le gaz ne provient pas de la bouteille. Si, pour une raison quelconque, la pression du gaz provenant de la bouteille à travers un détendeur excède la pression des canalisations et que le robinet de cette bouteille soit ouvert, celle-ci alimentera l'appareil d'anesthésie. C'est pourquoi les bouteilles doivent toujours être fermées lorsque l'alimentation des canalisations est utilisée. Il faut toujours vérifier la pression indiquée par le manomètre des canalisations avant d'utiliser l'appareil d'anesthésie. Il doit afficher une pression entre 3,1 et 3,8 bars. Ce contrôle doit être répété plusieurs fois au cours d'une utilisation.

CANALISATIONS DE L'APPAREIL D'ANESTHÉSIE

Les connexions entre les différents éléments de l'appareil sont généralement métalliques. Ces tuyaux doivent pouvoir supporter sans dommage une pression quatre fois supérieure à la pression de travail.

Des interconnexions des éléments du système de canalisation de l'appareil d'anesthésie ont été décrites (16). Pour éviter cela, les normes de l'ASTM recommandent que chaque connexion soit construite de façon à ne pouvoir les interchanger ou que les tuyaux soient étiquetés à toutes les jonctions ou à chaque fois qu'ils se connectent à un élément *(NdT: Normes AFNOR NFS 90-155 et NFS 90-118).*

Les normes de l'ASTM (2) spécifient que les fuites entre la vanne de débit et les canalisations centrales ou les bouteilles ne doivent pas dépasser 10 ml/min à une pression normale d'utilisation.

GAZ MOTEURS DU RESPIRATEUR

La plupart des appareils sont équipés d'une connexion pour fournir de l'oxygène ou de l'air destiné à faire fonctionner le respirateur. L'arrivée de ce gaz moteur doit être équipée d'une connexion respectant les normes DISS ou des connecteurs rapides. Les normes de l'ASTM (2) imposent un clapet anti-retour, pour que le gaz ne puisse circuler que vers l'appareil. Un clapet à ressort évite toute fuite de gaz dans l'atmosphère si le tuyau destiné au respirateur n'est pas connecté *(NdT: Norme AFNOR NFS 90-118).*

Sur les appareils équipés d'une sortie de gaz moteurs, la pression issue des détendeurs doit être ajustée juste en dessus de 3,5 bars, car il existe des respirateurs qui ne fonctionnent pas correctement à des pressions plus basses. Sur certains appareils, le ventilateur ne peut fonctionner que par l'intermédiaire des canalisations et non par les bouteilles.

COMMUTATEUR PRINCIPAL

Un des éléments de sécurité des machines modernes est la coordination par un élément central de toutes les fonctions de l'appareil (Fig. 3.16). Fermer le commutateur principal entraîne la mise en fonction du système pneumatique et électronique. Cela présente l'avantage de mettre en route automatiquement toutes les alarmes, tous les systèmes de sécurité et tous les moniteurs, avant que l'appareil ne soit utilisé. Le débit d'oxygène rapide est habituellement indépendant de ce montage.

Les appareils modernes nécessitent une fourniture ininterrompue d'électricité et sont donc munis de batteries qui prennent automatiquement le relais lorsque l'alimentation centrale est coupée ou lorsque les machines sont déconnectées du réseau électrique.

Les normes de l'ASTM *(NdT: Normes AFNOR NFS 90-118 et NFC 74-010 pour la nature des signaux)* (2) exigent trois niveaux d'alarme : priorité absolue (nécessitant une réponse immédiate de l'utilisateur), priorité intermédiaire (réclamant une réponse rapide), priorité relative (réclamant la vigilance de l'opérateur). Chaque alarme doit être visuelle et sonore, et doit différer selon son niveau. L'indicateur sonore doit s'éteindre automatiquement lorsque la cause de l'alarme a été

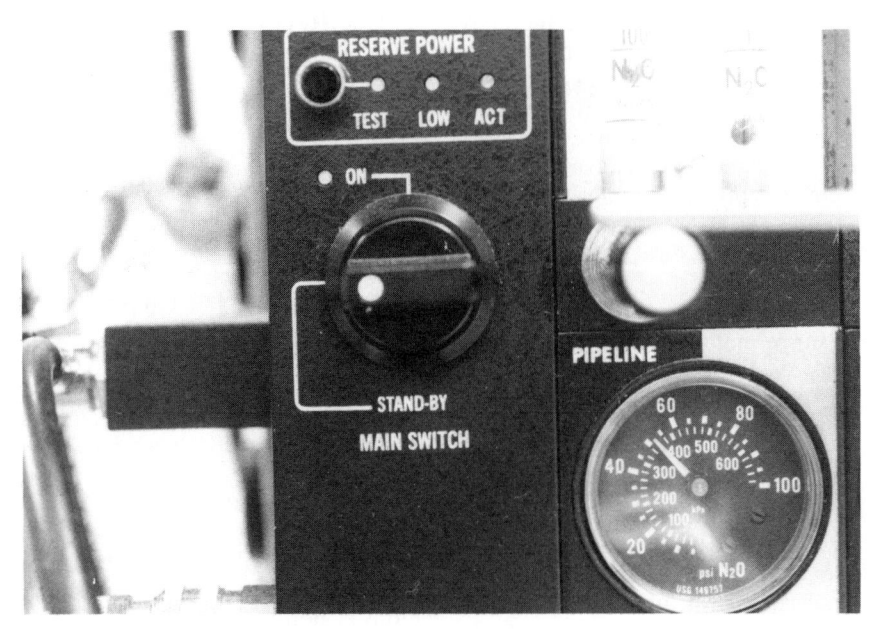

Figure 3.16. Commutateur principal. Sa fermeture met en route les sections électriques et pneumatiques de l'appareil, ainsi que les alarmes et les systèmes de sécurité.

résolue. Le temps maximal de suspension d'une alarme sonore de priorité absolue ou intermédiaire est de 120 secondes *(NdT : Norme AFNOR NFS 90-118)*. La centralisation de ces alarmes est recommandée.

SYSTÈME DE SÉCURITÉ DE DÉFAUT D'OXYGÈNE

Les accidents les plus graves survenus avec les premiers appareils d'anesthésie était l'épuisement de la fourniture d'oxygène (habituellement provenant d'une bouteille) sans que l'utilisateur en soit informé, délivrant donc 100 % de gaz anesthésique. Plusieurs parades ont été proposées pour prévenir de tels accidents. Parmi celles-ci, ont été proposés des systèmes (i) coupant l'alimentation des gaz autres que l'oxygène (valves de sécurité de chute d'oxygène) ou (ii) déclenchant un signal d'alarme sonore et/ou visuel lorsque la pression partielle d'oxygène chute à un niveau dangereux.

Composants

Soupapes de sécurité de défaut d'alimentation en oxygène (17)

La soupape de sécurité d'alimentation d'oxygène est un système qui détecte toute chute de pression d'oxygène.

Les normes de l'ASTM *(NdT : Norme AFNOR NFS 90-118, qui impose que la FiO_2 ne soit jamais inférieure à celle de l'air - circulaire ministérielle du 10-10-1985)* (2) imposent que la conception d'un appareil d'anesthésie soit telle que toute chute de pression d'oxygène en dessous de la normale n'altère pas le pourcentage d'O_2 administré au patient. Ces systèmes de sécurité diminuent de façon proportionnelle, et au maximum interrompent, la fourniture de protoxyde d'azote et des autres gaz anesthésiques si la pression partielle en oxygène diminue.

Un montage permettant de remplir ces impératifs est décrit à la figure 3.17. Il ressemble à un détendeur à action indirecte, le ressort ajustable étant remplacé par la pression d'oxygène. L'ouverture (B) est connectée à un étage de pression moyenne d'oxygène. Si la pression d'oxygène est normale, le diaphragme et le piston sont poussés vers le bas, permettant au gaz anesthésique de passer autour du clapet vers la sortie. Lorsque la pression d'oxygène chute, les forces combinées exercées par le ressort et la pression des gaz anesthésiques

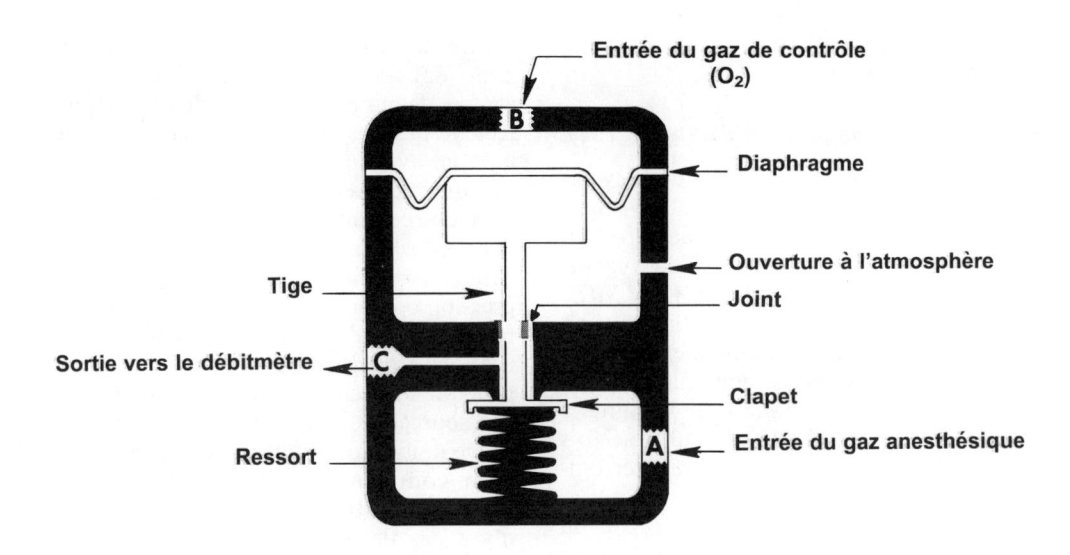

Figure 3.17. Soupape de sécurité de défaut d'alimentation en oxygène. Lorsque la pression d'alimentation d'O_2 est normale, elle repousse le diaphragme et la tige vers le bas, ouvrant le clapet. Les gaz anesthésiques entrent en A, circulent autour de la tige et sortent en C. Lorsque la pression d'O_2 chute, la tige remonte et ferme le clapet. La partie intermédiaire de la chambre est ouverte vers l'atmosphère pour empêcher le mélange de l'oxygène avec les gaz anesthésiques en cas de rupture du diaphragme ou de fuite au niveau des joints d'étanchéité. D'après un schéma fourni par Ohmeda, filiale de BOC, Inc.

dans la chambre inférieure dépassent la force exercée par la pression d'oxygène, et la valve se ferme, empêchant tout débit de gaz anesthésique. Cette valve se comporte donc comme une simple valve « on-off ».

Une fuite a été décrite avec ce type de valve (18,19). L'oxygène était perdu à travers l'orifice atmosphérique de la chambre centrale. Cette fuite était extrêmement bruyante, mais sans danger.

Un autre système de sécurité est le détendeur de gaz anesthésique associé à une valve de sécurité détectant la chute de pression d'oxygène. Le deuxième étage du détendeur est conçu de telle façon que la chute de pression partielle d'oxygène entraîne celle de l'autre gaz. À l'extrême, la pression d'oxygène devient si basse que le débit de gaz anesthésique cesse. Ce système diffère du type précédent par le fait que le débit total sera réduit proportionnellement à la chute de pression d'oxygène, que l'on administre ou non un gaz anesthésique.

On a décrit des cas où la rupture du diaphragme faisait directement communiquer l'oxygène et le protoxyde d'azote dans l'appareil (20,21).

Comme le montre la figure 3.1, les valves de sécurité de chute de pression d'oxygène sont situées en amont des vannes de tous les débits de gaz en dehors de l'oxygène et, sur quelques machines, de l'air. La pression d'oxygène asservit les autres gaz. Si elle est normale, le gaz anesthésique est délivré. Si elle chute, le débit de l'autre gaz est interrompu. Ces systèmes sont très utiles mais ils n'avertissent pas de l'arrêt des autres gaz si l'anesthésiste ne surveille pas les débitmètres.

Les valves de sécurité de chute de pression d'oxygène sont maintenant montées sur la plupart des appareils mais elles peuvent ne pas exister sur des machines anciennes ou n'asservir qu'un seul gaz anesthésique. Pour s'assurer que l'appareil dispose d'une telle valve et fonctionne correctement, il faut afficher un débit moyen d'oxygène et d'un autre gaz, puis déconnecter le tuyau souple d'alimentation d'oxygène et fermer le robinet de la bouteille d'oxygène. Si la valve de sécurité de chute de pression d'oxygène fonctionne correctement, l'indicateur du débitmètre de l'autre gaz devra chuter avant que l'indicateur d'oxygène ne descende. Tout appareil ne comportant pas un tel dispositif pour tout gaz anesthésique en dehors de l'air doit être modifié ou remplacé.

Alarmes de chute de pression d'oxygène (22)

Une autre méthode permettant de prévenir une chute de la pression partielle en oxygène a été la mise au point d'alarmes sonores ou visuelles de défaut d'alimentation d'oxygène. D'après les normes de l'ASTM (2) *(NdT : Norme AFNOR NFS 90-118)*, si la pression d'alimentation d'oxygène chute en dessous d'une valeur établie par le constructeur, une alarme de priorité moyenne doit le signaler dans les 5 secondes. Cette alarme, une fois déclenchée, ne doit pas pouvoir être interrompue plus de 120 secondes.

Un mécanisme très répandu comprend un réservoir pressurisé rempli d'oxygène lorsque l'appareil d'anesthésie est en fonctionnement. Lorsque la pression d'oxygène chute en dessous d'une certaine valeur, le système d'alarme dirige un courant d'oxygène à travers un sifflet. Le son persiste tant que le réservoir est vide, mais il faut savoir que l'arrêt du sifflement ne signifie pas forcément que les problèmes de basse pression d'oxygène sont résolus. D'autres appareils utilisent un commutateur électrique commandé par la pression d'oxygène qui provoque un signal d'alarme sonore continu tant que la pression d'oxygène reste en dessous d'une valeur fixée.

Certains anciens appareils ne disposent pas tous de tels systèmes d'alarmes mais il est cependant souvent possible de les monter.

Limites de fiabilité des alarmes

Les alarmes et les valves de sécurité de chute de pression d'oxygène dépendent de la pression et non pas du débit, ce qui explique que l'on ne puisse pas toujours en apprécier les limites. Ces systèmes ne protègent pas complètement contre la délivrance d'un mélange hypoxique, puisqu'il n'empêchent pas le débit de gaz anesthésique s'il n'y a pas de débit d'oxygène. Ils détectent certes certains problèmes (déconnexion des tuyaux d'oxygène, basse pression d'alimentation d'oxygène dans les canalisations centrales, épuisement des cylindres d'oxygène) apparaissant en amont de l'appareil mais ne protègent pas contre des accidents tels que des interconnexions dans le circuit de canalisations ou des erreurs de remplissage des cylindres. Ils ne détectent pas des problèmes techniques survenant en aval sur le matériel (tels que des fuites) ou des erreurs de la part des utilisateurs (fermeture totale ou partielle des vannes de débit d'oxygène). Les valves de sécurité de chute d'oxygène ferment la canalisation à une pression comprise entre 1 et 2 bars. Si l'appareil est parfaitement étanche au gaz, les canalisations d'oxygène peuvent rester pressurisées pendant des semaines sans être connectées à une source.

De nouveaux systèmes ont été mis au point pour contrecarrer ces problèmes et éviter toute administration de gaz anesthésique s'il n'y a pas de débit d'oxygène. Ce problème est discuté plus loin avec les débitmètres. Mais, même avec ces systèmes, on ne se prémunit pas des mélanges hypoxiques dus à l'administration d'un gaz erroné. L'utilisation d'un analyseur d'oxygène dans le système respiratoire dès que l'appareil est en utilisation est ici primordiale.

VANNE D'OXYGÈNE RAPIDE (« BYPASS »)

La vanne d'oxygène rapide reçoit l'oxygène des canalisations ou des détendeurs de cylindres et le dirige à haut débit vers la sortie commune des gaz (voir Fig. 3.1). Les normes de l'ASTM (2) exigent que le débit soit compris entre 35 et 75 l/min. De telles vannes pour des gaz autres que l'oxygène ne sont pas autorisées par les normes de l'ASTM (2) *(NdT : Norme AFNOR NFS 90-118)*.

Celles-ci (2) exigent que la vanne d'oxygène rapide soit un dispositif unique, autocontrôlé et étiqueté en permanence pour avertir de sa fonction ; de plus, il doit être conçu de façon à minimiser une activation accidentelle. Des barotraumatismes et des réveils prématurés ont été décrits avec son utilisation (23).

Les vannes d'oxygène rapide les plus utilisées sur les appareils d'anesthésie modernes sont décrites à la figure 3.18. Elles sont constituées d'un bouton et d'une tige reliée à une cheville ou une bille qui jouent le rôle de clapet. Lorsque l'on presse le bouton, la cheville ou la bille sont dégagées, permettant le flux

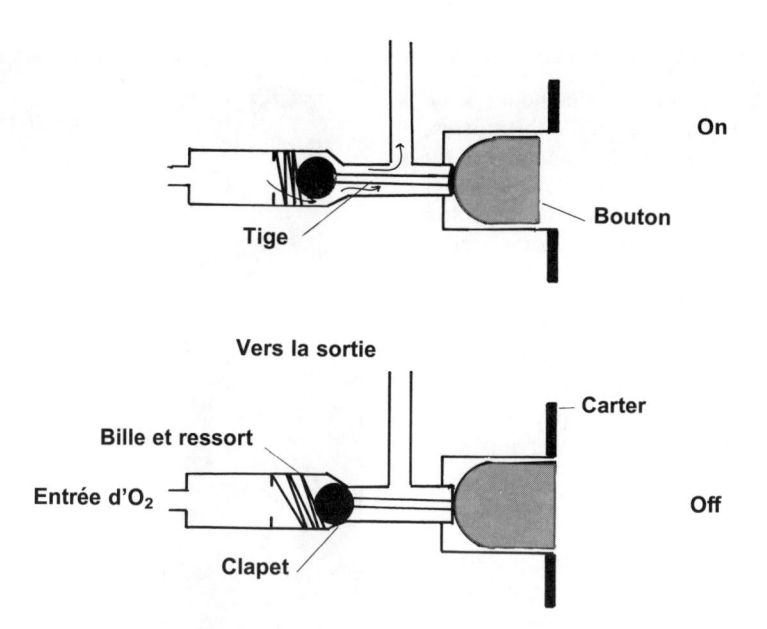

Figure 3.18. Vanne de débit rapide d'oxygène. Lorsqu'on appuie sur le bouton, on refoule la tige qui pousse la bille, permettant le passage de l'oxygène directement vers la sortie machine. D'après un schéma fourni par Ohmeda, filiale de BOC, Inc.

d'oxygène vers la sortie commune des gaz. Un ressort s'opposant à la mobilité de la bille ou de la cheville referme la vanne et la maintient fermée lorsque le bouton n'est pas pressé. Celui-ci est souvent placé à part ou dans une collerette pour éviter son utilisation accidentelle (voir Fig. 3.33b).

L'administration d'oxygène rapide peut ou non couper le débit des autres gaz. L'oxygène rapide peut créer une pression soit positive soit négative dans le circuit de l'appareil, en fonction de son type de raccordement dans la sortie commune des gaz. Cette pression est transmise de façon rétrograde aux autres structures de la machine, tels que les débitmètres et les évaporateurs, pouvant modifier la sortie des évaporateurs et la lecture des débitmètres. L'effet dépendra de la pression générée, de la présence ou non de valves anti-retour dans l'appareil et des interconnexions entre l'oxygène rapide et les autres composants de l'appareil.

D'après les normes de l'ASTM (2) *(NdT : Norme AFNOR NFS 90-118. Le débit de 30 l/min ne doit pas modifier la pression d'O_2 de plus de 0,1 hPa et ne traverse pas les vaporisateurs)*, la connexion entre le bypass d'oxygène et la sortie commune des gaz doit être conçue de façon à minimiser les fluctuations de pression qui pourraient produire un effet de pompage sur les évaporateurs (voir chapitre 4) ; de plus, lorsque l'on recourt à l'administration d'oxygène rapide, la pression dans les vaporisateurs ne doit pas augmenter de plus de 100 cm H_2O par rapport aux pressions normales d'utilisation.

Des incidents ont été rapportés lorsque les vannes d'oxygène rapide n'étaient pas construites selon les normes de l'ASTM (2), que ce soient des activations accidentelles par des objets variés (24-26) ou des fuites internes provoquant l'administration d'un mélange de gaz enrichi en oxygène (27). Des blocages de valve d'oxygène rapide en position de travail ont été décrits (28,29), ainsi que celui d'une valve d'oxygène rapide bloquée empêchant tout débit de gaz anesthésiques et d'oxygène (30).

L'utilisation du bypass pour ventiler les patients à travers un cathéter endotrachéal percutané a été étudiée (31). Seuls les appareils délivrant le gaz à une pression de 3,5 bars permettaient d'assurer une ventilation efficace.

DÉTENDEUR À DEUX ÉTAGES

Quelques appareils ont un détendeur situé immédiatement en amont des débitmètres. Celui-ci reçoit les gaz soit des détendeurs du réseau de canalisations, soit des cylindres, et les réduit à une pression de 0,8 à 1,1 bar. Son fonctionnement est similaire à ceux décrits plus hauts, et son rôle est de faire disparaître les fluctuations de la pression fournie au débitmètre causées par celles qui pourraient survenir dans le réseau de canalisations. Lorsqu'on réduit la pression en dessous du niveau normal de fluctuation, l'étalonnage des débitmètres reste constant.

VANNE DE DÉBIT

Le robinet ou vanne de débit (contrôle d'ajustement du débit) fixe le débit d'un gaz d'un débitmètre grâce au réglage manuel de la taille d'un orifice de passage. La plupart des vannes de débit ont une fonction de régulation et d'ouverture-fermeture. Sur quelques appareils, la fonction d'ouverture-fermeture peut être liée au commutateur principal.

Composants

Corps

Le corps de la vanne de débit se visse dans l'embase du débitmètre.

Pointeau et clapet

Le pointeau et le clapet sont décrits à la figure 3.19. Le filetage du pointeau est serré, de façon à ce qu'il ne se déplace que d'une courte distance lorsqu'on imprime un tour complet. L'extrémité terminale est une pointe conique. Lorsque la vanne est fermée, la pointe s'insère dans l'embase et aucun gaz ne peut passer. Lorsque le pointeau est dévissé, il y a passage de gaz entre la pointe et l'embase. En tournant la vis, on augmente ou diminue l'ouverture et donc le débit. Pour éliminer tout jeu dans le filetage, la vanne doit être équipée d'un ressort de maintien (32), ce qui permet de plus de minimiser les fluctuations de débit provenant des pressions appliquées latéralement ou axialement au volant de contrôle de débit. Des butées situées au niveau des positions minimales et maximales sont utiles. Une butée en position de fermeture évite les dommages causés à l'embase, l'autre, au niveau du débit maximal, prévient la désinsertion totale du pointeau.

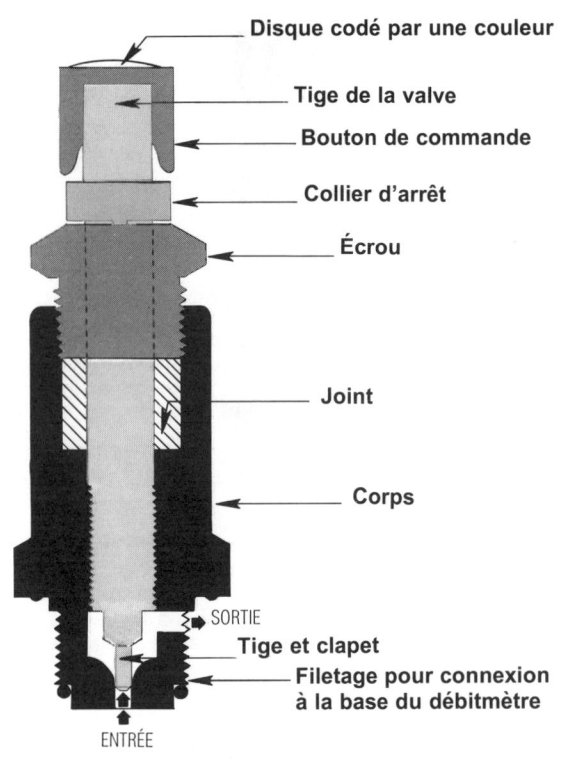

Figure 3.19. Vanne de débit dessinée en position fermée. Dévisser le pointeau crée une communication entre la pointe et l'embase, permettant au gaz de sortir. Le collier d'arrêt empêche d'écraser la pointe dans l'embase en vissant trop fort. D'après un schéma fourni par Foregger Co, filiale de Puritan Bennett Co., Inc.

Bouton de commande du débitmètre (volant de contrôle)

Le bouton de commande est serti au pointeau. Il doit être suffisamment grand pour être tourné sans difficulté. Les normes de l'ASTM (2) *(NdT : Normes AFNOR NFS 90-111 et 90-125)* exigent que le volant de contrôle soit étiqueté avec le nom, la formule chimique et la couleur du gaz qu'il contrôle. Le volant d'oxygène doit être cannelé (Fig. 3.20 et 3.21) et son diamètre plus grand que celui des autres gaz. Une telle différence, au simple toucher, devrait réduire les risques d'erreur de manipu-

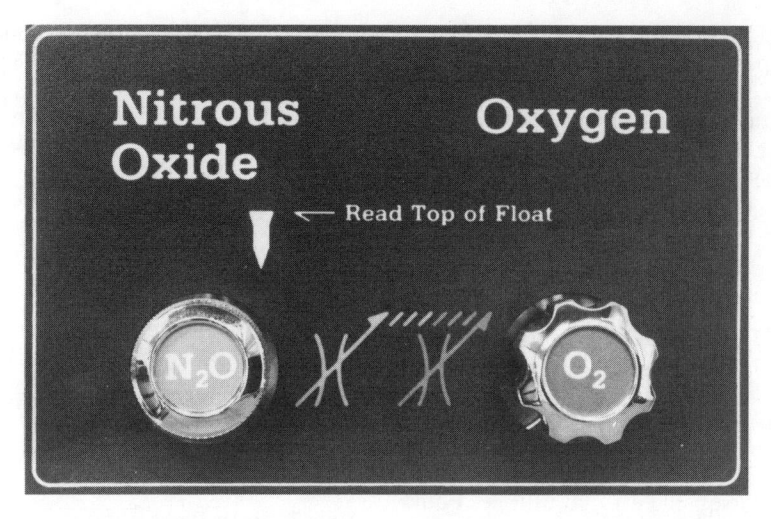

Figure 3.20. Vannes de débit. Noter que la vanne d'oxygène est cannelée et plus grosse que celle du protoxyde d'azote.

lation (33). Tous les autres volants de contrôle doivent être ronds et lisses. Il faut habiller le volant d'oxygène si un appareil ne possédait pas de tels crantages.

La proximité des différents volants augmente le risque d'erreur. Les normes de l'ASTM (2) *(NdT : Normes AFNOR NFS 90 111 et 90 125)* imposent une distance de 25 mm au moins entre les volants et une construction permettant de minimiser tout manipulation intempestive. On peut y parvenir en intégrant une protection, telle un barreau ou toute autre barrière de protection (voir Fig. 3.21), et en plaçant les volants suffisamment

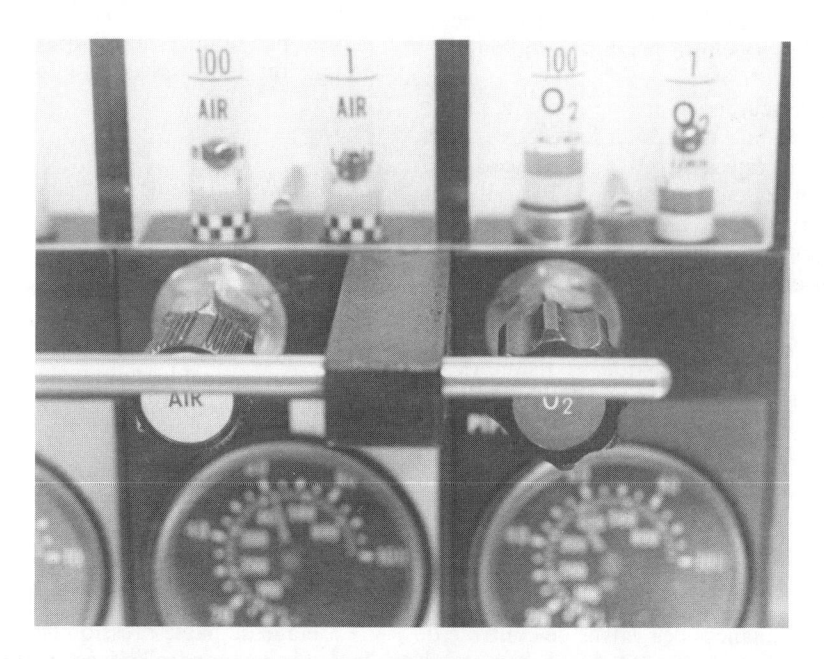

Figure 3.21. Protection des boutons de commande des débitmètres. La barre protège les boutons d'une manipulation accidentelle. Noter la vanne d'oxygène cannelée et les billes flottantes.

haut par rapport à la surface de travail pour diminuer la probabilité de contact avec les objets qui s'y trouvent. Tourner les robinets dans le sens anti-horaire augmente le débit et inversement. Les volants de contrôle de débit doivent tourner sans à-coup et être facilement ajustés, mais ils doivent résister suffisamment aux contacts involontaires. Les normes de l'ASTM (2) imposent que le volant de contrôle doit être tourné d'au moins 90° pour amener l'indicateur de débitmètre à plus de 90 % du débit maximal dans le tube.

Utilisation

La vanne de débit est fragile et peut être endommagée lorsqu'elle est mal utilisée. Pour la fermer, il ne faut la tourner que jusqu'à disparition du débit de gaz, car tenter de la visser plus loin risque endommager la pointe ou l'embase. Certains constructeurs équipent ces valves d'une collerette d'arrêt pour empêcher tout serrage excessif. Cette collerette peut cependant être déplacée ou enlevée lorsqu'on ouvre complètement le volant.

Lorsqu'une machine n'est pas en utilisation, la source de gaz (cylindre ou canalisation) doit être fermée ou déconnectée. Il faut ouvrir les vannes de débit jusqu'à ce que la pression de gaz chute jusqu'à zéro, puis les fermer.

Avant de réutiliser l'appareil, il faut s'assurer que les vannes sont bien fermées car elles peuvent être restées ouvertes après que le gaz se soit complètement échappé. Par ailleurs, elles peuvent avoir été ouvertes lors des nettoyages ou des déplacements de la machine par des personnes ignorant les éventuelles conséquences. En effet, si la vanne est de nouveau alimentée, l'indicateur peut grimper brutalement au sommet du tube et risque de ne pas être remarqué immédiatement par l'utilisateur. Même s'il n'en résulte aucun danger immédiat pour le patient, cette ascension brutale de l'indicateur peut altérer sa précision (34).

Performances

Les performances des valves de contrôle de débit ont été étudiées (35). Dans des conditions normales d'utilisation, une fois que la vanne a été réglée, on admet que le débit de gaz ne dépend pas des variations de résistance et de compliance observées en aval. Par ailleurs, le débit est directement proportionnel à la pression régnant en amont.

Incidents relatifs aux vannes de débit

Volant desserré

Si le volant de contrôle est trop lâche ou desserré, il peut être trop facilement mobilisé, voire même par un frôlement. On court alors de gros risques de modifier intempestivement les débits de gaz.

Réglage précis impossible

On a décrit des cas dans lesquels une toute petite rotation du volant était responsable d'un débit maximal.

Volant bloqué

Dans un cas, on a décrit un serrage de la valve de butée tel que le volant ne pouvait tourner (36).

Fuites

Les vannes doivent être fermées lorsqu'elles ne sont pas utilisées. En l'absence de bouchon d'étrier ou de cylindre, les gaz peuvent fuir à travers le débitmètre dont le robinet est ouvert (5,37-39).

Impossibilité de délivrer le volume adéquat de gaz

Il a été décrit un cas où l'extrémité du pointeau s'était coincée dans l'orifice de sortie (40). L'axe s'était aussi cassé, le robinet de contrôle tournant librement. Dans un autre cas, le métal dans lequel le pointeau était vissé s'était rompu et tout passage de gaz était devenu impossible (41).

Étage de basse pression

L'étage de basse pression (voir Fig. 3.1) est la partie de l'appareil située en aval des vannes de débit, et dans laquelle la pression dépasse légèrement celle de l'atmosphère. Les composants de cet étage de basse pression sont les débitmètres, les vannes du circuit d'évaporation, les systèmes de sécurité dépendant des pressions, les canalisations de basse pression et la sortie commune des gaz. Les évaporateurs, situés à l'étage de basse pression, sont décrits au chapitre 4.

DÉBITMÈTRES

Le débitmètre mesure et indique le débit de gaz qui le traverse.

Principes physiques

Les débitmètres utilisés dans les appareils d'anesthésie modernes, aussi connus sous le nom de tubes de Thorpe, ont un orifice dont on peut faire varier la taille. *(NdT : il s'agit des débitmètres à orifice variable et pression constante)*. Ces tubes (Fig. 3.22) consistent en un tube conique vertical dont le diamètre inférieur est le plus petit. Un indicateur ou flotteur monte et descend à l'intérieur du tube. En l'absence de débit, le flotteur reste au bas du tube. Comme le montre la figure 3.22b, lorsque la vanne de débit est ouverte, le gaz entre à la base du tube et entraîne l'indicateur vers le haut. Le gaz passe à travers l'espace annulaire ménagé entre le flotteur et le tube et s'échappe à la partie supérieure du tube. L'indicateur flotte librement dans le tube jusqu'à une position correspondant à l'équilibre entre les forces descendantes dues à la pesanteur et les forces ascendantes dues aux molécules de gaz heurtant la base du flotteur et le poussant vers le haut. Lorsque le débit de gaz augmente, le nombre de molécules heurtant le flotteur augmente et le font monter. Comme le tube est conique, la taille de l'ouverture annulaire augmente avec la hauteur et permet un débit de gaz plus important. Lorsque ce débit diminue, l'indicateur redescend sous l'action de la pesanteur. Une échelle graduée, située à côté ou à l'intérieur du tube, indique le débit de gaz.

Le débit de gaz dans le tube dépend de trois facteurs : la chute de pression due à l'ouverture annulaire, sa taille et les propriétés physiques du gaz.

Chute de pression entre paroi et flotteur

Comme le gaz circule autour du flotteur, il rencontre des résistances de friction entre celui-ci et la paroi du tube. Le débit tend à devenir turbulent. Il existe alors une perte d'énergie reflétée par une chute de pression. Cette chute de pression, constante quelle que soit la position du flotteur dans le tube, est égale au poids du flotteur divisé par sa surface transversale.

Taille de l'ouverture annulaire

Le débit de gaz est proportionnel à la taille de l'ouverture annulaire autour du flotteur. Comme la chute de pression de part et d'autre du rétrécissement est toujours équilibrée par le poids du flotteur, l'augmentation ou la diminution de la surface doit être équilibrée par une augmentation ou une diminution des forces ascendantes ($P = F/A$), et donc par des modifications parallèles du débit de gaz.

Dans les débitmètres à orifice variable, la surface de section annulaire varie alors que la chute de pression de part et d'autre du flotteur reste constante. Pour cette raison, ces débitmètres sont souvent appelés débitmètres à

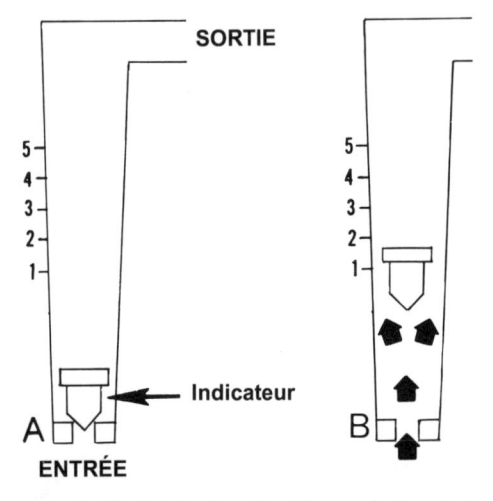

Figure 3.22. Débitmètre à orifice variable. **A**. Pas de débit de gaz. **B**. Le gaz pénètre par la base, puis passe dans le tube, soulevant le flotteur. Le gaz circule dans l'espace annulaire entre le flotteur et le tube. La surface de cet espace augmente avec la hauteur du flotteur. Ainsi, la hauteur mesure le débit.

pression constante. Augmenter le débit ne majorera pas la chute de pression mais soulèvera le flotteur, avec donc augmentation du débit de gaz. L'ascension du flotteur est une mesure de la surface annulaire proportionnelle au débit et donc du débit lui-même.

Caractéristiques physiques du gaz

Lorsque le débit passant à travers le tube de Thorpe est faible, l'espace annulaire est étroit, et sa surface augmente avec le débit. Les propriétés physiques qui régissent les relations entre le débit de gaz et la différence de pression des deux côtés d'un rétrécissement varient avec la forme de ce rétrécissement. Avec un rétrécissement très long et très étroit (bas débit), le débit dépend surtout de la viscosité du gaz (loi de Poiseuille). Lorsque le rétrécissement est court et de gros calibre (haut débit), le débit dépend surtout de sa densité (loi de Graham).

Effets de la température et de la pression

Les débitmètres sont calibrés à la pression atmosphérique (1 bar ou 760 mmHg) et à température ambiante (20°C). Les changements de température et de pression affectent à la fois la viscosité et la densité du gaz et la précision de l'affichage du débit. Les changements de température sont en général mineurs et restent en général sans conséquence.

Dans une enceinte pressurisée, un débitmètre délivrera moins de gaz que ne l'indique le niveau sur l'échelle du tube. Lorsque la pression barométrique diminue (comme en altitude), le débit de gaz réel sera plus important que celui indiqué sur le tube.

Eléments des débitmètres

La majorité des appareils d'anesthésie sont munis de vannes de débit pour chaque gaz. Les systèmes de mélange proportionnel sont décrits plus loin. Un débitmètre consiste en un tube à l'intérieur duquel le gaz circule, l'indicateur, une butée au sommet du tube et une échelle reflétant le débit. Sur certains appareils, il peut être éclairé. Chaque débitmètre doit être clairement et en permanence libellé avec la couleur et le nom ou le symbole chimique du gaz qu'il mesure. Les débitmètres sont habituellement protégés par un écran en plastique transparent.

Tubes

Les tubes des débitmètres sont généralement fabriqués en verre. Certains sont équipés de nervures, sous forme de barres épaisses disposées longitudinalement et espacées de manière régulière autour de la circonférence. La figure 3.23 montre la section à la partie haute et basse d'un tel tube. Le gaz passe entre la bille et la paroi interne du tube. Comme le tube est conique, cet espace augmente de bas en haut. L'espace occupé par la nervure varie donc avec la hauteur du tube.

Indicateurs

L'indicateur (flotteur ou bobine) est une pièce libre à l'intérieur du tube. Les normes de l'ASTM (2) *(NdT : NFS 90-111 et 90-125)* exigent que la partie du flotteur servant de référence à la lecture du débit soit mentionnée sur le débitmètre (voir Fig. 3.20).

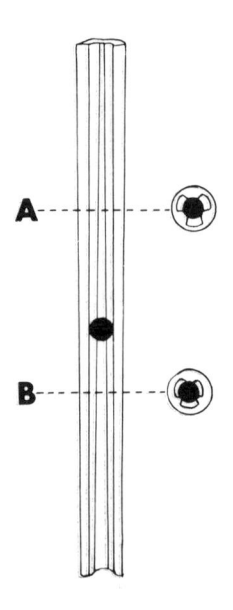

Figure 3.23. Tube de débitmètre équipé de nervures. Il est utilisé avec des billes flottantes. L'épaississement triangulaire de la paroi interne du tube maintient la bille centrée. La surface à travers laquelle passe le gaz croît de bas en haut. Reproduit avec l'autorisation de Fraser Harlake, Inc.

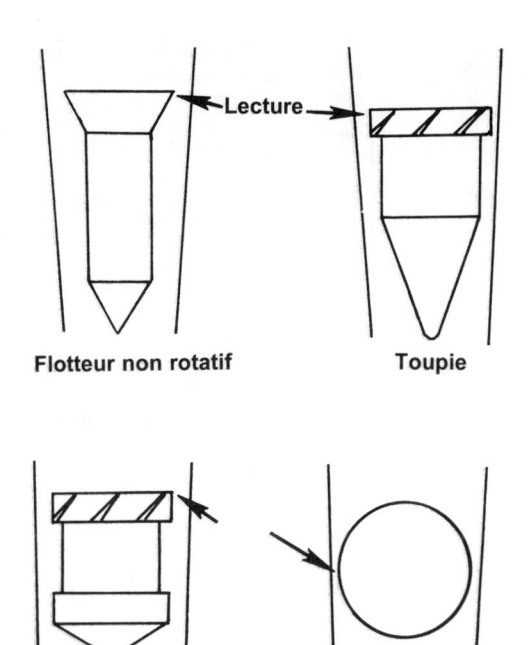

Figure 3.24. Flotteurs de débitmètres. Les toupies et les flotteurs à rainures sont animés d'un mouvement de rotation qui les maintient au centre du tube. Le niveau de lecture correspond au sommet du flotteur. La bille flottante est maintenue au centre par les nervures du tube. Les flotteurs non rotatifs sont fixes et sont maintenus au centre par le débit de gaz.

Flotteurs non rotatifs. Un type d'indicateur, le flotteur non rotatif (Fig. 3.24), est construit de façon que le débit de gaz le soulève dans un tube vertical. La lecture se fait au bord supérieur du flotteur.

Rotamètres. Comme le montre la figure 3.24, les rotamètres ont une extrémité supérieure (la couronne) de diamètre plus large que celui du corps.

Des rainures obliques ou des cannelures sont taillées dans la couronne. Lorsque le gaz passe entre la couronne et la paroi du tube, il chemine dans les cannelures, faisant tourner la bobine. Si le tube est vertical, la libre rotation maintient le flotteur au centre du tube. Cela empêche les fluctuations, réduit les frottements et l'usure, permet le passage de petites particules et diminue les erreurs causées par la friction entre le tube et le flotteur. Quand le rotamètre tourne, cela signifie qu'il n'est pas coincé et que le gaz s'écoule correctement. Si le tube n'est pas strictement vertical, le rotamètre entre en contact avec la paroi du tube, faussant les mesures. La lecture se fait à la partie supérieure de la couronne.

Billes flottantes. Un troisième type d'indicateur est constitué par des billes (voir Fig. 3.24). La lecture se fait au centre de la bille. Celle-ci est maintenue au centre du tube par des nervures dans la paroi du tube. Elle peut librement tourner et est parfois bicolore pour faciliter l'observation de la rotation.

Il est important d'observer fréquemment l'indicateur au cours d'une anesthésie et surtout sa réponse à toute modification du débit de gaz. Des mouvements désordonnés doivent faire douter de la valeur de la lecture.

Butées

La butée à la partie supérieure du débitmètre empêche que l'indicateur ne vienne heurter la sortie du tube, ce qui pourrait l'endommager (34). Elle permet aussi d'empêcher que l'indicateur ne monte à un niveau où il serait invisible, ce qui pourrait faire penser que le débitmètre est fermé.

On a décrit des butées cassées et tombées dans le tube. Si elles tombent sur le flotteur, le débit lu sera plus bas que celui réellement délivré.

Échelle

Les normes de l'ASTM (2) imposent que l'échelle du débitmètre soit inscrite soit sur le tube, soit à sa droite lorsqu'il est vu de face. Sur quelques machines anciennes, l'échelle peut être à gauche, et il faut donc bien veiller à lire la bonne échelle.

Les normes de l'ASTM (2) imposent également que les débitmètres soient calibrés en litres par minute, à l'exception des débits inférieurs à un litre par minute, qui sont alors exprimés soit en millilitres soit en dixièmes de litre par minute, le zéro devant la virgule décimale devant figurer. Les échelles sont calibrées de manière individuelle. L'échelle, le tube et le flotteur doivent être considérés comme un tout. Devant une défaillance de l'un des composants, il faut remplacer l'ensemble.

Éclairage

L'éclairage des débitmètres est en option sur la plupart des machines modernes. Il améliore la sécurité dans des pièces obscures.

Rampe débitmétrique

Sur l'appareil d'anesthésie, les tubes des débitmètres des différents gaz sont regroupés côte à côte. Les différents gaz se mélangent dans un collecteur commun au sommet de l'ensemble. Parfois, il existe deux débitmètres pour un gaz identique : un pour les bas débits, l'autre pour les hauts débits. Dans un tel cas, les tubes peuvent être disposés en parallèle ou en série.

Montage en parallèle

L'installation en parallèle comporte deux débitmètres équipés de deux robinets de contrôle. Le débit total de gaz vers le collecteur est la somme des débits de chaque débitmètre.

L'utilisation accidentelle du débitmètre de bas débit d'oxygène à la place de celui à haut débit est un incident qui survient à chaque fois que deux volants de contrôle de débit d'oxygène sont proches. C'est pourquoi les normes (2) imposent un seul robinet de contrôle de débit pour chaque gaz, rendant caduc le montage en parallèle des débitmètres dans le futur. Lorsque des débits plus faibles et plus précis sont requis, il faut recourir au montage en série qui respecte les normes en vigueur.

Montage en série

Dans un montage en série (Fig. 3.25), il n'existe qu'un seul robinet de contrôle pour les deux débitmètres. Le gaz provenant des vannes passe d'abord dans un tube calibré pour des débits jusqu'à un litre par minute puis passe dans le second tube calibré pour des débits supérieurs. Le débit total n'est pas égal à la somme des deux tubes mais à celui indiqué par le tube indiquant le débit le plus élevé.

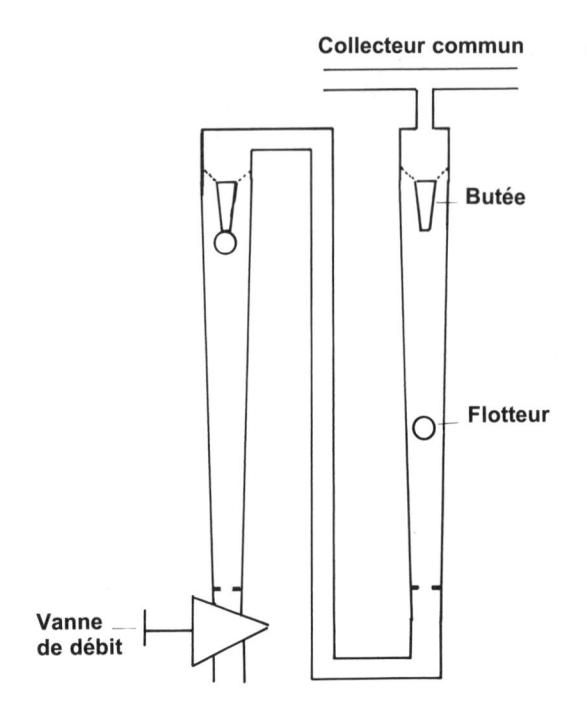

Figure 3.25. Débitmètres montés en série. Le débit total est lu sur le tube du plus fort débit ; il n'est pas égal à la somme des débits des deux tubes.

Agencement des débitmètres sur la rampe

L'ordre des débitmètres peut être une cause d'hypoxie (42). La figure 3.26 montre quatre agencements différents pour l'oxygène, le protoxyde d'azote et l'air. Chaque gaz parcourt l'ensemble depuis la base vers le sommet de chaque tube, puis de la gauche vers la droite. Un orifice de fuite est ménagé dans le débitmètre d'air non utilisé. Les installations des figures 3.26 a et b reproduisent des cas potentiellement dangereux car le débitmètre de protoxyde d'azote est placé en aval des autres. Une quantité non négligeable d'oxygène passe par l'orifice de fuite alors que tout le protoxyde d'azote est dirigé vers la sortie commune des gaz. Une hypoxie à partir d'un tel montage a été décrite (43). Des montages plus sûrs, compatibles avec les normes de l'ASTM (2), sont schématisés dans les figures 3.26 c et d. Lorsqu'on place le débitmètre d'oxygène le plus près possible de la sortie,

débitmètre d'oxygène par rapport aux autres gaz. Pour cette raison, sur les machines les plus anciennes, le débitmètre d'oxygène peut être à droite, à gauche ou au centre de l'ensemble des débitmètres. De telles différences peuvent se révéler dangereuses car un utilisateur non familiarisé avec une machine donnée pourrait, s'il est habitué à une autre machine, fermer machinalement un robinet qui ne correspond pas au gaz souhaité et, par exemple, fermer l'oxygène à la place du protoxyde d'azote. Pour écarter de telles confusions, la STM et le Canadian standard *(NdT: Normes AFNOR NFS 90-111 et 90-125)* exigent que le débitmètre d'oxygène soit placé sur le côté droit d'une rampe débitmétrique lorsqu'on la regarde de face. Si un débitmètre et un vaporisateur sont placés à droite du débitmètre d'oxygène, ils doivent être séparés par au moins dix centimètres.

Il faut noter que l'emplacement à droite du débitmètre d'oxygène est spécifique à l'Amérique du Nord et au marché fourni par les usines américaines. Une norme internationale régissant les machines d'anesthésie en cours de fabrication appelle à placer le débitmètre d'oxygène à gauche, et ceci dans de nombreux pays *(NdT: En dehors des États-Unis, le tube collecteur est conçu de façon à ce que l'O_2 passant par le premier débitmètre de la rampe débitmétrique à gauche soit le dernier gaz à s'ajouter au mélange.)*. Cela peut conduire à des erreurs si un anesthésiste est amené à voyager.

Le bon agencement des débitmètres ne garantit pas une hypoxie si l'un d'entre eux est défectueux. Une fuite entre le flotteur du débitmètre d'oxygène et le collecteur peut entraîner une perte spécifique d'oxygène, même si le débitmètre est en position correcte (44,45).

Systèmes de sécurité

L'administration d'un mélange hypoxique est un des accidents à redouter avec les débitmètres. De nombreux dispositifs ont été mis au point pour les prévenir.

Débit minimal d'oxygène

Quelques appareils d'anesthésie nécessitent un débit minimal d'oxygène pour pouvoir délivrer les autres gaz. Ce débit est prédéter-

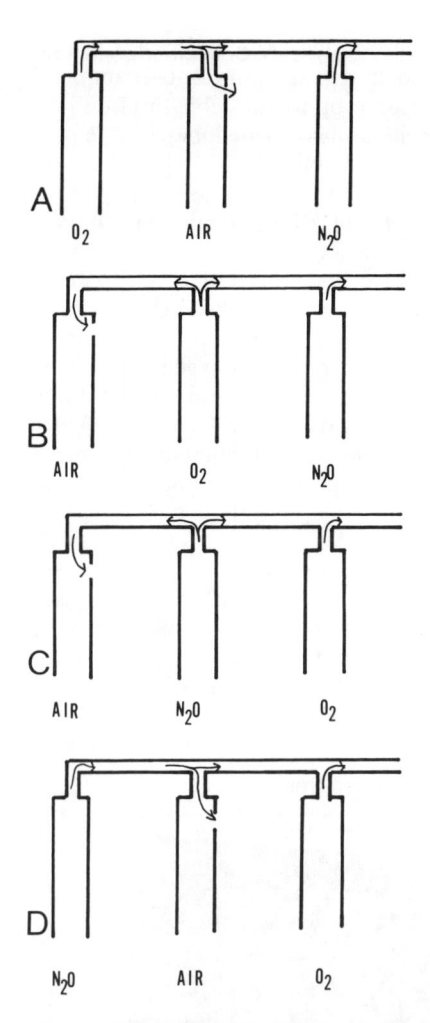

Figure 3.26. Rampe débitmétrique. **A** et **B**. Dispositions potentiellement dangereuses en raison de la position du débitmètre d'O_2 en amont de la sortie du collecteur. S'il y a fuite, l'oxygène sera en grande partie perdu. **C** et **D**. L'O_2 est situé en aval de tous les autres gaz, ce qui constitue l'arrangement le plus sûr car ce sont surtout les gaz anesthésiques qui seront perdus en cas de fuite. Les flèches représentent le sens de circulation des gaz. Redessiné d'après Eger EI, Hylton RR, Irwin RH, Guadagni N. Anesthetic flow meter sequence-a case for hypoxia. Anesthesiology 1963;24:396-397.

une fuite en aval de l'oxygène conduira à une perte plus importante de protoxyde d'azote que d'oxygène.

Avant que l'on s'aperçoive de l'importance de la disposition des débitmètres pour prévenir les mélanges hypoxiques, il n'y avait pas de consensus sur la place que devait occuper le

miné en usine (parfois sur les indications de l'utilisateur). Cette sécurité peut être activée par le commutateur principal. Sur quelques machines, le débit minimal d'oxygène n'est plus opérationnel lorsque le débitmètre d'air est utilisé. Ce débit minimal peut être fourni en installant une butée ou une résistance qui permet le passage d'un petit débit lorsque le robinet de débit d'oxygène est complètement fermé (22). Sur quelques machines, une alarme retentit lorsque le débit d'oxygène chute en dessous d'une valeur seuil (même si aucun autre gaz n'est administré simultanément). Ce système, en lui-même, ne prévient pas de l'administration d'un mélange hypoxique. Un mélange hypoxique peut être délivré même avec des petits débits de gaz anesthésiques.

Proportions minimales d'oxygène

Une autre méthode permettant d'éviter d'administrer un mélange hypoxique est d'équiper la machine avec des systèmes empêchant la délivrance d'une proportion d'oxygène inférieure à une limite préfixée. Ces systèmes soit délivrent un pourcentage minimal d'oxygène par rapport au débit total de gaz, soit déclenchent une alarme lorsque cette proportion est trop faible.

Système de distribution minimale d'oxygène. Les robinets de contrôle des débits peuvent être liés mécaniquement (Fig. 3.27) ou par l'intermédiaire d'un système pneumatique (Fig. 3.28) de façon que l'opérateur ne puisse obtenir un rapport oxygène-protoxyde d'azote inférieur au minimum préétabli à l'usine (habituellement 25 % ou plus). Le système de proportions minimales d'oxygène (ou mélangeur) permet d'adapter indépendamment les débits de gaz, à condition que le pourcentage d'oxygène soit au-dessus de ce minimum. Si l'opérateur tente d'augmenter le débit de protoxyde d'azote au-dessus d'une valeur déterminée, le débit d'oxygène augmente automatiquement. Si l'opérateur essaie de diminuer le débit d'oxygène de façon trop importante, le débit de protoxyde d'azote s'abaissera proportionnellement. Il

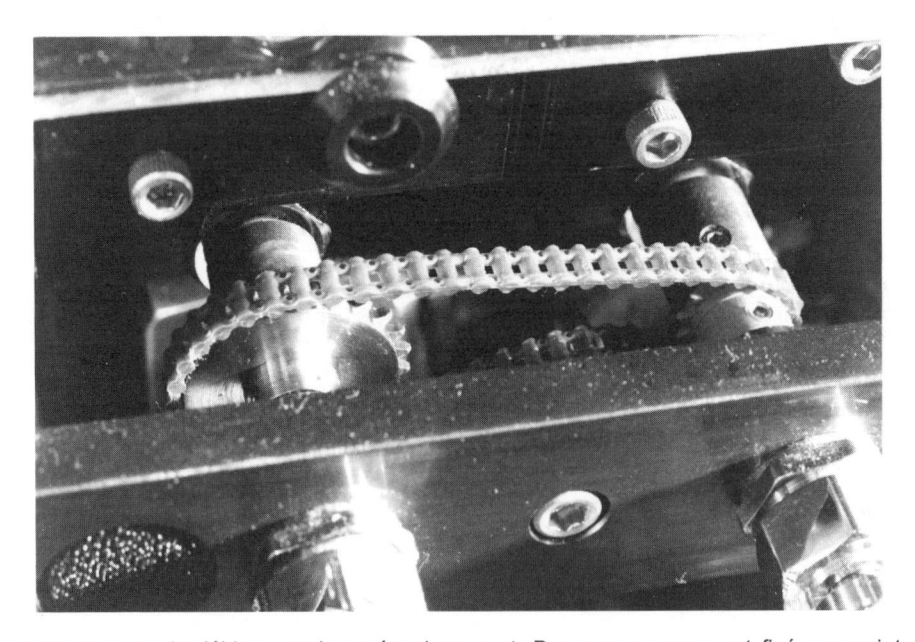

Figure 3.27. Vannes de débit asservies mécaniquement. Des engrenages sont fixés au pointeau des vannes de débit de l'oxygène et du protoxyde d'azote. Une chaîne reliant les deux engrenages asservit la concentration minimale d'O_2 délivrée. L'O_2 ou le N_2O peuvent être ajustés séparément mais la proportion minimale d'O_2 est maintenue. Si le N_2O dépasse le débit maximal autorisé, le débit d'O_2 augmente en proportion. Si le débit d'O_2 diminue, celui de N_2O s'ajuste aussi en proportion.

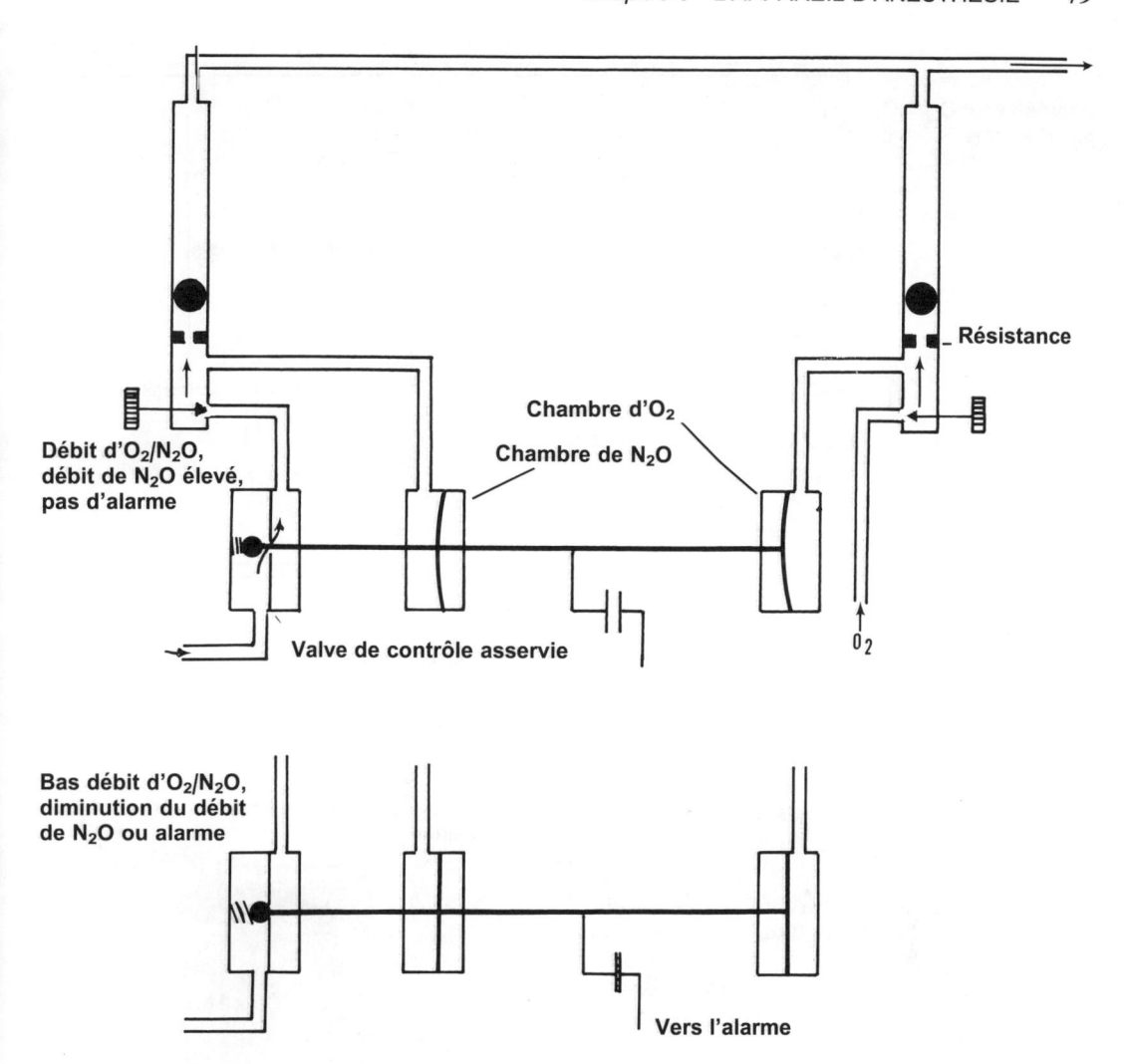

Figure 3.28. Dispositif de contrôle de proportion d'O_2. Une chambre d'oxygène, une chambre de protoxyde d'azote, et une vanne de débit de protoxyde d'azote asservie sont reliées par une tige mobile horizontale. Les débitmètres de N_2O et d'O_2 sont équipés de résistance en aval de la vanne de débit. Ces résistances créent une pression rétrograde transmise aux chambres d'O_2 et de N_2O. Si la pression dans la chambre d'O_2 est basse en comparaison à celle du N_2O, la tige se déplace vers la droite, abaissant la pression d'alimentation du N_2O et donc son débit.

faut noter que ces systèmes ne peuvent coupler que deux gaz et, en général, protoxyde d'azote et oxygène. L'administration d'un troisième gaz comme de l'hélium, peut aboutir à un mélange hypoxique. Des problèmes ont été décrits avec les installations de proportions minimales d'oxygène constituées d'une chaîne liant les deux robinets de contrôle de débit. Un écrou desserré ou un déraillement de la chaîne rend inopérationnel le lien entre les deux robinets de contrôle (46-49).

Alarmes. Des systèmes d'alarmes équipent certains appareils pour avertir l'utilisateur que le rapport oxygène/protoxyde d'azote du mélange utilisé est inférieur à la limite préétablie. Ces alarmes sont souvent mises en service par le commutateur principal (Fig. 3.29). Les pres-

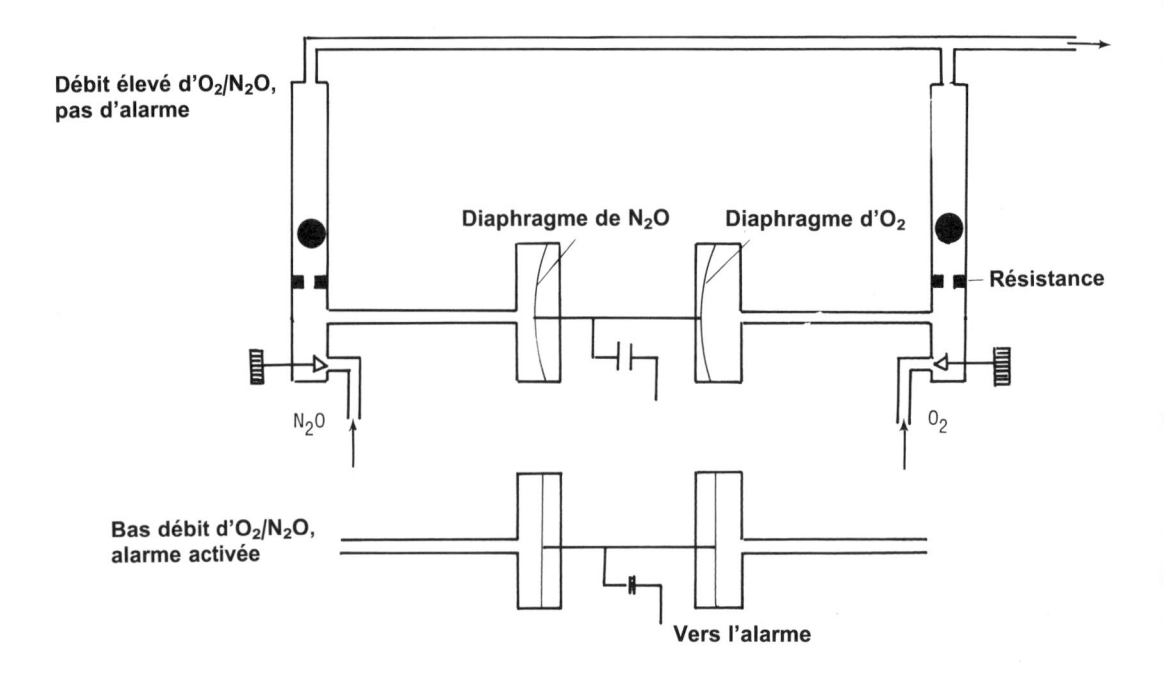

Figure 3.29. Dispositif de contrôle de proportion d'O$_2$. Les gaz traversant chaque résistance créent une pression rétrograde proportionnelle au débit. Ces pressions sont transmises à des diaphragmes (*en haut*). Chacun est connecté à une tige, elle-même reliée à un contacteur d'alarme. Si le rapport O$_2$/N$_2$O est faible (*en bas*), la tige se déplace vers la droite, fermant le contact d'alarme.

sions régnant en aval des vannes de débit sont transmises à des diaphragmes solidaires. Si la proportion O$_2$/N$_2$O du mélange est basse, les diaphragmes se déplacent vers la droite, fermant le contacteur et déclenchant l'alarme.

Système d'asservissement de la proportion d'oxygène

Des mélangeurs (débitmètres - mélangeurs) mêlent protoxyde d'azote et oxygène et distribuent le mélange en affichant deux facteurs principaux, le pourcentage d'oxygène et le débit total de gaz frais. On peut faire varier les concentrations relatives d'oxygène et de protoxyde d'azote, variations contrôlées par un cadran de concentration, qui est habituellement calibré entre 30 et 100 % d'oxygène. Un deuxième cadran, le cadran de contrôle

Figure 3.30. Mélangeur 30-70 (reproduit avec l'autorisation de Ohneda, filiale de BOC, Inc.).

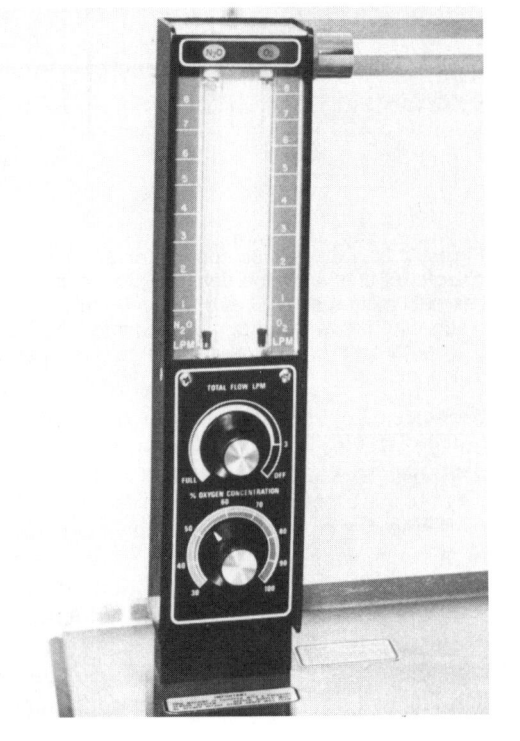

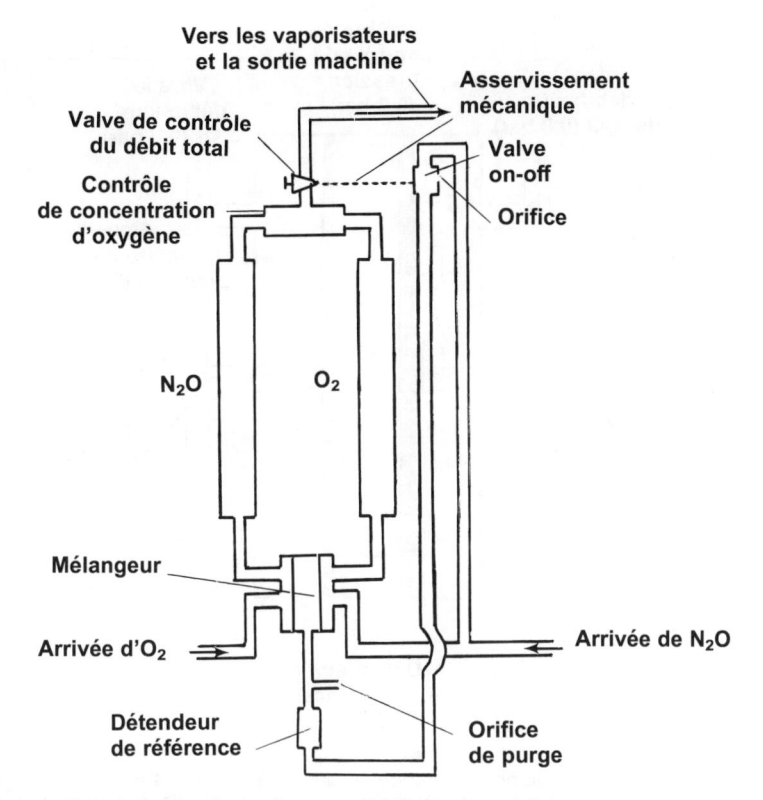

Figure 3.31. Schéma d'un mélangeur 30-70 (voir le texte pour les détails).

de débit, permet de vérifier les niveaux de débit d'oxygène et de protoxyde d'azote mais leur proportion reste celle définie par le premier niveau de contrôle. Le débit de gaz total et la proportion d'oxygène peuvent être contrôlés visuellement en observant les deux débitmètres correspondants.

Un tel système, le mélangeur 30-70, est montré à la figure 3.30, et schématisé à la figure 3.31. Le volant de contrôle de débit permet d'ajuster le débit total du gaz de 3 à 16 l/min, et le cadran de concentration d'administrer l'oxygène en proportion de 30 à 100 %. Ce mélangeur dispose de nombreux composants interdépendants.

Composants. *Valve « on-off ».* La valve « on-off », mécaniquement liée aux vannes de débit total, reçoit l'oxygène en provenance des canalisations ou des cylindres et le dirige vers le détendeur de référence lorsqu'elle est en position « on ». Elle possède un échappement qui permet une dépressurisation rapide lorsque la valve est en position « off ».

Détendeur de référence. Le détendeur de référence reçoit l'oxygène de la valve « on-off » à une pression de 3,5 bars environ, et la réduit à 0,8 bar environ (*NdT* : cette pression constitue la pression de commande du dispositif) et la délivre au mélangeur. Un orifice de purge sur la ligne de pression unissant le régulateur de référence au régulateur de mélange permet une réduction rapide de la pression lorsque la valve « on-off » est fermée ou que la pression d'oxygène chute.

Mélangeur. Le mélangeur (Fig. 3.32) est formé de trois parties : une pour le protoxyde d'azote, une autre pour l'oxygène et une centrale. Cette partie centrale est séparée de l'oxygène et du protoxyde d'azote par des diaphragmes flexibles et reliés aux valves par des tiges. Ceux-ci sont en contact avec des orifices régulateurs.

L'oxygène, à la pression de commande, pé-

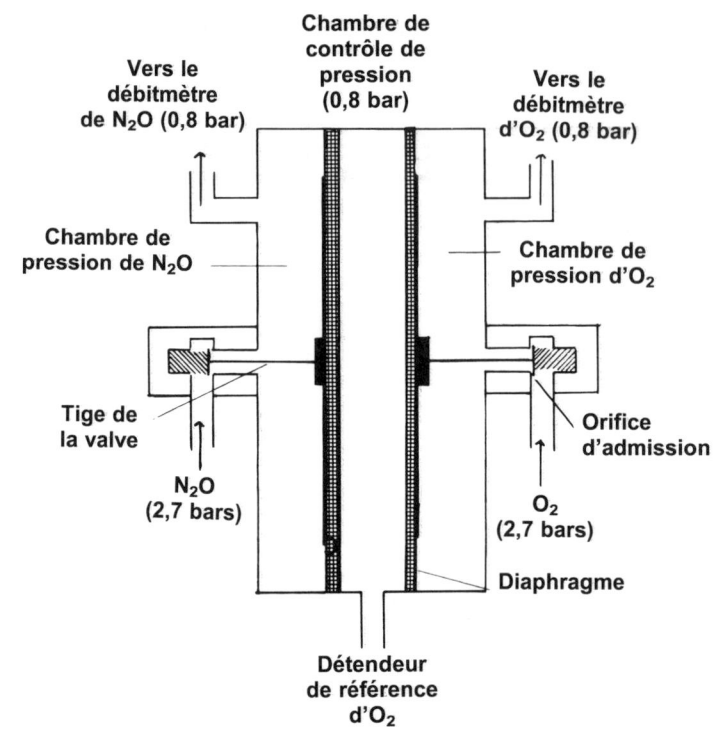

Figure 3.32. Détendeur du mélangeur 30-70. Les deux diaphragmes souples séparent de la partie centrale les chambres d'O_2 et de N_2O. Une tige de commande de clapet est reliée à chaque diaphragme. Lorsque de l'O_2 à une pression de 0,8 bar pénètre dans la chambre centrale, les diaphragmes sont repoussés vers l'extérieur. Ce mouvement déplace les tiges et libère les orifices d'admission des gaz. Redessiné d'après un schéma fourni par Ohmeda, filiale de BOC, Inc.).

nètre dans la section centrale et refoule les diaphragmes qui, par l'intermédiaire des tiges, ouvrent les orifices. L'oxygène et le protoxyde d'azote pénètrent dans leurs enceintes respectives à l'intérieur du mélangeur. Lorsque la pression de chaque section dépasse la pression de commande (0,8 bar) le diaphragme est repoussé vers le centre, refermant alors les orifices. Le mélangeur permet ainsi de maintenir les pressions du protoxyde et de l'oxygène à 0,8 bar. Il joue aussi le rôle de système de sécurité contre les chutes de pression d'oxygène car, quand elles surviennent, la portion centrale sera dépressurisée et le débit d'oxygène mais aussi de protoxyde d'azote sera interrompu.

Les débitmètres. Comme le montre la figure 3.32, à partir du mélangeur, les gaz passent dans les tubes des débitmètres standard, ce qui permet de visualiser le débit de chaque gaz et la proportion d'oxygène.

Contrôle de la concentration d'oxygène. Après sortie des débitmètres, les gaz sont dirigés vers un dispositif de contrôle de pourcentage d'oxygène (voir Fig. 3.31). Ce dispositif est constitué de deux vannes de débit qui sont liées de façon à ce que lorsqu'une est ouverte, l'autre est automatiquement fermée. Le contrôle a pour but de prévenir une concentration de protoxyde d'azote de plus de 70 % du débit total.

Vanne de débit total. À partir des débitmètres, les gaz arrivent dans une chambre commune où ils sont mélangés et dirigés vers la vanne de contrôle de débit total. Cette valve à aiguille est asservie à la valve « on-off » de manière à ce que lorsque cette dernière est en position « off », aucun gaz ne puisse s'écouler (2).

Évaluation des systèmes de mélange proportionnel. Puisque le cadran de réglage de concentration ne peut afficher moins de 30 % d'oxygène, un mélange hypoxique ne peut être délivré, ce qui constitue l'avantage principal de ces systèmes. Cependant, ils ont plusieurs inconvénients : ils ne permettent pas l'administration de bas débits d'oxygène dans les bas débits ou les anesthésies en circuit fermé, les tests de fuite sont de réalisation plus difficile et nécessitent un équipement spécial qui doit être fourni par le constructeur, et seuls deux gaz peuvent être asservis avec ces systèmes de mélange proportionnel.

Incidents en relation avec les débitmètres

Imprécisions

Des études sur les débitmètres utilisés en pratique courante ont montré que la marge d'erreur augmentait de façon inversement proportionnelle au débit et qu'elle devenait cliniquement significative pour des débits inférieurs à 1 l/min (50-52). À cette imprécision aux bas débits s'ajoute la difficulté de lire la partie basse des débitmètres. Plusieurs causes sont à l'origine de cette imprécision :

Montage ou étalonnage incorrects. L'entretien courant par les constructeurs n'inclut pas l'étalonnage des débitmètres et l'installation d'un nouveau débitmètre ou sa réparation peut entraîner un défaut de fonctionnement (53). Le tube du débitmètre, l'échelle et l'indicateur sont calibrés ensemble. Si une des parties est hors d'usage ou endommagée, il faut changer l'ensemble. Les divers éléments ne doivent jamais être interchangés. On a décrit des cas où des flotteurs et les tubes avaient été transposés (54,55). Les différences de densité et de viscosité entre les différents gaz font qu'un tube calibré pour un gaz ne sera pas nécessairement précis pour un autre.

Impuretés. Si des impuretés diminuent l'espace autour du flotteur, le débitmètre indiquera un débit plus haut que celui réellement délivré. Des mouvements anormaux du flotteur peuvent être dus à des impuretés, le débit indiqué pouvant alors être erroné. L'indicateur peut adhérer aux impuretés, donnant des valeurs de débit plus basses ou plus hautes que le débit réellement délivré. De tous les gaz anesthésiques, l'air comprimé est celui qui contient le plus d'impuretés.

Pression rétrograde. La plupart des débitmètres sont dépourvus de système de compensation de retour de pression et leur fonctionnement peut donc être affecté par les augmentations de pression transmises par le système respiratoire ou lors de l'utilisation du bypass d'oxygène. Cette augmentation de pression rétrograde refoule le flotteur à l'intérieur du tube du débitmètre ce qui diminue la force motrice du gaz. Le flotteur indique alors une valeur inférieure à celle correspondant au débit réel. On peut atténuer ces effets en plaçant les dispositifs près de la sortie commune des gaz.

Alignement incorrect. Les débitmètres sont conçus pour être maintenus dans une position strictement verticale. S'ils sont inclinés, l'ouverture annulaire devient asymétrique et la lecture est imprécise. De plus, les forces de frottement sont plus importantes si le tube n'est pas vertical.

Électricité statique. Une autre source possible d'imprécision des débitmètres à flotteur métallique est l'électricité statique (56-58) qui peut entraîner un frottement ou des mouvements anormaux du flotteur. Tant que celui-ci tourne de façon correcte, il n'y a pas d'imprécision due à l'électrostatisme (57).

Une variation de débit redistribue les charges électriques, ce qui peut gêner les mouvements de l'indicateur En passant un doigt humide sur le tube du débitmètre et le métal de la machine ou avec des sprays antistatiques, on peut extraire les charges de l'extérieur du tube.

Problèmes avec l'indicateur. La projection brutale d'un flotteur au sommet du tube, lorsqu'un robinet est ouvert ou qu'un tuyau souple est connecté aux canalisations avec un robinet de débit ouvert, peut l'endommager. Les flotteurs peuvent aussi être abîmés ou déformés lors des manutentions (59). La butée au sommet du débitmètre peut être endommagée et reposer sur le flotteur (60,61).

Flotteur invisible au sommet du tube

Lorsque le flotteur est tout en haut du tube, l'aspect du débitmètre est identique à celui ayant une vanne de débit fermée.

Obstruction de l'orifice de sortie du tube

Si la butée au sommet du tube est brisée, le flotteur peut obturer la sortie et empêcher tout débit, bien que le débitmètre indique un débit maximal. Le tube peut alors fuir ou se rompre.

Lecture erronée d'un débitmètre

Il arrive que l'utilisateur ouvre le robinet sans regarder le débitmètre. S'il jette simplement un regard pour être sûr que le flotteur est à un niveau compatible avec le résultat désiré et qu'il ne vérifie pas duquel il s'agit. Si, par la suite, il ne contrôle que la hauteur du flotteur sans vérifier qu'il s'agit bien du bon flotteur, il pourra ne pas remarquer qu'il a utilisé un mauvais volant de contrôle. Des décès dus à des erreurs de lecture d'indicateurs (lecture d'une échelle proche d'un indicateur mais en concernant un autre) ont été décrits. Sur les machines qui possèdent des débitmètres en parallèle, le débitmètre de petit débit peut être confondu avec celui de haut débit, avec alors administration d'un débit inadéquat d'oxygène (62).

Changement de position du flotteur

Les flotteurs doivent être observés fréquemment, en particulier dans les suites du réglage initial. Sur quelques machines, la hauteur du flotteur peut changer avec la pression d'alimentation.

Fuites

En cas de fuite dans un débitmètre en aval de l'indicateur mais en amont du collecteur commun, la concentration dans le mélange de gaz frais sera inférieure à celle attendue. Une fuite peut résulter d'une fissure ou d'une perforation du débitmètre ou d'une mauvaise connexion du tube (43,45,63-66). Des obstructions partielles au débit de gaz en aval du sommet du débitmètre peuvent entraîner une rupture de l'orifice de sortie (67).

Il peut exister une fuite si le volant de contrôle est laissé ouvert et s'il n'y a pas de cylindre ou de bouchon d'étrier monté sur celui-ci (5,37,39). Le flotteur; lorsqu'il est en bas du tube, n'assure pas une obstruction étanche à l'écoulement rétrograde du gaz.

Précautions

Les débitmètres doivent être protégés en fermant chaque robinet de débit lorsque les valves des cylindres sont ouvertes ou que la machine est connectée au réseau. Cela évite l'ascension brutale du flotteur au sommet du tube, ce qui pourrait l'endommager ou le cacher à la vue. Sur les appareils équipés d'un système de sécurité de chute de pression d'oxygène, tous les débitmètres indiquent zéro lorsque la pression d'oxygène est faible, même si la vanne de débit est ouverte. Lorsque la pression d'oxygène est restaurée, la pression des gaz anesthésiques augmentera brusquement, avec ascension brutale de l'indicateur au sommet du tube.

SÉLECTEUR DES ÉVAPORATEURS

Le but du sélecteur du circuit des évaporateurs est de (i) diriger le débit de gaz vecteur, l'oxygène, vers le vaporisateur en fonctionnement; (ii) diriger l'oxygène chargé en vapeurs anesthésiques vers la sortie commune des gaz; (iii) isoler le vaporisateur du reste de la machine lorsque celui-ci n'est pas en utilisation. Il est important de mettre le sélecteur de vaporisateur en court-circuit lorsque le vaporisateur n'est pas en utilisation, car il y a alors risque de pollution des gaz frais (68,69).

Les normes de l'ASTM (2) autorisent l'utilisation de vaporisateurs à débit mesuré et excluent les sélecteurs de vaporisateurs qui comprennent une troisième position pour le débit rapide d'oxygène. Sur quelques vieilles machines, le gaz qui passe à travers le vaporisateur peut s'échapper dans l'atmosphère. Cela est impossible avec les appareils modernes (1,2).

CLAPET ANTI-RETOUR

En ventilation contrôlée ou assistée, une pression positive provenant du système respiratoire est transmise en retour à la machine. L'utilisation du débit d'oxygène rapide peut aussi créer une pression positive. Cette augmentation de pression peut modifier la concentration d'anesthésiques volatils sortant des vaporisateurs (70), augmenter les fuites et modifier la précision des débitmètres. Pour minimiser ces problèmes, on peut monter une valve unidirectionnelle entre les vaporisateurs et la sortie commune des gaz, le plus souvent en amont du raccordement entre l'oxygène rapide et les gaz frais. Cela atténue l'augmentation de pression, mais ne la prévient pas totalement, puisque les gaz peuvent encore sortir des débitmètres pendant le temps de la surpression.

Ces valves jouent un rôle majeur lorsque l'on teste la machine à la recherche de fuites, pouvant en empêcher toute détection si la machine en est équipée (71-73).

On a décrit un incident au cours duquel une partie la valve s'était déplacée et avait migré en aval, obstruant le circuit et empêchant les gaz d'atteindre la sortie commune des gaz (74).

SOUPAPE D'ÉCHAPPEMENT

Quelques appareils sont munis d'une valve d'échappement près de la sortie commune des gaz pour empêcher toute surpression qui pourrait être transmise aux patients. Cette soupape s'ouvre vers l'atmosphère et permet au gaz frais de s'échapper si la pression préétablie est dépassée.

Si un vaporisateur calibré à haute résistance interne est placé en aval d'une telle soupape, la résistance du vaporisateur augmentera la pression d'ouverture de la valve, surtout si le débit rapide d'oxygène est en fonctionnement (75). Ces vaporisateurs doivent donc être placés entre les débitmètres et la sortie commune des gaz.

La présence d'une soupape d'échappement peut empêcher l'utilisation d'une jet-ventilation efficace.

CANALISATIONS À BASSE PRESSION

Le réseau de basse pression est complexe en raison du nombre de connexions nécessaires. Les éléments situés dans cette section sont sujet à rupture et à fuite (71). Les normes de l'ASTM (2) autorisent pour chaque gaz une fuite maximale de 30 ml/min à une pression de 30 cmH2O entre le robinet de contrôle de débit et la sortie commune des gaz lorsque les vaporisateurs sont fermés.

SORTIE COMMUNE DES GAZ (FRAIS)

La sortie commune des gaz reçoit tous les gaz et vapeurs en provenance de l'appareil. La plupart des sorties des appareils d'anesthésie possèdent une connexion femelle de 15 mm (qui acceptera un connecteur de tube trachéal), avec une connexion coaxiale de 22 mm. Des systèmes de sécurité de connexion peuvent également être adjoints. Les risques de fuite ou de déconnexion sont particulièrement importants au niveau de la sortie commune des gaz, ce qui explique que les normes de l'ASTM (2) *(NdT : NFS 90-111 et 90-125)* exigent un système de maintien (Fig. 3.33). Le tube d'alimentation en gaz frais qui

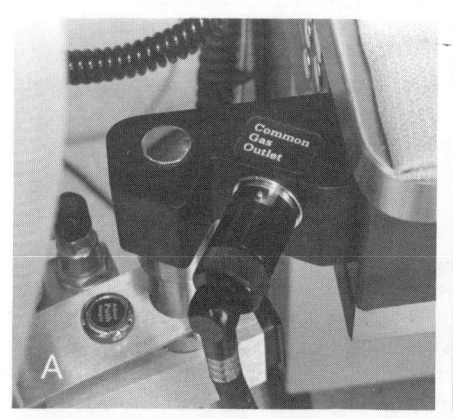

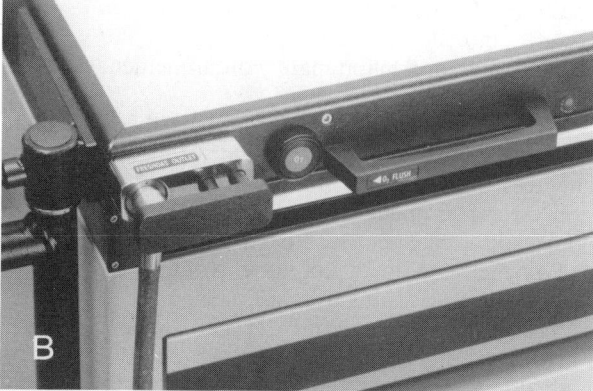

Figure 3.33. Sortie commune des gaz avec ses dispositifs de connexion. Noter que le bouton de la vanne de débit rapide d'O$_2$ est protégé de toute manipulation intempestive par une collerette.

conduit le gaz jusqu'à l'entrée du système respiratoire se connecte à la sortie commune des gaz.

Poste d'anesthésie

Le poste d'anesthésie sera un terme fréquemment utilisé dans le futur : il se réfère à un appareillage intégrant la majorité des éléments nécessaires à conduire l'anesthésie dans une seule unité. Autrefois, il était courant d'adjoindre à l'appareil d'anesthésie un analyseur d'oxygène, un spiromètre, un analyseur de CO_2, un oxymètre de pouls et d'autres dispositifs de monitorage. Les moniteurs provenaient souvent de différents constructeurs et étaient empilés sur l'appareil ou sur un chariot sur lequel ils étaient fixés. Cela avait plusieurs inconvénients : fouillis de câbles et de tuyaux et difficulté de retrouver une donnée. Il pouvait être difficile par exemple de déterminer l'origine d'une alarme, à moins qu'elle n'ait un son distinctif. Enfin, les différents moniteurs n'étaient pas interconnectés.

L'évolution vers la station d'anesthésie a commencé avec l'intégration des analyseurs d'oxygène et des moniteurs de pression dans l'appareil, ceux-ci entrant en fonctionnement lorsque l'appareil était mis en route. Par la suite, les autres moniteurs ont été aussi intégrés. Enfin, les alarmes et les systèmes d'alarmes prioritaires ont été centralisés, ce qui permet d'une part de n'avoir à regarder qu'un seul site en cas d'alarme, d'autre part de connaître facilement son degré de priorité. D'autres informations telles que les protocoles de contrôle sont maintenant communément affichées.

Un des avantages de la station d'anesthésie est que les fonctions monitorées peuvent être intégrées. Par exemple, si le brassard de tension est sur le même bras que l'oxymètre de pouls, son gonflement n'activera pas l'alarme de l'oxymètre de pouls. Un autre avantage est que les données sont affichées sur un seul écran, ce qui permet d'intégrer globalement l'information et d'interpréter rapidement toute donnée. De plus, la station permet l'analyse de données provenant de différents moniteurs. Devant un problème, ses causes possibles et la conduite à tenir peuvent être affichées. Par exemple, une station peut permettre non seulement de détecter une fuite ou une déconnexion, mais d'en signaler l'endroit à l'utilisateur. Ces données peuvent être affichées sous forme d'icône. Enfin, la station d'anesthésie prend beaucoup moins de place que l'appareil d'anesthésie avec tous les dispositifs de monitorage.

Enregistrement automatique de données

La mise au point de l'acquisition et de l'enregistrement automatiques des données est d'ores et déjà bien avancée et devrait jouer rapidement un rôle majeur. Traditionnellement, le compte rendu de l'anesthésie se fait sur une feuille écrite, avec parfois ses difficultés de relecture et le recensement incomplet des données. De plus, ces données sont souvent imprécises en raison de la rapidité de l'évolution des différents paramètres, l'anesthésiste étant en outre bien souvent occupé à d'autres tâches.

L'enregistrement automatique des données pourrait soit faire partie de l'appareil d'anesthésie soit être une unité séparée. Les données pourraient être recueillies à partir de tous les moniteurs et de l'appareil d'anesthésie, et des informations concernant le patient peuvent être ajoutées en reliant ce système à l'ordinateur des admissions. Les données concernant les médicaments, les solutés de perfusion, les informations sur l'intubation, et tout autre événement d'importance peuvent être enregistrées par l'intermédiaire du clavier, d'écran tactile ou d'une souris. Le système de gestion des informations pourrait être équipé d'un système d'alarme qui viendrait en complément des alarmes individuelles de chaque moniteur.

Pour qu'un enregistrement automatique soit possible, les différents moniteurs doivent pouvoir communiquer entre eux, ce qui ne pose habituellement pas problème lorsqu'ils proviennent du même constructeur. Comme tel n'est souvent pas le cas, il faut recourir à des interfaces permettant le regroupement d'informations d'un appareil à l'autre provenant de différents constructeurs. Le moniteur idéal doit être équipé de moyens de détection très sensibles, de manière à produire un signal le plus clair possible et le plus indemne d'artefact.

Les artefacts peuvent être traités de deux façons. La première est d'empêcher leur survenue sur l'enregistrement en utilisant des algorithmes qui les détectent et les éliminent. La seconde est de les expliquer sur l'enregistrement.

Les avantages de ce système de gestion de l'information sont nombreux. L'enregistrement des données est rapide. Les données peuvent être imprimées pendant ou après l'anesthésie. Les études rétrospectives sur les données ou sur la qualité des anesthésies sont possibles. L'enregistrement a valeur légale, les données sont complètes, et elles sont enregistrées pendant les temps où l'anesthésiste est trop occupé pour les analyser. Les données précises facilitent la facturation. L'information sur l'utilisation des médicaments est plus précise que sur les feuilles d'anesthésie écrites. Les données sont avec ce type d'enregistrement plus crédibles que celles provenant des enregistrements écrits. Aux États-Unis, les compagnies d'assurance offrent des réductions de prime lorsque l'on recourt aux enregistrements automatisés.

Les enregistrements automatiques ont cependant des inconvénients. Leur apprentissage nécessite temps et énergie, les artefacts sont nombreux, entrer les données prend du temps pendant lequel l'attention est détournée, ils sont onéreux, leurs implications médicolégales sont encore floues et des problèmes se posent quant à l'accès aux données, leurs modifications voire leur destruction.

Maintenance

La JCAHO (Joint Commission on Accreditation of Healthcare Organizations) exige des opérations de maintenance des appareils d'anesthésie au moins une fois par an (76). Le problème est de savoir qui a la charge de l'entretien de la machine. La tentation de la modifier ou de faire des réparations est très grande chez les anesthésiologistes souvent bricoleurs. Les anesthésistes, bien souvent bricoleurs, sont fréquemment tentés de modifier ou de réparer eux-mêmes la machine. Or, l'entretien d'une machine d'anesthésie nécessite de connaître précisément ses différents éléments, leur fonctionnement et leur montage. De plus, il est impératif d'utiliser des pièces détachées d'origine. Les utilisateurs doivent se limiter à l'entretien des parties prévues dans les livrets fournis avec les appareils. Les services de maintenance de l'hôpital, des pathologies respiratoires ou du personnel biomédical qui n'ont pas eu une formation particulière sur les appareils d'anesthésie, ne doivent pas non plus en assurer l'entretien. Des réparations et des modifications effectuées sur des appareils d'anesthésie par un personnel non formé, peuvent être graves de conséquence et déchargent le constructeur de toute responsabilité. Les constructeurs assurent la formation et la certification du personnel biomédical de l'hôpital pour entretenir ces machines. Dans certains états, seuls les personnels certifiés peuvent légalement travailler sur les appareils d'anesthésie *(NdT : En dehors du constructeur, aucune certification n'existe en France et toute modification entraîne une nouvelle épreuve d'homologation)*.

La plupart des fabricants fournissent des contrats de maintenance pour leur matériel, contrats qui stipulent en général que l'inspection et la maintenance de routine (incluant les tests, le nettoyage, la lubrification, les réglages, le remplacement des différentes pièces endommagées) à fréquence régulière, habituellement 3 ou 4 fois par an, est de leur responsabilité. La qualité de ce service est extrêmement variable, et l'utilisateur doit y être attentif. Toute machine qui vient d'être révisée doit être entièrement testée avant utilisation.

L'entretien a des implications médicolégales importantes. Si un accident est dû à une avarie de la machine, il est très important de pouvoir prouver qu'elle avait bien été entretenue. Il faut cependant savoir que la maintenance de routine ne relève pas l'utilisateur de sa responsabilité concernant les tests à effectuer avant l'utilisation de sa machine.

Chaque machine doit avoir son « dossier », avec description des problèmes survenus, des opérations de maintenance et spécification des personnes qui en étaient responsables. Ces enregistrements sont exigés par la JCAHO et ils sont souvent précieux sur le plan médicolégal.

Choix d'un appareil d'anesthésie

Il ne faut choisir que des appareils homologués (2) et tenir compte de plusieurs facteurs pour choisir l'appareil qui conviendra le mieux à l'utilisation particulière de chacun. Toute nouvelle machine doit bénéficier d'une période d'essai.

ENTRETIEN

Toutes les machines qui répondent aux normes de l'ASTM (2) doivent parfaitement fonctionner lorsqu'elles sont neuves, ce qui n'exclut pas la nécessité d'une maintenance régulière. La qualité de ce service varie selon les fabricants, et de secteur en secteur chez un même fabricant. Si le service de maintenance donne toute satisfaction, il paraît logique de continuer à s'adresser au même constructeur pour l'acquisition de nouvelles machines. Si tel n'est pas le cas, il faut faire preuve de grande prudence, et ne pas oublier que les représentants promettent toujours de bons services de maintenance qui, en pratique, peuvent ne pas se révéler tels. Il est ici primordial d'interroger ses collègues sur leur expérience dans ce domaine, dans le même secteur géographique, sur plusieurs points : durées d'attente des réparations, disponibilité locale des équipes d'entretien, possibilité de remplacement des appareils en réparation et, en général, façon dont sont honorés les contrats de maintenance. Il faut aussi tenir compte du coût de cette maintenance.

TAILLE

Les constructeurs offrent des machines compactes pour les petites salles d'opération. Elles sont plus faciles à déplacer si on doit les utiliser en dehors des blocs. Les plus grosses offrent en revanche plus de tiroirs et une plus grande table de travail, qui peut être utilisée comme un espace de travail.

PARAMÈTRES ET ÉQUIPEMENTS SPECIAUX

Certaines machines offrent d'autres paramètres de sécurité importants qui peuvent les rendre particulièrement intéressantes. L'évolutivité de la machine, par ajouts d'équipements complémentaires, est un critère lui aussi important. Enfin, une machine peut être plus ergonomique qu'une autre.

RÉFÉRENCES

1. American National Standards Institute. Minimum performance and safety requirement for components and systems of continuous flow anesthesia machines for human use (ANSI Z-79. 8). New York: ANSI, 1979.
2. American Society for Testing and Materials. Specification for minimum performance and safety requirements for components and systems of anesthesia gas machines (ASTM F-1161-88). Philadelphia: ASTM, 1988.
3. Craig DB, Longmuir J. Implementation of Canadian Standards Association 2168.3-M 1980 anaesthetic gas machine standard: the Manitoba experience. Can Anaesth Soc J 1980;27:504-509.
4. Hogg CE. Pin-indexing failures. Anesthesiology 1973; 38:85-87.
5. McQuillan PJ, Jackson IJB. Potential leaks from anaesthetic machines. Anaesthesia 1987;42:13081312.
6. Youatt G, Love J. A funny yoke. Tale of an unscrewed pin. Anaesth Intensive Care 1981;9:79-80.
7. Fox JWC, Fox EJ. Guest discussion. Anesth Analg 1968;51:790-791.
8. Blum LL. Equipment design and human limitations. Anesthesiology 1971;35:101-102.
9. Schreiber P. Anaesthesia systems. Boston: Merchants Press, 1984.
10. Allberry RAW. Minireg failure. Anaesth Intensive Care 1989;17:234-235.
11. Varga DA, Guttery JS, Grundy BL. Intermittent oxygen delivery in an Ohmeda Unitrol anesthesia machine due to a faulty O-ring check valve assembly. Anesth Analg 1987;66:1200-1201.
12. Bamber PA. Possible safety hazard on anaesthetic machines. Anaesthesia 1987;42:782.
13. Heine JF, Adams PM. Another potential failure in an oxygen delivery system. Anesthesiology 1985;63:335-336.
14. Craig DB, Longmuir J. Anaesthetic machine pipeline inlet pressure gauges do not always measure pipeline pressure. Can Anaesth Soc J 1980;27:510511.
15. Dinnick OP. More problems with piped gases. Anaesthesia 1976;31:790-792.
16. Bonsu AK, Stead AL. Accidental cross-connexion of oxygen and nitrous oxide in an anaesthetic machine. Anaesthesia 1983;38:767-769.
17. Epstein RM, Rackow H, Lee ASJ, Papper EM. Prevention of accidental breathing of anoxic gas mixtures during anesthesia. Anesthesiology 1962;23:1-4.
18. Jones DE, Watson CB, Goetter C. Oxygen pressure sensor shutoffvalve failure in the Ohio «wedge» anesthesia machine. Anesthesiology 1984;61:634-635.

19. Riddle RT. Oxygen pressure sensor shutoff valve failure in the Ohio « wedge » anesthesia machine. In reply. Anesthesiology 1984;61:635-636.
20. Craig DB, Longmuir J. An unusual failure of an oxygen fail-safe device. Can Anaesth Soc J 1971;18:576-577.
21. Puri GD, George MA, Singh H, Batra YK. Awareness under anaesthesia due to a defective gas-loaded regulator. Anaesthesia 1987;42:539-540.
22. Eisenkraft JB. The anesthesia delivery system -part 1. Prog Anesth 1989;3(7):1-7.
23. Dodd KW. Inadvertent administration of 100% oxygen dunng anaesthesia. Br J Anaesth 1979;51:573.
24. Anderson CE, Rendell-Baker L. Exposed O_2 flush hazard. Anesthesiology 1982;56:328.
25. Cooper CMS. Capnography. Anaesthesia 1987;42: 1238-1239.
26. Hanafiah Z, Sellers WFS. Nudging the emergency oxygen. Anaesthesia 1991;46:331.
27. Anonymous. Judge-awards $219,000 in oxygen equipment case. Biomed Safe Stand 1980;10:42.
28. Bailey PL. Failed release of an activated oxygen flush valve. Anesthesiology 1983;59:480.
29. Puttick N. Hazard from the oxygen flush control. Anaesthesia 1986;41:222-224.
30. McMahon DJ, Holm R, Batra MS. Yet another machine fault. Anesthesiology 1983;58:586-587.
31. Gaughan SD, Benumof JL, Ozaki GT. Can an anesthesia machine flush valve provide for effective jet ventilation? Anesthesiology 1991;75:A130.
32. Emmett CP, Clutton-Brock TH, Hutton P. The Ohmeda Excel anaesthetic machine. Anaesthesia 1988; 43:581-583.
33. Calverley RK. A safety feature for anaesthetic machines-touch identification of oxygen flow control. Can Anaesth Soc J 1971;18:225-229.
34. Cooper M, Ali D. Oxygen flowmeter dislocation. Anaesth Intensive Care 1989;17:109-110.
35. Hutton P, Boaden RW. Performance of needle valves. Br J Anaesth 1986;58:919-924.
36. Rung GW, Schneider AJL. Oxygen flowmeter failure on the North American Drager Narcomed 2a anesthesia machine. Anesth Analg 1986;65:211212.
37. Russell WJ, Ward JB. Hypoxia with a third flowmeter tube on the anaesthetic machine. Anaesth Intensive Care 1978;6:355-357.
38. Lenoir RJ, Easy WR. A hazard associated with removal of carbon dioxide cylinders. Anesthesiology 1988; 43:892-93.
39. Williams AR, Hilton PJ. Selective oxygen leak: a potential cause of patient hypoxia. Anaesthesia 1986;41:1133-1134.
40. Beudoin MG. Oxygen needle valve obstruction. Anesth Intensive Care 1988;16:130-131.
41. Fitzpatrick G, Moore KP. Malfunction in a needle valve. Anaesthesia 1988;43:164.
42. Eger EI, Hylton RR, Irwin RH, Guadagni N. Anesthetic flowmeter sequence -cause for hypoxia. Anesthesiology 1963;24:396-397.
43. Powell J. Leak from an oxygen flowmeter. Br J Anaesth 1981;53:671.
44. Chung DC, Jing QC, Prins L, Strupat J. Hypoxic gas mixtures delivered by anaesthetic machines equipped with a downstream oxygen flowmeter. Can Anaesth Soc J 1980;27:527-530.

45. Russell WJ. Hypoxia from a selective oxygen leak. Anaesth I ntensive Care 1984;12:275-277.
46. Abraham ZA, Basagoitia J. A potentially lethal anesthesia machine failure. Anesthesiology 1987;66:589-590.
47. Davis TM. Failure of a new system to prevent delivery of hypoxic gas mixture. A reply. Anesthesiology 1981; 54:437.
48. Malone BT. Failure of a new system to prevent delivery of hypoxic gas mixture. Anesthesiology 1981;54:436-437.
49. Richards C. Failure of a nitrous oxide-oxygen proportioning device. Anesthesiology 1989;71:997-999.
50. Sadove MS, Thomason RD, Thomason CL, Ries M. An evaluation of flowmeters. J Am Assoc Nurse Anesth 1976;44:162-165.
51. Waaben J. Stokke DB. Brinklov MM. Accuracy of gas flowmeters determined by the bubble meter method. Br J Anaesth 1978;50:1251-1256.
52. Waaben J, Brinklov MM, Stokke DB. Accuracy of new gas flowmeters. Br J Anaesth 1980;52:97-100.
53. Kelley JM, Gabel RA. The improperly calibrated flowmeter-another hazard. Anesthesiology 1970;33:467-468.
54. Slater EM. Transposition of rotameter bobbins. Anesthesiology 1974;41:101.
55. Thomas D. Interchangeable rotameter tubes. Anaesth Intensive Care 1983;11:385-386.
56. Hagelsten J, Larsen OS. Static electricity in anaesthetic flowmeters eliminated by radioactive pistol. Br J Anaesth 1965;37:799-800.
57. Clutton-Brock J. Static electricity and rotameters. Br J Anaesth 1972;44:86-90.
58. Clutton-Brock J. Static electricity and rotameters. Br J Anaesth 1973;45:304.
59. Hodge EA. Accuracy of anaesthetic gas flowmeters. Br J Anaesth 1979;51:907.
60. Doblar DD, Hinkle JC. Flowmeter malfunction: effect on delivered anesthetic concentration. Anesthesiology 1984;61:220-222.
61. Luich RJ. Flowmeter malfunction: effect on delivered anesthetic concentration: a reply. Anesthesiology 1984;61:222.
62. Rendell-Baker L, Klein OL, Charles P. Hazard of separate low and high flow O_2 flowmeters: an interim solution. Anesthesiology 1982;56:155-156.
63. Dudley M, Walsh E. Oxygen loss from rotameter. Br J Anaesth 1986;58:1201-1202.
64. Gupta BL, Varshneya AK. Anaesthetic accident caused by unusual leakage of rotameter. Br J Anaesth 1975; 47:805.
65. Hanning CD, Kruchek D, Chunara A. Preferential oxygen leak -an unusual case. Anaesthesia 1987;42:1329-1330.
66. Williams OA. Potential hazard of a cracked rotameter. Anaesthesia 1989;44:523.
67. Thompson JB, Fodor IM, Baker AB, Sear JW. Anesthetic machine hazard from the Select-a-tec block. Anaesthesia 1983;38:175-177.
68. Cook TL, Eger El, Behl RS. Is your vaporizer off? Anesth Analg 1977;56:793-800.
69. Greenhow DE, Barth RL. Oxygen flushing delivers anesthetic vapor-a hazard with a new machine. Anesthesiology 1973;38:409-410.
70. Hill DW, Lowe HJ. Comparison of concentration of

halothane in closed and semiclosed circuits during controlled ventilation. Anesthesiology 1962;23:291-298.
71. Andrews JJ. The anatomy of modern anesthesia machines (ASA Refresher Course # 174). New Orleans: ASA, 1989.
72. Berner MS. Profound hypercapnia due to disconnection within an anaesthetic machine. Can J aesth 1987;34:622-628.
73. Comm G, Rendell-Baker L. Back pressure check valve a hazard. Anesthesiology 1982;56:327-328.
74. Chang J, Larson CE, Bedger RC, Bleyaert AL. An unusual malfunction of an anesthetic machine. Anesthesiology 1980;52:446-447.
75. Katana B. Price P, Slack M. Delayed filling of the breathing bag due to a portable vaponzer. Anesth Analg 1987;66:1055.
76. McMahon DJ. A synopsis of current anesthesia machine design. Biomed Instrum Technol 1991:25:190-199.

Chapitre 4

Vaporisateurs

Traduction : Annick Steib

Physique
　Pression de vapeur
　Point d'ébullition
　Concentration des gaz
　Chaleur de vaporisation
　Chaleur spécifique
　Conductivité thermique
　Stabilisation thermique
Classification des vaporisateurs
　Méthodes de régulation des concentrations délivrées
　Méthodes de vaporisation
　Compensation thermique
　Spécificité
　Résistance
Effets des modifications de la pression barométrique
　Pression atmosphérique basse
　Pression atmosphérique élevée
Effets de contrepression intermittente
　Effet de pompage
　Effet de pressurisation
　Effets combinés de la pressurisation et du pompage
Vaporisateurs et appareil d'anesthésie standard en 1988
　Modèles de vaporisateurs
　Siemens
　Tec 3
　Tec 4
　Tec 5
　Tec 6
　Ohio calibré
　Vapor 19.1
　Verni-Trol à bras latéral
　Penlon PPV Sigma
Dispositifs spécifiques de remplissage
　Composants
　Emploi
　Problèmes avec les systèmes à clé de remplissage
Emplacement
　Vaporisateurs calibrés en débit
　Vaporisateurs calibrés en concentration
　Vaporisateurs inclus dans le circuit
Montage de vaporisateurs
　Parallèle
　Série
Incidents liés aux vaporisateurs
　Agent incorrect
　Renversement de la cuve
　Excès de remplissage
　Inversion du flux
　Mauvaix positionnement du bouton de réglage de concentration
　Fuites
　Fuite de vapeur dans le trajet du gaz frais
　Anomalies dans la chambre de vaporisation
　Dommages physiques
　Obstacle au débit de gaz frais
　Calculs incorrects
Maintenance

La plupart des agents anesthésiques inhalatoires utilisés actuellement sont sous forme liquide et doivent être convertis en vapeurs avant de pouvoir être employés. La vapeur est la phase gazeuse d'une substance qui se présente à l'état liquide à température et pression ambiantes. Un vaporisateur est un dispositif qui facilite la vaporisation d'un anesthésique liquide et qui dirige une quantité définie de vapeur ainsi formée vers le circuit de gaz frais. Trois vaporisateurs peuvent être connectés à l'appareil d'anesthésie usuel.

Physique

PRESSION DE VAPEUR

La figure 4.1 A montre un liquide volatil à l'intérieur d'une enceinte close. Les molécules du liquide s'échappent de la surface et passent dans l'espace sus-jacent, formant la vapeur. À température constante, un équilibre dynamique se constitue entre les phases liquide et gazeuse, de telle sorte que le nombre de molé-

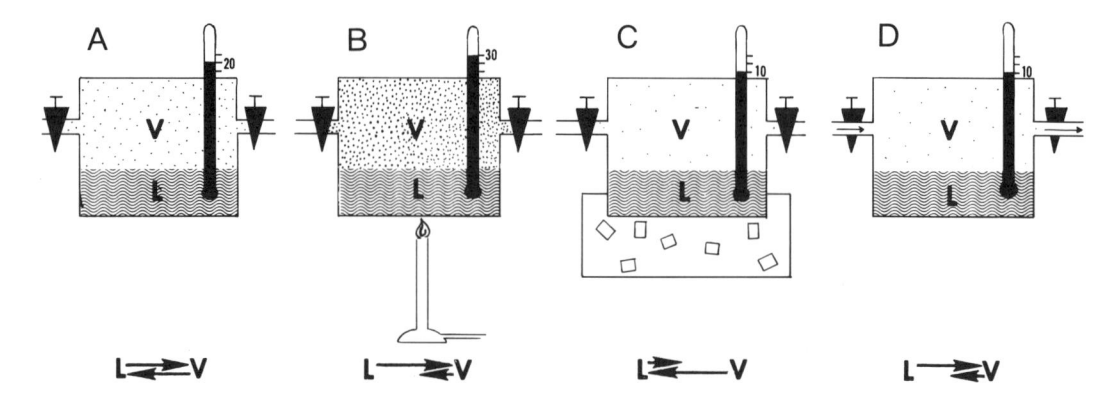

Figure 4.1. A-C. La pression de vapeur change avec la température. **A**. Le liquide et la vapeur sont en équilibre. **B**. L'augmentation de température modifie l'équilibre en élevant le nombre de molécules entrant en phase de vapeur, ce phénomène étant illustré par l'augmentation du nombre de points au-dessus du liquide. **C**. La baisse de la température dévie l'équilibre vers la phase liquide et diminue la pression de vapeur. **D**. Le passage d'un gaz vecteur au-dessus du liquide modifie l'équilibre vers la phase de vapeur. La chaleur de vaporisation est fournie par le liquide restant et il y a chute de température.

cules en phase gazeuse demeure constant. Ces molécules bombardent les parois de l'enceinte, générant une pression. Celle-ci est nommée pression de vapeur saturante, schématisée ici par la densité des points au-dessus du liquide.

Si l'enceinte est chauffée (Fig. 4.1B), l'équilibre est déplacé, augmentant le nombre de molécules en phase gazeuse et donc la pression de vapeur, l'inverse survenant si le système est refroidi (Fig. 4.1C). On ne peut donc parler de pression de vapeur d'un liquide qu'en fonction d'une température donnée. Les pressions de vapeur des agents anesthésiques usuels à 20°C sont données dans le tableau 4.1.

La pression de vapeur ne dépend que du liquide et de la température, le rôle des variations de la pression atmosphérique étant négligeable en pratique anesthésique courante.

POINT D'ÉBULLITION

Le point d'ébullition d'un liquide est la température à laquelle la pression de vapeur est égale à la pression environnante (atmosphérique en anesthésie). Plus basse est cette dernière, plus bas sera le point d'ébullition. Les points d'ébullition de certains agents usuels déterminés au niveau de la mer (760 mmHg) sont donnés dans le tableau 4.1.

CONCENTRATION DES GAZ

Deux grandeurs sont couramment employées pour exprimer la concentration d'un gaz ou d'une vapeur : la pression partielle et les volumes %.

Pression partielle

Un mélange gazeux dans une enceinte close exerce une pression sur les parois de l'enceinte. La fraction de la pression totale exercée par chacun des gaz du mélange est appelée pression partielle de ce gaz, la pression totale du mélange étant la somme des pressions partielles de chacun des gaz. Pour la plupart des vaporisateurs, la pression totale est égale à la pression atmosphérique. La pression partielle exercée par la vapeur d'un agent liquide ne dépend que de sa température et non de la pression environnante. La pression partielle la plus élevée qui peut être exercée par un gaz pour une température donnée est sa pression de vapeur.

Volumes %

La concentration d'un gaz dans un mélange peut aussi être exprimée en pourcentage d'un volume total. L'expression en volumes pour cent (vol %) est le nombre d'unités de volume d'un gaz par rapport à un total de 100 unités

Tableau 4.1. Propriétés des agents anesthésiques usuels

Agent	Nom commercial	Point d'ébullition (°C, 760 mmHg)	Pression de vapeur (mmHg, 20°C)	Densité du liquide (g/ml)	Chaleur de vaporisation		Chaleur spécifique du liquide		MAC[a] en O_2 (%)
					cal/g	cal/ml	cal/ml	cal/g	
Halothane	Fluothane	50,2	243	1,86 (20°C)	35 (20°C)	65 (20°C)	0,35	0,19	0,75
Enflurane	Ethrane	56,5	175	1,517 (25°C)	42 (25°C)	63 (25°C)			1,68
Isoflurane	Forène	48,5	238	1,496 (25°C)	41 (25°C)	62 (25°C)			1,15
Desflurane	Suprane	23,5	664						6,0
Sevoflurane		58,5	160	1,45 (20°C)					2,0

[a] concentration alvéolaire minimale. D'après Quasha AL, Eger EI, Tinker JH. Determination and applications of MAC. Anesthesiology 1980;53:315-334

de volume pour le mélange gazeux total. Dans un tel mélange, le rapport de pression ou de volume par rapport à la pression totale ou au volume total est identique. En d'autres termes, l'expression en vol % définit une fraction relative de molécules de gaz dans un mélange alors que la pression partielle exprime une valeur absolue.

$$\frac{\text{Pression partielle}}{\text{Pression totale}} = \frac{\text{Volumes pour cent}}{100} \quad (1)$$

Si les concentrations de gaz et de vapeur sont le plus souvent exprimées en volumes pour cent, la consommation du patient et le niveau d'anesthésie sont directement liés à la pression partielle et indirectement seulement aux vol %. Une pression partielle donnée a la même puissance anesthésique pour différents niveaux de pression barométrique, ce qui n'est pas le cas des vol %.

CHALEUR DE VAPORISATION

Le passage des molécules de la phase liquide vers la phase gazeuse requiert de l'énergie. La chaleur de vaporisation d'un liquide est le nombre de calories nécessaires pour convertir 1 g (ou 1 ml) de liquide en sa vapeur (2). Les chaleurs de vaporisation des agents anesthésiques usuels sont données dans le tableau 4.1.

La vaporisation enlève les molécules contenant le plus d'énergie de sorte que les molécules restantes ont une énergie cinétique moyenne plus basse, ce qui explique que la vaporisation fasse baisser la température du liquide. Comme celle-ci s'abaisse en dessous de celle de l'environnement, un gradient de température se crée, transférant de la chaleur de l'environnement vers le liquide. Plus la température est basse, plus le gradient est grand et plus le flux de chaleur venant de l'environnement est important. Un équilibre peut apparaître quand la chaleur perdue lors de la vaporisation est compensée par la chaleur transférée de l'environnement. À ce point, la température cesse de décroître.

L'importance de la chaleur de vaporisation est illustrée dans la figure 4.1D : un flux de gaz (vecteur) traverse l'enceinte et emporte des molécules de vapeur. L'équilibre est alors rompu, avec passage d'un plus grand nombre de molécules du liquide vers la phase gazeuse. En l'absence de compensation thermique, le liquide va refroidir. La pression de vapeur chute parallèlement à celle de la température et un nombre plus faible de molécules sera transporté par le gaz vecteur. Il en résulte une diminution de la concentration du gaz délivré par l'enceinte.

CHALEUR SPÉCIFIQUE

La chaleur spécifique d'une substance est la quantité de chaleur nécessaire pour augmenter la température de 1 g (ou 1 ml) de substance de 1°C (2). Plus la chaleur spécifique est élevée, plus la chaleur nécessaire pour augmenter la température d'une quantité donnée de substance est importante. Pour convertir la chaleur spécifique exprimée en°C/g en celle exprimée en°C/ml, on peut utiliser la formule suivante :

$$\frac{\text{Chaleur spécifique}}{\text{gramme}} \times \text{Densité} = \frac{\text{Chaleur spécifique}}{\text{ml}} \quad (2)$$

L'eau est l'étalon, avec une chaleur spécifique de 1 cal/g/°C ou 1 cal/ml/°C.

Il est important de tenir compte de la chaleur spécifique des anesthésiques liquides puisqu'elle conditionne la quantité de chaleur qu'il faut fournir à un liquide pour que sa température reste stable lorsque de la chaleur est perdue par la vaporisation. Les valeurs des chaleurs spécifiques de certains anesthésiques liquides sont données dans le tableau 4.1.

La chaleur spécifique joue un rôle également important dans le choix du matériau de construction d'un vaporisateur. Plus la chaleur spécifique d'un corps est élevée, plus lente est sa variation de température. Ainsi, à masse identique, une enceinte construite avec un matériau de chaleur spécifique élevée procurera une température plus stable que si sa chaleur spécifique est basse. Les chaleurs spécifiques de certains matériaux utilisés dans la construction des vaporisateurs sont données dans le tableau 4.2. La capacité thermique est le produit de la chaleur spécifique par la masse : c'est la quantité de chaleur mise en réserve par le corps du vaporisateur (3).

CONDUCTIVITÉ THERMIQUE

Un autre facteur important dans le choix du matériau de fabrication d'un vaporisateur est sa conductivité thermique. La chaleur se propage de la zone ayant la température la plus élevée vers celle dont la température est plus basse. La conductivité thermique mesure la vitesse à laquelle la chaleur se propage à travers une substance (4). Plus la conductivité est grande, mieux la substance conduit la chaleur. La conductivité thermique de certaines substances entrant dans la composition des vaporisateurs est donnée dans le tableau 4.2.

Comme l'indique le tableau 4.2, le cuivre a une chaleur spécifique modérée et une conductivité thermique élevée ce qui explique qu'il soit souvent utilisé dans la construction des vaporisateurs.

STABILISATION THERMIQUE (5)

Pour obtenir une bonne stabilisation thermique, la masse métallique des vaporisateurs est importante, agissant alors comme réservoir de chaleur permettant de prévenir les variations rapides de température quand le vaporisateur est en marche. Dans les vaporisateurs contenant des mèches, il est important que celles-ci soient au contact d'un élément métallique pour pouvoir rapidement compenser la chaleur perdue lors du processus de vaporisation.

Classification des vaporisateurs

De nombreux auteurs ont tenté de classer les vaporisateurs sur une caractéristique unique mais leur grande variété rend toute classification uniciste incomplète. La classification du tableau 4.3 répertorie cinq caractéristiques les plus importantes concernant chaque vaporisateur.

MÉTHODES DE RÉGULATION DES CONCENTRATIONS DÉLIVRÉES

Les pressions de vapeur de la plupart des agents anesthésiques sont, à température ambiante, bien plus grandes que la pression partielle nécessaire pour produire une anesthésie. Pour obtenir des concentrations utiles cliniquement, un vaporisateur doit pouvoir diluer la vapeur saturée, ce que l'on peut obtenir par deux moyens.

1. Le débit total de gaz traverse le vaporisateur et est divisé en deux parties, l'une passant par la chambre de vaporisation (la partie du vaporisateur contenant l'agent anesthésique liquide), le reste gagnant la sortie du vaporisateur par une voie de dérivation ou bypass. Ce type d'appareil est dénommé vaporisateur calibré en concentration.

2. Une quantité déterminée de gaz est fournie au vaporisateur et traverse en totalité la chambre de vaporisation. À sa sortie, il est ensuite dilué par un débit de gaz additionnel fourni par l'appareil d'anesthésie. Ce type de vaporisateur est appelé vaporisateur calibré en débit.

Tableau 4.2. Matériaux utilisés pour la construction des vaporisateurs

Matériau	Chaleur spécifique (cal/°C/g)	Conductivité thermique $\left(\dfrac{cal/sec}{cm^2 \times °C/m}\right)$
Cuivre	0,1	0,92
Aluminium	0,214	0,504
Verre	0,16	0,0025
Air	0,0003	0,000057
Acier	0,107	0,115
Laiton	0,0917	0,260

Tableau 4.3. Classification des vaporisateurs

A. Méthodes de régulation de la concentration délivrée
  1. Calibré en concentration
  2. Calibré en débit
B. Méthodes de vaporisation
  1. Léchage
  2. Bullage
  3. Injection
C. Compensation thermique
  1. Thermocompensation
  2. Chauffage
D. Spécificité
  1. Agent spécifique
  2. Agent multiple
E. Résistance
  1. Plenum
  2. Résistance basse

Vaporisateurs calibrés en concentration

Les vaporisateurs calibrés en concentration sont également appelés vaporisateurs à bypass variable, à lecture directe, contrôlés par valve rotative, de type plenum automatique, gradués en pourcentage, vaporisateurs de type Tec et, quelquefois, vaporisateurs avec bypass de la chambre de vaporisation. Avec ces dispositifs, le débit total de gaz délivré par les débitmètres traverse le vaporisateur, se charge en une quantité déterminée de vapeur puis rejoint la sortie commune de gaz. La concentration est déterminée par un bouton ou un cadran calibré faisant partie intégrante du vaporisateur. Elle est généralement calibrée en vol %. La configuration standard impose que le bouton ou le cadran de contrôle tourne dans le sens anti-horaire pour l'ouverture.

La figure 4.2 montre un vaporisateur à bypass variable. En position fermée, le mécanisme du bypass (carrés noirs) ferme l'entrée et la sortie de la chambre de vaporisation. Le flux de gaz traverse le bypass en direction de la sortie. En position de fonctionnement, le débit de gaz à l'entrée se divise en deux : l'un traverse le bypass, l'autre pénètre dans la chambre de vaporisation où il s'enrichit en vapeur anesthésique. Les deux flux de gaz se rejoignent en aval.

Le rapport entre la quantité de gaz traversant le bypass et celle passant dans la chambre de vaporisation est appelé rapport de répartition (5,6) ; il dépend du rapport des résistances opposées par les deux voies et donc en fait du degré d'ouverture de l'orifice variable de répartition. Cet orifice peut être situé à l'entrée de la chambre de vaporisation ou, pour les appareils les plus récents, à la sortie (7). Le rapport de répartition dépend également du débit total de gaz traversant le vaporisateur.

On a pu observer que la composition du gaz vecteur modifiait la concentration délivrée par de nombreux vaporisateurs calibrés en concentration (composition aberrante). La plupart des vaporisateurs sont calibrés avec l'oxygène. En général, les modifications des concentrations délivrées restent mineures quand l'air remplace l'oxygène. En revanche, si du protoxyde d'azote est additionné au gaz vecteur, on observe des modifications à la fois transitoires et prolongées de la composition du mélange délivré. L'effet transitoire se traduit presque toujours par une diminution de concentration, et sa durée dépend du débit de gaz et du volume de liquide dans le vaporisateur. L'effet prolongé peut être une augmentation ou une diminution de concentration, qui dépend de la configuration du vaporisateur (1).

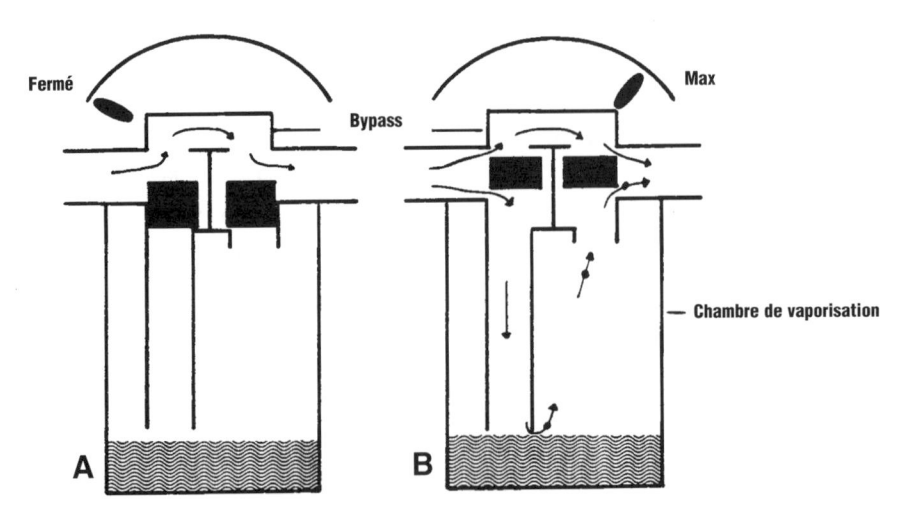

Figure 4.2. Vaporisateur calibré en concentration. **A.** En position fermée, tout le gaz pénétrant dans le vaporisateur traverse le bypass. **B.** En position de marche, le débit de gaz est subdivisé entre le bypass et la chambre de vaporisation. En position max, tout le débit de gaz admis par le vaporisateur passe dans la chambre de vaporisation.

Vaporisateurs calibrés en débit

Les vaporisateurs calibrés en débit (également appelés de type kettle, contrôlés en débit) utilisent un flux de gaz vecteur déterminé, en règle de l'oxygène, qui se charge en vapeur anesthésique. Ces vaporisateurs comprennent trois parties.

Vaporisateur proprement dit

Le vaporisateur comporte la chambre qui contient le liquide. Il comprend aussi une fenêtre permettant de surveiller le niveau liquide, un orifice de remplissage et un thermomètre qui mesure la température dans le vaporisateur.

Rampe débitmétrique

Le débitmètre peut être calibré soit pour le flux de gaz traversant le débitmètre soit pour le débit de vapeur.

Valve marche-arrêt

La valve marche-arrêt (« on-off ») a pour fonction d'isoler le vaporisateur du système.

Pour calculer la concentration délivrée, il faut connaître la pression de vapeur de l'agent, la pression atmosphérique, le débit total de gaz, le débit destiné au vaporisateur et la température. La formule est :

$$\% \text{ concentration} = \frac{\text{débit d'anesthésique à la sortie du vaporisateur}}{\text{débit total de gaz}} \times 100 \quad (4)$$

ou

$$\% \text{ concentration} = \frac{(\dot{V}F)(Vpa)}{AP(\dot{V}F + DF) - (Vpa)(DF)} \times 100 \quad (5)$$

où DF = courant de dilution ; $\dot{V}F$ = débit allant au vaporisateur ; Vpa = pression de vapeur du liquide anesthésique ; et AP = pression atmosphérique (8). Avec cette formule et en ajustant périodiquement le réglage en fonction des variations de température, un vaporisateur de ce type peut être utilisé avec exactitude pour différents agents anesthésiques. Ainsi, ces vaporisateurs ont l'avantage de leur flexibilité mais l'inconvénient de la nécessité de calculer la concentration de vapeur.

Lorsqu'on calcule la concentration des gaz à la sortie d'un appareil d'anesthésie muni d'un vaporisateur calibré en débit, il faut vérifier que l'oxygène traversant le débitmètre du vaporisateur est comptabilisé avec celui délivré par les autres débitmètres.

MÉTHODES DE VAPORISATION

Vaporisateurs à léchage

Dans un vaporisateur à léchage (« flow over »), un courant de gaz vecteur passe sur la surface du liquide. On peut augmenter l'efficacité de la vaporisation en augmentant l'aire de contact entre le gaz vecteur et la surface liquidienne, soit à l'aide de chicanes, soit par un trajet en colimaçon pour allonger le cheminement du gaz à la surface du liquide. Un autre moyen est l'emploi de mèches dont les bases trempent dans le liquide. Celui-ci imbibe la mèche par capillarité.

Vaporisateurs à bullage

Une autre manière de mettre en contact le gaz vecteur et le liquide volatil est de faire barboter le gaz vecteur à travers le liquide. En général, il y a plusieurs moyens de transformer le gaz vecteur en petites bulles qui vont majorer l'interface gaz-liquide.

Vaporisateurs à injection

Si on connaît le volume de gaz dans lequel une quantité connue d'anesthésique liquide ou de vapeur pure est injectée, une concentration précise de vapeur peut être obtenue (1). Ce mécanisme est utilisé pour certains vaporisateurs.

COMPENSATION THERMIQUE

Quand un liquide s'évapore, de l'énergie est perdue sous forme de chaleur et la chute de température ainsi produite fait baisser la pression de vapeur. Pour maintenir un débit de vapeur constant alors que la température du liquide anesthésique fluctue, deux méthodes ont été utilisées.

Compensation thermique

La plupart des vaporisateurs calibrés en concentration compensent les modifications de pression de vapeur liées à celles de la température en modifiant le rapport de répartition du gaz vecteur, et donc la fraction de gaz vecteur traversant la chambre de vaporisation (6). Dans les vaporisateurs calibrés en débit, la compensation thermique est effectuée manuellement en ajustant le débit à travers le vaporisateur.

Apport de chaleur

Un système de chauffage électrique peut être utilisé pour compenser les pertes thermiques du vaporisateur et le maintenir à une température constante.

SPÉCIFICITÉ

Certains vaporisateurs sont conçus pour être utilisés avec un seul agent, d'autres avec plusieurs agents. Un vaporisateur doit toujours être étiqueté pour mentionner son contenu. L'emploi de plus d'un agent dans un vaporisateur n'est pas recommandé car différents agents peuvent se mélanger. Un vaporisateur spécifique d'un agent ne doit être utilisé qu'avec celui-ci. Même si l'on peut calculer la concentration délivrée pour un autre agent, ce dernier peut réagir avec les joints d'étanchéité et les garnitures du vaporisateur et produire des produits de dégradation potentiellement nocifs.

RÉSISTANCE

Plenum

La plupart des vaporisateurs modernes ont une résistance élevée et fonctionnent avec des gaz amenés sous pression au-dessus ou à travers le liquide anesthésique. Ces vaporisateurs sont généralement dénommés de type plenum, un plenum étant une chambre à l'intérieur de laquelle la pression dépasse la pression extérieure (5).

Vaporisateurs à basse résistance

Des vaporisateurs à basse résistance conçus pour être intégrés dans le circuit anesthésique ont été mis au point. La vaporisation se fait au contact du flux de gaz respiratoire.

Effets des modifications de la pression atmosphérique

La plupart des vaporisateurs sont calibrés à pression atmosphérique standard (niveau de la mer) mais ils peuvent parfois être utilisés dans des chambres hyperbares ou en altitude, où la pression atmosphérique est basse. Il est important de bien connaître les conséquences de ces variations de pression atmosphérique sur leurs performances. D'après les normes américaines (ASTM) concernant l'appareil d'anesthésie, les manuels d'utilisation doivent faire état des effets des modifications de la pression ambiante sur les performances du vaporisateur. Les agents ayant un point d'ébullition bas et des pressions de vapeur saturante élevées sont plus influencés par les variations de la pression atmosphérique que les agents dont le point d'ébullition est élevé (6).

PRESSION ATMOSPHÉRIQUE BASSE

Vaporisateurs calibrés en concentration

Un vaporisateur calibré en concentration développera approximativement la même pression partielle si la pression atmosphérique décroît, mais délivrera des concentrations exprimées en vol % supérieures (7,9). Les effets d'une modification de la pression atmosphérique sur les vol % délivrés par ce type de vaporisateurs peuvent être calculés de la façon suivante :

$$c' = c(p/p')$$

où c' est la concentration délivrée en vol % à une pression atmosphérique différente, c est la concentration affichée en vol % sur le vaporisateur, p est la pression atmosphérique pour laquelle le vaporisateur est calibré et p' est la pression atmosphérique pour laquelle on veut déterminer c'. La pression partielle étant le principal facteur de la profondeur de l'anesthésie, l'effet clinique ne dépendra pratiquement pas de la pression atmosphérique. Les modifications des performances liées aux modifications du rapport de répartition restent minimes (6). Le trajet à résistance élevée par la chambre de vaporisation offre une résistance moindre en milieu hypobare, majorant légèrement la concentration délivrée.

Vaporisateurs calibrés en débit

Pour les vaporisateurs calibrés en débit, la pression partielle délivrée augmente et les vol % plus encore si la pression environnante s'abaisse (7). L'importance de l'augmentation dépend de la pression atmosphérique et de la pression de vapeur de l'agent (et donc de la température). Plus la pression de vapeur est proche de la pression atmosphérique, plus cet effet est notable (7). La profondeur de l'anesthésie ne change pas beaucoup si on ajoute du protoxyde d'azote dans le mélange gazeux inspiré car l'augmentation de la pression partielle de l'agent sera compensée par la baisse de la pression partielle du protoxyde d'azote (10).

PRESSION ATMOSPHÉRIQUE ÉLEVÉE

Vaporisateurs calibrés en concentration

Quand la pression atmosphérique s'élève, la densité du gaz change, ce qui augmente la résistance au passage du flux à travers la chambre de vaporisation et diminue donc les pressions partielles et les vol % à la sortie du vaporisateur (11). À deux atmosphères, la concentration en vol % est réduite de moitié (1). L'effet sur la pression partielle (et donc sur la puissance anesthésique) est moins marqué.

Vaporisateurs calibrés en débit

Un vaporisateur calibré en débit délivrera une concentration exprimée en pression partielle ou en vol % inférieure quand la pression atmosphérique est augmentée.

Effets d'une contrepression intermittente

En ventilation assistée ou contrôlée, la pression positive générée pendant la phase inspiratoire se répercute en amont vers l'appareil d'anesthésie et peut se transmettre aux vaporisateurs. Une autre source de contrepression est l'emploi du bypass d'oxygène. En général, l'oxygène fourni par le bypass pénètre dans le circuit en aval des vaporisateurs et la mise en route du bypass élève la pression. Cette contrepression peut augmenter (effet de pompage) ou diminuer (effet de pressurisation) la concentration de vapeur délivrée par le vaporisateur.

EFFET DE POMPAGE

Facteurs

On a pu montrer que les concentrations délivrées par certains vaporisateurs pendant la ventilation assistée ou contrôlée sont considérablement augmentées par rapport au vaporisateur utilisé en débit libre (12). Cet effet est plus prononcé quand il y a moins d'agent dans la chambre de vaporisation, quand le débit de gaz vecteur est bas, quand les fluctuations de pression sont importantes et fréquentes, et quand la concentration affichée est faible.

Mécanismes

Vaporisateurs calibrés en concentration

Un mécanisme permettant d'expliquer l'effet de pompage avec les vaporisateurs à bypass variable est montré dans la figure 4.3A-C. La figure 4.3A montre le vaporisateur pendant l'expiration. Les débits destinés au bypass et à la chambre de vaporisation sont déterminés par les résistances relatives opposées par les orifices de sortie du bypass et de la chambre de vaporisation (points 3 et 4 sur la figure).

La figure 4.3B montre l'inspiration. La pression positive au point C empêche la sortie des gaz et vapeur. La pression est transmise aux points A et B, ce qui comprime le gaz dans la chambre de vaporisation et dans le bypass. Comme le volume du bypass est inférieur à celui de la chambre de vaporisation, plus de molécules gagnent cette dernière. Le rapport normal entre le débit allant vers la chambre de vaporisation et celui traversant le bypass est ainsi modifié. Il existe une augmentation du débit destiné à la chambre de vaporisation, et le gaz se charge en vapeur anesthésique.

La figure 4.3C montre ce qu'il advient juste

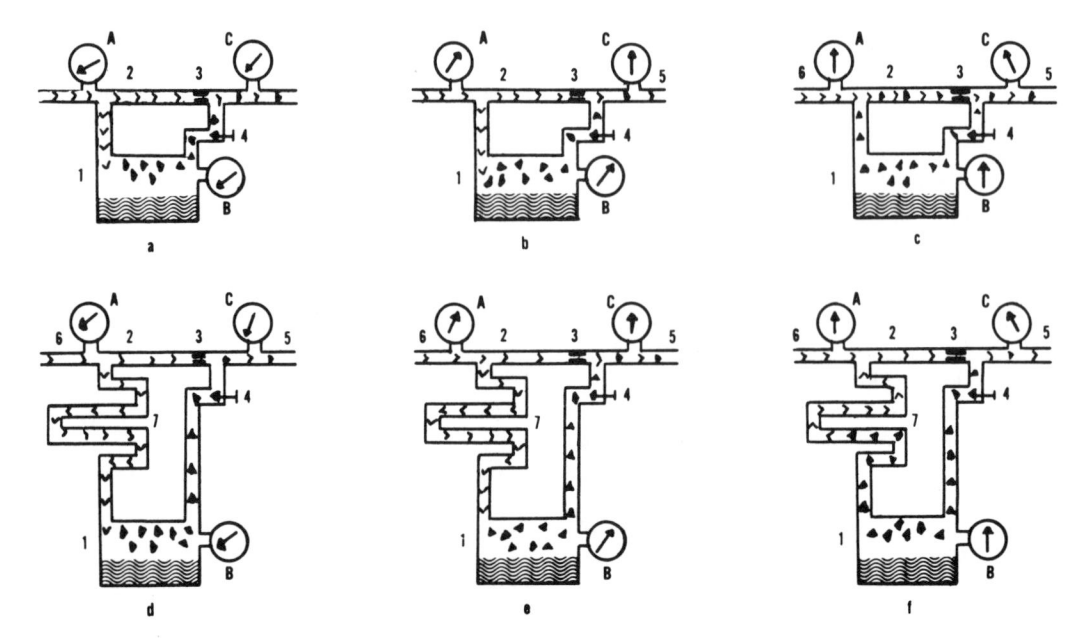

Figure 4.3. Effet de pompage dans un vaporisateur calibré en concentration (voir le texte pour les détails). D'après Hill DW. The design and calibration of vaporizers for volatile anesthetic agents. Br J Anaesth 1968;40:656.

après le début de l'expiration. La pression au point C chute brutalement et le gaz passe rapidement de la chambre de vaporisation et du bypass vers la sortie. Comme le bypass oppose moins de résistance que l'orifice de sortie de la chambre de vaporisation, la pression dans le bypass chute plus rapidement que celle régnant dans la chambre de vaporisation, et du gaz chargé en vapeur anesthésique se dirige de la chambre de vaporisation vers le bypass. Ce gaz (qui dilue le gaz de la chambre de vaporisation) se mêle au gaz déjà saturé issu de la chambre de vaporisation, et la concentration délivrée par le vaporisateur augmente.

Vaporisateurs calibrés en débit

Comme nous l'avons signalé, le gaz qui passe dans le vaporisateur se sature en vapeur anesthésique et se dilue lorsqu'il se mélange avec le gaz issu d'autres débitmètres. Si la pression augmente en aval, le gaz reflue et le mélange dilué réintègre le vaporisateur. Ce mélange n'étant pas saturé, il se charge en vapeur anesthésique. La concentration délivrée par le vaporisateur augmente.

Moyens de réduction de l'effet de pompage

Modifications des vaporisateurs calibrés en concentration (5)

Comme l'augmentation des concentrations délivrées par les vaporisateurs à bypass variable dépend de l'espace au-dessus du liquide dans la chambre de vaporisation et de l'espace du bypass, réduire la taille de la chambre de vaporisation ou augmenter celle du bypass réduira les effets d'une contrepression. Une autre solution consiste à utiliser un long tube spiralé ou de grand diamètre pour mener à la chambre de vaporisation (voir Fig. 4.3D-F). Le gaz supplémentaire pénétrant sous pression dans ce tube et dans le bypass n'atteindra pas la chambre de vaporisation. Une autre alternative est d'exclure les mèches de l'endroit où le tube d'admission rejoint la chambre de vaporisation. Le dernier moyen consiste à augmenter les résistances au flux de gaz à travers le vaporisateur.

Modifications des vaporisateurs calibrés en débit

Certains vaporisateurs calibrés en débit ont une valve d'échappement à la sortie pour limiter la pression, d'autres ont un clapet anti-retour pour prévenir le reflux de gaz. Le tube de sortie doit être suffisamment long pour que le gaz non saturé doive encore cheminer loin en arrière avant de se charger en vapeur anesthésique. Enfin, utiliser une chambre de vaporisation de petite taille permet de réduire la quantité de gaz non saturé qui pourrait y refluer.

Modifications de l'appareil d'anesthésie

Ces dispositifs (valve de surpression, valve unidirectionnelle et valve d'échappement) ont été décrits dans le chapitre 3. Un clapet anti-retour à la sortie de la machine protège mieux contre l'effet de pompage qu'une valve anti-retour située à la sortie d'un vaporisateur calibré en débit (13).

D'après les normes de l'AST, le raccordement du bypass d'oxygène avec la sortie du mélange gazeux doit être conçu de telle sorte que les fluctuations de pression pouvant provoquer un effet de pompage au niveau du vaporisateur soient minimes. Ces normes (14) préconisent aussi que la pression transmise au vaporisateur lors de l'utilisation du bypass n'excède pas de plus de 10 kPa (100 cmH2O) la pression de travail normale quand la sortie commune des gaz est en communication avec l'air atmosphérique. Elles limitent également les variations de concentration délivrée à moins de 20 % avec des contrepressions intermittentes typiques. Les constructeurs sont censés stipuler, dans les manuels d'utilisation et les catalogues, le degré de répercussion d'une contrepression sur les performances d'un vaporisateur.

EFFET DE PRESSURISATION

Facteurs

La concentration délivrée par certains vaporisateurs utilisés avec des respirateurs est parfois inférieure à celle délivrée en débit libre (15,16). Cet effet est plus important quand les débits de gaz sont élevés, s'il y a de grandes fluctuations de pression et avec des vaporisateurs réglés à de faibles concentrations de vapeur.

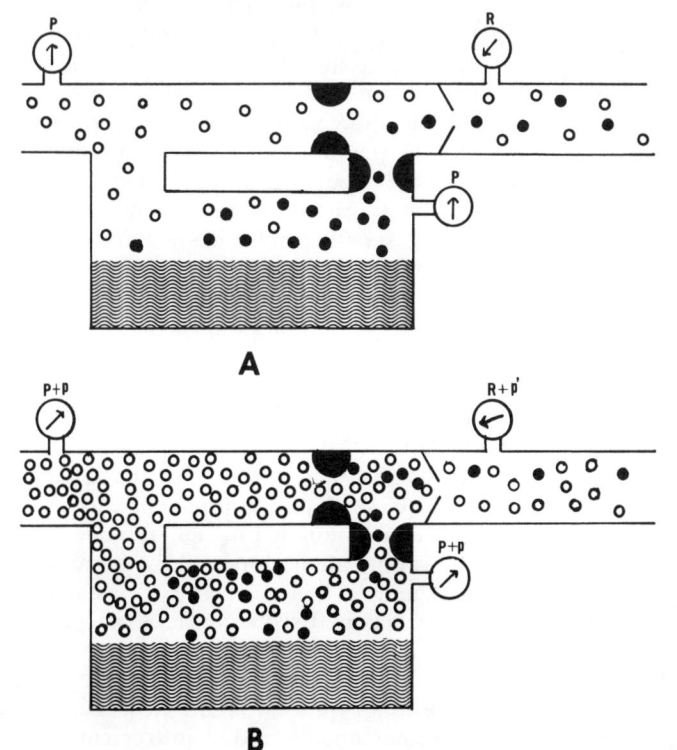

Figure 4.4. Effet de pressurisation. Une augmentation de pression (p') élève celle qui règne dans le vaporisateur (p). La pression de vapeur de l'anesthésique volatil n'est pas affectée par les modifications de la pression totale du mélange gazeux qui le surplombe. Il en résulte une baisse de concentration.

Mécanisme de l'effet de pressurisation

L'effet de pressurisation est explicité dans la figure 4.4A,B. La figure 4.4A montre un vaporisateur débitant librement à l'air. La pression régnant dans la chambre de vaporisation et le bypass est P. La pression mesurée à la sortie est réduite à R. Le nombre de molécules d'agent anesthésique captées par chaque millilitre de gaz vecteur dépend de la densité des molécules de vapeur anesthésique dans la chambre de vaporisation. Cette densité dépend de la pression de vapeur de l'agent qui, à son tour, dépend de la température (de la température uniquement, et non des variations de pression atmosphérique).

La figure 4.4B montre les effets d'une augmentation de pression (p') à la sortie du vaporisateur, et qui se transmet à la chambre de vaporisation. L'augmentation de pression dans le vaporisateur va comprimer le gaz vecteur, de sorte qu'il y aura plus de molécules par millilitre. Le nombre de molécules de vapeur anesthésique dans la chambre de vaporisation, lui, n'augmentera pas car cette augmentation dépend de la pression de vapeur saturante de l'anesthésique et non de la pression régnant dans l'enceinte. Au total, il y a diminution de la concentration de l'anesthésique dans la chambre de vaporisation et à la sortie du vaporisateur.

EFFETS COMBINÉS DE LA PRESSURISATION ET DU POMPAGE

Les modifications de la concentration à la sortie du vaporisateur par l'effet de pompage sont en général plus importantes que celles liées à l'effet de pressurisation. L'effet de pressurisation est observé avec les débits de gaz élevés et l'effet de pompage pour de faibles débits.

Vaporisateurs et appareil d'anesthésie standard en 1988

Les normes américaines (ASTM) concernant l'appareil d'anesthésie, publiées en 1988, comprennent les dispositions suivantes pour les vaporisateurs :

1. Un vaporisateur doit pouvoir accepter un débit de gaz de 15 l/min délivré par l'appareil d'anesthésie et doit pouvoir délivrer à son tour un débit de gaz avec une concentration prévisible de vapeur.
2. Les effets des conditions d'utilisation (incluant les variations de température et de pression ambiantes, contrepression et débits de gaz à l'entrée) sur les performances du vaporisateur doivent être stipulés dans les catalogues et les manuels d'utilisation. Les effets de la composition du gaz vecteur sur la concentration délivrée doivent aussi être précisés.
3. Le degré d'influence de la température et du débit à l'entrée sur la concentration de vapeur doit être indiqué sur le vaporisateur ou l'appareil d'anesthésie ou dans un manuel. Si l'information n'apparaît que dans le manuel, un sigle doit être placé sur le vaporisateur attirant l'attention de l'utilisateur pour consulter le manuel.
4. Il doit exister un système isolant les vaporisateurs les uns des autres et prévenant le passage de gaz de la chambre de vaporisation d'un vaporisateur vers un autre.
5. Des sécurités doivent exister pour empêcher l'échappement (la sortie) de vapeur anesthésique hors de la chambre de vaporisation dans le flux de gaz frais quand le vaporisateur est en position d'arrêt. La concentration délivrée doit être inférieure à 0,1 % quand le vaporisateur est fermé.
6. La mise en marche des vaporisateurs doit se faire en tournant les boutons de contrôle dans le sens contraire des aiguilles d'une montre.
7. Les unités de calibration doivent être marquées sur le bouton de réglage ou sur une échelle.
8. Le vaporisateur doit être équipé avec un indicateur de niveau liquide visible de face sur l'appareil d'anesthésie.
9. Le vaporisateur doit être conçu de telle sorte qu'on ne puisse le remplir excessivement en position de fonction normale.
10. Le vaporisateur, lorsqu'il est complètement rempli, doit permettre le passage de débits maximaux d'oxygène et de protoxyde d'azote en position de marche et arrêt, sans que du liquide ne s'échappe à sa sortie lorsqu'il est monté et utilisé selon les recommandations du constructeur.

11. Les vaporisateurs non conçus pour être inclus dans un système anesthésique doivent avoir des jonctions incompatibles avec le circuit ou un calibre de 23 mm. Les jonctions de 22 mm et 15 mm ne peuvent être utilisées. Avec les jonctions de 23 mm, l'entrée du vaporisateur doit être mâle, la sortie femelle et la direction du flux de gaz doit être indiquée.
12. Les vaporisateurs compatibles avec le circuit d'anesthésie doivent être dotés de joints standard de 22 mm ou de joints vissés avec une entrée femelle et une sortie mâle. Les orifices d'entrée et de sortie doivent être marqués, la direction du débit de gaz signalée par des flèches et le vaporisateur doit porter l'indication « utilisable dans le circuit anesthésique ».

Modèles de vaporisateurs

SIEMENS

Classification

Calibré en concentration, injection, sans compensation thermique, agent spécifique (halothane, enflurane ou isoflurane), plenum.

Configuration

Le vaporisateur Siemens (Fig. 4.5) est conçu pour être adapté au respirateur Siemens 900D. La valve marche-arrêt, située à sa partie droite, comporte un système de verrouillage qu'il faut débloquer avant de pouvoir le mettre en marche. Le bouton de réglage de concentration est à l'avant, au-dessus de la fenêtre de la chambre de vaporisation et de l'échelle visualisant le niveau liquide. La chambre de vaporisation peut contenir jusqu'à 125 ml d'agent liquide.

Le système de remplissage (Figs 4.6 et 4.7) comporte un adaptateur qui s'ajuste sur le flacon par un collier et s'ajuste au réceptacle de remplissage au dos du vaporisateur. L'emploi de colliers de différentes tailles qui s'adaptent à des orifices de remplissage eux aussi de différentes tailles sur le vaporisateur prévient des erreurs de connexion.

Le vaporisateur Siemens est schématisé sur la figure 4.8. Le gaz issu du mélangeur traverse la valve du soufflet qui est ouverte

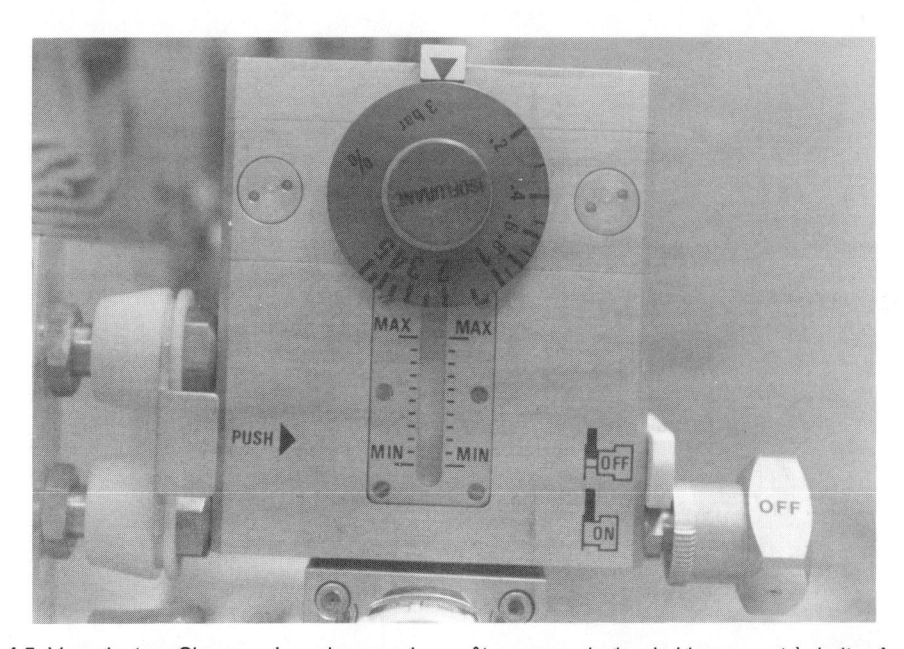

Figure 4.5. Vaporisateur Siemens. La valve marche-arrêt avec son levier de blocage est à droite. Au centre, se trouvent l'échelle de niveau liquide et la fenêtre, sous le bouton de réglage de concentration. Le dispositif de remplissage est à l'arrière.

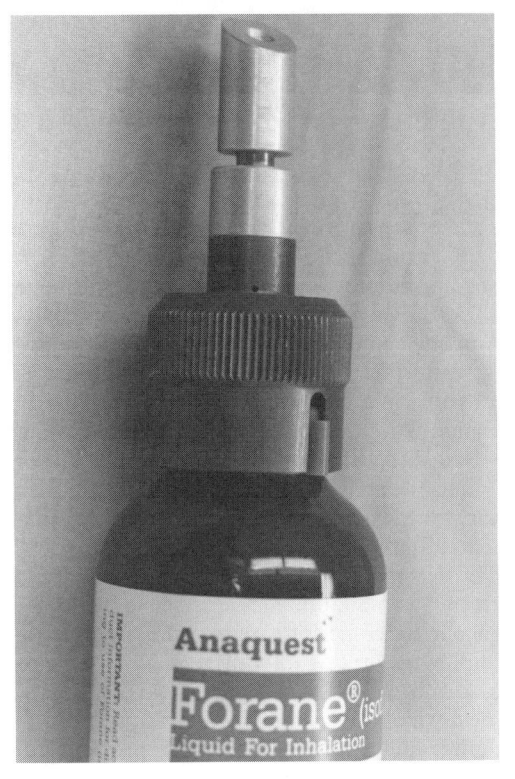

Figure 4.6. Adaptateur de bouteille pour vaporisateur Siemens.

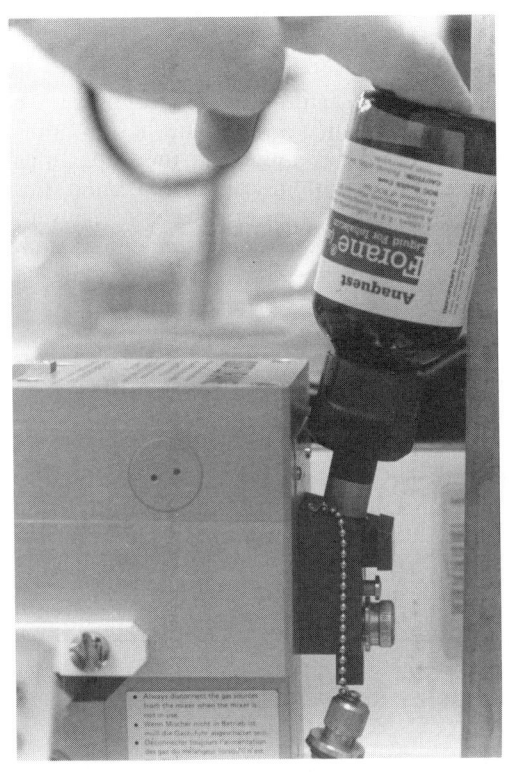

Figure 4.7. Remplissage du vaporisateur Siemens. L'adaptateur est inséré dans le réceptacle de remplissage. La bouteille est poussée vers le bas pour permettre l'écoulement du liquide.

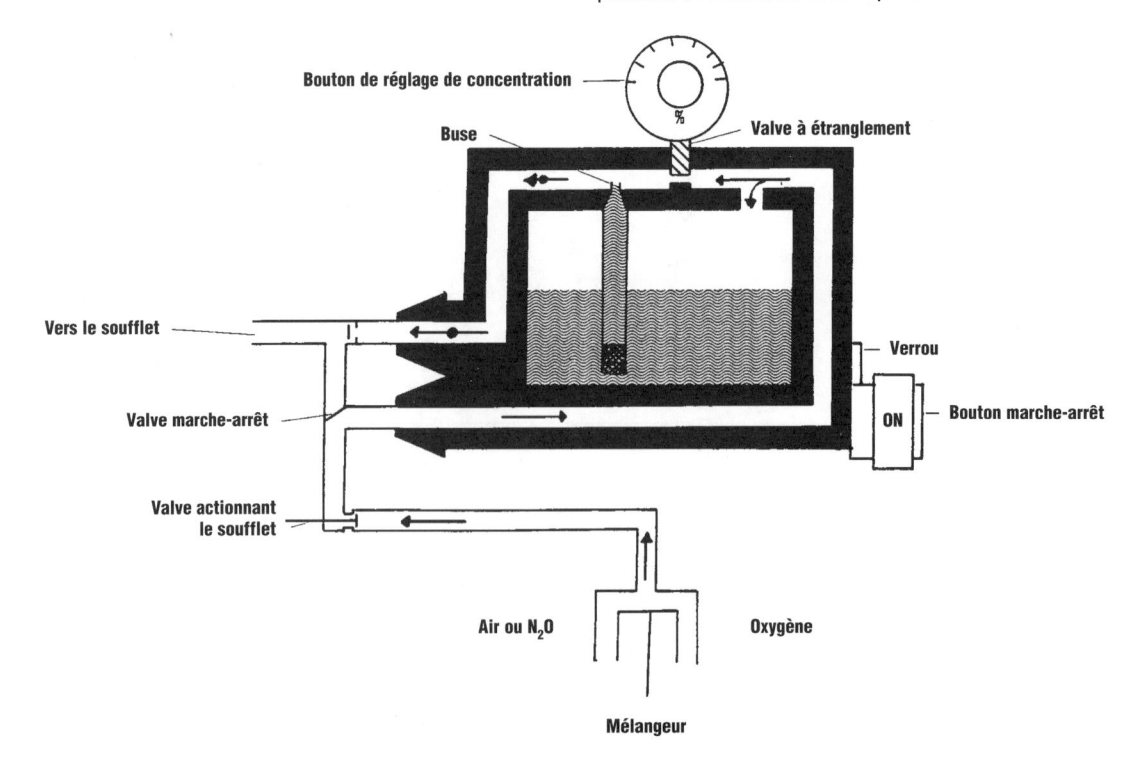

Figure 4.8. Schéma du vaporisateur Siemens. Redessiné à partir d'un schéma fourni par Siemens.

lorsque le soufflet doit s'expandre et fermée quand le soufflet est plein. Quand la valve marche-arrêt du vaporisateur est en position de marche, le gaz provenant du mélangeur traverse le vaporisateur. La valve à étranglement, que l'on règle par l'intermédiaire du bouton de réglage fixant la concentration désirée, provoque une résistance au débit de gaz. Cela crée une contrepression transmise au réservoir qui contient le liquide anesthésique. La pression entraîne le liquide à travers la buse de l'injecteur dans le courant gazeux se dirigeant vers le soufflet. Le liquide se vaporise rapidement dans ce courant gazeux. Plus la valve à étranglement rétrécit le conduit, plus la pression dans le réservoir est importante et plus la quantité de liquide propulsé à travers l'injecteur est importante.

Évaluation

Le constructeur annonce une précision de ± 10 % de la valeur affichée ou ± 0,1 vol %. On peut faire varier beaucoup et rapidement les débits de gaz, sans altérer la précision (1). La composition du gaz vecteur affecte la concentration délivrée (Fig. 4.9). Celle-ci augmente avec la température.

Incidents

Le vaporisateur ne doit pas être renversé ou penché. Un dysfonctionnement d'une valve d'admission au niveau du ventilateur a eu pour corollaire une baisse des concentrations délivrées (17).

Maintenance

La surface externe peut être nettoyée en la frottant avec un chiffon imprégné de solution désinfectante. Aucun autre moyen de nettoyage ou de désinfection ne doit être tenté par l'utilisateur. On peut vérifier qu'il n'y a pas de fuite au niveau des connexions du vaporisateur avec l'appareil d'anesthésie en ouvrant le vaporisateur et en utilisant un liquide de détection. Le constructeur recommande une purge du vaporisateur contenant de l'halothane tous les mois ou, si le vaporisateur reste longtemps inutilisé, de le vider de son contenu et de le rincer avec une petite quantité d'halothane.

La précision d'un vaporisateur doit être vérifiée périodiquement à l'aide d'un moniteur. Si ce dernier n'est pas disponible, on peut recourir au test suivant, décrit dans le manuel d'utilisation : sélectionner les paramètres du ventilateur avec les valeurs marquées en vert et la ventilation minute à 7,5 l/min. Sélectionner une concentration affichée de 3 % pour l'halothane, 3,5 % pour l'enflurane et 3 % pour l'isoflurane. Afficher un mélange comportant 35 % d'O_2 et 65 % de N_2O. Le niveau du liquide doit chuter de deux divisions sur l'échelle visuelle en 18 à 24 min si le vaporisateur fonctionne correctement.

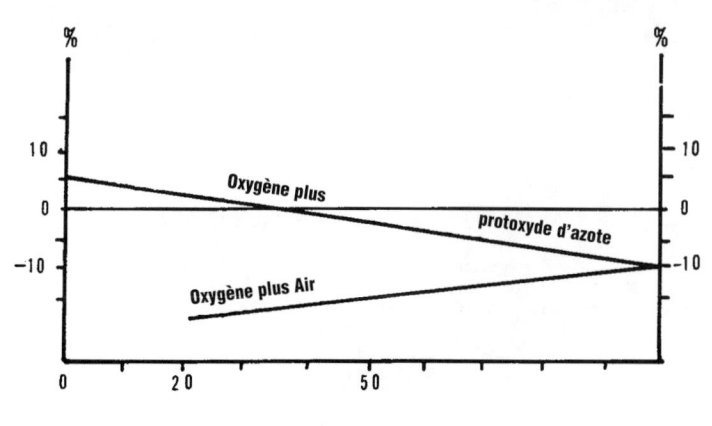

Figure 4.9. Variations en pourcentage de la concentration anesthésique affichée lors de la modification de la composition des gaz avec le vaporisateur Siemens. Redessiné à partir d'un document fourni par Siemens.

TEC 3

Les vaporisateurs de type TEC 3 comportent le Fluotec Mark 3, l'Enfluratec 3 et le Fortec 3. Ces vaporisateurs ne sont plus commercialisés.

Classification

Calibrés en concentration, à léchage avec mèches, compensation thermique automatique, agent spécifique (halothane, enflurane ou isoflurane), plenum.

Configuration

Le vaporisateur est schématisé sur la figure 4.10 et représenté sur la figure 4.11. Il comporte une chambre de vaporisation dans sa partie inférieure et un chenal supérieur avec un système de valve. On choisit la concentration délivrée en tournant le bouton à son sommet. Cette manœuvre ouvre et ferme des valves et régule ainsi la quantité de gaz qui passe à travers la chambre de vaporisation.

En position arrêt (Fig. 4.10, à gauche), le gaz pénètre par l'entrée, traverse un filtre et se dirige vers la sortie en passant par deux voies de bypass. L'une de ces voies fait passer une faible partie du courant gazeux à travers une valve métallique thermosensible. Ce dispositif est concentrique à l'intérieur de la chambre de vaporisation, de sorte que sa température est proche de celle de l'agent anesthésique (18). Les orifices d'entrée et de sortie de la chambre de vaporisation sont clos.

En position de marche (Fig. 4.10, à droite), le bypass supérieur est fermé et le conduit menant à la chambre de vaporisation, ainsi que le conduit allant de la chambre de vaporisation à la sortie du vaporisateur, sont ouverts. Du gaz traverse encore la valve thermosensible dans le bypass inférieur. Le gaz qui descend vers la chambre de vaporisation passe au-dessus du liquide et au contact des mèches où il se charge en vapeur. Il quitte la chambre par un autre chenal et pénètre dans le conduit de contrôle dont on peut ajuster le diamètre à l'aide du bouton de contrôle.

La concentration délivrée dépend des résistances opposées au flux de gaz au-delà de la valve thermosensible et par le chenal de contrôle. Le refroidissement augmente la résistance au flux au-delà du dispositif, ce qui fait qu'une quantité plus importante de gaz traverse la chambre de vaporisation.

L'aspect extérieur du vaporisateur Tec 3 est

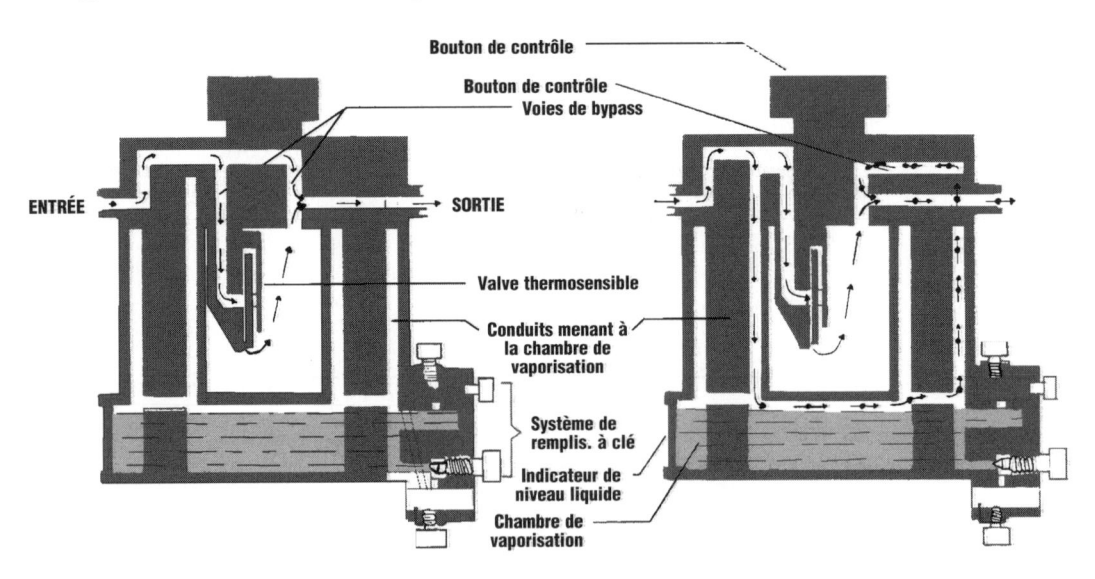

Figure 4.10. Vaporisateur Tec 3. Le filtre à l'entrée n'est pas représenté. Dessin fourni par Fraser Harlake.

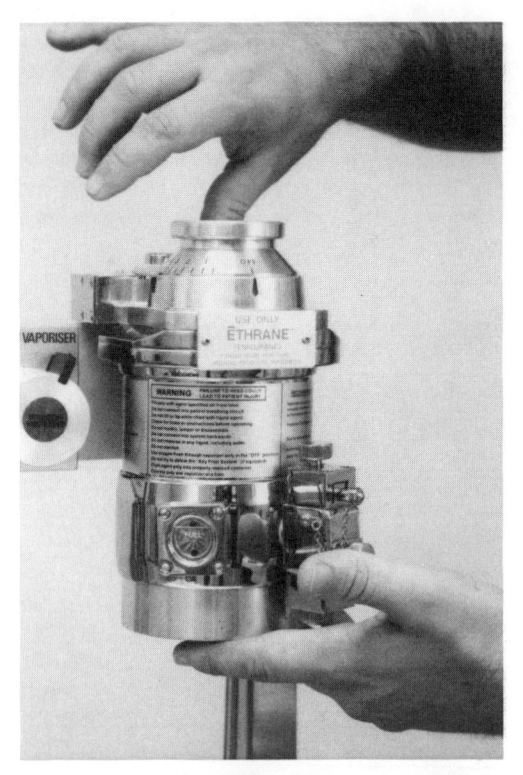

Figure 4.11. Vaporisateur Enfluratec 3 équipé d'un dispositif de remplissage spécifique. Le levier de blocage se situe à gauche du bouton de contrôle de concentration. Noter la vis de drainage en avant et la fiche reliée par une chaîne au dispositif de remplissage. Ce vaporisateur est doté d'un anneau qui étend sa base sous le dispositif de remplissage, ce qui permet de le poser verticalement sur une surface plane. Une valve de sélection est située à gauche du vaporisateur. Mis à disposition par Fraser Harlake.

montré sur la figure 4.11. Le bouton de contrôle permettant de régler les concentrations fonctionne en sens inverse des aiguilles d'une montre. À gauche de ce bouton de contrôle se trouve un levier de blocage que l'on doit repousser pour ouvrir le vaporisateur. Pour l'Enfluratec 3, il faut également repousser ce levier pour augmenter la concentration au-delà de 5 %. À la base du vaporisateur, on trouve une fenêtre à gauche et un dispositif de remplissage à droite.

Évaluation

Les performances indiquées par le fabricant sont montrées figure 4.12. L'affichage est précis pour les basses concentrations. Pour des valeurs plus élevées, la plupart des résultats révèlent des concentrations délivrées supérieures aux valeurs attendues pour des bas débits de gaz, et inférieures aux valeurs attendues pour des débits de gaz élevés.

Plusieurs travaux ont montré que ces vaporisateurs sont très précis (18-26). La plupart des études concernant les effets de la composition du gaz vecteur sur la concentration délivrée ont montré que l'addition de protoxyde d'azote l'abaissait initialement, puis que suivait une légère augmentation vers une valeur inférieure à celle obtenue quand le gaz vecteur est l'oxygène.

Une étude portant sur le Fluotec 3 a révélé que, pour des concentrations affichées allant de 0 à 0,5 %, la concentration délivrée dépend de la position du bouton de contrôle et est peu influencée par le débit de gaz frais (27). De la position « off » à mi-chemin environ entre position « off » et 0,5 %, la concentration délivrée était nulle. Pour la seconde moitié de la distance, l'augmentation était linéaire, atteignant 0,6 % pour une valeur affichée de 0,5 %.

Les résultats fournis par le fabricant signalent l'absence d'effet d'une contrepression sur la concentration délivrée, données ayant été confirmées par des études réalisées avec le Fluotec 3 (18,20).

Incidents

On a pu mettre en évidence que le Fluotec 3 relarguait de faibles quantités de vapeur dans le bypass en position d'arrêt (28,29). Dans une observation concernant le Fortec 3, les concentrations délivrées étaient très élevées, même en position fermée (30,31).

Dans plusieurs cas, il s'est avéré possible de tourner le bouton de contrôle d'un vaporisateur Tec 3 au-delà de la position d'arrêt, aboutissant à l'administration indésirable de vapeur (32-36). Le constructeur a modifié le vaporisateur et aucun problème de ce type n'a plus été décrit depuis 1984 (37).

Une observation relate le cas d'un Fluotec 3 dans lequel un joint défaillant a causé une fuite de la moitié du flux de gaz frais autour de la partie supérieure du vaporisateur quand

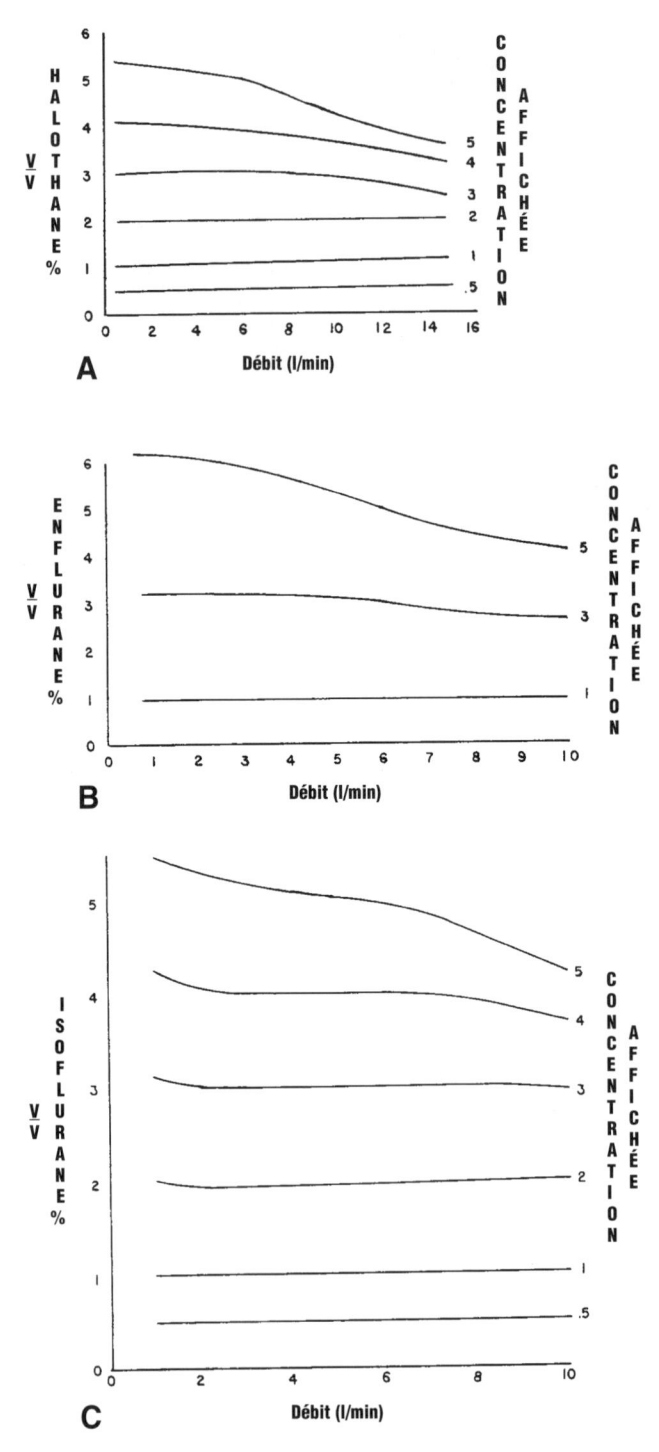

Figure 4.12. Performances des vaporisateurs Tec 3. Représentations à partir de graphiques fournis par Fraser Harlake.

le bouton de contrôle était positionné sur une valeur autre que zéro (38).

Une étude a montré que l'inclinaison de ces vaporisateurs de 30 ou 90° n'avait pas d'effet sur la concentration délivrée (39). Cependant, après renversement à 180°, avec le bouton de contrôle à zéro ou à des valeurs supérieures, la concentration délivrée était bien plus importante que celle affichée, excédant initialement 12 % pour tous les agents. Une étude portant sur le vaporisateur Fluotec 3 rempli et correctement monté a révélé que les mouvements engendrés par une manipulation usuelle n'augmentaient pas la concentration délivrée (40).

Maintenance

Un contrôle annuel est recommandé par le constructeur. Ce contrôle inclut le démontage, l'inspection, le nettoyage et le remplacement des mèches et des autres composants. Après remontage, l'ensemble est testé à la recherche de fuites et calibré. Des améliorations techniques peuvent être effectuées lors de la maintenance.

TEC 4

Les vaporisateurs de type Tec 4 comprennent le Fluotec 4, l'Enfluratec 4 et le Fortec 4.

Classification

Calibrés en concentration, à léchage avec mèches, compensation thermique automatique, agent spécifique (halothane, enflurane ou isoflurane), plenum.

Configuration

Le Fortec 4 est représenté sur la figure 4.13. Au sommet, se trouve un bouton de contrôle qui est tourné en sens inverse des aiguilles d'une montre pour augmenter la concentration. Il faut appuyer sur le bouton situé à gauche du bouton de contrôle pour pouvoir mettre le vaporisateur en route. En arrière du bouton de contrôle se trouve un levier de blocage. Celui-ci est connecté au bouton, de telle sorte que le vaporisateur ne puisse être mis en fonction avant d'être fixé sur la rampe.

Ces vaporisateurs comportent deux systè-

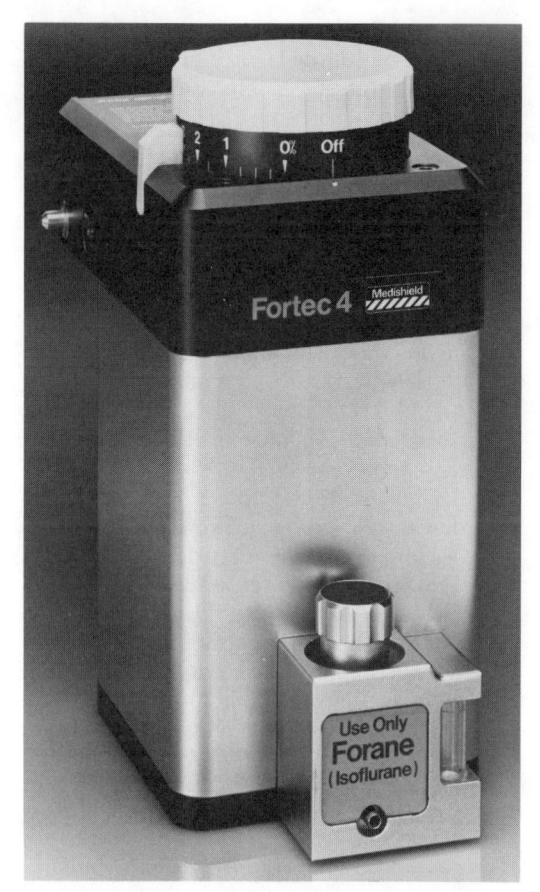

Figure 4.13. Vaporisateur Fortec 4. Gracieusement fourni par Fraser Harlake.

mes possibles de remplissage. L'un est un bouchon vissé visible sur la figure 4.13. Sous le bouchon se trouve une vis de drainage qui se prolonge dans sa partie centrale et que l'on dévisse pour remplir ou vidanger le vaporisateur. L'autre système de remplissage est un système à clé ayant un orifice unique pour le remplissage et la vidange.

Les vaporisateurs Tec 4 sont conçus pour être fixés sur la rampe arrière de l'appareil d'anesthésie au moyen d'un système de type Selectatec facilitant le montage et le démontage des vaporisateurs. Avant de monter un vaporisateur, il faut fermer tout vaporisateur adjacent et le bouton de contrôle de concentration doit être en position d'arrêt. Le vaporisateur est monté sur la rampe et le levier de blocage tourné dans le sens des aiguilles d'une montre pour le verrouiller. Pour retirer un vaporisateur, on tourne le bouton de contrôle en position d'arrêt et on fait coulisser le levier bloquant vers la position de déverrouillage. Le vaporisateur peut alors être retiré.

Quand le vaporisateur est mis en marche, deux plongeurs internes ouvrent les orifices de la valve sur la rampe arrière, connectant ainsi le vaporisateur avec le débit de gaz frais. Au même instant, deux tiges de rallonge sont déployées et fermées, afin de prévenir la mise en marche des vaporisateurs adjacents. Les plongeurs isolent le vaporisateur du débit de gaz frais quand il est fermé.

La configuration interne du vaporisateur est schématisée sur la figure 4.14. Quand le vaporisateur est fermé, le gaz traverse le bypass de l'entrée vers la sortie. Quand il est en marche, le gaz est divisé en deux flux par la valve rotative actionnée par le bouton de contrôle. L'un des flux se dirige à travers la chambre de vaporisation qui entoure la chambre du bypass. Après avoir traversé le conduit interne, le gaz se propage le long des côtés du vaporisateur où deux mèches concentriques entourent un serpentin en cuivre. Les mèches trempent dans le liquide et augmentent la surface de contact entre le gaz vecteur et l'agent anesthésique. Le gaz chargé de vapeur quitte la chambre de vaporisation et gagne la sortie après la valve rotative. Le reste du débit de gaz frais traverse le bypass à l'intérieur duquel existe une valve thermosensible qui majore le débit de gaz dans la chambre de vaporisation en cas de refroidissement.

Évaluation

Les performances des vaporisateurs établies par le constructeur sont représentées dans la figure 4.15. Un travail a montré que les concentrations délivrées étaient moins précises pour des débits de gaz très élevés ou bas, par rapport à un débit moyen (41). Une autre étude a montré que, pour des concentrations affichées de 0,25 %, la concentration délivrée était diminuée de 40 % entre 0,2 et 1 l/min (42). Pour des concentrations affichées comprises entre 0,4 % et 0,5 %, l'écart des concentrations délivrées se situe entre – 5,5 % pour l'halothane et l'isoflurane et + 22 % pour l'enflurane. Une autre évaluation a permis de montrer que le vaporisateur reste précis à proximité d'un aimant d'IRM (43).

Les vaporisateurs sont calibrés à 21°C. La concentration délivrée tend à augmenter légèrement avec la température, notamment pour des valeurs affichées élevées. La variation liée à une contrepression positive intermittente est négligeable. Une contrepression constante peut réduire la concentration délivrée mais de façon minime, en fait négligeable en utilisation normale.

Les modifications liées à la composition du gaz vecteur sont normalement inférieures à 10 % des valeurs affichées, avec une concentration délivrée qui diminue en présence de protoxyde d'azote.

Incidents

Une inclinaison du vaporisateur ne modifie pas la concentration délivrée mais peut fausser l'évaluation de la quantité de l'agent contenu dans la chambre de vaporisation. Une étude a montré que le vaporisateur peut être incliné de 30°, 90° ou 180°, sans modification de la concentration délivrée (39).

Le vaporisateur ne doit pas être transporté en le tenant par le bouton de réglage. Il ne

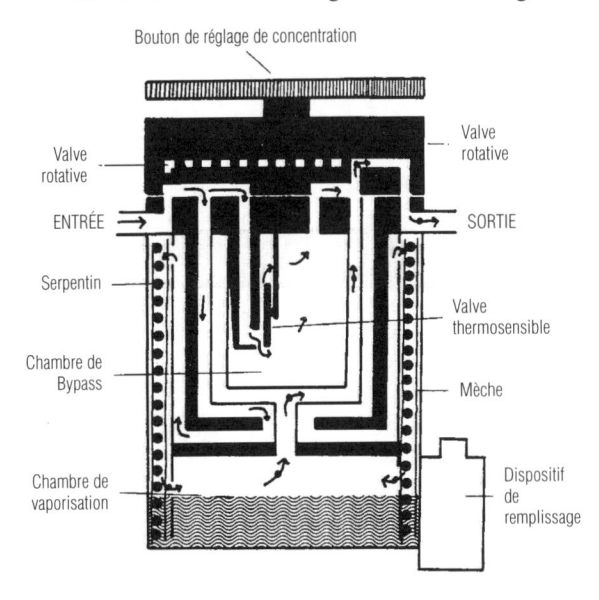

Figure 4.14. Schéma d'un vaporisateur Tec 4 en position de fonctionnement (voir texte pour les détails). Dessiné à partir d'un schéma fourni par Fraser Harlake.

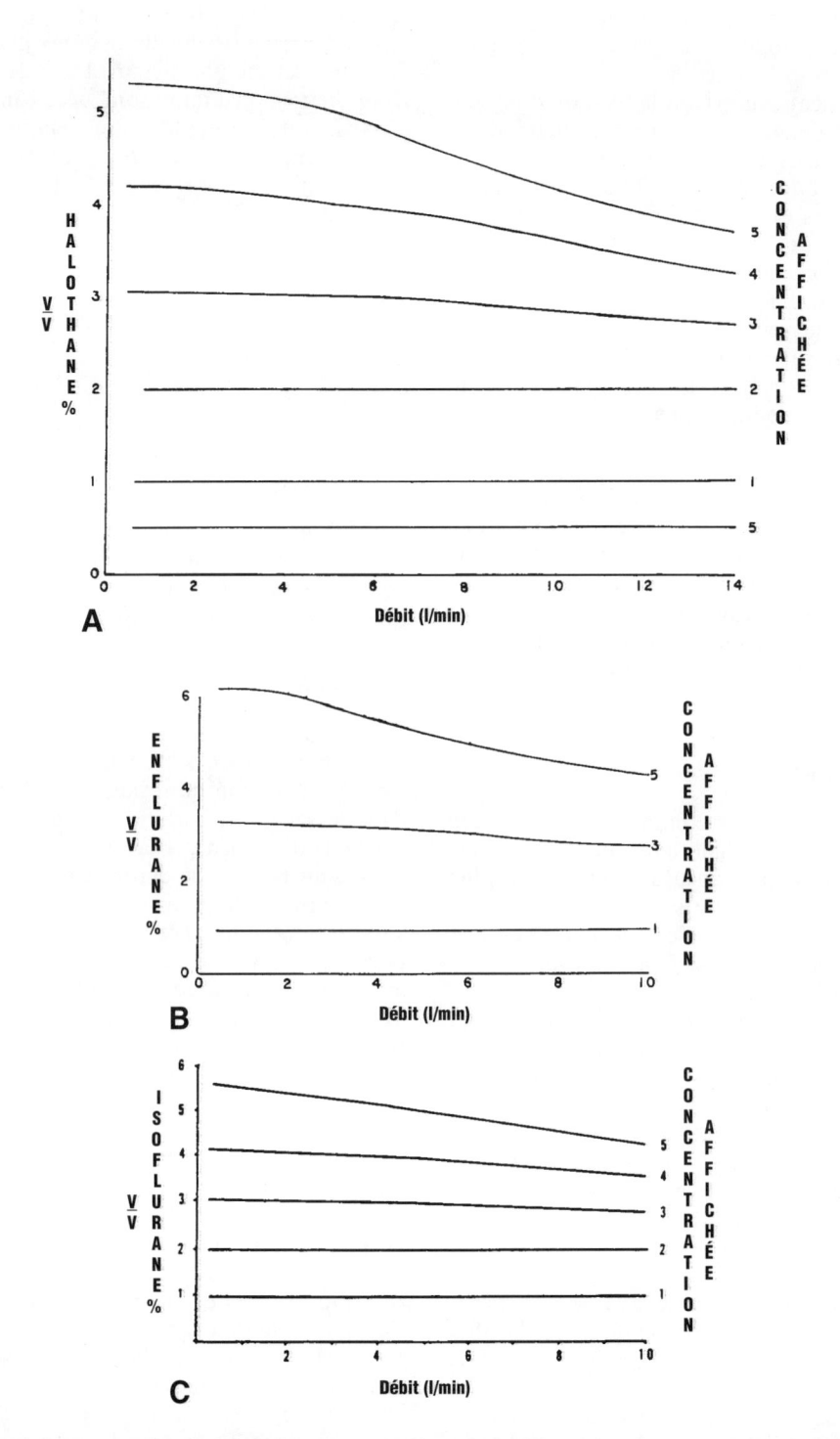

Figure 4.15. Performances des vaporisateurs Tec 4 pour différents débits de gaz et différents affichages. Dessiné à partir de graphiques fournis par Fraser Harlake et Ohmeda, division de BOC Health Care, Inc.

faut pas l'utiliser s'il n'est pas sur la rampe ou s'il peut être mobilisé malgré le levier de blocage en position fermée.

Un incident concernant la fixation d'un vaporisateur Tec 4 sur la rampe postérieure d'un appareil d'anesthésie a été décrit (44). Dans cette observation, on pouvait bloquer le vaporisateur alors qu'il n'était pas positionné correctement. Il en résultait une fuite au niveau de la jonction entre le vaporisateur et la rampe quand il était mis en fonctionnement. Une telle fuite ne peut être détectée qu'à la mise en route du vaporisateur lors de la vérification de l'appareil d'anesthésie. Le constructeur a apporté des modifications pour résoudre ce problème.

Une fuite d'agent liquide au niveau de l'orifice de vidange provoquée par le desserrement de la vis de drainage au moment de l'ablation du bouchon de remplissage a été relatée (46). Les conséquences en ont été une perte de l'agent liquide, l'exposition du personnel de salle d'opération aux vapeurs anesthésiques et des dommages occasionnés au matériel placé sous le vaporisateur.

Maintenance

Le constructeur recommande de vidanger les vaporisateurs à halothane au moins toutes les deux semaines, avec des intervalles plus espacés pour les vaporisateurs à enflurane et isoflurane, mais des études ont montré qu'une vidange semestrielle était probablement suffisante (47).

Les vaporisateurs doivent être retournés dans le service de maintenance tous les ans pour démontage, nettoyage, inspection à la recherche des altérations et de l'usure. Les mèches, joints d'étanchéité et les parties endommagées ou périmées sont remplacées. Le vaporisateur est lubrifié et calibré avant d'être retourné à l'utilisateur.

L'entretien courant consiste à nettoyer la surface extérieure avec un chiffon humide. Aucune solution de nettoyage ne doit pénétrer dans la chambre de remplissage, l'orifice d'entrée des gaz ou autour du bouton de contrôle.

Si un agent incorrect est introduit dans le vaporisateur, il faut le vidanger, jeter le liquide, mettre le bouton de contrôle sur la concentration la plus élevée et purger le vaporisateur avec un débit de 5 l/min jusqu'à ce qu'on ne détecte plus aucune trace de l'agent. Deux heures au moins sont nécessaires à la stabilisation thermique avant l'emploi. Si de l'eau ou une substance non volatile sont introduites dans le vaporisateur, il faut le retourner au constructeur.

TEC 5

Les vaporisateurs de type Tec 5 comprennent l'Isotec 5, le Fluotec 5, l'Enfluratec 5 et le Sevofluratec.

Classification

Calibrés en concentration, à léchage avec mèche, compensation thermique automatique, agent spécifique (halothane, enflurane, isoflurane ou sévoflurane), plenum.

Configuration

Les vaporisateurs Tec 5 sont représentés sur la figure 4.16. À la partie supérieure se trouve un bouton de réglage que l'on tourne dans le sens anti-horaire pour augmenter la concentration. En arrière de ce bouton, on trouve un bouton de débrayage qui doit être enfoncé avant de pouvoir faire fonctionner le vaporisateur. Enfoncer ce bouton met le vaporisateur en contact avec le débit de gaz frais et active le système de verrouillage mutuel. En arrière du vaporisateur se trouve un levier de blocage connecté au bouton de réglage de concentration, de telle sorte que le vaporisateur ne puisse être mis en marche avant d'être fixé sur la rampe. En avant, à la partie inférieure droite du vaporisateur, se trouve une fenêtre de vision.

Les vaporisateurs Tec 5 sont dotés de deux types possibles de systèmes de remplissage. L'un est un système à clé (Fig. 4.16). L'orifice de remplissage et de vidange est situé en avant du vaporisateur, à gauche, près de sa base. Un levier de blocage solidarisant l'élément de remplissage est situé à gauche du vaporisateur. Un petit levier à la base permet d'ajouter ou de drainer du liquide. L'autre système de remplissage est un bouchon vissé comportant

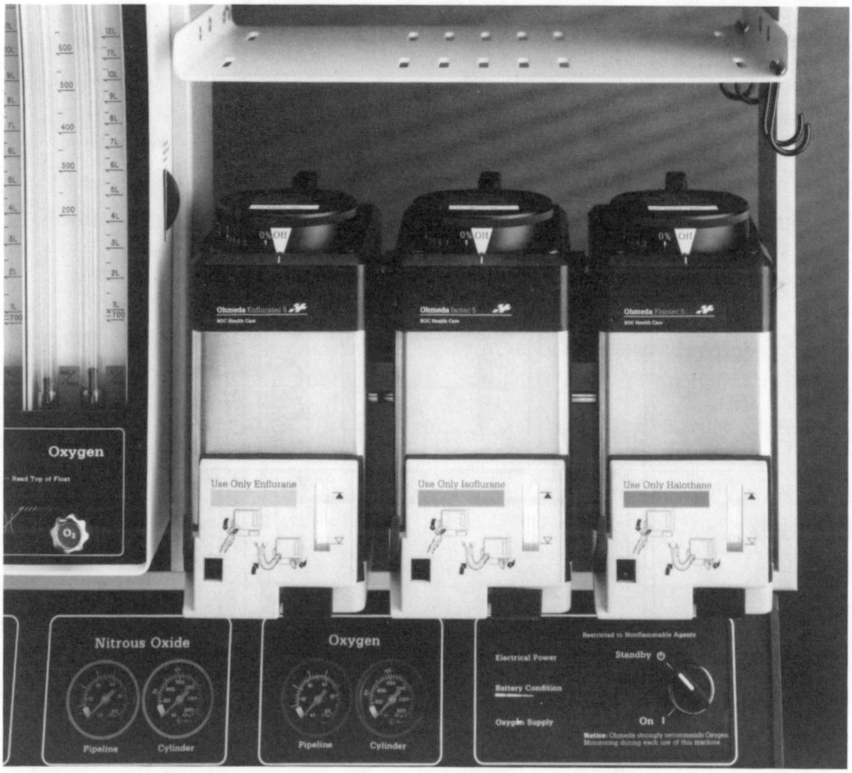

Figure 4.16. Vaporisateur Tec 5. Le levier de blocage du dispositif de remplissage est à gauche de chaque vaporisateur. Le levier de remplissage et de drainage est à la base, sous la fenêtre de vision. Pour remplir le vaporisateur, on insère l'adaptateur du flacon dans l'orifice et on l'immobilise en tirant le levier de blocage vers le bas. La bouteille est alors soulevée et le levier de remplissage et de drainage est tiré vers l'avant. Une fois le remplissage terminé, on remet le levier de remplissage et de drainage en position de fermeture, on abaisse la bouteille, on pousse le levier de blocage vers le haut et on retire le flacon. Pour le drainage, on utilise les mêmes leviers mais on abaisse le flacon au lieu de le soulever. Fourni gracieusement par Ohmeda, division de BOC Health Care, Inc.

une vis de drainage qui peut-être desserrée pour remplir ou vidanger le vaporisateur.

Le vaporisateur Tec 5 est conçu pour être utilisé sur une rampe Selectatec. Avant le montage d'un vaporisateur, il faut fermer tout autre vaporisateur adjacent et fermer également le bouton de réglage. Le levier de blocage doit être débloqué. Le vaporisateur est placé sur la rampe, au-dessus des deux orifices d'entrée. On pousse alors le levier de blocage vers le bas, puis on le fait tourner dans le sens des aiguilles d'une montre pour le bloquer. Si le vaporisateur n'est visiblement pas aligné avec les autres ou s'il peut être retiré de la rampe, le levier étant en position bloquée, le montage est incorrect. Il doit être impossible d'utiliser plus d'un vaporisateur à la fois. Pour enlever le vaporisateur de sa rampe, on ferme le bouton de réglage de concentration puis on débloque le levier de blocage. Le vaporisateur peut alors être soulevé.

Pour le mettre en marche, il faut enfoncer le bouton de débrayage, ce qui refoule deux plongeurs internes qui ouvrent les valves de la rampe Selectatec, connectant le vaporisateur avec le débit de gaz frais. Ces valves excluent le vaporisateur quand le bouton de réglage est fermé. Pousser le bouton de débrayage met aussi en jeu deux tiges rallonge qui empêchent le fonctionnement de tout autre vaporisateur installé sur la rampe.

Le vaporisateur Tec 5 est schématisé dans la figure 4.17. Le système de chicane interne

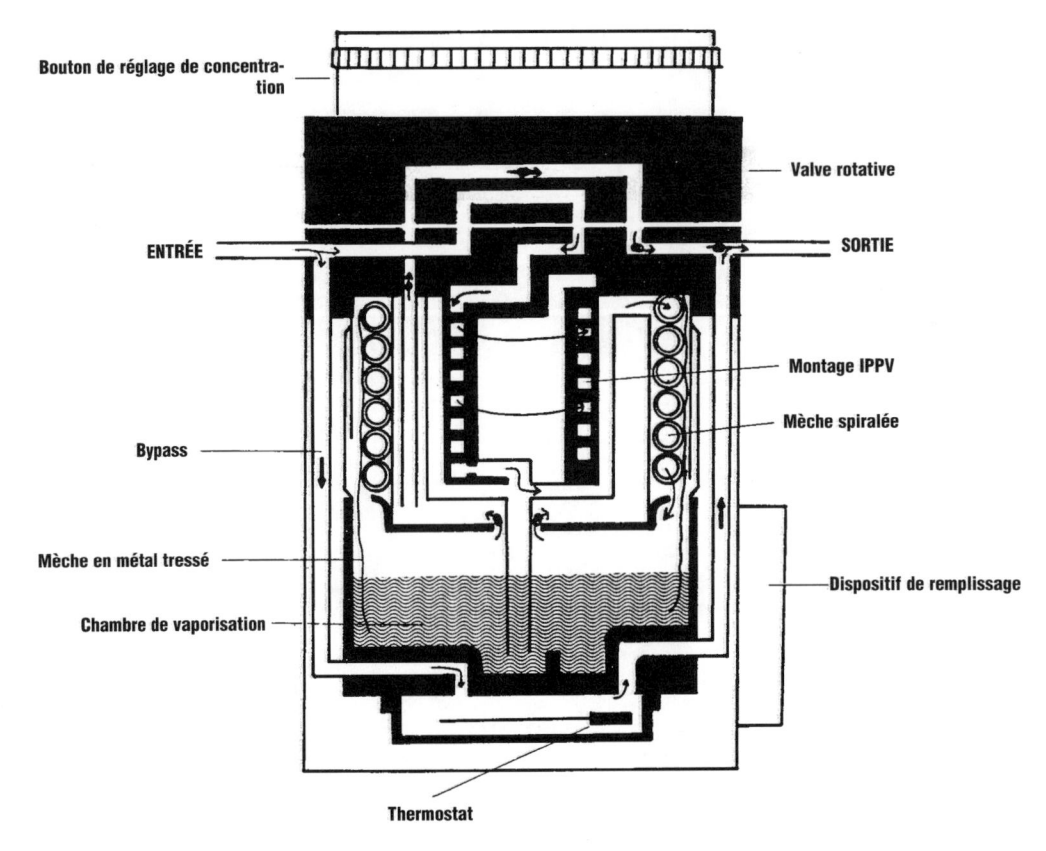

Figure 4.17. Schéma du vaporisateur Tec 5 en position de marche (voir détails dans le texte). Reproduit à partir d'un schéma fourni par Ohmeda, division de BOC Health Care, Inc.

est conçu pour éviter que du liquide atteigne l'orifice de sortie si le vaporisateur est penché ou renversé.

Quand la concentration affichée est à zéro, tout le gaz vecteur traverse directement le bypass en direction de la sortie. Lorsqu'on met le bouton de réglage sur une concentration, le gaz est scindé en deux parties par la valve rotative. L'un des flux se dirige vers la chambre de vaporisation, l'autre vers le bypass.

Le gaz circulant à travers le circuit du bypass descend le long d'un côté du vaporisateur puis longe le thermostat, qui est une lame bimétallique située à la base. Quand la température dans le vaporisateur diminue, le thermostat réduit la quantité de gaz qui traverse le bypass, une plus grande proportion passant dans la chambre de vaporisation. Après le passage du thermostat, le gaz remonte le long de l'autre paroi du vaporisateur et rejoint à la sortie le gaz qui a traversé la chambre de vaporisation.

Le gaz qui se dirige vers la chambre de vaporisation passe tout d'abord dans la partie centrale de la valve rotative, puis dans le segment IPPV hélicoïdal (ventilation à pression positive intermittente) et enfin à travers une mèche tubulaire hélicoïdale assurant un maximum de contact entre le gaz vecteur et l'agent liquide. La mèche spiralée est en contact avec une mèche en métal tressé qui plonge dans l'anesthésique liquide. Le gaz chargé de vapeur quitte la chambre de vaporisation par un conduit dans la valve rotative et se dirige vers la sortie.

Évaluation

Les courbes de performance fournies par le constructeur sont représentées sur la figure 4.18. La précision est la meilleure pour des

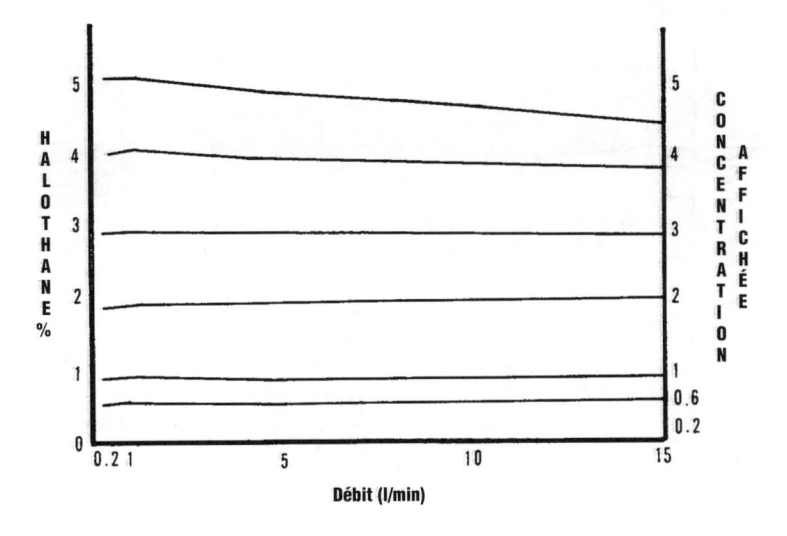

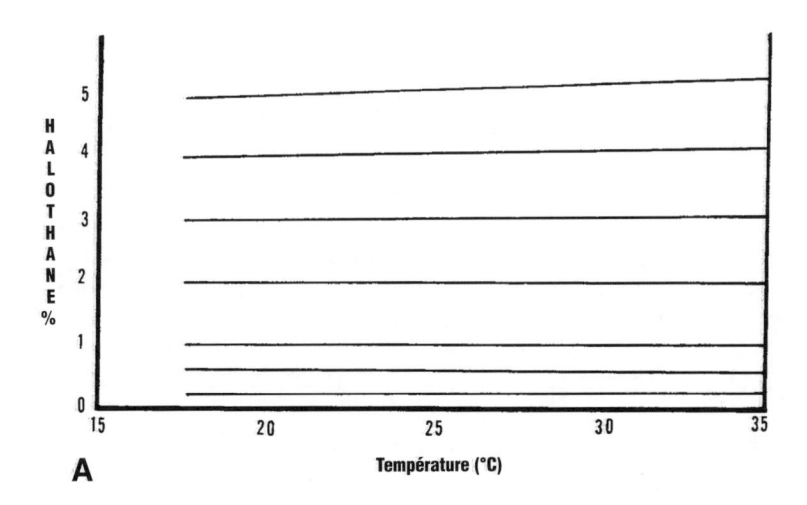

Figure 4.18. Performances de quatre vaporisateurs Tec 5. Dessiné à partir de graphiques fournis par Ohmeda, division de BOC Health Care, Inc.

débits de gaz frais de 5 l/min et une concentration affichée inférieure à 3 %. Pour des débits supérieurs ou des affichages plus élevés, la concentration délivrée diminue.

La précision est maximale entre 15 et 35°C. Le thermostat ne répond pas à des températures inférieures à 15°C et la concentration délivrée sera alors inférieure à celle affichée. Au delà de 35°C, la concentration délivrée augmente, à un niveau qu'il est impossible de prévoir.

Ces vaporisateurs ne sont pas influencés par la contrepression observée en pratique clinique courante. La composition du gaz vecteur affecte la concentration délivrée par les vaporisateurs Tec 5. À faible débit, cette dernière est plus basse si on ajoute de l'air ou du protoxyde d'azote à l'oxygène. Pour des débits élevés, on note une faible augmentation de la concentration.

Incidents

La plupart des incidents inhérents aux vaporisateurs à lecture directe peuvent survenir

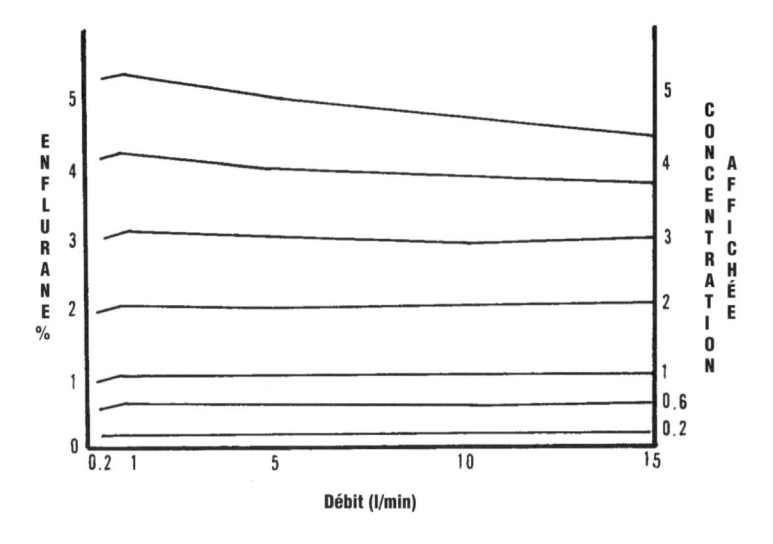

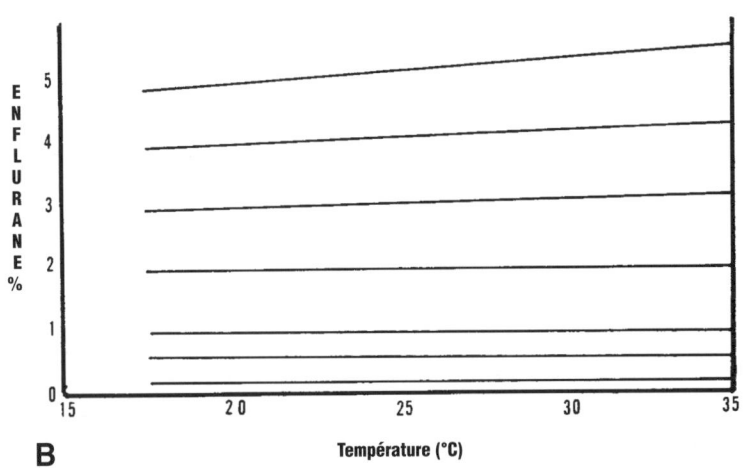

Figure 4.18. Suite

avec ce vaporisateur. Aucun accident qui lui serait spécifique n'a été décrit.

Maintenance

Le constructeur recommande de vidanger le vaporisateur toutes les deux semaines ou si le niveau liquide d'un agent contenant des additifs ou des agents de stabilisation est bas. Si tel n'est pas le cas, la vidange peut s'effectuer à des intervalles moins fréquents.

Tous les trois ans, le vaporisateur doit être retourné vers le service de maintenance pour le démonter, le nettoyer, rechercher d'éventuels dommages, remplacer les éléments endommagés ou périmés, remettre à jour, lubrifier et calibrer. Le monitorage de l'agent est recommandé si la maintenance est réalisée à des intervalles de trois ans.

La partie externe du vaporisateur peut être nettoyée avec un chiffon humide. Toute autre forme de nettoyage ou de désinfection est prohibée.

TEC 6

Classification

Calibré en concentration, injection, compensation thermique par fourniture de

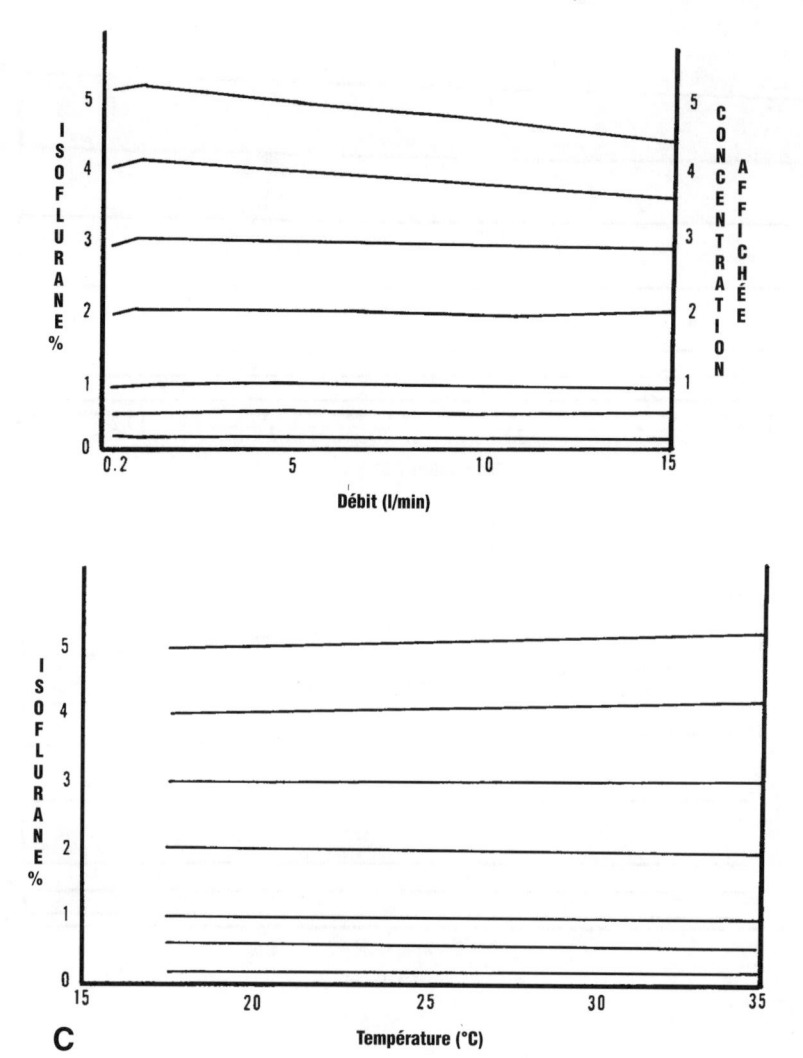

Figure 4.18. Suite

chaleur, agent spécifique (desflurane), plenum.

Configuration

Le vaporisateur Tec 6 est montré sur la figure 4.19. Il est légèrement plus grand que les vaporisateurs Tec 4 et Tec 5. Il peut être utilisé sur les appareils d'anesthésie Ohmeda et Dräger. Le montage est différent sur les machines nord-américaines Dräger. Pour les appareils Ohmeda, le vaporisateur s'adapte sur l'appareil d'anesthésie grâce à la rampe Sélectatec qui empêche tout fonctionnement du vaporisateur s'il n'est pas bloqué et interdit toute pénétration ou entrée de flux de gaz dans un vaporisateur qui ne serait pas en fonctionnement. Il comporte aussi un système de verrouillage mutuel pour empêcher la mise en fonction simultanée de plusieurs vaporisateurs. Le Tec 6 peut être remplacé par des vaporisateurs Tec 4 et Tec 5 qui s'adaptent au système.

Le bouton de réglage au sommet est calibré de 1 à 18 %, avec des écarts de 1 % jusqu'à

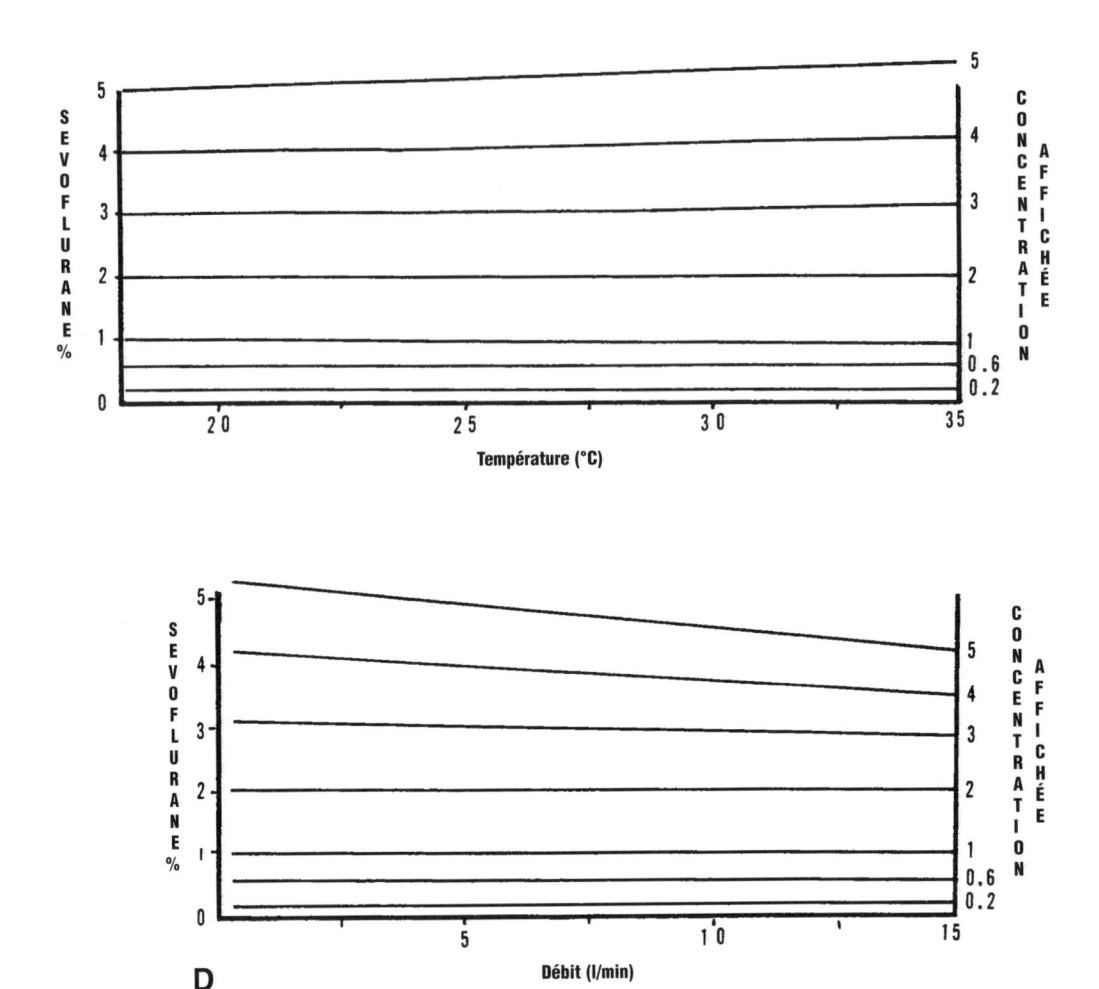

Figure 4.18. Suite

10 % et de 2 % entre 10 % et 18 %. Il faut appuyer sur un bouton de débrayage situé en arrière du bouton de réglage pour pouvoir tourner ce dernier de la position d'attente et pour dépasser des concentrations de 12 %. Ce déblocage ne peut s'effectuer que si la diode opérante émettrice de lumière (LED) est éclairée.

L'orifice de remplissage est à l'avant, du côté gauche. Il est conçu de manière à ne pouvoir recevoir qu'un flacon de desflurane. Le raccord du cordon d'alimentation et la chambre de la batterie sont à la base du vaporisateur. Une batterie non rechargeable fournit l'énergie pour alimenter les alarmes et l'indicateur de niveau à cristaux liquides en cas de panne générale de courant. Le cordon d'alimentation se détache sur le côté du vaporisateur. La bonde de drainage est située à la base. Un kit de drainage est requis pour vidanger le vaporisateur.

En avant, en bas et à droite du vaporisateur se trouve le panneau d'affichage qui comporte des indicateurs visuels sur les moniteurs de la fonction de vaporisation (Fig. 4.19). Sauf en position inclinée, il existe un délai de 10 s entre la détection d'un mauvais fonctionnement et l'activation de l'alarme. Une alarme sonore est montée en arrière de la partie supérieure du panneau d'affichage, et un bouton d'extinction est situé au-dessus de ce panneau.

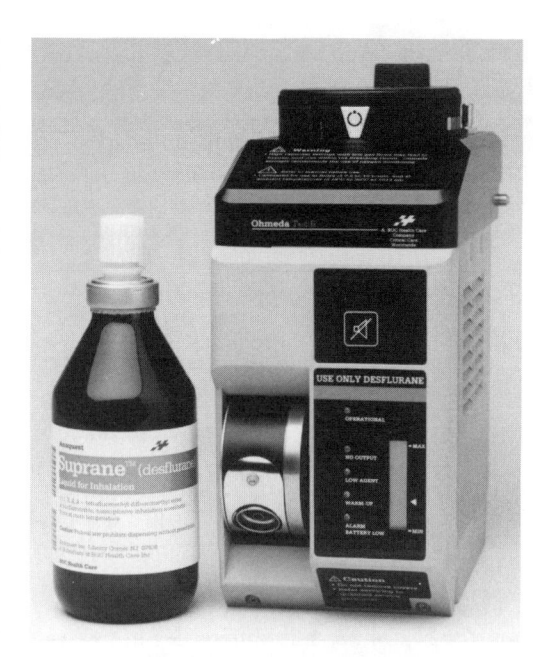

Figure 4.19. Vaporisateur Tec 6. L'orifice de remplissage est à gauche, en bas. À droite et en bas se situent l'indicateur de niveau liquide et les témoins visuels de monitorage des fonctions du vaporisateur. Un flacon de desflurane muni de son capuchon de protection est placé à gauche du vaporisateur. Offert par Ohmeda, division de BOC Health Care, Inc.

Le témoin de préchauffage LED est de couleur jaune pendant le temps de préchauffage quand le vaporisateur est connecté à la source de courant, puis un témoin vert s'allume pour indiquer que le vaporisateur a atteint sa température de fonction et qu'on peut tourner le bouton de réglage de concentration. Il n'y a pas de signal audible à ces étapes, à l'exception d'un son bref signalant la transition entre le préchauffage et la possibilité d'utilisation.

Le témoin rouge LED d'absence de débit clignote et une alarme sonore de sons répétitifs de 0,5 s toutes les 0,5 s se déclenche si le vaporisateur n'est plus en mesure de délivrer de la vapeur. Un niveau d'agent liquide inférieur à 20 ml, l'inclinaison du vaporisateur, une panne de courant ou un dysfonctionnement interne déclenchent cette alarme. Tourner le bouton de réglage de concentration sur la position d'attente fait taire l'alarme sonore mais le témoin rouge reste allumé de façon continue. Si l'alarme d'absence de débit se déclenche en position d'attente, elle peut être stoppée en appuyant sur le bouton d'extinction.

Un niveau de liquide de moins de 50 ml déclenche une alarme LED jaune clignotante et une alarme sonore de 1,5 s toutes les 0,5 s. Cette alarme sonore peut être mise hors fonction pendant 120 s.

L'alarme de pile jaune LED s'allume pour montrer qu'il faut changer la pile, mais aucun signal sonore ne marque cet événement.

L'affichage de niveau liquide, à cristaux liquides (LCD), indique la quantité de liquide dans le vaporisateur quand celle-ci est comprise entre 50 et 425 ml. Le témoin est allumé quand le vaporisateur est mis sous tension. Il existe 20 barres. L'une d'elles correspond à un volume d'environ 20 ml. Une flèche sur le côté indique la marque de remplissage de 250 ml. Si le niveau est inférieur à cette marque, le vaporisateur peut recevoir un flacon plein de 240 ml de desflurane.

Si le vaporisateur est incliné de plus de 10°, un système de verrouillage est activé. Il bloque la diffusion de vapeur et déclenche le témoin rouge d'absence de débit et son alarme sonore.

Quand le dispositif est mis en place le système électronique s'autocontrôle. Pendant 2 s, l'alarme se déclenche et chaque témoin s'allume. Cet autocontrôle peut être répété à n'importe quel moment en appuyant sur le bouton d'extinction pendant 4 s ou plus. Dès que le vaporisateur est mis en place, la mise sous tension devient effective et le système de chauffage est opérationnel. Au départ, il faut attendre 5 à 10 min pour atteindre la température optimale. Pendant ce laps de temps, le bouton de réglage est bloqué en position d'attente. Une valve interne se ferme pour empêcher la sortie de vapeur à partir de l'élément chauffant.

Le système de remplissage du Tec 6 est représenté sur les figures 4.20 et 4.21. Le point d'ébullition du desflurane étant proche de la température ambiante, on ne peut le verser dans un entonnoir pour le remplissage. Le vaporisateur peut être rempli en phase de préchauffage et en cours de fonctionnement, à condition que le débit de gaz frais n'excède pas 8 l/min, que la concentration affichée ne soit pas supérieure à 8 % et que le vaporisateur ne soit pas soumis à une contrepression.

La bouteille (Fig. 4.21) a un adaptateur rainuré et muni d'une valve à ressort qui s'ou-

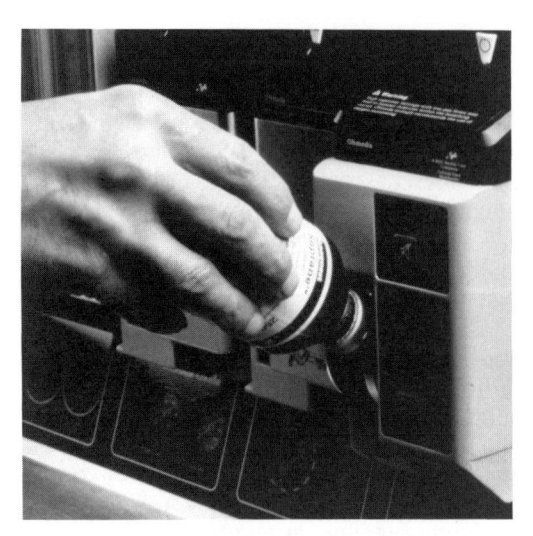

Figure 4.20. Remplissage du vaporisateur Tec 6. La bouteille est adaptée à l'orifice de remplissage. Après ajustement, elle est basculée vers le haut. Quand elle atteint le niveau d'arrêt supérieur, l'agent pénètre dans le vaporisateur. Fourni gracieusement par Ohmeda, division de BOC Health Care, Inc.

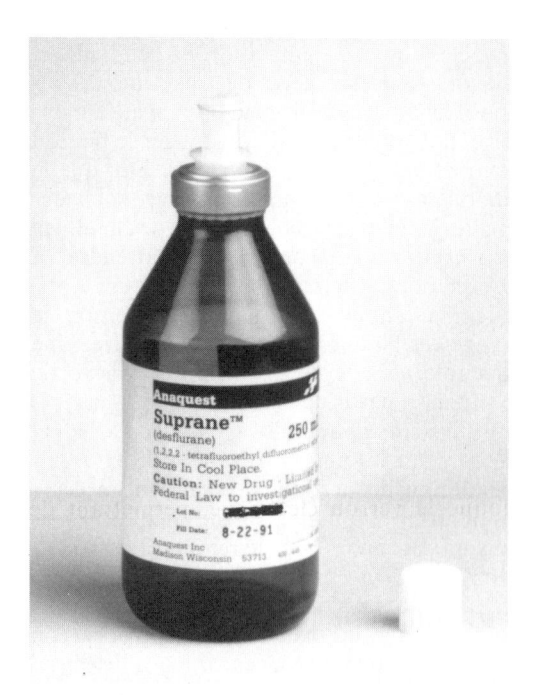

Figure 4.21. Flacon de remplissage du vaporisateur Tec 6. Le capuchon de protection a été retiré et se trouve à droite. Offert par Ohmeda, division de BOC Health Care, Inc.

vre quand la bouteille est enfoncée dans l'orifice de remplissage du vaporisateur. Pour remplir le vaporisateur, on retire le capuchon de protection de la bouteille, puis on adapte son goulot à l'orifice de remplissage en la maintenant en bas, puis on la pousse contre le ressort. Quand la bouteille est engagée dans l'orifice, on la tourne vers le haut (Fig. 4.20). Lorsqu'elle atteint la butée supérieure, le desflurane s'écoule dans le vaporisateur. La bouteille est maintenue dans cette position pendant le remplissage puis, quand l'indicateur à cristaux liquides montre que le niveau supérieur est atteint ou si la bouteille est vide, on la retourne vers le bas et on la retire. La valve du flacon se ferme automatiquement pour éviter de renverser du liquide. L'orifice de remplissage du vaporisateur comporte une valve à ressort qui prévient la fuite de l'agent.

La structure interne de ce vaporisateur est montrée Fig. 4.22. Elle diffère des autres vaporisateurs dans la mesure où le débit de gaz frais ne passe pas à travers une chambre de vaporisation. À l'intérieur du vaporisateur, le desflurane est chauffé à 39°C, température bien supérieure au point d'ébullition. Une source de chaleur externe est nécessaire car la puissance du desflurane impose la vaporisation de grandes quantités de liquide et la compensation thermique assurée par les mécanismes usuels n'est pas possible. L'énergie électrique pour la résistance chauffante, les alarmes et les moniteurs est fournie par le réseau hospitalier standard. Un transformateur et un redresseur fournissent une alimentation en courant continu pour le vaporisateur.

L'élément chauffant sert de réservoir pour la vapeur. Il est formé d'une chambre supérieure qui contient jusqu'à 375 ml et d'une chambre inférieure contenant jusqu'à 50 ml, d'où une capacité totale de 425 ml. Deux résistances situées à la base chauffent l'agent à 39°C. La température est monitorée et un système électronique associé agit comme un thermostat. Il existe également deux résistances dans la partie supérieure du vaporisateur pour prévenir la condensation de l'agent. Le revêtement du vaporisateur est chaud au toucher quand il est connecté au courant électrique.

Le niveau de l'agent liquide est estimé par une sonde dont la gaine est montée dans la chambre de chauffage. Elle mesure la capaci-

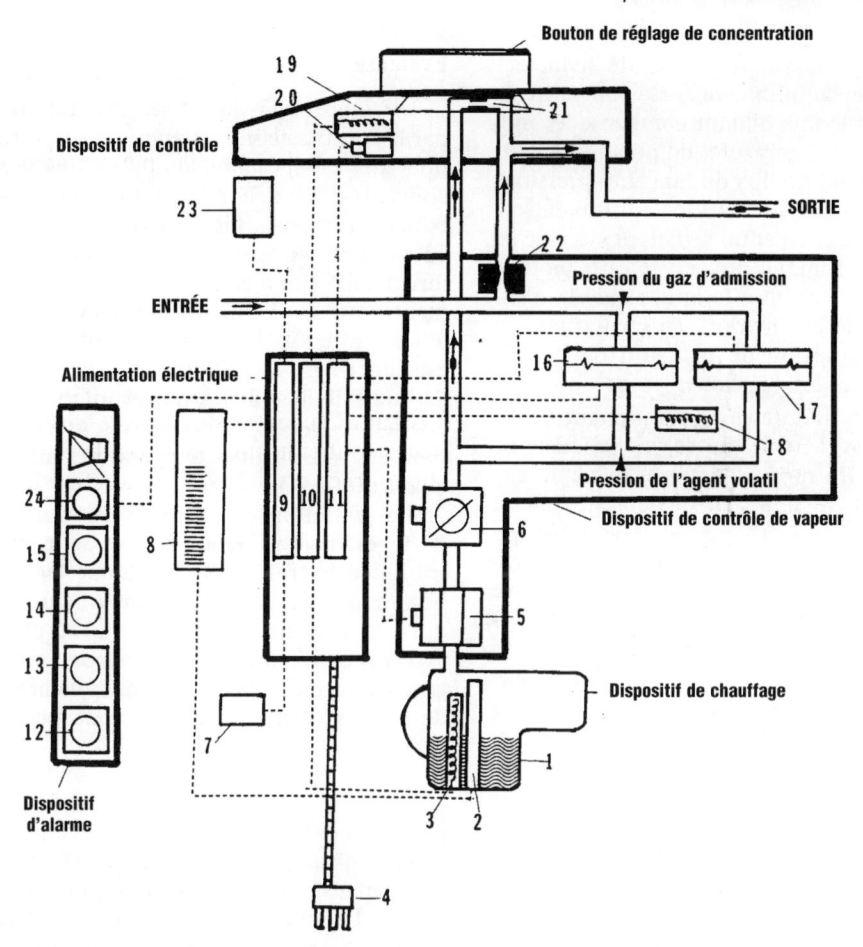

Figure 4.22. Schéma d'un vaporisateur Tec 6 ; *1*, agent ; *2*, sonde de niveau ; *3*, élément chauffant ; *4*, conducteur principal d'électricité ; *5*, valve d'arrêt ; *6*, valve de contrôle de pression ; *7*, pile pour alarmes ; *8*, indicateur à cristaux liquides ; *9*, alarme électronique ; *10*, réchauffeur électronique ; *11*, contrôle électronique ; *12*, témoin d'alarme de pile ; *13*, témoin de préchauffage ; *14*, témoin d'insuffisance de niveau ; *15*, témoin d'absence de débit ; *16*, transducteur de pression différentielle ; *17*, moniteur de pression ; *18*, élément chauffant de la colonne de vapeur ; *19*, élément chauffant dans la valve rotative ; *20*, système de verrouillage solénoïde ; *21*, résistance variable (contrôlée par la valve rotative) ; *22*, réducteur de débit ; *23*, commutateur d'inclinaison ; *24*, témoin opérationnel. Se référer au texte pour les détails. Dessiné à partir d'un schéma fourni par Ohmeda, division de BOC Health Care, Inc.

tance, l'agent servant de diélectrique. L'affichage est sur le devant du vaporisateur.

Quand on met l'appareil sous tension, la lumière jaune de préchauffage reste allumée pendant la période de préchauffage (10 min environ). Pendant ce temps, une valve d'arrêt comprise entre l'élément chauffant et la valve de contrôle de pression est fermée. Un verrou électrique empêche de tourner le bouton de réglage de concentration avant que le vaporisateur ne soit prêt à l'emploi.

Quand la température de fonctionnement est atteinte, le voyant vert LED s'allume. Un signal émis par le contrôle électronique débloque le verrou électrique, permettant de faire tourner le bouton de réglage de concentration et la valve rotative. Lorsque ces deux éléments tournent, un signal électronique ouvre la valve d'arrêt.

Le gaz frais pénètre dans le vaporisateur et se heurte à un réducteur de débit. Un dispositif électromécanique maintient la pression de vapeur de l'agent près de la résistance variable de la valve rotative au même niveau que celle de la pression du gaz frais près du réducteur de débit. Cet équilibre de pression entre le desflurane et le flux diluant compense les modifications de température, de pression de vapeur ou de débit du flux diluant. Les pressions sont mesurées par un transducteur qui détecte leur différence et émet un signal au système de contrôle électronique qui, en retour, modifie la pression de l'agent à la hauteur de la résistance variable en ouvrant ou en fermant la valve de régulation de pression de l'agent pour équilibrer les pressions.

L'équilibre des pressions étant maintenu, la concentration délivrée par le vaporisateur ne dépend que du rapport entre le débit de gaz frais à travers le réducteur de débit et le débit de vapeur à travers la résistance variable qui est déterminé par l'affichage de la concentration. Par exemple, quand on ouvre la valve rotative de réglage de concentration, la résistance au flux de desflurane diminue et son débit augmente. De même, si le débit de gaz frais augmente, le dispositif électronique va augmenter le débit de desflurane pour maintenir l'équilibre de pression. La vapeur se mélange au gaz frais dans des proportions déterminées par le réglage de la concentration affichée, avant de sortir du vaporisateur.

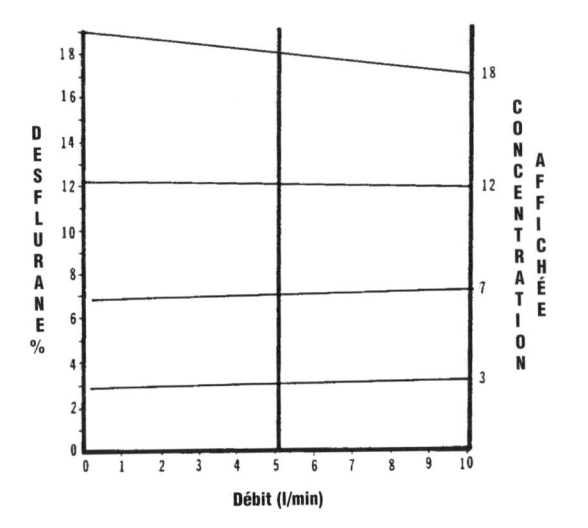

Figure 4.23. Performance d'un vaporisateur Tec 6, le gaz vecteur étant l'oxygène. D'après un graphique fourni par Ohmeda, division de BOC Health Care, Inc.

Évaluation

La figure 4.23 donne les résultats donnés par le constructeur. Le vaporisateur est calibré pour des débits allant de 0,2 à 10 l/min. La concentration délivrée est linéaire pour des concentrations affichées de 3 %, 7 %, et 12 %, diminue légèrement pour des débits inférieurs à 5 l/min et augmente, là aussi légèrement pour les débits les plus élevés. Pour un affichage de 18 %, la concentration délivrée est supérieure à celle affichée pour un débit de gaz inférieur à 5 l/min et inférieure pour les débits élevés. Le vaporisateur est conçu pour être utilisé à des températures ambiantes allant de 18 à 30°C.

Des variations de contrepression n'ont pas de répercussions significatives sur la concentration délivrée. Celle-ci diminue légèrement quand on utilise de l'air ou du protoxyde d'azote comme gaz vecteur à la place de l'oxygène. L'effet est plus important (atteignant jusqu'à 20 % à la valeur affichée) pour de faibles débits en présence de protoxyde d'azote.

Incidents et précautions

La vapeur peut fuir dans le gaz frais. Cet incident est minimisé si le vaporisateur est fermé. La pile doit être remplacée tous les ans.

Quand le vaporisateur est mis sous tension, tous les indicateurs de fonction et de niveau sont censés s'allumer et l'alarme sonore doit retentir pendant une minute environ. Si l'un des témoins ne s'allume pas et si l'alarme ne retentit pas, il ne faut pas utiliser ce vaporisateur.

Lors du remplissage, le flacon doit être maintenu fermement quand il est basculé du haut vers le bas. Le risque est de le laisser tomber lorsqu'il est relâché sous pression en position basse.

L'affichage de concentrations élevées en présence d'un faible débit de gaz frais peut conduire à administrer un mélange hypoxique.

Maintenance

Ce vaporisateur doit être révisé entièrement dans un centre spécialisé tous les ans. La surface externe peut être nettoyée avec un chiffon légèrement imprégné d'un détergent. Aucun autre moyen d'entretien ou de désinfection ne doit être utilisé.

VAPORISATEUR OHIO CALIBRÉ

Classification

Calibré en concentration, à léchage avec mèche, compensation thermique automatique, agent spécifique (halothane, enflurane ou isoflurane), plenum.

Configuration

Le vaporisateur Ohio calibré est schématisé dans la figure 4.24. Les gaz frais pénètrent dans le vaporisateur et traversent un filtre. Les gaz peuvent emprunter trois voies de passage. La première s'effectue par la valve d'échappement, au sommet, qui s'ouvre quand la pression s'élève au-dessus d'une valeur déterminée.

La majeure partie du gaz circule dans le bypass à compensation thermique en direction de la sortie. La température du gaz quittant la chambre de vaporisation est détectée par un soufflet. Quand la vapeur est chaude, le soufflet s'expand, ce qui augmente la taille de l'ouverture autour du bypass, dirigeant de ce fait plus de gaz directement vers la sortie. Quand à l'inverse la vapeur se refroidit, le soufflet se contracte et ferme en partie le bypass, une plus grande proportion de gaz entrant alors dans la chambre de vaporisation.

Le flux de gaz restant se dirige vers deux ensembles d'orifices. L'un d'eux mène directement à la sortie du vaporisateur, l'autre dans la chambre de vaporisation. En tournant le bouton de réglage de concentration on ouvre une série d'orifices et on ferme simultanément l'autre série, déterminant ainsi le rapport de

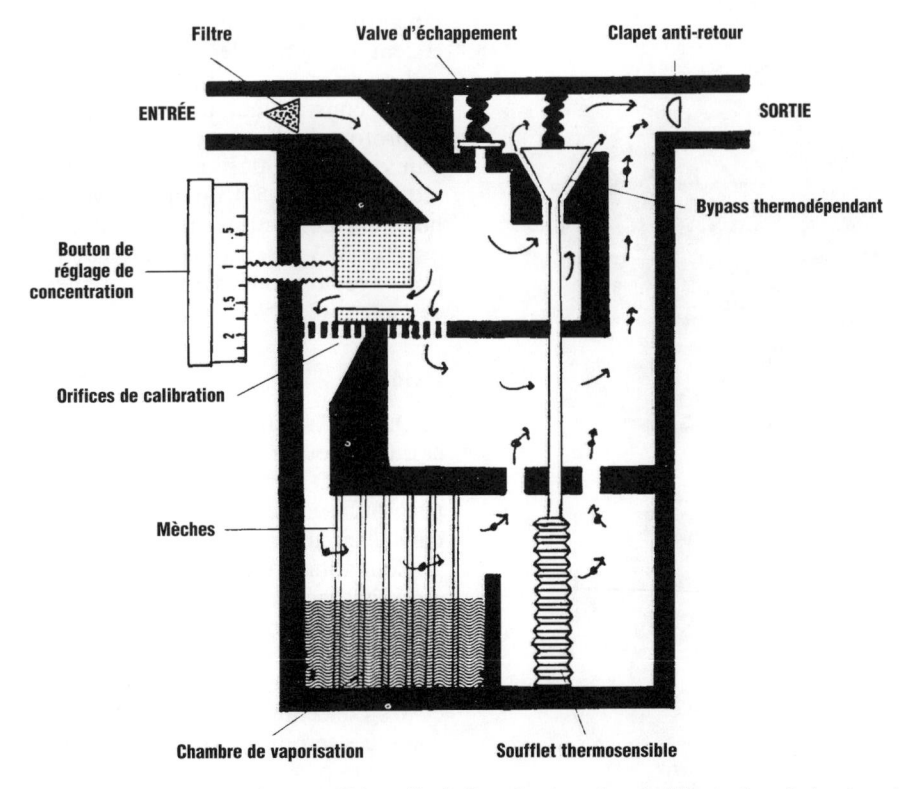

Figure 4.24. Schéma du vaporisateur Ohio calibré. Pour les besoins de l'illustration, le bouton de réglage de concentration est dessiné à gauche mais il se situe en fait à la partie supérieure. Dessiné à partir d'un graphique fourni par Ohmeda, division de BOC Health Care, Inc.

gaz se dirigeant vers la sortie et la chambre de vaporisation.

Le gaz pénétrant dans la chambre de vaporisation circule autour d'une série de mèches et se sature en vapeur. Il quitte ensuite la chambre de vaporisation, circule autour du soufflet thermosensible puis se dirige vers la sortie.

Le vaporisateur est représenté sur la figure 4.25. Il existe deux fenêtres de vision: l'une porte l'indication « plein », l'autre l'indication « vide ». L'orifice de remplissage peut être un entonnoir ou il peut être adapté pour un système à clé. Le bouton de réglage de concentration est au sommet et il se produit un déclic lorsqu'on le tourne d'une division. Il existe en arrière un bouton de débrayage que l'on doit pousser pour pouvoir faire tourner le bouton. Pour le vaporisateur à enflurane, le bouton se bloque à nouveau pour une concentration affichée de 5 %, et il faut à nouveau appuyer sur le bouton de débrayage pour délivrer des concentrations supérieures.

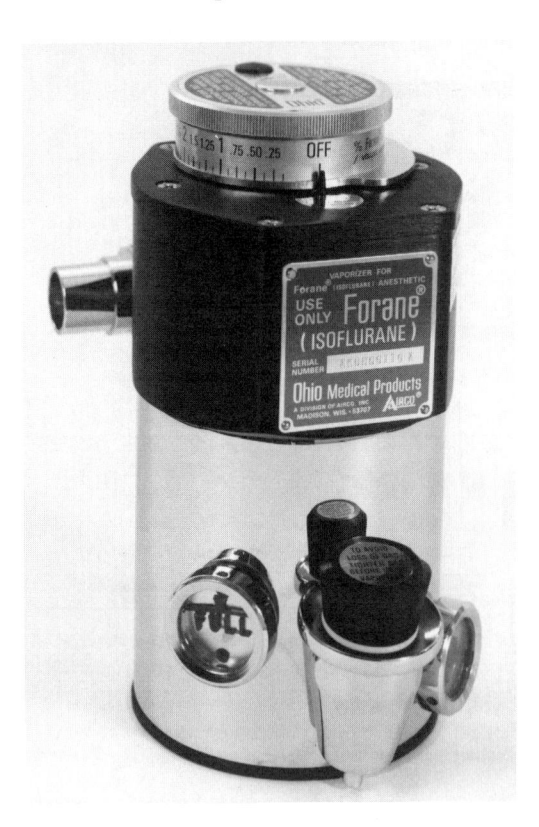

Figure 4.25. Vaporisateur Ohio calibré. Fourni par Ohmeda, division de BOC Health Care, Inc.

Évaluation

La figure 4.26 montre les résultats donnés par le constructeur concernant l'enflurane, l'halothane et l'isoflurane. Les vaporisateurs sont précis pour des débits de gaz frais allant de 300 ml/min à 10 l/min et entre 16 et 32° C.

Une étude portant sur les vaporisateurs à enflurane et à halothane a montré qu'ils fonctionnaient de façon satisfaisante pour des débits de gaz variant de 100 à 5000 ml/min (20). On avait observé une augmentation transitoire mais significative de la concentration délivrée quand un débit de gaz élevé était brutalement réduit. À l'inverse, une baisse transitoire de la concentration délivrée a été observée quand le débit était augmenté. Des effets intermittents de contrepression modifient la concentration délivrée mais la concentration moyenne reste la même que celle mesurée en flux libre à l'air. L'emploi du bypass d'oxygène majore la concentration délivrée de plus de 10 % pour de faibles débits de gaz frais. Un autre travail a révélé que ces vaporisateurs étaient « raisonnablement » précis (48).

Les références bibliographiques fournies par le constructeur montrent que l'addition de protoxyde d'azote au gaz vecteur réduit la concentration délivrée. Plusieurs auteurs (20,21,23,25,49,50) ont retrouvé ces notions pour des concentrations affichées inférieures à 3 %. À 3 % et au-dessus, l'adjonction de protoxyde d'azote majore légèrement le débit de vapeur (21,25).

Incidents

Quand l'appareil d'anesthésie est en marche et que le bouton de concentration est en position d'arrêt, une petite quantité de vapeur peut diffuser de la chambre de vaporisation dans le circuit du bypass.

Ces vaporisateurs peuvent être inclinés jusqu'à 20° même en cours d'utilisation, sans effet, inclinaison pouvant passer à 45° s'ils ne sont pas utilisés. Au delà de ces limites, du liquide peut pénétrer dans la tête de contrôle et des concentrations supérieures à celles escomptées seront délivrées, même après correction de la position.

La décoloration de l'enflurane et de l'isoflurane liquides a été rapportée pour les premiers vaporisateurs de ce type (51,52), en raison

Chapitre 4 VAPORISATEURS 125

d'une réaction entre le liquide et les écarteurs de mèches en plastique (53). Aucune toxicité évidente n'a été signalée (54,55).

Maintenance

Le constructeur recommande d'envoyer le vaporisateur dans un centre spécialisé tous les ans pour calibration, nettoyage, recherche de fuites et remplacement des parties défectueuses.

VAPOR 19.1

Classification

Calibré en concentration, à léchage avec mèche, compensation thermique automatique, agent spécifique (halothane, enflurane ou isoflurane), plenum.

Configuration

Le Vapor 19.1 est représenté sur la figure 4.27. Le zéro doit être déprimé avant de pou-

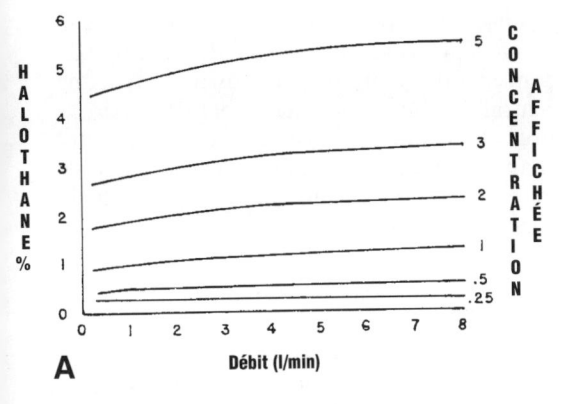

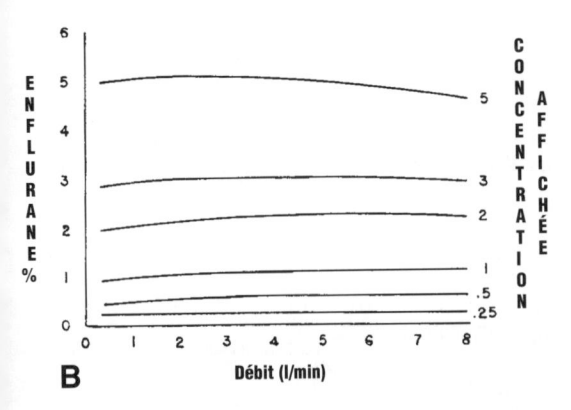

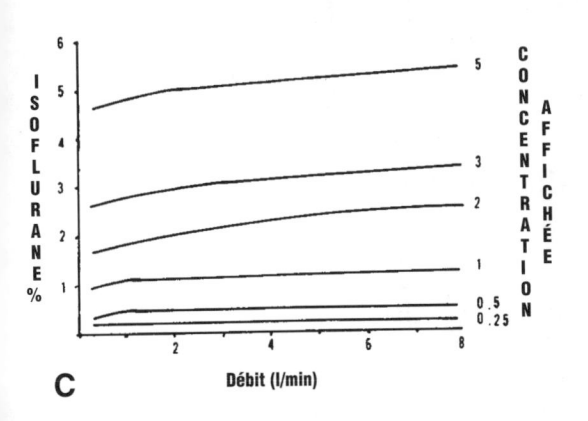

Figure 4.26. Performances d'un vaporisateur Ohio calibré. **A,** Halothane. **B,** Enflurane. **C,** Isoflurane. Schéma gracieusement fourni par Ohmeda, division de BOC Health Care, Inc.

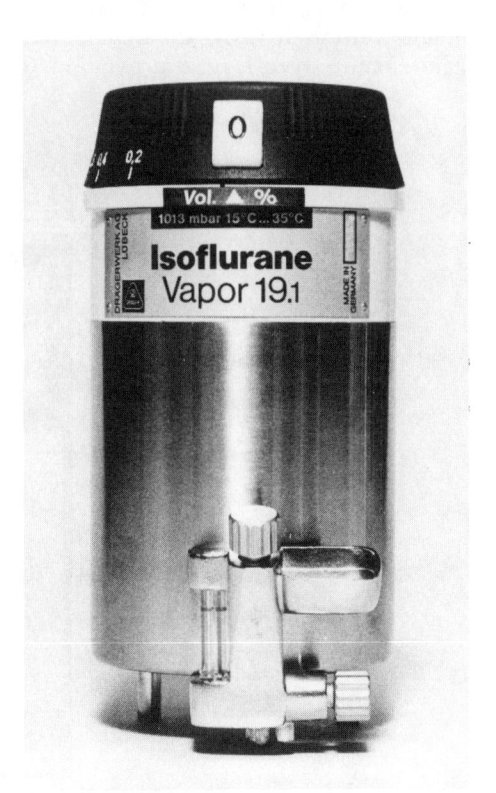

Figure 4.27. Vaporisateur Vapor 19.1. Fourni par Dräger Amérique du Nord.

voir tourner le bouton de réglage de concentration. Un bec de remplissage, la fenêtre de vision et le robinet de purge sont situés sur le devant, à la partie inférieure du vaporisateur. Les éventails de concentration du Vapor 19.1 sont compris entre 0,2 et 5 % pour l'isoflurane, l'enflurane et l'halothane, et il existe certains modèles allant jusqu'à 7 % pour l'enflurane et l'halothane.

Le Vapor 19.1 est schématisé sur la figure 4.28. En position fermée, l'entrée et la sortie de la chambre de vaporisation sont connectées et communiquent avec l'extérieur, ce qui prévient la fuite d'agent anesthésique dans les gaz frais. Le gaz frais passe directement dans le vaporisateur à travers un bypass.

En position ouverte, les gaz qui pénètrent dans le vaporisateur sont dirigés vers le compartiment inférieur de vaporisation après le cône du bypass. Une partie du gaz frais pénètre dans la chambre de vaporisation où il se sature en agent tandis que l'autre partie circule autour du cône du bypass ; elle se mêle ensuite avec le gaz provenant de la chambre de vaporisation puis se dirige vers la sortie. Tourner le bouton de réglage de concentration modifie la position du cône central à la sortie de la chambre de vaporisation. Une modification de la température change le flux de gaz allant vers la chambre de vaporisation en modifiant la position du cône du bypass.

Évaluation

Les résultats publiés par le constructeur pour les trois Vapor 19.1 sont montrés figure 4.29. La concentration délivrée ne dépend pas du débit de gaz frais dans des limites allant de 0,3 à 15 l/min lorsqu'on affiche de basses concentrations mais, pour des débits de gaz élevés, le gaz traversant la chambre de vaporisation ne peut se saturer complètement, et la concentration délivrée décroît. La précision est de ± 10 % entre 10 et 40°C. Au-delà de ces limites de température, le vaporisateur est moins précis.

Les travaux portant sur les vaporisateurs à isoflurane, enflurane et halothane avec de

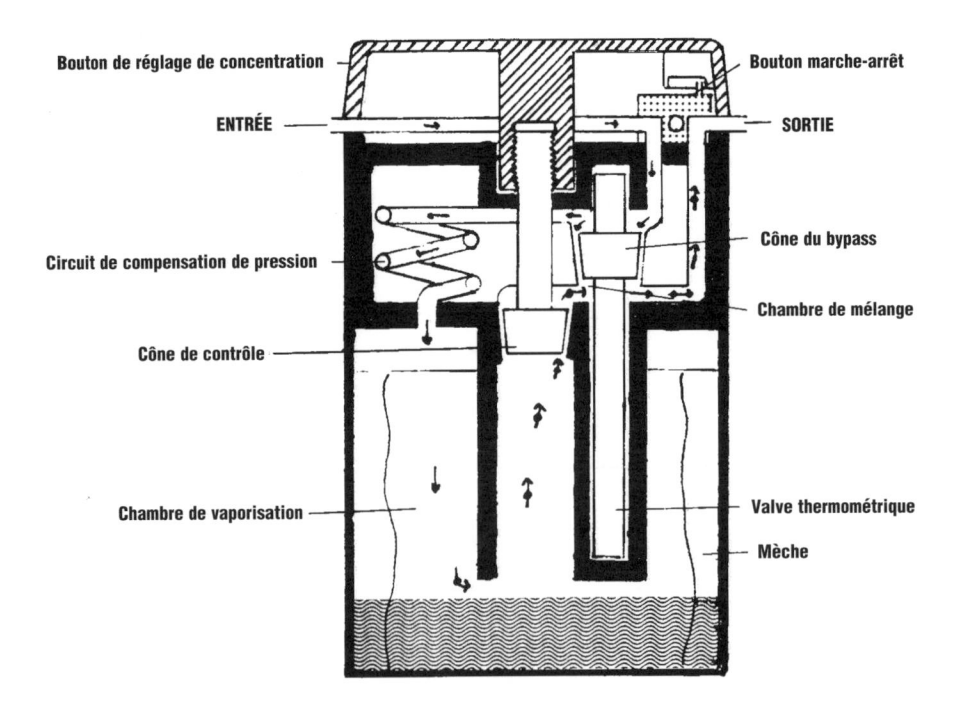

Figure 4.28. Vaporisateur Vapor 19.1 en position de marche (voir texte pour détails). Dessiné à partir d'un schéma fourni par Dräger, Amérique du nord.

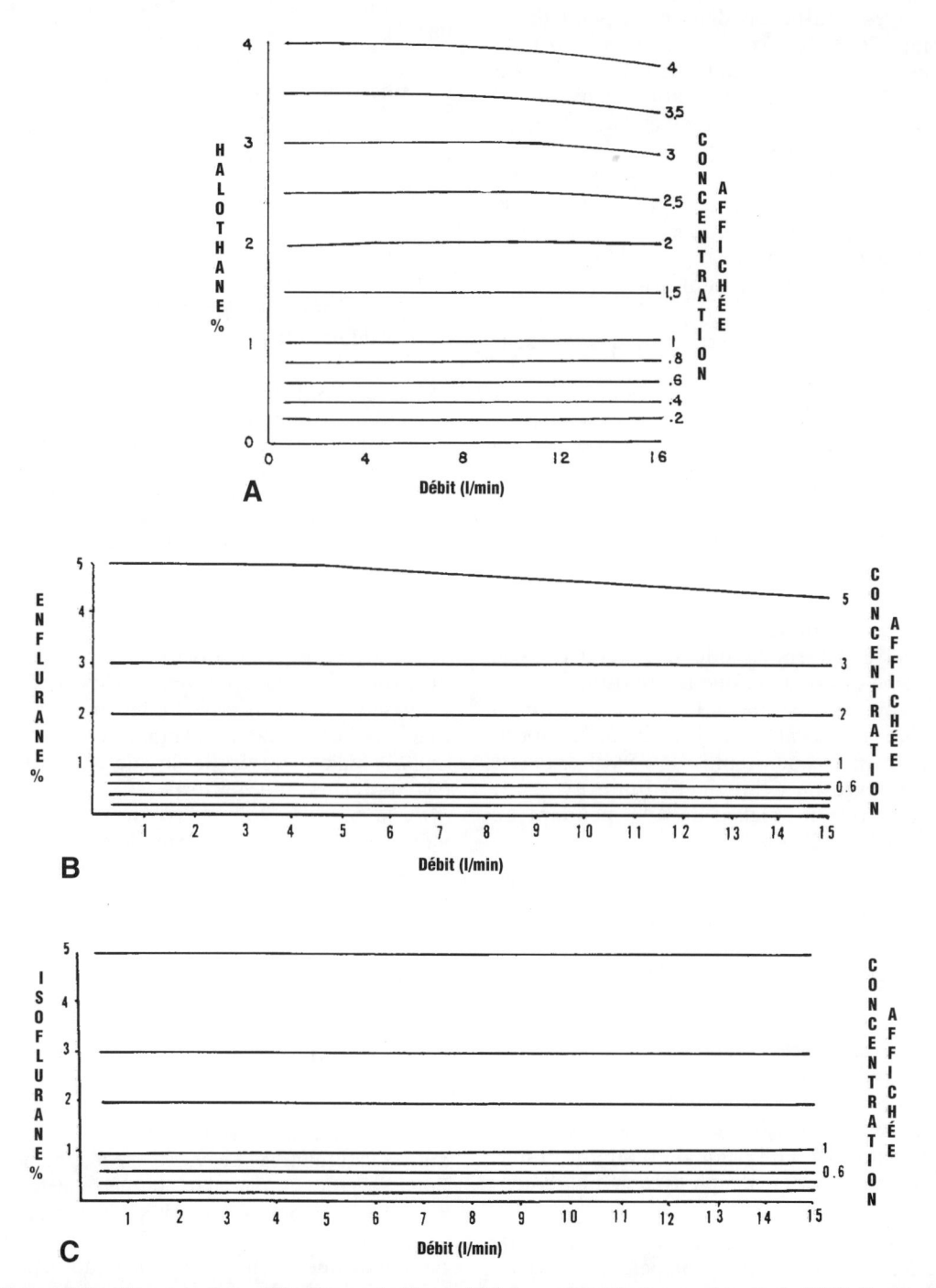

Figure 4.29. Concentrations délivrées par le Vapor 19.1 à une température ambiante de 22°C. Dessiné à partir de graphiques fournis par Dräger, Amérique du nord.

forts ou bas débits de gaz ont montré une précision correcte (20,41,42).

La concentration délivrée dépend de la composition du gaz frais. Le Vapor 19.1 est calibré avec l'air en tant que gaz vecteur. En oxygène pur, la concentration délivrée dépasse de 5 à 10 % celle affichée (20). En présence de 30 % d'oxygène et de 70 % de protoxyde d'azote, la concentration est inférieure de 5 à 10 %. Lorsqu'on passe de 66 % de protoxyde d'azote à l'oxygène pur, il y a d'abord augmentation de la concentration délivrée, puis diminution de celle-ci (26).

Une étude réalisée avec le vaporisateur soumis à une pression supérieure à 4 atmosphères a montré une baisse de la concentration délivrée avec l'augmentation de la pression mais les variations à la sortie ne différaient pas de plus de 20 % par rapport aux valeurs affichées (11).

Incidents

Si un Vapor 19.1 rempli avec un agent est renversé, l'agent liquide se répand dans le système de contrôle, que le dispositif soit ouvert ou non, ce qui modifie en plus ou en moins la concentration délivrée. Si le vaporisateur est incliné de plus de 45°, il doit être purgé avec un débit de 10 l/min avec une concentration affichée de 4 % pendant au moins 20 min.

Maintenance

La partie extérieure du vaporisateur peut être nettoyée avec un chiffon humide imprégné d'un détergent. Le constructeur recommande de rincer le vaporisateur à halothane quand le liquide visualisé au niveau de la fenêtre est décoloré ou contient des particules. Il faut de toutes façons le rincer au moins une fois par mois. Le liquide décoloré est drainé, le vaporisateur est rempli avec de l'halothane puis drainé à nouveau.

Tous les 6 mois, le vaporisateur doit être révisé par du personnel compétent. La chambre de vaporisation doit être nettoyée et les mèches changées tous les deux ans.

VERNI-TROL À BRAS LATÉRAL

Le vaporisateur Verni-Trol n'est plus commercialisé.

Classification

Calibré en débit, à bullage, compensation thermique par ajustement manuel du débit, agent multiple, plenum.

Configuration

Le Verni-Trol est construit sur certains appareils d'anesthésie. Il comporte sa propre rampe débitmétrique et une valve marche-arrêt.

Ce vaporisateur est schématisé figure 4.30. Il comprend une enceinte épaisse de laiton pour la thermostabilisation. L'oxygène pénètre par l'orifice d'entrée et passe à travers une valve qui limite le débit gagnant le débitmètre du vaporisateur. Elle a pour fonction d'empêcher la fourniture de quantités non mesurées d'oxygène et de vapeur anesthésique à la sortie du vaporisateur et d'éviter d'endommager ce dernier.

L'oxygène passe à travers la rampe débitmétrique, pénètre au sommet du vaporisateur, traverse un filtre et descend dans un tube spiralé vers la base de la chambre du vaporisateur. Il bulle à travers le liquide et quitte la chambre par le tube de sortie.

À la base du Verni-Trol se trouve une valve marche-arrêt qui dirige le flux de gaz chargé en vapeur soit vers l'appareil d'anesthésie, soit vers l'extérieur par une ouverture. Quand la manette circulaire est tirée vers l'opérateur, et tournée, l'appareil est en position ouverte. Dans certains appareils munis d'une rampe postérieure, cette valve marche-arrêt est située à droite de la rampe débitmétrique et l'anneau est poussé vers le bas. L'oxygène mêlé à la vapeur traverse une valve d'échappement et se dirige vers l'appareil où il est dilué avec les gaz provenant des autres débitmètres. La valve d'échappement limite la pression dans le débitmètre et le vaporisateur, et prévient un flux rétrograde de l'agent dans le tube débitmétrique ou la fuite de liquide anesthésique à la sortie du vaporisateur.

Un tube de verre à gauche du vaporisateur

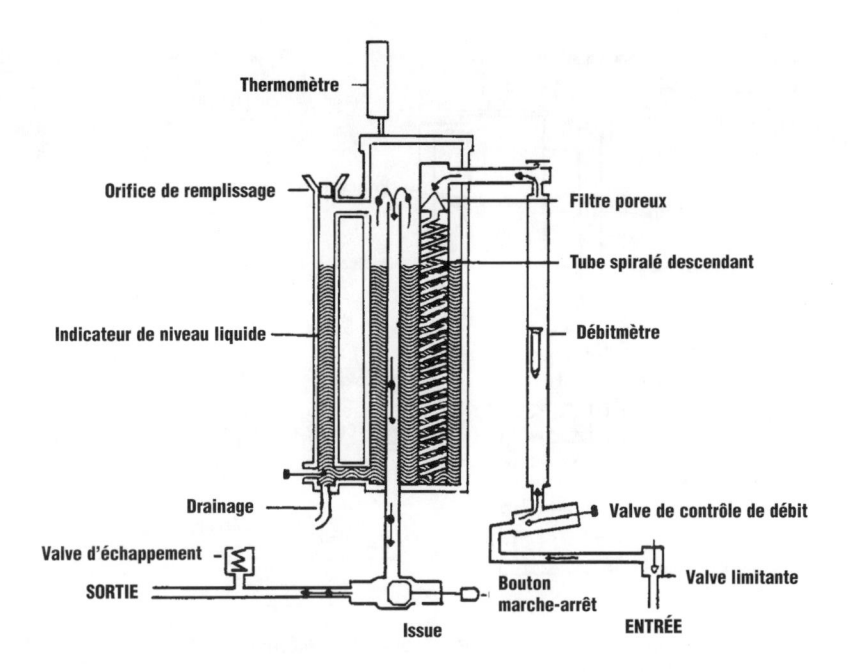

Figure 4.30. Ancien modèle de vaporisateur Verni-Trol à bras latéral (voir texte pour les détails). Schéma fourni par Ohmeda, division de BOC Health Care, Inc.

indique le niveau liquide. L'orifice de remplissage est au sommet et il existe un conduit de drainage à la base. Un thermomètre est connecté au sommet.

Les versions récentes de ce vaporisateur (Figs 4.31 et 4.32) portent un bouton que l'on tire à l'extérieur et que l'on tourne de 90° pour mettre en marche le vaporisateur. Il est situé en amont de la rampe débitmétrique et non en aval comme dans les anciens modèles. L'oxygène ne traverse pas le débitmètre si la valve marche-arrêt n'est pas en position de marche. Sur les modèles les plus récents, l'orifice de remplissage est sur le côté pour prévenir l'excès de remplissage. Enfin, il existe sur les nouveaux modèles un clapet anti-retour en amont de la valve d'échappement pour limiter la perte de gaz du circuit dans le vaporisateur et prévenir les effets de contrepression intermittente sur la concentration délivrée ou la pénétration d'agent liquide dans le tube débitmétrique.

Évaluation

Les études sur les effets de contrepression sur le vieux modèle de Verni-Trol ont montré que la concentration délivrée est augmentée par effet de pompage. L'adjonction du clapet anti-retour doit cependant limiter cet effet.

Des études ont montré que si la valve marche-arrêt est en position fermée, il n'y a pas de fuite de vapeur dans la conduite du gaz frais (28). Si le bouton est en position ouverte, sans qu'aucun flux ne traverse le vaporisateur, des traces de concentration peuvent être détectées à la sortie de la machine.

Incidents

Un excès de remplissage est possible avec l'ancien modèle comportant l'orifice de remplissage au sommet. Un accident de surdosage avec administration d'halothane liquide par une valve de contrôle de flux défectueuse a été rapporté (56,57). Les valves limitantes sont utilisées pour aider à prévenir un tel problème.

On a décrit un reflux de liquide anesthésique dans le tube débitmétrique par suite du desserrement du capuchon au sommet du débitmètre (58). Cet événement n'a pas fait cou-

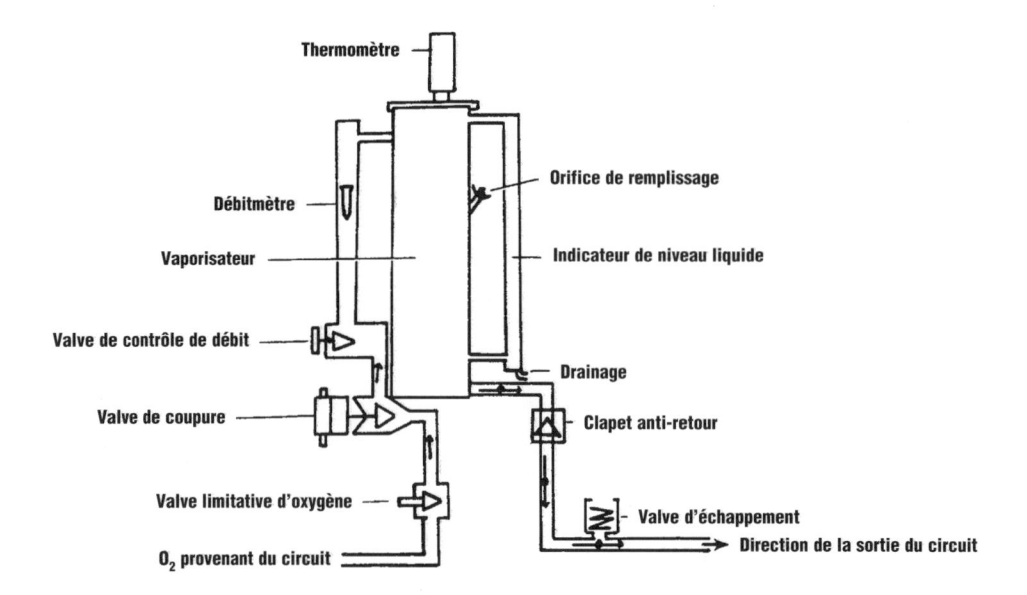

Figure 4.31. Nouveau modèle de vaporisateur Verni-Trol à bras latéral (voir texte pour les détails). D'après Ohmeda, division de BOC Health Care, Inc.

rir de risque immédiat au patient mais le résidu restant dans le tube peut bloquer l'indicateur, le rendant non opérationnel.

On peut commettre des erreurs dans le calcul des concentrations délivrées. Un autre problème fréquent est l'oubli de tourner la valve marche-arrêt en position de marche.

Maintenance

La vérification de ce vaporisateur est effectuée lors de la maintenance de l'appareil d'anesthésie; elle inclut la maintenance du débitmètre et la recherche de fuites.

PENLON PPV SIGMA

Classification

Calibré en concentration, à léchage avec mèches, compensation thermique automatique, agent spécifique (halothane, enflurane ou isoflurane), plenum.

Configuration

Le vaporisateur Penlon PPV est représenté figure 4.33. Le sommet et la barre frontale du bouton de réglage de concentration sont peints de la couleur de l'agent pour lequel il est conçu. Un verrou correspondant à la position zéro fait partie intégrante du bouton de contrôle de concentration. Pour afficher une concentration, le bouton est poussé puis tourné en sens inverse des aiguilles d'une montre. La concentration est affichée à des intervalles de 0,2 % de 0 à 2 %, puis de 0,5 % de 2 à 5 %. Le mécanisme de remplissage peut être un bouchon vissé ou à clé. L'indicateur de niveau liquide comporte des lignes indiquant les niveaux maximal et minimal. Le trajet du flux gazeux à travers le vaporisateur est dessiné sur sa face supérieure. Le vaporisateur peut être équipé de différents types de raccords permettant sa fixation sur la rampe d'anesthésie ou une rampe de type Sélectatec.

La configuration interne du vaporisateur est schématisée sur la figure 4.34. Le gaz pénètre dans le vaporisateur et se divise en deux flux, l'un passant par le bypass, l'autre par la chambre de vaporisation. En position bloquée zéro, le bypass reste ouvert mais la chambre de vaporisation est totalement exclue du flux de gaz. Si l'orifice du verrou de

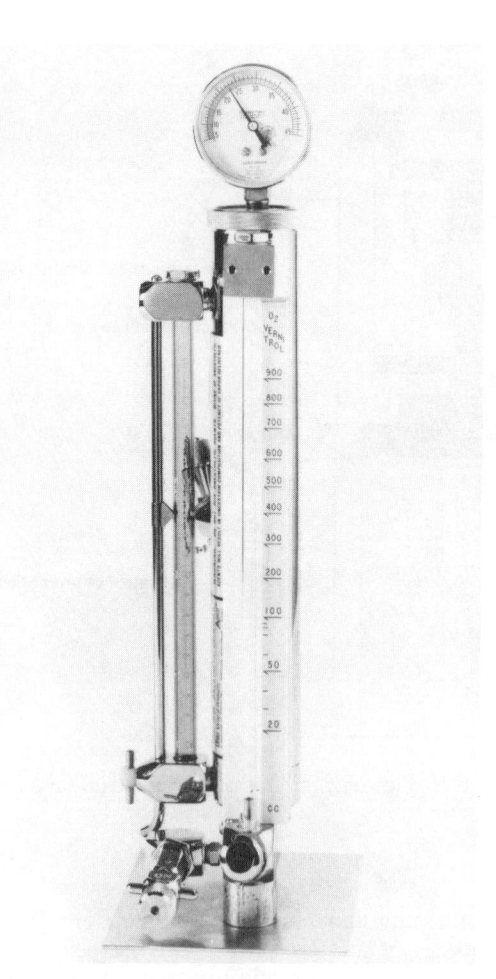

Figure 4.32. Nouveau modèle de vaporisateur Verni-Trol à bras latéral. Noter que le dispositif de remplissage est sur le côté et non au sommet pour prévenir un remplissage excessif. La valve marche-arrêt à la base a également été changée. Fourni par Ohmeda, division de BOC Health Care, Inc.

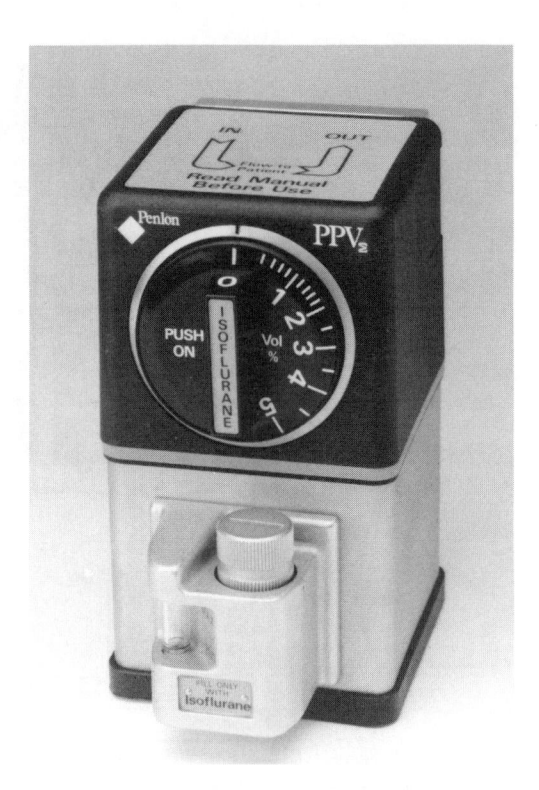

Figure 4.33. Vaporisateur PPV Sigma avec un bouchon de remplissage vissé et des connexions à l'arrière. Procuré par Penlon, Ltd.

blocage est ouvert, en poussant le bouton de réglage de concentration, le gaz pénètre à travers le tube spiralé dans la chambre de vaporisation qui contient une mèche en acier inoxydable. Le gaz saturé en vapeur quitte la chambre de vaporisation à travers l'orifice de contrôle de vapeur. La taille de cet orifice est déterminée par le choix de la concentration affichée. Le gaz saturé en vapeur rejoint ensuite le gaz provenant du bypass et se dirige vers la sortie.

La compensation thermique est assurée par un soufflet d'expansion liquidienne qui actionne une valve à résistance variable dans le bypass. Le gaz passant par le bypass traverse cette résistance variable. Quand la chambre de vaporisation se refroidit, l'orifice devient plus petit, et une proportion plus importante de gaz traverse la chambre de vaporisation.

Évaluation

Les performances fournies par le constructeur sont illustrées dans la figure 4.35. Le vaporisateur est précis pour des températures allant de 15 à 35°C, et le débit de vapeur augmente pour des températures supérieures. Si du protoxyde d'azote fait partie du gaz vecteur, le débit est légèrement augmenté. De l'air ou de l'hélium dans le gaz vecteur diminuent la concentration délivrée. Une contrepression

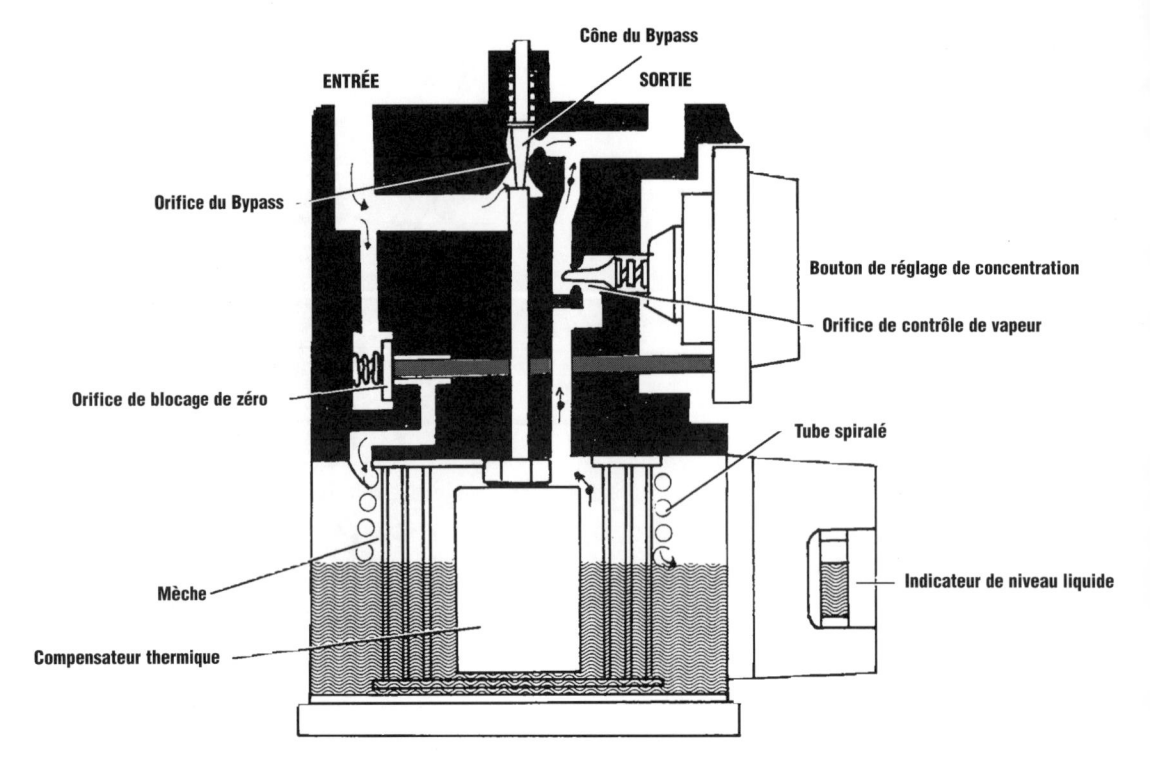

Figure 4.34. Schéma du vaporisateur PPV Sigma (voir texte pour les détails). Dessiné à partir d'un schéma fourni par Penlon, Ltd.

intermittente peut augmenter le débit de vapeur.

Incidents

Si le vaporisateur est transporté rempli, le bouton de réglage doit être fermé, et il faut laisser reposer deux minutes le vaporisateur en position verticale avant de l'utiliser. Si le bouton de réglage était ouvert lors du transport, le vaporisateur doit être purgé pendant 2 min avec un débit de 4 l/min.

Le bouton de réglage doit être sur la position zéro pendant le remplissage et la vidange et le vaporisateur doit être vertical pour éviter un excès de remplissage. Si cela survenait, il ne faut pas l'utiliser.

Maintenance

Le vaporisateur doit être calibré et testé à la recherche de fuites tous les 3 à 6 mois, et une révision complète doit être effectuée tous les 5 ans. La surface externe peut être nettoyée avec un chiffon sec. Aucun liquide, même de l'eau, ne doit être appliqué à sa surface. Le vaporisateur à halothane doit être drainé régulièrement et le liquide jeté pour prévenir l'accumulation de thymol.

Dispositifs spécifiques de remplissage

Les dispositifs spécifiques de remplissage en fonction d'un agent donné sont également dénommés systèmes avec clé de remplissage, ou « pin safety filler system ». La norme américaine ASTM recommande, sans toutefois exiger, qu'un vaporisateur conçu pour un

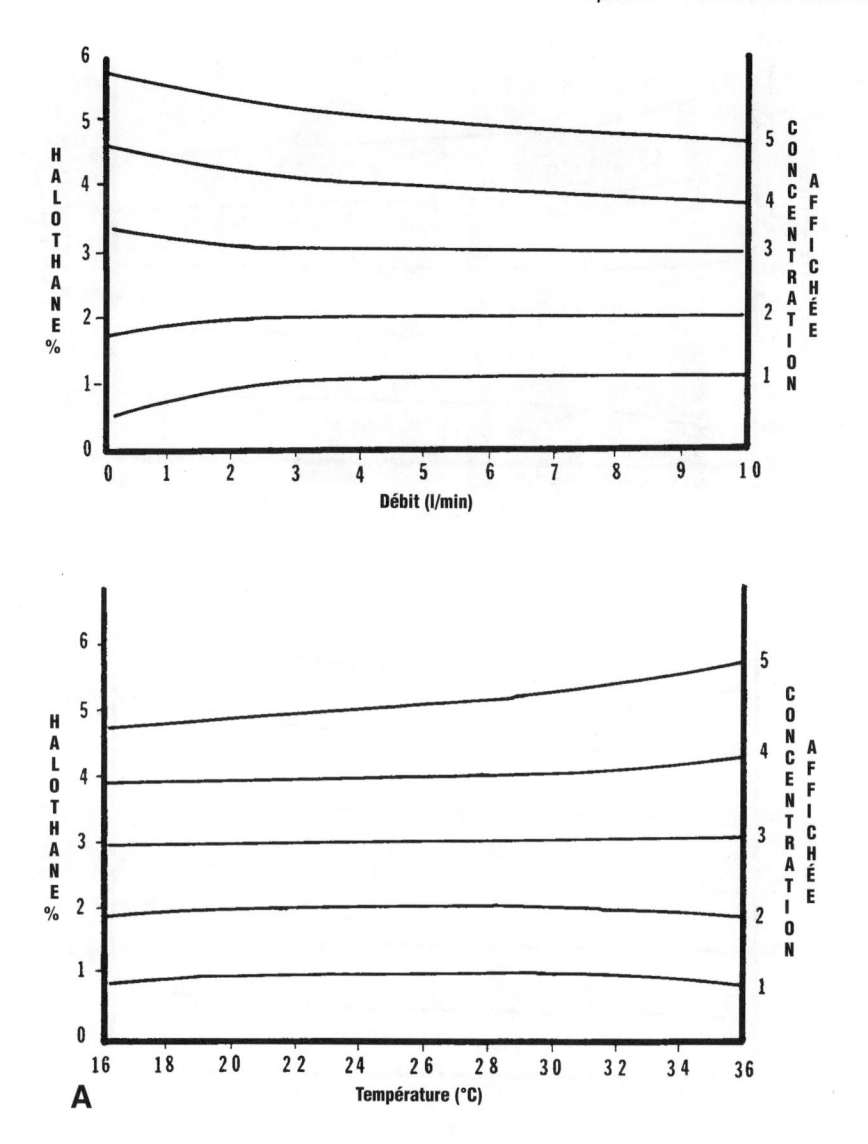

Figure 4.35. Performances des vaporisateurs PPV Sigma, le gaz vecteur étant l'oxygène. Redessiné à partir de graphiques fournis par Penlon, Ltd.

seul agent soit muni d'un dispositif permanent, spécifique de cet agent, pour prévenir un remplissage accidentel avec un autre agent. Un tel dispositif est optionnel sur les vaporisateurs les plus récents. Leur emploi réduit la pollution dans les salles d'opération car l'écoulement de l'agent liquide est réduite.

COMPOSANTS

Collier de bouteille

Chaque flacon de liquide anesthésique est doté d'un collier de couleur spécifique qui est fixé au niveau du col (Fig. 4.36). Chaque collier porte deux saillies, l'une plus

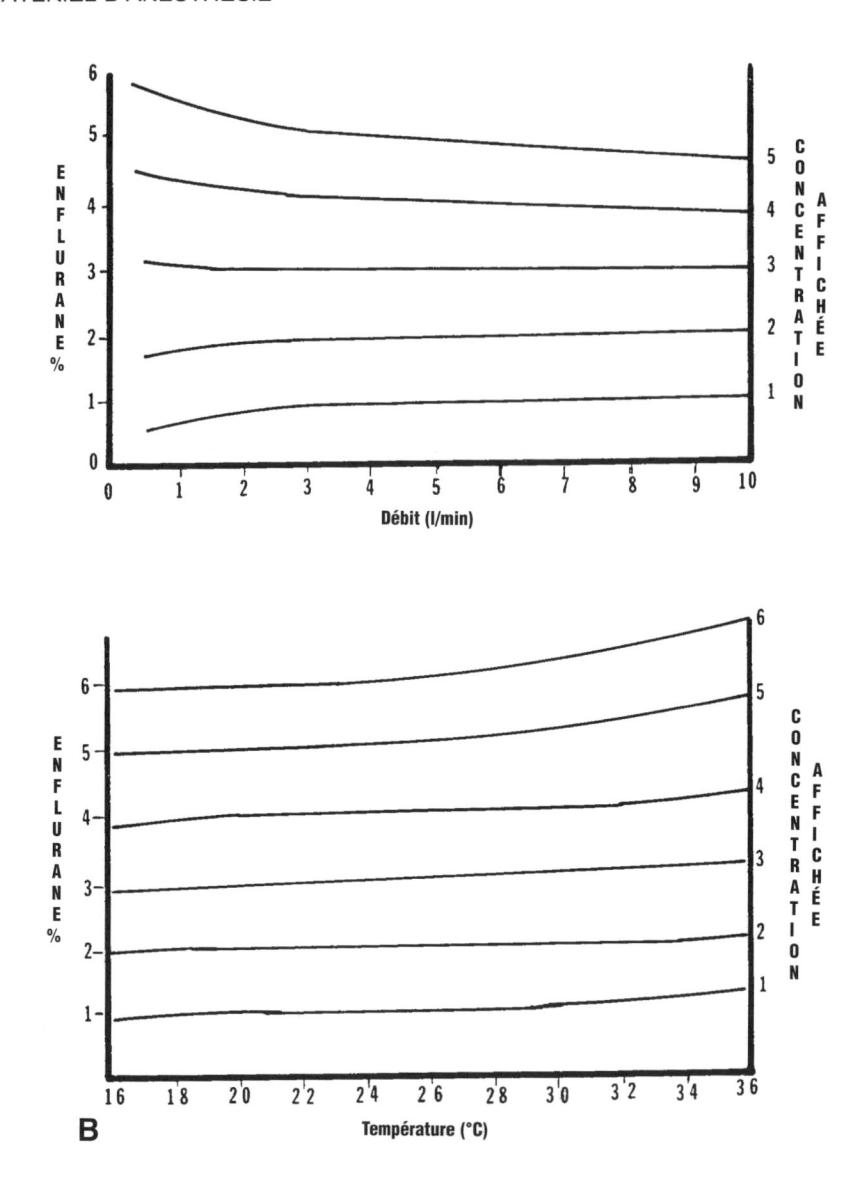

Figure 4.35. Suite

épaisse que l'autre, qui sont conçues pour s'adapter à des indentations correspondantes de l'adaptateur de flacon. Les couleurs pour les agents usuels sont le rouge pour l'halothane, l'orange pour l'enflurane et le violet pour l'isoflurane. Ces couleurs sont également utilisées sur les étiquettes des flacons.

Adaptateur de flacon

Les adaptateurs de flacon (ou tubes adaptateurs ou tubes de remplissage) sont représentés sur les figures 4.37 et 4.38. Il ont des couleurs spécifiques. L'adaptateur de la figure 4.37 est formé à une extrémité d'un connecteur de flacon composé d'un pas de vis s'adap-

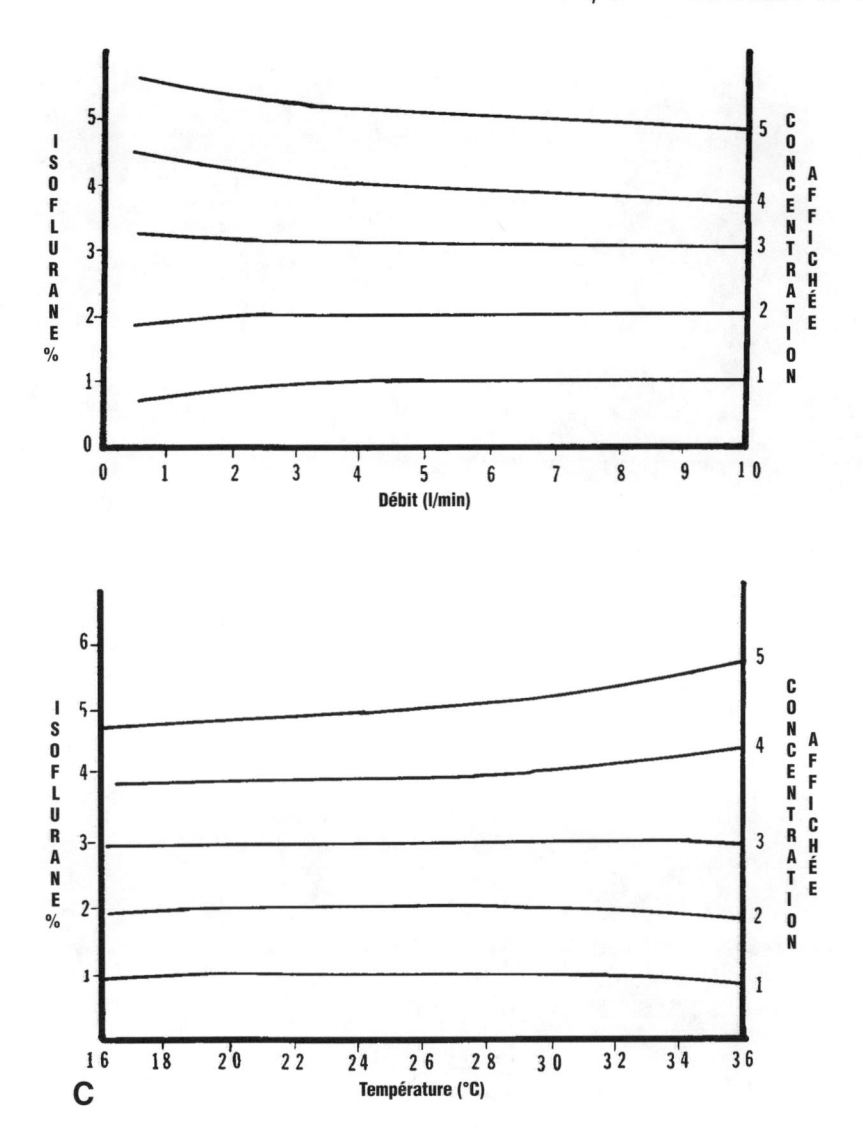

Figure 4.35. Suite

tant sur la bouteille et d'une coiffe munie d'échancrures qui s'adaptent aux saillies du collier de la bouteille. À l'autre extrémité, se trouve un adaptateur mâle qui s'ajuste dans l'orifice de remplissage du vaporisateur. Une courte portion de tube en plastique comportant deux tubes internes relie les extrémités. Le tube interne est conçu pour l'air et le tube externe, concentrique, pour le liquide anesthésique. Le tube permet de maintenir le flacon plus haut ou plus bas que le vaporisateur. La figure 4.38 montre un adaptateur mâle (clé, sonde, fiche de remplissage, adaptateur mâle). Il s'agit d'une pièce de plastique rectangulaire portant une cannelure d'un côté et deux orifices de l'autre côté. La cannelure est conçue pour empêcher de placer le tube dans un vaporisateur non spécifique. Le trou le plus large permet le passage de l'agent anesthésique et l'orifice le plus petit celui de l'air. Il

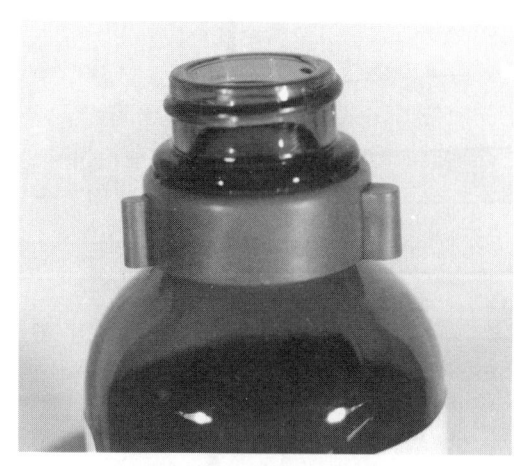

Figure 4.36. Collier de bouteille. Le collier porte la couleur correspondant au contenu du flacon. Il comporte deux saillies, l'une plus épaisse que l'autre, qui s'adaptent à des indentations correspondantes sur l'adaptateur de flacon.

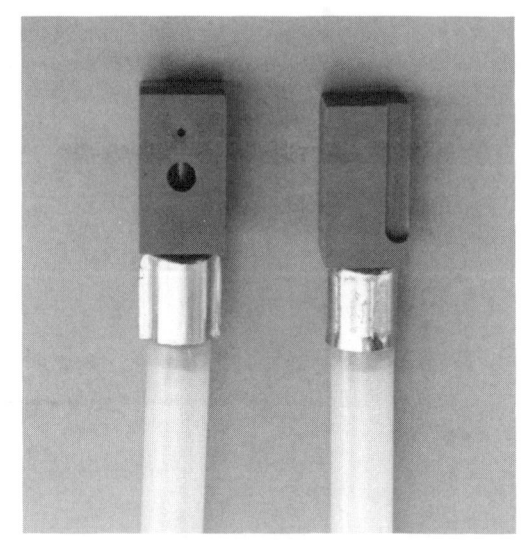

Figure 4.38. Adaptateur mâle. La cannelure correspond à une saillie située sur le réceptacle de remplissage du vaporisateur. L'orifice le plus gros est pour l'agent anesthésique et le plus petit pour l'air.

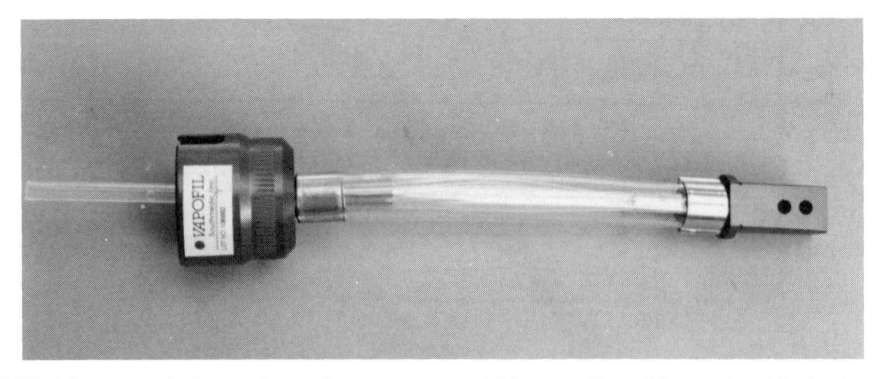

Figure 4.37. Adaptateur de flacon. La partie se connectant à la bouteille est à gauche et l'adaptateur mâle à droite.

peut exister une valve à bille pour faciliter le remplissage.

L'adaptateur de la figure 4.39 est utilisé pour des vaporisateurs ne comportant pas de système spécifique de remplissage. Le connecteur avec le flacon est identique. L'autre extrémité est biseautée.

Réceptacle de remplissage (59,60)

Le réceptacle de remplissage (orifice de remplissage, unité de remplissage du vaporisateur, système de remplissage et de drainage), ne doit permettre l'insertion que du seul adaptateur mâle spécifique de l'agent. Il doit exister d'une part un moyen de resserrer l'adaptateur mâle pour sceller l'orifice quand il est inséré, d'autre part un moyen d'obturer ce réceptacle quand cet adaptateur n'est pas inséré.

Le remplissage ou la vidange peuvent se faire par un ou deux orifices (Figs 4.40 et 4.41). Une valve fixée à un bouton à la partie supérieure contrôle l'ouverture vers le vaporisateur. Une valve à bille sur le conduit pour

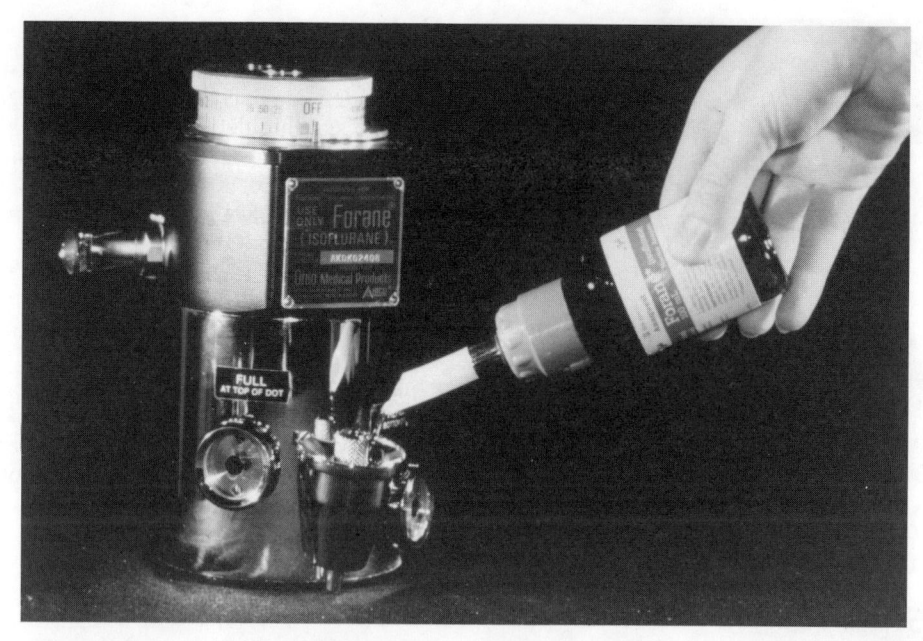

Figure 4.39. Adaptateur de flacon sans dispositif de remplissage spécifique de l'agent. Il permet de remplir un vaporisateur sans perte excessive de liquide. Fourni par Southmedic, Inc.

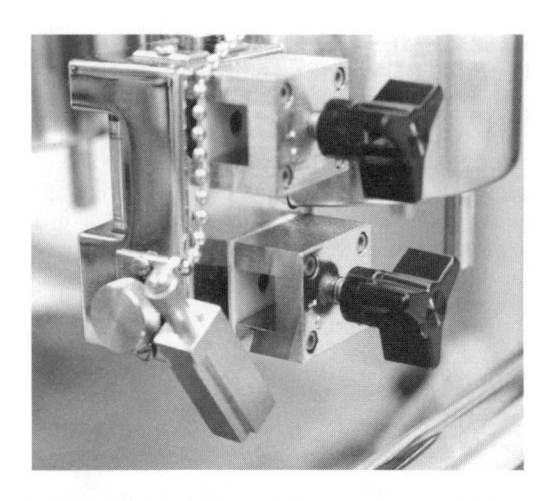

Figure 4.40. Réceptacle de remplissage doté de deux orifices. Noter la présence de la fiche pour éviter les fuites, la valve de drainage à la base et les deux vis de fixation à droite. Si la fiche n'est pas réinsérée et la vis serrée, le vaporisateur fuira.

EMPLOI

Remplissage

Pour remplir un vaporisateur, on enlève le bouchon de la bouteille appropriée et on visse l'adaptateur sur le collier. Si la connexion n'est pas étanche, le vaporisateur peut être trop rempli ou une fuite peut survenir. Le vaporisateur doit être en position fermée avant la manœuvre. La fiche d'obturation de l'orifice de remplissage est enlevée si elle montée. Le système de remplissage est alors inséré, la rainure s'encastrant dans celle correspondante du réceptacle du vaporisateur. Pendant l'insertion, le tube doit être légèrement courbé, de telle sorte que le flacon soit sous le niveau de l'orifice d'entrée. Quand l'ensemble est inséré, la vis de fixation est serrée et la valve de remplissage ouverte. La bouteille est alors maintenue plus haut que le réceptacle de remplissage pour faire passer le liquide par le conduit externe concentrique de l'adaptateur dans le vaporisateur (Fig. 4.41, en haut). L'air dans le vaporisateur qui est déplacé par le liquide circule dans le tube interne et bulle vers le flacon en direction de l'espace libre

l'air occlut l'orifice de l'air quand le vaporisateur est rempli, ce qui permet de prévenir l'excès de remplissage et l'inondation du conduit réservé à l'air par le liquide anesthésique.

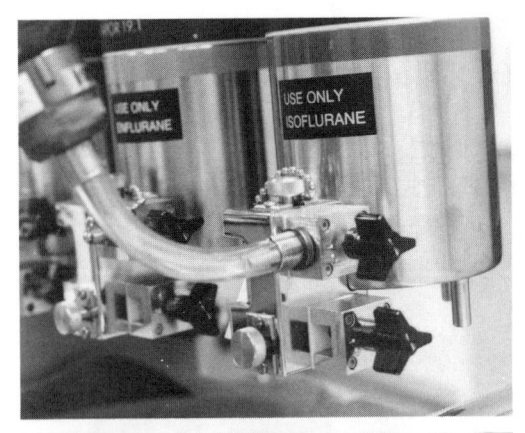

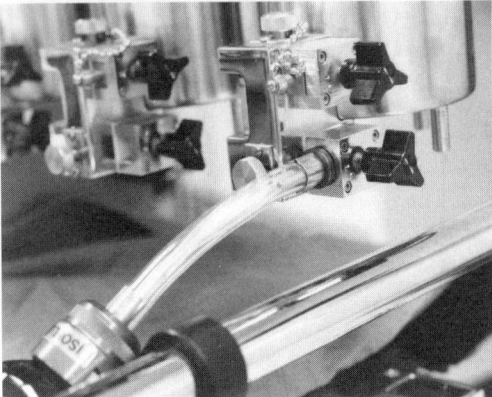

Figure 4.41. Système de remplissage à clé doté d'une vis frontale et d'un orifice supérieur. **En haut**, Remplissage du vaporisateur. Pour effectuer le remplissage, on enlève la fiche, on insère le dispositif de remplissage et on serre la vis de fixation. On ouvre l'orifice supérieur et on renverse la bouteille vers le haut. **En bas**, Drainage du vaporisateur. Le dispositif de remplissage est inséré dans le réceptacle de drainage, la vis de fixation est serrée et le drain est ouvert. La bouteille est maintenue sous le niveau du vaporisateur.

dans la bouteille. Des mouvements doux de haut en bas permettent de réduire les bulles et facilitent le remplissage.

Pour que ce dernier soit réussi, le tube extérieur doit contenir du liquide et le tube interne rester rempli d'air. Si l'adaptateur mâle est mal placé dans le réceptacle ou si l'interface n'est pas étanche pour diverses raisons, le tube interne peut se remplir de liquide. Quand le niveau souhaité est atteint, on ferme la valve supérieure on abaisse la bouteille et on desserre la vis de fixation. L'adaptateur de flacon est retiré, puis la fiche réinsérée et serrée.

Drainage

Pour purger un vaporisateur, on fixe l'adaptateur de flacon à la bouteille adéquate. Dans le système de remplissage à double orifice, on utilise la cavité du bas. On enlève la fiche de l'orifice de remplissage, on insère l'adaptateur mâle et on serre la vis de fixation. Le flacon est maintenu sous le niveau du réceptacle (Fig. 4.41, en bas) et la valve de purge est ouverte. Le liquide s'écoule à travers le tube externe dans le flacon de recueil et l'air remonte de la bouteille vers le tube interne. Une fois le vaporisateur vide, on ferme la valve de drainage, on desserre la vis de fixation et on enlève l'adaptateur. Il faut remettre en place le bouchon de l'orifice de remplissage et serrer la vis de fixation.

Conservation

En général, l'adaptateur de bouteille est dévissé et remplacé par un bouchon. S'il est laissé en place, la fuite est minimale (61) mais cela peut altérer sa conservation.

PROBLÈMES AVEC LES SYSTÈMES À CLÉ DE REMPLISSAGE

Difficultés de remplissage

Les causes de difficultés de remplissage comportent un mauvais alignement de l'adaptateur dans le réceptacle de remplissage, une inadéquation entre l'adaptateur et l'extrémité du flacon, une fuite au niveau de l'adaptateur et des bulles d'air (59).

Perte de l'adaptateur

Si le tube de remplissage est perdu, il est impossible de remplir le vaporisateur.

Renversement du vaporisateur

Le réceptacle de remplissage de certains vaporisateurs est situé sous la base du vaporisateur et ne permet pas de poser le vaporisateur sur une surface plane. On est donc contraint de le placer sur le rebord de cette surface, le réceptacle surplombant ce rebord, ce qui fait courir le risque de chute du vaporisateur. L'adjonction d'un anneau à la base du vaporisateur, qui augmente la surface de contact au-delà de l'extension du réceptacle s'avère utile (voir Fig. 4.11), car elle permet de poser le vaporisateur en position verticale sur une surface plane.

Système à clé de remplissage défectueux

Le système à clé est en fait un dispositif de sécurité qui vient doubler les règles de sécurité de base qui imposent de lire un étiquetage avant tout usage. On a décrit un cas où la goupille du réceptacle de remplissage était trop petite pour empêcher un remplissage incorrect (62). Dans un autre cas, un adaptateur de flacon spécifique a pu s'ajuster sur un flacon contenant un autre agent non muni d'un collier (63). Si le collier pour l'éthrane ou l'halothane est posé à l'envers sur le flacon, l'adaptateur pour un autre agent pourra s'y ajuster (64-67).

Drainage difficile

Les causes de difficultés de drainage comportent une mauvaise position de l'adaptateur de flacon et une rupture du tube interne. En général, il faut changer d'adaptateur pour corriger ces problèmes.

Fuites de liquide

Une fuite de liquide peut résulter d'un défaut de serrage de la vis de fixation, d'un d'un mauvais serrage de l'adaptateur sur le flacon, d'une gêne au passage du liquide dans le vaporisateur ou d'une fuite dans une valve (59). Le dispositif de remplissage peut fuir par l'orifice de dégorgement au début ou à la fin du cycle de remplissage. Si la valve de remplissage ou de drainage n'est pas fermée, du liquide peut fuir (68). Les coudures, fréquentes, du tube sur l'adaptateur de flacon peuvent induire une fuite, notamment au niveau de l'adaptateur mâle (59).

Vidange incomplète du flacon

Avec certains systèmes de remplissage, 0,9 à 6,3 ml d'agent liquide peuvent rester dans la bouteille après le remplissage complet du vaporisateur.

Emplacement

VAPORISATEURS CALIBRÉS EN DÉBIT

Tous les vaporisateurs calibrés en débit font partie de l'appareil d'anesthésie décrit au chapitre 3.

VAPORISATEURS CALIBRÉS EN CONCENTRATION

Entre les débitmètres et la sortie commune des gaz

Les vaporisateurs calibrés en concentration sont situés de préférence entre les débitmètres et la sortie commune des gaz. Sur la plupart des appareils, ils sont montés à droite des débitmètres.

Entre la sortie commune des gaz et le système anesthésique

Monter le vaporisateur entre la sortie commune des gaz et le système anesthésique n'est pas recommandé, pour plusieurs raisons. La sécurité est difficile à assurer avec un tel montage. La déconnexion est plus fréquente (70). Certains appareils ont une valve d'échappement située près de la sortie commune de gaz (voir chapitre 3). Elle laisse échapper les gaz dans l'air ambiant si un certain niveau de pression est dépassé. Si un vaporisateur est placé en aval d'une telle valve, l'augmentation de résistance au flux va augmenter la pression, notamment si le bypass d'oxygène est utilisé. Si la pression excède la pression d'ouverture de la valve d'échappement, il y aura baisse du flux (71).

Un autre problème possible est l'inversion de connexion. Les vaporisateurs ayant des connexions qui s'intriquent, il est possible d'effectuer la connexion de telle sorte que le débit de gaz vecteur passe à contre-courant. Pour les vaporisateurs étudiés, on a alors observé une augmentation de la concentration délivrée (72,73).

Une autre raison pour laquelle il ne faut pas placer ainsi le vaporisateur est que après l'utilisation du bypass d'oxygène, on a pu observer une augmentation de la concentration délivrée (74). Enfin, un tel montage permet d'actionner simultanément plus d'un vaporisateur.

VAPORISATEURS INCLUS DANS LE CIRCUIT

De nos jours, aucun vaporisateur inclus dans le circuit de l'appareil d'anesthésie n'est commercialisé aux États Unis mais certains, utilisant l'air comme gaz vecteur, peuvent l'être dans d'autres pays. *[NdT : Plusieurs appareils sont proposés dans des situations d'exception (absence d'électricité, gaz comprimés). Figurent dans cette catégorie le vaporisateur EMO, les vaporisateurs OMV, dont l'OMV fifty est la version militaire, et les vaporisateurs « draw over » TEC, équipant le système PAC (Ohmeda)].* Leurs limites sont la résistance importante au flux et l'imprécision de la concentration administrée.

Montage des vaporisateurs

Si plus d'un vaporisateur équipe l'appareil d'anesthésie, ils peuvent être montés en parallèle ou en série.

PARALLÈLE

Dans un montage en parallèle, un sélecteur permet de diriger le gaz provenant du débitmètre vers un vaporisateur, isolant les autres. Certaines valves de sélection disposent d'une position de bypass à laquelle tous les vaporisateurs sont isolés (Fig. 4.42). Dans d'autres cas, le flux est toujours dirigé vers un vaporisateur. Une valve de sélection peut être combinée à un dispositif de verrouillage de manière à ne pouvoir utiliser qu'un seul vaporisateur à la fois. Certaines valves de sélection bloquent le débit de gaz en direction ou à partir du vaporisateur en position d'arrêt. D'autres contrôlent à la fois l'entrée et la sortie des vaporisateurs. Dans le premier cas, des traces d'un autre gaz peuvent diffuser dans le débit de gaz frais.

Des problèmes sont apparus avec ces dispositifs. Dans plusieurs cas, un défaut du dispositif ou un mauvais positionnement du vaporisateur ont fait perdre dans l'atmosphère une grande partie voire la totalité des gaz distribués (75-80). Dans d'autres cas, il y a eu obstruction partielle ou totale au débit de gaz (81,82). Dans un cas, aucun débit n'est apparu à la sortie du vaporisateur alors que les gaz sélectionnés continuaient à s'écouler (83).

Quand on utilise un système conçu pour

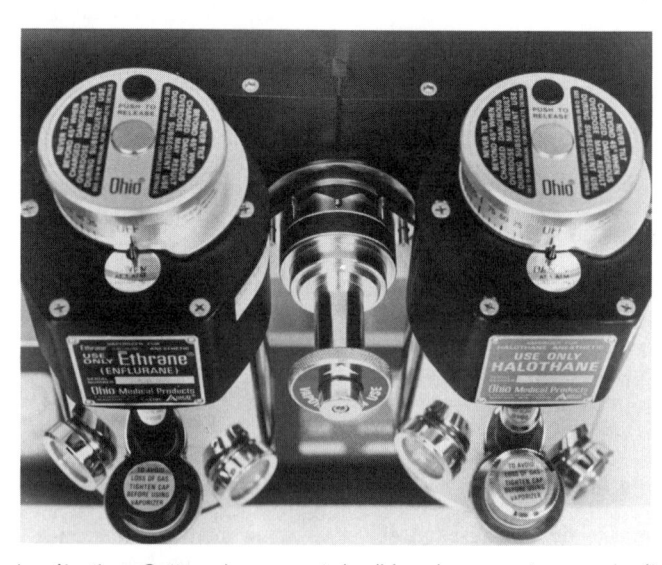

Figure 4.42. Valve de sélection. Cette valve permet de diriger le courant gazeux soit vers le vaporisateur soit vers un bypass pour lequel les deux vaporisateurs sont isolés. Fourni par Ohmeda, division de BOC Health Care, Inc.

faciliter l'échange des vaporisateurs sur une rampe il faut multiplier les contrôles pour vérifier la position correcte après montage d'un vaporisateur (78). Cela implique de vérifier l'alignement et la hauteur de l'ensemble du montage. Il faut tenter de mobiliser les vaporisateurs, ceux-ci étant en position bloquée. Si le vaporisateur peut être soulevé, il est mal placé. Enfin, il faut rechercher une fuite sur l'appareil d'anesthésie (voir chapitre 19).

SÉRIE

Dans le montage en série, le gaz issu des débitmètres traverse plus d'un vaporisateur. Le risque de ce montage est que le gaz issu d'un vaporisateur repasse dans un autre vaporisateur situé en aval, si tous deux sont simultanément en fonctionnement (85,86). Les concentrations des agents d'amont et d'aval seront ainsi modifiées et, lors d'une utilisation ultérieure, le débit du vaporisateur d'aval sera contaminé par le vaporisateur d'amont. Pour ces raisons, la plupart des appareils actuels dotés de vaporisateurs en série ont des systèmes de blocage qui interdisent l'utilisation simultanée de deux vaporisateurs (Figs 4.43 et 4.44). Il existe des dispositifs de complément (87) qui nécessitent de modifier le vaporisateur et l'appareil. Des défauts de fonctionnement des systèmes de verrouillage ont été décrits (88-90), et ils ne préviennent pas la diffusion d'un agent dans le débit de gaz frais.

Incidents liés aux vaporisateurs

AGENT INCORRECT

Un incident fréquent est le remplissage d'un vaporisateur conçu pour un agent spécifique par un autre (62,91,92). Si un agent peu puissant ou peu volatil est placé dans un vaporisateur conçu pour un agent qui l'est plus, la concentration délivrée sera basse. L'inverse est également vrai, aboutissant à des concentrations élevées potentiellement dangereuses.

Les conséquences d'un mélange d'agent dans un vaporisateur dépendent de la puissance de chaque agent et de leurs proportions respectives (93). Si un mélange idéal se formait, la concentration de vapeur serait proportionnelle aux concentrations de chaque agent dans la solution. Il est probable que l'enflurane et l'isoflurane forment une solution idéale, mais tel n'est pas le cas pour l'halothane et l'enflurane ou l'isoflurane. L'halothane facilite la vaporisation de l'enflurane et de l'isoflurane et il est alors lui-même plus facile à vaporiser. Ainsi, une erreur de remplissage concernant à la fois l'halothane et l'isoflurane ou l'enflurane augmentera la concentration des deux agents.

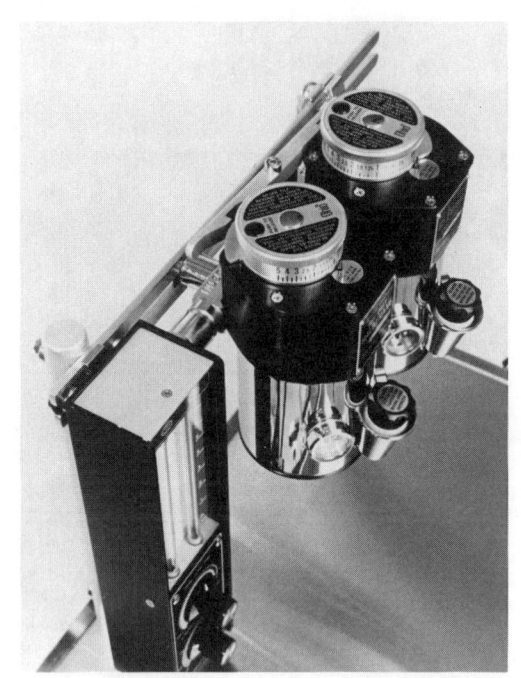

Figure 4.43. Système de verrouillage mutuel. Seul un vaporisateur peut être mis en fonction à la fois. Procuré par Ohmeda, division de BOC Health Care, Inc.

L'halothane et l'isoflurane ont les mêmes pressions de vapeur, mais il ne peuvent être utilisés dans des vaporisateurs spécifiques sans modifier la concentration délivrée. Un vaporisateur d'halothane rempli d'isoflurane délivrera des concentrations d'isoflurane supérieures de 25 à 50 % à celles escomptées (94,95). À l'inverse, avec un vaporisateur rempli d'halothane à la place d'isoflurane, les concentrations seront inférieures à celles attendues.

Le montage de vaporisateurs similaires sur

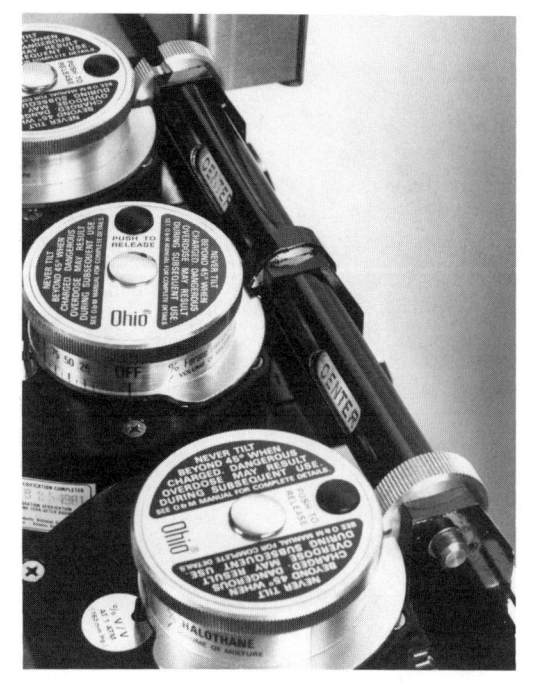

Figure 4.44. Systèmes de verrouillage. Les boutons de réglage de concentration des vaporisateurs de droite et de gauche ne peuvent pas être tournés quand celui du centre fonctionne. Procuré par Ohmeda, division de BOC Health Care Inc.

une rangée d'un appareil expose plus facilement au risque d'erreur de remplissage que si les vaporisateurs sont différents ou éloignés les uns des autres (91).

Pour les vaporisateurs à agents multiples, on peut ne pas savoir quel est l'agent qu'il contient. Il faut toujours spécifier clairement le contenu d'un vaporisateur à usage multiple et drainer son contenu dans un flacon libellé à son nom, et jamais dans un flacon non étiqueté.

Certains moniteurs d'agents anesthésiques (voir chapitre 18) détectent les mélanges d'agents (96). On ne peut se baser sur l'odeur car une faible quantité d'un agent âcre peut complètement masquer de fortes concentrations d'un agent qui l'est moins (97). On sait qu'à l'odeur on peut détecter la présence d'un agent volatil, sans toutefois pouvoir en affirmer la nature (98).

Si un vaporisateur est rempli avec un agent incorrect, il faut le purger et jeter son contenu. On ne pourra autoriser le passage du débit de gaz que si l'agent n'est plus détecté à la sortie avant le remplissage du vaporisateur. Le drainage ne permet pas d'affirmer que la vidange du vaporisateur est complète (91).

RENVERSEMENT DE LA CUVE

Comme le montrent les schémas et la description des différents vaporisateurs, leur forte inclinaison peut faire passer du liquide de la chambre de vaporisation dans le bypass ou à la sortie du vaporisateur. Dans ce cas, des concentrations élevées seront administrées quand le vaporisateur est remis en marche.

Le renversement accidentel peut être prévenu en montant les vaporisateurs sûrement et en les manipulant avec précaution quand ils ne sont pas montés. Le moyen de prévenir un renversement accidentel est de monter sûrement les vaporisateurs et de les manipuler avec précaution quand ils ne sont pas montés. Les systèmes avec démontage facile exposent au renversement. À moins d'être conçu pour être transporté avec présence de liquide dans la chambre de vaporisation, un vaporisateur doit être purgé avant de le déplacer.

Devant un renversement accidentel, un débit élevé de gaz doit être fourni au vaporisateur en affichant une concentration basse, jusqu'à ce que la concentration délivrée ne soit plus excessive.

EXCÈS DE REMPLISSAGE

Si un vaporisateur est trop rempli, l'agent liquide peut pénétrer dans la conduite de gaz frais et des concentrations létales sont susceptibles d'être délivrées. Ce problème concerne surtout les vaporisateurs qui se remplissent par le haut. Une fenêtre de vision transparente peut ne pas permettre de visualiser le niveau de remplissage, un vaporisateur trop rempli pouvant paraître vide. La plupart des vaporisateurs récents portent un orifice latéral, au niveau du remplissage maximal, interdisant tout remplissage excessif. Le liquide se déversera au-dessus du rebord de l'entonnoir avant que le niveau à l'intérieur du vaporisateur n'atteigne un niveau dangereux.

Les systèmes de remplissage spécifiques à chaque agent préviennent l'excès de remplissage en connectant la prise d'air dans la bouteille avec l'intérieur de la chambre de vaporisation. Certains utilisateurs de ces systèmes ont trouvé qu'en dévissant légèrement l'adaptateur de flacon pendant le remplissage, l'air ambiant pénètre dans la bouteille, accélérant le remplissage. Mettre en route le vaporisateur par le bouton de réglage de concentration offre le même résultat. Il faut éviter de telles pratiques qui peuvent dépasser les systèmes de sécurité évitant les excès de remplissage.

INVERSION DU FLUX

Bien que les recommandations préconisent que l'entrée du vaporisateur soit mâle et la sortie femelle, et d'indiquer la direction du débit, ainsi que l'entrée et la sortie on peut facilement connecter l'arrivée des gaz frais de l'appareil d'anesthésie à la sortie du vaporisateur et le circuit de sortie à l'entrée du vaporisateur (99). De plus cette erreur passe facilement inaperçue. L'inversion du flux à travers un vaporisateur a été décrite après réparation d'une valve de sélection avec mauvaise connexion (100).

Des travaux effectués sur les vaporisateurs Tec 3 ont montré que l'inversion du flux doublait la concentration affichée par le bouton de réglage (72,100).

MAUVAIS POSITIONNEMENT DU BOUTON DE RÉGLAGE DE CONCENTRATION

Il n'est pas rare, après l'emploi du vaporisateur par un collègue ou après vérification par un technicien, que le bouton de réglage de concentration soit laissé en position de fonction (101-104). Pour cette raison, avant emploi d'un vaporisateur, le protocole de vérification inclut le contrôle de la concentration affichée et du contenu du vaporisateur.

La concentration affichée peut être modifiée à l'insu de l'opérateur, surtout si le bouton de réglage est situé à la partie supérieure. Le personnel, en mobilisant la table d'anesthésie ou simplement en passant près du vaporisateur, peut tourner le bouton et changer l'affichage.

FUITES

Lorsqu'un vaporisateur fuit, l'appareil d'anesthésie fonctionnera normalement jusqu'à la mise en marche du vaporisateur. Le débit de gaz frais sera alors réduit et contiendra peu ou pas de vapeur. De plus, non seulement les fuites modifient la composition et le débit de gaz frais, mais elles polluent aussi l'air de la salle d'opération.

Les conséquences d'une fuite dans un vaporisateur calibré en débit dépendent de l'importance de la fuite, de sa localisation et de l'existence ou non d'un clapet anti-retour à la sortie du vaporisateur. La plupart des vaporisateurs calibrés en débit et certains vaporisateurs à lecture directe sont équipés de tels clapets. Ceux-ci vont diminuer la fuite de gaz mais la concentration délivrée sera néanmoins inférieure à celle escomptée.

Une cause fréquente de fuite est la non mise en place du bouchon de l'orifice de remplissage ou son mauvais serrage. Ce problème est habituellement détecté par l'écoulement du liquide anesthésique lors de la mise en fonction du vaporisateur (105,106), mais cela peut ne pas survenir si le niveau est bas (107,108). Si la valve de remplissage d'un système à clé n'est pas fermée, ou si la fiche n'est pas remise en place ou correctement serrée, une fuite peut se produire (voir Fig. 4.40).

D'autres sources de fuites sont la valve marche-arrêt d'un vaporisateur contrôlé en débit (109), une valve de sélection (110,111), le mécanisme de montage (77,112), le dispositif de blocage (113), la connexion à la sortie (114) et différentes parties des vaporisateurs à lecture directe (38). La connexion avec l'entrée ou la sortie d'un vaporisateur peut se desserrer ou se rompre (70,115-117).

Il faut suspecter une fuite quand les remplissages sont anormalement fréquents ou si on perçoit l'odeur de l'agent. On peut voir du liquide s'écouler par l'orifice de remplissage si le bouchon n'est pas étanche, mais non si le système à clé est en place et que la vis est mal serrée. Le personnel chargé du remplissage des vaporisateurs doit bien être informé de la nécessité d'assurer l'étanchéité en vissant correctement les bouchons ou vis adaptés à l'orifice de remplissage. Il faut vérifier cette étanchéité lors de la vérification de l'appareil d'anesthésie ou si le niveau liquide est bas.

On peut détecter une fuite dans un vaporisateur quand on teste l'appareil d'anesthésie avant usage, en mettant en marche chaque vaporisateur (voir chapitre 19). Pour les vaporisateurs contrôlés en débit, il faut tourner la valve marche-arrêt en position marche.

FUITES DE VAPEUR DANS LE CONDUIT DE DÉBIT DE GAZ FRAIS

Certains vaporisateurs à lecture directe laissent s'échapper de petites quantités de vapeur dans le bypass quand il sont en position fermée (28,29,118). On a décrit le cas d'un vaporisateur délivrant 1,5 % d'isoflurane quand le bouton de réglage de concentration était en position fermée (30). Aucune fuite n'a été retrouvée avec les vaporisateurs calibrés en débit quand la valve marche-arrêt est en position d'arrêt. Lorsqu'elle est tournée en position de marche, de la vapeur a pu être détectée dans le débit délivré par l'appareil d'anesthésie, même en l'absence de débit à travers le vaporisateur. La fuite de vapeur est augmentée en cas de contrepression intermittente (119).

Les dispositifs de verrouillage mutuels ne préviennent pas ce problème si les vaporisateurs sont connectés en série. Une valve de sélection ne le prévient pas s'il existe un chemin de diffusion via la valve de sélection (29).

Quand un appareil n'est pas en fonction, la vapeur anesthésique s'accumule dans le bypass du vaporisateur de sorte qu'au début de l'administration du gaz frais, un bolus de vapeur est fourni. Ceci se produit aussi quand une valve marche-arrêt d'un vaporisateur calibré en débit est laissée en position de marche. Après le bolus initial, une petite quantité de vapeur entrera en permanence dans le circuit efférent.

L'importance d'une telle contamination dépend de la température ambiante (qui augmente la pression de vapeur du liquide), ainsi que de la taille et de la configuration des orifices internes. Les quantités délivrées sont trop faibles pour avoir un effet clinique, mais elles peuvent sensibiliser un sujet contre un agent halogéné ou déclencher un épisode d'hyperthermie maligne (120).

Ces fuites peuvent être réduites en évitant de tourner un vaporisateur de sa position fermée à la position zéro avant qu'il ne soit mis en fonction. Pour les vaporisateurs calibrés en débit, il est important de laisser la valve marche-arrêt en position d'arrêt quand ils ne sont pas utilisés.

Une autre source possible de fuite de vapeur dans la conduite du gaz frais est un mauvais fonctionnement du vaporisateur. On a décrit des cas où il était impossible de fermer le vaporisateur (121,122). Dans d'autres cas, on pouvait tourner le bouton de réglage de concentration au delà de la position fermée (32,35). En position fermée, le vaporisateur délivrait des concentrations de vapeur suffisantes pour produire des effets cliniques.

Une fuite importante de vapeur peut être détectée par son odeur au niveau du circuit quand on fait passer un faible débit de gaz frais (voir chapitre 19).

ANOMALIES DANS LA CHAMBRE DE VAPORISATION

De l'eau ou une solution détergente dans un vaporisateur peuvent provoquer une corrosion et augmenter la quantité de gaz vecteur à travers la chambre de vaporisation, avec donc augmentation de la concentration délivrée (123,124). La concentration délivrée d'halothane diminue au fur et à mesure que la concentration de thymol augmente (125,126). Pour diminuer de 5 % la concentration d'halothane délivrée, il faut augmenter de 650 % celle de thymol.

DOMMAGES PHYSIQUES

Un choc ou des vibrations excessives peuvent abimer les vaporisateurs (127). Cela est plus rare avec les vaporisateurs montés sur un appareil qu'avec les vaporisateurs déconnectés (128). Il faut disposer de suffisamment de vaporisateurs pour ne pas avoir à les déplacer trop souvent, et tout déplacement d'un vaporisateur doit se faire avec précaution.

OBSTRUCTION DU DÉBIT DE GAZ FRAIS

Des problèmes au niveau des valves de sélection ont conduit à une obstruction de tout ou partie du débit de gaz frais délivré par l'appareil d'anesthésie (75,76,81,82).

CALCULS INCORRECTS

Avec les vaporisateurs calibrés en débit, il faut procéder à des calculs qui peuvent provoquer des sur- ou des sous-dosages s'ils sont inexacts.

Maintenance

Les vaporisateurs sont des instruments précis devant être vérifiés régulièrement pour rester fiables et précis. On recommande des drainages périodiques et le rejet du liquide résiduel. La maintenance doit être assurée par le constructeur ou un agent certifié (129). Le constructeur assure d'éventuelles modifications du vaporisateur à cette occasion (130).

Si un analyseur d'agent est utilisé, certains constructeurs autorisent des intervalles de maintenance et de recalibration plus importants pour certains vaporisateurs.

Les services qualifiés sont peu nombreux, imposant d'expédier certains vaporisateurs dans des services parfois éloignés. Il peut être utile de disposer d'un vaporisateur supplémentaire spécifique pour chaque agent afin de limiter au maximum l'inconvénient du délai de maintenance. Certains fabricants prêtent un vaporisateur durant la maintenance.

RÉFÉRENCES

1. White CD. Vaporization and vaporizers. Br J Anaesth 1985;57:658-671.
2. Macintosh R, Mushin WW, Epstein HG. Physics for the anaesthetist. Oxford, UK: Blackwell Scientific, 1963.
3. Eisenkraft JB. Vaporizers and vaporization of volatile anesthetics. Prog Anesth 1988;2:1-16.
4. Blackwood O, Kelly W: General physics. New York: Wiley, 1955.
5. Jones MJ. Breathing systems and vaporizers. In: Nimmo WS, Smith G, eds. Anaesthesia. Oxford, UK: Blackwell Scientific, 1989.
6. Leigh JM. Variations on a theme: splitting ratio. Anaesthesia 1985;40:70-72.
7. Schreiber P. Effects of barometric pressure on anesthesia equipment. Audio Digest 1975;17(14).
8. Schreiber P. Anesthesia equipment. Performance, classification, and safety. New York: Springer-Verlag, 1972.
9. James MFM, White JF. Anesthetic considerations at moderate altitude. Anesth Analg 1984;63:1097-1105.
10. Speer DL. Vaporization of anesthetic agents at high altitude. In: Aldrete JA, Lowe HJ, Virtue RW, eds. Low flow and closed system anesthesia. New York: Grune & Stratton, 1979:235-250.
11. Satterfield JM, Russell GB, Graybeal JM, Richard RB. Anesthetic vaporizers accurately deliver isoflurane in hyperbaric conditions. Anesthesiology 1989;71:A360.
12. Hill DW, Lowe HJ. Comparison of concentration of halothane in closed and semiclosed circuits during controlled ventilation. Anesthesiology 1962;23:291-298.
13. Keet JE, Valentine GW, Riccio JS. An arrangement to prevent pressure effect on the Verni-Trol vaporizer. Anesthesiology 1963;24:734-737.
14. American Society for Testing and Materials. Standard specification for minimum performance and safety requirements for components and systems of anesthesia gas machines (ASTM F1161-88). Philadelphia: ASTM,1988.
15. Cole JR. The use of ventilators and vaporizer performance. Br J Anaesth 1966;38:646-651.
16. Heneghan CPH. Vaporizer output and gas driven ventilators. Br J Anaesth 1986;58:932.
17. Slinger PD, Scott WAC, Kliffer AP. Intraoperative awareness due to malfunction of a Siemens 900B ventilator. Can J Anaesth 1990;37:258-261.
18. Paterson GM, Hulands GH, Nunn JF. Evaluation of a new halothane vaporizer: the Cyprane Fluotec Mark 3. Br J Anaesth 1969;41:109-119.
19. Noble WH. Accuracy of halothane vaporizers in clinical use. Can Anaesth Soc J 1970;17:135-143.
20. Lin C. Assessment of vaporizer performance in low-flow and closed-circuit anesthesia. Anesth Analg 1980; 59:359-366.
21. Prins L, Strupat J, Clement J, Knill RL. An evaluation of gas density dependence of anaesthetic vaporizers. Can Anaesth Soc J 1980;27:106-110.
22. Steffey EP, Woliner M, Howland D. Evaluation of an isoflurane vaporizer: the Cyprane Fortec. Anesth Analg 1982;61:457-464.
23. Lin C. Enflurane vaporizer accuracy with nitrous oxide mixtures. Anesth Analg 1979;58:440-441.
24. Palayiwa E, Sanderson MH, Hahn CEW. Effects of carrier gas composition on the output of six anaesthetic vaporizers. Br J Anaesth 1983;55:1025-1038.
25. Stoelting RK, Nawaf K. Enflurane vaporizer accuracy with nitrous oxide mixtures. Anesth Analg 1979;58:441.
26. Synnott A, Wren WS. Effect of nitrous oxide on the output of three halothane vaporizers. Br J Anaesth 1986;58:1055-1058.
27. Latto IP. Administration of halothane in the 0-0.5% concentration range with the Fluotec Mark 2 and Mark 3 vaporizers. Br J Anaesth 1973;45:563-569.
28. Cook TL, Eger EI, Behl RS. Is your vaponzer off? Anesth Analg 1977;56:793-800.
29. Robinson JS, Thompson JM, Barratt RS. Inadvertent contamination of anaesthetic circuits with halothane. Br J Anaesth 1977;49:745-753.
30. Gill RS, Lack JA. Vaporizers-serviced and checked? Anaesthesia 1991;46:695-696.

31. Bridges RT. Vaporizers-serviced and checked? A reply. Anaesthesia 1991;46:696-697.
32. Davies JR. Enfluratec vaporizer. Br J Anaesth 1980; 52:356-357.
33. Davies JR. Broken control on a Selectatec vaporizer. Anaesthesia 1987;42:215.
34. Bar ZG. Inadvertent administration of halothane with the Fluotec Mk. 3 vaporizer. Anaesth Intensive Care 1984;12:378.
35. Miller JM, Cascorbi HF. Yet another vaporizer hazard. Anesth Analg 1980;59:805.
36. Novack GD, Ursillo RC. Malfunctioning halothane vaporizer. Anesth Analg 1981;60:121.
37. Smith B. Broken control on Selectatec vaporizer. A reply. Anaesthesia 1987;42:215.
38. Rosenberg M, Solod E, Bourke DL. Gas leak through a Fluotec Mark 111 vaporizer. Anesth Analg 1979;58:239-240.
39. Scott DM. Performance of BOC Ohmeda Tec 3 and Tec 4 vaporisers following tipping. Anaesth Intensive Care 1991;19:441-443.
40. Yemen TA, Nelson WW. Are vaponzers in motion safe? Anesth Analg 1992;74:S364.
41. Fitzal S, Gilly H, Steinbereithner K. Do modern plenum vaporizers provide accurate anesthetic mixtures irrespective of gas flow? Anesthesiology 1986;65:A 168.
42. Gilly H, Fitzal S, Steinbereithner K. Low flow accuracy of vaporizers: a laboratory comparison between TEC and VAPOR systems. Eur J Anaesthesiol 1987;4:73-74.
43. Rao CC, Krishna G, Baldwin S, Robbeloth R. Ohmeda (R) Fluotec-4 vaporizer output near MRI magnet. Anesthesiology 1990;73:A476.
44. Carter JA, McAtteer P. A serious hazard associated with the Floutec mark 4 vaporizer. Anaesthesia 1984; 35:1257-1258.
45. Gibson TJ. A serious hazard associated with the Fluotec mark 4 vaporizer. A reply. Anaesthesia 1984;35:1258.
46. Goldman DB, Mushlin PS. Leakage of anesthetic agent from an Ohmeda Tech IV vaporizer. Anesth Analg 1991;72:567.
47. Carter KB, Gray WM, Railton R, Richardson W. Long-term performance of Tec vaporizers. Anaesthesia 1988;43:1042-1046.
48. Anonymous. Anesthesia units. Health Devices 1980; 10:31-51.
49. Gould DB, Lampert BA, MacKrell TN. Effect of nitrous oxide solubility on vaporizer aberrance. Anesth Analg 1982;61:938-940.
50. Knill R, Prins L, Strupat J, Clement J. Nitrous oxide and vaporizer outputs: transient or continuous effect? Anesth Analg 1980;59:808-809.
51. Gandolfi AJ, Blitt CD, Weldon S. Discoloration and impurities in isoflurane vaporizer. Anesth Analg 1983; 62:366.
52. Wald A. Discoloration of enflurane. Anesth Analg 1981;60:843.
53. Gandolfi AJ, Weldon ST, Blitt CD. Production and characterization of impurities in isoflurane vaporizers. Anesthesiology 1983;59:A159.
54. Blitt CD, Weldon ST, Willians-Van Alstyne SI, Gandolfi AJ. Survey of impurities in isoflurane and enflurane vaporizers. Anesth Analg 1984;63:189.
55. Weldon ST, Williams-Van Alstyne Sl, Gandolfi AJ, Blitt CD. Production and characterization of impurities in isoflurane vaporizers. Anesth Analg 1985;64:634-639.
56. Kopriva CJ, Lowenstein E. An anesthetic accident: cardiovascular collapse from liquid halothane delivery. Anesthesiology 1969;30:246-247.
57. Sharrock NE, Gabel RA. Inadvertent anesthetic overdose obscured by scavenging. Anesthesiology 1978; 49:138.
58. Gabel RA, Danielsen JB. Backflow of liquid halothane into a flowmeter. Anesthesiology 1971;34:492-493.
59. Richardson W, Carter KB. Evaluation of keyed fillers on TEC vaporizers. Br J Anaesth 1986;58:353-356.
60. O'Carroll TM, Greenbaum R, Thornton PGN. Agent-specific filling devices. Anaesthesia 1980;35:807-810.
61. Davies JM, Strunin L, Craig DB. Leakage of volatile anaesthetics from agent-specific vaporizer filling devices. Can Anaesth Soc J 1982;29:473-476.
62. McBurney R. Letter to the editor. Can Anaesth Soc 1977;24:417-418.
63. Klein SL, Camenzind T. Hazards of bottle adaptors for vaporizers. Anesth Analg 1978;57:596-597.
64. Dickson JJ. Enflurane key filling system. Anaesth Intensive Care 1985;13:331.
65. George TH. Failure of keyed agent-specific filling devices. Anesthesiology 1984;61:228-229.
66. Mar J. A dangerous error in fluothane packaging. Can Med Assoc J 1980;122:990.
67. Riegle EV, Desertspring D. Failure of the agent-specific filling device. Anesthesiology 1990;73:353.
68. Urmey WF. Elliott W, Raemer DB. Vaporizer fill system leak. Anesth Analg 1988;67:711.
69. Wittmann PH, Wittmann FW, Connor T, Connor J. The «nonempty» empty bottle. Anaesthesia 1992;47: 721-722.
70. Capan L, Ramanathan S, Chalon J, O'Meara JB, Turndorf H. A possible hazard with use of the Ohio ethrane vaporizer. Anesth Analg 1980;59:65-68.
71. Kataria B, Price P, Slack M. Delayed filling of the breathing bag due to a portable vaporizer. Anesth Analg 1987;66:1055.
72. Marks WE, Bullard JR. Another hazard of freestanding vaporizers, increased anesthetic concentration with reversed flow of vaporizing gas. Anesthesiology 1976; 45:445-446.
73. Rosewarne FA, Duncan IN. Reversed connexions of free-standing vaporizers. Anaesthesia 1990;45:338-339.
74. Kelly DA. Free-standing vaporizers. Another hazard. Anaesthesia 1985;40:661-663.
75. Childres WF. Malfunction of Ohio Modulus anesthesia machine. Anesthesiology 1982;56:330.
76. Jove F, Milliken RA. Loss of anesthetic gases due to defective safety equipment. Anesth Analg 1983;62:369-370.
77. Jablonski J. Reynolds AC. A potential cause (and cure) of a major gas leak. Anesthesiology 1985;62:842.
78. Riddle RT. A potential cause (and cure) of a major gas leak. A reply. Anaesthsiology 1985;62:842-843.
79. Wraight WJ. Another failure of Selectatec block. Anaesthesia 1990;45:795.
80. Pyles ST, Kaplan RF, Munson E. Gas loss from Ohio Modulus vaporizer selector-interlock valve. Anesth Analg 1983;62:1052.
81. Riendl J. Hypoxic gas mixture delivery due to malfunc-

tioning inlet port of a select-a-tec vaporizer manifold. Can J Anaesth 1987;34:43.
82. Hogan TS. Selectatec switch malfunction. Anaesthesia 1985;40:66-69.
83. Duncan JAT. Selectatec switch malfunction. Anaesthesia 1985;40:911-912.
84. Murphy AS. Selectatec malfunction a reply. Anesthesia 1985;40:912.
85. Dorsch SE, Dorsch JA. Chemical cross-contamination between vaporizers in series. Anesth Analg 1973;52:176-180.
86. Murray WJ, Zsigmond EK, Fleming P. Contamination of in-series vaporizers with halothane-methoxyflurane. Anesthesiology 1973;38:487-489.
87. Browne RA, McDonald S. A vaporizer interlocking system. Can Anaesth Soc J 1983;30:653-654.
88. Anonymous. Improper setting of anesthesia vaporizer interlock system leads to safety alert. Biomed Safe Stand 1990;20:91.
89. Silvasi DL, Haynes A, Brown ACD. Potentially lethal failure of the vapor exclusion system. Anesthesiology 1989;71:289-291.
90. Anonymous. Anesthesia unit vaporizers. Technol Anesth 1989;9:4.
91. Karis JH, Menzel DB. Inadvertent change of volatile anesthetics in anesthesia machines. Anesth Analg 1992; 61:53-55.
92. Martin ST. Hazards of agent-specific vaporizers : a case report of successful resuscitation after massive isoflurane overdose. Anesthesiology 20 1992;62:830-83.
93. Bruce DL, Linde HW. Vaporization of mixed anesthetic liquids. Anesthesiology 1984;42:342-346.
94. Deriaz H, Baras E, Duranteau R, Benmosbah L, Lienhart A. Can isoflurane be administered with an halothane vaporizer? Anesthesiology 1989;71:A362.
95. Shih A, Wu W. Potential hazard in using halothane-specific vaporizers for isoflurane and vice versa. Anesthesiology 1981;55:A115.
96. Munshi C, Dhamee S, Bardeen-Henschel A, Dhruva S. Recognition of mixed anesthetic agents by mass spectrometer during anesthesia. J Clin Monit 1986;2:121-124.
97. Paull JD, Sleeman KW. An anaesthetic hazard. Br J Anaesth 1971;3:1202.
98. Roberts SL, Forbes RB, Moyers JR, Tinker JH. Can olfaction identify and quantify volatile anesthetics? Anesthesiology 1985;63:A 193.
99. Anonymous. Death from misconnected vaporizer leads to $750,000 settlement. Biomed Saf Stand 1992;22:78.
100. High halothane concentrations from reversed flow in a vaporizer. Anaesthesia 1986;41:672-673.
101. Austin TR. A warning device for the « Fluotec » Mark II and III. Anaesthesia 1971;26:368.
102. Coleshill GG. Safe vaporizers. Can J Anaesth 1988;35: 667-668.
103. Petty C. Equipment safety: Vaporizer exclusion or interlock systems. APSF Newslett 1992;7:10.
104. Williams L, Barton C, McVey JR, Smith JD. A visual warning device for improved safety. Anesth Analg 1986; 65:1364.
105. Rajah A, Zideman DA. A problem with the TEC 5 vaporizer. Anaesthesia 1992;47:271-272.
106. Bridges R. A problem with a TEC 5 vaporizer. A reply. Anaesthesia 1992;47:272.
107. Cooper PD. A hazard with a vaporizer. Anaesthesia 1984;39:935.
108. Mullin RA. Letter to the editor. Can Anaesth Soc J 1978;25:248-249.
109. Eldrup-Jorgensen S, Sprissler GT. Gas leaks in anesthesia machines. Anesthesiology 1977;46:439.
110. Anonymous. Ohmeda targets June 1 to complete FDA class II recall of vaporizer selector valves. Biomed Saf Stand 1985;15:50-51.
111. Loughnan TE. Gas leak associated with a Selectatec. Anesth Intensive Care 1988;16:501.
112. Anonymous. Anesthesia unit vaporizers. Technol Anesth 1991;12:6-7.
113. Hartle AJ, Daum REO. Failure of Ohmeda Tec 4 safety interlock. Anaesthesia 1992;47:171.
114. Van Besouw JP, Thurlow AC. A hazard of freestanding vaporizers. Anaesthesia 1987;42:671.
115. Anonymous. Anesthesia unit vaporizers. Technol Anesth 1991;12:7.
116. Forrest T, Childs D. An unusual vaporiser leak. Anaesthesia 1992;37:1220-1221.
117. Marsh RHK, Thomas NF. A hazard of the Penlon off-line vaporizer mounting system. Anaesthesia 1986;41: 438.
118. Ritchie PA, Cheshire MA, Pearce NH. Decontamination of halothane from anaesthetic machines achieved by continuous flushing with oxygen. Br J Anaesth 1988;60:859-863.
119. Greenhow DE, Barth RL. Oxygen flushing delivers anesthetic vapor -a hazard with a new machine. Anesthesiology 1973;38:409-410.
120. Varma RR, Whitsell RC, Iskandarani MM. Halothane hepatitis without halothane: role of inapparent circuit contamination and its prevention. Hepatology 1985;5: 1159-1162.
121. Bahl CP. A cause of inaccuracy in vaporizer delivery. Anaesthesia 1977;32:1037.
122. Lewis JJ, Hicks RG. Malfunction of vaporizers. Anesthesiology 1966;27:324-325.
123. Anonymous. Water in halothane vaporizers. Technol Anesth 1985;5:2-3.
124. Anonymous. Vaporizer, anesthesia, nonheated. Biomed Saf Stand 1986;16:18.
125. Gray WM. Dependence of the output of a halothane vaporizer on thymol concentration. Anaesthesia 1988; 43:1047-1049.
126. Rosenberg PH, Alila A. Accumulation of thymol in halothane vaporizers. Anaesthesia 1984 38:581-583.
127. Anonymous. FDA class I recall of pre-1980 Ohmeda vaporizers « overhalfdone »: involves testing, possible component replacement. Biomed Saf Stand 1985;15:50.
128. Anonymous. Concentration calibrated vaporizers. Technol Anesth 1987;7:2.
129. Smith B. Equipment malfunction: a possible hazard. A reply. Anaesthesia 1986;41:1271.
130. Carter RW. Enfluratec vaporizer. Br J Anaesth 1980; 52:356-357.

Chapitre 5

Les circuits d'anesthésie : principes généraux, composants, classification

Traduction : Isabelle Murat

Principes généraux
  Résistance
  Réinhalation
  Différences entre les volumes inspirés et les volumes délivrés
  Différences entre les concentrations inspirées et les concentrations délivrées

Composants du circuit d'anesthésie
  Connecteurs, adaptateurs et autres raccords
  Ballon réservoir
  Tuyaux
  Valves d'échappement (APL)
  Valves de pression positive de fin d'expiration

  Filtres
Taille et type de circuit
Classification des systèmes d'anesthésie
  Classification selon la fonction
  Classification selon l'équipement

Le circuit d'anesthésie permet de relier la source de gaz au patient ; le débit de gaz est délivré à une certaine pression, des valves unidirectionnelles peuvent en faire partie, et la composition du mélange administré peut être contrôlée (1). La fonction de ce circuit anesthésique est de fournir l'oxygène et les gaz anesthésiques au patient et d'épurer le CO_2 et les gaz anesthésiques provenant du patient. En pratique, un circuit anesthésique comporte les éléments allant du système de délivrance des gaz jusqu'au point où ces derniers sont rejetés dans l'air ambiant ou dans un système d'évacuation. Le système d'évacuation ne fait pas partie du circuit anesthésique proprement dit.

Principes généraux

RÉSISTANCE

Physique

Quand un gaz passe à travers un conduit, la pression à la sortie est plus basse qu'à l'entrée. La chute de pression est une mesure de la résistance que le gaz doit vaincre pour s'écouler le long du conduit. La résistance varie avec le volume du gaz circulant par unité de temps (donc le débit). C'est pourquoi, on ne peut parler de résistance que pour un débit donné.

La résistance dépend aussi de la nature du débit de gaz dans les conduits. Il y a deux types de flux : laminaire et turbulent. En pratique clinique, le flux est généralement mixte.

Écoulement laminaire

La figure 5.1A montre l'écoulement laminaire d'un gaz à travers un conduit. Le débit est régulier et les particules de fluide se déplacent parallèlement aux parois du tube. Le débit est le plus élevé au centre du conduit où les résistances sont moindres.

La loi de Hagen-Poiseuille s'applique aux écoulements laminaires. D'après cette loi :

$$\Delta P = (L \times v \times \dot{V}) / r^4$$

où r est le rayon du conduit, ΔP le gradient de pression de part et d'autre du tube, v la viscosité du gaz et $\dot{V}$ le débit. La résistance est directement proportionnelle au débit dans l'écoulement laminaire.

Écoulement turbulent

La figure 5.1B montre l'écoulement turbulent d'un gaz à l'intérieur d'un conduit. Les lignes de débit ne sont plus parallèles aux parois du conduit. Une partie des particules se déplace perpendiculairement au conduit ou dans le sens opposé à la direction générale du débit. Le débit est identique dans tous les points de la surface de section du conduit.

Dans l'écoulement turbulent, on retrouve les mêmes facteurs qui régissent la chute de pression de l'écoulement laminaire, mais il faut y ajouter la densité du gaz qui joue un rôle plus important que la viscosité.

$$\Delta P = (L \times \dot{V}^2 \times K) / r^5$$

où K est une constante dépendant de facteurs tels que la pesanteur, les forces de friction, la densité du gaz et sa viscosité. La résistance est proportionnelle au carré du débit dans l'écoulement turbulent.

Un écoulement turbulent peut être généralisé le long d'un conduit ou localisé.

Écoulement turbulent généralisé. Quand le débit de gaz à travers un conduit dépasse un certain seuil, appelé débit critique, l'écoulement devient turbulent.

Écoulement turbulent localisé. Ce type d'écoulement est décrit dans la figure 5.1C-F. Dans ces cas, le débit gazeux est inférieur au débit critique, et donc l'écoulement est laminaire mais il devient localement turbulent quand le gaz doit traverser des zones rétrécies, courbes, des valves ou toute autre irrégularité

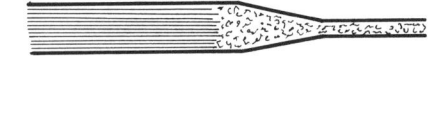

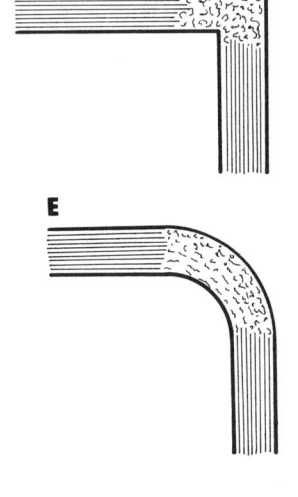

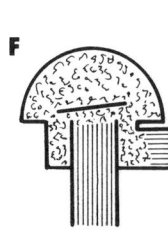

Figure 5.1. Flux laminaire et turbulent. A. Flux laminaire ; les lignes de flux sont parallèles et le débit est plus lent près des parois du conduit, en raison des forces de friction. **B.** Flux turbulent généralisé, qui apparaît lorsque le débit critique est dépassé. Les remous se font aussi perpendiculairement au conduit ou en sens inverse du flux. **C-F.** Flux turbulent localisé, qui apparaît en cas de changement de direction du flux ou de rétrécissement.

du conduit. L'augmentation de la résistance va dépendre de la nature et du nombre de ces zones d'obstruction.

Ces lois d'écoulement des gaz expliquent que, pour que la résistance soit minimale, il faut utiliser des conduits les plus courts possibles et de diamètres internes les plus gros possibles, et éviter les courbures brusques et les modifications de diamètre.

Signification de la résistance

Une résistance élevée augmente le travail ventilatoire chez le patient respirant spontanément. Toute modification des résistances va produire des modifications parallèles du travail ventilatoire qui présente en fait plus d'intérêt que la résistance proprement dite (2). On a pu montrer que le plus grand facteur de résistance, et donc de travail ventilatoire, est la sonde trachéale, plus que le circuit de ventilation proprement dit (3). Il n'y a pas de consensus en ce qui concerne le niveau de résistance maximale tolérable (4,5). Il faut, lorsqu'on utilise un circuit d'anesthésie, en connaître la résistance des différents composants et choisir autant que possible ceux dont la résistance est la plus faible.

Dans certains cas, il est souhaitable d'augmenter la résistance expiratoire, et on utilise pour cela des dispositifs spécifiques

RÉINHALATION

La réinhalation, ou rebreathing, consiste en l'inhalation de gaz déjà respirés et contenant encore du gaz carbonique. On a tendance à associer « réinhalation » avec accumulation de CO_2, ce qui n'est pas rigoureusement exact car s'il est vrai que la réinhalation peut augmenter la fraction inspirée de CO_2, il peut aussi y avoir réinhalation partielle ou totale du CO_2 sans augmentation de la $PaCO_2$. Il n'est pas toujours souhaitable d'éliminer complètement toute réinhalation.

Facteurs modifiant la réinhalation

L'importance de la réinhalation va dépendre du débit de gaz frais, de l'espace mort du circuit et des caractéristiques du circuit anesthésique.

Débit de gaz frais

La quantité de gaz réinhalé est inversement proportionnelle au débit de gaz frais. Si le débit de gaz frais est égal ou supérieur à la ventilation minute du patient, il n'y a pas de réinhalation, sous réserve que l'expiration soit libre vers l'atmosphère ou qu'il existe un système d'évacuation placé près du tractus respiratoire du patient (5). Si le débit de gaz frais est inférieur à la ventilation minute, une partie des gaz expirés peut être réinhalée dans le volume courant, sous réserve qu'il n'y ait pas de dilution par l'air ambiant.

Espace mort du circuit

L'espace mort du circuit est la partie du circuit contenant les gaz réinhalés sans qu'il y ait modification de leur composition. Le volume minimal « obligatoire » de gaz qui peut être réinhalé est égal au volume de l'espace mort du circuit. Toute augmentation de l'espace mort augmente la réinhalation. On peut réduire l'espace mort en séparant les branches inspiratoires et expiratoires du circuit le plus près possible du patient.

Il faut distinguer l'espace mort du circuit, ou espace mort mécanique, de l'espace mort du patient ou espace mort physiologique, qui comporte l'espace mort anatomique, c'est-à-dire des voies aériennes jusqu'aux alvéoles, et l'espace mort physiologique qui correspond à des alvéoles ventilés mais non perfusés.

La composition du gaz dans l'espace mort du circuit varie selon qu'il est rempli des gaz provenant de l'espace mort anatomique ou de gaz alvéolaires ou de leur mélange. Le gaz provenant de l'espace mort anatomique a une composition similaire à celle du gaz inspiré mais il est saturé en vapeur d'eau et réchauffé. Le gaz alvéolaire, saturé en vapeur d'eau à la température du corps, contient moins d'oxygène et plus de gaz carbonique que le gaz inspiré. La concentration de l'agent anesthésique dans le gaz alvéolaire est différente de celle du circuit inspiratoire. Les gaz expirés mélangés ont une composition intermédiaire entre celle du gaz de l'espace mort anatomique et celle du gaz alvéolaire.

Type de circuit

Outre les facteurs cités ci-dessus, l'importance de la réinhalation varie aussi avec le type de montage du circuit. Ce point va être discuté plus en détails lors de la description des différents circuits.

Effets de la réinhalation

En l'absence de réinhalation, la composition du gaz inspiré est identique à celle du gaz délivré par la machine d'anesthésie. En sa présence, la composition du gaz inspiré est un mélange de gaz frais et de gaz expiré.

Rétention de chaleur et d'eau

Le gaz frais provenant de la machine d'anesthésie est sec et à température ambiante. Les gaz expirés sont chauds et saturés en vapeur d'eau. Toute réinhalation diminue par conséquent les pertes de chaleur et d'eau provenant du patient. Dans la plupart des circuits, la chaleur se dissipe cependant rapidement dans l'atmosphère et le gaz réinhalé a une température inférieure à celle du gaz expiré et un contenu en eau moindre (6).

Modification de la pression partielle des gaz inspirés

Les effets de la réinhalation sur la composition des gaz inspirés vont dépendre de la provenance des gaz expirés et réinhalés et de leur passage ou non à travers les alvéoles (participant donc aux échanges gazeux).

Oxygène. La réinhalation de gaz alvéolaire diminue la fraction inspirée d'oxygène en raison du captage trans-alvéolaire de l'oxygène et de l'addition d'azote, de gaz carbonique et de vapeur d'eau au gaz inhalé.

Agents anesthésiques. La réinhalation des gaz alvéolaires amortit les effets d'un changement de composition du gaz inspiré. Pendant l'induction, lorsque la pression partielle en gaz anesthésique du gaz alvéolaire est plus faible que celle du gaz frais, la réinhalation de gaz alvéolaire diminue la fraction inspirée et prolonge l'induction. Au réveil, la pression alvéolaire en gaz anesthésique dépasse celle des gaz inspirés et la réinhalation en ralentit l'élimination.

Gaz carbonique. La réinhalation des gaz alvéolaires augmente la fraction inspirée de gaz carbonique, sauf si le gaz expiré circule à travers un absorbeur de gaz carbonique avant d'être réinhalé. Le gaz carbonique étant concentré dans la partie alvéolaire des gaz expirés, l'efficacité de son élimination varie d'un système d'anesthésie à l'autre. Avec un circuit dans lequel le gaz alvéolaire est éliminé de façon préférentielle par la valve de surpression, la rétention de gaz carbonique sera minimale, même avec de faibles débits de gaz frais. Dans les circuits où il n'y a pas de séparation entre les gaz frais, les gaz provenant de l'espace mort et le gaz alvéolaire, le débit de gaz frais doit être élevé pour permettre l'élimination du gaz carbonique.

En ventilation spontanée, toute rétention de gaz carbonique est généralement considérée comme indésirable. Normalement, elle est compensée par une augmentation de la ventilation minute et donc du travail respiratoire ; dans certains cas, cette compensation est insuffisante.

En ventilation contrôlée, la réinhalation d'une partie du gaz carbonique peut être utile. Une augmentation de l'espace mort permet de conserver la normocapnie en dépit d'une hyperventilation (7). On peut ainsi éviter l'hypocapnie et limiter les pertes de chaleur et d'humidité, tout en maintenant une ventilation adéquate par de grands volumes courants.

DIFFÉRENCES ENTRE LES VOLUMES INSPIRÉS ET LES VOLUMES DÉLIVRÉS

Le volume de gaz sortant d'un ventilateur ou d'un ballon d'anesthésie est généralement différent de celui administré au patient durant l'inspiration. Le volume effectivement inspiré peut être plus faible ou plus élevé que le volume délivré par le circuit d'anesthésie. Le volume effectivement inspiré diffère généralement, en plus ou en moins, du volume délivré par un ventilateur ou un ballon d'anesthésie (8).

Augmentation du volume inspiré

Avec un ventilateur d'anesthésie, quand le débit de gaz frais dépasse celui absorbé par le patient ou perdu par des fuites dans le circuit d'anesthésie, le débit excédentaire vient ajouter au volume courant délivré par le ventilateur une fraction supplémentaire de gaz frais (9-11). Cette augmentation est d'autant plus importante que le débit de gaz frais est élevé, que le rapport inspiration/expiration est élevé et que la fréquence respiratoire est basse (9).

Diminution du volume inspiré

La compression des gaz et la distension des composants du circuit d'anesthésie tendent à réduire le volume courant (ventilation perdue) (12,13). Celle-ci augmente avec la pression d'inspiration, la pression positive de fin d'expiration (PEP), le volume et la distensibilité des composants des circuits d'anesthésie, et la résistance des voies aériennes du patient (12,14,15). Si un circuit d'anesthésie pour adultes et à compliance élevée est utilisé chez un patient de petit poids, le volume perdu dans le circuit peut excéder le volume courant (12).

Le volume courant est aussi diminué en cas de fuites sur le circuit d'anesthésie. La quantité de gaz perdue va dépendre de l'importance et de la localisation des fuites, et des pressions inspiratoire et expiratoire.

Il faut mesurer le volume courant entre le patient et le circuit d'anesthésie (voir chapitre 18). La mesure du volume courant à la fin du circuit expiratoire reflète l'augmentation de volume due au débit de gaz frais et la diminution provenant des fuites mais ne tient pas compte de la diminution liée à la compression des gaz et à la distension des différents composants du circuit (13).

DIFFÉRENCES ENTRE LES CONCENTRATIONS INSPIRÉES ET LES CONCENTRATIONS DÉLIVRÉES

La composition du gaz sortant de la machine d'anesthésie peut être modifiée par le circuit d'anesthésie, de telle sorte que le mélange effectivement inspiré par le patient peut différer considérablement de celui délivré par la machine. Plusieurs facteurs peuvent contribuer à ces différences.

Réinhalation

L'effet de la réinhalation dépend du volume du gaz réinhalé et de sa composition, facteurs déjà décrits plus haut.

Dilution par l'air

Si le débit de gaz frais par cycle respiratoire est inférieur au volume courant, la pression négative qui règne en ventilation spontanée peut diluer le gaz du circuit inspiratoire par de l'air si celui-ci est ouvert sur l'atmosphère ou s'il existe une fuite. La quantité d'air venant diluer le gaz anesthésique dépend ici de l'existence ou non d'un ballon réservoir sur le circuit, des paramètres de ventilation et du débit de gaz frais.

Toute dilution par de l'air rend difficile le maintien d'une concentration anesthésique stable. Chaque fois qu'il existe une dilution par de l'air, la concentration du mélange inspiré chute, ce qui allège l'anesthésie et tend à augmenter la ventilation, augmentation qui exacerbe encore la dilution. L'inverse est également vrai. L'approfondissement de l'anesthésie diminue la ventilation, diminue la dilution par l'air et par conséquent augmente la fraction inspirée d'agent anesthésique. Il y a alors augmentation du risque de dépression ventilatoire.

Fuites

Au cours de toute fuite, la pression positive régnant dans le circuit va tendre à faire sortir le gaz du circuit. La composition et la quantité de ce gaz perdu vont dépendre de la localisation et de l'importance de la fuite, de la pression régnant dans le système, de la compliance et de la résistance du circuit et du patient.

Captage des agents anesthésiques par le circuit d'anesthésie et ses composants

L'absorption des agents anesthésiques par le caoutchouc, le plastique, le métal et les bacs à chaux sodée tend à réduire la concentration inspirée. Cette absorption est directement proportionnelle au gradient de concentration existant entre le gaz et les différents composants du circuit, aux coefficients de partage, à la surface, aux coefficients de diffusion et à la racine carrée du temps. Les coefficients de diffusion et les coefficients de partage sont constants pour un agent anesthésique donné. La surface d'absorption va dépendre du type de circuit et doit inclure le tuyau de sortie des gaz de la machine.

Relargage des agents anesthésiques à partir des circuits anesthésiques

L'élimination des agents anesthésiques à partir du circuit dépend des mêmes facteurs que le captage. Le seul point ayant une signification clinique est que, pour certains agents anesthésiques, le circuit d'anesthésie peut fonctionner comme un évaporateur à faible débit pendant plusieurs heures après arrêt de l'évaporateur principal, même si les composants en caoutchouc et l'absorbeur de chaux sodé ont été changés (16-18). Cela peut conduire à l'administration inopinée d'un agent anesthésique.

Composants du circuit d'anesthésie

Certains composants, spécifiques d'un circuit donné, seront décrits avec les divers circuits. D'autres, communs à plus d'un circuit, le seront dans ce chapitre général.

CONNECTEURS, ADAPTATEURS ET AUTRES RACCORDS

Certains connecteurs ont une fonction bien spécifique. Quelques-uns, souvent cylindriques, servent à modifier le diamètre interne d'un composant, lorsqu'on les y insère. Dans cette catégorie rentrent les connecteurs des réservoirs de gaz. D'autres raccords peuvent servir à modifier le diamètre externe d'un composant.

Les autres connecteurs ont pour fonction d'assembler étroitement deux ou plusieurs composants. Un adaptateur est un connecteur particulier qui permet de mettre en continuité des composants différents, voire incompatibles. On distingue les adaptateurs et les connecteurs selon :

1. leur forme : droit, angle droit ou coudé, en T ou en Y ;
2. le composant auquel il est attaché de façon quasi permanente ;
3. des composants surajoutés, par exemple des valves ;
4. leur taille et les bagues d'emboîtement situées à leur extrémité (embout mâle de 15 mm, embout femelle de 22 mm).

Tous les circuits d'anesthésie comportent à leur extrémité une connexion permettant de les raccorder avec une sonde endotrachéale, un masque facial ou un autre connecteur coudé. Tous les masques faciaux pour adultes et enfants comportent une ouverture femelle de 22 mm et tous les raccords de sonde endo-

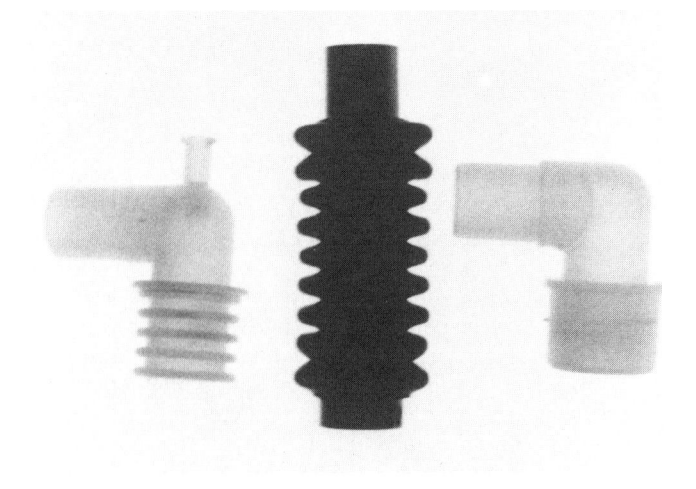

Figure 5.2. Raccords standards. Les raccords coudés (à droite et à gauche) relient le système respiratoire soit à un masque, soit à une sonde trachéale, ce qui permet de changer facilement les branchements entre le circuit et l'un ou l'autre. Ces raccords sont appelés raccords coudés ou à angle droit. Le raccord de gauche a un orifice permettant l'aspiration des gaz du système. Au centre, un raccord de caoutchouc, avec ses deux extrémités métalliques. Il est habituellement utilisé pour augmenter la distance entre le patient et le système de ventilation, et pour augmenter l'espace mort. Photographie de Duncan Sawyer.

trachéale une extrémité mâle de 15 mm. Pour permettre de changer les branchements du circuit anesthésique avec soit un masque, soit un tube trachéal et vice-versa, il existe un raccord comportant une extrémité mâle de 22 mm et une autre extrémité femelle de 15 mm. Ce raccord, souvent à angle droit, est souvent appelé raccord coudé (Fig. 5.2).

Les connecteurs et les adaptateurs ont plusieurs fonctions :

1. Augmenter la distance entre le patient et le circuit d'anesthésie, ce qui est particulièrement utile pour la chirurgie de la tête et du cou où la plupart des composants du circuit anesthésique sont inaccessibles ;
2. Modifier l'angle de raccordement entre le tube trachéal et le circuit d'anesthésie ;
3. Permettre d'avoir une connexion entre le tube trachéal et le circuit d'anesthésie plus flexible et moins sujette aux plicatures ;
4. Augmenter l'espace mort.

Plusieurs sortes d'adaptateurs sont commercialisés et la plupart ont été décrits dans la littérature. Tous ces adaptateurs doivent avoir d'un côté une extrémité mâle de 15 mm s'adaptant sur l'extrémité du circuit anesthésique et, de l'autre, une extrémité mâle de 22 mm ou femelle de 15 mm permettant un branchement soit sur le tube trachéal, soit sur le masque. Lorsque l'on choisit d'utiliser un adaptateur, il faut se rappeler quelques principes :

1. La résistance augmente de façon importante s'ils sont très recourbés et si leurs parois sont rugueuses.
2. Toute connexion augmente l'espace mort ; chez l'adulte cela reste le plus souvent sans conséquence, ce qui n'est pas le cas chez le nourrisson car cette augmentation de l'espace mort est, par rapport aux volumes courants utilisés, proportionnellement beaucoup plus importante.
3. La multiplication des adaptateurs augmente le risque de déconnexion.

BALLON RÉSERVOIR

Le ballon réservoir est souvent appelé ballon d'anesthésie, ballon de ventilation ou, à tort, ballon de réinhalation. La plupart des ballons sont en caoutchouc ou en néoprène.

Ils ont une extrémité arrondie qui permet de les raccorder au circuit d'anesthésie, l'autre pouvant être fermée en permanence ou ouverte de façon à faciliter le séchage du ballon. L'extrémité reliée au circuit patient a une ouverture de 22 mm de type femelle (19). Le ballon a plusieurs fonctions :

1. Il permet l'accumulation de gaz pendant l'expiration et sert donc de réservoir pour l'inspiration suivante. Ceci autorise la réinhalation, réduit le coût économique et empêche la dilution par l'air atmosphérique.
2. Le ballon permet d'assister ou de contrôler la ventilation.
3. Il permet d'apprécier visuellement ou au toucher la ventilation spontanée.
4. Il empêche des pressions excessives dans le circuit d'anesthésie (20-22).

La courbe pression-volume des ballons de caoutchouc est illustrée sur la figure 5.3. Toute augmentation de volume du ballon réservoir ne provoque qu'une augmentation négligeable de la pression tant que la capacité nominale n'est pas atteinte. Ensuite, au fur et à mesure qu'on augmente le volume, la pression monte rapidement jusqu'à un pic puis atteint un plateau. Si le ballon se distend plus encore, la pression diminue légèrement. Le pic de pression est particulièrement important parce qu'il représente la pression maximale qui peut se développer à l'intérieur d'un circuit d'anesthésie. Les normes définies par l'ASTM (American Society for Testing Materials) (19) stipulent que, pour des ballons de 1,5 l ou moins, la pression ne doit pas être inférieure à 30 cm H_2O ni dépasser 50 cm H_2O quand le ballon est rempli à quatre fois sa capacité nominale (19). Pour des ballons de plus de 1,5 l, la pression ne doit pas être inférieure à 35 cm H_2O ni dépasser 60 cm H_2O quand le ballon est rempli à quatre fois sa taille nominale. Une étude a montré que cette pression était souvent dépassée, en particulier lorsque les ballons sont neufs et que le débit d'entrée de gaz est élevé (22).

Les ballons neufs, lorsqu'ils sont gonflés au-delà de leur volume nominal, développent généralement des pressions supérieures à celles des ballons qui ont été surgonflés plusieurs fois ou qui ont été pré-étirés (20-22). Il est

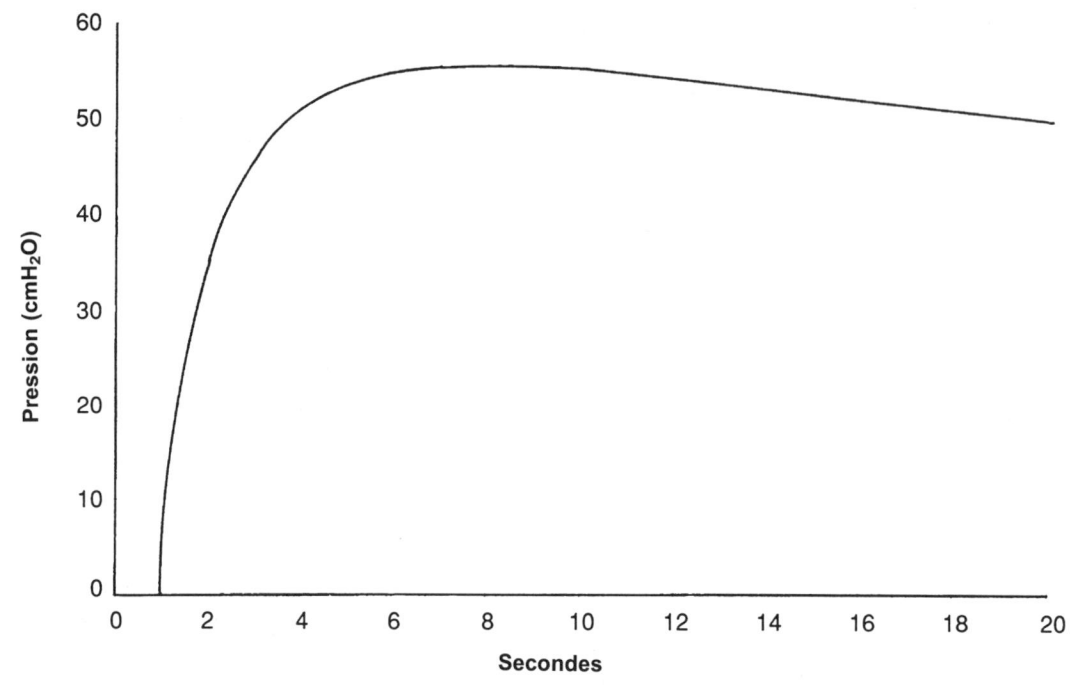

Figure 5.3. Courbe pression-volume typique d'un ballon réservoir en caoutchouc. Le débit est de 50 l/min. Redessiné d'après Parmley JB, Tahir AN, Dascomb HE, et al. Disposable versus reusable rebreathing circuits : advantages, disadvantages, hazards and bacteriological studies. Anesth Analg 1972;51:890.

donc recommandé de surgonfler ou d'étirer un ballon neuf avant de le mettre en service. Cela n'empêchera pas de produire une pression élevée dans les voies aériennes en le pressant, et augmentera la marge de sécurité.

Les ballons en plastique à usage unique ne sont pas élastiques et ne se distendent pas lorsqu'ils sont gonflés au maximum. Des pressions excessivement élevées peuvent se développer en quelques secondes lorsqu'ils sont surgonflés par inadvertance (20).

Le choix de la taille du ballon dépend du patient, du circuit d'anesthésie auquel il est connecté et des préférences de l'utilisateur. Un ballon de grand volume peut être difficile à presser et complique la surveillance en ventilation spontanée parce que les mouvements du ballon sont peu amples. À l'opposé, la marge de sécurité en cas de surpression dans le circuit est moindre avec les petits ballons qui, de plus, peuvent se révéler insuffisants en tant que réservoirs.

Un ballon de rechange doit toujours être disponible immédiatement. Le ballon peut en effet se rompre à tout moment ou on peut l'avoir égaré lorsque le ventilateur assure la ventilation. En l'absence de ballon de rechange, on se trouve alors confronté au problème d'assurer la ventilation d'un patient apnéique. On peut y parvenir en occluant le point où le ballon est normalement branché et en mettant simultanément en route le bypass d'oxygène, et en retirant la main lors de l'expiration. Cette méthode est toutefois hasardeuse et ne permet pas de maintenir l'anesthésie.

TUYAUX

Des tuyaux non rigides, de gros diamètre, en plastique ou en caoutchouc, généralement annelés, sont utilisés dans la plupart des circuits d'anesthésie pour amener les gaz au patient et permettre leur élimination. Les cannelures permettent d'éviter les plicatures et d'augmenter la flexibilité. Les tuyaux en plastique transparents permettent de visualiser l'intérieur du tuyau, ils sont plus légers que les tuyaux en caoutchouc et exercent moins de tractions sur le tube trachéal ou sur le masque. Ils absorbent moins d'agents halogénés que les tuyaux en caoutchouc et leur compliance est plus basse. D'après les normes américaines de l'ASTM, chaque tuyau doit posséder une extrémité femelle de 22 mm à chaque extrémité (23). De plus, l'extrémité de la pièce en T dirigée vers le patient doit posséder une terminaison mâle de 22 mm, l'autre devant avoir une terminaison femelle de 15 mm située dans le même axe.

Les tuyaux du circuit d'anesthésie jouent deux rôles : réservoir dans certains systèmes et raccordement souple, de faible résistance, léger, reliant les différentes parties du circuit d'anesthésie.

Les tuyaux sont distensibles, mais de façon insuffisante pour empêcher les pressions excessives dans le circuit d'anesthésie (24). En ventilation spontanée, ils tendent à se collaber à l'inspiration et à se dilater à l'expiration. Ce phénomène, appelé « backlash » par les anglosaxons, peut être responsable d'une certaine réinhalation. En ventilation contrôlée ou assistée, les tuyaux tendent à se dilater lors de l'inspiration et à revenir à leur position de repos lors de l'expiration. Il y a ainsi perte du volume de ventilation (wasted ventilation) car le volume administré au patient est inférieur au volume sortant du ventilateur ou du ballon réservoir.

VALVES D'ÉCHAPPEMENT (APL)

Ces valves, appelées également valves de sectionnement, réglables par l'utilisateur, permettent l'échappement des gaz vers l'atmosphère ou vers un système d'évacuation ; leur but est de contrôler la pression régnant à l'intérieur du circuit d'anesthésie (1). On leur a attribué des noms très variés, en particulier dans la littérature anglosaxonne. En français, elles sont le plus souvent appelées valves de surpression, valves de sécurité, valves de surdébit, valves expiratoires, valves d'échappement réglables, « pop-off » valve.

Construction

La plupart de ces valves sont métalliques et elles doivent être en aluminium dans les stations d'imagerie par résonance magnétique.

Système de contrôle

Il permet de contrôler la pression d'ouverture de la valve. Il en existe plusieurs types.

Disque monté sur un ressort. Un modèle courant de valve de surpression est celui qui utilise un disque monté sur un ressort (Fig. 5.4). On peut modifier la pression exercée par le ressort à l'aide d'une vis placée à son extrémité. Quand le ressort est complètement tendu (vis serrée), le disque empêche le gaz de s'échapper du circuit. Lorsqu'on la dévisse, la tension du ressort diminue et la valve s'ouvre pour des pressions de plus en plus basses.

Quand la pression dans le circuit d'anesthésie augmente, elle exerce une force tendant à repousser le disque. Quand cette force dépasse la contre-pression exercée par le ressort, le disque se déplace, permettant la sortie de gaz du circuit d'anesthésie. Quand la pression dans le circuit diminue, le disque retourne à sa position de départ. Quand le système est complètement dévissé, le ressort n'exerce au-

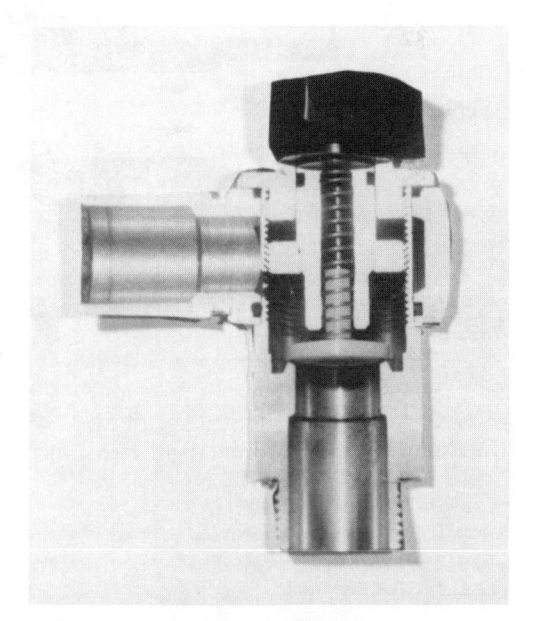

Figure 5.4. Valve d'échappement à disque monté sur ressort. Le gaz issu du système respiratoire pénètre à la base et passe dans le système de récupération à gauche. En tournant le bouton de contrôle, on change la tension du ressort, et donc la pression pour décoller le disque de son embase.

cune pression, et seul le poids du disque permet au ballon réservoir de se remplir avant la remontée du disque.

Valves à pas de vis. Un autre système utilisé dans les valves de surpression est une tige filetée (Fig. 5.5), similaire à un contrôleur de débit, que l'on serre plus ou moins, ce qui mobilise l'extrémité du pointeau dans son embase et contrôle le débit de gaz. Quand on ouvre la valve, le goulet s'ouvre également, ce qui laisse passer une plus grande quantité de gaz. L'ouverture de la valve est commandée par un disque ou une bille qui ne se déplace que lorsqu'il règne une pression suffisante dans le circuit d'anesthésie pour pouvoir remplir le ballon réservoir.

Diaphragme. Une valve comportant un diaphragme est représentée sur la figure 5.6. Elle fonctionne d'une manière similaire à celle d'un disque monté sur ressort si ce n'est que le ressort appuie sur un diaphragme et non sur un disque. L'augmentation de la pression dans le circuit d'anesthésie refoule le diaphragme en dehors de son embase. En augmentant ou en diminuant la tension du ressort, on peut contrôler le débit de gaz pouvant s'échapper au travers de la valve.

S'il existe une pression négative dans le système d'évacuation, le diaphragme est plaqué contre son embase et la pression négative n'est pas transmise au circuit d'anesthésie. Cela peut se révéler dangereux car le gaz continue à être introduit dans le circuit d'anesthésie et il ne peut plus s'échapper du circuit. La seule façon de diminuer la pression dans le circuit d'anesthésie est alors de déconnecter le système d'évacuation de façon à en augmenter la pression.

Bouton de contrôle

La plupart des valves d'échappement sont commandées par un bouton de contrôle que

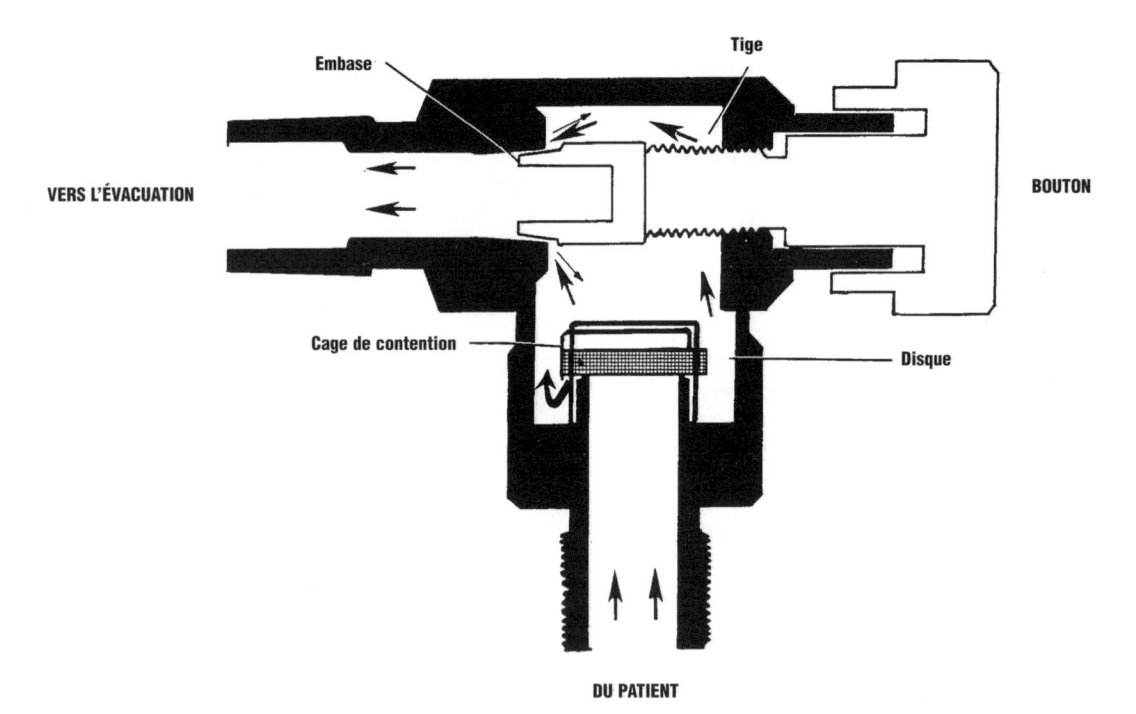

Figure 5.5. Valve d'échappement à pas de vis. En tournant le bouton de contrôle, on modifie l'espace entre la tige et son embase. Le disque permet d'une part de s'assurer que le ballon se remplit avant l'ouverture de la valve et d'empêcher d'autre part, d'autre part de prévenir la transmission d'une pression positive du système d'évacuation dans le système respiratoire. Redessiné avec l'autorisation de North American Drager, Inc.

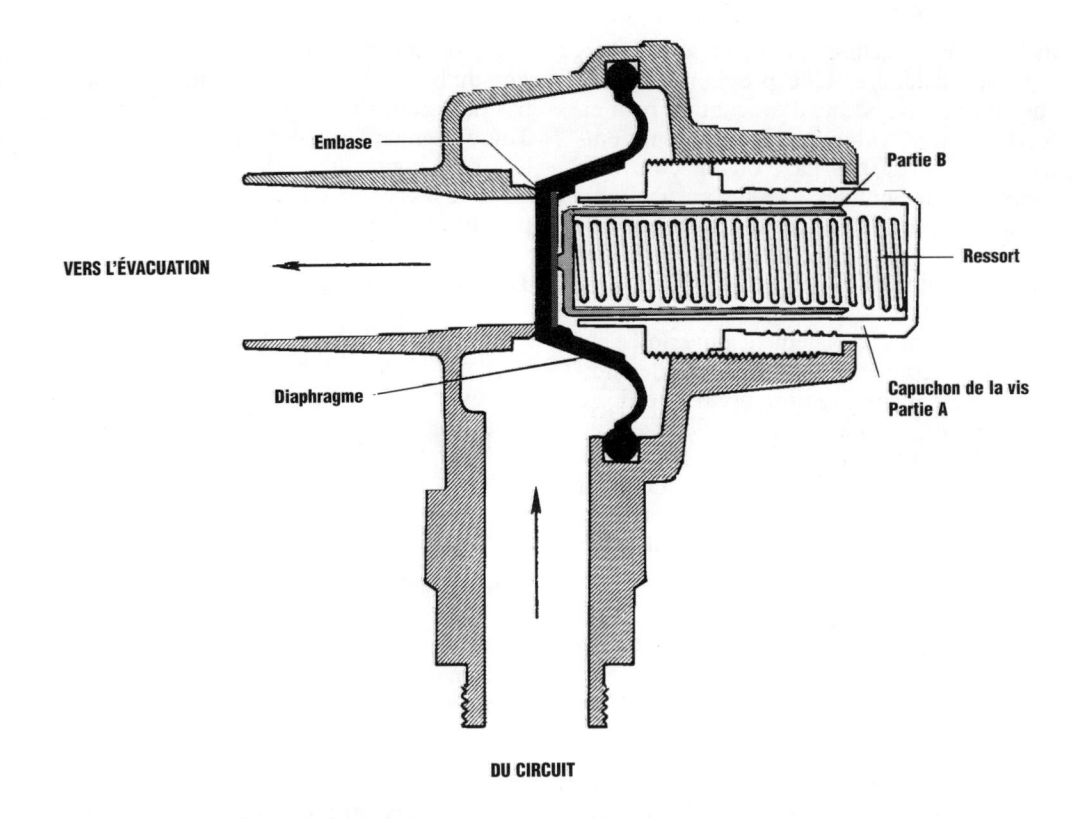

Figure 5.6. Valve d'échappement à diaphragme. En tournant le bouton de contrôle (couvercle vissé), on fait varier la tension du ressort, et donc la quantité de gaz qui traverse la valve. Une pression négative dans le système d'évacuation plaque le diaphragme sur son embase. Redessiné d'après un schéma fourni par Ohmeda, division de BOC Health Care, Inc.

l'on peut tourner. D'après les normes d'homologation américaines, le bouton doit être tourné dans le sens des aiguilles d'une montre, pour augmenter la pression d'ouverture, et donc en fait fermer la valve (1). Elles imposent aussi de signaler le sens du mouvement à effectuer pour fermer la valve, par une flèche ou une marque quelconque. De plus, on doit pouvoir obtenir l'éventail complet de pression en tournant le bouton de moins d'un tour.

Port de sortie

Le port de sortie est l'endroit par où passe le gaz vers le système d'évacuation. Il doit posséder un connecteur mâle de 19 ou 30 mm (25).

Système de collection des gaz

Presque toutes les valves d'échappement sont maintenant reliées à un dispositif de recueil où l'on stocke les gaz avant de les diriger vers un système d'évacuation.

Utilisation

Respiration spontanée

En respiration spontanée, la valve d'échappement est fermée pendant l'inspiration et elle s'ouvre à l'expiration lorsque la pression d'ouverture est atteinte. Normalement, la valve est laissée complètement ouverte en ventilation spontanée. Elle doit être légèrement fermée si le ballon réservoir est collabé.

En ventilation spontanée, il faut en permanence surveiller le degré de remplissage du ballon. En effet, celui-ci peut soit se collaber, soit se surdistendre. Une pression négative transmise par le système d'évacuation peut en effet fermer la valve d'échappement, empêchant la sortie des gaz, ou au contraire évacuer totalement les gaz hors du circuit d'anesthésie. Un obstacle dans le système d'évacuation peut provoquer une surdistension du ballon réservoir.

La résistance des valves de surpression, lorsqu'elles sont complètement ouvertes, peut varier considérablement (26-28), et elles doivent être vérifiées régulièrement. Pour un débit d'air de 3 l/min, la chute de pression, lorsque la valve est en ouverture maximale, doit être comprise entre 1 et 3 cm H_2O ; pour un débit de 30 l/min, le gradient de pression ne doit pas être inférieur à 1 cm H_2O, ni supérieur à 5 cm H_2O (1).

Ventilation contrôlée ou assistée manuellement

En ventilation manuelle contrôlée ou assistée, la valve est généralement laissée en partie ouverte. À l'inspiration, le ballon est comprimé manuellement et la pression dans le circuit augmente jusqu'à ce que la pression d'ouverture soit atteinte. Avant l'ouverture de la valve, la totalité du gaz issu du ballon réservoir se dirige vers le patient (à l'exception d'une petite proportion due à la compression du gaz et à la dilatation des tuyaux). Une fois la valve de surpression ouverte, le volume supplémentaire que le patient va recevoir dépend des résistances au débit exercées respectivement par le patient et la valve de surpression. Il faut fréquemment et précisément régler la valve de surpression pour ventiler au niveau souhaité et maintenir un remplissage adéquat du ballon réservoir. Si la compliance de la cage thoracique et du poumon diminue, il faut refermer la valve pour maintenir un volume courant adéquat. Le réglage de la valve repose sur les mouvements thoraciques et/ou la mesure du volume expiré.

Une autre méthode consiste à fermer la valve complètement et à l'ouvrir de façon intermittente pour libérer le gaz en excès, en choisissant un débit de gaz frais suffisamment bas de façon à ce qu'il soit égal à la ventilation minute du patient plus la ventilation perdue dans les tuyaux.

La résistance perçue pendant la compression du ballon (« la main éduquée ») ne permet pas de garantir une ventilation adéquate (29). Toute augmentation des résistances à la ventilation va augmenter l'échappement du gaz par la valve d'échappement tant que celle-ci n'est pas réglée en conséquence.

Ventilation mécanique

Sous ventilation mécanique, la valve d'échappement doit être fermée complètement. Le gaz expiré recircule dans le ventilateur. Si la valve est ouverte, le gaz peut s'échapper du système pendant l'inspiration, ce qui peut rendre la ventilation inadéquate (30).

Des systèmes permettant de commuter ventilation manuelle ou ventilation contrôlée (sélecteur) facilitent le passage de la ventilation manuelle à la ventilation mécanique. Ces systèmes sont discutés au chapitre 7. Certaines machines d'anesthésie isolent automatiquement la valve d'échappement quand le sélecteur est en position de ventilation mécanique.

VALVES DE PRESSION POSITIVE DE FIN D'EXPIRATION

Une pression positive de fin d'expiration (PEP) peut être utile pour améliorer l'oxygénation du patient. Sur la plupart des nouvelles machines d'anesthésie, une valve de PEP est incorporée au niveau du ventilateur ou au niveau de l'absorbeur de gaz carbonique. Dans les machines anciennes, on peut ajouter une valve de PEP au niveau de la branche expiratoire du circuit d'anesthésie pour la ventilation manuelle ou mécanique, ou entre le circuit d'anesthésie et le ventilateur pour la ventilation mécanique. On peut obtenir une PEP de différentes manières (31). Les valves de PEP à bille doivent être maintenues verticales, inconvénient qui n'existe pas avec les valves à ressort ou magnétiques.

Les valves fixes possèdent des repères indiquant le degré de PEP. On peut utiliser plusieurs valves pour obtenir un effet additif. Les valves à pression variable possèdent un dispositif permettant d'ajuster le niveau de PEP. Certaines valves possèdent une échelle indiquant le niveau de PEP ; en l'absence d'une telle échelle ; il faut interposer un manomètre pour mesurer la pression.

Il existe deux types de valves de PEP (32) : unidirectionnelles et bidirectionnelles. Dans ces dernières, un deuxième canal de débit vient s'ajouter à une valve unidirectionnelle. Il est recommandé de n'utiliser que des valves de PEP bidirectionnelles (33,34) et celles-ci sont impératives lorsqu'on veut placer une valve de PEP entre le circuit de ventilation et le ventilateur.

Lorsque les valves de PEP sont rajoutées sur le circuit, il est important de les placer et de les orienter correctement. Les normes américaines imposent de placer une indication sur la valve de façon à indiquer le sens du débit, les mots « entrée » et « sortie » ou les deux (1). Immédiatement après avoir interposé la valve dans le circuit, il faut contrôler le niveau de PEP effectivement obtenu sur le manomètre du circuit d'anesthésie et vérifier simultanément que la ventilation du patient est correcte. Une valve de PEP unidirectionnelle orientée dans le mauvais sens, contre le débit de gaz sur le circuit inspiratoire ou expiratoire, empêche l'écoulement des gaz (32,34,35). Une valve bidirectionnelle mal placée sur la branche inspiratoire ou expiratoire ne bloque pas le débit, mais elle ne permet pas d'obtenir une PEP.

Si on monte une valve de PEP sur un circuit d'anesthésie d'un modèle ancien dans lequel le manomètre de pression est situé du côté de l'absorbeur de chaux sodée de la valve unidirectionnelle expiratoire, le niveau de PEP ne sera pas indiqué sur le manomètre (36,37). Il faut alors se fier aux indications inscrites sur la valve pour déterminer le niveau de PEP ou interposer un second manomètre de pression en aval de la valve de PEP pour s'assurer de son niveau réel (32). Si la valve de PEP est interposée entre le circuit d'anesthésie et le ventilateur, le niveau de PEP peut être contrôlé sur le manomètre de pression du circuit d'anesthésie.

Le recours à une valve de PEP impose certaines précautions. En respiration spontanée sans assistance ventilatoire, une telle valve augmente les efforts expiratoires. L'utilisation d'une valve de PEP dans un circuit d'anesthésie comportant un ventilateur à pression limitée ou pendant la ventilation manuelle peut substantiellement diminuer le volume courant effectivement délivré si on ne modifie pas en conséquence le réglage du ventilateur ou la valve de surpression.

Pour des ventilateurs qui comportent des alarmes de pic de pression inspiratoire, il faut les régler à un niveau supérieur de celui de la valve de PEP sinon on délivrera un volume courant inadéquat.

FILTRES

Les filtres ont trois buts :

1. Protéger le patient des agents pathogènes et des particules aériennes telles que la poussière, ainsi que des saletés et des particules métalliques.
2. Protéger la machine d'anesthésie et l'environnement hospitalier de la contamination du gaz expiré.
3. Permettre l'échange de chaleur et d'humidité lorsqu'ils sont placés entre le patient et le circuit d'anesthésie (39).

De nombreux matériaux ont été utilisés pour ces filtres. La plupart des filtres possèdent une couche hydrophobe. Il existe maintenant des filtres capables de bloquer plus de 90 % des bactéries et des virus (40-42).

Les filtres utilisés en anesthésie se présentent sous trois formes :

1. Rattachés au tuyau des circuits à usage unique.
2. Fixés au ventilateur.
3. Séparés.

Les filtres intégrés dans un circuit à usage unique ne diminuent pas l'incidence des infections pulmonaires postopératoires et ne sont pas nécessaires si l'équipement est correctement nettoyé et stérilisé après usage (43-45).

Les filtres doivent être placés en aval d'un humidificateur ou d'un nébuliseur car ils perdent de leur efficacité lorsqu'ils sont humides, devenant moins efficaces pour barrer le passage des bactéries. De plus, l'humidité augmente la résistance, parfois dangereusement (46-49).

Des obstructions de ces filtres par l'issue de sang hors des voies aériennes, un œdème pulmonaire, un défaut de fabrication, une stérilisation ont été décrites, ainsi que l'insertion dans le mauvais sens d'un filtre unidirectionnel (50-52). Des inhalations inadvertantes de la partie hydrophobe ont été rapportées. Enfin, un trou dans le filtre peut être responsable d'une fuite (voir Fig. 12.8).

Taille et type de circuit

Plusieurs normes américaines spécifient la taille et les modalités d'assemblage des différents composants des circuits d'anesthésie (1,19,23,53). Presque tous les circuits d'anesthésie commercialisés aux États-Unis depuis quelques années sont conformes à ces normes. Harmoniser les diamètres des différents connecteurs a été un progrès majeur en terme de sécurité car ils ont remplacé les connecteurs multiples et autres sparadraps utilisés sur les circuits il y a une dizaine d'années.

Tout composant ou accessoire du circuit d'anesthésie qui autorise un débit unidirectionnel ou tout matériel dont le fonctionnement dépend de la direction du débit de gaz doit être étiqueté par le fabricant, en indiquant le débit soit par une flèche, soit par l'inscription de « entrée » et « sortie » à ses deux extrémités, ou les deux. On utilise en général les termes de « distal » et « proximal » pour situer la position des différents composants par rapport au patient.

Tous les composants tels que les absorbeurs de chaux sodée, les pièces en Y, le ballon réservoir portent des connecteurs permettant de les relier au ballon réservoir, au tuyau et au masque. Ces connecteurs sont tous mâles et rigides. Les connecteurs des tuyaux d'anesthésie, du masque et du ballon réservoir doivent être de type femelle et relativement souples.

Tous les connecteurs d'un système adulte ont une taille standard de 22 mm. Le composant qui doit être raccordé à la sonde endotrachéale doit avoir une extrémité de type coaxiale de 15 mm femelle. Les ports inspiratoires et expiratoires de l'absorbeur de chaux sodée et le connecteur du ballon réservoir doivent avoir des raccords mâles. Pour éviter tout problème de raccord entre les circuits d'anesthésie et le système d'évacuation, le port de sortie de la valve de surpression doit comporter un adaptateur mâle de 19 ou 30 mm de diamètre.

Classification des systèmes d'anesthésie

Bien des anesthésistes se sont penchés sur la classification des circuits, avec comme résultat malheureux une terminologie très confuse. Pour tenter de lever cette confusion, nous présenterons une classification des circuits selon chaque auteur. Ensuite, nous présenterons une nomenclature que nous pensons plus utile.

CLASSIFICATION SELON LA FONCTION

Dripps, Echenhoff et Vandam (54)

Pour ces auteurs, les techniques d'anesthésie sont divisées en cinq groupes en fonction de la présence ou non :

1. d'un ballon réservoir sur le circuit d'anesthésie,
2. d'une réinhalation,
3. d'un absorbeur de gaz carbonique,
4. de valves directionnelles dans le circuit d'anesthésie.

Les cinq types de circuits sont celui à insufflation, le circuit ouvert, le circuit semi-ouvert, le circuit semi-fermé et le circuit fermé.

Avec le système à insufflation, les gaz anesthésiques et l'oxygène sont délivrés directement dans les voies aériennes du patient. Il n'y a ni valve, ni ballon réservoir, ni absorbeur de chaux sodée.

Dans un circuit ouvert, le patient ne respire que le mélange anesthésique délivré par la machine d'anesthésie. Des valves dirigent chaque expiration vers l'atmosphère. Un ballon réservoir peut ou non y être inclus. La réinhalation est minimale, et il n'y a pas d'absorbeur de gaz carbonique. Ces systèmes comprennent les ventilateurs à débit intermittent et les valves unidirectionnelles sans réinhalation.

Dans le circuit semi-ouvert, les gaz expirés sont dirigés en partie dans l'atmosphère et en partie vers la branche inspiratoire du circuit d'anesthésie où ils sont alors réinhalés. Il n'y a pas d'absorbeur de gaz carbonique. L'importance de la réinhalation dépend du débit de gaz frais ; un ballon réservoir et une valve directionnelle peuvent être éventuellement rajoutés.

Dans le circuit semi-fermé, une partie des gaz expirés est rejetée dans l'atmosphère, l'autre, se mélangeant avec les gaz frais, étant réinhalée. Ce circuit comporte un absorbeur de gaz carbonique, des valves directionnelles et un ballon réservoir.

Dans le circuit fermé, la réinhalation des gaz expirés est complète. Ce circuit comprend un absorbeur de gaz carbonique, un ballon réservoir et des valves directionnelles.

Moyers (55)

Cette classification est basée sur la présence ou non d'un ballon réservoir et d'une réinhalation. Dans le circuit ouvert, il n'y a ni réservoir, ni réinhalation, le circuit semi-ouvert ayant un réservoir mais aucune réinhalation. Le circuit semi-fermé, lui, a un réservoir et une réinhalation partielle, et le système fermé un réservoir et une réinhalation totale.

Collins (56)

Pour cet auteur, le circuit ouvert est un circuit dans lequel l'agent anesthésique est véhiculé dans les voies aériennes par l'air de l'atmosphère qui sert d'agent de dilution. Le système respiratoire est en contact avec l'atmosphère durant l'inspiration et l'expiration, et il n'y a ni réservoir ni réinhalation.

Dans le circuit semi-ouvert, le système respiratoire du patient est ouvert à l'air ambiant pendant l'inspiration et l'expiration. Un réservoir ouvert vers l'air atmosphérique permet soit le transport des agents anesthésiques, soit leur dilution.

Avec le circuit semi-fermé, le système est complètement ouvert à l'atmosphère à l'expiration, mais fermé à l'inspiration. Un ballon réservoir fermé y est inclus.

Le système fermé ne comporte aucun accès à l'air ambiant, que ce soit durant l'inspiration ou l'expiration, la réinhalation est totale et un réservoir est nécessaire.

Adriani (57)

Cette classification divise les systèmes en vaporisation ouverte, insufflation, système semi-fermé et fermé. Le système ouvert correspond à celui utilisant l'équivalent d'un masque d'Ombredanne (administration d'agent anesthésique en goutte à goutte directement au niveau du masque). Avec l'insufflation, un débit continu de gaz est dirigé vers le nasopharynx, l'oropharynx ou la trachée. Le circuit semi-fermé est complètement séparé de l'air atmosphérique au niveau de sa branche inspiratoire et il n'y a pas de dilution par l'air. Le système fermé permet une réinhalation totale.

Conway (58)

Dans cette classification, le système ouvert est un système ne comportant aucune limite pour l'administration de gaz frais, alors que dans le circuit semi-ouvert, l'accès des gaz frais est partiellement restreint. Le circuit fermé ne permet pas d'utiliser des débits de gaz excessifs, contrairement au système semi-fermé. Ce dernier est divisé en circuit semi-fermé avec réinhalation, semi-fermé avec absorption et semi-fermé sans réinhalation.

Hall (59)

Dans cette classification, il n'y a dans le circuit ouvert ni ballon réservoir, ni réinhalation. Les circuits semi-ouvert et semi-fermé autorisent tous deux une réinhalation partielle, mais le premier n'a pas de ballon réservoir, alors que le deuxième en comporte. On différencie le système semi-fermé selon l'existence ou non d'un absorbeur de gaz carbonique. Le système fermé possède un réservoir et autorise une réinhalation complète.

McMahon (60)

Dans ce système, la réinhalation est à la base de la classification entre en circuit ouvert, semi-fermé et fermé. Avec le circuit ouvert, il n'y a aucune réinhalation, et les gaz sont administrés à un débit égal ou supérieur à la ventilation minute. On peut aussi considérer que les circuits utilisant un débit inférieur à la ventilation minute sont ouverts, à condition qu'il n'y ait pas d'augmentation de l'espace mort. Le système semi-fermé autorise une réinhalation partielle, et le système fermé une réinhalation complète.

Baraka (31)

Cet auteur classe les circuits anesthésiques en fonction des modalités d'élimination du gaz carbonique. Le gaz carbonique est éliminé du circuit soit par effet de débit, soit par absorption. Les systèmes ouverts éliminent le gaz carbonique par sortie hors du circuit (washout) et ne possèdent pas de ballon réservoir. Les circuits semi-ouverts permettent également la sortie du gaz carbonique hors du circuit anesthésique mais ils possèdent un ballon réservoir. Les systèmes semi-fermés utilisent les absorbeurs de gaz carbonique et un débit de gaz frais supérieur à celui administré au patient. Les systèmes fermés utilisent également un absorbeur de gaz carbonique et leur débit de gaz frais est équivalent à celui nécessité par les besoins métaboliques du patient.

International Standards Organization (Organisme des Normes Internationales)

L'International Standards Organization (ISO 4135:1979) a classé les circuits d'anesthésie selon l'importance de la réinhalation permise par chaque circuit. Les circuits sont classés en circuits sans réinhalation, avec réinhalation partielle et réinhalation complète.

Marini, Culver et Kirk (62)

Ces circuits sont classés en fonction des modalités d'élimination du gaz carbonique, qui peut se faire soit par élimination en dehors du circuit, soit par absorption. L'élimination en dehors du circuit anesthésique (washout) est elle-même divisée en mécanisme ouvert sans ballon réservoir, et semi-ouvert avec ballon réservoir. Parmi les circuits ouverts, on peut inclure le masque d'Ombredanne, la technique d'insufflation et la pièce en T (Mapleson E). Le circuit semi-ouvert comprend le circuit de Magill et de Lack (Mapleson A), le circuit de Bain (Mapleson D), le circuit de Jackson-Rees (Mapleson F) et les systèmes utilisant les valves sans réinhalation (la plupart de ces valves sont utilisées en réanimation d'urgence). Le circuit fermé comporte un absorbeur de gaz carbonique.

CLASSIFICATION SELON L'ÉQUIPEMENT

Hamilton (63), reconnaissant le peu d'utilité des classifications décrites ci-dessus, a proposé que les termes de « ouvert », « semi-ouvert », etc., soient remplacés par la description de l'équipement et du débit de gaz frais nécessaire pour faire fonctionner le système. La description de l'équipement est détaillée dans les deux chapitres suivants. Le débit de gaz frais détermine la possibilité de réinhalation.

RÉFÉRENCES

1. American Society for Testing and Materials. Standard specifications for minimum performance and safety requirements for anesthesia breathing systems (ASTM F1208-89). Philadelphia: ASTM, 1989.
2. Bolder PM, Healy TEJ, Bolder AR, Beatty PCW, Kay B. The extra work of breathing through adult endotracheal tubes. Anesth Analg 1976;65:853-859.
3. Bersten AD, Rutten AJ, Vedig AE, Skowronski GA. Additional work of breathing imposed by endotracheal tubes, breathing circuits, and intensive care ventilators. Crit Care Med 1989;17:671-677.
4. Davies JM, Hogg MIJ, Rosen M. Upper limits of resistance of apparatus for inhalation analgesia during labour. Br J Anaesth 1974;46:136-144.
5. Hogg MIJ, Davies JM, Mapleson WW, Rosen M. Proposed upper limit of respiratory resistance for inhalation apparatus used in labour. Br J Anaesth 1974; 46:149-152.
6. McMahon J. Rebreathing as a basis for classification of inhalation technics. J Am Assoc Nurse Anesth 1951; 19:133-158.
7. Sykes MK. Rebreathing circuits. Br J Anaesth 1968; 40:666-674.
8. Scott PV, Jones RP. Variable apparatus dead space. Anaesthesia 1991;46:1047-1049.
9. Aldrete JA, Castillo RA, Bradley EL. Changes of fresh gas flow affect the tidal volume delivered by anesthesia ventilators. Anesth Analg 1986;65:S4.
10. Ghani GA. Fresh gas flow affects minute volume during mechanical ventilation. Anesth Analg 1984:63:619.
11. Gravenstein N, Banner MJ, McLaughlin G. Tidal volume changes due to the interaction of anesthesia machine and anesthesia ventilator. J Clin Monit 1987; 3:187-190.
12. Cote CJ, Petkau AJ, Ryan JF, Welch JP. Wasted ventilation measured in vitro with eight anesthetic circuits with and without inline humidification. Anesthesiology 1983;59:442-446.
13. Feldman JM, Muller J. Tidal volume measurement errors -the impact of lung compliance and a circuit humidifier. Anesthesiology 1990;73:A469.

14. Aarandia HY, Byles PH. PEEP and the Bain circuit. Can Anaesth Soc J 1981;28:467-470.
15. Elliott WR, Harris AE, Philip JH. Positive end-expiratory pressure: implications for tidal volume changes in anesthesia machine ventilation. J Clin Monit 1989; 5:100-104.
16. Dykes MHM, Chir MB, Laasberg LH. Clinical implications of halothane contamination of the anesthetic circle. Anesthesiology 1971;35:648-649.
17. Murray WJ, Fleming P. Patient exposure to residual fluorinated anesthetic agents in anesthesia machine circuits. Anesth Analg 1973;52:23-26.
18. Samulksa HM, Ramaiah S, Noble WH. Unintended exposure to halothane in surgical patients: halothane washout studies. Can Anaesth Soc J 1972;19:35-41.
19. American Society for Testing Materials. Standard specification for anesthesia reservoir bags (ASTM F1204-88). Philadelphia: ASTM, 1988.
20. Parmley JB, Tahir AH, Dascomb HE, Adriani J. Disposable versus reusable rebreathing circuits: advantages, disadvantages, hazards, and bacteriologic studies. Anesth Analg 1972;51:888-894.
21. Johnstone RE, Smith TC. Rebreathing bags as pressure-limiting devices. Anesthesiology 1973;38:192-194.
22. Stone DR, Graves SA. Compliance of pediatric rebreathing bags. Anesthesiology 1980;53:434-435.
23. American Society for Testing Materials. Standard specification for anesthesia breathing tubes (ASTM F1205-88). Philadelphia: ASTM, 1988.
24. Parmley JB, Tahir AH, Adriani J. Disposable plastic breathing bags and tubes. JAMA 1971;217:1842-1844.
25. American Society for Testing Materials. Specification for anesthetic equipment-scavenging systems for anesthetic gases (ASTM F 1343-91). Philadelphia: ASTM, 1991.
26. Mehta S, Behr G, Chari J, Kenyon D. A passive method of disposal of expired anesthetic gases. Br J Anaesth 1977;49:589-593.
27. Morgan BA, Nott MR. Wear in plastic exhaust valves. Anaesthesia 1980;35:717-718.
28. Nott MR, Norman J. Resistance of Heidbrink-type expiratory valves. Br J Anaesth 1978;50:477-480.
29. Egbert LD, Bisno D. The educated hand of the anesthesiologist: a study of professional skill. Anesth Analg 1967;46:195-200.
30. Conway CM, Schoonbee C. Factors affecting the performance of circle systems used without carbon dioxide absorption. Br J Anaesth 1981;53:115P.
31. Kacmarek RM, Dimas S, Reynolds J, Shapiro BA. Technical aspects of positive end-expiratory pressure (PEEP). Part 1: physics of PEEP devices. Respir Care 1982;27:1478-1489.
32. Anonymous. Hazard: PEEP valves in anesthesia circuits. Technol Anesth 1983;4(5):1-2.
33. Morse HN. Who is liable when respiratory valve is installed erroneously? Med Elect Prod 1989;(October):32.
34. Lee D. Old equipment PEEP safety cited [Letter to the Editor]. APSF Newslett 1990;5:21.
35. Anonymous. Unidirectional PEEP valves and anesthesia. Technol Anesth 1986;6(9):1-2.
36. Mayle LL, Reed SJ, Wyche MQ. Excessive airway pressures occurring concurrently with use of the Fraser Harlake PEEP valve. Anesthesiol Rev 1990;17:41-44.
37. Cooper JB. Unidirectional PEEP valves can cause safety hazards. APSF Newslett 1990;4:28-29.
38. Davis R. Soda lime dust. Anaesth Intensive Care 1979; 7:390.
39. Chalon J, Markham JP, Ali MM, Ramanathan S, Turndorf H. The Pall Ultipore breathing circuit filter-an efficient heat and moisture exchanger. Anesth Analg 1970;63:566-570, 1970.
40. Berry AJ, Nolte FS. An alternative strategy for infection control of anesthesia breathing circuits: a laboratory assessment of the Pall HME filter. Anesth Analg 1991;72:651-655.
41. Fargnoli JM, Arvieux CC, Coppo F, Girardet P, Eisele JH. Efficiency and importance of airway filters in reducing microorganisms. Anesth Analg 1992;74:S93.
42. Hedley RM, Allt-Graham J. A comparison of the filtration properties of heat and moisture exchangers. Anaesthesia 1992;47:414-420.
43. Pace NL, Webster C, Epstein B. Failure of anesthesia circuit bacterial filter to reduce postoperative pulmonary infections. Anesthesiology 1979;57:S362.
44. Ganbaldi RA, Britt MR, Webster C, Pace NL. Failure of bacterial filters to reduce the incidence of pneumonia after inhalation anesthesia. Anesthesiology 1981;54:364-368.
45. Ping FC, Oulton JL, Smith JA, Skidmore AG, Jenkins LC. Bactenal filters -are they necessary on anaesthetic machines? Can Anaesth Soc J 1979;26:415-419.
46. Buckley PM. Increase in resistance of in-line breathing filters in humidified air. Br J Anaesth 1984;56:637-643.
47. Dryden GE, Dryden SR, Brown DG, Schatzle KC, Godzeski C. Performance of bacteria filters. Respir Care 1980;25:1127-1135.
48. Loeser EA. Water-induced resistance in disposable respiratory-circuit bacterial filters. Anesth Analg 1978;57: 269-271.
49. Mason J, Tackley R. An acute rise in expiratory resistance due to a blocked ventilator filter. Anaesthesia 1981;36:335.
50. Kopman AF, Glaser L. Obstruction of bacterial filters by edema fluid. Anesthesiology 1976;44:169-170.
51. Smith CE, Otworth JR, Kaluszyk P. Bilateral tension pneumothroax due to a defective anesthesia breathing circuit filter. J Clin Anesth 1991;3:229-234.
52. Grundy EM, Bennett EJ, Brennan T. Obstructed anesthetic circuits. Anesth Rev 1976;3:35-36.
53. Compressed Gas Association. Standard for 22 mm anesthesia breathing circuit connectors (Pamphlet M-1). New York: CGA, 1972.
54. Dripps RD, Echenhoff JE, Vandam LD. Introduction to anesthesia. 3rd ed. Philadelphia: WB Saunders, 1968.
55. Moyers J. A nomenclature for methods of inhalation anesthesia. Anesthesiology 1953;14:609-611.
56. Collins VJ. Principles of anesthesiology. Philadelphia: Lea & Febiger, 1966.
57. Adriani J. The chemistry and physics of anesthesia. Springfield, IL: Charles C Thomas, 1962.
58. Conway CM. Anaesthetic circuits. In: Scurr C, Feldman, S, eds. Foundations of anaesthesia. Philadelphia: FA Davis, 1970:37.
59. Hall J. Wright's veterinary anaesthesia. 6th ed. London: Bailliere, Tindall & Cox, 1966.
60. McMahon J. Rebreathing as a basis for classification of

inhalation technics. J Am Assoc Nurse Anesth 1951;19:133-158.
61. Baraka A. Functional classification of anaesthesia circuits. Anaesth Intensive Care 1977;5:172-178.
62. Marini JJ, Culver BH, Kirk W. Flow resistance of exhalation valves and positive end-expiratory pressure devices used in mechanical ventilation. Am Rev Respir Dis 1984;131:850-854.
63. Hamilton WK. Nomenclature of inhalation anesthetic systems. Anesthesiology 1964;25:3-5.

Chapitre 6

Circuits de Mapleson

Traduction : Isabelle Murat

Circuit de Mapleson A
  Configurations
  Mode d'emploi
  Analyse du cycle respiratoire
  Risques
  Vérification avant usage
Circuit de Mapleson B
  Mode d'emploi
  Analyse du cycle respiratoire
Circuit de Mapleson C
  Mode d'emploi
  Analyse du cycle respiratoire
Circuit de Mapleson D
  Configurations

Mode d'emploi
Analyse du cycle respiratoire
Risques du circuit de Bain
Vérification avant usage
Pression positive continue
Circuit de Mapleson E (pièce en T)
  Mode d'emploi
  Analyse du cycle respiratoire
  Risques de barotraumatisme avec la pièce en T
Circuit de Mapleson F
  Mode d'emploi
  Analyse du cycle respiratoire

Risques
Combinaison de plusieurs circuits
  Circuit ADE de Humphrey
  Systèmes multicircuits
Monitorage des gaz respiratoires et circuit de Mapleson
Avantages des circuits de Mapleson
Inconvénients des circuits de Mapleson

Les circuits de Mapleson sont caractérisés par l'absence de valve pour diriger le flux gazeux vers ou depuis le patient. Ils ne comportent pas d'absorbeur de gaz carbonique, ce qui impose d'éliminer ce gaz par le débit de gaz frais. Pour ces raisons, ces circuits sont parfois appelés circuits d'élimination du gaz carbonique ou circuits de ventilation contrôlés par le débit.

Ces circuits ont été classés par Mapleson (1) en cinq types de A à E. Un sixième circuit, le Mapleson F, a été décrit plus tard (2) (tous ces circuits sont schématisés sur la figure 6.1). L'arrangement de leurs composants diffère selon les circuits, ce qui modifie considérablement leurs performances. Certains circuits ne comportent pas tous les composants et leurs variantes sont nombreuses; seuls les plus courants seront décrits plus loin.

Comme, avec ces circuits, les gaz inspirés et expirés ne sont pas réellement séparés, une certaine réinhalation est possible lorsque la ventilation minute dépasse le débit de gaz frais. La composition du gaz inspiré dépend de la quantité de gaz réinhalé. Beaucoup d'études ont tenté de déterminer quel était le débit de gaz frais minimal nécessaire pour prévenir toute réinhalation avec ces circuits. Mais, puisque d'une part il n'y a pas de consensus en ce qui concerne la définition de la réinhalation, d'autre part parce que beaucoup de variables telles que la ventilation minute, le profil de l'onde respiratoire, la réponse ventilatoire au gaz carbonique et l'espace mort physiologique peuvent être imprévisibles chez les patients anesthésiés, il faut être très prudent lorsqu'on se réfère aux recommandations concernant le débit de gaz frais. Le plus sûr est ici de monitorer la pression télé-expiratoire en CO_2 ($P_{ET}CO_2$).

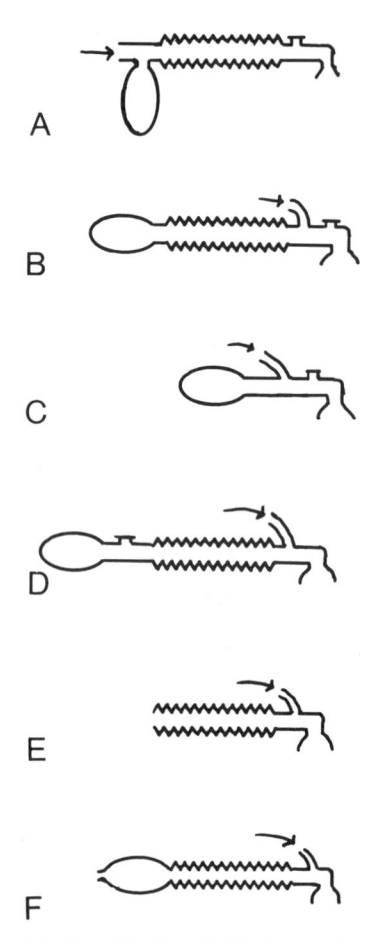

Figure 6.1. Classification de Mapleson. Les circuits sont composés d'un ballon réservoir, d'un tuyau annelé, d'une valve APL, d'une entrée de gaz frais et d'une connexion vers le patient. D'après Mapleson WW. The elimination of rebreathing in various semiclosed anesthetic systems. Br J Anaesth 1954; 26:323-332.

Circuit de Mapleson A

CONFIGURATIONS

Forme classique

Le circuit de Mapleson A (aussi appelé montage ou circuit de Magill) est représenté sur la figure 6.1.A. Contrairement aux autres circuits de Mapleson, le gaz frais pénètre dans le circuit à distance du patient, près du ballon réservoir. Un tube annelé relie le ballon à la valve d'échappement située à l'extrémité patient.

On peut interposer un moniteur de gaz (voir chapitre 17) entre la valve d'échappement et le tube annelé. Chez l'adulte, on peut aussi le placer entre la valve d'échappement et le patient, montage qu'il vaut mieux éviter chez le nourrisson car il y a alors augmentation importante de l'espace mort. Ce monitorage peut également être placé à l'entrée du ballon réservoir, entre le ballon réservoir et le tube annelé ou au niveau de l'admission de gaz frais mais, dans tous ces cas, la concentration affichée sur le moniteur peut être très différente de la concentration des gaz inspirés, surtout en ventilation contrôlée.

Modification de Lack (3,4)

Dans la modification de Lack du circuit de Mapleson A (Fig. 6.2), on ajoute une branche expiratoire allant du patient à la valve d'échappement à l'autre extrémité du circuit, ce qui facilite le réglage de la valve et l'évacuation des gaz excédentaires.

Le système de Lack peut être monté en parallèle ou en coaxial. Dans ce dernier cas, la branche expiratoire est située à l'intérieur de la branche inspiratoire (5).

MODE D'EMPLOI

En ventilation spontanée, la valve d'échappement est maintenue ouverte. L'excès de gaz sort par cette valve durant la dernière partie de l'expiration. En ventilation contrôlée ou assistée, on imprime une pression positive intermittente sur le ballon. Le réglage de la valve d'échappement doit être tel que la compression du ballon doit développer une pression suffisante pour insuffler les poumons et elle doit rester ouverte à l'expiration.

ANALYSE DU CYCLE RESPIRATOIRE

Ventilation spontanée (6)

La séquence des événements pendant un cycle respiratoire avec le système de Magill en ventilation spontanée est schématisée sur la figure 6.3. À l'expiration (C), les gaz qui passent dans le tube annelé puis dans le ballon proviennent d'abord de l'espace mort puis des

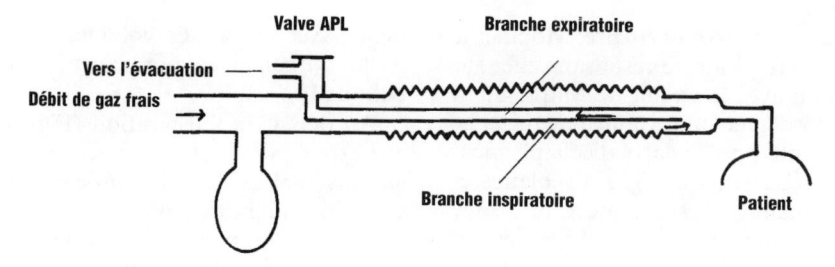

Figure 6.2. Modification de Lack du circuit de Mapleson A. Version coaxiale.

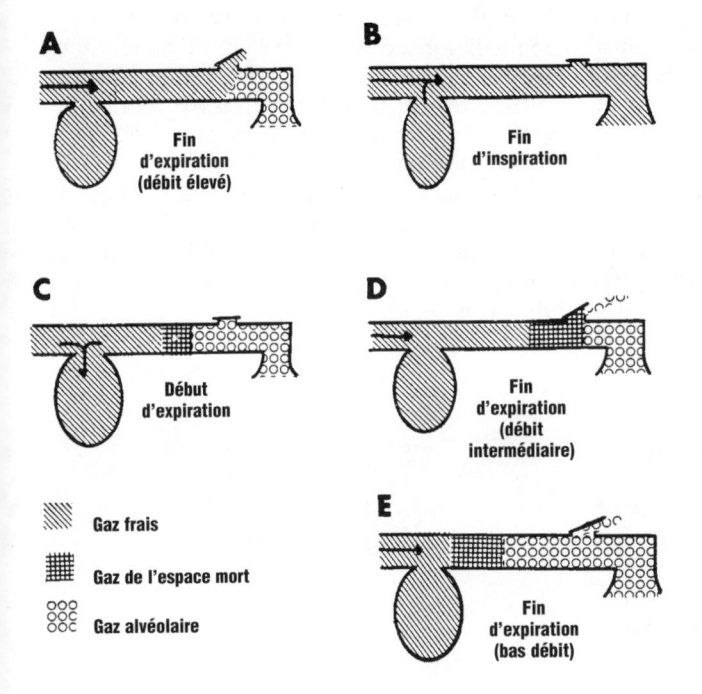

Figure 6.3. Circuit de Magill en ventilation spontanée (voir le texte pour les détails). D'après Kain ML, Nunn JF. Fresh gas economies of the Magill circuit. Anesthesiology 1968;29:964-974.

alvéoles. Quand le ballon est plein, la pression dans le système augmente jusqu'à ouvrir la valve d'échappement. Le premier gaz éliminé sera donc le gaz alvéolaire. et il continuera à l'être pendant la suite de l'expiration par la valve d'échappement. Le débit continu de gaz frais s'oppose au débit de gaz expiré passant dans le tuyau annelé. Une partie du gaz alvéolaire qui est passé au delà de la valve d'échappement va donc être refoulé et s'éliminer par la valve d'échappement. Si le débit de gaz frais est élevé (A), il va également refouler par la valve d'échappement le gaz provenant de l'espace mort ; avec des débits de gaz frais intermédiaires, (D), une partie du gaz provenant de l'espace mort va rester dans le circuit. Si le débit de gaz frais est bas (E), une partie du gaz alvéolaire va être retenue dans le circuit.

Au début de l'inspiration, le premier gaz inhalé par le patient provient de l'espace mort compris entre le patient et la valve d'échappement. Ensuite, il s'agira soit du gaz alvéolaire (si le débit de gaz frais est bas), soit du gaz provenant de l'espace mort (si le débit de gaz frais est intermédiaire), soit du gaz frais (si le débit de gaz frais est élevé) (Fig. 6.3.B).

Avec de bas débits de gaz frais, il y a réinhalation, et augmenter le volume courant ou la fréquence respiratoire peut être insuffisant pour maintenir la normocapnie car la majorité du gaz inhalé est du gaz alvéolaire. Modifier le profil du cycle respiratoire reste sans effet sur la réinhalation avec le circuit de Mapleson A (7). On suppose donc qu'il y a peu de mélange de gaz. Si on interpose la valve d'échappement au point de séparation des gaz alvéolaires et des gaz provenant de l'espace mort, on risque cependant de modifier le régime d'écoulement des gaz et de favoriser leur mélange. On a suggéré que la géométrie du système de Lack permet une meilleure séparation des gaz en aval de la valve d'échappement (8).

Plusieurs études ont montré qu'il y a réinhalation quand le débit de gaz frais est de 56 à 82 ml/kg/min (8-14) ou entre 60 et 75 % de la ventilation minute (6,15-18). Quand ce seuil est atteint, les variations normales du volume courant et de la ventilation alvéolaire peuvent être responsables de différences transitoires entre les besoins ventilatoires et le débit de gaz frais. Lorsque le gaz carbonique s'accumule en ventilation spontanée, la ventilation minute augmente et il peut s'installer un cercle vicieux car l'augmentation de la ventilation favorise la réinhalation, imposant de recourir à de forts débits de gaz frais. Pour cette raison, on recommande de maintenir le débit de gaz frais à une valeur un peu supérieure aux valeurs citées ci-dessus (19).

Plusieurs études comparant le circuit de Lack et le circuit de Magill en ventilation spontanée ont donné des résultats divergents : le circuit de Lack était plus efficace (8,16), également efficace (13,20,21) ou moins efficace (17) que le circuit de Magill pour maintenir une ventilation adéquate. Des débits de gaz frais variant de 51 à 85 ml/kg/min (8,13,20) ou de 51 à 88 % de la ventilation minute (16,20) ont été recommandés pour éviter toute réinhalation avec le circuit de Lack.

Ventilation assistée ou contrôlée

En ventilation assistée ou contrôlée (Fig. 6.4), le profil du débit de gaz frais est différent. À l'expiration (A), la pression dans le circuit reste basse et aucun gaz ne s'échappe à travers la valve d'échappement tant que le ballon réservoir n'est pas distendu. Tous les gaz expirés provenant de l'espace mort et des alvéoles restent dans le tuyau annelé, les gaz d'origine alvéolaire restant le plus près du patient. Avec de grands volumes courants, une partie du gaz alvéolaire peut pénétrer dans le ballon (19).

Au début de l'inspiration (Fig. 6.4.B), ces gaz expirés vont retourner vers le patient. Les gaz alvéolaires, les plus proches du patient, vont être inhalés en premier. Quand la pression dans le système augmente, la valve d'échappement s'ouvre et le débit se répartit entre celle-ci et le patient. Quand tous les gaz expirés ont quitté le tuyau annelé, le gaz frais se dirige vers la valve d'échappement et le patient (C). Ainsi, en ventilation contrôlée, il y a réinhalation de gaz alvéolaire et perte d'une partie du gaz frais. La composition du gaz inspiré dépend des paramètres de ventilation (19,22). Ce circuit est plus efficace si le temps expiratoire est prolongé.

La plupart des auteurs pensent qu'il est illogique d'utiliser le circuit de Mapleson A en ventilation contrôlée et que, s'il l'était, il faut monitorer la concentration en gaz carbonique du gaz expiré.

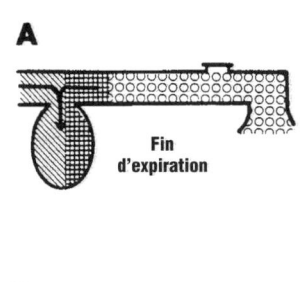

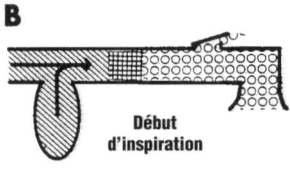

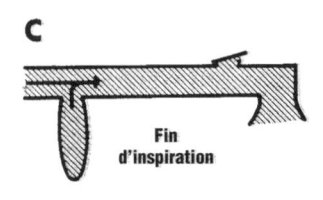

Figure 6.4. Circuit de Magill en ventilation contrôlée (voir le texte pour les détails).

RISQUES

Les ventilateurs mécaniques fonctionnant avec de grands volumes, cas de la plupart de ceux utilisés aux États-Unis, ne doivent pas être utilisés avec ce circuit car l'espace mort devient alors important, pouvant même occuper tout ce circuit.

Les premiers modèles du circuit de Lack avaient une branche inspiratoire trop petite (23), problème qui a été corrigé ultérieurement (19,24).

On a décrit la commercialisation d'un circuit de Lack mal monté. Dans ce circuit, la partie intérieure du tube expiratoire, normalement connectée à la valve d'échappement, l'était au ballon réservoir (25), transformant toute la partie interne du circuit en espace mort.

Un autre mauvais montage du circuit de Lack dans lequel l'arrivée de gaz frais se faisait à côté de la valve d'échappement au lieu du ballon réservoir a été décrit (26). La conséquence en était une augmentation considérable de l'espace mort. Ce problème a également été corrigé (27).

VÉRIFICATION AVANT USAGE

On vérifie le circuit de Mapleson A en fermant l'extrémité dirigée vers le patient, la valve d'échappement et en augmentant la pression dans le circuit. Si la pression dans le circuit reste stable, le circuit est en état de marche. L'ouverture de la valve d'échappement permet de vérifier son bon fonctionnement. De plus, il faut respirer ou faire respirer le patient à travers le circuit pour dépister une possible obstruction.

Avec le circuit coaxial de Lack il faut effectuer une vérification supplémentaire pour confirmer le bon fonctionnement de la partie interne du tuyau. On connecte le tube endotrachéal à la partie interne du tuyau à son extrémité patient (28) et, pour détecter une fuite entre les branches inspiratoire et expiratoire du patient, on souffle dans le tube, valve d'échappement fermée. S'il y a fuite, on observera des mouvements du ballon. On peut aussi fermer les deux extrémités des branches situées près du patient, valve d'échappement ouverte, et comprimer le ballon réservoir (29). S'il y a fuite dans la partie interne du circuit, le ballon se dégonfle et le gaz sort par la valve d'échappement.

Circuit de Mapleson B

Le circuit Mapleson B est schématisé sur la figure 6.1.B. L'entrée de gaz frais et la valve d'échappement sont toutes deux situées près du patient. Le ballon réservoir est à la partie distale du montage, relié à l'entrée de gaz frais par un tuyau annelé. L'analyseur de gaz peut être interposé entre le tuyau annelé et l'entrée de gaz frais ou être placé au niveau de l'entrée de gaz frais ; chez l'adulte, on peut aussi le placer entre l'entrée de gaz frais et la valve d'échappement.

MODE D'EMPLOI

En ventilation spontanée avec le circuit de Mapleson B, il faut ouvrir complètement la valve d'échappement. L'excès de gaz sort du circuit par la valve d'échappement pendant l'expiration. En ventilation assistée ou contrôlée, il faut fermer partiellement la valve d'échappement pour permettre l'insufflation des poumons. L'excès de gaz est évacué pendant l'inspiration.

ANALYSE DU CYCLE RESPIRATOIRE

Respiration spontanée

À l'expiration, le gaz de l'espace mort passe le long du tuyau annelé en même temps que le gaz frais. À la fin de l'expiration, la partie du tuyau proche du patient est remplie de gaz frais et d'une partie du gaz alvéolaire. Quand le ballon est plein, la valve d'échappement s'ouvre, ce qui permet l'évacuation du gaz frais et du gaz alvéolaire. Au début de l'inspiration, la valve d'échappement se ferme et le patient respire du gaz frais et du gaz provenant du tuyau annelé. En principe, aucun gaz provenant du ballon n'est inhalé sous réserve que le volume du tuyau annelé dépasse le volume courant du patient.

La quantité de gaz réinhalé dépend du débit de gaz frais. Pour éviter toute réinhalation, le débit de gaz frais doit égaler le débit inspiratoire (normalement 20 à 25 l/min) (30).

On a recommandé d'utiliser un débit de gaz frais égal au double de la ventilation minute mais, en fait, des débits moindres, de 0,8 à 1,2 fois la ventilation minute, pourraient suffire (19).

Ventilation assistée ou contrôlée

Le circuit de Mapleson B en ventilation contrôlée ou assistée a les mêmes caractéristiques que celles du Mapleson A, à l'exception d'une efficacité légèrement supérieure parce que le gaz frais s'accumule au niveau de l'extrémité dirigée vers le patient pendant la phase expiratoire (19,30). En ventilation contrôlée, ce circuit a des performances variables, dépendantes de la composition du gaz inspiré, elle-même très influencée par les paramètres de ventilation (19). Il est recommandé d'utiliser un débit de gaz frais de 2 à 2,5 fois la ventilation minute (19,30,31).

Circuit de Mapleson C

Le circuit de Mapleson C est identique au Mapleson B mais il ne comporte pas de tuyau annelé (Fig. 6.1.C)

MODE D'EMPLOI

Son utilisation est identique à celle du circuit Mapleson B.

ANALYSE DU CYCLE RESPIRATOIRE

Le circuit de Mapleson C a les mêmes caractéristiques que celles du Mapleson B. Un débit de gaz frais de 2 fois la ventilation minute est recommandé en ventilation spontanée. En ventilation contrôlée, le débit de gaz frais doit être de 2 à 2,5 fois la ventilation minute (19,32).

Circuit de Mapleson D

Les circuits de Mapleson D, E et F ont tous une pièce en T proche du patient et fonctionnent de manière identique. La pièce en T est un connecteur à trois sorties, comportant une connexion vers le patient, une connexion pour l'entrée de gaz frais et une connexion vers le tuyau annelé. Le système de Mapleson D est très répandu parce que l'évacuation des gaz en excès est relativement simple et c'est le système le plus efficace en ventilation contrôlée.

CONFIGURATION

Forme classique

Le circuit de Mapleson D est schématisé sur les figures 6.1.D et 6.5. La pièce en T avec l'entrée de gaz frais est proche du patient. Un tuyau annelé d'une certaine longueur permet de connecter la pièce en T à la valve d'échappement et au ballon réservoir qui lui est adjacent. La longueur du tuyau annelé n'a pas d'importance tant que le volume du tube et du ballon réservoir reste supérieur au volume courant (33), si ce n'est qu'elle offre une grande flexibilité dans la distance entre l'utilisateur et le patient.

L'analyseur de gaz peut être interposé entre le ballon et son orifice, entre le tube annelé et la pièce en T ou entre le tuyau annelé et la valve d'échappement. Chez l'adulte, il peut être placé entre la pièce en T et le patient.

Dans la modification de Bain, le débit de gaz frais chemine coaxialement, à l'intérieur du tuyau annelé, ce qui diminue l'encombrement du circuit. Le diamètre du tuyau externe de la plupart des circuits de Bain est moindre que celui des tuyaux annelés conventionnels (19).

Dans une autre version, les circuits de Bain possèdent une tête métallique (Fig. 6.6) sur laquelle on fixe le ballon réservoir, la valve d'échappement et le tuyau annelé. Sur certains modèles, cette partie métallique comporte un manomètre de pression.

Des montages permettant d'appliquer une PEP ont été utilisés avec le circuit de Mapleson D. On peut interposer une valve de PEP bidirectionnelle entre le tuyau annelé et la valve d'échappement (35), ce qui permet d'administrer une PEP pendant la ventilation contrôlée manuelle ou mécanique. Cependant, certaines valves de PEP se ferment lorsqu'on leur applique une pression négative. De telles valves interdisent la respiration spontanée. Pour éliminer ce danger, il faut placer la

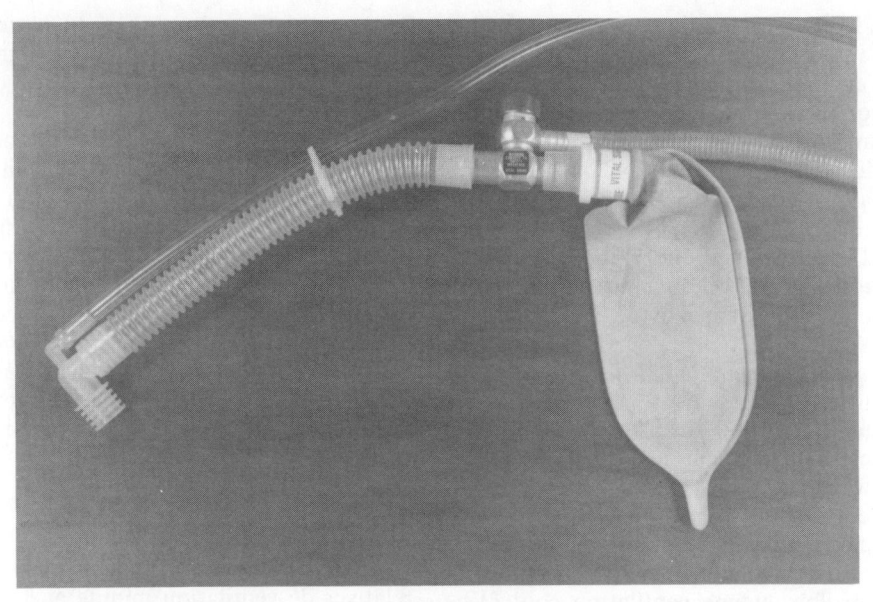

Figure 6.5. Circuit de Mapleson D. Un tuyau pour l'évacuation est fixé sur la valve APL.

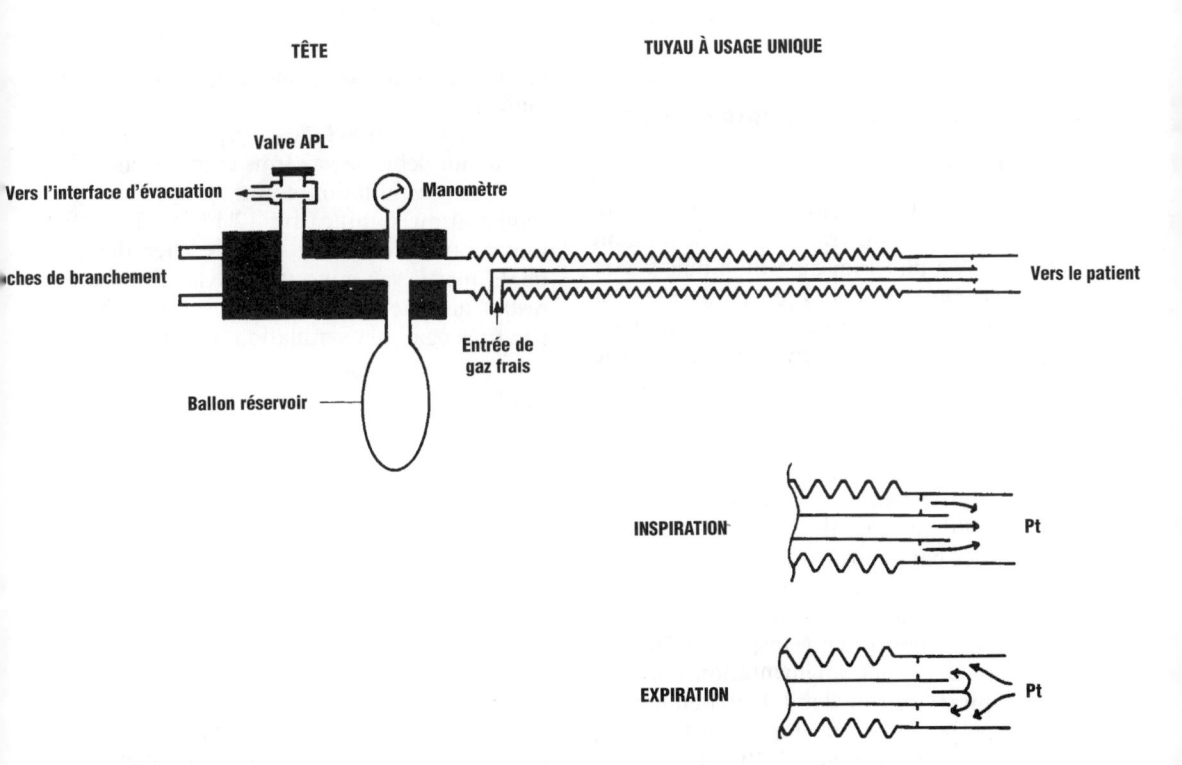

Figure 6.6. Modification de Bain du circuit de Mapleson D. L'arrivée de gaz frais se fait à l'intérieur du tuyau annelé.

valve de PEP au niveau du tuyau de sortie du ventilateur d'anesthésie. Ainsi placée, elle n'entre en fonctionnement que pendant la ventilation mécanique. Une valve de PEP unidirectionnelle peut également être utilisée au niveau du point d'attache du ballon réservoir, en utilisant des connecteurs spécifiques et des valves unidirectionnelles (36). Un tel montage permet l'application d'une PEP pendant la ventilation spontanée ou mécanique, mais non en ventilation manuelle (35,37,38).

MODE D'EMPLOI

En ventilation spontanée, la valve d'échappement est complètement ouverte et l'excès de gaz est évacué pendant l'expiration.

On peut assurer une ventilation contrôlée manuellement ou assistée en fermant partiellement la valve d'échappement et en comprimant le ballon, et une ventilation contrôlée mécanique en connectant la sortie d'un ventilateur d'anesthésie à la place du ballon réservoir et en fermant la valve d'échappement ; l'excès de gaz est alors recyclé dans le ventilateur.

ANALYSE DU CYCLE RESPIRATOIRE

Respiration spontanée

Pendant l'expiration (Fig. 6.7), le gaz expiré se mélange avec le gaz frais et passe le long du tube annelé en direction du ballon puis par la valve d'échappement lorsque ce dernier est rempli. Pendant la pause expiratoire, le débit de gaz frais circule en sens inverse dans le tuyau annelé refoulant ainsi les gaz expirés.

Pendant l'inspiration, le patient inhale du gaz provenant de l'arrivée de gaz frais et du tuyau annelé. Si le débit de gaz frais est élevé, tout le gaz provenant du tuyau annelé sera du gaz frais. S'il est bas, il y aura réinhalation partielle. Les paramètres ventilatoires peuvent aider à déterminer l'importance de la réinhalation (39). Les facteurs qui tendent à la diminuer sont un rapport temps inspiratoire/temps expiratoire élevé, une augmentation lente du débit inspiratoire, un débit lent pendant la dernière partie de l'expiration et un temps de pause expiratoire prolongé (7,40-42).

Lorsque du gaz contenant du gaz carbonique est réinhalé, la PetCO$_2$ augmente (43).

Si la ventilation spontanée du patient augmente, la P$_{ET}$CO$_2$ diminuera, malgré l'augmentation de la fraction inspirée de CO$_2$. Sous réserve que la réinhalation ne soit pas majeure, la P$_{ET}$CO$_2$ peut rester normale mais au prix d'une augmentation du travail respiratoire. La P$_{ET}$CO$_2$ tend à atteindre un plateau. À ce point, quel que soit le travail respiratoire fourni par le patient, la P$_{ET}$CO$_2$ ne peut plus être abaissée (44). En cas de dépression respiratoire, la P$_{ET}$CO$_2$ s'élèvera plus encore (43). Les recommandations concernant le débit de gaz frais varient considérablement d'une étude à l'autre, parce que la réponse à l'hypercapnie et le degré de stimulation étaient très différents.

Ventilation minute

La P$_{ET}$CO$_2$ dépend à la fois des valeurs relatives de ventilation minute et de débit de gaz frais, ainsi que de leurs valeurs absolues (43,45). Si le volume expiré excède le débit de gaz frais, la P$_{ET}$CO$_2$ va dépendre principalement du débit de gaz frais. Si le débit de gaz frais dépasse la ventilation minute, la P$_{ET}$CO$_2$ va dépendre principalement de la ventilation minute.

Dans la plupart des études, on recommande un débit de gaz frais compris entre 1,5 et 3 fois la ventilation minute pour éviter une réinhalation significative (2,17,20,21,46-49). Cependant, une étude réalisée chez des patients anesthésiés a montré que la réinhalation restait habituellement faible avec un débit de gaz frais égal à la ventilation minute (50).

Poids

Les recommandations en ce qui concerne le débit de gaz frais rapporté au poids varient selon les études : 100 ml/kg (51), supérieur à 150 ml/kg (8,9,14) et de 200 à 300 ml/kg (20,45,52).

Surface corporelle

On a recommandé un débit de gaz frais de 4 000 à 4 700 ml/m^2/min (52,53).

Les débits doivent être augmentés quand il existe une augmentation de la production de gaz carbonique (fièvre, alimentation parentérale, etc.), lorsqu'il existe une augmentation

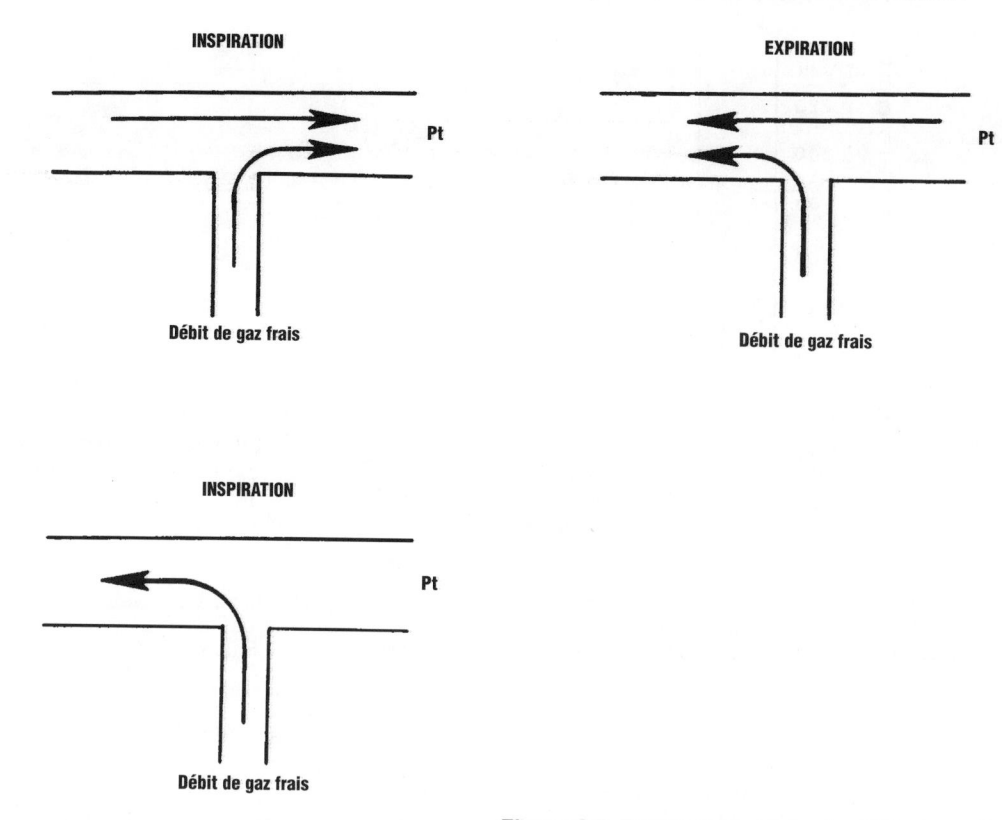

Figure 6.7. Fonctionnement du circuit Mapleson D (voir le texte pour les détails).

de l'espace mort (y compris lors de la ventilation au masque) et quand il y a diminution de la ventilation minute (44,53).

Ventilation contrôlée

À l'expiration, le gaz sortant du patient circule vers le tube annelé. Simultanément, un débit constant de gaz frais pénètre dans le tuyau. Pendant la pause expiratoire, le débit de gaz frais continue et refoule les gaz expirés en dehors du tuyau. À l'inspiration, le gaz frais et le gaz provenant du tuyau annelé pénètrent dans les voies aériennes du patient. Par conséquent, la majorité du gaz inspiré est du gaz frais.

Si le débit de gaz frais est bas, une partie du gaz expiré contenu dans le tuyau annelé peut être réinspirée. La prolongation du temps inspiratoire, l'augmentation de la fréquence respiratoire ou l'addition d'un plateau inspiratoire augmentent la réinhalation (41,54).

Cette dernière peut être diminuée par de longues pauses expiratoires, ce qui prolonge le temps de chasse du gaz expiré par le gaz frais.

Lorsque l'on analyse la performance de ces systèmes en ventilation contrôlée, il faut tenir compte de deux relations (44,55).

1. Quand le débit de gaz frais est très élevé, le patient ne réinhale pas de gaz expiré et la $P_{ET}CO_2$ dépend de la ventilation minute (56).
2. Quand la ventilation minute excède substantiellement le débit de gaz frais, ce dernier est le principal facteur contrôlant l'élimination du gaz carbonique. Plus haut est le débit de gaz frais, plus basse est la $P_{ET}CO_2$.

Des abaques reliant le débit de gaz frais, la ventilation minute et la $PaCO_2$ ont été élaborées (Fig. 6.8). De multiples combinaisons de débit de gaz frais et de ventilation minute permettent d'obtenir un niveau donné de $PaCO_2$.

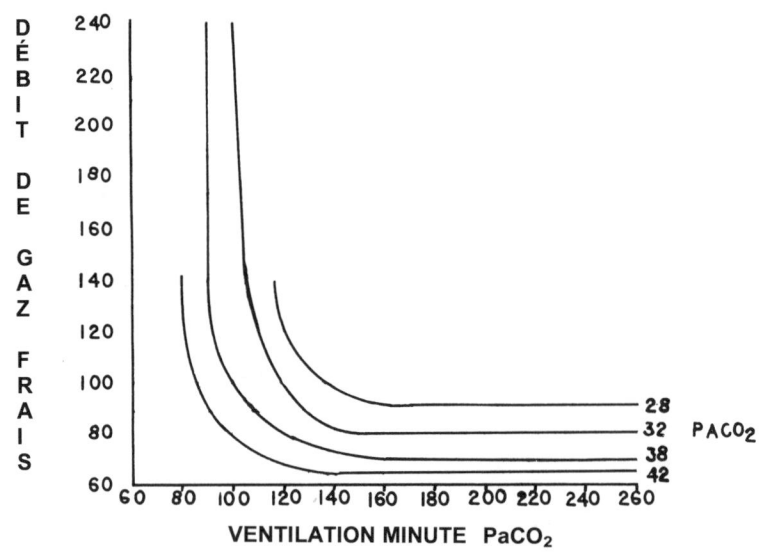

Figure 6.8. Circuit de Mapleson D en ventilation contrôlée. Chaque courbe correspond à un niveau constant de $PaCO_2$. Noter les valeurs proches de $PaCO_2$ pour des débits de gaz frais de 100 à 240 ml/kg/min. D'après Frœse AB. Anesthesia circuits for children (ASA refresher course). Park Ridge, IL: ASA, 1978.

Par exemple, pour ce paramètre, un débit de gaz frais élevé et une ventilation minute basse ou une ventilation minute élevée et un faible débit de gaz frais ou une combinaison des deux sont équivalents. Comme le montre la partie gauche de la figure 6.8, lorsque le débit de gaz frais est élevé, il n'y a pas de réinhalation et la $PETCO_2$ ne dépend que de la ventilation. Cependant, de forts débits de gaz frais sont onéreux, ils augmentent les pertes thermiques et les gaz inspirés sont mal humidifiés. Lorsque la $PETCO_2$ dépend de la ventilation minute, celle-ci est difficile à adapter, en particulier chez l'enfant jeune (44). A la droite de la figure 6.8, les courbes reflètent une hyperventilation et une réinhalation partielle. La $PETCO_2$ dépend alors du débit de gaz frais. Si on diminue le débit de gaz frais (ce qui augmente la réinhalation), on augmente l'humidité des gaz inspirés, on diminue les pertes de chaleur et on économise du gaz frais. Puisque d'une part on peut hyperventiler sans induire une hypocapnie et que de l'autre les variations individuelles du rapport espace mort sur volume courant sont minimisées quand la ventilation minute est élevée (44), il semble intéressant dans la plupart des cas de travailler dans la partie droite des abaques. Cependant, tel n'est pas le cas quand la compliance pulmonaire est basse, quand la fonction cardiaque est compromise et en cas d'hypovolémie.

Plusieurs formules basées sur le poids (44,57-62), sur la ventilation minute (44,63) ou sur la surface corporelle (64) permettent de prévoir les besoins en débit de gaz frais.. En ventilation assistée, il faut utiliser des débits de gaz frais légèrement supérieurs (65). La plupart des études se sont principalement intéressées à la prévention de la réinhalation plus qu'à la rétention de gaz carbonique. En ventilation contrôlée, on peut obtenir une normocapnie ou une hypocapnie, même avec une réinhalation considérable. La plupart du temps, la $FICO_2$ est positive. L'augmentation de la production de CO_2, de la ventilation minute et de l'espace mort doivent faire augmenter les débits de gaz frais. Beaucoup de ces facteurs pouvant coexister, il est vivement recommandé d'utiliser un monitorage de la $PETCO_2$.

RISQUES DU CIRCUIT DE BAIN

Des risques particuliers accompagnent l'utilisation du circuit de Bain. Ce dernier ne doit pas être utilisé avec une machine à débit intermittent sauf si, bien sûr, la machine est mise en position débit continu (66,67). Si le tuyau intérieur se détache de sa connexion, s'il existe une fuite à la partie terminale de la machine (68-71) ou si le tube amenant le débit de gaz frais est coudé (72-74), toute la branche expiratoire se transforme en espace mort. Ce risque est également possible quand le montage est incorrect (75). On a décrit un mauvais montage dans lequel le gros tuyau était connecté à la sortie de gaz de la machine d'anesthésie, et le petit à la valve d'échappement (76). Dans ce montage, il a fallu recourir à des pressions d'insufflation élevées pour assurer une ventilation adéquate.

Dans les unités qui utilisent à la fois des circuits de Bain et d'autres circuits tels que les circuits de Mapleson A, un tuyau conventionnel de gros diamètre peut être monté dans le circuit (77), et il y a alors réinhalation totale. Un autre problème est la possibilité de connecter deux tubes de taille standard coaxiaux (78).

Avec de fortes pressions d'insufflation, la valve d'échappement peut s'ouvrir, d'où fuite du circuit (7,80).

VÉRIFICATION AVANT USAGE

Avant utilisation d'un circuit de Mapleson D, il faut rechercher des fuites en fermant la sortie patient, la valve d'échappement et en mettant le circuit sous pression. S'il n'y a pas de fuite, la pression reste stable. La valve d'échappement est alors ouverte, et le ballon réservoir doit se dégonfler facilement si la valve d'échappement et le système d'évacuation fonctionnent correctement (81). De plus, il faut respirer ou faire respirer le patient à travers le circuit pour dépister une possible obstruction.

Le circuit de Bain nécessite une vérification particulière pour confirmer l'intégrité du tuyau interne. Pour cela, on choisit un bas débit d'oxygène sur le débitmètre, on ferme le tube interne (avec un doigt ou le piston d'une petite seringue) au niveau de l'extrémité du patient et on observe l'indicateur du débitmètre. Si le tuyau interne est intact et correctement connecté, le débit doit chuter (82,83).

On peut aussi vérifier l'intégrité de la partie interne en activant le bypass d'oxygène et en observant le ballon (84). Un effet Venturi créé par le débit d'oxygène à la sortie patient va négativer la pression dans la partie externe du tuyau d'expiration et le ballon va se dégonfler. Si la partie interne du tuyau n'est pas intacte, cette manœuvre va augmenter légèrement le gonflage du ballon. Cependant, ce test ne permet pas de dépister une absence de la partie interne, sa non-connexion avec le port patient, ni l'existence de trous près de l'extrémité patient dans le tuyau interne (85-87).

PRESSION POSITIVE CONTINUE

En salle d'opération, une pression positive continue dans les voies aériennes (CPAP) est souvent utilisée en chirurgie thoracique sur le poumon supérieur (non dépendant, non ventilé) afin d'améliorer l'oxygénation pendant la ventilation pulmonaire unilatérale. On peut pour cela connecter un circuit de Mapleson D à la lumière du tube bronchique destiné à ce poumon.

Plusieurs montages ont été décrits (88-99), l'un étant schématisé sur la figure 6.9. Une source d'oxygène délivrant 1 à 2 l/min est connectée au circuit. La valve d'échappement est réglée de façon à maintenir la pression désirée sur le manomètre. Une valve de PEP peut être ajoutée pour servir de valve de sécurité de surpression (100). Un autre montage est montré sur la figure 6.10. La valve de PEP est alors connectée à une extrémité du tube annelé, la source d'oxygène étant connectée à l'autre extrémité.

Circuit de Mapleson E (pièce en T)

On utilise beaucoup moins le circuit de Mapleson E en anesthésie, en raison des difficultés d'évacuation des gaz excédentaires, mais il reste encore utilisé en routine pour administrer de l'oxygène ou des gaz humidifiés chez un patient intubé respirant spontanément.

Le circuit de Mapleson E est présenté sur la figure 6.1.E. Un tuyau d'une certaine longueur est attaché à la pièce en T et sert de réservoir. La sortie expiratoire est parfois incluse dans une chambre de plastique à partir de laquelle les gaz excédentaires sont évacués.

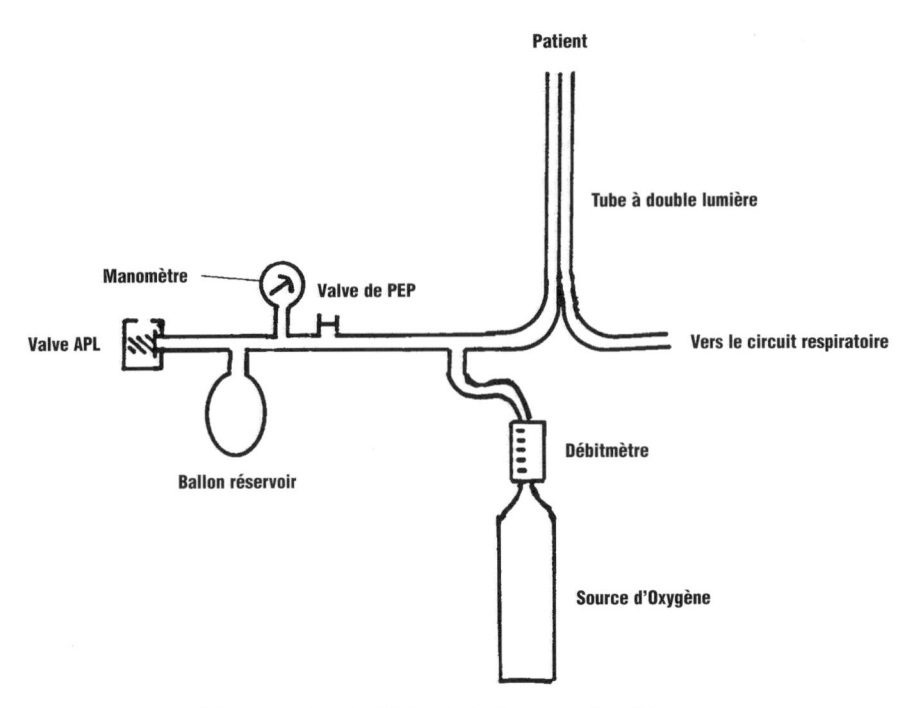

Figure 6.9. Montage pour PEP. La valve de PEP est ajoutée par sécurité.

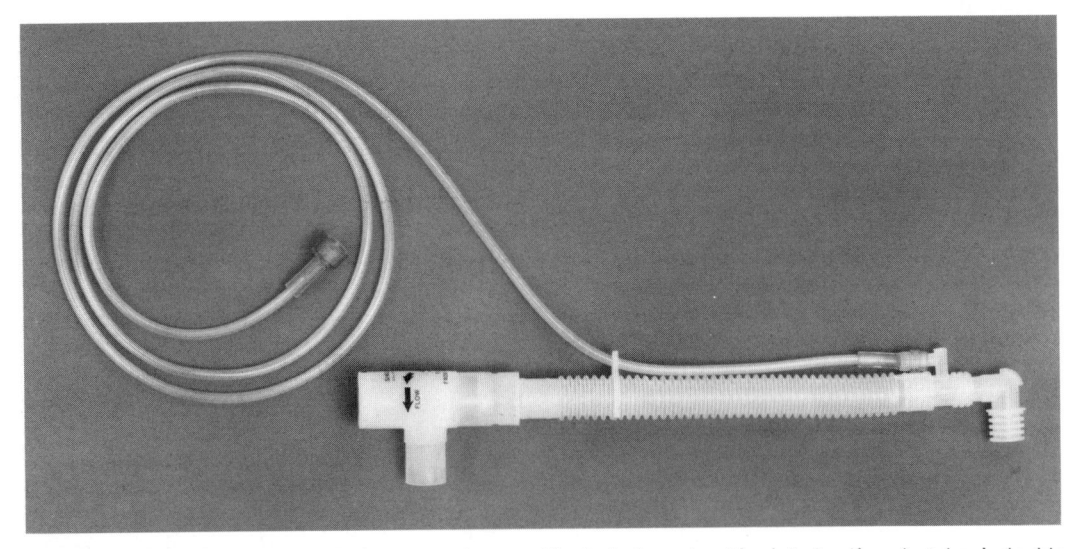

Figure 6.10. Montage pour PEP. La connexion coudée à droite est reliée à la lumière du tube à double lumière dirigée vers le poumon supérieur. Le niveau de CPAP est réglé par la valve de PEP (à gauche). Reproduit avec l'autorisation de Vital Signs, Inc.

Le système de monitorage des gaz anesthésiques doit être interposé entre le port d'expiration de la pièce en T et le tuyau expiratoire. Chez l'adulte, il peut être placé entre la pièce en T et le patient mais ce montage doit être évité chez l'enfant car il augmente l'espace mort.

Beaucoup de modifications de la pièce en T ont été réalisées. Dans nombre de circuits, l'entrée de gaz frais est placée directement à l'intérieur de la pièce en T, le plus près possible du patient, de façon à minimiser l'espace mort. Une valve d'échappement peut être ajoutée au circuit.

MODE D'EMPLOI

En ventilation spontanée, la branche expiratoire est laissée ouverte. On peut réaliser une ventilation contrôlée en fermant de manière intermittente la branche expiratoire et en laissant ainsi le gaz frais remplir les poumons. Il est souvent difficile d'assurer une ventilation assistée satisfaisante.

ANALYSE DU CYCLE RESPIRATOIRE

La séquence des événements durant un cycle respiratoire est similaire à celle du circuit de Mapleson D (voir Fig. 6.7). Une éventuelle réinhalation, ainsi que son importance, ou l'existence d'une dilution par l'air vont dépendre du débit de gaz frais, de la ventilation minute, du volume de la branche expiratoire, du type de ventilation (spontanée ou contrôlée) et des paramètres de ventilation (101).

Réinhalation

En ventilation spontanée, s'il n'y a pas de branche expiratoire, il ne peut pas y avoir de réinhalation. Si le circuit comporte une branche expiratoire, le débit de gaz frais nécessaire pour éviter toute réinhalation est le même que dans le circuit de Mapleson D.

En ventilation contrôlée, il n'y a pas de réinhalation puisque seul le gaz frais peut accéder aux poumons.

Dilution par l'air

En ventilation contrôlée, il n'y a aucune possibilité de dilution par l'air. En ventilation spontanée, il n'y a pas de dilution par l'air si le volume de la branche expiratoire dépasse le volume courant. S'il n'y a pas de branche expiratoire ou si le volume de la branche expiratoire est inférieur au volume courant, on peut éviter une dilution par l'air en fournissant un débit de gaz frais dépassant le débit inspiratoire, en fait de 3 à 5 fois la ventilation minute. Quand le débit de gaz frais est égal à deux fois la ventilation minute et quand le volume du réservoir est égal au tiers du volume courant il n'y a pas non plus de dilution par l'air (102).

RISQUES DE BAROTRAUMATISME AVEC LA PIÈCE EN T

La ventilation contrôlée par fermeture intermittente la branche expiratoire peut conduire à une surinsufflation et à un barotraumatisme (103), particulièrement fréquents avec ce système parce qu'on ne « ressent » pas l'insufflation comme avec un ballon, ce dernier ne joue plus son rôle de tampon, et parce qu'il n'y a pas de valve d'échappement. Pour éliminer ce risque, on a recommandé de rajouter une valve d'échappement sur le circuit (104-108).

Circuit de Mapleson F (109)

Le circuit de Mapleson F est aussi appelé circuit de Jackson-Rees ou modification de Jackson-Rees de la pièce en T. Il possède un ballon sur la branche expiratoire, permettant l'élimination de l'excès de gaz (Fig. 6.1.F). Le plus souvent, on utilise un ballon dont l'extrémité est ouverte. On y rajoute généralement un dispositif permettant de prévenir un collapsus excessif du ballon et d'éviter un échappement excessif des gaz. On peut aussi trouer l'une des faces du ballon, ce qui permet à l'utilisateur de boucher ce trou d'un doigt. On peut remplacer le ballon par un ventilateur d'anesthésie (110).

On peut évacuer les gaz en mettant le ballon dans une chambre en plastique d'où l'excès de gaz sera aspiré ou en branchant divers dispositifs sur l'ouverture du ballon.

MODE D'EMPLOI

En ventilation spontanée, le mécanisme d'échappement placé sur le ballon est laissé ouvert. En ventilation assistée ou contrôlée, ce dispositif est fermé partiellement pour permettre la distension du ballon. Cela génère un certain niveau de PEP (111). La ventilation peut alors être contrôlée ou assistée en comprimant le ballon. Une autre technique consiste à obturer le trou du ballon avec le doigt pendant l'inspiration. Avec un ventilateur mécanique, la sortie des gaz provenant du ventilateur remplace le ballon.

ANALYSE DU CYCLE RESPIRATOIRE

Le circuit de Mapleson F fonctionne grossièrement comme un circuit de Mapleson D. En particulier, les débits nécessaires pour prévenir la réinhalation en ventilation spontanée et contrôlée sont les mêmes. Deux auteurs ont mis en évidence des concentrations en gaz carbonique plus élevées en ventilation manuelle qu'en ventilation contrôlée mécanique avec ce circuit (112,113).

La PEP ne modifie pas la $P_{ET}CO_2$ en ventilation contrôlée mais l'augmente en ventilation spontanée quand le débit de gaz frais est inférieur à trois fois la ventilation minute (114). Il faut éviter de créer une PEP en utilisant un tube plongeant dans l'eau (115).

RISQUES

Les risques du circuit de Mapleson F sont les mêmes que ceux du circuit de Mapleson E. Néanmoins, la présence du ballon minimise les risques de pression excessive.

Combinaison de plusieurs circuits

Aucun des circuits décrits plus haut n'est idéal pour toutes les circonstances. Certains circuits sont préférables en ventilation spontanée et d'autres en ventilation contrôlée. En ventilation spontanée, on préfère dans l'ordre A, D, F, E (avec une branche expiratoire), C et B. En ventilation contrôlée, l'ordre est D, F, E (avec une branche expiratoire), B, C et A. Certains ont tenté de mettre au point un circuit universel qui combinerait les avantages et éliminerait les inconvénients de ces différents circuits.

CIRCUIT ADE DE HUMPHREY (116)

Description

Le circuit ADE peut être utilisé dans différentes configurations. Dans la configuration A, il est identique à la modification de Lack du circuit de Mapleson A. Dans la configuration D, il ressemble à la modification de Bain du circuit de Mapleson D et, si on supprime la valve d'échappement, il ressemble à un circuit de Mapleson E.

Le circuit est schématisé sur la figure 6.11. Il est disponible en version coaxiale et non coaxiale. Il possède deux leviers dont la position va déterminer le mode de fonctionnement du circuit. Un mécanisme d'autoverrouillage empêche tout déplacement accidentel des leviers de leur position sélectionnée. Dans la version coaxiale, le tuyau expiratoire est placé à l'intérieur de la branche inspiratoire. Dans la version non coaxiale, les deux tuyaux sont réunis ensemble par une pièce métallique en bout de circuit.

La branche inspiratoire comporte une entrée de gaz frais, un ballon réservoir avec un levier et un tuyau annelé qui se déroule vers le port de connexion du patient. Quand le levier est vertical, les gaz peuvent entrer et sortir du ballon. Quand il est horizontal, l'entrée de gaz vers le ballon est bloquée, transformant la branche inspiratoire en un simple tuyau.

La partie expiratoire comporte un tuyau connecté à la sortie des voies aériennes, une valve d'échappement, une sortie court-circuitant la valve et un levier qui dirige le débit de gaz soit vers la valve d'échappement, soit vers la sortie, court-circuitant la valve. Quand le levier est vertical, les gaz se dirigent vers la valve d'échappement. Quand il est horizontal, le gaz sort par la sortie qui court-circuite la valve. Les deux sorties ont un diamètre externe de 30 mm permettant de les connecter vers l'évacuation. La sortie court-circuitant la valve d'échappement a aussi un diamètre interne de 22 mm, permettant d'y brancher un tuyau connecté au ventilateur ou au ballon réservoir. Un détendeur abaissant la pression peut être ajouté près de la valve d'échappement (11).

Un circuit ADE à simple levier a aussi été mis au point. Il existe en version coaxiale et

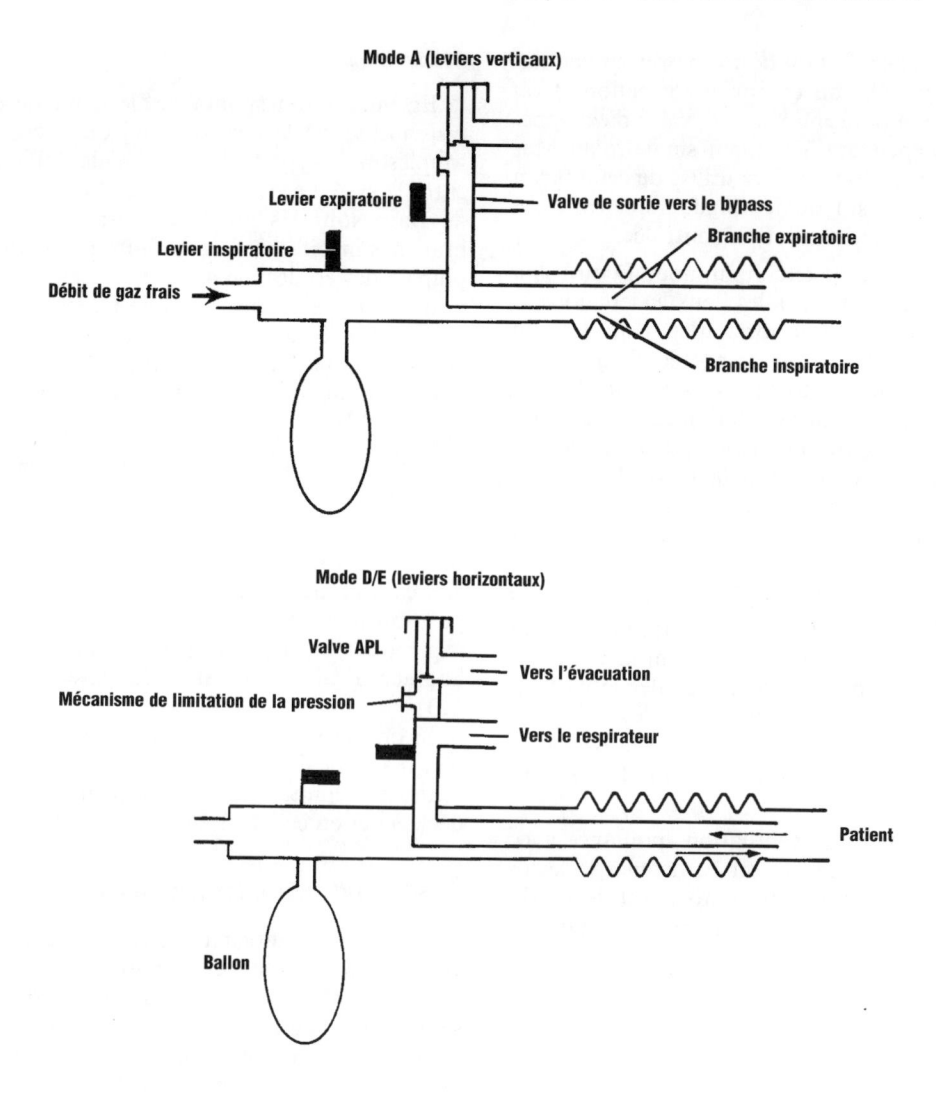

Figure 6.11. Circuit ADE de Humphrey. Version coaxiale.

parallèle (11). Le levier contrôle un cylindre rotatif unique qui passe à la fois dans les branches inspiratoires et expiratoires. Quand le levier est en position verticale, le ballon réservoir et la valve d'échappement sont en circuit et la sortie court-circuitant la valve est exclue. Quand le levier est abaissé, le ballon réservoir et la valve d'échappement sont exclus du circuit et la sortie court-circuitant la valve est connectée.

Mode d'emploi

Pour utiliser le circuit en mode A (en ventilation spontanée) les deux leviers (ou le levier unique dans la version ne possédant qu'un levier) sont placés en position verticale et la valve d'échappement est laissée ouverte (Fig. 6.11. en haut). On peut brancher la sortie du ventilateur, prêt à l'emploi, parce qu'il n'est pas en circuit lorsque les leviers sont en position verticale. Si l'on désire passer en ventilation manuelle, on comprime le ballon et on contrôle la fuite en réglant la valve d'échappement. Cependant, ce circuit similaire au Mapleson A ne doit pas être utilisé de cette façon pour une anesthésie de longue durée car il est peu efficace en ventilation contrôlée.

Pour utiliser le circuit en mode D ou E (en ventilation contrôlée), les deux leviers doivent être mis en position horizontale (Fig. 6.11 en bas). Dans la version ne possédant qu'un levier, le levier est tourné vers le bas. Si l'on souhaite passer en ventilation mécanique, on connecte la sortie provenant du ventilateur à la sortie court-circuitant la valve. L'excès de gaz est éliminé par le ventilateur. Il n'est pas nécessaire de fermer la valve d'échappement car elle est court-circuitée.

Pour utiliser la ventilation manuelle en mode D, E, on relie un tuyau flexible avec un ballon à la sortie court-circuitant la valve. Le ballon est comprimé pour ventiler le patient. La fuite est réglée en tournant le levier expiratoire entre la position verticale et horizontale, la valve d'échappement étant totalement ouverte.

Pour passer en ventilation spontanée avec le circuit en mode D ou E, on met le levier expiratoire en position horizontale et on connecte la sortie court-circuitant la valve au système antipollution.

Analyse du fonctionnement

Mode A

En mode A, le circuit fonctionne comme un circuit de Mapleson A avec la modification de Lack. Un débit de gaz frais de 46 à 56 ml/kg/min permet d'éviter la réinhalation (10,11,116,117). Si la valve d'échappement est exclue du circuit en mettant le levier en position horizontale, le gaz de l'espace mort peut s'échapper sans problème au début de l'expiration, à condition d'augmenter le débit de gaz frais d'un tiers (116).

Si le circuit ADE est utilisé en mode A en ventilation contrôlée, il est plus efficace que le circuit de Magill (118) mais le reste malgré tout relativement peu.

Mode D ou E

En ventilation spontanée, le débit de gaz frais utilisé est le tiers de celui du circuit de Mapleson de type F (116). La seule différence entre le système ADE en mode D et le circuit de Bain sont les positions respectives des branches inspiratoires et expiratoires. Dans la plupart des études, on a signalé qu'en ventilation contrôlée et avec le mode D, les besoins en gaz frais étaient similaires à ceux d'un circuit de Mapleson D (117,119,120) Seule une étude a montré que le circuit de Bain était plus efficace (121).

Risques

Dans le système à deux leviers, la mauvaise position ou le déplacement accidentel du levier expiratoire de la position verticale vers la position horizontale ou l'obstruction du port expiratoire en mode A peuvent générer une augmentation de pression dangereuse (122, 123).

Si on utilise un ventilateur et que le moniteur d'alarme de basse pression est placé sur la branche inspiratoire, l'alarme peut ne pas se déclencher en cas de déconnexion (124).

SYSTÈMES MULTICIRCUITS

Le système multicircuit (Fig. 6.12) existe en version coaxiale ou en version comportant deux tuyaux. Un levier unique permet de passer d'un mode à l'autre. Un verrou empêche le déplacement accidentel du levier. La partie inspiratoire de ce circuit, qui reçoit le gaz frais, possède un ballon pour fonctionner en mode A. Le gaz circule à partir de ce point à travers un tube annelé vers le patient. La partie expiratoire, qui reçoit les gaz provenant du patient, porte des connexions pour raccorder une valve d'échappement et un ventilateur.

Dans le mode A (levier en position basse), le ballon réservoir est connecté au circuit. Pendant l'expiration, le débit de gaz est dirigé vers la valve d'échappement. Le ventilateur est exclu du circuit.

Quand le sélecteur est placé sur la position D ou E, le ballon est exclu de la branche inspiratoire du circuit. La valve d'échappement et le ventilateur sont tous les deux connectés au système, sur la branche expiratoire. La

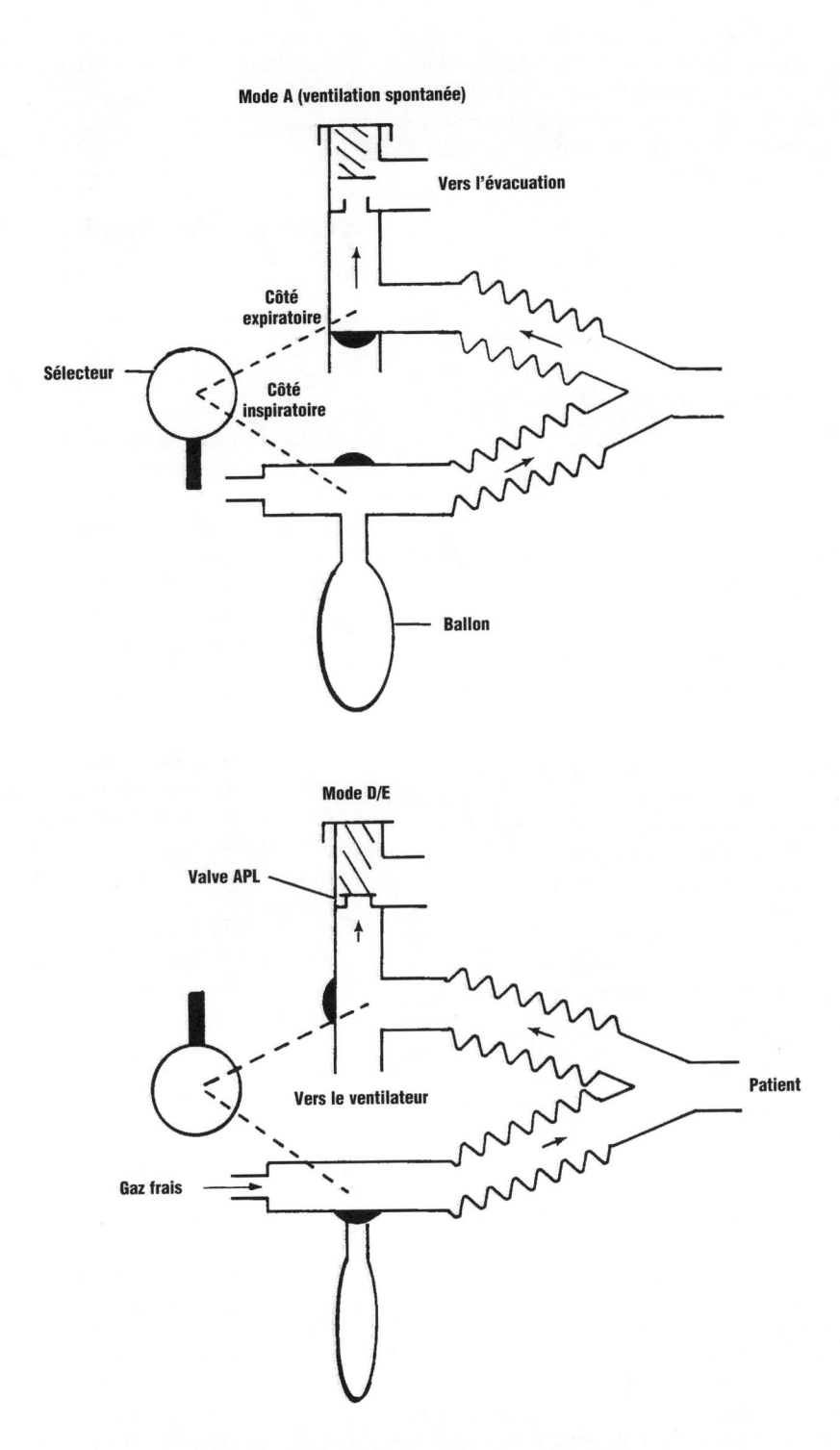

Figure 6.12. Système multicircuit. Version à double tube.

valve d'échappement doit être fermée quand le ventilateur est en marche. Si l'on désire ventiler manuellement, il faut brancher le ballon au point de connexion avec le ventilateur et régler la valve d'échappement pour permettre une ventilation adéquate.

En mode A, on a montré que ce circuit fonctionne de façon comparable à celui de Magill (126-128). Des études réalisées chez les patients anesthésiés utilisant un système à deux tuyaux ont montré qu'un débit de gaz frais de 70 ml/kg procurait une $PaCO_2$ normale en mode A et D, à condition que la réponse ventilatoire au CO_2 du patient ne soit pas altérée.

Monitorage des gaz respiratoires et circuits de Mapleson

Tous les circuits de Mapleson, à l'exception du système A, ont une entrée de gaz frais située près du patient, ce qui peut compliquer le recueil d'un échantillon fiable des gaz expirés. Une étude a comparé quatre sites différents de prélèvement (Fig. 6.13) : à la jonction entre le circuit d'anesthésie et le raccord coudé, au niveau du raccord coudé, 2 cm en aval du raccord coudé et au niveau du raccord du tube trachéal (129). On a pu constater que si le prélèvement était effectué au niveau des deux sites les plus proches du patient, les valeurs obtenues étaient correctes, alors qu'on observait des erreurs significatives lorsqu'ils l'étaient au niveau du raccord coudé, mais seulement avec de forts débits de gaz frais. D'autres erreurs significatives ont été observées quand le prélèvement était effectué au niveau de la jonction entre le circuit d'anesthésie et le raccord coudé même avec un bas débit de gaz frais.

Dans une autre étude portant sur des nourrissons et des enfants, les prélèvements effectués au niveau de la jonction entre le tube trachéal et le circuit d'anesthésie ont mis en évidence des valeurs de $PETCO_2$ faussement abaissées chez les patients pesant moins de 8 kg (54). On peut améliorer la fiabilité des mesures en interposant un nez artificiel de petit volume entre le circuit d'anesthésie et le raccord du tube trachéal (130).

Avantages des circuits de Mapleson

1. Le matériel est simple et peu cher.
2. Tous les éléments peuvent être déconnectés, désinfectés et stérilisés par différentes méthodes.
3. L'équipement est solide. À l'exception de la valve d'échappement, aucune partie n'est mobile.
4. Les circuits de Mapleson possèdent un effet tampon qui atténue les variations de la $PETCO_2$ avec celles de la ventilation minute, par rapport à ce que l'on peut constater avec un circuit filtre ou un circuit sans réinhalation (20).
5. La réinhalation minimise les pertes de chaleur et d'humidité. Dans les systèmes coaxiaux (Lack, Bain, Humphrey, ADE), la branche inspiratoire est réchauffée par la chaleur des gaz expirés dans la partie coaxiale expiratoire du circuit (131,132).
6. Les résistances sont généralement dans les limites des normes d'homologation pour des débits utilisés en pratique clinique normale (133). Il est communément admis que le travail respiratoire en ventilation spontanée est significativement plus bas avec ces circuits qu'avec les circuits filtres. Cependant, différentes études ont montré que tel n'est pas toujours le cas (134-137). Le travail respiratoire peut être augmenté si la valve d'échappement n'est pas orientée correctement (135).
7. Ces systèmes sont légers et peu encombrants. Le risque de traction excessive au niveau du masque ou du tube trachéal et d'extubation accidentelle est faible. Ils sont faciles à positionner correctement. Un long circuit de Mapleson de type D peut être utilisé pour assurer l'oxygénation et la ventilation pendant un examen IRM (138). Dans ce dernier cas, la valve d'échappement doit être en aluminium.

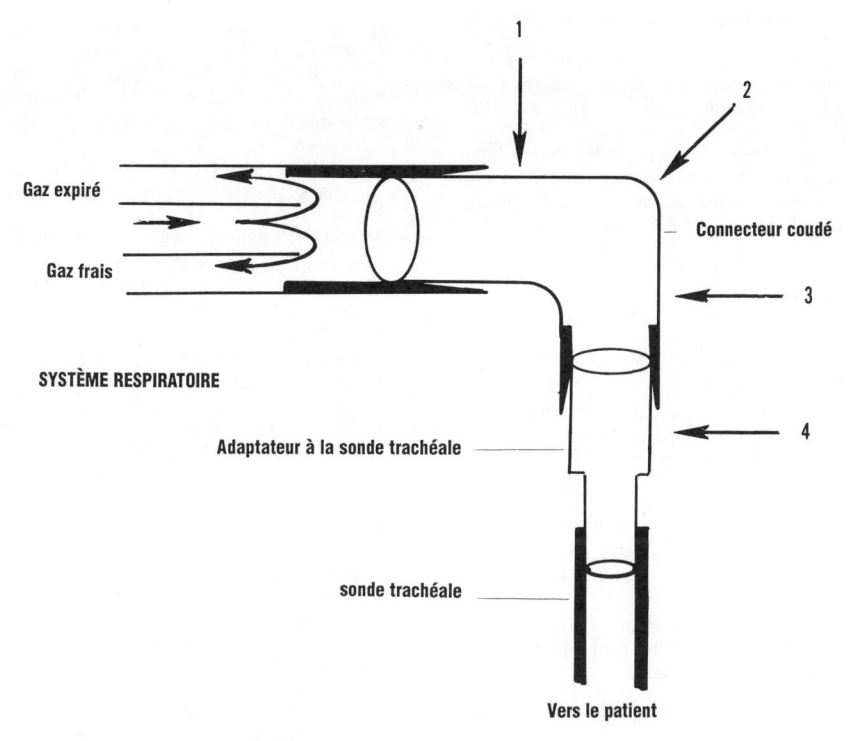

Figure 6.13. Prélèvement de gaz respiratoires dans le circuit de Mapleson. On peut obtenir des valeurs précises des concentrations expiratoires en 3 et 4. Un prélèvement en 2 ne donnera des valeurs précises que si le débit de gaz frais n'est pas trop élevé. En 1, les valeurs sont imprécises, même avec de bas débits de gaz frais. D'après Gravenstein N, Lampotang S, Beneken JEW. Factors influencing capnography in the Bain circuit J Clin Monit 1985;1:6-10.

Inconvénients des circuits de Mapleson

1. Ces circuits nécessitent de grands débits de gaz frais, ce qui augmente les coûts, la perte de la chaleur et d'humidité, la pollution atmosphérique et peut compliquer la surveillance de la ventilation spontanée.
2. Le débit de gaz frais optimal peut être difficile à déterminer. Il faut modifier le débit quand on passe de la ventilation spontanée à la ventilation contrôlée, et inversement.
3. Tout ce qui peut tendre à diminuer le débit de gaz frais peut se révéler dangereux en provoquant une réinhalation. Cela a été décrit notamment lors de la vidange d'un réservoir de protoxyde d'azote (139), en cas de perte de gaz à travers un évaporateur dont le bouchon était dévissé (140,141), et en présence d'une fuite sur l'humidificateur (142).
4. Dans les circuits de Mapleson A, B et C, la valve d'échappement est située près du patient et peut devenir inaccessible. De plus, l'évacuation des gaz est complexe. On peut pallier cet inconvénient en utilisant la modification de Lack du système de Mapleson A.
5. L'évacuation des gaz est complexe dans les circuits de Mapleson E et F et une dilution par l'air ambiant est possible avec le circuit de Mapleson E.
6. Les circuits de Mapleson ne sont pas utilisables en cas d'hyperthermie maligne, car il est souvent impossible d'obtenir un débit de gaz frais suffisant pour éliminer l'excès de gaz carbonique (143).

RÉFÉRENCES

1. Mapleson WW. The elimination of rebreathing in various semiclosed anaesthetic systems. Br J Anaesth 1954;26:323-332.
2. Willis BA, Pender JWM, Mapleson WW. Rebreathing in a T-piece: volunteer and theoretical studies of the Jackson-Rees modification of Ayre's T-piece during spontaneous respiration. Br J Anaesth 1975;47:1239-1246.
3. Lack JA. Pollution control by co-axial circuits. Anaesthesia 1976;31:561-562.
4. Lack JA. Theatre pollution control. Anaesthesia 1976;31:259-262.
5. Robinson DA, Lack JA. The Lack parallel breathing system. Anaesth 1985,40:1236-1237.
6. Kain ML, Nunn JF. Fresh gas economies of the Magill circuit. Anesthesiology 1968;29:964-974.
7. Jonsson LO, Zetterstrom H. Influence of the respiratory flow pattern on rebreathing in Mapleson A and D circuits. Acta Anaesthesiol Scand 1987;31:174-178.
8. Humphrey D. The Lack, Magill and Bain anaesthetic breathing systems: a direct comparison in spontaneously-breathing anesthetized adults. J R Soc Med 1982;75:513-524.
9. Alexander J P. Clinical comparison of the Bain and Magill Anaesthetic systems during spontaneous respiration. Br J Anaesth 1982;54:1031-1036.
10. Dixon J, Charabarti MK, Morgan M. An assessment of the Humphrey ADE anaesthetic system in the Mapleson A mode during spontaneous ventilation. Anaesthesia 1984;39:593-596.
11. Humphrey D, Brock-Utne JG, Downing JW. Single lever Humphrey A.D.E. low flow universal anaesthetic breathing system. Can Anaesth Soc J 1986;33:698-709.
12. Millar SW, Barnes PK, Soni N. Comparison of the Magill and Lack anaesthetic breathing systems in anaesthetized patients. Br J Anaesth 1987;59:930P.
13. Millar SW, Barnes PK, Soni N, Tennant R. Comparison of the Magill and Lack anaesthetic breathing systems in anaesthetized patients. Br J Anaesth 1989;62:153-158.
14. Ungerer MJ. A comparison between the Bain and Magill anaesthetic systems during spontaneous breathing. Can Anaesth Soc J 1978;25:122-124.
15. Soni N, Ooi R, Pattison J. Rebreathing in the Magill breathing system. Br J Anaesth 1992;69:215P-216P.
16. Ooi R, Pattison J, Soni N. Parallel Lack breathing system: fresh gas flow requirements during spontaneous ventilation. Br J Anaesth 1992;69:216P.
17. Chan ASH, Bruce WE, Soni N. A comparison of anaesthetic breathing systems during spontaneous ventilation. An in-vitro study using a lung model. Anaesthesia 1989;44:194-199.
18. Miller DM, Couper JL. Comparison of the fresh gas flow requirements and resistance of the preferential flow system with those of the Magill system. Br J Anaesth 1983;55:569-574.
19. Conway CM. Anaesthetic breathing systems. Br J Anaesth 1985;57:649-657.
20. Jonsson LO, Zetterstrom H. Fresh gas flow in coaxial Mapleson A and D circuits during spontaneous breathing. Acta Anaesthesiol Scand 1986;30:588-593.
21. Nott MR, Walters FJM, Norman J. The Lack and Bain systems in spontaneous respiration. Anaesth Intensive Care 1982;10:333-339.
22. Tyler CKG, Barnes PK, Rafferty MP. Controlled ventilation with a Mapleson A (Magill) breathing system: reassessment using a lung model. Br J Anaesth 1989;62:462-466.
23. Barnes PK, Seeley HF, Gothard JWW, Conway CM. The Lack anaesthetic system. Anaesthesia 1976;31:1248-1253.
24. Norman JF, Nott M, Walters F. Performance of the Lack circuit. Anaesthesia 1977;32:673.
25. Muir J, Davidson-Lamb R. Apparatus failure; cause for concern. Br J Anaesth 1980;52:705-706.
26. Jones PL. Hazard: single-use parallel Lack breathing system. Anaesthesia 1991;46:316-317.
27. Williams SK. Hazard: single-use parallel Lack breathing system. A reply. Anaesthesia 1991;46:317.
28. Furst B, Laffey DA. An alternative test for the Lack system. Anaesthesia 1984;39:834.
29. Martin LVH, McKeown DW. An alternative test for the Lack system. Anaesthesia 1985;40:80-81.
30. Sykes MK. Rebreathing circuits. Br J Anaesth 1968;40:666-674.
31. Christensen KN, Thomsen A, Hansen OL, Jorgensen S. Flow requirements in the Hafnia modification of the Mapleson circuits during spontaneous respiration. Acta Anaesthesiol Scand 1978;22:27-32.
32. Christensen KN. The flow requirement in a nonpolluting Mapleson C circuit. Acta Anaesthesiol Scand 1976;20:307-312.
33. Bain JA, Spoerel WE. Low flow anesthesia utilizing a single limb circuit. In: Aldrete JA, Lowe JH, Virtue RW, eds. Low Flow and Closed System Anesthesia. New York: Grune & Stratton, 1979:151-164.
34. Bain JA, Spoerel WE. A streamlined anaesthetic system. Can Anaesth Soc J 1972;19:426-435.
35. Arandia HY, Byles PH. PEEP and the Bain circuit. Can Anaesth Soc J 1981;28:467-470.
36. Erceg GW. PEEP for the Bain breathing circuit. Anesthesiology 1979;50:542-543.
37. Arandia HY. Bain PEEP. Anesthesiology 1980;52:193-194.
38. Erceg GW. Bain PEEP. A reply. Anesthesiology 1980;52:194.
39. Bynck RJ, Janssen EG. Respiratory waveform and rebreathing in T-piece circuits: a comparison of enflurane and halothane waveforms. Anesthesiology 1980;53:371-378.
40. Dorrington KL, Lehane JR. Minimum fresh gas flow requirements of anaesthetic breathing systems during spontaneous ventilation: a graphical approach. Anaesthesia 1987;42:732-737.
41. Gabrielsen J, van den Berg JT, Dirksen H, Ruben H. Effect of inspiration-expiration ratio on rebreathing with the Mapleson D system (Bain's modification; coaxial system). Acta Anaesthesiol Scand 1980;24:336-338.
42. Stenqvist O, Sonander H. Rebreathing characteristics of the Bain circuit. An experimental and theoretical study. Br J Anaesth 1984;56:303-310.
43. Spoerel WE. Rebreathing and end-tidal CO_2 during spontaneous breathing with the Bain circuit. Can Anaesth Soc J 1983;30:148-154.
44. Froese AB. Anesthesia circuits for children (ASA Refresher Course). Park Ridge, IL: ASA, 1978.

45. Goodwin K. Letter to the editor. Can Anaesth Soc J 1976;23:675.
46. Dean SE, Keenan RL. Spontaneous breathing with a T-piece circuit. Anesthesiology 1982;56:449-452.
47. Conway CM, Seeley HF, Barnes PK. Spontaneous ventilation with the Bain anaesthetic system. Br J Anaesth 1977;49:1245-1249.
48. Lindahl SGE, Charlton AJ, Hatch DJ. Accuracy of prediction of fresh gas flow requirements during spontaneous breathing with the T-piece. Eur J Anaesth 1984;1:269-274.
49. Lindahl SGE, Charlton AJ, Hatch DJ. Ventilatory responses to rebreathing and carbon dioxide inhalation during anaesthesia in children. Br J Anaesth 1985; 57:1188-1196.
50. Meakin G, Coates AL. An evaluation of rebreathing with the Bain system during anaesthesia with spontaneous ventilation. Br J Anaesth 1983;55:487-495.
51. Spoerel WE. Aitkieh RR, Bain JA. Spontaneous respiration with the Bain breathing circuit. Can Anaesth Soc J 1978;25:30-35.
52. Soliman MG, Laberge R. The use of the Bain circuit in spontaneously breathing paediatric patients. Can Anaesth Soc J 1978;25:276-281.
53. Rayburn RL. Pediatric anaesthesia circuits. (ASA Refresher Course). Park Ridge, IL: ASA, 1981.
54. Badgwell JM, Heavner JE, May WS, Goldthorn JF, Lerman J. End-tidal PCO_2 monitoring in infants and children ventilated with either a partial-rebreathing or a non-rebreathing circuit. Anesthesiology 1987;56:405-410.
55. McIntyre JWR. Anesthesia breathing circuits. Can Anaesth Soc J 1986;33:98-105.
56. Bain JA, Spoerel WE. Flow requirements for a modified Mapleson D system during controlled ventilation. Can Anaesth Soc J 1973;20:629-636.
57. Bain JA, Spoerel WE. Prediction of arterial carbon dioxide tension during controlled ventilation with a modified Mapleson D system. Can Anaesth Soc J 1975; 22:34-38.
58. Bain JA, Spoerel WE. Carbon dioxide output and elimination in children under anaesthesia. Can Anaesth Soc J 1977;24:533-539.
59. Chu YK, Rah KH, Boyan CP. Is the Bain breathing circuit the future anaesthesia system? An evaluation. Anesth Analg 1977;56:84-87.
60. Henville JD, Adams AP. The Bain anaesthetic system: an assessment during controlled ventilation. Anaesthesia 1976;31:247-256
61. Kneeshaw JD, Harvey P, Thomas TA. A method for producing normocarbia during general anaesthesia for caesarean section. Anaesthesia. 1984;39:922-925
62. Rose DK, Froese AB. The regulation of $PaCO_2$ during controlled ventilation of children with a T-piece. Can Anaesth Soc J 1979;26:104-113.
63. Badgwell JM, Wolf AR, McEvedy BAB, Lerman J, Creighton RE. Fresh gas formulae do not accurately predict end-tidal PCO_2 in paediatric patients. Can J Anaesth 1988;35:581-586.
64. Rayburn RL, Graves SA. A new concept in controlled ventilation of children with the Bain anesthetic circuit. Anesthesiology 1978;48:250-253.
65. Shah NK, Bedford RF. Conservation of anesthetic gases using the Bain circuit. Anesthesiology 1987; 67:A212.
66. Padfield A, Perks ER. Misuse of coaxial circuits. Anaesthesia 1978;33:77-78.
67. Sugg BR. Misuse of coaxial circuits. A reply. Anaesthesia 1978;33:78.
68. Breen M. Letter to the editor. Can Anaesth Soc J 1975;22:247.
69. Hannallah R, Rosales JK. A hazard connected with reuse of the Bain's circuit: a case report. Can Anaesth Soc J 1974;21:511-513.
70. Wildsmith JAW, Grubb DJ. Defective and misused coaxial circuits. Anaesthesia 1977;32:293.
71. Williams AR, Hasselt GV. Adequacy of preoperative safety checks of the Bain breathing system. Br J Anaesth 1992;68:637.
72. Goresky GV. Bain circuit delivery tube obstructions. Can J Anaesth 1990;37:385.
73. Inglis MS. Torsion of the inner tube. Br J Anaesth 1980;52:705.
74. Mansell WH. Bain circuit: the hazard of the hidden tube. Can Anaesth Soc J 1976;23:227.
75. Paterson JG, Vanhooydonk V. A hazard associated with improper connection of the Bain breathing circuit. Can Anaesth Soc J 1975;22:373-377.
76. Pfitzner J. Apparatus misconnection: Mapleson D systems and scavenging. Anaesth Intensive Care 1981; 9:396-397.
77. Boyd CH. Another hazard of coaxial circuits. Anaesthesia 1977;32:675.
78. Robinson DN. Hazardous modification of Bain breathing attachment. Can J Anaesth 1992;39:515-516.
79. Nichols PKT. Higher pressure ventilation and the Bain coaxial breathing system. Anaesthesia 1991;46:994.
80. Sedwards BJ. Higher pressure ventilation and the Bain coaxial breathing system. A reply. Anaesthesia 1991; 46:994.
81. Cooper CMS. A test for breathing systems. Anaesthesia 1987;42:1019.
82. Foex P, Crampton-Smith A. A test for coaxial circuits. Anaesthesia 1977;32:294.
83. Ghani GA. Safety check for the Bain circuit. Can Anaesth Soc J 1984;31:487.
84. Pethick SL. Correspondence. Can Anaesth Soc J 1975; 22:115.
85. Beauprie IG, Clark AG, Keith IC, Spence D, Eng P. Pre-use testing of coaxial circuits: the perils of Pethick. Can J Anaesth 1990;37:S103.
86. Peterson WC. Bain circuit. Can Anaesth Soc J 1978; 25:532.
87. Robinson S, Fisher DM. Safety check for the CPRAM circuit. Anesthesiology 1983;59:488-489.
88. Baraka A, Sibai AN, Muallem M, Baroody M, Haroun S, Mekkaoui T. CPAP oxygenation during one-lung ventilation using an underwater seal assembly. Anesthesiology 1986;65:102-103.
89. Brown DL, Davis RF. A simple device for oxygen insufflation with continuous positive airway pressure during one-lung ventilation. Anesthesiology 1984;61:481-482.
90. Benumof JL, Gaughan S, Ozaki GT. Operative lung constant positive airway pressure with the Univent blocker tube. Anesth Analg 1992;74:406-410.
91. Cook CE, Wilson R. Dangers of using an improvised

underwater seal for CPAP oxygenation during one-lung ventilation. Anesthesiology 1987;66:707-708.
92. Capan LM, Turndorf H, Patel C, Ramanathan S, Acinapura A, Chalon J. Optimization of arterial oxygenation during one-lung anesthesia. Anesth Analg 1980; 59:847-851.
93. Galloway DW, Howler BMR. A simple CPAP system during one-lung anaesthesia. Anaesthesia 1988;43:708-709.
94. Hannenberg AA, Satwicz PR, Dienes RS, O'Brien JC. A device for applying CPAP to the nonventilated upper lung during one-lung ventilation. II. Anesthesiology 1984;60:254-255.
95. Lyons TE. A simplified method of CPAP delivery to the nonventilated lung during unilateral pulmonary ventilation. Anesthesiology 1984;61:216-217.
96. Shah JB, Skerman JH, Till WJ, Nossaman BD. Improving the efficacy of a CPAP system during one-lung anesthesia. Anesth Analg 1988;67:715-716.
97. Slinger P, Triolet W, Chang M. CPAP circuit for nonventilated lung during thoracic surgery. Can J Anaesth 1987;34:654-655.
98. Scheller MS, Varvel JR. CPAP oxygenation during one-lung ventilation using a Bain circuit. Anesthesiology 1987;66:708-709.
99. Thiagarajah S, Job C, Rao A. A device for applying CPAP to the nonventilated upper lung during one-lung ventilation. I. Anesthesiology 1984;60:253-254.
100. Hensley FA, Martin F, Skeehan TM. High pressure pop-offsafety device when using the Bain circuit for CPAP oxygenation during one-lung ventilation. Anesthesiology 1987;67:863.
101. Harrison GA. Ayre's T-piece: a review of its modifications. Br J Anaesth 1964;36:115-120.
102. Naunton A. The minimum reservoir capacity necessary to avoid air-dilution. Br J Anaesth 1985;57:803-806.
103. Arens JF. A hazard in the use of an Ayre T-Piece. Anesth Analg 1971;50:943-946.
104. Freifeld S. Modification of the Ayre T-piece system. Anesth Analg 1963;42:575-577.
105. Inkster JS. Kinked breathing systems. Anaesthesia 1990;45:173.
106. Keuskamp DHG. Automatic ventilation in paediatric anaesthesia using a modified Ayre's T-piece with negative pressure during expiratory phase. Anaesthesia 1963;18:46-56.
107. Ramanathan S, Chalon J, Turndorf H. A safety valve for the pediatric Rees system. Anesth Analg 1976; 53:741-743.
108. Taylor C, Stoelting VK. Modified Ayre's T-tube technic-anesthesia for cleft lip and palate surgery. Anesth Analg 1963;42:55-62.
109. Rees GJ. Anaesthesia in the newborn. Br Med J 1950;2:1419-1422.
110. Hatch DJ, Yates AP, Lindahl SGE. Flow requirements and rebreathing during mechanically controlled ventilation in a T-piece (Mapleson E) system. Br J Anaesth 1987;59:1533-1540.
111. Kacmarek RM, Dimas S, Reynolds J, Shapiro BA. Technical aspects of positive end-expiratory pressure (PEEP). Part I: physics of PEEP devices. Respir Care 1982;27:1478-1489.
112. Akkineni S, Patel KP, Bennett EJ, Grundy EM, Ignacio AD. Fresh gas flow to limit $PaCO_2$ in T and circle systems without CO_2 absorption. Anesthesiol Rev 1977;4:33-37.
113. Kuwabara S, McCaughey TJ. Artificial ventilation in infants and young children using a new ventilator with the T-piece. Can Anaesth Soc J 1966;13:576-584.
114. Dobbinson TL, Fawcett ER, Bolton DPG. The effects of positive end expiratory pressure on rebreathing and gas dilution in the Ayre's T-piece system-laboratory study. Anaesth Intensive Care 1978;6:19-25.
115. Lawrence JC. PEEP and the Ayre's T-piece system. Anaesth Intensive Care 1978;6:359.
116. Humphrey D. A new anaesthetic breathing system combining Mapleson A, D, and E principles. A simple apparatus for low flow universal use without carbon dioxide absorption. Anaesthesia 1983;38:361-372.
117. Shulman MS, Brodsky JB. The A.D.E. system -a new anesthetic breathing system. Anesth Analg 1984;63:273.
118. Humphrey D, Brock-Utne JG. Manual ventilation with the Humphrey ADE system. Can J Anaesth 1987;34: S128-S129.
119. Humphrey D, Brock-Utne JG, Downing JW. Single lever Humphrey A.D.E. low flow universal anaesthesia breathing system. Part II: comparison with Bain system in anaesthetized adults during controlled ventilation. Can Anaesth Soc J 1986;33:710-718.
120. Criswell J, McKenzie S, Day S, Disley J, Bruce WE, Soni N. The Bain, ADE, and enclosed Magill breathing systems. A comparative study during controlled ventilation. Anaesthesia 1990;45:113-117.
121. Shah NK, Loughlin CJ, Bedford RF. Comparison of the Bain and the ADE systems during controlled ventilation in adults. Br J Anaesth 1989;62:150-152.
122. Taylor MB. A suggestion. Anaesthesia 1983;38:906.
123. Newton N, Cundy JM. The ultimate goal? Anaesthesia 1983;38:906-907.
124. Murphy PJ, Rabey PG. The Humphrey ADE breathing system and ventilator alarms. Anaesthesia 1991;46: 1000.
125. Salkield IM. The Multicircuit system 1. Description of a device providing several Mapleson functions. Anaesth Intensive Care 1985;13:153-157.
126. Bradley JP, Marsland A, Salkfield I. The MCS system (multi-circuit system) Can Anaesth Soc J 1985;32:S102-S103.
127. Bradley JP, Marsland AR, Massang JR. The Multi Circuit System. 2. A study during spontaneous ventilation in awake volunteers using the Mapleson A mode. Anaesth Intensive Care 1985;13:158-162.
128. Zavattaro M, Marsland AR. The multicircuit system and spontaneous respiration. Anaesth Intensive Care 1987;15:358.
129. Gravenstein N, Lampotang S, Beneken JEW. Factors influencing capnography in the Bain circuit. J Clin Monit 1985;1:6-10.
130. Brock-Utne JC, Humphrey D. Multipurpose anaesthetic breathing systems -the ultimate goal. Acta Anaesthesiol Scand Suppl 1985;80:67.
131. Ramanathan S, Chalon J, Capan L, Patel C, Turndorf H. Rebreathing characteristics of the Bain anesthesia circuit. Anesth Analg 1977;56:822-825.
132. Rayburn RL, Watson RL. Humidity in children and adults using the controlled partial rebreathing anaesthesia method. Anesthesiology 1980;52:291-295.
133. Martin DG, Kong KL, Lewis GTR. Resistance to air-

flow in anaesthetic breathing systems. Br J Anaesth 1989;62:456-461.
134. Conterato JP, Lindahl GE, Meyer DM, Bires JA. Assessment of spontaneous ventilation in anesthetized children with use of a pediatric circle or a Jackson-Rees system. Anesth Analg 1989;69:484-490.
135. Gravenstein N, Gallagher RC. External flow-resistive, circuit-related work of breathing: Bain vs circle. Anesthesiology 1985;63:A183.
136. Kay B, Beatty PCW, Healy TEJ, Accoush MEA, Calpin M. Change in the work of breathing imposed by five anesthetic breathing systems. Br J Anaesth 1983;55:1239-1247.
137. Rasch DK, Bunegin L, Ledbetter, Kaminskas D. Comparison of circle absorber and Jackson-Rees systems for paediatric anaesthesia. Can J Anaesth 1988;35:25-30.
138. Boutros A, Pavlicek W. Anesthesia for magnetic resonance imaging. Anesth Analg 1987;66:367.
139. Dunn AJ. Empty tanks and Bain circuits. Can Anaesth Soc J 1978;25:337.
140. Mullin RA. Letter to the editor. Can Anaesth Soc J 1978;25:248-249.
141. Mullin RA. Bain circuit (a reply). Can Anaesth Soc J 1979;26:239.
142. Nimocks JA, Modell JH, Perry PA. Carbon dioxide retention using a humidified « nonrebreathing » system. Anesth Analg 1975;54:271-273.
143. Rogers KH, Rose DK, Byrick RJ. Severe hypercarbia with a Bain breathing circuit during malignant hyperthermia reaction. Can J Anaesth 1987;34:652-653.

Chapitre 7

Le circuit filtre

Traduction : Annick Steib

Composants
  Absorbeur de CO_2
  Absorption du CO_2
  Valves unidirectionnelles
  Orifices inspiratoires et expiratoires
  Pièce en Y
  Entrée de gaz frais
  Valve d'échappement (APL)
  Mesure de pression (manomètre)
  Tuyaux respiratoires
  Ballon réservoir
  Valve de sélection ballon/respirateur
  Capteur ou connecteur du moniteur de gaz respiratoires
  Capteur du moniteur de pression des voies aériennes
  Matériel optionnel
Disposition des composants
  Objectifs
  Composants individuels
Résistance et travail respiratoire dans le circuit filtre
Espace mort du circuit filtre
Chaleur et humidité
Corrélation entre concentrations inspirées et délivrées
  Azote
  CO_2
  Oxygène
  Agents anesthésiques
Emploi d'un circuit filtre avec de faibles débits de gaz frais
  Définitions
  Matériel
  Techniques
  Avantages
  Inconvénients
  Emploi d'un circuit filtre en anesthésie pédiatrique
  Avantages du circuit filtre
  Inconvénients du circuit filtre

Dans le circuit filtre, les gaz circulent en trajet circulaire à travers des conduits inspiratoires et expiratoires distincts. La direction du flux est déterminée par deux valves unidirectionnelles. Un circuit filtre classique est schématisé figure 7.1. Des normes américaines portant sur les systèmes anesthésiques, avec des références particulières pour le circuit filtre, ont été publiées en 1989 (1) (Normalisation française NF S 90-118, novembre 1986 sur ventilateurs à usage médical).

Composants

ABSORBEUR DE CO_2

L'absorbeur est un composant lourd et volumineux généralement rattaché à l'appareil d'anesthésie mais qui peut former une unité séparée. Il comporte l'absorbeur proprement dit et peut disposer de deux orifices de connexion avec les tuyaux du circuit, d'une entrée de gaz frais, de valves unidirectionnelles inspiratoire et expiratoire, d'une valve d'échappement et d'un ballon monté. Il existe des absorbeurs à usage unique et des kits d'absorption

Canisters

Configuration

Les canisters (bacs à absorbeur de CO_2, chambres, unités ou cartouches), qui contiennent l'absorbant constituent la partie principale de l'absorbeur. Leurs parois sont en général transparentes. Une grille à la base de chaque canister soutient l'absorbant.

Les absorbeurs actuels comportent deux canisters en série (Fig. 7.2). S'il existe de l'ab-

192 MATÉRIEL D'ANESTHÉSIE

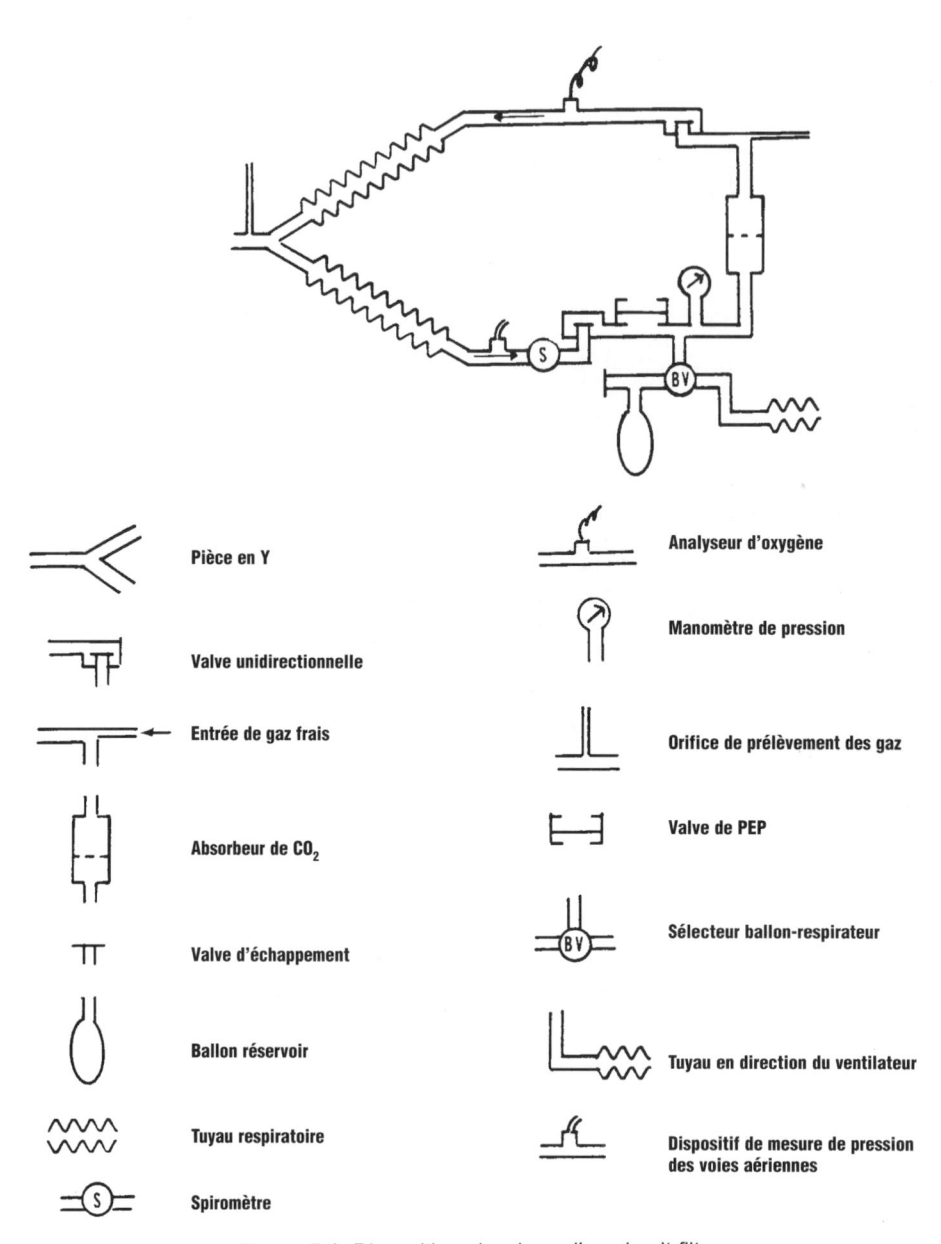

Pièce en Y	Analyseur d'oxygène
Valve unidirectionnelle	Manomètre de pression
Entrée de gaz frais	Orifice de prélèvement des gaz
Absorbeur de CO_2	Valve de PEP
Valve d'échappement	Sélecteur ballon-respirateur
Ballon réservoir	Tuyau en direction du ventilateur
Tuyau respiratoire	Dispositif de mesure de pression des voies aériennes
Spiromètre	

Figure 7.1. Disposition classique d'un circuit filtre.

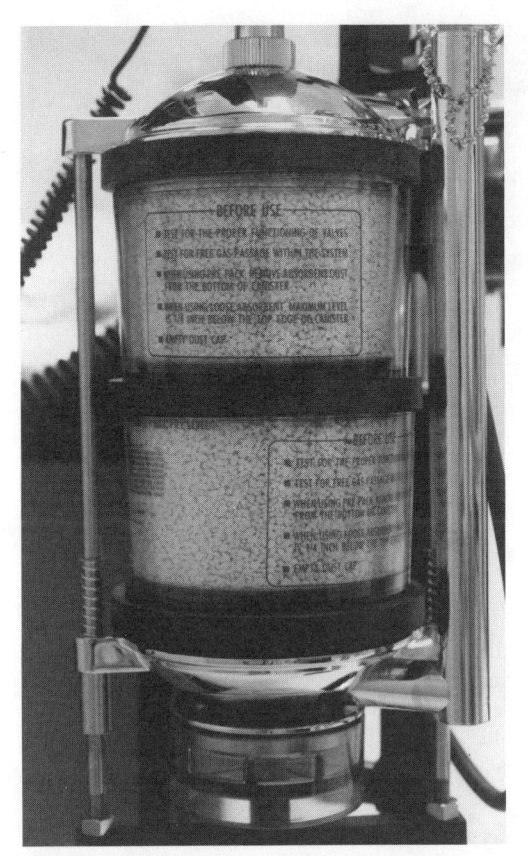

Figure 7.2. Absorbeur avec deux canisters, une trappe pour la poussière et l'humidité à la base et un tuyau latéral à droite.

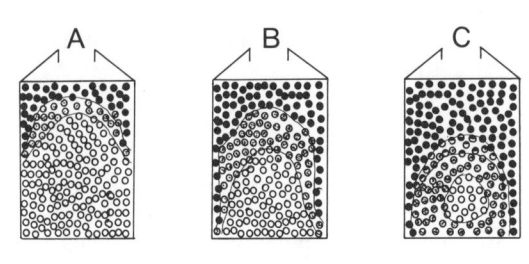

Figure 7.3. Modalités d'absorption de CO_2 dans un canister. Les cercles foncés représentent l'absorbant épuisé. Les gaz peuvent indifféremment entrer par la base ou le sommet. **A**. Après un usage limité; l'absorption débute à l'entrée et à un degré moindre le long des bords. **B**. Après usage prolongé; les granules à l'entrée et le long des côtés sont épuisés; **C**. Le CO_2 diffuse à travers le canister; dans le tiers distal du canister persiste une zone où les granules sont encore capables d'absorber le CO_2. D'après Adriani J, Rovenstein EA. Experimental studies on carbon dioxide absorbers for anesthesia. Anesthesiology 1941;2:10.

sorbant frais dans chaque chambre, le CO_2 sera surtout absorbé dans la chambre d'amont. Lorsque cet absorbant se sature, le CO_2 pénètre dans la chambre d'aval où l'absorption se poursuivra.

Il existe des canisters à usage unique qui éliminent les besoins de vidange et de remplissage mais qui peuvent être une source d'obstruction si une étiquette ou un emballage ne sont pas enlevés (2).

Taille

On a utilisé des canisters de capacité variable. Les canisters modernes sont plus grands que les modèles anciens, ce qui optimise l'utilisation de l'absorbant et permet d'en espacer les changements. Plus le diamètre du canister est important, plus le débit de gaz qui le traverse est lent, et moindre est l'entraînement de la poussière d'absorbant.

Condition d'absorption et direction du flux

évolution de l'absorption dans un canister rempli correctement est schématisée sur la figure 7.3. Les gaz peuvent indifféremment pénétrer par le sommet ou la base. Ils cheminent de préférence à la périphérie du canister. L'absorption se fait dans un premier temps au niveau de l'entrée et le long des parois (ce dernier phénomène étant appelé effet de paroi).

Le débit à travers le canister est pulsatile. La direction du flux pendant le cycle respiratoire dépend de la localisation des autres composants du circuit filtre. Dans le montage reproduit sur la figure 7.1, dans lequel le ballon réservoir est situé en amont de l'absorbeur et l'entrée de gaz frais en aval, les gaz en amont de l'absorbeur le traversent pendant l'inspiration. Pendant la pause expiratoire, les gaz frais issus de l'appareil d'anesthésie refoulent les gaz à travers l'absorbeur.

Fixation

Les parties supérieures et inférieures de l'absorbeur sont généralement métalliques. Les joints d'étanchéité (gasket) à la base et au sommet s'ajustent entre les canisters interposés. Le support et les canisters sont emboîtés en surélevant la base du support, de sorte que le canister supérieur vienne se plaquer

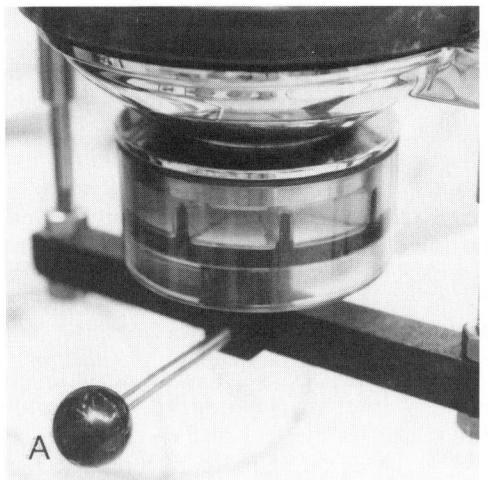

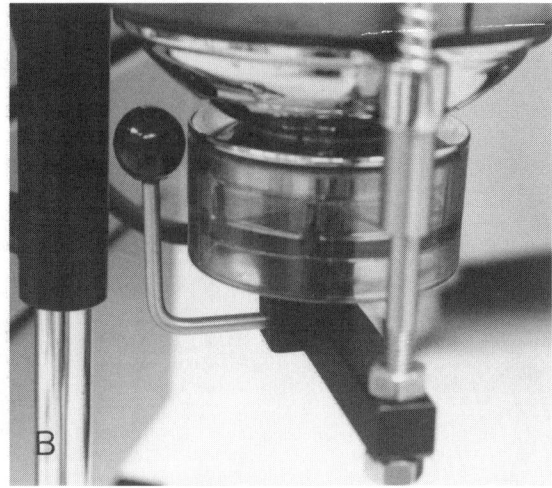

Figure 7.4. Le levier actionne un dispositif de blocage à la base de l'absorbeur et permet de soulever ou d'abaisser la partie inférieure. **A.** Le levier pointe horizontalement et risque d'être déplacé accidentellement. **B.** Le levier est dirigé vers le haut pour prévenir un déplacement accidentel. Noter la présence d'une trappe pour la poussière et l'humidité à la base de l'absorbeur.

contre le joint d'étanchéité supérieur. En abaissant la base, on sépare le bord supérieur du canister du joint d'étanchéité.

Deux méthodes permettent de surélever ou d'abaisser la base. L'une utilise une vis ou un écrou à ailette mais qui ont souvent tendance à mal tourner et sont de manipulation difficile. La plupart des absorbeurs modernes comportent un levier (Fig. 7.4) mais celui-ci peut être déplacé accidentellement (3,4). Pour prévenir cet accident, on peut modifier un levier qui pointe en avant de l'absorbeur pour le placer vers le haut ou le côté (Fig. 7.4) ou en direction de la rampe de l'absorbeur.

Il existe deux espaces au sommet et à la base de l'absorbeur qui permettent une dispersion des gaz avant qu'ils ne traversent l'absorbant et leur collection avant qu'ils ne sortent du circuit filtre. Le flux dans l'absorbeur est ainsi mieux réparti (5). À la base, cet espace permet l'accumulation de poussière et d'eau condensée (Figs. 7.2 et 7.4), ce qui permet d'éviter la formation d'agglomérat dans les couches basales de l'absorbant. Certaines bases comportent des systèmes de drainage de l'eau qui s'y accumule.

Baffles

Des baffles, sous forme d'anneaux circulaires qui servent à diriger le flux de gaz vers la partie centrale du canister, sont fréquemment placées au sommet et à la base de l'absorbeur. Ceci accroît la longueur du trajet des gaz le long des bords et compense la diminution de résistance au flux le long des parois (5).

Tuyau latéral

Un tuyau latéral externe par rapport aux canisters permet le mouvement des gaz entre base et sommet de l'absorbeur (voir Fig. 7.2). Le flux principal de gaz traversant l'absorbeur a une direction opposée à celle des gaz traversant le tuyau latéral.

Bypass (6)

Certains modèles anciens d'absorbeurs peuvent comporter un bypass contrôlé par une valve actionnée manuellement. Le bypass est aussi appelé système de coupure, valve de réinhalation, canal de bypass ou contrôle. Ce type de bypass n'est plus commercialisé aux États Unis mais est utilisé dans d'autres pays. Quand la valve est en position de marche, le gaz circule à travers l'absorbeur; quand elle est en position d'arrêt, une partie du gaz ou sa totalité est détournée autour de l'absorbeur. Un bypass complet dirige tout le gaz pénétrant dans l'absorbeur vers la sortie, sans qu'il passe sur l'absorbant. Quand il est par-

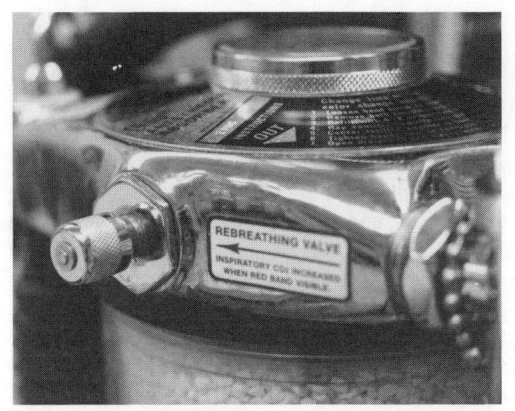

Figure 7.5. Bypass partiel sur le côté de l'absorbeur. Localisé du côté opposé à la position habituelle de l'utilisateur, il est volontiers ignoré.

tiel, seule une partie du gaz entrant court-circuite l'absorbant. Avec le bypass complet, il est possible de changer l'absorbant en cours d'utilisation, ce qui n'est pas le cas du bypass partiel car le circuit ne serait plus étanche si on démontait les canisters.

Un des risques du bypass est l'accumulation de CO_2 s'il est en position de bypass et que le débit de gaz frais est faible. Dans un modèle, le bypass est localisé sur le côté, à l'opposé de l'utilisateur et donc difficilement visible (Fig. 7.5).

ABSORPTION DU CO_2

Absorbants

L'absorption du CO_2 est basée sur le principe de la neutralisation d'un acide par une base. L'acide est l'acide carbonique formé par la réaction du CO_2 avec l'eau, et la base est constituée d'hydroxydes alcalins. Les produits terminaux de la réaction sont l'eau et un carbonate.

On utilise actuellement deux absorbants : la chaux sodée et la chaux barytée.

Chaux sodée

Composition. La composition de la chaux sodée s'est modifiée à travers les années. La plus utilisée de nos jours est la chaux sodée dite « humide » ou à « humidité élevée ». Elle se compose de 4 % d'hydroxyde de sodium, 1 % d'hydroxyde de potassium, 14 % à 19 % d'eau de Kieselguhr pour durcir les granules et des indicateurs pour évaluer les capacités d'absorption.

Un film fin d'eau recouvre la surface des granules (7). L'humidité joue un rôle capital car l'eau est nécessaire aux réactions entre ions : les absorbants peu humides s'épuisent rapidement, alors qu'avec ceux qui ont un degré d'humidité élevé, l'absorption est plus lente et il y a augmentation de la viscosité et de la résistance. L'humidité du gaz n'affecte pas la capacité d'absorption du CO_2 (9) ; celle-ci est équivalente que les gaz soient secs ou humides si la chaux sodée est suffisamment humide.

Chimie. Pour initier la réaction chimique, le CO_2 doit d'abord réagir avec l'eau de la surface du granule pour former de l'acide carbonique :

$$CO_2 + H_2O \rightleftharpoons H_2CO_3$$

Il s'agit d'un acide faible incomplètement dissocié en ses ions :

$$H_2CO_3 \rightleftharpoons H^+ + HCO_3^{-2}$$
$$\downarrow$$
$$H^+ + CO_3^{-2}$$

L'hydroxyde de sodium et l'hydroxyde de calcium sont de même dissociés en leurs ions :

$$NaOH \rightleftharpoons OH^- + Na^+$$
$$Ca(OH)_2 \rightleftharpoons 2OH^- + Ca^{2+}$$

Les ions sodium et calcium se combinent avec les ions carbonate, formant le carbonate de sodium et le carbonate de calcium comme produits terminaux :

$$2NaOH + 2H_2CO_3 + Ca(OH)_2 \rightleftharpoons$$
$$CaCO_3 + Na_2CO_3 + 4H_2O$$

L'eau est formée à partir de l'hydrogène et des ions hydroxyl. Ces réactions libèrent de la chaleur, à raison de 13700 calories par mole d'eau produite (ou de CO_2 absorbé). Cette chaleur n'affecte pas l'efficacité de l'absorption (10).

Il existe avec la chaux sodée un phénomène de régénération. Elle se réactive au repos. La quantité de chaux régénérée dépend de la durée de la période de repos (11). Après un certain nombre de périodes d'absorption efficace entrecoupées de périodes de repos apparaît l'épuisement terminal. La régénération est probablement due au fait que l'hydroxyde de sodium est plus soluble et actif que l'hydroxyde de calcium et se combine préférentiellement avec le CO_2 pour former le carbonate de sodium. Ce dernier, du fait de sa solubilité, se dissout dans l'humidité des granules et peut pénétrer dans le granule et réagir avec l'hydroxyde de calcium moins actif et moins soluble pour former le carbonate de calcium insoluble, et l'hydroxyde de sodium. La régénération de l'hydroxyde de sodium explique celle de l'absorbant. Avec la chaux sodée humide, la régénération est faible et n'augmente pas de façon importante la durée de vie de l'absorbant (12,13).

La régénération prend une certaine importance si on recourt à des indicateurs. Une couleur témoignant de l'épuisement de la chaux sodée peut de nouveau virer après une période de repos. Or, la capacité d'absorption d'une telle chaux est faible, et la couleur témoignant d'un épuisement peut réapparaître rapidement après exposition au CO_2.

Forme et taille des granules. La chaux sodée est constituée de granules de surface irrégulière pour optimiser la surface d'absorption. La taille des granules est importante. De petite taille, ils augmentent la surface de contact et réduisent la constitution de canaux, à travers lesquels les gaz peuvent passer préférentiellement, en court-circuitant la masse principale de l'absorbant (14,15). Cependant, ils augmentent la résistance et forment plus volontiers des agglomérats (14-17). Des granules plus gros opposent moins de résistance au flux mais leur surface de contact est inférieure. On a pu montrer qu'en mélangeant des gros et petits granules, la résistance restait faible, pour une efficacité d'absorption peu diminuée (18).

La taille des granules est déterminée par un numéro de tamis. Des tamis de taille 4 et de taille 8 comportent respectivement quatre et huit ouvertures par pouce (tamis dont les mailles vont de 0,04 mm à 5 mm. Système de numérotation : 17 à 38 ; exemple : taille 22 ⇒ mailles de 0,125 mm, taille 32 ⇒ mailles de 1,250 mm). Plus le numéro du tamis est élevé, plus petits sont les granules. La chaux sodée utilisée en anesthésie contient des granules de taille 4 à 8 (7).

Dureté. Les granules de chaux sodée se délitent facilement, produisant de la poussière, dont la quantité peut différer selon les marques d'absorbants (19). Un excès de poudre fait apparaître des cheminées de circulation préférentielle, une résistance au flux et des agglomérats. La poussière peut être chassée à travers le système vers le patient (20,21). On prévient cet incident en ajoutant de petites quantités de silice pour augmenter la dureté des granules (7). La silice tend à obstruer les pores de la chaux sodée et réduire son efficacité, inconvénient diminué par l'addition de kieselguhr (22). Certains fabricants tapissent l'extérieur des granules d'un film sur lequel adhèrent les particules de poussière.

Le fabricant teste la dureté en plaçant un poids donné de granules dans une cuvette avec un roulement à billes d'acier et en agitant l'ensemble. On tamise ensuite la chaux sodée avec un tamis n° 8. Cela permet de déterminer l'indice de dureté qui correspond au pourcentage de la quantité initiale restant sur la grille. Cet indice doit être supérieur à 75 (7).

Chaux barytée

Composition. La chaux barytée est formée d'un mélange approximatif de 20 % d'hydroxyde de baryum et de 80 % d'hydroxyde de calcium. Elle peut aussi contenir de l'hydroxyde de potassium et un indicateur (22). L'hydroxyde de baryum est le composant le plus actif, plus que ne l'est l'hydroxyde de sodium dans la chaux sodée.

L'humidité est assurée par incorporation de huit molécules d'H_2O : $Ba(OH)_2 - 8H_2O$ dans la structure de l'hydroxyde de baryum, et elle est également présente à la surface. Par rapport à la chaux sodée, le contenu en eau est ici moins variable et risque moins d'être perdu par évaporation. De l'eau sera néanmoins perdue si la chaux barytée est chauffée au delà de 100°C.

Chimie. Les réactions entre la chaux barytée et le CO_2 sont les suivantes :

$Ba(OH)_2 \cdot 8H_2O + CO_2 \rightarrow BaCO_3 + 9H_2O$

$9H_2O + 9CO_2 \rightarrow 9H_2CO_3$

$9H_2CO_3 + 9Ca(OH)_2 \rightarrow 9CaCO_3 + 18H_2O$

$2KOH + H_2CO_3 \rightarrow K_2CO_3 + 2H_2O$

$$Ca(OH)_2 + K_2CO_3 \rightarrow CaCO_3 + 2KOH$$

La production de chaleur et d'eau varie peu par rapport à la chaux sodée dans des conditions d'utilisation identiques (23). Il existe un certain degré de régénération avec la chaux barytée (13).

Taille et forme. La chaux barytée se présente sous forme de granules (taille 4 à 8) comme la chaux sodée. Auparavant, elle était sous forme de boulettes ayant une durée de vie inférieure à celle des granules.

Dureté. Il n'est pas nécessaire d'additionner un agent durcissant à la chaux barytée car l'eau de cristallisation rend les granules suffisamment durs pour prévenir la formation de poussière (13,16).

Compatibilité entre absorbants et agents anesthésiques

Le sévoflurane, l'isoflurane, le desflurane et l'halothane sont dégradés à des degrés divers par l'absorbant (24-28). Ils le sont plus avec l'accroissement de la température et moins quand l'humidité augmente ou quand la proportion d'absorbant épuisé s'élève (25,28,29). Le sévoflurane est plus dégradé par la chaux barytée que par la chaux sodée (26).

La dégradation n'a pas de répercussion clinique quant aux concentrations délivrées, même avec de faibles débits de gaz, mais elle peut avoir de l'importance par le biais de produits de dégradation toxiques. Une étude a montré que la réaction de l'halothane avec la chaux sodée faisait apparaître un métabolite toxique chez la souris (27). Cependant, même pour un système clos pendant 4 heures, la concentration de ce métabolite restait basse. L'un des produits de dégradation du sévoflurane est létal à des concentrations très élevées (30), mais bien supérieures à celles produites pendant l'anesthésie.

Des concentrations élevées de monoxyde de carbone ont été retrouvées dans des absorbeurs pleins, non utilisés pendant au moins 24 heures, résultant probablement d'une réaction chimique lente entre l'agent anesthésique ou un composé présent dans l'anesthésique et l'absorbant (31,32).

Les absorbants peuvent absorber les anesthésiques volatils (25,26,33-36), ce qui peut ralentir l'induction anesthésique et exposer les patients suivants aux agents volatils. Les absorbants secs absorbent plus d'agent que leurs homologues humides (25,34,35,37).

Indicateurs

Un indicateur est un acide ou une base dont la couleur dépend du pH; il est ajouté à l'absorbant pour révéler son épuisement. L'indicateur n'affecte pas l'absorption. Certains indicateurs usuels et leurs couleurs sont représentés dans le tableau 7.1. Une certaine confusion est possible car deux des indicateurs sont blancs quand la chaux est neuve alors qu'un autre l'est en cas d'épuisement.

Le violet d'éthyle est inactivé, même conservé à l'abri de la lumière (38), et plus rapidement encore lorsqu'il est conservé à la lumière.

Tableau 7.1. Indicateurs contenus dans les absorbants

Indicateur	Couleur (frais)	Couleur (épuisé)
Phénolphtaléine	blanc	rose
Violet d'éthyle	blanc	violet
Jaune Clayton	rouge	jaune
Orange d'éthyle	orange	jaune
Mimosa Z	rouge	blanc

Contenu

Volume occupé par les granules

Le volume des granules est déterminé par l'absorbant solide.

Volume occupé par l'air

Le volume occupé par l'air représente 48 % à 55 % du volume du canister (13). Il est divisé entre l'espace intergranulaire et l'espace intragranulaire.

Espace intergranulaire. Cet espace (intergranulaire ou interstitiel) varie avec la taille des granules et de la façon dont ils sont tassés. Plus ils sont petits et tassés, plus l'espace intergranulaire est réduit. Il est de 40 % à 47 %

du volume de la chaux sodée (13) et de 45 % de la chaux barytée.

Espace intragranulaire. Il s'agit de l'espace déterminé par les pores des granules. Le volume des pores de l'absorbant frais est de 8 % de son volume total puis il diminue au fur et à mesure de l'absorption (7).

Conservation et manipulation des absorbants

Les absorbants sont présentés sous plusieurs formes : emballages refermables, seaux, bidons, cartons, systèmes préremplis à usage unique. Les emballages doivent être refermés le plus rapidement possible pour empêcher la réaction de l'absorbant avec le CO_2 de l'air, la désactivation de l'indicateur et la perte de l'humidité. Des températures élevées n'affectent pas les absorbants si les containers sont scellés mais il faut éviter toute température inférieure à 0°C car il y a alors fragmentation des granules.

Les absorbants doivent être manipulés avec précaution pour éviter leur fragmentation et la formation de poussière. Il faut informer périodiquement tout le personnel devant manipuler des absorbants des risques d'irritation des yeux et des voies aériennes par la poussière et l'effet caustique sur la peau, notamment en atmosphère moite.

Quand un canister est vidangé, il faut ôter les particules de poussière le long des surfaces de caoutchouc car elles déforment les joints pouvant altérer l'étanchéité. Les grilles doivent être nettoyées pour diminuer la résistance au passage des gaz.

Le remplissage du canister doit être prudent et se faire au-dessus d'un récipient étanche pour éviter la chute des particules sur le sol. L'absorbant doit être versé doucement dans le canister retourné, en s'arrêtant de temps en temps pour tapoter les bords afin de tasser les granules (39). Le canister doit être totalement rempli, sans excès. Un petit espace est ménagé en haut pour favoriser le flux de gaz à travers le bac à chaux. La couche supérieure de l'absorbant doit être nivelée.

Avec les dispositifs préremplis à usage unique, il est important d'enlever la protection de plastique ou les étiquettes situées à la partie supérieure et inférieure. Sinon, le gaz ne peut pas circuler à travers le bac (2).

Changement de l'absorbant

La mesure de la concentration inspirée de CO_2 est la seule méthode fiable pour détecter l'épuisement de l'absorbant. Les méthodes suivantes sont moins sûres.

Changement de la couleur de l'indicateur

Il ne faut pas se fier aux modifications de couleur de l'indicateur car elles ne reflètent pas de façon fiable l'absence d'épuration du CO_2 (4). Il faut tenir compte des facteurs suivants quand on utilise un indicateur coloré :

1. Quand le virage de couleur traduisant l'épuisement est important, l'absorbant est proche de ou a atteint son point d'épuisement. Quand la couleur est peu ou pas modifiée, il reste de l'absorbant actif sans que l'on puisse en déterminer la quantité (parfois minime).
2. Quand un canister est laissé au repos, l'absorbant peut reprendre sa couleur d'origine, même s'il est devenu cliniquement inefficace. Si on utilise cet absorbant, la couleur virera rapidement. Au total, l'interprétation des changements de couleur doit être prudente, en particulier pour les canisters laissés au repos.
3. S'il existe des cheminées, l'absorbant situé le long de ces canaux s'épuisera rapidement et du CO_2 traversera le canister. Si elles se forment à distance des côtés du bac, on ne pourra détecter les modifications de couleur le long des canaux.
4. On a décrit l'emploi d'absorbant dépourvu d'indicateurs (41).
5. Le violet d'éthyle se désactive, même s'il est stocké dans l'obscurité (38). La lumière, surtout ultraviolette, accélère ce processus.

Chaleur à l'intérieur du canister

La réaction chimique du CO_2 avec l'absorbant produit de la chaleur et l'augmentation de température est plus précoce que les modifications de la couleur. Il peut être intéressant de mesurer régulièrement la température du canister. On doit détecter une production de chaleur, à moins que de forts débits de gaz frais ne soient utilisés.

Un travail a suggéré que si la température du canister d'aval excédait celle du canister d'amont, il fallait changer l'absorbant de ce dernier (42).

Pour changer l'absorbant, on abaisse la base du support de l'absorbeur et on enlève le canister. L'absorbant du canister d'amont est jeté et le canister est rempli avec de l'absorbant frais. On change alors l'absorbant du canister d'amont, en surveillant bien l'aspect du nouvel absorbant, surtout s'il s'agit de la fin du container. Si l'absorbant de la fin d'un container contient trop de poussière, il faut le jeter et en prendre un nouveau (43). On inverse ensuite l'ordre des canisters, celui d'aval étant placé en amont.

VALVES UNIDIRECTIONNELLES

Les valves unidirectionnelles sont également dénommées valves à disque, valves à sens unique, valves directionnelles, valves à dôme, valves flottantes, valves anti-retour et valves inspiratoires et expiratoires. Deux valves unidirectionnelles sont utilisées dans chaque circuit filtre pour diriger le flux de gaz en direction du patient à travers un tuyau respiratoire et le flux venant du patient dans un autre. Elles font en général partie du montage de l'absorbeur. Le connecteur mâle de 22 mm proche de la valve unidirectionnelle inspiratoire est appelé orifice inspiratoire, et celui proche de la valve unidirectionnelle expiratoire, orifice expiratoire. D'après les normes de l'ASTM, la direction du débit de gaz doit être indiqué de manière indélébile sur l'habillage de la valve ou à proximité de ses raccords de branchement, soit par une flèche, soit par la mention inspiration ou expiration. (1) *(NdT : Sur les pièces où le sens est important, le sens de l'écoulement gazeux doit être indiqué NF S 90-118)*.

Une valve unidirectionnelle typique est schématisée sur la figure 7.6. Un disque est placé horizontalement sur une embase annulaire. Une cage ou un guide de soutien (émanant de l'embase et du dôme) empêchent le déplacement vertical ou latéral du disque (Fig. 7.7). Un dôme transparent permet d'observer les mouvements du disque. Le gaz pénètre à la base et se dirige vers le centre de la valve, soulevant le disque sur son embase. Il passe ensuite sous le dôme et se dirige vers le circuit anesthésique. Si le flux s'inverse, le

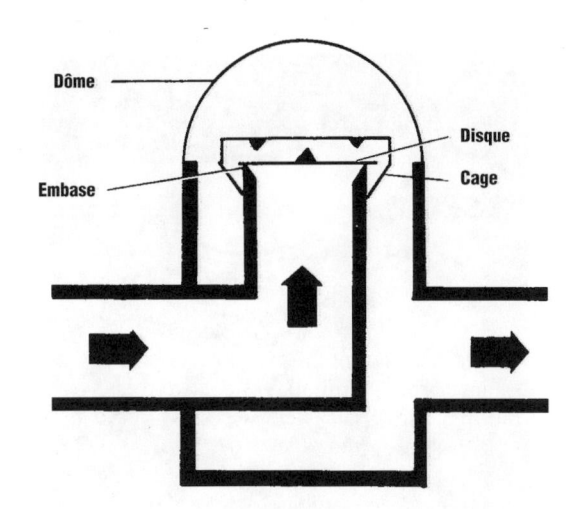

Figure 7.6. Valve unidirectionnelle. Le gaz qui pénètre dans la valve décolle le disque de son embase puis traverse la valve. L'inversion du flux de gaz plaque le disque sur l'embase et stoppe tout flux rétrograde. Le guide (cage) prévient le déplacement latéral ou vertical du disque. Le dôme transparent permet d'observer les mouvements du disque.

disque se plaque sur l'embase, stoppant toute progression rétrograde. Il faut respecter la position des valves unidirectionnelles qui doivent rester strictement verticales.

Comme on peut le voir sur la figure 5.1 F, le flux de gaz à travers une valve unidirectionnelle crée une turbulence. Ce problème était réel avec les valves anciennes, mais les plus récentes ont des disques légers et opposent peu de résistance.

Un défaut de fonctionnement de l'une ou des deux valves unidirectionnelles n'est pas rare (44). Le disque peut adhérer au dôme (il existe pour cela un système de protection). L'humidité peut coller le disque (45). Des charges électrostatiques peuvent attirer le disque au sommet de la valve (46). Une cage non solidarisée peut permettre un déplacement latéral du disque. (47). Le disque peut se bloquer sur une cheville de la cage (46). Du matériel étranger tel des granules d'absorbant peuvent coincer la valve en position ouverte (47). Dans ce cas, la valve ouverte opposant moins de résistance au flux qu'une valve qui doit s'ouvrir, le débit de gaz se fait initialement dans le segment où la valve est ouverte, avec pour résultat une réinhalation.

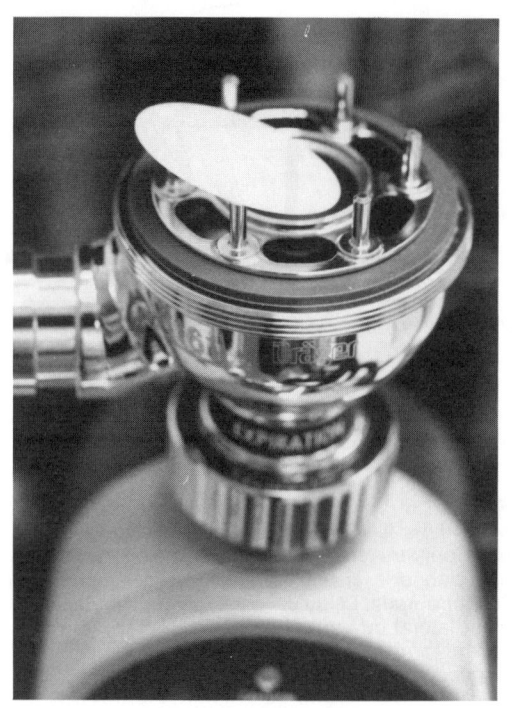

Figure 7.7. Valve unidirectionnelle avec disque démonté. Le disque est déplacé de son embase. Les saillies sur l'embase préviennent le déplacement latéral du disque.

Une valve unidirectionnelle peut se coincer, obstruant le flux de gaz (48). Dans un cas, le disque, perdu durant le nettoyage, n'avait pas été remplacé (49). Il a été retrouvé plus tard sous son berceau et il recouvrait l'ouverture vers le ballon, fonctionnant comme une valve unidirectionnelle. Le gaz pouvait pénétrer dans le système mais non en sortir.

ORIFICES INSPIRATOIRES ET EXPIRATOIRES

L'orifice inspiratoire du circuit filtre est l'ouverture à travers laquelle les gaz passent pendant l'inspiration, alors qu'à l'expiration les gaz passent par l'orifice expiratoire. Ils sont habituellement montés sur l'absorbeur. Les normes de l'ASTM exigent que chaque orifice soit un embout mâle, conique, de 22 mm (1).

PIÈCE EN Y

La pièce en Y (connecteur en Y, raccord en Y, adaptateur en Y et connecteur à trois voies du système anesthésique) est un connecteur tubulaire à trois voies comportant deux orifices mâles de 22 mm pour la connexion aux tuyaux respiratoires et un orifice femelle de 15 mm pour le patient. Ce dernier doit comporter un raccord mâle coaxial de 22 mm pour permettre le raccord direct entre la pièce en Y et le masque facial. Dans la plupart des systèmes actuels, la pièce en Y et les tuyaux respiratoires sont en permanence solidarisés. La pièce en Y doit être conçue pour pouvoir pivoter dans l'orifice patient. On peut placer une cloison dans la pièce en Y pour diminuer l'espace mort.

Les pièces en Y de certains dispositifs à usage unique peuvent se détacher des tuyaux respiratoires (50) et sont susceptibles de fuir (51).

ENTRÉE DE GAZ FRAIS

L'entrée de gaz frais correspond au point où le gaz délivré par l'appareil d'anesthésie pénètre dans le système. Le plus souvent, il est connecté à la sortie commune des gaz de l'appareil d'anesthésie par un tube souple de caoutchouc – le tube d'alimentation en gaz frais (tuyau d'alimentation). D'après les normes américaines de l'ASTM, l'orifice d'entrée des gaz frais doit avoir un diamètre interne d'au moins 4 mm et le tuyau d'alimentation un diamètre interne d'au moins 6,4 mm (1).

VALVE D'ÉCHAPPEMENT (APL)

Les valves d'échappement ont été décrites au chapitre 5. En ventilation spontanée, la valve doit être totalement ouverte. Elle s'ouvrira après la distension du ballon pendant l'expiration ou la pause expiratoire. En ventilation manuellement assistée ou contrôlée, la valve d'échappement doit être suffisamment fermée pour permettre d'atteindre la pression inspiratoire désirée. Lorsque cette pression est atteinte, la valve s'ouvre et l'excès de gaz s'échappe.

MESURE DE PRESSION (MANOMÈTRE)

La plupart des circuits filtres portent un manomètre fixé à l'absorbeur. D'après les normes américaines de l'ASTM, ils doivent être calibrés en kPa ou en cm H$_2$O *[NdT : En France, norme NF S 90-118, échelle graduée de −2 kPa (−20 cm H$_2$O) à 8 kPa (80 cm H$_2$O)]*.

Le manomètre est généralement composé de diaphragmes schématisés sur la figure 7.8. Les modifications de pression dans le système anesthésique sont transmises à l'espace compris entre les deux diaphragmes, les déplaçant en dedans ou en dehors. Les mouvements d'un diaphragme sont transmis à une aiguille qui se meut sur une échelle calibrée.

TUYAUX RESPIRATOIRES

La plupart des tuyaux respiratoires utilisés actuellement sont en plastique. Malheureusement, ils sont parfois défectueux. Ils peuvent se couder, être entaillés, fuir et leurs composants peuvent se déconnecter (50,51). Les tuyaux en plastique sont moins compliants que ceux en caoutchouc (52). La longueur des tuyaux n'affecte pas le volume de l'espace mort ou la réinhalation dans le circuit filtre. Il existe des normes ASTM réglementant les caractéristiques des tuyaux respiratoires (53) (NdT : NF S90-118 sur les tailles des raccords entre respirateur et malade).

Un système coaxial, le Mera F, a été commercialisé (54). Les tuyaux sont reliés à un montage conventionnel muni de valves et d'un absorbeur (Fig. 7.9). Le tuyau interne est connecté à l'orifice inspiratoire et le tuyau externe à l'orifice expiratoire. Les gaz se dirigent vers le patient par le tuyau lisse interne et les gaz expirés rejoignent l'absorbeur à travers le tuyau annelé externe. Cela permet de réchauffer le gaz inspiré. Les avantages de ce système sont les faibles poids et encombrement, et

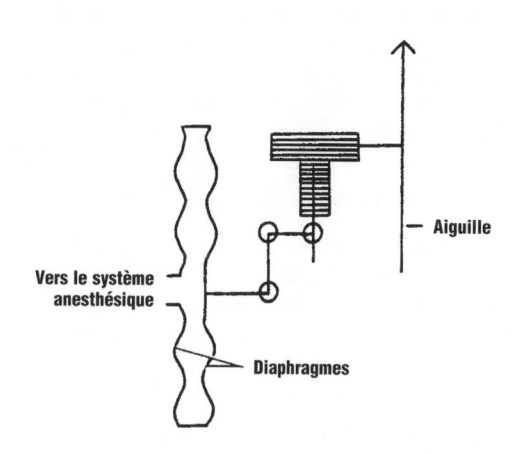

Figure 7.8. Manomètre de pression à diaphragme. Deux fins diaphragmes métalliques sont soudés ensemble et séparés par un espace. Cet espace est connecté au système anesthésique. Des variations de pression dans ce système sont transmises aux diaphragmes qui bombent vers l'extérieur ou l'intérieur. Ces déplacements mobilisent une aiguille qui affiche la pression.

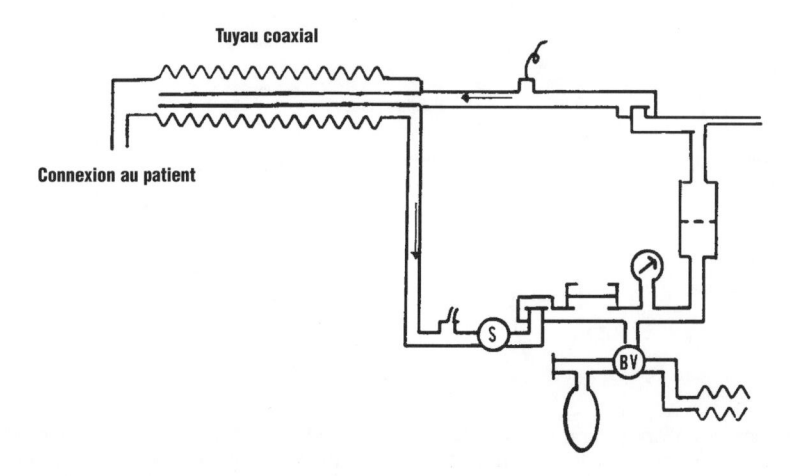

Figure 7.9. Système Mera F. Les gaz traversent la valve unidirectionnelle inspiratoire en direction du tuyau lisse interne vers le patient. Les gaz expirés se dirigent vers la valve unidirectionnelle expiratoire par le tuyau annelé externe.

l'augmentation de la chaleur et de l'humidité des gaz inspirés. Parmi les inconvénients, on relève l'accroissement des résistances (55). Plusieurs problèmes peuvent se poser comme la plicature du tuyau interne, un défaut de montage (obstruant le tuyau externe), le raccordement en sens inverse à l'absorbeur (favorisant l'accumulation d'eau condensée dans le tuyau interne) et l'allongement du tuyau externe (augmentant l'espace mort) (56-58).

BALLON RÉSERVOIR

Les ballons sont décrits dans le chapitre 5 et leurs caractéristiques dépendent des normes de l'ASTM (59) *(NdT : Le raccord pour ballon destiné à la ventilation manuelle doit être dirigé vers le bas, loin des raccords destinés aux tuyaux, etc., NF S90-118)*. La taille du ballon doit être adaptée à celle du patient et à la main de l'anesthésiste. On utilise généralement des ballons de 3 à 5 litres chez l'adulte, et des ballons de 0,75 et 1 litre chez l'enfant.

Le ballon est attaché à un orifice spécifique (montage du ballon), mâle de 22 mm. Une observation a décrit la rupture du montage, empêchant d'utiliser le système (60).

VALVE DE SÉLECTION BALLON/RESPIRATEUR

Un bouton de sélection est un moyen commode pour passer rapidement de la ventilation manuelle à la ventilation automatique sans débrancher le ballon ni le tuyau de raccordement au ventilateur. Le bouton de sélection ballon/respirateur est également nommé valve d'inversion, sélecteur de mode ventilatoire, valve d'inversion ballon/ventilateur.

Comme le montre la figure 7.10, le bouton de sélection est en fait un robinet à trois voies. Un orifice est connecté au système respiratoire, le second au ballon et le troisième au respirateur. La poignée ou le bouton servant à sélectionner la position indique la position définie par le sélecteur (Fig. 7.11). Il existe deux types de sélecteurs (voir Fig. 7.10).

Sans valve d'échappement (Fig. 7.10 A et B)

Sur certains anciens appareils d'anesthésie, on trouve des sélecteurs sans valve d'échappement (voir Fig. 7.10). Tourner le sélecteur n'a aucune incidence sur la valve d'échappement. Il faut fermer la valve lorsqu'on passe du ballon au respirateur sous peine de ventiler de manière inadéquate.

Avec valve d'échappement

Le sélecteur avec valve d'échappement (voir Fig. 7.10C), le seul autorisé par les normes américaines de l'ASTM, est monté sur les appareils actuels. La valve d'échappement est proche du ballon. Quand le sélecteur est placé sur le mode respirateur, la valve

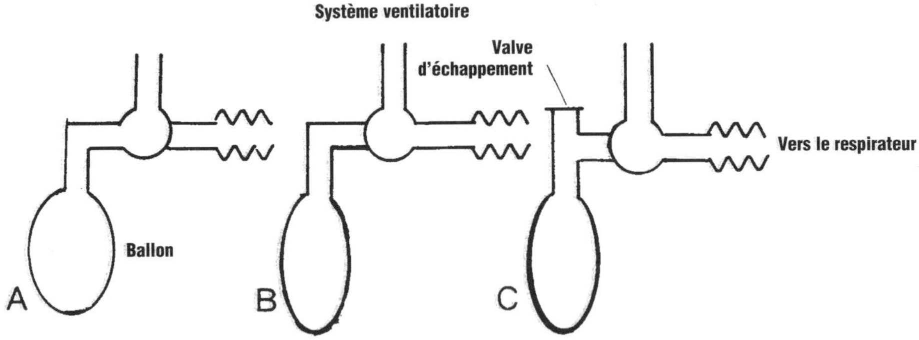

Figure 7.10. Sélecteur ballon/respirateur. **A** et **B**. Ancien modèle. En **A**. le bouton est réglé pour la ventilation manuelle ou spontanée. Le ballon communique avec le système ventilatoire. **B** montre la position pour la ventilation contrôlée ; la valve d'échappement est connectée au système et doit être fermée. **C**. Nouveau modèle. La valve d'échappement est située à proximité du ballon. Quand le sélecteur est en position de ventilation automatique, la valve d'échappement est exclue du système et il n'est donc pas nécessaire de la fermer.

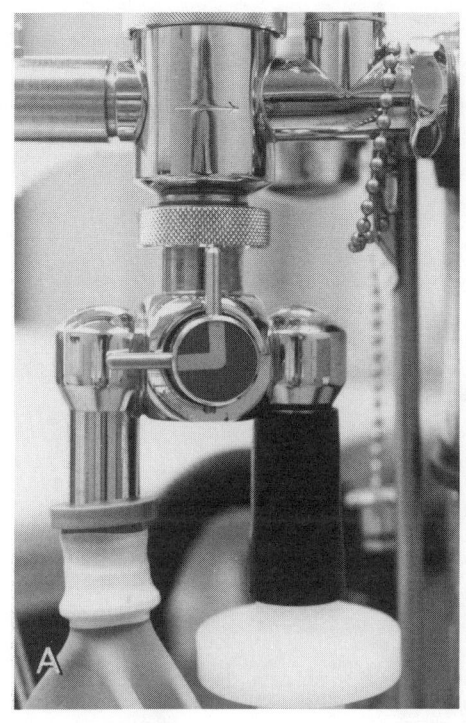

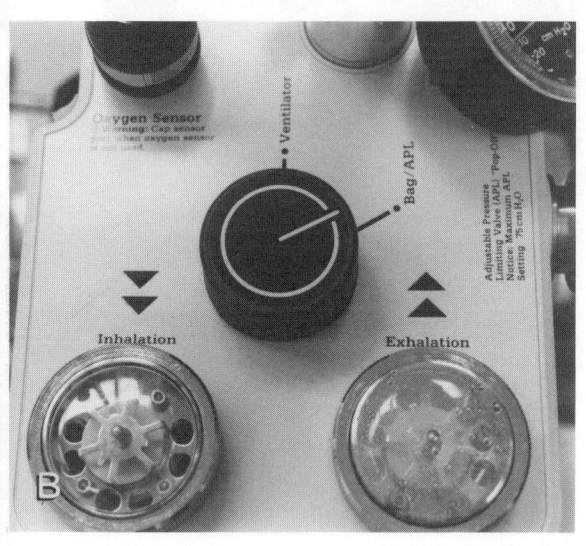

Figure 7.11. Sélecteurs ballon/respirateur. **A**. Ancien modèle. La valve d'échappement n'est pas exclue du circuit ventilatoire en mode respirateur. La position de la poignée indique si la valve est positionnée pour la ventilation manuelle ou automatique. **B**. Nouveau modèle. Quand le sélecteur est sur le mode respirateur, la valve d'échappement est exclue du circuit.

d'échappement est isolée avec le ballon réservoir et il n'est pas nécessaire de la fermer. En position ballon, la valve d'échappement est en communication avec le système anesthésique.

Un incident concernant ce type de valve a été rapporté. Il manquait un anneau de blocage et le bouton de sélection pouvait être placé de telle manière que, lorsque le ballon était comprimé, le gaz se dirigeait vers le respirateur (61).

CAPTEUR OU CONNECTEUR DU MONITEUR DE GAZ RESPIRATOIRES

Le matériel de monitorage des gaz respiratoires est décrit dans le chapitre 17. Les systèmes incorporés dans le circuit ou branchés en dérivation peuvent être utilisés avec le circuit filtre mais il faut rechercher attentivement leur position idéale dans le système.

CAPTEUR DU MONITEUR DE PRESSION DES VOIES AÉRIENNES

Les moniteurs de pression des voies aériennes sont discutés dans le chapitre 18. Le capteur peut être inclus dans le circuit filtre grâce à un adaptateur en T ou incorporé dans le dispositif d'absorption.

MATÉRIEL OPTIONNEL

Valve de PEP

Des valves de pression positive expiratoire font partie intégrante de certains dispositifs d'absorption. Elles peuvent aussi être ajoutées au circuit filtre. Si la valve de PEP est un composant séparé, sa pression est en règle fixée. Il est important de la placer dans le segment expiratoire en l'orientant correctement. En effet, une valve de PEP unidirectionnelle montée à contre-sens interrompt le flux de gaz. Avec les valves bidirectionnelles, le flux

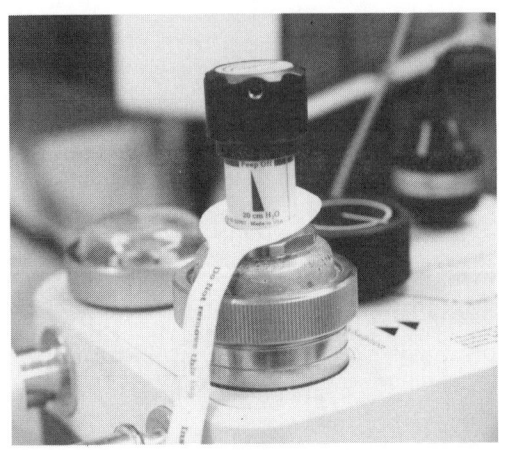

Figure 7.12. Valve de PEP intégrée dans le bloc de l'absorbeur. On choisit un niveau de PEP en tournant le bouton et et en vérifiant la pression sur le manomètre. Un risque, avec cette valve, est de la laisser dans une telle position, à l'insu de l'utilisateur suivant. Un autre incident peut être lié à sa détérioration accidentelle.

de gaz ne sera pas interrompu mais il n'y aura aucune PEP.

Les valves de PEP faisant partie intégrante du bloc de l'absorbeur sont en général à pression variable. Le niveau de PEP est affiché sur la valve et lu sur le manomètre (Fig. 7.12). Un incident lié à ce dispositif est le maintien d'une PEP non souhaitée si elle n'avait pas été remise à zéro en fin d'utilisation chez le patient précédent. Certaines valves récentes de PEP comportent un témoin de fonctionnement (Fig. 7.13).

Filtres

L'un des inconvénients du circuit filtre est la difficulté de nettoyer et de stériliser certains composants, notamment l'absorbeur, le respirateur et les valves unidirectionnelles. Pour éviter la transmission d'agents pathogènes, on peut interposer des filtres. Ils sont décrits dans le chapitre 5.

Humidificateur chauffant

Un humidificateur chauffant est souvent placé dans la partie inspiratoire du circuit filtre (voir chapitre 9).

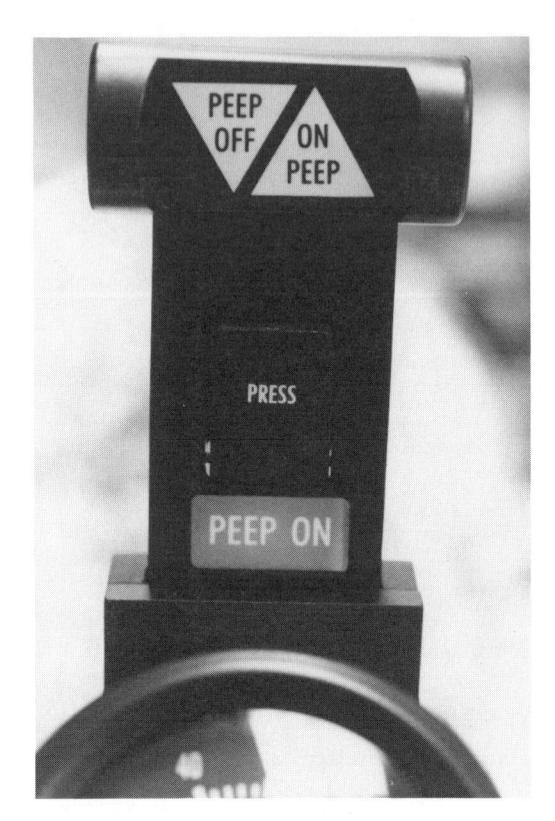

Figure 7.13. Indicateur de marche-arrêt d'une valve de PEP. La poignée doit être soulevée pour sélectionner un niveau de PEP, ce qui permet d'avertir l'utilisateur qu'une PEP est employée.

Volumètre

Un volumètre servant à mesurer les volumes respiratoires est souvent utilisé dans le circuit filtre. Voir chapitre 18.

Disposition des composants

La disposition relative des composants du circuit filtre influence son fonctionnement. La figure 7.1 illustre une disposition usuelle.

OBJECTIFS

1. Incorporation maximale des gaz frais et de ceux de l'espace mort dans le mélange inspiré et évacuation maximale du gaz alvéolaire (62,63). Le gaz frais doit en priorité être addi-

tionné dans le mélange inspiratoire, de sorte que les concentrations inspirées soient proches de celles du gaz frais. L'induction et le réveil seront ainsi plus rapides. Plus le débit de gaz frais est faible, plus cela devient important car l'une des conséquences des faibles débits de gaz frais est que lorsqu'on modifie les concentrations de ce gaz, les répercussions sur la concentration du gaz inspiré sont plus lentes.

L'induction et le réveil seront également plus rapides si on évacue sélectivement les gaz alvéolaires. Pendant l'induction, quand la concentration de l'agent anesthésique dans le gaz frais dépasse celle du mélange inspiré, il est intéressant d'éliminer en priorité par la valve d'échappement le gaz alvéolaire contenant de faibles concentrations, plutôt que le gaz frais ou de l'espace mort, plus riche en agent anesthésique. L'inverse est vrai lors du réveil.

2. Consommation minimale d'absorbant de CO_2 (64). Pour une utilisation optimale de l'absorbant, le gaz évacué par la valve d'échappement doit avoir la concentration de CO_2 la plus élevée possible. On y parvient quand (i) le gaz expiré ne passe pas à travers l'absorbeur avant d'être évacué, (ii) le gaz expiré est dilué le moins possible avant l'évacuation, et (iii) le gaz évacué est celui expiré en fin d'expiration alors que le gaz initialement expiré, qui provient de l'espace mort, est pauvre en CO_2.

Avec de faibles débits de gaz frais, plus de gaz doit traverser l'absorbant, ce qui enlève de l'importance à la nature du gaz évacué. Dans un circuit fermé, la disposition des composants ne modifie pas la consommation de l'absorbant car tous les gaz expirés traversent l'absorbeur.

3. Lectures précises fournies par un volumètre placé dans le circuit (65-67). Si l'entrée de gaz frais est disposée de telle sorte que le gaz frais passe en continu à travers le volumètre, les mesures des volumes respiratoires ne seront pas précises.

4. Fiabilité des lectures de pression sur un manomètre ou un moniteur de pression des voies aériennes.

5. Humidification maximale des gaz inspirés.

6. Espace mort minimal.

7. Résistance basse.

8. Prévention des risques. Les composants ne doivent pas tirer sur la sonde trachéale ou le masque.

9. Facilité d'utilisation. Les composants doivent être disposés de telle sorte qu'ils soient simples d'emploi. Les tuyaux et fils ne doivent pas s'enchevêtrer.

Aucune disposition ne permet de répondre à tous ces critères. Dans certains cas, quelques objectifs sont même contradictoires. Par exemple, l'évacuation du CO_2 en amont de l'absorbeur économise l'absorbant mais réduit le degré d'humidité inspirée car la production de chaleur et d'humidité est directement proportionnelle au volume de CO_2 pénétrant dans le canister. Selon les circonstances cliniques, certains critères sont prioritaires. Par exemple, en pédiatrie, l'espace mort et l'humidification ont plus d'importance que chez l'adulte.

COMPOSANTS INDIVIDUELS

Entrée de gaz frais

La figure 7.14 montre les différentes possibilités d'entrée de gaz frais. Celle ci s'effectue le plus souvent en amont de la valve unidirectionnelle inspiratoire et en aval de l'absorbeur (position A). Dans cette position, durant l'expiration et la pause expiratoire, le gaz frais pénètre dans l'absorbeur et dans les composants compris entre la valve unidirectionnelle expiratoire et l'absorbeur. Pour de faibles débits de gaz frais, aucun gaz évacué par la valve d'échappement n'aura traversé l'absorbeur. Pour des débits plus élevés, une partie du gaz qui a pénétré dans l'absorbeur sera évacuée. Pour des débits très élevés, une partie du gaz frais sera évacuée.

En plaçant l'entrée des gaz frais en amont de l'absorbeur (position B), on diminue la quantité de gaz frais dans le mélange inspiré. L'agent anesthésique présent dans le mélange de gaz frais sera capté dans l'absorbeur, avec pour corollaire une induction ralentie (68). Un autre problème est que l'on peut chasser de la poussière de chaux dans le circuit inspiratoire lors de l'activation du bypass d'oxygène. Du fait de la proximité de la valve d'échappement, du gaz frais sera évacué.

Placer l'entrée de gaz frais en position B majore l'humidification des gaz inspirés (69-

Figure 7.14. Différentes possibilités d'emplacement de l'entrée de gaz frais (voir texte pour détails).

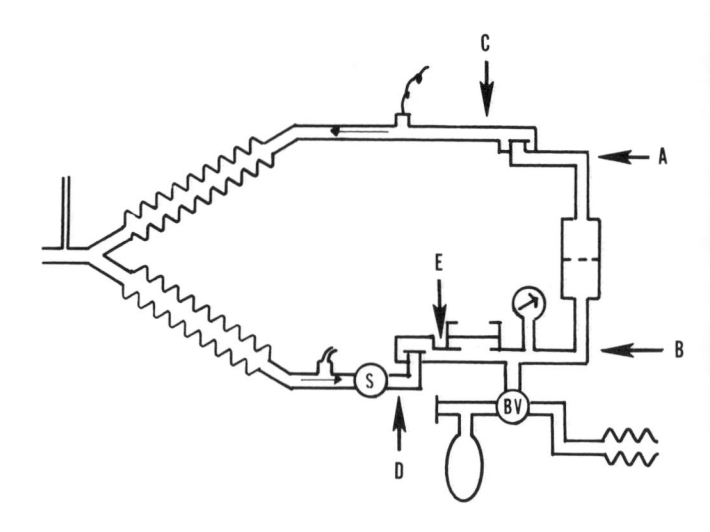

71) mais accentue l'assèchement de l'absorbant. Or, plus ce dernier est sec, plus il absorbe les agents anesthésiques, ce qui, là encore, ralentit l'induction (34). Les patients ultérieurs recevront plus d'agent anesthésique lors de sa libération par l'absorbant.

Avec l'entrée de gaz frais en position B, le gaz ayant passé par l'absorbeur n'est pas évacué par la valve d'échappement, d'où économie de l'absorbant.

Si l'entrée de gaz frais se fait en amont du ballon et de la valve d'échappement (position E), on cumule les inconvénients de la position B, avec l'élimination de plus de gaz frais et la dilution du gaz expiré avant son évacuation.

La position D, dans laquelle l'entrée des gaz frais se fait en amont de la valve unidirectionnelle expiratoire, a tous les inconvénients des positions B et E. De plus, pendant l'inspiration, le débit de gaz frais refoule les gaz expirés vers le patient, aboutissant à une réinhalation.

La position C, en aval de la valve unidirectionnelle inspiratoire, permettrait théoriquement de réduire l'espace mort en balayant les gaz expirés hors de la pièce en Y durant l'expiration (64). Cependant, si les valves unidirectionnelles fonctionnent correctement, il n'y aura qu'un faible flux rétrograde au niveau de la pièce en Y. Si la valve est incompétente, même un débit de gaz élevé ne permet pas de prévenir la réinhalation (64).

En position C, pendant l'expiration, du gaz frais se mélange aux gaz expirés et s'évacue par la valve d'échappement sans atteindre le patient. L'économie de gaz frais (72) sera donc moindre et l'utilisation d'absorbant peu rentable, car le gaz frais va diluer la concentration de CO_2 dans le gaz évacué par la valve d'échappement.

Un autre inconvénient lié à la position C est que le volumètre placé sur le versant expiratoire du circuit ne mesure pas précisément les volumes courant et minute (65-67,73). Pendant l'expiration, les gaz expirés et le gaz frais traversent le volumètre qui détectera un flux même si le patient est en apnée. On peut obtenir des mesures volumétriques précises en arrêtant temporairement l'administration de gaz frais (66) ou en plaçant le volumètre entre la pièce en Y et le masque ou le connecteur de la sonde trachéale (67).

Un dernier inconvénient de la position C est que la pression d'insufflation peut brutalement augmenter si on met en marche le bypass d'oxygène en cas d'obstruction sur la partie expiratoire du circuit (74). Si l'arrivée des gaz frais se situe sur un autre segment, l'augmentation de pression est moindre car le gaz peut s'évacuer par la valve d'échappement et l'accroissement de pression sera atténué par le ballon.

En position C, on peut modifier plus rapidement la composition du mélange de gaz frais dans les gaz inspirés. Si la pièce en Y comporte un cloisonnement, l'entrée de gaz

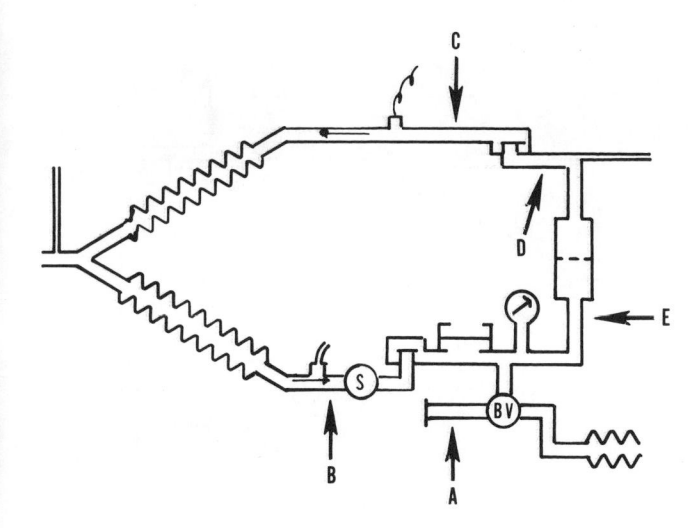

Figure 7.15. Différentes possibilités d'emplacement du ballon réservoir (voir texte pour détails).

frais dans cette position va purger l'espace mort sous le masque, ce qui peut s'avérer particulièrement utile pour les inductions au masque quand de toutes façons les informations fournies par le volumètre sont peu précises.

La position C s'est révélée supérieure à la position A dans un modèle expérimental testant la ventilation contrôlée en l'absence d'absorption de CO_2 (75).

Ballon réservoir

La figure 7.15 montre les diverses possibilités d'emplacement du ballon réservoir. Il est généralement placé entre la valve unidirectionnelle expiratoire et l'absorbeur (position A).

En ventilation spontanée, l'absorbeur est aussi efficace, que le ballon soit en aval (position D) ou en amont (position A ou E) de l'absorbeur (64). En ventilation manuelle ou contrôlée, l'efficacité est maximale avec le ballon placé en amont de l'absorbeur. Si le ballon était en position D, les gaz expirés passeraient à travers l'absorbeur et rempliraient le ballon pendant l'exsufflation. La compression du ballon pendant l'insufflation inverserait le flux de gaz qui passerait de façon rétrograde à travers l'absorbeur pour être évacué au niveau de la valve d'échappement. Le recours à l'absorbeur est ici irrationnel, car ce seraient les gaz épurés en CO_2 qui seraient évacués par la valve d'échappement.

Quand un respirateur est utilisé, la valve d'échappement est fermée et l'excès de gaz est évacué par le respirateur, de telle sorte que la position du ballon va déterminer quel gaz sera évacué. Si le ballon est en position D en ventilation mécanique, les gaz expirés doivent passer à travers l'absorbeur avant d'être évacués.

Placer le ballon en amont de l'absorbeur a l'inconvénient de risquer de mobiliser de la poussière de l'absorbeur vers le circuit inspiratoire lorsqu'on comprime le ballon (76).

On peut aussi placer le ballon en position E, à la base d'un absorbeur, ce qui présente l'avantage de procurer une meilleure humidification car le gaz frais circule au-dessus de l'eau condensée dans l'espace situé sous l'absorbant. Cependant, on retrouve le même inconvénient que lorsqu'on place le ballon en amont de l'absorbeur : une pression brutale sur le ballon peut chasser dans le segment respiratoire la poussière qui se serait accumulée dans cet espace (21).

Si le ballon est placé entre le patient et l'une des valves unidirectionnelles (position B ou C), il constituera un réservoir pour les gaz expirés qui seront réinhalés.

Valves unidirectionnelles

On a proposé deux emplacements pour les valves unidirectionnelles : dans la pièce en Y et au niveau de l'absorbeur. Les pièces en Y valvées ne sont plus commercialisées et ne répondent pas aux normes de l'ASTM (1).

Incorporer des valves à la pièce en Y éli-

Figure 7.16. Différentes possibilités d'emplacement de la valve d'échappement (voir texte pour détails).

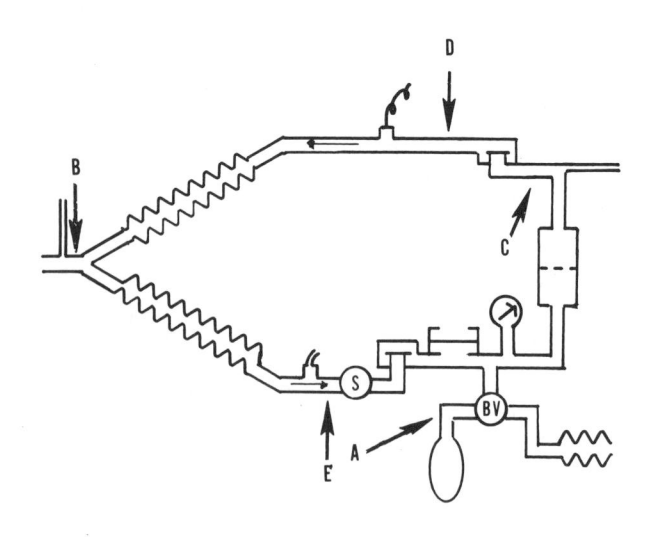

mine le flux rétrograde des gaz expirés dans le circuit inspiratoire. Cependant, dans les conditions usuelles, ce flux rétrograde est insignifiant. En ventilation contrôlée, placer les valves dans la pièce en Y améliore l'efficacité de l'absorbant (64).

Les inconvénients liés à la présence des valves dans la pièce en Y sont nombreux : elles sont volumineuses, difficiles à visualiser et elles opposent des résistances supérieures aux valves unidirectionnelles incorporées à l'absorbeur (62). On a décrit des accidents graves lors de la mise en place d'une pièce en Y valvée dans un circuit filtre comportant un absorbeur lui-même muni de valves (77-80). Dans un tel montage, il y a 50 % de chances que les valves de la pièce en Y soient en opposition de celles de l'absorbeur, empêchant toute circulation de gaz dans le circuit. Ce montage doit donc être évité.

Valve d'échappement

La figure 7.16 montre les différentes dispositions de la valve d'échappement.

Ventilation spontanée

En ventilation spontanée, l'efficacité de l'absorbant est maximale quand la valve d'échappement est montée sur la pièce en Y (position B) (62,64), car le gaz principalement éliminé est celui de fin d'expiration. Le gaz expiré pendant la première partie de l'expiration est du gaz provenant de l'espace mort, pauvre en CO_2. Comme la valve d'échappement est initialement fermée, ce gaz n'est pas éliminé. Quand le ballon est rempli, la pression dans le circuit augmente et la valve d'échappement s'ouvre, laissant s'échapper principalement du gaz de fin d'expiration, donc du gaz alvéolaire, plus riche en CO_2. Quand la valve d'échappement est distante du patient une telle élimination différentielle est impossible (62).

Si la valve d'échappement est au contact de la pièce en Y, l'augmentation de poids (notamment quand un système anti-pollution est rajouté) accentue le risque de déconnexion. Les tuyaux de transfert vers l'interface du dispositif d'évacuation peuvent s'emmêler avec d'autres éléments. La valve est difficile à régler pour les interventions portant sur la tête et le cou. Enfin, la disposition de la valve en position B diminue la chaleur et l'humidité du mélange inspiré (81).

L'emploi d'un absorbant est inefficace si la valve d'échappement est en aval de l'absorbeur (position C et D) car le gaz évacué traverse alors l'absorbeur. Si la valve d'échappement est placée entre le patient et l'absorbeur (position E ou B) seul le gaz qui n'a pas passé par l'absorbeur sera évacué.

Si la valve d'échappement est placée en position C, du gaz frais sera éliminé. Le gaz frais ne sera évacué en position A que pour des débits de gaz frais élevés (82).

Si la valve d'échappement est en position D, les gaz expirés refouleront dans le circuit inspiratoire pendant l'expiration, majorant l'espace mort.

Ventilation contrôlée ou assistée manuellement

Pendant la ventilation contrôlée ou assistée manuellement, il y a un excédent de débit de gaz pendant l'inspiration. Si la valve d'échappement était située au niveau de la pièce en Y (position A), le gaz frais et celui qui a traversé l'absorbeur seraient évacués, atténuant l'effet de l'absorbant (62,64). Il en serait de même avec la valve d'échappement située en position C ou D. En plaçant la valve d'échappement entre le patient et l'absorbeur (position E ou B) l'absorbant devient plus efficace, même si une partie du gaz frais vient alors diluer les gaz évacués en position E et si, en position B, les gaz ayant traversé l'absorbant sont évacués (82).

Une proportion importante de gaz frais est évacuée si la valve d'échappement est en position C, D ou A. Il existe une évacuation partielle si elle est située en position E. En position B, le gaz frais ne s'évacuera que pour des débits élevés.

On a proposé de placer la valve d'échappement au niveau du ballon réservoir, avec un tuyau d'extension entre le ballon et son cadre de montage (83). L'espace de collection du gaz frais qui refoule à travers l'absorbeur pendant l'expiration est ainsi plus important. Cet espace équivaut à celui où l'excès de gaz est évacué quand on utilise un respirateur avec le circuit filtre.

Ventilation automatique

En ventilation automatique, la valve d'échappement est fermée ou isolée, et sa localisation n'a donc aucune importance.

Filtres

La figure 7.17 montre cinq dispositions possibles d'un filtre dans le circuit. La plupart des systèmes à usage unique ne permettent pas d'être intégrés en position A ou B. Si le filtre est placé en position A, C ou E, des particules se détachant du filtre peuvent être inhalées.

En position A, le filtre se situe entre le tuyau inspiratoire et la pièce en Y. Le patient est alors protégé d'une contamination et de la poussière de l'absorbant mais l'absorbeur ou l'air environnant ne le sont pas. Si le filtre est lourd ou encombrant, cet emplacement est gênant. Un filtre ne doit pas être placé dans cette position si un humidificateur est situé en amont.

Dans la position B, le filtre est placé entre la pièce en Y et le tuyau expiratoire. L'absorbeur, le tuyau expiratoire et l'air environnant sont ici protégés. De l'eau, du mucus ou du liquide d'œdème peuvent se collecter dans le filtre ainsi placé, majorant la résistance voire obstruant le passage des gaz (84,85). La taille et le poids d'un filtre peuvent empêcher cette position.

En position C, on place le filtre entre le tuyau inspiratoire et la valve unidirectionnelle inspiratoire. Le patient est alors protégé de la contamination par l'absorbeur et ses composants, mais non le tuyau inspiratoire. Le filtre capte la poussière de l'absorbant (76) mais ne protège pas l'absorbeur ou l'air de la salle d'opération de la contamination par le patient. La taille ou le poids du filtre ne posent pas problème dans cette localisation. Si un humidificateur est utilisé, il faut le placer en aval du filtre. Cet emplacement du filtre n'a pas permis de réduire la fréquence des pneumonies après anesthésie inhalatoire (86).

Dans la position D, le filtre est interposé entre la valve unidirectionnelle expiratoire et le tuyau expiratoire. Le filtre protège alors les parties internes de l'absorbeur et d'autres composants d'une contamination mais le tuyau expiratoire est contaminé. Du fait de sa position sur le versant expiratoire, une obstruction liquidienne est possible mais elle est moins fréquente qu'en position B.

En position E, on met le filtre entre la pièce en Y et la sonde trachéale ou le masque. Le patient est protégé de l'équipement et vice versa. Le filtre agit également comme échangeur de chaleur et d'humidité (87). Ces faits peuvent être à la base d'une stratégie de contrôle de l'infection en anesthésie (88). Changer le filtre entre le patient et le système anesthésique pour chaque nouveau patient permet de réutiliser le circuit. Cependant, cet emplacement a également ses inconvénients : augmentation de l'espace mort, celle du risque

Figure 7.17. Différentes possibilités d'emplacement des filtres (voir texte pour détails).

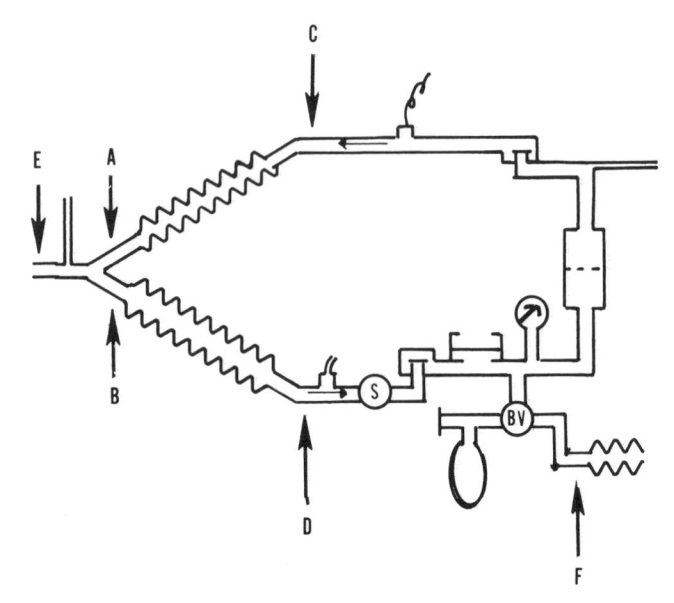

de déconnexion et augmentation des résistances. Le filtre peut se boucher avec du sang, des sécrétions ou du liquide d'œdème.

Dans la position F, on place le filtre dans le tuyau menant au respirateur. Il existe pour cet usage des tuyaux jetables munis de filtres.

Moniteur des gaz respiratoires

Dispositifs incorporés dans le circuit

Moniteur d'oxygène. Un capteur servant au monitorage de la concentration d'oxygène peut être intégré dans le dôme d'une valve unidirectionnelle, le sommet de l'absorbeur ou un adaptateur en T. Il faut placer le capteur de telle manière que son extrémité pointe vers le bas, pour prévenir l'accumulation d'eau au niveau de la membrane.

La figure 7.18 montre les différents emplacements d'un moniteur d'oxygène. Avec la plupart des dispositifs à usage unique, on ne peut placer le capteur en position F ou G. En position H et I, le capteur est inséré dans le dôme de la valve unidirectionnelle.

Les positions F, A et H se situent sur le versant inspiratoire et les positions G, E, I et C sur le versant expiratoire. Le fait de placer le capteur sur le versant expiratoire l'expose à plus d'humidité, ce qui ne pose en fait pas problème pour la majorité des capteurs. Avec un faible débit de gaz frais, la valeur mesurée sur le versant expiratoire sera inférieure à celle du versant inspiratoire mais, même en circuit fermé, la différence entre inspiration et expiration n'est que de 4 à 6 % (89).

On a suggéré de placer l'analyseur d'oxygène près de la pièce en Y (position G, F ou B), de sorte que l'alarme se déclenche en cas de déconnexion entre le circuit et la sonde trachéale. Cependant, on ne peut assimiler un analyseur d'oxygène à une alarme de débranchement avec une confiance absolue. Bien que cet endroit soit le plus fréquemment le siège de déconnexions, celles-ci peuvent survenir à d'autres endroits. Les déconnexions sont les plus fréquentes sur ce site, mais elles peuvent aussi survenir ailleurs. De plus, avec un débit élevé de gaz frais, la baisse de la concentration d'oxygène peut être insuffisante pour déclencher l'alarme.

En plaçant le capteur en position B, F ou G, il peut être difficile de le maintenir vertical. Par ailleurs, le câble du moniteur peut s'emmêler avec d'autres tuyaux, ou s'étirer et exercer une traction sur la pièce en Y. Avec un capteur en position B, interposé entre la pièce en Y et la sonde trachéale, l'espace mort est augmenté.

En position D, le capteur se situe au niveau de l'admission des gaz frais. Cette position n'est pas recommandée car on ne surveille alors que la concentration d'oxygène dans le mélange de gaz délivré dans le circuit

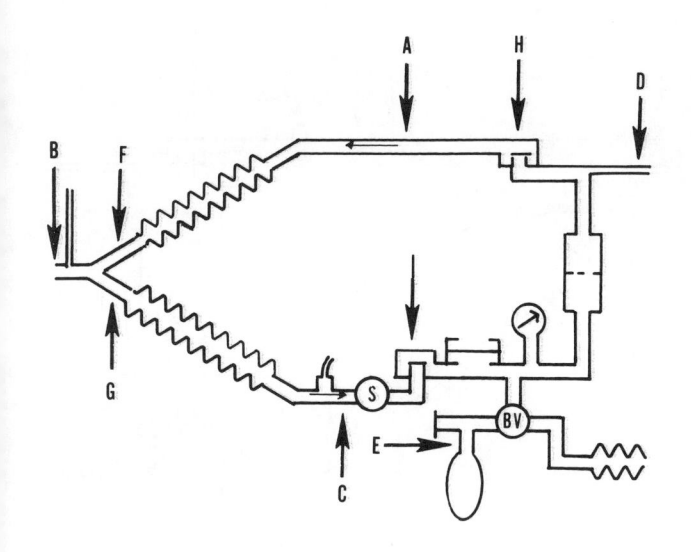

Figure 7.18. Différentes possibilités d'emplacement du capteur d'O$_2$ (voir texte pour détails).

et non celle du mélange inspiré par le patient.

Moniteur de CO$_2$ inclus dans le circuit. Pour obtenir des valeurs expirées satisfaisantes, le capteur doit être placé entre le patient et le circuit (position B sur la figure 7.18), aussi près que possible du patient.

Dispositifs en dérivation

Les gaz peuvent être aspirés à partir d'un adaptateur en T ou par l'intermédiaire d'un orifice équipant un composant tel un adaptateur coudé. Pour obtenir des échantillons représentatifs des gaz inspirés et expirés, le site de recueil doit être proche du patient, au niveau du coude lié à la pièce en Y ou d'un adaptateur situé entre la pièce en Y et le patient.

Volumètre

La figure 7.19 montre les emplacements possibles d'un volumètre (ou spiromètre) dans le circuit filtre. Certains sont dotés d'adaptateurs spécifiques pour les fixer solidement au niveau de certains sites.

Un volumètre est généralement placé sur le versant expiratoire (position A), entre le tuyau respiratoire et la valve unidirectionnelle expiratoire. En ventilation spontanée, les volumes mesurés sont précis. En ventilation contrôlée en revanche, le spiromètre va surévaluer le volume insufflé à cause de l'expansion des tuyaux et de la compression des gaz (66,67).

Un spiromètre placé entre le patient et la pièce en Y (position B), donne des valeurs précises en ventilation spontanée et contrôlée mais la plupart d'entre eux sont trop volumineux pour être disposés à ce niveau. De plus, l'augmentation de l'espace mort est importante et le risque de détérioration est majoré.

Si le spiromètre est placé sur le versant inspiratoire (position C), il surévaluera les volumes en ventilation contrôlée et assistée, à cause de la distension des tuyaux et des fuites entre le spiromètre et le patient.

Capteur du moniteur de pression des voies aériennes

Le capteur d'un moniteur de pression des voies aériennes peut être placé aux mêmes sites que celui mesurant la concentration d'oxygène (voir Fig. 7.18). La plupart des systèmes existants ne permettent pas l'emplacement en F ou G. La position B comporte les mêmes inconvénients que ceux décrits avec le capteur d'oxygène. Pour mettre en place le capteur au niveau de l'arrivée des gaz frais (position D), il faut un adaptateur spécifique. De surcroît, le faible diamètre des tuyaux et un débit de gaz élevé élèvent les pressions dans le circuit, ce qui explique que l'on puisse ne pas détecter une pression abaissée.

Figure 7.19. Localisations possibles d'un spiromètre (voir texte pour détails).

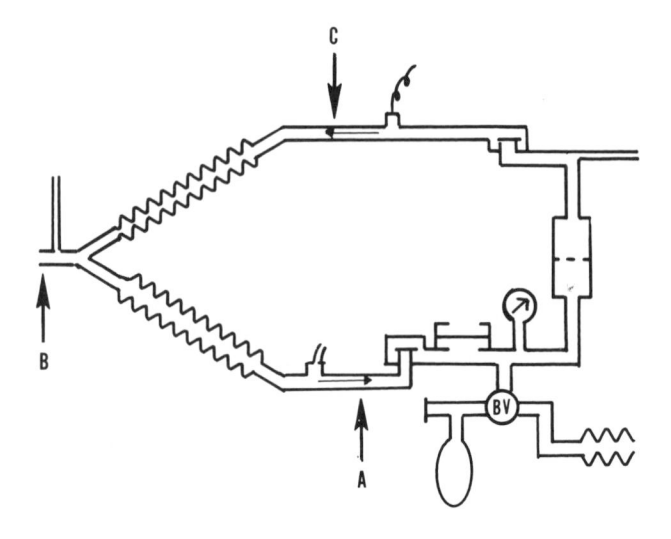

Les positions A, C, I, E et H sont stables pour un capteur de pression. Pour le placer en position I ou H, il faut modifier le dôme de la valve unidirectionnelle. On peut utiliser des adaptateurs en T pour les positions A, E et C.

L'emplacement sur le versant expiratoire comporte des avantages par rapport au versant inspiratoire. S'il existe une obstruction sur le versant inspiratoire et que le capteur est situé en amont de l'obstruction, il ne détectera pas la faible pression à proximité du patient, ce qui n'est pas le cas si le capteur est placé en aval de l'obstruction.

Valve de PEP

La valve de PEP doit être placée sur le versant expiratoire du circuit. Une valve de PEP à usage unique doit être placée entre le tuyau expiratoire et la valve unidirectionnelle expiratoire (position B sur la figure 7.20). Les valves de PEP incluses dans le circuit sont en général situées en aval de la valve expiratoire unidirectionnelle et en amont de l'absorbeur (position A sur la figure 7.20). Une valve de PEP bidirectionnelle peut être interposée entre le respirateur et le circuit.

MANOMÈTRE DE PRESSION

Pour mesurer la PEP avec précision, le manomètre de pression et la valve de PEP doivent être situés du même côté (patient ou absorbeur) que la valve unidirectionnelle expiratoire (90). Sur les anciens montages, le manomètre est situé entre l'absorbeur et la valve unidirectionnelle. Si on place une valve de PEP sur le segment expiratoire du côté patient de la valve unidirectionnelle, on ne mesurera pas de valeur de PEP sur le manomètre. Les montages actuels ont une valve de PEP incluse dans le versant absorbeur de la valve unidirectionnelle et un manomètre de pression situé à proximité.

Résistance et travail respiratoire dans le circuit filtre

Autrefois, on reprochait au circuit filtre sa résistance élevée pour l'utiliser chez le petit enfant. Cependant, des travaux ont montré que la résistance ou le travail respiratoire avec un circuit filtre n'étaient pas significativement supérieurs par rapport aux autres systèmes et pouvaient même être parfois inférieurs (55, 91-95).

Aucune étude n'a pu mettre en évidence un quelconque problème à laisser un enfant ventiler spontanément dans un circuit filtre plutôt que dans un système sans réinhalation (96).

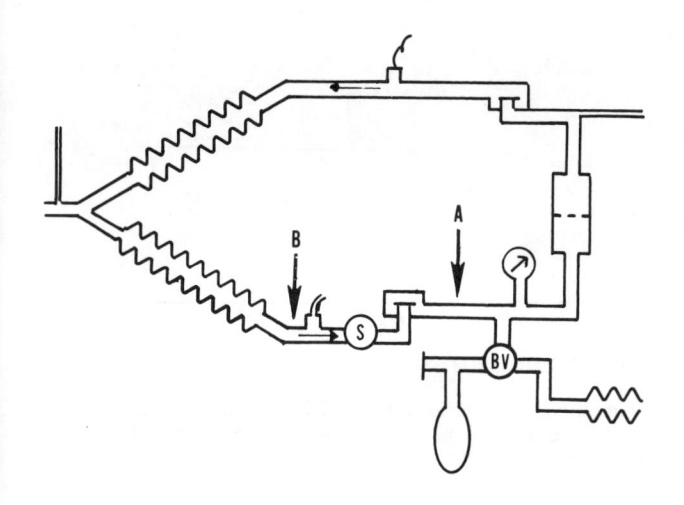

Figure 7.20. Localisations possibles d'une valve de PEP (voir texte pour détails).

L'emploi d'un tuyau coaxial accroît la résistance (55).

Espace mort du circuit filtre

Dans le circuit filtre, l'espace mort s'étend dans la pièce en Y jusqu'au point de bifurcation. L'emploi d'une pièce en Y cloisonnée réduit l'espace mort. Au début de l'expiration ou de l'inspiration, les gaz des tuyaux respiratoires se mobilisent en direction opposée de leur flux habituel jusqu'à la fermeture des valves unidirectionnelles. Ce mouvement, appelé reflux, augmente légèrement l'espace mort. Si les valves unidirectionnelles sont efficaces, le reflux reste sans signification clinique.

Chaleur et humidité

Dans le circuit filtre, l'humidité a trois origines : les gaz expirés, le contenu en eau des granules de l'absorbant et l'eau libérée par la neutralisation du CO_2. La plus grande partie de l'humidification des gaz inspirés est assurée par l'absorbant, celle procurée par les gaz expirés restant faible (97), et celle due à la neutralisation du CO_2 négligeable.

Les gaz contenus dans le segment inspiratoire d'un circuit filtre sont proches de la température ambiante (98,99). Même pour de faibles débits de gaz frais, les gaz atteignent la pièce en Y à une température qui ne dépasse que de 1 à 3°C la température ambiante (100,101).

L'humidité d'un circuit filtre standard de l'adulte, avec un débit de gaz frais de 5 l/min, est représentée sur la figure 7.21. L'humidité du mélange, initialement de 30 %, atteint 61 % en 90 min et se stabilise à ce niveau. Ces valeurs peuvent être modifiées par les facteurs suivants :

1. Modification du débit de gaz frais : l'humidité est d'autant plus élevée que les débits de gaz frais sont faibles (81,100-103).
2. Modifications de la production de CO_2 par le patient : plus la production de CO_2 est faible, plus l'humidité initiale et terminale est réduite (98).
3. Modifications de la ventilation minute : l'accroissement de la ventilation minute augmente l'humidité du gaz inspiré (98,88).
4. Emploi préalable du circuit : l'humidité initiale est alors accrue et elle se stabilise après le même laps de temps, au même degré final d'humidité (98).
5. Position des composants du circuit (81) : quand l'arrivée des gaz frais se fait en

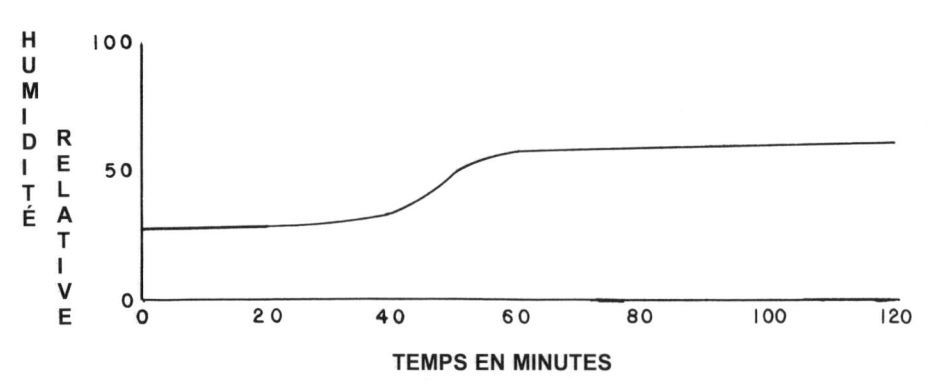

Figure 7.21. Évolution de l'humidité dans un circuit filtre. Débit de gaz frais 5000 ml/min ; entrée de CO_2 200 ml/min ; fréquence respiratoire 12/min ; volume courant 500 ml. D'après Chalon J, Kao ZI, Dolorico VN, Atkin DH. Humidity output of the circle absorber system. Anesthesiology 1973;38:462.

amont de l'absorbeur, l'humidité des gaz inspirée est accrue (71,104).
6. Humidification du tuyau inspiratoire (105,106) ou emploi d'un humidificateur : ces derniers seront décrits dans le chapitre 9.
7. Température du canister (104) ou des tuyaux respiratoires (107) : leur réchauffement accroît la température du gaz inspiré et l'humidité.
8. Taille des canisters : plus les canisters sont petits, plus l'humidité est importante (81).
9. Modifications du circuit filtre : elle incluent le tuyau coaxial (81,108-110) et l'utilisation de la chaleur de réaction pour augmenter l'évaporation d'eau, et donc l'humidité (109,111,112).

Corrélation entre concentrations inspirées et concentrations délivrées

Dans un système sans réinhalation, la concentration des gaz et vapeurs dans le mélange inspiratoire est proche de celle des gaz frais mais elle peut être très différente s'il y a réinhalation.

AZOTE (113)

L'importance de l'azote est qu'il retarde la constitution de concentrations élevées de protoxyde d'azote et qu'il peut abaisser la FiO_2. Avant l'introduction de tout gaz frais, la concentration d'azote dans le circuit est approximativement de 80 %. L'azote pénètre dans le système à partir des gaz expirés et le quitte à travers la valve d'échappement ou le ventilateur, ou des fuites.

La dénitrogénation consiste à utiliser un débit de gaz frais élevé pendant quelques minutes pour purger la plus grande partie de l'azote contenu dans le circuit et celui dissout chez le patient. Plusieurs méthodes ont été décrites, alliant des débits et des durées différents. Un débit de gaz frais de 10 l/min pendant 1 min suivi de 5 l/min pendant 6 min après l'intubation suffit à épurer la majorité de l'azote (114).

Après dénitrogénation, l'élimination de l'azote par le patient sera plus lente. Dans un circuit fermé, la concentration d'azote va augmenter progressivement. Après dénitrogénation, et même si tout l'azote de l'organisme a été purgé, la concentration dans le circuit ne doit pas excéder 18 % chez l'adulte moyen (114-119).

CO_2

Avec un absorbant

La concentration inspirée de $FiCO_2$ doit normalement être proche de zéro, mais elle peut augmenter en cas de défaut de fonctionnement de l'une ou des deux valves unidirectionnelles (120,121), d'épuisement de l'absorbant ou si le bypass est laissé en position fermée. On peut limiter de telles élévations de la $FiCO_2$ en augmentant le débit de gaz frais.

Sans absorbant

Un certain nombre d'études utilisant un circuit sans absorbant ont été publiées (75, 122-130) et recommandent des débits de gaz frais et des niveaux de ventilation variables. La valeur de la $PaCO_2$ dépend du débit de gaz frais, de la disposition des composants du circuit et du niveau de ventilation. Les avantages de la non-utilisation de l'absorbant sont la possibilité d'obtenir le niveau désiré de $PaCO_2$ avec une hyperventilation, l'absence de danger d'inhalation de poussière d'absorbant, l'absence de dépendance vis-à-vis de l'absorbant pour éliminer le CO_2 et la faible ou basse résistance. Les inconvénients regroupent la nécessité de recourir à des débits de gaz élevés, donc onéreux, et une moindre production de chaleur et d'humidité.

OXYGÈNE

Les facteurs suivants influencent la concentration d'oxygène dans le mélange inspiré : consommation par le patient ; consommation et élimination des autres gaz par le patient ; disposition des composants du circuit ; niveau de ventilation ; débit de gaz frais ; volume du système ; concentration d'oxygène dans le gaz frais. La plupart de ces facteurs étant imprévisibles et incontrôlables, l'emploi d'un analyseur d'oxygène sûr est impératif.

AGENTS ANESTHÉSIQUES (131)

Les facteurs suivants influencent la concentration de l'agent anesthésique dans le mélange inspiré : consommation par le patient ; captation par les composants du circuit ; disposition des composants du circuit ; consommation et élimination des autres gaz par le patient ; volume du système ; concentration dans le débit de gaz frais ; débit de gaz frais. La multiplicité de ces facteurs explique pourquoi il est impossible de prédire la concentration précise, à moins d'utiliser de forts débits de gaz frais. Les variations les plus importantes sont notées lors de l'induction, quand la captation de l'agent anesthésique est élevée et que l'élimination d'azote par le patient dilue les gaz dans le circuit. Pour cette raison, la plupart des auteurs recommandent de débuter l'anesthésie avec de forts débits de gaz frais ; il existe plusieurs appareils permettant de mesurer la concentration inspirée d'agent anesthésique (voir chapitre 17).

Emploi d'un circuit filtre avec de faibles débits de gaz frais

DÉFINITIONS

Plusieurs définitions ont été données à l'anesthésie à faible débit de gaz frais ; il s'agit d'une technique par inhalation dans laquelle le circuit filtre avec absorbant est utilisé avec une entrée de gaz frais (a) inférieure à la ventilation minute, (b) de 1 l/min ou moins (132), (c) de 3 l/min ou moins (133), (d) de 0,5 à 2 l/min (100), et (e) moins de 4 l/min (134). L'anesthésie en circuit fermé est une forme d'anesthésie à faible débit de gaz pour laquelle le débit de gaz frais égale la consommation de gaz anesthésiques et d'oxygène par le patient et le système. Il n'y a pas d'excès de gaz évacué par la valve d'échappement.

MATÉRIEL

Appareil d'anesthésie

On peut utiliser un appareil standard mais il doit comporter des débitmètres capables de fournir de faibles débits de gaz.

Circuit

On utilise un circuit filtre standard muni d'un absorbeur. Il ne faut pas utiliser d'absorbeur muni d'un bypass ou enlever ce dernier. Si un bypass était par inadvertance en fonctionnement pendant une anesthésie à faible débit de gaz, une hypercapnie majeure pourrait survenir.

Le système doit comporter peu de fuites. Le plus souvent, il faut intuber avec une sonde à ballonnet (ou utiliser un masque étanche).

Vaporisateurs

L'agent anesthésique peut être administré dans le circuit par deux moyens.

Injection directe dans le segment expiratoire (135-140)

Si on choisit l'injection directe, il faut bien veiller à n'injecter que de faibles quantités et vérifier que la seringue n'est pas celle contenant des agents anesthésiques intraveineux. Par ailleurs, l'agent liquide peut détériorer les composants du circuit (141).

Vaporisateurs calibrés (135)

Des vaporisateurs capables de délivrer des concentrations élevées sont nécessaires pour l'anesthésie à faible débit de gaz. Les concentrations affichées doivent atteindre 5 % avec l'halothane et l'isoflurane et 7 % avec l'enflurane (142). Certains vaporisateurs ne peuvent pas délivrer de telles concentrations et d'autres ne sont pas précis pour de faibles débits de gaz (143).

Respirateur

Un respirateur dont le soufflet monte à l'expiration permet de dépister plus facilement les déconnexions et les fuites importantes par rapport à un soufflet descendant (144,145). Si on utilise un respirateur dont le soufflet descend à l'expiration, les fuites peuvent entraîner le gaz vecteur ou de l'air.

Moniteur(s) des gaz respiratoires

L'analyse des principaux constituants gazeux augmente la sécurité de l'anesthésie à faible débit de gaz. La mesure continue des concentrations d'oxygène est impérative, et le monitorage des autres gaz utile. Les analyseurs intégrés dans le circuit peuvent être utilisés avec de faibles débits de gaz frais mais, avec les systèmes aspiratifs, il faut augmenter ce débit de gaz frais pour compenser la quantité des gaz aspirés, à moins que ces derniers ne soient réinjectés dans le circuit (146).

TECHNIQUES

Induction

On peut induire une anesthésie générale avec un débit faible de gaz frais en injectant des quantités précises d'anesthésique liquide directement dans le segment expiratoire du circuit. Cette technique pose cependant plusieurs problèmes : (1) des quantités importantes d'azote stockées par l'organisme seront directement larguées dans le circuit et vont diluer les autres gaz. (2) Avec le protoxyde d'azote, les concentrations cliniquement efficaces ne sont obtenues qu'après un temps prolongé. (3) La captation rapide de N_2O et d'agent volatil, ainsi que la consommation élevée d'O_2 à cette étape imposent de fréquentes réinjections ou ajustements, à un moment où l'anesthésiste est bien souvent occupé à d'autres tâches.

Le plus souvent, l'induction se fait avec des débits de gaz élevés pour favoriser la dénitrogénation, obtenir rapidement des concentrations anesthésiques efficaces et fournir une quantité d'oxygène qui dépasse sa consommation. Après stabilisation des échanges gazeux, on peut recourir à de faibles débits.

Entretien

Pendant l'entretien, les débits d'oxygène et de protoxyde d'azote et les concentrations affichées doivent être adaptés pour maintenir une concentration d'oxygène adéquate et le niveau désiré d'anesthésie. Si on utilise un circuit fermé, on peut entretenir un volume constant par l'une des méthodes suivantes (142,147).

Taille du ballon réservoir constante

Si la taille du ballon diminue, on augmente le débit de gaz frais et inversement.

Respirateur avec soufflet ascendant (debout)

On maintient un volume constant en ajustant le débit de gaz frais pour que le soufflet gagne le sommet de son enceinte à la fin de l'expiration. Il est important qu'aucune pression négative émanant du système d'évacuation ne se transmette au soufflet car celui-ci gagnerait le haut de son logement malgré un débit de gaz frais inadéquat (148).

Respirateur avec soufflet descendant (pendant)

Le débit de gaz frais doit être réglé de façon à ce que le soufflet atteigne juste la base de son support à la fin de l'expiration.

Si on souhaite modifier rapidement un des composants du mélange inspiré, il faut augmenter le débit de gaz frais. Si, pour une raison quelconque, l'intégrité du circuit est rompue, il faut recourir à des débits élevés en ajustant les concentrations désirées pendant quelques minutes avant de revenir à un faible débit. En circuit fermé, il est recommandé d'utiliser des débits élevés pendant 1 à 2 min au moins une fois par heure, pour éliminer les gaz tels l'azote et le monoxyde de carbone qui s'accumulent dans le système.

Réveil

Le réveil est très lent avec de faibles débits de gaz frais. Il faut utiliser des débits élevés, même brièvement, pour éliminer le protoxyde d'azote. L'arrêt de l'administration de l'anesthésique vers la fin de l'intervention et le maintien du circuit en position fermée, avec un débit d'oxygène suffisant pour maintenir un volume de fin d'expiration constant du respirateur ou du ballon réservoir est une technique souvent utilisée (149). Une cartouche de charbon activé placée sur le versant inspiratoire diminue rapidement la concentration de l'agent volatil (150-152).

AVANTAGES

Économie (153-159)

Des économies substantielles peuvent être réalisées avec de faibles débits de protoxyde d'azote et d'oxygène, et plus encore avec les agents volatils, même si on tient compte de la consommation d'absorbant (160-162). La quantité de gaz et de vapeurs en excès devant être évacué de la salle d'opération est moindre, d'où économie d'énergie si un système anti-pollution actif est utilisé.

Réduction de la pollution de la salle d'opération

L'emploi de faibles débits de gaz réduit la quantité d'agent anesthésique dans la salle d'opération. Une étude a montré que, pour des débits de N_2O de 300 ml/min, les concentrations inhalées par le personnel de salle d'opération étaient dans les limites de l'OSHA, en l'absence de système anti-pollution (163). Cependant, l'utilisation de faibles débits n'élimine pas les besoins d'évacuation car des débits élevés sont requis à certains moments. Puisque la consommation des anesthésiques est moindre, le remplissage des vaporisateurs est plus espacé, ce qui diminue l'exposition du personnel pendant le remplissage.

Diminution de la pollution de l'environnement

Les fluorocarbones et le protoxyde d'azote attaquent la couche d'ozone terrestre (164-167). Le protoxyde d'azote contribue à l'effet de serre (165). Avec de faibles débits, on diminue les risques écologiques.

Évaluation de la captation de l'agent anesthésique et de la consommation d'oxygène (114, 168,169)

Dans un circuit fermé, sans fuite significative, le débit de gaz frais est égal à la consommation d'oxygène et d'agents anesthésiques par le patient. Les modifications de volumes peuvent être imputées à celles de l'oxygène ou du protoxyde d'azote car la part des agents inhalatoires n'est pas significative.

Délai de modifications des concentrations inspirées

Plus bas est le débit de gaz, plus longue sera la modification de la concentration dans le débit de gaz frais, et donc de la concentration inspirée.

Conservation de la chaleur et de l'humidité (100,102,103)

Plus le débit de gaz frais est faible, plus l'humidité du mélange inspiré est élevée (81, 100-103).

Réduction du risque de barotraumatisme

Des pressions excessives dans le circuit mettent plus de temps à se constituer avec de faibles débits.

INCONVÉNIENTS

Augmentation de l'attention

En circuit fermé, le débit de gaz frais admis doit être en équilibre avec la consommation, ce qui nécessite de l'attention et peut amener à négliger d'autres paramètres de la prise en charge du patient.

Impossibilité de modifier rapidement les concentrations inspirées

Cette impossibilité est relative, car on peut toujours augmenter les débits en cas de besoin, comme lorsqu'on veut modifier rapidement les concentrations inspirées.

Risque d'hypercapnie

Une hypercapnie résultant d'un absorbant inefficace, de fuites au niveau de valves unidirectionnelles ou d'un bypass d'absorbeur en fonction sera plus marquée avec de faibles débits.

Formation accrue

La réalisation d'anesthésie à faibles débit de gaz frais requiert des connaissances sur la consommation des gaz. On peut se demander néanmoins si la nécessité d'acquérir ces connaissances représente un inconvénient.

Accumulation de gaz indésirables dans le circuit

L'accumulation de gaz indésirables ne constitue un problème qu'en circuit fermé car les débits faibles de gaz purgent le système en continu. En circuit fermé, le rinçage du circuit avec un débit élevé une fois par heure diminue la concentration de la plupart de ces substances. À ce jour, aucun incident ou accident imputable à l'inhalation de ces substances n'a été décrit.

Monoxyde de carbone

Le monoxyde de carbone résultant du métabolisme de l'hémoglobine peut s'accumuler dans le circuit filtre (170). Cependant, les taux décrits n'ont pas eu d'effets cliniques. Une étude montre que les concentrations de carboxyhémoglobine diminuent même en circuit fermé (135). Les valeurs retrouvées chez des patients normaux paraissent inoffensives, mais elles pourraient ne pas l'être en cas d'anémie hémolytique sévère, de hausse des taux de HbCO et/ou de baisse du taux d'hémoglobine (171).

Acétone, méthane, hydrogène et éthanol

L'hydrogène, le méthane et l'acétone s'accumulent lors d'une anesthésie en circuit fermé (117,172,173), mais des taux dangereux ne sont atteints qu'après plusieurs heures de circuit fermé (174). L'éthanol peut aussi s'accumuler. La purge du système avec des débits élevés diminue les concentrations de méthane et d'hydrogène mais ne modifie pas de façon significative la concentration d'éthanol ou d'acétone (117).

Métabolites toxiques des agents anesthésiques

Une étude a montré que de faibles concentrations de deux métabolites volatils de l'halothane et un produit métabolique de dégradation – qui s'est révélé mutagène dans une étude (175) mais non dans une autre (176) – ont été retrouvées dans les gaz expirés par des patients anesthésiés à l'halothane dans un circuit filtre avec absorbant (27). Cependant, les taux observés étaient bien en dessous de ceux qui se sont révélés toxiques sur des modèles expérimentaux animaux (177). L'utilisation d'un circuit fermé avec de l'isoflurane pendant 48 heures ne s'est pas révélée toxique (178).

Argon

Si l'oxygène est délivré par un concentrateur d'oxygène, il y aura une accumulation d'argon (179). L'argon diminue la concentration d'oxygène et celle des agents anesthésiques

Azote

Même avec une dénitrogénation, l'azote s'accumule dans un circuit fermé (114,115, 117,135). Si l'oxygène est fourni par un concentrateur, le dysfonctionnement de l'un des modules du concentrateur peut faire apparaître de l'azote dans le gaz produit (179).

Incertitude sur les concentrations inspirées

L'un des effets de la réinhalation est que l'on ne peut prévoir précisément la concentration des gaz inspirés. Cependant, il n'est pas nécessaire de connaître avec une précision absolue la concentration inspirée des agents anesthésiques pour une conduite sûre de l'anesthésie car la réponse des patients aux médicaments est éminemment variable. De plus, on peut se reposer sur la réponse clinique pour évaluer la profondeur de l'anesthésie.

Emploi d'un circuit filtre en anesthésie pédiatrique

Dans le passé, il existait des circuits filtres avec des absorbeurs de petite taille, réservés à la pédiatrie. Ils ne sont plus commercialisés. Le circuit pédiatrique actuel est standard, à l'exception de tuyaux courts, de petit diamètre et de ballons de petite taille. Le circuit filtre peut être utilisé avec de faibles débits chez l'enfant (180-184).

Avantages du circuit filtre

1. On peut utiliser de faibles débits de gaz frais.
2. La $PaCO_2$ dépend de la ventilation mais non du débit de gaz frais.
3. On peut maintenir la normocapnie même si une hyperthermie maligne apparaît.
4. La longueur des tuyaux peut être modulée, ce qui permet de placer l'appareil à distance du patient pour permettre une exposition idéale du champ opératoire en chirurgie de la tête et du cou (185).
5. On peut rapidement et facilement passer d'un circuit adulte à un circuit pédiatrique; des tuyaux plus petits sont adaptés aux orifices inspiratoires et expiratoires, et un ballon de 0,5 ou 1 l est fixé sur son support (96).

Inconvénients du circuit filtre

1. Il est composé de nombreux éléments, susceptibles d'être montés de façon incorrecte ou de mal fonctionner.
2. Certains composants sont difficiles à nettoyer.
3. Le circuit est encombrant et difficile à déplacer.
4. La ventilation minute doit être restreinte pour éviter l'hypocapnie profonde.

RÉFÉRENCES

1. American Society for Testing and Materials. Standard specification for minimum performance and safety requirements for anesthesia breathing systems (ASTM F1208-89). Philadelphia: ASTM 1989.
2. Anonymous. Sodasorb prePak CO_2 absorption cartridges. Health Devices 1988;17:35-36.
3. Anonymous. North American Drager Narkomed 2A carbon dioxide absorbers. Health Devices 1986;15:178-179.
4. Anonymous. Anesthesia machine owners alerted to potential breathing circuit leak. Biomed Safe Stand 1989;19:122.
5. Elam JO. The design of circle absorbers. Anesthesiology 1958;19:99-100.
6. Neufeld PD, Johnson DL. Results of the Canadian Anaesthetists' Society opinion survey on anesthetic equipment. Can Anaesth Soc J 1983;30:469-473.
7. Adriani J. Disposal of carbon dioxide from devices used for inhalational anesthesia. Anesthesiology 1960;21:742-758.
8. Brown ES, Bakamjian V, Seniff AM. Performance of absorbents: effect of moisture. Anesthesiology 1959;20:613-617.
9. Miles G7 Adriani J. Carbon dioxide absorption. Anesth Analg 1959;38:293-300.
10. Adriani J, Rovenstine EA. Experimental studies on carbon dioxide absorbers for anesthesia. Anesthesiology 1941;2:1-19.
11. Foregger R. The regeneration of soda lime following absorption of carbon dioxide. Anesthesiology 1948;9:15-20.
12. Jorgensen B, Jorgensen S. The 600 gram CO_2 absorption canister: an expenmental study. Acta Anaesthesiol Scand 1977;21:437-444.
13. Sato T. New aspects of carbon dioxide absorption in anesthetic circuits. Med J Osaka Univ 1971;22:173-206.

14. Bracken A, Sanderson DM. Some observations on anaesthetic soda lime. Br J Anaesth 1955;27:422-427.
15. Lund I, Lund O, Erikson H. Model experiments on absorption efficiency of soda lime. Br J Anaesth 1957; 29:17-20.
16. Adriani J, Batten DH. The efficiency of mixtures of barium and calcium hydroxides in the absorption of carbon dioxide in rebreathing appliances. Anesthesiology 1942;3:1-10.
17. Hunt HK. Resistance in respiratory valves and canisters. Anesthesiology 1955;16:190-205.
18. Adriani J. The removal of carbon dioxide from rebreathing appliances. J Aviation Med 1941;12:304-309.
19. Maycock E. Soda lime dust. Anaesth Intensive Care 1980;8:217
20. Davis R. Soda lime dust. Anaesth Intensive Care 1979;7:390.
21. Lauria JI. Soda-lime dust contamination of breathing circuits. Anesthesiology 1975;42:628-629.
22. Hale DE. The rise and fall of soda lime. Anesth Analg 1967;46:648-655.
23. Adriani J. Rebreathing in anesthesia. South Med J 1942;35:798-804.
24. Eger EI II. Stability of I-653 in soda lime. Anesth Analg 1987;66:983-985.
25. Eger EI, Strum DP. The absorption and degradation of isoflurane and I-653 by dry sodalime at various temperatures. Anesth Analg 1987;66:1312-1315.
26. Liu J, Laster MJ, Eger EI II, Taheri S. Absorption and degradation of sevoflurane and isoflurane in a conventional anesthetic circuit. Anesth Analg 1991;72:785-789.
27. Sharp JH, Trudell JR, Cohen EN. Volatile metabolites and decomposition products of halothane in man. Anesthesiology 1979;50:2-8.
28. Strum DP, Johnson BH, Eger EI II. Stability of sevoflurane in soda lime. Anesthesiology 1987;67:779-781.
29. Wong DT, Lerman J. Factors affecting the rate of disappearance of sevoflurane in baralyme. Can J Anaesth 1992;39:366-369.
30. Hanaki C, Fujii K, Morio M, Tashima T. Decomposition of sevoflurane by soda lime. Hiroshima J Med Sci 1987;36:61-67.
31. Moon RE, Ingram C, Brunner EA, Meyer AF. Spontaneous generation of carbon monoxide within anesthetic circuits. Anesthesiology 1991;75:A873.
32. Moon RE, Sparacino C, Meyer AF. Pathogenesis of carbon monoxide production in anesthesia circuits. Anesthesiology 1992;77:A1061.
33. Grodin WK, Epstein MAF, Epstein RA. Enflurane and isoflurane adsorption by soda lime. Anesthesiology 1981;55:A124.
34. Grodin WK, Epstein RA. Halothane adsorption complicating the use of soda-lime to humidify anaesthetic-gases. Br J Anaesth 1982;54:555-559.
35. Grodin WK, Epstein MAF, Epstein RA. Mechanisms of halothane adsorption by dry soda-lime. Br J Anaesth 1982;54:561-565.
36. Tanifuji Y, Takagi K, Kobayashi K, Yasuda N, Eger EI. The interaction between sevoflurane and soda lime or baralyme. Anesth Analg 1989;68:S285.
37. Grodin WK, Epstein MAF, Epstein RA. Soda lime adsorption of isoflurane and enflurane. Anesthesiology 1985,62:60-64.
38. Andrews JJ, Johnston RV, Bee DE, Arens JF. Photodeactivation of ethyl violet: a potential hazard of Sodasorb. Anesthesiology 1990;72:59-64.
39. Elam JO. Channeling and overpacking in carbon dioxide absorbers. Anesthesiology 1958;19:403-404.
40. Lamb KSR, Cummings GC, Asbury AJ. Comparison of three commercially available preparations of sodalime. Br J Anaesth 1988;60:329P-330P.
41. Detmer MD, Chandra P, Cohen PJ. Occurrence of hypercarbia due to an unusual failure of anesthetic equipment. Anesthesiology 1980;52:278-279.
42. Tsuchiya M, Ueda W. Heat generation as an index of exhaustion of soda lime. Anesth Analg 1989;68:683-687.
43. Anonymous. Soda lime in anaesthesia. Aust Ther Device Bull 1990;90(2):3.
44. Kim J, Kovac AL, Mathewson HS. A method for detection of incompetent unidirectional dome valves. Anesth Analg 1985;64:745-747.
45. Nunn BJ, Rosewarne FA. Expiratory valve failure. Anaesth Intensive Care 1990;18:273-274.
46. Schreiber P. Anaesthesia Equipment. Performance, classification, and safety. New York: Springer-Verlag, 1974.
47. Rosewarne F, Wells D. Three cases of valve incompetence in a circle system. Anaesth Intensive Care 1988; 16:376-377.
48. Amir M. Caught by a cage. Anaesth Intensive Care 1992;20:389-390.
49. Dean HN, Parsons DE, Raphaely RC. Case report: bilateral tension pneumothorax from mechanical failure of anesthesia machine due to misplaced expiratory valve. Anesth Analg 1971;50:195-198.
50. Cottrell JE. Bernhard W, Turndorf H. Hazards of disposable rebreathing circuits. Anesth Analg 7, 1976; 55:743-744.
51. Wang JS, Hung WT, Lin CY. Leakage of disposable breathing circuits. J Clin Anesth 1992;4:111-115.
52. Anonymous. Disposable anesthesia patient circuits. Health Devices 1979;9:3-15.
53. American Society for Testing and Materials. Standard specification for anesthesia breathing tubes 7 (ASTM F1205-88). Philadelphia: ASTM, 1988.
54. McIntyre JWR. Anaesthesia breathing circuits. Can Anaesth Soc J 1986;33:98-105.
55. Shandro J. A coaxial circle circuit: comparison with conventional circle and Bain circuit. Can Anaesth Soc J 1982;29:121-125.
56. Crowhurst P. Mishaps with the Mera-F circuit. Anaesth Intensive Care 1987;15:121-122.
57. Evans IEH. Mera circuit. Anaesth Intensive Care 1985; 13:105-106.
58. Sims C, Cullingford DWJ. Kinking of the Mera-F circuit. Anaesth Intensive Care 1988;16:243.
59. American Society for Testing and Materials. Standard specification for anesthesia reservoir bags (ASTM F1204-88). Philadelphia: ASTM, 1988.
60. Stevenson PH, McLeskey CH. Breakage of a reservoir bag mount, an unusual anesthesia machine failure. Anesthesiology 1980;53:270-271.
61. Warren PR, Gintautas J. Problems with Dupaco ventilator valve assembly. Anesthesiology 1980;53:524-525.
62. Eger EI, Ethans CT. The effects of inflow, overflow and valve placement on economy of the circle system. Anesthesiology 1968; 29:93-100.
63. Zbinden AM, Feigenwinter P, Hutmacher M. Fresh gas

utilization of eight circle systems. Br J Anaesth 1991; 67:492-499.
64. Brown ES, Seniff AM, Elam JO. Carbon dioxide elimination in semiclosed systems. Anesthesiology 1964; 25:31-36.
65. Briere C, Patoine JG, Audet R. Inaccurate ventimetry by fresh gas inlet position. Can Anaesth Soc J 1974; 21:117-119.
66. Campbell DI. Volumeter attachment on Boyle circle absorber, Br J Anaesth 1971;43:206-207.
67. Purnell RJ. The position of the Wright anemometer in the circle absorber system. Br J Anaesth 1968;40:917-918.
68. Grodin WK, Epstein RA. Halothane adsorption by soda lime. Anesthesiology 1979;51:S317.
69. Berry FA, Hughes-Davies DI. Methods of increasing the humidity and temperature of the inspired gases in the infant circle system. Anesthesiology 1972;37:456-462.
70. Shanks CA, Sara CA. Estimation of inspiratory limb humidity in the circle system. Anesthesiology 1974; 40:99-100.
71. Weeks DB. Higher humidity, an additional benefit of a disposable anesthesia circle. Anesthesiology 1975; 43:375-377.
72. Harper M, Eger EI. A comparison of the efficiency of three anesthesia circle systems. Anesth Analg 1976; 55:724-729.
73. Campbell DI. Change of gas inflow siting on Boyle MK3 absorbers. Anaesthesia 1971;26:104.
74. Russell WJ, Drew SE. A potential hazard with an inspiratory valve of a circle system. Anaesth Intensive Care 1977;5:269-271
75. Schoonbee CG, Conway CM. Factors affecting carbon dioxide homeostasis during controlled ventilation with circle systems. Br J Anaesth 1981;53:471-477.
76. Amaranath L, Boutros AR. Circle absorber and soda lime contamination. Anesth Analg 1980;59:711-712.
77. Dogu TS, Davis HS. Hazards of inadvertently opposed valves. Anesthesiology 1970;33:122-123.
78. Le Bourdais E. Doctors say connector units are dangerous. Dimens Health Serv 1976;(Feb):10
79. Rendell-Baker L. Another close call with crossed valves. Anesthesiology 1969;31:194-195.
80. White CW. Hazards of the valved Y-piece. Anesthesiology 1970;32:567.
81. Bengtson JP, Bengtson A, Stenqvist O. The circle system as a humidifier. Br J Anaesth 1989;63:453-457.
82. Varma YS, Pun GD. Location of the adjustable pressure limiting valve. Anaesthesia 1986;41:773-774.
83. Puri GD, Varma YS. A new site for the adjustable pressure limiting valve on a circle absorber. Anaesthesia 1985;40:889-891.
84. Kopman Aaron F. Obstruction of bacterial filters by edema fluid. Anesthesiology 1976;44:169-170.
85. Mason J, Tackley R. An acute rise in expiratory resistance due to a blocked ventilator filter. Anaesthesia 1981;36:335.
86. Garibaldi RA, Britt MR, Webster C, Pace NL. Failure of bacterial filters to reduce the incidence of pneumonia after inhalation anesthesia. Anesthesiology 1981;54:364-368.
87. Chalon J, Markham JP, Ali MM, Ramanathan S, Turndorf H. The Pall Ultipor breathing circuit filter - an efficient heat and moisture exchanger. Anesth Analg 1984;63:566-570.
88. Berry AJ, Nolte FS. An alternative strategy for infection control of anesthesia breathing circuits: a laboratory assessment of the Pall HME filter. Anesth Analg 1991;72:651-655.
89. MacKrell TN. Intravenous anesthesia plus nitrous oxide in a closed system. In: Aldrete JA, Lowe HJ, Virtue RW, eds. Low flows and closed system anesthesia. New York: Grune & Stratton, 1979:99-101.
90. Mayle LL, Reed SJ, Wyche MQ. Excessive airway pressures occurring concurrently with use of the Fraser Harlake PEEP valve. Anesthesiol Rev 1990;17:41-44.
91. Conterato JP, Lindahl GE, Meyer DM, Bires JA. Assessment of spontaneous ventilation in anesthetized children with use of a pediatric circle or a Jackson-Rees system. Anesth Analg 1989;69:484-490.
92. Gravenstein N, Gallagher RC. External flow-resistive, circuit-related work of breathing: Bain vs circle. Anesthesiology 1985;63:A183.
93. Kay B, Beatty PCW, Healy TEJ, Accoush MEA, Calpin M. Change in the work of breathing imposed by five anaesthetic breathing systems. Br J Anaesth 1983; 55:1239-1246.
94. Rasch DK, Bunegin L, Ledbetter, Klaminskas D. Comparison of circle absorber and Jackson-Rees systems for paediatric anaesthesia. Can J Anaesth 1988;35:25-30.
95. Shandro J. Resistance to gas flow in the «new» anaesthesia circuits: a comparative study. Can Anaesth Soc J 1982;29:387-390.
96. Berry FA. Clinical pharmacology of inhalational anesthetics, muscle relaxants, vasoactive agents, and narcotics, and techniques of general anesthesia. In: Berry FA, ed. Anesthetic management of difficult and routine pediatric patients. 2nd ed. New York: Churchill Livingstone, 1990:83-84.
97. Dery R, Pelletier J, Jacques A, Clavet M, Houde JJ. Humidity in anaesthesiology II. Evolution of heat and moisture in the large carbon dioxide absorbers. Can Anaesth Soc J 1967;14:205-219.
98. Chalon J, Kao ZL, Dolonco VN, Atkin DH. Humidity output of the circle absorber system. Anesthesiology 1973;38:458-465.
99. Dery R, Pelletier J, Jacques A, Clavet M, Houde JJ. Humidity in anaesthesiology. Heat and moisture patterns in the respiratory tract during anaesthesia with the semi-closed system. Can Anaesth SocJ 1967;14:287-298.
100. Aldrete JA, Cubillos P, Sherrill D. Humidity and temperature changes during low flow and closed system anaesthesia. Acta Anaesthesiol Scand 1981;25:312-314.
101. Shanks CA, Sara CA. Airway heat and humidity during endotracheal intubation. III: rebreathing from the circle absorber at low fresh gas flows. Anaesth Intensive Care 1973;1:415-417.
102. Aldrete JA. Closed circuit anesthesia prevents moderate hypothermia occurring in patients having extremity surgery. Circular 1987;4:3-4.
103. Kleeman PP, Jantzen FP, Erdmann W. Fresh gas flow effects on airway climate: a controlled clinical study. Circular 1988;5:11.
104. Berry FA, Ball CG, Blankenbaker WL. Humidification of anesthetic systems for prolonged procedures. Anesth Analg 1975;54:50-54.

105. Chase HF, Kilmore MA, Trotta R. Respiratory water loss via anesthesia systems: mask breathing. Anesthesiology 1961;22:205-209.
106. Shanks CA, Sara CA. Airway heat and humidity during endotracheal intubation. 4: connotations of delivered water vapour content. Anaesth Intensive Care 1974;2:212-220.
107. Kadim MY, Lockwood GG, Chakrabarti MK, Whitwam JG. A low-flow to-and-fro system. Laboratory study of mixing of anaesthetic and driving gases during mechanical ventilation. Anaesthesia 1991;46:948-951.
108. Chalon J, Patel C, Ramanathan S, Turndorf H. Humidification of the circle absorber system. Anesthesiology 1978;48:142-146.
109. Chalon J, Goldman C, Amirdivani M, Rothblatt A, Ramanathan S, Turndorf H. Humidification in a modified circle system. Anesth Analg 1979;58:216-220.
110. Ramanathan S, Chalon J, Turndorf H. Compact well-humidified breathing circuit for the circle system. Anesthesiology 1976;44:238-242.
111. Chalon J, Ramanathan S. Water vaporizer heated by the reaction of neutralization of carbon dioxide. Anesthesiology 1974;41:400-404.
112. Paspa P, Tang CK, Dwarkmanath R, Ramanathan S, Chalon J, Fischgrund GK, Turndorf H. A percolator vaporizer heated by reaction of neutralization of lime by carbon dioxide. Anesth Analg 1981;60:146-149.
113. Conway CM. Gaseous homeostasis and the circle system. Validation of a model. Br J Anaesth 1986;58:337-344.
114. Bengtson JP, Sonander H, Stenqvist O. Gaseous homeostasis during low-flow anaesthesia. Acta Anaesthesiol Scand 1988;32:516-521.
115. Barton F, Nunn JF. Totally closed circuit nitrous oxide/oxygen anaesthesia. Br J Anaesth 1975;47:350-357.
116. Anonymous. Action required on scavenging systems. Br J Anaesth 1976;48:397.
117. Morita S, Latta W, Hambro K, Snider MT. Accumulation of methane, acetone, and nitrogen in the inspired gas during closed-circuit anesthesia. Anesth Analg 1985;64:343-347.
118. Philip JH. Nitrogen build-up in a closed circuit. J Clin Monit 1991;7:89.
119. Luttropp H, Rydgren G, Thomasson R, Werner O. A minimal-flow system for xenon anesthesia. Anesthesiology 1991;75:896-902.
120. Kerr JH, Evers JL. Carbon dioxide accumulation: valve leaks and inadequate absorption. Can Anaesth Soc J 1958;5:154-160.
121. Schultz EA, Buckley JJ, Oswald AJ, Van Bergen FH. Profound acidosis in an anesthetized human: report of a case. Anesthesiology 1960;21:285-291.
122. Akkineni S, Patel KP, Bennett EJ, Grunty EM, Ignacio AD. Fresh gas flow to limit $PaCO_2$ in T and circle systems without CO_2 absorption. Anesthesiol Rev 1977;4:33-37.
123. deSilva AJC. Normocapnic ventilation using the circle system. Can Anaesth Soc J 1976;23:657666.
124. Gibb DB, Prior G, Pollard B. Methods of conserving carbon dioxide in artificially ventilated patients. A clinical investigation. Anaesth Intensive Care 1977;5:122-127.
125. Harris PHP, Kerr JH, Edmonds-Seal J. Artificial ventilation using a circle circuit without an absorber. Anaesthesia 1975;30:269-270.
126. Keenan RL, Boyan CP. How rebreathing anaesthetic systems control $PaCO_2$ studies with a mechanical and mathematical model. Can Anaesth Soc J 1978;25:117-121.
127. Ladegaard-Pedersen HJ. A circle system without carbon dioxide absorption. Acta Anaesthesiol Scand 1978;22:281-286.
128. Patel K, Bennett EJ, Grundy EM, Ignacio A. Relation of $PaCO_2$ to fresh gas flow in a circle system. Anesth Analg 1976;55:706-708.
129. Scholfield EJ, Williams NE. Prediction of arterial carbon dioxide tension using a circle system without carbon dioxide absorption. Br J Anaesth 1974;46:442-445.
130. Snowdon SL, Powell DL, Fadl ET, Utting JE. The circle system without absorber. Anaesthesia 1975;30:323-332.
131. Conway CM. Gaseous homeostasis and the circle system. Factors influencing anaesthetic gas exchange. Br J Anaesth 1986;58:1167-1180.
132. Stone SB, Greene NM. Low-flow anesthesia. Curr Rev Clin Anesth 1981;1:114.
133. Spence AA, Alison RH, Wishart HY. Low flow and closed systems for the administration of inhalation anaesthesia. Br J Anaesth 1981;53:69S-73S.
134. Cotter SM, Petros AJ, Barber ND, White DC. Cost of low flow anaesthesia. Br J Anaesth 1991;66:408P-409P.
135. Lowe HJ, Ernst EA. The quantitative practice of anesthesia. Use of closed circuit. Baltimore: Williams & Wilkins, 1981.
136. Weingarten M, Lowe HJ. A new circuit injection technic for syringe-measured administration of methoxyflurane. A new dimension in anesthesia. Anesth Analg 1973;52:634-642.
137. Boulogne P, Demontoux MH, Colin D, Feiss P. Isoflurane requirements during low and high flow anesthesia. Circular 1988;5:10-11.
138. Dennison PH. Coaxial tubing for conventional anesthetic systems. Anaesthesia 1984;39:841.
139. O'Callaghan AC, Hawes DW, Ross JAS, White DC, Wloch T. Uptake of isoflurane during clinical anaesthesia. Servo-control of liquid anaesthetic injection into a closed-circuit breathing system. Br J Anaesth 1983;55:1061-1064.
140. El-Attar AM. Guided isoflurane injection in a totally closed circuit. Anaesthesia 1991;46:1059-1063.
141. Ferderbar PJ, Kettler RE, Jablonski J, Sportiello R. A cause of breathing system leak during closed circuit anesthesia. Anesthesiology 1986;65:661663.
142. Ernst EA. A clinical approach to closed circuit anesthesia. Circular 1985;2:5-7.
143. Lin C. Assessment of vaporizer performance in low-flow and closed-circuit anesthesia. Anesth Analg 1980;59:359-366.
144. Graham DH. Advantages of standing bellows ventilators and low-flow techniques. Anesthesiology 1983;58:486.
145. Lin CY, Mostert JW, Benson DW. Closed circle systems. A new direction in the practice of anesthesia. Acta Anaesthesiol Scand 1980;24:354-361.
146. Huffman LM, Riddle RT. Mass spectrometer and/or capnograph use during low-flow closed circuit anesthesia administration. Anesthesiology 1987;66:439-440.

147. Lowe HJ. The anesthetic continuum. In: Aldrete JA, Lowe HJ, Virtue RW, eds. Low flow and closed system anesthesia. New York: Grune & Stratton, 1979:11-37.
148. Blackstock D. Advantages of standing bellows ventilators and low-flow techniques. Anesthesiology 1984;60:167.
149. El-Attar AM. Closed-circuit coasting from high flow isoflurane anesthesia. J Clin Monit 1992;8:182-183.
150. Baumgarten RK. Simple charcoal filter for closed circuit anesthesia. Anesthesiology 1985;63:125.
151. Ernst EA. Use of charcoal to rapidly decrease depth of anesthesia while maintaining a closed circuit. Anesthesiology 1982;57:343.
152. Jan-Peter AH, Jantzen DEAA. More on black and white granules in the closed circuit. Anesthesiology 1988;69:437-438.
153. Aldrete JA, Hendricks PL. Differences in costs: how much can we save? Anesthesiology 1986;64:656-657.
154. Bengtson JP, Sonander H, Stenqvist O. Comparison of costs of different anaesthetic techniques. Acta Anaesthesiol Scand 1988;32:33-35.
155. Christensen KN, Thomsen A, Jorgensen S, Fabricius J. Analysis of costs of anaesthetic breathing systems. Br J Anaesth 1987;59:389-390.
156. Cotter SM, Petros AJ, Dore CJ, Barber ND, White DC. Low-flow anaesthesia. Anaesthesia 1991;46:1009-1012,
157. Herscher E, Yeakel AE. Nitrous oxide-oxygen based anesthesia: the waste and its cost. Anesthesiol Rev 1977;4:29-31.
158. Matjasko J. Economic impact of low-flow anesthesia. Anesthesiology 1987;67:863-864.
159. Virtue RW. Comparison of cost of high and low flows of anaesthetic agents. Can Anaesth Soc J 1981;28:182-184.
160. Virtue RW, Aldrete JA. Costs of delivery of anesthetic gases reexamined. II. Anesthesiology 1981;55:711
161. Spain JA. Cost of delivery of anesthetic gases reexamined. III. Anesthesiology1981;55:711-712.
162. Patel A, Milliken RA. Costs of delivery of anesthetic gases re-examined. I. Anesthesiology 1981;55:710.
163. Virtue RW, Escobar A, Modell J. Nitrous oxide levels in operating room air with various gas flows. Can Anaesth Soc J 1979;26:313-318.
164. Logan M, Farmer JG. Anesthesia and the ozone layer. Br J Anaesth 1989;63:645-647.
165. Sherman SJ, Cullen BF. Nitrous oxide and the greenhouse effect. Anesthesiology 1988;68:816-817.
166. Westhorpe R, Blutstein H. Anaesthetic agents and the ozone layer. Anaesth Intensive Care 1990;18:102-109.
167. Brown AC, Canosa-Mas CE, Parr AD, Pierce JMT, Wayne RP. Tropospheric lifetimes of halogenated anaesthetics. Nature 1989;341:635-637.

168. Cohen AT, Beatty PCW, Kay B, Healy TEJ. Measurement of oxygen uptake: a method for use during nitrous oxide in oxygen anaesthesia. Eur J Anaesth 1984;1:63-75.
169. Ernst EA, Spain JA. Closed-circuit and high flow systems: examining alternatives. In: Calkins JM, ed. Future anesthesia delivery systems. Philadelphia: FA Davis, 1984.
170. Middleton V, Poznak AV, Artusio JF, Smith SM. Carbon monoxide accumulation in closed circle anesthesia systems. Anesthesiology 1965;26:715719.
171. Spiess W. To what degree should we be concerned about carbon monoxide accumulation in closed circuit anesthesia? Circular 1984;1:8.
172. Morita S. Inspired gas contamination by non-anesthetic gases during closed circuit anesthesia. Circular 1985;2:24-25.
173. Rolly G, Versichelen L. Methane accumulation during closed circuit anesthesia. Anesth Analg 1992;74:S253.
174. Baumgarten RK, Reynolds WJ. Much ado about nothing: Trace gaseous metabolites in the closed circuit. Anesth Analg 1985;64:1029-1030.
175. Garro AJ, Phillips RA. Mutagenicity of the halogenated olefin, 2-bromo-2-chloro-1,1-difluoroethylene, a presumed metabolite of the inhalation anesthetic, halothane. Environ Health Perspect 1977;21:65-69.
176. Waskell L. Lack of mutagenicity of two possible metabolites of halothane. Anesthesiology 1979;50:9-12.
177. Eger EI. Dragons and other scientific hazards (editorial). Anesthesiology 1979;50:1.
178. Kofke WA, Snider MT, Young RSK, Ramer JC. Prolonged low flow isoflurane anesthesia for status epilepticus. Anesthesiology 1985;62:653-656.
179. Parker CJR, Snowdon SL. Predicted and measured oxygen concentrations in the circle system using low fresh gas flows with oxygen supplied by an oxygen concentratior. Br J Anaesth 1988;61:397-402.
180. Aldrete JA. ... and the frog turned into a prince: closed circuit in pediatric anesthesia. Circular 1985;2:13.
181. Aldrete JA. Closed circuit and the pediatric patient. Circular 1988;5:12-13.
182. da Silva JMC, Tubino PJ, Vieira ZEG, Saraiva A. Closed circuit anesthesia in infants and children. Anesth Analg 1984;63:765-769.
183. Pappas ALS, Santos E, Sukhani R, Aldrete JA. Low flow closed circuit anesthesia in pediatrics -its safety and applicability. Circular 1988;5:13.
184. Pappas AS, Santos E, Sukhani R, Aldrete JA. Applicability and safety of low flow closed circuit anesthesia in pediatrics. Anesthesiology 1988;69:A783.
185. Boyd GL, Funderberg BJ, Vasconez LO, Guzman G. Long-distance anesthesia. Anesth Analg 1992:74:477.

Chapitre 8
Insufflateurs manuels

Traduction : Stéphane Villiers

Introduction
Composants
  Ballon autogonflable
  Valve de non-réinhalation
  Valve de remplissage du ballon
  Valve d'échappement
  Dispositif d'enrichissement en oxygène
  Dispositif de PEP

Système d'épuration
Analyse fonctionnelle
  Ventilation minute
  FiO_2
  Réinhalation
Utilisation
Risques
  Pression élevée dans les voies aériennes
  Réinhalation

Hypoventilation
Faible FiO_2
Résistance élevée
Contamination
Inhalation de substances étrangères
Avantages
Inconvénients

Introduction

Les systèmes de ventilation utilisant des valves de non-réinhalation de l'air expiré ont pratiquement disparu mais ces valves sont néanmoins toujours utilisées dans les petits insufflateurs manuels portables qui sont employés pour le transport des patients et dans les unités d'urgence. Ces insufflateurs portables peuvent aussi convenir pour l'administration d'anesthésiques ou pour une ventilation en mode manuel lors d'un examen IRM (imagerie par résonance magnétique).

Les insufflateurs manuels sont aussi appelés : ballon de ventilation ; insufflateur du genre ballon ; système avec ballon autogonflable ; système ou dispositif masque-valve-ballon ; ballon autogonflable ; réanimateur, ressuscitateur, ballon de réanimation. Des normes américaines, canadiennes et internationales ont été publiées pour ces insufflateurs (2-4). Ces appareils sont souvent proposés en trois tailles : adulte, enfant et nouveau-né. Les normes américaines les classent en insufflateurs pour adultes lorsqu'ils délivrent un volume courant de 600 ml et plus, et en insufflateurs pour nouveau-nés lorsqu'ils délivrent un volume courant de 20 à 50 ml. Il existe des insufflateurs manuels à usage unique, couramment utilisés. Ils n'ont ni les inconvénients ni les risques liés au retraitement et à la stérilisation des insufflateurs manuels réutilisables.

Composants

Un insufflateur manuel type est représenté sur la figure 8.1. Les insufflateurs manuels sont constitués d'un ballon compressible autogonflable, d'une valve d'admission permettant le remplissage du ballon et d'une valve de non-réinhalation. Dans certains modèles, les deux valves sont combinées. Une soupape limitant la surpression, un dispositif d'enrichissement en oxygène, une valve de PEP, un système d'évacuation des gaz anesthésiques sont proposés en option.

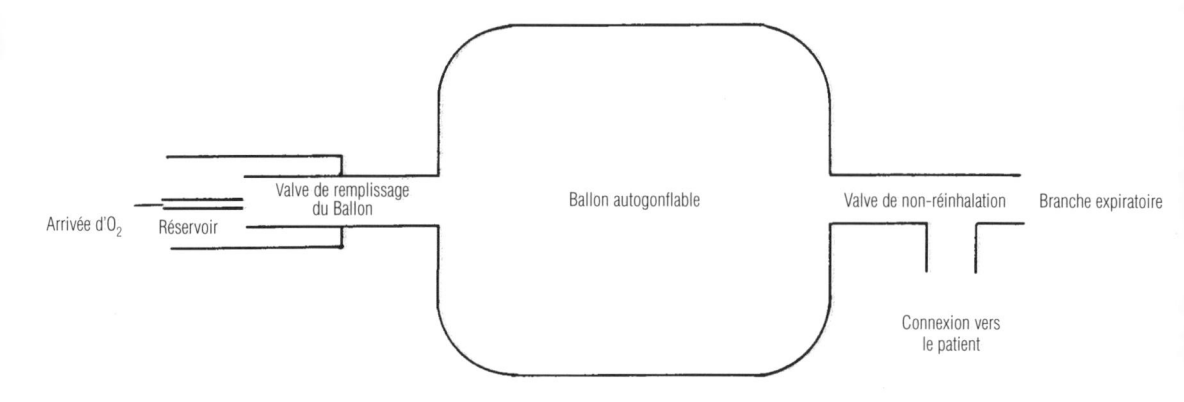

Figure 8.1. Éléments composant un insufflateur manuel. À l'inspiration, la valve de non-réinhalation oriente les gaz du ballon vers le patient. À l'expiration, elle dirige les gaz expirés du patient vers l'atmosphère à travers l'orifice expiratoire, et la valve d'admission s'ouvre pour permettre le remplissage du ballon.

BALLON AUTOGONFLABLE

Au repos, le ballon autogonflable (ou ballon à auto-expansion, ballon de ventilation) est gonflé. Il peut être cylindrique ou avoir la forme d'un ballon de rugby. Pour le rangement, certains ballons s'affaissent en accordéon.

Pendant l'expiration, le ballon se dilate. Une admission d'air permet de compléter le volume nécessaire au remplissage du ballon si le débit en oxygène est insuffisant. La vitesse à laquelle le ballon se remplit détermine la fréquence respiratoire maximale.

VALVE DE NON-RÉINHALATION

La valve de non-réinhalation est parfois appelée valve de contrôle directionnelle, valve d'expiration, valve expiratoire, valve d'inflation, valve inspiratoire-expiratoire, valve inspiration-expiration, valve anti-retour, valve patient ou valve à sens unique. *(NdT : Les synonymes les plus couramment utilisés en français sont valves NR, valves anti-retour, valves de non-réinspiration, valves de non-rebreathing, valve directionnelle, valve unidirectionnelle).*

Corps de la valve

Le boîtier doit être construit de telle sorte que le mécanisme soit apparent.

La plupart des valves de non-réinhalation sont en forme de T. L'orifice expiratoire est l'ouverture à travers laquelle les gaz expirés s'échappent dans l'atmosphère. Une valve de PEP peut y être raccordée. L'orifice expiratoire comprend un raccord conique de 19 ou de 30 mm qui permet la connexion à un système antipollution. Selon les normes de l'ASTM, la lumière interne de ce type de connecteur doit comporter des rainures, ce qui interdit d'y brancher un raccord mâle de 22 mm.

Le raccord patient est le segment qui relie la valve à une sonde endotrachéale ou à un masque facial. Ses dimensions coaxiales sont de 15 mm pour sa partie femelle et de 22 mm pour sa partie mâle. Il doit pouvoir pivoter sur son axe.

L'orifice inspiratoire est l'ouverture par laquelle le gaz issu du ballon pénètre dans la valve. Il peut être en permanence relié au ballon. À l'inspiration, la valve de non-réinhalation dirige les gaz du ballon vers l'orifice du raccord patient, et l'orifice expiratoire est fermé. Quand l'expiration commence, l'orifice expiratoire s'ouvre et le patient expire dans l'atmosphère ou vers le système d'évacuation. Simultanément, le flux gazeux provenant du ballon est bloqué. En ventilation spontanée, l'air inhalé ne provient que du ballon si la valve est équipée d'un système empêchant l'admission d'air ambiant.

Valves unidirectionnelles

Une valve de non-réinhalation comporte généralement au moins deux des valves unidi-

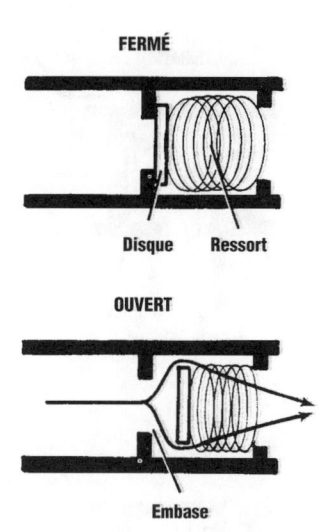

Figure 8.2. Valve unidirectionnelle à disque. En position fermée, le ressort plaque le disque contre l'embase. Lorsque la pression à la gauche du disque dépasse celle exercée par le ressort, le disque s'éloigne de l'embase. Lorsque la pression à la gauche du disque diminue, la valve se ferme.

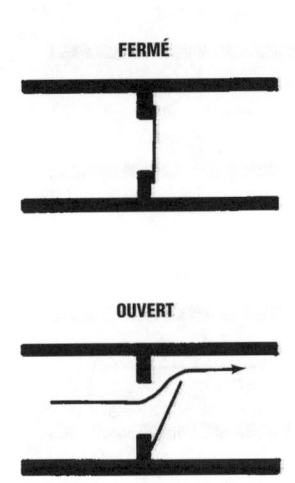

Figure 8.3. Valve unidirectionnelle à clapet latéral. Une augmentation de pression en amont de la valve sépare le clapet de son embase, ouvrant la valve. Lorsque la pression en aval du clapet dépasse celle régnant en amont, le clapet est plaqué de nouveau sur son embase, interrompant le flux gazeux.

rectionnelles décrites plus bas (ces valves sont également appelées mécanismes mobiles et pièces actives) : l'une assure un flux du ballon vers le patient, l'autre du patient vers l'extérieur.

Valve à disque

Une valve à disque est schématisée figure 8.2. Un ressort plaque le disque contre une embase. Lorsque la pression sur le disque est suffisante pour vaincre la force du ressort, la valve s'ouvre. Lorsque la pression diminue, le ressort déplace le disque vers la gauche, interrompant le flux de gaz. Certaines valves unidirectionnelles comportent une bille à la place du disque. La simple pesanteur peut remplacer le ressort et suffire à maintenir le disque ou la bille. Un exemple de valve à disque est montré sur la figure 8.6.

Valve à clapet

La valve à clapet comporte un clapet mobile souple ou rigide. La fixation du clapet peut être centrale ou latérale (Fig. 8.3 et 8.4).

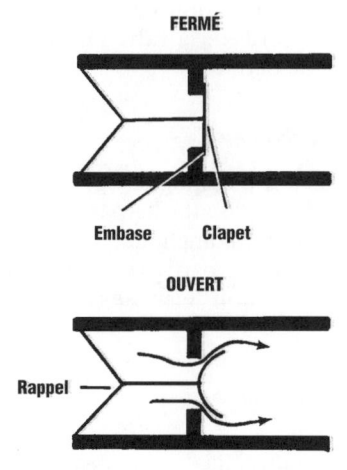

Figure 8.4. Valve unidirectionnelle à clapet central. Le clapet de la valve est amarré à une tige centrale. Celle-ci est fixée par un rappel qui appartient au corps de la valve.

Valve en « museau de tanche »

La valve en museau de tanche (bec de canard) est ainsi dénommée car elle s'ouvre et se ferme à la manière d'un museau de tanche

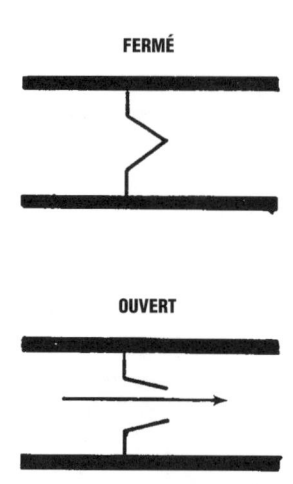

Figure 8.5. Valve unidirectionnelle en museau de tanche. Lorsque la pression à gauche augmente, les feuillets s'écartent et le gaz traverse la valve. Une augmentation de pression à droite plaque les feuillets l'un contre l'autre, ce qui ferme la valve et empêche le reflux de gaz.

(Fig. 8.5). Lorsque la pression en amont de la valve augmente, une fente s'ouvre en son centre. Une augmentation de pression en aval repousse les bords de la valve l'un vers l'autre, fermant cette dernière.

Valve à diaphragme

Une valve à diaphragme se compose d'un diaphragme souple attaché par le côté. Lorsqu'une pression est appliquée sur un des côtés du diaphragme, la partie centrale se déplace, permettant ou non le passage du gaz (Fig. 8.7).

Valve champignon

Une valve champignon est un système à ballonnet obturateur qui, gonflé, bloque une ouverture (Fig. 8.8).

Plusieurs valves de non-réinhalation types sont représentées sur la figure 8.3 et sur les figures 8.6 à 8.11.

La figure 8.6 représente une valve à disque. Dans la position de repos, le ressort maintient le disque contre l'orifice inspiratoire et à distance de l'orifice expiratoire. Par l'intermédiaire de ce dernier, le patient peut en ventilation spontanée inhaler de l'air ambiant.

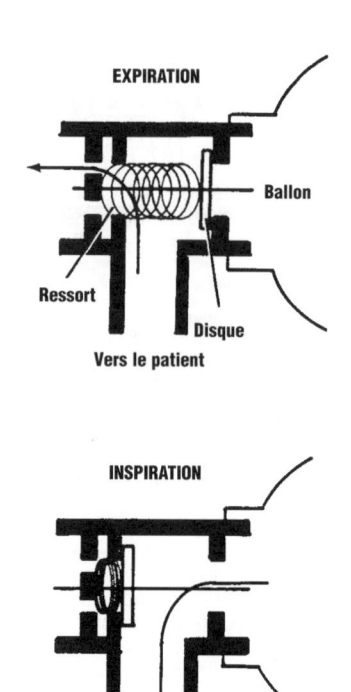

Figure 8.6. Valve de non-réinhalation à disque. Le disque est plaqué sur l'embase par le ressort. Lorsque le ballon est comprimé, le disque se déplace vers la gauche, fermant l'orifice expiratoire. En fin d'inspiration, le ressort repousse le disque vers la droite, de telle sorte que le patient expire vers l'extérieur et non dans le ballon. Une tige-guide retient le disque au centre. L'inhalation d'air ambiant est possible en ventilation spontanée, à moins qu'une valve ne soit placée en aval de l'orifice expiratoire pour empêcher l'admission d'air.

Lorsque le ballon est comprimé, le disque est poussé de l'autre côté de la valve, reliant le segment inspiratoire au segment patient. Simultanément, l'orifice expiratoire est occlus. Lorsque le ballon est relâché, le disque revient vers le ballon et les gaz expirés s'échappent par l'orifice expiratoire. Une tige-guide maintient le disque en position centrale. En ventilation spontanée, le disque ne ferme pas l'orifice expiratoire, permettant ainsi l'inhalation d'air ambiant.

La figure 8.7 représente une valve à diaphragme. Le diaphragme est attaché à sa périphérie. Lorsque le ballon est comprimé, le diaphragme est refoulé à gauche et obstrue l'orifice expiratoire. Les valvules à clapet à

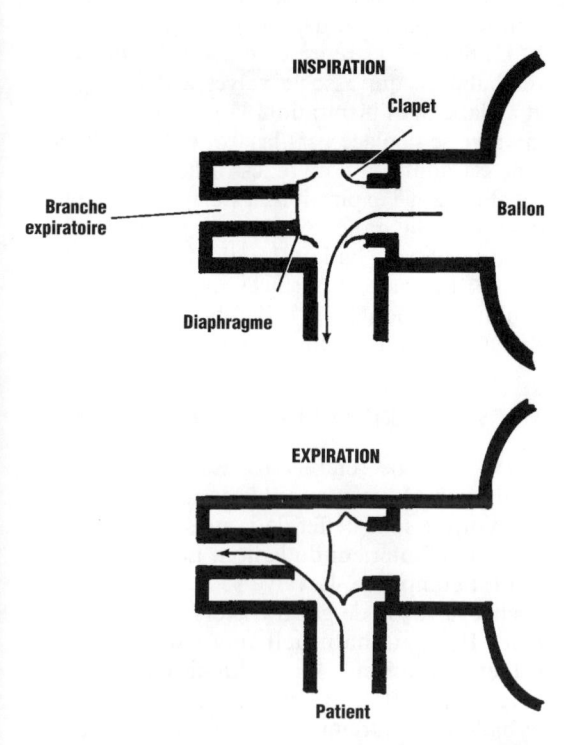

Figure 8.7. Valve de non-réinhalation à diaphragme. À l'inspiration, lorsque le ballon est comprimé, l'augmentation de pression à droite refoule le diaphragme vers la gauche, fermant la voie expiratoire. En même temps, le bord libre des berges du diaphragme s'ouvre, permettant la circulation de gaz du ballon vers le raccord patient. En fin d'inspiration, le diaphragme s'éloigne de la voie expiratoire, fermant les clapets et bloquant l'orifice inspiratoire.

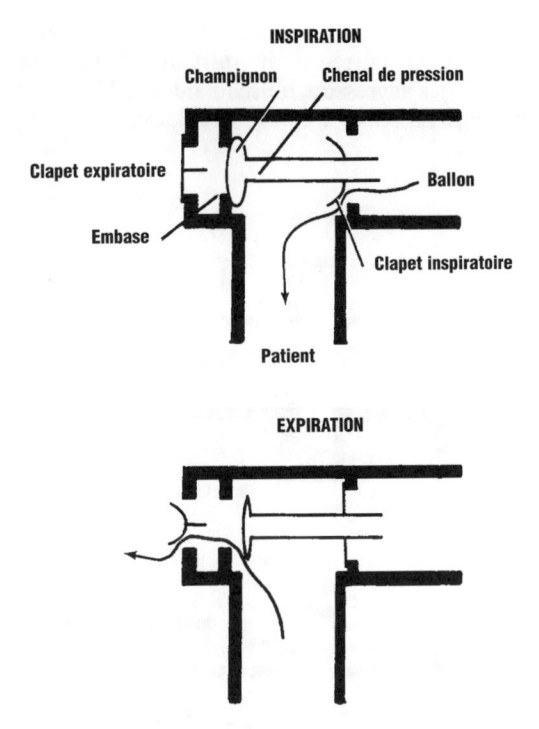

Figure 8.8. Valve de non-réinhalation à diaphragme. Cette valve possède un diaphragme et deux valves à clapet. À l'inspiration, le diaphragme est gonflé et bloque la voie expiratoire, empêchant le gaz de s'échapper à l'extérieur. Simultanément, le clapet de la valve d'inhalation s'ouvre, et le gaz circule vers le patient. À la fin de l'inspiration, le diaphragme se collabe, ouvrant la voie expiratoire. Le clapet de la valve d'inhalation prévient le reflux de gaz dans le ballon. À l'expiration, le clapet expiratoire s'ouvre et empêche, en ventilation spontanée, l'inhalation d'air ambiant.

côté du diaphragme s'ouvrent, permettant au gaz de circuler du ballon vers le patient. Lorsque l'inspiration se termine, le diaphragme retourne à sa position de repos, les valvules à clapet se ferment, permettant ainsi au patient d'expirer par l'orifice expiratoire. En ventilation spontanée, une inhalation d'air ambiant par l'orifice expiratoire est possible.

La valve illustrée sur la figure 8.8 combine une valve champignon et deux valves à clapet. La partie interne du champignon est connectée à une chambre de pression. À l'inspiration, le champignon est gonflé contre l'embase, empêchant tout flux gazeux à travers l'orifice expiratoire. Le clapet inspiratoire s'ouvre. À l'expiration, le clapet inspiratoire empêche le reflux dans le ballon. Le champignon s'affaisse et ouvre la voie à l'expiration. En ventilation spontanée, un clapet en aval de l'orifice expiratoire empêche l'inhalation d'air ambiant.

La valve à diaphragme de la figure 8.9 et présentée démontée sur la figure 8.10 combine une valve en museau de tanche et deux valves à clapet. La valve en museau de tanche et une valve à clapet circulaire sont combinées en une seule pièce. La valve à clapet entoure la valve en museau de tanche centrale. À l'extérieur du corps principal de la valve, il existe une autre valve circulaire. À l'inspiration, que la ventilation soit spontanée ou contrôlée, la valve en museau de tanche s'ouvre et le clapet circulaire ferme les orifices expiratoires. En ventilation spontanée, le clapet extérieur de la valve empêche l'entrée d'air ambiant. À l'expiration, les lèvres du museau de tanche se ferment. La valve à clapet circulaire, attachée à elle, se décolle des fentes expiratoires, permettant l'échappement des gaz expirés.

La figure 8.11 représente une valve de non-réinhalation qui associe valves à diaphragme et à clapet. À l'inspiration, la pièce centrale de la valve se déplace vers la droite. Le diaphragme est gonflé et couvre les orifices expiratoires. Pendant l'expiration, les clapets se déplacent vers la gauche et empêchent les gaz d'entrer dans le ballon. Le diaphragme se dégonfle, ouvrant les orifices expiratoires. En ventilation spontanée, le diaphragme empêche l'inhalation d'air ambiant par le patient.

VALVE DE REMPLISSAGE DU BALLON

La valve de remplissage du ballon (valve d'admission) est une valve unidirectionnelle qui s'ouvre sous l'effet de la pression négative régnant à l'intérieur du ballon. Lorsque le ballon est comprimé, la valve se ferme pour empêcher la sortie de gaz à travers l'orifice d'entrée. Il s'agit habituellement d'un simple clapet (Fig. 8.3 et 8.4) ou d'un disque à ressort (Fig. 8.2). Cette valve, normalement située sur le ballon à l'extrémité opposée de la valve de non-réinhalation (Fig. 8.1), peut aussi se trouver au même endroit, voire y être combinée.

VALVE D'ÉCHAPPEMENT

La valve d'échappement est également appelée dispositif limitant la surpression, soupape limite de pression, valve de basse pression, soupape de sécurité, valve de surpression, valve expiratoire, valve pop-off, valve de Heidbrink. D'après les normes de l'ASTM,

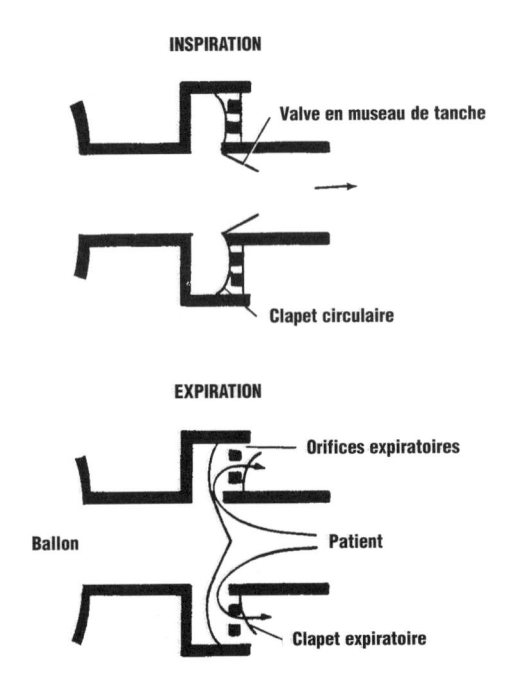

Figure 8.9. Valve de non-réinhalation en museau de tanche. Les valves à clapet circulaire et à museau de tanche sont couplées, le diaphragme étant situé en périphérie. Lorsque le ballon est comprimé, le diaphragme est plaqué contre les orifices expiratoires et la partie museau de tanche de la valve s'ouvre. À l'expiration, le museau de tanche se ferme et le clapet s'éloigne du conduit expiratoire. En ventilation spontanée, un second clapet en aval des orifices expiratoires empêche l'inspiration d'air.

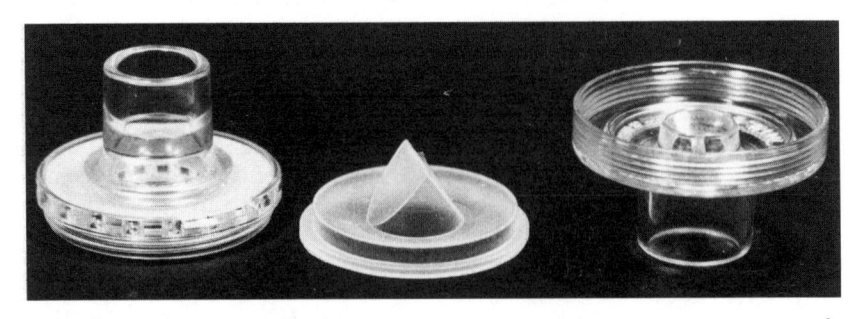

Figure 8.10. Éléments composant une valve de non-réinhalation en museau de tanche. À gauche, la branche de connexion patient avec le clapet expiratoire. Au centre, le museau de tanche avec sa valve concentrique. À droite, pièce du logement la plus proche du ballon.

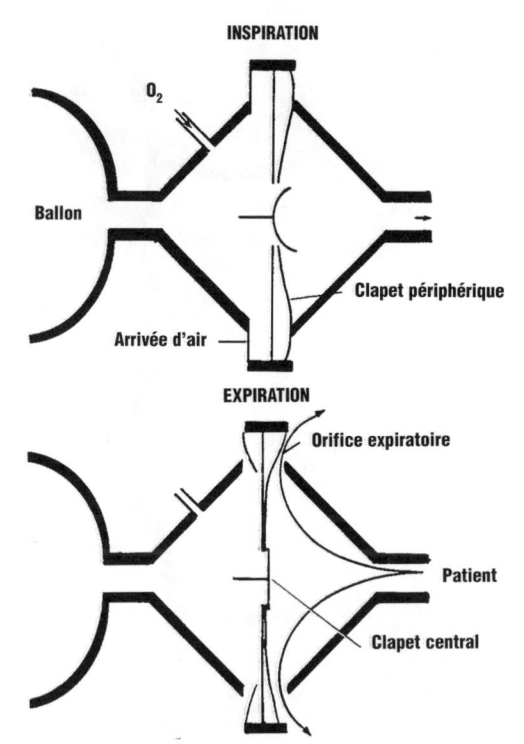

Figure 8.11. Valve de non-réinhalation comportant deux valves à clapet. À l'inspiration, la valve à clapet central s'ouvre et le clapet périphérique se ferme sur les orifices expiratoires. Cette valve possède un orifice d'arrivée d'oxygène et deux valves d'admission. Celles-ci s'ouvrent si le débit d'oxygène est insuffisant, ce qui évite toute dépression dans l'espace de gauche.

cette valve doit s'ouvrir à une pression critique de 45 cm H_2O et on doit pouvoir la mettre hors circuit pour les respirateurs néonatals et pédiatriques. Pour les insufflateurs d'adulte, avec les dispositifs limitant la pression jusqu'à 60 cm H_2O, il faut qu'il existe un mécanisme annulant l'échappement. Si ce mécanisme est verrouillable, le mode choisi par l'utilisateur doit être clair et visible, portant par exemple les indications « ouvert » ou « fermé ». Les normes recommandent, pour les insufflateurs équipés d'un système limitant la surpression, qu'un indicateur visuel ou sonore avertisse l'opérateur lorsque ce système est activé. De même, selon les normes, lorsqu'une valve d'échappement est tarée à une pression donnée, le réglage nominal de la pression à laquelle survient l'échappement doit être indiqué sur l'insufflateur.

Plusieurs dispositifs ont été utilisés. L'un est un disque monté sur un ressort, dont on peut régler la tension pour qu'il s'ouvre à la pression désirée. L'autre est un dispositif magnétique où on peut de même régler la force de l'aimant pour obtenir l'ouverture à la pression souhaitée. D'autres systèmes sont pourvus d'un petit orifice. La pression maximale dépend de la taille de l'orifice et de la fermeté avec laquelle le ballon est comprimé. Un autre type d'insufflateur utilise un ballon à double enveloppe. Une enveloppe interne, dont les propriétés élastiques sont semblables à la plupart des ballons d'insufflation, est contenue à l'intérieur d'une fine enveloppe extérieure. Lorsque la pression à l'intérieur des ballons s'accroît, le gaz peut, par des trous dans l'enveloppe interne, passer dans l'enveloppe extérieure du ballon et ainsi la gonfler.

On peut, avec beaucoup d'insufflateurs possédant une valve d'échappement, mettre cette dernière hors fonction. La plupart du temps, il suffit de placer un doigt sur le dispositif. Toutefois, ce geste, même simple, peut parfois se révéler difficile lorsque l'on ventile un patient, en particulier au masque. De plus, un mécanisme annulant l'échappement peut être source d'erreur.

Recourir à une pression d'insufflation plus élevée est surtout important pour les insufflateurs destinés au nourrisson. Des pressions pouvant atteindre 50 à 70 cm H_2O sont parfois nécessaires au cours des deux ou trois premières insufflations de la réanimation du nouveau-né. La pression nécessaire pour vaincre la résistance dans un tube endotrachéal étroit et gonfler les poumons rigides d'un prématuré peut dépasser 30 à 40 cm H_2O.

DISPOSITIF D'ENRICHISSEMENT EN OXYGÈNE

D'après les normes de l'ASTM (2), les insufflateurs doivent être équipés d'un dispositif qui permet d'augmenter, lorsqu'une source d'oxygène est disponible, la FIO_2.

Alimentation en oxygène proche de la valve d'admission

Un moyen simple d'augmenter la FIO_2 dans le ballon consiste à connecter la tubulure d'un débitmètre d'oxygène près de la valve d'admission. L'oxygène n'est pas en prise directe avec le ballon. L'augmentation de la FIO_2 est toujours limitée par l'admission d'air dans le ballon. La FIO_2 du mélange gazeux délivrée par l'appareil augmente avec le débit d'oxygène mais on en arrive à une valeur limite car la plupart des débitmètres n'autorisent pas de débits dépassant 15 l/min. Plus la ventilation minute est élevée et plus le rapport I/E est grand, plus la concentration d'oxygène délivrée est basse.

Admission directe d'oxygène dans le ballon

L'admission directe d'oxygène dans le ballon aboutit à une augmentation de la FIO_2 sans alourdir l'insufflateur. Si le débit d'oxygène est inférieur à la vitesse de remplissage du ballon, la valve d'admission s'ouvre et l'air pénètre dans le ballon. Cependant, il faut prévoir des dispositifs permettant de laisser s'échapper l'oxygène en excès afin de réduire le risque de blocage de la valve de non-réinhalation en position inspiratoire.

Réservoir

Certains modèles ont un réservoir (accumulateur), dans lequel l'oxygène circule lorsque le ballon ne se remplit pas. Il peut s'agir d'un tuyau annelé ou d'un sac. Lorsque la valve d'admission s'ouvre, l'oxygène du réservoir pénètre dans le ballon.

La taille du réservoir peut limiter la concentration d'oxygène délivrée. Si le volume du réservoir est moins important que celui du ballon, l'admission d'oxygène peut être insuffisante, la différence étant alors assurée par l'air ambiant. D'un autre côté, un plus gros réservoir augmente l'encombrement.

Réservoir ouvert

Un réservoir ouvert est schématisé figure 8.12. Il comporte un morceau de tuyau annelé ou tout autre matériel ouvert à l'atmosphère par son extrémité distale, placé comme un manchon autour de la valve d'admission. Lorsque le ballon ne se remplit pas, l'oxygène circule dans le réservoir. Si le débit est élevé, l'oxygène s'échappe à l'extérieur par l'extrémité ouverte du réservoir.

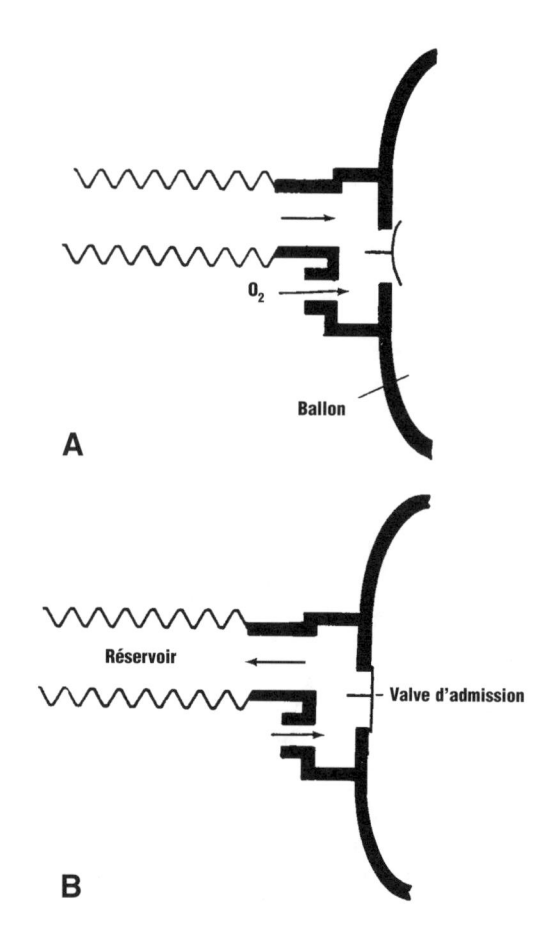

Figure 8.12. Réservoir ouvert. **A**. Le ballon se remplit. Il reçoit de l'oxygène aussi bien du tuyau d'oxygène que du réservoir. Si le volume entrant dans le ballon dépasse celui du réservoir et du circuit d'oxygène, il y aura mélange avec de l'air ambiant. La taille du réservoir est par conséquent importante. **B**. La valve d'admission est fermée. L'oxygène délivré par l'intermédiaire du tuyau circule dans le réservoir. Comme le réservoir est ouvert à l'extérieur, un débit d'oxygène élevé entraînera une perte d'oxygène.

Réservoir fermé

Un réservoir fermé est schématisé figure 8.13. Il comporte deux valves, une valve d'échappement qui évacue les gaz en excès et une valve d'admission par laquelle pénètre l'air ambiant si le débit d'oxygène est insuffisant. En observant le ballon, on peut s'assurer que le réservoir reçoit suffisamment d'oxygène. Si le ballon est dégonflé, soit l'alimenta-

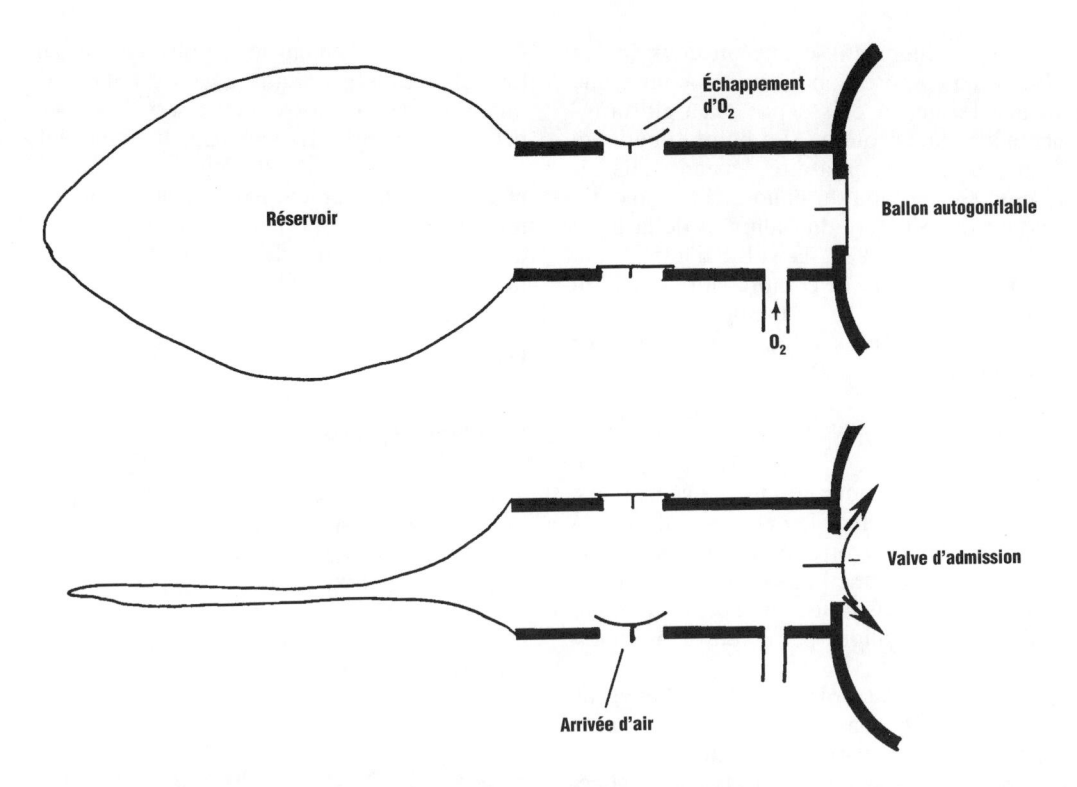

Figure 8.13. Réservoir fermé. En haut, le réservoir est plein et la pression augmente. L'oxygène s'évacue par la valve d'échappement. En bas, le ballon de l'insufflateur se remplit. Comme le gaz est insuffisant pour remplir le réservoir, l'air pénètre par la valve d'admission.

tion en oxygène est insuffisante, soit il est percé.

Valve à la demande

Une valve à la demande connectée entre une source de gaz comprimé et un ballon autogonflable permet d'obtenir dans tous les cas une FiO_2 élevée (8). Une pression négative dans le ballon déclenche le flux d'oxygène, flux qui s'interrompt à une pression préréglée. Une valve à la demande avertit l'utilisateur d'éventuels problèmes sur le complément d'oxygène. Si elle est bloquée ou s'il y a défaut d'approvisionnement en oxygène, le ballon ne se remplit pas.

DISPOSITIF DE PEP

Une valve de PEP (voir Chapitre 5) est montée sur certains insufflateurs. Si tel n'est pas le cas, on peut la brancher sur l'orifice expiratoire (5,9).

SYSTÈME D'ÉPURATION

Certains insufflateurs possèdent sur l'orifice expiratoire un système capable d'épurer les gaz expirés (voir Chapitre 11).

Analyse fonctionnelle

VENTILATION MINUTE

Le volume courant et la fréquence respiratoire déterminent la ventilation minute. Ces paramètres sont déterminés par les performances de l'insufflateur, mais aussi par la technique utilisée par l'opérateur. Le volume délivré lors de la compression du ballon dépend de la taille des mains de l'opérateur et selon que celui-ci utilise une ou deux mains (10-18). La compression du ballon contre une surface ferme, la cuisse par exemple, augmente le volume courant. La limite supérieure de la fréquence respiratoire dépend de la vitesse de réexpansion du ballon, elle même dépendant de la nature du ballon et de la taille de l'orifice d'entrée de la valve d'admission. La vitesse maximale de compression du ballon peut être réduite à basse température (16,19, 20) et avec certains adaptateurs d'entrée d'oxygène (20).

FIO_2

Un insufflateur pour adulte, connecté à une source d'oxygène dont le débit est inférieur à 15 l/min doit pouvoir, selon les normes de l'ASTM, délivrer une FIO_2 d'au moins 40 %. Il faut dans ces cas utiliser un accessoire d'enrichissement spécifique permettant d'atteindre une FIO_2 de 85 %.

La taille du réservoir et le débit d'oxygène limitent la FIO_2 délivrée. Cette dernière peut approcher 100 % si le volume du réservoir et le débit d'oxygène sont respectivement supérieurs au volume courant et à la ventilation minute. À l'inspiration, si le volume d'oxygène délivré additionné du volume du réservoir est inférieur au volume courant, le complément d'air prélevé par l'appareil va diminuer la FIO_2.

Ventilation contrôlée

La FIO_2 en ventilation contrôlée a été étudiée dans diverses circonstances, avec ou sans dispositif d'enrichissement (8,19,20-29). Ces derniers sont très fréquemment modifiés, et il est donc conseillé de ne tenir compte que des évaluations les plus récentes.

La FIO_2 dépend de plusieurs facteurs : ventilation minute, taille du réservoir s'il existe, débit d'oxygène et technique de compression-décompression du ballon. À haute fréquence respiratoire, au maximum autorisé par le remplissage du ballon, tout l'oxygène du réservoir risque d'être consommé, d'où entrée d'air dans le ballon. À l'inverse, si le remplissage du ballon est freiné manuellement, il y aura augmentation de la concentration d'oxygène délivrée (8,30).

Ralentir manuellement le remplissage du ballon est parfois nécessaire avec de faibles débits d'oxygène ou lorsque le réservoir est soit petit, soit absent. L'inconvénient d'une telle solution est que l'on diminue la fréquence respiratoire et par conséquent la ventilation minute. Par ailleurs, cette manœuvre risque de bloquer la valve de non-réinhalation en position inspiratoire (19).

Si on utilise une valve d'échappement, il peut y avoir baisse de la FIO_2 (7,29).

Ventilation spontanée

En ventilation spontanée, les gaz inspirés proviennent aussi bien de l'orifice expiratoire que du ballon. La part provenant du ballon peut varier de 0 % à 97 % (20,21).

RÉINHALATION

Si la valve de non-réinhalation est étanche, les gaz inspirés et expirés ne se mélangent pas. Une valve incompétente entraîne une « fuite en arrière » avec réadmission des gaz expirés dans l'insufflateur, alors réinhalés par le patient.

Utilisation

La taille du ballon et du masque doit être adaptée au patient. Pour l'adulte, on utilise généralement un débit d'oxygène de 10 à 15 l/min, mais bien évidemment plus faible chez l'enfant et le nourrisson.

Si des gaz anesthésiques doivent être employés, il faut raccorder le tuyau du système d'épuration à l'orifice expiratoire.

Un insufflateur manuel peut convenir à la ventilation artificielle au cours d'un examen IRM, à condition d'y adjoindre un tuyau suffisamment long qui relie le patient et la personne qui comprime le ballon, c'est-à-dire la valve de non-réinhalation et le ballon (1).

Risques

PRESSION ÉLEVÉE DANS LES VOIES AÉRIENNES

Il n'y a risque de pression élevée dans les voies aériennes que chez le patient intubé, car il est difficile d'atteindre de tels niveaux de pression chez un patient ventilé au masque.

Blocage de la valve de non-réinhalation en position inspiratoire

Si la valve de non-réinhalation se bloque en position inspiratoire, l'expiration se fait contre un orifice de sortie fermé, et l'arrivée continue des gaz peut provoquer une élévation permanente et dangereuse de la pression en un laps de temps très bref. Cela peut survenir dans de nombreuses circonstances comme :
– la suspension de la ventilation manuelle nécessaire au dépistage des efforts respiratoires spontanés ;
– la restriction manuelle au remplissage du ballon ;
– le blocage de la valve par du matériel étranger ;
– une compression brutale ou un coup sur le ballon ;
– le patient qui tousse ;
– un montage incorrect de la valve de non-réinhalation ;
– le raccordement d'une d'arrivée d'oxygène avec un tuyau qui ne s'abouche pas directement dans l'insufflateur, avec pour conséquence un coude à l'extrémité du réservoir (2,22,31,41) ;
– souvent, il s'agit d'un clapet à bille séparé en deux moitiés, dont l'une est coincée dans l'orifice de sortie expiratoire (42-44).

Débit d'arrivée d'oxygène élevé

Selon les normes de l'ASTM, la valve d'un insufflateur ne doit pas être alimentée par un débit d'entrée supérieur à 30 l/min. En effet, 5 l/min peuvent suffire à obstruer la valve. Les insufflateurs néonatals, du fait de la petite taille de leur ballon, risquent plus encore de s'obstruer avec des débits élevés.

Utilisation d'une valve à la demande

La mise en jeu manuelle d'une valve à la demande alors que le patient expire peut élever dangereusement les pressions (8).

Dysfonctionnement de la valve d'échappement

Des études ont montré que les systèmes limitant la surpression sont souvent en panne, avec une pression critique d'ouverture bien au-dessus des normes acceptables (29,45,46).

RÉINHALATION

La réinhalation de gaz expirés est possible si la valve fuit ou est mal montée (39,47).

HYPOVENTILATION

Lorsqu'une valve de non-réinhalation fuit, une partie du volume courant peut à l'inspiration s'échapper du ballon par l'orifice expiratoire (47,49). Une ventilation non souhaitée est possible si la partie de la valve qui ferme l'orifice expiratoire est obstruée (50). Une fuite méconnue par la valve d'échappement peut conduire à une hypoventilation (51,52).

Parfois, il faut forcer pour comprimer le ballon et, lors d'une utilisation prolongée, la fatigue peut provoquer une diminution des paramètres ventilatoires. Les opérateurs possédant de petites mains peuvent rencontrer des difficultés à délivrer des volumes courants adaptés. Avec un masque, les volumes courants délivrés sont rarement suffisants, à moins que deux personnes n'assurent la ventilation, l'une maintenant le masque, l'autre comprimant le ballon (15). Si on comprime le ballon d'une seule main, le volume délivré tend à diminuer.

Les insufflateurs étant parfois utilisés à l'extérieur, ils peuvent être soumis à de basses températures, ce qui peut diminuer considérablement leur rendement (seuil maximum de fréquence respiratoire), au point de les rendre inutilisables (19,21,31,34).

Plusieurs mauvaises connexions ont été décrites : ballon au raccord patient (47,53), sonde endotrachéale à une partie de l'insufflateur autre que le raccord patient, et masque à l'orifice expiratoire (54). Dans tous ces cas, le contenu du ballon s'échappait à l'extérieur lorsqu'il était comprimé. Le ballon peut également se déconnecter de la valve de non-réinhalation (55).

Un insufflateur à ballon réservoir ne possédant pas de valve d'admission additionnelle ou un orifice propre d'arrivée d'air risque d'être inefficace si le débit d'oxygène est insuffisant pour gonfler le ballon.

FAIBLE FIO_2

Un faible débit en oxygène, le débranchement du tuyau d'oxygène ou un mauvais fonctionnement des dispositifs d'enrichissement en oxygène peuvent abaisser la FIO_2. Le réservoir peut être trop petit pour le volume courant. Si une valve de non-réinhalation est mal montée, on peut insuffler de l'air ambiant et non le gaz du ballon (56).

En ventilation spontanée, le patient inhale aussi bien l'air ambiant provenant de l'orifice expiratoire que le gaz enrichi en oxygène issu du ballon. Des études ont montrés que le pourcentage de la ventilation provenant du ballon varie de 0 % à 97 % (20,21).

RÉSISTANCE ÉLEVÉE

Certaines valves de non-réinhalation opposent une résistance élevée à la circulation du flux, nécessitant en ventilation spontanée de fortes pressions négatives (21).

CONTAMINATION

Ces appareils sont souvent contaminés car ils sont fréquemment utilisés chez des patients souffrant d'infections respiratoires. Les bactéries entraînées par le flux d'oxygène à l'intérieur de la valve peuvent être disséminées dans l'air environnant. C'est pour cela, et parce que ces appareils sont assez difficiles à nettoyer, que les matériels à usage unique se sont répandus.

INHALATION DE SUBSTANCES ÉTRANGÈRES

L'éponge garnissant certains ballons des premiers insufflateurs pouvait en se détériorant générer de petites particules qui étaient inhalées (59). Ces appareils ne sont plus commercialisés depuis longtemps. De même, des inhalations de particules de caoutchouc provenant de l'intérieur du ballon ont été décrites. Certaines pièces de l'insufflateur peuvent se rompre et être inhalées (60-62).

Avantages

1. L'équipement est compact, léger, mobile, facilement déplaçable dans tout l'hôpital et peut être utilisé en dehors de l'hôpital.
2. Le matériel est bon marché, mais néanmoins solide.
3. L'équipement est simple, comportant un petit nombre d'éléments. Son démontage et son remontage sont en général faciles.
4. L'espace mort et la réinhalation sont minimaux si la valve fonctionne convenablement. La résistance est généralement basse.
5. Si le débit d'oxygène est correct, l'enrichissement en oxygène suffisant et la technique de ventilation correcte, il est possible d'administrer avec la plupart des insufflateurs une FIO_2 proche de 100 %.
6. En urgence, quand le raccordement à une source de gaz est impossible, l'insufflateur peut fonctionner à l'air ambiant en attente d'une source d'oxygène.
7. L'opérateur peut apprécier visuellement et au toucher les pressions et volumes délivrés. Le risque de barotraumatisme est probablement moindre avec ces appareils qu'avec les insufflateurs automatiques actionnés par les gaz car ces derniers ne permettent pas d'apprécier la complète inflation des poumons.

Inconvénients

1. Certaines valves sont bruyantes et collantes, surtout lorsqu'elles sont humides.
2. Les pertes de chaleur et d'humidité peuvent être majeures.
3. Le toucher du ballon est différent de celui des autres systèmes de ventilation, et l'utilisateur doit donc être familiarisé avec ces machines.
4. La valve doit être située à la tête du patient.

Son volume peut être gênant et son poids peut couder ou déplacer vers le bas la sonde endotrachéale.

RÉFÉRENCES

1. Taylor WF, Pangburn PD, Paschall A. Manual ventilation during magnetic resonance imaging. Respir Care 1991;36:1207-1210.
2. American Society for Testing and Materials. Proposed draft specification for minimum performance and safety requirements for resuscitators intended for use with humans (Rev ASTM F920-85). Draft 2. Philadelphia: ASTM, March 1992.
3. Canadian Standards Association. Resuscitators (Can Z168.7-M83) Rexdale, Ont., Canada: CSA, 1983.
4. International Organization for Standardization. Resuscitators intended for use with humans (ISO 8382). Geneva: ISO, 1988.
5. Perel A, Eimerl D, Grossberg M. A PEEP device for a manual bag ventilator. Anesth Analg 1976;52:745.
6. Anonymous. Manually operated infant resuscitators. Health Devices 1973;2:240-248.
7. Breivik H. A safe multipurpose pediatric ventilation bag. Crit Care Med 1976;4:32-39.
8. Campbell TP, Stewart RD, Kaplan RM, DeMichiei RV, Morton R. Oxygen enrichment of bag-valvemask units during positive-pressure ventilation: a comparison of various techniques. Ann Emerg Med 1988;17:232-235.
9. Anonymous. A simple PEEP system for the Laerdal resuscitation bag. Respir Ther 1981;12:120.
10. Augustine JA, Seidel DR, McCabe JB. Ventilation performance using a self-inflating anesthesia bag: effect of operator characteristics. Am J Emerg Med 1987;5:267-270.
11. Elling R, Politis J. An evaluation of emergency medical technicians ability to use manual ventilation devices. Ann Emerg Med 1983;12:765-768.
12. Hess D, Baran C. Ventilatory volumes using mouth-to-mouth, mouth-to-mask, and bag-valve-mask techniques. Am J Emerg Med 1985;3:292-296.
13. Hess D, Goff G, Johnson K. The effect of hand size, resuscitator brand, and use of two hands on volumes delivered during adult bag-valve ventilation. Respir Care 1989;34:805.
14. Hess D, Goff G. The effects of two-hand versus one-hand ventilation on volumes delivered bag-valve ventilation at various resistances and compliances. Respir Care 1987;32:1025-1028.
15. Jesudian MCS, Hamson RR, Keenan RL, Maull Kl. Bag-valve-mask ventilation; two rescuers are better than one: preliminary report. Crit Care Med 1985;13:122-123.
16. Kissoon N, Nykanen D, Tiffin N, Frewen T, Brasher P. Evaluation of performance characteristics of disposable bag-valve resuscitators. Crit Care Med 1991;19:102-107.
17. Law GD. Effects of hand size on Ve, Vt, and FIO_2 during manual resuscitation. Respir Care 1982;27:1236-1237.
18. Tiffin NH, Kissoon N, Clarke G, Frewen TC. An evaluation of eight disposable and two non-disposable adult resuscitators. Can J Respir Ther 1989;25:13-19.
19. Anonymous. Manual resuscitators. Health Devices 1979;8:133-146.
20. LeBouef LL. 1980 Assessment of eight adult manual resuscitators. Respir Care 1980;25:1136-1142.
21. Mills PJ, Baptiste J, Preston J, Barnas GM. Manual resuscitators and spontaneous ventilation -an evaluation. Crit Care Med 1991;19:1425-1431.
22. Anonymous. Manually operated resuscitators. Health Devices 1974;3:164-176.
23. Barnes TA, Watson ME. Oxygen delivery performance of old and new designs of the Laerdal, Vitalograph and AMBU adult manual resuscitators. Respir Care 1983;28:1121-1128.
24. Barnes TA, Watson ME. Oxygen delivery performance of four adult resuscitation bags. Respir Care 1982;27:139-146.
25. Barnes TA, Potash R. Evaluation of five adult disposable operator-powered resuscitators. Respir Care 1989;34:254-261.
26. Eaton JM. Adult manual resuscitators. Br J Hosp Med 1984;31:67-70.
27. Fitzmaurice MW, Barnes TA. Fractional delivered oxygen concentrations of resuscitation bags. Respir Care 1981;26:581-583.
28. Fitzmaurice MW, Barnes TA. Oxygen delivery performance of three adult resuscitation bags. Respir Care 1980;25:928-933.
29. Finer NN, Barrington KJ, Al-Fadley F, Peters KL. Limitations of self-inflating resuscitators. Pediatrics 1986;77:417-420.
30. Priano LL, Ham J. A simple method to increase the FIO_2 of resuscitator bags. Crit Care Med 1978;6:4849.
31. Anonymous. Manually operated resuscitators. Health Devices 1971;1:13-17.
32. Anonymous. New component designed for resuscitator valve sticking problem. Biomed Saf Stand 1991;21:123.
33. Anonymous. Resuscitators, pulmonary manual reusable. Technol Anesth 1991;12:9.
34. Carden E, Hughes T. An evaluation of manually operated self-inflating resuscitation bags. Anesth Analg 1975;54:133-138.
35. Dolan PF, Shapiro S, Steinbach RB. Valve misassembly-manually operated resuscitation bag. Anesth Analg 1981;60:66-67.
36. Hillman K, Albin M. Pulmonary barotrauma during cardiopulmonary resuscitation. Crit Care Med 1986;14:606-609.
37. Hunter WAH, Duthie RA. Malfunction of a Laerdal resuscitation valve. Anaesthesia 1991;46:505-506.
38. Klick JM, Bushnell LS, Bancroft ML. Barotrauma, a potential hazard of manual resuscitators. Anesthesiology 1978;49:363-365.
39. Kelly MP. Ventilation equipment. Br Med J 1968;2:176.
40. Newton Nl, Adams AP. Excessive airway pressure during anaesthesia. Anaesthesia 1978;33:689-699.
41. Tucker J, Hanson CW, Chen L. Pneumothorax reexacerbated by a self-inflating bag-valve device. Anesthesiology 1992;76:1067-1068.
42. Anonymous. Ohio Hope II resuscitators. Health Devices 1981;10:199.
43. Anonymous. Resuscitator ball valve alert extended: germicidal solutions may crack new component. Biomed Saf Stand 1988;18:43.
44. Jumper A, Desai S, Liu P, Philip J. Pulmonary baro-

trauma resulting from a faulty Hope II resuscitation bag. Anesthesiology 1983;58:572-574.
45. Barnes TA, McGarry WP. Evaluation of ten disposable manual resuscitators. Respir Care 1990;35:960.
46. Kissoon N, Connors R, Tiffin N, Frewen TC. An evaluation of the physical and functional characteristics of resuscitators for use in pediatrics. Crit Care Med 1992;20:292-296.
47. Munford BJ, Wishaw KJ. Critical incidents with non-rebreathing valves. Anaesth Intensive Care 1990;18:560-563.
48. Anonymous. Valve component on resuscitation kits may leak. Biomed Saf Stand 1989;19:35-36.
49. Anonymous. Pulmonary resuscitators. Health Devices 1989:18:333-352.
50. Holland R. Special committee investigating deaths under anaesthesia: memorandum on the dangers of non rebreathing valves. Med J Aust 1970;2:46-47.
51. Hirschman AM, Kravath RE. Venting vs ventilating. A danger of manual resuscitation. Chest 1982-82:369-370.
52. Kain ZN, Berde CB, Benjamin PK, Thompson JE. Performance of pediatric resuscitation bags assessed with an infant lung simulator. Anesthesiology 1992;77:A509.
53. Oliver JJ, Pope R. Potential hazard, with silicone resuscitators. Anaesthesia 1984;39:933-934.
54. Anonymous. Mismating of Laerdal exhalation diverters and intertech masks. Technol Anesth 1988;8:1-2.
55. Anonymous. Inspiron disposable adult manual pulmonary resuscitators. Technol Anesth 1987;8:2-3.
56. Cramond T, Mead P. Non-rebreathing valve assemblv. Anaesth Intensive Care 1986;14:465.
57. Hartstein Al, Rashad AL, Liebler JM, et al. Multiple intensive care unit outbreak of Acinetobacter colcoaceticus subspecies anitratus respiratory infection and colonization associated with contaminated, reusable ventilator circuits and resuscitation bags. Am J Med 1988;85:624-631.
58. Thompson AC, Wilder BJ, Powner DJ. Bedside resuscitation bags: A source of bacterial contamination. Infect Control 1985;6:231-232.
59. Loveday R, Hurter DG. Hazard of self-inflating resuscitation bags. Br Med J 1969;4:111.
60. Anonymous. Resuscitators, pulmonary manual. Technol Anesth 1985;7:11.
61. Anonymous. Nonrebreathing valves. Biomed Saf Stand 1986;16:19.
62. Pauca AL, Jenkins TE. Airway obstruction by breakdown of a nonrebreathing valve: how foolproof? Anesth Analg 1981;60:529-531.

Chapitre 9
Méthodes d'humidification

Traduction : Benoît Eurin

Généralités
  Humidité
Implications anesthésiques
  Humidification normale des gaz
  Action de l'anesthésie
  Effet de l'inspiration de gaz secs
Sources d'humidité

Absorbeur de gaz carbonique
Gaz expirés
Humidification des circuits et du ballon réservoir
Échangeurs de chaleur et d'humidité
Humidificateurs
Nébulisateurs

Généralités

HUMIDITÉ

Terminologie

L'humidité d'un gaz est un terme général pour désigner la quantité de vapeur d'eau qu'il contient. Elle peut être exprimée de différentes façons :

Humidité absolue

L'humidité absolue est la masse de vapeur d'eau contenue dans un volume de gaz. Elle est habituellement exprimée en milligrammes d'eau par litre de gaz.

Humidité saturante

La quantité maximale de vapeur d'eau que peut contenir un volume de gaz donné est l'humidité saturante. Celle-ci varie avec la température. Le tableau 9.1 montre l'humidité absolue saturante dans les gaz à différentes températures.

Humidité relative

L'humidité relative, ou pourcentage de saturation, est le rapport entre l'humidité absolue et l'humidité saturante. Elle est exprimée en pourcentage.

Pression de vapeur d'eau

L'humidité peut aussi être exprimée par la pression qu'exerce la vapeur d'eau dans le mélange de gaz. Le tableau 9.1 montre la pression de vapeur d'eau saturante dans du gaz à différentes températures.

Humidité à température du corps

L'humidité à température du corps exprime l'humidité absolue de gaz saturé à la température du corps. À 37°C, elle est de 44 mg d'H_2O/l.

Interrelations entre ces valeurs

Si on chauffe un gaz saturé en vapeur d'eau, il pourra contenir plus de vapeur d'eau. Son humidité relative baisse mais l'humidité absolue reste inchangée. Un gaz saturé à 100 % à température ambiante ne sera sa-

Tableau 9.1. Humidité absolue et pression de vapeur d'eau dans des gaz saturés

Température (°C)	mg H₂0/l	mmHg
0	4,84	4,58
1	5,19	4,93
2	5,56	5,29
3	5,95	5,69
4	6,36	6,10
5	6,80	6,54
6	7,26	7,01
7	7,75	7,51
8	8,27	8,05
9	8,81	8,61
10	9,40	9,21
11	10,01	9,84
12	10,66	10,52
13	11,33	11,23
14	12,07	11,99
15	12,82	12,79
16	13,62	13,63
17	14,47	14,53
18	15,35	15,48
19	16,30	16,48
20	17,28	17,54
21	18,33	18,65
22	19,41	19,83
23	20,57	21,07
24	21,76	22,38
25	23,04	23,76
26	24,35	25,21
27	25,75	26,74
28	27,19	28,35
29	28,74	30,04
30	30,32	31,82
31	32,01	33,70
32	33,79	35,66
33	35,59	37,73
34	37,54	39,90
35	39,57	42,18
36	41,53	44,56
37	43,85	47,07
38	46,16	49,69
39	48,58	52,44
40	51,03	55,32
41	53,66	58,34
42	56,40	61,50

turé qu'à 40 % à la température corporelle, en l'absence d'addition d'eau.

Si un gaz saturé en vapeur d'eau est refroidi, il va se produire une condensation (eau sous forme liquide) correspondant à la quantité de vapeur d'eau contenue à la température de départ moins celle contenue à la température la plus basse. Son humidité absolue baisse mais son humidité relative reste à 100 %.

Si les gaz inspirés doivent être saturés à 100 % à la température corporelle, ils doivent être maintenus à la température du corps après humidification, ou chauffés à une température supérieure et ensuite refroidis à la température corporelle en gagnant le patient.

Physique

La chaleur spécifique des gaz est basse. En conséquence, leur température s'équilibre rapidement avec la température ambiante. Ainsi, les gaz inhalés atteignent vite la température du corps et les gaz circulant dans les tuyaux annelés la température ambiante.

À l'inverse, la chaleur latente de vaporisation (ou évaporation) de l'eau est assez élevée (580 cal/g). *(NdT : La vaporisation correspond au passage de l'état liquide à l'état gazeux. Lorsque celle-ci se fait à la surface du liquide, on parle d'évaporation ; lorsqu'elle a lieu au sein même du liquide, on parle d'ébullition).* Par conséquent, cette vaporisation nécessite beaucoup plus de chaleur que le réchauffement des gaz. De même, la condensation de vapeur d'eau libère plus de chaleur que le refroidissement des gaz.

Implications anesthésiques

HUMIDIFICATION NORMALE DES GAZ

Pendant leur trajet jusqu'aux alvéoles, les gaz inspirés s'équilibrent en température avec celle du corps (par réchauffement ou refroidissement) et se saturent à 100 % d'humidité relative (soit par évaporation, soit par condensation). Chez le patient non intubé, les voies aériennes supérieures (en particulier le nez) constituent le principal échangeur de chaleur et d'humidité. Normalement, de l'eau est perdue par le corps dans les gaz expirés saturés en vapeur d'eau et de la chaleur est consommée en raison de la chaleur latente de vaporisation de l'eau que doit fournir l'organisme pour saturer les gaz inspirés.

ACTION DE L'ANESTHÉSIE

La vapeur d'eau est volontairement exclue des gaz médicaux (provenant de centrales ou de bouteilles) afin de prévenir la corrosion et la condensation dans les détendeurs et les valves. Les gaz sortant des débitmètres sont donc secs à température ambiante et ils doivent être humidifiés dans le circuit de ventilation avant d'être inspirés.

L'intubation trachéale court-circuite les voies aériennes supérieures, modifiant ainsi le système échangeur de chaleur et d'humidité, de telle sorte que c'est la muqueuse trachéobronchique qui doit assurer le réchauffement et l'humidification des gaz, avant qu'ils n'atteignent les alvéoles. Dans une certaine mesure, la sonde d'intubation assure cette fonction normalement dévolue aux voies aériennes supérieures par condensation d'eau provenant des gaz expirés et évaporation de celle-ci lors du passage des gaz inspirés (1). L'espace mort de l'appareil fonctionne aussi comme un échangeur de chaleur et d'humidité, mais avec une efficacité moindre.

EFFETS DE L'INSPIRATION DE GAZ SECS

Altération des voies respiratoires

Lorsque la muqueuse respiratoire sèche et que sa température baisse, les sécrétions s'épaississent, la fonction ciliaire diminue, l'action du surfactant est perturbée et la muqueuse devient plus sensible aux agressions. Des sécrétions desséchées peuvent boucher la sonde d'intubation. Si le drainage des sécrétions ne se fait plus, des atélectasies ou une obstruction des voies aériennes peuvent apparaître, avec donc risque de baisse de la capacité résiduelle fonctionnelle, de la compliance et augmentation du gradient alvéolo-artériel en oxygène (2,3). Des bouchons muqueux peuvent être à l'origine d'infections. Sur des terrains sensibles, des gaz secs peuvent entraîner un bronchospasme, responsable par lui-même d'une altération de la fonction ventilatoire.

Il n'existe pas de consensus quant au taux d'humidité minimal nécessaire pour prévenir les perturbations pathologiques. Les taux recommandés varient de 12 à 35 mg d'H_2O/l (1,4-10). La norme internationale des humidificateurs considère que 30 mg/l est le minimum d'eau nécessaire pour prévenir l'épaississement des sécrétions et les altérations muqueuses (11). Un arrêt total de la fonction ciliaire s'observe après une ventilation prolongée avec des gaz ayant une humidité absolue inférieure à 22 mg/l (12).

Beaucoup croient que les gaz inspirés doivent être chauffés à température du corps et humidifiés à 100 %. Toutefois, d'autres ont suggéré que les gaz introduits dans le système respiratoire devraient être similaires à ceux de la ventilation normale à l'air ambiant, et que le système d'humidification doit reproduire les conditions physiologiques à l'entrée des voies respiratoires (normalement 34 à 37 mg d'H_2O/l) (13).

Il faut également tenir compte de la durée d'exposition. Une brève exposition de l'arbre trachéo-bronchique à des gaz inspirés secs reste habituellement sans conséquence mais, lorsque le temps d'exposition augmente, la probabilité d'effets nocifs s'accroît.

Plusieurs travaux ont mis en évidence une diminution des complications pulmonaires postopératoires lorsque les gaz de ventilation sont humidifiés (14-17), mais une des études n'a retrouvé aucune différence (18). L'humidification peut diminuer l'incidence des complications respiratoires observées lors de l'induction par inhalation d'isoflurane (19).

Perte de chaleur corporelle

La température du corps est abaissée par le refroidissement dû à l'évaporation dans les voies aériennes supérieures qui réchauffent les gaz inspirés à la température du corps et les saturent en humidité. Ceci pose surtout un problème en pédiatrie. Une hypothermie peut entraîner des frissons, une augmentation de la consommation d'oxygène et une élévation du débit cardiaque en postopératoire immédiat.

L'utilisation d'un système d'humidification peut diminuer la perte thermique observée habituellement pendant l'anesthésie et, dans certains cas, apporter de la chaleur (15,20-28).

En résumé, l'importance de l'humidification des gaz en anesthésie reste mal connue. Elle est de grande importance en pédiatrie, chez les patients à risque de complications respiratoires et en cas d'interventions de longue durée. Les avantages d'une humidification doivent être mis en balance avec ses risques et son coût.

Sources d'humidité

ABSORBEUR DE GAZ CARBONIQUE

La réaction de l'absorbant *(NdT : la chaux sodée)* avec le gaz carbonique libère de l'eau et de la chaleur. De l'eau est aussi contenue dans les granulés de l'absorbant. Ceci apporte en fait peu d'humidité (voir chapitre 7).

GAZ EXPIRÉS

Dans les circuits avec réinhalation, l'humidité et la température des gaz inspirés dépendent de la proportion relative des gaz frais et des gaz expirés réinhalés. Ceci varie selon les circuits et selon l'importance de la réinhalation qu'ils permettent. Lorsque le débit de gaz frais augmente, la température et l'humidité des gaz inspirés diminuent.

L'utilisation préalable d'un circuit sur d'autres patients peut au début augmenter l'humidité inspirée à partir de l'eau condensée dans les parties du circuit non changées entre les patients (29).

HUMIDIFICATION DES CIRCUITS ET DU BALLON RÉSERVOIR

Le rinçage de l'intérieur des tuyaux du circuit et du ballon réservoir avec de l'eau stérile avant usage augmente l'humidité inspirée (30). Cette méthode est simple mais elle ne permet pas d'obtenir des gains importants d'humidification.

ÉCHANGEURS DE CHALEUR ET D'HUMIDITÉ

Un échangeur de chaleur et d'humidité (ECH) récupère une partie de la chaleur et de la vapeur d'eau expirées et les restitue aux gaz inspirés. L'ECH est aussi appelé condenseur d'humidité, nez suédois, nez artificiel, humidificateur passif, régénérateur d'humidité, échangeur d'humidité et condenseur de vapeur. *[NdT : Il s'agit ici de la traduction de termes anglais. En français, on emploie volontiers nez, nez artificiel ou filtre (terme pourtant inapproprié car désignant la fonction filtre de ces appareils qui n'existe pas sur tous les modèles)].*

☞ Description

Des modèles d'ECH sont représentés dans la figure 9.1. Leur taille et leur forme sont variables. Chacun possède une connexion 15 mm femelle à l'extrémité proximale (côté patient) et un raccord 22 mm femelle à l'extrémité distale. Le côté patient peut aussi avoir une connexion concentrique supplémentaire mâle 22 mm (Fig. 9.1 C et D). Ils peuvent aussi être pourvus d'un orifice de prélèvement de gaz respiratoires (Fig. 9.1 B et D).

Les premiers types d'ECH consistaient en un rouleau de grilles ou de tubes métalliques enfermés dans un logement métallique. La génération suivante a été les dispositifs à usage unique avec des surfaces de condensation à base de papier enfermées dans un logement plastique.

Un progrès important a été accompli avec les ECH hydrophiles. Ils sont constitués de laine, de mousse ou d'une sorte de papier recouvert d'une substance chimique retenant l'humidité (31). Le milieu hydrophile d'un ECH peut être imprégné d'un agent bactéricide (32). La couche hydrophile est éventuellement doublée d'une couche de feutre aéré pour augmenter l'efficacité filtrante (31).

Les derniers modèles d'ECH sont les ECH hydrophobes constitués d'une membrane hydrophobe plicaturée.

Ces ECH sont des filtres microbiens efficaces (31,33,34). Ils laissent passer la vapeur d'eau mais pas l'eau sous forme liquide. Leur espace mort est très variable (4, 35-37), et il existe des ECH pédiatriques ou néonatals avec de plus petits espaces morts et de plus faibles résistances que les modèles adultes (38,39).

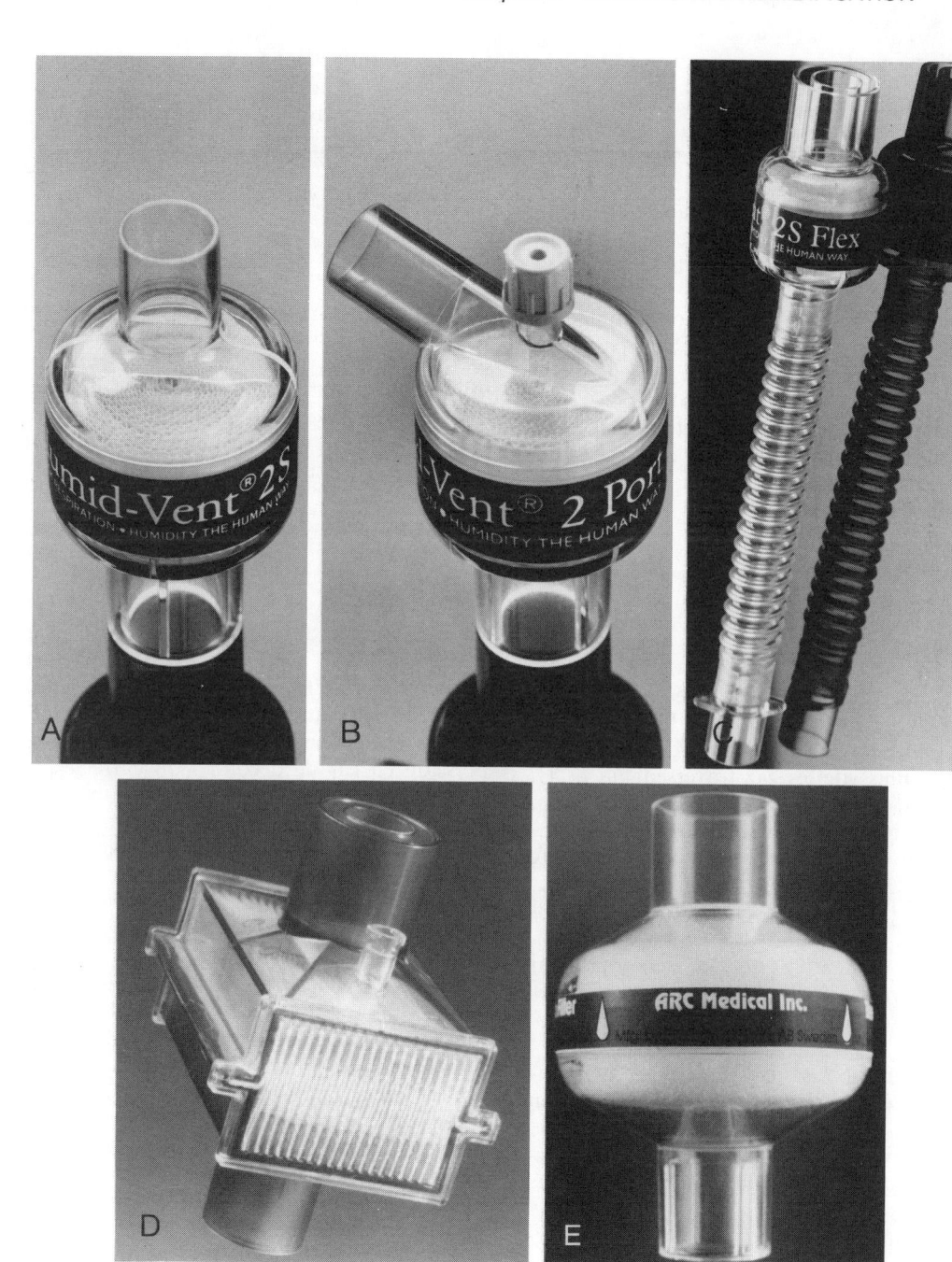

Figure 9.1. Échangeurs de chaleur et d'humidité. **A**. Modèle rectiligne. **B**. Modèle coudé à angle droit avec orifice d'aspiration de gaz sur le côté circuit. **C**. ECH avec raccord flexible éloignant le patient du circuit ventilatoire et permettant des angulations entre le patient et le circuit. Cet ECH introduit un espace mort notable et ne doit être utilisé qu'avec de hauts volumes courants et en monitorant la F_ICO_2 et la F_ECO_2. **D**. ECH hydrophobe avec orifice d'aspiration sur le côté circuit. **E**. Filtre ThermoFlo. Reproduit avec l'aimable autorisation de Gibeck Respiration (A à C), Pall Biochemical Products Corp. (D), et ARC Medical Inc. (E).

Fonctionnement

Le mécanisme d'action dans un ECH est l'échange de chaleur et d'humidité entre un gaz et la surface qu'ils parcourent. Les gaz expirés sont normalement saturés. Lorsqu'ils arrivent au contact d'une surface à température inférieure, ils se refroidissent et une certaine quantité de vapeur d'eau se condense sur la surface. Simultanément, la surface est réchauffée. Lorsque l'inspiration débute, les gaz à température ambiante, comparativement plus secs, se chargent de vapeur d'eau à partir de l'eau préalablement déposée. En même temps, ils se réchauffent. De la sorte, une partie de la chaleur et de la vapeur d'eau des gaz expirés est transmise aux gaz inspirés.

Performances

L'humidité inspirée obtenue avec un ECH dépend de l'humidité des gaz qui le traversent durant l'inspiration, des débits inspiratoires et expiratoires, ainsi que de l'efficacité de l'ECH. L'augmentation de l'humidité des gaz frais augmente l'humidité inspirée (40,41). Plus vite les gaz traversent un ECH, moins ils ont de temps pour capter et déposer l'humidité, de telle sorte qu'une augmentation du volume courant diminue l'humidité inspirée (32,37, 42,43). Plusieurs études ont comparé l'efficacité des ECH (4,32,35-37,43-47), mais les résultats varient avec la méthode expérimentale. Les ECH comprenant des matériaux hydrophiles ou hydrophobes sont plus efficaces que les autres (4,32,37,45,48,49).

Le temps nécessaire pour que les ECH atteignent l'équilibre peut varier de 5 à 27 min (45). La performance de la plupart des ECH diminue avec le temps, mais cela n'est pas significatif durant les 2 ou 3 premières heures (32,44).

Le montage en série de plusieurs ECH augmente les performances (4,50), mais il faut bien veiller à ce qu'ils soient fermement interconnectés. L'augmentation de l'espace mort n'est pas excessive.

Une fuite autour de la sonde d'intubation ou entre la sonde d'intubation et l'ECH diminue l'humidité inspirée (32,38,51), d'autant plus que le volume courant et l'intensité de la fuite de gaz expirés sont importants.

Les ECH hydrophiles et hydrophobes procurent tous deux une certaine protection bactériologique, avec une efficacité supérieure pour le modèle hydrophobe.

Utilisation

Les ECH doivent être interposés entre le patient et le circuit respiratoire, aussi près du patient que possible. Ils peuvent être utilisés avec tous les circuits de ventilation et tous les respirateurs. Ils peuvent être particulièrement utiles pendant le transport d'un patient intubé. Les transports dépassent rarement 2 heures et, bien souvent, les respirateurs de transport sont dépourvus de moyen d'humidification des gaz inspirés.

Une tubulure de mesure de pression des voies aériennes doit être connectée entre le patient et l'ECH. Si elle était connectée entre le circuit et l'ECH, ce dernier pourrait créer une pression d'amont suffisante pour empêcher le déclenchement de l'alarme de basse pression en cas de déconnexion entre le patient et l'ECH (52,53).

Si un nébulisateur est utilisé pour délivrer un médicament, il doit être connecté entre l'ECH et la sonde d'intubation (54). Un orifice pour prise d'échantillon de gaz doit être placé sur le côté circuit de l'ECH (Fig. 9.1 B et D).

Un ECH peut être utilisé comme la seule source d'humidité ou peut être combiné avec une autre source comme un humidificateur non chauffant (55). Toutefois, certains ECH ne doivent pas être utilisés avec un humidificateur ou un nébulisateur. Quelques ECH peuvent être humidifiés avant usage pour augmenter leur efficacité (56), mais non les modèles hydrophiles qui au contraire perdraient en efficacité (44). Les modalités d'emploi doivent être lues attentivement avant utilisation.

Complications

Un ECH peut se boucher par des liquides, du sang, des sécrétions, en raison d'un défaut de fabrication ou si un médicament nébulisé le traverse (57-59). Le poids d'un ECH peut couder la sonde d'intubation. Certains ECH contiennent des matériaux pouvant se déliter sous forme de particules ou de poussière et ainsi être inhalés par le patient (4,60,61). La déconnexion des différentes parties peut être responsable de fuites importantes. L'espace mort d'un ECH peut entraîner une réinhalation excessive, surtout avec de faibles volumes courants.

Avantages

Les ECH reproduisent les variations de température et d'humidité de l'arbre respiratoire normal. Ils sont peu chers à l'usage, petits, légers, sûrs, de forme simple et silencieux à l'emploi ; leurs compliances et résistances sont faibles lorsqu'ils sont secs. Les modèles à usage unique ne requièrent ni nettoyage ni stérilisation. Ils ne nécessitent pas d'eau, de source d'énergie extérieure, ni de moniteurs de température et d'alarme. Il n'y a pas de danger d'hyperhydratation, de brûlure de la peau, de l'arbre respiratoire ou d'électrocution.

Tous les ECH ont un rôle de barrière antibactérienne et certains sont d'efficaces filtres antibactériens et antiviraux (21,36,62). Ils préviennent aussi l'inhalation de corps étrangers.

Inconvénients

Le principal inconvénient des ECH est leur faible pouvoir d'humidification, et il persiste une certaine perte d'eau à partir de l'arbre trachéobronchique. Ainsi, un ECH peut ne pas procurer une humidification suffisante dans les interventions de longue durée si l'on utilise de hauts débits de gaz non humidifiés ou en cas d'intubation prolongée (63). Ils ne sont pas adaptés pour des patients ayant des sécrétions abondantes ou épaisses, déshydratés ou atteints d'une pathologie des voies aériennes (64,65).

On n'a pas pu montrer que les ECH pouvaient accélérer le réveil chez les patients ayant subi une intervention courte (66).

Placer un ECH entre le circuit respiratoire et le patient accroît l'espace mort, ce qui peut nécessiter une augmentation du volume courant chez les patients de petite taille (67) et entraîner une réinhalation dangereuse (68). L'emploi d'un ECH augmente les résistances ventilatoires, surtout lorsqu'il devient saturé (33,39,69-75). La présence de sécrétions épaisses peut les accroître considérablement (76).

HUMIDIFICATEURS

Un humidificateur (évaporateur) est un instrument dans lequel le flux de gaz passe à la surface de l'eau, au travers de mèches trempant dans l'eau ou au travers de l'eau (humidificateur à bulle ou cascade).

Humidificateurs non chauffants

Les humidificateurs non chauffants sont habituellement à usage unique, de type à bulle, utilisés pour augmenter l'humidité inhalée lors d'un apport d'oxygène à l'aide d'un masque facial ou d'une sonde nasale à oxygène. Ils ne peuvent délivrer plus de 9 mg d'H_2O/l.

Humidificateurs chauffants

Les humidificateurs chauffants étudiés pour l'anesthésie sont commercialisés par plusieurs fabricants. La plupart sont livrés avec les connecteurs de montage. La chaleur est généralement fournie par l'électricité.

Description

Chambre d'humidification. La chambre d'humidification est la partie où l'eau s'évapore. Elle peut être réutilisable ou à usage unique et peut, dans certains cas, être démontable pour procéder au remplissage. Quelques humidificateurs sont pourvus d'un réservoir alimentant en eau la chambre d'humidification.

Source de chaleur. La chaleur peut être fournie par une résistance chauffante immergée ou par une plaque chauffante au-dessous de la chambre d'humidification (Fig. 9.2).

Tuyau reliant l'humidificateur au patient. Ce tuyau conduit les gaz humidifiés à la sortie de l'humidificateur. Il peut être chauffé de diver-

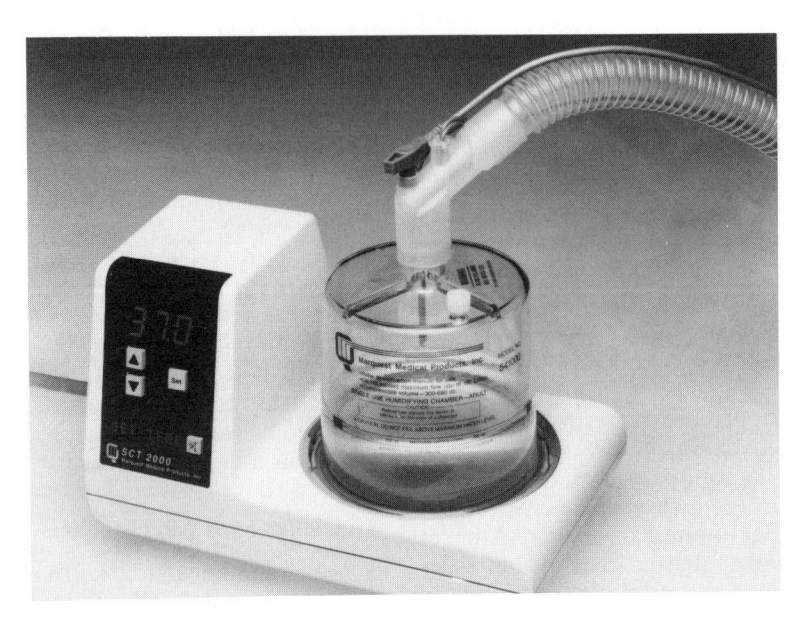

Figure 9.2. Humidificateur chauffant. La chaleur est fournie par la plaque chauffante, sous la chambre d'humidification. Remarquer la sonde thermique pour surveiller la température des gaz quittant la chambre. Un fil chauffant est placé dans le tuyau de délivrance des gaz. Reproduit avec l'aimable autorisation de Marquest Medical Products Inc.

ses manières, soit par un fil électrique chauffant parcourant le tube (Fig. 9.2) (20,77), soit par une bande chauffante adhésive, soit par isolation du tuyau par de la mousse polyester, de l'air ou de l'eau (78-81), soit en plaçant le tuyau inspiratoire au centre du tuyau expiratoire (82,83).

Le fil électrique chauffant a l'avantage sur les autres méthodes de ne pas entraver la visualisation de l'intérieur du tube (Fig. 9.2). Il doit se terminer aussi près que possible des connexions-patient. Des fils à usage unique sont montées dans les circuits prémontés à usage unique. Un fil réutilisable doit être mis en place manuellement à l'aide d'un fil de traction métallique (84).

Surveillance de la température. La plupart des humidificateurs chauffants sont pourvus d'un système de surveillance de la température des gaz (à l'extrémité patient du circuit respiratoire). Dans les systèmes utilisant un fil chauffant, il y a habituellement une seconde sonde thermique pour mesurer la température à la sortie de l'humidificateur.

Thermostats. *Modèles autorégulés.* Une régulation interne contrôle la puissance de chauffage suivant les informations des capteurs de température placés près du patient ou à la sortie de la chambre d'humidification (12,85).

Modèles non autorégulés. Dans les modèles non autorégulés, on détermine la puissance de chauffage par un réglage sur l'appareil, indépendamment de la température obtenue. Un modèle non autorégulé peut cependant comporter une régulation thermostatique ne concernant que la température de chauffage et non la température des gaz délivrés au patient (12).

Il existe habituellement deux thermostats en série de telle sorte que si l'un tombe en panne, l'autre coupera le chauffage avant qu'une température dangereuse ne soit atteinte.

Réglages. La plupart des humidificateurs permettent d'ajuster la température à différentes valeurs à l'extrémité du tuyau patient ou à la sortie de la chambre d'humidification. Quelques-uns permettent de délivrer moins de 100 % d'humidité (86). Certains modèles ne génèrent des gaz saturés qu'à une température prédéterminée (3).

Alarmes. Une alarme sonore permet de dépister plusieurs anomalies, comme une température qui s'écarte de la fourchette choisie, une mauvaise mise en place ou un déplacement de la sonde thermique dans le tuyau patient. Une alarme peut aussi sonner lorsque la résistance chauffante n'est pas branchée.

Fonctionnement

Quelques humidificateurs chauffent les gaz à une température dépassant celle des gaz qui seront délivrés au patient (surchauffe), les gaz se refroidissant ensuite au cours de leur trajet dans le tuyau pour atteindre la température souhaitée au niveau de la connexion-patient. Dans d'autres modèles, la température augmente le long des tuyaux conduisant les gaz, de telle sorte que ceux-ci auront une saturation inférieure à 100 % à l'extrémité-patient.

Dans tous les humidificateurs où le tuyau patient n'est pas chauffé, la température chute lors du transit des gaz vers le patient. L'importance de cette chute de température dépend de plusieurs facteurs, dont la température ambiante, le débit de gaz, la longueur, le diamètre et la masse thermique du circuit respiratoire. On peut atténuer le refroidissement en raccourcissant ou en enveloppant le tuyau patient ou en utilisant de forts débits inspiratoires (87). Si le gaz est saturé à la sortie de la chambre d'humidification, la baisse de température va provoquer une condensation de la vapeur d'eau.

Normalisation

Des normes internationales ont été publiées (11). Elles prévoient les spécifications suivantes :

1. Les gaz délivrés au patient doivent contenir au moins 30 mg de vapeur d'eau par litre de gaz chez le patient intubé, et au moins 10 mg/l s'ils sont délivrés aux voies aériennes supérieures.

2. Si l'humidificateur comporte une autorégulation, la température moyenne délivrée ne doit pas s'écarter de plus de 2°C de la température de réglage dans les 5 minutes suivant la période de préchauffage.

3. Si l'humidificateur est chauffé, la température des gaz à l'extrémité-patient du tuyau ne doit pas excéder 41°C ou celle-ci doit être affichée en permanence, avec une alarme visuelle et sonore, lorsqu'elle dépasse 41°C. Si la défaillance du système de régulation thermique fait courir un risque de brûlure, il faut installer un système de sécurité thermique supplémentaire non autorégulé. La sécurité thermique doit activer un signal visuel indépendant du système de régulation.

4. La température de toute surface accessible (pouvant être touchée au cours d'un usage normal) ne doit pas dépasser 55°C s'il s'agit de métal, et 75°C si elle est non métallique. La température de surface du tuyau patient ne doit pas dépasser 41°C dans les 50 derniers millimètres de l'extrémité-patient.

5. Lorsque l'humidificateur est incliné de 20°C à partir de sa position initiale, l'eau ne doit pas s'écouler dans le circuit respiratoire.

6. L'imprécision de tous les systèmes de régulation et des indications chiffrées ne doit pas excéder 10 %.

7. Si l'humidificateur peut produire plus de 44 mg d'eau par litre de gaz, il doit porter une indication prévenant que des quantités excessives d'eau peuvent être fournies.

8. Si l'humidificateur est prévu pour être placé dans un circuit respiratoire, les connecteurs doivent être de 22 mm pour utilisation chez l'adulte et de 15 mm pour l'enfant.

D'après les normes de l'ASTM concernant les circuits respiratoires, un humidificateur dont le bon fonctionnement dépend de la direction du flux de gaz doit porter une flèche précisant la bonne direction du flux gazeux et/ou les précisions *entrée* et *sortie* (88).

Utilisation

Un humidificateur chauffant, utilisé dans un circuit filtre, est le plus souvent placé sur la branche inspiratoire, en aval de la valve unidirectionnelle. Si on utilise un filtre antibactérien, il faut le placer en amont de l'humidificateur pour éviter qu'il ne se bouche.

L'utilisation d'un humidificateur chauffant dans d'autres circuits a été décrite (81,89-92). Il est habituellement placé sur le tuyau d'alimentation en gaz frais. La condensation de l'eau dans ces tuyaux peut poser problème car l'accumulation d'eau est bruyante, et il faut vidanger régulièrement ou installer un piège à eau pour éviter une gêne au flux des gaz ou l'inhalation d'eau par le patient. L'utilisation de tuyaux de gros diamètre et l'installation de l'humidificateur près du patient diminue la condensation (90) mais ce montage peut ne pas être aisé. La sonde thermique du tuyau patient peut être placée soit entre le tuyau d'alimentation en gaz frais et la pièce en T, soit entre la pièce en T et le patient (90).

L'humidificateur doit toujours être maintenu en dessous du patient pour prévenir le risque d'écoulement d'eau dans le tube vers le patient. Il faut utiliser des tubes transparents car ils permettent de visualiser l'eau qu'ils contiennent. L'eau condensée doit être régulièrement vidangée ou un piège à eau doit être installé au point déclive du circuit. La chambre d'humidification et le tuyau patient doivent toujours être changés pour tout nouveau patient.

Avantages

La plupart des humidificateurs sont capables de saturer des gaz à température corporelle ou supérieure, même avec de forts débits de gaz.

Inconvénients

Les humidificateurs sont encombrants et peuvent être difficiles à installer. Leur structure est complexe et ils sont donc difficiles à nettoyer et stériliser. Ils sont plus onéreux que les ECH.

Le niveau d'eau dans la chambre d'humidification doit être périodiquement vérifié. La source d'énergie électrique impose un cordon supplémentaire sur lequel on peut trébucher.

Complications

1. La contamination bactérienne peut poser problème sur les humidificateurs chauffants à bullage (93).

2. Les problèmes décrits sur le circuit respiratoire sont multiples : blocage de valves, fuites, déconnexions, branchements incorrects, obstruction de l'alimentation en gaz frais ou de la branche inspiratoire du circuit, bruit et obstruction des filtres bactériens (90,94-101). L'excès de remplissage, le mauvais montage ou un dysfonctionnement peuvent provoquer une entrée d'eau dans le circuit respiratoire (102-105). L'humidificateur ou la résistance chauffante peuvent faire fondre les tuyaux du circuit et ainsi provoquer un obstacle ou une fuite (82,98,106-108).

3. Si l'humidificateur est placé sur l'apport de gaz frais, une obstruction brutale peut entraîner un reflux de l'eau vers l'appareil d'anesthésie (109).

4. L'adjonction d'un humidificateur change significativement le volume et la compliance du circuit ventilatoire (110). Ceci peut compliquer l'administration de faibles volumes courants.

5. L'utilisation d'un humidificateur peut positiver la balance hydrique et ainsi créer une hyperhydratation. La plupart des anesthésies sont trop brèves pour que ce problème se pose en pratique, mais il peut être réel chez l'enfant. Les inconvénients d'une hyperhydratation sont : une augmentation de la résistance des voies aériennes, une diminution de la fonction ciliaire, de la fonction du surfactant, de la capacité résiduelle fonctionnelle, de la compliance statique et la formation d'atélectasies (3).

6. Des apports thermiques excessifs sont possibles.

7. Il y a risque d'inondation du tube trachéal et de noyade du patient ou de brûlure de l'arbre respiratoire. Ces risques peuvent être minimisés en montant le circuit respiratoire de telle manière que l'eau de condensation ne puisse se drainer vers le malade, en installant un piège à eau dans la partie déclive du circuit, en vidangeant fréquemment l'eau de condensation et en plaçant l'humidificateur et les tuyaux du circuit au-dessous du niveau de la table d'opération.

8. Des incendies provoqués par des courts-circuits des fils chauffants et des résistances chauffantes internes, ou des défaillances des fils chauffants ont été décrits (12,111,112). La combustion du circuit respiratoire peut entraîner la production de fumées pouvant être inhalées par le patient (84).

9. Une forte humidité peut poser des problèmes pour le monitorage des gaz comportant un prélèvement de gaz (113). La mise en place d'un filtre entre la ligne de prélèvement et l'orifice de prélèvement du circuit ventilatoire peut être utile.

10. L'halothane peut être altéré par un passage au travers d'un humidificateur dont l'élément chauffant est en contact direct avec les gaz à une température de 68°C (114).

11. Un humidificateur peut augmenter la résistance du circuit, suffisamment pour empêcher le déclenchement d'une alarme de basse pression si le capteur de pression est situé en amont de l'humidificateur (53).

12. Une hyperthermie, une trachéite et une brûlure des voies respiratoires peuvent être observées si la température des gaz inspirés dépasse 40°C (115-118). Des brûlures de la peau ont été rapportées avec de l'oxygène nasal chauffé (119). Le contact de la peau avec un circuit respiratoire chauffé peut provoquer une brûlure (120,121).

On peut chauffer excessivement les gaz par oubli, ou en plaçant de façon incorrecte la sonde thermique ou en l'enfonçant mal (12, 119,122,123). La sonde peut aussi se déplacer. On peut minimiser ce risque en monitorant la pression des voies aériennes, le CO_2 expiré, ou avec une spirométrie avec alarme qui se déclenche si la sonde est oubliée ou est sortie de son logement *(NdT : en raison de la fuite de gaz par l'orifice de la sonde thermique)*. Beaucoup d'humidificateurs comportent une alarme qui se déclenche si la sonde thermique du circuit ne perçoit pas d'augmentation de température un certain temps après mise en route ou si la température sur la sonde dépasse d'une certaine valeur la température sélectionnée.

Un modèle autorégulé peut surchauffer s'il est mis en route avec un faible débit de gaz ou si la sonde thermique n'est pas mise en place près des voies aériennes du patient (12,124). Un modèle non autorégulé peut surchauffer si ses réglages sont inappropriés ou si le flux de gaz est brutalement interrompu.

Une augmentation temporaire de la température des gaz inspirés peut survenir après une période d'interruption du flux ou après une augmentation de celui-ci (124,125).

NÉBULISATEURS

Description

Les nébulisateurs sont aussi appelés générateurs d'aérosols, atomiseurs. Un nébulisateur est un instrument qui émet de l'eau sous forme d'aérosol (vapeur d'eau mélangée à de l'eau sous forme de particules). Les plus utilisés sont pneumatiques (propulsés par du gaz à haute pression ou à gaz comprimé) et à ultrasons. Les deux peuvent être chauffés. Ces appareils procurent une humidification mais ils peuvent aussi être utilisés pour délivrer des médicaments par voie respiratoire (126).

Dans un nébulisateur pneumatique, un jet de gaz à haute pression est propulsé sur le liquide, ce qui produit des forces de cisaillement et détache de fines particules d'eau. Un nébulisateur ultrasonique produit un fin brouillard en soumettant le liquide à un résonateur à haute fréquence sans que l'on ait à recourir à un gaz moteur. La fréquence des oscillations détermine la taille des gouttelettes. Les nébulisateurs ultrasoniques créent un brouillard plus épais que les modèles pneumatiques (85).

Utilisation

Les modèles pneumatiques utilisent de grands débits de gaz frais et ils doivent donc être placés sur l'arrivée de gaz frais (127). Un nébulisateur ultrasonique peut être utilisé sur la ligne des gaz frais ou sur la branche inspiratoire du circuit ventilatoire (17).

Complications

Les médicaments nébulisés peuvent obstruer un ECH (57,58). Les nébulisateurs peuvent entraîner des effets délétères pulmonaires s'ils sont utilisés pendant de longues périodes (128). Ils peuvent être responsables de bronchospasme (129) et d'hyperhydratation. Si les gouttelettes ne sont pas chauffées, une hypothermie peut apparaître. Les gouttelettes peuvent entraîner des bactéries et il y a donc risque de transmission de maladies infectieuses (130,131).

Avantages

Les nébulisateurs peuvent délivrer des gaz saturés d'eau sans chaleur et, si on le désire, assurer une humidification encore supérieure.

Inconvénients

Les nébulisateurs sont assez coûteux. Les modèles pneumatiques nécessitent de hauts débits de gaz. Les modèles ultrasoniques nécessitent une source d'électricité et font courir des risques électriques. Ils peuvent provoquer une accumulation importante d'eau dans les tuyaux, nécessitant des vidanges fréquentes et faisant courir des risques d'inhalation et d'obstruction des tuyaux.

RÉFÉRENCES

1. Dery R, Pelletier J, Jacques A, Clavet M, Houde JJ. Humidity in anesthesiology. Heat and moisture patterns in the respiratory tract during anaesthesia with the semi-closed system. Can Anaesth Soc J 1967;14:287-298.
2. Rashad K, Wilson K, Hurt HH, Jr, Graff TD, Banson DW. Effect of humidification of anesthetic gases on static compliance. Anesth Analg 1967;46:127-133.
3. Shelly MP, Lloyd GM, Park GR. A review of the mechanisms and methods of humidification of inspired gases. Intensive Care Med 1988;14:1-9.
4. Anonymous. Heat and moisture exchangers. Health Devices 1983;12:155-167.
5. Chamney AR. Humidification requirements and techniques. Including a review of the performance of equipment in current use. Anaesthesia 1969;24:602-617.
6. Chalon J, Loew DAY, Malebranche J. Effects of dry anesthetic gases on tracheobronchial ciliated epithelium. Anesthesiology 1972;37:338-343.
7. Forbes AR. Humidification and mucus flow in the intubated trachea. Br J Anaesth 1973;45:874-878.
8. Noguchi H, Takumi Y, Aochi O. A study of humidification in tracheostomized dogs. Br J Anaesth 1973;45:844-848.
9. Tsuda T, Noguchi H, Takkumi Y, Aochi O. Optimum humidification of air administered to a tracheostomy in dogs. Scanning electron microscopy and surfactant studies. Br J Anaesth 1977;49:965-977.
10. Weeks DB. Humidification during anesthesia. NY State J Med 1975;75:1216-1218.
11. International Organization for Standards. Humidifiers for medical use-safety standard (ISO 8185:1988). Geneva: ISO, 1988.
12. Anonymous. Heated humidifiers. Technol Anesth 1987;8:1-5.
13. Chatburn RL, Primiano FP. A rational basis for humidity therapy. Respir Care 1987;32:249-254.
14. Chalon J, Patel C, Ali M, et al. Humidity and the anesthetized patient. Anesthesiology 1979;50:195-198.
15. Fonkalsrud EW, Calmes S, Barcliff LT, Barrett CT. Reduction of operative heat loss and pulmonary secretions in neonates by use of heated and humidified anesthetic gases. J Thorac Cardiovasc Surg 1980;80:718-723.
16. Gawley TH, Dundee JW. Attempts to reduce respiratory complications following upper abdominal operations. Br J Anaesth 1981;53:1073-1078.
17. Stevens HL, Kennedy RL. The ultrasonic approach to humidification of anesthesia gases. J Asthma Res 1968;5:325-333.
18. Knudsen J, Lomholt N, Wisborg K. Postoperative pulmonary complications using dry and humidified anaesthetic gases. Br J Anaesth 1973;45:363-368.
19. Van Heerden PV, Wilson IH, Marshall FPF, Cormack JR. Effect of humidification on inhalation induction with isoflurane. Br J Anaesth 1990;64:235-237.
20. Baker JD, Wallace CT, Brown CS. Maintenance of body temperature in infants during surgery. Anesthesiol Rev 1977;4:21-25.
21. Chalon J, Markham JP, Ali MM, Ramanathan S, Turndorf H. The Pall ultipore breathing circuit filter -an efficient heat and moisture exchanger. Anesth Analg 1984;63:566-570.
22. Haslam KR, Nielsen CH. Do passive heat and moisture exchangers keep the patient warm? Anesthesiology 1986;64:379-381.
23. Morton GH, Flewellen EH. Prevention of intraoperative hypothermia in geriatric patients. Anesth Analg 1989;68:S204.
24. Pflug AE, Aasheim GM, Foster C, Martin RW. Prevention of post-anaesthesia shivering. Can Anaesth Soc J 1991;25:41-47.
25. Rashad KF, Benson DW. Role of humidity in prevention of hypothermia in infants and children. Anesth Analg 1967;46:712-718.
26. Stone DR, Downs JB, Paul WL, Perkins HM. Adult body temperature and heated humidification of anesthetic gases during general anesthesia. Anesth Analg 1981;60:736-741.
27. Tausk HC, Miller R, Roberts RB. Maintenance of body temperature by heated humidification. Anesth Analg 1976;55:719-723.
28. Wallace CT, Baker JD, Brown CS. Heated humidification for infants during anesthesia. Anesthesiology 1978;48:80.
29. Chalon J. Low humidity and damage to tracheal mucosa. Bull N Y Acad Med 1980;56:314-322.
30. Chase HF, Trotta R, Kilmore MA. Simple methods for humidifying nonrebreathing anesthesia gas systems. Anesth Analg 1962;41:249-256.
31. Hedley RM, Allt-Graham J. A comparison of the filtration properties of heat and moisture exchangers. Anesthesia 1992;47:414-420.
32. Anonymous. Evaluation report: heat and moisture exchangers. J Med Eng Technol 1987;11:117-127.
33. Berry AJ, Nolte FS. An alternative strategy for infec-

tion control of anesthesia breathing circuits: a laboratory assessment of the Pall HME filter. Anesth Analg 1991;72:651-655.
34. Lee MG, Ford JL, Hunt PB, Ireland DS, Swanson PW. Bacterial retention properties of heat and moisture exchange filters. Br J Anaesth 1992;69:522-525.
35. Weeks DB, Ramsey FM. Laboratory investigation of six artificial noses for use during endotracheal anesthesia. Anesth Analg 1983;62:758-763.
36. Shelly M, Bethune DW, Latimer RD. A comparison of five heat and moisture exchangers. Anaesthesia 1986; 41:527-532.
37. Mebius C. A comparative evaluation of disposable humidifiers. Acta Anaesthesiol Scand 1983;27:403-409.
38. Gedeon A, Mebius C, Palmer K. Neonatal hygroscopic condenser humidifier. Crit Care Med 1987;15:51-54.
39. Wilkinson KA, Cranston A, Hatch DJ, Fletcher ME. Assessment of a hygroscopic heat and moisture exchanger for paediatric use. Anaesthesia 1991;46:296-299.
40. Usuda Y, Suzukawa M, Yamaguchi O, Kaneko K, Okutsu Y. Increased moisture output from heat and moisture exchangers combined with an unheated humidifier. Crit Care Med 1989,17:S35.
41. Shanks CA. Clinical anesthesia and multiple-gauze condenser humidifier. Br J Anaesth 1974;46:773-777.
42. Hay R, Miller WC. Efficacy of a new hygroscopic condenser humidifier. Crit Care Med 1982;10:4951.
43. Ogino M, Kopotic R, Mannino FL. Moisture-conserving efficiency of condenser humidifiers. Anaesthesia 1985;40:990-995.
44. Oh TE, Thompson WR, Hayward DR. Disposable condenser humidifiers in intensive care. Anaesth Intensive Care 1981;9:331-335.
45. Turtle MJ, llsley AH, Rutten AJ, Runciman WB. An evaluation of six disposable heat and moisture exchangers. Anaesth Intensive Care 1987;15:317-322.
46. Walker AKY, Bethune DW. A comparative study of condenser-humidifiers. Anaesthesia 1976;31:1086-1093.
47. Weeks DB. A laboratory evaluation of recently available heat-and-moisture exchangers. Anesth Rev 1986; 8:33-36.
48. Stoutenbeek Ch, Miranda D, Zandstra D. A new hygroscopic condenser humidifier. Intensive Care Med 1982;8:231-234.
49. Gedeon A, Mebius C. The hygroscopic condenser humidifier. A new device for general use in anaesthesia and intensive care. Anaesthesia 1979;34:1043-1047.
50. Shanks CA, Sara CA. A reappraisal of the multiple gauze heat and moisture exchanger. Anaesth Intensive Care 1973,1:428-432.
51. Tilling, SE, Hayes B. Heat and moisture exchangers in artificial ventilation. Br J Anaesth 1987;59:1181-1188.
52. Milligan KA. Disablement of a ventilator disconnect alarm by a heat and moisture exchanger. Anaesthesia 1992;47:279.
53. Slee TA, Pavlin EG. Failure of low pressure alarm associated with the use of a humidifier. Anesthesiology 1988;69:791-793.
54. Leigh JM, White MG. A new condenser humidifier. Anaesthesia 1984;39:492-493.
55. Suzukawa M, Usuda Y, Numata K. The effects on sputum characteristics of combining an unheated humidifier with a heat-moisture exchanging filter. Respir Care 1989;34:976-984.
56. Duncan A. Use of disposable condenser humidifiers in children. Anaesth Intensive Care 1985;13:330-337.
57. Anonymous. Heat/moisture exchange humidifiers. Technol Anesth 1991;11:5.
58. Anonymous. Humidifiers, heat/moisture exchange. Technol Anesth 1991;12:5.
59. Martin C, Perrin G, Gevaudan MJ, Saux P, Gouin F. Heat and moisture exchangers and vaporising humidifiers in the intensive care unit. Chest 1990;97:144-149.
60. Anonymous. Humidifiers, heat/moisture exchange. Technol Anesth 1985;6:8.
61. James PD, Gothard JWW. Possible hazard from the inserts of condenser humidifiers. Anaesthesia 1984; 39:70.
62. Bygdeman S, von Euler C, Nystrom B. Moisture exchangers do not prevent patient contamination of ventilators. A microbiological study. Acta Anaesthesiol Scand 1984;28:591-594.
63. Roustan JP, Kienlen J, Aubas S, du Cailar J. Heat and moisture exchanger vs heated humidifier during prolonged mechanical ventilation. Anesthesiology 1989; 71:A214.
64. Demers B. Endotracheal tube occlusion associated with the use of heat and moisture exchangers in the intensive care unit. Crit Care Med 1989;17:845-846.
65. Gilston A. Hygroscopic condenser humidifiers. Anaesthesia 1984;39:1030-1031.
66. Goldberg ME, Jan R, Gregg CE, Berko R, Marr AT, Lanjani GE. The heat and moisture exchanger does not preserve body temperature or reduce recovery time in outpatients undergoing surgery and anesthesia. Anesthesiology 1988;68:122-123.
67. Raju R. Humidifier-induced hypercarbia. Anaesthesia 1987;42:672-673.
68. Mason DG, Edmondson L, McHugh P. Humidifer-induced hypercarbia. Anaesthesia 1987;42:672-673.
69. Buckley PM. Increase in resistance of in-line breathing filters in humidified air. Br J Anaesth 1984:56:637-642.
70. Chung R, Soni NC. Work of ventilating heat and moisture exchangers. Br J Anaesth 1991;67:647P-648P.
71. Jones BR, Ozaki GT, Benumof JL, Saidman LJ. Airway resistance caused by a pediatric heat and moisture exchanger. Anesthesiology 1988;69:A786.
72. Ploysongsang Y, Branson R, Rashkin MC, Hurst JM. Pressure flow characteristics of commonly used heat-moisture exchangers. Am Rev Respir Dis 1988;138: 675-678.
73. Ploysongsang Y, Branson RD, Rashkin MC, Hurst JM. Effect of flowrate and duration of use on the pressure drop across six artificial noses. Respir Care 1989;34: 902-907.
74. Rodes WD, Banner MJ, Gravenstein N. Variations in imposed work of breathing with heat and moisture exchangers. Anesth Analg 1991;72:S226.
75. Steward DJ. A disposable condenser humidifier for use during anaesthesia. Can Anaesth Soc J 1976;23:191-195.
76. Kong KL, Rainbow C, Ford DB. Heat and moisture exchanging bacterial filters. Anaesthsia 1988;43:254.
77. Shanks CA, Gibbs JM. A comparison of two heated water-bath humidifiers. Anaesth Intensive Care 1975;3: 41-47.
78. Berry FA, Hughes-Davies DI, Difazio CA. A system for minimizing respiratory heat loss in infants during operation. Anesth Analg 1973;52:170-175.

79. Epstein RA. Humidification during positive pressure ventilation of infants. Anesthesiology 1971;35:532-536.
80. Mizutani AR, Ozaki G, Rusk R. Insulated circuit hose improves heated humidifier performance in anesthesia ventilation circuits. Anesth Analg 1991;72:566-567.
81. Racz GB. Humidification in a semiopen system for infant anesthesia. Anesth Analg 1971;50:995-1002.
82. Ramanathan S, Chalon J, Turndorf H. A compact, well-humidified breathing circuit for the circle system. Anesthesiology 1976;44:238-242.
83. Chalon J, Patel C, Ramanathan S, Turndorf H. Humidification of the circle absorber system. Anesthesiology 1978;48:142-146.
84. Anonymous. Heated wires can melt disposable breathing circuits. Technol Anesth 1989;9:2-3.
85. Anonymous. Heated humidifiers. Health Devices 1987; 16:223-250.
86. Cook RI, Potter SS, Woods DD, McDonald JS. Evaluating the human engineering of microprocessor-controlled operating room devices. J Clin Monit 1991; 7:217-226.
87. Anonymous. Heated humidifiers. Health Devices 1980; 9:167-180.
88. American Society for Testing and Materials. Standard specifications for minimum performance and safety requirements for anesthesia breathing systems (ASTM F1208-89). Philadelphia: ASTM, 1989.
89. Garg GP. Humidification of the Rees-Ayre T-piece system for neonates. Anesth Analg 1973;52:207-209.
90. Hannallah RS, McGill WA. A practical way of using heated humidifiers with pediatric T-piece systems. Anesthesiology 1983;59:156-157.
91. KovacAL, Filardi JP,Goto H. Water trap for fresh gas flow line of Bain or CPRAM circuit. Can J Anaesth 1987;34:102-103.
92. Weeks DB. Provision of endogenous and exogenous humidity for the Bain breathing circuit. Can Anaesth Soc J 1976;23:185-190.
93. Rhame FS, Streifel A, McComb C, Boyle M. Bubbling humidifiers produce microaerosols which can carry bacteria. Infect Control 1986;7:403-407.
94. Anonymous. Humidifiers, heat/moisture exchange. Technol Anesth 1985;6:7.
95. Bancroft ML. Problems with humidifiers. In: Randell-Baker L, ed. Problems with anesthetic and respiratory therapy equipment [Special issue]. Int Anesth Clin 1982;20(3):93-102.
96. McNulty S, Barringer L, Browder J. Carbon dioxide retention associated with a humidifier defect. Can J Anaesth 1987;34:519-521.
97. Nimocks JA, Modell JH, Perry PA. Carbon dioxide retention using a humidified «nonrebreathing» system. Anesth Analg 1975;54:271-273.
98. Patil AR. Melting of anesthesia circuit by humidifier. Another cause of «ventilator disconnect.» Anesth Prog 1989;36:63-65.
99. Shroff PK, Skerman JH. Humidifier malfunction -a cause of anesthesia circuit occlusion. Anesth Analg 1988;67:710-711.
100. Shampaine EL, Helfaer M. A modest proposal for improved humidifier design. Anesth Analg 1991;72:130-131.
101. Wang J, Hung W, Lin C. Leakage of disposable breathing circuits. J Clin Anesth 1992;4:111-115.
102. Poulton TJ. Humidification hazard. Chest 1984;85:583-584.
103. Poplak TM, Leiman BC, Braude BM. A hazardous humidifier misconnexion. Anaesthesia 1984;39:937.
104. Railton R, Shjaw A. Filling humidifiers. Avoiding a hazard. Anaesthesia 1982;37:105-106.
105. Ward CF, Reisner LS, Zlott LS. Murphy's law and humidification. Anesth Analg 1983;62:457-461.
106. Wong DHW. Melted delivery hose -a complication of a heated humidifier. Can J Anaesth 1988;35:183-186.
107. Wood D, Boyd M, Campbell C. Insulation of heated wire circuits. Anesth Analg 1992;74:471.
108. Sprague DH, Maccioli GA. Disposable circuit tubing melted by heated humidifier. Anesth Analg 1986;65: 1247.
109. Amirdivani M, Siegel D, Chalon J, Ramanathan S, Turndorf H. A heated water humidifier with a rotating wick. Anesth Analg 1979;58:244-246.
110. Cote CJ, Petkau AJ, Ryan JF, Welch JP. Wasted ventilation measured in vitro with eight anesthetic circuits with and without inline humidification. Anesthesiology 1983;59:442-446.
111. Anonymous. «Potential fire hazard» from nebulizers reported. Biomed Saf Stand 1988;18:58.
112. Anonymous. Breathing circuit heating component could short and cause fire. Biomed Saf Stand 1990;20: 67-68.
113. Sprung J, Cheng EY. Modification to an anesthesia breathing circuit to prolong monitoring of gases during the use of humidifiers. Anesth Analg 1991;72:264-265.
114. Karis JH. Alteration of halothane in heated humidifiers. Anesth Analg 1980;59:518.
115. Kirch TJ, DeKornfeld TJ. An unexpected complication (hyperthemia) while using the Emerson postoperative ventilator. Anesthesiology 1967;28:1106-1107.
116. Klein EF, Graves SA. «Hot pot» tracheitis. Chest 1974;65:225-226.
117. Spurring PW, Shenolikar BK. Hazards in anaesthetic equipment. Br J Anaesth 1978;50:641-644.
118. Sims NM, Geoffrion CA, Welch JP, Jung W, Burke JF. Respiratory tract burns caused by heated humidification of anesthetic gases in intubated, mechanically ventilated dogs -a light microscopic study. Anesthesiology 1986;65:A490.
119. Anonymous. Heated humidifiers can burn infants during CPAP. Health Devices 1987;16:404-406.
120. Anonymous. Possible burn from heated breathing circuit. Biomed Safe Stand 1991;21:147.
121. Whiteley SM. A hazard of heated humidifiers. Anaesthesia 1992;47:909.
122. Anonymous. Heated humidifiers can burn infants during CPAP. Technol Anesth 1988;8:7-9.
123. Anonymous. Safety action bulletin. Anaesthesia 1992; 47:547.
124. Steward DJ, Volgyesi GA. Heated humidifiers may deliver hot gases. Anesthesiology 1983;59:A430.
125. Smith HS, Allen R. Another hazard of heated water humidifiers. Anaesthesia 1986;41:215-216.
126. Weeks DB. Micronebulizer for anesthesia circuits. Anesth Analg 1981;60:537-538.
127. Fortin G, Blanc VF. Miniature ventilators with interrupted non-rebreathing circle systems and other anaesthetic circuits. Can Anaesth Soc J 1970;17:613-623.
128. Modell JH, Giammona ST, Davis JH. Effect of chronic

exposure to ultrasonic aerosols on the lung. Anesthesiology 1967;28:680-688.
129. Burke RD, Kosanin RM, Riefkohl R. Bronchospasm caused by unheated nebulized oxygen. Anesthesiol Rev 1986;13:24-25.
130. Spaepen MS, Berryman JR, Bodman HA, Kund sin RB, Fenel V. Prevalence and survival of microbe contaminants in heated nebulizers. Anesth Analg 1978;57:191-196.
131. Vesley D, Anderson J, Halbert MM, Wyman L. Bacterial output from three respiratory therapy humidifying devices. Respir Care 1979;24:228-234.

Chapitre 10

Ventilateurs d'anesthésie

Traduction: Annick Steib

Terminologie
  Volume courant
  Volume minute
  Fréquence respiratoire
  Temps de débit inspiratoire
  Temps de pause inspiratoire
  Temps de phase inspiratoire
  Temps de débit expiratoire
  Temps de pause expiratoire
  Temps de phase expiratoire
  Rapport des temps de phase inspiratoire/expiratoire
  Débit inspiratoire
  Débit expiratoire
  Résistance
  Compliance
Communication entre le ventilateur et le circuit anesthésique
Composants
  Alimentation en gaz moteur
  Injecteur
  Commandes
  Alarmes
  Valve de sécurité
  Soufflet et sa chambre
  Valve d'échappement du gaz moteur
  Valve d'échappement des gaz du circuit
  Connexion au tuyau du ventilateur
Commande des paramètres de ventilation
  Volume courant
  Volume minute
  Contrôle de la fréquence respiratoire
  Rapport I/E
  Débit inspiratoire
  Commande de la pression maximale de travail
Ventilateurs spécifiques
  Ventilateur Drager AV
  Ventilateur Drager AV-E
  Ventilateur Ohmeda 7000
  Ventilateurs de la série Ohmeda 7800
Risques communs à tous les ventilateurs
  Hypoventilation
  Hyperventilation
  Hyperoxie
  Hyperpression
  Pression négative pendant l'expiration
  Défaut d'alarme
Avantages
Inconvénients

Un ventilateur (appareil de ventilation) est un appareil automatique qui est connecté aux voies aériennes du patient; il est conçu pour assurer ou augmenter la ventilation du patient. Il représente un composant majeur de l'appareil d'anesthésie moderne.

Terminologie (1,2)

VOLUME COURANT

Le volume courant est le volume de gaz pénétrant ou quittant le patient pendant la durée de la phase inspiratoire ou expiratoire.

VOLUME MINUTE

Le volume minute est la somme de tous les volumes courants pendant une minute.

FRÉQUENCE RESPIRATOIRE

Le nombre de cycles respiratoires par minute est appelé la fréquence respiratoire.

TEMPS DE DÉBIT INSPIRATOIRE

La période de temps comprise entre le commencement et la fin du flux inspiratoire est appelée temps de débit inspiratoire.

TEMPS DE PAUSE INSPIRATOIRE

Le temps de pause inspiratoire correspond à la durée séparant la fin du débit inspiratoire du début du flux expiratoire.

TEMPS DE PHASE INSPIRATOIRE

Le temps de phase inspiratoire est la période de temps entre le début du débit inspiratoire et le début du débit expiratoire. Il est égal à la somme des temps de débit inspiratoire et de pause inspiratoire.

TEMPS DE DÉBIT EXPIRATOIRE

Le temps compris entre le début et la fin du débit expiratoire est le temps de débit expiratoire.

TEMPS DE PAUSE EXPIRATOIRE

Le temps de pause expiratoire est l'intervalle compris entre la fin du débit expiratoire et le début du débit inspiratoire.

TEMPS DE PHASE EXPIRATOIRE

Le temps séparant le début du flux expiratoire et le début du flux inspiratoire est appelé temps de phase expiratoire. Il correspond à la somme des temps de débit expiratoire et de pause expiratoire.

RAPPORT DES TEMPS DE PHASE INSPIRATOIRE/EXPIRATOIRE (RAPPORT I/E)

Le rapport I/E est le rapport entre le temps de phase inspiratoire et le temps de phase expiratoire.

DÉBIT INSPIRATOIRE

Le volume de gaz par unité de temps qui passe de la connexion circuit-patient vers le patient est le débit inspiratoire. Il n'est pas constant.

DÉBIT EXPIRATOIRE

Le débit expiratoire est le volume de gaz par unité de temps restitué par le patient pendant la phase expiratoire. Il peut ne pas être constant.

RÉSISTANCE

La résistance est définie par la différence de pression par unité de débit à travers les voies aériennes. La résistance n'est habituellement pas constante et elle augmente avec le débit.

COMPLIANCE

Le rapport entre une modification de volume et une modification de pression est appelé compliance.

Communication entre le ventilateur et le circuit anesthésique

Un ventilateur remplace le ballon réservoir dans le circuit anesthésique. Il peut être connecté au circuit au niveau du ballon ou de la valve de sélection ballon/ventilateur. S'il existe un sélecteur, on passe de la ventilation mécanique à la ventilation manuelle en tournant la valve. S'il n'existe pas de sélecteur, il faut retirer le ballon de son support pour y connecter le tuyau de raccord du ventilateur. Les ventilateurs modernes sont connectés dans le circuit sans un tel tuyau.

Pendant la ventilation automatique, la valve d'échappement du circuit doit être fermée ou isolée. Certaines valves de sélection isolent la valve d'échappement du reste du système en mode ventilateur. Pour ces modèles, il n'est pas nécessaire de fermer la valve d'échappement quand le ventilateur est en fonction. La valve d'échappement doit être ouverte pour la ventilation manuelle sauf en circuit fermé.

La plupart des ventilateurs d'anesthésie comportent un soufflet contenu dans une enceinte (ballon dans enceinte ou double circuit) (Fig. 10.1). Dans ce montage, le soufflet est enfermé dans une chambre et l'intérieur du soufflet est connecté au circuit anesthésique. Le soufflet constitue une interface entre le circuit et le gaz moteur du ventilateur, tout comme le ballon réservoir est l'interface entre le circuit et la main de l'anesthésiste. Il sépare

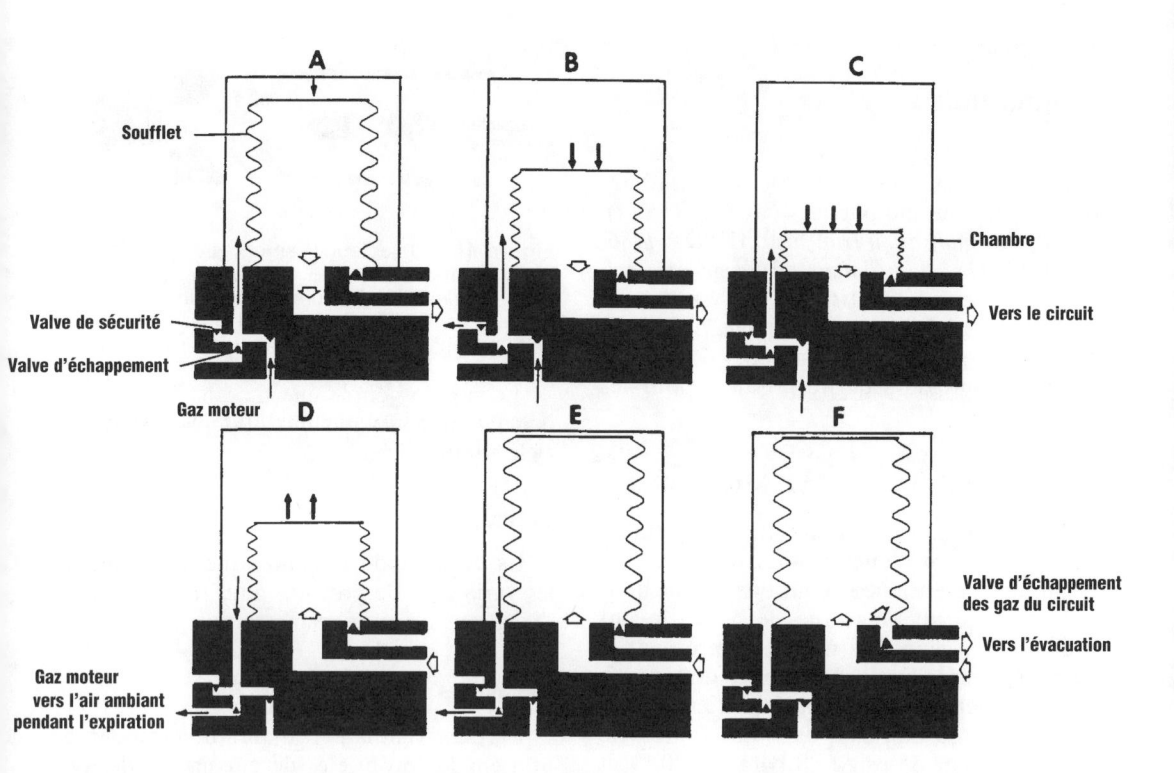

Figure 10.1. Fonctionnement d'un ventilateur type soufflet dans chambre ; **A**. Début de l'insufflation. Le gaz moteur pénètre dans l'espace compris entre le soufflet et la chambre. Les valves d'échappement du gaz moteur (qui connecte le gaz moteur et l'air ambiant) et des gaz du circuit (qui évacue l'excès de gaz du circuit vers le système d'évacuation) sont fermées. **B**. Milieu de l'insufflation. Comme le gaz moteur continue de pénétrer dans le cylindre, sa pression augmente et comprime le soufflet. Ceci propulse le gaz contenu dans le soufflet vers le circuit. Les valves d'échappement du gaz moteur et des gaz du circuit restent closes. Si la pression du gaz moteur excède la pression d'ouverture de la valve de sécurité, la valve s'ouvre et évacue le gaz dans l'air ambiant. **C**. Fin de l'insufflation. Le soufflet est totalement comprimé. Les valves d'échappement du gaz moteur et des gaz du circuit restent closes. **D**. Début de l'expiration. Les gaz du circuit (expirés et frais) pénètrent dans le soufflet qui commence à se déplisser. L'expansion du soufflet déplace le gaz moteur de l'intérieur du cylindre. La valve d'échappement s'ouvre et le gaz moteur est évacué vers l'air ambiant. La valve d'échappement des gaz du circuit demeure close. **E**. Milieu de l'expiration. Le soufflet est presque totalement rempli. Le gaz moteur continue à être évacué dans l'atmosphère. La valve d'échappement des gaz du circuit reste close. **F**. Fin de l'expiration. L'entrée continue de gaz dans le soufflet après sa pleine expansion crée une pression positive qui ouvre la valve d'échappement des gaz du circuit située à la base du soufflet. Les gaz du circuit sont évacués par cette valve dans le système d'évacuation.

les gaz du circuit et le gaz moteur. La pression exercée par la main de l'anesthésiste est remplacée par la pression du gaz moteur.

Pendant l'insufflation, le gaz moteur passe dans l'espace séparant le soufflet de la chambre, ce qui comprime le soufflet. Simultanément, la valve d'échappement des gaz du circuit (qui fait passer l'excédent de gaz vers l'évacuation) et la valve d'échappement du gaz moteur (qui évacue le gaz moteur) sont fermées. La compression du soufflet provoque un flux de gaz dans le circuit respiratoire.

Pendant l'expiration, le soufflet se réexpand en se remplissant de gaz provenant du circuit anesthésique. Le gaz moteur est éliminé dans l'atmosphère à travers la valve d'échappement du gaz moteur. Quand le soufflet s'est totalement déplissé, l'excès de gaz du système anesthésique passe dans l'évacuation par la valve d'échappement des gaz du circuit. Ainsi, en ventilation mécanique contrôlée ou assistée, l'excès de gaz est évacué pendant l'expiration, alors qu'il l'est à l'inspiration pendant la ventilation assistée ou contrôlée manuellement.

Composants

Des normes concernant les ventilateurs d'anesthésie ont été publiées par l'ASTM (2). *(NdT : Normalisation française AFNOR 1986, NF S 90-118 : Ventilateurs à usage médical. Définitions et caractéristiques des ventilateurs par manœuvres internes et des humidificateurs).* Elles établissent les performances de base et les conditions de sécurité requises pour les composants.

ALIMENTATION EN GAZ MOTEUR

L'alimentation en gaz moteur est également nommée source d'énergie motrice. Tous les respirateurs d'anesthésie courants sont actionnés par voie pneumatique, le plus souvent avec de l'oxygène. Les normes concernant le ventilateur spécifient que celui-ci doit continuer à fonctionner en respectant les recommandations du fabricant dans une fourchette de pressions de 55 psig (3,8 barg) + 20 % et − 25 %. La plupart des ventilateurs sont alimentés avec des raccords d'oxygène spécifiques, évitant les erreurs de connexion.

INJECTEUR

Certains respirateurs sont équipés d'un dispositif appelé injecteur (ou dispositif de Venturi) pour augmenter le débit du gaz moteur. Un injecteur est représenté sur la figure 10.2. Quand le flux de gaz rencontre un étranglement, sa pression latérale décroît (principe de Bernoulli). Quand la pression latérale chute en dessous de la pression atmosphérique, de l'air ambiant est entraîné. Au total, il y a augmentation du flux total de gaz quittant la sortie de l'injecteur sans augmentation de la consommation du gaz moteur.

COMMANDES

Les commandes du ventilateur régulent le débit, le volume, la durée des phases respiratoires et la pression du gaz moteur qui comprime le soufflet. Cela s'effectue indirectement par l'intermédiaire du circuit pneumatique (Fig. 10.1). Les commandes du ventila-

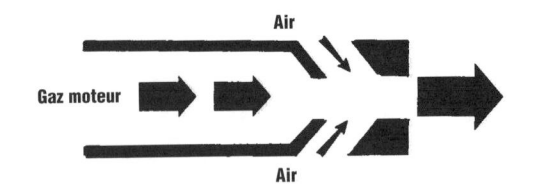

Figure 10.2. Injecteur (Venturi). Le gaz traverse l'étranglement à vitesse élevée. La pression qui l'avoisine devient inférieure à la pression atmosphérique et de l'air est entraîné, ce qui augmente le débit total de gaz quittant la sortie de l'injecteur.

teur peuvent être pneumatique, par fluides ou électronique.

Pneumatique

La commande pneumatique s'appuie sur les variations de pression pour initier les modifications du cycle respiratoire.

Par fluides

Certains ventilateurs d'anesthésie modernes utilisent les propriétés de circulation de fluides. Des courants de gaz circulent dans des conduits taillés dans des matériaux solides pour assurer des fonctions de détection, de logique, d'amplification et de commande. Il n'y a pas d'électronique (et de ce fait pas de problèmes d'interférence électrique ou de charges statiques) et pas de parties mobiles (et de ce fait pas d'usure). Cette dernière caractéristique, associée à la possibilité de fonctionner dans des conditions extrêmes de température, d'humidité, de vibration, de radiation et de bruit de fond électrique, rend ces systèmes particulièrement fiables. Ils requièrent une maintenance limitée. Les circuits par fluides sont modulaires, faciles à entretenir et, étant constitués de matériaux quasiment inertes, ils peuvent passer à l'autoclave (3). Les commandes par fluides conviennent à un ventilateur compact. Leurs inconvénients sont qu'ils se salissent facilement et qu'ils consomment beaucoup de gaz moteur.

Électronique

Les ventilateurs les plus modernes comportent de plus nombreuses commandes et alarmes, contrôlées par une carte à puce et des commandes électroniques. Ils requièrent une alimentation électrique et une source de gaz moteur. En cas de panne de courant, ils doivent pouvoir fonctionner sur piles.

ALARMES

Les normes pour les ventilateurs (2) imposent trois niveaux d'alarme, de priorité élevée, moyenne ou basse, selon que l'événement nécessite une intervention immédiate, rapide ou une simple surveillance.

La seule alarme imposée par les normes est celle signalant l'arrêt de l'alimentation électrique, considérée comme une alarme de priorité élevée. Elle doit durer au moins 2 min et il doit exister un dispositif pour pouvoir l'éteindre après la déconnexion du ventilateur de sa source d'alimentation principale. S'il existe une alarme signalant l'interruption de l'alimentation principale mais qu'il y a suppléance par une source de réserve, cette alarme passe alors en basse priorité.

La plupart des ventilateurs comportent d'autres alarmes qui seront décrites avec chaque ventilateur et dans le paragraphe concernant les alarmes de pression dans les voies aériennes, dans le chapitre 18.

VALVE DE SÉCURITÉ

La valve de sécurité est également appelée valve limitant la pression, mécanisme limitant la pression maximale et valve de sécurité du gaz moteur. Une telle valve équipe tout ventilateur et permet l'évacuation du gaz moteur au-delà d'une certaine pression. Elle est prédéterminée sur certains ventilateurs (en général entre 65 et 80 cm H_2O); pour d'autres, elle peut être réglée mais il est difficile de déterminer le niveau approprié de pression excessive. Quand les résistances des voies aériennes sont élevées ou si la compliance thoracopulmonaire est basse, des pics de pression allant bien au-delà de 60 cm H_2O peuvent être nécessaires, alors qu'ils peuvent causer des lésions sévères chez d'autres patients. Une valve de sécurité réglable expose au risque d'erreur de la part de l'opérateur, tandis que la valve préréglée par le fabricant préviendra l'emploi de pics de pression élevée durant la ventilation artificielle.

Il existe deux types de valves (4) : le premier est un système de valve à ressort. Quand la pression des gaz excède la force de fermeture du ressort, le disque quitte son embase et l'excès de pression est évacué dans l'atmosphère. Pendant cette période, les poumons sont maintenus en expansion à la pression réglée jusqu'à ce que le mécanisme cyclique achève la phase inspiratoire.

Le second type comporte un diaphragme et deux fiches électriques maintenues par des lames métalliques rigides. Pour ce type de valve, quand la pression seuil est atteinte, la phase inspiratoire est immédiatement interrompue.

SOUFFLET ET SA CHAMBRE

Le soufflet et sa chambre peuvent être reliés au ventilateur ou en être séparés.

Soufflet

Le soufflet est un dispositif en accordéon qui est attaché soit au sommet, soit à la base du montage. On distingue deux types de soufflets selon qu'ils montent ou descendent à l'expiration ; ils sont appelés respectivement soufflets ascendants (debouts, droits) et descendants (pendants, inversés).

Le soufflet descendant (Fig. 10.3) est attaché à son sommet et est refoulé vers le haut pendant l'insufflation. À l'intérieur de la partie mobile du soufflet se trouve un poids qui facilite sa descente pendant l'expiration. Ce poids tire le soufflet vers le bas, ce qui a tendance à créer une pression négative dans le soufflet et le circuit. Le volume courant est contrôlé en limitant la course du soufflet lors du remplissage. Une méthode utilise une chaîne à l'intérieur du soufflet, dont on peut faire varier la longueur par un bouton de commande au sommet du soufflet. Un autre moyen consiste en une butée réglable qui vient au contact de la partie inférieure du soufflet et limite sa course.

Le soufflet ascendant est attaché à la base du montage et comprimé vers le bas pendant l'insufflation, puis il remonte à l'expiration. Il en résulte une minime pression positive de fin d'expiration. On peut régler le volume courant en ajustant le temps inspiratoire et le débit ou grâce à une butée qui limite la course du soufflet vers le haut.

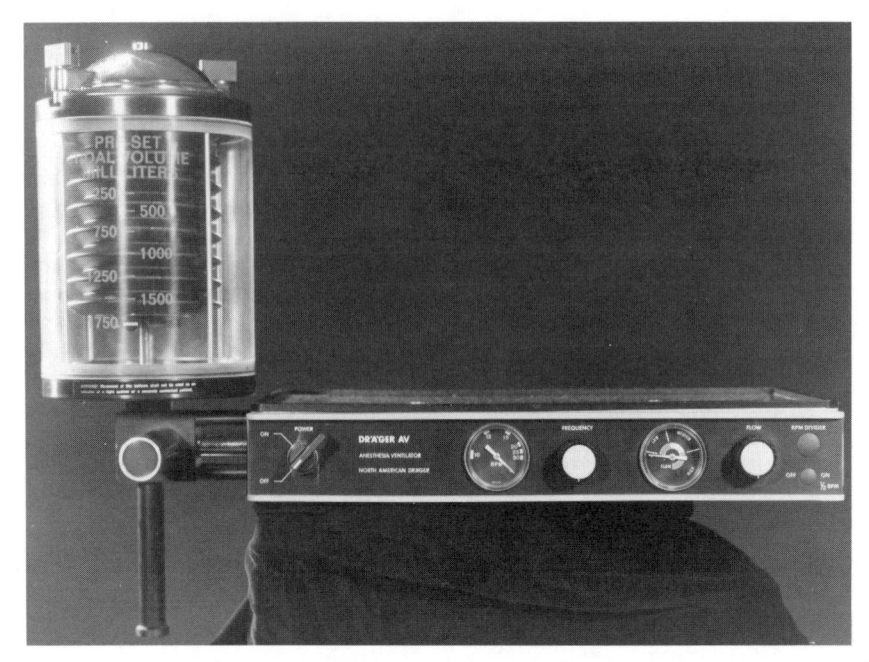

Figure 10.3. Ventilateur Drager AV. Ce modèle possède un soufflet descendant. Les commandes et les capteurs sont à l'avant de l'appareil d'anesthésie, sous le rebord. Les alarmes, qui ne figurent pas ici, sont à gauche des débitmètres de l'appareil. Fourni par Drager Amérique du Nord.

Il existe une différence importante entre ces deux types de soufflets : en cas de déconnexion ou de fuite importante, le soufflet ascendant va généralement se collaber, à moins que ce collapsus ne soit prévenu par le système d'évacuation (5). Si la déconnexion se produit avec un ventilateur à soufflet descendant, le ventilateur continuera ses mouvements ascendants et descendants, attirant l'air ambiant et le gaz moteur lors de sa descente et l'évacuant pendant son ascension. Le débit de gaz pendant le mouvement ascendant peut créer une pression suffisante pour ne pas activer l'alarme de basse pression.

La pression qui règne à l'intérieur d'un soufflet ascendant est toujours positive, avec création d'une PEP de 2 à 4 cm H_2O dans le circuit anesthésique (6). Le poids d'un soufflet descendant crée une pression négative pendant l'expiration jusqu'à ce que le soufflet soit à nouveau rempli.

Chambre

Le soufflet est entouré d'un cylindre en plastique transparent qui permet d'observer ses mouvements. Une échelle sur le coté du cylindre permet d'évaluer approximativement le volume courant délivré. La chambre est également appelée le canister, la chambre du soufflet ou le cylindre.

VALVE D'ÉCHAPPEMENT DU GAZ MOTEUR

La valve d'échappement du gaz moteur (également appelée valve expiratoire, valve d'échappement du ventilateur et sortie des gaz comprimés) communique avec la chambre du soufflet. Elle est fermée durant l'insufflation. À l'expiration, elle s'ouvre pour permettre la sortie dans l'atmosphère du gaz moteur contenu dans la chambre.

VALVE D'ÉCHAPPEMENT DES GAZ DU CIRCUIT

Un vaste éventail de dénominations définit la valve d'échappement des gaz du circuit incluant les noms suivants : valve d'évacuation, valve de décharge, valve d'excès de gaz, sortie des gaz expirés, valve ou orifice expiratoires, valve de surpression, valve de décharge de sécurité, valve d'échappement des gaz, évacuation des gaz ou valve d'évacuation, et valve d'échappement des gaz du circuit expiratoire.

La valve d'échappement (valve APL) étant soit fermée, soit isolée pendant la ventilation mécanique, chaque ventilateur doit être équipé d'une valve d'échappement pour évacuer l'excès de gaz. Elle est en général située dans le soufflet. À l'insufflation, cette valve est close. Pendant l'expiration, elle reste fermée jusqu'à l'expansion totale du soufflet, puis elle s'ouvre pour évacuer l'excès de gaz du circuit.

Avec un soufflet ascendant, la valve d'échappement s'ouvre pour une pression minimale de 2 à 4 cm H_2O (7). Ceci permet au soufflet de se remplir durant l'expiration. Ce niveau de PEP est présent dans le circuit anesthésique.

L'orifice expiratoire de la valve d'échappement est ensuite relié par des connexions de 19 ou de 30 mm au système d'évacuation des gaz.

CONNEXION AU TUYAU DU VENTILATEUR

D'après les normes régissant la construction des ventilateurs, ces derniers doivent être reliés au circuit anesthésique par un connecteur mâle, conique, de 22 mm. Un filtre peut être interposé sur le tuyau pour réduire la transmission d'agents pathogènes.

Commande des paramètres de ventilation

VOLUME COURANT

La plupart des respirateurs d'anesthésie sont conçus de telle sorte que l'on règle directement le volume courant. Pour d'autres appareils, celui-ci est déterminé indirectement en réglant la ventilation minute et la fréquence respiratoire. Le volume courant est déterminé en divisant le volume minute par la fréquence respiratoire. Avec les respirateurs à fréquence fixe, le volume courant est déterminé indirectement en faisant varier le temps inspiratoire et le débit.

Le volume courant est contrôlé en limitant la course du soufflet dans la chambre. Le réglage du volume courant peut être séparé des autres commandes et faire partie du dispositif du soufflet.

VOLUME MINUTE

Le volume minute peut être affiché directement ou être déterminé indirectement en multipliant le volume courant par la fréquence respiratoire. Les normes en matière de ventilateurs requièrent que les volumes délivrés par le ventilateur soient indiqués à l'opérateur avec une précision de ± 15 %.

CONTRÔLE DE LA FRÉQUENCE VENTILATOIRE

La fréquence peut être réglée directement ou indirectement dans ce dernier cas en faisant varier le temps inspiratoire et la pause expiratoire. Les normes concernant les ventilateurs requièrent que les dispositifs calibrés contrôlant la fréquence aient une précision de 1 cycle par minute ou de 10 % de la valeur affichée, ce qui est toujours inférieur.

RAPPORT I/E

Le rapport I/E peut être modifié directement sur certains ventilateurs. Sur d'autres, il est fixé et ne peut varier. Sur d'autres encore, il est déterminé indirectement en réglant les autres paramètres.

Il est capital que le temps inspiratoire soit assez long pour permettre de délivrer le volume courant souhaité et que le temps expiratoire le soit aussi pour permettre l'expiration complète. Si le temps inspiratoire est insuffisant, le soufflet n'effectue pas une course complète ou le volumètre indique un volume courant inférieur au volume attendu. Un temps expiratoire insuffisant peut se manifester par l'expansion incomplète du soufflet.

DÉBIT INSPIRATOIRE

Sur certains respirateurs, le débit inspiratoire est directement réglé. Sur d'autres, il est déterminé indirectement en réglant le volume minute, la fréquence respiratoire et le rapport I/E.

Si le débit inspiratoire est trop faible pour fournir le volume courant désiré, le soufflet n'effectuera pas de course complète. Si le débit dépasse celui nécessaire au volume courant souhaité, il se produira une pause inspiratoire.

COMMANDE DE LA PRESSION MAXIMALE DE TRAVAIL

La commande de la pression maximale de travail (commande de pression limite ou limite de pression inspiratoire) limite la pression la plus haute qui peut être atteinte pendant la phase inspiratoire, quand le ventilateur fonctionne normalement. Elle peut restreindre le volume courant.

Ventilateurs spécifiques

VENTILATEUR DRAGER AV

Introduction

Commande

Le Drager AV est à fluides, avec un bouton marche-arrêt.

Fréquence ventilatoire

La fréquence ventilatoire est de 6 à 18 ou 10 à 30 cycles/min. On peut obtenir des fréquences encore supérieures en affichant des valeurs dépassant la calibration maximale sur le bouton de sélection.

Volume courant

Le volume courant est de 250 à 1 750 ml. Il existe des soufflets à usage pédiatrique pour des volumes courants inférieurs.

Débit inspiratoire

Alarmes. *Alarme de basse pression (apnée).* L'alarme de basse pression se déclenche si une pression supérieure ou égale à une valeur sélectionnée (7,5, 12,5 ou 25 cm H_2O) n'est pas détectée dans un délai de 15 s.

Alarme de pression infra-atmosphérique. L'alarme de pression infra-atmosphérique se déclenche si une pression inférieure ou égale à -10 cm H_2O est détectée.

Alarme de pression permanente. L'alarme de pression permanente se déclenche si une pression supérieure ou égale à 15 cm H_2O est détectée pendant plus de 10 s.

Alarme de haute pression. L'alarme de haute pression se déclenche à des pressions dépassant 60 cm H_2O.

On peut inactiver la composante sonore des alarmes de pression infra-atmosphérique et de haute pression et limiter la durée de la composante sonore de l'alarme de basse pression et de pression permanente à 30 s.

Éléments de sécurité

La pression maximale est limitée à 60 cm H_2O quand le débit inspiratoire est bas, à 90 cm H_2O pour des débits moyens et à 120 cm H_2O pour des débits élevés. Quand la limite est atteinte, la pression d'insufflation reste en plateau pendant la durée sélectionnée avant que la phase expiratoire ne débute.

Description

Le ventilateur Drager AV est représenté sur la figure 10.3. Les commandes sont intégrées dans l'appareil d'anesthésie. De rares ventilateurs ont été proposés séparément de l'appareil d'anesthésie. Le bouton marche-arrêt est à gauche. Le bouton du milieu permet de régler la fréquence, l'indicateur de fréquence étant à gauche. À droite, se situent la valve de commande du débit et l'indicateur de débit. Celui-ci est divisé en trois parties délimitant une section basse (verte), moyenne (jaune) et élevée (orange).

Le soufflet et sa chambre sont à gauche du tableau de commande. Il existe un toit plaqué en chrome, et une échelle de volume se trouve sur le côté de la chambre. Le soufflet peut être descendant ou ascendant. Une butée limite l'ascension ou la descente du soufflet et on contrôle la hauteur de la butée à l'aide d'un bouton situé juste sous l'ensemble du soufflet. Un mécanisme de blocage automatique prévient une manipulation accidentelle du bouton. Les alarmes se situent à gauche des débit-mètres, sur l'appareil d'anesthésie.

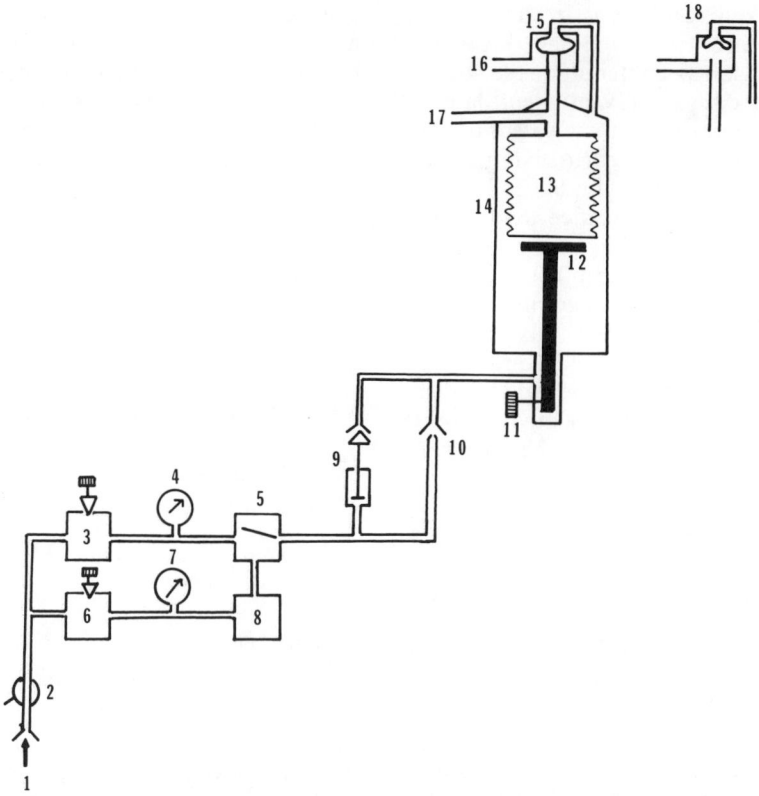

Figure 10.4. Configuration interne du ventilateur Drager AV. *1*, gaz moteur; *2*, bouton marche-arrêt; *3*, régulateur de débit et commande; *4*, capteur de débit; *5*, valve anti-retour (marche-arrêt); *6*, régulateur de fréquence et commande; *7*, capteur de fréquence, *8*, valve de l'horloge; *9*, valve d'échappement de la chambre; *10*, injecteur; *11*, commande de volume courant; *12*, butée de réglage du volume courant; *13*, soufflet; *14*, chambre du soufflet; *15*, valve d'échappement des gaz du circuit; *16*, vers le système d'évacuation; *17*, vers le circuit; *18*, valve d'échappement des gaz du circuit ouverte à la fin de l'expiration. Reproduit à partir d'un schéma fourni par Drager Amérique du Nord.

Configuration interne

Le ventilateur est schématisé figure 10.4. Quand le bouton marche-arrêt est en position de marche, le gaz moteur est délivré à deux régulateurs de pression réglables: le régulateur de fréquence et le régulateur de débit. Le régulateur de fréquence (cette dernière étant réglée par un bouton de commande) ajuste la pression d'entrée vers l'horloge pneumatique. Celle-ci est reliée à la valve (marche-arrêt) du collecteur de gaz ou clapet anti-retour. Cette valve, qui consiste en un piston agissant contre un ressort, s'ouvre et se ferme à une fréquence déterminée par l'horloge pneumatique. Le rapport du temps d'ouverture sur le temps de fermeture est toujours de 1/2. Le régulateur de débit contrôle la pression du gaz moteur délivrée au clapet anti-retour. La pression réglée par ce régulateur est affichée sur l'indicateur de pression, à l'avant de l'appareil.

À l'insufflation, la valve anti-retour est ouverte, et le gaz moteur la traverse en direction de l'injecteur et dans la chambre du soufflet. Il comprime le soufflet. La valve d'échappement de la chambre, qui est parallèle à l'injecteur et comporte un piston agissant contre un ressort, est maintenue fermée. Lorsqu'on change l'affichage du régulateur de flux, on modifie le flux dans le cylindre et la pression maximale à l'intérieur de la chambre. Un tuyau connecte la chambre à la valve d'échappement des gaz du circuit. Tant que la pression dans la chambre dépasse celle qui règne dans le circuit, cette valve reste fermée.

Quand tout le gaz contenu dans le soufflet est passé dans le tuyau du ventilateur, la pression dans le cylindre atteint une valeur qui fait stopper le flux de gaz moteur délivré par l'injecteur en direction du cylindre et l'évacue dans l'air ambiant par l'orifice d'admission de l'injecteur.

Après une période déterminée par le réglage de la fréquence, l'horloge pneumatique ferme la valve anti-retour et le flux de gaz en direction de l'injecteur s'arrête. La pression au niveau de la valve d'échappement de la chambre baisse ; ensuite cette valve s'ouvre de sorte que le gaz moteur passe de la chambre dans l'air atmosphérique. Les gaz expirés circulent à travers le tuyau de raccordement du respirateur en direction du soufflet qui se réexpand. Pendant cette période, la pression dans le cylindre reste supérieure à la pression dans le système anesthésique, de sorte que la valve d'échappement des gaz du circuit reste fermée. Quand le soufflet est totalement distendu, cette valve s'ouvre et l'excès de gaz est évacué.

Après une période déterminée par le réglage de la fréquence, la valve anti-retour s'ouvre à nouveau sous la commande de l'horloge pneumatique, et une autre insufflation débute.

Commande de la ventilation

Le ventilateur est préréglé en volume et en fréquence. On règle le volume courant en modifiant la position de la butée qui vient bloquer le soufflet. Le débit inspiratoire n'a que peu d'effet sur le volume courant. S'il est réglé à un niveau trop bas, il ne permettra pas d'atteindre le volume courant désiré dans le temps imparti. Le volume minute est le produit du volume courant par la fréquence respiratoire. Le rapport I/E est fixé à 1/2 et le temps de phase inspiratoire est fixe. Si on augmente le volume courant, on allonge le temps de débit inspiratoire et on raccourcit la pause inspiratoire. Quand on augmente la fréquence, on raccourcit le temps de pause inspiratoire.

Risques

De l'air ou de l'oxygène doivent être fournis à une pression comprise entre 40 et 60 psig (2,7 et 4 barg). Une pression d'admission inférieure à 40 psig (2,7 barg) mais supérieure à 20 psig (1,4 barg) diminuera la ventilation minute maximale qu'il sera possible d'obtenir mais n'affectera pas le fonctionnement du ventilateur. Si on utilise de l'air comme gaz moteur, la fréquence sera réduite approximativement de 10 % par rapport à la fréquence affichée.

Si le soufflet est de type descendant, une pression négative peut être générée au début de la phase expiratoire, surtout avec de faibles débits de gaz frais.

VENTILATEUR DRAGER AV-E

Introduction

Commande

Le ventilateur Drager AV-E est électronique avec un bouton marche-arrêt.

Volume courant

Le volume courant est de 250 à 1 750 ml pour le respirateur adulte à soufflet descendant et de 200 à 1 600 ml pour le respirateur à soufflet ascendant. De plus petits volumes sont possibles en utilisant un soufflet pédiatrique.

Fréquence

La fréquence est de 0 à 99 cycles/min.

Rapport I/E

Les rapports I/E sont de 1/1 à 1/4,5 avec des graduations de 0,5.

Débit inspiratoire

Au point de connexion du soufflet pédiatrique se trouve une valve de commande précise du flux, située en aval de la valve normale de commande du flux. Elle peut être utilisée pour régler finement le débit inspiratoire mais elle ne permet pas d'augmenter ce débit au-delà de celui qui est réglé sur le respirateur.

Contrôleur de pression limite

Le contrôleur de pression limite est un accessoire optionnel qui permet de limiter la pression de pic inspiratoire à une valeur présélectionnée et à des niveaux bas, pouvant atteindre 15 cm H$_2$O. Quand la valeur présélectionnée est atteinte, une valve s'ouvre et évacue une partie du gaz moteur dans l'atmosphère pendant le reste de la durée de la phase inspiratoire.

Alarmes

Alarme de basse pression. L'alarme de basse pression se déclenche si la pression de pic inspiratoire choisie (8, 12,5 ou 25 cm H$_2$O) n'est pas détectée en l'espace de 15 s. Sur les modèles les plus récents, on peut régler la pression, et il existe une valeur par défaut de 12 cm H$_2$O. La commande de marche-arrêt peut être réglée de manière à court-circuiter l'alarme, mais celle-ci se déclenchera si le pic de pression choisi n'est pas détecté dans un laps de temps de 60 s.

Alarme de pression infra-atmosphérique. L'alarme de pression infra-atmosphérique se déclenche quand la pression devient inférieure à – 10 cm H$_2$O.

Alarme de haute pression. Elle se déclenche quand la pression dépasse 60 cm H$_2$O. Sur les derniers modèles, l'alarme de haute pression est réglable de 30 à 70 cm H$_2$O avec une valeur par défaut de 50 cm H$_2$O.

Alarme de pression continue. L'alarme de pression continue se déclenche si la pression dépasse celle délimitée par l'alarme de basse pression pendant plus de 15 s.

Indicateur de PEP. S'il y a une PEP de plus de 4 cm H$_2$O l'indicateur de PEP est activé.

Alarme de PEP excessive. Si on affiche une PEP de plus de 25 cm H$_2$O, l'alarme d'excès de PEP se déclenche.

Éléments de sécurité

La pression maximale dans le soufflet varie de 25 à 100 cm H$_2$O ; elle dépend du réglage du débit inspiratoire. Quand la valeur limite de l'alarme de pression haute est atteinte, la pression d'insufflation reste en plateau pendant le temps déterminé, avant que ne débute la phase expiratoire.

Équipement particulier

Il existe une valve de PEP (2 à 18 cm H$_2$O).

Description

Le ventilateur Drager AV-E est représenté sur la figure 10.5. Le soufflet peut être ascendant ou descendant. Une échelle de volume est

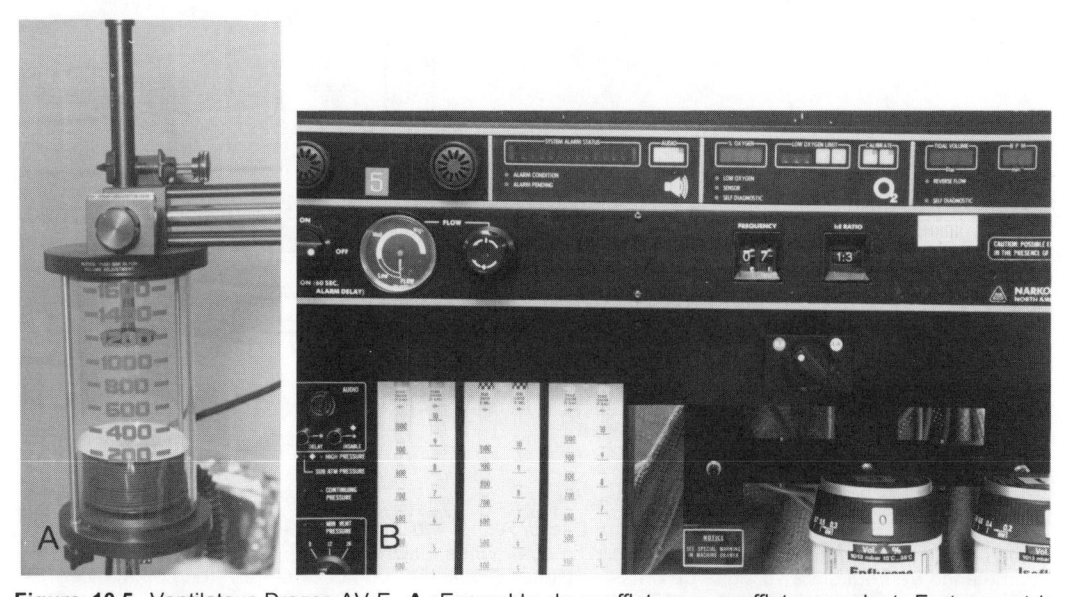

Figure 10.5. Ventilateur Drager AV-E. **A**. Ensemble du soufflet avec soufflet ascendant. En tournant le bouton au sommet, on modifie la position de la butée, ce qui détermine le volume courant. **B**. Commandes du ventilateur et capteurs. Noter que le bouton marche-arrêt a deux positions de marche. En plaçant ce bouton à 6 heures, on retarde le délai de déclenchement de l'alarme de basse pression à 60 s.

dessinée sur le côté de la chambre du soufflet. Il existe un soufflet pédiatrique. On règle le volume courant par un bouton auto-bloquant situé juste au-dessus ou au-dessous du soufflet et de la chambre.

Les commandes sont intégrées dans une tablette située au-dessus de l'appareil d'anesthésie. Le bouton de marche-arrêt est à gauche. Pour certains modèles, ce bouton a deux positions de marche localisées à 6 et à 12 heures. En position 6 heures, le délai d'activation de l'alarme de basse pression est augmenté à 60 s, ce qui permet de travailler avec des fréquences respiratoires inférieures à 4 cycles/min.

Un bouton circulaire situé à droite permet de régler la fréquence. Le réglage du rapport I/E se fait également à droite. La commande du débit est située à droite du bouton marche-arrêt et le débit est indiqué sur une échelle adjacente divisée en trois selon qu'il est bas, moyen ou élevé.

Configuration interne

La configuration interne du ventilateur Drager AV-E est schématisée figure 10.6.

L'alimentation électrique principale est assurée par un courant alternatif de 120 V. L'alimentation secondaire fait appel à une batterie de 5 V. La commande pneumatique utilise l'oxygène ou l'air.

Quand le bouton de marche-arrêt est mis en position de marche, le module de commande électronique est mis sous tension et du gaz est délivré à la partie pneumatique du ventilateur. Le gaz transmet une certaine pression à un transducteur qui agit comme un bouton électronique de marche-arrêt. Une valve solénoïde commandée par les circuits électroniques délivre un signal de pression à la valve de commande pneumatique qui s'ouvre et se ferme à une fréquence déterminée par l'affichage de la fréquence et du rapport I/E.

Le gaz moteur traverse le régulateur de débit et passe sur la valve de commande. Pendant l'insufflation, la valve solénoïde ouvre la valve de commande, le gaz moteur traverse l'injecteur, entraînant l'air ambiant, et pénètre dans la chambre où il comprime le soufflet. Le régulateur de débit commande la pression de gaz délivrée à la valve de commande ; elle est indiquée sur l'indicateur de débit. Quand le

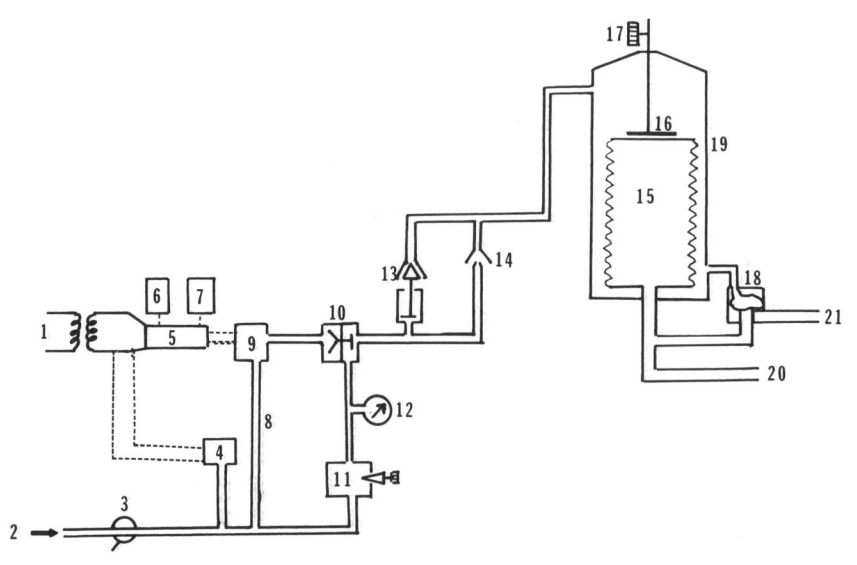

Figure 10.6. Configuration interne du ventilateur Drager AV-E. *1*, alimentation électrique ; *2*, gaz moteur ; *3*, bouton marche-arrêt ; *4*, transducteur ; *5*, module de commande électronique ; *6*, commande du rapport I/E ; *7*, commande de fréquence ; *8*, ligne de pression pilote ; *9*, valve solénoïde ; *10*, valve de commande ; *11*, régulateur de flux ; *12*, capteur de flux ; *13*, valve d'échappement du ventilateur ; *14*, injecteur ; *15*, soufflet ; *16*, butée de réglage du volume courant ; *17*, bouton de réglage du volume courant ; *18*, valve d'échappement des gaz du circuit ; *19*, chambre du soufflet ; *20*, vers le circuit ; *21*, vers l'évacuation. Redessiné à partir d'un schéma fourni par Drager Amérique du Nord.

gaz pénètre dans la chambre du soufflet, la valve d'échappement est actionnée et fermée. L'augmentation de pression à l'intérieur de l'enceinte ferme la valve d'échappement des gaz du circuit.

L'expiration commence quand la valve solénoïde entraîne la fermeture de la valve de commande. La valve d'échappement s'ouvre et le gaz moteur quitte la chambre du soufflet pour passer dans l'air ambiant par l'intermédiaire d'un silencieux. Le soufflet se distend jusqu'à ce que sa course soit stoppée par la butée. La valve d'échappement des gaz du circuit reste fermée jusqu'à pleine expansion du soufflet. Ensuite, avec le surplus de gaz, la pression à l'intérieur du soufflet s'élève et provoque l'ouverture de la valve d'échappement des gaz du circuit et l'excès de gaz est évacué.

Commande de la ventilation

Le ventilateur est à fréquence fixe. Le volume courant est réglé directement et le volume minute est le produit du volume courant par la fréquence respiratoire. Une augmentation du débit sans modification du volume courant résultera en un allongement du temps de pause inspiratoire. Si on augmente le rapport I/E, on allonge le temps de pause inspiratoire et on diminue le temps de phase expiratoire ; la fréquence respiratoire, elle, reste inchangée.

Risques

La descente d'un soufflet pendant peut générer un débit à travers le volumètre, même en cas de déconnexion totale. L'alarme de basse pression peut ne pas se déclencher.

On a décrit un cas où le silencieux situé en aval de la sortie du gaz moteur s'était saturé d'eau, avec obstruction du flux issu de la chambre du soufflet pendant l'expiration (8). Cet incident a entravé l'expiration, et des pressions élevées dans les voies aériennes se sont développées car du gaz continuait à pénétrer dans le ventilateur.

Dans une autre observation, un dysfonctionnement de la valve de commande a bloqué le ventilateur dans sa composante inspiratoire. Des pressions élevées se sont développées car la valve d'échappement des gaz du circuit ne s'ouvrait pas, empêchant la sortie des gaz excédentaires.

Le volume minute diminue si les résistances s'élèvent ou si la compliance s'abaisse (10,11).

Une observation a décrit une fuite de la valve d'échappement résultant en une hypoventilation (12). Dans un autre cas, la connexion entre la chambre du soufflet et la valve d'échappement des gaz du circuit s'est coudée pendant l'insufflation, empêchant la fermeture de la valve (13). La pression a alors rapidement augmenté dans le circuit. Si cette connexion s'obstruait pendant l'expiration, il y aurait hypoventilation car la valve d'échappement des gaz du circuit ne se fermerait pas.

Un allongement de la phase inspiratoire due à une lubrification insuffisante de l'appareil a été décrit (14).

VENTILATEUR OHMEDA 7000

Introduction

Commande

Le ventilateur Ohmeda 7000 est électronique, avec un interrupteur mettant ou non sous tension le courant alternatif.

Ventilation minute

Le volume minute est de 2 à 30 l/min pour les soufflets de type adulte et de 2 à 12 l/min pour les modèles pédiatriques.

Fréquence respiratoire

La fréquence respiratoire est de 6 à 40 cycles/min.

Rapport I/E

Le rapport I/E est de 1/1 à 1/3 pour des volumes minute de 2 à 15,5 l/min. Au-dessus de ces valeurs, le rapport I/E réel peut être inférieur à la valeur affichée.

Soupir

Le soupir représente 150 % du volume courant, avec un maximum de 1 500 ml tous les 64 cycles.

Cycle manuel

Il existe un cycle manuel qui permet d'initier manuellement une insufflation. Ce cycle ne peut être déclenché que pendant la phase expiratoire.

Alarmes

Ce ventilateur comporte sept alarmes et un bouton test. Six des alarmes sont visuelles et sonores. La septième, qui dépiste un défaut d'alimentation électrique, est seulement sonore. Il existe, en plus de ces alarmes, un témoin-test lumineux. Quand il est enclenché, les témoins lumineux d'alarmes doivent s'allumer et les alarmes sonores se déclencher.

1. Alarme de dysfonctionnement du ventilateur. L'alarme de dysfonctionnement du ventilateur monitore le circuit électronique du ventilateur. En cas d'anomalie, la lampe clignote et l'alarme sonore retentit de façon intermittente. L'alarme se déclenche également si une pression supérieure à 65 cm H_2O est détectée. Il ne faut pas utiliser ce ventilateur si cette alarme se déclenche.

2. Alarme de volume réglé non délivré. Cette alarme se déclenche quand le réglage impose un volume courant de plus de 1 500 ml ou quand une pression supérieure à 65 cm H_2O est détectée. La lumière clignote et l'alarme sonore retentit de façon intermittente. Cette alarme ne fonctionne pas avec le soufflet pédiatrique.

3. Alarme de basse pression d'alimentation du gaz moteur (oxygène). Cette alarme se déclenche quand la pression du gaz moteur est inférieure à 40 psig (2,7 barg). Le témoin clignote et l'alarme sonore retentit. Quand cette alarme se déclenche, il ne faut pas utiliser le ventilateur.

4. Alarme de basse pression dans les voies aériennes. Elle est déclenchée si une pression de 6 cm H_2O au moins n'est pas détectée après deux ou trois cycles respiratoires. Le témoin clignote et l'alarme sonore retentit de façon intermittente.

5. Rapport I/E réel inférieur à la valeur affichée. L'alarme du rapport I/E se déclenche quand les valeurs réglées excèdent les capacités du ventilateur. La lumière reste allumée et l'alarme sonore retentit de façon continue. Il faut modifier les réglages pour stopper l'alarme.

6. Alarme de défaut d'évacuation. Elle active tous les témoins lumineux, ainsi que l'alarme sonore. Elle traduit un défaut à l'intérieur du circuit. Il ne faut alors pas utiliser le ventilateur.

7. Alarme de défaut d'alimentation électrique. Elle se déclenche si le bouton de mise en marche est actionné alors qu'il n'y a pas de courant électrique. Cette alarme est uniquement sonore. Elle est alimentée par une pile qui se recharge automatiquement quand le ventilateur est en marche.

Toutes les alarmes, sauf celle de dysfonctionnement du ventilateur, s'éteignent automatiquement dès la correction de l'anomalie. Aucune alarme ne peut être stoppée manuellement.

Les modèles antérieurs ne comportaient que cinq alarmes : dysfonctionnement du ventilateur ; volume affiché non délivré ; paramètres affichés hors limites (ou I/E réel inférieur aux valeurs affichées) ; basse pression d'alimentation en oxygène ; basse pression dans les voies aériennes.

Éléments de sécurité

La pression dans la chambre du soufflet est limitée à 65 cm H_2O. Au-delà, une partie du gaz moteur est évacuée. Le volume courant maximal est de 1 500 ml pour le soufflet adulte et de 300 ml pour le soufflet pédiatrique. Les débits inspiratoires sont limités à un maximum de 62 l/min.

Le ventilateur s'arrête quand une pression de 65 cm H_2O est détectée. L'alarme de défaut d'évacuation se déclenche et le ventilateur doit être arrêté puis remis en marche.

Description

Le ventilateur Ohmeda 7000 est montré avec le soufflet adulte et pédiatrique sur la figure 10.7. Il comporte deux parties : le soufflet et sa chambre, et le module de contrôle. Ils peuvent être reliés, le soufflet et la chambre étant placés au-dessus du module, ou sé-

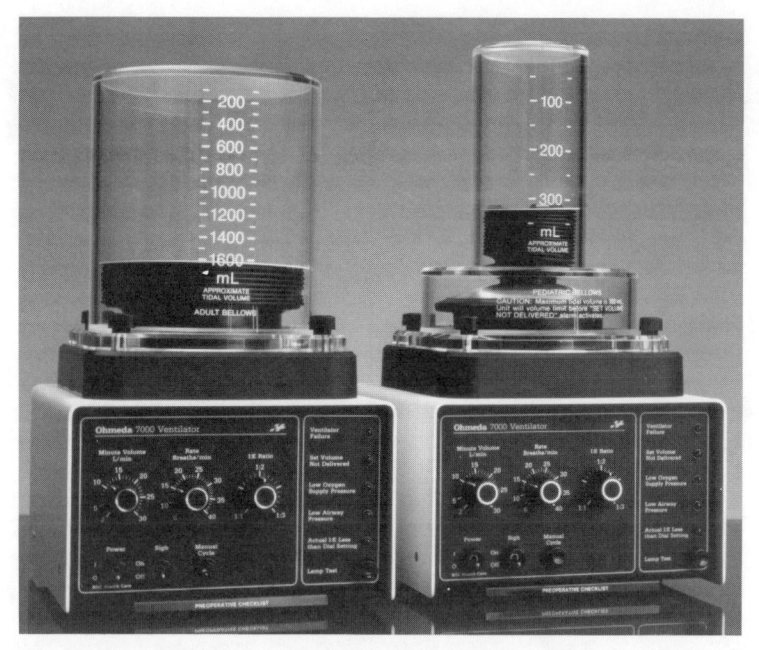

Figure 10.7. Ventilateurs Ohmeda 7000. Le ventilateur isolé est montré avec le soufflet adulte (à gauche) et pédiatrique (à droite). Fourni par Ohmeda, division de BOC Health Care Inc.

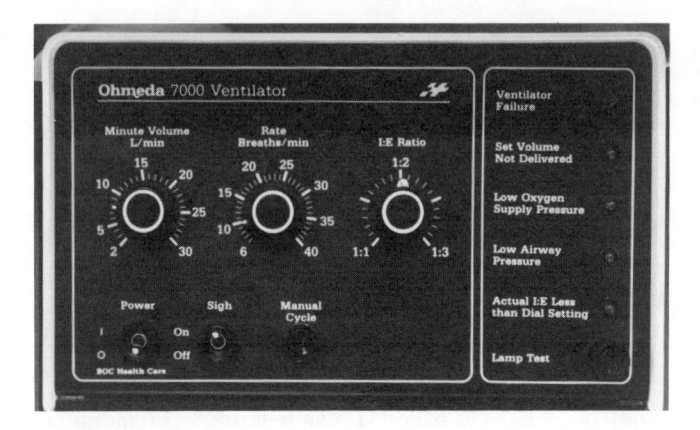

Figure 10. 8. Module de commande du ventilateur Ohmeda 7000.

parés, étant alors interconnectés par des tuyaux flexibles. Le soufflet et la chambre peuvent être montés en arrière d'un absorbeur de CO_2.

Le soufflet est de type ascendant. La chambre est en plastique transparent et comporte une échelle de volume à l'avant.

Le module de commande (Fig. 10.8) comporte les commandes et les fonctions de monitorage et d'alarme; le contrôle de l'alimentation et du soupir se fait à l'aide d'un interrupteur à bascule, alors que le cycle manuel est actionné par un bouton poussoir. Chacun des trois boutons de commande comporte une échelle linéaire. Les alarmes sont situées verticalement à droite du panneau de contrôle. Le bouton testant les lampes témoin est situé en dessous des alarmes. Un protocole de vérification préopératoire abrégé, que l'on peut tirer pour le consulter, est situé juste en dessous de l'avant du module de contrôle.

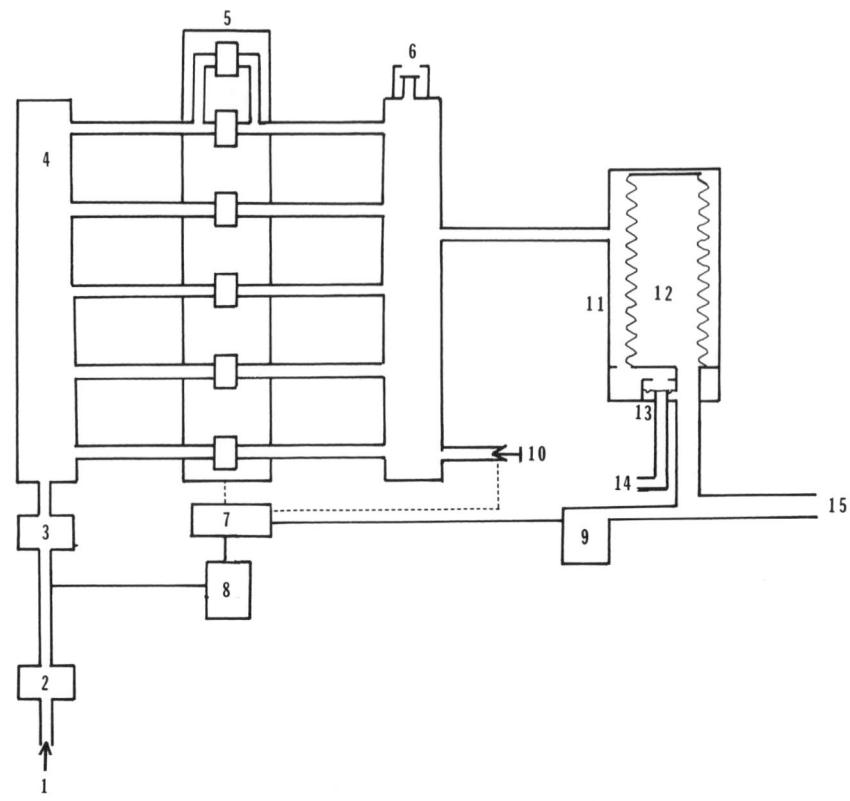

Figure 10.9. Configuration interne du ventilateur Ohmeda 7000. *1*, gaz moteur ; *2*, filtre ; *3*, régulateur de pression ; *4*, régulateur en alimentation de gaz ; *5*, valves de débits solénoïdes ; *6*, valve de sécurité ; *7*, commande de l'ensemble du circuit ; *8*, bouton de basse pression d'alimentation ; *9*, bouton de pression ; *10*, valve d'échappement du gaz moteur ; *11*, chambre du soufflet ; *12*, soufflet ; *13*, valve d'échappement des gaz du circuit ; *14*, vers l'évacuation ; *15* vers le circuit.

Configuration interne

La configuration interne de ce ventilateur est schématisée figure 10.9. Le gaz moteur (oxygène) à 50 psig (3,5 barg) pénètre dans le ventilateur et traverse le filtre en direction du régulateur de pression. Ce dernier réduit la pression à 38 psig (2,5 barg) pour un débit de 24 l/min. À partir de là, le gaz se dirige vers cinq valves de commande solénoïdes.

Pendant l'insufflation, les valves solénoïdes à commande électronique dirigent le flux de gaz à travers des orifices calibrés à 2, 4, 8, 16 et 32 l/min. L'échelle de débit varie entre 4 et 62 l/min, avec des graduations de 2 l/min. La valve d'échappement du gaz moteur se ferme pendant l'insufflation, de telle sorte que le flux venant des valves sélectionnées est délivré dans l'espace séparant la chambre et le soufflet, ce qui comprime ce dernier. Une valve de sécurité limite la pression dans la chambre à 65 cm H_2O environ.

À la fin de l'insufflation, les valves solénoïdes se ferment et la valve d'échappement du gaz moteur s'ouvre. Le gaz du circuit pénètre dans le ballon. Lorsque le soufflet remonte, le gaz moteur contenu dans le cylindre est évacué à l'extérieur par la valve d'échappement du gaz moteur. Quand le soufflet est totalement rempli, la valve d'échappement des gaz excédentaires s'ouvre et évacue l'excès de gaz. La pression d'ouverture de cette valve est d'environ 2,5 cm H_2O.

La pression du gaz moteur en amont du régulateur de pression est monitorée. Si elle devient inférieure à 40 psig (2,75 barg), un signal est envoyé à la commande du circuit et l'alarme de basse pression d'alimentation du gaz moteur (oxygène) retentit. La pression dans le système anesthésique est également monitorée. Si une pression d'au moins 6 cm H$_2$O n'est pas détectée après trois cycles consécutifs, un signal est envoyé au circuit de contrôle et l'alarme de basse pression se déclenche.

Commande de la ventilation

Les trois commandes (volume minute, fréquence respiratoire et rapport I/E) ne sont pas interactives. Si le volume minute est augmenté et la fréquence ventilatoire maintenue constante, le volume courant va augmenter. Si la fréquence est augmentée et le volume minute est maintenu constant, le volume courant va diminuer. Les modifications du rapport I/E n'ont pas d'effet sur le volume courant, le volume minute ni la fréquence.

Risques

Le ventilateur est conçu pour ne fonctionner qu'avec l'oxygène. L'emploi d'un autre gaz va entraîner un mauvais fonctionnement et peut endommager le ventilateur. Le ventilateur délivre un volume minute inférieur à celui sélectionné si la pression d'alimentation en gaz moteur s'abaisse.

L'alarme de basse pression n'étant pas réglable, une déconnexion sans activation de l'alarme sonore est possible s'il existe des résistances élevées du circuit et/ou des débits inspiratoires élevés.

Le volume minute délivré diminue en cas de résistance élevée des voies aériennes ou si la compliance thoracopulmonaire est basse (10,11). La commande du soupir peut être laissée en fonction par inadvertance (15).

VENTILATEURS DE LA SÉRIE OHMEDA 7800

L'Ohmeda 7800 peut être utilisé isolément ou comme accessoire de l'appareil d'anesthésie Excel. Il peut aussi être ajusté à un appareil Modulus II. Le 7810 est intégré dans l'appareil Modulus II Plus et le 7850 est intégré dans l'appareil Modulus CD. Sur les ventilateurs 7810 et 7850, le module de commande et le soufflet et sa chambre sont séparés. Le module de contrôle est au-dessus des débitmètres de l'appareil et le soufflet et la chambre sont montés sur le bras de l'absorbeur (Fig. 10.10) ou à gauche de la machine. Avec le modèle 7850, l'écran à cristaux liquides du ventilateur est vide, sauf si on modifie une commande ou si on la sélectionne. Si le tableau d'affichage n'est pas en fonction, une partie de l'informa-

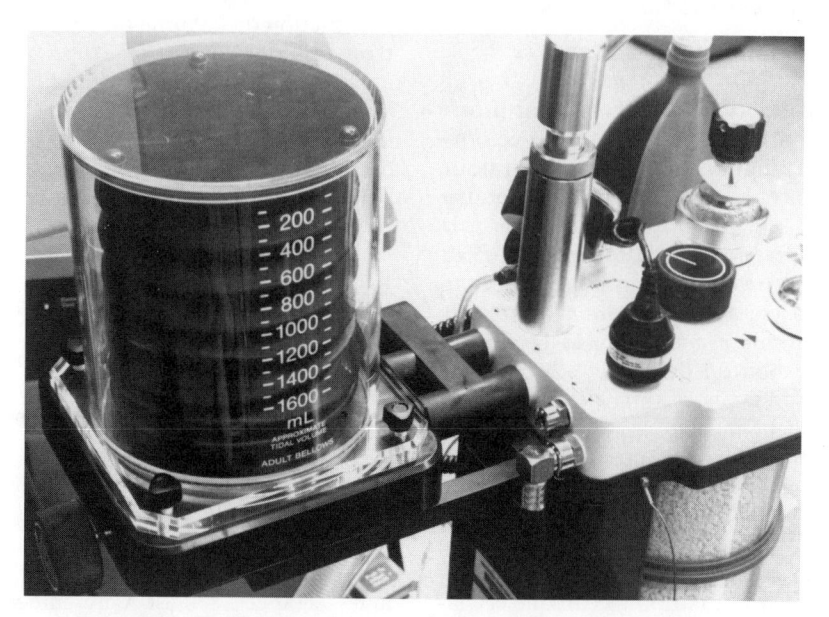

Figure 10.10. Ventilateur Ohmeda 7800 monté sur un absorbeur.

tion est affichée sur l'écran à cristaux liquides du ventilateur.

Introduction

Commande

Le ventilateur Ohmeda 7 800 est électronique, avec un bouton marche-arrêt.

Volume courant

Le volume courant est de 50 à 1 500 ml et il s'affiche lorsqu'on le règle avec la commande. On peut vérifier le réglage du volume courant sans modifier le volume administré en appuyant sur le bouton de réglage.

Fréquence respiratoire

La fréquence respiratoire est comprise entre 2 et 100 cycles/min. Elle s'affiche lorsqu'on tourne ou on appuie sur le bouton.

Débit inspiratoire

Le débit inspiratoire est compris entre 10 et 100 l/min. Lorsqu'on touche le bouton de réglage de débit inspiratoire, le rapport I/E s'affiche.

Seuil de pression inspiratoire

La pression inspiratoire maximale est de 20 à 100 cm H_2O. On peut régler à la fois les seuils d'alarme de la pression inspiratoire maximale et de pression continue par ce bouton. Pour des limites de pression inspiratoire comprises entre 20 et 60 cm H_2O, le ventilateur règle le seuil de pression continue à la moitié de la pression inspiratoire limite. Pour toute limite de pression inspiratoire réglée au-dessus de 60 cm H_2O, le seuil d'alarme de pression continue est à 30 cm H_2O. Quand on tourne le bouton de réglage, les valeurs des seuils de pression maximale et de pression continue s'affichent. Pour contrôler l'affichage du seuil de pression, on pousse et on tourne le bouton de pression limite inspiratoire, ce qui fait apparaître les seuils de pression inspiratoire et de pression continue. La limite de pression maximale inspiratoire est fonctionnelle à la fois en ventilation mécanique et manuelle.

Pause inspiratoire

Une pause inspiratoire, qui représente 25 % du temps inspiratoire sélectionné, peut être ajoutée au cycle inspiratoire. Le temps expiratoire est diminué de la même valeur. Le rapport I/E est également changé, et la nouvelle valeur affichée.

Alarmes

Alarme d'erreur. Cette alarme se déclenche si les réglages dépassent les possibilités du respirateur.

Alarme de haute pression. L'alarme de haute pression détecte des pressions supérieures à la limite de pression inspiratoire. Elle est active en ventilation mécanique ou manuelle.

Alarme de basse pression. L'alarme de basse pression se déclenche si la pression dans les voies aériennes ne se modifie pas dans les 20 s suivant un nouveau réglage du débit inspiratoire. La modification de pression nécessaire pour prévenir la mise en route de l'alarme varie de 4 à 9 cm H_2O. Cette alarme ne fonctionne qu'en ventilation mécanique.

Les ventilateurs 7 800 et 7 810 comportent un bouton d'extinction d'alarme, qui est placé sur le panneau d'affichage avec le ventilateur 7 850. Quand il est actionné, l'alarme sonore est coupée pendant 30 s. Au-dessus du bouton d'extinction de l'alarme du 7 800 et du 7 810 se trouvent des diodes émettrices de lumière rouge et jaune qui indiquent l'état des alarmes. Si une alarme se déclenche, un message apparaît sur l'écran, un son est émis et une diode s'allume brutalement. Quand on coupe l'alarme sonore, la lumière reste allumée en continu.

Éléments de sécurité

Si la pression d'alarme haute est atteinte, le ventilateur interrompt le cycle inspiratoire. Le ventilateur signale toute pression réglée au-dessus de 60 cm H_2O même s'il n'est pas en fonction.

Description

L'avant du module de contrôle des ventilateurs 7 800 et 7 850 est représenté sur les figures 10.11 et 10.12. Le panneau de commande

Chapitre 10 VENTILATEURS D'ANESTHÉSIE 273

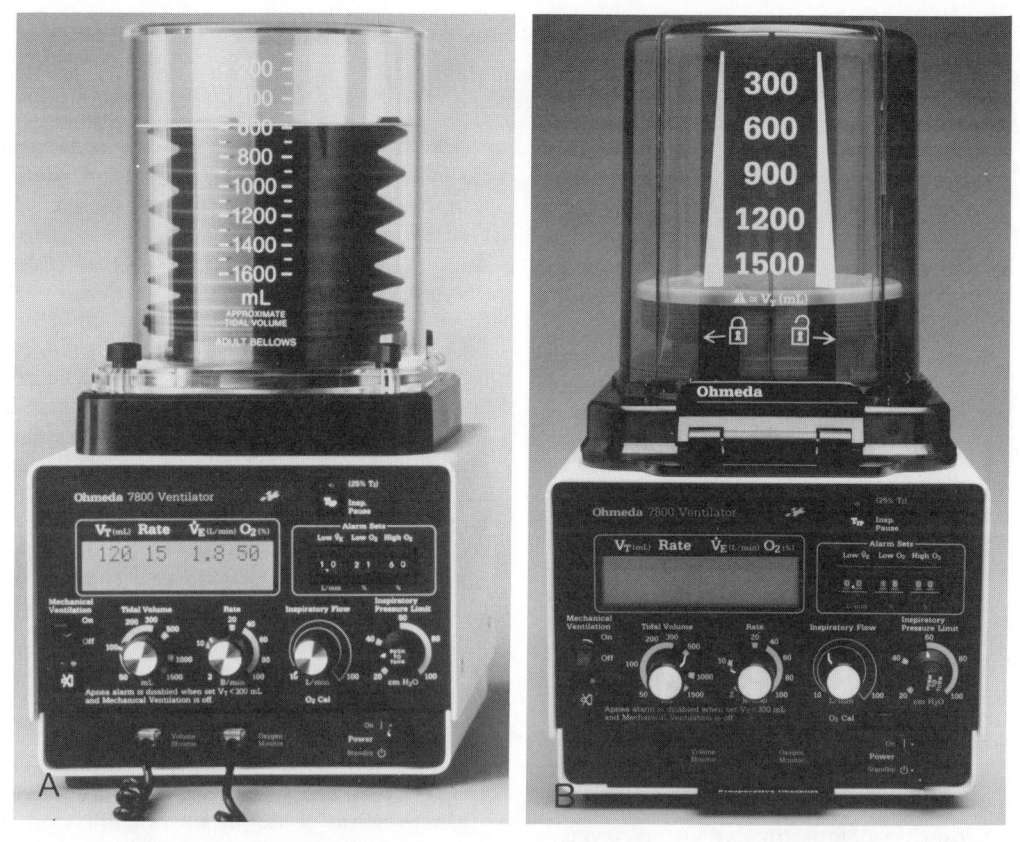

Figure 10.11. Ventilateurs Ohmeda 7800. Le modèle de droite comporte un montage du soufflet qui peut passer à l'autoclave. Fourni par Ohmeda, division de BOC Health Care Inc.

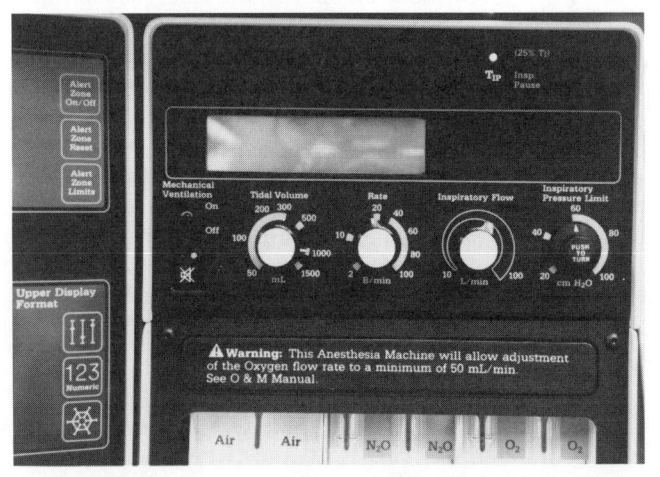

Figure 10.12. Module de commande du ventilateur Ohmeda 7850. Fourni par Ohmeda, division de BOC Health Care, Inc.

comporte un affichage à cristaux liquides donnant le volume courant, la fréquence ventilatoire, le volume minute et le rapport I/E. La commande marche-arrêt se fait par un bouton à bascule. On règle les limites du volume courant, de la fréquence ventilatoire, du débit inspiratoire et de la pression inspiratoire par des cadrans, et la pause inspiratoire par un bouton poussoir.

Les seuils d'alarme sont réglés par des boutons placés à l'avant du ventilateur. Outre les valeurs de réglage pour la FIO_2, il existe une alarme de bas volume expiré. Pour augmenter une valeur, l'utilisateur pousse le bouton au-delà de la valeur qui doit être modifiée et pour abaisser une valeur, l'utilisateur déprime le bouton en dessous de la valeur. Le ventilateur n'accepte pas un seuil d'oxygène réglé en dessous de 18 %. Quand on affiche des valeurs inférieures à ce seuil, un message d'erreur apparaît. Il en est de même si on règle la limite supérieure à un niveau égal ou inférieur à la limite basse. On peut couper l'alarme de limite supérieure de FIO_2 en la positionnant sur zéro.

Certaines alarmes peuvent être inactivées pendant 30 s, d'autres en permanence. Ces dernières incluent le défaut d'alimentation électrique, le défaut du capteur d'oxygène, la batterie déchargée, le dysfonctionnement du ventilateur et l'erreur de calibration d'oxygène. Si le bouton de ventilation mécanique est en position d'arrêt, les alarmes d'apnée et de bas volume minute sont rétablies, et un message « mon vol attente » apparaît.

Deux diodes luminescentes font partie du système d'alarme. Quand une alarme retentit, une lampe s'allume en complément du message à l'écran et du signal sonore. Si l'alarme est mise au silence, le témoin clignote en continu pour rappeler à l'utilisateur que la situation d'alarme persiste. Le témoin rouge appelle une intervention rapide de l'opérateur. S'il est jaune, l'intervention doit être rapide ou une surveillance est recommandée.

Le module de commande comporte les boutons de réglage et, pour certains modèles, les alarmes et les seuils. Il existe de plus une entrée de mesure de pression pour l'alarme de basse pression.

Configuration interne

Module de commande

La partie interne du module de commande est schématisée figure 10.13. Quand le ventilateur est en position de marche, le solénoïde d'entrée des gaz est mis sous tension, ce qui ouvre la valve d'entrée des gaz et fournit du gaz moteur au régulateur primaire. La sortie de ce régulateur est monitorée par un capteur de haute pression. Si la pression du gaz moteur est supérieure ou égale à 30 psig (2 barg), le microprocesseur n'autorise pas la ventilation et un message d'erreur est affiché. Le régulateur primaire est connecté directement avec le collecteur pneumatique. Le débit de gaz moteur est contrôlé par une valve de contrôle du flux à l'intérieur du collecteur pneumatique. La valve de contrôle de flux fait varier la taille d'un orifice, proportionnellement au courant délivré à cette valve, ce qui permet de contrôler le débit. La quantité de courant fourni à la commande du flux et la durée de son application sont déterminées par le microprocesseur en fonction de chaque réglage.

Juste avant le début de l'insufflation, la valve d'échappement du gaz moteur est fermée par la pression du second régulateur à travers le solénoïde expiratoire. Cette valve reste fermée pendant la phase inspiratoire quand le gaz moteur est délivré dans la chambre du soufflet. Elle s'ouvre à la fin de la phase inspiratoire pour laisser s'échapper le gaz moteur de la chambre du soufflet pendant l'expiration.

À la fin de la phase inspiratoire, la valve de commande du flux est désactivée et se referme grâce à son ressort interne. Simultanément, l'alimentation électrique du solénoïde d'expiration est coupée, ce qui ouvre la valve d'échappement du gaz moteur vers l'air ambiant. Quand le temps de phase expiratoire est achevé, le cycle se répète en rétablissant l'apport électrique au solénoïde expiratoire (fermant la valve d'échappement) et en ouvrant la valve de contrôle du flux.

En ventilation spontanée, la valve d'entrée d'air située sur la rampe pneumatique s'ouvre.

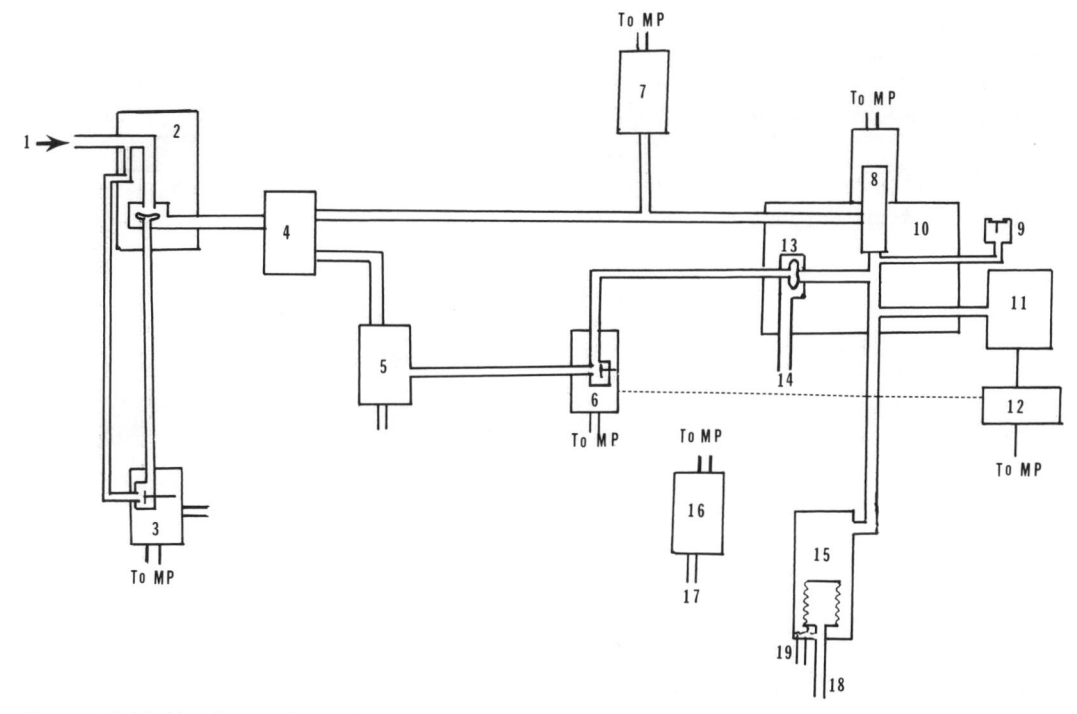

Figure 10.13. Ventilateur Ohmeda 7800. *1*, gaz moteur; *2*, valve d'entrée des gaz; *3*, valve solénoïde d'entrée des gaz; *4*, régulateur primaire; *5*, régulateur secondaire; *6*, valve solénoïde expiratoire; *7*, capteur de haute pression; *8*, valve de commande du flux; *9*, valve d'entrée d'air; *10*, collecteur pneumatique; *11*, bouton de sécurité haute pression; *12*, relais; *13*, valve d'échappement du gaz moteur; *14*, orifice de sortie pour le gaz moteur; *15*, ensemble du soufflet; *16*, capteur de basse pression; *17*, vers le circuit pour le monitorage de la pression; *18*, vers le circuit; *19*, vers l'évacuation; *MP*, microprocesseur. *Bleed*, utilisé pour réduire la pression dans un composant.

Commande de la ventilation

Une fois le volume courant et la fréquence ventilatoire réglés, on peut utiliser la commande de débit inspiratoire pour établir le rapport I/E désiré. Ce rapport changera si le débit inspiratoire, le volume courant ou la fréquence respiratoire sont modifiés ou si la pause inspiratoire est activée. Le rapport I/E peut varier de 1/0,5 à 1/999.

Risques

Des interférences électromagnétiques ou des perturbations de l'alimentation électrique peuvent provoquer l'arrêt du ventilateur ou des fonctions de monitorage, et faire afficher des messages aberrants (16). Dans ces cas, il faut passer en ventilation manuelle et mettre en position d'arrêt le bouton marche-arrêt du panneau de contrôle de l'appareil d'anesthésie pendant approximativement 5 s.

Risques communs à tous les ventilateurs

HYPOVENTILATION

Dysfonctionnement du ventilateur

La plupart des ventilateurs d'anesthésie restent précis pendant de longues périodes mais des pannes sont toujours possibles. Certains problèmes peuvent être insidieux, la panne restant partielle et difficilement détectable. Même si on règle précisément tous les éléments de commande, un ventilateur peut produire une ventilation inadéquate.

Le dysfonctionnement peut ne pas être apparent. Le bruit normal d'un ventilateur peut être faussement rassurant.

Perturbation des cycles respiratoires

Les causes des anomalies des cycles respiratoires incluent le défaut d'alimentation électrique par déconnexion ou panne, et le dysfonctionnement mécanique interne (17-19).

Construction inadéquate

Certains ventilateurs d'anesthésie ne peuvent délivrer des volumes adéquats quand les résistances des voies aériennes sont élevées et/ou si la compliance thoracopulmonaire est basse (10,20).

Fuite de gaz moteur

Si la chambre du soufflet n'est pas étanche, du gaz moteur peut fuir, abaissant le volume courant (21,22). La chambre peut être endommagée ou désolidarisée (chocs lors des déplacements du ventilateur, tentatives de mobilisation du ventilateur par le cylindre, etc.).

Perte de gaz dans le circuit

Comme la plupart des ventilateurs d'anesthésie sont cyclés en volume ou en temps, ils ne compensent pas les fuites de gaz dans le circuit, celles-ci pouvant rester longtemps inaperçues.

Un ventilateur peut fonctionner sur le mode cyclique mais sans que l'orifice de sortie de la valve d'échappement des gaz du circuit ne se ferme, avec fuite partielle ou totale du volume courant dans le système d'évacuation (12,13,17,23,24). Des fuites sont également possibles au niveau du spiromètre (25), de la partie connectant le ventilateur à son tuyau de raccordement au circuit (26) et des connections à l'intérieur du ventilateur (27). On peut oublier de connecter le tuyau de raccordement au circuit. Des dommages au matériel, une déconnexion ou une valve d'échappement ouverte dans le circuit peuvent provoquer une fuite.

S'il y a fuite dans un circuit avec soufflet ascendant, celui-ci ne retournera pas à sa position de pleine expansion, ce qui se dépiste en général facilement (28). Cependant, avec l'introduction des systèmes d'évacuation, le soufflet peut rester déplié même en cas de déconnexion (5). Le bruit du ventilateur peut se modifier mais les nouveaux ventilateurs sont si silencieux que cela peut passer inaperçu.

Un soufflet descendant peut sembler fonctionner normalement en cas de fuite dans le circuit. Les mouvements ascendants du soufflet peuvent générer une pression suffisante pour leurrer l'alarme de basse pression et/ou un volumètre.

Réglages incorrects

Dans une unité d'anesthésie surpeuplée, les boutons du ventilateur peuvent être actionnés par inadvertance lors des mouvements du personnel (29). Un tel peut oublier de régler la fréquence ventilatoire et/ou les volumes lors d'un changement de patient ou lorsqu'un adulte succède à un enfant. Avec les ventilateurs permettant de régler la pression de pic inspiratoire, il y a risque d'administrer de trop faibles volumes courants si le réglage de cette pression est trop bas.

Arrêt du ventilateur

Parfois, on peut être amené à arrêter un ventilateur au cours d'une anesthésie comme par exemple lors de la réalisation de radiographies requérant une immobilité du champ (opératoire ou exploré). Il ne faut pas oublier de le remettre en route.

Certains boutons marche-arrêt peuvent être placés en position intermédiaire, avec risque de mise en position arrêt au moindre contact (30).

Sur les vieux ventilateurs, l'arrêt du ventilateur coupe également les alarmes. Les machines actuelles comportent des alarmes qui se déclenchent si une pression, un volume ou des concentrations de CO_2 minimales ne sont pas détectés dans une période de temps déterminée après arrêt de la machine. Ces alarmes doivent être arrêtées séparément du ventilateur.

Obstruction du flux

L'obstruction à l'écoulement du gaz délivré au patient peut survenir en de nombreux sites et avoir plusieurs origines (voir chapitre 12).

On peut omettre par exemple de changer la position de la valve de sélection ballon-ventilateur lors du passage en ventilation mécanique. Si la valve est ouverte vers le ballon, le respirateur travaille dans un cul-de-sac.

En cas d'obstruction du flux, la course du soufflet sera réduite mais non totalement absente. La pression enregistrée dans le circuit dépend alors des localisations respectives de l'obstruction et du capteur.

HYPERVENTILATION

Si le soufflet est percé ou si la connexion entre le soufflet et sa base n'est pas étanche, le gaz moteur du cylindre peut pénétrer dans le soufflet et délivrer un volume courant élevé excessif (31,32), d'autant plus que le débit inspiratoire est élevé (17).

HYPEROXIE

En cas de brèche dans le soufflet, et si le gaz moteur est de l'oxygène, la FiO_2 sera augmentée et l'anesthésie moins profonde que prévue (32-37).

HYPERPRESSION

Une hyperpression dans les voies aériennes peut se développer rapidement, notamment avec des débits de gaz frais élevés. Elle doit être rapidement corrigée.

Du fait de la fermeture de la valve d'échappement des gaz du circuit pendant l'insufflation et de la fermeture ou l'isolement de la valve APL du circuit, l'activation du bypass d'oxygène pendant la phase inspiratoire peut provoquer un barotraumatisme (6). Une perforation du soufflet ou une perte d'étanchéité entre le soufflet et sa base permettent l'admission du gaz moteur dans le soufflet, d'où pression d'insufflation supérieure à celle escomptée. Si la valve d'échappement des gaz du circuit se bloque en position fermée, la pression dans le circuit va continuer à croître avec l'admission de gaz frais dans le circuit (13,38-40). Une pression négative excessive dans le système d'évacuation des gaz peut maintenir cette valve fermée (22,41).

Dans une observation, un silencieux conçu pour atténuer le bruit de la sortie du gaz moteur s'est saturé en eau, empêchant la sortie du gaz hors de la chambre du soufflet (8). Le mauvais fonctionnement d'une valve de commande peut bloquer le respirateur en position inspiratoire (42).

Une valve d'échappement des gaz du circuit correctement réglée sur un ventilateur réduit le risque de barotraumatisme mais ne l'élimine pas (22). Certains ventilateurs disposent d'alarmes de haute pression réglables. Pour d'autres, ces alarmes sont préréglées. Ces alarmes préviennent d'un problème, ce qui permet d'intervenir avant que des dommages ne surviennent chez le patient. Il est conseillé d'ajouter dans le circuit des alarmes de haute pression quand le ventilateur en est dépourvu.

Quand apparaît une pression élevée dans les voies aériennes avec un ventilateur, il faut déconnecter immédiatement la sonde trachéale. Perdre du temps à rechercher la cause du problème est dangereux. En attendant de résoudre le problème, il faut ventiler manuellement le malade.

PRESSION NÉGATIVE PENDANT L'EXPIRATION

Le plus souvent, on évite les pressions expiratoires négatives parce qu'elles perturbent la fonction pulmonaire et font courir le risque d'embolie gazeuse. Les ventilateurs comportant des soufflets descendants lestés peuvent générer une pression infra-atmosphérique en début d'expiration s'il n'y a pas de frein à l'expiration (17), et ce d'autant plus que le débit de gaz frais est faible. Certains ventilateurs sont équipés d'une commande qui fournit une pression négative pendant l'expiration.

DÉFAUT D'ALARME

L'alarme de basse pression qui ne dépend pas du collapsus du soufflet peut être prise en défaut en cas de panne du mécanisme assurant les cycles respiratoires (43) ou si une pression négative provenant du système d'évacuation est transmise à la chambre du soufflet (44). Les alarmes de basse pression ont largement contribué à augmenter la sécurité des patients, mais elles peuvent être prises en défaut (45,46).

Quand l'alarme de basse pression est réglable, il convient de l'ajuster juste en dessous de la pression de pic inspiratoire. On a décrit des cas où la résistance à l'écoulement des gaz (opposée par des raccords de sonde d'intubation, des pièces en Y, des filtres anti-bactériens, d'autres composants ou encore si l'orifice de connexion du patient au circuit est comprimé contre le patient ou un coussin) associée à des débits inspiratoires élevés ont créé une pression rétrograde suffisante pour générer un faux signal positif au point de mesure quand l'alarme était réglée trop bas.

L'emploi d'une PEP dans le circuit peut empêcher le déclenchement de l'alarme de basse pression si la valve de PEP augmente la pression au-dessus du seuil réglé.

Tous ces problèmes expliquent qu'il faut recourir à d'autres moyens de monitorage telles la capnométrie, la volumétrie, l'observation des mouvements de la cage thoracique, et l'auscultation pulmonaire pour détecter toute anomalie avant qu'elle n'évolue en accident vrai.

Avantages

1. Un ventilateur libère l'anesthésiste qui devient disponible pour d'autres tâches. De plus, il évite la fatigue due à la compression du ballon (47). Il permet de réduire les causes d'erreur humaine.
2. Un ventilateur permet une ventilation plus régulière en fréquence, rythme et volume courant par rapport à la ventilation manuelle.
3. Comparés aux respirateurs de réanimation, les respirateurs d'anesthésie sont plus simples et comportent moins de réglages.

Inconvénients

1. L'inconvénient vraisemblablement le plus important est la perte de contact entre l'anesthésiste et le patient. Ressentir le ballon peut révéler de nombreux événements tels une déconnexion, des modifications de résistance et de compliance, une pression positive continue et des mouvements respiratoires spontanés. En ventilation mécanique, ceux-ci peuvent longtemps passer inaperçus.
2. Un ventilateur dont le son reste « normal » en cas de mauvais fonctionnement peut être faussement rassurant.
3. L'emploi d'un ventilateur rajoute une pièce à l'équipement ; elle peut tomber en panne et nécessite révision et maintenance.
4. Certains ventilateurs sont volumineux et encombrants.
5. Certains respirateurs anciens sont mal équipés en systèmes de monitorage et d'alarmes.
6. La plupart des ventilateurs d'anesthésie ne comporte pas les nouveaux modes de ventilation axés autour de la pression. Certains ne peuvent fournir une pression inspiratoire ou des débits suffisants, ou une PEP pour ventiler correctement certains patients (10,20). Il peut être nécessaire d'utiliser un respirateur de réanimation en salle d'opération pour ventiler des patients souffrant de pathologies graves.
7. Les composants susceptibles de se contaminer ne sont pas toujours faciles à enlever ou nettoyer. La désinfection ou la stérilisation peut être fastidieuse.
8. Certains ventilateurs sont mal commodes d'emploi. Il existe de nombreuses possibilités pour en améliorer l'aspect et regrouper les commandes.
9. Certains ventilateurs sont excessivement bruyants.
10. Certains ventilateurs nécessitent des débits élevés de gaz moteur ou de gaz frais (48). La consommation d'oxygène augmente avec l'accroissement du volume minute et, pour certains ventilateurs, avec celui du rapport I/E.

RÉFÉRENCES

1. Schreiber P. Anaesthesia equipment: performance, classification and safety. Berlin: Springer-Verlag, 1979.
2. American Society for Testing and Materials. Standard specification for ventilators intended for use during anesthesia (ASTM F1101-90). Philadelphia: ASTM, 1990.
3. Smith RK. Respiratory care applications for fluidics. Respir Ther 1979;9:29-32.
4. Dupuis YG. Ventilators, theory and clinical application. St. Louis: CV Mosby, 1986.

5. Blackstock D. Advantages of standing bellows ventilators and low-flow techniques. Anesthesiology 1984; 60:167.
6. Andrews JJ. Understanding anesthesia ventilators (ASA Refresher Course No. 242). Park Ridge, IL: ASA, 1990.
7. Eisenkraft JB. The anesthesia delivery system. Part II. Prog Anesth 1989;3:1-12.
8. Roth S, Tweedie E, Sommer RM. Excessive airway pressure due to a malfunctioning anesthesia ventilator. Anesthesiology 1986;65:532-534.
9. Sprung J, Samaan F, Hensler T, Atlee JL, Kampine JP. Excessive airway pressure due to ventilator control valve malfunction during anesthesia for open heart surgery. Anesthesiology 1990;73:1035-1038.
10. Marks JD, Schapera A, Kraemer RW, Katz JA. Pressure and flow limitations of anesthesia ventilators. Anesthesiology 1989;71:403-408.
11. Marks JD, Katz JA, Schapera, MB, Kraemer RW. Evaluation of a new operating room ventilator: the Ohmeda 7810. Anesthesiology 1989;71:A462.
12. Sommer RM, Bhalla GS, Jackson JM, Cohen MI. Hypoventilation caused by ventilator valve rupture. Anesth Analg 1988;67:999-1001.
13. Eisenkraft JB. Potential for barotrauma or hypoventilation with the Drager AV-E ventilator. J Clin Anesth 1989;1:452-456.
14. Anonymous. Anesthesia unit ventilators. Technol Anesth 1990;11:6.
15. Beahan PG. A hazardous sigh. Anaesth Intensive Care 1989;17:515.
16. Anonymous. Anesthesia unit ventilators. Technol Anesth 1992;13:8-9.
17. Wyant GM, Craig DB, Pietak SP, Henkins LC, Dunn AJ. A panel discussion: safety in the operating room. Can Anaesth Soc J 1984;31:287-301.
18. Sarnquist FH, Demas K. The silent ventilator. Anesth Analg 1982;61:713-714.
19. Gruneberg A. Ventilator hazard identified and rectified. Br Med J 1984;288:1763.
20. Pinchak AC, Hancock DE, Shepard LS. Limitations of anesthesia ventilators in severe lung injury. Anesthesiology 1986;65:A149.
21. Lee K. Leak of driving gas from Air-Shields ventilator. Can Anaesth Soc J 1986;33:263-264.
22. Feeley TW, Bancroft ML. Problems with mechanical ventilators. In: Rendell-Baker L, ed. Problems with anesthetic and respiratory therapy equipment [Special issue] Int Anes Clin 1982;20(3):83-93.
23. Choi JJ, Guida J, Wu W. Hypoventilatory hazard of an anesthetic scavenging device. Anesthesiology 1986; 65:126-127.
24. Khalil SN, Gholston TK, Binderman J, Antosh S. Flapper valve malfunction in an Ohio closed scavenging system. Anesth Analg 1987;66:1334-1336.
25. Judkins KC, Sage M. Routine servicing of the Cape Wane ventilator. Anaesthesia 1983;38:1102.
26. Rolbin S. An unusual cause of ventilator leak. Can Anaesth Soc J 1977;24:522-524.
27. Anonymous. Valves, positive end expiratory pressure. Technol Anesth 1991;11:7.
28. Graham DH. Advantages of standing bellows ventilators and low-flow techniques. Anesthesiology 1983; 58:486.
29. Wald A, Neidzwski TJ. Front panel cover for Frazer Harlake ventilator. Anesth Analg 1983;62:619-620.
30. Ciobanu M, Meyer JA. Ventilator hazard revealed. Anesthesiology 1980;52:186-187.
31. Waterman PW, Pautler S, Smith RB. Accidental ventilator-induced hyperventilation. Anesthesiology 1978; 48:141.
32. Rigg D, Joseph M. Split ventilator bellows. Anaesth Intensive Care 1985;13:213.
33. Baraka A, Muallem M. Awareness during anaesthesia due to a ventilator malfunction. Anaesthesia 1979; 34:678-679.
34. Longmuir J, Craig DB. Inadvertent increase in inspired oxygen concentration due to defect in ventilator bellows. Can Anaesth Soc J 1976;23:327-329.
35. Love JB. Missassembly of a Campbell ventilator causing leakage of the driving gas to a patient. Anaesth Intensive Care 1980;8:376-377.
36. Marsland AR, Solomos J. Ventilator malfunction detected by O_2 analyser. Anaesth Intensive Care 1981;9: 395.
37. Ripp CH, Chapin JW. A bellow's leak in an Ohio anesthesia ventilator. Anesth Analg 1985;64:942.
38. Anonymous. Wrongful death suit dismissal overturned. Am Med News, November 13, 1981, p19.
39. Henzig D. Insidious PEEP from a defective ventilator gas evacuation outlet valve. Anesthesiology 1982;57: 251-252.
40. Hilton PJ, Clement JA. Surgical emphysema resulting from a ventilator malfunction. Anaesthesia 1983;38: 342-345.
41. Anonymous. Pre-use testing prevents « helpful » reconnection of anesthesia components. Technol Anesth 1987;8:1-2.
42. Murray AW, Easton JC. Another problem with an expiratory valve. Anaesthesia 1988;43:891-892.
43. Sarnquist FH, Demas K. The silent ventilator. Anesth Analg 1982;61:713-714.
44. Heard SO, Munson ES. Ventilator alarm nonfunction associated with a scavenging system for waste eases. Anesth Anale 1983;62:230-232.
45. Mazza N, Wald A. Failure of battery-operated alarms. Anesthesiology 1980;53:246-248.
46. Lahay WD. Defective pressure/flow alarm. Can Anaesth Soc J 1982;29:404-405.
47. Amaranath L, Boutros AR. Circle absorber and soda lime contamination. Anesth Analg 1980;59:711-712.
48. Raessler KL, Kretzman WE, Gravenstein N. Oxygen consumption by anesthesia ventilators. Anesthesiology 1988;69:A271.

Chapitre 11

Lutte contre la pollution par les gaz et vapeurs anesthésiques

Traduction : Jean-Pierre Haberer

Méthodes d'étude
  Recherches animales
  Études chez les volontaires
  Études épidémiologiques chez des sujets exposés
  Études de mortalité
Pathologies
  Avortements spontanés
  Avortements spontanés chez les conjointes
  Stérilité
  Malformations congénitales
  Diminution des performances psychomotrices
  Cancer
  Lésions rénales
  Modifications hématologiques
  Symptômes neurologiques
  Maladies cardiovasculaires
  Divers
  Résumé
Moyens de lutte contre la pollution
  Systèmes antipollutions
  Modifications des habitudes de travail
  Contrôle des fuites
  Ventilation des locaux
Dangers liés au système antipollution
  Montage incorrect
  Modifications du régime de pression dans le circuit de ventilation
  Interférences avec les moyens de monitorage
  Anomalies de fonctionnement des ventilateurs
Monitorage des faibles concentrations de gaz anesthésiques
  Justification du monitorage
  Monitorage par le service technique interne versus services commerciaux
  Matériel de mesure de la pollution par gaz anesthésiques
  Méthodes de prélèvement
  Quels agents monitorer?
  Quels sites monitorer?
  Fréquence du monitorage
Rôle du gouvernement fédéral
Rôle du gouvernement fédéral et des commissions compétentes. *Ndt : En France, il n'existe pas un tel organisme et ce problème doit être traité par la commission locale de surveillance de la distribution des gaz à usage médical (Circulaire DGS/3A/667 bis du 10 octobre 1985 du Ministère des Affaires Sociales et de la Solidarité Nationale relative à la distribution des gaz à usage médical et à la création d'une commission locale de surveillance de cette distribution)*
Considérations médicolégales

Par le passé, il était de pratique courante d'évacuer les excès de gaz et de vapeurs anesthésiques directement dans l'air ambiant, avec comme conséquence l'exposition du personnel de salle d'opération à de faibles concentrations de ces agents que l'on retrouvait aussi bien dans l'air expiré que dans le lait maternel (1). Cette exposition chronique était à l'origine d'une induction des enzymes hépatiques responsables du métabolisme des médicaments, avec comme corollaire une biodégradation accrue des anesthésiques volatils. Pendant plusieurs décennies, le personnel de bloc opératoire a travaillé dans cet environnement sans se préoccuper de ses effets délétères éventuels. Plus récemment cependant, s'est posée la question du danger de l'exposition chronique à des concentrations faibles de gaz et de vapeurs anesthésiques (dans la suite de ce chapitre, l'expression « gaz » s'appliquera aussi bien aux gaz qu'aux vapeurs anesthésiques car la plupart des vapeurs se comportent comme des gaz).

Lorsqu'on parle de traces de gaz anesthésiques dans l'air ambiant, on se réfère à des concentrations nettement inférieures à celles nécessaires pour l'anesthésie clinique, et même inférieures à celles pouvant être détectées par l'odorat (2). La concentration des gaz à l'état de traces est habituellement exprimée en parties par million (ppm) c'est-à-dire en volume/volume (100 % d'un gaz correspond à 1 000 000 ppm, 1 % à 10 000 ppm).

Les concentrations de gaz mesurées en l'absence de système antipollution varient de façon importante et dépendent notamment de facteurs tels le débit de gaz frais, le système de ventilation des locaux, la durée de l'anesthésie, le site où la mesure est effectuée et bien d'autres variables.

Protoxyde d'azote. Dans des locaux sans système d'évacuation, des taux allant jusqu'à 7 000 ppm ont été observés (3-20). Dans les salles de surveillance postanesthésique (salles de réveil) des concentrations de 15 à 1 660 ppm ont été mesurées (8,10,13,14,21).

Halothane. Les taux habituellement mesurés en salle d'opération sont de 1 à 10 ppm mais ils peuvent dans certains cas être plus faibles ou plus élevés (3-5,8,9,12-15,22-33). En salle de réveil, des concentrations de 0 à 8,2 ppm ont été mesurées (8,13,14,34).

Enflurane. En salle de réveil, des taux variant de 5 à 46 ppm ont été rapportés (35).

Pour les agents volatils plus récents, on dispose de peu de données car ils ont été introduits en pratique clinique alors que les systèmes antipollution étaient déjà largement utilisés.

Méthodes d'étude (36)

Malgré de nombreuses études et beaucoup de débats, il n'y a pas de consensus quant à la réalité du danger ni quant à la concentration maximale tolérable dans l'environnement du bloc opératoire. Pour mieux interpréter les résultats des études, il est d'abord nécessaire de savoir comment les données ont été collectées. Quatre méthodes de base ont été utilisées dans les diverses études, chacune ayant ses limites et ses inconvénients.

RECHERCHES ANIMALES

Dans les études animales, les animaux de laboratoire sont exposés à des concentrations variables de gaz, pour des durées variables. Les résultats de ces études doivent être interprétés avec prudence. En effet, il faut étudier un grand nombre d'animaux pour que les résultats soient significatifs (37). Les études animales ont bien montré que le régime alimentaire influence l'incidence des tumeurs et que le stress modifie la fécondité (37). La toxicité dépend habituellement à la fois de la durée d'exposition et de la concentration, et il est difficile de corréler la durée d'exposition chez l'animal avec celle chez l'homme puisque leurs espérances de vie sont différentes. De plus, les effets des médicaments varient selon les espèces, ce qui rend aléatoire toute transposition des résultats à l'homme.

ÉTUDE CHEZ LES VOLONTAIRES

Les performances psychomotrices, les réponses immunitaires et le métabolisme des médicaments ont été étudiés chez des volontaires soumis à de faibles concentrations de gaz anesthésiques.

ÉTUDES ÉPIDÉMIOLOGIQUES CHEZ DES SUJETS EXPOSÉS

Les études épidémiologiques réalisées chez des sujets exposés sont très imparfaites. La plupart sont rétrospectives et sont basées sur des questionnaires adressés par la poste. Leurs principaux défauts sont un faible taux de réponse, l'absence de groupes témoins valables, les défauts de mémoire de certains répondeurs ou les difficultés d'interprétation de leurs réponses, le vocabulaire inadapté, l'omission de points importants dans certains questionnaires, les difficultés d'interprétation des réponses dues à des différences culturelles et à l'expérience diverse des répondeurs (1,37-40). De plus, l'interprétation des résultats est gênée par l'absence de consensus sur les points significatifs à retenir (37,41). Les études n'ont pas été conçues pour étudier la relation cause/effet entre l'exposition à de faibles concentrations de gaz anesthésiques et les problèmes de santé chez le personnel exposé. Certaines études rapportent un risque accru pour certains groupes spécifiques mais non pour d'autres soumis à une exposition identique (42). D'autres études ont mis en évidence des problèmes de santé chez des sujets, qu'ils soient soumis ou non à l'exposition chronique de gaz anesthésiques, faisant évoquer l'intervention d'autres facteurs. Enfin, la plupart des études ont été réalisées avant que les systèmes antipollution se soient généralisés. Des études prospectives restent nécessaires pour déterminer s'il existe une relation directe entre les concentrations de gaz anesthésiques actuellement observées, l'exposition chronique à ces concentrations et la survenue de faits néfastes chez les sujets exposés.

ÉTUDES DE MORTALITÉ

Des études sur les causes et l'âge des décès parmi le personnel d'anesthésie ont permis d'obtenir certaines informations intéressantes, en dépit de certaines réserves concernant la représentativité des groupes témoins et le petit nombre des faits exposés.

Pathologies

AVORTEMENTS SPONTANÉS

Études épidémiologiques

Plusieurs études rétrospectives ont rapporté une plus grande incidence des avortements spontanés chez le personnel de salle d'opération et celui travaillant dans les cabinets dentaires (43-50). La validité de ces études a été contestée (37,40-42,51,52). Une étude a montré que les avortements spontanés étaient plus fréquents chez des femmes internes en anesthésie que chez les internes des autres spécialités (53).

D'autres études n'ont pas noté d'augmentation significative des avortements spontanés chez le personnel exposé (54-60). Dans l'une d'elles, la fréquence des avortements spontanés était identique chez des infirmières travaillant en unité de soins intensifs et chez celles travaillant au bloc opératoire. Il interviendrait donc des facteurs de stress psychiques et/ou physiques (49).

Si les gaz anesthésiques augmentaient l'incidence des avortements spontanés, ceux-ci devraient être plus nombreux chez les sujets les plus exposés. Les études statistiques montrent que l'incidence des avortements parmi le personnel de salle d'opération est plus importante aux États-Unis qu'en Grande-Bretagne, alors même qu'aux États-Unis le circuit semi-fermé avec de faibles débits de gaz frais et l'air conditionné sont utilisés plus couramment qu'en Grande-Bretagne, avec donc une pollution atmosphérique moindre.

Au total, même si la plupart des études épidémiologiques concernant les avortements spontanés sont sujettes à caution ou comportent des biais, certains résultats semblent cependant témoigner d'une légère augmentation de ce risque parmi les femmes exposées à de faibles concentrations d'anesthésiques volatils et gazeux (61).

Études animales

Tous les anesthésiques par inhalation actuellement utilisés se révèlent toxiques pour l'embryon lorsqu'ils sont administrés à des animaux gravides, à des concentrations anesthésiques ou subanesthésiques pendant un temps suffisant. Cela ne permet pas toutefois d'extrapoler ces résultats à l'exposition à de faibles concentrations.

Isoflurane. On n'a pas noté d'augmentation des avortements spontanés chez la souris exposée jusqu'à 10 500 ppm d'isoflurane (62,63).

Enflurane. Plusieurs études n'ont pas relevé d'effets toxiques chez les embryons d'animaux exposés à des concentrations allant jusqu'à 16 500 ppm (63-66).

Halothane. Il n'a pas été observé d'augmentation de la mortalité chez des embryons exposés à des concentrations allant jusqu'à 80 000 ppm (63,67,68).

Protoxyde d'azote. Une étude a mis en évidence un accroissement de la mortalité des embryons après une exposition prolongée à 1 000 ppm de protoxyde d'azote. En revanche, aucun effet n'a été observé pour 500 ppm (69). Une étude ultérieure a montré que le seuil létal était plus élevé (entre 1 000 et 5 000 ppm) si l'exposition était intermittente (70).

Associations. Un mélange halothane/protoxyde d'azote n'a pas d'effet néfaste pour des concentrations allant jusqu'à 1 600 ppm d'halothane et plus de 100 000 ppm de protoxyde d'azote (68). Les avortements spontanés ne sont pas plus fréquents avec l'association de 500 000 ppm de protoxyde d'azote et de 3 500 ppm d'isoflurane (71).

Au total, à l'exception possible du protoxyde d'azote, les études animales montrent que s'il existe une valeur-seuil de concentration des anesthésiques volatils au-delà de laquelle la fréquence des avortements spontanés augmente, ce seuil est de 10 à 100 voire 1 000 fois supérieur aux concentrations habituellement observées en salle d'opération. Dans une des études (68), il est intéressant de noter que les avortements spontanés étaient beaucoup plus nombreux chez les animaux expérimentalement stressés par rapport au groupe témoin.

AVORTEMENTS SPONTANÉS CHEZ LES CONJOINTES

Les études concernant les avortements spontanés chez les conjointes d'hommes travaillant au bloc opératoire ont été contradictoires : certaines ont signalé une augmentation des avortements (45,50,72,73), d'autres n'ont pas retrouvé de modification (40,43,47,60).

Une étude n'a pas noté de modification morphologique du sperme d'anesthésiologistes travaillant dans des hôpitaux équipés d'un système antipollution (74). Des études expérimentales n'ont pas observé d'effets sur la fertilité d'animaux mâles exposés à des concentrations allant jusqu'à 5 000 ppm d'enflurane (63,75) ou 10 ppm d'halothane associés à 500 ppm de protoxyde d'azote (76).

STÉRILITÉ

Études épidémiologiques

Deux études ont noté une augmentation du taux d'infécondité chez le personnel exposé (46,50) mais ces résultats ont été contestés (42). Une étude n'a pas relevé d'effets liés à l'exposition du père (47), une autre n'a pas noté de modification morphologique du sperme de médecins anesthésistes travaillant dans des salles d'opération équipées d'un système antipollution (74).

Études animales

Isoflurane. La fertilité de souris femelles n'est pas modifiée par l'exposition à des concentrations allant jusqu'à 4 000 ppm d'isoflurane (62). Chez des souris mâles, l'exposition à 10 000 ppm de ce gaz n'a pas augmenté la proportion de spermatozoïdes anormaux (77). La fertilité de mouches exposées jusqu'à 160 000 ppm n'a pas été modifiée.

Enflurane. Des concentrations d'enflurane allant jusqu'à 5 000 ppm n'ont eu aucun effet sur la fertilité de souris mâles ou femelles (64,75). Une étude a signalé une augmentation des anomalies des spermatozoïdes chez des souris exposées à 12 000 ppm (77). Des concentrations jusqu'à 160 000 ppm n'ont pas modifié la fertilité de mouches mâles ou femelles (78).

Halothane. Une exposition jusqu'à 160 000 ppm d'halothane n'a pas modifié la fécondité d'animaux mâles. À une exposition de 8 000 ppm, l'halothane n'a pas augmenté la proportion de spermatozoïdes anormaux (77).

Chez les rates, une étude a noté une diminution de la fertilité lors d'une exposition à 3 000 ppm d'halothane, diminution non retrouvée pour une concentration de 1 000 ppm (79). D'autres études n'ont pas mis en évidence d'effet chez des rates exposées à 14 000 ppm (80) ou 160 000 ppm chez des mouches (78).

Protoxyde d'azote. Une exposition jusqu'à 800 000 ppm n'a pas modifié la fertilité de souris mâles ni augmenté les anomalies du sperme (77,81). En revanche, l'exposition prolongée de rats mâles à 200 000 ppm s'est accompagnée d'anomalies des spermatogonies (82). Une étude a observé que des rats mâles accouplés après une exposition à 5 000 ppm de protoxyde d'azote produisaient des portées de plus faible poids (83), cet effet étant réversible avec le temps. Chez des mouches mâles ou femelles, une exposition jusqu'à 800 000 ppm ne modifie pas la fertilité.

Associations. Une diminution de la fertilité a été observée chez des rates exposées avant l'accouplement à 10 ppm d'halothane et 500 ppm de protoxyde d'azote (76). À ces concentrations, les aberrations chromosomiques des cellules spermatogéniques étaient plus fréquentes chez les rats mâles, mais elles étaient probablement trop rares pour diminuer la fertilité (78).

Dans l'ensemble, ces études indiquent que les anesthésiques ont un effet toxique modéré sur les cellules germinales mâles et qu'il est peu vraisemblable que ces effets soient responsables d'une stérilité (78).

MALFORMATIONS CONGÉNITALES

Études épidémiologiques

Plusieurs études réalisées chez l'homme ont signalé une augmentation des malformations congénitales chez les enfants du personnel exposé (43,45,46,50,54,57,59,73,84). L'interprétation de ces résultats a été contestée (37,41,42,84,85), et plusieurs auteurs n'ont pas constaté d'accroissement des anomalies congénitales chez de tels enfants (40,47-49,56,60).

Aucune anomalie chromosomique chez des infirmières de salle d'opération, ni de modifications de la morphologie du sperme chez les médecins anesthésistes n'a été observée (74,86).

Études animales

Isoflurane. Des expositions à des concentrations d'isoflurane jusqu'à 10 500 ppm n'ont pas d'effets tératogènes significatifs (63,71).

Enflurane. Une exposition jusqu'à 16 500 ppm n'a pas d'effet tératogène (63,64,87). Une étude a observé des modifications des spermatozoïdes après exposition à 12 000 ppm (77).

Halothane. Plusieurs études chez des rates gravides exposées à des concentrations d'halothane jusqu'à 8 000 ppm n'ont pas décelé d'effets tératogènes ni de morts précoces dans les portées (63,66-68,88,89). L'exposition chronique de rats à 10 et 12,5 ppm d'halothane *in utero* diminue le processus ultérieur d'apprentissage (90,91). Cependant, le résultat de ces études a été contesté (42).

Protoxyde d'azote. Les études n'ont pas observé d'anomalies importantes chez des animaux exposés jusqu'à 750 000 ppm (63,69,81,92).

Associations. Une exposition à 10 ppm d'halothane et 500 ppm de protoxyde d'azote n'a pas d'effet tératogène majeur (76). L'exposition à un mélange contenant 100 000 ppm de protoxyde d'azote et 1 600 ppm d'halothane s'accompagne d'une hypotrophie fœtale et d'un léger retard du développement, mais sans autre anomalie importante (68,76).

Au total, les études menées chez les animaux de laboratoire montrent que les concentrations d'anesthésiques par inhalation qui induisent des malformations sont bien supérieures à celles observées en salle d'opération, même non équipée d'un système antipollution. Le problème d'une altération des processus d'apprentissage nécessite des études ultérieures.

DIMINUTION DES PERFORMANCES PSYCHOMOTRICES

Le travail du personnel des salles d'opération nécessite des gestes précis, rapides et complexes. La survie du patient dépend de la vigilance et des performances de l'équipe, et tout ce qui interfère avec sa capacité de percevoir rapidement toute modification de l'état clinique et d'y apporter la réponse appropriée immédiate peut mettre en danger l'opéré.

Plusieurs études n'ont pas montré de diminution des performances psychomotrices chez le personnel de salle d'opération soumis à une exposition chronique à de faibles concentrations de gaz anesthésiques (26,93-96).

Quelques études anciennes ont montré, chez des volontaires exposés à de faibles concentrations de protoxyde d'azote, d'halothane ou d'enflurane, une diminution significative des performances psychomotrices (97-99). Ces résultats n'ont pas pu être reproduits par d'autres chercheurs (100-104). Ces derniers ont montré que les concentrations qui réduisent les performances sont plusieurs centaines de fois supérieures aux concentrations habituellement observées dans les salles d'opération, même non équipées d'un système antipollution.

Chez des rats adultes, l'exposition à 10 ppm

d'halothane n'affecte pas le mécanisme d'apprentissage (105).

Au total, la majorité des travaux suggèrent qu'une faible concentration de gaz anesthésiques inhalés au bloc opératoire n'affecte pas les performances psychomotrices (106).

CANCER

Études épidémiologiques

Une étude à grande échelle n'a pas noté d'augmentation de l'incidence des cancers chez les hommes exposés, mais en revanche un risque plus important chez les femmes (43). Ces résultats sont cependant contestés (41,42). Des résultats similaires ont été rapportés chez des femmes travaillant comme assistantes dans un cabinet dentaire (45). À l'inverse, deux études n'ont pas noté d'augmentation de la fréquence des cancers chez les dentistes exposés à de faibles concentrations d'anesthésiques (45,73). Une revue de l'ensemble des résultats de six études a conclu à une augmentation du risque de cancer chez les femmes, mais non chez les hommes (61).

Il faut rappeler que le délai nécessaire pour observer les effets des carcinogènes industriels est d'environ 20 ans. Ainsi, si les effets carcinogènes des anesthésiques halogénés existaient, ils pourraient ne se révéler que dans les années à venir.

Études de mortalité

Les décès par cancer ne sont pas plus fréquents chez les anesthésiologistes masculins (107-110) mais ils le sont en revanche chez les femmes anesthésistes si on le compare aux anesthésistes masculins ou à des groupes témoins (109). Cependant, d'une part le nombre de sujets étudiés est trop faible pour en tirer des conclusions définitives, d'autre part les nouveaux protocoles thérapeutiques des cancers en ont amélioré le pronostic, si bien que l'incidence des cancers ne peut pas être uniquement évaluée à partir des études de mortalité.

Études animales

Halothane. Chez des animaux exposés jusqu'à 5 000 ppm d'halothane, il n'a pas été observé d'effet carcinogène (111,112).

Enflurane. Le risque de cancer n'est pas augmenté chez des souris exposées jusqu'à 10 000 ppm d'enflurane (112,113).

Isoflurane. Une seule étude a noté une augmentation des cancers hépatiques chez des souris exposées durant la gestation et la période néonatale à 1 000-5 000 ppm d'isoflurane (35). L'analyse de cette étude montre que l'augmentation de la fréquence des tumeurs hépatiques était vraisemblablement liée à d'autres facteurs. Des études ultérieures n'ont pas montré d'effets carcinogènes pour des concentrations d'isoflurane allant jusqu'à 6 000 ppm (112,114).

Protoxyde d'azote. Chez la souris, le protoxyde d'azote jusqu'à 800 000 ppm n'a pas d'effet carcinogène (112,115).

Associations. Chez des rats exposés à 10 ppm d'halothane et 500 ppm de protoxyde d'azote, il n'y a pas d'augmentation de l'incidence de tumeurs (116).

Mutagénicité

Les études de l'effet carcinogène des médicaments chez l'animal sont très coûteuses et nécessitent un échantillonnage important. Une méthode plus rapide et moins coûteuse consiste à étudier l'augmentation des mutations de l'ADN chez des bactéries exposées aux anesthésiques volatils. Un des mécanismes par lesquels les polluants induisent des cancers impliquent une mutation au niveau de l'ADN (117). Comme l'ADN de tous les organismes a une structure chimique identique, on peut penser qu'il est possible d'extrapoler l'effet mutagène d'une substance dans un organisme élémentaire à la carcinogénicité chez l'homme.

On utilise de plus en plus fréquemment les méthodes cytogénétiques pour surveiller l'exposition à des mutagènes potentiels présents dans l'environnement. L'étude des échanges entre chromatides sœurs dans les lymphocytes périphériques a été utilisée pour l'étude des agents anesthésiques.

Les tests de mutagénicité permettent certes de prévoir la carcinogénicité d'une substance, mais l'absence d'effet mutagène ne permet pas d'affirmer que cet agent n'est pas carcinogène chez le personnel de salle d'opération exposé de façon chronique. Il est également possible qu'un agent anesthésique vienne potentialiser l'effet carcinogène d'une autre substance chimique ou d'un facteur physique.

Études humaines

Une étude a noté une augmentation de l'activité mutagène de l'urine de médecins anesthésistes (118). Ce résultat n'a toutefois pas été confirmé par une autre étude chez des sujets travaillant dans des salles d'opération, qu'elles soient ou non munies d'un système antipollution (119). Des urines recueillies chez des internes avant et après le début de la spécialisation en anesthésie n'ont pas montré de modification de l'activité mutagène.

La surveillance des échanges entre chromatides sœurs dans les lymphocytes de personnel de salle d'opération n'a pas mis en évidence d'effet mutagène (120-122). Une autre étude, effectuée chez du personnel de salle d'opération travaillant dans des salles sans système antipollution, a noté au contraire une augmentation des aberrations chromosomiques et des échanges entre chromatides sœurs (123).

Études animales

Halothane. Plusieurs études n'ont pas démontré d'effet mutagène de l'halothane ni de ses métabolites (117,124-128), d'autres un effet faiblement mutagène (129-133).

Enflurane. Plusieurs études n'ont pas démontré d'effet mutagène de l'enflurane (124, 134,135).

Isoflurane. L'isoflurane n'a pas d'effet mutagène (124,126,135).

Protoxyde d'azote. Le protoxyde d'azote n'est pas mutagène (124,136).

Associations. Une étude n'a pas démontré d'effet mutagène de l'association halothane et protoxyde d'azote (127). Dans une autre étude, on a pu mettre en évidence d'une part que le protoxyde d'azote n'avait pas d'effet sur la mutagénicité de l'halothane (129), d'autre part qu'il en était de même avec l'association protoxyde d'azote et enflurane ou isoflurane.

ATTEINTES HÉPATIQUES

Études épidémiologiques

Certaines études ont montré une augmentation de la fréquence des affections hépatiques chez le personnel de salle d'opération (36,43, 137) mais ces résultats ont été contestés (41). Des résultats similaires ont été rapportés chez les dentistes de sexe masculin (45,73) et leurs assistantes (45). L'analyse de l'ensemble des résultats suggère une augmentation du risque de maladies hépatiques, notamment chez les hommes (61).

Les concentrations plasmatiques des enzymes hépatiques sont normales chez le personnel travaillant dans des salles d'opération sans système antipollution (138).

Une hépatite récidivante lors de l'exposition à l'halothane a été observée chez quelques anesthésistes (139-142). De même, l'exposition à de faibles concentrations de gaz anesthésiques augmente le métabolisme hépatique de certains médicaments (143,144). Cependant, il est difficile de transposer les résultats de ces observations à l'effet de faibles concentrations de gaz anesthésiques chez le personnel de salle d'opération.

Études de mortalité

La mortalité liée à des maladies hépatiques n'est pas augmentée chez les médecins anesthésistes (109).

Études animales

Chez le rat, l'exposition à des concentrations de 20 ppm d'halothane peut s'accompagner d'un faible effet hépatotoxique (145-147). Un tel effet n'a pas été observé avec l'enflurane (145,147) ni l'isoflurane (145).

LÉSIONS RÉNALES

Études épidémiologiques

Une étude nationale de l'ASA a montré que l'incidence des maladies rénales était plus élevée chez le personnel infirmier de bloc opératoire des deux sexes et les médecins anesthésistes de sexe féminin (mais non masculin) que dans des groupes comparables de sujets travaillant en dehors du bloc opératoire (43).

Ces résultats ont été remis en cause (41). Une autre étude n'a pas observé d'augmentation de l'incidence des maladies rénales chez les anesthésistes de sexe masculin (36). Une étude antérieure, menée chez les dentistes, n'avait pas noté d'augmentation des maladies rénales (72), contrairement à une étude ultérieure menée auprès de dentistes et leurs assistantes (45). Dans l'ensemble, on peut conclure que le risque de maladie rénale n'est augmenté que chez les femmes (84).

Études de mortalité

La mortalité par maladies rénales n'est pas augmentée chez les anesthésistes (109).

MODIFICATIONS HÉMATOLOGIQUES

Plusieurs études ont montré une inactivation de la vitamine B_{12} avec l'inhalation de protoxyde d'azote, ce qui pourrait diminuer la synthèse d'ADN dans la moelle osseuse (148). Cela pourrait survenir chez des patients au cours de diverses circonstances : exposition prolongée, exposition brève mais itérative et postopératoire immédiat.

Études épidémiologiques

La seule étude qui ait noté une augmentation de la fréquence des leucémies chez les anesthésistes de sexe féminin est difficile à interpréter en raison du nombre limité de sujets étudiés (43). D'autres études n'ont pas noté de modifications hématologiques significatives chez les sujets exposés (6,138,149,150). Cependant, 3 parmi 20 dentistes exposés à des concentrations de protoxyde d'azote supérieures à celles normalement observées en salle d'opération ont présenté des anomalies de la moelle osseuse (151). Dans deux cas, ces anomalies s'accompagnaient de modifications du sang périphérique.

Études animales

Halothane. Chez des souris exposées à 500 ppm d'halothane, on n'a pas observé de modification hématologique (11).

Enflurane. L'exposition de souris à 3 000 ppm d'enflurane n'a pas eu d'effet sur l'hématopoïèse.

Protoxyde d'azote. Chez le rat, l'exposition à 10 000 ppm de protoxyde d'azote n'a pas modifié l'hématopoïèse (153).

Associations. Chez des rats exposés à 10 ppm d'halothane et 500 ppm de protoxyde d'azote, on observe des altérations cytologiques de la moelle osseuse (75).

SYMPTÔMES NEUROLOGIQUES

Deux études ont relevé une incidence inhabituelle de symptômes neurologiques (engourdissements, fourmillements et faiblesse musculaire) chez des dentistes et leurs assistantes exposés aux gaz anesthésiques (45,154). Une autre n'a pas noté de différence dans les symptômes neurologiques, la perception sensorielle et la conduction nerveuse entre les dentistes utilisant fréquemment le protoxyde d'azote et un groupe ne l'utilisant qu'occasionnellement voire jamais (155).

Une polyneuropathie non spécifique secondaire à l'exposition au protoxyde d'azote a été décrite (156). Dans deux des cas décrits, il s'agissait de chirurgiens dentistes exposés à de fortes concentrations. Chez l'animal, des concentrations élevées de protoxyde d'azote n'ont pas induit de modifications neuromusculaires ni neurologiques (155).

MODIFICATIONS DE LA DÉFENSE IMMUNITAIRE

Plusieurs études n'ont pas montré de modification du profil immunologique de sujets travaillant au bloc opératoire (157-160).

MALADIES CARDIOVASCULAIRES

Des études ont noté une augmentation de la fréquence de l'hypertension artérielle et des troubles du rythme cardiaque (36,161), et un cas de fibrillation auriculaire secondaire à l'exposition d'halothane a été décrit (162). Cependant, les études de mortalité indiquent qu'il n'y a pas d'augmentation de la mortalité de cause cardiovasculaire chez les anesthésistes (107-110).

DIVERS

Diverses études ont rapporté une augmentation de l'incidence des affections ostéo-articulaires (36), des ulcères gastro-duodénaux (36,161), de la rectocolite ulcéro-hémorragique (161), de la lithiase vésiculaire (36), des migraines (161), chez le personnel exposé.

Des cas isolés d'asthme (163), de laryngite (164), d'hypersensibilité oculaire (165), de conjonctivite (166), d'aggravation d'une myasthénie (167) et d'éruption cutanée (168, 169) ont été publiés. Les statistiques de mortalité notent une incidence importante de suicides parmi les anesthésistes (107,109).

RÉSUMÉ

Cela fait plus de vingt ans que l'on se préoccupe sérieusement des possibles effets de la pollution des blocs opératoires et, à l'heure actuelle, la très grande majorité de ceux qui ont étudié ce problème pensent que le danger, s'il existe, n'est pas considérable et n'est pas réellement alarmant. Les seuls arguments qui pourraient être réellement convaincants concernent la reproduction chez les femmes exposées aux gaz anesthésiques durant la grossesse (38). Il peut être rassurant de constater que la mortalité chez les anesthésistes est moindre que chez les autres médecins ou la population générale (108-110), mais les problèmes de reproduction, tels les avortements spontanés ou les malformations congénitales ne sont pas pris en compte par les études de mortalité. De plus, la prise en charge effective de problèmes graves de santé pourrait expliquer l'absence d'augmentation de la mortalité. Enfin, une étude a noté une plus grande fréquence de retraite anticipée par mauvais état de santé et une augmentation de la mortalité pendant la période d'activité professionnelle chez le personnel d'anesthésie (170).

Une relation de cause à effet entre l'exposition professionnelle et les problèmes décrits ci-dessus n'a pas été établie. S'il existe une augmentation du risque, celui-ci est peut-être lié à d'autres facteurs tels le stress psychique ou physique, les tâches épuisantes, une perturbation du sommeil nocturne, la nécessité d'une vigilance constante, des horaires de travail surchargés interférant avec la vie personnelle, les horaires irréguliers, l'exposition à des agents infectieux, à des solvants, aux aérosols, aux produits de nettoyage, aux rayons laser, au méthacrylate de méthyle, aux rayonnements ionisants et ultraviolets, l'existence de problèmes préexistants de santé ou de fertilité, des perturbations hormonales ou diététiques, un profil physique et psychologique particulier de ceux qui choisissent de travailler en salle d'opération, des facteurs socio-économiques, ou d'autres facteurs non déterminés. Ces différents facteurs peuvent d'ailleurs s'intriquer. Pour affirmer que de faibles concentrations de gaz anesthésiques présentent un risque quelconque, il faudrait établir que le fait de diminuer la pollution des salles d'opération s'accompagne effectivement d'une diminution de tous ces risques.

Réduire la pollution des salles d'opération est sans doute peu utile pour le patient (en dehors d'un effet indirect sur l'état de santé du personnel qui administre l'anesthésie) mais des dangers spécifiques sont nés de l'introduction de systèmes antipollution (voir plus loin « Complications liées aux systèmes antipollution »). Les utiliser ou modifier les habitudes de travail peut se révéler gênant ou mal commode pour le personnel d'anesthésie.

Les auteurs de ce texte pensent que l'approche la plus prudente consiste à réduire autant que possible la concentration des gaz anesthésiques en salle d'opération tout en tenant compte du coût, des inconvénients pour le personnel et des risques pour le patient.

Le *Committee on Occupational Health of Operating Room Personnel* suggère que, par le biais de notes de service par exemple, les organismes de santé informent avec exactitude le personnel des salles d'opération et des salles de réveil des possibles risques liés à l'exposition chronique à de faibles concentrations de gaz anesthésiques ainsi que les modalités permettant de les minimiser (171). Il existe une lettre circulaire type (172).

Moyens de lutte contre la pollution

Éliminer en totalité les gaz anesthésiques de l'atmosphère de la salle d'opérations est tâche impossible mais il faut en arriver à des concentrations les plus basses possibles, sans que le coût financier et énergétique soit démesuré. Pour y parvenir, quatre points doivent retenir l'attention : évacuation des gaz, élimination des fuites aux différents niveaux de l'appareil d'anesthésie, techniques anesthésiques adaptées et ventilation des locaux. Pour limiter la pollution par les gaz anesthésiques, il ne faut négliger aucun de ces points.

SYSTÈMES ANTIPOLLUTION

Le système antipollution est un système permettant de collecter les gaz en excès provenant de l'appareil d'anesthésie lors d'une anesthésie ou ceux expirés par le patient, et de les évacuer vers un lieu d'élimination approprié situé en dehors du site de travail. De nombreuses autres expressions ont été utilisées telles que évacuation, système d'élimination des gaz expirés ou système d'évacuation des gaz en excès. Les débitmètres de l'appareil d'anesthésie sont habituellement réglés pour délivrer plus de gaz que le patient n'en consomme. En l'absence de système d'évacuation, ces gaz s'échappent dans l'air ambiant. L'installation d'un système d'évacuation efficace est l'étape capitale pour réduire la pollution, puisqu'elle permet de réduire les concentrations ambiantes de près de 90 % (5,8,11,13,16,32,33,173-176).

Un système antipollution comporte cinq éléments de base (Fig. 11.1) : un système collectant les gaz au niveau de leurs sites d'émission ; des canalisations de transfert, qui transportent les gaz vers l'interface ; l'interface, qui d'une part est pourvue d'un système qui évite qu'une pression positive (et parfois négative) anormale apparaisse dans le circuit, d'autre part fait fonction de réservoir ; les canalisations d'évacuation qui conduisent les gaz de l'interface vers le système d'évacuation ; enfin, le système d'évacuation des gaz proprement dit qui transporte les gaz vers un site où ils peuvent être éliminés sans danger. Bien souvent, certains ou tous ces éléments sont réunis dans un système compact.

Des normes américaines pour les systèmes antipollution ont été publiées (177), et des normes internationales sont en cours de préparation. Ces dernières diffèrent des normes américaines par le fait que seuls des raccords de 30 mm sont autorisés et que certains raccords sont mâles et non femelles et vice versa.

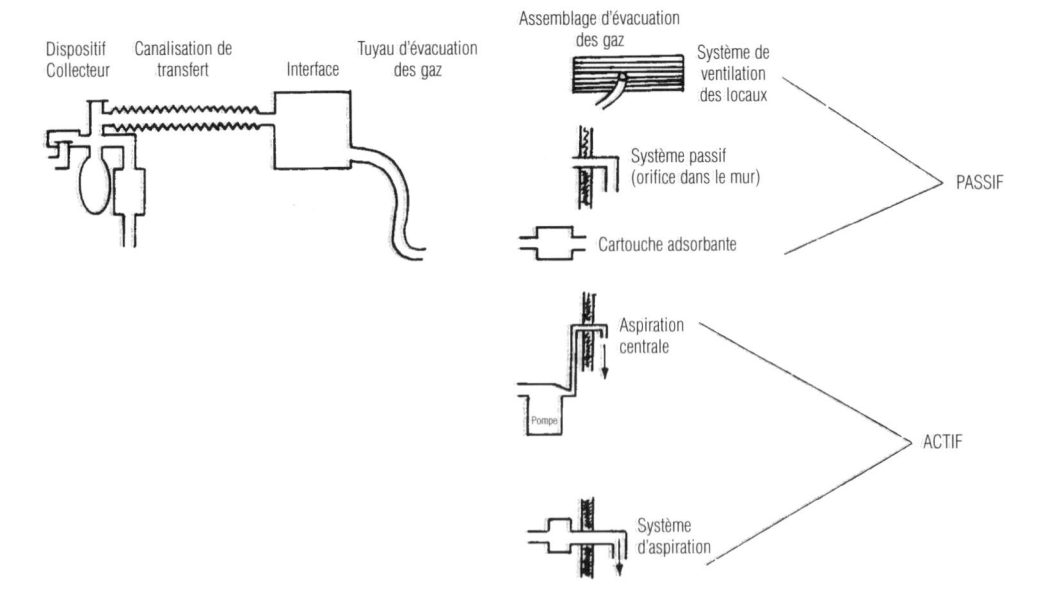

Figure 11.1. Système antipollution. Le dispositif collecteur peut être intégré dans le circuit de ventilation de l'appareil, du ventilateur ou du circuit de circulation extracorporelle. L'interface peut être intégrée au système collecteur ou à une autre partie du système antipollution.

Système collecteur de gaz

Le système collecteur de gaz recueille les gaz en excès à partir de leurs sources et les évacue vers les canalisations de transfert. Il peut se fixer sur la source ou en être partie intégrante. Très fréquemment, les sorties de deux ou plusieurs sources sont raccordées ensembles. Ce système est aussi appelé système de capture des gaz, valve d'évacuation, valve collectrice, système d'évacuation, valve antipollution, valve expiratoire canalisée, valve d'échappement du système collecteur.

Selon la norme ASTM (177), la connexion de sortie de ce système doit être un raccord mâle de 30 ou 19 mm, et elle est de 30 mm selon les normes internationales (qui vont sans doute être adoptées aux États-Unis). Le calibre du raccord est important car il empêche de connecter d'autres composants du circuit ventilatoire sur la sortie du système antipollution. Certains modèles anciens avaient des raccords de 22 mm et des raccordements malencontreux aux canalisations du circuit de ventilation ont été décrits (178,179). Il existe des adaptateurs pour transformer des raccords de 22 mm en raccords de 19 ou de 30 mm. Il faut les utiliser pour prévenir toute erreur de montage.

Systèmes de ventilation

Systèmes comportant une valve à pression d'échappement réglable (APL). Les systèmes qui comportent une valve d'échappement à pression réglable sont le circuit filtre et les circuits de Mapleson A, B, C et D. Un autre s'adapte sur les systèmes comportant un ballon à orifice latéral (Fig. 11.2). Le système circulaire, le circuit Mapleson D et le circuit Mapleson A avec la variante de Lack présentent deux avantages : le poids du collecteur de gaz peut être supporté par l'appareil d'anesthésie et le tuyau de transfert peut être court. Il existe des valves APL plus petites et plus légères munies d'un système collecteur de gaz pour les circuits Mapleson A, B et C.

Certaines valves APL comportent un mécanisme incorporé qui évite qu'une pression négative ou positive éventuellement générée par le système antipollution soit transmise au circuit de ventilation (180).

Systèmes dérivés de la pièce en T sans valve APL. De nombreux systèmes permettant d'évacuer les gaz par l'extrémité distale du ballon ont été décrits (181-198). Un autre s'adapte sur les systèmes comportant un ballon à orifice latéral (189).

D'autres méthodes utilisent un réceptacle

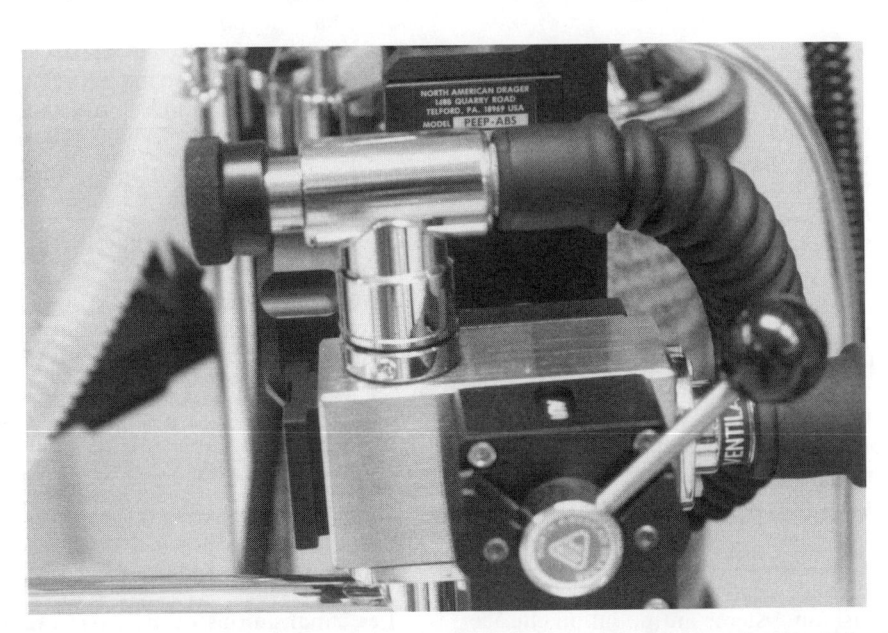

Figure 11.2. Système collecteur fixé sur une valve d'échappement à pression réglable (valve APL)

raccordé au vide (199,200). Les gaz à évacuer passent du ballon dans le réceptacle, puis ils sont évacués avant qu'ils ne diffusent dans l'air ambiant.

Matériel de réanimation

Il existe sur le marché des valves unidirectionnelles (sans réinhalation) avec adaptateur pour évacuation. Il est relativement simple de confectionner un système de transfert qui puisse se fixer sur la partie expiratoire de certaines valves de non-réinhalation, sans affecter leur fonctionnement.

Masques et canules nasales

Dans certains hôpitaux, il est courant d'assurer une sédation par du protoxyde d'azote administré via une sonde nasale ou un masque facial. En plaçant une tente ou une enceinte (hood) autour de la face du patient et en y adaptant une source d'aspiration, l'on peut réduire la fuite de protoxyde d'azote (18,201). Un masque double comportant un masque interne plus petit séparé du masque externe plus grand par une fente connectée à un système d'évacuation des gaz expirés permet de réduire la pollution par les gaz anesthésiques (202).

Ventilateurs

La plupart des ventilateurs d'anesthésie modernes sont équipés d'un système collecteur de gaz; la plupart sont également munis d'une interface et d'un système d'évacuation des gaz.

Sur les ventilateurs équipés d'un système collecteur de gaz, il est utile de raccorder à ce système la sortie de la valve APL du circuit de ventilation par l'intermédiaire d'un raccord en Y (voir Fig. 11.6). Avec certains ventilateurs, il faut interposer une valve unidirectionnelle entre le ventilateur et le raccord en Y, afin de prévenir un reflux de gaz vers le ventilateur et l'air ambiant lorsque le ventilateur est arrêté.

Sur certains respirateurs plus anciens, l'évacuation reçoit non seulement l'excès de gaz du circuit de ventilation mais aussi les gaz moteurs du ventilateur, et il faut alors utiliser un système d'évacuation autorisant des débits élevés. Ainsi, un système antipollution efficace pour un patient en ventilation spontanée peut ne plus l'être lorsqu'il est utilisé avec certains ventilateurs (203).

Oxygénateurs des circuits de circulation extra-corporelle

La sortie de l'oxygénateur de la circulation extracorporelle est une source potentielle de pollution par les gaz anesthésiques. Il existe des collecteurs de gaz adaptables à ces circuits mais il importe d'y interposer une interface efficace car la création d'une pression positive ou négative peut considérablement modifier le fonctionnement l'oxygénateur (204).

Moniteurs des gaz respiratoires

Certains moniteurs de gaz respiratoires prélèvent un échantillon de gaz du circuit de ventilation et cet échantillon est rejeté dans l'air ambiant, ce qui constitue une source de contamination souvent méconnue (205,206). De nombreux moniteurs récents comportent un circuit permettant de réinjecter l'échantillon prélevé dans le circuit de ventilation ou de l'évacuer vers le système antipollution (207).

Appareils de cryochirurgie

Certains appareils de cryochirurgie sont actionnés par le protoxyde d'azote, ce qui peut contribuer à la pollution de la salle d'opération (208). Si possible, ces appareils doivent être équipés d'un système d'évacuation du protoxyde d'azote. Sinon, il faut remplacer ce gaz par du dioxyde de carbone (209).

Fuites

Lorsque la technique anesthésique induit des fuites de gaz anesthésiques (utilisation d'un masque facial ou laryngé ou remplissage d'un évaporateur), on peut recourir à un système d'évacuation de l'air ambiant par un système antipollution séparé du système central. On peut aussi utiliser une aspiration sous faible dépression par une tente de hood pour abaisser les concentrations de gaz anesthésiques (210-213).

Canalisations de transfert

Les canalisations de transfert (aussi appelées tuyau d'évacuation) acheminent le gaz du système collecteur vers l'interface lorsque celle-ci ne fait pas partie intégrante de l'ensemble collecteur de gaz.

Dans la plupart des cas, il s'agit d'un tuyau de longueur variable comportant un raccord à chaque extrémité. Ces raccords doivent être de 30 ou de 19 mm. Ce tuyau doit être le plus court possible (intérêt ici de fixer l'interface sur l'appareil d'anesthésie) et d'un diamètre suffisant pour permettre d'évacuer un débit de gaz élevé sans augmentation excessive de la pression. Il doit résister aux coudures. Si le tuyau risque de se plier, il faut ajouter une valve d'échappement au collecteur pour prévenir toute augmentation de pression secondaire à une occlusion du tuyau entre le collecteur et l'interface. Si le tuyau de transfert chemine sur le sol, il doit être impossible de l'obstruer par écrasement ou pliure (171). Le tuyau doit être visible et pouvoir être facilement déconnecté du système collecteur en cas de dysfonction ou d'occlusion du système antipollution. Pour éviter les mauvaises connexions, il est préférable qu'il soit d'aspect différent des tuyaux du circuit de ventilation.

Interface

L'interface a pour but d'éviter que les hausses ou les baisses de pression dans le système antipollution ne soient transmises au circuit de ventilation, au ventilateur ou à l'oxygénateur du circuit extracorporel. L'interface est aussi appelée système ou valve d'équilibration, système ou valve d'équilibration de la pression, site intermédiaire, système de sécurité, système de réception, valve d'interface, valve d'évacuation, etc. Selon les normes américaines, l'interface doit limiter les pressions immédiatement en aval du système collecteur entre $-0,5$ et $+10$ cm H_2O dans les conditions d'utilisation normale, et jusqu'à $+15$ cm H_2O en cas d'obstruction du système antipollution ou d'évacuation fonctionnant avec un système de ventilation ou un ventilateur (171). Selon les normes internationales, ces limites sont de $-0,5$ cm H_2O et $+3,5$ cm H_2O. Pour les systèmes d'évacuation fonctionnant avec un oxygénateur de circulation extracorporelle, les limites recommandées sont de $-0,25$ à 0 cm H_2O (171).

L'orifice d'admission de l'interface doit être un raccord mâle de 30 ou 19 mm. La taille du raccord de sortie peut varier mais elle doit être différente des raccords de connexion du circuit de ventilation et du raccord d'entrée si l'interface est influencée par le sens du débit de gaz (171).

L'interface peut être intégrée dans le système collecteur de gaz, incorporée dans le ventilateur ou indépendante. Elle doit être le plus proche possible du système collecteur de gaz et de préférence être fixée sur l'appareil d'anesthésie, ce qui permet de l'observer directement et d'y accéder facilement.

L'interface comporte trois éléments de base : une soupape de pression positive, une soupape de pression négative et un réservoir. Quel que soit le système d'évacuation, il doit comporter une valve d'échappement pour prévenir toute hyperpression en cas d'occlusion du système antipollution. Si on utilise un système actif, c'est-à-dire aspiratif, il faut aussi y inclure un dispositif prévenant une pression négative excessive. De plus, il faut y adjoindre un réservoir qui joue un rôle tampon entre le flux intermittent en provenance du collecteur et l'aspiration continue du système d'évacuation. Une alarme sonore peut être posée à l'interface pour signaler le déclenchement des systèmes permettant d'annuler la pression positive ou négative, ainsi qu'un débitmètre pour monitorer le débit allant de l'interface vers le système d'évacuation (Fig. 11.4).

Le réservoir peut être une enceinte rigide, un tuyau de gros diamètre, un ballon ou la combinaison de ces trois éléments. Un ballon distensible permet de monitorer le système d'évacuation. Il ne doit être utilisé qu'avec un système d'évacuation actif, il doit de plus être d'une couleur différente et être situé à distance du ballon réservoir du circuit de ventilation.

Les interfaces peuvent être classées en deux types : ouvertes ou fermées, selon les procédés de neutralisation des pressions positives et négatives.

Interfaces ouvertes (214,215)

Une interface ouverte est une interface en communication avec l'air ambiant (empêchant la création d'une pression positive ou négative) et qui ne comporte pas de valve. Une telle interface ne doit être utilisée qu'avec un système d'évacuation aspiratif.

L'élimination des gaz étant habituellement intermittente et l'aspiration du système d'évacuation étant continue, il faut interposer un réservoir pour recevoir le surplus de gaz pénétrant dans l'interface lorsque son débit est supérieur aux capacités d'aspiration du système d'évacuation. Grâce au réservoir, le débit du système évacuateur peut être maintenu juste au-dessus du débit moyen des gaz provenant du collecteur, et non à une valeur proche du débit de pointe.

La capacité du réservoir doit être suffisante, surtout si les gaz moteurs du ventilateur sont éliminés vers le système antipollution, et si le volume courant est grand ou le débit de protoxyde d'azote élevé (216). En cas de turbulences, une partie des gaz éliminés peuvent s'échapper vers l'air ambiant, avant même que le gaz entrant dans l'interface n'atteigne le volume du réservoir (214).

La sécurité d'un système ouvert dépend de la perméabilité des prises d'air. Il est préférable que le système en comporte plusieurs pour éviter des incidents si l'une de ces prises était accidentellement obstruée (217,218). Il faut régulièrement inspecter et nettoyer ces prises d'air.

Dans toute interface ouverte, il est important que l'arrivée des gaz à évacuer, la connexion du système d'évacuation et l'ouverture vers l'air ambiant soient disposés et réglés de telle façon que les gaz usés soient éliminés préférentiellement avant que ne survienne une aspiration de l'air ambiant.

Tubes en T (219). Le tube en T, qui est un type simple d'interface ouverte, est schématisé dans la figure 11.3 A. Une des branches du T est reliée à la canalisation de transfert ; la branche latérale est reliée au système d'évacuation actif ; la troisième branche est fixée à un tuyau faisant office de réservoir. Les bouffées de gaz issues du tuyau de transfert s'échappent en partie vers le système d'évacuation et en partie vers le tuyau réservoir. Cette dernière partie est secondairement aspirée vers l'évacuation.

Si l'extrémité libre du tuyau réservoir reste ouverte à l'air ambiant, aucune pression négative ou positive importante ne risque d'être transmise au circuit de ventilation. Il importe que l'extrémité libre du tuyau réservoir comporte soit une protection pour éviter son

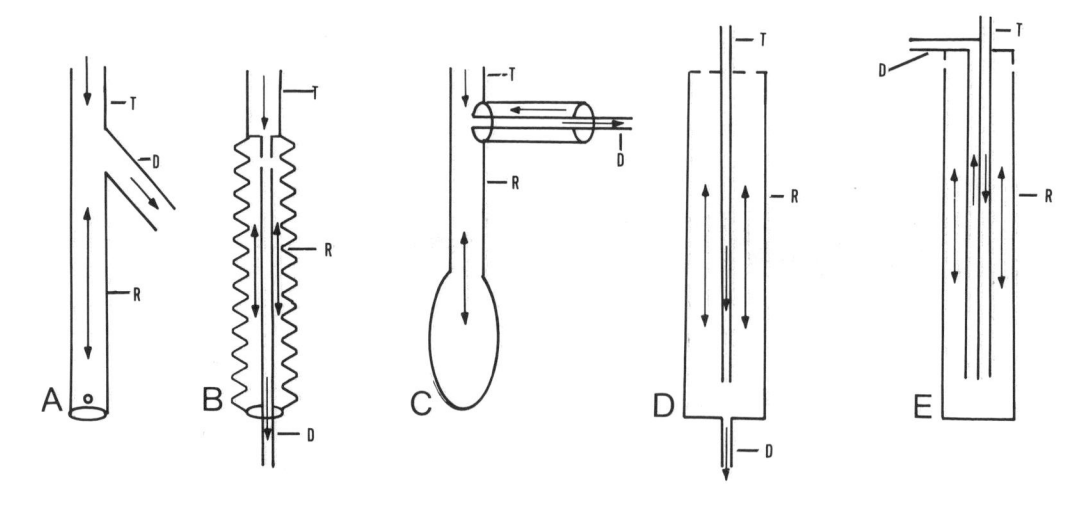

Figure 11.3. Interfaces ouvertes. **A**. Tube en T. Noter l'orifice d'échappement situé à proximité de l'extrémité libre du tuyau réservoir. **B**. Tube coaxial. **C**. Tube coaxial avec ballon réservoir qui permet de contrôler l'efficacité de l'évacuation. **D**. Tube coaxial avec orifice d'échappement au sommet. **E**. Deux tubes parallèles sont à l'intérieur d'une enceinte qui joue le rôle de réservoir. Les gaz provenant du système de ventilation descendent par un des tubes et sont aspirés par l'autre. Les orifices d'échappement permettent d'annuler les pression positives ou négatives. *T*. Canalisation de transfert ; *R*. Réservoir ; *D*. Système d'aspiration actif. Reproduit en partie d'un schéma fourni par les laboratoires Boehringer, Inc.

obstruction, soit des orifices proches de ce bout libre afin de conserver une ouverture à l'air ambiant si l'extrémité du tube venait à s'obstruer (voir Fig. 11.3 A).

Tube coaxial. Un deuxième type d'interface ouverte consiste en un système comportant deux tuyaux concentriques ou coaxiaux (Fig. 11.3 B). L'extrémité proximale du tube interne est ouverte à l'intérieur du tube externe et sa partie distale est connectée au système d'aspiration. L'extrémité proximale du tuyau externe est connectée à la canalisation de transfert et sa partie distale est ouverte à l'air ambiant. Une variante de ce modèle est schématisée dans la figure 11.3 C. Le ballon souple adjoint au système permet de surveiller l'efficacité de l'évacuation.

Une autre variante de ce type d'interface ouverte est schématisée dans la figure 11.3 D. Les gaz anesthésiques en provenance de la canalisation de transfert pénètrent au sommet et cheminent vers la base où ils sont dispersés par un treillis métallique. Le treillis agit comme un silencieux en réduisant le sifflement généré par le débit de gaz dans le tuyau d'évacuation (220). L'aspiration vers l'évacuation se fait à la base. Entre les expirations, les gaz sont stockés dans le réservoir. Les orifices au sommet sont en communication avec l'air ambiant.

Une interface ouverte fréquemment utilisée est schématisée dans les figures 11.3 E et 11.4. Les gaz en provenance de la canalisation de transfert pénètrent au sommet et cheminent vers la base dans un tuyau. Un tuyau parallèle à celui-ci s'abouche au niveau du sommet vers le système d'évacuation aspiratif. L'espace situé autour des deux tuyaux joue le rôle de réservoir. Des orifices situés au sommet sont ouverts à l'atmosphère.

Les interfaces ouvertes ont l'avantage d'être simples mais l'inconvénient de polluer l'air ambiant si le volume du réservoir n'est pas suffisant pour contenir les gaz évacués. De plus, les turbulences augmentent les fuites de gaz dans le milieu ambiant qui contient de l'air contaminé par les gaz anesthésiques (214). Les turbulences sont plus importantes quand le flux des gaz en provenance du système de ventilation se fait en sens contraire de celui de l'aspiration vers le système d'évacuation, et moindres lorsque ces deux flux se font dans la même direction. Il peut arriver aussi

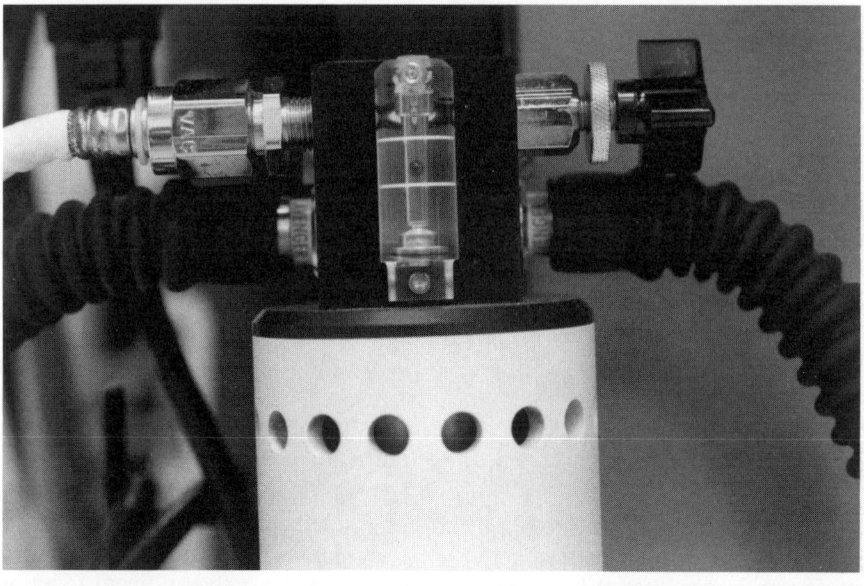

Figure 11.4. Interface ouverte. Les orifices dans la paroi latérale du réservoir permettent d'annuler les pressions positives et négatives. La valve réglable à pointeau permet de réguler l'intensité de l'aspiration. Le débitmètre indique si le débit d'aspiration est ou non dans les limites recommandées par le fabricant.

que l'anesthésiste oublie de brancher l'aspiration pour évacuer les gaz.

Interfaces fermées

Dans une interface fermée, la communication avec l'atmosphère se fait par l'intermédiaire d'une ou de plusieurs valves. Il faut impérativement utiliser une valve d'échappement en cas de surpression pour permettre l'évacuation des gaz vers la salle en cas d'obstruction du système antipollution en aval de l'interface. Si le système d'évacuation est aspiratif, il doit comporter une valve qui évite la création d'une pression négative (appelée valve de décharge, soupape d'admission, valve « pop-in », etc.) lorsque la pression devient subatmosphérique.

Une interface fermée ne nécessite pas de réservoir, sauf si on utilise un système d'évacuation aspiratif. Dans ce cas, un ballon souple est utile pour monitorer le fonctionnement du système antipollution (voir ci-dessus).

Système à valve d'échappement unique. Il ne faut utiliser les systèmes ne comportant qu'une seule valve d'échappement en cas de pression positive (valve de surpression) que si l'évacuation des gaz est passive. Un tel système est schématisé dans la figure 11.5 A. La valve d'échappement reste fermée en fonctionnement normal mais s'ouvre en cas de problème en aval de l'interface. La valve peut comporter un ressort ou fonctionner par gravité.

Système à deux valves d'échappement pour la pression positive et la pression négative. Si on utilise un système d'évacuation aspiratif, il faut utiliser une valve d'échappement non seulement pour la pression positive mais aussi pour la pression négative. En effet, des pressions négatives supérieures à − 0,5 cm H_2O peuvent augmenter ou abaisser la pression d'ouverture de certaines valves APL (221).

Des exemples de ce type d'interface fermée sont schématisés dans les figures 11.5 B et 11.6. Avec une évacuation passive, la valve de sécurité de pression négative reste en permanence fermée. Avec une évacuation active, cette valve doit se fermer lorsque les débits en provenance du collecteur sont importants, et s'ouvrir lorsque le débit d'aspiration du système d'évacuation dépasse le débit de gaz provenant du collecteur.

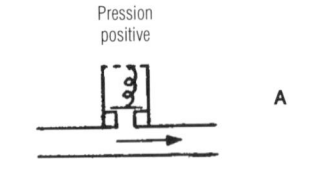

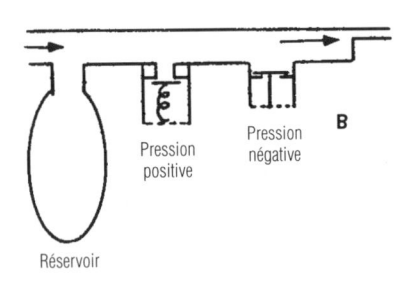

Figure 11.5. Interfaces fermées. **A**. Sans réservoir et sans valve d'échappement de pression négative ; à n'utiliser qu'avec un système d'évacuation passif. **B**. Avec ballon réservoir et valve d'échappement de pression négative ; peut être utilisée avec un système d'évacuation passif ou actif. Avec un système actif, le ballon est collabé sauf durant les périodes où le flux en provenance du système collecteur est élevé. Une distension du ballon témoigne d'une évacuation insuffisante.

Il faut ici régler le niveau d'aspiration du système d'évacuation en observant le ballon (s'il est inclus dans le système) et les valves d'échappement de pression positive et négative. Dans un système bien réglé, le ballon ne doit se gonfler que si un excès de gaz est délivré par le système collecteur, et il doit se dégonfler durant le reste du cycle ventilatoire (222). Si le ballon est collabé en permanence ou si la valve d'échappement de pression négative s'ouvre fréquemment, il faut diminuer le débit d'aspiration. Au contraire, si le ballon est trop distendu ou si la valve d'échappement de pression positive s'ouvre fréquemment, il faut l'augmenter.

Une interface fermée peut être utilisée avec n'importe quel système d'évacuation, mais l'adjonction des valves rend le montage plus complexe. Les valves doivent fonctionner parfaitement, sans fuite ni adhérence. Il existe des interfaces avec deux valves d'échappement de

Figure 11.6. Interface fermée. Trois orifices de branchement permettent l'évacuation des gaz provenant d'une valve APL ou d'un ventilateur. Ils sont connectés par un raccord en Y (*A*) et par un autre système de collecte des gaz (*B*). Un bouton permettant de régler le débit d'aspiration est situé au sommet à gauche (*C*). Le ballon réservoir (*D*) permet de monitorer l'efficacité de l'évacuation et d'ajuster le débit d'aspiration à sa valeur minimale. *E* est un bouton test et *F* est la valve d'échappement en cas de pression positive ou négative. Si un système d'évacuation passif est utilisé, le ballon réservoir est retiré et l'orifice est occlus. La valve à pointeau est fermée et un tuyau est fixé au niveau de *B* vers le système d'évacuation des gaz. Figure fournie aimablement par Ohmeda, une filiale de BOC Health Care, Inc.

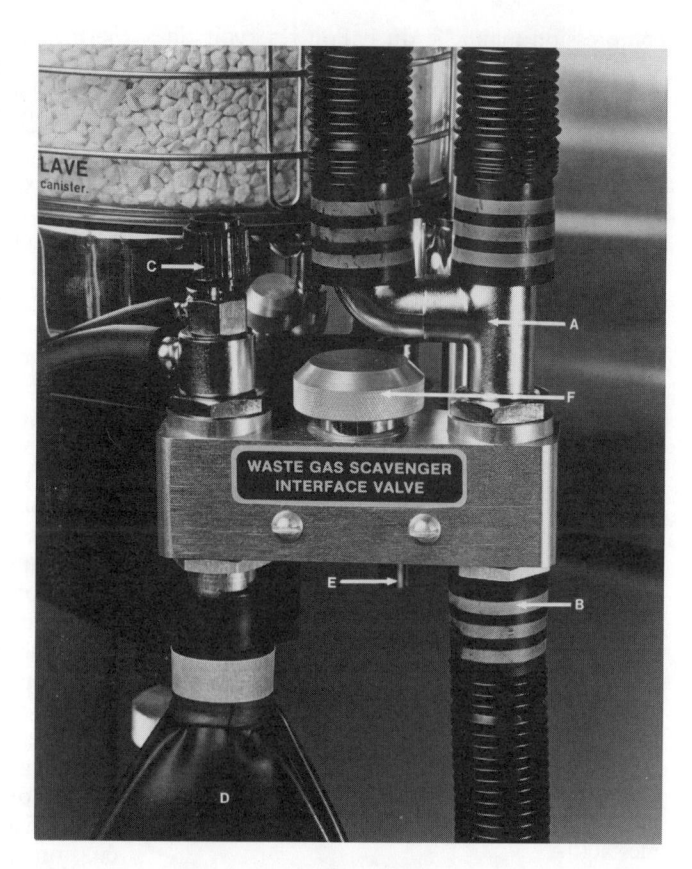

pression négative, augmentant ainsi la marge de sécurité.

Conduites d'évacuation

La conduite (ou canalisation) d'évacuation des gaz relie l'interface au système d'évacuation (voir Fig. 11.1). Elle doit être de taille et d'aspect différents des tuyaux du circuit de ventilation pour éviter toute erreur de connexion. Elle ne doit pas fuir et résister autant que possible au collapsus. Si on l'utilise avec un système d'évacuation passif, elle doit être courte et de gros diamètre pour minimiser les résistances.

Dans l'idéal, la conduite d'évacuation doit être placée en hauteur pour éviter qu'elle ne soit collabée si quelqu'un venait à marcher dessus, qu'elle ne fasse trébucher le personnel et qu'elle ne s'emmêle avec les tuyaux de l'appareil d'anesthésie. Si le site d'évacuation est distant de l'appareil d'anesthésie ou si la conduite gêne les mouvements du personnel et de l'appareillage, elle peut être cachée dans un faux plafond (196). Si elle repose sur le sol, elle doit suivre un trajet où le risque d'écrasement par des personnes ou du matériel lors de son déplacement soit minime. Enfin, si elle doit traverser une porte, elle doit en suivre l'encadrement.

Système d'évacuation des gaz

Le système d'évacuation des gaz comporte les éléments permettant d'évacuer les gaz en dehors de la salle d'opération ; il est aussi appelé système d'élimination ou système d'échappement. Les gaz doivent être évacués vers un site éloigné du personnel et de toute admission d'air dans les locaux.

Les systèmes d'évacuation sont de deux types : actifs, dans lesquels une pression négative aspire les gaz, et passifs dans lesquels ceux-ci sont évacués car ils sont sous une pression supra-atmosphérique, cette dernière étant générée par l'expiration du patient, la compression manuelle du ballon réservoir ou le ventilateur.

Les systèmes actifs sont habituellement plus efficaces pour réduire la pollution des salles d'opération, dans la mesure où d'éventuelles fuites se font vers l'intérieur du système, avec aspiration de l'air ambiant dans le système d'évacuation et non l'inverse (8,223,224). Ils ont par ailleurs d'autres avantages : le tuyau ne doit pas nécessairement être de gros calibre, la résistance à l'écoulement des gaz ne pose pas de problème et ils contribuent au renouvellement de l'air du bloc opératoire. Cependant, ils sont coûteux en terme de dépense d'énergie. Ils ne sont pas automatiques et doivent être manuellement mis en marche et arrêtés. S'ils ne sont pas mis en marche, la salle est polluée ; s'ils ne sont pas arrêtés, il y aura gaspillage d'énergie. Ils sont plus complexes que les systèmes passifs. Enfin, avec ces systèmes, l'interface doit être équipée d'une valve d'échappement de pression négative.

Les systèmes passifs sont plus simples mais parfois moins efficaces pour diminuer la pollution, car la pression positive régnant dans le circuit favorise les fuites vers l'air ambiant. À l'usage, ils sont moins coûteux que les systèmes actifs.

Systèmes passifs

Systèmes de ventilation des locaux (173,196, 225,226). Les systèmes de ventilation des salles d'opération sont de deux types : sans recirculation (aussi appelés un seul passage, passage simple, 100 % d'air frais) ou avec recirculation. Selon les normes internationales, le système de ventilation des locaux est actif car il nécessite une source d'énergie pour l'évacuation. Ces systèmes sont aussi appelés systèmes passifs assistés (227).

Un système sans recirculation capte de l'air extérieur qui est filtré et dont l'humidité et la température sont ajustées. Cet air traité est injecté dans la salle d'opération, puis il est éliminé vers l'atmosphère. Ce type de ventilation peut être utilisé pour éliminer les gaz anesthésiques si on raccorde le tuyau d'évacuation de ces gaz à une trappe adaptée du système de ventilation. De plus, l'effet de balayage du débit d'air du système de ventilation permet d'éliminer les gaz de la salle d'opération.

Dans des soucis d'économie d'énergie, on a multiplié les systèmes avec recirculation. Là, seule une faible quantité d'air est prélevée du milieu extérieur. La plus grande partie des gaz évacués de la salle d'opération sont réintégrés et recirculent, et un volume d'air usagé égal au volume d'air frais est éliminé. Avec ce système, les gaz anesthésiques doivent être évacués au-delà du point de recirculation, sinon il y aurait contamination de toutes les salles desservies par le même système de ventilation.

Les services de maintenance de l'hôpital doivent savoir quel type de système de ventilation est utilisé dans l'hôpital. Si tel n'est pas le cas, pour s'en assurer, on recherche la présence de gaz anesthésiques dans l'air prélevé au niveau de l'entrée du système de ventilation : si cet air contient des gaz anesthésiques lorsqu'une anesthésie est en cours dans une salle adjacente, le système est à recirculation.

Si l'on utilise le système de ventilation pour évacuer les gaz anesthésiques, il faut qu'il y ait une pression négative dans la canalisation d'évacuation à distance de la trappe de la salle d'opération. Si les gaz anesthésiques sont introduits au niveau de la trappe d'évacuation, la pression négative est habituellement faible et son effet négligeable (217). Si, au contraire, les gaz usés sont introduits dans la canalisation à une certaine distance en aval (ce qui est nécessaire avec un système avec recirculation), une valve d'échappement de pression négative doit équiper l'interface.

Utiliser la ventilation des locaux comme système antipollution est économique car on utilise une structure préexistante et il n'y a pas de dépense d'énergie supplémentaire. De plus, c'est un système automatique qui ne nécessite ni réglage, ni mise en marche ou arrêt.

Dans beaucoup de salles d'opération, les trappes d'évacuation du système de ventilation sont éloignées de l'appareil d'anesthésie. Les tuyaux de raccordement ne doivent pas cheminer sur le sol car le risque de leur obstruction est alors très majoré. Dans certains cas, le tuyau d'évacuation peut être raccordé sur une prise murale (ou située au plafond), elle-même raccordée à une canalisation intramurale (173). Cette dernière rejoint le circuit d'évacuation, de préférence à proximité de la trappe d'évacuation, pour éviter une pression négative excessive.

Évacuation directe vers l'extérieur (223,228). Le système d'évacuation vers l'extérieur est également appelé ligne d'évacuation directe ou système transmural, etc. Avec ce système, l'excès de gaz est évacué vers l'extérieur à travers un mur, une fenêtre, le plafond ou le plancher, en utilisant comme force motrice la faible pression positive des gaz quittant le système collecteur. Pour éviter l'intercontamination des salles, chaque local doit ici avoir son propre circuit d'évacuation.

L'entrée du système d'évacuation doit être proche de l'appareil d'anesthésie. On doit pouvoir fermer le tuyau de sortie de l'interface lorsqu'il n'est pas connecté au système d'évacuation. Le conduit doit être en matériau résistant aux gaz anesthésiques ; il doit être relativement court et de gros diamètre si l'on veut éviter une pression rétrograde excessive, avec pollution de l'air de la salle d'opération. Ainsi, ce système n'est pas adapté à une salle d'opération éloignée d'un mur extérieur (217). Une valve unidirectionnelle peut être placée sur la canalisation pour empêcher l'entrée d'air extérieur dans la salle d'opération et minimiser l'effet du vent sur le système d'évacuation (229). La canalisation doit être inclinée pour éviter l'accumulation d'eau.

Le site extérieur du système d'évacuation doit être à l'abri du vent, et éloigné d'un risque d'incendie, des fenêtres et du point d'entrée du système de ventilation. Il peut être utile de fixer une courte pièce en T à l'extrémité du conduit (230). Le ou les orifices de sortie doivent être dirigés vers le bas pour minimiser l'entrée d'eau et de poussière ; ils doivent de plus comporter un grillage pour prévenir la pénétration d'insectes, de rongeurs ou d'autres matériaux étrangers.

Un tel système d'évacuation est d'utilisation facile, mais nécessite une installation spéciale. Lors des travaux de rénovation des salles d'opération ou lors de la construction d'une nouvelle salle, il faut envisager l'adjonction d'un système d'évacuation séparé. Si les salles d'opération sont éloignées de l'enceinte extérieure du bâtiment, un tel système d'évacuation peut être d'installation impossible.

Les problèmes pouvant survenir avec ce système sont les suivants : pressions positives ou négatives excessives dues aux sautes de vent ; obstruction par du givre (231) et accumulation de matériaux étrangers au niveau de l'orifice de sortie. On doit pouvoir vérifier la perméabilité de l'installation. Avec ce système, il est important de monitorer la concentration des gaz en condition d'utilisation normale, pour être sûr que l'adjonction d'un système d'aspiration actif ne soit pas nécessaire.

Cartouches adsorbantes (32,232-240). Un dispositif d'adsorption élimine une partie ou la totalité de l'excès des gaz anesthésiques en les adsorbant ou en les transformant en substances inoffensives. Les gaz en provenance du tuyau d'évacuation traversent des cartouches remplies de charbon activé. L'efficacité des différentes cartouches et des différentes marques de charbon activé est cependant très variable (232,233). Certains types de charbon peuvent être régénérés par autoclavage (41). L'efficacité de l'adsorption varie également avec le type d'halogéné et du débit qui traverse la cartouche (242).

Les cartouches de charbon ont l'avantage d'être simples et portables et de ne pas nécessiter d'installation ni de maintenance coûteuses. Un autre avantage est que les halogénés ne sont pas éliminés vers la couche d'ozone (242). En revanche, elles ont un certain nombre d'inconvénients. Elles ne retiennent pas le protoxyde d'azote, elles sont relativement coûteuses et ne sont efficaces que pour une période relativement courte. Il faut les remplacer régulièrement, ce qui pose des problèmes de stockage et de disponibilité. La saturation de l'adsorbeur ne peut être déterminée que par un monitorage continu de la concentration des gaz anesthésiques ou par la pesée de la cartouche. Enfin, une cartouche de volume important peut augmenter significativement les résistances au flux gazeux (232).

Ce type de matériel n'est recommandé que si l'anesthésie ne comporte pas de protoxyde d'azote ou s'il n'y a pas d'autres moyens pour éliminer les gaz anesthésiques.

Systèmes actifs

Aspiration centrale (196,219,243). Le recours à l'aspiration centrale est une méthode très répandue pour éliminer les gaz anesthésiques car aucun équipement ni nouvelle installation ne sont requis.

Le système doit pouvoir assurer un débit important (30 l/min), mais une faible dépression suffit. L'utilisateur doit pouvoir contrôler le débit d'aspiration (voir Fig. 11.4 et 11.6) afin de minimiser la dépense d'énergie, l'usure des pompes centrales ainsi que le bruit en salle d'opération. Pour certains systèmes, on peut déterminer le niveau d'aspiration en observant le ballon et le fonctionnement des valves de sécurité de pression positive et négative. Avec d'autres systèmes, l'utilisateur peut régler le débit selon les recommandations du fabricant (voir Fig. 11.4). Le bec d'aspiration comporte parfois un orifice réglable pour limiter le flux (244).

Recourir à l'aspiration centrale pose un certain nombre de problèmes.

Nombre insuffisant de prises de vide. Beaucoup de salles d'opération n'ont que deux prises de vide, nombre tout juste suffisant pour certaines interventions chirurgicales, sans compter les besoins anesthésiques. Dans l'idéal, l'anesthésiste devrait pouvoir disposer de deux prises de vide, l'une pour l'aspiration des voies aériennes, l'autre pour l'évacuation des gaz anesthésiques.

Si le nombre de prises de vide est insuffisant, on peut utiliser une prise en Y mais cela peut diminuer le niveau de dépression, rendant le système inadapté aussi bien pour l'aspiration que pour l'évacuation des gaz anesthésiques.

Certains anesthésistes utilisent un tuyau d'aspiration unique pour le patient et l'évacuation des gaz. Le tuyau d'aspiration reste le plus souvent branché à l'interface et n'est déconnecté que pour l'aspiration du patient. Dans ce cas, si l'évacuation des gaz anesthésiques n'est pas interrompue pendant l'aspiration, ceux-ci s'échapperont dans l'air ambiant.

Prises de vides peu pratiques. Si la prise de vide n'est pas proche de l'appareil d'anesthésie, il faut utiliser un tuyau assez long qui serpente sur le sol et risque alors d'être écrasé par le personnel ou de s'emmêler avec les tuyaux des autres appareils.

Surcharge du système de vide central. Le système antipollution nécessite des débits élevés, ce qui explique qu'il soit possible de surcharger le système de vide central si trop d'appareils sont utilisés simultanément, surtout avec les installations les plus anciennes qui, au fil des ans, ont vu leur capacité dépassée par l'adjonction d'appareils supplémentaires. Pour résoudre ce problème, on peut être amené à rénover toute l'installation. Pour éviter de saturer l'aspiration, il faut autant que possible régler le débit d'aspiration à la valeur minimale nécessaire à l'élimination des gaz et arrêter l'aspiration à la fin de l'anesthésie.

Usure de la pompe d'aspiration. Si on utilise l'aspiration centrale pour l'évacuation des gaz anesthésiques, on pourrait penser que l'usure des pompes est accélérée, mais cela reste plus théorique que pratique car ce problème a été peu décrit dans la réalité.

Exposition du personnel. Si l'évacuation de l'aspiration centrale se trouve dans une zone fréquentée par le personnel ou est proche d'une prise d'air, d'une fenêtre ouverte ou d'une porte, son utilisation pour l'élimination des gaz anesthésiques peut entraîner une exposition supplémentaire du personnel aux gaz anesthésiques. On peut être amené à déplacer le tuyau d'évacuation de l'aspiration centrale.

Inconvénients. Pour diminuer la dépense d'énergie, l'aspiration ne doit être branchée qu'immédiatement avant l'anesthésie et débranchée à la fin de cette dernière. Il faut également, dans le même souci d'économie d'énergie, régler le débit d'aspiration en fonction du volume de gaz à éliminer. Un mauvais réglage aboutit soit à un gaspillage d'énergie, soit à une pollution de la salle d'opération.

Tuyau aspiratif (217,223,245,246). L'autre type de système d'évacuation actif est un réseau spécifiquement réservé au système antipollution. Ce système utilise un appareil qui génère une dépression (ventilateur, pompe ou système Venturi) avec possibilité de mobiliser d'importants volumes de gaz, à de faibles dépressions. Ce système actif a reçu diverses appellations (système d'aspiration ou d'évacuation spécial, évacuateur spécialisé, etc.). Chaque salle d'opération est équipée avec une canalisation, et deux ou trois d'entre elles rejoignent une canalisation centrale qui débouche à l'extérieur du bâtiment. Le générateur de débit est localisé dans la canalisation centrale et assure le flux des gaz sous une faible pression négative. La pression négative évite la contamination croisée entre les salles d'opération et empêche que le débit de sortie du système ne soit affecté par les conditions atmosphériques. Il a été recommandé de prévoir deux générateurs de débit par réseau, de façon à ce que l'un relaie l'autre en cas de panne. Il est aussi recommandé qu'une lumière témoin soit allumée au niveau du tableau de contrôle de la salle d'opération pour indiquer que le système antipollution est en marche. Des stabilisateurs de pression peuvent équiper chaque salle d'opération, pour prévenir les inégalités de pression entre les diverses salles connectées sur le même système (221). La sortie vers l'atmosphère doit être à distance des fenêtres et des trappes d'entrée du système de ventilation.

Un moyen de réglage du débit ou un débitmètre peuvent être incorporés dans la canalisation commune. Contrairement à l'interface, où c'est l'utilisateur qui règle le niveau de dépression, ces systèmes sont réglés au niveau de la tuyauterie ou de la canalisation, et l'utilisateur ne peut que brancher ou débrancher l'aspiration.

Les avantages de ce système sont l'absence de problème de résistance au flux et d'interférence avec les sautes de vent. Il nécessite cependant une installation spéciale que l'on doit prévoir en cas de rénovation ou de construction d'une nouvelle salle d'opération.

Les inconvénients sont ceux de tout système actif : montage complexe, nécessité d'une valve d'échappement de pression négative et d'un réservoir au niveau de l'interface. Le générateur de débit implique une consommation d'énergie et une maintenance supplémentaires. L'installation du système est relativement coûteuse.

MODIFICATIONS DES HABITUDES DE TRAVAIL (38,247-249)

Un certain nombre de gestes réalisés au cours de l'anesthésie s'accompagnent de fuites de gaz anesthésiques vers l'air ambiant. Nombre d'entre elles peuvent être prévenues. Un monitorage continu des gaz à l'état de traces peut être utile pour sensibiliser le personnel d'anesthésie à l'importance de la prévention de l'exposition de l'ensemble du personnel du bloc opératoire à des concentrations élevées de gaz anesthésiques.

Les précautions suivantes permettent de réduire significativement la contamination. La plupart peuvent être entreprises sans compromettre la sécurité, et certaines sont même bénéfiques pour le patient mais il ne faut pas que cela détourne l'attention du confort ou de la sécurité du patient. Par exemple, en anesthésie pédiatrique, on peut être amené à tolérer un certain degré de fuite des agents anesthésiques autour d'une sonde d'intubation sans ballonnet pour éviter le traumatisme trachéal ; de même, maintenir trop fermement un masque facial peut terroriser un enfant.

Vérification avant utilisation

Avant de commencer une anesthésie, il faut vérifier l'étanchéité des branchements et le bon fonctionnement de tous les composants du circuit anesthésique et du système antipollution. Avec un système d'évacuation actif, il faut mettre en marche l'aspiration. Le débitmètre de protoxyde d'azote ne doit être ouvert que momentanément durant la période de vérification de l'appareil. Tous les autres tests de vérification sont réalisés avec l'oxygène.

Utilisation du système antipollution

Il arrive souvent que l'on néglige d'utiliser un système antipollution pourtant disponible (250). Dans certains cas, cela est dû à la conception du matériel et aux difficultés de son utilisation dans certaines circonstances particulières. Le plus souvent cependant, la cause en est un simple manque d'intérêt.

Application étanche du masque facial

Bien adapter un masque facial nécessite de l'expérience mais il est important de bien effectuer ce geste pour diminuer la pollution de la salle d'opération, en particulier sous ventilation assistée ou contrôlée qui utilise des pressions plus importantes, majorant donc les fuites au niveau du masque. C'est avec l'anesthésie au masque que la pollution est la plus importante (212). Avec cette modalité de ventilation, il est très difficile de maintenir la concentration des gaz anesthésiques dans les limites de sécurité, à moins d'installer le serre-tête de manière très serrée (251,252). Parfois, déplacer légèrement le masque peut améliorer grandement son ajustement au visage. Différents types et différentes tailles de masque doivent être disponibles.

On peut diminuer la pollution lors de l'utilisation d'un masque facial en plaçant une aspiration à proximité du masque (195,213,253). On a proposé un modèle de double masque facilitant l'évacuation des gaz (254).

Prévention des fuites de gaz du circuit de ventilation

Il ne faut pas ouvrir le débitmètre de protoxyde d'azote ou l'évaporateur avant que le masque ait été bien fixé sur le visage du patient ou que celui-ci ait été intubé et relié au circuit anesthésique.

Les débranchements accidentels sont prévenus en s'assurant avant de débuter l'anesthésie que les raccords sont solidement fixés. Un moniteur de pression dans les voies aériennes (voir Chapitre 5) est très utile pour détecter précocement tout débranchement. Il faut éviter les débranchements non indispensables, comme ceux effectués lors de la fixation de la sonde d'intubation ou du positionnement du patient.

S'il faut débrancher, on peut éviter une fuite excessive de gaz en vidant d'abord le ballon réservoir (par compression progressive plutôt que brusque) dans le système antipollution et en fermant les débitmètres. On peut aussi occlure la sortie patient et ouvrir la valve d'échappement pour faire pénétrer les gaz dans le système d'évacuation (255). S'il s'agit d'un ventilateur (qui a sa propre valve d'échappement) et non d'un ballon réservoir, il n'est pas utile d'ouvrir la valve APL (qui est normalement fermée lorsque le ventilateur est en marche).

Purge des gaz à la fin d'une anesthésie

À la fin d'une anesthésie, il est conseillé d'administrer de l'oxygène pur avant d'extuber le malade ou de retirer le masque afin d'éliminer la plus grande quantité possible de gaz vers l'évacuation.

Prévenir les fuites d'halogénés liquides

Lorsqu'on remplit un évaporateur, il faut être soigneux et éviter de renverser du liquide. L'utilisation d'une clé de remplissage (voir Chapitre 4) minimise les fuites. On peut aussi utiliser un système évacuateur proche du site de remplissage et de vidange de la cuve (212).

Garder la clé de remplissage sur la bouteille

Les fuites d'agents liquides sont moindres si la clé de remplissage reste fixée sur la bouteille après remplissage de la cuve (256). Cela peut toutefois poser des problèmes de rangement.

Éviter certaines techniques

Des techniques anesthésiques utilisant l'insufflation de vapeurs anesthésiques dans la trachée sont encore très utilisées lors des laryngoscopies ou des bronchoscopies (257, 258). Ces techniques nécessitent des débits élevés pour éviter la dilution avec l'air ambiant et de grandes quantités de gaz s'échappent dans la pièce.

Utilisation correcte des sondes d'intubation

Il faut toujours chez l'adulte utiliser des sondes d'intubation à ballonnet, celui-ci devant être gonflé jusqu'à ce qu'il n'y ait plus de fuite. Chez l'enfant, on utilise des sondes sans ballonnet, et les fuites doivent rester minimes. Avec de telles sondes, on peut diminuer la contamination en plaçant un cathéter d'aspiration dans la bouche (259,260) ou en utilisant un packing (261).

Débranchement des flexibles de protoxyde d'azote

Il faut débrancher les canalisations de protoxyde d'azote et d'oxygène à la fin du programme opératoire. Ce débranchement doit être effectué au niveau des prises murales ou plafonnières et non à l'arrière de la machine pour éviter que, en cas de fuite dans le tuyau, du gaz ne s'échappe dans l'air ambiant. On diminue ainsi la pollution par le protoxyde d'azote et on économise du gaz.

Si on utilise des cylindres, il faut en fermer la valve du détendeur à la fin du programme opératoire. Le gaz restant dans l'appareil d'anesthésie doit être purgé et évacué vers le système antipollution.

Utilisation de faibles débits de gaz frais (20,262)

L'utilisation d'un faible débit de gaz frais réduit la pollution résultant d'un débranchement au niveau du circuit anesthésique ou d'une anomalie de l'évacuation. De plus, cela permet d'utiliser de faibles débits d'aspiration, ce qui économise l'énergie et use moins le système d'évacuation. Le recours à de faibles débits ne dispense pas de l'utilisation du système antipollution car ponctuellement des débits plus importants sont parfois nécessaires (voir Chapitre 8).

Utilisation de l'anesthésie intraveineuse et de l'anesthésie locorégionale

Recourir à ces techniques réduit bien évidemment considérablement la pollution (263).

CONTRÔLE DES FUITES (38,182,247,249, 264-266)

La fuite de gaz à partir de l'appareil représenterait selon les publications de 2,5 à 87 % de la contamination totale (267). Un certain degré de fuites est inévitable, mais il faut autant que possible les minimiser. Pour cela, on peut être amené à remplacer certaines parties de l'appareil dont les raccords ne sont pas suffisamment étanches.

La plupart des appareils d'anesthésie sont régulièrement contrôlés, habituellement tous les trimestres, par un contrat de maintenance passé avec le fabricant ou son représentant. Malheureusement, l'expérience montre que cela ne permet pas toujours de détecter ni de corriger toutes les fuites au niveau de l'appareil. De plus, certains appareils ont tendance à fuir, et une surveillance trimestrielle ne suffit alors plus. Ainsi, pour prévenir les fuites, la surveillance et la maintenance doivent être assurées parallèlement par le service technique de l'hôpital.

Au départ, l'élimination des fuites les plus importantes au niveau de l'appareil nécessite beaucoup de temps et d'efforts mais, par la suite, il peut être maintenu dans un état acceptable avec un minimum de soins. On ne peut que recommander de confier la supervision du contrôle des fuites à un seul responsable.

Terminologie des systèmes de distribution des gaz médicaux

Il existe une certaine confusion dans la littérature quant à la terminologie des différentes parties de l'appareil d'anesthésie. Dans certains articles traitant des systèmes antipollution, toute la partie de l'appareil située en amont des robinets de contrôle des gaz est appelée système à haute pression, et toute la partie située entre ces robinets et le patient, ainsi que le système antipollution, est dite système à basse pression (249,268,269). Cependant, dans l'ancienne terminologie établie par la *National Fire Protection Association*, la haute pression est définie comme une pression supérieure à 200 psig (soit 14,06 kg/cm^2 ou 3,8 bars) (*NdT : psig = pound per square inch gauge*).

Dans ce livre (voir Chapitre 3), le terme système (ou étage) à haute pression désigne tous les composants contenant des gaz dont la pression est normalement supérieure à 50 psig (3,5 bars), soit la partie comprise entre le cylindre et le régulateur. Le système à pression intermédiaire comporte tous les éléments soumis normalement à une pression d'environ 50 psig (canalisations, prises de l'alimentation centrale et parties de la machine situées entre les régulateurs ou les prises de la canalisation centrale et les débitmètres). Le système à basse pression désigne l'ensemble des éléments situés en aval des débitmètres. La pression est ici variable mais dépasse rarement 40 cm H_2O.

[NdT : on peut subdiviser le SAGF en trois étages selon la pression des gaz qui y circulent :
– étage à « haute pression » (7 à 9 bars), allant des sources de gaz principales jusqu'aux détendeurs placés sur le réseau à l'entrée du bloc opératoire ; il est en amont de l'appareil d'anesthésie proprement dit ;
– étage à « pression intermédiaire » (3,5 bars), allant des détendeurs aux débitmètres ; la pression de l'oxygène y est légèrement supérieure à celle du N_2O et de l'air médical

pour empêcher la pénétration de l'un de ces derniers dans le circuit d'O_2 qui est possible au niveau de certains débitmètres-mélangeurs ou certains mélangeurs ;

– étage à « basse pression » (pression inférieure à 3,5 bars) allant des débitmètres à la sortie du mélange de gaz frais].

Localisation des fuites

Plusieurs techniques permettent de localiser précisément l'endroit des fuites. Pour le protoxyde d'azote, on peut utiliser un analyseur continu à infrarouge. L'appareil d'anesthésie qui est testé est rempli avec du protoxyde d'azote sous pression et la sonde de mesure de l'analyseur est placée aux endroits où la fuite est suspectée. La lecture de la concentration en protoxyde d'azote permet de conclure s'il y a fuite ou non. Cette technique permet de localiser la plupart des fuites mais non celles localisées dans un évaporateur. Seul l'analyseur à infrarouge permet de détecter des fuites au niveau de certaines parties complexes de l'appareil, comme le ventilateur.

Une autre façon de détecter une fuite consiste à appliquer une solution aqueuse contenant 50 % de savon liquide ou une solution commerciale spéciale pour la détection des fuites sur les parties de l'appareil où règne une pression positive. Dans ce cas, la fuite se manifeste par des bulles.

On peut aussi détecter une fuite en étudiant la capacité du circuit à maintenir une pression positive. On détermine ainsi l'importance globale de la fuite, puis on exclut tour à tour les différents composants en réitérant les mesures pour savoir par différence quelle est la pièce qui fuit.

Système à haute pression

Pour rechercher des fuites dans le système à haute pression, on débranche les prises du système d'alimentation centrale et on ferme les débitmètres. Si on utilise un cylindre de protoxyde d'azote, il faut ouvrir complètement la valve et noter la pression indiquée par le manomètre. Ensuite, on referme la valve et on note de nouveau la pression indiquée par le manomètre une heure plus tard. S'il y a peu de différence entre les deux valeurs, on peut conclure à l'absence de fuites importantes. Au contraire, toute diminution de pression témoigne d'une fuite. Si on utilise deux cylindres de protoxyde d'azote couplés, il faut répéter le test avec le deuxième.

S'il y a fuite, elle siège le plus souvent au niveau de l'étrier de fixation de la bouteille. Dans ce cas, on la met en évidence avec une solution savonneuse. En général, il suffit ici de resserrer la bouteille dans son étrier pour faire disparaître la fuite. Les autres fuites faciles à corriger sont celles localisées au niveau du joint qui peut être double, absent ou déformé. Dans ce cas, il suffit de remplacer le joint. Si malgré tout la pression ne se maintient pas, c'est que la fuite se localise vraisemblablement dans la machine elle-même ou au niveau des débitmètres. La réparation doit alors être confiée au service technique du constructeur.

Les fuites dans le système à haute pression n'étant pas très fréquentes, une vérification tous les deux à quatre mois et après changement d'un cylindre suffisent habituellement (10,247,249).

Système à pression intermédiaire

La mesure de la concentration de protoxyde d'azote dans la salle d'opération lorsque l'appareil d'anesthésie n'est pas en service permet de mettre en évidence des fuites dans la partie du système à pression intermédiaire (249). Il faut attendre au moins une heure après l'arrêt de l'anesthésie pour effectuer la mesure, voire plus si le système de ventilation est à recirculation d'air. Le mieux est d'effectuer ce test tôt dans la matinée, avant le programme opératoire.

On branche les prises plafonnières ou murales, et on ferme les débitmètres et les cylindres. La mesure peut s'effectuer sur différents sites, et par des méthodes différentes (dosimétrie, prélèvements sur flacons ou cartouches, analyse infrarouge). L'air de la salle doit être prélevé à proximité du circuit de ventilation (c'est-à-dire 1,2 à 1,6 m au-dessus du sol et à 1 m en avant de la face de l'appareil), ainsi qu'au niveau de l'entrée et de la sortie du système de ventilation. La concentration de protoxyde d'azote doit être inférieure à 5 ppm (1,204). Si elle est plus élevée, on débranche les prises murales ou plafonnières et on répète la mesure. Si la concentration reste élevée, une fuite au niveau de l'alimentation centrale est vraisemblable et nécessite l'intervention des services techniques de l'hôpital. Si au contraire la concentration diminue, la fuite se localise au niveau des prises murales ou de l'appareil d'anesthésie.

Des problèmes fréquents avec les prises et flexibles sont des prises déformées, des connexions non étanches (surtout les prises rapides), des raccords déformés et des flexibles percés. Il faut corriger ces anomalies et parfois remplacer les tuyaux flexibles. Les fuites situées à l'intérieur de l'appareil d'anesthésie nécessitent une intervention des services techniques du constructeur.

Une fois les fuites supprimées, il est conseillé de répéter les vérifications tous les deux à quatre mois (182,204,247,249).

Système à basse pression

C'est à ce niveau que les fuites sont les plus fréquentes. La recherche de fuites dans le circuit de ventilation lors de la vérification systématique avant utilisation de l'appareil (voir Chapitre 14) est suffisante pour la sécurité de l'anesthésie, mais elle peut ne pas détecter des fuites importantes de gaz anesthésiques.

Une façon de quantifier les fuites dans la plupart des systèmes à basse pression est schématisée dans la figure 11.7. Le système de ventilation est assemblé comme pour une anesthésie normale. Les composants habituellement utilisés doivent être inclus dans le circuit, dans leur position habituelle. L'orifice patient est occlus. Le ballon réservoir est enlevé et son orifice obturé. Court-circuiter le ballon est nécessaire car sa compliance rend difficile la quantification de fuites minimes. Le ballon est testé séparément par hyperinflation. Ensuite, un des évaporateurs de l'appareil est ouvert. La valve d'échappement doit être complètement ouverte et le système antipollution occlus en amont de l'interface. Le débitmètre d'oxygène est ouvert pour obtenir et maintenir une pression de 30 cm H_2O sur le manomètre du circuit de ventilation. Le débit d'oxygène qui permet de maintenir cette pression est sensiblement égal au débit de la fuite. Il doit être inférieur à 1 000 ml/min (270). Une fuite de 1 000 ml/min de protoxyde d'azote fait apparaître une concentration moyenne d'environ 30 ppm dans une salle d'environ 120 m^3, avec une ventilation qui assure un renouvellement de l'air 15 fois par heure (221). Si la fuite dépasse 1 l/min, il ne faut pas utiliser l'appareil. Ce test doit être répété avec les autres évaporateurs qui équipent l'appareil.

Si le débit de fuite excède 1 000 ml/min, il faut fermer la valve APL et déterminer une nouvelle fois le débit de la fuite. La différence entre les deux valeurs est le débit de fuite au niveau du système antipollution. On peut différencier les fuites qui se produisent dans l'appareil de celles ayant lieu dans le circuit de ventilation en fixant le manomètre d'un sphygmomanomètre sur l'orifice de sortie des gaz frais et en mesurant le débit d'oxygène

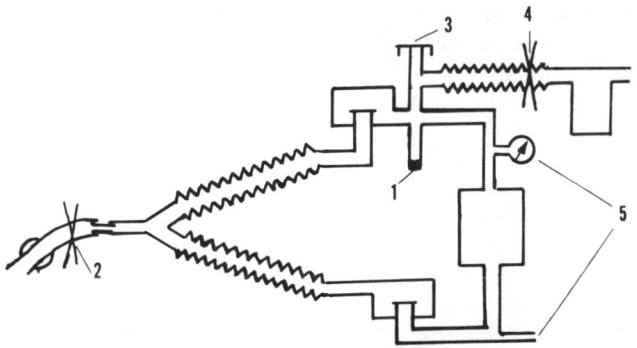

Figure 11.7. Test utilisé pour quantifier les fuites qui se produisent à basse pression. 1, le ballon réservoir est enlevé et l'orifice est occlus. 2, la sortie patient est obturée. 3, la valve APL est totalement ouverte. 4, la canalisation de transfert est occluse immédiatement en amont de l'interface. 5, le débitmètre d'oxygène est ouvert et le débit est réglé de telle manière que la pression soit de 30 cm H_2O sur le manomètre du circuit anesthésique.

nécessaire pour maintenir une pression d'environ 22 mmHg. Le débit d'oxygène correspond aux fuites localisées dans le circuit à basse pression de l'appareil. On peut déterminer plus précisément la part respective des différentes parties de l'appareil en fermant l'évaporateur et en remesurant le débit de la fuite.

Les fuites au niveau du système antipollution sont parfois simplement liées à un trou dans un tuyau (notamment au niveau où il est fréquemment coudé) ou à une mauvaise connexion.

Dans le système à basse pression, les fuites importantes se localisent le plus souvent dans le circuit de ventilation, et avant tout au niveau de l'absorbeur de CO_2. Généralement, un joint d'étanchéité défectueux, une mauvaise fermeture, un serrage insuffisant et un robinet de drainage défectueux ou laissé ouvert sont ici en cause. La présence de chaux sodée sur le joint peut suffire. La plupart de ces problèmes peuvent être facilement résolus. Des réparations plus complexes doivent être confiées au fabricant.

Les capots couvrant les valves unidirectionnelles peuvent se fendiller ou être desserrés. Il faut alors les remplacer ou les resserrer. Si le site de connexion du capteur de l'analyseur d'oxygène fuit, il doit être remplacé.

Le test décrit ci-dessus ne permet pas de détecter une fuite au niveau du ventilateur. Celui-ci, et l'ensemble du système à basse pression, peuvent aussi être testés en utilisant un analyseur de protoxyde d'azote à infrarouge. L'appareil d'anesthésie et le circuit de ventilation sont montés comme pour une anesthésie normale. On obture le raccord au patient, on place le sélecteur de circuit dans la position « ballon » et on ferme la valve APL. À l'aide des débitmètres, on met le circuit de ventilation sous 30 cm H_2O de pression, avec un mélange à 50 % d'oxygène et de protoxyde d'azote, puis on recherche des fuites de protoxyde d'azote au niveau de l'appareil et du circuit de ventilation. On place ensuite le sélecteur de circuit en position « ventilateur » et on règle les débitmètres pour obtenir des débits de 2 l/min d'oxygène et 2 l/min de protoxyde d'azote. On met en marche le ventilateur et on règle le volume courant de façon à atteindre une pression de pointe de 30 cm H_2O, avec un rapport I/E de 0,5 et une fréquence respiratoire de 10 à 20 cycles par minute. On met en marche l'évacuation, puis on explore successivement l'appareil, le ventilateur, le circuit de ventilation et l'évacuation à la recherche d'une fuite. La concentration de protoxyde d'azote mesurée ne doit pas dépasser 25 ppm.

Le rythme auquel les fuites dans le système à basse pression doivent être recherchées est très controversé. Certains proposent des vérifications quotidiennes (204,247), d'autres toutes les une à deux semaines (249), voire tous les mois (182). Il faut effectuer cette vérification lors des changements de chaux sodée et lors de l'introduction d'un nouveau matériel.

VENTILATION DES LOCAUX (15,267,271, 272)

Une ventilation des locaux efficace contribue grandement à limiter la pollution du bloc opératoire. Elle permet de diluer et d'éliminer les gaz anesthésiques provenant de fuites, d'erreurs de technique anesthésique et de dysfonctions du système antipollution. La plupart des normes d'installation prévoient 15 à 25 renouvellements d'air par heure.

La concentration d'un gaz anesthésique peut être calculée par la formule suivante : $(60 \times L \times 10^6)$ NV $(1 - r)$,

où L est la fuite de gaz anesthésiques en l/min, N le nombre de renouvellements de l'air par heure, r la fraction d'air recirculée et V le volume de la salle en litres (269). En première approximation, dans une salle d'opération habituelle avec 10 renouvellements d'air par heure, une fuite de 100 ml/min fera apparaître une concentration de gaz anesthésique dans l'air de la salle inférieure à 5 ppm (177).

Les systèmes avec recirculation de l'air épurent moins bien l'air des salles d'opération que ne le font les systèmes sans recirculation. Un système de ventilation avec soufflerie dirigée vers le sol est plus efficace qu'un système à flux turbulent (11,270). L'appareil d'anesthésie doit être placé le plus près possible de la trappe d'évacuation du système de ventilation, ce qui permet l'élimination optimale des gaz anesthésiques par le système de ventilation et augmente le rendement de ce système comme moyen d'évacuation des gaz. Il faut tenir compte de ces données lorsqu'on rénove un

Dangers liés au système antipollution

MONTAGE INCORRECT

Le système antipollution augmente les risques de mauvaise connexion des différentes parties de l'appareil d'anesthésie. Pour éviter les erreurs de montage, la plupart des raccords des systèmes antipollution ont des diamètres de 19 ou 30 mm et non de 15 ou 22 mm, comme ceux des circuits de ventilation. Le risque de mauvais branchement n'est toutefois pas nul, car certains appareils acceptent des connexions de 19 ou 30 mm (267). L'intérêt des raccords de 19 et de 30 mm disparaît si on « bricole » les raccords ou si on utilise du sparadrap.

Le branchement du tuyau d'un circuit filtre sur la sortie d'une valve d'échappement APL a été décrite (178,179,273,274). Pour prévenir cet incident, il faut : orienter l'orifice d'évacuation du système collecteur de gaz dans la direction opposée aux orifices de branchement du circuit de ventilation ; utiliser des tuyaux de transfert et des tuyaux d'évacuation de couleurs ou d'aspect différents des tuyaux du circuit de ventilation ; utiliser des raccords 19 ou 30 mm pour le système antipollution.

MODIFICATIONS DU RÉGIME DE PRESSION DANS LE CIRCUIT DE VENTILATION

Avec l'adjonction d'un système antipollution, le système de ventilation s'étend jusqu'au point d'évacuation des gaz anesthésiques. Si le système antipollution est mal utilisé ou si son fonctionnement est défectueux, une pression positive ou négative anormale peut être transmise au circuit de ventilation, avec tous les dangers que cela comporte pour le patient.

Pour prévenir de tels accidents, il faut utiliser des tuyaux d'évacuation ne pouvant pas être écrasés, un tuyau de transfert pouvant être facilement débranché, incorporer des clapets de sécurité qui évitent les pressions positives ou négatives au niveau de l'interface (et vérifier régulièrement leur bon fonctionnement et utiliser des moniteurs de pression dans les voies aériennes (voir Chapitre 17).

Pressions positives

Une pression positive anormale dans le système antipollution peut provenir des incidents suivants : obstruction du tuyau d'évacuation des gaz écrasé par les roues de l'appareil d'anesthésie (179,275,276), formation de givre (231), obstruction par des insectes ou d'autres matériaux étrangers. Des composants défectueux peuvent aussi être en cause (277). Enfin, un mauvais branchement à la trappe d'évacuation (278) et l'absence d'ouverture entre le tuyau interne et le tuyau externe d'une interface coaxiale ont été décrits (279).

Ces défauts de fonctionnement ne conduisent pas à une pression positive excessive si l'interface comporte une valve d'échappement de pression positive. Cependant la valve elle-même peut être mal montée, ne pas s'ouvrir pour des pressions positives faibles ou même être bloquée (280). Le tuyau de transfert peut être obstrué (281) et le branchement accidentel du tuyau de transfert sur la valve d'échappement de l'interface a été rapporté. Le tuyau de transfert du ventilateur peut être branché par erreur sur la valve APL du circuit de ventilation (282,283). Étant donné que ces incidents surviennent entre l'interface et le patient, on peut être amené à débrancher le tuyau de transfert du système collecteur de gaz pour prévenir une augmentation dangereuse de la pression. Dans un cas, le tuyau de transfert était coudé, ce qui avait augmenté anormalement la pression dans l'alimentation en gaz d'un oxygénateur extracorporel, avec embolie gazeuse par passage de gaz dans la circulation (284).

L'application d'une dépression au niveau de certaines valves APL peut générer une pression positive dans le circuit de ventilation (279). Dans un cas, une pression négative anormale dans le système antipollution avait plaqué le diaphragme de la valve d'échappement du ventilateur sur sa base, fermant ainsi cette valve, ce qui a fait apparaître une pression positive anormale dans le système (285).

Pressions négatives

Une pression négative anormale dans le circuit de ventilation peut apparaître lorsqu'on utilise une aspiration pour l'évacuation des gaz. Le monitorage des volumes expirés (mais non celui des pressions dans les voies aériennes) peut ne pas déceler un débranchement du circuit de ventilation en raison de l'aspiration par le système antipollution d'un volume important d'air ambiant à travers le tuyau expiratoire (286,287).

Des gaz peuvent s'échapper du circuit de ventilation par la valve APL si sa pression d'ouverture est inférieure à celle nécessaire pour actionner la valve d'échappement de pression négative de l'interface (288,289). On peut prévenir cet incident en fermant partiellement la valve APL (290), en augmentant le débit de gaz frais dans le circuit de ventilation ou en diminuant le débit d'aspiration du système d'évacuation des gaz.

Un mauvais fonctionnement de la valve d'échappement de pression négative est possible. Dans un cas, le disque de la valve s'était bloqué en position fermée (291). Dans un autre, la valve était recouverte par un sac en plastique, empêchant l'aspiration d'air ambiant (292). Enfin, dans un autre cas encore, les ouvertures à l'air ambiant d'une interface ouverte avaient été obstruées avec du sparadrap (280). Ces ouvertures peuvent aussi être obstruées par de la poussière ou d'autres matériaux (293). Dans certains systèmes antipollution qui utilisent l'aspiration centrale, un orifice réglable est incorporé dans le tuyau d'aspiration pour limiter le volume de gaz aspiré, quelle que soit la dépression exercée par l'aspiration centrale (244). En l'absence d'un tel orifice, ou si celui-ci est endommagé, la puissance du vide central est directement appliquée à l'interface, pouvant excéder les possibilités de la valve d'échappement.

Pour prévenir de tels incidents, il faut inclure une, voire deux valves d'échappement de pression négative dans l'interface si l'évacuation est active (294), ajuster le débit d'aspiration au minimum nécessaire et éviter que les ouvertures à l'air ambiant des systèmes passifs ne soient accidentellement obstruées.

INTERFÉRENCES AVEC LES MOYENS DE MONITORAGE

L'utilisation d'un système antipollution peut masquer la forte odeur caractéristique des anesthésiques volatils, retardant ainsi la détection d'un excès de leur concentration (281,295). Recourir largement à des analyseurs d'halogénés devrait beaucoup contribuer à faire disparaître ce problème.

L'adjonction d'un système collecteur de gaz à une valve APL réduit son bruit de fonctionnement, faisant ainsi disparaître un moyen de surveillance de la ventilation du patient. Le bruit d'un ventilateur peut être considérablement modifié si un système antipollution y est branché.

ANOMALIES DE FONCTIONNEMENT DES VENTILATEURS

Un cas a été décrit, dans lequel la pression négative de l'interface du système antipollution a empêché le soufflet du ventilateur de se collaber après un débranchement accidentel du circuit de ventilation (296). De plus, l'alarme de pression basse du circuit ne s'était pas déclenchée.

Monitorage des faibles concentrations de gaz anesthésiques

JUSTIFICATION DU MONITORAGE

Le monitorage de l'air du bloc opératoire constitue le meilleur indicateur de l'efficacité d'un programme antipollution. En décelant de basses concentrations de gaz, il reflète tant l'efficacité du contrôle des fuites et des erreurs techniques que l'efficacité du système d'évacuation des gaz et de la ventilation des salles.

Ce monitorage est indispensable, dans la mesure où un système antipollution qui semble de conception théoriquement satisfaisante peut se révéler inefficace à l'usage. Les fuites peuvent survenir en des endroits très variables, souvent difficiles à identifier et parfois inaccessibles (269). Des fuites même relativement importantes peuvent ne pas être audibles. Le protoxyde d'azote est inodore et le seuil olfactif de détection d'agents puissants comme l'halothane varie de 5 à 300 ppm (25,297). En l'absence de monitorage, le personnel de salle d'opération peut parfaitement ignorer que le seuil de contamination de l'air ambiant est dépassé. Un programme de monitorage bien conduit a des effets annexes positifs, en rappelant au personnel d'anesthésie que toute insouciance dans les habitudes de travail doit être bannie.

Un tel programme augmente certes les dépenses de fonctionnement de l'hôpital, mais il peut réduire les plaintes en responsabilité de la part d'employés pour exposition excessive aux gaz anesthésiques. De plus, la réduction des fuites en protoxyde d'azote est une source d'économie pour l'hôpital.

MONITORAGE PAR LE SERVICE TECHNIQUE INTERNE VERSUS SERVICES COMMERCIAUX (269)

Le programme de monitorage de la pollution doit être dirigé par une personne qualifiée, de préférence attachée au département d'anesthésie. Les échantillons peuvent être analysés soit par les techniciens de l'hôpital, soit par un laboratoire externe. Cette dernière solution évite le coût de l'achat, du fonctionnement, de l'étalonnage et de la maintenance d'un analyseur de gaz. La responsabilité de l'archivage des documents est partagée. L'inconvénient majeur d'un tel système est le délai d'obtention des résultats. De plus, les circonstances précises de recueil des échantillons risquent d'être oubliées ou mal décrites, et les effets des mesures entreprises ne peuvent rapidement être appréciés. De plus, analyser de nombreux échantillons est coûteux.

L'analyse sur place a ses avantages. De très nombreux prélèvements peuvent être réalisés pour un coût modique, avec obtention immédiate des résultats. Des fuites spécifiques peuvent être détectées rapidement et l'efficacité de la réparation jugée immédiatement. Un moniteur continu sur le site permet de démontrer les conséquences de certaines erreurs techniques sur la pollution.

Un petit hôpital, plus que d'acheter un analyseur, peut choisir d'en emprunter périodiquement ou d'en partager un avec des établissements voisins.

MATÉRIEL DE MESURE DE LA POLLUTION PAR LES GAZ ANESTHÉSIQUES

Analyseurs à infrarouge (269,298)

Chaque gaz anesthésique a un spectre d'absorption spécifique dans l'infrarouge. Dans un analyseur à rayonnement infrarouge, un rayon lumineux d'une longueur d'onde donnée traverse une cellule contenant l'échantillon du gaz à analyser. La concentration du gaz est déterminée en mesurant la quantité de lumière absorbée. Ces moniteurs sont les plus pratiques pour un hôpital d'importance moyenne car ils sont fiables, faciles à utiliser et relativement peu coûteux. Ils sont très utiles pour détecter les fuites, en particulier celles siégeant en des sites inhabituels. Ils permettent une mesure continue, et donc l'information immédiate du personnel exposé. Si l'analyseur fonctionne sur batterie, plusieurs sites peuvent être analysés rapidement. Coupler l'analyseur à un enregistreur peut se révéler utile.

Ces appareils servent le plus souvent à monitorer les concentrations de protoxyde d'azote mais de fortes concentrations de gaz carbonique et de vapeur d'eau peuvent gêner les mesures. Ces artefacts peuvent être évités en prélevant le gaz à distance du personnel (respecter une distance de 15 à 25 cm) (268). Il existe également des analyseurs d'halogénés mais qui posent quelques problèmes techniques comme l'interférence avec l'alcool ou d'autres substances utilisées au bloc opératoire (9,22,298).

Dosimètres (269)

Les dosimètres passifs mesurent la quantité de protoxyde d'azote qui diffuse dans un tamis moléculaire. L'analyse (habituellement par le fabricant) requiert l'extraction du protoxyde d'azote.

Les dosimètres passifs ont certains avantages. Ils peuvent fournir une concentration moyenne pondérée sur un laps de temps allant jusqu'à un mois. Ils sont faciles à utiliser et, lorsqu'ils sont légers et compacts, ils peuvent être portés pour des mesures personnelles.

Le modèle à cartouche est une variante du dosimètre passif. L'air du bloc opératoire peut également être prélevé dans un récipient particulier qui est envoyé au laboratoire pour analyse.

Les dosimètres actifs nécessitent une source d'énergie externe au milieu absorbant pour le recueil de l'échantillon. Ils consistent habituellement en une pompe qui aspire une certaine quantité de gaz ensuite stocké dans une enceinte étanche contenant le milieu absorbant.

Détecteurs à ionisation (182,299,300)

Le détecteur de fuites à ionisation comporte trois éléments : un détecteur basé sur la capture d'électrons localisé dans une partie mobile et qui comporte le capteur ; une unité de mesure qui analyse le signal du détecteur et affiche la mesure sur un écran ; une source de gaz vecteur. L'appareil est compact, portable, il peut être équipé de batteries et son prix est abordable.

Cet appareil convient à la mesure de faibles concentrations d'agents halogénés mais des interférences avec d'autres agents halogénés sont possibles (sprays d'antibiotiques et dermoprotecteurs par exemple) Il ne permet pas la détection du protoxyde d'azote. Enfin, il est de fonctionnement assez instable, nécessitant de fréquents étalonnages (15,182).

Thermocaméra (301-303)

Le protoxyde d'azote, absorbant la lumière infrarouge, absorbe également le rayonnement émis par un écran chauffant. Une caméra à infrarouge permet de visualiser le protoxyde d'azote au niveau de la fuite ou celui qui est dispersé dans l'air ambiant. Cette méthode n'est pas quantitative et est surtout utile lors de l'installation et la vérification des systèmes antipollution, et pour les besoins d'enseignement.

Analyseurs d'oxygène

On peut utiliser un moniteur d'oxygène pour tester le système antipollution. On fait circuler de l'oxygène pur dans le circuit, et on place le capteur à proximité de la fuite présumée. En cas de fuite, on détectera une concentration anormalement élevée d'oxygène.

Analyseurs de CO_2

On peut vérifier l'efficacité d'un système antipollution comportant une interface ouverte en recherchant la présence de CO_2 au niveau de la partir ouverte du réservoir (215). En cas de fuite des gaz expirés à ce niveau, on y détectera du CO_2.

MÉTHODES DE PRÉLÈVEMENT

Prélèvements instantanés

Le prélèvement instantané d'échantillons (aussi appelé ponctuel, intermittent, au coup par coup, etc.) consiste à prélever des échantillons d'air dans des containers et à y mesurer ensuite les concentrations des gaz anesthésiques. Le container doit être étanche et ne pas absorber ni adsorber le gaz à mesurer. Les récipients en nylon sont les plus utilisés pour la détection de protoxyde d'azote (304).

Cette méthode est relativement peu coûteuse, rapide et simple, et ne nécessite pas d'appareillage volumineux qu'il faudrait transporter au bloc opératoire. Cependant, elle a quelques inconvénients majeurs. Par exemple, le délai entre le prélèvement et l'obtention des résultats est important, faisant souvent oublier les circonstances précises dans lesquelles le prélèvement a été effectué. L'efficacité des mesures visant à limiter la pollution ne peut être appréciée immédiatement. Elle précise mal la localisation exacte des fuites et donc le contrôle rigoureux des mesures qui ont été prises. Un autre inconvénient majeur est que chaque prélèvement ne reflète que la pollution d'un volume limité, et pour un bref laps de temps. Ainsi, un prélèvement effectué dans un site ou à un moment inappropriés peut être faussement rassurant en montrant de basses concentrations (38). À l'inverse, détecter une pollution importante peut faire prendre des mesures coûteuses, alors que les concentrations peuvent n'avoir été que très temporairement élevées. Une étude a montré qu'il existait de nombreux gradients de concentration au niveau de l'atmosphère du bloc opératoire, rendant aléatoire l'utilisation des prélèvements instantanés pour évaluer l'exposition du personnel (19). On peut pallier cet inconvénient en multipliant les prélèvements, mais au prix d'une augmentation du coût.

Les prélèvements instantanés sont certainement les plus utiles pour l'analyse de la pollution à l'état stable, c'est-à-dire lorsqu'ils sont effectués avant le début de la matinée opératoire, notamment pour détecter les fuites liées au système à pression intermédiaire ou lorsqu'un équilibre a été atteint. En l'absence de fuite, et si la technique anesthésique est correcte, la concentration des gaz anesthésiques dans l'atmosphère a tendance à s'élever selon un mode fluctuant durant la première phase de l'anesthésie, puis à se stabiliser, pour atteindre un niveau qui reflète l'effet combiné des fuites, de la ventilation des locaux, du rejet des gaz anesthésiques, de l'efficacité du système antipollution et des déplacements du personnel (19). Dans ces circonstances, un échantillon instantané prélevé 30 à 45 min après l'induction reflète probablement bien la concentration moyenne en gaz anesthésiques (19,204). Si la technique anesthésique est médiocre ou s'il existe des fuites, la pollution peut être très variable dans le temps et selon les sites de prélèvement, faisant perdre beaucoup de sa siëgnification à cette méthode. Si on détecte une pollution importante, il peut être impossible d'en déterminer la cause : mauvaise technique anesthésique, fuite importante ou défaillance du système antipollution.

Il faut, lorsqu'on utilise les prélèvements instantanés, noter la date et l'heure du prélèvement, les modalités de la technique anesthésique (type de circuit de ventilation, débit de gaz frais, anesthésie au masque ou avec intubation, utilisation d'un ventilateur, ventilation spontanée ou contrôlée), le site du prélèvement et le nom de la personne administrant l'anesthésie.

Prélèvements moyens pondérés en fonction du temps

La toxicité des gaz anesthésiques dépend probablement de la dose absorbée et du temps d'exposition, d'où l'intérêt d'utiliser une méthode permettant d'apprécier l'exposition moyenne, pendant un temps donné. Cette technique est également appelée prélèvement moyenné en fonction du temps, prélèvement intégré ou intégré dans le temps.

Les prélèvements moyens pondérés en fonction du temps peuvent être réalisés par dosimétrie active, dans laquelle les gaz sont aspirés en continu pendant un laps de temps donné dans un container inerte (4,22,305,306), dans un tube ou un autre récipient contenant un absorbant (307,312)

La dosimétrie passive, qui est basée sur la diffusion des gaz dans un tamis moléculaire, peut également être utilisée dans ce but (313, 314). Il existe des dosimètres (cartouches de prélèvements par diffusion) légers, petits, robustes (262,313,315). Discrets, facilement fixés sur le vêtement, ils nécessitent peu de maintenance (8). Ils peuvent être utilisés pour l'analyse individuelle lorsqu'ils sont fixés sur les vêtements ou pour l'analyse d'une zone donnée pour des périodes allant jusqu'à 40 heures (315). Ces dosimètres sont relativement précis (313,315,316). Des capteurs différents doivent être utilisés pour le protoxyde d'azote et les halogénés (2). Chaque capteur permet toutefois de mesurer plusieurs halogénés.

On peut également obtenir des prélèvements moyens pondérés en fonction du temps en calculant soit la moyenne de nombreux prélèvements instantanés, soit la moyenne des concentrations mesurées à intervalles de temps égaux à partir de l'enregistrement d'un analyseur en mode continu, ou encore en intégrant les données d'un analyseur continu (317).

En éliminant les erreurs liées à des fluctuations ponctuelles, le prélèvement moyen pondéré en fonction du temps reflète mieux l'exposition du personnel que les prélèvements instantanés. Pour un investissement financier raisonnable, il permet des économies considérables de temps et d'efforts par rapport aux prélèvements instantanés multiples et leur analyse.

Cette méthode a cependant plusieurs inconvénients. D'abord, elle ne permet pas de détecter les fuites ni d'améliorer les habitudes de travail. Ensuite, les résultats sont tardifs, et donc bien souvent difficiles à corréler avec l'activité du bloc au moment du prélèvement. Enfin, si les concentrations mesurées sont élevées, il est impossible d'en déterminer la cause : erreurs de technique, fuites, défaut d'évacuation.

Prélèvements continus

Le monitorage continu (aussi appelé analyse à lecture directe ou en temps réel) utilise un analyseur à infrarouge. L'appareil est équipé de batteries, ce qui permet de le déplacer facilement entre les différentes salles d'opération. S'il comporte un enregistreur, la mesure pendant une période de temps donnée permet le calcul d'une moyenne pondérée (317).

Un moniteur continu permet de détecter les fuites (en déplaçant le capteur de mesure autour de l'appareil, au niveau des prises murales et plafonnières, des tuyaux, etc.) et pour vérifier l'efficacité des mesures prises pour les éliminer. De plus, au cours même d'une anesthésie, il est utile pour montrer les répercussions de mauvaises habitudes de travail, et les améliorations que l'on peut tirer de la modification de ces habitudes.

Par rapport aux autres méthodes, le monitorage a l'avantage de la commodité et de l'obtention immédiate des résultats. Il permet de rechercher aussitôt la cause d'une pollution excessive et, bien souvent, de la corriger dans le même temps.

Pour de petits hôpitaux, le monitorage continu a l'inconvénient du prix et du temps de maintenance. Dans ces cas, plusieurs hôpitaux peuvent acquérir un instrument en commun ; ou bien, le représentant d'un constructeur peut utiliser un seul appareil pour ses tournées trimestrielles de surveillance. Cette méthode risque de perturber le fonctionnement normal du bloc opératoire, plus que ne le font la technique des prélèvements pondérés en fonction du temps ou que les prélèvements avec mesures différées. Enfin, les variations rapides de concentration sont difficiles à interpréter en termes d'exposition du personnel, à moins d'intégrer les données pour déterminer une exposition moyenne.

Analyse de l'air expiré (10,14,19,25,319)

Des prélèvements de fin d'expiration peuvent être effectués auprès du personnel après une certaine période d'exposition. Si la pollution est importante, certains agents peuvent être détectés le matin du lendemain de l'exposition (10,14,33,319-321). Les prélèvements expiratoires sont par nature pondérés en fonction du temps, et leurs valeurs sont moins dispersées que celles des moyennes des échantillons prélevés pendant une certaine durée (322). Cette méthode convient tout particulièrement pour les halogénés puissants. Le protoxyde d'azote est si rapidement absorbé et excrété, que sa concentration télé-expiratoire ne reflète qu'une exposition récente.

L'inconvénient majeur du prélèvement télé-expiratoire est la perturbation occasionnée au travail du personnel de salle d'opération.

Analyses de sang ou d'urines (10,11,14,25,321, 323)

Un moyen de surveiller la pollution est de prélever du sang veineux chez le personnel à la fin d'une période d'exposition et d'y doser les gaz anesthésiques. La concentration de protoxyde d'azote dans les urines reflète bien sa concentration sanguine (324,325).

Si le personnel est exposé à des concentrations élevées d'agents puissants, ceux-ci peuvent être détectés dans le sang ou les urines le matin qui suit le jour d'exposition (14,321).

QUELS AGENTS MONITORER ?

Dans l'idéal, il faudrait monitorer tous les gaz anesthésiques utilisés. Certains analyseurs peuvent balayer l'ensemble du spectre infrarouge et être programmés pour les différents agents volatils. De même, la spectrométrie de masse et la chromatographie en phase gazeuse peuvent doser tous les agents. Il est cependant plus simple de ne monitorer qu'un seul gaz. Le document édité par le NIOSH recommande de monitorer le gaz anesthésique le plus utilisé.

Protoxyde d'azote

Beaucoup considèrent qu'il est logique de monitorer le protoxyde d'azote car il est administré à des concentrations élevées, il est facile à mesurer et il est souvent à l'origine de fuites méconnues (268).

Les densités du protoxyde d'azote et des autres agents anesthésiques étant proches, on les retrouvera dans l'air ambiant dans un rapport sensiblement identique à celui dans lequel ils y ont été introduits (15,182). C'est pourquoi beaucoup soutiennent que le protoxyde d'azote peut servir de gaz traceur pour les autres agents administrés simultanément, avec une précision suffisante pour une évaluation courante de la pollution (326). Ce concept de gaz traceur est surtout valable quand les conditions sont stables et les fuites modérées, mais ne l'est plus lors du remplissage ou de la vidange d'un évaporateur, durant la circulation extracorporelle, durant l'induction ou le réveil d'une anesthésie ou lorsqu'il y a une fuite sur l'alimentation centrale de protoxyde d'azote ou au niveau d'un évaporateur.

Anesthésiques volatils

Le monitorage des anesthésiques volatils peut être utile (327,338) car ils peuvent fuir indépendamment du protoxyde d'azote. Les analyseurs destinés à les mesurer sont plus chers que les analyseurs de protoxyde d'azote (269).

QUELS SITES MONITORER ?

Le protocole de monitorage doit être établi de telle façon que le travail de chaque anesthésiste et que chaque salle d'opération soient testés à l'occasion de l'utilisation d'un masque, d'une sonde trachéale et d'un ventilateur. Le monitorage doit aussi être effectué en ventilation spontanée et en ventilation manuelle assistée et contrôlée. Les résultats de ce monitorage doivent être analysés et discutés avec tous les intéressés.

MONITORAGE INDIVIDUEL

Tester la zone où travaille le personnel exposé est considéré comme la meilleure méthode. Le monitorage doit concerner en priorité le personnel d'anesthésie qui est plus exposé que le reste du personnel de salle d'opération (exposition à de plus fortes concentrations et plus grande durée de l'exposition car l'anesthésiste reste en principe toute la durée de l'anesthésie en salle d'opération) (329).

Les dosimètres passifs peuvent être fixés sur les vêtements du personnel et portés pour des périodes prolongées. Lorsque le protoxyde d'azote est mesuré par des analyseurs à infrarouge, il faut éviter de prélever les échantillons à proximité de l'air expiré par le sujet.

Prélèvements dans la salle

La trappe d'évacuation du système de ventilation ou l'embrasure de la porte d'entrée sont des sites représentatifs de l'exposition moyenne du personnel, si les gaz anesthésiques sont distribués de façon homogène dans la salle. Un renouvellement de l'air 15 fois ou plus par heure suffit à homogénéiser les concentrations des gaz anesthésiques dans l'ensemble de la salle, excepté à proximité immédiate d'une fuite (15,269,330). Pour des renouvellements moindres, le mélange peut être moins complet et il peut exister des zones de fortes (« hot ») ou au contraire basses (« low ») concentrations. Le monitorage de l'air ambiant perturbe moins le travail quotidien du personnel que le monitorage individuel.

Salles de réveil

Dans une étude, les concentrations de gaz anesthésiques ont été mesurées à environ 60 cm au-dessus de la tête du patient (34). Une méthode plus élaborée consiste à recueillir des échantillons à 50 cm au-dessus du thorax du patient, au pied du lit, et à 2 mètres du pied du lit, tous les prélèvements étant réalisés à 180 cm au-dessus du sol (21), et à multiplier ces concentrations par le temps passé par le personnel dans les différentes zones étudiées. Il est conseillé d'effectuer ces mesures en période « d'activité de pointe », quand un maximum de patients expire des gaz anesthésiques.

FRÉQUENCE DU MONITORAGE

Lorsqu'on met en place un programme de limitation de la pollution des salles d'opération par les gaz anesthésiques, le monitorage doit être fréquent, et effectué dans des conditions réelles. Avec une meilleure expérience et si le matériel, bien entretenu, ne fuit pas, il peut être plus espacé. Si on mesure des concentrations supérieures aux concentrations tolérées, si un équipement ancien est modifié ou si un nouvel équipement est installé, le monitorage doit être répété.

Les règles suivantes ont été proposées (38) :

1. Un contrôle complet une fois par an, avec mesure des niveaux d'exposition, détection et correction des fuites, et calcul ou mesure des moyennes pondérées en fonction du temps.
2. Un contrôle trimestriel moins détaillé. Devant toute anomalie, il faut reprendre un contrôle complet, à la recherche de sa cause et pour vérifier l'efficacité des mesures entreprises.
3. Un nouveau contrôle complet en cas de modification importante du système de ventilation, de l'appareil d'anesthésie ou du système antipollution.

On a proposé un monitorage semestriel de chaque membre de l'équipe pour une brève période moyenne pondérée, d'une semaine par exemple (22).

Rôle du gouvernement fédéral (38, 331, 332)

En 1970 le Congrès américain a voté la loi sur la sécurité et les maladies professionnelles. Il a créé deux agences exécutives séparées pour faire appliquer cette loi : le *National Institute for Occupational Safety and Health*, ou NIOSH, agence liée avec le *Centers for Disease Control and Prevention*, sous la tutelle du *Department of Health and Human Services*, et l'*Occupational Safety and Health Administration*, ou OSHA, sous le contrôle du *Department of Labor*.

L'OSHA est responsable de l'établissement des normes de sécurité et de santé professionnelles, de la mise au point des modalités de recueil et d'archivages des données, de l'inspection des lieux de travail ; il est chargé de faire appliquer la loi, si besoin par le biais d'amendes et de citations en justice.

Le NIOSH a pour tâche de mener et de financer des programmes de recherche et d'enseignement. Il prépare les documents de référence qui serviront à élaborer les normes. Les documents de référence préparés par le NIOSH sont transmis au ministère du travail pour supervision par les membres de l'OSHA.

Un document de référence sur la pollution par les gaz anesthésiques a été publié et transmis à l'OSHA en 1977 (247). Les points importants de ce document sont les suivants.

1. Malgré l'impossibilité de définir avec précision un niveau d'exposition aux gaz anesthésiques qui soit parfaitement sûr pour la santé du personnel, il recommande une concentration maximale d'exposition aux gaz anesthésiques en salle d'opération. Pour les anesthésiques volatils utilisés seuls, cette concentration moyenne pondérée en fonction du temps est de 2 ppm. Pour le protoxyde d'azote seul, celle-ci est de 25 ppm. Avec l'association halogénés-protoxyde d'azote, les limites ont été fixées à 25 ppm pour le protoxyde d'azote et à 0,5 ppm pour l'halogéné. Pour les cabinets dentaires, le niveau est de 50 ppm de protoxyde d'azote. Le comité spécialisé de l'American Society of Anesthesiologists a suggéré que l'on pouvait tolérer une concentration de protoxyde d'azote inférieure à 180 ppm lors d'une anesthésie au masque (204). *L'American Conference on Governmental Industrial Hygienists* a proposé pour certains halogénés des seuils légèrement supérieurs à ceux proposés par le NIOSH (38).

D'après les normes suédoises concernant les maladies professionnelles l'exposition sur une durée moyenne de 8 heures ne doit pas excéder une concentration moyenne de 100 ppm pour le protoxyde d'azote, 5 ppm pour l'halothane et 10 ppm pour l'enflurane et l'isoflurane (33). La Norvège, le Danemark et l'Italie ont fixé des limites maximales pondérées en fonction du temps de 100 ppm pour le protoxyde d'azote (334-336), tandis qu'aux Pays-Bas cette limite est de 25 ppm (385). Pour l'halothane, les limites sont de 5 ppm en Allemagne et de 2,5 ppm dans le Commonwealth (8).

2. Le monitorage de la pollution par les gaz anesthésiques est recommandé tous les trimestres dans les locaux où le personnel risque d'y être exposé. Il est aussi préconisé quand le système de ventilation, l'appareil d'anesthésie ou le système antipollution sont modifiés. La zone entourant le circuit de ventilation et l'appareil d'anesthésie sont les zones privilégiées pour le prélèvement des échantillons.

3. Les résultats des mesures de monitorage et les améliorations apportées à l'appareillage doivent être archivés pendant vingt ans.

4. Des recommandations ont été élaborées

concernant les systèmes de ventilation, les systèmes antipollution, les techniques de recherche des fuites et les modifications des habitudes de travail visant à minimiser la pollution.

5. Une surveillance médicale du personnel exposé, incluant un interrogatoire et un examen complet au moment de la visite d'embauche, puis une visite annuelle, est recommandée.

6. Les employés doivent être informés au moment de l'affectation à un poste de travail en salle d'opération, puis ultérieurement au moins tous les ans, des effets possibles sur la santé de l'exposition à de faibles concentrations de gaz anesthésiques, et notamment des effets potentiels sur la reproduction. Une identification et une signalisation appropriées des zones soumises à cette pollution sont recommandées.

7. Toute évolution anormale de la grossesse d'une employée de bloc opératoire ou de l'épouse d'un employé doit être signalée dans le dossier médical de l'employé.

La contribution du NIOSH s'est arrêtée après la transmission de ce document à l'OSHA. Pour le promulguer en tant que norme, l'OSHA devrait entreprendre une procédure approfondie de ratification de ce règlement, incluant une période d'enquête publique. Cette démarche n'a pas encore eu lieu.

Normes

En 1983, *Joint Commission on Accreditation of Healthcare Organizations* a recommandé, mais non exigé, que chaque appareil d'anesthésie soit équipé d'un système antipollution. Actuellement, cet organisme recommande, mais n'exige pas ici non plus, un monitorage de la concentration des gaz anesthésiques dans les blocs opératoires. *(NdT : la Société Française d'Anesthésie et de Réanimation a fait la recommandation suivante : la circulaire ministérielle du 10.10.1985 propose que les salles où se font les anesthésies, y compris l'induction et le réveil, soient équipées de dispositifs assurant l'évacuation des gaz et vapeurs anesthésiques.*

La SFAR recommande l'utilisation dans les sites anesthésiques de systèmes antipollution évacuant à l'extérieur du bâtiment le protoxyde d'azote et les vapeurs halogénées sortant de la valve d'échappement du système anesthésique et du ventilateur. Les cartouches absorbantes retiennent les vapeurs halogénées mais non pas le protoxyde d'azote.

Les systèmes antipollution à évacuation active requièrent une validation technique préalable. Les systèmes antipollution improvisés peuvent comporter des risques et ne doivent pas être utilisés. L'évacuation active ne doit pas faire appel à la source de vide destinées aux aspirateurs.)

Considérations médicolégales (337)

Le document du NIOSH ne constituant pas des normes promulguées par l'OSHA, les employeurs ne sont pas tenus à appliquer ces recommandations. Cependant, la clause générale d'obligation de la loi de 1970 autorise l'OSHA à procéder à des inspections des lieux de travail pour vérifier que les employeurs font en sorte que les sites de travail soient dépourvus de risque, même en l'absence de normes spécifiques.

La loi autorise chaque employé à demander une inspection de l'OSHA s'il considère qu'il (ou elle) est en danger imminent ou si les normes de l'OSHA ne sont pas respectées. Plusieurs inspections demandées par des employés ont été effectuées dans les années 70. Des poursuites judiciaires et des amendes ont été infligées parce que des employés étaient exposés à des concentrations de protoxyde d'azote dépassant celles recommandées par le NIOSH ou parce que la concentration n'avaient pas été réduite au niveau minimal possible (332,338).

Le conseil juridique de l'ASA a averti qu'il est du droit d'un employeur de refuser à un représentant de l'OSHA de pénétrer dans les locaux et les salles d'opération de l'hôpital, sauf muni d'un mandat de perquisition ou d'un mandat d'un tribunal demandant cette inspection. L'OSHA doit donc demander un mandat de perquisition à une cour fédérale et avoir des raisons légitimes pour demander une telle inspection (338). En cas de visite imminente d'un représentant de l'OSHA, il est bon de s'assurer le concours d'un conseiller juridique. Omettre de réclamer le mandat de perquisition ou celui du tribunal constitue de fait une renonciation à toute contestation ultérieure sur la validité de l'inspection.

Tous les états ont des lois d'indemnisation qui permettent à des individus souffrant de maladies professionnelles de percevoir des indemnités, que la négligence de l'employeur soit en cause ou non. On peut imaginer qu'une telle demande d'indemnisation puisse émaner d'un employé travaillant dans un bloc opératoire et souffrant d'une des affections décrites dans la première partie de ce chapitre; encore faut-il que celui-ci puisse démontrer que sa maladie est liée à son travail et que son affectation au bloc opératoire l'a soumis à un risque particulier, nettement supérieur au risque encouru par la population générale.

Dans la plupart des états, la loi sur l'indemnisation des travailleurs exclut toute poursuite médicolégale privée par un employé contre son employeur. Cependant, en plus de la demande de dommages et intérêts, un employé peut poursuivre au civil un tiers (par exemple un médecin anesthésiste) qui, selon lui, lui aurait porté préjudice.

RÉFÉRENCES

1. Spence AA. Environmental pollution by inhalation anaesthetics. Br J Anaesth 1987;59:96-103.
2. Ilsley AH, Plummer JL, Runciman WB, Cousins MJ. Anaesthetic gas analysers for vaporiser calibration, patient circuit monitoring and determination of environmental waste anaesthetic gas levels. Anaesth Intensive Care 1988;16:35-37.
3. Cohen EN. Anesthetic exposure in the workplace. Littleton, MA: PSG,1980.
4. Davenport HT, Halsey MJ, Wardley-Smith FB, Wright BM. Measurement and reduction of occupational exposure to inhaled anaesthetics. Br Med J 1976;2:1219-1221.
5. Davenport HT, Halsey MJ, Wardley-Smith B, Bateman PE. Occupational exposure to anaesthetics in 20 hospitals. Anaesthesia 1980;35:354-359.
6. De Zotti R, Negro C, Gobbato F. Results of hepatic and hemopoietic controls in hospital personnel exposed to waste anesthetic gases. Int Arch Occup Environ Health 1983;52:33-41.
7. Flowerdew RMM, Brummitt WM. Reduction of nitrous oxide contamination in a paediatric hospital. Can Anaesth Soc J 1979;26:370-374.
8. Gardner RJ. Inhalation anaesthetics-exposure and control: a statistical comparison of personal exposures in operating theatres with and without anaesthetic gas scavenging. Ann Occup Hyg 1989;33:159-173.
9. Halliday MM, Carter KB, Davis PD, MacDonald I, Collins L, McCreaddie G. Survey of operating room pollution with an N.H.S. district. Lancet 1979;1:1230-1232.
10. Korttila K, Pfaffii P, Ertama P. Residual nitrous oxide in operating room personnel. Acta Anaesthesiol Scand 1978;22:635-639.
11. Krapez JR, Saloojee Y, Hinds CJ, Hackett GH, Cole PV. Blood concentrations of nitrous oxide in theatre personnel. Br J Anaesth 1980;52:1143-1148.
12. Linde HW, Bruce DL. Occupational exposure of anesthetists to halothane, nitrous oxide and radiation. Anesthesiology 1969;30:363-368.
13. Nikki P, Pfaffli K, Ahlman K, Ralli R. Chronic exposure to anaesthetic gases in the operating theatre and recovery room. Ann Clin Res 1972;4:266-272.
14. Pfaffli P, Nikki P, Ahlman K. Halothane and nitrous oxide in end-tidal air and venous blood of surgical personnel. Ann Clin Res 1972;4:273-277.
15. Piziali RL, Whitcher C, Sher R, Moffat RJ. Distribution of waste anesthetic gases in the operating room air. Anesthesiology 1976;45:487-494.
16. Sass-Kortsak AM, Wheeler IP, Purdham JT. Exposure of operating room personnel to anaesthetic agents. An examination of the effectiveness of scavenging systems and the importance of maintenance programs. Can Anaesth Soc J 1981;28:22-28.
17. Trefisan A, Gori GP. Biological monitoring of nitrous oxide exposure in surgical areas. Am J Ind Med 1990; 17:357-362.
18. Bernow J, Bjordal J, Wiklund KE. Pollution of delivery ward air by nitrous oxide. Effects of various modes of room ventilation, excess and close scavenging. Acta Anaesthesiol Scand 1984;28:119-123.
19. Beynen FM, Knopp TJ, Rehder K. Nitrous oxide exposure in the operating room. Anesth Analg 1978; 57:216-223.
20. Virtue RW, Escobar A, Modell J. Nitrous oxide levels in operating room air with various gas flows. Can Anaesth Soc J 1979;26:313-318.
21. Berner O. Concentration and elimination of anaesthetic gases in recovery rooms. Acta Anaesthesiol Scand 1978; 22:55-57.
22. Campbell D, Davis PD, Halliday MM, MacDonald I. Comparison of personal pollution monitoring techniques for use in the operating room. Br J Anaesth 1980; 52:885-892.
23. Gelbicova-Ruzickova J, Novak J, Janak J. Application of the method of chromatographic equilibration to air pollution studies. The determination of minute amounts of halothane in the atmosphere of an operating theatre. J Chromatogr 1972;64:15-23.
24. Gothe CZ, Ovrum P, Hallen B. Exposure to anesthetic gases and ethanol during work in operating rooms. Scand J Work Environ Health 1976;2:96-106.
25. Hallen B, Ehrner-Samuel H, Thomason M. Measurements of halothane in the atmosphere of an operating theatre and in expired air and blood of the personnel during routine anaesthetic work. Acta Anaesthesiol Scand 1970,14:17-27.
26. Korttila K, Pfaffli P, Linnoila M, Blomgren E, Hanninen H, Hakkinen S. Operating room nurses' psychomotor and driving skills after occupational exposure to halothane and nitrous oxide. Acta Anaesthesiol Scand 1978;22:33-39.

27. Thompson JM, Barratt RS, Hutton P, Robinson JS, Belcher R, Stephen Wl Ambient air contamination in a dental outpatient theatre. Br J Anaesth 1979;51:845-855.
28. Mehta S, Cole WJ, Chari J, Lewin K. Operating room air pollution. Influence of anaesthetic circuit, vapour concentration, gas flow and ventilation. Can Anaesth Soc J 1975;22:265-274.
29. Nicholson JA, Sada T, Aldrete JA. Residual halothane: patient and personnel exposure. Anesth Analg 1975;54:449-454.
30. Ramanthan PS, Snvastava OP, Venkateswarlu CH, Walvekar AP. Study of anaesthetic vapour concentrations in operation theatres by gas chromatography. Indian J Med Res 1978;67:656-661.
31. Usubiaga L, Aldrete JA, Fiserova-Bergerova V. Influence of gas flows and operating room ventilation on the daily exposure of anesthetists to halothane. Anesth Analg 1972;51:968-974.
32. Yoganathan S, Johnston IG, Parnell CJ, Houghton IT, Restall J. Determination of contamination of a chemical warfare-proof operating theatre with volatile anaesthetic agents and assessment of anaesthetic gas scavenging systems. Br J Anaesth 1991;67:614-617.
33. Whitcher CE, Cohen EN, Trudell JR. Chronic exposure to anesthetic gases in the operating room. Anesthesiology 1971;35:348-353.
34. Bruce DL, Linde HW. Halothane content in recovery room air. Anesthesiology 1972;36:517-518.
35. Corbett TH. Cancer and congenital anomalies associated with anesthetics. Ann N Y Acad Sci 1976;271:58-66.
36. Spence AA, Knill-Jones RP. Is there a health hazard in anaesthetic practice? Br J Anaesth 1978;50:713-719.
37. Ferstandig LL. Trace concentrations of anesthetic gases. Acta Anaesthesiol Scand 1982;75:38-43.
38. Anonymous. Personnel exposure to waste anesthetic-gases. Health Devices 1983;12:169-177.
39. Mazze RI, Lecky JH. The health of operating room personnel. Anesthesiology 1985;62:226-228.
40. Tannenbaum TN, Goldberg RJ. Exposure to anesthetic gases and reproductive outcome. J Occup Med 1985;27:659-668.
41. Walts LF, Forsythe AB, Moore G. Critique. Occupational disease among operating room personnel. Anesthesiology 1975;42:608-611.
42. Ferstandig LL. Trace concentrations of anesthetic gases. A critical review of their disease potential. Anesth Analg 1978;57:328-345.
43. Ad Hoc Committee on the Effects of Trace Anesthetics on the Health of Operating Room Personnel, American Society of Anesthesiologists. Occupational disease among operating room personnel: a national study. Anesthesiology 1974;41:321-340.
44. Cohen EN, Bellville JW, Brown BW. Anesthesia, pregnancy and miscamage: a study of operating room nurses and anesthetists. Anesthesiology 1971;35:343-347.
45. Cohen EN, Brown BW, Wu ML, et al. Occupational disease in dentistry and chronic exposure to trace anesthetic gases. J Am Dent Assoc 1980;10:21-31.
46. Knill-Jones RP, Rodrigues LV, Moir DD, Spence AA. Anaesthetic practice and pregnancy. Lancet 1972;1:1326-1328.
47. Knill-Jones RP, Newman BJ, Spence AA. Anaesthesia practice and pregnancy. Lancet 1975;2:807-809.
48. Mirakhur RK, Badve AV. Pregnancy and anaesthetic practice in India. Anaesthesia 1975;30:18-22.
49. Rosenberg P, Kirves A. Miscarriages among operating theatre staff. Acta Anaesthesiol Scand Suppl 1973;53:37-42.
50. Tomlin PJ. Health problems of anaesthetists and their families in the West Midlands. Br Med J 1979;1:779-784.
51. Ferstandig LL. Trace concentrations of anesthetics are not proved health hazards. In: Eckenhoff JE, ed. Controversy in anesthesiology. Philadelphia: WB Saunders, 1979:56-69.
52. Rushton DI. Anaesthetics and abortions. Lancet 1976;2:141.
53. Klebanoff MA, Shiono PH, Rhoads GG. Spontaneous and induced abortion among resident physicians. JAMA 1991;265:2821-2825.
54. Axelsson G, Rylander R. Exposure to anaesthetic gases and spontaneous abortion: response bias in a postal questionnaire study. Int J Epidemiol 1982;11:250-256.
55. Ericson A, Kallen B. Survey of infants born in 1973-1975 to Swedish women working in operating rooms during their pregnancies. Anesth Analg 1979;58:302-305.
56. Ericson HA, Kallen AJB. Hospitalization for miscarriage and delivery outcome among Swedish nurses working in operating rooms 1973-1978. Anesth Analg 1985;64:981-988.
57. Hemminki K, Kyyronen P, Lindbohm M. Spontaneous abortions and malformations in the offspring of nurses exposed to anaesthetic gases, cytostatic drugs, and other potential hazards in hospitals, based on registered information of outcome. J Epidemiol Community Health 1985;39:141-147.
58. Lauwerys R, Siddons M, Misson CB, et al. Anaesthetic health hazards among Belgian nurses and physicians. Int Arch Occup Environ Health 1981;48:195-203.
59. Pharoah POD, Alberman E, Doyle P. Outcome of pregnancy among women in anaesthetic practice. Lancet 1977;1:34-36.
60. Rosenberg PH, Vanttinen H. Occupational hazards to reproduction and health in anaesthetists and paediatricians. Acta Anaesthesiol Scand 1978;22:202-207.
61. Buring JE, Hennekens CH, Mayrent SL, Rosner B, Greenberg ER, Colton T. Health experiences of operating room personnel. Anesthesiology 1985;62:325-330.
62. Mazze RI. Fertility, reproduction, and postnatal survival in mice chronically exposed to isoflurane. Anesthesiology 1985;63:663-667.
63. Mazze RI, Fujinaga M, Rice SA, Harris SB, Baden JM. Reproductive and teratogenic effects of nitrous oxide, halothane, isoflurane, and enflurane in Sprague-Dawley rats. Anesthesiology 1986;64:339-344.
64. Wharton RS, Mazze RI, Wilson AI. Reproduction and fetal development in mice chronically exposed toenflurane. Anesthesiology 1981;54:505-510.
65. Strout CD, Nahrwold ML, Taylor MD, Zagon IS. Effects of subanesthetic concentrations of enflurane on rat pregnancy and early development. Environ Heath Perspect 1977;21:211-214.
66. Halsey MJ, Green CJ, Monk SJ, Dore C, Knight JF, Luff NP. Maternal and paternal chronic exposure to

enflurane and halothane. Fetal and histological changes in the rat. Br J Anaesth 1981;53:203215.
67. Lansdown ABG, Pope WDB, Halsey MJ, Bateman PE. Analysis of fetal development in rats following maternal exposure to subanesthetic concentrations of halothane. Teratology 1976;13:299-303.
68. Pope WDB, Halsey MJ, Phil HD, Lansdown ABG, Simmonds A, Bateman PE. Fetotoxicity in rats following chronic exposure to halothane, nitrous oxide, or methoxyflurane. Anesthesiology 1978;48:11-16.
69. Vieira E, Cleaton-Jones P, Austin JC, Moyes DG, Shaw R. Effects of low concentrations of nitrous oxide on rat fetuses. Anesth Analg 1980;59:175-177.
70. Vieira E, Cleaton-Jones P, Moyes D. Effects of low intermittent concentrations of nitrous oxide on the developing rat fetus. Br J Anaesth 1983;55:67-69.
71. Fujinaga M, Baden JM, Yhap EO, Mazze RI. Reproductive and teratogenic effects of nitrous oxide, isoflurane, and their combination in Sprague Dawley rats. Anesthesiology 1987;67:960-964.
72. Askrog VF, Harvald B. Teratogen effekt of inhalatiosanaestetika. Nord Med 1970;83:498-500.
73. Cohen EN, Brown BW, Bruce DL, et al. A survey of anesthetic health hazards among dentists. J Am Dent Assoc 1975;90:1291-1296.
74. Wyrobek AJ, Brodsky J, Gordon L, Moore DH, Watchmaker G, Cohen EN. Sperm studies in anesthesiologists. Anesthesiology 1981;55:527-532.
75. Baden JM, Land PC, Egbert B, Kelley M, Mazze RI. Lack of toxicity of enflurane on male reproductive organs in mice. Anesth Analg 1982;61:1922.
76. Coate WB, Kapp RW Jr., Lewis TR. Chronic exposure to low concentrations of halothane-nitrous oxide: reproductive and cytogenetic effects in the rat. Anesthesiology 1979;50:310-318.
77. Land PC, Owen EL, Linde HW. Morphologic changes in mouse spermatozoa after exposure to inhalational anesthetics during early spermatogenesis. Anesthesiology 1981;54:53-56.
78. Kundomal YR, Baden JM. Inhaled anaesthetics have no effect on fertility in Drosophila melanogaster. Br J Anaesth 1985;57:900-903.
79. Wharton RS, Mazze RI, Baden JM, Hitt BA, Dooley JR. Fertility, reproduction and postnatal survival in mice chronically exposed to halothane. Anesthesiology 1978;48:167-174.
80. Kennedy GL Jr., Smith SH, Keplinger ML, Calandra JC. Reproductive and teratologic studies with halothane. Toxicol Appl Pharmacol 1976;35:467-474.
81. Mazze RI, Wilson AI, Rice SA, Baden JM. Reproduction and fetal development in mice chronically exposed to nitrous oxide. Teratology 1982;26:11-16.
82. Kripke BJ, Kelman AD, Shah NK, Balogh K, Handler AH. Testicular reaction to prolonged exposure to nitrous oxide. Anesthesiology 1976;44:104-113.
83. Vieira E, Cleaton-Jones P, Moyes D. Effects of intermittent .5% nitrous oxide/air (v/v) on the fertility of male rats and the post-natal growth of their offspring. Anaesthesia 1983;38:319-323.
84. Corbett TH, Cornell RG, Endres JL, Leiding K. Birth defects among children of nurse-anesthetists. Anesthesiology 1974;41:341-344.
85. Cote CJ. Birth defects among infants of nurse anesthetists. Anesthesiology 1975;42:514-515.
86. Rosenberg PH, Kallio H. Operating-theatre gas pollution and chromosomes. Lancet 1977;2:452-453.
87. Green CJ, Monk SJ, Knight JF, Dore C, Luff NP, Halsey MJ. Chronic exposure of rats to enflurane 200 ppm: no evidence of toxicity or teratogenicity. Br J Anaesth 1982;54:1097-1104.
88. Pope WDB, Halsey MJ, Lansdown ABG, Bateman PE. Lack of teratogenic dangers with halothane. Acta Anaesthesiol Belg 1975;26(suppl):169-173.
89. Wharton RS, Wilson AI, Mazze RI, Baden JM, Rice SA. Fetal morphology in mice exposed to halothane. Anesthesiology 1979;51:532-537.
90. Levin ED, Bowman RE. Behavioral effects of chronic exposure to low concentrations of halothane during development in rats. Anesth Analg 1986;65:653-659.
91. Quimby KL, Katz J, Bowman RE. Behavioral consequences in rats from chronic exposure to 10 ppm halothane during early development. Anesth Analg 1975;54:628-633.
92. Baden JM, Rice SA, Serra M, Kelley M, Mazze R. Thymidine and methionine syntheses in pregnant rats exposed to nitrous oxide. Anesth Analg 1983;62:738-741.
93. Gamberale F, Svensson G. The effect of anesthetic gases on the psychomotor and perceptual functions of anesthetic nurses. Work Environ Health 1974;11:108-113.
94. Gambill AF, McCallum RN, Henrichs TF. Psychomotor performance following exposure to trace concentrations of inhalation anesthetics. Anesth Analg 1979;58:475-482.
95. Stollery BT, Broadbent DE, Lee WR, Keen RI, Healy TEJ, Beatty P. Mood and cognitive functions in anaesthetists working in actively scavenged operating theatres. Br J Anaesth.
96. Ayer WA, Russell EA, Ballinger ME, Muller T. Failure to demonstrate psychomotor effects of nitrous oxide oxygen exposure in dental assistants. Anes Prog 1978;25:186-187.
97. Bruce DL, Bach MJ. Psychological studies of human performance as affected by traces of enflurane and nitrous oxide. Anesthesiology 1975;42:194-196.
98. Bruce DL, Bach MJ, Arbit J. Trace anesthetic effects on perceptual cognitive and motor skills. Anesthesiology 1974;40:453-458.
99. Bruce DL, Bach MJ. Effects of trace anaesthetic gases on behavioural performance of volunteers. Br J Anaesth 1976;48:871-875.
100. Smith G, Shirley AW. Failure to demonstrate effect of trace concentrations of nitrous oxide and halothane on psychomotor performance. Br J Anaesth 1977;49:65-70.
101. Cook TL, Smith M, Winter PM, Starkweather JA, Eger EI. Effect of subanesthetic concentrations of enflurane and halothane on human behavior. Anesth Analg 1978;57:434-440.
102. Cook TL, Smith M, Starkweather JA, Winter PM, Eger EI. Behavioral effects of trace and subanesthetic halothane and nitrous oxide in man. Anesthesiology 1978;49:419-424.
103. Frankhuizen JL, Vlek CAJ, Burm AGL, Rejger V. Failure to replicate negative effects of trace anaesthetics on mental performance. Br J Anaesth 1978;50:229-234.
104. Allison RH, Shirley AW, Smith G. Threshold concen-

tration of nitrous oxide affecting psychomotor performance. Br J Anaesth 1979;51:177-180.
105. Quimby KL, Aschkenase LJ, Bowman RE, Katz J, Chang LW. Enduring learning deficits and cerebral synaptic malformation from exposure to 10 ppm of halothane per million. Science 1974;185:625-627.
106. Smith G, Shirley AW. A review of the effects of trace concentrations of anaesthetics on performance. Br J Anaesth 1978;50:701-712.
107. Bruce DL, Eide KA, Smith NJ. A prospective survey of anesthesiologist mortality: 1967-1971. Anesthesiology 1974;41:71-74.
108. Doll R, Peto R. Mortality among doctors in different occupations. Br Med J 1977;1:1433-1436.
109. Lew EA. Mortality experience among anesthesiologists: 1954-1976. Anesthesiology 1979;51:195-199.
110. Linde HW, Mesnick PS, Smith NJ. Causes of death among anesthesiologists: 1930-1946. Anesth Analg 1981;60:1-7.
111. Baden JM, Mazze RI, Wharton RS, Rice SA, Kosek JC. Carcinogenicity of halothane in Swiss ICR mice. Anesthesiology 1979;51:20-26.
112. Eger EI II, White AE, Brown CL, Biava CG, Corbett TH, Stevens WC. A test of the carcinogenicity of enflurane, isoflurane, halothane, methoxyflurane and nitrous oxide in mice. Anesth Analg 1978;57:678-694.
113. Baden JM, Egbert B, Mazze RI. Carcinogen bioassay of enflurane in mice. Anesthesiology 1982;56:9-13.
114. Baden JM, Kundomal YR, Mazze RI, Kosek JC. Carcinogen bioassay of isoflurane in mice. Anesthesiology 1988;69:750-753.
115. Baden JM, Kundomal YR, Luttropp ME, Mazze RI, Kosek JC. Carcinogen bioassay of nitrous oxide in mice. Anesthesiology 1986;64:747-750.
116. Coate WB, Ulland BM, Lewis TR. Chronic exposure to low concentrations of halothane-nitrous oxide. Anesthesiology 1979;50:306-309.
117. Baden JM, Brinkenhoff M, Wharton RS, Hitt BA, Simmon VF, Mazze RI. Mutagenicity of volatile anesthetics: halothane. Anesthesiology 1976; 45:311-318.
118. McCoy EC, Hankel R, Rosenkranz HS, Giuffrida JG, Bizzan DV. Detection of mutagenic activity in the urines of anesthesiologists: a preliminary report. Environ Health Perspect 1977;21:221-223.
119. Baden JM, Kelley M, Cheung A, Mortelmans K. Lack of mutagens in urines of operating room personnel. Anesthesiology 1980;53:195-198.
120. Husum B, Wulf HC. Sister chromatid exchanges in lymphocytes in operating room personnel. Acta Anaesthesiol Scand 1980;24:22-24.
121. Husum B, Wulf HC. Niebuhr E. Monitoring of sister chromatid exchanges in lymphocytes of nurse-anesthetists. Anesthesiology 1985;62:475-479.
122. Holmberg K, Lambert B, Lindsten J, Soderhall S. DNA and chromosome alterations in lymphocytes of operating room personnel and in patients before and after inhalation anaesthesia. Acta Anaesthesiol Scand 1982; 26:531-539.
123. Natarajan D, Santhiya ST. Cytogenetic damage in operation theatre personnel. Anaesthesia 1990;54:574-577.
124. White AE, Takehisa S, Eger EI, Wolffs, Stevens WC. Sister chromatid exchanges induced by inhaled anesthetics. Anesthesiology 1979;50:426-430.

125. Waskell L. Lack of mutagenicity of two possible metabolites of halothane. Anesthesiology 1979;50:9-12.
126. Waskell L. A study of the mutagenicity of anesthetics and their metabolites. Mutat Res 1978;57:141-153.
127. Sturrock J. Lack of mutagenic effect of halothane or chloroform on cultured cells using the azaguanine test system. Br J Anaesth 1977;49:207-210.
128. Basler A, Rohrborn G. Lack of mutagenic effects of halothane in mammals in vivo. Anesthesiology 1981; 55:143-147.
129. Baden JM, Kundomal YR. Mutagenicity of the combination of a volatile anaesthetic and nitrous oxide. Br J Anaesth 1987;59:772-775.
130. Kramers PGN, Burm AGL. Mutagenicity studies with halothane in Drosophila melanogaster. Anesthesiology 1979;50:510-513.
131. Edmunds HN, Baden JM, Simmon VF. Mutagenicity studies with volatile metabolites of halothane. Anesthesiology 1979;51:424-429.
132. Garro AJ, Phillips RA. Mutagenicity of the halogenated olefin, 2-bromo-2-chloro-1, 1-difluoroethylene, a presumed metabolite of the inhalation anesthetic halothane. Environ Health Perspect 1977;21:65-69.
133. Sachdev K, Cohen EN, Simmon VF. Genotoxic and mutagenic assays of halothane metabolites in Bacillus subtilis and Salmonella typhimurium. Anesthesiology 1980;53:31-39.
134. Sturrock JE. No mutagenic effect of enflurane on cultured cells. Br J Anaesth 1977;49:777-779.
135. Baden JM, Kelley M, Wharton RS, Hitt BA, Simmon VF, Mazze RI. Mutagenicity of halogenated ether anesthetics. Anesthesiology 1977;46:346-350.
136. Baden JM, Kelley M, Mazze RI, Simmon VF. Mutagenicity of inhalation anesthetics: trichlorethylene, divinyl ether, nitrous oxide, and cyclopropane. Br J Anaesth 1979;51:417-421.
137. Knill-Jones RP. Comparative risk of hepatitis in doctors working within hospitals and outside hospitals. Digestion 1974;10:359-360.
138. Nunn JF, Sharer N, Royston D, Watts WE, Purkiss P, Worth HG. Serum methionine and hepatic enzyme activity in anaesthetists exposed to nitrous oxide. Br J Anaesth 1982;54:593-597.
139. Belfrage S, Ahlgren I, Axelson S. Halothane hepatitis in an anaesthetist. Lancet 1966;2:1466-1467.
140. Johnston CI, Mendelsohn F. Halothane hepatitis in a laboratory technician. Aust N Z J Med 1971;2:171-173.
141. Klatskin G, Kimberg DV. Recurrent hepatitis attributable to halothane sensitization in an anesthetist. N Engl J Med 1969;280:515-522.
142. Lund I, Skulberg A, Helle I. Occupation hazard of halothane. Lancet 1974,2:528.
143. Ghoneim MM, Delle M, Wilson WR, Ambro JJ. Alteration of warfarin kinetics in man associated with exposure to an operating-room environment. Anesthesiology 1975;43:333-336.
144. Harman AW, Russell WJ, Frewin DB, Priestly BG. Altered drug metabolism in anaesthetists exposed to volatile anaesthetic agents. Anaesth Intensive Care 1978;6:210-214.
145. Plummer JL, Hall P de la M, Jenner MA, Ilsley AH, Cousins MJ. Effects of chronic inhalation of halothane, enflurane, or isoflurane in rats. Br J Anaesth 1986; 58:517-523.

146. Plummer JL, Hall P de la M, Cousins MJ, Bastin SN, Ilsley AH. Hepatic injury in rats due to prolonged subanaesthetic halothane exposure. Acta Pharmacol Toxicol 1983;53:16-22.
147. Clark GC, Kesterson JW, Coombs DW, Cherry CP, Prentice DE, Kohn FE. Comparative effects of repeated and prolonged inhalation exposure of beagle dogs and cynomolgus monkeys to anaesthetic and subanaesthetic concentrations of enflurane and halothane. Acta Anaesthesiol Scand Suppl 1979;71:1-11.
148. Nunn JF. Clinical aspects of the interaction between nitrous oxide and vitamin B_{12}. Br J Anaesth 1987;59:3-13.
149. Salo M, Rajamaki A, Nikoskelainen, J. Absence of signs of vitamin B_{12}-nitrous oxide interaction in operating theatre personnel. Acta Anaesthesiol Scand 1988;28:106-108.
150. Armstrong P, Rae PWH, Gray WM, Spence AA. Nitrous oxide and formiminoglutamic acid: excretion in surgical patients and anaesthetists. Br J Anaesth 1991;66:163-169.
151. Sweeney B, Bingham RM, Amos RJ, Petty AC, Cole PV. Toxicity of bone marrow in dentists exposed to nitrous oxide. Br Med J 1985;291:567-569.
152. Baden JM, Egbert B, Rice SA. Enflurane has no effect on haemopoiesis in mice. Br J Anaesth 1980;52:471-474.
153. Cleaton-Jones P, Austin JC, Banks D, Vieira E, Kagan E. Effect of intermittent exposure to a low concentration of nitrous oxide in haemopoiesis in rats. Br J Anaesth 1977;49:223-226.
154. Brodsky JB, Cohen EN, Brown BW, Wu ML, Whitcher CE. Exposure to nitrous oxide and neurologic disease among dental professionals. Anesth Analg 1981;60:297-301.
155. Dyck P, Grina A, Lambert EH, et al. Nitrous oxide neurotoxicity studies in man and rat. Anesthesiology 1980;53:205-208.
156. Layzer RB. Myeloneuropathy after prolonged exposure to nitrous oxide. Lancet 1978;2:1227-1230.
157. Beall GN, Nagel EL, Matsui Y. Immunoglobulins in anesthesiologists. Anesthesiology 1975;42:232.
158. Bruce DL. Immunologically competent anesthesiologists. Anesthesiology 1972;37:76-78.
159. Salo M, Vapaavuori M. Peripheral blood t- and b-lymphocytes in operating theatre personnel. Br J Anaesth 1970;48:877-880.
160. Ziv Y, Shohat B, Baniel J, Ventura E, Levy E, Dintsman M. The immunologic profile of anesthetists. Anesth Analg 1988;67:849-851.
161. Spence AA, Cohen EN, Brown BW, Knill-Jones RP, Himmelberger DU. Occupational hazards for operating room-based physicians. Analysis of data from the United States and the United Kingdom. JAMA 1977;238:955-959.
162. Lattey M. Halothane sensitization. A case report. Can Anaesth Soc J 1970;17:648-649.
163. Schwettmann RS, Casterline CL. Delayed asthmatic response following occupational exposure to enflurane. Anesthesiology 1976;44:166-169.
164. Pitt EM. Halothane as a possible cause of laryngitis in an anaesthetist. Anaesthesia 1974;29:579580.
165. Boyd CH. Ophthalmic hypersensitivity to anaesthetic vapours. Anaesthesia 1972;27:456-457.
166. Dadve AV, Mirakhur RK. Ophthalmic hypersensitivity to anaesthetic vapours. Anaesthesia 1973;28:338-339.
167. Elder BF, Beal H, DeWald W, Cobb S. Exacerbation of subclinical myasthenia by occupational exposure to an anesthetic. Anesth Analg 1971;50:383-387.
168. Bodman R. Skin sensitivity to halothane vapour. Br J Anaesth 1979;51:1092.
169. Soper LE, Vitez TS, Weinberg D. Metabolism of halogenated anesthetic agents as a possible cause of acneiform eruptions. Anesth Analg 1973;52:125-127.
170. McNamee R, Keen RI, Corkill CM. Morbidity and early retirement among anaesthetists and other specialists. Anaesthesia 1987;42:133-140.
171. Arnold WP. Application of OSHA standard to waste anesthetic gases. ASA Newslett 1992;56(8):23.
172. Lecky JH. Anesthetic pollution in the operating room: a notice to operating room personnel. Anesthesiology 1980;52:157-159.
173. Oulton JL. Operating-room venting of trace concentrations of inhalation anesthetic agents. Can Med Assoc J 1977;116:1148-1151.
174. McIntyre JWR, Pudham JT, Jhsein HR. An assessment of operating room environment air contamination with nitrous oxide and halothane and some scavenging methods. Can Anaesth Soc J 1978;25:499-505.
175. Parbrook GD, Still DM, Halliday MM, Davis PD, Macdonald I. The reduction of nitrous oxide pollution in relative analgesia. Br Dent J 1981;150:128-130.
176. Henry RJ, Primosch RE. Influence of operatory size and nitrous oxide concentration upon scavenger effectiveness. J Dent Res 1991;70(9):1286-1289.
177. American Society for Testing and Materials. Standard specification for anesthetic equipment-scavenging systems for anesthetic gases (ASTM F 1343-91). Philadelphia: ASTM, 1991.
178. Flowerdew RMM. A hazard of scavenger port design. Can Anaesth Soc J 1981;28:481-483.
179. Tavakoli M, Habeeb A. Two hazards of gas scavenging. Anesth Analg 1978;57:286-287.
180. Gill-Rodriguez JA. A modified MIE Superlite exhaust valve incorporating a positive pressure safety relief valve. Anaesthesia 1984;39:1237-1239.
181. Albert CA, Kwan A, Kim C, Shibuya J, Albert SN. A waste gas scavenging valve for pediatric systems. Anesth Analg 1977;56:291-292.
182. U.S. Department of Health Education and Welfare. Development and evaluation of methods for the elimination of waste anesthetic gases and vapors in hospitals [DHEW (NIOSH) Publication No.75-137]. Washington, DC: USGPO, 1975.
183. Brinklov MM, Andersen PK. Gas evacuation from paediatric anaesthetic systems. Br J Anaesth 1978;50: 305.
184. Cestone KJ, Ryan WP, Loving CD. An anesthetic gas scavenger for the Jackson-Rees system. Anesthesiology 1976;55:881-882.
185. Emralino CQ, Bernhard WN, Yost L. Overflowgas scavenger for Jackson-Rees anesthesia system. Respir Care 1978;23:178-179.
186. Flowerdew RMM. Coaxial scavenger for paediatric anaesthesia. Can Anaesth Soc J 1979;26:367-369.
187. Houghton A, Taylor PB. Problems with high-flow scavenging system. Anaesthesia 1983;38:292.
188. Keneally JP, Overton JH. A scavenging device for the T-piece. Anaesth Intensive Care 1977;5:267-268.

189. Karski J, Sych M. A simple device designed to protect operating theatres against atmospheric pollution by volatile anaesthetics. Anaesth Res Intensive Ther 1976;4: 61-64.
190. Maver E. Extractors for anaesthetic gases. Anaesth Intensive Care 1975;3:348-350.
191. Oh TH, McGill WA, Becker MJ, Epstein BS. Scavenging pediatric circuits through an adult circle system. Anesthesiology 1980;53:S324.
192. Paul DL. An antipollution device for use with the Jackson-Rees modification of the Ayre's T-piece. Anaesthesia 1987;42:439-440.
193. Nott MR. A paediatric scavenging valve. Anaesthesia 1988;43:67-68.
194. Spargo PM, Apadoo A, Wilton HJ. An improved antipollution device for the Jackson-Rees modification of the Ayre's T-piece. Anaesthesia 1987;42:1240-1241.
195. Sik MJ, Lewis RB, Eveleigh DJ. Assessment of a scavenging device for use in paediatric anaesthesia. Br J Anaesth 1990;64:117-123.
196. Whitcher C. Waste anesthetic gas scavenging-indications and technology (ASA Refresher Course No.126). Park Ridge, IL: ASA, 1974.
197. Whitcher CE. Control of occupational exposure to inhalational anesthetics-current status (ASA Refresher Course No. 205). Park Ridge, IL: ASA, 1977.
198. Weng J, Smith RA, Balsamo JJ, Gooding JM, Kirby RR. A method of scavenging waste gases from the Jackson-Rees system. Anesth Rev 1980;7:35-38.
199. Hatch DJ, Miles R, Wagstaff M. An anaesthetic scavenging system for paediatric and adult use. Anaesthesia 1980;35:496-499.
200. Steward DJ. An anti-pollution device for use with the Jackson Rees modification of the Ayre's TPiece. Can J Anaesth 1972;19:670-671.
201. Nitka AC, O'Riordan EF, Julien RM. A new technique of scavenging exhaled nitrous oxide. Anesthesiology 1986;65:314-316.
202. Weber GM, Unterberger J, Gangoly W. Reduced exposure to halothane and nitrous oxide by operating personnel during induction of anesthesia in children using double mask system. Anesthesiology 1991;75:A927.
203. Railton R, Fisher J. Low flow active antipollution systems. An evaluation of two systems with automatic ventilators. Anaesthesia 1984;39:904-907.
204. Ad Hoc Committee on Effects of Trace Anesthetics on Health of Operating Room Personnel, American Society of Anesthesiologists. Waste gases in operating room air: a suggested program to reduce personnel exposure. Park Ridge, IL: ASA, 1981.
205. Lawson D, Jelenich S. Capnographs: a new operating room hazard? Anesth Analg 1985;64:378.
206. Yamashita M, Shirasaki S, Matsuki A. A neglected source of nitrous oxide in operating room air. Anesthesiology 1985;62:206-207.
207. Conley RJ. Scavenging of capnometers. Anesth Analg 1986;65:102-103.
208. Wray RP. A source of nonanesthetic nitrous oxide in operating room air. Anesthesiology 1980;52:88-89.
209. Anonymous. Update: nitrous oxide exhausted from cryosurgical units. Health Devices 1981;9:180.
210. Abadir AR. A simple gas scavenging hood for anesthesia machines. J Clin Monit 1992;8:168.
211. Sarma VJ, Leman J. Laryngeal mask and anaesthetic waste gas concentrations. Anaesthesia 1990;45:791-792.
212. Carlsson P, Ljungqvist B, Hallen B. The effect of local scavenging on occupational exposure to nitrous oxide. Acta Anaesthesiol Scand 1983;27:470-475.
213. Nilsson K, Sonander H, Stenqvist O. Close scavenging of anaesthetic gases during mask anaesthesia. Acta Anaesthesiol Scand 1981;25:421-426.
214. Houldsworth HB, O'Sullivan JO, Smith M. Dynamic behavior of air break receiver units. Br J Anaesth 1983; 55:661-670.
215. Paloheimo M, Salanne SO. Open scavenging systems. Acta Anaesthesiol Scand 1979;23:596-602.
216. Jorgensen S, Jacobsen F. Uncalibrated anaesthetic scavenging systems with open reservoirs. Anaesthesia 1982;37:833-835.
217. Gray WM. Scavenging equipment. Br J Anaesth 1985; 57:685-695.
218. Mostafa SM, Natrajan KM. Hydrodynamic evaluation of a new anaesthetic gas scavenging system. Br J Anaesth 1983;55:681-686.
219. Enderby DH, Booth AM, Churchill-Davidson HC. Removal of anaesthetic waste gases. An inexpensive antipollution system for use with pipeline suction. Anaesthesia 1978;33:820-826.
220. Houldsworth HB, O'Sullivan J, Smith M. An improved air break receiver unit. A design suited to high-vacuum scavenging systems. Br J Anaesth 1983;55:671-680.
221. Anonymous. Anesthesia scavengers. Health Devices 1983;11:267-286.
222. Eisenkraft JB, Sommer RM. Flapper valve malfunction. Anesth Analg 1988;67:1132.
223. Asbury AJ, Hancox AJ. The evaluation and improvement of an anti-pollution system. Br J Anaesth 1977;49: 439-446.
224. Armstrong RF, Kershaw EJ, Bourne SP, Strunin L. Anaesthetic waste gas scavenging systems. Br Med J 1977;1:941-943.
225. Bruce DL. A simple way to vent anesthetic gases. Anesth Analg 1973;52:595-598.
226. Bethune DW, Collis JM. Anaesthetic practice. Pollution in operating theatres. Biomed Eng 1974;9:157-159.
227. Hawkins TJ. Anaesthetic gas scavenging systems. Anaesthesia 1984;39:190.
228. Mehta S, Behr G, Chan J, Kenyon D. A passive method of disposal of expired anaesthetic gases. Br J Anaesth 1977;49:589-593.
229. Mehta S. Terminal gas-exhaust valve for a passive disposal system. Anaesthesia 1977;32:51-52.
230. Vickers MD. Pollution of the atmosphere of operating theatres. Important notice. Anaesthesia 1975;30:697-699.
231. Hagerdal M, Lecky JH. Anesthetic death of an experimental animal related to a scavenging system malfunction. Anesthesiology 1977;47:522-523.
232. Alexander KD, Stewart NF, Oppenheim RC, Brown TCK. Adsorption of halothane from a paediatric T-piece circuit by activated charcoal. Anaesth Intensive Care 1977;5:218-222.
233. Enderby DH, Bushman JA, Askill S. Investigations of some aspects of atmospheric pollution by anaesthetic gases. II: aspects of adsorption and emission of halothane by different charcoals. Br J an Peth 1977;49: 567-573.

234. Hawkins TJ. Atmospheric pollution in operating theatres. Anaesthesia 1973;28:490-500.
235. Kim BM, Sircar S. Adsorption characteristics of volatile anesthetics on activated carbons and performance of carbon canisters. Anesthesiology 1977;46:159-165.
236. Murrin KR. Atmospheric pollution with halothane in operating theatres. A clinical study using activated charcoal. Anaesthesia 1975;30:12-17.
237. Maggs FAP, Smith ME. Adsorption of anaesthetic vapours on charcoal beds. Anaesthesia 1976;31:30-40.
238. Murrin KR. Adsorption of halothane by activated charcoal. Further studies. Anaesthesia 1974;29:458-461.
239. Vaughan RS, Mapleson WW, Mushin WW. Prevention of pollution of operating theatres with halothane vapour by adsorption with activated charcoal. Br Med J 1973;1:727-729.
240. Vaughan RS, Willis BA, Mapleson WW, Vickers MD. The Cardiff Aldavac anaesthesic-scavenging system. Anaesthesia 1977;32:339-343.
241. Capon JH. A method of regenerating activated charcoal anaesthetic adsorbers by autoclaving. Anaesthesia 1974;29:611-614.
242. Hojkjaer V, Larsen VH, Severinsen I, Waaben J. Removal of halogenated anaesthetics from a closed circle system with a charcoal filter. Acta Anaesthesiol Scand 1989;33:374-378.
243. Wright BM. Vacuum pipelines for anaesthetic pollution control. Br Med J 1978;1:918.
244. Abramowitz M, McGill WA. Hazard of anesthetic scavenging device. Anesthesiology 1979;51:276.
245. Parbrook GD, Mok IB. An expired gas collection and disposal system. Br J Anaesth 1975;47:1185-1193.
246. Lai KM. A flow-inducer for anaesthetic scavenging systems. Anaesthesia 1977;32:794-797.
247. U.S. Department of Health Education and Welfare. Criteria for a recommended standard: occupational exposure to waste anesthetic gases and vapors (DHEW (NIOSH) Publication No. 77-140). Washington, DC: USGPO, 1977.
248. Ilsley AH, Crea J, Cousins MJ. Assessment of waste anaesthetic gas scavenging systems under simulated conditions of operation. Anaesth Intensive Care 1980;8:52-64.
249. Lecky JH. The mechanical aspects of anesthetic pollution control. Anesth Analg 1977;56:769-774.
250. Stone PA, Asbury AJ, Gray WM. Use of scavenging facilities and occupational exposure to waste anaesthetic gases. Br J Anaesth 1988;61:111 P.
251. Torda TA, Jones R, Englert J. A study of waste gas scavenging in operating theatres. Anaesth Intensive Care 1978;6:215-221.
252. Hovey TC. A gas scavenger system. J Am Assoc Nurse Anesth 1977;45:170-177.
253. Cramond T, Mead P. Non-rebreathing valve assembly. Anaesth Intensive Care 1986;14:465-468.
254. Reiz S, Gustavisson A-S, Haggmark S, et al. The double mask -a new local scavenging system for anaesthetic gases and volatile agents. Acta Anaesthesiol Scand 1986;30:260-265.
255. Tharp JA. A simple way to limit anesthetic pollution during anesthetic induction. Anesth Analg 1987;66:198.
256. Davies JM, Strunin L, Craig DB. Leakage of volatile anaesthetics from agent-specific keyed vapourizer filling devices. Can Anaesth Soc J 1982;29:473-476.
257. Sorensen BH, Thomsen A. Bronchoscopy and nitrous oxide pollution. Eur J Anaesth 1987;4:281-285.
258. Carden E, Vest HR. Further advances in anesthetic technics for microlaryngeal surgery. Anesth Analg 1974;53:584-587.
259. Becker MJ, McGill WA, Oh TH, Epstein BS. The effect of an airway leak on nitrous oxide contamination of the operating room. Anesthesiology 1981;55:A335.
260. Laucks SO. Scavenging waste gases in pediatric patients. Anesthesiology 1983;59:602.
261. Vickery IM, Burton GW. Throat packs for surgery. An improved design based on anatomical measurements. Anaesthesia 1977;32:565-572.
262. Kim JS, Aldrete JA, Kullavanijaya T. Measurements of exposure to N_2O by personal dosimeters: comparison using different gas flows. Circular 1987;4:31-33.
263. Ewen A, Sheppard SD, Goresky GV, Strunin L. Occupational exposure to nitrous oxide during paediatric anaesthesia: a comparison of two induction techniques. Can J Anaesth 1989;36:S132-S133.
264. Albert SN, Kwan AM, Dadisman JW Jr. Leakage in anesthetic circuits. Anesth Analg 1977;56:878.
265. Berner O. Concentration and elimination of anaesthetic gases in operating theatres. Acta Anaesthesiol Scand 1978;22:46-54.
266. Whitcher CE. Methods of control. In: Cohen EN, ed. Anesthetic exposure in the workplace. Littleton, MA: PSG, 1980:117-148.
267. Stringer BW. Scavenging adaptor misconnection. Anaesth Intensive Care 1982;10:169.
268. Berner O. Anaesthetic apparatus leakages. A possible solution. Acta Anaesthesiol Scand 1973;17:1-7.
269. Whitcher C, Piziali RL. Monitoring occupational exposure to inhalation anesthetics. Anesth Analg 1977;56:778-785.
270. Whitcher C. Controlling occupational exposure to nitrous oxide. In: Eger EI, ed. Nitrous oxide/N_2O. New-York: Elsevier, 1985:3133-337.
271. Lanzlev DR. Steward A. The effect of ventilation system design on air contamination with halothane in operating theatres. Br J Anaesth 1974;46:736-741.
272. Male CG. Theatre ventilation. A comparison of design and observed values. Br J Anaesth 1978;50:1257-1263.
273. Mann ES, Sprague DH. An easily overlooked malassembly. Anesthesiology 1982;56:413-414.
274. Holly HS, Eisenman TS. Hazards of an anesthetic scavenging device. Anesth Analg 1983;62:458-460.
275. Davies G, Tarnawsky M. Letter to the editor. Can Anaesth Soc J 1976;23:228.
276. Mantia AM. Gas scavenging systems. Anesth Analg 1982;61:162-164.
277. Burns THS. Pollution of operating theatres. Anaesthesia 1979;34:823.
278. Hamilton RC, Byrne J. Another cause of gas-scavenging-line obstruction. Anesthesiology 1979;51:365-366.
279. Malloy WF, Wightman AE, O'Sullivan D, Goldiner PL. Bilateral pneumothorax from suction applied to a ventilator exhaust valve. Anesth Analg 1979;58:147-149.
280. Rendell-Baker L. Hazard of blocked scavenge valve. Can Anaesth Soc J 1982;29:182-183.
281. O'Connor DE, Daniels BW, Pfitzner J. Hazards of anaesthetic scavenging: case reports and brief review. Anaesth Intensive Care 1982;10:15-19.

282. Sainsbury DA. Scavenging misconnection. Anaesth Intensive Care 1985;13:215-216.
283. Phillips S. Scavenging hazard. Anaesth Intensive Care 1991;19:615.
284. Anonymous. Scavenging gas from membrane oxygenators. Technol Anesth 1987;8:6-7.
285. Schreiber P. Anesthesia systems. Telford, PA: North American Drager, 1984.
286. Smith DG. Anaesthetic gas scavenging systems. Anaesthesia 1985;40:90.
287. Gray WM, Hall RC, Carter KB, Shaw A, Thompson WJ. Medishield AGS system and servo 900 ventilators. Anaesthesia 1984;39:790-794.
288. Blackstock D, Forbes M. Analysis of an anaesthetic gas scavenging system hazard. Can J Anaesth 1989;36:204-208.
289. Lanier WL. Intraoperative air entrainment with Ohio Modulus anesthesia machine. Anesthesiology 1986;64:266-268.
290. Mostafa SM, Sutclffe AJ. Antipollution expiratory valves. A potential hazard. Anaesthesia 1982;37:468-469.
291. Mor ZF, Stein ED, Orkin LR. A possible hazard in the use of a scavenging system. Anesthesiology 1977;47:302-303.
292. Patel KD, Dalal FY. A potential hazard of the Drager scavenging interface system for wall suction. Anesth Analg 1979;58:327-328.
293. Seymour A. Possible hazards with an anaesthetic gas scavenging system. Anaesthesia 1982;37:1218-1219.
294. Milliken RA. Hazards of scavenging systems. Anesth Analg 1980;59:162.
295. Sharrock NE, Gabel RA. Inadvertent anesthetic overdose obscured by scavenging. Anesthesiology 1978;49:137-138.
296. Heard SO, Munson ES. Ventilatoralarm nonfunction associated with a scavenging system for waste gases. Anesth Analg 1983;62:230-232.
297. Halsey MJ, Chand S, Dluzewski AR, Jones AJ, Wardley-Smith BS. Olefactory thresholds: detection of operating room contamination. Br J Anaesth 1977;49:510-511.
298. Ilsley AH, Crea J, Cousins MJ. Evaluation of infrared analysers used for monitoring waste anaesthetic gas levels in operating theatres. Anaesth Intensive Care 1980;8:436-440.
299. Holmes CM. Pollution in operating theatres. Part 2. The solution. N Z Med J 1978;87:50-53.
300. Knights KM, Strunin JM, Strunin L. Measurement of low concentrations of halothane in the atmosphere using a portable detector. Lancet 1975;1:727-728.
301. Allander C, Carlsson P, Hallen B, Ljungqvist B, Nordlander O. Thermocanera, a macroscopic method for the study of pollution with nitrous oxide in operating theatres. Acta Anaesthesiol Scand 1981;25:21-24.
302. Carlsson P, Ljungqvist B, Allander C, Hallen B, Nordlander O. Thermocamera studies of enflurane and halothane vapours. Acta Anaesthesiol Scand 1981;25:315-318.
303. Carlsson P, Hallen B, Hallonsten A, Ljungqvist B. Thermocamera studies of nitrous oxide dispersion in the dental surgery. Scand J Dent Res 1983;91:224-230.
304. Austin JC, Shaw R, Crichton R, Cleaton-Jones PE, Moyes D. Comparison of sampling techniques for studies of nitrous oxide pollution. Br J Anaesth 1978;50:1109-1112.
305. Gray WM, Burnside GW. The evacuated canister method of personal sampling. An assessment of its suitability for routine monitoring of operating theatre pollution. Anaesthesia 1985;40:288-294.
306. Austin JC, Shaw R, Moyes D, Cleaton-Jones PE. A simple air sampling technique for monitoring nitrous oxide pollution. Br J Anaesth 1981;53:997-1003.
307. Burm AG, Spierdijk J. A method for sampling halothane and enflurane present in trace amounts in ambient air. Anesthesiology 1979;50:230-233.
308. Carter KB, Halliday MM. A personal air sampling pump for hospital operating staff. J. Med Eng Technol 1978;2:310-312.
309. Dupressoir CAJ. A practical apparatus for measuring average exposure of operating theatre personnel to halothane. Anaesth Intensive Care 1975;3:345-347.
310. Choi-Lao AT. Trace anesthetic vapors in hospital operating-room environments. Nurs Res 1981;30:156-161.
311. Hunter L. An occupational health approach to anaesthetic air pollution. Med J Aust 1976;1:465-468.
312. Halliday MM, Carter KB. A chemical adsorption system for the sampling of gaseous organic pollutants in operating theatre atmospheres. Br J Anaesth 1978;50:1013-1018.
313. Bishop EC, Hossain MA. Field comparison between two nitrous oxide (N_2O) passive monitors and conventional sampling methods. Am Ind Hyg Assoc J 1984;45:812-816.
314. Cox PC, Brown RH. A personal sampling method for the determination of nitrous oxide exposure. Am Ind Hyg Assoc J 1984;45:345-350.
315. Ward BG. Development and application of a long dynamic range nitrous oxide monitoring system. An Ind Hyg Assoc J 1985;46:697-703.
316. Whitcher C. Clinical evaluation of two dosimeters for monitoring occupational exposure to N_2O. Anesthesiology 1984;61:A169.
317. Mcgill WA, Rivera O, Howard R. Time-weighted average for nitrous oxide: an automated method. Anesthesiology 1980;53:424-426.
318. Mehta S, Burton P, Simms JS. Monitoring of occupational exposure to nitrous oxide. Can Anaesth Soc J 1978;25:419-423.
319. Corbett TH. Retention of anesthetic agents following occupational exposure. Anesth Analg 1973;52:614-618.
320. Anonymous. Workshop on anesthetic pollution. Anesthesiol Rev 1977;4:25-34.
321. Nikki P, Pfafffli P, Ahlman K. End-tidal and blood halothane and nitrous oxide in surgical personnel. Lancet 1972;2:490-491.
322. Salamonsen LA, Cole WJ, Salamonsen RF. Simultaneous trace analysis of nitrous oxide and halothane in air. Br J Anaesth 1978;50:221-227.
323. Hillman KM, Saloojee Y, Brett II, Cole PV. Nitrous oxide concentrations in dental surgery. Atmospheric and blood concentrations of personnel. Anaesthesia 1981;36:257-262.
324. Sonander H, Stenqvist 0, Nilsson K. Exposure to trace amounts of nitrous oxide. Br J Anaesth 1983;55:1225-1229.
325. Sonander H, Stenqvist O, Nilsson K. Unnary N_2O as a

measure of biologic exposure to nitrous oxide anaesthetic contamination. Ann Occup Hyg 1983;27:73-79.
326. Whitcher C. Correspondence. Anesthesiol Rev 1976;3: 41-42.
327. Milliken RA. A plea for monitoring both halogenated and non-halogenated anesthetic agents in the operating room. Anesthesiol Rev 1976;3:2931.
328. Milliken RA. Correspondence. Anesthesiol Rev 1976;3: 42,51.
329. Gray WM. Occupational exposure to nitrous oxide in four hospitals. Anaesthesia 1989;44:511514.
330. Draft report on anesthetic waste gas scavenging for Ministry of Health. Ontario, Canada, October 1977.
331. Geraci CL Jr. Operating room pollution: governmental perspectives and guidelines. Anesth Analg 1977;56:775-777.
332. Mazze RI. Waste anesthetic gases and the regulatory agencies. Anesthesiology 1980;52:248-256.
333. Anonymous. Scavenging systems to comply with «stiff-laws» regulating trace gas exposure in OR described. Anesthesiol News, Aug 14, 1984.
334. Lambert-Jensen P, Christensen NE, Brynnum J. Laryngeal mask and anaesthetic waste gas exposure. Anaesthesia 1992;47:697-700.
335. Borm PJ, Kant I, Houben G, van Russen-Moll M, Henderson PT. Monitoring of nitrous oxide in operating rooms: identification of sources and estimation of occupational exposure. J Occup Med 1990;32:1112-1116.
336. Gardner RJ. Inhalation anaesthetics-exposure and control: a statistical comparison of personal exposures in operating theatres with and without anaesthetic gas scavenging. Ann Occup Hyg 1989;33:159-73.
337. Mondry GA. Medical-legal implications. In: Cohen EN, ed. Anesthetic exposure in the workplace. Littleton, MA: PSG, 1980:163-182.
338. Anonymous. OSHA inspections of hospital operating rooms. ASA Newslett 1980;(44):7.

Chapitre 12

Accidents liés aux appareils d'anesthésie et aux circuits respiratoires

Traduction : Christian Colavolpe

Hypoxie
  Inhalation d'un mélange hypoxique
  Hypoxie par hypoventilation
  Hypoxie par réinhalation
  Montage incorrect d'une valve de PEP
Hypercapnie
  Hypoventilation
  Administration involontaire de dioxyde de carbone
  Réinhalation sans élimination du dioxyde de carbone
Hyperventilation
Hyperpression dans les voies aériennes
  Facteurs favorisants
  Causes
  Détection
  Conduite à tenir
Inhalation de substances étrangères
  Poussière de chaux sodée
  Oxyde d'éthylène et éthylène glycol
  Contamination des gaz médicaux

  Fragments d'éléments du circuit respiratoire
  Corps étrangers
Surdosage en agent anesthésique
  Renversement du vaporisateur
  Mise en route involontaire d'un vaporisateur
  Erreur de remplissage
  Mauvaise installation du vaporisateur
  Commande du vaporisateur tournée du mauvais côté
  Remplissage excessif du vaporisateur
  Erreurs de calculs
Sous-dosage en agent anesthésique
  Diminution du débit de protoxyde d'azote
  Concentration involontairement élevée en oxygène
  Fuite sur le vaporisateur
  Vaporisateur vide
  Erreur de remplissage
  Mauvais réglage du vaporisateur

  Mauvaise installation du vaporisateur
  Erreur de calcul
  Entrée d'air dans le circuit
  Dilution par les gaz moteurs du ventilateur
  Air provenant d'une source de lumière
Exposition involontaire aux agents anesthésiques
Incendies et explosions
  Facteurs favorisants
  Mesures de prévention des incendies
  Formation à la lutte contre l'incendie
  Conduite à tenir en cas d'incendie
Enquête lors d'un accident
Prévention des accidents
  Choix de l'équipement
  Remplacement de l'équipement obsolète
  Utilisation de dispositifs de surveillance
  Enseignement et communication

Heureux celui dont l'expérience s'enrichit des mésaventures d'autrui.

D'énormes progrès ont été réalisés dans l'amélioration de la sécurité des appareils d'anesthésie, mais des incidents et accidents surviennent encore. Des études ont montré que l'erreur humaine est plus souvent en cause que la défaillance du matériel (1-6).

Ce chapitre décrira les risques liés à l'utilisation des appareils d'anesthésie et des circuits respiratoires. Les nombreux exemples donnés ne sont toutefois pas exhaustifs. Beaucoup d'accidents surviennent avec du matériel ancien qui a pu être modifié et dont le constructeur n'assure plus ni la vente ni la maintenance.

Hypoxie

INHALATION D'UN MÉLANGE HYPOXIQUE

Alimentation en gaz défectueuse

Réseau de distribution

Des inversions entre l'oxygène et les autres gaz peuvent survenir à n'importe quel niveau dans le réseau de distribution. Habituellement, l'inversion intéresse la structure même du réseau (7-10). Le plus souvent, l'erreur est commise lors de travaux de rénovation, de réparation, ou d'installation. Après sa pose ou sa réparation, une canalisation peut demeurer pleine d'air ou d'azote au lieu d'oxygène (11). Toute canalisation doit être entièrement purgée avec de l'oxygène avant sa mise en service.

Lors de l'approvisionnement de la centrale d'alimentation, il peut y avoir erreur de remplissage. Des réservoirs d'oxygène ont ainsi été remplis avec de l'argon et de l'azote (12-15).

Dans la salle d'opération, des prises murales inappropriées ont pu être installées (16-21). Une erreur d'embout à l'extrémité d'un tuyau souple (22-25) ou de prise sur l'entrée d'un gaz au niveau de l'appareil d'anesthésie est possible (19). Les connecteurs rapides peuvent être endommagés ou mal conçus, d'où d'éventuelles erreurs de raccordement (26). Enfin, des communications entre les gaz peuvent s'établir au sein de l'équipement avec la possibilité de pollution d'une canalisation d'oxygène par un autre gaz (27-30). Un débitmètre à air peut être muni d'une prise de sortie d'oxygène (31-32).

En cas d'inversion ou de contamination, l'ouverture de la bouteille d'oxygène de réserve présente sur l'appareil d'anesthésie restera sans effet car la pression à l'intérieur de l'obus est inférieure à celle de la canalisation centrale. Il faut, pour utiliser l'oxygène de réserve, débrancher au niveau de la prise murale le tuyau d'alimentation en oxygène de l'appareil d'anesthésie.

Bouteilles

Une bouteille portant la mention *oxygène* peut contenir un autre gaz (33,34). Elle peut être peinte d'une couleur différente de celle normalement utilisée. Il faut être particulièrement prudent si on exerce à l'étranger car quatre couleurs différentes (verte, blanche, bleue et noire) sont utilisées de par le monde pour identifier les bouteilles d'oxygène (35). Si une bouteille contient de l'oxygène mélangé à un autre gaz, leur mélange incomplet peut entraîner une hypoxie (36,37). Pour que le mélange des gaz soit complet, il faut remuer la bouteille pendant 45 min, en lui faisant décrire un mouvement rotatif.

Malgré l'utilisation universelle du Pin Index Safety System (PISS), on signale encore des erreurs de connexion de bouteilles aux étriers (38-44). Un étrier de fixation inapproprié peut être inséré (45,46).

Inversions dans l'appareil d'anesthésie

À l'intérieur de l'appareil d'anesthésie, des inversions entre l'oxygène et les autres gaz peuvent se produire (47,48). Tout appareil d'anesthésie neuf, venant d'être réparé ou modifié doit impérativement être vérifié, pour s'assurer de l'absence d'inversion, en utilisant un analyseur d'oxygène calibré à l'air ambiant. L'analyseur devra afficher 100 % d'oxygène lorsque seul le débitmètre ou le by-pass d'oxygène est en fonction.

Délivrance d'un mélange hypoxique

Panne de la commande du débitmètre

Lorsque la commande d'un débitmètre d'oxygène est défectueuse, le débit délivré peut être réduit (49-51). Si le défaut concerne le robinet du débitmètre d'un autre gaz, un débit excessif de ce gaz par rapport à celui de l'oxygène est possible.

Mauvais réglage du débitmètre

La plupart des appareils d'anesthésie réalisés avant 1979 sont dépourvus de débitmètres oxygène-protoxyde d'azote qui asservissent le débit du N_2O à celui de l'O_2 ; ces mélangeurs, dits de sécurité, empêchent l'utilisateur d'administrer un mélange hypoxique de gaz frais. Sur ces anciens appareils, il est possible d'administrer un mélange hypoxique si la commande de débit de l'oxygène est partiellement ou complètement fermée, alors que le débit du protoxyde d'azote est maintenu (52-55). Les appareils conçus après 1979 peuvent être munis d'un débitmètre additionnel, non incorporé au mélangeur de sécurité, pour administrer un autre gaz.

Le débit d'oxygène peut être diminué (ou le débit d'un autre gaz augmenté) si la commande est accidentellement tournée par un objet posé en dessous (56), ou par un tuyau ou un câble qui peut venir s'y enrouler. Avec certains débitmètres, le débit peut se modifier si on ouvre et on ferme le robinet à plusieurs reprises (57). Lorsqu'on déplace l'appareil d'anesthésie, un aide peut involontairement faire tourner un robinet et modifier le débit (Fig. 12.1). Divers dispositifs de protection des commandes des débitmètres ont été mis au point (voir Chapitre 3).

sible cause d'hypoxie. Avec les débitmètres d'oxygène munis de deux colonnes, l'une pour les bas débits, l'autre pour les débits élevés, on peut à tort penser administrer de hauts débits.

Sur certains débitmètres anciens, lorsque le débit du gaz dépasse la graduation maximale, le flotteur peut se loger au sommet du tube et ne plus être visible. Le débitmètre ressemble alors à un débitmètre fermé, avec le flotteur au plancher. Si le débitmètre en cause est celui d'un gaz autre que l'oxygène, un mélange hypoxique peut être délivré.

Si l'appareil d'anesthésie est muni d'un débitmètre d'air, l'administration d'air au lieu d'oxygène peut entraîner l'administration d'un mélange hypoxique (58). Actuellement, la plupart des appareils d'anesthésie sont dotés d'un dispositif qui empêche l'administration simultanée d'air et de protoxyde d'azote sans oxygène (Fig. 12.2). Un sélecteur ou levier inverseur permet de passer du mélange O_2-N_2O au mélange O_2-air et prévient ce type d'accident.

Erreur de lecture du débitmètre

Sur un débitmètre, l'observation de la mauvaise échelle de graduation est une pos-

Débitmètre imprécis

Il est fréquent que les débitmètres soient imprécis, même avec des appareils récemment

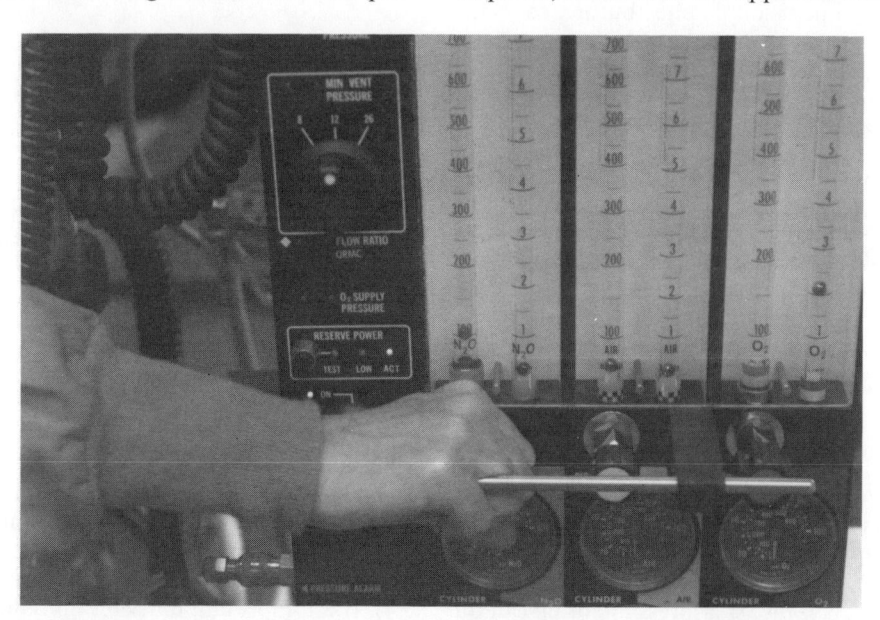

Figure 12.1. Une pratique dangereuse. Le robinet du débitmètre constitue, pour celui qui déplace l'appareil d'anesthésie, une excellente prise. Il y a risque de modifier le débit.

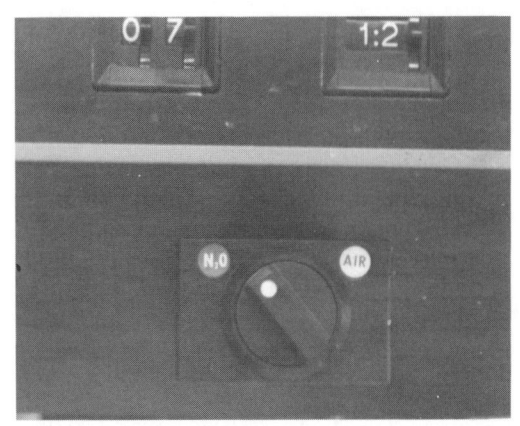

Figure 12.2. Le sélecteur N₂O-O₂ prévient l'administration simultanée de protoxyde d'azote et d'air.

révisés. Les causes en sont multiples : présence de poussières, de graisse ou d'huile sur le flotteur ou le tube ; flotteur bloqué ou endommagé ; mauvais alignement du tube par rapport à l'échelle de graduation ; électricité statique ; mauvais étalonnage ; chute sur le flotteur du dispositif d'arrêt ou amortisseur situé à l'extrémité supérieure du tube (Fig. 12.3) ; inversion du flotteur, de l'échelle de graduation ou du tube (59-63). On peut détecter certaines de ces anomalies en observant le flotteur qui peut soit ne plus tourner, soit s'incliner et se mettre en travers du tube.

Augmentation de la pression d'alimentation en protoxyde d'azote

Une fois la commande d'un débitmètre réglée, toute élévation de la pression en amont augmentera le débit délivré (64). Une élévation de la pression du protoxyde d'azote dans le réseau d'alimentation peut entraîner une hypoxie par augmentation du débit du protoxyde d'azote par rapport à celui de l'oxygène (65).

Augmentation de la pression en aval des débitmètres

L'élévation de la résistance au flux des gaz dans l'appareil d'anesthésie peut favoriser le débit de protoxyde d'azote par rapport à celui de l'oxygène, si la pression au niveau du deuxième détendeur du protoxyde d'azote dépasse celle du détendeur de l'oxygène (66).

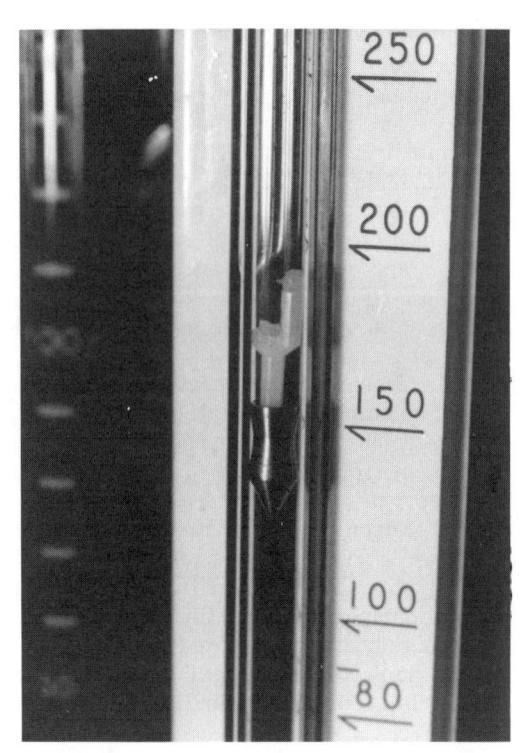

Figure 12.3. Le dispositif d'arrêt, ou amortisseur, placé au sommet du tube du débitmètre, s'est rompu et est tombé sur le flotteur. Le débit indiqué par le débitmètre est alors inférieur au débit réel.

Fuite d'oxygène dans l'atmosphère

S'il existe une fuite au sommet du tube du débitmètre d'oxygène, ce gaz sera préférentiellement perdu, même si le débitmètre d'oxygène est situé en aval des autres débitmètres (67-72) (Fig. 3.26). La position du flotteur peut ne pas en être affectée. Souvent, le défaut n'est pas décelé tant que le tube n'est pas démonté.

Au sein même de l'appareil d'anesthésie, d'autres fuites au niveau des conduits d'oxygène peuvent entraîner une hypoxie. L'importance de la fuite dépendra autant de sa taille et de sa localisation que de la pression résiduelle d'aval liée à la ventilation en pression positive, à la présence d'un vaporisateur raccordé à l'alimentation en gaz frais ou à une anomalie du système de fixation des vaporisateurs (70-84). Il est important d'insérer un bouchon obturateur dans chaque étrier de fixation dépourvu de bouteille, afin que le gaz ne fuie pas de façon rétrograde lorsqu'un robinet de contrôle du débit est laissé ouvert ou s'il fuit.

Entrée d'air

Si la pression dans le circuit respiratoire est inférieure à la pression atmosphérique, de l'air peut pénétrer dans le circuit par un orifice ou par un débranchement, et diminuer par dilution de la FIO_2. Une pression infra-atmosphérique peut être générée par l'effort inspiratoire du patient, par le soufflet descendant d'un ventilateur ou par un système d'épuration des gaz défectueux (85-87).

Dans un ventilateur pneumatique utilisant l'air comme gaz moteur, l'air peut pénétrer dans le circuit si le soufflet est troué. L'air utilisé pour prévenir la formation de buée sur l'optique d'un bronchoscope peut lui aussi diluer l'oxygène inspiré (88).

Un mélange hypoxique peut être aisément détecté par un analyseur d'oxygène fiable et correctement calibré. On évoquera une inversion des gaz si une cyanose apparaît sous 100 % d'oxygène. Si l'on pense que le réseau d'alimentation en oxygène délivre moins de 100 % d'oxygène, il est impératif de recourir à une bouteille de réserve *et* de déconnecter le tuyau souple raccordé à la prise murale car, sinon, le gaz provenant de l'alimentation centrale sera toujours délivré. Si l'origine de la cyanose ou de la baisse de la FIO_2 n'est pas évidente, et si débrancher l'alimentation centrale et recourir à une bouteille de réserve reste sans effet, il faut ventiler le patient avec de l'air ambiant.

HYPOXIE PAR HYPOVENTILATION

Une panne de l'équipement peut entraîner une hypoventilation avec rétention de dioxyde de carbone et hypoxie.

Causes

Débit de gaz insuffisant dans le circuit respiratoire

Faible entrée de gaz. *Problèmes sur le réseau d'alimentation.* La baisse de la pression d'alimentation en oxygène est décrite au Chapitre 2. Les causes en sont un dommage survenu durant la construction, la présence de débris laissés dans le réseau lors de son installation, la fermeture inopinée de l'alimentation, la défaillance d'un détendeur, la défaillance de la centrale d'alimentation, l'interruption de la ligne entre l'alimentation centrale et l'hôpital, un incendie et la fermeture d'une vanne de sectionnement (24,89-81). Une prise murale peut se bloquer ou ne pas accepter un connecteur rapide (92,93).

Un tuyau peut fuir (94-96), s'obturer (97, 98) ou se couder, toutes circonstances qui diminuent le flux du gaz (99). Une roue de l'appareil d'anesthésie peut écraser un tuyau souple (100). La valve de contrôle de l'arrivée du gaz, située au dos de l'appareil d'anesthésie, peut tomber en panne et interrompre le flux (101).

Si la pression d'alimentation en oxygène chute, la valve de sécurité du débitmètre interrompra automatiquement l'admission des autres gaz. Il faut alors ouvrir la bouteille de réserve d'oxygène et déconnecter l'appareil d'anesthésie de l'alimentation centrale pour empêcher le gaz de refluer de la bouteille vers la canalisation centrale. Il faut aussi, pour économiser la réserve en oxygène, arrêter le ventilateur, passer en ventilation manuelle (ou spontanée) et diminuer le débit de gaz frais.

Si la connexion à la bouteille d'oxygène de réserve ne rétablit pas une pression efficace dans l'appareil d'anesthésie, c'est qu'une anomalie siège dans le système de pression intermédiaire de l'appareil, à moins que la bouteille ne soit vide ou mal raccordée (100). On ventile alors manuellement le patient jusqu'à ce qu'un autre appareil d'anesthésie soit disponible.

Problèmes avec la bouteille d'oxygène. Un obus peut être livré vide, son robinet peut être défectueux ou sa valve de sortie bloquée (102,103).

Avant d'utiliser une bouteille, il faut l'installer correctement sur l'appareil d'anesthésie, tâche que l'on confie souvent à la personne la moins expérimentée du bloc opératoire, et sans lui donner de directive précise. Cette personne peut omettre de purger la valve, l'installer sans le joint d'étanchéité, avec un joint défectueux ou avec deux joints, ne pas parvenir à ôter le capuchon protecteur (Fig. 12.4) ou négliger de vérifier si la bouteille est

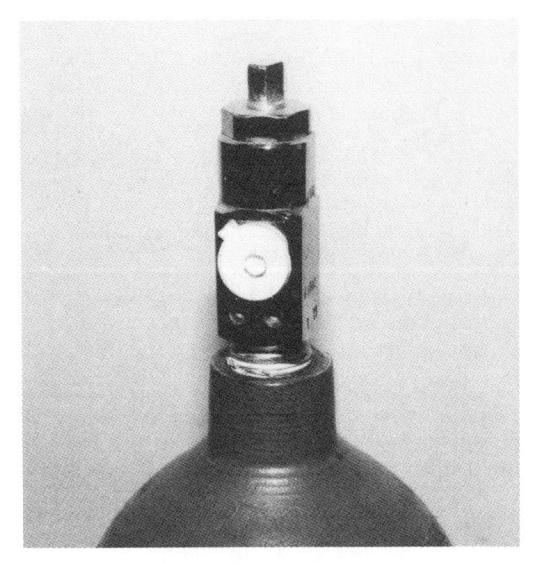

Figure 12.4. Si l'on n'ôte pas le bouchon protecteur de l'obus avant son installation sur l'appareil d'anesthésie, un fragment du capuchon peut migrer dans l'orifice de la valve, bloquant la sortie des gaz de l'obus.

pleine. Une autre erreur est de serrer la vis de fixation de l'étrier dans une des encoches de l'obus prévues pour les ergots de sécurité (104). Il est parfois possible, à la simple observation, de s'apercevoir qu'une bouteille est mal installée, en constatant par exemple qu'elle est penchée et non parallèle à l'appareil (Fig. 12.5).

Le montage correct d'une bouteille pleine sur l'appareil d'anesthésie ne signifie pas forcément que l'oxygène sera immédiatement disponible si nécessaire. D'abord, on doit disposer des outils pour ouvrir l'obus. Bien souvent, la poignée destinée à l'ouverture de l'obus a été empruntée pour ouvrir une autre bouteille ou pour tout autre raison, et n'a pas été restituée. Il est donc recommandé d'enchaîner une poignée à chaque appareil pour qu'elle soit toujours disponible.

Problèmes sur l'appareil d'anesthésie. OBSTRUCTION. Des obstacles au flux du gaz liés à des défauts dans la commande du bypass d'oxygène et le robinet du débitmètre ont été signalés (105,106). Au niveau des vaporisateurs, les connexions, les sélecteurs et les dispositifs de fixation peuvent être à l'origine d'une obstruction (107,108). On peut aussi incriminer le disque d'une valve unidirectionnelle (109) et un corps étranger (110).

FUITES. Sur l'appareil d'anesthésie, si la valve antiretour d'une arrivée de gaz est défectueuse, le gaz peut s'échapper dans la salle (si

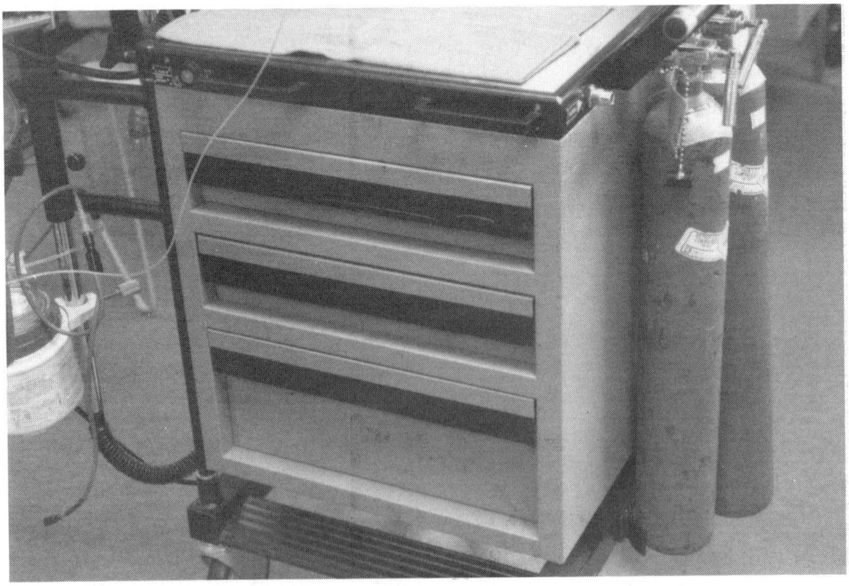

Figure 12.5. Un signe qui ne trompe pas, indiquant que la bouteille est mal fixée dans son étrier de suspension : elle est inclinée et non verticale.

le tuyau d'alimentation est débranché) ou dans la canalisation centrale (si le tuyau est raccordé) (111,112). Sur un débitmètre, si un tube fuit ou si une commande de débit est ouverte avec une fuite en amont, il peut y avoir déperdition de gaz.

Sur un vaporisateur, les fuites peuvent siéger au niveau d'un raccord desserré ou défectueux (113-127), du bouchon de remplissage et/ou de la vis de vidange lorsqu'ils sont desserrés, défectueux ou absents (128-130) (Fig. 12.6), ou sur le vaporisateur lui-même (131). Avec certains appareils, on ne peut ôter un vaporisateur de son support qu'en insérant à sa place un bouchon protecteur (Fig. 12.7), sous peine de provoquer une fuite majeure.

Des fuites en aval des débitmètres et des vaporisateurs mais en amont de la sortie commune des gaz ont été signalées (132,133). La valve d'échappement des gaz de l'appareil peut laisser échapper du gaz frais si une résistance en aval entraîne une augmentation de la pression (134,135).

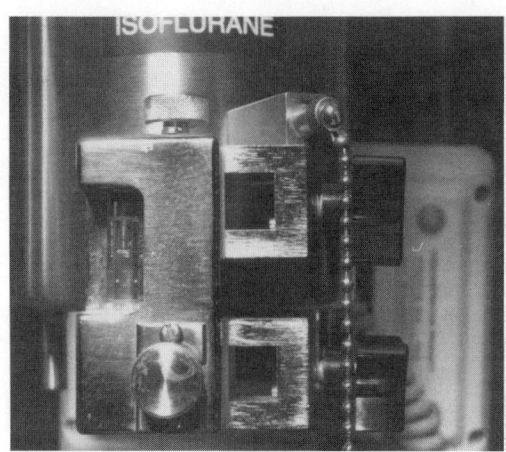

Figure 12.6. Si l'on ne monte pas le bouchon du dispositif de remplissage, une fuite se produira lorsque le vaporisateur sera mis en marche.

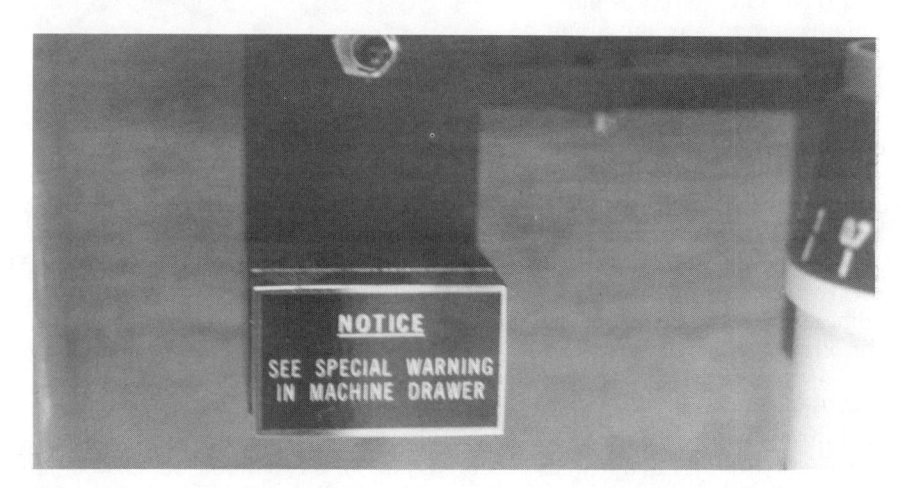

Figure 12.7. Ce capuchon protecteur doit être en place lorsque le vaporisateur n'est pas monté.

Lorsqu'on utilise un dispositif destiné à faciliter le changement des vaporisateurs sur leur support, il est important de vérifier soigneusement l'appareil lorsqu'un vaporisateur a été installé. Une fois les vaporisateurs installés et fixés sur leur rampe, on inspectera leurs sommets pour s'assurer qu'ils sont bien horizontaux et à la même hauteur. On tentera de soulever chaque vaporisateur sans le déverrouiller. S'il est possible de l'enlever, c'est qu'il est mal positionné. Enfin, il faut rechercher des fuites au niveau de l'appareil d'anesthésie, en ouvrant un à un chaque vaporisateur dont on aura placé le réglage de la concentration sur 0 (136).

Problèmes sur l'alimentation en gaz frais. Le tuyau d'alimentation en gaz frais qui unit la sortie commune des gaz de l'appareil d'anesthésie au circuit, peut se détacher (86,137,138), s'obstruer (139-145) ou fuir (146). Un composant intercalé sur le conduit des gaz frais peut fuir (147) ou se débrancher (148). Dans un circuit de Bain, le tuyau interne, qui véhicule les gaz frais, peut s'obstruer (99,149-152).

Déperdition en gaz. *Fuites au niveau du circuit respiratoire.* La plupart des fuites sur un circuit sont en général trop petites pour être cliniquement significatives, mais certaines peuvent être suffisamment importantes pour compromettre la ventilation, surtout avec des bas débits de gaz. Les fuites sont également une source de pollution de la salle d'opération (voir Chapitre 11).

Dans un circuit filtre, l'absorbeur ou bac à chaux sodée est un siège fréquent de fuites. Si les canisters sont mal emboîtés ou si leur sommet ou leur base ne s'adapte pas correctement, ces fuites peuvent être importantes. Le canister peut accidentellement se dégager du corps de l'absorbeur (153,154). Les humidificateurs chauffants, les tuyaux du circuit, les raccords coudés, les ballons, les emplacements de sondes thermiques, les raccords destinés aux capteurs des analyseurs de gaz, les commutateurs ballon-respirateur, les filtres, les échangeurs de chaleur et d'humidité, les valves d'échappement et les pièces en Y ont tous été à l'origine de fuites (155-171) (Fig. 12.8). La rupture du col d'insertion d'un ballon réservoir a été rapportée (172, 173). Un humidificateur chauffant peut brûler un tuyau du circuit et le perforer (174, 175).

La valve d'échappement des gaz (Adjustable Pressure-Limiting valve, valve APL) peut ne plus se fermer (176-179). Les appareils d'anesthésie modernes disposent d'un commutateur ballon-ventilateur qui exclue la valve d'échappement du circuit lorsque l'on passe du mode spontané-manuel au mode automatique (voir Chapitre 7). Sur les appareils démunis de ce dispositif, l'utilisateur peut oublier de fermer la valve d'échappement en passant en ventilation automatique.

Des fuites peuvent survenir dans le ventilateur (180,181) ou au niveau de son raccordement au circuit patient (182-184). Il y aura fuite de gaz si le conduit de commande de la valve expiratoire se débranche ou se coude pendant l'expiration, si une valve d'échappement se rompt ou se bloque en position ouverte, ou si la valve expiratoire est défectueuse (185-189).

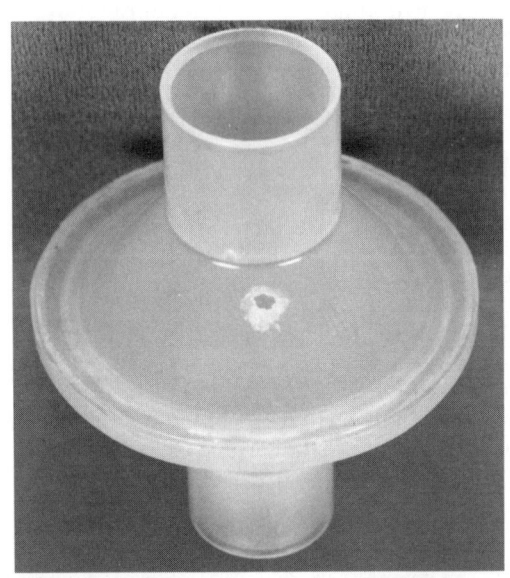

Figure 12.8. Divers éléments du circuit respiratoire livrés par le fabricant peuvent être défectueux, comme ce filtre percé.

Si, sur un insufflateur manuel, une valve unidirectionnelle est défectueuse ou mal montée, tout ou partie des gaz qui quittent le ballon s'échappe dans l'atmosphère (190-192).

On peut dépister la plupart des fuites en vérifiant systématiquement le matériel avant toute utilisation. En cours d'intervention, on évoque une fuite sur la baisse du volume expiré notée sur le spiromètre, l'augmentation du CO_2 de fin d'expiration ou, en ventilation spontanée, sur l'augmentation du taux d'azote inspiré (193,194). Lorsqu'un ventilateur est doté d'un soufflet ascendant, et tout particulièrement avec de bas débits de gaz frais, le soufflet peut ne pas se remplir complètement à l'expiration (195). En revanche, un soufflet descendant et lesté peut aspirer de l'air s'il est troué. En ventilation contrôlée, une baisse de pression détectée par un manomètre peut révéler une fuite, mais si le seuil d'alarme est fixé trop bas, un débranchement partiel peut passer inaperçu.

Lorsqu'une fuite est suspectée, il faut la rechercher systématiquement sur l'appareil d'anesthésie et le circuit, en suivant le trajet des gaz. Il faut examiner tous les composants et les raccords, en s'aidant d'un spray de détection des fuites, d'eau savonneuse ou, si nécessaire, d'un analyseur de protoxyde d'azote.

Débranchements involontaires. Les études montrent que ces débranchements sont le type même de l'accident anesthésique évitable concernant l'équipement (1,2,196,197). La plupart des raccords d'un circuit sont des connecteurs que l'on emboîte les uns dans les autres, et qui peuvent donc se séparer si on exerce une traction suffisante de chaque côté. S'ils sont recouverts par des champs, le diagnostic de débranchement devient plus difficile (198).

Des débranchements peuvent survenir à n'importe quel niveau du circuit respiratoire. Le plus souvent, ils concernent la jonction entre le circuit et le connecteur de la sonde endotrachéale (1,199). Les autres sites habituels siègent entre la sortie commune des gaz et le tuyau d'alimentation en gaz frais, à l'extrémité du tuyau du ventilateur, et au raccordement du tuyau d'un moniteur de pression ou d'un moniteur des gaz respiratoires.

On peut diminuer le risque de débranchement accidentel en utilisant des connexions dites de sécurité. Les connecteurs munis d'oreilles ou de tout autre dispositif qui facilite leur préhension sont plus faciles à serrer. Les connecteurs du type « pousser et tourner » ou à enclenchement ou à verrouillage sont les plus fiables ; de même, les raccords métal-métal ou plastique-plastique sont plus solides que les raccords métal-plastique (200). Divers dispositifs de prévention des débranchements accidentels, destinés à être utilisés dans les circuits respiratoires, ont été proposés (201-207) (Fig. 12.9), mais beaucoup d'anesthésistes préfèrent ne pas les utiliser pour raccorder la sonde endotrachéale au circuit, car l'extubation accidentelle a plus d'inconvénients que la déconnexion du raccord (208). De plus, on peut être amené à débrancher rapidement le malade à ce niveau pour aspiration bronchique ou libération des voies aériennes en cas d'hyperpression dans le circuit.

Du ruban adhésif est fréquemment utilisé pour prévenir les débranchements, mais les reliquats de ruban ou de colle rendent le rebranchement plus difficile.

Pression négative dans le circuit. Si la valve de pression négative de l'interface d'un système d'épuration fermé ou si l'accès à l'atmosphère de l'interface d'un système ouvert restent bloqués en position ouverte ou si l'interface est absente, une pression infra-atmosphérique pourra se transmettre au circuit respiratoire via la valve d'échappement des gaz (209-213).

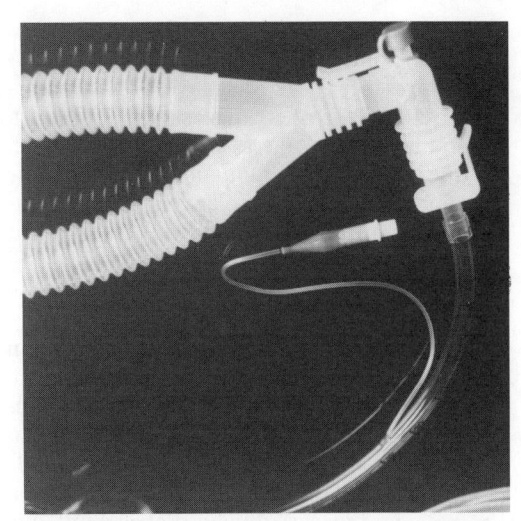

Figure 12.9. Dispositifs de prévention des débranchements : l'un joint la pièce en Y au raccord coudé, l'autre le raccord coudé au connecteur de la sonde endotrachéale. Le recours à ce type de branchement dit de sécurité au niveau de la sonde endotrachéale est controversé ; pour certains, il accroît le risque d'extubation accidentelle.

Lorsqu'une sonde gastrique est involontairement introduite dans la trachée, une partie des gaz est prélevée des poumons et du circuit quand la sonde est mise en aspiration (214-216).

Mauvais réglage de la valve d'échappement des gaz. En ventilation manuelle contrôlée ou assistée, les gaz sont chassés du circuit lors de l'inspiration (excepté en circuit fermé). Une partie des gaz issus du ballon parvient au patient et le reste s'échappe du circuit, et il est difficile d'évaluer la quantité réellement administrée au patient et celle perdue dans l'atmosphère. Une hypoventilation est possible si la quantité de gaz qui s'échappe par la valve est trop importante.

Obstruction de la branche inspiratoire

Une hypoventilation peut provenir d'une occlusion totale ou partielle entre le ballon réservoir ou le ventilateur et le patient. Les causes en sont des défauts d'origine du matériel, la présence d'eau, de sang et/ou de sécrétions, et les corps étrangers (166,217-230). Lorsqu'un composant à flux de gaz orienté, tel une valve de PEP ou un humidificateur chauffant, est branché à l'envers sur la branche inspiratoire d'un circuit, il interrompt l'administration des gaz au patient (231). Si le sélecteur ballon-ventilateur est en mauvaise position, l'obstacle au flux des gaz est total.

Les tuyaux du circuit peuvent se couder ou se tordre (232) (Fig. 12.10), tout comme le col du ballon réservoir (Fig. 12.11). Un humidificateur chauffant peut faire fondre le tuyau inspiratoire du circuit et le boucher (233) (Fig. 12.12). L'obstruction peut être due à l'emballage d'une cartouche d'absorbant que l'on a oublié d'ôter et à une obturation des grilles de l'absorbeur (234-236) (Fig. 12.13).

En cas d'obstruction, la pression mesurée par le manomètre dans le circuit respiratoire peut s'élever. La course du soufflet du ventilateur est réduite, mais pas totalement interrompue. Selon l'emplacement du manomètre et de l'occlusion, le moniteur de pression des voies aériennes pourra ou non donner l'alerte.

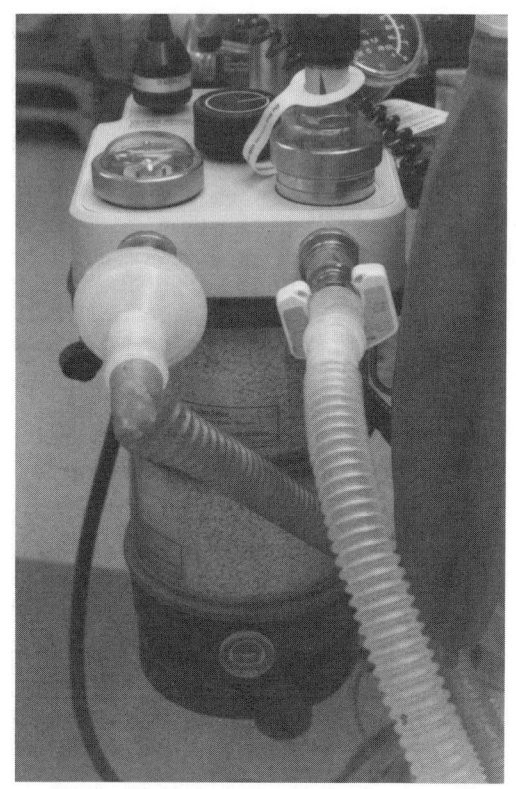

Figure 12.10. Le tuyau du circuit est coudé.

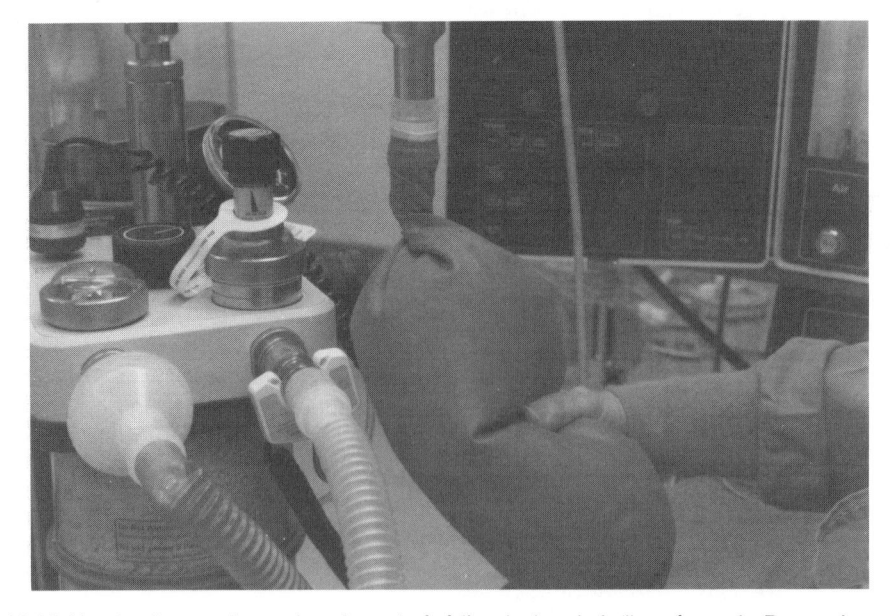

Figure 12.11. Une torsion au niveau du col a entraîné l'occlusion du ballon réservoir. De nombreux ballons sont munis d'une armature au niveau du col pour prévenir cette anomalie.

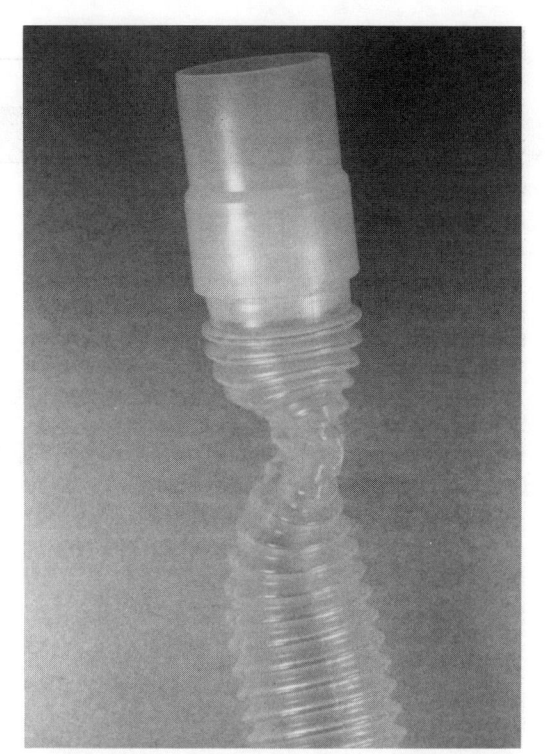

Figure 12.12. Le contact avec un humidificateur chauffant a fait fondre un tuyau du circuit qui s'est obstrué.

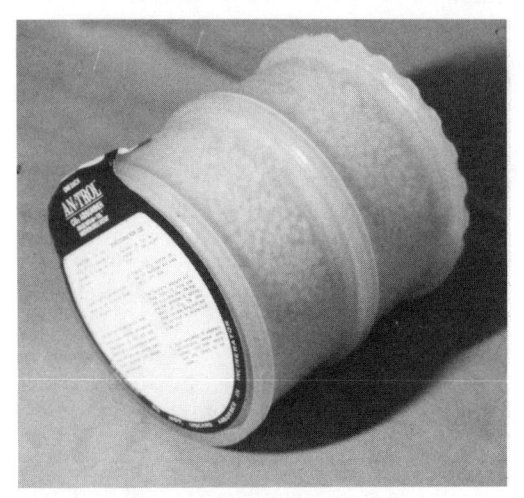

Figure 12.13. Cartouche de chaux sodée à usage unique. Si on oublie d'ôter l'étiquette de la face supérieure et/ou inférieure, il y aura obstacle au flux des gaz qui traversent l'absorbeur.

Problèmes sur le ventilateur

L'hypoventilation par dysfonctionnement du ventilateur est décrite au Chapitre 10 ; elle a plusieurs causes : fuites intéressant le gaz moteur ou le circuit respiratoire, réglages incorrects et mise sur « arrêt » du ventilateur.

Compression des gaz et compliance du circuit

En ventilation contrôlée ou assistée, la totalité des gaz délivrés par le ventilateur ou le ballon réservoir n'est pas administrée au patient. La compression des gaz et la distension des composants du circuit tendent à diminuer la ventilation (voir Chapitre 5). Ces facteurs sont particulièrement importants avec les patients de faible poids.

Détection

Les dispositifs de surveillance utilisés pour détecter une hypoventilation englobent les manomètres pour la mesure de la pression des voies aériennes, les capnomètres et les spiromètres. Ils sont étudiés aux Chapitres 17 et 18. Chaque type de monitorage peut, utilisé seul, ne pas détecter un problème donné (207,237-241), et il est donc recommandé de les utiliser tous les trois. L'analyseur d'oxygène peut dépister certains débranchements (242,243) mais pas tous, et il n'est utile que dans quelques circonstances. Un débit insuffisant de gaz dans le circuit peut être détecté par l'observation du soufflet du ventilateur qui ne se gonfle pas entièrement à la fin de l'expiration.

Conduite à tenir (244)

Lorsqu'on évoque une hypoventilation, il faut rapidement vérifier la valeur de la pression des voies aériennes, la spirométrie, la capnométrie, les mouvements du thorax et ausculter les poumons. Si la ventilation est insuffisante, les mesures à prendre sont les suivantes :

Vérification des réglages du respirateur

Un rapide coup d'œil sur les paramètres du ventilateur permettra de s'assurer qu'ils sont corrects.

Vérification du soufflet du ventilateur

Le soufflet du ventilateur ne bouge pas. Si le ventilateur ne fonctionne pas, l'alimentation en gaz moteur ou l'alimentation électrique du ventilateur ont cessé ou celui-ci a été mis en position « arrêt ». Il faut ventiler manuellement le patient et mettre en marche ou remplacer le ventilateur.

Le soufflet du ventilateur se remplit mais ne se vide pas complètement. Si le soufflet se remplit mais ne se vide pas totalement, il existe un obstacle à l'insufflation ou une fuite dans le ventilateur. Celui-ci doit être arrêté et le sélecteur de mode de ventilation vérifié pour s'assurer qu'il est bien sur la position « ventilation automatique ». Si tel est le cas, il faut débrancher le raccord de la sonde d'intubation du circuit respiratoire. S'il en résulte une sortie brutale de gaz, l'obstruction siège sur la branche expiratoire que l'on doit alors rapidement vérifier. Un insufflateur manuel doit toujours être disponible dans chaque salle d'opération (Fig. 12.14). Si le problème n'est pas rapidement détecté ou corrigé, on raccorde le tuyau d'admission des gaz de l'insufflateur manuel à la sortie commune des gaz de l'appareil d'anesthésie. Celle-ci fournira l'oxygène et les agents anesthésiques nécessaires à la poursuite de la ventilation, jusqu'à ce que l'on trouve une solution au problème ou que l'on change de circuit.

Si le débranchement de la sonde trachéale ne s'accompagne pas d'une sortie brutale de gaz, on tentera d'insuffler dans la sonde d'intubation. Si la sonde est obstruée, il faut la remplacer.

S'il n'y a pas d'issue de gaz lors du débranchement et si la sonde d'intubation n'est pas obstruée, l'obstacle siège à l'inspiration. On commutera le sélecteur de mode de ventilation sur ventilation manuelle. Si le patient peut être ventilé, le problème (obstacle ou fuite) siège dans le ventilateur.

Si le patient ne peut toujours pas être ventilé, il faut vérifier le trajet des gaz, en commençant par le ballon réservoir et en poursuivant jusqu'au raccordement avec le patient. Si tout semble normal, on ventilera le patient avec un insufflateur manuel, son tuyau d'alimentation étant raccordé à la sortie

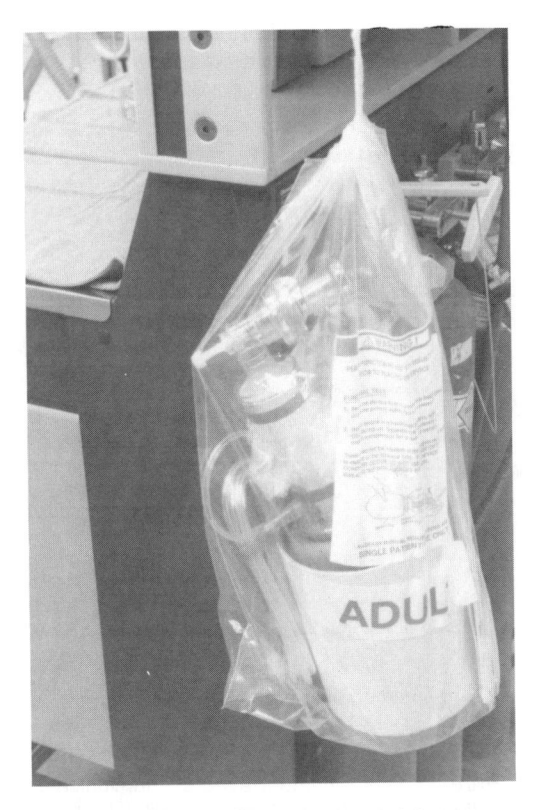

Figure 12.14. Un insufflateur manuel doit toujours être rapidement disponible dans chaque salle d'opération pour être utilisé en cas d'urgence.

commune des gaz, puis on remplacera le circuit.

Le soufflet du ventilateur ne se remplit pas. Si le soufflet du ventilateur ne se remplit pas totalement, on vérifiera les débitmètres de l'appareil d'anesthésie. Si les débits de gaz frais étaient faibles, il faut les augmenter, ce qui permet souvent de corriger l'anomalie. Si les flotteurs du débitmètre reposent au bas des tubes, on se raccordera à la bouteille d'oxygène de réserve et le tuyau d'alimentation sera débranché de la prise murale. Si les flotteurs reviennent à leur position normale, le problème concernait l'alimentation centrale. Sinon, il siège dans l'appareil. On ventile alors manuellement le patient avec de l'air ambiant jusqu'à ce qu'un nouvel appareil d'anesthésie soit disponible. Si un obus d'oxygène muni d'un débitmètre est rapidement accessible, il sera utilisé pour alimenter en oxygène l'insufflateur manuel.

Si les flotteurs des débitmètres sont en position normale, il faut vérifier rapidement le circuit à la recherche de débranchements, en commençant par le raccord patient et en poursuivant tout au long du circuit, sans oublier les fuites qui pourraient exister au niveau du ballonnet de la sonde d'intubation. Si rien d'anormal n'est constaté, on commutera immédiatement en mode ventilation manuelle. Le ballon réservoir sera rempli en utilisant le bypass d'O_2. Si le ballon ne se remplit pas, on recherchera une fuite au niveau du tuyau des gaz frais, un débranchement ou une obstruction. On ventilera le patient avec un insufflateur manuel ou un circuit D de Mapleson muni de son tuyau d'alimentation raccordé à la sortie commune des gaz, et on remplacera le circuit.

Le ballon réservoir reste rempli. Si le ballon se remplit normalement et que le patient peut être ventilé, il faut examiner le ventilateur et ses raccords. Le plus souvent, il y a débranchement du tuyau du ventilateur ou fuite sur le soufflet.

Le ballon réservoir se vide. Si le ballon réservoir se remplit lors de l'utilisation du bypass mais se vide lorsqu'on essaie de ventiler le patient, c'est qu'il existe une fuite importante au niveau du circuit. Une vérification systématique sera effectuée, en débutant par le tuyau de l'alimentation en gaz frais et en faisant le tour complet du circuit à la recherche d'une fuite, d'un blocage d'une valve d'échappement en position ouverte, d'un débranchement ou d'une source de pression négative. La sonde d'intubation sera déconnectée du circuit et l'orifice de raccordement du circuit au patient obturé. En comprimant le ballon réservoir, il est possible de localiser à l'oreille l'origine de la fuite. Tout équipement qui peut être aisément ôté du circuit, tel un humidificateur, le sera, ce qui peut suffire à éliminer la fuite.

Si la fuite n'est pas trouvée ou facilement corrigée, on ventilera le patient avec un insufflateur manuel raccordé à l'alimentation commune des gaz frais de l'appareil d'anesthésie. Si le patient ne peut toujours pas être ventilé, on ôtera une éventuelle sonde gastrique. Enfin, si malgré tout le problème persiste, le patient sera extubé, ventilé au masque, puis réintubé.

HYPOXIE PAR RÉINHALATION

Comme il est noté au Chapitre 5, l'hypoxie est une des conséquences de la réinhalation. La réinhalation est plus amplement détaillée au paragraphe « Hypercapnie » (ci-après).

MONTAGE INCORRECT D'UNE VALVE DE PEP

Des niveaux modérés de PEP peuvent dans certaines circonstances être bénéfiques en augmentant la PaO_2. Si une valve de PEP bidirectionnelle est insérée à contre-courant ou si une valve de PEP unidirectionnelle est placée dans la branche inspiratoire dans le sens du flux, le courant des gaz n'est pas interrompu, mais aucune PEP n'est appliquée.

Hypercapnie

HYPOVENTILATION

Les causes d'une hypoventilation sont étudiées au paragraphe « Hypoxie ».

ADMINISTRATION INVOLONTAIRE DE DIOXYDE DE CARBONE (245)

Au Royaume-Uni et dans d'autres pays, il est habituel de disposer sur l'appareil d'anesthésie d'un obus de dioxyde de carbone et du débitmètre correspondant. Le débitmètre peut être accidentellement ouvert et ceci passer inaperçu, particulièrement lorsque le flotteur se loge au sommet du tube (246).

On a décrit un cas où un tuyau de protoxyde d'azote était raccordé à la sortie de l'alimentation en dioxyde de carbone (247). Une bouteille peut par erreur être remplie avec du dioxyde de carbone (248).

RÉINHALATION SANS ÉLIMINATION DU DIOXYDE DE CARBONE

Défaut d'épuration par la chaux sodée

Une hypercapnie peut survenir si un effet dit de cheminée permet aux gaz de court-circuiter l'absorbant (249). En salle d'opération, les lumières fluorescentes peuvent inactiver l'indicateur contenu dans la chaux sodée située à la périphérie du canister, sa couleur pouvant ne pas changer lorsqu'elle sera épuisée (250). On a décrit des cas où aucun changement de couleur ne survenait car l'absorbeur ne contenait pas d'indicateur (251).

Chaux sodée court-circuitée

Certains vieux bacs à chaux sodée sont munis d'un dispositif (bypass) qui permet à tout ou partie des gaz de court-circuiter l'absorbant. Ouvrir accidentellement ce bypass peut conduire à une hypercapnie. Le risque est majoré avec de bas débits de gaz frais car l'élimination du CO_2 dépend alors beaucoup de son absorption par la chaux sodée. Avec des débits élevés, qui assurent une élimination du CO_2 du circuit respiratoire, l'épuration du CO_2 dépend moins de l'absorbant.

Sur un vieux modèle d'absorbeur, le bypass partiel est situé à l'opposé de l'endroit où se tient habituellement l'utilisateur (Fig. 12.15), celui-ci pouvant ainsi plus difficilement vérifier si le bypass est ouvert ou non.

L'absorbeur peut être défectueux et le flux des gaz ne pas traverser la chaux sodée (252).

Problèmes avec une valve unidirectionnelle

Dans un circuit filtre, la circulation correcte des gaz dépend du bon fonctionnement des valves unidirectionnelles. Si elles ne se ferment pas correctement, le patient réinhalera du dioxyde de carbone (253-255). Le disque et/ou son embase peuvent se déplacer, s'humidifier, se bloquer ou être endommagés, d'où mauvais fonctionnement de la valve (255-262) (Fig. 12.16). Des corps étrangers, notamment des granules de chaux sodée, peuvent empêcher le disque de se plaquer sur son assise. Le disque peut être trop grand ou trop petit (257). Une valve dont le disque est monté avec sa cage de protection disposée à l'envers, peut fuir (263). Parfois, après son nettoyage ou sa réparation, un disque n'est pas replacé.

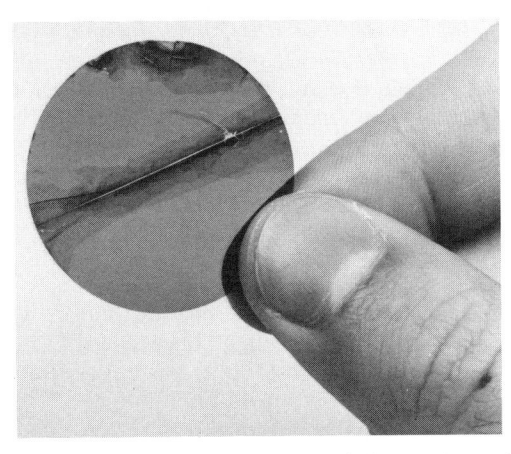

Figure 12.16. Disque endommagé d'une valve unidirectionnelle.

Problèmes avec les valves de non-réinhalation

Le mauvais montage ou le blocage en position ouverte des valves de non-réinhalation peuvent entraîner une réinhalation partielle ou totale. Cela est détaillé au Chapitre 8.

Débit insuffisant des gaz frais dans un circuit de Mapleson

Dans un circuit démuni de dispositif d'épuration du dioxyde de carbone, un débit de gaz insuffisant peut entraîner une réinhalation dangereuse (voir Chapitre 6). Les causes en sont l'administration d'un débit de gaz insuffisant, une fuite ou une obstruction dans l'appareil d'anesthésie, sur l'alimentation en gaz

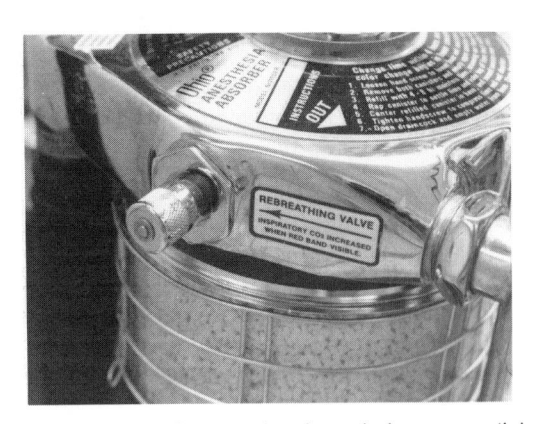

Figure 12.15. Sur cet absorbeur, le bypass partiel est situé à l'opposé de l'endroit où se tient normalement l'anesthésiste. Il est difficilement visible. Il faut y penser pour le vérifier.

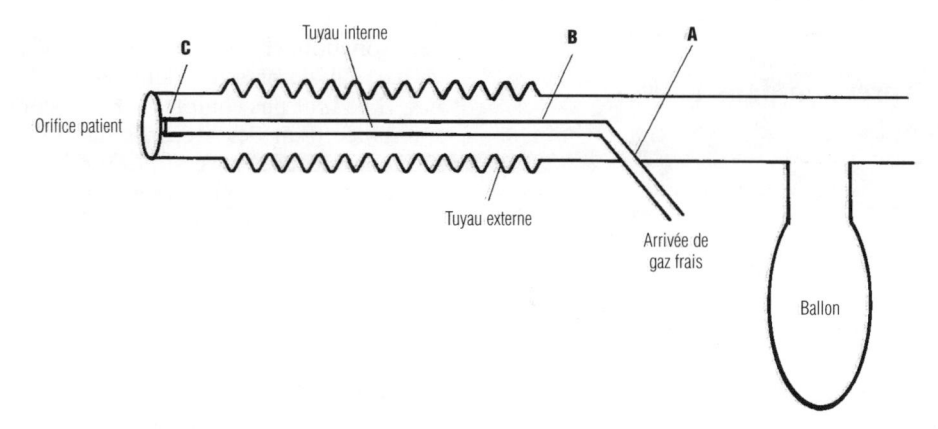

Figure 12.17. Des anomalies du tuyau interne du circuit de Bain peuvent être à l'origine d'une hypercapnie. **A**. Le tuyau d'alimentation en gaz frais peut se détacher ; **B**. Le tuyau interne peut se couder ou fuir ; **C**. L'extrémité du tuyau interne peut ne pas atteindre l'orifice patient.

frais ou sur le vaporisateur, et un obus vide (109,162,264,265).

Dans les circuits de Mapleson où les gaz frais sont délivrés à la partie distale du circuit par un tube interne, il y aura réinhalation si le tube interne est désinséré, endommagé, coudé, absent, s'il présente une fuite au niveau de son raccordement à l'appareil d'anesthésie ou s'il n'atteint pas la jonction avec le patient (Fig. 12.17) (151,266-274).

Mauvais montage d'un circuit de Bain

Des mauvais montages de circuits de Bain ont été signalés (269,275). Dans un cas, l'alimentation en gaz frais était raccordée au manomètre de pression, ce dernier l'étant à l'orifice d'entrée des gaz. Dans un autre cas, le circuit était dépourvu de son tuyau interne. Dans les deux cas, la totalité du circuit se comportait comme un espace mort.

Augmentation de l'espace mort

Une augmentation de l'espace mort accentue la réinhalation, particulièrement chez les patients de faible poids. L'échangeur de chaleur et d'humidité est parfois en cause. Les nez artificiels sont de taille variable et l'utilisation d'un grand modèle chez un patient dont le volume courant est faible peut induire une réinhalation dangereuse (276).

Fuite sur la branche inspiratoire

Une fuite sur la branche inspiratoire peut autoriser un reflux des gaz expirés dans cette branche et leur inhalation à l'inspiration suivante (277). Le volume de gaz qui reflue dépend de la taille et de la localisation de la fuite.

L'hypercapnie est au mieux détectée par l'utilisation d'un capnomètre pour déterminer la F_ICO_2. Celle-ci sera nulle si l'hypercapnie est due à une seule hypoventilation mais elle sera augmentée si la cause en est une administration accidentelle de CO_2 ou une réinhalation sans élimination du CO_2. Se reporter au Chapitre 17 pour de plus amples détails sur le monitorage du CO_2.

Hyperventilation

Une brèche au niveau du soufflet peut être à l'origine d'une hyperventilation (278-280). On l'évoque devant une augmentation de la FIO_2 si le gaz moteur est l'oxygène (ou sa diminution lorsque de l'air est utilisé).

En ventilation contrôlée, l'augmentation du débit des gaz frais accroît le volume courant (281) (voir Chapitre 5).

On évoque une hyperventilation devant l'augmentation des volumes mesurés par le spiromètre ou la diminution de la $P_{ET}CO_2$.

Hyperpression dans les voies aériennes

Une hyperpression dans les voies aériennes interfère avec la ventilation et elle peut provoquer un barotraumatisme et avoir des répercussions cardiovasculaires néfastes. Des atteintes neurologiques et une otorragie ont été rapportées (282,283). Un poumon distendu peut gêner l'acte chirurgical (284).

FACTEURS FAVORISANTS

La vitesse et l'importance de l'élévation de la pression sont des paramètres importants conditionnés par plusieurs facteurs. Ces facteurs comprennent l'effet tampon du ballon réservoir, le volume et la compliance du circuit, le débit de gaz frais, et l'utilisation d'une sonde d'intubation avec ou sans ballonnet. L'élément le plus important est le ballon.

La pression dans le circuit est normalement limitée à 50 cm H_2O par le ballon réservoir qui, du fait de sa grande compliance, exerce un effet tampon et amortit les montées en pression. Avec les ventilateurs, le soufflet exerce lui aussi un effet tampon (pour des niveaux de pressions plus élevés). L'exclusion du ballon réservoir ou du soufflet du ventilateur du circuit respiratoire supprime cette capacité d'amortissement et, s'il y a simultanément au niveau du circuit un obstacle à la sortie des gaz ou une augmentation de leur entrée, la pression peut rapidement augmenter à des niveaux dangereux. La cause la plus fréquente d'exclusion du ballon réservoir est l'occlusion de la branche expiratoire en amont du ballon (voir plus bas). Le ballon peut se tordre et s'obstruer au niveau de son col (285) (Fig. 12.11). Cela peut se révéler particulièrement dangereux car, à la vue d'un ballon insuffisamment gonflé, on peut penser à une fuite dans le circuit et actionner le bypass d'oxygène pour la compenser (286).

Un autre facteur susceptible d'influer sur la vitesse avec laquelle la pression s'élève est d'une part le type de sonde d'intubation, à ballonnet ou non, d'autre part la pression de gonflage du ballonnet. Si la pression du ballonnet reste inférieure à 34 cm H_2O, celui-ci peut fonctionner comme une valve de sécurité en cas d'hyperpression dans les voies aériennes. Il ne faut pas compter sur la déconnexion spontanée d'un des raccords du circuit pour réduire une hyperpression, car la pression que ces déconnexions requièrent dépasse largement celle qui entraîne des lésions pulmonaires (200).

CAUSES

Augmentation de l'entrée des gaz

Si la valve du bypass d'oxygène se bloque en position ouverte, 35 à 75 l/min sont délivrés et l'hyperpression dans les voies aériennes peut être très rapide. Sur certains anciens appareils d'anesthésie, le bypass pouvait être verrouillé en position ouverte. Sur les appareils plus récents, la valve est actionnée par un bouton pressoir conçu pour se refermer automatiquement, mais ce dispositif de sécurité peut ne pas fonctionner (287).

Avec certains bypass, un membre du personnel peut accidentellement actionner la valve en s'appuyant sur le bouton pressoir. Du matériel d'autre type peut maintenir la commande en position de marche (288-290). Enfin, la valve peut se bloquer en position ouverte (291).

En ventilation contrôlée, l'utilisation du bypass d'oxygène pendant la phase inspiratoire ajoute un volume de gaz important au volume courant inspiré, avec risque d'hyperpression pulmonaire (292,293).

Diminution de la sortie des gaz

Une élévation de la pression peut être consécutive à un obstacle à la sortie des gaz du circuit respiratoire tandis que l'entrée se poursuit (286).

Obstruction sur la branche expiratoire

Comme nous l'avons noté plus haut, l'exclusion du ballon réservoir du circuit respiratoire fait perdre son effet tampon. En conséquence, l'obstruction de la branche expiratoire est particulièrement dangereuse si elle survient en amont du ballon réservoir.

Corps étrangers. Les objets les plus insolites, ampoules, pièces de monnaies, emballages plastiques et bouchons ont été retrouvés dans la branche expiratoire (294-298).

Eau. La branche expiratoire peut être obstruée par de l'eau accumulée par condensation (299,300).

Équipement défectueux ou mal assemblé. Il existe plusieurs causes à la gêne à l'écoulement des gaz à l'expiration : malfaçons des raccords articulés, des filtres bactériens, des tuyaux du ventilateur, des échangeurs de chaleur et d'humidité, et des pièces en Y (293,301-307). Une valve de PEP peut se bloquer ou s'obstruer (308-310).

La branche expiratoire du circuit peut être raccordée par erreur à la sortie de la valve d'échappement des gaz du circuit (311-315), à la valve d'échappement des gaz du ventilateur (316) ou à l'orifice de sortie du commutateur ballon-ventilateur. Une valve unidirectionnelle de PEP montée à l'envers sur la branche expiratoire d'un circuit (317,318) ou à l'orifice expiratoire d'un insufflateur manuel (319) peut provoquer une occlusion totale.

La branche expiratoire d'un circuit comportant une pièce en T peut être obstruée par le doigt de l'opérateur, une coudure, une compression externe, un mauvais montage de la valve d'un système d'épuration des gaz ou par du ruban adhésif (320-323). Le disque d'une valve unidirectionnelle perdu par le service d'entretien a été ultérieurement retrouvé : il obstruait le raccord du ballon réservoir (324,325).

Si un circuit pédiatrique, muni d'un adaptateur dont l'arrivée des gaz frais fait saillie près de l'orifice distal, est utilisé avec un connecteur de sonde trachéale ayant un « faible espace mort », le tuyau d'alimentation en gaz frais peut venir au contact de l'extrémité du connecteur et obstruer partiellement ou totalement la voie expiratoire (326-329). Un problème similaire a été signalé avec un bronchoscope (330).

Obstruction au niveau du ventilateur

Si la valve d'échappement des gaz du ventilateur se bloque en position fermée, la pression dans le circuit s'élève (187,300,331-333). L'obstruction de la sortie du gaz moteur de l'enceinte du soufflet est possible (334).

Obstruction de la valve d'échappement des gaz du circuit

La valve d'échappement réglable (ou de surpression) peut être trop serrée, non montée, défectueuse ou bloquée (285,286,335). On peut oublier d'ouvrir la valve en passant de la ventilation contrôlée à la ventilation spontanée (336). Une dépression induite par le système d'épuration des gaz peut provoquer la fermeture de certaines valves d'échappement, empêchant les gaz de s'échapper du circuit (337-340).

Obstruction dans le système d'épuration des gaz

Le système d'épuration des gaz doit être considéré comme une extension du circuit respiratoire. Un obstacle situé entre la valve d'échappement du circuit ou des gaz du ventilateur et l'interface du système d'épuration empêchera les gaz de quitter le circuit (339, 341-343). Une erreur de raccordement du tuyau d'évacuation peut être la cause de l'obstacle à la circulation des gaz (344-347).

Problèmes avec les valves de non-réinhalation des insufflateurs manuels

Une élévation brutale de l'admission en gaz frais ou la compression vigoureuse du ballon de l'insufflateur induit une pression suffisante pour bloquer la valve de non-réinhalation en position inspiratoire (348). L'entrée de gaz frais, qui continue, entraînera une élévation de la pression des voies aériennes. Une valve de non-réinhalation mal assemblée ou défectueuse peut gêner l'expiration (349-352).

PEP involontaire

À la fin d'une intervention, une valve de PEP externe peut être laissée en place ou une valve de PEP interne peut demeurer en fonction sans que l'utilisateur suivant en soit informé (353). Sur les anciens circuits, le manomètre est situé du côté du bac à chaux sodée par rapport aux valves unidirectionnelles et la valeur de PEP ne peut pas y être lue. Avec ce type de circuit, une PEP excessive peut être involontairement appliquée.

Erreur de raccordement d'un tuyau d'oxygène

Le raccordement accidentel d'un tuyau d'oxygène directement à l'orifice d'entrée de la sonde endotrachéale, de la sonde de trachéotomie ou du masque laryngé, sans que les gaz puissent s'échapper, a des conséquences le plus souvent désastreuses (354-388) (Fig. 12.18). Une autre erreur est de raccorder une branche expiratoire fermée à une pièce en T (359,360).

Panne du respirateur

Un ventilateur d'anesthésie peut se bloquer en phase inspiratoire (361).

DÉTECTION

Lorsqu'on utilise un ventilateur, il est essentiel de surveiller attentivement les mouvements du thorax, les variations de pressions indiquées par l'aiguille du manomètre, le volume courant et la ventilation minute mesurés par le spiromètre, et la respiration par l'auscultation. Il convient d'utiliser un ventilateur qui signale toute pression excessive, dont la sonorité se modifie lorsque le patient lutte contre l'appareil et qui limite la pression d'insufflation. Une alarme sonore continue ou de pression haute peut alerter l'opérateur. Le monitorage du dioxyde de carbone expiré peut aussi contribuer à détecter ces anomalies. Sur le capnogramme, on pourra noter un seg-

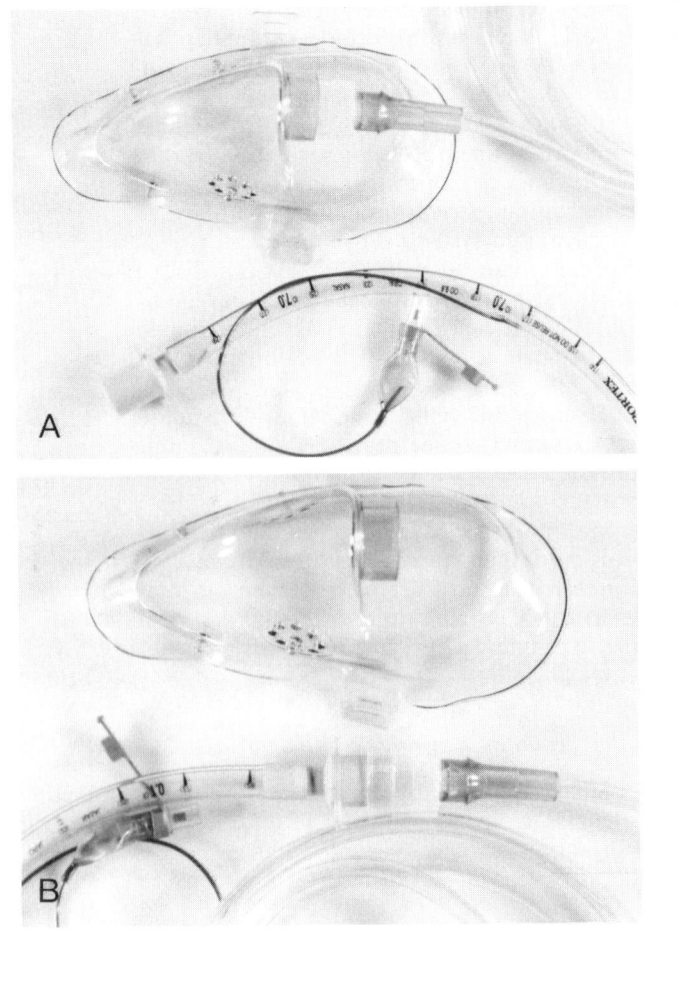

Figure 12.18. A. La tubulure d'oxygène est raccordée au masque. **B**. L'adaptateur s'est détaché du masque et a été raccordé au connecteur de la sonde endotrachéale. Il n'y a aucune issue par où les gaz puissent s'échapper.

ment ascendant prolongé et de faible pente, et l'absence de plateau expiratoire. L'observation de la courbe de pression des voies aériennes peut également permettre de dépister certains problèmes.

CONDUITE À TENIR

En cas d'élévation brutale de la pression dans le circuit, on doit IMMÉDIATEMENT débrancher le raccord de la sonde endotrachéale. Sinon, pendant le temps passé à chercher l'origine du problème la pression continuera de s'élever. La ventilation devra être poursuivie manuellement, jusqu'à ce que la cause soit identifiée et corrigée.

Inhalation de substances étrangères

POUSSIÈRE DE CHAUX SODÉE

L'inhalation de poussière de chaux sodée peut provoquer un bronchospasme, un laryngospasme, de la toux, une diminution de la compliance et des brûlures sur le visage (362,363). Ces complications sont évitées en interposant un filtre sur la branche inspiratoire du circuit, en plaçant le ballon réservoir sur la branche inspiratoire, en réduisant la pression au niveau de la valve d'échappement quand on recherche des fuites (364), en tapotant chaque canister pour enlever la poussière avant de le replacer dans l'absorbeur, et en évitant de trop remplir le bac à chaux sodée (365). Certains absorbeurs sont munis à leur base d'un collecteur de poussière (Fig. 7.2 et 7.4).

OXYDE D'ÉTHYLÈNE ET ÉTHYLÈNE GLYCOL (VOIR CHAPITRE 20)

Si le matériel stérilisé à l'oxyde d'éthylène est mal aéré, des résidus d'oxyde d'éthylène peuvent diffuser dans le circuit et être inhalés. Lorsqu'on nettoie du matériel réutilisable, de l'eau peut y demeurer. Si ce matériel humide est stérilisé à l'oxyde d'éthylène, il se forme de l'éthylène glycol (toxique) qui peut être inhalé secondairement.

CONTAMINATION DES GAZ MÉDICAUX

Des cas de contamination des gaz médicaux par de l'eau (365), de l'huile (366,367), des hydrocarbures (21,102,368-371), des oxydes d'azote (NO_2 et NO) (372) et des fragments métalliques (21,369) ont été publiés. Des contaminations bactériennes sont possibles, plus particulièrement dans l'air comprimé (373-376).

FRAGMENTS D'ÉLÉMENTS DU CIRCUIT RESPIRATOIRE

Un fragment provenant d'un composant du circuit respiratoire peut se détacher. Les cas rapportés concernaient des fragments de la chambre de prélèvement d'un moniteur aspiratif de gaz (377,378), d'une valve d'échappement (379), d'un capteur d'oxygène (380), d'un échangeur de chaleur et d'humidité (381,382). Certains constructeurs revêtent les faces internes des composants de matériaux susceptibles de s'écailler (383-385).

CORPS ÉTRANGERS

Divers corps étrangers ont été retrouvés dans les circuits : bouchon d'un orifice de remplissage, partie supérieure d'une bouteille d'halogéné, capuchon d'une ampoule, pièce de monnaie, ressort d'un humidificateur et morceau d'un sac en plastique (230,294,296-298,386). Souvent, ces objets sont accidentellement introduits dans le circuit lors du nettoyage. Un fragment de gant peut se coincer entre deux éléments du circuit (387).

Surdosage en agent anesthésique

Un surdosage en agent anesthésique peut entraîner une dépression cardiovasculaire sévère. Se reporter au Chapitre 4 pour de plus amples informations sur le surdosage lié à une défaillance du vaporisateur.

RENVERSEMENT DU VAPORISATEUR

Si un vaporisateur plein est renversé ou agité, du liquide anesthésique peut sortir de la chambre de vaporisation et une concentration très élevée peut être délivrée lors de la mise en route (388-390).

MISE EN ROUTE INVOLONTAIRE D'UN VAPORISATEUR

Après son utilisation par un collègue ou sa réparation par un technicien, un vaporisateur peut être laissé avec sa commande en position ouverte (391,392). En aidant à déplacer l'appareil d'anesthésie, quelqu'un peut saisir la commande et la tourner involontairement. La majorité des vaporisateurs actuels sont dotés d'un levier de sécurité qui prévient leur mise en route accidentelle.

ERREUR DE REMPLISSAGE

Si un agent anesthésique est introduit par erreur dans un vaporisateur destiné à un agent halogéné dont la pression de vapeur est inférieure et/ou dont la MAC est supérieure, une concentration dangereusement élevée peut être délivrée (393-395). À titre d'exemple, on citera le remplissage d'un vaporisateur destiné à l'enflurane par de l'isoflurane ou de l'halothane et celui d'un vaporisateur destiné à l'isoflurane par de l'halothane. Ce type d'accident est prévenu par l'utilisation d'une clé de remplissage ou détrompeur mécanique spécifique d'un agent donné.

MAUVAISE INSTALLATION DU VAPORISATEUR

Si un vaporisateur est placé en aval du bypass d'oxygène sur le conduit d'alimentation en gaz frais, il sera traversé par un débit de gaz très supérieur à la normale lors de l'utilisation du bypass (396). Les vaporisateurs sont calibrés pour un sens de passage déterminé des gaz vecteurs; si un vaporisateur est raccordé à l'envers, la concentration des vapeurs délivrées peut être considérablement plus élevée que celle prévue (397,398).

COMMANDE DU VAPORISATEUR TOURNÉE DU MAUVAIS CÔTÉ

Sur les vaporisateurs modernes, tourner la commande dans le sens des aiguilles d'une montre réduit la concentration délivrée ou la ramène à la position fermée. Sur certains vaporisateurs plus anciens, le sens de déplacement est contraire à celui des aiguilles d'une montre. Si ces deux types de vaporisateurs coexistent dans un département d'anesthésie, un utilisateur habitué à un type de vaporisateur peut involontairement tourner la commande au maximum de sa concentration tout en pensant la fermer (399).

REMPLISSAGE EXCESSIF DU VAPORISATEUR

La plupart des vaporisateurs sont conçus pour éviter tout remplissage excessif. Les dispositifs de remplissage par adaptateur spécifique d'un agent empêchent tout excès de remplissage en raccordant l'entrée d'air du flacon à la chambre de vaporisation. Cette sécurité peut être prise en défaut si l'on dévisse légèrement l'adaptateur de la bouteille ou si l'on ouvre la commande de l'évaporateur durant l'opération.

ERREURS DE CALCUL

Avec les vaporisateurs à débit de vapeur contrôlé, il est nécessaire, en fonction du débit du gaz vecteur, de la température de l'évaporateur et en s'aidant d'une abaque, de déterminer le réglage qui délivrera la concentration désirée. Une erreur peut entraîner un surdosage en agent anesthésique, ainsi qu'une fuite du gaz diluant ou une erreur de lecture sur le débitmètre.

Lorsqu'on suspecte un surdosage en agent anesthésique, il faut débrancher le patient du circuit et le ventiler manuellement. Si on est certain que les gaz frais ne contiennent pas d'agent anesthésique, on pourra utiliser un débit élevé d'oxygène provenant de l'appareil d'anesthésie pour ventiler le patient. L'oxygène provenant du bypass d'O_2 ne doit pas contenir d'agent anesthésique. Si l'odeur du gaz frais fait suspecter qu'il véhicule des gaz anesthésiques, il faut ventiler le patient à l'air ambiant ou par une source indépendante d'oxygène.

Sous-dosage en agent anesthésique

La délivrance d'une concentration insuffisante d'un agent anesthésique est généralement moins grave que le surdosage, mais elle n'est pas sans risque (400).

DIMINUTION DU DÉBIT DE PROTOXYDE D'AZOTE

Une diminution de la pression de protoxyde d'azote dans le réseau d'alimentation peut être liée à des fuites, au gel des régulateurs de pression, à un défaut de maintenance, à un système d'alimentation insuffisant pour assurer la demande ou à un acte de malveillance (24,401-403). Les bouteilles de réserves peuvent manquer ou être vides. Un obstacle ou une fuite au niveau de l'appareil d'anesthésie peut diminuer le débit de protoxyde d'azote (404).

CONCENTRATION INVOLONTAIREMENT ÉLEVÉE EN OXYGÈNE

Si une connexion s'établit entre les sources de protoxyde d'azote et d'oxygène, dans le réseau d'alimentation ou dans l'appareil d'anesthésie, et que la pression de l'oxygène dépasse celle du protoxyde d'azote, de l'oxygène pénétrera dans la canalisation de protoxyde d'azote (405,406). Un reflux d'oxygène en aval des vaporisateurs diluera de même les agents volatils et le protoxyde d'azote (407).

Le bypass d'O_2 peut être accidentellement actionné (289,291,408-411). Son utilisation répétée, destinée à maintenir le ballon réservoir rempli, peut conduire au réveil du patient (137,142).

FUITE SUR LE VAPORISATEUR

Une fuite au niveau du vaporisateur, bouchon ou obturateur de l'orifice de remplissage desserré ou absent, raccords d'entrée ou de sortie défectueux, peut réduire la concentration délivrée (Fig. 12.6). Le sélecteur ou le dispositif de verrouillage peut être défectueux et aucune vapeur n'être délivrée, alors que le vaporisateur paraît correctement installé (413).

VAPORISATEUR VIDE

Une autre cause de sous-dosage est la mise en route d'un vaporisateur vide (400). Un vaporisateur doté d'une petite chambre de vaporisation peut se vider durant une intervention prolongée, surtout si de hauts débits de gaz frais sont utilisés. On a décrit des cas où la fenêtre de vérification semblait indiquer un niveau de liquide, alors que la chambre de vaporisation était vide (414).

ERREUR DE REMPLISSAGE

Si un vaporisateur conçu pour être utilisé avec un agent très volatil est rempli avec un agent qui l'est moins, le patient ne recevra pas la concentration désirée (393,394). Tel est le cas par exemple du remplissage d'un vaporisateur destiné à l'halothane avec de l'isoflurane ou de l'enflurane et du remplissage d'un vaporisateur destiné à l'isoflurane avec de l'enflurane.

MAUVAIS RÉGLAGE DU VAPORISATEUR

Le mauvais réglage de la commande du vaporisateur ou du débitmètre peut entraîner un sous-dosage. En cours d'intervention, il est important de vérifier fréquemment les réglages qui peuvent être modifiés à l'insu de l'opérateur. Il n'est pas rare d'oublier de remettre en marche un vaporisateur après l'avoir rempli.

MAUVAISE INSTALLATION DU VAPORISATEUR

Si le dispositif de montage d'un vaporisateur est défectueux, une concentration inférieure à celle attendue peut être délivrée (415-417).

ERREUR DE CALCUL

Avec un vaporisateur à débit de vapeur contrôlé, des erreurs de calcul peuvent amener à administrer une concentration inférieure à celle désirée.

ENTRÉE D'AIR DANS LE CIRCUIT

En ventilation spontanée, la pression négative générée à l'inspiration peut provoquer une entrée d'air au niveau d'un orifice ou d'un débranchement. Une pression négative peut également être due à un soufflet descendant, à l'application d'une phase de pression négative (418) ou à la dépression induite par un système d'évacuation des gaz (85).

DILUTION PAR LES GAZ MOTEURS DU VENTILATEUR

Le gaz moteur (oxygène ou air) peut pénétrer dans le circuit si le soufflet est mal fixé ou troué (278,280,419-423).

AIR PROVENANT D'UNE SOURCE DE LUMIÈRE

Le jet d'air destiné à réduire la formation de buée sur une optique peut diluer les agents anesthésiques inhalés (88).

Exposition involontaire aux agents anesthésiques

Il est possible que l'hépatite à l'halothane ou l'hyperthermie maligne puisse être déclenchée par des traces d'halogénés présents dans le ventilateur et le circuit, même si les vaporisateurs sont hors fonction (413,424-429).

Lorsqu'un patient a dans ses antécédents une de ces affections et doit être anesthésié, il convient de préparer à son intention un appareil d'anesthésie. On ôtera tous les vaporisateurs (excepté si l'appareil est muni d'un dispositif qui isole les vaporisateurs des gaz du circuit lorsque tous les vaporisateurs sont hors service), on changera la chaux sodée, on remplacera le tuyau des gaz frais, on utilisera un nouveau circuit qui sera purgé avec un débit d'oxygène de 12 l/min pendant 6 min (430-433).

Si un épisode d'hyperthermie maligne survient en cours d'anesthésie et que le département dispose d'un appareil dont les vaporisateurs ont été enlevés et qui a été purgé pour éliminer toute trace d'agents halogénés, il faut le substituer à l'appareil en cours d'utilisation, et utiliser un circuit neuf. En l'absence d'un appareil de réserve, il faut prendre les mesures suivantes pour réduire la concentration inhalée des agents halogénés (430,432) :

1. Changer les tuyaux du circuit respiratoire et le ballon.
2. Changer le tuyau d'alimentation en gaz frais.
3. Changer la chaux sodée.
4. Utiliser des débits très élevés d'oxygène.
5. Insérer une cartouche de charbon actif sur l'orifice inspiratoire du bac à chaux sodée.
6. Éviter l'utilisation d'un ventilateur contaminé.

Incendies et explosions

Les agents anesthésiques inflammables ont disparu des salles d'opération aux États-Unis comme en France, mais il existe encore des incendies en cours d'intervention. La plupart de ces incendies débutent sur ou dans le patient. Habituellement, ils endommagent peu l'équipement mais ils sont particulièrement nocifs pour les patients, et prennent totalement au dépourvu l'équipe (434). Les incendies des sondes d'intubation par le laser sont décrits au Chapitre 16.

FACTEURS FAVORISANTS

Trois conditions sont nécessaires pour qu'un feu survienne : un gaz pour assurer la combustion, une source de chaleur et une substance inflammable. C'est surtout lors de la chirurgie de la tête et du cou que ces trois éléments sont simultanément réunis dans un espace restreint.

Un gaz pour favoriser la combustion

Dans une atmosphère enrichie en oxygène, les matériaux inflammables dans l'air s'enflamment plus facilement et brûlent plus vigoureusement ; en outre, le seuil de combustion de certaines substances est abaissé. La dilution de l'oxygène par de l'azote (air) et/ou de l'hélium réduit le risque de combustion.

L'oxygène étant plus lourd que l'air, il s'accumule dans les parties déclives. Des matériaux, notamment certains tissus synthétiques, absorbent l'oxygène et le retiennent pendant un certain temps.

Le protoxyde d'azote favorise la combustion, au cours de laquelle il dégage l'énergie qu'il contient, ce qui entraîne une élévation supplémentaire de la température. Ainsi, tout mélange d'oxygène (et donc aussi d'air) et de protoxyde d'azote favorisera la combustion.

Une source de chaleur

La source de chaleur la plus répandue est le bistouri électrique, suivie par les défibrillateurs, les rayons lasers, les résecteurs endoscopiques, les scialytiques, les lampes chauffantes, les sources de lumière pour fibroscopes et leurs câbles, les capteurs qui dégagent de la chaleur, certains outils chirurgicaux (trépans et fraises), les bistouris utilisant l'argon, un équipement électrique défectueux et l'électricité statique (94,434-441).

Une source de chaleur souvent méconnue est la compression adiabatique d'un gaz dans un détendeur. L'ouverture brutale d'un obus s'accompagne d'un dégagement de chaleur, la température pouvant atteindre 800°C (434). Des morceaux de ruban de Téflon, des copeaux provenant des joints d'étanchéité, des traces d'hydrocarbure et d'autres matériaux peuvent s'enflammer (442-445).

Une substance combustible

Un grand nombre d'objets avoisinant le patient peuvent servir de matériaux combustibles. La liste (non exhaustive) comprend les sondes endotrachéales et de trachéotomie, le ruban adhésif, les tubulures et les sondes à oxygène, les tuyaux et ballons du circuit, les compresses de gaze et les tampons, les masques, les sondes nasogastriques, les lubrifiants et les pommades, les champs, tout ce qui est en papier, les manchons pneumatiques, les garrots, les gants, le tuyau du stéthoscope, les packings, la mousse des matelas, les camisoles, les masques protecteurs, les cagoules, les solutions de lavage, les antiseptiques et les sprays (436,446-467). Les champs opératoires à usage unique peuvent être particulièrement difficiles à éteindre car ils sont hydrophobes (460). Une fois enflammés, ils brûlent rapidement (467).

MESURES DE PRÉVENTION DES INCENDIES

1. L'équipement en oxygène haute-pression ne doit pas être contaminé par de l'huile, de la graisse ou tout autre matériau combustible. Il ne doit pas être nettoyé à l'aide d'un agent inflammable tel l'alcool.

2. Un obus doit toujours être ouvert lentement pour permettre la dissipation de la chaleur dégagée lorsque le gaz est recomprimé.

3. L'oxygène ne doit être administré que si nécessaire, surtout à de fortes concentrations. Si on doit l'utiliser, il faut autant que possible séparer l'atmosphère enrichie en O_2 et le champ opératoire. La disposition des champs autour de la tête du patient doit permettre la dilution de l'oxygène dans l'air ambiant. On peut parfois envisager l'insufflation d'air sous les champs.

4. Il faut autant que possible éviter d'administrer de l'oxygène et les mélanges oxygène-protoxyde d'azote à proximité d'une source de chaleur ou de les laisser s'accumuler sous les champs. Pour cela, on utilisera une sonde endotrachéale dont le ballonnet est gonflé ou d'un calibre suffisant pour limiter les fuites et un système d'élimination des gaz. Si les gaz doivent être insufflés à proximité de la tête ou sous les champs, un dispositif local d'élimination des gaz aidera à les évacuer du voisinage du champ opératoire. Il faut éviter l'utilisation du bistouri électrique, particulièrement en mode section, lorsque le champ opératoire est proche d'une source d'oxygène (468). Si le recours au bistouri électrique est impératif (par exemple en chirurgie ophtalmique réalisée sous anesthésie locale), il faut auparavant interrompre l'oxygène pendant au moins une minute.

Lorsqu'un environnement riche en oxygène est proche d'une source de chaleur, il est recommandé de placer des compresses imbibées de sérum physiologique autour du site opératoire pour diminuer les sources potentielles de combustible (469).

5. Lorsque la diathermie est utilisée dans la cavité buccale, il faut diminuer la concentration en oxygène en utilisant une sonde à ballonnet (457). Sinon, un packing imbibé de sérum physiologique introduit dans le pharynx réduira la fuite de protoxyde d'azote et/ou d'oxygène dans la cavité buccale (470). Le gaz qui fuit dans la cavité buccale peut être dilué en insufflant dans celle-ci un gaz qui ne facilite pas la combustion. Les compresses ou bandes de gaze utilisées dans la cavité buccale doivent être imbibées d'un liquide non inflammable. Un liquide inflammable tel l'alcool ne doit pas être utilisé dans le voisinage.

6. Les solutions aqueuses seront autant que possible préférées. S'il faut utiliser une solution inflammable, on attendra son évaporation complète avant de disposer les champs.

7. Les liquides inflammables et les sprays doivent être manipulés de façon à éviter la formation de flaques ou l'imbibition des champs.

8. Tous les aérosols doivent être considérés comme inflammables et l'utilisation du bistouri électrique différée de plusieurs minutes après leur application.

9. Les cheveux près du champ opératoire doivent être rendus ininflammables en les enduisant largement de gel lubrifiant hydrosoluble ou en les faisant tremper dans du sérum physiologique (440).

10. L'appareil de diathermie doit être en parfait état de marche et disposer d'une excellente électrode dispersive (plaque). Le temps d'application, l'intensité requise et le dégagement de chaleur au niveau de l'électrode active (pointe) sont ainsi réduits. L'utilisation d'un bistouri bipolaire et non unipolaire réduira la densité de courant au niveau des tissus entourant l'électrode active (470).

11. L'équipement électrique doit être correctement entretenu.

12. Les gaz moteur pour les instruments chirurgicaux doivent être de l'azote ou de l'air et non de l'oxygène.

13. Dans le circuit, la présence d'éléments en métal limite la propagation du feu (471).

14. Les commandes à pédales sont à proscrire pour éviter l'activation accidentelle des appareils.

FORMATION À LA LUTTE CONTRE L'INCENDIE (434,472)

La formation à la lutte contre l'incendie réduira le coût, le temps perdu, la panique, et les risques de traumatismes et de décès s'il venait à survenir. L'équipe chirurgicale doit être entraînée et pratiquer des exercices de simulation pour rapidement éteindre les incendies. Les extincteurs doivent être aisément accessibles, placés en des endroits connus de tout le personnel du bloc opératoire, et tous doivent en connaître le maniement.

CONDUITE À TENIR EN CAS D'INCENDIE

En cas d'incendie, il faut prendre les mesures suivantes (473):

1. Un matériau qui brûle sur ou dans le patient doit être enlevé et éteint. Un feu limité en surface peut être combattu efficacement et sans danger en l'étouffant de sa main gantée.

Des incendies plus étendus peuvent être étouffés à l'aide d'une couverture ou de serviettes mouillées. Si l'incendie est situé sous et dans les champs et si les champs sont faits d'un matériau hydrophobe, l'utilisation d'eau ou de tout autre liquide pour l'éteindre sera inefficace (474).

Si un équipement électrique est utilisé, il faut le débrancher avant d'utiliser de l'eau pour éteindre le feu ou on utilisera un extincteur à CO_2 ou chimique (475).

2. L'alimentation en oxygène, protoxyde d'azote ou air d'un équipement concerné par l'incendie doit être interrompue si cela ne comporte pas de risque pour le personnel. Il faut fermer le sas d'accès de la salle d'opération.

3. Le ou les patient(s) immédiatement exposés doivent être évacués du site de l'incendie après avoir éteint d'éventuelles flammes sur les vêtements ou les cheveux.

Dans le cas d'un incendie survenant en cours d'intervention, il peut s'avérer nécessaire d'éteindre le feu avant d'évacuer le patient. Il peut être plus dangereux d'évacuer le patient que d'attendre que le feu soit éteint ou circonscrit. Le médecin responsable doit décider quelle attitude présentera le moins de dangers – interrompre l'intervention ou la poursuivre et exposer les membres de l'équipe opératoire et le patient aux risques découlant d'un incendie.

4. Il faut déclencher l'alarme d'incendie.

5. Les portes doivent être fermées pour contenir la fumée et isoler le feu.

6. Toutes les mesures destinées à protéger ou évacuer les patients des lieux environnants doivent être prises.

7. Les pompiers seront dirigés sur les lieux de l'incendie.

Enquête lors d'un accident (476)

En cas de complication peropératoire, il faut avant tout en déterminer l'origine. Souvent, on néglige initialement d'évoquer le rôle du matériel. De nombreux exemples malheureux où des complications voire des décès sont survenus chez deux ou plusieurs patients par défaillance non détectée du matériel qui avait donc été réutilisé ont été décrits. Devant tout problème inexpliqué, il faut évoquer un dysfonctionnement de l'équipement ou sa mauvaise utilisation, et ne plus l'utiliser jusqu'à ce qu'il ait été mis hors de cause.

Face à un accident, il faut immédiatement prévenir le responsable de la sécurité de l'hôpital qui devra superviser l'enquête à mener. Il doit suivre un protocole prédéfini, afin que tous les points importants soient systématiquement abordés. Ce protocole peut faciliter le recueil de l'information dans un contexte souvent émotionnellement chargé (476). Toutes les personnes impliquées dans l'accident doivent rapidement rédiger leurs observations, tant qu'ils se souviennent précisément des faits. Ceux-ci doivent être consignés objectivement, sans préjuger d'une quelconque cause ou responsabilité.

Il faut aborder les questions suivantes concernant l'équipement :

1. À quelle date et à quelle heure le problème est-il survenu ?
2. Dans quelle salle est-il survenu ?
3. Quels appareils de monitorage étaient utilisés ?
4. Comment étaient réglés les seuils des alarmes ?
5. Quelle a été la première manifestation indiquant qu'il y avait un problème ?
6. À quelle heure est-elle survenue ?
7. Qui a le premier constaté le problème ?
8. Quel événement a attiré l'attention ? Des alarmes se sont elles déclenchées ?
9. Quels signes ou symptômes le patient présentait-il ?
10. Y avait-il eu des modifications récentes du système électrique ou du réseau de gaz dans cette salle ?
11. Est-il survenu une anomalie transitoire avant l'accident ?
12. Était-ce la première intervention réalisée dans cette salle ce jour là ?
13. Y avait-il eu des problèmes au cours de précédentes interventions réalisées dans cette salle, le jour même ou les jours précédents ?
14. Y a t-il eu des événements inhabituels dans les autres salles, le jour même ou les jours précédents ?
15. Un équipement a t-il été récemment amené dans cette salle ? Des problèmes ont ils été notés dans la salle où cet équipement se trouvait auparavant ?
16. Quelles vérifications ont été effectuées avant d'utiliser l'appareil d'anesthésie, le circuit respiratoire et le ventilateur ?
17. Qui a été la dernière personne à remplir les vaporisateurs ?
18. Si un vaporisateur a été récemment installé sur l'appareil d'anesthésie, quelles ont été les précautions prises pour éviter que du liquide ne passe dans le circuit ?
19. Après la première manifestation du problème quel a été le déroulement des événements ?

Il est important d'établir une échelle de temps sur laquelle tous les événements sont répertoriés dans leur ordre chronologique (476). Cela aidera à classer les événements et éventuellement identifier des informations manquantes. Il faut photographier la pièce sous différents angles, l'ensemble de l'équipement étant placé là ou il était lors de l'accident. Chaque élément de l'équipement sera photographié séparément.

Une fois ces photographies faites, tous les appareils et l'équipement ayant servi à l'intervention seront retirés, placés dans un local particulier, et il faut y apposer la mention « NE PAS TOUCHER » (477). Les réglages ne seront pas modifiés. On notera les informations permettant d'identifier le matériel, tel le nom du constructeur et les numéros de lots ou de série.

Une fois toutes ces démarches accomplies, s'il semble que le matériel puisse être incriminé, il faut l'examiner en détail, en présence du personnel d'anesthésie impliqué, d'un représentant de l'assurance, du responsable de la sécurité, d'un représentant du patient et des fabricants. L'investigation consistera en un examen approfondi de l'équipement, identique aux procédures de vérification décrites au Chapitre 19. Les vaporisateurs seront calibrés et vérifiés pour savoir si de la vapeur est administrée lorsqu'ils sont fermés, et leur contenu sera analysé. À la fin de cette enquête, un rapport détaillant tous les faits, analyses et conclusions est établi.

S'il est établi qu'il y a eu défaillance du matériel, il faut tenter de reconstituer les événements, à condition que cela ne présente aucun danger. L'équipement sera à nouveau examiné jusqu'à ce que tout litige soit écarté. Si l'enquête ne détecte aucune anomalie, l'équipement pourra être réutilisé, avec l'accord de toutes les parties.

Le Safe Medical Devices Act de 1990 impose aux utilisateurs d'équipement médical de déclarer les incidents lorsqu'existe une forte probabilité pour qu'un appareil médical ait causé ou contribué au décès, occasionné des blessures graves ou une affection grave chez un patient (478). *[NdT : Normes françaises : il existe depuis janvier 94 une loi qui instaure une « technico-vigilance » sur les dispositifs médicaux. La loi du 18 janvier 1994 fait obligation de n'utiliser que du matériel médical homologué et aux utilisateurs de « signaler à l'autorité administrative tout incident ou risque d'incident mettant en jeu un dispositif médical ». Un éditorial de Clergue lui est consacré dans la revue des Annales Françaises d'Anesthésie Réanimation, 13:151-152, 1994. De même un article de C. Gross intitulé « La vigilance dans le domaine des dispositifs médicaux » a été publié dans RBM (1994 16 ; 2 :72-75.). Enfin, tout matériel médical actuellement commercialisé est accompagné d'une fiche d'alerte destinée à être remplie en cas d'incident et à être adressée à la Commission d'Homologation. À noter également l'existence au sein de la Société Française d'Anesthésie et de Réanimation d'un comité sécurité].* Le rapport doit être rapidement remis, sans dépasser le délai de 10 jours ouvrables après que l'utilisateur de l'appareil ait eu connaissance de l'incident.

Prévention des accidents

CHOIX DE L'ÉQUIPEMENT

La prévention des accidents imputables à l'équipement d'anesthésie doit commencer dès son acquisition. Fiabilité, sécurité et coût sont des facteurs dont il faut tenir compte. La standardisation de l'équipement, menée conjointement dans le département d'anesthésie et les autres services de l'hôpital, peut contribuer à réduire les erreurs.

REMPLACEMENT DE L'ÉQUIPEMENT OBSOLÈTE

Il est nécessaire de programmer le remplacement de l'équipement. Un matériel qui offrait des performances et une sécurité optimales à un moment donné, peut ne plus être si performant avec les progrès accomplis sur les nouveaux appareils commercialisés. Il n'existe pas de norme stricte permettant d'affirmer quand un élément particulier d'un équipement doit être remplacé. On peut se baser sur les réponses aux questions suivantes :

1. L'équipement peut-il encore remplir ses fonctions dans les limites spécifiées par le constructeur ?
2. Les performances spécifiées par le constructeur sont-elles encore acceptables ? L'exercice de l'anesthésie évolue, pouvant imposer de nouvelles spécifications du matériel.

Un exemple en est l'utilisation des bas débits de gaz frais. Les vaporisateurs précis pour les hauts mais non pour les bas débits de gaz frais peuvent répondre aux spécifications du constructeur mais non aux exigences de cette pratique.

3. Quel est le risque d'erreur humaine? La plupart des nouvelles machines intègrent des dispositifs destinés à limiter le risque d'erreur humaine, ce qui peut contribuer à prévenir les accidents. On peut citer pour exemples les dispositifs conçus pour empêcher la délivrance d'un mélange hypoxique sur un appareil d'anesthésie et le commutateur ballon-ventilateur qui exclut la valve d'échappement.

4. L'équipement peut-il être actualisé? Une actualisation complète est souvent impossible mais on peut parfois apporter des modifications qui améliorent la sécurité (479).

5. La maintenance de l'équipement sera-t-elle assurée par du personnel qualifié? Il est important que l'équipement soit réparé par du personnel compétent avec les pièces détachées d'origine, d'où le plus souvent nécessité d'un contrat de maintenance ou au moins de l'existence d'un service après vente du constructeur. Si le constructeur a disparu ou n'assure plus la maintenance de l'équipement, il faut remplacer le matériel.

6. Les stagiaires ou étudiants en anesthésie sont-ils aptes à utiliser l'équipement en toute sécurité? Les programmes de formation des nouveaux diplômés en anesthésie peuvent omettre la description des matériels anciens, d'où risque de mauvaise utilisation.

UTILISATION DE DISPOSITIFS DE SURVEILLANCE

L'utilisation de dispositifs de surveillance (décrits aux Chapitres 17 et 18 et mentionnés plus haut) permet de déceler précocement des anomalies, avec déclenchement d'alarmes permettant de prévenir tout préjudice pour le patient.

ENSEIGNEMENT ET COMMUNICATION

Il est essentiel que tous les membres d'un département d'anesthésie soient pleinement informés de l'utilisation du nouveau matériel. Les manuels joints aux appareils doivent être relus en détail.

Une bonne communication entre membres du département d'anesthésie est importante. L'information concernant les modifications apportées à l'équipement ou les problèmes rencontrés doit être connue de tous. Il est capital que les accidents et les incidents soient discutés lors des réunions de département, afin de prendre les mesures nécessaires permettant d'éviter qu'ils ne se reproduisent dans l'avenir.

RÉFÉRENCES

1. Cooper JB, Newbower RS, Long CD, McPeek B. Preventable anesthesia mishaps: a study of human factors. Anesthesiology 1978;49:399-406.
2. Cooper JB, Newbower RS, Kitz RJ. An analysis of major errors and equipment failures in anesthesia management. Considerations for prevention and detection. Anesthesiology 1984;60:34-42.
3. Craig J, Wilson ME. A survey of anaesthetic misadventures. Anaesthesia 1981;36:933-936.
4. Currie M. A prospective survey of anaesthetic critical events in a teaching hospital. Anaesth Intensive Care 1989;17:403-411.
5. Desmonts JM. Role of equipment failure in the causation of anaesthetic morbidity and mortality: results from the French national survey and comparison with the Boston study. Eur J Anaesth 1987;4:200-203.
6. Kumar V, Barcellos WA, Mehta MP, Carter JG. Analysis of critical incidents in a teaching department for quality assurance. A survey of mishaps during anaesthesia. Anaesthesia 1988;43:879-883.
7. Anonymous. Emergency room mixup, deaths linked. Am Med News, August 8, 1971, p. 3.
8. Emmanuel ER, Teh JL. Dental anaesthetic emergency caused by medical gas pipeline installation error. Aust Dent J 1983;28:79-81.
9. Le Bourdais E. Nine deaths linked to cross connection. Sudbury General Inquest makes hospital history. Dimens Health Serv 1974;51:10-12.
10. Sato T. Fatal pipeline accidents spur Japanese standards. APSF Newslett 1991;6:14.
11. Anonymous. Hospital death probe continues. Am Med News, August 15, 1977, p. 26.
12. Sprague DH, Archer GW. Intraoperative hypoxia from an erroneously filled liquid oxygen reservoir. Anesthesiology 1975;42:360-363.
13. Smith FP. Multiple deaths from argon contamination of hospital oxygen supply. J Forensic Sci 1987;32:1098-1102.

14. Holland R. Foreign correspondence: «wrong gas» disaster in Hong Kong. APSF Newslett 1989;4:26.
15. Anonymous. Puritan-Bennett quick connect valves for medical gases. Canadian medical devices alert warns of possible cracks. Biomed Safe Stand 1984;14:52-53.
16. Anonymous. Old-style Chemetron central gas outlets. Health Devices 1981;10(9):222-223.
17. Anonymous. Crossed connections in medical gas systems. Technol Anesth 1984;5:3.
18. Anonymous. Crossed N_2O & O_2 lines blamed for outpatient surgery death. Biomed Safe Stand 1992;22:14.
19. Downing JW. Safety of anaesthetic machines. South Afr Med J 1981;30:815.
20. Krenis LJ, Berkowitz DA. Errors in installation of a new gas delivery system found after certification. Anesthesiology 1985;62:677-678.
21. Tingay MG, Ilsley AH, Willis RJ, Thompson MJ, Chalmers AH, Cousins MJ. Gas identity hazards and major contamination of medical gas system of a new hospital. Anaesth Intensive Care 1978;6:202-209.
22. Spurring PW, Shenolikar BK. Hazards in anaesthetic equipment. Br J Anaesth 1978;50:641-645.
23. Robinson JS. A continuing saga of piped medical gas supply. Anaesthesia 1979;34:66-70.
24. Feeley TW, Hedley-Whyte J. Bulk oxygen and nitrous oxide delivery systems: design and dangers. Anesthesiology 1976;44:301-305.
25. Anonymous. The Westminster inquiry. Lancet 1977;2:175-176.
26. Lane GA. Medical gas outlets -a hazard from interchangeable «quick connect» couplers. Anesthesiology 1980;52:86-87.
27. Carley RH, Houghton IT, Park GR. A near disaster from piped gases. Anaesthesia 1984;39:891893.
28. Karrnann U, Roth F. Prevention of accidents associated with air-oxygen mixers. Anaesthesia 1982;37:680-682.
29. Thorp JM, Railton R. Hypoxia due to air in the oxygen pipeline. Anaesthesia 1982;37:683-687.
30. Ziecheck HD. Faulty ventilator check valves cause pipeline gas contamination. Respir Care 1981;26:1009-1010.
31. Anonymous. Patient receives air instead of oxygen: Canadian safety alert. Biomed Safe Stand 1991;21:97-98.
32. O'Connor CJ, Hobin KF. Bypassing the diameterindexed safety system. Anesthesiology 1989;71:318-319.
33. Boon PE. C-size cylinders. Anaesth Intensive Care 1990;18:586-587.
34. Jawan B, Lee JH. Cardiac arrest caused by an incorrectly filled oxygen cylinder. A case report. Br J Anaesth 1990;64:749-751.
35. Rendell-Baker L. Problems with anesthetic gas machines and their solutions. In: Rendell-Baker L. ed. Problems with anesthetic and respiratory therapy equipment [Special issue]. Int Anesth Clin 1982;20(3):1-82.
36. Anonymous. Cylinders with unmixed helium/oxygen. Technol Anesth 1990;10:4.
37. Orr IA, Hamilton L. Entonox hazard. Anaesthesia 1985;40:496.
38. Sim P. Entonox hazard: a reply. Anaesthesia 1985;40:496.
39. Anonymous. Misconnection of oxygen regulator to nitrogen cylinder could cause death. Biomed Safe Stand 1988;18:90-91.
40. Anonymous. Nonstandard user modification of gas cylinder pin indexing. Technol Anesth 1989;10:2.
41. Goebel WM. Failure of nitrous oxide and oxygen pin-indexing. Anesth Prog 1980;27:188-191.
42. Jayasunya JP. Another example of Murphy's law-mix up of pin index valves. Anaesthesia 1986;41:1164.
43. Mead P. Hazard with cylinder yoke. Anaesth Intensive-Care 1981;9:79-80.
44. Saposnick AB. Maintenance and repair of gas, humidity, and aerosol equipment. Respir Care 1975;20:938-941.
45. MacMillan RR, Marshall MA. Failure of the pin index system on a Cape Waine ventilator. Anaesthesia 1981;36:334-335.
46. Fuller WR, Kelly R, Russell WJ. Pin-indexing failure. Anaesth Intensive Care 1985;13:440-441.
47. Spurring PW, Shenolikar BK. Hazards in anaesthetic equipment. Br J Anaesth 1978;50:641-645.
48. Bonsu AK, Stead AL. Accidental cross-connexion of oxygen and nitrous oxide in an anaesthetic machine. Anaesthesia 1983;38:767-769.
49. Beudoin MG. Oxygen needle valve obstruction. Anaesth Intensive Care 1988;16:130-131.
50. Khalil SN, Neuman J. Failure of an oxygen flow control valve. Anesthesiology 1990;73:355-356.
51. Rung GW, Schneider AJL. Oxygen flowmeter failure on the North American Drager Narkomed 2a anesthesia machine. Anesth Analg 1986;65:211-212.
52. Anonymous. Oxygen deprivation alleged in $2.5 million negligence suit. Biomed Safe Stand 1981;11:53.
53. McGarry PMF. Anaesthetic machine standard. Can Anaesth Soc J 1978;25:436.
54. Wyant GM. Some dangers in anesthesia. Can Anaesth Soc J 1978;25:71-72.
55. Jenkins IR. A «too close to door» knob. Anaesth Intensive Care 1991;19:614.
56. Henling CE, Diaz JH. The cluttered anesthesia machine -a cause for hypoxia. Anesthesiology 1983:58:288-289.
57. Linton RAF, Foster CA, Spencer GT. A potential hazard of oxygen flowmeters. Anaesthesia 1982;37:606-607.
58. Russell WJ. The danger of air on anaesthetic machines. Anaesth Intensive Care 1988;16:499.
59. Battig CG. Unusual failure of an oxygen flowmeter. Anesthesiology 1972;37:561-562.
60. Chadwick DA. Transposition of rotameter tubes. Anesthesiology 1974;40:102.
61. Hodge EA. Accuracy of anaesthetic gas flowmeters. Br J Anaesth 1979;51:907.
62. Kelley JM, Gabel RA. The improperly calibrated flowmeter -another hazard. Anesthesiology 1970;33:467-468.
63. Thomas D. Interchangeable rotameter tubes. Anaesth Intensive Care 1983;11:385-386.
64. Hutton P, Boaden RW. Performance of needle valves. Br J Anaesth 1986;58:919-924.
65. Chi OZ. Another example of hypoxic gas mixture delivery. Anesthesiology 1985;62:543-544.
66. Riendl J. Hypoxic gas mixture delivery due to malfunctioning inlet port of a Select-a-Tec vaporizer manifold. Can J Anaesth 1987;34:431.
67. Chung DC, Jing QC, Prins L, Strupat J. Hypoxic gas mixtures delivered by anaesthetic machines equipped

with a downstream oxygen flowmeter. Can Anaesth Soc J 1980;27:527-530.
68. Dudley M, Walsh E. Oxygen loss from rotameter. Br J Anaesth 1986;58:1201-1202.
69. Russell WJ. Hypoxia from a selective oxygen leak. Anaesth Intensive Care 1984;12:275-276.
70. McHale S. A critical incident with the Ohmeda Excel 410 machine. Anaesthesia 1991;46:150.
71. Powell J. Leak from an oxygen flow meter. Br J Anaesth 1981;53:671.
72. Wishaw K. Hypoxic gas mixture with Quantiflex monitored dial mixer and induction room safety. Anaesth Intensive Care 1991;19:127.
73. Hanning CD, Kruchek D, Chunara A. Preferential oxygen leak -an unusual case. Anaesthesia 1987;42:1329-1330.
74. Moore JK, Railton R. Hypoxia caused by a leaking rotameter -the value of an oxygen analyser. Anaesthesia 1984;39:380-381.
75. Julien RM. Potentially fatal machine fault. Anesthesiology 1983;58:584-585.
76. Cole AGH, Thompson JB, Fodor IM, Baker AB, Sear JW. Anaesthetic machine hazard from the selectatec block. Anaesthesia 1983;38:175- 177.
77. Lenoir RJ, Easy WR. A hazard associated with removal of carbon dioxide cylinders. Anesthesiology 1988;43: 892-893.
78. Russell WJ, Ward JB. Hypoxia with a third flowmeter tube on the anaesthetic machine. Anaesth Intensive Care 1978;6:355-357.
79. McQuillan PJ, Jackson IJB. Potential leaks from anaesthetic machines. Anaesthesia 1987;42:1308-1312.
80. Williams AR, Hilton PJ. Selective oxygen leak. A potential cause of patient hypoxia. Anaesthesia 1986;41: 1133-1134.
81. Wilson A. Dangerous leak. Anaesth Intensive Care 1990;18:575.
82. Katz D. Recurring cyanosis of intermittent mechanical origin in anesthetized patients. Anesth Analg 1968;47: 233-237.
83. Bishop C, Levick CH, Hodbson C. A design fault in the Boyle apparatus. Br J Anaesth 1967;39:908.
84. Gupta BL, Varshneya AK. Anaesthetic accident caused by unusual leakage of rotameter. Br J Anaesth 1975;47: 805.
85. Lanier WL. Intraoperative air entrainment with Ohio Modulus anesthesia machine. Anesthesiology 1986;64: 266-268.
86. Ghanooni S, Wilks DH, Finestone SC. A case report of an unusual disconnection. Anesth Analg 1983;62:696-697.
87. Ditchik J, Herr GP. Can we do without O_2 analyzers? Anesthesiology 1984;61:629-630.
88. Mostello LA, Patel Rl. Dilution of anesthetic gases by a new light source for bronchoscopy. Anesthesiology 1986;65:445.
89. Russell WG. Oxygen supply at risk. Anaesth Intensive Care 1985;13:216-217.
90. Johnson DL. Central oxygen supply versus mother nature. Respir Care 1975;20:1043-1044.
91. Newson AJ, Dyball LA. A visual monitor for piped oxygen supply systems to anaesthetic machines. Anaesth Intensive Care 1978;6:146-148.
92. Anderson B, Chamley D. Wall outlet oxygen failure. Anaesth Intensive Care 1987;15:468-469.
93. Chung DC, Hunter DJ. The quick-mount pipeline connector. Failure of a «fail-safe» device. Can Anaesth Soc J 1986;33:666-668.
94. Anderson EF. A potential ignition source in the operating room. Anesth Analg 1976;55:217-218.
95. Ewart IA. An unusual cause of gas pipeline failure. Anaesthesia 1990;45:498.
96. Lacoumenta S, Hall GM. A burst oxygen pipeline. Anaesthesia 1983;38:596-597.
97. Craig DB, Culligan J. Sudden interruption of gas flow through a Schrader oxygen coupler unit. Can Anaesth Soc J 1980;27:175-177.
98. Janis KM. Sudden failure of ceiling oxygen connector. Can Anaesth Soc J 1978;25:155.
99. Muir J, Davidson-Lamb R. Apparatus failure -cause for concern. Br J Anaesth 1980;52:705-706.
100. Anderson WR, Brock-Utne JG. Oxygen pipeline supply failure. A coping strategy. J Clin Monit 1991;7:39-41.
101. Varga DA, Guttery JS, Grundy BL. Intermittent oxygen delivery in an Ohmeda Unitrol anesthesia machine due to a faulty O-ring check valve assembly. Anesth Analg 1987;66:1200-1201.
102. Feeley TW, Bancroft ML, Brooks RA, Hedley-Whyte J. Potential hazards of compressed gas cylinders: a review. Anesthesiology 1978;48:72-74.
103. Blogg CE, Colvin MP. Apparently empty oxygen cylinders. Br J Anaesth 1977;49:87.
104. Milliken RA. An explosion hazard due to an imperfectdesign. Arch Surg 1972;105:125-127.
105. Fitzpatrick G, Moore KP. Malfunction in a needle valve. Anaesthesia 1988;43:164.
106. McMahon DJ, Holm R, Batra MS. Yet another machine fault. Anesthesiology 1983;58:586-587.
107. Boscoe MJ, Baxter RCH. Failure of anaesthetic gas supply. Anaesthesia 1983;38:997-998.
108. From R, George GP, Tinker JH. Foregger 705 malfunction resulting in loss of gas flow. Anesthesiology 1984; 61:321-322.
109. Chang JL, Larson CE, Bedger RC, Bleyaert AL. An unusual malfunction of an anesthetic machine. Anesthesiology 1980;52:446-447.
110. Wan YL, Swan M . Exotic obstruction. Anaesth Intensive Care 1990;18:274.
111. Bamber PA. Possible safety hazard on anaesthetic machines. Anaesthesia 1987;42:782.
112. Heine JF, Adams PM. Another potential failure in an oxygen delivery system. Anesthesiology 1985;63:335-336.
113. Capan L, Ramanathan S, Chalon J, O'Meara JB, Turndorf H. A possible hazard with use of the Ohio Ethrane Vaporizer. Anesth Analg 1980;59:65-68.
114. Forrest T, Childs D. An unusual vaporiser leak. Anaesthesia 1982;37:1220-1221.
115. Eldrup-Jorgensen S, Sprissler GT. Gas leaks in anesthesia machines. Anesthesiology 1977;46:439.
116. Pyles ST, Kaplan RF, Munson ES. Gas loss from Ohio Modulus vaporizer selector -interlock valve. Anesth Analg 1983;62:1052.
117. Loughnan TE. Gas leak associated with a selectatec. Anaesth Intensive Care 1988;16:501.
118. Van Besouw JP, Thurlow AC. A hazard of freestanding vaporizers. Anaesthesia 1987;42:671.

119. Qadri AM. Unusual detection of an old problem. Anaesthesia 1988;43:611.
120. Berry PD, Ross DG. Missing O-ring causes unrecognised large gas leak. Anaesthesia 1992;47:359.
121. Patterson KW, Kean PK. Hazard with a Boyle Vaporizer. Anaesthesia 1991;46:152-153.
122. Wraight WJ. Another failure of Selectatec block. Anaesthesia 1990;45:795.
123. Hogan TS. Selectatec switch malfunction. Anaesthesia 1985;40:66-69.
124. Jove F, Milliken RA. Loss of anesthetic gases due to defective safety equipment. Anesth Analg 1983;62:369-370.
125. Jablonski J, Reynolds AC. A potential cause (and cure) of a major gas leak. Anesthesiology 1985;62:842-843.
126. Childres WF Malfunction of Ohio Modulus anesthesia machine. Anesthesiology 1982;56:330.
127. Carter JA, McAtteer P. A serious hazard associated with the Fluotec Mark 4 vaporizer. Anaesthesia 1984;35:1257-1258.
128. Anonymous. Anesthesia unit vaporizers. Technol Anesth 1987;7:4.
129. Dolan PF. Vaporizer leak. Anesthesiology 1978;49:302.
130. Cooper PD. A hazard with a vaporizer. Anesthesiology 1984;39:935.
131. Rosenberg M, Solod E, Bourke DL. Gas leak through a Fluotec Mark III Vaporizer. Anesth Analg 1979;58:239-240.
132. Comm G, Rendell-Baker L. Back pressure check valves a hazard. Anesthesiology 1982;56:327-328.
133. Dedrick DF, Mieras CD. Hazard associated with new Foretrend anesthesia machine. Anesthesiology 1979;51:483.
134. Beavis R. Boyles machine. Anaesth Intensive Care 1983;11:80.
135. Kataria B, Price P, Slack M. Delayed filling of the breathing bag due to a portable vaporizer. Anesth Analg 1987;66:1055.
136. Riddle RT. A potential cause (and cure) of a major gas leak. Anesthesiology 1985;62:842-843.
137. Longmuir J, Craig DB. Misadventure with a Boyle's gas machine. Can Anaesth Soc J 1976;23:671-673.
138. Okell RW. Chain of errors. Anaesthesia 1989;44:703-704.
139. Friesen RM. Safety of anaesthetic machines. Can J Anaesth 1989;36:364.
140. Dolan PF. Connections from anesthetic machine to circle system unsatisfactory. Anesthesiology 1979;51:277.
141. Goldman JM, Phelps RW. No flow anesthesia. Anesth Analg 1987;66:1339.
142. Mantia AM. A defective Washington T-piece. An example of inevitable failure and lessons to be learned. Anesthesiology 1983;59:167-168.
143. Milliken RA, Bizzarri DV. An unusual cause of failure of anesthetic gas delivery to a patient circuit. Anesth Analg 1984;63:1047-1048.
144. Anonymous. Anesthesia breathing circuits & fresh gas elbows recalled. Biomed Safe Stand 1989;19:19.
145. Bissonnette B, Roy WL. Obstruction of fresh gas flow in an Ayre's T-piece. Can Anaesth Soc J 1986;33:535-536.
146. Miguel R, Vila H. Machine wars. Another cause of pressure loss in the anesthesia machine. Anesthesiology 1992:77:398-399.
147. Nimocks JA, Modell JH, Perry PA. Carbon dioxide retention using a humidified «nonrebreathing» system. Anesth Analg 1975;54:271-273.
148. Tyler IL, Hammill M. Gas analyzer or anesthesia circuit malfunction? Let room air decide. Anesth Analg 1984;63:702-703.
149. Goresky GV. Bain circuit delivery tube obstructions. Can J Anaesth 1990;37:385.
150. Mansell WH. Bain circuit. The hazard of the hidden tube. Can Anaesth Soc J 1976;23:227.
151. Inglis MS. Torsion of the inner tube. Br J Anaesth 1980;52:705.
152. Forrest PR. Defective anaesthetic breathing circuit. Can J Anaesth 1987;34:541-542.
153. Anonymous. Anesthesia machine owners alerted to potential breathing circuit leak. Biomed Safe Stand 1989;19:122.
154. Birch AA, Fisher NA. Leak of soda lime seal after anesthesia machine check. J Clin Anesth 1989;1:474-476.
155. Brown MC, Burris WR, Hilley MD. Breathing circuit mishap resulting from Y-piece disintegration. Anesthesiology 1988;69:436-437.
156. Cottrell JE, Chalon J, Turndorf H. Faulty anesthesia circuits: a source of environmental pollution in the operating room. Anesth Analg 1977;56:359-362.
157. Colavita RD, Apfelbaum JL. An unusual source of leak in the anesthesia circuit. Anesthesiology 1985;62:208-209.
158. Cullingford D. Broken yoke. Anaesth Intensive Care 1985;13:442.
159. Cooper MG, Vouden J, Rigg D. Circuit leaks. Anaesth Intensive Care 1987;15:539-540.
160. Ferderbar PJ, Kettler RE, Jablonski J, Sportiello R. A cause of breathing system leak dunng closed circuit anesthesia. Anesthesiology 1986;65:661-663.
161. Kemen M, Desai K, Roizen MF, Jennnings J, Outly S. Over fifty percent of disposable circuits leak. Anesth Analg 1990;70:S194.
162. Lamarche Y. Anaesthetic breathing circuit leak from cracked oxygen analyzer sensor connector. Can Anaesth Soc J 1988;32:682-683.
163. Mantia AM. Faulty Y-piece. Anesth Analg 1981;60:121-122.
164. Lee O, Sommer RM. Pressure monitoring hose causes leak in anesthesia breathing circuit. Anesth Analg 1991;73:365.
165. Poulton TJ. Unusual corrugated tubing leak. Anesth Analg 1986;65:1365.
166. Prasad KK, Chen L. Complications related to the use of a heat and moisture exchanger. Anesthesiology 1990;72:958.
167. Patil AR. Melting of anesthesia circuit by humidifier. Anesth Proz 1989;36:63-65.
168. Raja SN, Geller H. Another potential source of a major gas leak. Anesthesiology 1986;64:297-298.
169. Sosis MB, Payne MN. Another cause for a leak in a disposable breathing circuit. Anesthesiology 1989;71:806.
170. Shampaine EL, Helfaer M. A modest proposal for improved humidifier design. Anesth Analg 1991;72:130-131.
171. Warren PR, Gintautas J. Problems with Dupaco ventilator valve assembly. Anesthesiology 1980;53:524-525.

172. Stevenson PH, McLeskey CH. Breakage of a reservoir bag mount, an unusual anesthesia machine failure. Anesthesiology 1980;53:270-271.
173. Milliken RA. Bag mount detachment. A function of age? Anesthesiology 1982;56:154.
174. Wood D, Boyd M, Campbell C. Insulation of heated wire circuits. Anesth Analg 1992;74:471.
175. Mizutani AR, Ozaki G, Rusk R. Insulation of heated wire circuits. In response. Anesth Analg 1992;74:472.
176. Brown CQ, Canada ED, Graney WF. Failure of Bain circuit breathing system. Anesthesiology 1981;55:716-717.
177. Breen DP. Failure of a valve in a Bain system. A dangerous design? Anaesthesia 1990;45:417.
178. Miller DC, Collins JW, Wallace L. Failure of the expiratory valve on a Bain System. Anaesthesia 1990;45:992.
179. Nelson RA, Snowdon SL. Failure of an adjustable pressure limiting valve. Anaesthesia 1989;44:788-789.
180. Judkins KC, Safe M. Routine servicing of the Cape-Wane Ventilator. Anaesthesia 1983;38:1102.
181. Ripp CH, Chapin JW. A bellow's leak in an Ohio anesthesia ventilator. Anesth Analg 1985;64:942.
182. Hutchinson BR. An unusual leak. Anaesth Intensive Care 1987;15:355.
183. Rolbin S. An unusual cause of ventilator leak. Can Anaesth Soc J 1977;24:522-524.
184. Wolf S, Watson CB, Clark P. An unusual cause of leakage in an anesthesia system. Anesthesiology 1981;55:83-84.
185. Choi JJ, Guida J, Wu W. Hypoventilatory hazard of an anesthetic scavenging device. Anesthesiology 1986;65:126-127.
186. Eisenkraft JB, Sommer RM. Flapper valve malfunction. Anesth Analg 1988;66:1132.
187. Eisenkraft JB. Potential for barotrauma or hypoventilation with the Drager AV-E ventilator. J Clin Anesth 1989;1:452-456.
188. Sommer RM, Bhalla GS, Jackson JM, Cohen MI. Hypoventilation caused by ventilator valve rupture. Anesth Analg 1988;67:999-1001.
189. Khalil SN, Gholston TK, Binderman J, Antosh S. Flapper valve malfunction in an Ohio closed scavenging system. Anesth Analg 1987;66:1334-1336.
190. Munford BJ, Wishaw KJ. Critical incidents with non-rebreathing valves. Anaesth Intensive Care 1990;18:560-563.
191. Oliver JJ, Pope R. Potential hazard with silicone resuscitators. Anaesthesia 1984;39:933-934.
192. Anonymous. Valve component on resuscitation kits may leak. Biomed Safe Stand 1989;19:35-36.
193. Jameson LC, Popic PM. Detection of anesthesia machine leaks during controlled ventilation in anesthetized dogs. Anesthesiology 1990;73:A1063.
194. Jameson LC, Popic PM. Detection of anesthesia machine leaks with nitrogen, endtidal CO_2 and pulse oximetry during spontaneous ventilation in anesthetized dogs. Anesthesiology 1990;73:A1031.
195. Graham DH. Advantages of standing bellows ventilators and low-flow techniques. Anesthesiology 1983;58:486.
196. Vistica MF, Posner KL, Caplan RA, Cheney FW. Role of equipment failure and misuse in anesthetic-related malpractice claims. Anesthesiology 1990;73:A1007.

197. Heath ML. Accidents associated with equipment. Anaesthesia 1984;39:57-60.
198. Brahams D. Two locum anaesthetists convicted of manslaughter. Anaesthesia 1990;45:981-982.
199. Neufeld PD, Johnson DL. Results of the Canadian Anaesthetists' Society opinion survey on anaesthetic equipment. Can Anaesth Soc J 1983;30:469-473.
200. Neufeld PD, Johnson DL, deVeth J. Safety of anaesthesia breathing circuit connectors. Can Anaesth Soc J 1983;30:646-652.
201. Condon HA. An antidisconnexion device. Anaesthesia 1982;37:103-104.
202. Dolan PF. A simple safety device. Br J Anaesth 1976;48:499.
203. Gilston A. Safety clip for Tunstall paediatric connections. Anaesthesia 1980;35:1119.
204. Knell PJW. Accidental disconnection of anaesthetic breathing systems. Anaesthesia 1980;35:825-826
205. Malloy WF, Poznak AV, Artusio JF. Safety clip for endotracheal tubes. Anesthesiology 1979;50:353354.
206. Star EG. A simple safety device. Br J Anaesth 1975;47:1034.
207. Spurring PW, Small LFG. Breathing system disconnexions and misconnexions. Anaesthesia 1983;38:683-688.
208. Janowski MJ. Feedback on ventilators. Am J Nurs 1984;84:1494.
209. Blackstock D, Forbes M. Analysis of an anaesthetic gas scavenging system hazard. Can J Anaesth 1989:36:204-208.
210. Morr ZF, Stein ED, Orkin LR. A possible hazard in the use of a scavenging system. Anesthesiology 1977;47:302-303.
211. Mostafa SM, Sutcliffe AJ. Antipollution expiratory valves. A potential hazard. Anaesthesia 1982;37:468-469.
212. Seymour A. The need for care in using electric warming blankets. Anaesthesia 1982;37:1218-1219.
213. Patel KD, Dalal FY. A potential hazard ofthe Drager scavenging interface for wall suction. Anesth Analg 1979;58:327-328.
214. Hodgson CA, Mostafa SM. Riddle of the persistent leak. Anaesthesia 1991;46:799.
215. Stirt JA, Lewenstein LN. Circle system failure induced by gastric suction. Anaesth Intensive Care 1981;9:161-162.
216. Lee T, Schrader MW, Wnght BD. Pseudo-failure of mechanical ventilator caused by accidental endobronchial nasogastric tube insertion. Respir Care 1980;25:851-853.
217. Anonymous. Two firms near completion of class II recalls involving anesthesia face mask elbow connectors. Biomed Safe Stand 1985;15:98-99.
218. Anonymous. Breathing-circuit connectors blocked by plastic membrane. Biomed Safe Stand 1991;21:91.
219. Anonymous. Valves, positive end expiratory pressure. Technol Anesth 1991;12:11.
220. Anonymous. Videotape explains OR fires. Technol Anesth 1992;13:7.
221. Baker AJ, Hall R. Malfunction of Hudson electrochemical oxygen sensor. Anaesth Intensive Care 1989;17:516-517.
222. Cook WP, Gravenstein JS. Breathing circuit occlusion

223. Daley H, Amoroso P. Dangerous repairs. Anaesthesia 1991;46:997.
224. Frankel DZN. Adhesive tape obstructing an anesthetic circuit. Anesthesiology 1983;59:256.
225. Gaines CY, Rees DI. Ventilator malfunction-another cause. Anesthesiology 1984;60:260-261.
226. Koga Y, Iwatsuki N, Takahashi M, Hashimoto Y. A hazardous defect in a humidifier. Anesth Analg 1990;71: 712.
227. Prados W. A dangerous defect in a heat and moisture exchanger. Anesthesiology 1989;71:804.
228. Sabo BA, Olinder PJ, Smith RB. Obstruction of a breathing circuit. Anesth Rev 1983;10:28-30.
229. Springman SR, Malischke P. A potentially serious anesthesia system malfunction. Anesthesiology 1986;65: 563.
230. Williams EL, Reede L. One cap too many. Anesth Analg 1987;66:1340-1341.
231. Cameron AE, Power I, Tierney B. Portex swivel connector hazard. Anaesthesia 1984;39:496.
232. Crowhurst P. Mishaps with the Mera-F circuit. Anaesth Intensive Care 1987;15:121-122.
233. Shroff PK, Skerman JH. Humidifier malfunction -a cause of anesthesia circuit occlusion. Anesth Analg 1988;67:710-711.
234. Feingold A. Carbon dioxide absorber packaging hazard. Anesthesiology 1976;45:260.
235. Anonymous. Sodasorb prepack CO_2 absorption cartridges. Health Devices 1988;17:35-36.
236. Anonymous. Sodasorb prepac safety advisory. Lexington, MA: WR Grace & Co., March 6,1992.
237. Heath ML. Accidents associated with equipment. Anaesthesia 1984;39:57-60.
238. Levins RA, Francis RI, Burnley SR. Failure to detect disconnexion by capnography. Anaesthesia 1989;44:79.
239. Morrison AB. Failure to detect anesthetic circuit disconnections. Canadian « medical devices alert » issued by HPB. Biomed Safe Stand 1981;11:28.
240. Slee TA, Pavlin EG. Failure of low pressure alarm associated with the use of a humidifier. Anesthesiology 1988;69:791-793.
241. Wald A. Front panel cover for Frazer-Harlake ventilator. Anesth Analg 1983;62:619-620.
242. McGarrigle R, White S. Oxygen analyzers can detect disconnections. Anesth Analg 1984;63:464465.
243. Meyer RM. A case for monitoring oxygen in the expiratory limb of the circle. Anesthesiology 1984;61:374.
244. Raphael DT, Weller RS, Doran DJ. A response alogrithm for the low-pressure alarm condition. Anesth Analg 1988;67:876-883.
245. Barry JES, Adams A. Inadvertent administration of carbon dioxide. Surv Anesth 1991;35:368-374.
246. Dinnick DP. Accidental severe hypercapnia during anaesthesia. Br J Anaesth 1968;40:36-45.
247. Klein SL, Lilburn JK. An unusual case of hypercarbia during general anesthesia. Anesthesiology 1980;53:248-250.
248. Holland R. Foreign correspondence. Another « wrong gas » incident in Hong Kong. APSF Newslett 1991;6:9.
249. Whitten MP, Wise CC. Design faults in commonly used carbon dioxide absorbers. Br J Anaesth 1972;44:535-537.
250. AndrewsJJ, Johnston RV, Bee DE, Arens JF. Photodeactivation of ethyl violet. A potential hazard of sodasorb. Anesthesiology 1990;72:59-64.
251. Detmer MD, Chandra P, Cohen PJ. Occurrence of hypercarbia due to an unusual failure of anesthetic equipment. Anesthesiology 1980;52:278-279.
252. Loughman E. Defective soda lime canisters. Anaesth Intensive Care 1990; 18:275.
253. Podraza AG, Salem MR, Joseph NJ, Brenchley JL. Rebreathing due to incompetent unidirectional valves in the circle absorber system. Anesthesiology 1991;75: A422.
254. Parry TM, Jewkes DA, Smith M. A sticking flutter valve. Anaesthesia 1991;46:229.
255. Nunn BJ, Rosewarne FA. Expiratory valve failure. Anaesth Intensive Care 1990;18:273-274,
256. Anonymous. Anesthesia gas absorber check valves may « stick open. » Biomed Safe Stand 1990;20:156.
257. Fogdall RP. Exacerbation of iatrogenic hypercarbia by PEEP. Anesthesiology 1979;51:173-175.
258. Pyles ST, Berman LS, Hodell JH. Expiratory valve dysfunction in a semiclosed circle anesthesia circuit-verification by analysis of carbon dioxide waveform. Anesth Analg 1984;63:536-537.
259. Kim JM, Kovac AL, Mathewson HS. Incompetency of unidirectional dome valves. A multi-hospital study. Anesth Analg 1985;64:237.
260. Rosewarne F, Wells D. Three cases of valve incompetence in a circle system. Anaesth Intensive Care 1988;16: 376-377.
261. Whalley DG. Malfunctioning unidirectional valves of Ohmeda series 5 and SA carbon dioxide absorbers. Can J Anaesth 1988;35:668-669.
262. Dzwonczyk D, Dahl MR, Steinhauser R. A defective unidirectional dome valve was not discovered during normal testing. J Clin Eng 1991;16:485-490.
263. Hornbein TF, Glauber DT. Inadvertent inspiration of carbon dioxide. Anesthesiology 1984;61:114.
264. Berner MS. Profound hypercapnia due to disconnection within an anaesthetic machine. Can J Anaesth 1987;34: 622-626.
265. Dunn AJ. Empty tanks and Bain circuits. Can Anaesth Soc J 1978;25:337.
266. Breen M. Letter to the editor. Can Anaesth Soc J 1975; 22:247.
267. Hannallah R, Rosales JK. A hazard connected with reuse of the Bain's circuit: a case report. Can Anaesth Soc J 1974;21:511-513.
268. Naqvi NH. Torsion of inner tube. Br J Anaesth 1981; 53:193.
269. Peterson WC. Bain circuit. Can Anaesth Soc J 1978; 25:532.
270. Mansell WH. Spontaneous breathing with the Bain circuit at low flow rates: a case report. Can Anaesth Soc J 1976;23:432-434.
271. Fukunaga AF. Torsion and disconnection of inner tube of coaxial breathing circuit. Br J Anaesth 1981;53:1106-1107.
272. Roberts PJ. Unattached inner coaxial tube. Anaesthesia 1987;42:1128.
273. Read PJH, Lukey R. Potential hazard of the Kendall « Bain » circuit. Anaesth Intensive Care 1989;17:510.
274. Wildsmith JAW, Grubb DJ. Defective and misused coaxial circuits. Anaesthesia 1977;32:293.
275. Paterson JG, Vanhooydonk V. A hazard associated

with improper connection of the Bain breathing circuit. Can Anaesth Soc J 1975;22:373-377.
276. Raju R. Humidifier-induced hypercarbia. Anaesthesia 1987;42:672-673.
277. McNulty S, Barringer L, Browder J. Carbon dioxide associated with a humidifier defect. Can J Anaesth 1987;34:519-521.
278. Rigg D, Joseph M. Split ventilator bellows. Anaesth Intensive Care 1985;13:213.
279. Podraza A, Salem MR, Harris TL, Montz H. Effects of bellows leaks on anesthesia ventilator function. Anesth Analg 1991;72:S215.
280. Waterman PM, Pautler S, Smith RB. Accidental ventilator-induced hyperventilation. Anesthesiology 1978; 48:141.
281. Ghani GA. Fresh gas flow affects minute volume during mechanical ventilation. Anesth Analg 1984;63:619.
282. Dogu TS, Davis HS. Hazards of inadvertently opposed valves. Anesthesiology 1970;33:122-123.
283. Weaver LK, Fairfax WR, Greenway L. Bilateral otorrhagia associated with continuous positive airway pressure. Chest 1988;93:878-879.
284. Mayle LL, Reed SJ, Wyche MQ. Excessive airway pressures occurring concurrently with use of the Fraser Harlake PEEP valve. Anesthesiol Rev 1990;17:41-44.
285. Thompson PW. Prevention of the hazard of excessive airway pressure. Anaesthesia 1979;34:593.
286. Newton NI, Adams AQ. Excessive airway pressure during anesthesia. Anaesthesia 1978;33:689-699.
287. Bailey PL. Failed release of an activated oxygen flush valve. Anesthesiology 1983;59:480.
288. Anderson EC, Rendell-Baker L. Exposed O_2 flush hazard. Anesthesiology 56:328;1982
289. Cooper CMS. Capnography. Anaesthesia 1987;42:1238-1239.
290. 290. Hanafiah Z, Sellers WFS. Nudging the emergency oxygen. Anaesthesia 1991;46:331.
291. Puttick N. Hazard from the oxygen flush control. Anaesthesia 1986;41:222-224.
292. Andrews JJ. Understanding anesthesia ventilators (ASA Refresher Course #242). Park Ridge, IL: ASA, 1990.
293. Anonymous. Barotrauma from anesthesia ventilators. Technol Anesth 1988;9:1-2.
294. Alston RP. Expiratory obstruction in a circle system. Anaesthesia 1987;42:1120.
295. Anonymous. Malfunction of anesthesia machine [The Malpractice Reporter]. Anesthesiology 1991;10:1.
296. Bishay EG, Echiverri E, Abu-Zaineh M, Lee C. An unusual cause for airway obstruction in a young healthy adult. Anesthesiology 1984;60:610-611.
297. Hindman BJ, Sperring SJ. Partial expiratory limb obstruction by a foreign body abutting upon an Ohio 5400 volume monitor sensor. Anesthesiology 1986;65:349-350.
298. Jack TM. An unusual cause of complete expiratory obstruction. Anaesthesia 1987;42:564.
299. Hilgenberg JC, Burke BC. Positive end-expiratory pressure produced by water in the condensation chamber. Anesth Analg 1985;64:541-543.
300. Hilton PJ, Clement JA. Surgical emphysema resulting from a ventilator malfunction. Anaesthesia 1983;38: 342-345.

301. Anonymous. Dryden anesthesia breathing circuits. Technol Anesth 1988;8:4-5.
302. Escobar A, Aldrete A. Bacterial filters for anesthesia apparatus. Anesthesiol Rev 1977;4:25A-25B.
303. Grundy EM, Bennett EJ, Brennan T. Obstructed anesthetiecircuits. Anesthesiol Rev 1976;3:35-36.
304. Loeser EA. Water-induced resistance in disposable respiratora-circuit bacterial filters. Anesth Analg 1978;57: 269-271.
305. Mason J, Tackley R. An acute rise in expiratory resistance due to a blocked ventilator filter. Anaesthesia 1981;36:335.
306. Register SD. Detection of defective equipment by proper preanesthetic checks. Anesthesiology 1985;62: 546-547.
307. Smith CE, Otworth JR, Kaluszyk P. Bilateral tension pneumothroax due to a defective anesthesia breathing circuit filter. J Clin Anesth 1991;3:229-234.
308. Anagnostou JM, Hults SL, Moorthy SS. PEEP valve barotrauma [Letter]. Anesth Analg 1990;70:674-675.
309. Anonymous. Valves, positive end expiratory pressure. Technol Anesth 1991;11:11.
310. Kacmarek RM, Dimas S, Reynolds J, Shapiro BA. Technical aspects of positive end-expiratory pressure (PEEP). Part II. PEEP with positive-pressure ventilation. Respir Care 1982;27:1490-1504.
311. Flowerdew RMM. A hazard of scavenger port design. Can Anaesth Soc J 1891;28:481-483.
312. Holley HS, Eisenman TS. Hazardsofan anesthetic scavenging device. Anesth Analg 1983;62:458-460.
313. Mann ES, Sprague DH. An easily overlooked malassembly. Anesthesiology 1982;56:413-414.
314. Stevens IM. Hazardous misconnection. Anaesth Intensive Care 1988;16:374-375.
315. Tavakoli M, Habeeb A. Two hazards of gas scavenging. Anesth Analg 1978;57:286-287.
316. Edwards ND. Another misconnection. Anesthesiology 1988;43:1066.
317. Anonymous. PEEP valves in anesthesia circuits. Health Devices 1983;13:24-25.
318. Cooper JB. Unidirectional PEEP valves can cause safety hazards. APSF Newslett 1990:5:28-29.
319. Arellano R, Ross D, Lee K. Inappropriate attachment of PEEP valve causing total obstruction of ventilation bag. Anesth Analg 1987;66:1050-1051.
320. Arens JF. A hazard in the use of an Ayre T-piece. Anesth Analg 1971;50:943-946.
321. Anonymous. Dupaco bag tail scavenging valves. Technol Anesth 1983;4(6):1-2.
322. Prince GD. Nichols BJ. Kinked breathing systems - again. Anaesthesia 1989;44:792.
323. Lynch CGM. The tail of a bag: a hazard. Anaesthesia 1976;31:803-804.
324. Anonymous. CO_2 absorber subject of class I recall; firm disputes FDA designation for anesthesia device component. Biomed Safe Stand 1983;13:9899.
325. Dean HN, Parsons DE, Raphaely RC. Case report. Bilateral tension pneumothorax from mechanical failure of anesthesia machine due to misplaced expiratory valve. Anesth Analg 1971;50:195-198.
326. Goldsmith M. FDA issues pediatric respiratory device alert. JAMA 1983;250:2264.
327. Anonymous. Incompatability of Nellcor ADAPPS gas

sampling Tee and Dryden CPRAM breathing circuit. Technol Anesth 1986;10:6-8.
328. Branson R, Lam AM. Increased resistance to breathing: a potentially lethal hazard across a coaxial circuit-connector coupling. Can J Anaesth 1987;34:S90-S91.
329. Villforth JC. FDA safety alert. Breathing system connectors. Rockville, MD: U.S. Food and Drug Administration, September 2, 1983.
330. Sloan IA, Ironside NK. Internal mis-mating of breathing system components. Can Anaesth Soc J 1984;31:576-578.
331. Anonymous. Wrongful death suit dismissal overturned. Am Med News, November 13, 1981.
332. Anonymous. Pre-use testing prevents «helpful» reconnection of anesthesia components. Technol Anesth 1987;8:1-2.
333. Henzig D. Insidious PEEP from a defective ventilator gas evacuation outlet valve. Anesthesiology 1982;57:251-252.
334. Roth S, Tweedie E, Sommer RM. Excessive airway pressure due to a malfunctioning anesthesia ventilator. Anesthesiology 1986;65:532-534.
335. Burgess RW. Blockage of spill valve. Anaesth Intensive Care 1986;14:327-328.
336. Sellery GR. Hazards of artificial ventilation in the operating room. Can Med Assoc J 1972;107:421423.
337. Sharrock ME, Leith DE. Potential pulmonary barotrauma when venting anesthetic gases to suction. Anesthesiology 1977;46:152-154.
338. Rendell-Baker L. Hazard of blocked scavenging valve. Can Anaesth Soc J 1982;29:182-183.
339. O'Conner DE, Daniels BW, Pfitzner J. Hazards of anaesthetic scavenging: case reports and brief review. Anaesth Intensive Care 1982;10:15-19.
340. Malloy WF, Wrightman AE, O'Sullivan D, Goldiner PL. Bilateral pneumothorax from suction applied to a ventilator exhaust valve. Anesth Analg 1979;58:147-149.
341. Davies G, Tarnawsky M . Letters to the Editor. Can Anaesth Soc J 1976;23:228.
342. Hamilton RC, Byrne J. Another cause of gas scavenging-line obstruction. Anesthesiology 1979;51:365-366.
343. Hagerdal M, Lecky JH. Anesthetic death of an experimental animal related to a scavenging system malfunction. Anesthesiology 1977;47:522-523.
344. Hayes C. An interesting misconnexion. Anaesthesia 1991;46:508-509.
345. Sainsbury DA. Scavenging misconnection. Anaesth Intensive Care 1985;13:215-216.
346. Phillips S. Scavenging hazard. Anaesth Intensive Care 1991;19:615.
347. Moon JRA. Expiratory obstruction from coincidence of sizing. Anaesthesia 1992;47:538-539.
348. Anonymous. Improperly cleaned resuscitator valves may stick & block airway. Biomed Safe Stand 1991;21:105-107.
349. Dolan PF, Shapiro S, Steinbach RB. Valve misassembly-manually operated resuscitation bag. Anesth Analg 1981;60:66-67.
350. Klick JM, Bushnell LS, Bancroft ML. Barotrauma, a potential hazard of manual resuscitators. Anesthesiology 1978;49:363-365.
351. Jumper A, Desai S, Liu P, Philip J. Pulmonary barotrauma resulting from a faulty Hope II resuscitation bag. Anesthesiology 1983;58:572-574.
352. Pauca AL, Jenkins TE. Airway obstruction by breakdown of a nonrebreathing valve. How foolproof is foolproof? Anesth Analg 1981;60:529-531.
353. Markovitz BP, Silverberg M, Godinez RI. Unusual cause of an absent capnogram. Anesthesiology 1990;71:992-993.
354. Katz L, Crosby JW. Accidental misconnections to endotracheal and tracheostomy tubes. Can Med Assoc J 1986;135:1149-1151.
355. Wasserberger J, Ordog GJ, Turner AF, et al. Iatrogenic pulmonary overpressure accident. Ann Emerg Med 1986;15:947-951.
356. Onsiong MK. Potential hazard of Hudson facemask. Anaesthesia 1988;43:907.
357. Newton NI. Supplementary oxygen-potential for disaster [Editorial]. Anaesthesia 1991;46:905-906.
358. Davies JR. A false compatibility. Anaesthesia 1991;46:991.
359. Arnold WP. Application of OSHA standard to waste anesthetic gases. ASA Newslett 1992; 56(8):23.
360. Giesecke AH. Skrivanek GD. Respiratory obstruction in the recovery room. Anesth Analg 1992;75:639.
361. Murray AW, Easton JC. Another problem with an expiratory valve. Anaesthesia 1988;43:891-892.
362. Davis R. Soda lime dust. Anaesth Intensive Care 1979; 8:390.
363. Lauria JI. Soda-lime dust contamination of breathing circuits. Anesthesiology 1975;42:628-629.
364. Ribak B. Reducing the soda lime hazard. Anesthesiology 1975;43:277.
365. Goodie D, Stewart I. Ulco carbon dioxide absorber. Anaesth Intensive Care 1991;19:609-610.
365. Schiller DJ. Rusty water in an oxygen flowmeter. Anaesthesia 1986;41:1061.
366. Dinnick OP. Medical gases-pipeline problems. Eng Med 1979;8:243-247.
367. Anonymous. Oxygen cylinders recalled because of oil contamination. Biomed Safe Stand 1991;21:20.
368. Russell WJ. Industrial gas hazard. Anaesth Intensive Care 1985;13:106.
369. Eichorn JH, Bancroft ML, Laasberg LH, du Moulin GC, Saubermann AJ. Contamination of medical gas and water pipelines in a new hospital building. Anesthesiology 1977;46:286-289.
370. Gilmour IJ, McComb C, Palahniuk RJ. Contamination of a hospital oxygen supply. Anesth Analg 1990;71:302-304.
371. Coveler LA, Lester RC. Contaminated oxygen cylinder. Anesth Analg 1989;69:674-676.
372. Clutton-Brock J. Two cases of poisoning by contamination of nitrous oxide with higher oxides of nitrogen during anaesthesia. Br J Anaesth 1967;39:388-392.
373. Bjerring P, Oberg B. Bacterial contamination of compressed air for medical use. Anaesthesia 1986;41:148-150.
374. Bjerring P, Oberg B. Possible role of vacuum systems and compressed air generators in cross-infection in the ICU. Br J Anaesth 1987;59:648-650.
375. Oberg B, Bjerring P. Comparison of microbiological contents of compressed air in two Danish hospitals. Effect of oil and water reduction in air-generating units. Acta Anaesth Scand 1986;30:305-308.
376. Warren RE, Newsom SWB, Matthews JA, Arrowsmith

LWM. Medical grade compressed air. Lancet 1986; 1:1438.
377. Anonymous. Device safety alert. Anesthesia gas elbow component may separate. Biomed Safe Stand 1989;19: 90.
378. Paulus DA. Drilling remnants in elbow adapters. Anesth Analg 1986;65:824.
379. Oh T. Bagging a foreign body. Anaesth Intensive Care 1978;6:89-91.
380. Ross A. Oxygen analyser hazard. Anaesth Intensive Care 1986:14:466-467.
381. Taylor BL, Rainbow C, Ford D. Debris in a breathing system. Anaesthesia 1989;44:702
382. James PD, Gothard JWW. Possible hazard from the inserts of condenser humidifiers. Anaesthesia 1984;39: 70.
383. Austin TR. Metallic flaking: a further hazard of anaesthetic apparatus. Anaesthesia 1972;27:92-93.
384. Gold MI. Defect in a T-fitting connection. Anesthesiology 1980;52:184.
385. Wald A, Mercurio A. Blistering of epoxy material of Narco Airshields ventilator. Anesthesiology 1983;58: 390.
386. Nimmagadda UR, Salem MR, Klowden AJ, Smith D, Saab S. An unusual foreign body in the left main bronchus after open heart surgery. Anesth Analg 1989; 68:803-805.
387. Siler JN, Neumann G. Latex glove hazard. APSF Newslett 1992;7:11.
388. Munson WM. Cardiac arrest: a hazard of tipping a vaporizer. Anesthesiology 1965;26:235.
389. Long GJ, Marsh HM. A danger-insecure positioning of anaesthetic vaporizers. Med J Aust 1969;1:1108.
390. Scott DM. Performance of BOC Ohmeda Tec 3 and Tec 4 vaporizers following tipping. Anaesth Intensive Care 1991;19:441-443.
391. Riley RH, Hammond KA, Currie MS. « Hazards » of oxygen therapy during spinal anaesthesia. Anaesthesia 1991;46:421.
392. Williams L, Barton C, McVey JR, Smith JD. A visual warning device for improved safety. Anesth Analg 1986; 65:1364.
393. Bruce DL, Linde HW. Vaporization of mixed anesthetic liquids. Anesthesiology 1984;342-346.
394. Chileoat RT. Hazards of mis-filled vaporizers. Summary tables. Anesthesiology 1985;63:726-727.
395. Martin S. Hazards of agent-specific vaporizers. A case report of successful resuscitation after massive isoflurane overdose. Anesthesiology 1985;62:830-831.
396. Kelly DA. Free-standing vaporizers. Anesthesiology 1985; 40:661-663.
397. Marks WE, Bullard JR. Another hazard of freestanding vaporizers, increased anesthetic concentration with reversed flow of vaporizing gas. Anesthesiology 1976;45: 445-446.
398. Railton R, Inglis MD. High halothane concentrations from reversed flow in a vaporizer Anaesthesia 1986;41: 672-673.
399. Anonymous. Inquest told anesthetic killed young mother. Winnipeg Globe and Mail, January 8, 1986, p. A3.
400. Lewyn MJ. Patient wins damages for injury secondary to « light » anesthesia. Anesth Malprac Protector 1991; 3:109-113.

401. Francis RN. Failure of nitrous oxide supply to theatre pipeline system. Anaesthesia 1990;45:880-882.
402. Yogananthan S. Failure of nitrous oxide supply. Anaesthesia 1990;45:897.
403. Paul DL. Pipeline failure. Anaesthesia 1989;44:523.
404. Comber REH. Penlon rotameter block failure. Anaesth Intensive Care 1990;18:141-142.
405. Craig DB, Longmuir J. An unusual failure of an oxygen fail-safe device. Can Anaesth Soc J 1971;18:576-577.
406. Puri GD, George MA, Singh H, Batra YK. Awareness under anaesthesia due to a defective gasloaded regulator. Anaesthesia 1987;42:539-540.
407. Anonymous. Internal leakage from anesthesia unit flush valves. Health Devices 1981;10:172.
408. Brahams D. Anaesthesia and the law. Awareness and pain during anaesthesia. Anaesthesia 1989;44:352.
409. Judkins KC. BOC Boyle M anaesthetic machine -a modification. Anaesthesia 1983;38:387-388.
410. Paymaster NJ. Inadvertent administration of 100% oxygen during anaesthesia. Br J Anaesth 1978;50:1268.
411. Dodd KW. Inadvertent admisistration of 100% oxygen during anaesthesia. Br J Anaesth 1979;51:573.
412. Peters KR, Wingard DW. Anesthesia machine leakage due to misaligned vaporizers. Anesth Rev 1987;14:36-39.
413. Duncan JAT. Select-a-tec switch malfunction. Anaesthesia 1985;40:911-924.
414. Barcroft JP. Is there liquid in the vaporizer? Anaesthesia 1989;44:939.
415. Cudmore J, Keogh J. Another Selectatec switch malfunction. Anaesthesia 1990;45:754-756.
416. Lamberty JM, Lerman J. Intraoperative failure of a fluotec Mark II vapourizer. Can Anaesth Soc J 1984; 31:687-689.
417. Maltby JR. Intraoperative failure of a Fluotec Mark II vapourizer. Can Anaesth Soc J 1985;32:200.
418. Bookallil MJ. Entrainment of air during mechanical ventilation. Br J Anaesth 1967;39:184.
419. Baraka A, Muallem M. Awareness during anaesthesia due to a ventilator malfunction. Anaesthesia 1979;34: 678-679.
420. Longmuir J, Craig DB. Inadvertent increase in inspired oxygen concentration due to defect in ventilator bellows. Can Anaesth Soc J 1976;23:327-329.
421. Love JB. Misassembly of a Campbell ventilator causing leakage of the driving gas to a patient. Anaesth Intensive Care 1980;8:376-377.
422. Hillyer KW, Johnston RR. Unsuspected dilution of anesthetic gases detected by an oxygen analyzer. Anesth Analg 1978;57:491-492.
423. Marsland AR, Solomos J. Ventilator malfunction detected by O_2 analyser. Anaesth Intensive Care 1981;9: 395.
424. Varma RR, Whitesell RC, Iskandarani MM. Halothane hepatitis without halothane. Role of inapparent circuit contamination and its prevention. Hepatology 1985;5: 1159-1162.
425. Ellis FR, Clarks IMC, Modgill EM, Appleyard TN, Dinsdale RCW. New causes of malignant hyperpyrexia. 1975; Br Med J 1:575.
426. Bndges RT. Vaporizers-serviced and checked? Anaesthesia 1991;46:695-697.
427. Cook TL, Eger EI, Behl RS. Is your vaporizer off? Anesth Analg 1977;56:793-800.

428. Robinson JS, Thompson JM, Barratt RS. Inadvertent contamination of anaesthetic circuits with halothane. Br J Anaesth 1977;49:745-753.
429. Ritchie PA, Cheshire MA, Pearce NH. Decontamination of halothane from anaesthetic machines achieved by continuous flushing with oxygen. Br J Anaesth 1988; 60:859-863.
430. Beebe JJ, Sessler KI. Preparation of anesthesia machines for patients susceptible to malignant hyperthermia. Anesthesiology 1988;69:395-400.
431. McGraw TT, Keon TP. Malignant hyperthermia and the clean machine. Can J Anaesth 1989;36:530-532.
432. Cooper JB, Philip JH. More on anesthesia machines and malignant hyperpyrexia. Anesthesiology 1989;70: 561-562.
433. Samulksa HM, Ramaiah S, Noble WH. Unintended exposure to halothane in surgical patients. Halothane washout studies. Can Anaesth Soc J 1972;19:35-41.
434. ECRI. Understanding the fire hazard. Technol Anesth 1992;12:1-6.
435. Miller PH. Potential fire hazard in defibrillation. JAMA 1972;221:192.
436. Rita L, Seleny F. Endotracheal tube ignition during laryngeal surgery with resectoscope. Anesthesiology 1982;56:60-61.
437. Anonymous. Hazard: unshielded radiant heat sources. Technol Anesth 1984;5:1-2.
438. Anonymous. Laser starts fire in OR. Technol Anesth 1988;8:3-4.
439. Willis MJ, Thomas E. The cold light source that was hot. Gastrointest Endosc 1984;30:117-118.
440. Epstein RH, Brummett RR Jr., Lask GP. Incendiary potential of the flash-lamp pumped 585-nm tunable dye laser. Anesth Analg 1990;71:171-175.
441. Wegrzynowicz ES, Jensen NF, Pearson KS, Wachtel RE, Scamman FL. Airway fire during jet ventilation for laser excision of vocal cord papillomata. Anesthesiology 1992;76:468-469.
442. Anonymous. Oxygen regulator fire caused by use of two yoke washers. Technol Anesth 1990;11:1.
443. Garfield JM, Allen GW, Silverstein P, Mendenhall MK. Flash fire in a reducing valve. Anesthesiology 1971;34: 578-579.
444. Ito Y, Horikawa H, Ichiyanagi K. Fires and explosions with compressed gases. Br J Anaesth 1965;37:140-141.
445. Newton BE, Langford RK, Meyer GR. Promoted ignition of oxygen regulators In: Stoltzful JM, Benz FJ, Stradling JS, eds. Flammability and sensitivity of materials in oxygen-enriched atmospheres. Vol. 4. Philadelphia: ASTM, 1989:241-266.
446. Perel A, Mahler Y, Davidson JT. Combustion of a nasal catheter carrying oxygen. Anesthesiology 1976; 45:666-667.
447. Anonymous. Infant dies after operating room flash fire. Biomed Safe Stand 1988;18:154.
448. Anonymous. Use of acetone & «eggcrate» mattress cited in operating room fire. Indiana hospitals advised to review internal policies. Biomed Safe Stand 1989;19: 26.
449. Ashcraft KE, Golladay ES, Guinee WS. A surgical field flash fire during the separation of dicephalus dipus conjoined twins. Anesthesiology 1981;55:457-458.
450. Anonymous. Fires during surgery of the head and neck area. Health Devices Alerts 1980;4:3-4.
451. Bowdle TA, Glenn M, Colston H, Eisele D. Fire following use of electrocautery during emergency percutaneous transtracheal ventilation. Anesthesiology 1987; 66:697-698.
452. Collee GG. A fire in the mouth. Anaesthesia 1984;39: 936.
453. Datta TD. Flash fire hazard with eye ointment. Anesth Analg 1984;63:700-701.
454. Gupte SR. Gauze fire in the oral cavity: a case report. Anesth Analg 1972;51:645-646.
455. Gibbs JM. Combustible plastic drape. Anaesth Intensive Care 1983;11:176.
456. Simpson Jl, Wolf GL. Endotracheal tube fire ignited by pharyngeal electrocautery. Anesthesiology 1986;65:76-77.
457. Wong A, Macdonald M, Walker P, Fear D, Crysdale W. Diathermy-induced airway fire during tonsillectomy. Anesthesiology 1992;77:A1060.
458. Anonymous. Laser-ignited latex glove causes airway fire. Biomed Safe Stand 1992;22:51.
459. Magruder GB, Gruber D. Fire prevention during surgery. Arch Ophthalmol 1970;84:237.
460. Milliken RA, Bizzarri DV. Flammable surgical drapes - a patient and personnel hazard. Anesth Analg 1985;64: 54-57.
461. Milliken RA, Bizzarri DV. Combustible plastic drape. Anaesth Intensive Care 1984;12:275.
462. Marsh B, Riley RH. Double-lumen tube fire during tracheostomy. Anesthesiology 1992;76:480.
463. Le Clair J, Gartner S, Halma G. Endotracheal tube cuff ignited by electrocautery during tracheostomy. Am Assoc Nur Anaesth 1990;58:259-261.
464. Plumlee JE. Operating-room flash fire from use of cautery after aerosol spray: a case report. Anesth Analg 1973;52:202-203.
465. Schettler WH. Correspondence. Anesth Analg 1974;53: 288-289.
466. Simpson JI, Wolf GL. Flammability of esophageal stethoscopes, nasogastric tubes, feeding tubes, and nasopharyngeal airways in oxygen -and nitrous oxide-enriched atmospheres. Anesth Analg 1988;67:1093-1095.
467. Ott AE. Disposable surgical drapes -a potential fire hazard. Obstet Gynecol 1983;61:667-668.
468. Bowdle TA, Glenn M, Colston H, Eisele D. Fire following use of electrocautery during emergency percutaneous transtracheal ventilation. Anesthesiology 1987; 66:697-698.
469. Lake CH. From the literature. ECRI review explains, warns of OR fires. APSF Newslett 1991;6:46.
470. Sommer RM. Preventing endotracheal tube fire during pharyngeal surgery. Anesthesiology 1987;66:439.
471. Sosis M. Braverman B. Ivankovich AD. Metal an esthesia circuit components stop laser fires. Anesthesiology 1991;75:A396.
472. Moxon MA, Reading ME, Ward MB. Fire in the operating theatre. Evacuation pre-planning may save lives. Anaesthesia 1986;41:543-546.
473. National Fire Protection Association. Health care facilities. Suggested procedures in the event of a fire or explosion, anesthetizing locations (NFPA 99.1990). Quincey, MA: NFPA, 1990:182-184.
474. Bruner JMR. Fire in the operating room. ASA News 1990;54:22-25.
475. The Compressed Gas Association. Handbook of com-

pressed gases. 3rd ed. New York: Van Nostrand Reinhold, 1990.
476. Armstrong JN, Davies JM. A systematic method for the investigation of anaesthetic incidents. Can J Anaesth 1991;38:1033-1035.
477. Anonymous. Impounding incident-related devices. Technol Anesth 1984;4(10):1.
478. Anonymous. FDA proposed rule on user facility and manufacturer reporting under the Safe Medical Devices Act of 1990. Biomed Safe Stand 1991;14(suppl):1-16.
479. Schneider AJL. Older anesthesia machines targeted for component replacement. APSF Newslett 1989:4; 25-27

Chapitre 13

Masques faciaux et canules

Traduction : Brigitte George

Masques faciaux
  Description
  Masques spécifiques
  Utilisation du masque
  Espace mort
  Serre-tête

Complications
Canules
  Objectif
  Types
  Complications

Masques faciaux

Le masque facial, ou pièce faciale *(NdT : expression anglo-saxonne non utilisée en France)*, permet l'administration des gaz provenant d'un appareil de ventilation sans avoir à introduire un quelconque instrument dans la bouche ou la trachée du patient.

DESCRIPTION (1)

Un masque facial est en caoutchouc ou en plastique.

Corps du masque

Le corps constitue la partie principale du masque. Quand il est transparent, il permet d'observer le patient en cas de vomissement, de sécrétions, d'écoulement de sang. Il permet également de voir la couleur des lèvres et la condensation due à l'humidité des gaz expirés. Il est parfois mieux toléré par un patient conscient.

Bourrelet du masque

Le bourrelet, également appelé coussinet, ou coussin, est la partie du masque en contact avec le visage. Il en existe deux types : l'un se gonfle à l'air ou est constitué d'un matériau qui s'ajuste au visage lorsqu'on applique le masque ; le second est une collerette qui est une extension du corps.

Connecteur

Le connecteur, ou orifice de connexion *(NdT : on l'appelle encore en France orifice de raccordement ou embase)*, est situé à l'opposé du bourrelet. Il consiste en un étroit orifice d'un diamètre interne de 15 à 22 mm. Un anneau garni de crochets peut être placé à son pourtour.

MASQUES SPÉCIFIQUES

Il existe de nombreux masques de formes variées sur le marché *(NdT : en France, les masques de Trimar, de Flotex, le SCRAM et le masque sans encoche nasale sont peu utilisés)*. Quelques-uns sont représentés sur les figures 13.1 à 13.10. La plupart sont disponibles dans diverses tailles. Il faut toujours disposer

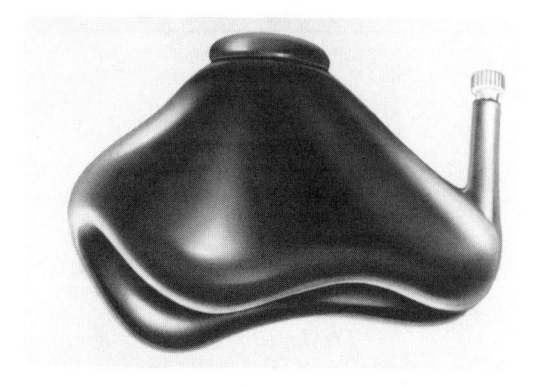

Figure 13.1. Masque anatomique (connu également sous le nom de masque de Connell et Form-It aux États-Unis). Avec l'aimable autorisation de Ohio Medical Products, filiale de Airco, Inc.

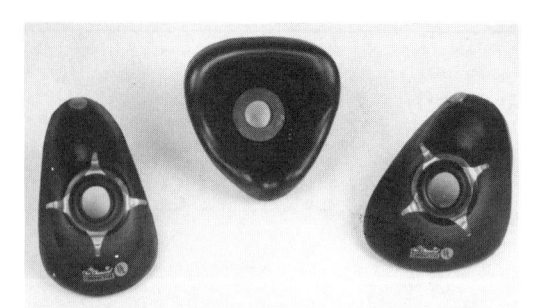

Figure 13.3. SCRAMs (selective contour retaining anatomical masks). Avec l'aimable autorisation de Ohio Medical Products, filiale de Airco, Inc.

de différents masques, afin de choisir celui qui s'adapte le mieux au visage du patient.

Masque anatomique

Le masque anatomique (Fig. 13.1) est pourvu d'un corps en caoutchouc qui s'élargit ou se rétrécit pour mieux s'ajuster au visage. Il existe en plusieurs tailles.

Masque de Trimar

Le masque de Trimar (Fig. 13.2) ressemble au masque anatomique ; cependant son corps est moins profond et son espace mort moindre.

SCRAM

Le SCRAM (initiales de la définition anglaise : selective contour retaining anatomical mask) (Fig. 13.3) est utilisé chez les patients pour lesquels il est difficile de trouver un masque adapté. Le bourrelet consiste en un boudin de plastique. L'ensemble corps du masque et bourrelet est modelable.

Masque sans encoche nasale

Le masque sans encoche nasale (Fig. 13.4) est dépourvu, comme son nom l'indique, d'encoche nasale. Il est utilisé pour des patients aux traits plats ou quand l'arête nasale est hypotrophique. Il possède un bourrelet rempli d'air, dont la courbe est plus plate que celle du masque anatomique. Le corps est peu profond.

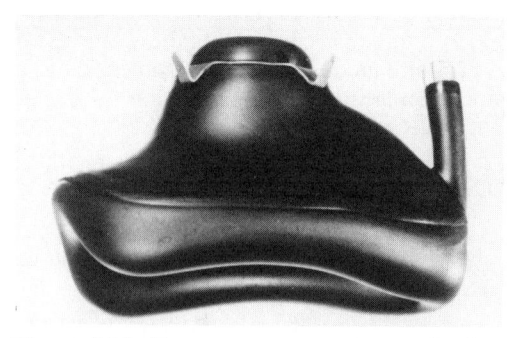

Figure 13.4. Masque sans encoche nasale. Avec l'aimable autorisation de Ohio Medical Products, filiale de Airco, Inc.

Masque d'Ambu transparent

Le masque d'Ambu transparent (Fig. 13.5) possède un corps en plastique transparent. Le bourrelet est un coussin pneumatique et, dans le corps, figure une encoche pour y placer le pouce.

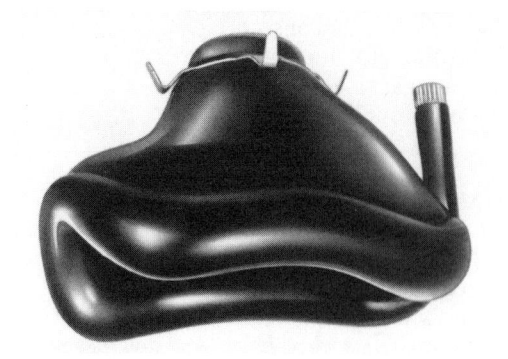

Figure 13.2. Masque de Trimar. Avec l'aimable autorisation de Ohio Medical Products, filiale de Airco, Inc.

Masque de Rendell-Baker-Soucek

Le masque de Rendell-Baker-Soucek (RBS) (Fig. 13.6) est utilisé en pédiatrie. *(NdT : en français, masque de Rendell-Baker)*. Il possède un corps d'une seule pièce, triangulaire, en caoutchouc ou en plastique transparent. Son espace mort est faible (2,3). Certains de ces masques sont parfumés et peuvent donc avoir un effet apaisant sur le malade (Fig. 13.6 B). L'efficacité de ces masques pour ventiler des patients après une laryngectomie a été signalée (4,5).

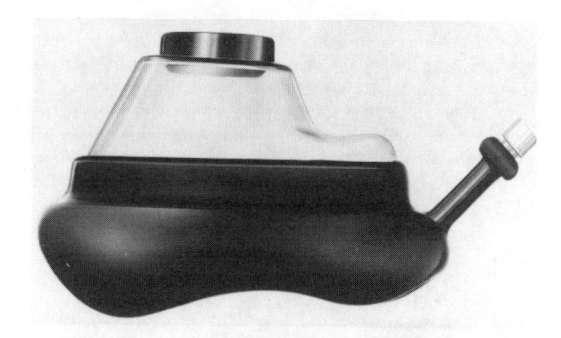

Figure 13.5. Masque d'Ambu transparent. Avec l'aimable autorisation de Ambu International.

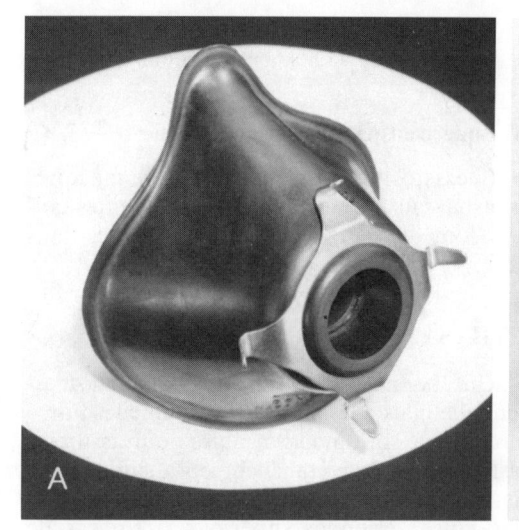

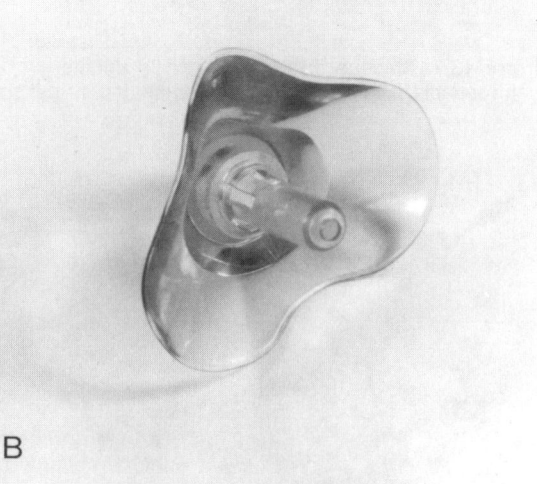

Figure 13.6. Masque Rendell-Baker-Soucek. **A**. Version en caoutchouc noir. **B**. Version en plastique transparent avec tétine. Avec l'aimable autorisation de Ohio Medical Products, filiale de Airco, Inc.

Masque de Flotex à taille unique (6)

Le masque de Flotex à taille unique (antistatique) (Fig. 13.7) possède un bourrelet en caoutchouc à la place du coussin pneumatique. Le rebord se prolonge pour être logé sous le menton du patient.

Masque Laerdal

Le masque Laerdal (Fig. 13.8) est mou, d'une seule pièce, en caoutchouc siliconé, avec un bourrelet facial circulaire incurvé vers l'intérieur. Il peut être stérilisé par pasteurisation ou à l'autoclave. Deux publications ont signalé l'intérêt particulier de ce masque pour la ventilation des nouveau-nés et des enfants (3,7).

Masque endoscopique de Patil-Syracuse (8,9)

Le masque de Patil (Fig. 13.9) permet l'intubation sous fibroscope d'un patient en ventilation spontanée ou assistée en pression positive. Il est pourvu d'un orifice endoscopique possédant un diaphragme en silicone. Un capuchon servant à recouvrir l'orifice est attaché au masque. On peut insérer un fibroscope avec ou sans tube trachéal à travers le diaphragme, avec une parfaite étanchéité. L'utili-

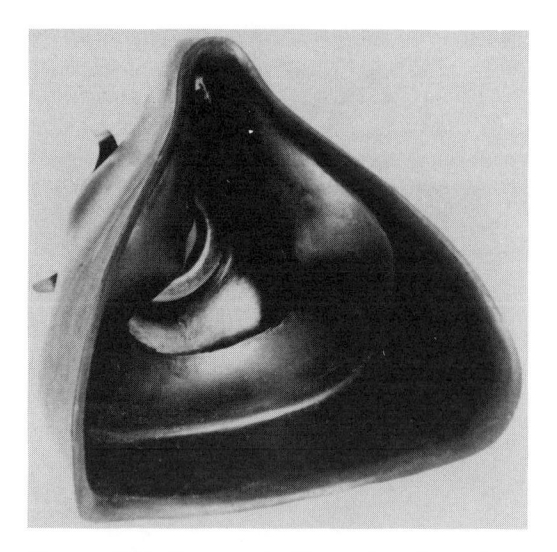

Figure 13.7. Masque de Flotex de taille unique. Avec l'aimable autorisation de Harris-Lake, Inc.

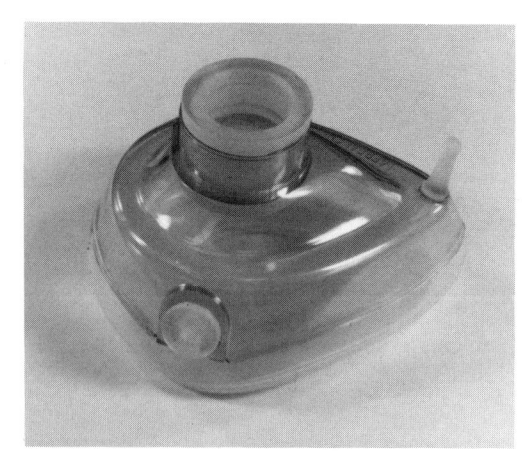

Figure 13.8. Masque Laerdal.

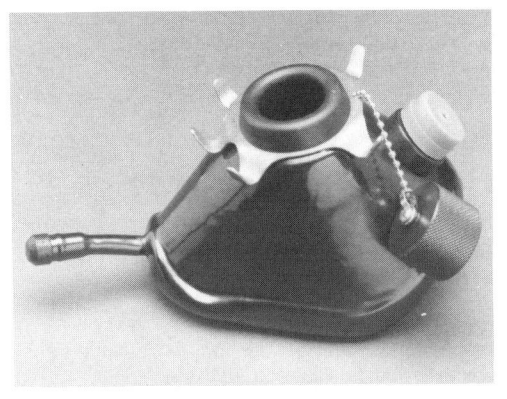

Figure 13.9. Masque endoscopique de Patil-Syracuse. Avec l'aimable autorisation de Mercury Medical.

sation du masque réclame deux opérateurs : l'un pour pratiquer l'intubation, l'autre pour garantir la liberté des voies aériennes, maintenir le masque et assurer la ventilation (10).

Le diaphragme se rompt fréquemment lorsque le ballonnet de la sonde endotrachéale le traverse (11-14). Pour réduire un tel risque, on peut soit lubrifier la sonde, soit utiliser une sonde sans ballonnet. On peut aussi utiliser un diaphragme en caoutchouc adapté et entaillé, que l'on enlève quand on présente la sonde (12).

Masque transparent à usage unique

Il existe plusieurs marques de masques transparents à usage unique de différentes tailles, dont deux modèles sont représentés dans la figure 13.10.

UTILISATION DU MASQUE

Une bonne application du masque est essentielle mais elle peut s'avérer difficile. Force et dextérité sont indispensables pour assurer à la fois une bonne étanchéité et la subluxation de la mâchoire afin de prévenir l'obstruction des voies aériennes supérieures. En cas de mauvais ajustement du masque, l'anesthésiste devra exercer une pression accrue, ce qui entraîne des crampes dans les mains et une fatigue des avant-bras, rendant plus difficile l'exécution d'autres tâches. Si le masque est mal ajusté, la pression qu'il faut exercer est encore majorée et la position ne peut souvent pas être maintenue.

Lorsqu'on ne parvient pas à assurer une parfaite étanchéité du masque sur le visage en ventilation spontanée, il en résulte des fuites d'air qui doivent être compensées par une augmentation du débit de gaz frais, avec le gaspillage que cela suppose. En outre, les gaz anesthésiques se répandent dans la pièce, et le ballon réservoir ne peut plus permettre de surveiller la ventilation. Si l'ajustement du masque n'est pas parfait, il est impossible d'assurer une pression positive adéquate et

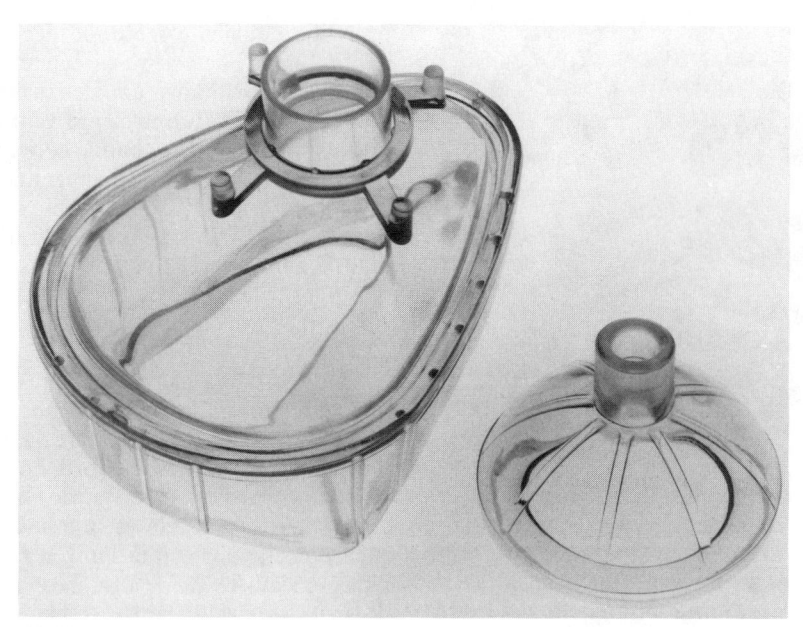

Figure 13.10. Masques transparents à usage unique. Avec l'aimable autorisation de Rusch Inc.

donc de ventiler le patient en ventilation assistée ou contrôlée.

Choix du masque

Pour obtenir le meilleur ajustement possible du masque, on choisira celui que l'on pense le plus approprié et on l'essayera sur le malade avant l'induction de l'anesthésie. Il faut choisir le masque ajusté le plus petit possible car il génère un espace mort moindre, est plus facile à maintenir et ne comprime pas les yeux du patient.

Morphologie du visage

Le masque prend appui sur le nez, le maxillaire supérieur et le maxillaire inférieur. Le muscle buccinateur, qui constitue les joues, contribue à assurer une étanchéité entre les deux maxillaires.

En pratique clinique, on rencontre une grande variété de types faciaux : il y a les gros, les émaciés, les édentés, les porteurs de narines proéminentes, les brûlés, les nez plats, les rétrognathes, les barbus, et tous les patients ayant des drains dans la bouche ou le nez.

Les édentés représentent le cas de figure le plus fréquent. Il existe une perte d'os au niveau des crêtes alvéolaires, ce qui entraîne une diminution de la distance entre les points d'appui du masque sur la mandibule et le nez et, donc, une diminution de l'étanchéité. L'insertion d'une canule oropharyngée, en ouvrant la bouche, augmente la distance entre ces points d'appui. En outre, le muscle buccinateur perd de sa tonicité, les joues s'affaissent, créant une grande solution de continuité entre elles et le masque. La résorption du bord alvéolaire aboutit à un resserrement des commissures des lèvres. On compense la perte de la structure osseuse et de la tonicité des joues en comblant celles-ci par des mèches de gaze. Il est parfois souhaitable de laisser en place le dentier du malade.

Application du masque

Plusieurs méthodes permettent de maintenir un masque sur le visage afin d'assurer la liberté des voies aériennes et une parfaite étanchéité. La méthode la plus communément utilisée est représentée sur la figure 13.11. La main gauche saisit le masque : le pouce et l'index se posent sur le corps du masque, de chaque côté du connecteur, et exercent une pression pour appliquer le masque sur le vi-

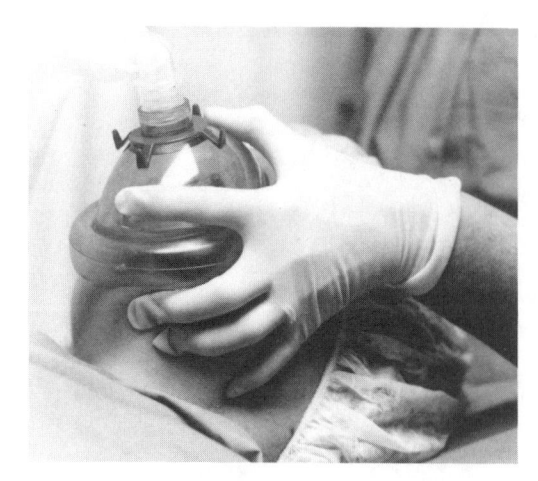

Figure 13.11. Application du masque avec une main.

sage du patient et prévenir ainsi les fuites aériennes. Une pression additionnelle peut être exercée par le menton de l'anesthésiste sur le raccord coudé allant au masque. Trois doigts sont placés sur le maxillaire inférieur : le majeur sur le menton, et l'annulaire et/ou l'auriculaire sur l'angle mandibulaire. Il ne faut pas exercer de pression sur les tissus mous du visage ou le cou, ce qui pourrait compromettre la liberté des voies aériennes supérieures.

Dans les cas les plus difficiles, on peut utiliser une deuxième méthode décrite dans la figure 13.12. Elle est malaisée car elle monopolise les deux mains, une deuxième personne devant assister ou contrôler la ventilation. Les pouces sont placés de chaque côté du corps du masque et les index sous l'angle mandibulaire. La mâchoire inférieure est subluxée et la tête mise en extension. Lorsqu'il y a une fuite d'air, l'anesthésiste augmente la pression du masque sur le visage en appuyant son menton sur le raccord coudé allant au masque (Fig. 13.12 B).

Une troisième technique requiert un masque de forme triangulaire, comme le SCRAM ou le Trimar (15). On ouvre la bouche du patient et on coince le bord horizontal du masque entre les gencives des deux maxillaires. Puis le masque est appliqué sur le visage de telle sorte que l'angle supérieur du masque s'ajuste sur le nez. Le bord inférieur du masque sert d'axe sur lequel la mâchoire inférieure est subluxée.

ESPACE MORT

Dans tout montage utilisant un masque facial et ses raccords, ceux-ci forment la majeure partie de l'espace mort additionnel (16), en particulier chez les patients de petite taille. Le volume entier d'air contenu à l'intérieur du

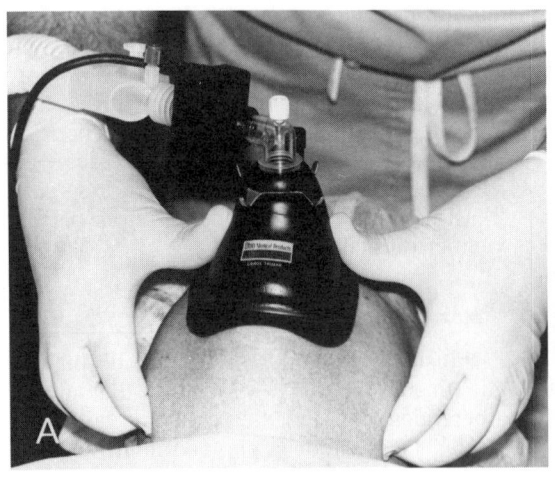

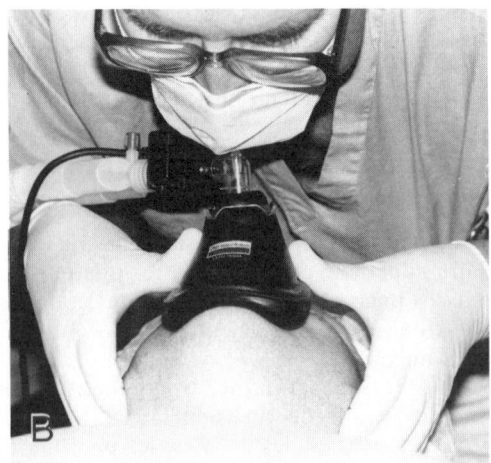

Figure 13.12. A. Application du masque avec deux mains. Cette figure décrit également la manœuvre d'Esmarch-Heiberg qui associe l'extension de l'articulation atloïdo-occipitale et la protusion du maxillaire inférieur en exerçant une poussée en avant sur la branche montante de la mandibule. **B.** Le menton de l'anesthésiste posé sur le raccord coudé allant au masque permet un meilleur ajustement du masque sur le visage du patient.

masque facial ne constitue pas l'espace mort. L'espace mort n'est cependant pas la totalité du volume d'air contenu dans le masque, car la circulation d'air emprunte des canaux (17). On réduira l'espace mort en augmentant la pression sur le masque, en diminuant le volume du bourrelet, en choisissant le masque le mieux ajusté, en plaçant la séparation des circuits inspiratoire et expiratoire le plus près possible voire à l'intérieur du masque et en insufflant par intermittence des gaz frais additionnels à l'intérieur de ce dernier.

SERRE-TÊTE

Le serre-tête, également appelé sangle de masque ou araignée *(NdT : en américain, le serre-tête a de nombreuses appellations : mask strap, inhaler retainer, head strap, mask harness, mask retainer, headband et head-restraining strap)*, sert à appliquer fermement le masque sur le visage, ce qui diminue le risque de fuites. Le serre-tête standard est constitué d'une mince bande circulaire en caoutchouc d'où partent de quatre à six lanières (Fig. 13.13). La tête du patient repose sur le cercle tandis que les lanières sont fixées sur les crochets disposés autour du connecteur du masque.

Les lanières, en appuyant sur le maxillaire inférieur, tendent à repousser ce dernier vers l'arrière, ce que l'on peut éviter en croisant les deux lanières inférieures sous le menton, assurant de la sorte un meilleur ajustement du masque, une neutralisation de la traction des lanières supérieures ; cela contribue de plus à empêcher le masque de se décoller du nez (18). On peut également glisser transversalement un abaisse-langue ou une attelle de doigt sous les lanières inférieures en dessous de la mâchoire (19).

Les lanières du masque ne doivent pas être trop serrées car elles peuvent provoquer des lésions de compression (directement ou par l'intermédiaire du masque). Leur tension, la plus faible possible, doit permettre une ventilation sans fuite et être relâchée périodiquement. En cas de régurgitation ou de vomissement, il faudra plus de temps pour retirer le masque si on utilise un serre-tête.

COMPLICATIONS

Complications cutanées

Des dermites peuvent apparaître si le patient est allergique au matériau constituant le masque (20) ou s'il persiste des traces d'agents ayant été utilisés pour stériliser le masque (désinfectants liquides ou oxyde d'éthylène) (21,22). La zone de dermite est circonscrite à la surface de contact du masque sur la peau.

Complications nerveuses

La pression exercée par le masque ou le serre-tête peut entraîner une atteinte des branches du trijumeau ou du nerf facial. La subluxation de la mâchoire provoque parfois des lésions nerveuses par étirement. Par chance, les différentes atteintes motrices et sensitives

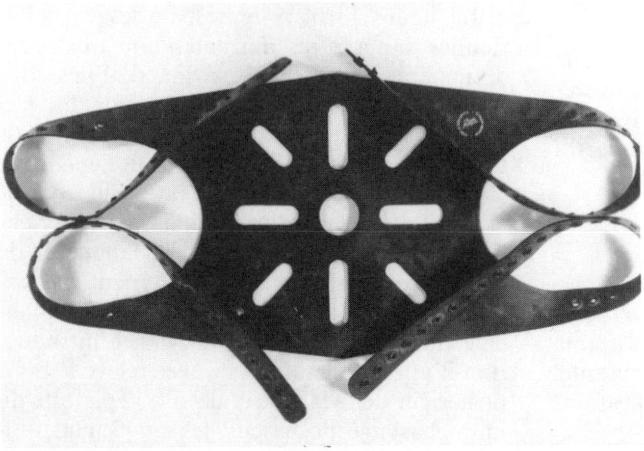

Figure 13.13. Serre-tête.

recensées se sont toutes avérées transitoires (23-28).

Si on pense qu'une très forte pression sur le visage ou une subluxation de la mâchoire trop importante devaient s'avérer nécessaire, il vaut mieux préconiser l'intubation. Le masque doit être retiré et réajusté périodiquement pour éviter qu'une pression soutenue ne soit appliquée toujours au même endroit.

Inhalation

Le masque ne protège pas l'arbre trachéobronchique des inhalations de liquide gastrique (29). De plus, la ventilation au masque peut favoriser l'entrée d'air dans l'estomac et augmenter ainsi le risque de régurgitation et d'inhalation.

Complications oculaires

Les désinfectants liquidiens utilisés pour le nettoyage et la désinfection du masque peuvent contaminer les yeux du patient (30-32). La pression du rebord du masque sur l'angle interne des yeux et l'arcade sourcilière provoque parfois un œdème des paupières, un chémosis de la conjonctive, une compression du nerf sus-orbitaire et du nerf pathétique, une blessure de la cornée et une cécité temporaire due à l'augmentation de la pression intra-oculaire (18). La pose par inadvertance d'un masque facial sur des yeux ouverts peut provoquer une abrasion cornéenne (33).

Anomalies de construction

Des masques défectueux, dans lesquels une membrane de plastique obstruait le connecteur ont été signalés (34). Il est arrivé que l'extrémité d'un fil métallique dépasse du masque (35).

Mobilisation du rachis cervical

La ventilation au masque mobilise le rachis cervical de manière beaucoup plus importante que lors d'une intubation trachéale courante, ainsi que le rapportent certaines publications (36).

Allergie au latex

Avec les masques en caoutchouc, une réaction anaphylactique est possible chez le malade allergique au latex (37,38).

Pollution de l'environnement

Il est prouvé que l'utilisation du masque facial est plus polluante pour l'environnement que l'emploi d'une sonde endotrachéale ou d'un masque laryngé (39-41). Il faut, avec le masque, utiliser un système d'évacuation actif proche pour réduire cette pollution (42-44).

Fatigue de l'anesthésiste

L'effort que requièrent à la fois la ferme application du masque et la subluxation de la mâchoire pendant un certain temps génère une fatigue inévitable de l'opérateur. Il peut en résulter un relâchement dans le maintien de la subluxation de la mâchoire, et donc une entrave à la liberté des voies aériennes supérieures ; de plus, cela favorise l'entrée d'air dans l'estomac.

Canules

OBJECTIF (45,46)

Le maintien de la liberté des voies aériennes supérieures constitue l'une des tâches fondamentales de l'anesthésiste. Sinon, en quelques minutes, peuvent apparaître des séquelles neurologiques, voire le décès.

La figure 13.14 A représente les voies aériennes supérieures normales non obstruées d'un patient en décubitus dorsal. Elles sont composées d'un mur postérieur rigide, les vertèbres cervicales, et d'un mur antérieur susceptible de se collaber, la langue et l'épiglotte. La figure 13.14 B montre quant à elle le motif le plus fréquent d'obstruction des voies aériennes supérieures : la chute de la langue et de l'épiglotte dans le pharynx postérieur, provoquée par un relâchement des muscles du plancher de la bouche et du pharynx. L'introduction d'une canule oropharyngée relève le bord postérieur de la langue et décolle l'épiglotte du mur pharyngé postérieur, les empêchant tou-

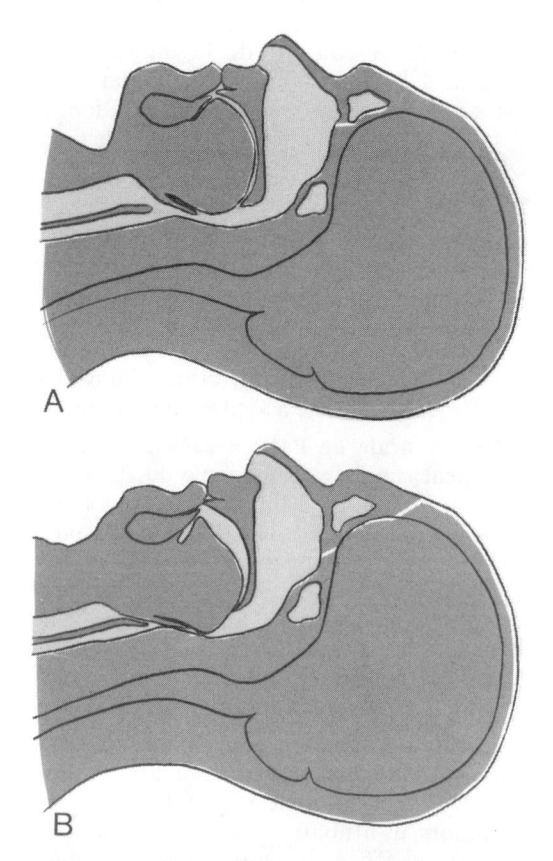

Figure 13.14. A. Voies aériennes normales. La langue et les autres tissus mous se situent en avant, assurant de la sorte un accès libre à l'air. **B**. Voies aériennes obstruées. La langue et l'épiglotte chutent vers le mur pharyngé postérieur, obstruant les voix aériennes supérieures. Avec l'aimable autorisation de V. Robideaux, M.D.

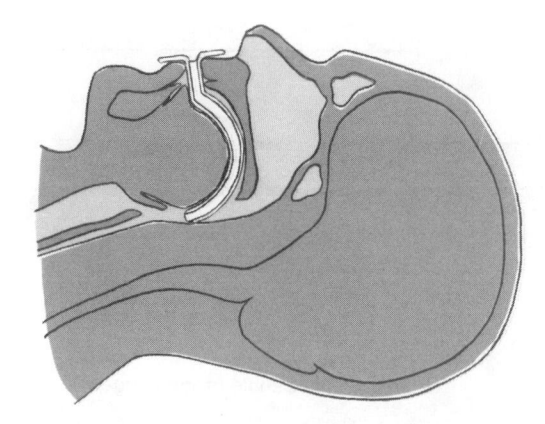

Figure 13.15. Canule oropharyngée en place. Elle suit la courbe de la langue et, en la relevant vers l'avant ainsi que l'épiglotte, les éloigne du mur pharyngé postérieur, créant ainsi un chemin à l'air. Avec l'aimable autorisation de V. Robideaux, M.D.

tes deux d'obstruer l'espace situé au-dessus du larynx.

Contrairement aux autres manœuvres requises pour maintenir la liberté des voies aériennes supérieures (élévation du menton, subluxation de la mâchoire, intubation endotrachéale), l'insertion d'une canule oropharyngée ne compromet pas la stabilité du rachis cervical (47).

TYPES

Canules oropharyngées

La figure 13.15 montre une canule oropharyngée (orale) en place. La canule part des lèvres et va jusqu'au pharynx ; elle s'insère entre les dents, puis entre la langue et le mur pharyngé postérieur. Elle comprend une collerette qui la retient à l'extérieur des lèvres, une partie renforcée reposant entre les dents et résistante aux morsures, et une extrémité pharyngée située entre le mur postérieur de l'oropharynx et la base de la langue ; en s'appuyant sur cette dernière, cette extrémité soulève l'épiglotte.

En plus de contribuer à maintenir la liberté des voies aériennes supérieures, la canule oropharyngée empêche le patient de mordre et d'occlure la sonde endotrachéale insérée par la bouche, protège la langue contre les morsures éventuelles ou lors des épisodes convulsifs, facilite l'aspiration, permet un meilleur ajustement du masque et/ou fournit une voie d'accès pour l'insertion de sonde dans l'œsophage ou le pharynx. Son utilisation n'a pas entraîné des maux de gorge ou d'autres symptômes (48,49).

Description

Une canule oropharyngée est en caoutchouc ou en plastique (Fig. 13.16). Elle comporte une collerette, une partie renforcée et une partie incurvée. La collerette, située à l'extrémité buccale et pouvant prendre appui sur les lèvres du patient, retient la canule à l'extérieur de la bouche et la maintient en place. La partie renforcée est rectiligne ; une fois insérée, elle doit se placer entre les dents

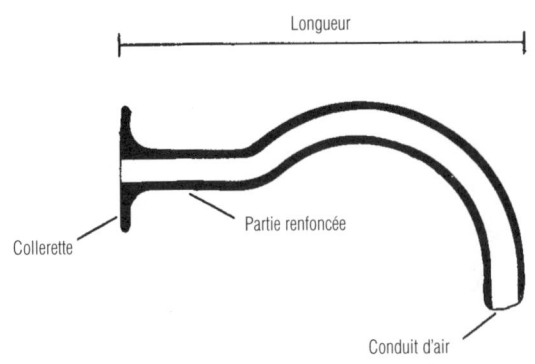

Figure 13.16. Canule oropharyngée.

ou les gencives. Elle est suffisamment robuste pour que le patient, en mordant la canule, n'occlue pas le conduit d'air situé à l'intérieur. La partie incurvée s'arrondit pour épouser la forme de la langue et du palais.

La norme standard ANSI (50) stipule que la taille des canules oropharyngées doit être exprimée par un nombre correspondant à leur longueur en centimètres.

Canules spécifiques

Canule de Guedel *(NdT : la plus utilisée en France).* C'est celle qu'on utilise probablement le plus couramment (Fig. 13.17). Pourvue d'une grande collerette à l'extrémité buccale, elle possède une partie rectiligne très renforcée et une partie doucement courbée qui épouse le contour de la langue. Elle contient à l'intérieur un canal tubulaire qui sert aux échanges gazeux et à l'aspiration. Il existe une forme modifiée de la canule de Guedel afin d'aider à l'intubation des enfants sous fibroscope flexible (51).

Canule de Berman (52). Elle est dépourvue de conduit d'air (voir Fig. 13.15 et 13.16). Elle comprend un support central et ses côtés sont ouverts, autorisant le passage de sondes et fournissant des conduits d'air. Le support central peut comporter des ouvertures. La canule possède une collerette à l'extrémité buccale.

Canule orale de Patil-Syracuse. Appelée également canule endoscopique de Patil, elle est destinée à aider à l'intubation sous fibroscope (9). Elle a des canaux latéraux d'aspiration et un sillon creusé au centre de la surface linguale pour permettre le passage du fibroscope et le guider sur la ligne médiane. Une fente dans la partie distale permet de manipuler le fibroscope dans la direction antéro-postérieure. La manipulation latérale reste limitée.

Canule d'intubation de Williams (53,54). Elle est, à l'origine, destinée à l'intubation orotrachéale à l'aveugle (55). Elle sert également lors d'intubations sous fibroscope et peut faire office de canule oropharyngée conventionnelle.

Représentée sur la figure 13.18, elle est en plastique et est disponible dans deux tailles (9

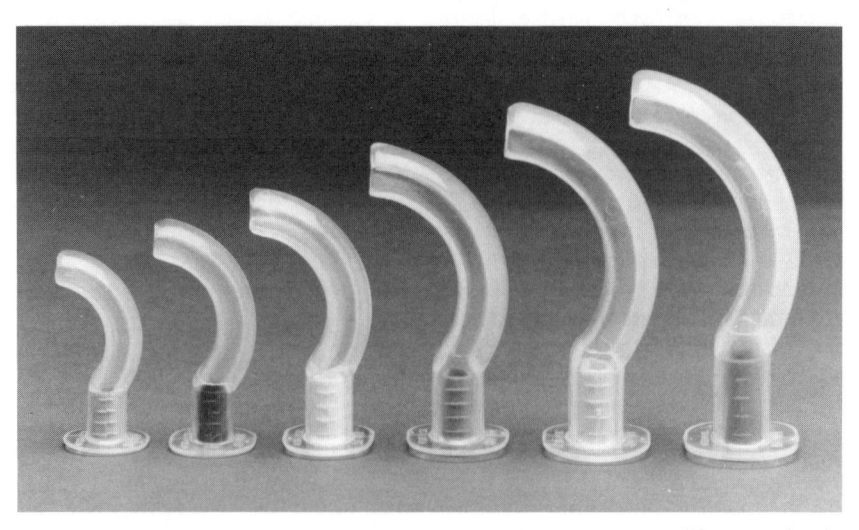

Figure 13.17. Canules de Guedel. La partie renforcée est colorée de façon différente selon la taille de la canule, facilitant son identification. Avec l'aimable autorisation de Mercury Medical.

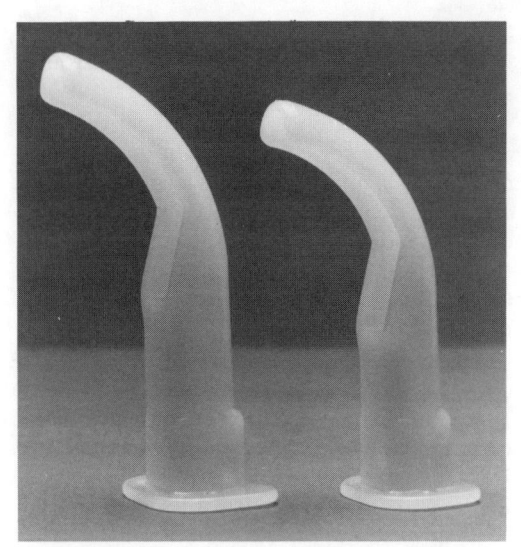

Figure 13.18. Canules d'intubation de Williams. Avec l'aimable autorisation de Mercury Medical.

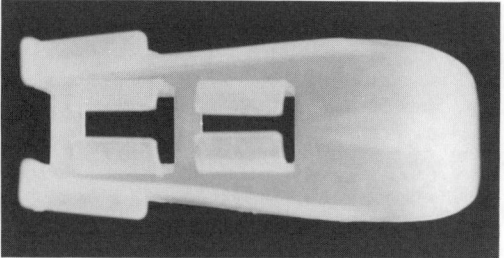

Figure 13.19. Canule d'intubation sous fibroscope d'Ovassapian. Avec l'aimable autorisation de A. Ovassapian, M.D.

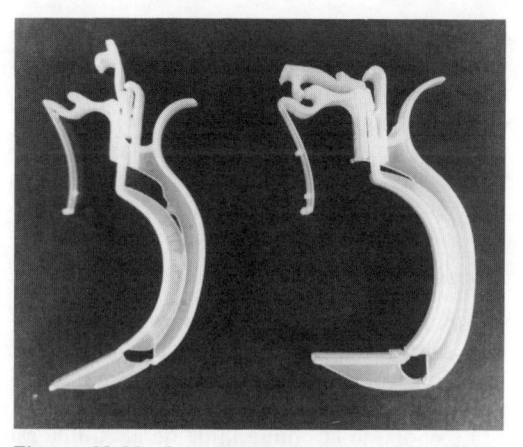

Figure 13.20. Canules de rétraction de la langue. La canule de droite est en position rétractée.

et 10) pour autoriser le passage de sondes d'intubation endotrachéales d'un diamètre interne respectif de 8 et de 8,5 mm. La moitié proximale est un tube cylindrique qui permet l'introduction du fibroscope et de la sonde endotrachéale concentrique, alors que la partie distale est ouverte sur la surface linguale. Le raccord de la sonde endotrachéale doit être enlevé durant l'intubation car il ne pourrait pas passer à travers la canule.

Canule d'intubation sous fibroscope d'Ovassapian (56). Comme son nom l'indique, elle sert à l'intubation sous fibroscope (Fig. 13.19). La surface linguale, plate, rétrécie à sa partie proximale, s'élargit progressivement à la partie distale. Il existe, à l'extrémité buccale, deux parois latérales verticales entre lesquelles figurent deux paires de crochets recourbés servant de guide ; ces crochets se font face et laissent la place pour glisser une sonde endotrachéale mesurant jusqu'à 9 mm de diamètre interne. Ils sont flexibles, ce qui permet de retirer la canule en laissant en place la sonde endotrachéale une fois l'intubation achevée. La moitié proximale tubulaire sert de cale-dents. La moitié distale est dépourvue de paroi postérieure, aménageant de la sorte un espace ouvert dans l'oropharynx, à l'intérieur duquel l'extrémité distale du fibroscope peut être manœuvré. Il n'est pas nécessaire de retirer le raccord de la sonde endotrachéale lorsqu'on utilise cette canule pour l'intubation sous fibroscope.

Canule de rétraction de la langue. Elle est représentée sur la figure 13.20. À l'aide d'un loquet permettant de mobiliser l'extrémité pharyngée de la canule, la langue peut être ramenée dans une position plus antérieure.

Canule par dessin ordinateur assisté (CAD) (Fig. 13.21). Elle est dérivée de la canule de Berman. Elle est large et possède des ouvertures. La surface linguale est effilée. La partie renforcée est allongée, particulièrement sur la surface linguale. L'extrémité distale est légèrement relevée. Une fente longitudinale figure près de la collerette buccale.

Canule pharyngée d'intubation de Berman (Berman II). Elle est utilisée comme une canule conventionnelle ou comme une aide à l'intubation orotrachéale à l'aveugle ou sous fibroscope par voie orale. Tubulaire sur toute

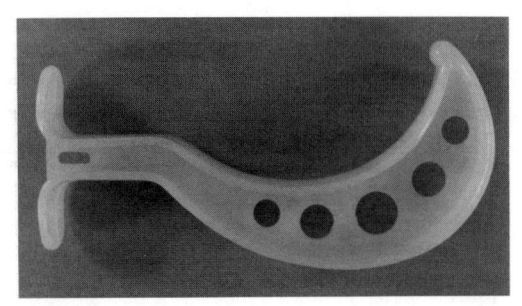

Figure 13.21. Canule par dessin assisté par ordinateur (CAD).

sa longueur, elle permet l'insertion d'une sonde endotrachéale lubrifiée (Fig. 13.22). La pointe à son extrémité pharyngée s'encastre dans le sillon glosso-épiglottique, exerçant une traction en avant sur la langue. Ouverte sur un côté, elle peut être clivée et enlevée sans toucher à la sonde endotrachéale.

Insertion

Les réflexes pharyngés et laryngés doivent être déprimés avant d'insérer la canule. Une insertion trop précoce peut perturber l'induction d'une anesthésie que l'on veut douce.

Le choix de la bonne taille de la canule est important : trop petite, elle entraîne une plicature de la langue, coinçant sa partie postérieure contre la voûte palatine, empêchant ainsi les échanges gazeux. Trop grande, elle obstrue la glotte en déplaçant l'épiglotte et en traumatisant le larynx. La taille idéale de la canule peut être estimée en plaçant celle-ci à la commissure des lèvres en direction céphalique ; l'extrémité distale doit alors se trouver à l'angle mandibulaire.

L'humidification ou la lubrification de la canule facilite son insertion. On ouvre la mâchoire de la main gauche : le pouce appuie contre les dents ou les gencives inférieures tandis que l'index ou le majeur exercent une pression sur les dents ou les gencives supérieures. Ce croisement des doigts donne plus de force pour ouvrir la bouche.

Les canules orales s'insèrent de deux façons. La première est représentée sur la figure 13.23. La canule est insérée entre les dents, côté concave tourné vers la lèvre supérieure. Une fois que l'extrémité distale a atteint la luette, la canule est tournée de 180° de telle sorte que cette extrémité se positionne derrière la langue.

La deuxième méthode est représentée sur la figure 13.24. De la main gauche, on utilise un abaisse-langue pour déprimer la langue tandis que, de la main droite, on tient la canule horizontalement pour insérer son extrémité distale dans la bouche. Tout en l'insérant, on la fait pivoter pour la ramener en position verticale, ce qui permet de la glisser derrière la langue en épousant sa forme.

Le maintien de la liberté des voies aériennes reste la meilleure garantie de la bonne taille de canule et de sa position correcte.

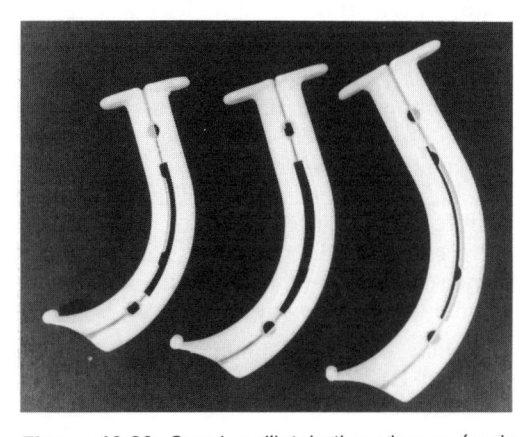

Figure 13.22. Canules d'intubation pharyngée de Berman.

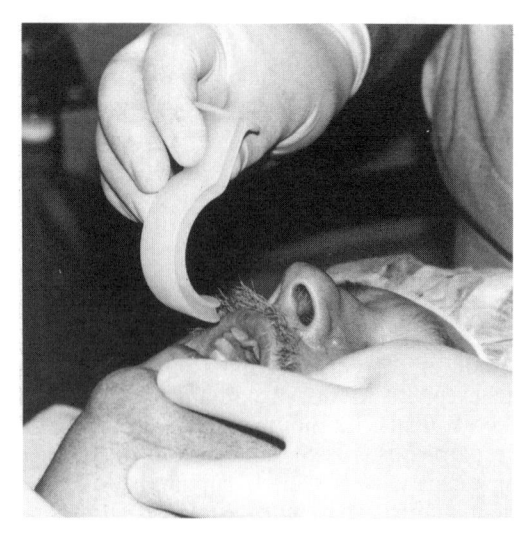

Figure 13.23. Insertion de la canule orale que l'on doit tourner de 180° pour la mettre en place.

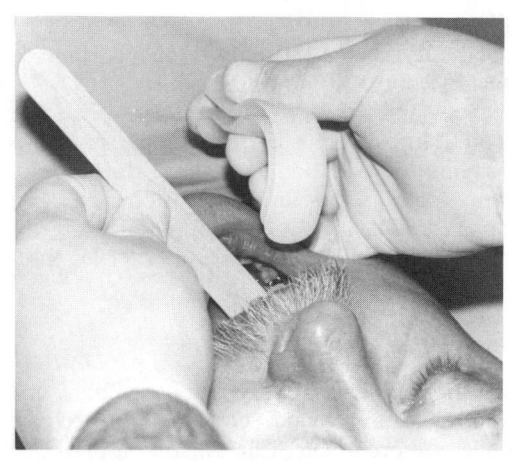

Figure 13.24. Alternative à la technique d'insertion de la canule orale. Un abaisse-langue est requis pour déplacer la langue vers l'avant.

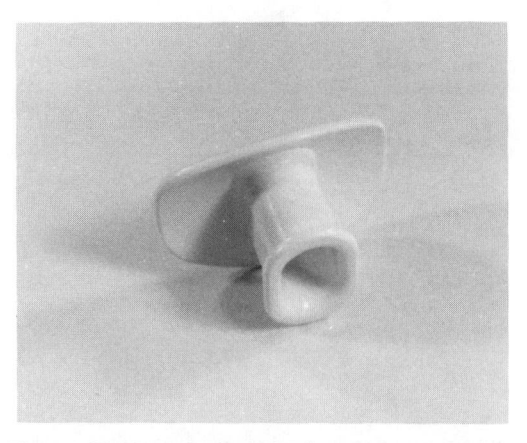

Figure 13.25. Cale-dent placé entre les dents ou les gencives (de préférence les molaires) pour prévenir l'occlusion d'une sonde endotrachéale la détérioration d'un fibroscope ou pour garder la bouche ouverte pour l'aspiration.

Utilisation avec un fibroscope endoscopique

On peut recouvrir la canule destinée à aider à l'intubation sous fibroscope d'un adhésif transparent afin d'assurer une parfaite étanchéité et une ventilation en pression positive (59).

Cale-dent

Le cale-dent, également appelé ouvre-bouche ou encore support de bouche *(NdT : expression anglo-saxonne non usitée en France ; en revanche, on l'appelle aussi, en France, os)*, est placé entre les dents ou les gencives afin d'empêcher ces dernières d'obstruer la sonde orotrachéale ou d'endommager le fibroscope. Il sert également à maintenir la bouche ouverte pour effectuer les aspirations. On l'emploie par ailleurs pour prévenir les morsures de langue ou des lèvres pouvant survenir lors de thérapies par électrochocs ou chez les patients comateux. Il est en principe moins traumatisant qu'une canule, car il n'atteint pas le pharynx. De plus petits cale-dent peuvent être insérés entre les molaires.

Plusieurs types de cale-dent ont été commercialisés (Fig. 13.25 et 13.26). Certains possèdent des orifices pour le passage de l'air, d'autres ont un cordon qui se fixe sur le vêtement ou sur le visage du patient, de façon à le retrouver facilement. Un rouleau de compresses de gaze peut faire office de cale-dent. Le

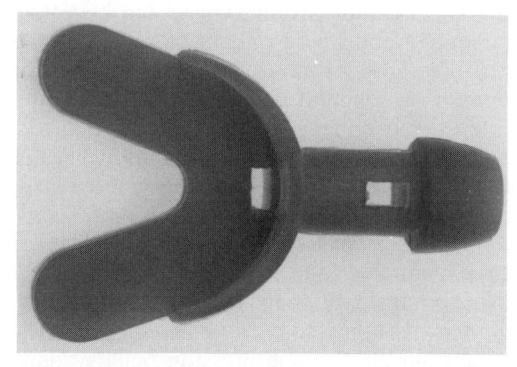

Figure 13.26. Protège-dent d'Oberto, utilisé au cours de thérapie par électrochocs. Avec l'aimable autorisation de Rusch, Inc.

cale-dent est un élément du dispositif requis pour rendre sûre une sonde d'intubation endotrachéale.

Canule nasopharyngée

La canule nasopharyngée, connue également sous le nom de canule nasale ou encore trompette nasale *(NdT : expression non usitée en France)*, est représentée en place sur la figure 13.27. Elle part du nez, va jusqu'au pharynx et s'arrête au-dessus de l'épiglotte, sous la base de la langue, la collerette proximale dépassant à l'extérieur du nez, tout contre la narine.

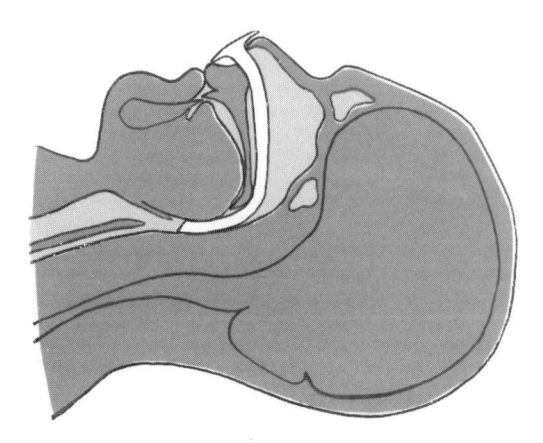

Figure 13.27. Canule nasopharyngée en place. Elle passe à travers le nez pour finir juste au-dessus de l'épiglotte. Avec l'aimable autorisation de V. Robideaux, M.D.

La canule nasopharyngée est une alternative de la canule oropharyngée. On l'emploie lorsque la bouche du patient ne peut s'ouvrir ou lorsque la canule oropharyngée ne peut remplir sa fonction de manière satisfaisante. Elle est par ailleurs mieux tolérée que la canule orale chez les malades à demi éveillés et moins sujette à être déplacée ou enlevée accidentellement. De plus, elle est préconisée chez les patients dont les dents sont branlantes ou en mauvais état, ou lorsqu'il existe un traumatisme ou une pathologie de la cavité orale (58). On l'a déjà utilisée dans les chirurgies pharyngées, pour assurer une pression positive dans les voies aériennes, pour faciliter l'aspiration, pour réduire le traumatisme dû au passage du fibroscope et pour participer à la prise en charge d'un malade atteint d'un syndrome de Pierre Robin (59) ou d'un hoquet.

Ses contre-indications sont les suivantes : troubles de l'hémostase, traitement par anticoagulants, fracture de la base du crâne et pathologies, sepsis ou déformation du nez ou du nasopharynx. Chez l'enfant, il faut être particulièrement prudent pour éviter les traumatismes des tissus adénoïdes.

Description

Une canule nasopharyngée ressemble à une sonde endotrachéale écourtée, dotée d'une collerette proximale. Elle est soit en plastique soit en caoutchouc. La norme standard ANSI (50) des canules nasopharyngées stipule que leur taille doit être exprimée par un nombre correspondant au diamètre interne en millimètres.

Canules spécifiques

Canule de Bardex (ou Robertazzi) (Fig. 13.28). Elle est en caoutchouc et équipée, à son extrémité nasale, d'une grande collerette ; son extrémité pharyngée est taillée en biseau.

Canule Rusch *(NdT : la plus utilisée en France)* (voir Fig. 13.28). Elle est en caoutchouc rouge et équipée, à son extrémité nasale, d'une collerette ajustable ; son extrémité pharyngée est taillée en un court biseau.

Canule nasopharyngée de Linder (60). Elle est en plastique transparent et équipée, à son

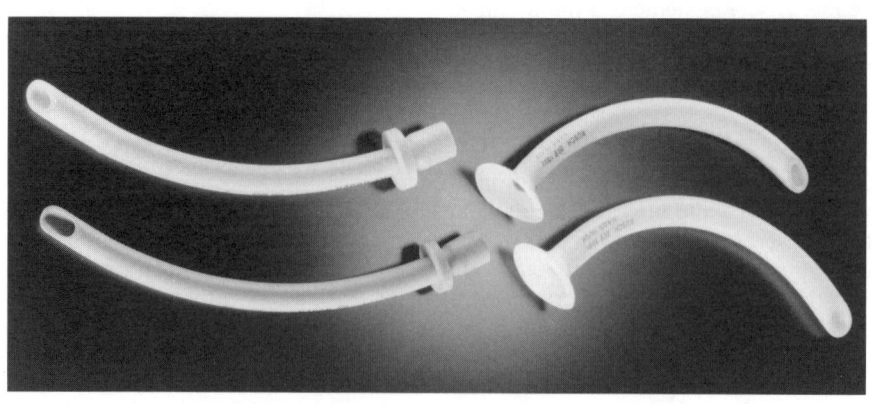

Figure 13.28. Canules nasopharyngées. À gauche, Rusch. À droite, Bardex (Robertazzi). Avec l'aimable autorisation de Rusch, Inc.

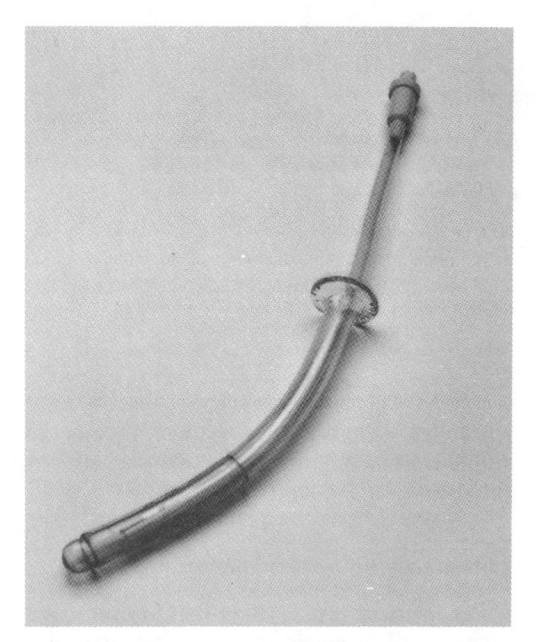

Figure 13.29. Canule nasopharyngée de Linder. Avec l'aimable autorisation de Polamedco, Inc.

extrémité nasale, d'une grande collerette (Fig. 13.29); son extrémité distale est aplatie et non biseautée. La canule est pourvue d'un introducteur muni, à son extrémité distale, d'un ballonnet qui se gonfle ou se dégonfle à l'aide d'une seringue Luer-Lock montée sur la valve anti-retour située à l'autre extrémité de l'introducteur.

Avant d'insérer la canule, on glisse l'introducteur à l'intérieur de la canule jusqu'à ce que la pointe du ballonnet de l'introducteur dépasse l'extrémité de la canule. Puis, on gonfle à l'air le ballonnet par la valve anti-retour jusqu'à ce que le ballonnet atteigne une dimension à peu près équivalente au diamètre externe de la canule. L'ensemble canule et introducteur est alors inséré dans la narine. Une fois l'ensemble en place, on dégonfle le ballonnet et on retire l'introducteur.

Insertion

La longueur de la canule à utiliser chez un patient donné est égale à la distance comprise entre le tragus de l'oreille et la pointe du nez, augmentée de 2,54 cm (61), *(NdT : En France, on se réfère plutôt à la distance comprise entre la pointe de nez et l'angle du maxillaire inférieur à laquelle on rajoute 2-2,5 cm)* ou celle comprise entre la pointe du nez et le conduit auditif externe de l'oreille (62).

Avant d'être insérée, la canule doit être soigneusement lubrifiée sur toute sa longueur. L'emploi de vasoconstricteurs nasaux avant l'insertion de la canule, bien que préconisé, n'est pas toujours utile. Pour prévenir toute épistaxis, il ne faut jamais forcer.

La canule nasopharyngée doit être insérée comme l'indique la figure 13.30 A. Elle est tenue dans la main qui se trouve du même côté que la narine à intuber, et pointée vers l'arrière. Si l'on rencontre la moindre résistance, il faut changer de narine ou utiliser une canule plus petite. La figure 13.30 B montre ce qu'il ne faut pas faire, c'est-à-dire pous-

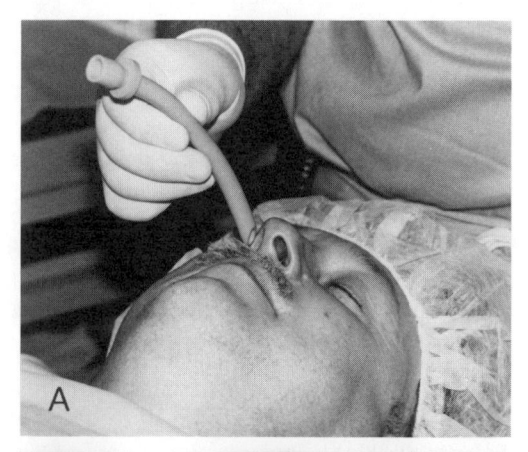

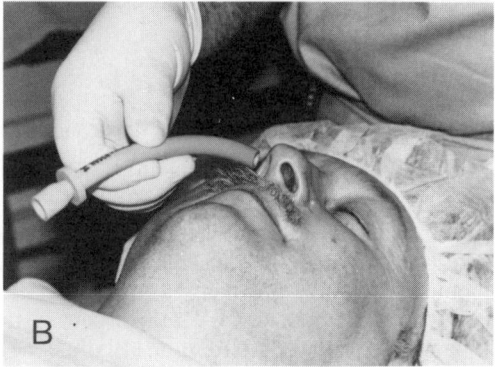

Figure 13.30. Insertion d'une canule nasopharyngée. **A**. Méthode correcte : la canule est insérée perpendiculairement, dans l'alignement des fosses nasales. **B**. Méthode incorrecte : la canule est poussée dans les cornets, hors du nasopharynx.

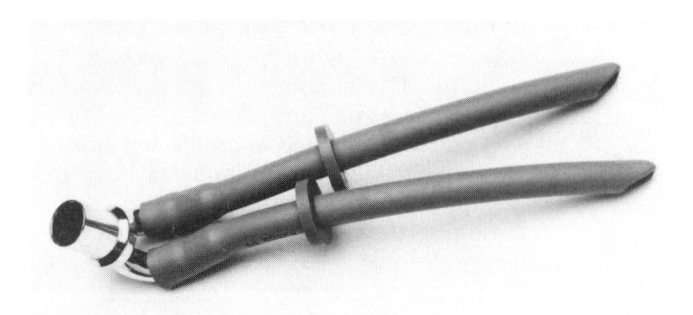

Figure 13.31. Canule binasale. Avec l'aimable autorisation de Rusch, Inc.

ser la canule dans les cornets, hors du nasopharynx.

On doit ajuster correctement la canule nasopharyngée au pharynx en la faisant glisser en haut ou en bas. Trop longue, elle stimule les réflexes laryngés ; trop courte, elle ne remplit pas son rôle de désobstruction des voies aériennes supérieures.

Canule binasale (63-65)

La canule binasale comprend deux canules nasales jointes par un connecteur s'adaptant au système de ventilation (Fig. 13.31). Une fois la canule insérée, les tissus mous assurent souvent l'étanchéité de l'hypopharynx, ce qui permet la ventilation assistée ou contrôlée. L'excédent de gaz est rejeté par la bouche. On a utilisé la canule binasale comme alternative à l'intubation et pour maintenir la ventilation durant une endoscopie fibroscopique par voie orale (9).

COMPLICATIONS

Obstruction des voies aériennes supérieures

Il arrive que l'extrémité distale de la canule refoule l'épiglotte contre le mur pharyngé postérieur et obstrue la glotte (66), et qu'une canule oropharyngée mal insérée ou trop petite repousse la langue dans le pharynx postérieur (46). Par ailleurs, un corps étranger peut gêner le passage de l'air à l'intérieur de la canule (67).

Épistaxis

Les épistaxis dues à l'insertion d'une canule nasale s'arrêtent le plus souvent spontanément mais elles peuvent être graves en cas de trouble de la coagulation ou chez le patient traité par anticoagulants.

Traumatisme du système nerveux central

L'utilisation d'une canule nasopharyngée en cas de fracture de la base du crâne peut entraîner un traumatisme du système nerveux central.

Traumatisme de la luette

On a signalé un cas d'œdème de la luette, coincée entre la voûte palatine et la canule oropharyngée (68).

Traumatisme dentaire

En mordant une canule oropharyngée, le patient peut se fracturer une dent ou subir une avulsion dentaire (69) Les expertises médicolégales ont établi que la canule orale était responsable de près de 55 % des complications dentaires (70,71). On évitera donc l'utilisation de canule orale chez les patients atteints de maladies du périodonte, avec des dents en mauvais état ou en cours de traitement, des couronnes, des bridges, des incisives trop proéminentes (quand les dents de devant de la mâchoire supérieure sont inclinées vers l'avant et recouvrent les dents de devant du maxillaire inférieur) ou des dents clairsemées. Chez les sujets plus âgés, les dents se fragilisent et se fracturent plus facilement. Il vaut alors mieux employer une canule nasopharyngée et/ou un cale-dent entre les molaires.

Traumatisme labial

La lèvre peut être coincée entre la canule orale et les dents, lors de l'insertion de la canule. Cela peut passer inaperçu si un masque recouvre le visage.

Laryngospasme et toux

Lorsque l'anesthésie n'est pas assez profonde, l'insertion d'une canule, surtout si elle touche l'épiglotte ou les cordes vocales, est responsable de laryngospasme ou d'accès de toux.

Ulcération et nécrose

Lorsqu'on laisse longtemps en place une canule, une ulcération du nez ou du pharynx peut survenir. Cela peut s'avérer particulièrement dangereux pour les enfants chez qui le réflexe de succion est très important et qui tentent de déglutir la canule. On a également décrit un cas de nécrose de la langue consécutive à une canule oropharyngée laissée très longtemps en place (72).

Inhalation ou déglutition de la canule

Une canule orale ou nasale peut être aspirée dans le pharynx ou la trachée (73-76) ou être déglutie (77).

Détachement du ballonnet du stéthoscope œsophagien

Lorsque l'on retire le stéthoscope œsophagien de la bouche d'un malade dans laquelle est insérée une canule de Berman, son ballonnet se détache (78). On suppose qu'il se coince dans la gouttière de la canule.

Défaut d'équipement

Les canules en caoutchouc se rompent parfois au point de connexion avec le métal de la partie renforcée (79).

Réponse cardiovasculaire

On a décrit une augmentation significative de la fréquence cardiaque et de la pression artérielle après l'insertion d'une canule orale (80).

Allergie au latex

Avec les canules dans la composition desquelles rentre du caoutchouc, il survient parfois une réaction anaphylactique chez le malade allergique au latex (37).

RÉFÉRENCES

1. American Society for Testing and Materials. Standard specification for minimum performance and safety requirements for resuscitators for use with humans (F920-85). Philadelphia: ASTM, 1985.
2. Rendell-Baker L, Soucek DH. New paediatric face masks and anaesthetic equipment. Br Med J 1962;1:1690.
3. Palmer C, Nystrom B, Tunell R. An evaluation of the efficiency of face masks in the resuscitation of newborn infants. Lancet 1985;1:207-210.
4. Aghdami A, Ellis R, Rah KH. A pediatric face mask can be a useful aid in lung ventilation on postlaryngectomy patients. Anesthesiology 1985;63:355.
5. Northwood D, Wade MJ. Novel use of the Rendell-Baker Soucek mask. Anaesthesia 1991;46:319.
6. Binning R. The development of a new face mask. Anaesthesia 1965;20:491-493.
7. Yamashita M, Motokawa K. Mask for child resuscitation. Anaesthesia 1986;41:557.
8. Mallios C. A modification of the Laerdal anesthesia mask for nasotracheal intubation with the fiberoptic laryngoscope. Anaesthesia 1980;35:599-600.
9. Patil V, Stehling LC, Zauder HL, Koch JP. Mechanical aids for fiberoptic endoscopy. Anesthesiology 1982;57:69-70.
10. Rogers SN, Bunumof JL. New and easy techniques for fiberoptic endoscopy-aided tracheal intubation. Anesthesiology 1983;59:569-572.
11. Waring PH, Vinik HR. A potential complication of the Patil-Syracuse endoscopy mask. Anesth Analg 1991;73:668-669.
12. Davis K. Alterations to the Patil-Syracuse mask for fiberoptic intubation. Anesth Analg 1992;74:472473.
13. Williams L, Teague PD, Nagia AH. Foreign body from a Patil-Syracuse mask. Anesth Analg 1991;73:359-360.
14. Zornow MH, Mitchell MM. Foreign body aspiration during fiberoptic assisted intubation. Anesthesiology 1986;64:303.
15. Lanier WL. Improving anesthesia mask fit in edentulous patients. Anesth A nalg 1987;66:1053.
16. Harrison GG, Ozinsky J, Jones CS. Choice of an anaesthetic facepiece. Br J Anaesth 1959;31:269-273.
17. Clarke AD. Potential deadspace in an anaesthetic mask and connectors. Br J Anaesth 1958;30:176-181.
18. Chandler S. A new head strap. Anesth Analg 1980;59:457-458.
19. Jeal DE. Head strap modification. Anesth Analg 1980;59:809-810.
20. Begenau VG. Allergic dermatitis due to rubber: report of a case. Anesthesiology 1951;12:771-772.

21. Anonymous. The physician and the law. Anesth Analg 1970;49:889.
22. Potgieter SV, Mostert JW. A hazard associated with the use of a face mask: case report. S Afr Med J 1959;33:989-990.
23. Azar I, Lear E. Lower lip numbness following anesthesia. Anesthesiology 1986;65:450-451.
24. Ananthanarayan C, Rolbin SH, Hew E. Facial nerve paralysis following mask anaesthesia. Can J Anaesth 1988;35:102-103.
25. Glauber DT. Facial paralysis after general anesthesia. Anesthesiology 1986;65:516-517.
26. Barron DW. Supra-orbital neurapraxia. Anaesthesia 1955;10:374.
27. Keats AS. Post-anaesthetic cephalagia. Anaesthesia 1956;11:341-343.
28. James FM. Hypesthesia of the tongue. Anesthesiology 1975;42:359-360.
29. Blitt CD, Gutman HL, Cohen DD, Weisman H, Dillon JB. Silent regurgitation and aspiration during general anesthesia. Anesth Analg 1970;49:708-712.
30. Anonymous. Allegedly defective anesthetic mask blamed in eye injury suit. Biomed Safe Stand 1985;15:109.
31. Durkan W, Fleming N. Potential eye damage from reusable masks. Anesthesiology 1987;67:444.
32. Murray WJ, Ruddy MP. Toxic eye injury during induction of anesthesia. South Med J 1985;78:1012-1013.
33. Snow JC, Kripke BJ, Norton ML, Chandra P, Woodcome HA. Corneal injuries during general anesthesia. Anesth Analg 1975;54:465-467.
34. Cook WP, Gravenstein JS. Breathing circuit occlusion due to a defective paediatric face mask. Can J Anaesth 1988;35:205-206.
35. Gordon HL, Tweedie IE. Facemask hazard. 1989; Anaesthesia 44:84.
36. Hauswald M, Sklar DR, Tandberg D, Garcia JF. Cervical spine movement during airway management. Cinefluoroscopic appraisal in human cadavers. Am J Emerg Med 1991;9:535-538.
37. Pansian S. Latex allergies causing more anesthesia problems. APSF Newslett 1992;7:1.
38. McKinstry LJ, Fenton WJ, Barrett P. Anaesthesia and the patient with latex allergy. Can J Anaesth 1992;39:587-589.
39. Sarma VJ, Leman J. Laryngeal mask and anaesthetic waste gas concentrations. Anaesthesia 1990;45:791-792.
40. Barnett R, Gallant B, Fossey S, Finegan B. Nitrous oxide environmental pollution. A comparison between face mask, laryngeal mask, and endotracheal intubation. Can J Anaesth 1992;39:A 151.
41. Lambert-Jensen P, Christensen NE, Brynnum J. Laryngeal mask and anaesthetic waste gas exposure. Anaesthesia 1992;47:697-700.
42. Carlsson P, Ljungqvist B, Hallen B. The effect of local scavenging on occupational exposure to nitrous oxide. Acta Anaesth Scand 1983;27:470-475.
43. Nilsson K, Stenquist O, Lindberg B, Kjelltoft B. Close scavenging. Experimental and preliminary clinical studies of a method of reducing anaesthetic gas contamination. Acta Anaesth Scand 1980;24:475-481.
44. Sik MJ, Lewis RB, Eveleigh DJ. Assessment of a scavenging device for use in paediatric anaestheisa. Br J Anaesth 1990;64:117-123.
45. Boidin MP. Airway patency in the unconscious patient. Br J Anaesth 1985;57:306-310.
46. Morsh AM, Nunn JF, Tavlor SJ, Charlesworth CH. Airway obstruction associated with the use of the Guedel airway. Br J Anaesth 1991;67:517523.
47. Aprahamian C, Thompson B, Finger WA, et al. Experimental cervical spine injury model. Evaluation of airway management and splinting techniques. Ann Emerg Med 1984;13:584-587.
48. Browne B, Adams CN. Postoperative sore throat related to the use of a Guedel airway. Anaesthesia 1988;43:590-591.
49. Monroe MC, Gravenstein N, Saga-Rumley S. Postoperative sore throat. Effect of oropharyngeal airway in orotracheally intubated patients. Anesth Analg 1990; 70:512-516.
50. American National Standards Institute. Oropharyngeal and nasopharyngeal airways (ANSI Z39.31983). New York: ANSI, 1983.
51. Wilton NCT. Aids for fiberoptically guided intubation in children. Anesthesiology 1991;75:549-550.
52. Berman RA, Lilienfeld SM. Correspondence. Anesthesiology 1950;11:136-137.
53. Palazzo MGA, Soltice NJ. A new aid to fiberoptic bronchoscopy. Anaesth Intensive Care 1983;11:388-389.
54. Williams RT. Comments from an experienced user of the airway intubator. Anesthesiology 1984;61:108-109.
55. Williams RT, Harrison RE. Prone tracheal intubation simplified using an airway intubator. Can Anaesth Soc J 1981;28:288-289.
56. Ovassapian A, Dykes HM. The role of fiber-optic endoscopy in airway management. Semin Anesth 1987;6:93-104.
57. McAlpine G, Williams RT. Fiberoptic assisted tracheal intubation under general anesthesia with IPPV. Anesthesiology 1987;66:853.
58. Long TMW. Atraumatic nasopharyngeal intubation for upper airway obstruction. Anaesthesia 1988;43:510-511.
59. Heaf DP, Helms PJ, Dinwiddie R, Matthew DJ. Nasopharyngeal airways in Pierre Robin syndrome. J Pediatr 1982;100:698-703.
60. Gallagher WJ, Pearce AC, Power SJ. Assessment of a new nasopharyngeal airway. Br J Anaesth 1988;60:112-115.
61. Collins VJ. Principles of anesthesiology. Philadelphia: Lea & Febiger, 1966:245-249.
62. Monheim LM. General anesthesia in dental practice. 3rd ed. St. Louis: CV Mosby, 1968.
63. Elam JO, Titel JH, Feingold A, Weisman H, Bauer RO. Simplified airway management during anesthesia or resuscitation: a binasal pharyngeal system. Anesth Analg 1969;48:307-316.
64. Weisman H, Bauer RO, Huddy RA, Elam JO. An improved binasopharyngeal airway system for anesthesia. Anesth Analg 1972;51:11-13.
65. Weisman H. Weis TW, Elam JO. Use of double nasopharyngeal airways in anesthesia. Anesth Analg 1969;48:356-361.
66. Brown TCK. The airway in mucopolysaccharidoses. Anesth Intensive Care 1992;12:178.
67. McNicol LR. Unusual cause of obstructed airway in a child. Anaesthesia 1986;41:668-669.
68. Shulman MS. Uvular edema without endotracheal intubation. Anesthesiology 1981;55:82-83.

69. Pollard BJ, O'Leary J. Guedel airway and tooth damage. Anaesth Intensive Care 1981;9:395.
70. Burton JF, Baker AB. Dental damage during anaesthesia and surgery. Anaesth Intensive Care 1987;15:262-268.
71. Solazzi RW, Ward RJ. The spectrum of medical liability cases. Int Anesthesiol Clin 1984;22:43-59.
72. Moore MW, Rauscher L. A complication of oropharyngeal airway placement. Anesthesiology 1977;47:526.
73. Howat DDC. Disposable nasopharyngeal airways -a potential hazard. Anaesthesia 1982;37:101.
74. Hayes JD, Lockrem JD. Aspiration of a nasal airway. A case report and principles of management. Anesthesiology 1985;62:534-535.
75. Daly SM, Weinberg B, Murphy RJC, Shugar JMA, Rose JS. Unrecognized aspiration of an oropharyngeal airway. Pediatr Radiol 1983;13:227-228.
76. Milam MG, Miller KS. Aspiration of an artificial nasopharyngeal airway. Chest 1988;93:223-224.
77. Zaltzman J, Ferman A. An acute life-threatening complication caused by a Guedel airway. Crit Care Med 1987;15:1074.
78. Gandhi S, Dhamee MS. Detachment of an esophageal stethoscope cuff-possible role of an oral airway Anesthesiology 1983;58:202.
79. Lloyd-Williams R. Fractured airways. Anaesth Intensive Care 1985;13:335-336.
80. Hickey S, Cameron AE, Asbury AJ. Cardiovascular response to insertion of Brain's laryngeal mask. Anaesthesia 1990;45:629-633.

Chapitre 14

Le masque laryngé

Anne-Marie Cros, Marc Dubreuil

Description
  Masque laryngé classique
  Masque laryngé CTD
  Espace mort et résistance
Nettoyage et stérilisation
Mise en place du masque laryngé
  Préparation
  Techniques d'insertion
  Fixation du masque laryngé
  Retrait du masque laryngé
  Position anatomique du masque laryngé
Complications
  Complications liées au masque laryngé
  Complications au moment de la mise en place
  Complications peropératoires
  Complications au moment du réveil
  Complications par traumatisme direct
  Lésions par compression
Utilisation clinique
  Mesure du CO_2 expiré
  Indications

Le masque laryngé est un nouveau concept dans la prise en charge des voies aériennes en anesthésie. Situé entre le masque facial et la sonde d'intubation, il a été mis au point par Brain après une étude anatomique sur cadavre (1). Brain avait noté qu'il était possible d'obtenir une étanchéité autour du larynx en gonflant un ballonnet elliptique dans l'hypopharynx (1). Après la mise au point de plusieurs prototypes, les premiers essais cliniques confirmèrent l'efficacité et la facilité d'emploi du masque laryngé (1-5) qui fut commercialisé en 1988 en Angleterre.

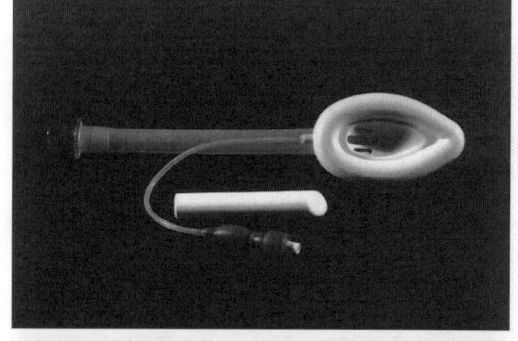

Description

MASQUE LARYNGÉ CLASSIQUE
(Fig. 14.1)

Le masque laryngé est constitué de deux parties, le masque proprement dit raccordé à un tube. L'ensemble a grossièrement la forme d'une cuillère (1). Le masque lui-même est en silicone semi-rigide. Il a une forme ovoïde. Le diamètre longitudinal est supérieur au diamètre transversal. Il est muni

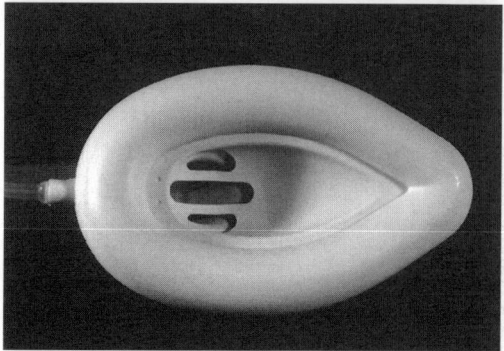

Figure 14.1. **A.** Masque laryngé n° 4, coussinet gonflé et cale-bouche Espass. **B.** Vue laryngée du masque. Noter les barres de protection à la sortie du tube.

d'un ballonnet en silicone gonflable (le coussinet) qui permet d'assurer l'étanchéité autour du larynx. Quand le coussinet est gonflé, la largeur maximale est de 1,5 cm pour la taille adulte (6). Le gonflage et le dégonflage du ballonnet se font au moyen d'une valve unidirectionnelle reliée à un ballonnet témoin, semblables à ceux d'une sonde d'intubation. Le canal de gonflage souple est relié à la partie supérieure, proximale, du coussinet par une portion rigide qui empêche une coudure à ce niveau. L'ensemble est en silicone. La valve peut être munie d'un ressort métallique. Si le masque laryngé est utilisé pour l'IRM, la valve doit être en plastique (7). La partie distale du masque est conçue pour se conformer à l'anatomie de l'hypopharynx. La partie distale du tube s'ouvre au niveau de la partie proximale de la face laryngée du masque (partie concave). La terminaison du tube est munie de deux barres souples en silicone pour prévenir l'obstruction du tube par l'épiglotte (2). Le tube se raccorde sur la face pharyngée du masque (face convexe) à sa partie supérieure en formant un angle de 30° (2,6). Cet angle facilite l'intubation à travers le masque laryngé (2). Le tube, en silicone semi-rigide, a une courbure analogue à celle d'une sonde d'intubation. Une ligne noire repère est située sur la partie convexe du tube. Quand le masque est en bonne position dans le pharynx, la ligne noire doit se trouver sur la partie supérieure du tube (8,9). Si elle se trouve sur la partie inférieure du tube ou sur le côté, à la sortie de la bouche du patient, le masque s'est retourné dans le pharynx. Le tube est muni d'un raccord standard de 15 mm à son extrémité proximale. Le masque laryngé est en silicone, le raccord en polysulfone et la valve en polypropylène (8). Il peut être stérilisé à l'autoclave. Il en existe six tailles : la taille 4 pour l'homme adulte, la taille 3 pour la femme et l'adolescent, la taille 2 et 2,5 pour l'enfant et la taille 1 pour le nourrisson (9, 10). Les caractéristiques des différents masques sont résumées dans le tableau 14.1. La taille 5 est réservée aux adultes de très grande taille. Les tailles 1, 2 et 3 sont de simples réductions du modèle 4 adulte (2). Certains ont suggéré que ces masques réduits n'étaient pas appropriés à l'enfant, le larynx étant situé plus haut et plus antérieur par rapport à l'adulte (11). Cependant, le dessin du masque laryngé est basé sur la forme du pharynx plutôt que du larynx. Une étude anatomique de l'hypopharynx de l'enfant a montré que les masques pédiatriques se conforment à cette anatomie (2).

Tableau 14-1. Caractéristiques des masques laryngés standard *(données fournies par la Société Intavent. Les correspondances cliniques sont données dans les références 9 et 10).*

Taille	Diamètre interne du tube (mm)	Diamètre externe du tube (mm)	Longueur du tube (cm)	ml d'air dans le coussinet	Correspondance clinique
1	5,25	8,25	8,6	2 à 5	Nourrisson 2, 5 à 6,5 kg
2	7	11	12	7 à 10	Enfant 6,5 à 20 kg
2,5	8,4	13	13,5	12 à 15	Enfant 20 à 30 kg
3	10	15	17,5	20	Adolescent et femme adulte < 60 kg
4	10	15	17,5	30	Adulte > 60 kg
5	11,5	16,5	20	40	Adulte > 80 kg

ryngé comparées à celles d'une sonde d'intubation équivalente (15). Ceci est dû au fait que le tube est plus court et son diamètre plus large que la sonde équivalente. Cette baisse des résistances se traduit par une baisse des pressions ventilatoires et du travail respiratoire (15).

Nettoyage et stérilisation

Après son utilisation, le masque ne doit être nettoyé qu'à l'eau et au savon doux. On peut le nettoyer avec un écouvillon en prenant garde de ne pas endommager les barres verticales à la jonction tube-masque. L'écouvillon doit, pour cela, toujours être introduit par l'extrémité laryngée du masque. Pour dissoudre les sécrétions, on peut aussi plonger le masque dans une solution bicarbonatée à 8,4 %. Le masque laryngé est ensuite désinfecté à la chlorhexidine alcoolique à 0,5 % pendant 10 minutes (10). L'immersion prolongée doit être évitée (8). Le fabricant déconseille formellement l'emploi d'autres produits, en particulier, le glutaraldéhyde, le formaldéhyde et l'oxyde d'éthylène, ou un nettoyage avec des ultrasons (8).

Après un rinçage soigneux, le masque sera conditionné pour être stérilisé à l'autoclave (16). Le ballonnet doit être dégonflé entièrement pour éviter une dilatation de l'air restant sous l'effet du vide et de la chaleur (17). La valve blanche du ballonnet témoin doit être particulièrement bien séchée (18). La température de stérilisation doit être comprise entre 127°C et 134°C pendant 10 à 15 minutes (8,17). Cette technique permet de neutraliser le VIH et le bacille de Koch. Après stérilisation à l'autoclave, on laisse le masque refroidir à température ambiante avant son utilisation.

Le cale-bouche (Espass) spécifiquement conçu pour la protection du masque laryngé peut être réutilisé après conditionnement (10). Après brossage à l'eau et au savon, il sera désinfecté pendant une minute dans un bain de chlorhexidine alcoolique à 5 % dilué au 1/10e. Le cale-bouche doit être alors abondamment rincé à l'eau stérile. Comme pour le

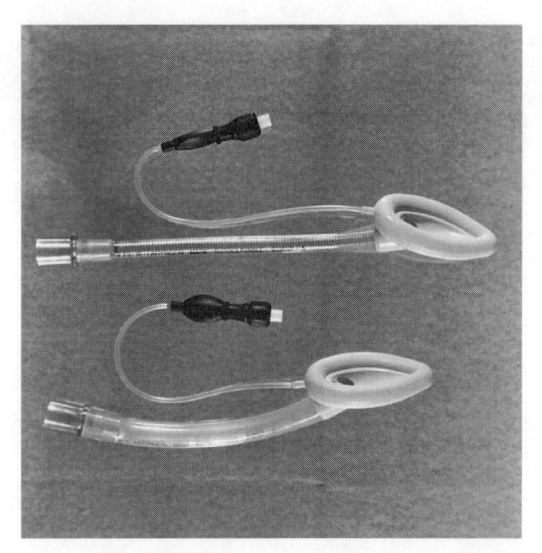

Figure 14.2. Masque laryngé et masque laryngé CTD n° 2,5. Noter que les masques sont strictement identiques et que le tube du masque laryngé CTD est plus long et de diamètre plus petit. Ce tube est souple et muni d'une armature métallique.

MASQUE LARYNGÉ CTD (Fig. 14.2)

Le masque laryngé CTD (cou, tête, dents) a été conçu pour la chirurgie ORL et maxillofaciale (7,8,12-14). Le tube, en silicone souple, est renforcé par une armature métallique. Sa forme est semblable à celle du modèle classique mais le diamètre du tube est plus petit que celui de la version standard de taille équivalente, afin de faciliter la chirurgie endobuccale ; le tube est aussi légèrement plus long. Le masque CTD est commercialisé en tailles 2 ; 2,5 ; 3 et 4. Les caractéristiques des différents masques CTD sont résumées dans le tableau 14.2. Le masque laryngé CTD peut être courbé et tourné à plus de 180° sans se couder (8). Il n'est pas écrasé par l'ouvre-bouche (14).

ESPACE MORT ET RÉSISTANCE

Le masque laryngé court-circuite la cavité buccale, ce qui diminue l'espace mort anatomique. L'espace mort est, en théorie, avec le masque laryngé, moindre qu'avec un masque facial mais plus grand qu'avec une sonde d'intubation (8). Les résistances au flux gazeux sont beaucoup plus faibles avec le masque la-

Tableau 14-2. Caractéristiques des masques laryngés CTD *(données fournies par la Société Intavent. Les correspondances cliniques sont données dans les références 9 et 10).*

Taille	Diamètre interne du tube (mm)	Diamètre externe du tube (mm)	Longueur du tube (cm)	ml d'air dans le coussinet	Correspondance clinique
2	5,1	8,5	17,5	10	Enfant 7 à 25 kg
2,5	6,1	9,5	19	14	Enfant 25 à 35 kg
3	7,6	11	21	20	Adolescent et femme < 60 kg
4	7,6	11	21	30	Adulte > 60 kg

masque, l'utilisation de glutaraldéhyde et de formaldéhyde doit être proscrite. Après conditionnement, le cale-bouche est stérilisé à l'autoclave à une température maximale de 134°C pendant 20 minutes. Contrairement au masque laryngé, le cale-bouche peut être stérilisé à l'oxyde d'éthylène (10).

Mise en place du masque laryngé

PRÉPARATION

Après la stérilisation réalisée avec un coussinet strictement vide (17), celui-ci est déformé et présente de nombreux plis. Il faut le gonfler puis le vider de nouveau complètement pour le remettre en forme. Si la valve anti-retour n'est plus en place et est retrouvée dans la poche de stérilisation, c'est soit que le coussinet était imparfaitement dégonflé avant la stérilisation, soit que la valve était détériorée et fuyait. Il faut mettre la valve en place et contrôler son étanchéité en faisant le vide dans le coussinet après l'avoir regonflé. Si, après cette manœuvre, le coussinet se regonfle légèrement, la valve doit être changée (8,19). Il faut également vérifier l'absence de hernie dans la paroi du coussinet après l'avoir surgonflé avec un volume d'air supérieur de 50 % aux recommandations du constructeur (8).

Coussinet

Avant de faire le vide complet dans le coussinet il faut, au préalable, l'avoir regonflé avec une seringue de 20 ml. La tranche du rebord distal du coussinet ne doit pas présenter de pli. Elle doit être lisse et plate pour faciliter l'introduction (20). Si elle ne l'est pas, on peut appuyer l'extrémité distale du masque sur une surface plate et stérile (compresse ou petit champ) côté laryngé vers le bas, un doigt aplatissant l'extrémité (19,21). Le coussinet doit être parfaitement vide et avoir une forme ovale. Le rebord du coussinet doit être retourné vers le haut (Fig. 14.3). Ceci facilite le passage derrière l'extrémité supérieure de l'épiglotte, même lorsque celle-ci est rabattue contre la paroi pharyngée postérieure (8,9,20, 21).

Lubrification

Le dos du masque, c'est-à-dire la face pharyngée, doit être lubrifiée pour faciliter le glissement lors de l'introduction. Le lubrifiant doit être appliqué au dernier moment et ne pas sécher. Il est important de ne pas lubrifier la partie antérieure laryngée du masque et la face antérieure du coussinet, car il y a risque d'obstruction de la partie distale du tube ou d'inhalation du lubrifiant après l'insertion, surtout si le gel était en grumeaux (20). Les gels contenant de la lidocaïne ne doivent pas être utilisés (9,19-21), ni les bombes aérosol de silicone. Il est recom-

Figure 14.3. Le coussinet du masque est dégonflé. Le bord est retourné vers la face laryngée du masque. Il ne doit y avoir aucun pli à l'extrémité du masque (reproduit avec l'autorisation de la société Intavent).

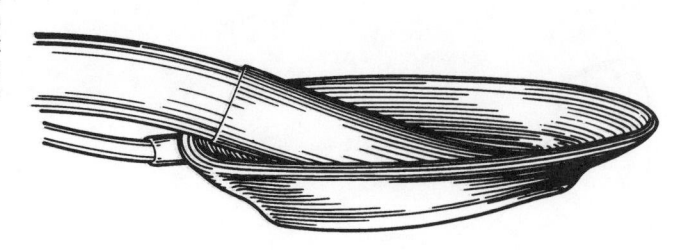

mandé d'utiliser un gel aqueux (K.Y. Johnson-Jonhson).

TECHNIQUE D'INSERTION

Technique classique (Fig. 14.4 à 14.8) (19)

L'insertion du masque laryngé doit se faire sous anesthésie profonde pour prévenir tout réflexe pharyngé (8,20). L'adjonction d'un curare n'est pas nécessaire (1,6,8,20,22). Le propofol est l'agent de choix (8,20) ; il déprime plus la réflectivité pharyngée et laryngée que le thiopental (8,23). Une dose de 2,5 à 3 mg/kg de propofol procure de bonnes conditions de mise en place chez l'adulte (22-26). Le masque doit être inséré immédiatement après l'induction (23,24). Chez l'enfant, les doses de propofol doivent être supérieures (4 à 5 mg/kg) (8). Le masque laryngé peut être mis en place après une induction à l'halothane (27-29), avec du thiopenthal (4 à 6 mg/kg) (30) ou du méthohexital (1,5 mg/kg) (31). Le relais doit être pris, immédiatement après l'induction, avec un halogéné (1,30,31). Le masque peut être posé sous anesthésie locale (32,33).

La tête du patient doit être maintenue dans la même position que pour une intubation, une main placée sous l'occiput permettant de mettre l'articulation atloïdo-occipitale en extension. L'autre main gantée tient le tube du masque laryngé au niveau de sa jonction avec le masque, entre le pouce et l'index, comme un crayon. L'index doit se trouver au niveau de la partie antérieure de la jonction et être dirigé vers les barres de protection. La mise en position de la tête entraîne dans la majorité des cas une ouverture de la bouche. Sinon, il faut l'ouvrir soit en abaissant la mâchoire avec le majeur de la main qui tient le masque, soit avec un aide qui vérifiera en même temps la bonne position du masque contre le palais. La pointe doit être dirigée vers la face laryngée du masque, et non retournée vers le haut, au moment où elle est appuyée sur le palais osseux. Le masque est alors poussé vers le bas, tout en maintenant avec l'index une pression ferme sur le palais. Si la pointe se retourne vers la face pharyngée du masque, la progression du masque est alors arrêtée. Il faut alors soit le retirer et recommencer la manœuvre, soit glisser l'index gauche le long de la face pharyngée du masque et remettre la pointe dans la bonne position (19). Cet incident peut survenir si le vide est incomplet, si le masque n'est pas correctement dégonflé, en particulier s'il persiste de nombreux plis, ou si le masque est mal lubrifié. Il est important de maintenir l'index en place pendant la progression du masque afin d'éviter les malpositions. Il est habituellement possible d'insérer le masque en un seul geste mais il peut être nécessaire de compléter l'insertion en poussant le tube vers le bas. Quand la pointe du masque bute sur le sphincter œsophagien, on perçoit une résistance caractéristique. Il faut alors, sans tenir le masque laryngé, gonfler le coussinet (19). Le tube remonte légèrement quand le masque se positionne dans le pharynx (8,9,19,20). La bonne position du masque est confirmée par l'inspection du cou : les cartilages thyroïde et cricoïde doivent être projetés en avant (8,34). Aucune fuite ne doit être perçue à l'auscultation du cou et de l'estomac pendant la ventilation au ballon. De même, aucun sifflement inspiratoire ne doit être perçu au niveau du cou et les pressions d'insufflation ne doivent pas être élevées (34).

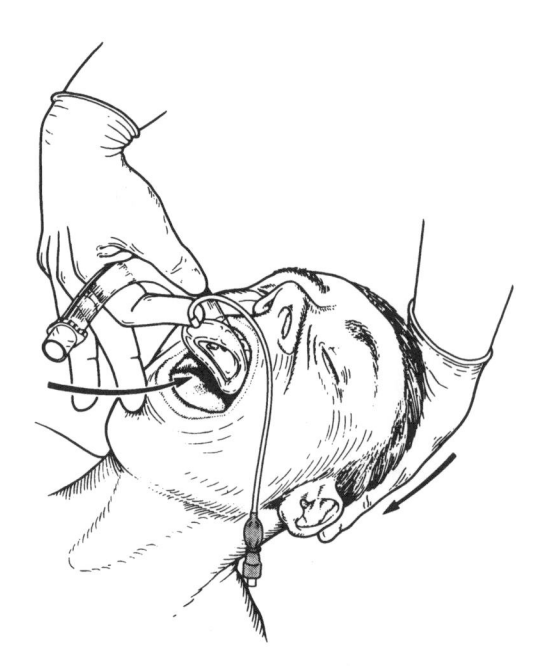

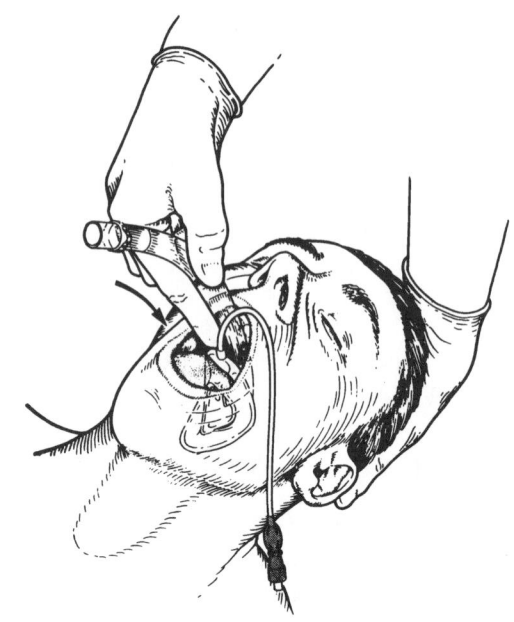

Figure 14.4. La tête du patient est mise en extension. L'opérateur se tient à la tête. Le masque laryngé tenu entre le pouce et l'index est introduit dans la bouche en appuyant l'extrémité du masque sur le palais. Le masque laryngé est avancé vers le pharynx tout en appuyant vers le haut (reproduit avec l'autorisation de la société Intavent).

Figure 14.5. Continuer à progresser de la même manière vers le pharynx (reproduit avec l'autorisation de la société Intavent).

Autres techniques

D'autres techniques d'insertion ont été proposées, mais toutes ne sont pas admises par tous.

1. L'insertion du masque laryngé coussinet semi-gonflé faciliterait la mise en place selon certains auteurs (27,35) mais serait responsable d'un plus grand nombre de malpositions (36).

2. L'insertion coussinet gonflé serait plus rapide, plus sûre et plus aisée, et la pointe serait moins traumatisante (37) alors que, selon Brimacombe (36,38), les échecs seraient plus nombreux qu'avec la technique classique.

3. Le coussinet est dégonflé comme dans la technique classique mais le masque laryngé est inséré, comme une canule endobuccale, face laryngée dirigée vers le palais puis retournée de 180° dans l'hypopharynx (36). Cette technique facilite la mise en place du masque laryngé mais favorise la rotation du masque (36).

4. La pose préalable d'une canule endobuccale favoriserait la mise en place (39).

5. On peut s'aider d'un laryngoscope si le placement est difficile (40-42) mais le laryngoscope augmente la réaction catécholaminergique et l'incidence des maux de gorge (43).

6. La pointe du masque est maintenue recourbée vers la face laryngée pendant que l'on fait le vide dans le coussinet (44). Cette méthode facilite le passage du masque au niveau de l'hypopharynx mais les malpositions sont plus fréquentes (45). L'épiglotte peut être accrochée par la pointe, ainsi que la margelle laryngée (45).

7. Le masque laryngé, coussinet semi-gonflé, est mis en place en le faisant glisser sur une cuillère en plastique, préalablement lubrifiée,

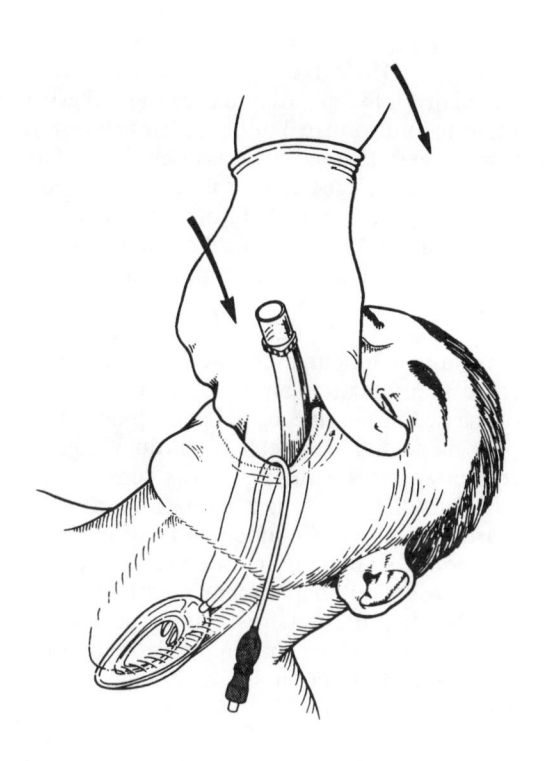

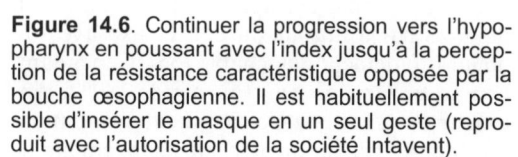

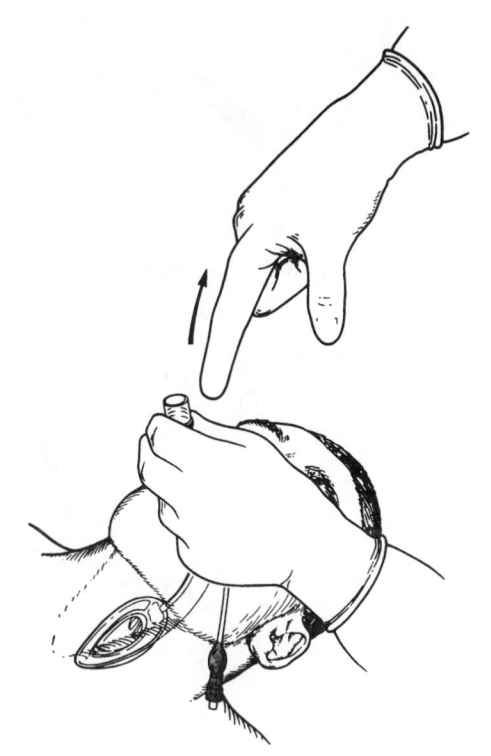

Figure 14.6. Continuer la progression vers l'hypopharynx en poussant avec l'index jusqu'à la perception de la résistance caractéristique opposée par la bouche œsophagienne. Il est habituellement possible d'insérer le masque en un seul geste (reproduit avec l'autorisation de la société Intavent).

Figure 14.7. Retirer l'index tout en tenant le masque laryngé avec l'autre main. Si besoin, pousser délicatement sur le tube pour s'assurer que le masque est bien en place (reproduit avec l'autorisation de la société Intavent).

et introduite le plus loin possible au niveau du palais mou (46). Une variante a été décrite avec une cuillère à sucre (47).

8. L'emploi d'un mandrin a été recommandé si le masque laryngé est usagé (48). Cette technique peut être dangereuse. Un masque laryngé usagé peut se plicaturer ou se collaber et doit être éliminé (49).

9. Enfin, le masque laryngé peut être mis en place sans extension du rachis, tête en position neutre (50). Le pourcentage de succès est légèrement inférieur (95 % vs 100 %) comparé à la technique classique. Cette technique permet de ne pas mobiliser le rachis, ce qui peut être précieux chez les patients à risque (50).

Mise en place du masque laryngé CTD

Du fait de la flexibilité et de la souplesse du tube renforcé, le masque laryngé CTD peut être plus difficile à mettre en place. On préconise ici la technique classique (19). Le masque doit être accompagné avec l'index, le plus loin possible, jusqu'à perception de la résistance opposée par le sphincter œsophagien (51,52). L'usage d'un mandrin a été recommandé (53), une sonde d'intubation coupée pouvant ici être préférable à un mandrin métallique (54) : on utilise pour le masque taille 2, une sonde de taille 3,5 coupée à 15 cm, pour le masque 2,5 la même sonde coupée à 19 cm et pour les tailles 3 et 4 une sonde taille 5 coupée à 24 cm. Avec cette technique, la flexibilité et la forme du tube est semblable à celle du masque standard (54). La sonde est raccourcie au niveau de son extrémité proximale et le raccord est remis en place. Il facilite le retrait de la sonde après l'insertion du masque laryngé armé.

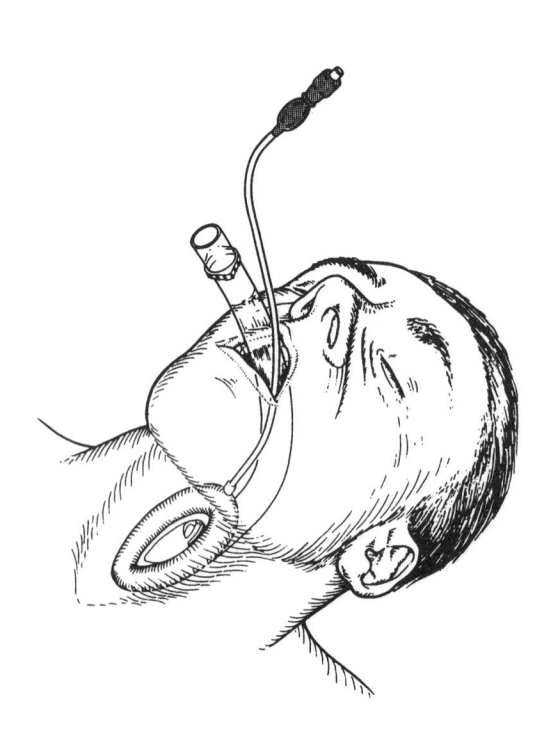

Figure 14.8. Gonfler le coussinet avec la quantité d'air recommandée sans maintenir le masque. Le masque remonte légèrement et se positionne dans l'hypopharynx (reproduit avec l'autorisation de la société Intavent).

FIXATION DU MASQUE LARYNGÉ

Après insertion du masque laryngé, on gonfle le coussinet. Le volume d'air nécessaire en fonction de la taille du masque est indiqué dans les tableaux 14-1 et 14-2. Le masque ne doit pas être tenu pendant le gonflage du coussinet. Il remonte légèrement et se positionne dans l'hypopharynx (2,6,8-10,19). La ligne noire repère doit se trouver au niveau de l'arcade dentaire supérieure dans l'axe sagittal (8,9). Avant de fixer le masque laryngé, il faut introduire un cale-bouche entre les dents afin de prévenir la morsure du tube. On peut aussi utiliser des compresses roulées. L'épaisseur doit être supérieure au diamètre du tube (6,8-10,21). Un cale-bouche est livré avec le masque laryngé ; il est réutilisable après stérilisation (10). Le masque laryngé doit être fixé avec le cale-bouche, afin de sécuriser sa position, avec du sparadrap ou mieux de l'élastoplaste de 2 cm de large (6,8,9,19). Il doit d'abord être fixé sur le maxillaire inférieur avec une bande adhésive. Ensuite, une autre bande doit entourer le tube et le cale-bouche, se croiser sur la face supérieure du tube et être fixée sur les joues du patient de part et d'autre du tube. En aucun cas, le tube ne doit être coudé vers le haut ou placé dans une commissure labiale (8,21).

Le masque laryngé CTD est fixé sur le maxillaire inférieur avec une bande adhésive en le maintenant plaqué contre le menton ; on passe ensuite une autre bande sous le tube puis on la fixe des deux côtés du visage en remontant très haut jusqu'aux tempes. Un cale-bouche n'est pas nécessaire avec le masque renforcé. Ce mode de fixation assure une bonne stabilité du masque laryngé qui ne risque pas d'être déplacé par une traction sur le tube. Il faut toutefois éviter que les raccords et les tuyaux du circuit de ventilation n'exercent de traction sur le masque laryngé (8).

D'autres techniques de fixation ont été décrites comme par exemple l'emploi d'un ruban de gaze passé autour du cou et fixé avec un nœud rapidement détachable (55). Cependant, le masque laryngé peut tourner de 180° à l'intérieur du nœud, particulièrement si le patient est édenté, au moment d'un changement de position (56). Une autre technique consiste à passer le lien autour du cou, à le fixer autour du tube et ensuite autour du raccord du circuit ventilatoire (57).

RETRAIT DU MASQUE LARYNGÉ

Le masque laryngé ne doit être retiré qu'après le retour des réflexes protecteurs et après réveil complet (ouverture des yeux à la demande...) (2,8,20,58). Le personnel de la salle de réveil doit être formé à la surveillance des patients porteurs d'un masque laryngé. L'apprentissage en est simple (58). Le transfert vers la salle de réveil doit se faire alors que le patient est encore anesthésié, pour prévenir des réflexes de toux qui peuvent provoquer une régurgitation (59,60). Pour la même raison, il faut éviter toute stimulation, et en particulier l'aspiration des sécrétions pharyngées pendant la période de réveil, puisque le masque laryngé protège les voies aériennes supérieures (8,21). Certains patients retirent eux-mêmes le masque laryngé (20) ; l'enfant le rejette spontanément avec les mouvements de déglutition (61). Dans tous les autres cas, il faut le retirer après réveil complet du patient, après avoir dégonflé le coussinet. Si nécessaire, on aspire les sécrétions pharyngées après retrait du masque laryngé. Le cale-bouche ne doit pas être enlevé avant le retrait pour protéger le masque contre les risques de morsure (58). Si le masque est retiré sous anesthésie légère, un laryngospasme peut survenir, ainsi qu'une désaturation en oxygène (8,61). Si le patient tousse avant le réveil complet, il ne faut pas retirer le masque mais approfondir l'anesthésie (8) car il y a risque de laryngospasme (62,63) et de régurgitation massive (64).

POSITION ANATOMIQUE DU MASQUE LARYNGÉ

Quand le masque laryngé est en place, la pointe se trouve au niveau du sphincter supérieur de l'œsophage, au niveau de la 6e ou 7e vertèbre cervicale (65). La partie distale du masque se situe derrière le cartilage cricoïde (28,65) et la partie proximale sous la base de la langue, en deçà de la loge amygdalienne (15,65). Une étude IRM a montré que, chez l'enfant, la pointe du masque se trouve dans une zone comprise entre la 4e vertèbre cervicale et la première dorsale, et la partie proximale entre C1 et C2 (28). L'épiglotte est incluse dans le masque dans 15 à 66 % des cas (28,66,67). Elle peut être repliée et obturer la vue du larynx si un fibroscope est introduit par le tube (66-68). Cependant, on peut facilement passer sous l'épiglotte avec le fibroscope et visualiser le larynx (67,68). Quand l'épiglotte est en dehors du masque laryngé (8,37,68), elle peut être comprimée par la partie proximale du masque (2). La distance moyenne entre les cordes vocales et les barres de protection est de 3,1 cm chez la femme et 3,6 cm chez l'homme (69). Quand le ballonnet du masque est gonflé, les cartilages thyroïde et cricoïde sont projetés en avant et font saillie sur la face antérieure du cou (8,34,65).

Complications

COMPLICATIONS LIÉES AU MASQUE LARYNGÉ

Problèmes liés au vieillissement du masque

Plusieurs accidents de rupture ou fracture du masque laryngé ont été décrits (17,61,70). Ils peuvent être expliqués par une usure due à des réutilisations multiples (70) ou à une température de stérilisation trop élevée (17). À ce propos, rappelons que le masque laryngé doit être stérilisé à l'autoclave à une température de 134°C ± 4 (8,10,19). Une hernie du coussinet devant l'ouverture du tube après gonflage a été décrite (71) avec un masque laryngé stérilisé de nombreuses fois (71). Cela pose le problème du nombre de stérilisations acceptables. Le constructeur ne garantit que 10 utilisations (19) mais reconnaît qu'elles peuvent être plus nombreuses (71). Les utilisateurs ont signalé de 40 à 250 restérilisations (6,10,71). Le constructeur a décrit les critères d'usure d'un masque laryngé (19). Un masque laryngé doit être jeté :

1. Si le silicone est décoloré.
2. Si le coussinet a une fuite. Si la valve est continente, on peut détecter une fuite en plongeant le masque dans l'eau après avoir gonflé le coussinet.
3. Si le coussinet se gonfle irrégulièrement et présente des hernies dans sa paroi ou se déforme.
4. Si les barres sont endommagées.
5. Si le tube a perdu sa rigidité et s'écrase quand on essaie de le tordre (49).

Pression exercée par le masque et le coussinet

Quand le coussinet est gonflé avec le volume d'air recommandé par le constructeur, la pression transmise sur la paroi pharyngée est supérieure à celle de la pression capillaire (72), d'où risque théorique d'ischémie. Des maux de gorge ont été retrouvés dans 7 à 10 % des cas après l'emploi d'un masque laryngé (73-76) mais aucune étude n'a confirmé une relation directe avec une ischémie muqueuse. La diffusion peropératoire du N_2O augmente la pression dans le coussinet. Elle peut excéder 80 mmHg (76). En dépit de cette augmentation, la pression exercée sur la muqueuse pharyngée n'augmente pas, peut-être en raison d'une diminution du tonus de la musculature pharyngée quand le masque est en place (72). Cependant, le constructeur recommande de monitorer la pression dans le coussinet (72).

COMPLICATIONS AU MOMENT DE LA MISE EN PLACE

Réponse cardiovasculaire

La réponse cardiovasculaire lors de la mise en place du masque laryngé est minime. La réponse hémodynamique est semblable à celle survenant après la pause d'une canule endobuccale (77,78). Plusieurs études réalisées sur des patients ASA 1 ont montré que l'intubation entraîne une poussée tensionnelle significativement plus importante que l'insertion du masque laryngé, quel que soit le mode d'induction (77,79-81). De plus, la réponse cardiovasculaire est plus brève avec le masque laryngé. Cette faible réponse s'explique par l'absence de stimulation laryngotrachéale et par une stimulation pharyngée plus brève. Ces réponses mineures peuvent être atténuées ou supprimées par un bloc des nerfs laryngés (81) ou une anesthésie topique du pharynx.

La pression intra-oculaire augmente moins après insertion du masque laryngé qu'après intubation. Elle peut même ne pas varier. Cette différence est indépendante de l'anesthésique utilisé (82-84), à l'exception du propofol qui prévient l'augmentation de la pression intra-oculaire après l'intubation. En cas de glaucome, la pression intra-oculaire augmente plus après l'intubation (85) mais aucune différence significative n'a été retrouvée en cas de cataracte (86). La pression intra-oculaire augmente au moment de l'extubation alors qu'elle demeure stable lors du retrait du masque laryngé, probablement parce que les épisodes de toux et de désaturation sont plus rares (83,86).

Difficulté de mise en place

Le pourcentage de succès lors de la première tentative d'insertion du masque laryngé varie de 70 à 90 % selon l'expérience de l'opérateur (76,77,87,88). L'échec après plus de trois tentatives est inférieur à 3 %. L'apprentissage est rapide et ne nécessite pas une grande expérience. Le taux de succès dépasse 90 % dès la première tentative après un enseignement vidéo (20,88,89). Cependant l'échec reste possible et, dans quelques cas, même si la ventilation semble satisfaisante, le masque peut être mal placé, avec augmentation du risque de déplacement peropératoire du masque et de complications respiratoires. Il faut savoir reconnaître un placement incorrect et en connaître les raisons pour le prévenir.

Obstacle à la mise en place

La mise en place du masque laryngé peut être gênée au moment où la pointe du masque passe le palais mou et se dirige vers le pharynx. Cette difficulté est plus fréquente chez l'enfant (40,90). Dans la méthode classique, on met la tête en extension associée à une flexion de C6 (19) mais, dans certains cas, la mise en place peut être plus simple en mettant la tête en position indifférente (46,47,50). Certains recommandent l'emploi d'une cuillère pour faciliter le passage vers l'hypopharynx (46). La base de la langue peut gêner la mise en place; repoussée vers l'arrière par le masque laryngé, elle peut gêner son passage. Cet incident est plus fréquent si le masque est tenu verticalement et non horizontalement pendant la mise en place (8). La pointe du masque peut buter sur un bombement de la paroi postérieure du pharynx (8) ou sur des amygdales hypertrophiées (15,19,90,91). Dans ce cas, la pointe peut se retourner vers la face postérieure, empêchant ainsi la progression (19). Il suffit alors de glisser un doigt le long de la face pharyngée du masque et de remettre la pointe dans la bonne position tout en l'aidant à franchir l'obstacle (19). On peut également enlever le masque et le réinsérer en l'appuyant avec l'index sur la paroi postérieure (19), en s'aidant d'un laryngoscope (42) ou en tournant légèrement le masque (19,42).

Réactivité des voies aériennes au moment de l'insertion

Un spasme laryngé ou bronchique au moment de l'insertion est dû soit à une anesthésie trop légère, soit à une insertion incorrecte, la pointe du masque reposant sur les cordes vocales (19,34,92). Cela est plus fréquent quand on met le masque en place avec le coussinet gonflé ou semi-gonflé (36). Il faut alors enlever le masque et le réinsérer après avoir approfondi l'anesthésie (20). Le bloc du nerf laryngé supérieur diminue l'incidence des laryngospasmes (92).

Ventilation difficile ou impossible

Si, après insertion du masque, la ventilation est difficile ou impossible, le masque est mal positionné. Plusieurs causes peuvent être évoquées (1,8,19,20).

1. Le masque s'est tourné en position latérale ou postérieure. Normalement, la ligne noire repère doit se trouver sur la partie supérieure du tube (19). Si elle ne l'est pas, il faut retirer le masque et le réinsérer (8,19).
2. Le masque est replié dans la région oropharyngée et repousse l'épiglotte vers le bas, obstruant le larynx (19).
3. La pointe du masque est placée sur la margelle laryngée et le coussinet gonflé obstrue le larynx (19,34).
4. L'épiglotte est rabattue devant le larynx.
5. Le masque laryngé n'est pas inséré suffisamment profond et sa pointe comprime les cartilages aryténoïdes après le gonflage du ballonnet, d'où obstruction du larynx (34,93).

Le mauvais positionnement du masque est plus fréquent quand on l'insère coussinet semi-gonflé ou gonflé (8,19,36), s'il n'est pas maintenu fermement contre la paroi pharyngée pendant l'insertion et s'il est inséré pointe retournée vers la face laryngée (8,19). Si le masque est inséré dans le larynx, et non dans l'hypopharynx, la portion du tube qui sort de la bouche est plus longue qu'à l'habitude et seul le cartilage thyroïde est projeté en avant (8,34).

COMPLICATIONS PEROPÉRATOIRES

Régurgitation et inhalation

Le masque laryngé est contre-indiqué s'il y a des risques de régurgitation, en particulier chez le patient à estomac plein. Le coussinet du masque laryngé ne protège pas les voies aériennes contre les risques d'inhalation. Des études avec contrôle fibroscopique ont montré que la bouche œsophagienne était incluse dans le masque laryngé dans 6 à 9 % des cas (60, 68,93,94). Dans ce cas, l'estomac peut être insufflé pendant la ventilation, ce qui favorise les régurgitations peropératoires. Plusieurs études ont évalué le risque de régurgitation avec le masque laryngé, mais leurs résultats sont contradictoires. Selon Barker (95), le masque laryngé favorise les régurgitations passives en inhibant, par effet réflexe, le tonus du sphincter du bas œsophage et en augmentant, du fait des résistances inspiratoires, la pression négative inspiratoire intrathoracique. Une autre étude a montré que le reflux œsophagien survenait préférentiellement au réveil, au moment de l'antagonisation du bloc musculaire (96). Mais une autre, utilisant un protocole semblable à celle de Barker, n'a montré aucune régurgitation (97). Ces résultats divergents peuvent être liés à la profondeur de l'anesthésie au moment de la mise en place du masque laryngé (34) ou à une mauvaise technique de placement. Si le tube est maintenu pendant le gonflage du coussinet, l'extrémité peut se gonfler dans la bouche œsophagienne et, par effet réflexe, diminuer le tonus du sphincter du bas œsophage (98,99). Le risque de régurgitation cliniquement décelable a été chiffré à 1 pour 4284 anesthésies par plusieurs études multicentriques (59), mais une autre étude a montré une incidence de 4 % de régurgitations peropératoires (75).

La plupart des cas de régurgitation rapportés, avec ou sans inhalation, sont survenus lors d'une anesthésie trop légère (99), après un épisode de toux ou un changement de position et quand il y avait une fuite ventilatoire (59,60,93,99). La ventilation en pression positive favorise la régurgitation si l'estomac est insufflé. Des fuites ventilatoires apparaissent si les pressions d'insufflation sont supérieures à 15 cm H_2O ; si les pressions dépassent 30 cm H_2O, l'estomac est insufflé dans 35 % des cas

(100). En respiration spontanée, toute augmentation de la pression abdominale (toux, allégement de l'anesthésie), associée à la pression thoracique négative pendant l'inspiration, favorise les régurgitations (99). Ce risque doit être prévenu : l'anesthésie doit être stable et profonde et, si le malade est ventilé, les pressions doivent rester inférieures à 20 cm H_2O. Il faut détecter les fuites en auscultant le cou et l'estomac (93,99). Enfin, les interventions doivent être le plus courtes possibles, le risque augmentant avec la durée de l'anesthésie, surtout si le patient est ventilé (93). Dans les interventions prolongées, il semble préférable d'intuber le patient.

En cas de régurgitation, le masque laryngé retient le liquide et favorise son inhalation si les réflexes laryngés sont diminués. Dans ce cas, il ne faut pas retirer le masque laryngé pour éviter une régurgitation massive. Il faut mettre le malade en déclive et débrancher le circuit ventilatoire pour drainer les régurgitations, puis approfondir l'anesthésie (64).

En raison du risque d'inhalation, le masque laryngé est contre-indiqué chez le malade à estomac plein mais on peut être amené à l'utiliser en cas d'urgence chez un patient non ventilable et non intubable (102, 103). Dans ce cas, il faut mettre le masque laryngé en place tout en maintenant une pression cricoïdienne. Les avis divergent quant à la facilité de mise en place avec cette méthode. La pression cricoïdienne rend l'insertion plus difficile (104) mais le masque, une fois en place, ne compromet pas l'efficacité de la prévention (105). L'insertion peut être facilitée en allégeant la pression au moment du passage du masque dans l'hypopharynx mais le risque de régurgitation et d'inhalation est alors augmenté (105). À l'inverse, selon Brimacombe (105-107), le pourcentage de succès est très légèrement inférieur à la technique classique (90 % en moyenne). Cette différence serait due à la façon d'exercer la pression cricoïdienne, une seule main étant nécessaire (107).

Étanchéité

Si le masque laryngé ne protège pas du risque d'inhalation par régurgitation, il assure par contre une meilleure protection que la sonde d'intubation pour la chirurgie endobuccale, particulièrement au cours de l'amygdalectomie (2,15,42,67,108,109). Si le patient est en respiration spontanée, le masque laryngé confère la même protection que la sonde d'intubation contre les risques de pollution par le gaz anesthésique (110, 111). Sous ventilation assistée, le taux de N_2O mesuré dans l'environnement immédiat est dans la limite des concentrations autorisées pour des pressions inférieures à 20 cm H_2O (62, 68,112). Le masque est toujours étanche si la pression inspiratoire est $\leq$ 10 cm H_2O, mais seulement dans 62 % des cas si la pression dépasse 25 cm H_2O. Dans ce dernier cas, la pollution reste modérée dans 78 % des cas, et dans la limite acceptable (25 ppm) (68). L'étanchéité du masque n'est plus absolue si les pressions dépassent 15 cm H_2O (100).

COMPLICATIONS AU MOMENT DU RÉVEIL

Les complications pendant la période de réveil sont rares chez l'adulte. Des régurgitations peuvent survenir au moment de l'antagonisation du bloc neuromusculaire (96).

Elles sont favorisées par des épisodes de toux (59,60,64). Dans ce cas, il ne faut pas retirer le masque ni mettre le patient en décubitus latéral pour éviter une régurgitation massive et une inhalation (8). Il faut mettre le patient en déclive pour drainer les régurgitations vers l'extrémité proximale du tube et, si nécessaire, le réendormir (99,113). Chez l'enfant, des complications respiratoires telles que laryngospasme, bronchospasme, désaturation ou épisodes de toux sont plus fréquentes. Elles ne sont pas significativement différentes de celles survenant après l'extubation et peuvent se produire, que le masque soit retiré sous anesthésie profonde ou après le réveil (114). Deux autres études ont trouvé des résultats différents et n'ont signalé aucune complication respiratoire si le masque laryngé est rejeté spontanément par l'enfant en l'absence de toute stimulation (62,63), et ce même chez l'enfant enrhumé (62).

COMPLICATIONS PAR TRAUMATISME DIRECT

Les lésions laryngées sont exceptionnelles. Elles sont dues à une fausse route au moment de l'insertion. Un cas d'hématome de la corde vocale a été décrit (115). Une étude stroboscopique après pose d'un masque laryngé n'a retrouvé aucune atteinte des cordes vocales (115). Pour cette raison, le masque laryngé est autant que possible recommandé chez les professionnels de la voix (115). Les lésions oropharyngées sont plus fréquentes même si elles restent globalement rares (87) : traumatisme de la luette (116), du mur pharyngé (74,113). Des traces de sang sont retrouvées sur la partie pharyngée du masque dans 22 % des cas (74). Un cas d'hématome de l'épiglotte associé à un œdème et un stridor a été publié (117). L'épiglotte était coincée dans les barres de protection.

LÉSIONS PAR COMPRESSION

Le masque laryngé exerce une compression sur le mur pharyngé, ce qui provoque des maux de gorge dans 7 à 10 % des cas (87,72, 74,75,118). La diffusion peropératoire du N_2O augmente la pression exercée sur la muqueuse pharyngée. Elle peut excéder 80 mmHg (72).

Une compression du nerf grand hypoglosse entraînant une paralysie linguale transitoire chez un patient en décubitus latéral a été décrite (119), liée vraisemblablement à une compression du nerf entre l'os hyoïde et le ballonnet (119). Une compression des artères linguales par le coussinet du masque avec cyanose de la langue a été décrite. Cette cyanose a régressé après le retrait du masque et son remplacement par un autre de taille inférieure (120).

Les accidents liés au masque laryngé sont anecdotiques et peuvent être évités, dans la majorité des cas, en respectant la technique de mise en place décrite par le fabricant (19) et en s'assurant de la bonne position du masque laryngé : auscultation du cou, projection en avant des cartilages thyroïde et cricoïde (8,34).

Utilisation clinique

MESURE DU CO_2 EXPIRÉ

Le gradient entre $PaCO_2$ et $P_{ET}CO_2$ est inférieur à 5 mmHg chez l'adulte (121), mais plus important chez l'enfant (122,123). Il augmente avec la distance entre le larynx et le site de mesure et peut atteindre 13 ± 10 mmHg si le prélèvement est fait au niveau des raccords du circuit ventilatoire (122).

INDICATIONS

En anesthésie

Par rapport au masque facial

Le masque laryngé a un avantage certain par rapport au masque facial (8). Il est plus aisé d'obtenir l'étanchéité avec un masque laryngé (134), à condition que les pressions soient inférieures à 20 cm H_2O (68,101). Il assure une protection efficace contre la pollution du bloc opératoire par le N_2O (68,111, 112). La concentration en N_2O à proximité du patient est inférieure à 25 ppm, que le patient soit en respiration contrôlée ou assistée (111,112). Ces valeurs sont très inférieures à celles obtenues avec un masque facial et similaires à celles mesurées chez la patient intubé (111). La possibilité d'obtenir l'étanchéité des voies aériennes est particulièrement intéressante chez le patient édenté ou maigre (8). Le masque laryngé court-circuite la cavité buccale et met en continuité le circuit ventilatoire avec les structures laryngo-trachéales. Il n'est pas nécessaire de soutenir la mandibule pour assurer la liberté des voies aériennes, ce qui libère l'anesthésiste (125,126). Le risque d'hypoxémie peropératoire est minime (30,64,125). Le masque laryngé est pratiquement toujours préférable au masque facial, sauf chez le patient à estomac plein, qu'il semble préférable de ventiler au masque facial tout en maintenant une pression cricoïdienne (104).

Par rapport à l'intubation

Le masque laryngé ne peut toujours être considéré comme une alternative ou un substitut à l'intubation. Il faut l'éviter quand l'étanchéité des voies aériennes est indispensable : chez le patient à estomac plein (8-10,19,73,95,96,99,125) et chez le patient à risque de régurgitations et d'inhalation (2,6,8,9,99,100,125). Certains le considèrent comme contre-indiqué si la ventilation doit être assistée (97,100,125) dans les anesthésies de longue durée (9,93) et chez les patients opérés en décubitus latéral ou ventral (9). Cependant plusieurs études portant sur de grandes séries n'ont pas noté ici de problème particulier (6, 11,30,126,128-131).

Le masque laryngé présente de nombreux avantages par rapport à l'intubation :

1. La curarisation n'est pas nécessaire pour la mise en place (1,6,8,9,20,22,131) ;
2. Du fait de l'absence de laryngoscopie, la poussée catécholaminergique lors de l'insertion est très atténuée (7,9,76,78-81) ainsi que les variations de la pression intraoculaire (82-86) ;
3. L'intubation œsophagienne ou sélective est impossible ;
4. Les complications traumatiques ou par compression sont rares (5-7,20,72,74,75,113), ainsi que les maux de gorge (72,74,75,87,118) et les dysphonies sont exceptionnelles (115) ;
5. Le niveau d'anesthésie nécessaire pour tolérer le masque laryngé est moins profond (131) ;
6. Les incidents et accidents du réveil tels que toux, désaturation et laryngospasme sont moins fréquents (9,62,64,132).

Tous ces avantages font que l'on peut utiliser le masque laryngé en routine à la place de l'intubation, en chirurgie réglée, chez un patient à jeun, sans risque de régurgitations, en respectant les contre-indications. La ventilation est possible s'il n'y a pas de fuite et si la pression d'insufflation est inférieure à 20 cm H_2O. Pour cette raison, certains auteurs réservent son usage aux patients présentant une compliance thoracopulmonaire et des résistances des voies aériennes normales (87,132,133).

Le masque laryngé est utile en cas d'intubation difficile (125). En urgence en particulier, il se révèle précieux chez le patient ne pouvant être intubé ni ventilé (3,5,102,103), en cas de lésion ou d'instabilité du rachis cervical (134, 135). Le masque laryngé a été proposé en première intention si l'intubation est présumée difficile (90,136-140). Dans ce cas, il faut éviter la curarisation (8) en raison du risque d'échec de l'insertion (32,91,141). L'intubation à l'aveugle peut être réalisée à travers le masque laryngé (3,142-147) mais le pourcentage de succès est inférieur à 75 % (145) et même plus bas chez l'enfant (67). D'autres techniques ont été proposées. L'intubation est guidée par une bougie introduite par le masque laryngé. La partie angulée est pointée vers le haut jusqu'à ce qu'elle passe les barres de protection, puis tournée de 180° pour l'introduire dans le larynx (33,145,146) mais des échecs ont été décrits (146-148). L'intubation avec fibroscope par le masque laryngé est la technique la plus sûre (46,148,149,151-160).

En réanimation

Le masque laryngé a été utilisé en réanimation dans plusieurs indications : en soins intensifs en première urgence par un personnel infirmier formé à cette technique pour la réanimation cardiorespiratoire en substitution de la ventilation au masque facial (89), pour la réanimation du nouveau-né à la naissance (161), pour éviter l'intubation chez les patients semi-comateux après accident vasculaire cérébral (162).

En urgence préhospitalière

Le masque laryngé a été utilisé chez des patients accidentés, incarcérés dans leur véhicule qui ne pouvaient être ni intubés ni ventilés au masque (163,164). Si on suspecte un traumatisme cervical, la possibilité de mettre en place le masque laryngé sans mobilisation du rachis est intéressante (10,50,165).

RÉFÉRENCES

1. Brain AIJ. The laryngeal mask - A new concept in airway management. Br J Anaesth 1983; 55:801.
2. Brain AIJ. The development of the laryngeal mask - A brief history of the invention, early clinical studies and experimental work from which the laryngeal mask evolved. Eur J Anaesthesiol Suppl 1991;4:5-17.
3. Brain AIJ. The laryngeal mask airway - A possible new solution to airway problems in the emergency situation. Arch Emerg Med 1984;1:229-232.
4. Brain AIJ, McGhee TD, McAteer EJ, Thomas A, Abu-

Saad MAW, Bushman J. The laryngeal mask airway - Development and preliminary trials of a new type of airway. Anaesthesia 1985;40:356-361.
5. Brain AIJ. Three cases of difficult intubation overcome by use of the laryngeal mask airway. Anaesthesia 1985;40:353-355.
6. Leach AB, Alexander CA. The laryngeal mask - An overview. Eur J Anaesthesiol Suppl 1991;4:19-31.
7. Stevens JE, Burden G. Reinforced laryngeal mask airway and magnetic resonance imaging (letter). Anaesthesia 1994;49:79-80.
8. Asai T, Norris S. The laryngeal mask airway. Its features effects and role. Can J Anaesth 1994;41:930-960.
9. Bunodière M. Le masque laryngé. Éditions techniques. Encycl Méd Chir (Paris France), Anesthésie Réanimation, F.a. 36-190-A-10, 1994, 7 p.
10. Dubreuil M, Sabathié M. Masque laryngé. Éditions techniques. Encycl Méd Chir (Paris France), Urgences, 24-000-B.50, 1994, 4 p.
11. Rowbottom SJ, Simpson DL, Grubb D. The laryngeal mask airway in children. Anaesthesia 1991;46:489-491.
12. Goodwin A, Ogg T, Lamb W, Adlam D. The reinforced laryngeal mask in dental day surgery. Ambulatory Surgery 1993;1:31-35.
13. Alexander CA. A modified Intavent laryngeal mask for ENT and dental anaesthesia (letter). Anaesthesia 1990; 45:892-893.
14. Williams PJ, Bailey PM. Comparison of the reinforced laryngeal mask airway and tracheal intubation for adenotonsillectomy. Br J Anaesth 1993;70:30-33.
15. Bhatt SB, Kendall AP, Lin ES, Oh TE. Resistance and additional inspiratory work imposed by the laryngeal mask airway. Anaesthesia 1992;47:343-347.
16. Biro P. Damage to laryngeal masks during sterilization. Anesth Analg 1993;77:1079.
17. Squires SJ. Fragmented laryngeal mask airway (letter). Anaesthesia 1992;47:274.
18. Richards JT. Pilot tube of the laryngeal mask airway (letter). Anaesthesia 1994;49:450.
19. Brain AIJ. Le masque laryngé intavent. Mode d'emploi 1992
20. Pennant JH, White PF. The laryngeal mask airway. Anesthesiology 1993;79:144-163.
21. White DC. The laryngeal mask - A non invasive airway. Eur J Anaesthesiol suppl 1991;4:1-4.
22. Brimacombe J, Berry A. Neuromuscular block and insertion of the laryngeal mask airway. Br J Anaesth 1993;71:166.
23. Brown GW, Patel N, Ellis FR. Comparison of propofol and thiopentone for laryngeal mask insertion. Anaesthesia 1991;46:771-772.
24. Hickey DR, Scott A. Propofol for laryngeal mask insertion. Can J Anaesth 1993;40:A35.
25. Brimacombe J, Berry A. Insertion of laryngeal mask airway - An indication for Propofol? (letter). Anaesth Intensive Care 1992;20:394-395.
26. Blake DW, Dawson P, Donnas G, Biorksten A. Propofol induction for laryngeal mask airway insertion: dose requirement and cardiorespiratory effects. Anaesth Intensive Care 1992;20:479-483.
27. O'neill B, Templeton JJ, Caramico L, Schreiner MS. Factors affecting ease of use during insertion and emergence. Anesth Analg 1994;78:659-662.
28. Goudsouzian NG, Denman W, Cleveland R, Shorten G. Radiologic localization of the laryngeal mask airway in children. Anaesthesiology 1992;77:1085-1089.
29. Grebenik CR, Ferguson C, White A. The laryngeal mask airway in pediatric radiotherapy. Anesthesiology 1990;72:76-79.
30. Johnston DF, Wrigley SR, Robb PJ, Jones HE. The laryngeal mask airway in paediatric anaesthesia. Anaesthesia 1990;45:924-927.
31. Bailie R, Barnett MB, Fraser JF. The brain laryngeal mask - A barrier to dye placed in the pharynx. Anaesthesia 1991;46:358-360.
32. McCrirrick A, Pracilio JA. Awake intubation: a new technique. Anaesthesia 1991;46:700.
33. Markakis DA, Sayson SA, Schreiner MS. The reinforced laryngeal mask airway in awake infants with the Robin sequence. Anesth Analg 1992;75:822-824.
34. Brain AIJ. Bronchospasm and the laryngeal mask airway (letter). Anaesthesia 1994;49:542-543.
35. Southern DA, Lake APJ, Wadon AJ. The laryngeal mask - A modification in its use and design (letter). Anaesthesia 1992;47:530.
36. Brimacombe J, Berry A. Insertion of the laryngeal mask airway - A prospective study of four techniques. Anaesth Intensive Care 1993;21:89-92.
37. Canevet C, Baelen E, Krivosic Horber R. Insertion du masque laryngé gonflé. Ann Fr Anesth Réanim 1994 13 supp R 128.
38. Brimacombe J. Insertion of the laryngeal mask airway - Not facilitated by cuff inflation (letter). Anaesthesia 1993;48:79.
39. Sing G. The laryngeal mask airway and the guedel airway (letter). Anaesthesia 1994;49:171.
40. Chow BFM, Lewis M, Jones SEF. Laryngeal mask airway in children: insertion technique (letter). Anaesthesia 1991;46:590-591.
41. Jenkins J. The laryngoscope and the laryngeal mask airway (letter). Anaesthesia 1993;48:735.
42. Boisson Bertrand D, Cerdan E. Le masque laryngé renforcé. Une solution pour l'amygdalectomie. J Fr Otorhinolaryngol 1993;42:272-274.
43. Brimacombe J, Berry A. The laryngoscope and the laryngeal mask airway (letter). Anaesthesia 1994;49:82.
44. Cino PJ, Webster AC. Laryngeal mask insertion - A useful tip (letter). Anaesthesia 1993;48,11:1012.
45. Jewel WE, Frerk C. The laryngeal mask airway - A useful tip (letter). Anaesthesia 1994;49:543.
46. Harding JB. A « skid » for easier insertion of the laryngeal mask airway (letter). Anaesthesia 1993;48:79-80.
47. Rabenstein K. Alternative techniques for laryngeal mask insertion (letter). Anaesthesia 1994;49:80-81.
48. Maroof M, Khan RM. Layngeal mask airway and the stylet: A source of a new strength for the old mask. Anesth Analg 1993;76:1162.
49. Brimacombe J, Berry A. Use of a stylet with the aged laryngeal mask airway (reply). Anaesth Analg 1994;78: 190-191.
50. Brimacombe J, Berry A. Laryngeal mask airway insertion. Anaesthesia 1993;48:667-669.
51. Williams PJ, Bailey PM. Insertion technique for reinforced laryngeal mask airway and its use in recovery (letter). Anaesthesia 1993;48:733-734.
52. Williams PJ, Bailey PM. The reinforced laryngeal mask airway in paediatric radiotherapy (reply). Br J Anaesth 1993;71:172.

53. Philpott B, Renwick M. An introducer for the flexible laryngeal mask airway (letter). Anaesthesia 1993;48:174.
54. Asai T, Stacey M, Barclay K. Stylet for reinforced laryngeal mask airway. Br J Anaesth 1993;48:636.
55. Nott MR. A tie for the laryngeal mask airway (letter). Anaesthesia 1993;48:1013.
56. O'Connor B. Rotation of the laryngeal mask airway (letter). Anaesthesia 1994;49,2:169.
57. Conacher ID. A method of fixing laryngeal mask airways. Anaesthesia 1993;48:638.
58. Woods K. When to remove the laryngeal mask airway (letter). Anaesthesia 1993;48:175.
59. Maroof M, Khan RM, Siddique MS. Intraoperative aspiration pneumonitis and the laryngeal mask airway. Anesth Analg 1993;77:398.
60. Nanji GM, Maltby JR. Vomiting and aspiration pneumonitis with the laryngeal mask airway. Can J Anaesth 1992;39:69-70.
61. Higgins D, Astley BA, Berg S. Guided intubation via the laryngeal mask (letter). Anaesthesia 1992;47:816.
62. Cros AM, Boudey C, Esteben D, Milacic M, Dardel E. Intubation vs - Masque laryngé - Incidence des spasmes et des désaturations en per et postopératoire. Ann Fr Anesth Réanim 1993;12, suppl, R87.
63. Dubreuil M, Cros AM, Boudey C, Esteben D. Is adenoidectomy in children safer with laryngeal mask airway or with tracheal intubation? Paediatric Anaesthesia 1993;3:375-378.
64. Brain AIJ. Risk of aspiration with the laryngeal mask. Br J Anaesth 1994;73:278-279.
65. Nandi PR, Nunn JF, Charlesworth CH, Taylor SJ. Radiological study of the laryngeal mask. Eur J Anaesthesiol Suppl 1991;4:33-39.
66. Rowbottom SJ. Morton CPJ. Diagnostic fibreoptic bronschopy using the laryngeal mask (letter). Anaesthesia 1991;46:161.
67. Dubreuil M, Laffon M, Plaud B, Penon C, Ecoffey C. Complications and fiberoptic assessment of size 1 laryngeal mask airway. Anesth Analg 1993;76:527-529.
68. Füllekrug B, Pothmann W, Werner C, Schulte am Esch J. The laryngeal mask airway: Anesthesic gas leakage and fiberoptic control of positioning. J Clin Anesth 1993;5:357-363.
69. Asai T, Latto IP, Vaughan RS. The distance between the grille of the laryngeal mask airway and the vocal cords. Anaesthesia 1993;48:667-669.
70. Crawford M, Davidson G. A problem with a laryngeal mask airway (letter). Anaesthesia 1992;47:76.
71. Newman PTF. Discarding used laryngeal mask airways - Can there still be life after 40? (letter). Anaesthesia 1994;49:81.
72. Marjot R. Pressure exerted by the laryngeal mask airway cuff upon the pharyngeal mucosa. Br J Anaesth 1993;70:25-29.
73. Akhtar TM, Street MK. Risk of aspiration with the laryngeal mask airway. Br J Anaesth 1994;72:447-450.
74. Dingley J, Wareham K. A comparative study of the incidence of sore throat with the laryngeal mask airway. Anaesthesia 1994;49:251-254.
75. McCrirrick A, Ramage DTO, Pracilio JA, Hickman JA. Experience with the laryngeal mask airway in two hundred patients. Anaesth Intensive Care 1991;19:256-260.
76. Lumb AB, Wrigley MW. The effect of nitrous oxide on laryngeal mask cuff pressure. Anaesthesia 1992;47:320-323.
77. Wood MIB, Forest ETS. The haemodynamic response to the insertion of the laryngeal mask airway: a comparison with laryngoscopy and tracheal intubation. Acta Anaesthesiol Scand 1994;38:510-513.
78. Hickey S, Cameron AE, Asbury AJ. Cardiovascular response to insertion of Brain's laryngeal mask (letter). Anaesthesia 1990;45,8:629-633.
79. Braude N, Clements EAF, Hodges UM, Andrews BP. The pressor response and laryngeal mask insertion - A comparison with tracheal intubation. Anaesthesia 1989;44:551-554.
80. Wilson IG, Fell D, Robinson SL, Smith H. Cardiovascular responses to insertion of the laryngeal mask. Anaesthesia 1992;47:300-302.
81. Hollande J, Riou B, Guerrero M, Landault C, Viars P. Comparaison des effets hémodynamiques du masque laryngé et du tube orotracheal. Ann Fr Anesth Réanim 1993;12:372-375.
82. Lamb K, James MFM, Janicki PK. The laryngeal mask airway for intraocular surgery: effects on intraocular pressure and stress response. Br J Anaesth 1992;69:143-147.
83. Holden R, Morsman CDG, Butler J, Clark GS, Hugues DS, Bacon PJ. Intraocular pressure changes using laryngeal mask airway and tracheal tube. Anaesthesia 1991;46:922-924.
84. Watcha MF, White PF, Tychsen L, Stevens JL. Comparative effects of laryngeal mask airway and endotracheal tube insertion on intraocular pressure in children. Anesth Analg 1992;75:355-360.
85. Barclay K, Asai T. Intraocular pressure changes in patients with glaucoma. Comparison between laryngeal mask airway and tracheal tube. Anaesthesia 1994;49:159-162.
86. Aktar TM, McMurray P, Kerr WJ, Kenny GN. A comparison of laryngeal mask airway with tracheal tube for intraocular ophtalmic surgery. Anaesthesia 1992;47:668-671.
87. Alexander CA, Leach AB. The laryngeal mask - Experience of its use in a district general hospital. Today's Anaesth 1989;4:200-205.
88. Davies PRF, Tighe SQM, Greenslade GL, Evans GH. Laryngeal mask airway and tracheal tube insertion by unskilled personnel. Lancet 1990;336:977-979.
89. Baskett PJF. The use of the laryngeal mask airway by nurses during cardiopulmonary resuscitation. Anaesthesia 1994;49:3-7.
90. Mason DG, Bingham RM. The laryngeal mask airway in children. Anaesthesia 1990;45:760-763.
91. Van Heerden PV, Kirrage D. Large tonsils and the laryngeal mask airway (letter). Anaesthesia 1989;44:865.
92. Dasey N, Mansour N, Coughing and laryngospasm with the laryngeal mask (letter). Anaesthesia 1989;44:865.
93. Asai T. Use of the laryngeal mask for tracheal intubation in patients at increased risk of aspiration of gastric contents. Anesthesiology 1992;77:1029-1030.
94. Asai T, Vaughan RS. Misuse of the laryngeal mask airway. Anaesthesia 1994;49:467-469.
95. Barker P, Langton JA, Murphy PJ, Rowbotham DJ. Regurgitation of gastric contents during general anaes-

thesia using the laryngeal mask airway. Br J Anaesth 1992;69:314-315.
96. Valentine J, Stakes AF, Bellanny MC. Reflux positive pressure ventilation through the laryngeal mask. Br J Anaesth 1994;73:543-544.
97. EI Mikatti N, Luthra AD, Healy TE, Mortimer AJ. Gastric regurgitation during general anaesthesia in the supine position with the laryngeal and face mask airways. Br J Anaesth 1992;68:529P-530P.
98. Brimacombe J, Berry A. Regurgitation and the laryngeal mask airway (letter). Br J Anaesth 1993;70:381.
99. Brain AIJ. Regurgitation and the laryngeal mask (letter). Can J Anaesth 1992;39:743-744.
100. Devitt JN, Wenstone R, Nœl AG, O'Donnel MP. The laryngeal mask airway and positive pressure ventilation. Anesthesiology 1994;80:550-555.
101. Chadwick IS, Vohra A. Anaesthesia for emergency caesarian section using the Brain laryngeal airway (letter). Anaesthesia 1989;44:261-262.
102. De Mello WF, Kocan M. The laryngeal mask in failed intubation (letter). Anaesthesia 1990;45:689-690.
103. Strang TI. Does the laryngeal mask airway compromise cricoid pressure? Anaesthesia 1992;47:829-831.
104. Ansermino JM, Blogq CE. Cricoid pressure may prevent insertion of the laryngeal mask airway. Br J Anaesth 1992;69:465-467.
105. Brimacombe J, White A, Berry A. Effect of cricoid pressure on ease of insertion of the laryngeal mask airway. Br J Anaesth 1993;71:800-802.
106. Brimacombe J. Cricoid pressure and the laryngeal mask airway. Anaesthesia 1991;46:986-987.
107. Brimacombe J, Berry A, White A. Single-compared with double-handed cricoid pressure for insertion of a laryngeal mask airway. Br J Anaesth 1994;72:732-733.
108. Webster AC, Morley-Forster PK, Ganapathy S, Ruby R, Au A, Cook MJ. Anaesthesia for adenotonsillectomy: A comparison between tracheal intubation and the armoured laryngeal mask airway. Can J Anaesth 1993;40:1171-1177.
109. John RE, Hill S, Hughes TJ. Airway protection by the laryngeal mask - A barrier to dye placed in the pharynx. Anaesthesia 1991;46,5:366-367.
110. Sarma VJ, Leman J. Laryngeal mask and anaesthetic waste gas concentrations (letter). Anaesthesia 1990;45: 791-792.
111. Lambert-Jensen P, Christensen NE, Brynnum J. Laryngeal mask and anaesthetic waste gas exposure. Anaesthesia 1992;47:697-700.
112. Barnett R, Gallant B, Fossey S, Finegan B. Nitrous oxide environmental pollution: A comparison between face mask, laryngeal mask and endotracheal intubation. Can J Anaesth 1992;39,suppl:A151.
113. Brain AIJ. Le masque laryngé. In conference d'actualisation - Masson Paris 1994;pp25-31.
114. Laffon M, Plaud B, Ben Haj'hmida R, Dubousset A-M, Ecoffey C. Removal of laryngeal mask airway: complications in children, anesthetized versus awake. Anesthesiology 1992;77:3A:A1176.
115. Harris TM, Johnston DF, Collins SR, Hearth ML. A new general anaesthetic technique for use in surgery: the brain laryngeal mask airway vs endotracheal intubation. Journal of voice 1990;4:81-85.
116. Lee JJ, Brain AIJ. Laryngeal mask and trauma to uvula (letter). Anaesthesia 1989;44:1014-1015.

117. Miller AC, Bickler P. The laryngeal mask airway an unusual complication. Anaesthesia 1991;46:659-660.
118. Sarma VJ. The use of laryngeal mask airway in spontaneously breathing patients. Acta Anaesthesiol Scand 1990;34:669-672.
119. Nagai K, Sakuromoto C, Goto F. Unilateral hypoglossal nerve paralysis following the use of the laryngeal mask airway. Anaesthesia 1994;49:603-604.
120. Wynn JM, Jones KL. Tongue cyanosis after laryngeal mask airway insertion. Anesthesiology 1994;80:1403.
121. Phan Thi H, Ivens D, Khayat Y. Evolution of the gradient $PaCO_2$-$ETCO_2$ during anaesthesia on spontaneous ventilation with face mask versus laryngeal mask. Anesthesiology 1993;79,3A:A37.
122. Spahr-Schopfer I, Bissonnette B, Hartley E. Capnography and the laryngeal mask airway in children. Can J Anaesth 1992;39:A135.
123. Van Obbergh LJ, Zeippen B, Muller G, Veyckemans F. Relationship between arterial $PaCO_2$ and End Tidal CO_2 recorded through a laryngeal mask in children breathing spontaneously. Br J Anaesth 1993;70:A164.
124. Smith I, White PF. Use of the laryngeal mask airway as an alternative to a face-mask during outpatient arthroscopy. Anesthesiology 1992;77:850-855.
125. Benumof JL. Laryngeal mask aiway - Indications and contraindications. Anesthesiology 1992;77:843.
126. Verghese C, Smith TGC, Young E. Prospective survey of the use of the laryngeal mask airway in 2359 patients. Anaesthesia 1993;48:58-60.
127. O'Meara ME, Jones JG. The laryngeal mask - useful for spontaneous breathing, controlled ventilation and difficult intubations. Br Med J 1993;306:224-225.
128. Ngan Kee WD. Laryngeal mask airway for radiotherapy in the prone position (letter). Anaesthesia 1992; 47:446-447.
129. Maltby JR, Loken RG, Watson NC. The laryngeal mask airway: clinical appraisal in 250 patients. Can J Anesth 1990;37:509-513.
130. McEwan A, Mason DG. The laryngeal mask airway. J Clin Anesth 1992;4:252-257.
131. Wilkins CJ, Cramp PGW, Staphis J, Stevens WC. Comparison of the anesthetic requirement for tolerance of laryngeal mask airway and endotracheal tube. Anesth Analg 1992;75:794-797.
132. Brain AIJ. Further developments of the laryngeal mask (letter). Anaesthesia. 1989.44:530-531.
133. Riley RH, Swan HDF. Value of the laryngeal mask airway during thoracotomy (letter). Anesthesiology 1992;77:1051.
134. Pennant JH, Pacena Gajraj NM. Use of the laryngeal mask airway in the immobilized cervical spine. Anesthesiology 1992;77suppl:A:1063.
135. Calder I, Ordman AJ, Jackowski A, Crockard HA. The brain laryngeal mask airway - An alternative to emergency tracheal intubation. Anaesthesia 1990;45:137-139.
136. Cork R, Monk JE. Management of a suspected and unsuspected difficult laryngoscopy with the laryngeal mask airway. J Clin Anesth 1992;4:230-234.
137. Smith BL. Brain airway in anaesthesia for patients with juvenile chronic arthritis (letter). Anaesthesia 1988;43: 416.
138. Ebata T, Nishiki S, Masusha A, Amaha K. Anaesthesia for Treacher Collins syndrome using a laryngeal mask airway. Can J Anaesth 1991;38:1043-1045.

139. Silk JM, Hill HM, Calder I. Difficult intubation and the laryngeal mask. Eur J Anaesthesiol Suppl 1991;4:47-51.
140. Collier C. A hazard with the laryngeal mask airway (letter). Anaesth Intensive Care 1991;19:301.
141. Chadd GD, Ackers JWL, Bailey PM. Difficult intubation aided by the laryngeal mask airway (letter). Anaesthesia 1989;44:1015.
142. Heath ML, Allagain J. The brain laryngeal mask as an aid to intubation. Br J Anaesth 1990;382P.
143. Heath ML. Endotracheal intubation through the laryngeal mask - Helpful when laryngoscopy is difficult or dangerous. Eur J Anaesthesiol Suppl 1991;4:41-45.
144. Heath ML, Allagain J. Intubation through the laryngeal mask. A technique for unsuspected difficult intubation. Anaesthesia 1991;46:545-548.
145. Allisson A, Mc Crory J. Tracheal placement of a gum elastic bougie using the laryngeal mask airways (letter). Anaesthesia 1990;45:419-420.
146. Denny NM, De Silva KD, Webber PA. Laryngeal mask airway for emergency tracheostomy in a neonate (letter). Anaesthesia 1990;45:895.
147. White A, Sinclair M, Pillai R. Laryngeal mask airway for coronary artery bypass grafting (letter). Anaesthesia 1991;46:234.
148. Smith JE, Sherwood NA. Combined use of laryngeal mask airway and fiberoptic laryngoscope in difficult intubation. Anaesth Intensive Care 1991;19:471.
149. Hasham F, Kumar CM, Lawler PGP. The use of the laryngeal mask airway to assist fiberoptic orotracheal intubation. Anaesth Intensive Care 1991;46:891.
150. Brimacombe JR. laryngeal mask airway in awake fiberoptic bronchoscopy. Anaesth Intensive Care 1991;19, 3:472.
151. Maekawa N, Mikawa K, Tanaka O, Goto R, Obara H. The laryngeal mask may be useful device for fiberoptic airway endoscopy in pediatric anesthesia. Anesthesiology 1991;75:169-170.
152. Fisher JA, Ananthanarayan C, Edelist G. Role of the laryngeal mask in airway management. Can J Anaesth 1992;39:1-3.
153. Benumof JL. Use of the laryngeal mask airway to facilitate fiberscope-aided tracheal intubation 1992;74:313-314.
154. Dubreuil M, Ecoffey C. Laryngeal mask guided tracheal intubation in paediatric anaesthesia. Paediatric Anesthesia 1992;2:343-344.
155. Dich-Nielson JO, Nagel P. Flexible fibreoptic bronchoscopy via the laryngeal mask. Acta Anaesthesiol Scand 1993;37:17-19.
156. Asai T. Fiberoptic tracheal intubation through the laryngeal mask in an awake patient with cervical spine injury. Anesth Analg 1993;77:404.
157. Soufarapis H, Bouvet A. Intubation difficile: Intérêt de l'association masque laryngé-fibroscope. Ann Fr Anesth Réanim 1993;12:437-443.
158. Asai T, Barclay K, Power I, Vaughan RS. Cricoid pressure impedes placement of the laryngeal mask airway and subsequent tracheal intubation through the mask. Br J Anaesth 1994;72:47-51.
159. Williams PJ, Bailey PM. Management of failed oral fiberoptic intubation with laryngeal mask airway insertion under topical anaesthesia. Can J Anaesth 1992;39:287.
160. Logan S, Charters P. Laryngeal mask and fiberoptic tracheal intubation (letter). Anaesthesia 1994;49:534-544.
161. Paterson ST, Byrne PJ, Molesky MG, Seal RF, Finucare BT. Neonatal resuscitation using the laryngeal mask airway. Anesthesiology 1994;80:1248-1253.
162. Ito N, Aikawa N, Hori S. Laryngeal mask airway in acute cerebrovascular disease (letter). Lancet 1992;339:69.
163. Greene MK, Roden R, Hinchley G. The laryngeal mask airway. Two cases of prehospital trauma care. Anaesthesia 1992;47:688-689.
164. Nagard B, Marbaix JP, Belotte F. Intérêt du masque laryngé en situation de catastrophe. ISIS Urg Prat 1993; 5:25-28.
165. Pennant JH, Pace NA, Gajray NM. Role of the laryngeal mask airway in the immobile cervical spine. J Clin Anesth 1993;5:A1063.

Chapitre 15

Laryngoscopes

Traduction : Marc Dubreuil

Laryngoscope rigide
  Description
  Techniques d'utilisation
Endoscope souple à fibre optique
  Description
  Techniques d'utilisation
Guide d'intubation lumineux
  Description
  Techniques d'utilisation
Laryngoscope d'intubation lumineux
  Description
  Techniques d'utilisation

Incidents
  Avantages
  Inconvénients
Laryngoscope de Bullard
  Description
  Techniques d'utilisation
Protège-dents
Complications de la laryngoscopie
  Lésions dentaires
  Lésion des tissus mous et des nerfs
  Lésions de la moelle cervicale

Intubation œsophagienne avec fibroscope
Issue du fibroscope à travers l'œil de Murphy
Modifications circulatoires
Déglutition ou inhalation d'un corps étranger
Choc et/ou brûlures
Dysfonctionnement du laryngoscope
Problèmes dans le nettoyage et la stérilisation
Troubles de l'articulé temporo-mandibulaire

Un laryngoscope permet de visualiser le larynx et les structures adjacentes, le plus souvent il est utilisé dans le but d'insérer une sonde d'intubation dans l'arbre trachéobronchique.

Laryngoscope rigide

La plupart des laryngoscopes utilisés de nos jours sont fabriqués avec une lame détachable et un manche qui alimente la source lumineuse lorsque la lame et le manche sont enclenchés en position d'utilisation. Certains manches ne font que véhiculer la source lumineuse, la fibre optique par exemple.

DESCRIPTION

Les spécifications recommandées pour la connexion entre le manche et la lame incluent la norme F965-85 de la Société Américaine pour les Tests et le Matériel (ASTM) et la norme 7376/1 de l'Organisation Internationale de Spécification (ISO), et concernent les montages qui incluent la lampe dans la lame (1,2). Entre autres sont spécifiées les dimensions extrêmes concernant le crochet d'attache pour assurer l'interchangeabilité des manches et des lames de différents fabricants. La norme ASTM F1195-88, concerne les lames et les manches à éclairage par fibres optiques (3). Elle décrit les méthodes d'identification des lames et des manches compatibles par un code de couleurs.

Manche

Le manche est tenu dans la main pendant son utilisation. Sa surface est souvent rugueuse, facilitant la traction. Il contient les piles pour la lumière (le plus souvent jetables mais il existe aussi des accus rechargeables).

Les laryngoscopes éclairés par fibres optiques peuvent utiliser une source lumineuse à distance (4). Leur manche doit, selon la norme ASTM (3), comporter une bande circonférentielle de couleur, distincte de celle du manche, localisée entre le crochet d'attache et le milieu du manche. Les dimensions extrêmes des connexions pour chaque code de couleur sont aussi spécifiées dans la norme.

La lame s'accroche au manche le plus souvent par une connexion en forme de crochet. À l'une de ses extrémités, le manche possède une charnière qui s'emboîte dans une rainure à la base de la lame. Ce système permet un montage et un démontage rapides. Les manches conçus pour accepter des lames possédant une ampoule portent un contact métallique qui réalise un circuit électrique lorsque le manche et la lame sont connectés en position d'utilisation. Les manches contenant des piles et utilisant une illumination par fibres optiques contiennent une ampoule de type halogène. Lorsque le manche et la lame sont enclenchés en position d'utilisation, un commutateur est enfoncé, ce qui relie l'ampoule et les piles. L'ampoule à halogène a une durée de vie trois fois supérieure aux autres.

Il existe plusieurs tailles de manches. Un manche étroit est souvent commode pour l'intubation d'un patient de petite taille. Les manches courts peuvent être utiles quand le manche vient buter contre le thorax ou les seins lors de la laryngoscopie, quand on doit appliquer une pression sur le cricoïde ou quand le patient est dans un corset (5). Dans de tels cas, on peut également insérer latéralement la lame à mi-chemin dans la cavité buccale puis la faire tourner progressivement vers l'arrière jusqu'au positionnement normal (6,7). Enfin, on peut insérer la seule lame dans la bouche, puis la fixer secondairement au manche (8,9).

La plupart des lames forment un angle droit avec le manche lorsqu'elles sont enclenchées en position d'utilisation, mais l'angle peut aussi être obtus ou aigu. Un adaptateur peut être interposé entre le manche et la lame pour en modifier l'angle (10-12) (Fig. 15.1). Le manche de Patil-Syracuse (Fig. 15.2) peut être positionné et fixé dans quatre positions différentes (13).

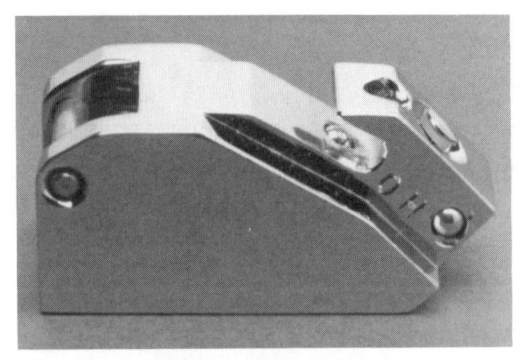

Figure. 15.1. Adaptateur de Howland. L'adaptateur de Howland s'insère entre le manche et la lame au moyen d'une connexion type crochet des deux côtés. Il change l'angle entre le manche et la lame (reproduit avec l'autorisation de Mercury Medical).

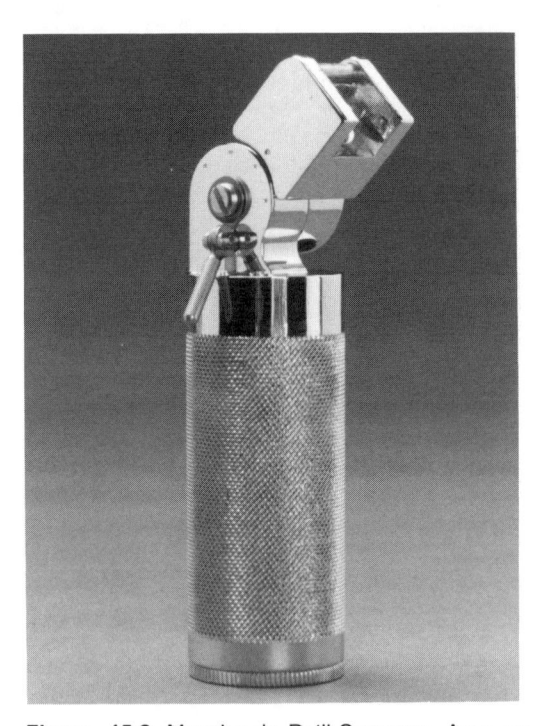

Figure. 15.2. Manche de Patil-Syracuse. Avec ce manche, la lame peut être positionnée et fixée dans quatre positions différentes (180°, 135°, 90° ou 45°) (reproduit avec l'autorisation de Mercury Medical).

La plupart des manches sont conçus pour accepter soit des lames à lumière classique, soit des lames à fibres optiques (lumière froide), mais il existe aussi des manches acceptant les deux types de lames.

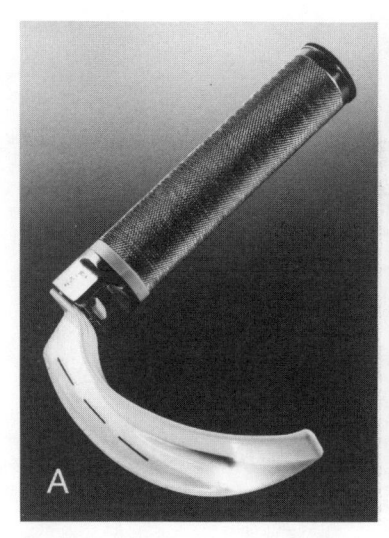

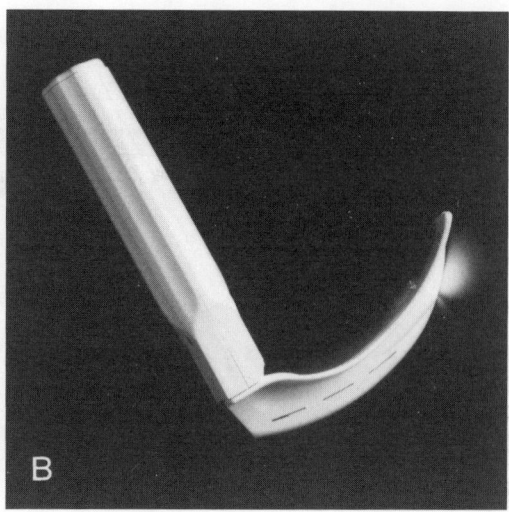

Figure. 15.3. A - Lame jetable attachée à un manche réutilisable. **B -** Manche et lame jetables (reproduit avec l'autorisation de Vital Signs).

LAMES

La lame est la partie rigide qui est insérée dans la bouche. Quand elles existent en plus d'une taille, elles sont numérotées dans un ordre croissant. Il existe des lames jetables pour une fixation sur un manche normal ou jetable (Fig. 15.3). La lame est composée de plusieurs parties : la base, le talon, la spatule, le rebord, la collerette, la pointe et la source lumineuse (Fig. 15.4).

La base est la partie qui se fixe sur le manche. Elle possède une rainure qui permet l'insertion de la broche de la charnière. L'extrémité proximale de la lame est appelée le talon.

La spatule est l'axe principal de la lame. Elle sert à comprimer et à déplacer les tissus mous (en particulier la langue) et la mandibule pour offrir une ligne de vision directe vers le larynx. La spatule peut, dans son grand axe, être incurvée sur tout une partie de sa longueur. Les lames sont généralement classées en courbes ou droites, en fonction de la forme de la spatule.

La collerette, ou ailette, est parallèle à la spatule à laquelle elle est reliée par le rebord. Elle sert à guider les instruments et permet de contenir les tissus avoisinants. La collerette détermine la forme de la lame lorsque celle-ci est vue en coupe.

La pointe, ou bec, entre en contact avec l'épiglotte ou la vallécule et élève l'épiglotte directement ou indirectement. Elle est habituellement émoussée et épaissie pour être moins traumatique.

La lame peut porter une ampoule (Fig. 15.5) ou un faisceau de fibres optiques qui transmet la lumière à partir d'une source contenue dans le manche (Fig. 15.6). La lampe se visse dans une douille munie d'un contact métallique. Sur la plupart des lames, la douille est proche de la pointe, mais sur certaines, elle se localise à la base. Quand la lame est mise en position de fonctionnement, il s'établit un contact électrique avec les piles contenues dans le manche. La douille peut être endommagée par des liquides qui peuvent altérer les contacts électriques.

Une lame à fibres optiques possède un faisceau de fibres optiques qui transmet la lumière à partir d'une source contenue dans le manche ou à la base de la lame. L'intensité lumineuse est supérieure à celle que peut procurer une ampoule classique située dans la lame (14). Du fait de l'absence d'ampoule ou de contact électrique dans la lame, le nettoyage et la stérilisation sont plus faciles et le laryngoscope est plus fiable. La lame reste froide même si la lumière est longtemps allumée. D'après la norme ASTM (3), les lames à fibres optiques doivent être marquées d'un code couleur sur le talon.

404 MATÉRIEL D'ANESTHÉSIE

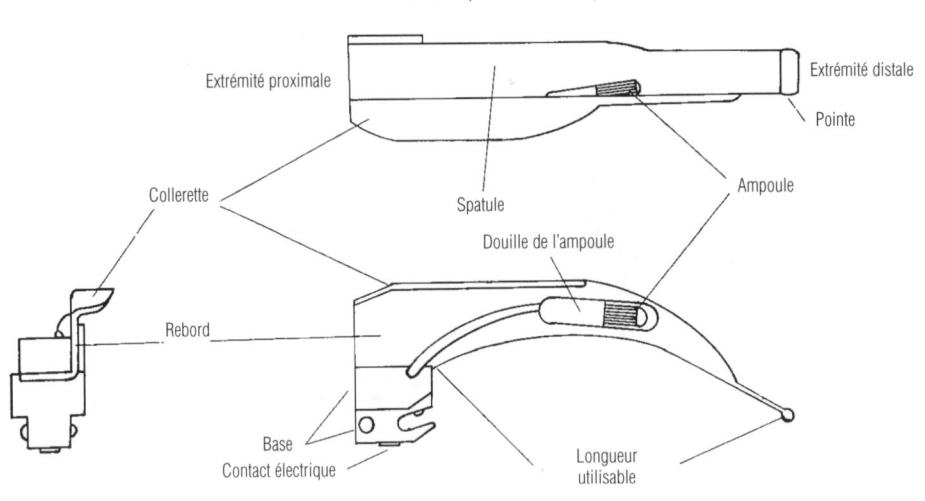

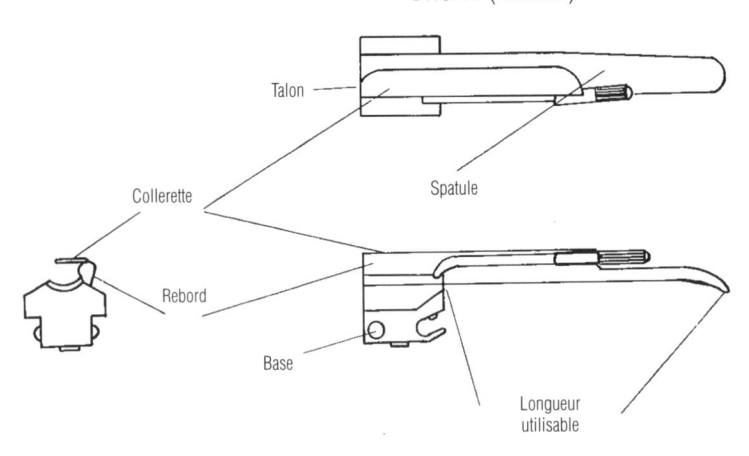

Figure. 15.4. Illustration des différentes parties des lames de Macinstosh (en haut) et de Miller (en bas). La pointe est la portion distale de la lame insérée dans le patient. La portion proximale est la partie la plus proche du manche. Redessiné à partir d'un dessin présenté en commission, Institut Américain des Normes Nationales. Schéma standard, laryngoscopes pour intubation trachéale (Z-79). Philadelphie : ASTM.

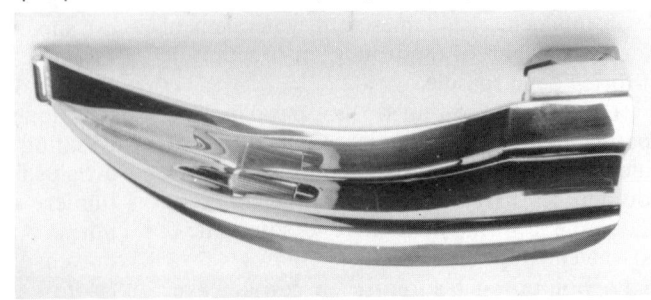

Figure. 15.5. Lame de Macintosh pour gaucher (reproduit avec l'autorisation de Penlon Ltd).

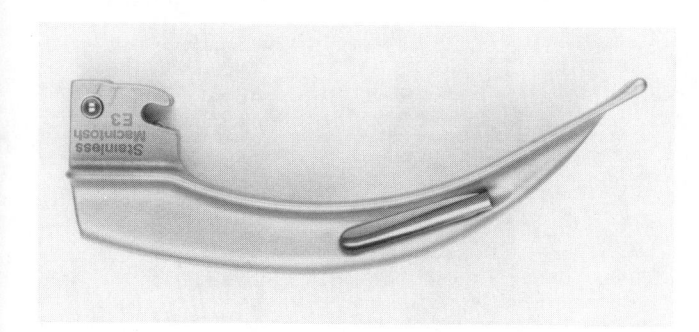

Figure. 15.6. Lame de Macintosh anglaise (reproduit avec l'autorisation de Welch Allyn, Inc.).

Le plus souvent, la laryngoscopie est un geste simple, et la dextérité a plus d'importance que le type de lame. Dans quelques circonstances cependant, certaines lames procurent des avantages particuliers (15), ce qui a motivé la fabrication de nombreuses lames.

Lame de Macintosh (16,17)

La lame de Macintosh (Fig. 15.4 et 15.7) est l'une des plus répandues. La spatule a une courbe douce qui s'étend de la base à la pointe. Une ailette sur la gauche de la lame permet de refouler la langue en dehors du champ de vision. En coupe, la spatule, le rebord et l'ailette forment un Z inversé. De nombreuses modifications ont été apportées à cette lame (18-24).

Lame de Macintosh pour gaucher (25)

Dans la lame de Macintosh pour gaucher (voir Fig. 15.5), l'ailette est située du côté opposé par rapport à une lame de Macintosh habituelle. Cette lame peut être utile en cas de malformations du côté droit de la face ou de l'oropharynx, pour les opérateurs gauchers, l'intubation en décubitus latéral droit et la mise en place d'une sonde d'intubation trachéale directement du côté gauche (26,27).

Lame « polio »

La lame polio (voir Fig. 15.7) est aussi une modification de la lame de Macintosh. La lame démarre du manche en faisant un angle obtus. Initialement conçue pour intuber des patients placés dans les respirateurs type « poumon d'acier », elle est maintenant surtout utilisée chez des patients dans des corsets, après mise en place des champs opératoires, et dans des circonstances particulières : obésité, hypertrophie mammaire, cyphose avec déformation importante du thorax, cou court ou diminution de la mobilité cervicale (28,29). Les inconvénients de cette lame sont que la force de traction verticale que l'on peut appliquer et le contrôle de la mobilité de la lame sont diminués (8).

Lame de Macintosh à vision améliorée (30)

La lame de Macintosh à vision améliorée (Fig. 15.8) est identique à la version standard,

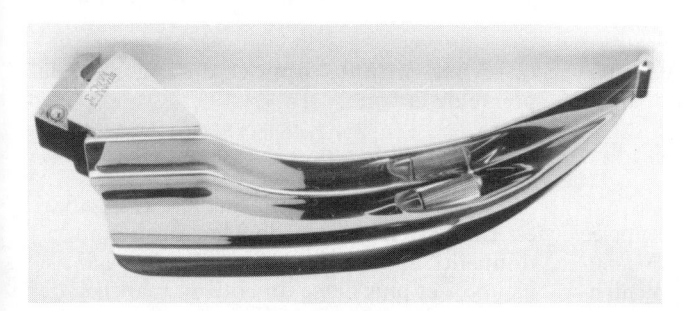

Figure. 15.7. Lame « polio » (reproduit avec l'autorisation de Penlon Ltd).

Figure. 15.8. A. Lame de Macintosh à vision améliorée (à gauche) et lame Macintosh conventionnelle (à droite). Noter l'amélioration de la vision quand la lame est regardée à partir de son extrémité proximale. **B.** Lame de Macintosh conventionnelle (en haut) et à vision améliorée (en bas). Sur la lame de Macintosh à vision améliorée, la portion médiane de la spatule est concave (reproduit avec l'autorisation de Gabor B. Racz, MD).

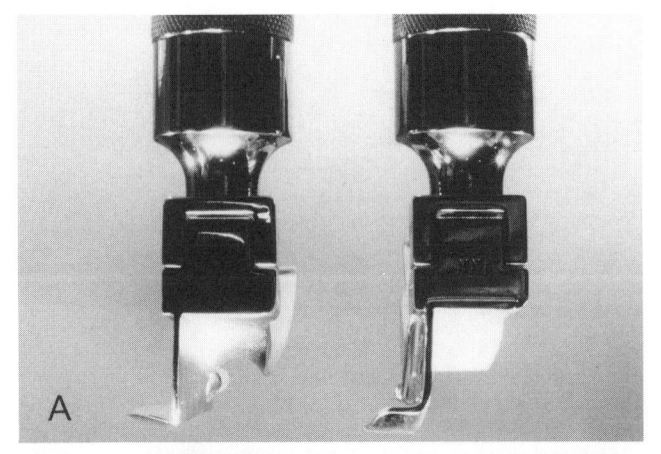

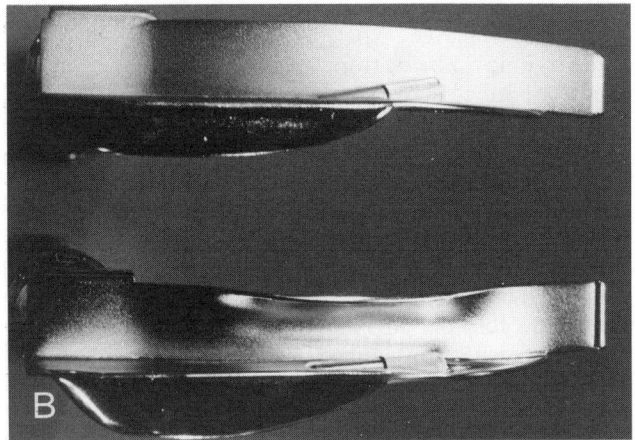

Figure. 15.9. Lame de Macintosh Oxiport (reproduit avec l'autorisation de Mercury Medical).

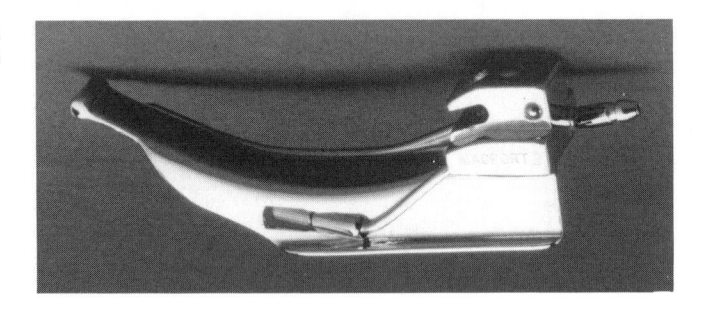

à l'exception de la portion moyenne de la spatule qui est concave pour permettre une meilleure visualisation du larynx.

Macintosh Oxiport

La lame Macintosh Oxiport, aussi appelée Mac/Port (Fig. 15.9), est une lame de Macintosh conventionnelle avec un tube supplémentaire permettant l'apport d'oxygène à la pointe de la lame.

Macintosh anglaise

La lame de Macintosh anglaise (Fig. 15.6) est similaire à la lame de Macintosh conventionnelle, en dehors de la collerette qui est incurvée et plus basse du côté du manche.

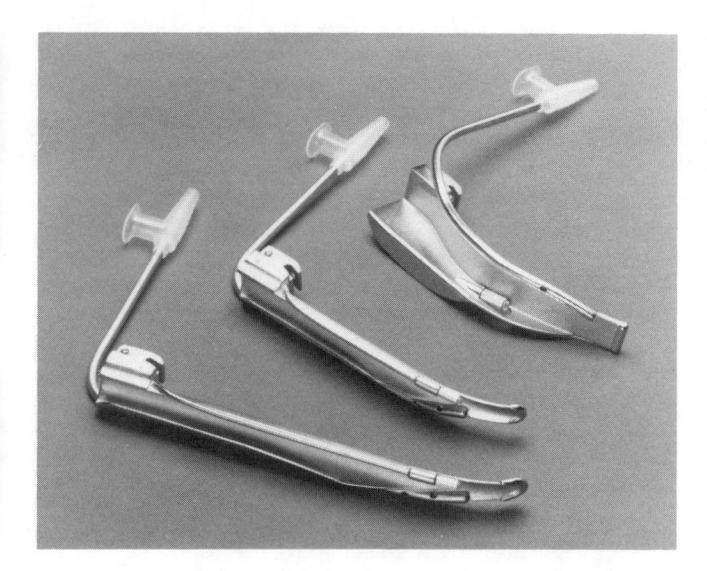

Figure. 15.10. Lames de Macintosh Tull et de Miller Tull. La valve contrôlée au doigt permet la régulation de l'aspiration par le laryngoscopiste (reproduit avec l'autorisation de Mercury Medical).

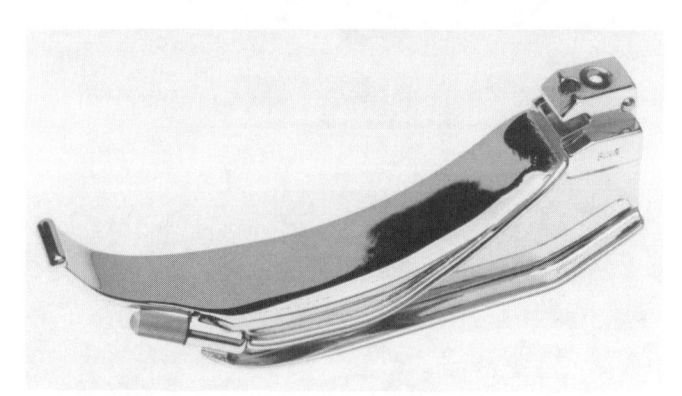

Figure. 15.11. Lame de Fink. Noter que la spatule est plus incurvée à la pointe et que le rebord est réduit à l'extrémité proximale comparée avec la lame de Macintosh. L'ampoule est placée plus près de la pointe (reproduit avec l'autorisation de Puritan-Bennett Corp.).

Macintosh Tull

La lame de Tull (lame à aspiration) (Fig. 15.10) est une modification de la lame de Macintosh dans laquelle il existe un orifice d'aspiration près de la pointe. Le canal d'aspiration possède une extension parallèle au manche ainsi qu'une valve contrôlable au doigt permettant de moduler l'intensité de l'aspiration par le laryngoscopiste.

Lame de Fink

La lame de Fink (Fig. 15.11) est une autre modification de la lame de Macintosh. La spatule est plus large et possède une courbure plus accentuée à la partie distale. La hauteur de la collerette est réduite, en particulier à l'extrémité proximale. L'ampoule est placée bien plus en avant que sur la lame de Macintosh.

Lame de Bizarri-Guiffrida (31)

La lame de Bizarri-Guiffrida (Fig. 15.12) est aussi une lame de Macintosh modifiée. Elle n'a pas de collerette, sauf au niveau d'une petite portion qui entoure l'ampoule. Elle avait été conçue pour limiter les traumatismes des incisives supérieures. Cette lame est utile pour les patients ayant une ouverture de bouche limitée, des incisives proéminentes, une rétrognathie, un cou court et épais ou un larynx antérieur.

Lame de Miller (32)

La lame de Miller est l'une des plus répandues (Fig. 15.4 et 15.13). La spatule est droite,

Figure. 15.12. Lame de Bizarri-Guiffrida (reproduit avec l'autorisation de Puritan-Benett Corp.).

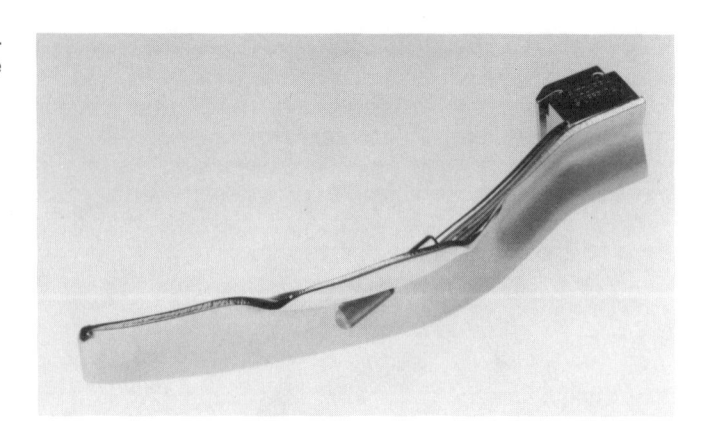

Figure. 15.13. Lame de Miller (reproduit avec l'autorisation de Penlon Ltd).

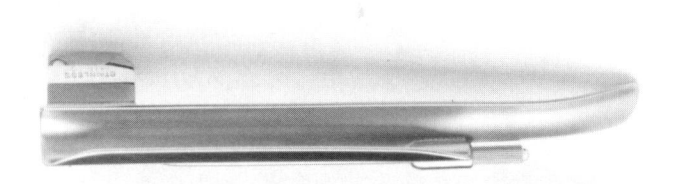

Figure. 15.14. Lame de Miller Oxiport (reproduit avec l'autorisation de Mercury Medical).

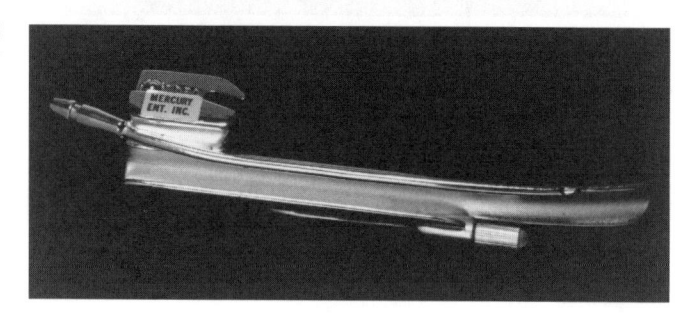

avec une légère courbure ascendante près de l'extrémité distale. En coupe, la collerette, le rebord et la spatule forment un C à sommet épaissi. Dans certaines versions, l'ampoule est dans la spatule alors que dans d'autres, elle est au niveau du rebord. La lampe peut être sur la droite ou sur la gauche de la lame. Plusieurs modifications ont été décrites dans la littérature (33,34).

Lame de Miller Oxiport (35-38)

La lame de Miller Oxiport, aussi appelée Mil/Port et oxyscope, comporte un tube qui permet d'administrer de d'oxygène ou d'autres gaz pendant l'intubation (Fig. 15.14). Ce tube peut aussi être utilisé pour l'aspiration. L'insufflation d'oxygène pendant l'intubation avec l'utilisation de cette lame a permis de diminuer la désaturation en oxygène chez les patients anesthésiés en ventilation spontanée (39,40).

Lame de Miller Tull

La lame de Miller Tull (lame de Miller avec aspiration) est une lame de Miller standard comportant en outre un tube d'aspiration dont l'orifice se termine près de la pointe de la lame (voir Fig. 15.10). Près du manche se situe un orifice qui

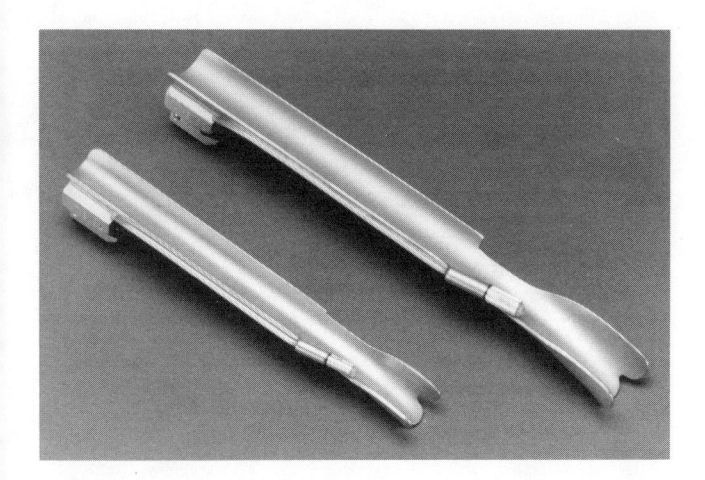

Figure. 15.15. Lame de Mathews (reproduit avec l'autorisation de Mercury Medical).

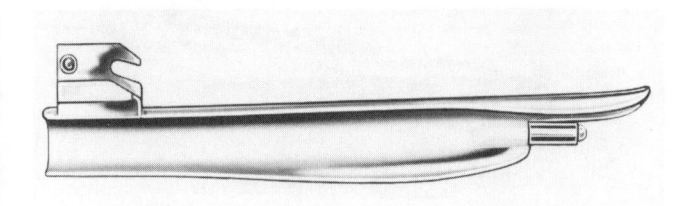

Figure. 15.16. Lame de Wisconsin (reproduit avec l'autorisation de Ohio Medical Products, division de Airco, Inc.).

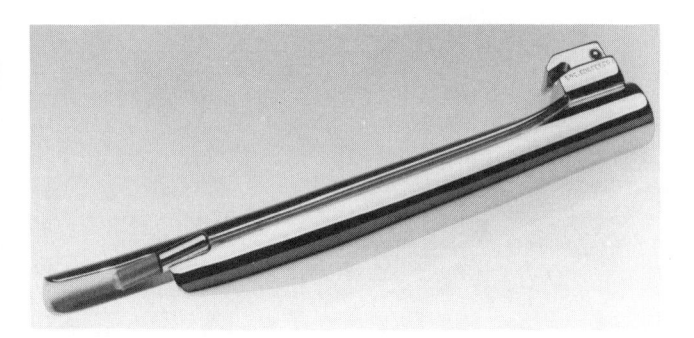

Figure. 15. 17. Lame de Wis-Foregger (reproduit avec l'autorisation de Puritan-Bennett Corp.).

permet le contrôle de l'aspiration au doigt.

Lame de Mathews

La lame de Mathews est une lame droite avec une pointe en forme de pétale élargie et aplatie (Fig. 15.15). Elle est conçue pour les intubations nasotrachéales difficiles.

Lame de Wisconsin

Contrairement à la lame de Miller, la spatule de la lame de Wisconsin n'a pas de courbe (Fig. 15.16). La collerette est incurvée et forme les 2/3 d'un cercle sur une vue en coupe. La spatule est peu profonde à l'extrémité proximale et l'est plus dans sa portion distale.

Lame de Wis-Foregger (41)

La lame de Wis-Foregger est une modification de la lame de Wisconsin avec une spatule droite et une collerette qui s'élargit légèrement vers l'extrémité distale (Fig. 15.17). La portion distale de la lame est plus large et légèrement orientée vers la droite.

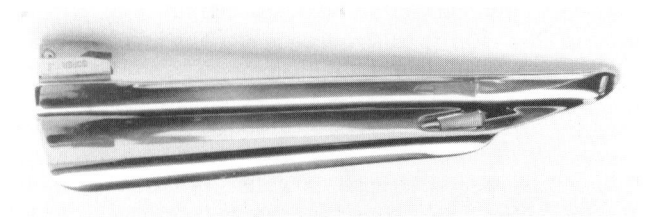

Figure. 15.18. Lame de Wis-Hipple (reproduit avec l'autorisation de Puritan-Bennett Corp.).

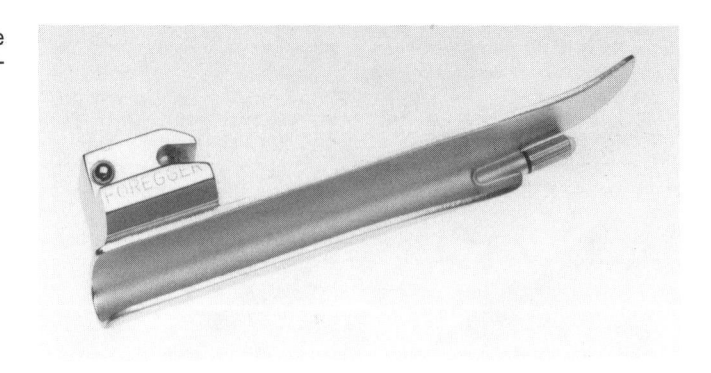

Figure. 15.19. Lame de Schapira (reproduit avec l'autorisation de Puritan-Bennett Corp.).

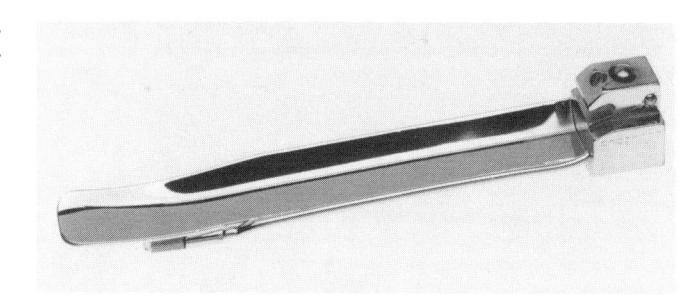

Figure. 15.20. Lames d'Alberts (en haut) et de Michaels (en bas). La lame d'Alberts présente un angle aigu de 67°, alors que la lame de Michaels a une légère angulation à 93° (reproduit avec l'autorisation de North American Drager).

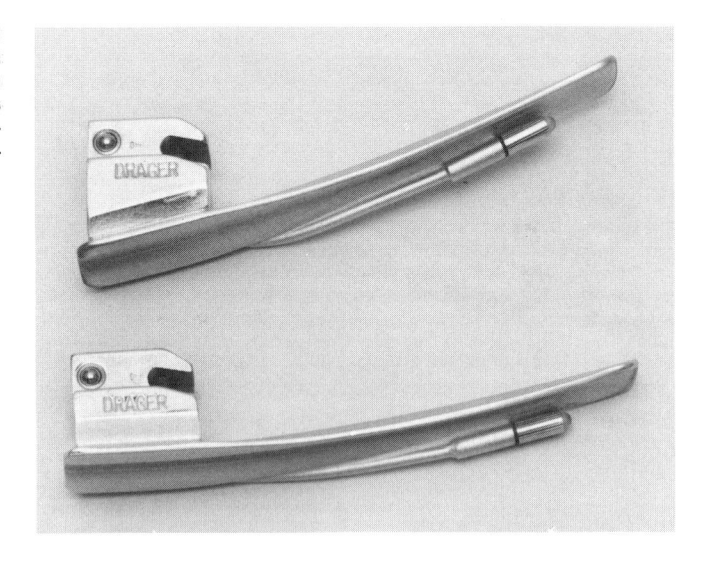

Figure. 15.21. Lame de Soper (reproduit avec l'autorisation de Penlon Ltd).

Lame de Wis-Hipple

La lame de Wis-Hipple est aussi une lame de Wisconsin modifiée (Fig. 15.18). La spatule est droite et la collerette large et circulaire. Comparée à la lame de Wisconsin, la collerette est plus droite, parallèle à la spatule et son extrémité est plus large. Elle est conçue surtout pour l'utilisation chez le nourrisson.

Lame de Schapira (42)

La lame de Schapira est droite avec une pointe incurvée vers le haut (Fig. 15.19). Il n'y a pas de composant vertical. La courbure de la lame est conçue pour faciliter l'intubation en épousant le bord droit de la langue et en le refoulant sur le côté gauche de la bouche.

Lame d'Alberts

La lame d'Alberts combine les caractéristiques des lames de Miller et de Wis-Hipple. Elle est dépourvue de collerette pour améliorer la visibilité (Fig. 15.20). Elle comporte un repli pour faciliter l'insertion de la sonde d'intubation. La lame forme un angle de 67° avec le manche. Elle est utilisée chez l'enfant.

Lame de Michaels

La lame de Michaels diffère de la lame d'Alberts par son angle avec le manche qui est de 93° (voir Fig. 15.20).

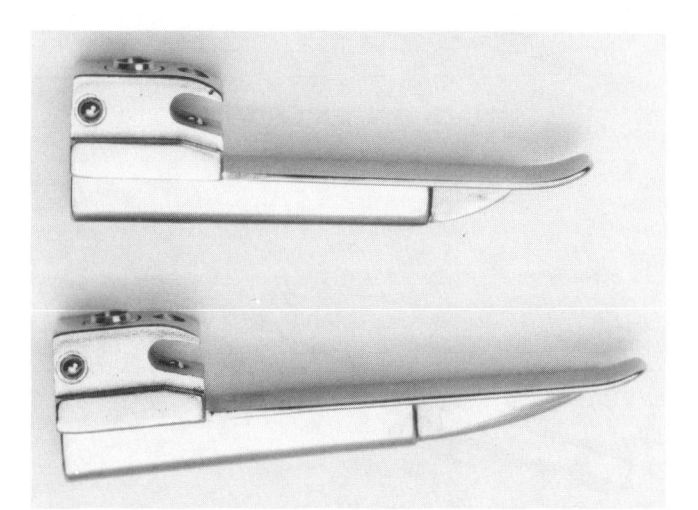

Lame de Soper (43)

La lame de Soper combine la forme en Z de la lame de Macintosh avec une lame droite (Fig. 15.21).

Lame de Heine

La lame de Heine, ou de Propper, est droite avec une courbe légèrement ascendante vers la pointe (Fig. 15.22). La collerette plate s'incurve vers l'extérieur de la lame. Elle est utile chez l'enfant avec macroglossie.

Lame de Snow (44)

La lame de Snow est une lame hybride consistant en une spatule de Miller avec une collerette de Wis-Foregger (Fig. 15.23).

Lame de Flagg (45)

La lame de Flagg a une spatule droite (fig. 15.24). La collerette a une forme de C dont la taille diminue graduellement en approchant de l'extrémité distale.

Lame de Guedel

La lame de Guedel est une lame droite dans laquelle la spatule fait un angle de 72° par rapport au manche (Fig. 15.25). La collerette a la forme d'un U posé sur le côté. L'ampoule est proche de la pointe qui s'incurve de 10° vers le haut.

Figure. 15.22. Lames de Heine (reproduit avec l'autorisation de Propper Manufacturing Co., Inc.).

Figure. 15.23. Lame de Snow (reproduit avec l'autorisation de Air Products and Chemicals, Inc.).

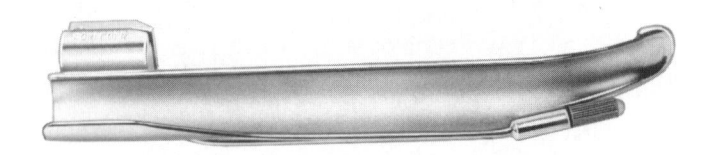

Figure. 15.24. Lame de Flagg (reproduit avec l'autorisation de Ohio Medical Products, division de Airco Inc.).

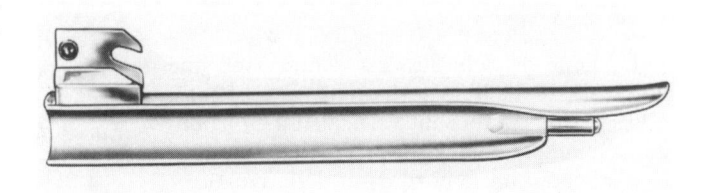

Figure. 15.25. Lame de Guedel (reproduit avec l'autorisation de Penlon Ltd).

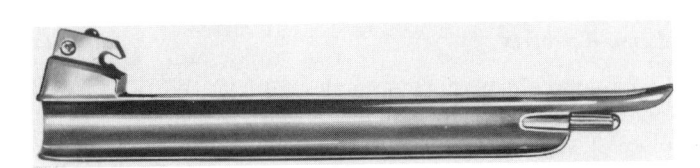

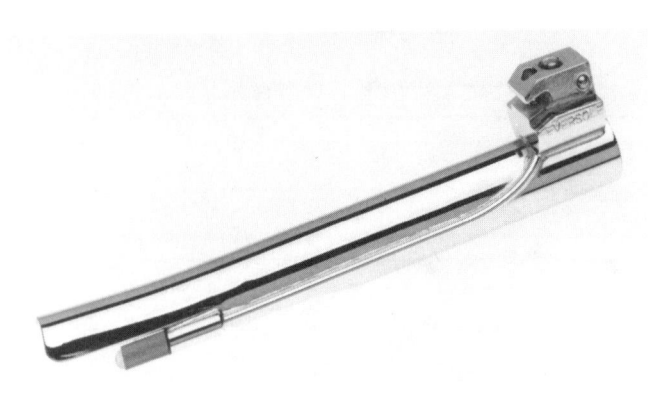

Figure. 15.26. Lame de Bennett (reproduit avec l'autorisation de Puritan-Bennett Corp.).

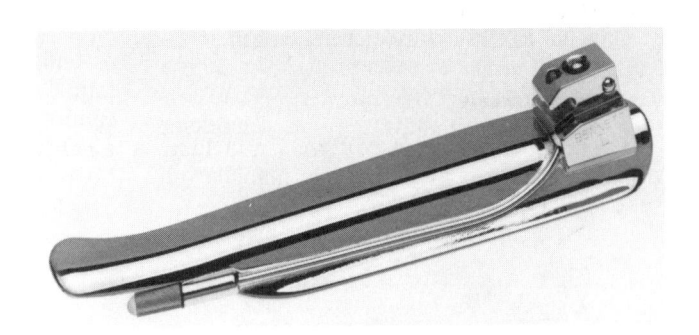

Figure. 15.27. Lame de Eversole (reproduit avec l'autorisation de Puritan-Bennett Corp.).

Lame de Bennett

La lame de Bennett est une modification de la lame de Guedel (Fig. 15.26). Elle forme aussi un angle aigu avec le manche. La partie supérieure de la collerette est absente.

Lame d'Eversole

La lame d'Eversole a une spatule droite (Fig. 15.27). La collerette forme un C avec la spatule et le rebord, près de l'extrémité proximale. À mi-chemin du bec, la collerette supérieure se termine en pointe.

Lame de Seward (46)

La lame de Seward comporte une spatule droite avec une courbure près de la pointe (Fig. 15.28). Elle possède une petite collerette en forme de Z inversé. La lame est utile pour les intubation nasotrachéales car sa forme permet d'introduire une pince de Magill avec une perte de vision minimale (47).

Lame de Phillips (48)

La lame de Phillips est droite avec une collerette basse et une pointe incurvée similaire à celle de la lame de Miller (Fig. 15.29). L'ampoule est placée le long du côté gauche de la lame.

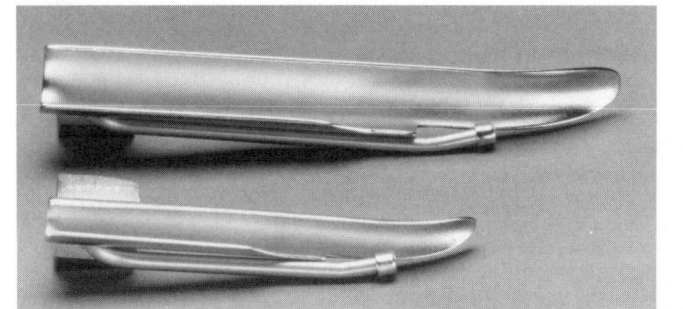

Lame de Racz-Allen (49)

La lame de Racz-Allen est droite avec une pointe incurvée. Sa portion proximale est infléchie pour diminuer la pression sur les dents. La portion verticale est montée sur charnière et tenue en position par un ressort. Le ressort imprime une déflexion latérale de la portion verticale sans interférer avec l'axe de vision. L'exposition est améliorée quand on incline le manche du laryngoscope sur la gauche. La portion montée sur charnière est concave dans sa longueur. La surface de la spatule est rugueuse et non polie pour réduire les risques de glissement.

Lame de Robertshaw (50)

La lame de Robertshaw comporte une spatule droite avec une courbe douce près de la pointe (Fig. 15.30). Elle est conçue pour soulever l'épiglotte indirectement. La collerette est étendue vers la gauche. La lame avait été initialement conçue pour le nourrisson et l'enfant, puis elle s'est révélée utile pour l'intubation nasotrachéale puisqu'elle permet d'introduire une pince de Magill avec une perte de vision minimale (47).

Lame Oxford pour nourrisson (51)

La lame d'Oxford pour nourrisson a une spatule droite qui s'incurve légèrement vers le

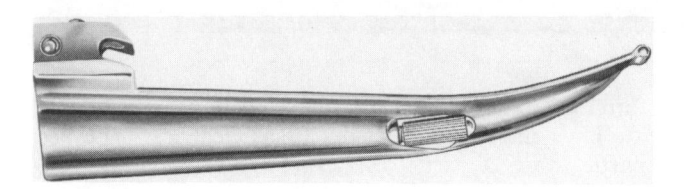

Figure. 15.28. Lame de Seward (reproduit avec l'autorisation de Penlon Ltd).

Figure. 15.29. Lame de Phillips (reproduit avec l'autorisation de Mercury Medical).

Figure. 15.30. Lame de Robertshaw (reproduit avec l'autorisation de Penlon Ltd).

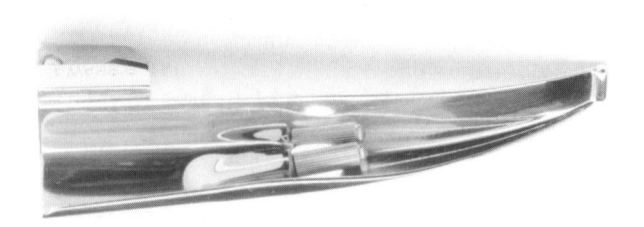

Figure. 15.31. Lame d'Oxford pour nourrisson (reproduit avec l'autorisation de Penlon Ltd).

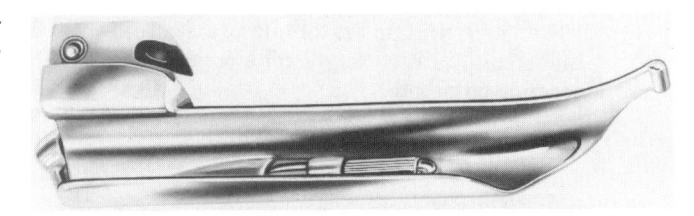

Figure. 15.32. Lame de Bainton. Noter la section tubulaire distale (reproduit avec l'autorisation de Mercury Medical).

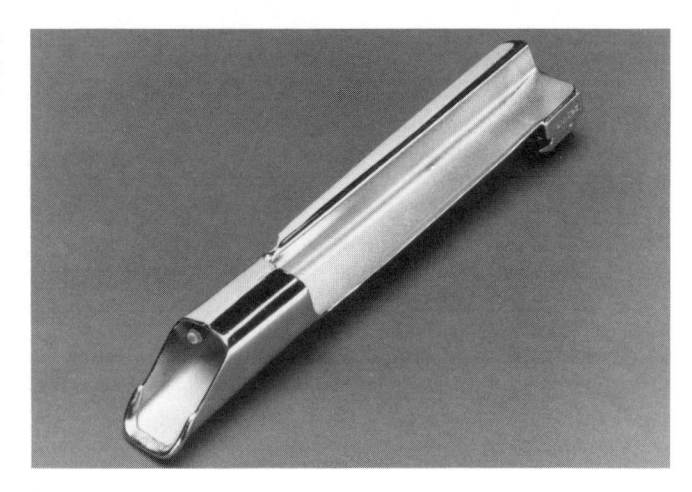

haut à la pointe (Fig. 15.31). Elle a une forme de U à l'extrémité proximale, et la base du U diminue vers la pointe, ouvrant ainsi la partie distale. La largeur est maximale à l'extrémité proximale et diminue vers la pointe. Initialement destinée aux nouveau-nés, elle peut en fait être utilisée chez l'enfant jusqu'à l'âge de 4 ans.

Lame du laryngoscope de Bainton (52)

La lame de Bainton a une spatule droite (Fig. 15.32). La section de la partie distale, longue de 7 cm, est tubulaire et possède une source de lumière intraluminale qui est ainsi protégée des obstructions par des tissus œdémateux, du sang, des sécrétions, des masses intrabuccales et des tissus cicatriciels. Le bec de la partie distale dessine un angle de 60°, créant ainsi une ouverture ovalaire. On peut insérer un tube endotrachéal jusqu'à 8 mm à travers la lumière tubulaire sans trop gêner la vision.

Il existe aussi un pharyngolaryngoscope tubulaire modifié à deux pièces. Les deux parties de la lame sont solidarisées par une vis pendant l'intubation. Une sonde d'intubation trachéale est placée à travers la lumière de la lame dans la glotte, puis les deux parties sont séparées pour permettre leur retrait autour de la sonde d'intubation.

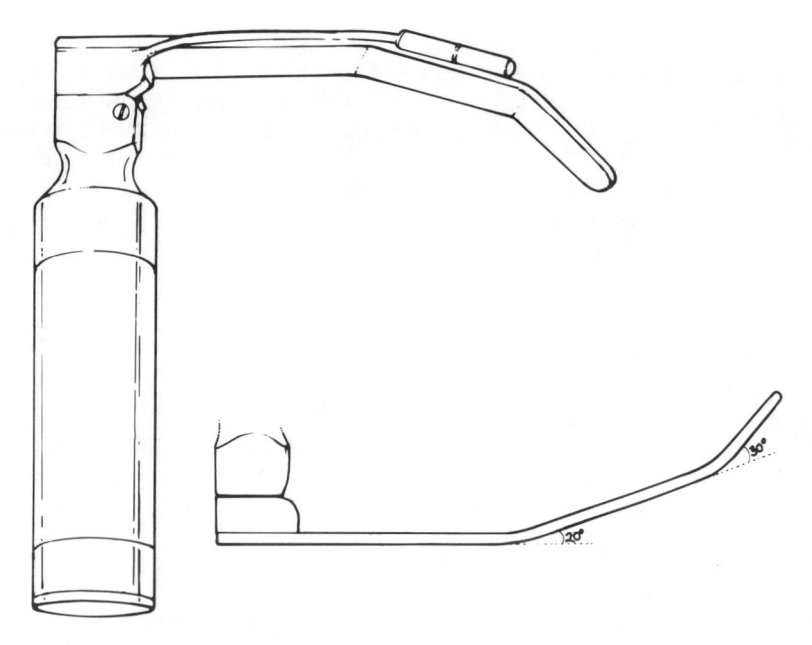

Figure. 15.33. Lame à double angulation (reproduit avec l'autorisation de Jay J. Choi, MD).

Lame à double angulation (53,54)

La spatule de la lame à double angulation (aussi appelée lame de Choi) comporte deux angulations croissantes, 20° et 30°, pour améliorer la traction de l'épiglotte et réduire le mouvement de levier postérieur de la lame (Fig. 15.33). La spatule et la pointe forment une surface plate et large. L'ampoule est située sur le côté gauche de la lame, entre les deux angulations. La collerette a été éliminée. La lame peut se révéler particulièrement utile pour le patient avec un larynx antérieur. Du fait de l'absence de collerette, il y a plus de place pour passer une sonde d'intubation endotrachéale qu'il n'y en a avec une lame droite.

Lame de Blechman

La lame de Blechman est une modification de la lame type Macintosh, la pointe faisant une angulation importante. La collerette a été enlevée près de l'extrémité proximale de la lame.

Lame de Cranwall

La lame de Cranwall a une pointe incurvée, comme la lame de Miller (Fig. 15.35). La col-

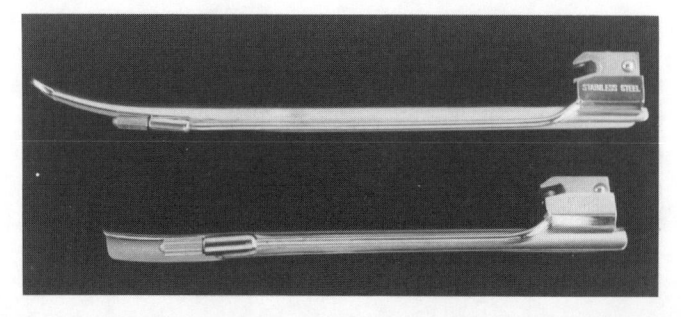

Figure. 15.35. Lames de Cranwall (en haut) et Whitehead (en bas) (reproduit avec l'autorisation de Bay Medical, Inc.).

Lame de Whitehead

La lame de Whitehead est une modification de la lame de Wis-Foregger. La collerette est diminuée en hauteur et évasée aux extrémités proximale et distale (voir Fig. 15.35).

Lame de Belscope (55,56)

La lame de Belscope est une lame faisant un angle de 45° au niveau de sa portion médiane, ce qui donne à la lame vue de côté un aspect en V aplati (Fig. 15.34). L'angulation rend cette lame utile lorsque la dentition est fragile, car les incisives supérieures restent à distance de la partie proximale de la lame. La spatule horizontale à une petite marche horizontale et un composant vertical droit donnant à la lame un aspect de L inversé en coupe. La pointe possède un bourrelet à sa face inférieure. La lame est utilisée comme une lame droite, avec la pointe soulevant l'épiglotte. Dans les quelques cas où le larynx est mal visualisé, un prisme en acrylique transparent peut être attaché à la lame, juste avant le changement d'angulation (voir Fig. 15.34B).

Pour éviter la formation de buée, le prisme peut être traité au préalable par une solution anti-buée ou être légèrement chauffé avant son utilisation. Le maniement de cette lame est différent de celui des lames classiques, et nécessite donc une formation et un entraînement particuliers (54). La formation de buée sur la lame peut poser un réel problème.

Accessoires

Prisme de Huffman et prisme pour lame de laryngoscope (57-59)

Le prisme de Huffman et le prisme pour lame de laryngoscope sont conçus pour permettre une vue indirecte du larynx quand l'exposition directe est difficile. Le prisme est un bloc de plexiglas qui s'adapte à l'extrémité proximale d'une lame Macintosh n°3 (Fig. 15.36). Les extrémités sont polies pour produire des surfaces optiquement plates. Il existe une réfraction de 30° dans la ligne de vision, permettant ainsi de visualiser les structures à quelques millimètres en dehors de la pointe de la lame. L'image est tournée côté droit, vers le haut. Il faut chauffer le prisme avant son utilisation pour prévenir la formation de buée.

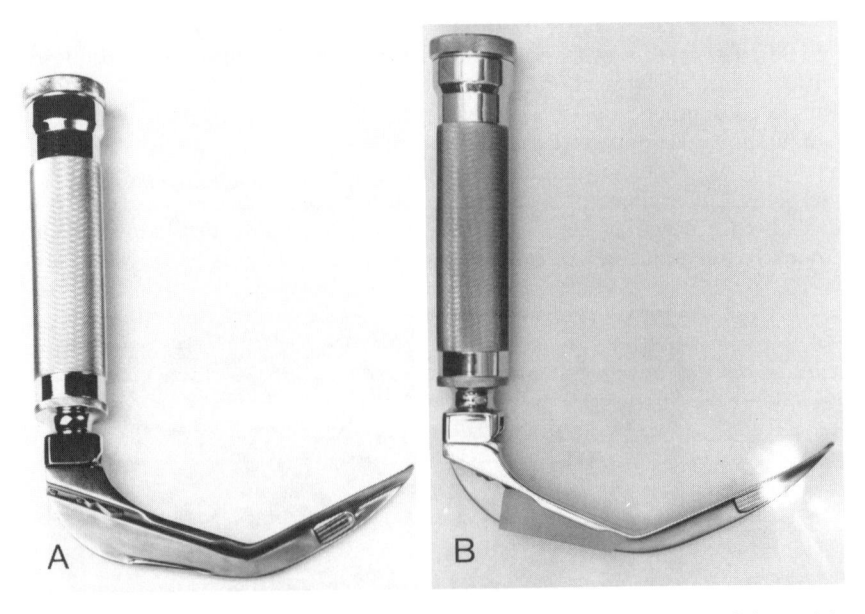

Figure. 15.34. Lame de Belscope. **A.** Lame sans prisme. **B.** Lame avec le prisme attaché (reproduit avec l'autorisation de Dr. Paul Bellhouse).

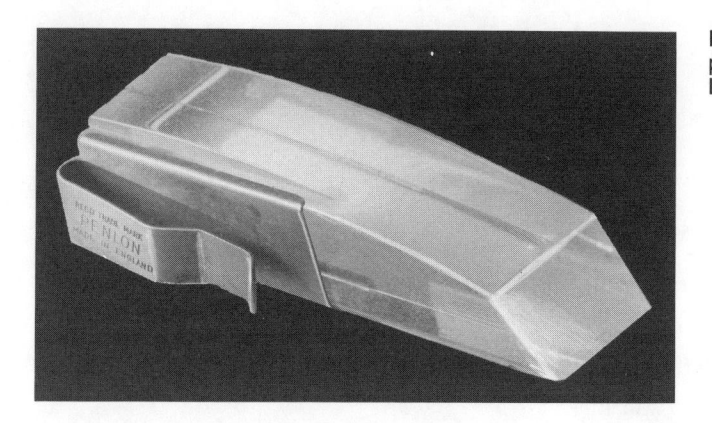

Figure. 15.36. Prisme de Huffman (reproduit avec l'autorisation de Penlon Ltd).

La lame de laryngoscope avec prisme possède un prisme intégré dans la lame. Un angle de réfraction supplémentaire de 20° de la droite vers la gauche est ajouté, du fait du positionnement du prisme sur la gauche de la ligne médiane. La lame de laryngoscope à prisme permet une exposition directe du larynx ou indirecte à travers le prisme. Elle offre plus d'espace pour l'insertion d'un tube endotrachéal que ne le permet le prisme attaché à une lame de Macintosh.

TECHNIQUES D'UTILISATION

La laryngoscopie comporte plusieurs étapes : positionnement de la tête, ouverture de la bouche, insertion de la lame, identification de l'épiglotte, élévation de l'épiglotte et finalement visualisation du larynx.

La tête doit être positionnée de manière à pouvoir accéder au larynx en ligne droite pour permettre la meilleure vue possible des cordes vocales. La position optimale chez la plupart des patients est une flexion de la colonne cervicale basse et une extension de la tête au niveau de la jonction atloïdo-occipitale, la fameuse position amendée (« sniffing position »). La portion basse du rachis cervical peut être maintenue en flexion au moyen d'un petit oreiller placé sous l'occiput. L'articulation atloïdo-occipitale est étendue en plaçant la tête en arrière, éventuellement en tirant sur l'arcade dentaire supérieure ou la gencive supérieure (60). Chez l'enfant, il n'est pas toujours nécessaire de fléchir la portion inférieure du rachis cervical et, chez le nouveau-né, il faut parfois élever les épaules.

Le manche du laryngoscope est tenu dans la main gauche (pour un opérateur droitier). Beaucoup de gauchers tiennent le laryngoscope de la main gauche, parce que la plupart des lames sont conçues pour une insertion à partir du côté droit de la bouche. Humidifier et lubrifier la lame peut faciliter l'insertion lorsque la bouche est sèche. Parfois, le manche vient buter sur la poitrine, rendant l'insertion de la lame difficile. Dans ces cas, on peut utiliser un manche court, insérer la lame sur le côté de la bouche (6,7) ou insérer d'abord la lame seule, puis la fixer secondairement au manche (8,9).

De la main droite, on ouvre la bouche. Si le patient a des dents, la meilleure façon d'ouvrir la bouche est de poser l'index sur l'arcade dentaire supérieure, le plus à droite possible, en plaçant le pouce sur l'arcade dentaire inférieure, croisé par-dessus l'index (61).

La lame est insérée du côté droit de la bouche. On minimise ainsi le risque de traumatisme des incisives supérieures et on peut refouler la langue sur la gauche. La lame est avancée le long du bord droit de la langue vers la fosse amygdalienne droite. De la main droite, on empêche le glissement des lèvres entre les dents ou les gencives et la lame. Lorsque la langue est glissante, un morceau de sparadrap placé sur la surface linguale de la lame peut être utile (62). Quand on visualise la fosse amygdalienne droite, on déplace la pointe de la lame vers la ligne médiane. On avance ensuite la lame derrière la base de la langue, en l'élevant jusqu'à visualiser l'épiglotte.

Pour visualiser l'épiglotte, on utilise des

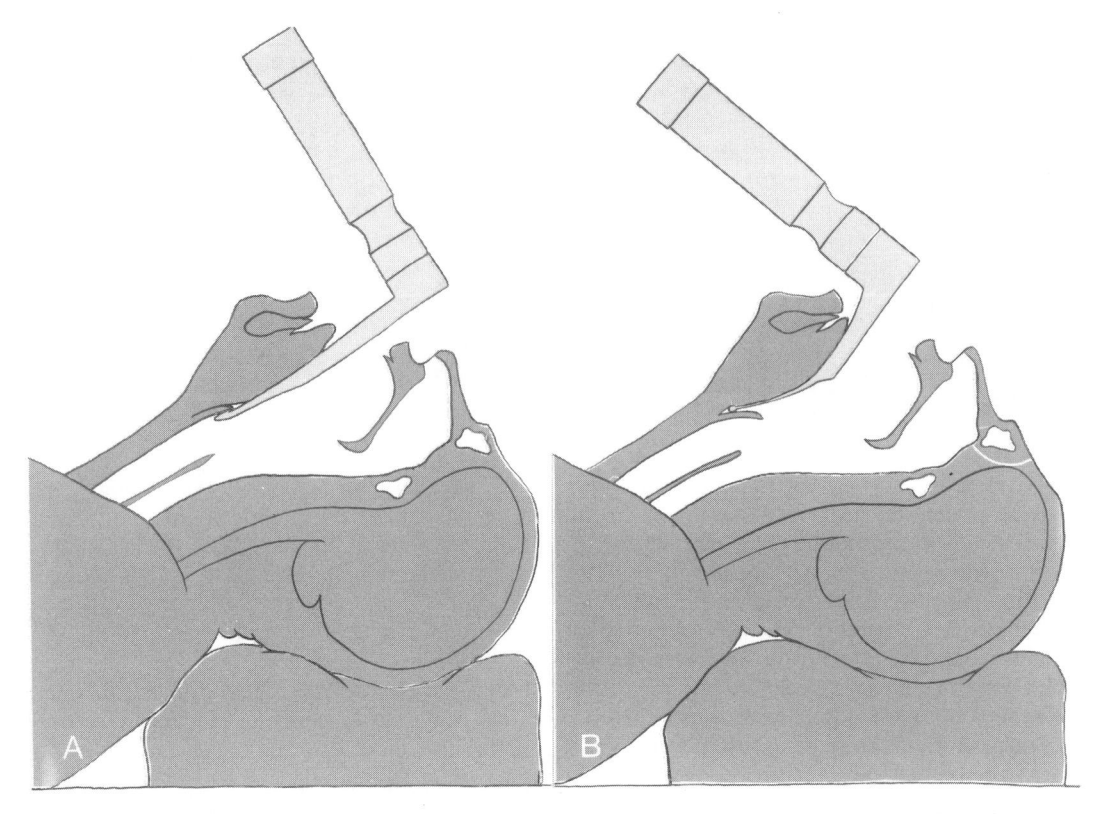

Figure. 15.37. A. Intubation avec une lame de laryngoscope droite. La pointe de la lame soulève l'épiglotte. **B.** Intubation avec la lame de laryngoscope courbe. L'épiglotte est sous la pointe de la lame. Un petit oreiller sous la tête permet une meilleure visualisation du larynx (reproduit avec l'autorisation de Vance Robideaux).

méthodes différentes selon que la lame est droite ou courbe.

Lame droite

La lame droite est montrée en position d'intubation dans la figure 15.37A. La pointe est avancée et le manche incliné en arrière successivement jusqu'à exposer l'épiglotte. La lame est ensuite poussée sous l'épiglotte et la soulève vers l'avant. On doit alors voir les cordes vocales. Sinon, il faut demander à un aide d'exercer une pression douce sur le larynx pour le refouler vers l'arrière.

Si la lame est trop avancée, on soulèvera le larynx en entier au lieu d'exposer les cordes vocales. Parfois, la lame pourra exposer l'œsophage. Il faut alors la retirer doucement. Si elle est trop retirée, la pointe de l'épiglotte sera relâchée et viendra masquer la glotte.

La lame droite peut aussi être insérée dans la vallécule (l'angle réalisé entre l'épiglotte et la base de langue) et utilisée de la même manière qu'une lame courbe.

Lame courbe

La figure 15.37B montre la lame courbe en position d'intubation. Après avoir vu l'épiglotte, on avance la lame jusqu'à engager la pointe dans la vallécule. On tire alors sur le manche à angle droit avec la lame, pour soulever la base de la langue et l'épiglotte vers l'avant. L'orifice glottique doit alors apparaître. Sinon, une pression externe sur le larynx peut être utile. Il est important de ne pas tirer le manche vers l'arrière. La pointe entraînerait alors le larynx vers le haut, hors du champ de vision, et on pourrait provoquer des lésions dentaires ou gingivales. Une lame courbe peut être utilisée comme une lame droite, soulevant l'épiglotte directement, si elle est suffisamment longue (63).

L'utilisation du laryngoscope pendant une séance d'IRM pose des problèmes particuliers (64). Il existe des laryngoscopes en matière plastique, mais les piles contenues dans le manche posent un risque d'attraction dans le champ magnétique. Des laryngoscopes ont été modifiés pour fonctionner à partir d'une source connectée à la machine d'IRM (65). Un câble spécial avec des connexions non magnétiques relie le laryngoscope à la source lumineuse.

Endoscope souple à fibre optique (66,67)

L'endoscope flexible à fibres optiques (aussi appelé fibroscope) est plus cher, plus fragile et plus difficile à utiliser et à nettoyer que le laryngoscope rigide. L'intubation par cette technique est plus longue et un assistant est souvent nécessaire pour aider à la réaliser. Cependant, le fibroscope peut être utilisé dans les intubations difficiles ou impossibles avec un laryngoscope rigide (68-78), pour vérifier le positionnement trachéal ou bronchique de la sonde d'intubation (66,79,80), pour changer de sonde d'intubation (66,81,82), pour localiser et aspirer les sécrétions, pour examiner les voies aériennes et pour placer et évaluer la position des sondes nasogastriques (83). Le principal facteur d'échec, chez un patient correctement préparé, est la présence d'une quantité significative de sang et/ou de sécrétions (54).

DESCRIPTION (66,67,84)

Le fibroscope est composé de plusieurs parties incluant la source lumineuse, le manche et la gaine (Fig. 15.38).

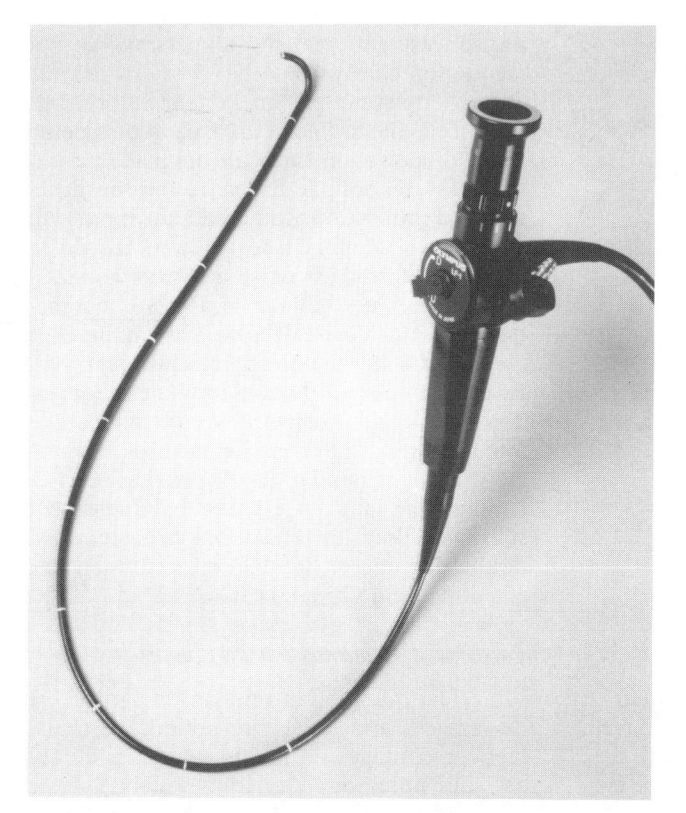

Figure. 15.38. Laryngoscope à fibre optique. La lumière provient d'une source séparée. Le levier sur le manche contrôle l'angulation de la pointe dans deux directions. Deux orifices s'abouchent sur le canal opérateur. L'un sert pour l'insufflation et pour l'injection, l'autre pour l'aspiration (reproduit avec l'autorisation de Olympus Corp.).

Source lumineuse

La lumière peut être fournie par des piles contenues dans le manche ou par une source de haute intensité avec un câble à fibres optiques qui se connecte sur le manche. Si le fibroscope a été endommagé et qu'une partie des fibres transportant la lumière est cassée, la source lumineuse devra souvent être plus puissante.

Manche avec piles

Avec les ampoules à halogène basse tension, le manche est compact, pratique et peu onéreux. Cependant, l'éclairage sera plus faible qu'avec les autres types de source lumineuse.

Source lumineuse à halogène

La source lumineuse à halogène est contenue dans une enceinte séparée et connectée au fibroscope par un câble à fibres optiques (flexible lumineux, tube ou flexible de transmission). Cette source procure une lumière brillante avec une émission de chaleur modérée.

Source lumineuse au xénon

Le xénon est la source lumineuse la plus brillante actuellement disponible, et celle nécessaire pour les enregistrements vidéo. Elle est assez chaude et le connecteur relié au manche peut provoquer une brûlure s'il entre en contact avec la peau du patient ou de l'endoscopiste. C'est la source de lumière la plus onéreuse.

Manche

Le manche, ou corps, est la partie tenue dans la main pendant l'utilisation. Il contient les piles ou l'adaptateur à la source lumineuse externe de haute intensité. D'autres parties du manche comprennent l'oculaire, l'anneau de mise au point, l'orifice du canal opérateur et le levier de contrôle de l'extrémité distale. L'oculaire est situé à l'extrémité proximale. En tournant l'anneau de mise au point, on règle la netteté de l'image située juste en avant de l'extrémité du fibroscope. Souvent, on peut fixer sur l'oculaire un adaptateur pour une caméra ou un oculaire supplémentaire. Le levier ou bouton de contrôle de l'extrémité distale (aussi appelé contrôle d'angulation ou d'incurvation) peut être situé sur le côté du corps, mais un système de levier contrôlé par le pouce à la partie arrière du manche est considéré par beaucoup comme supérieur (66). En tournant celui-ci, la pointe de la partie flexible du fibroscope peut être fléchie ou étendue (béquillage). On peut ainsi obtenir un éventail complet de positions en imprimant une rotation à l'ensemble de l'instrument. Le calibre du manche et celui de la portion flexible sont différents afin de maintenir le tube endotrachéal.

Gaine

La gaine (aussi appelée portion d'insertion) est insérée dans le patient, et une sonde d'intubation endotrachéale est passée par dessus pendant l'intubation au fibroscope. Elle contient un faisceau de fibres pour la transmission de l'image, un ou deux faisceaux conducteurs de lumière, des câbles, et peut contenir un canal opérateur. Ces éléments sont recouverts d'un treillis protecteur. Cette portion est entièrement submersible, ce qui facilite son nettoyage.

Son épaisseur est un facteur important, puisqu'elle détermine la taille de la plus petite sonde d'intubation trachéale qui peut être utilisée. En général, le diamètre interne de la sonde d'intubation doit avoir au moins un millimètre de plus que le diamètre de la gaine. Si le tube est passé à travers le nez, il faut préférer une différence de deux millimètres (85). Des fibroscopes de deux millimètres de diamètre externe ont été mis au point (86). Ils permettent l'intubation avec une sonde endotrachéale d'un diamètre interne minimal de 3 millimètres (72,87). La longueur de la gaine est variable. Pour l'intubation trachéale chez l'adulte, une gaine de 50 cm est habituellement suffisante. Pour les sondes endobronchiques à double lumière et l'intubation nasotrachéale, elle doit être de 55 à 60 cm.

Faisceau de transmission de l'image

Le faisceau de transmission de l'image est quelquefois appelé la fibre optique, le transmetteur d'images ou le faisceau guide d'images. Les fibres optiques transmettent l'image de l'extrémité distale de l'endoscope jusqu'à l'oculaire. Ces fibres sont très petites et groupées de façon spécifique, de manière que la relation d'une fibre à l'autre soit exactement la même à chaque extrémité de la gaine. Une telle organisation des fibres constitue un faisceau dit *cohérent* et permet la transmission d'une image claire. Une lentille d'objectif est placée à l'extrémité distale pour la mise au point de l'image transmise par les fibres. À l'exception des extrémités où les fibres sont fusionnées pour renforcer leur solidité, le faisceau est flexible. Les fibres sont délicates et peuvent se casser. Une fois cassée, une fibre ne transmettra plus d'image et le fibroscopiste verra un point noir à son emplacement.

Faisceau(x) conducteur(s) de lumière

Le faisceau conducteur de lumière est aussi appelé guide lumineux ou faisceau transmetteur de lumière. Les fibres de verre flexibles sont de très bons conducteurs de lumière et peuvent transmettre la lumière d'une source puissante sans trop produire de chaleur. Contrairement au faisceau conducteur de l'image, les fibres ne sont pas disposées de manière précise. Il s'agit alors d'un faisceau *incohérent*.

Canal opérateur

Le canal opérateur est optionnel, mais la plupart des fibroscopes en possèdent un qui court de la pointe jusqu'au manche. Il peut être utilisé pour l'aspiration, l'injection d'eau ou de médicaments, l'insufflation de gaz et le passage d'autres instruments (tel un forceps ou un filguide).

Câbles de flexion de la pointe

Les câbles de flexion de la pointe sont aussi connus sous le nom de câbles d'angulation et de câbles de contrôle de la pointe. Les câbles reliant la pointe au bouton (ou levier) de contrôle sur le manche courent le long des deux côtés de la gaine. Ces câbles ne mobilisent la pointe que dans un plan mais, si on y additionne le mouvement de rotation du manche qui entraîne aussi la rotation de la portion d'insertion, car elle est semi-rigide, on peut déplacer la pointe dans toutes les directions.

Accessoires du fibroscope

Des accessoires pour protéger le fibroscope des dents, pour le garder en position médiane et l'amener à proximité du larynx sont souvent utilisés. Ils sont décrits dans le chapitre 13.

TECHNIQUES D'UTILISATION

L'utilisation du fibroscope est un atout indispensable pour les anesthésistes confrontés aux anomalies anatomiques ou physiologiques des voies aériennes supérieures. Beaucoup d'utilisateurs sont déçus lorsqu'ils ne réussissent pas une intubation difficile en utilisant pour la première fois le fibroscope. Souvent, celui-ci n'est utilisé qu'après de multiples tentatives infructueuses avec un laryngoscope rigide. On ne peut alors s'étonner de la fréquence des échecs de la fibroscopie, les voies aériennes étant remplies de sécrétions ou de sang et modifiées par l'œdème.

Décrire complètement les techniques de fibroscopie dépasse le but de ce livre. Le lecteur pourra se reporter à deux excellents livres et à un certain nombre de revues (66,67,83,88-90). Seules les notions élémentaires seront mentionnées ici.

Le fibroscope peut être inséré soit par la narine, soit par la bouche, chez un patient réveillé ou anesthésié, soit en respiration spontanée, soit curarisé. Si le patient est anesthésié, le pharynx peut être affaissé, laissant alors peu ou pas d'espace pour la visualisation (91). C'est pourquoi la plupart des auteurs recommandent, dans les intubations difficiles, de les réaliser chez un patient réveillé, sous sédation et anesthésie locale. La ventilation transtrachéale par un cathéter passé à travers la membrane cricothyroïde peut être utile, en particulier lorsqu'il existe des anomalies des voies aériennes supérieures (92,93). D'autres méthodes de ventilation pendant l'utilisation du fibroscope ont été décrites (66,67,94-97).

Il faut être entraîné pour bien manipuler l'extrémité du fibroscope lors de sa progression, d'autant plus que l'anatomie n'apparaît différente que lors de la visualisation avec les fibroscopes rigides. Néanmoins, l'apprentissage est relativement simple et rapide. Plus l'opérateur est expérimenté, plus le temps moyen pour l'intubation est bref.

La première tentative ne doit pas être faite au cours d'une intubation difficile, mais il faut d'abord s'exercer sur un mannequin pour intubation ou un modèle animal, puis chez un patient réveillé en ventilation spontanée chez qui aucune difficulté d'intubation n'est prévue.

L'appareil est onéreux et fragile ; il faut donc prendre toutes les précautions pour ne pas l'endommager. Un coup même minime peut casser les fibres de verre. Il faut éviter d'exercer une pression trop forte sur l'extrémité béquillante, ce qui risquerait de rompre les câbles de flexion de la pointe. Un coup sur l'extrémité distale peut fêler la lentille de l'objectif. La gaine flexible ne doit pas être écrasée, pliée ou tordue à la main, ni forcée dans une sonde d'intubation trop petite. La gaine ne doit pas être retirée ou avancée avec l'extrémité distale incurvée.

Avant l'utilisation, il faut tester la source lumineuse et la source d'aspiration. La pointe doit être traitée avec une solution anti-buée ou placée dans de l'eau tiède (en évitant le sérum physiologique) pendant plusieurs minutes avant l'utilisation. La source lumineuse peut alors être connectée et testée. L'anneau de mise au point doit être réglé en focalisant sur des petits caractères d'imprimerie, à une distance de deux à trois centimètres. La partie extérieure de la gaine doit être enduite de gel lubrifiant, mais le lubrifiant ne doit pas entrer en contact avec la lentille.

Il y a plusieurs techniques de base. La première est de passer la sonde d'intubation ou le tube à double lumière sur le fibroscope jusqu'à ce qu'il vienne buter sur le manche, avancer la gaine jusqu'à ce que la pointe entre dans le larynx, puis descendre la sonde d'intubation sur la gaine. Une sonde flexo-métallique peut être plus facilement passée à travers la glotte qu'une sonde avec courbure préformée (98). Pour la seconde technique, la sonde d'intubation est d'abord avancée dans le pharynx, servant alors de guide pour amener la pointe de l'endoscope près de l'entrée du larynx. Le fibroscope est passé à travers la sonde d'intubation et dans la trachée, puis la sonde d'intubation est poussée sur la gaine. Une troisième technique consiste à utiliser le fibroscope pour placer un guide dans la trachée sous vision directe (71,78,99,100). Le fibroscope est alors retiré et la sonde d'intubation est glissée dans la trachée sur le guide en place. On peut aussi positionner le fibroscope près de l'entrée du larynx, puis avancer séparément la sonde d'intubation jusqu'à ce qu'elle soit visualisée à travers le fibroscope. La sonde d'intubation est alors avancée sous vision fibroscopique.

Le manche est tenu près des yeux avec une main, et on actionne le levier de contrôle avec l'index ou le pouce. À l'aide d'un autre doigt, on peut occlure de façon intermittente le canal d'aspiration. L'autre main manipule la gaine ou la sonde d'aspiration.

Les câbles de flexion ne sont pas assez solides pour soulever, pousser, ou déplacer les tissus ; il est donc important de laisser un peu d'espace au niveau de la pointe. Chez le patient anesthésié, la visualisation est souvent difficile ou impossible, à moins de modifier l'anatomie du pharynx par un quelconque moyen. Pour cela, un aide peut tirer la langue vers l'avant ou élever la mâchoire. Parfois, il peut être nécessaire de soulever le larynx en l'attrapant par sa face externe entre le pouce et les doigts. Ailleurs, un abaisse-langue chirurgical modifié ou un laryngoscope rigide conventionnel peuvent permettre de pousser la langue en avant (91,101). On peut demander au patient réveillé de tirer la langue et celle-ci est attrapée doucement avec une compresse par un assistant.

Intubation orale

Le positionnement optimal pour la laryngoscopie avec fibroscope par voie orale nécessite l'extension de la colonne cervicale plutôt que la flexion recommandée pour la laryngoscopie directe (102,103). L'intubation orale sera généralement plus facile si on utilise un accessoire qui protège l'instrument des dents du patient, guide le fibroscope sur la ligne médiane et empêche la langue de se retourner en arrière. De tels accessoires sont décrits dans le chapitre 13. Un laryngoscope rigide peut être utilisé pour diriger le fibroscope près de la glotte (104). Le fibroscope est placé sur la ligne médiane et avancé sous vision directe, en l'incurvant vers le bas au niveau de la paroi pharyngée postérieure, et en recherchant l'épiglotte. Il est important de garder le laryngoscope en position médiane au fur et à mesure de sa progression.

Si l'on ne reconnaît pas les structures anatomiques, il vaut mieux retirer légèrement la pointe et examiner la région par des mouvements doux dans toutes les directions. Si la vue est en permanence embuée ou brouillée, une irrigation avec du sérum salé puis une aspiration permettent généralement de résoudre ce problème. Les sécrétions adhérentes peuvent imposer le retrait en bloc de l'instrument et un nettoyage de la pointe avec une compresse humide. L'insufflation d'oxygène empêche l'accumulation de sécrétions sur la lentille distale et augmente la concentration d'oxygène à l'extrémité du fibroscope.

Une fois l'épiglotte localisée, on incline la pointe du fibroscope vers le bas, de manière à passer sous l'épiglotte, puis on la tourne vers le haut pour visualiser les cordes vocales. La pointe est alors passée entre les cordes vocales et descendue de quelques centimètres dans la trachée. Pour l'intubation endobronchique, la pointe est avancée jusqu'à ce que l'on visualise la carène puis la bronche souhaitée.

La pointe du fibroscope étant en position neutre, on avance la sonde d'intubation dans la trachée ou la bronche tout en imprimant des petits mouvements de rotation. Si la sonde bute sur un obstacle, il faut la tourner de 90° dans le sens inverse des aiguilles d'une montre (105,106). Si la sonde d'intubation n'avance pas facilement et sans résistance, il faut soulever la langue et l'épiglotte en poussant ou en tirant la mandibule en avant, en tirant la langue vers le haut, ou en utilisant un abaisse-langue ou un laryngoscope rigide (107). Appliquer une pression externe sur le larynx peut aussi aider à positionner la sonde d'intubation (108). Il faut avec le fibroscope vérifier que la pointe de la sonde d'intubation est correctement positionnée, puis le retirer, laissant le tube en place.

Chez l'enfant, une technique consiste à passer sur le fibroscope une sonde d'intubation d'une taille au-dessus de celle que la trachée peut accepter jusqu'à ce qu'elle vienne s'impacter dans le larynx (109). Le fibroscope est alors retiré et un guide pour changement de sonde d'intubation est glissé à travers la sonde d'intubation dans la trachée. La sonde d'intubation est alors retirée et une sonde d'un diamètre plus petit est descendue dans la trachée sur le guide pour changement de sonde.

Le fibroscope peut être utilisé comme un stylet lumineux (110,111).

Intubation nasale

Malgré son risque hémorragique, l'intubation nasotrachéale est souvent plus facile que l'intubation orotrachéale. Il est important de passer le fibroscope à travers la narine la plus perméable. La sonde d'intubation doit être assez large pour passer sur le laryngoscope, mais pas trop pour pouvoir traverser le nez. Certaines sondes sont comprimées dans le nez et n'accepteront alors pas le fibroscope, même si le diamètre du tube aurait été assez grand dans des circonstances normales. Chez certains patients, un orifice nasal étroit ne permettra le passage ni de la sonde d'intubation, ni de l'endoscope. Les pathologies pharyngiennes non reconnues peuvent empêcher d'avancer le fibroscope jusqu'à la trachée.

Il peut être utile de passer le fibroscope à travers une canule nasale bien lubrifiée et fendue dans sa longueur (89). Une fois la gaine du fibroscope avancée dans la trachée, la canule est retirée et la sonde d'intubation descendue sur le fibroscope.

Bien souvent, quand on a du mal à avancer la sonde d'intubation sur le fibroscope, c'est que la pointe de la sonde bute sur l'épiglotte (106). La sonde doit alors être retirée, tournée de 180°, puis réavancée. Si la résistance persiste, il faut mobiliser l'épiglotte vers l'avant en soulevant la mandibule ou en appliquant une pression externe sur le larynx.

Quand la sonde d'intubation est trop petite pour l'utilisation d'un fibroscope, ce dernier peut être passé dans une narine pour la visualisation du larynx et la sonde d'intubation à travers l'autre. Le fibroscope permet de visualiser la sonde et le larynx et permet la manipulation de la sonde dans le larynx sous contrôle de la vue (112,113).

Guide échangeur de sonde d'intubation (81)

Pour changer une sonde d'intubation, le nouveau tube est passé sur le fibroscope. Dans une première technique, la gaine du fibroscope est avancée dans la sonde d'intubation qui doit être remplacée (114). À mesure que l'ancienne sonde est retirée, elle est coupée et dégagée du fibroscope. La nouvelle sonde est alors avancée à sa place sur le fibroscope. Dans une technique différente, la sonde défectueuse est visualisée dans le pharynx en utilisant le fibroscope et suivie jusqu'au niveau des cordes vocales (81,115). Il peut être recommandé d'insérer un cathéter de jet-ventilation à travers l'ancienne sonde d'intubation avant de la retirer pour permettre la ventilation ou la réintubation sur celui-ci, si la nouvelle sonde ne peut pas être passée dans la trachée (116). Le ballonnet de la sonde défectueuse est alors dégonflé et le fibroscope avancé dans l'espace autour de la sonde à travers les cordes vocales. L'ancienne sonde est retirée doucement et la nouvelle avancée sur le fibroscope jusqu'à sa position finale.

Laryngoscope guide (117)

DESCRIPTION

Le laryngoscope guide, aussi appelé guide optique, laryngoscope souple à fibre optique et guide souple à fibre optique, est composé d'un manche, d'un corps et d'un guide (Fig. 15.39). Le corps possède un oculaire relié à la pointe par des fibres. Le guide est composé de faisceaux de fibres optiques pour la transmission de la lumière à la pointe et de l'image de la pointe vers l'oculaire. La lumière peut être fournie par des piles ou une source de lumière externe. La portion distale du guide est malléable.

TECHNIQUES D'UTILISATION

Le laryngoscope guide est limité à l'utilisation par voie orale. Il est particulièrement recommandé quand les mouvements de la bouche, de la mâchoire, de la tête ou du cou sont limités, car on peut l'adapter à la position du patient ou à ses anomalies anatomiques.

Avant utilisation, il faut tester l'intensité de la lumière et préformer la courbure de la portion malléable souple pour épouser au mieux la forme de l'oropharynx. La pointe du laryngoscope est plongée dans l'eau tiède pour éviter la formation de buée. Le guide est lubrifié avec un lubrifiant hydrosoluble et la sonde

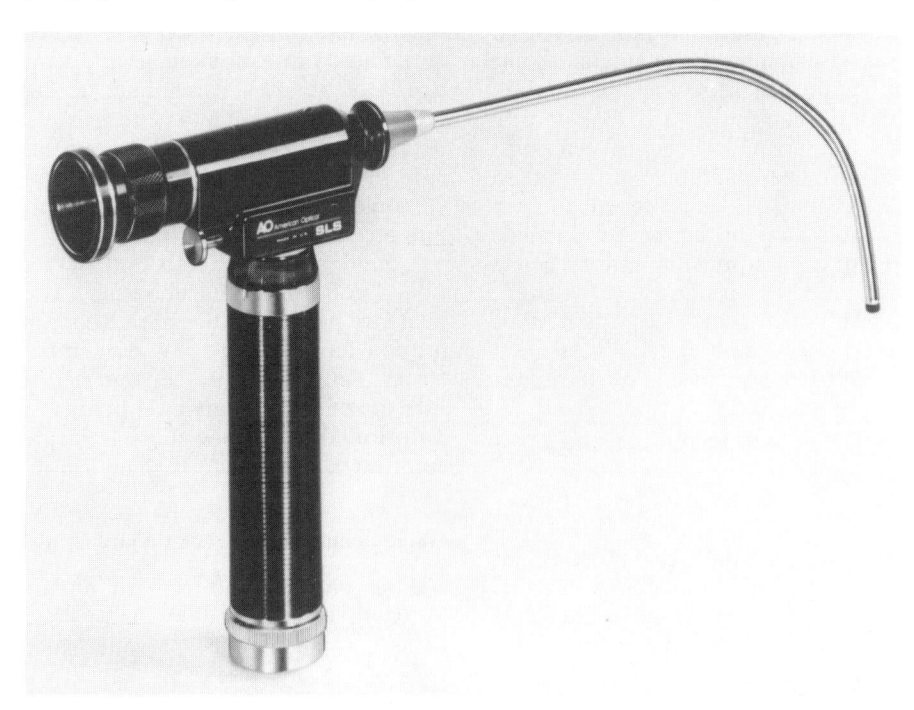

Figure. 15.39. Laryngoscope-guide à fibre optique (reproduit avec l'autorisation de American Optical).

d'intubation, sans son connecteur, est passée sur le guide.

Le laryngoscopiste se tient derrière le patient ou face à lui et sur son côté. L'intubation dans la position assise a été décrite (118). Le cou n'est ni étendu, ni fléchi. Le laryngoscope et la sonde d'intubation sont insérés ensemble, sous contrôle direct de la vue à la partie médiane de la bouche, jusqu'à ce que la pointe des deux ne puisse plus être vue. Le laryngoscopiste dirige alors le mouvement en regardant à travers l'oculaire. Le guide est avancé derrière l'épiglotte pour visualiser les cordes vocales. La sonde d'intubation est glissée du laryngoscope dans la trachée. La pointe du guide ne doit pas dépasser les cordes vocales.

Guide d'intubation lumineux

Le guide d'intubation lumineux est quelquefois appelé stylet lumineux, baguette lumineuse, guide lumineux (flexible), et guide d'intubation par illumination. Il est basé sur le principe de la transillumination des tissus du cou pour guider le placement de la sonde d'intubation. Le larynx n'est pas visualisé.

DESCRIPTION

Le guide d'intubation lumineux a un manche et un guide malléable avec une lumière à sa pointe (Fig. 15.40). Certains possèdent une ampoule à l'extrémité distale. Dans les modèles les plus récents, la tige et l'ampoule sont enveloppées dans une gaine plastique pour prévenir toute déconnexion (119). Certains modèles ont un système lumineux à fibre optique. Il existe un modèle avec trocart rétractable qui peut être retiré pour rendre le guide plus flexible (et plus propice à l'intubation nasale) et une attache latérale pour fixer la sonde d'intubation sur le guide (120,121).

TECHNIQUES D'UTILISATION (122-127)

L'intubation avec un stylet lumineux peut être réalisée sous anesthésie générale ou sous anesthésie locale des voies aériennes. Un guide lumineux lubrifié est passé à travers une sonde d'intubation trachéale transparente et dont le connecteur a été retiré, de manière à ce que la lumière se trouve juste avant l'extrémité distale de la sonde d'intubation. Pour l'intubation nasale, il faut utiliser un guide lumineux plus souple et plus long (128). L'ensemble guide/sonde d'intubation est courbé jusqu'à la forme désirée. Pour une intubation orale,

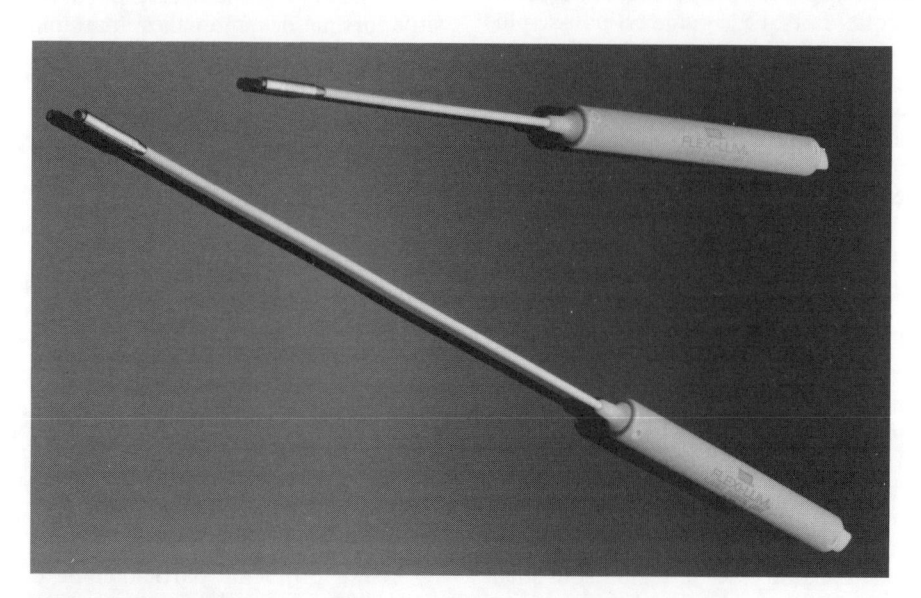

Figure. 15.40. Mandrins lumineux. Il existe une ampoule à la pointe du stylet malléable (reproduit avec l'autorisation de Concept Inc.).

on recourbe la portion distale en forme de crochet au niveau de la partie proximale du ballonnet de la sonde d'intubation (54,128). Il faut bien veiller à ne pas trop plier le guide de manière à ce que l'ampoule n'entre pas en contact avec la paroi de la sonde (127). Il peut être utile de mesurer la distance mandibule-os hyoïde en plaçant l'index, le majeur et l'annulaire si nécessaire, entre la région sous-mentale de la mandibule et l'os hyoïde (129). L'index est alors placé à la jonction de l'ampoule et du guide, et on réalise la courbure en fonction de la mesure précédemment effectuée.

La tête peut être dans une position neutre, légèrement surélevée ou placée dans la position d'intubation traditionnelle (129,130). La bouche est ouverte et la langue tirée en avant. Un cale-dents peut être inséré pour éviter que le patient ne morde l'ensemble sonde/guide. On allume alors le guide, on diminue l'éclairage de la pièce et on insère l'ensemble tube/guide sur la ligne médiane de la cavité orale ou nasale jusqu'à l'hypopharynx. Une canule de Williams (voir chapitre 13) peut être utilisée pour garder le guide en position médiane (130).

Lorsqu'on avance le guide, une transillumination apparaît de façon brutale juste au-dessus du cartilage thyroïde, lorsque l'ensemble sonde/guide passe les masses de la langue et de l'épiglotte. Lorsque le guide est poussé plus avant, on peut évaluer sa position en observant la transillumination des tissus mous du cou. Cette dernière peut être augmentée en imprimant une pression cricoïde. Une illumination médiane, au niveau de la proéminence thyroïde, indique l'entrée dans la trachée. Le trocart, si on l'utilise, doit être retiré de quelques centimètres et l'ensemble sonde/guide avancé jusqu'à ce que la lueur apparaisse au niveau de l'échancrure sternale (131). La sonde d'intubation est maintenue en place, et le guide est alors retiré.

En cas d'intubation œsophagienne, la transillumination disparaît (55,119). Il faut alors soulever le guide pour amener la pointe dans une position plus antérieure au niveau du cou (129). Si l'introduction se fait dans la fossette piriforme, la transillumination devient latérale. Si elle apparaît dans la région sous-mentale, l'extrémité se trouve dans la vallécule, et il peut être nécessaire de fléchir le cou pour permettre à la sonde d'intubation d'entrer dans la trachée.

On peut également se servir des doigts qui, gantés, sont insérés dans la bouche, la langue et la mâchoire étant tirées vers le haut (127). La sonde d'intubation et le guide sont glissés le long de la langue et guidés jusque dans la trachée. Si l'ouverture buccale est limitée, on peut intuber le patient en tirant sur la joue et en insérant le guide lumineux sur le côté droit à travers l'espace en arrière de la dent la plus postérieure (132).

INCIDENTS

Des déconnexions de l'ampoule ou de la lentille ont été rapportées (124,127,130,133, 134).

AVANTAGES

Les avantages de cette technique sont multiples. L'intubation est rapide et possible sans avoir à mobiliser la tête ni le cou (facteur utile en cas de lésion de la colonne cervicale et/ou lorsque la mobilité du cou est limitée). La technique est facilement apprise, et autorise la pression du cricoïde. Elle peut être utilisée même en cas de saignement ou de sécrétions, et chez les patients intoxiqués ou non coopérants (135). Elle peut être particulièrement utile lorsque des anomalies anatomiques rendent délicates l'insertion d'un laryngoscope conventionnel ou l'extension de la tête, et chez les patients ayant une dentition fragile ou en mauvais état (136,137). Cette technique a été utilisée avec succès lors de l'induction en cas d'estomac plein et chez les patients difficiles à intuber en laryngoscopie directe conventionnelle (121,138,139). L'utilisateur n'étant pas obligé de s'accroupir ni de se placer à la tête du patient, elle peut se révéler précieuse en urgence (couloirs, hélicoptères, véhicules accidentés...) (127). Elle permet de distinguer rapidement une intubation intratrachéale ou œsophagienne (119). Elle peut être utilisée chez l'enfant (137,140,141). Le matériel est simple, peu onéreux, réutilisable, sûr, compact, facilement nettoyé, portable et d'une longévité raisonnable.

Aucun problème particulier de cette méthode n'a été signalé par rapport à la laryngoscopie conventionnelle (124,129,142,143), mis à part un plus grand pourcentage d'essais infructueux (129). L'utilisation des guides d'intubation lumineux est préférable aux techniques d'intubation à l'aveugle, aussi bien orale que nasale (125,144).

INCONVÉNIENTS

Toute interférence avec la transmission de la lumière à partir du cou, telle une cicatrice antérieure, des contractions en flexion, un excès de tissu adipeux cervical, un œdème ou des tumeurs de la partie médiane du cou, un recouvrement de l'ampoule avec du sang et/ou des sécrétions, et l'impossibilité de baisser l'éclairage ambiant, diminuera le taux de réussite (54,55). Il faut être familiarisé avec la technique pour pouvoir faire face aux difficultés occasionnelles.

Laryngoscope de Bullard (145,146)

DESCRIPTION

Le laryngoscope de Bullard combine une lame rigide à forme anatomique avec un faisceau à fibre optique dans sa partie postérieure. Il existe une version adulte et enfant (Fig. 15.41 et 15.42). Celle de l'enfant, recommandée jusqu'à 8-10 ans, a une forme en L avec une lame courte. La lame du modèle adulte est plus incurvée, ressemblant à un point d'interrogation inversé.

Un manche avec des piles et une ampoule halogène sont les sources lumineuses habituelles, mais on peut aussi utiliser une source extérieure de haute intensité par le biais d'un adaptateur. Un bras pour la vision comportant un oculaire s'étend à un angle de 45° à partir du manche. On peut y brancher un oculaire supplémentaire, ainsi que plusieurs modèles de caméras vidéo.

Les faisceaux de fibre optique pour l'illumination et la vision par l'opérateur sont contenus dans une gaine rigide qui suit la courbure de la lame. La gaine est scellée à son extrémité distale pour protéger les faisceaux et permettre l'immersion de la lame pour son nettoyage.

Dans la version la plus ancienne, entre le manche et le bras de vision, se trouvent deux orifices qui se connectent tous les deux avec un canal opérateur contenus dans la même

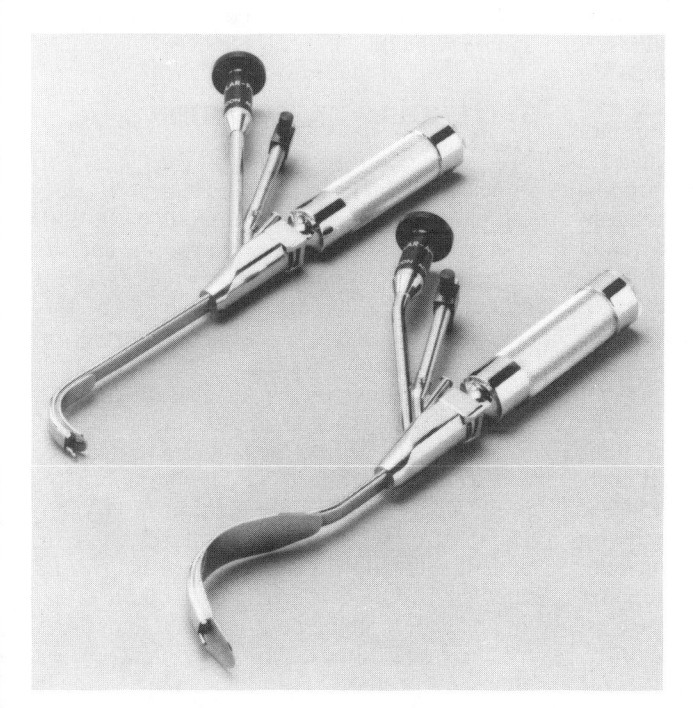

Figure. 15.41. Laryngoscopes de Bullard. En haut, version pédiatrique. En bas, version adulte. Le manche contient les piles qui alimentent une ampoule halogène. Le bras de vision avec l'oculaire s'écarte du manche selon un angle de 45°. Entre le manche et le bras de vision prennent place deux canaux opérateurs. Celui placé le plus près du bras de vision permet l'introduction du forceps d'intubation qui fait saillie à l'extrémité distale. L'autre permet l'insufflation, l'injection ou l'aspiration (reproduit avec l'autorisation de Circon ACMI, branche de Circon Corp.).

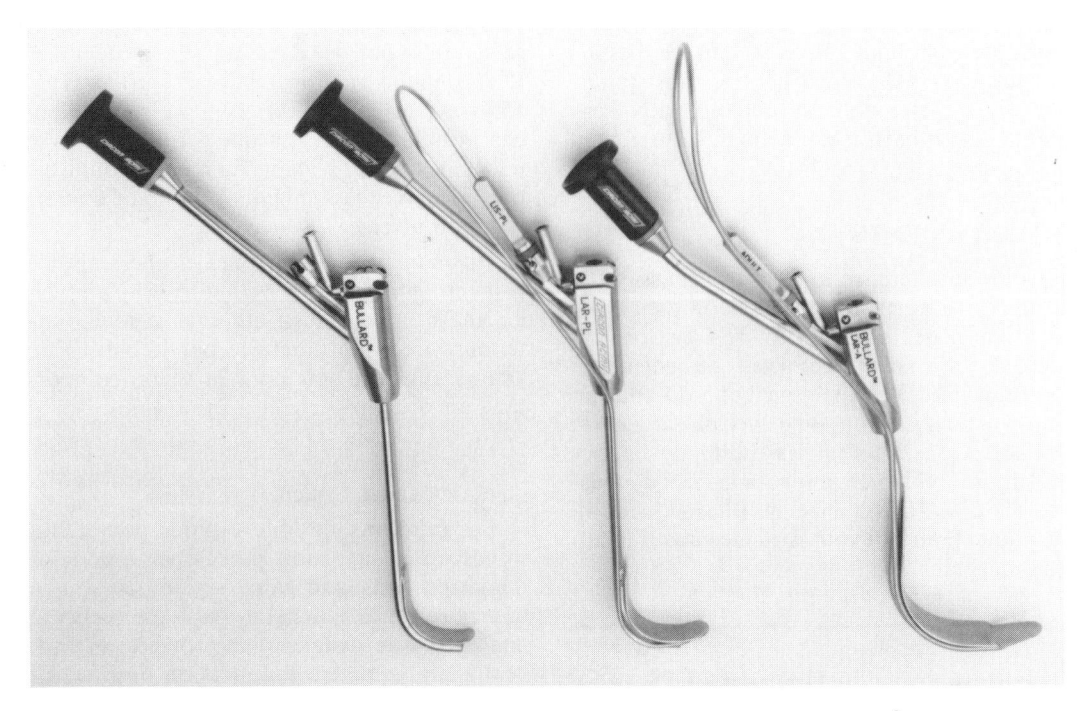

Figure. 15.42. Laryngoscope de Bullard. Avec le stylet d'intubation, version récente. À gauche, version pédiatrique sans le stylet. Au milieu, version pédiatrique avec le stylet en place. À droite, version adulte avec le stylet en place (reproduit avec l'autorisation de Circon ACMI, branche de Circon Corp.).

gaine que les faisceaux de fibre optique (voir Fig. 15.41). Le plus petit des orifices possède une connexion de type Luer-lock pour l'insufflation d'oxygène, l'injection de liquide ou l'aspiration. Par l'orifice le plus large, on peut passer un forceps d'intubation non malléable avec un levier activé par le pouce. Il permet à l'opérateur à la fois d'avancer le forceps (qui est attaché à la sonde d'intubation) dans le larynx et de relâcher la sonde quand elle est correctement positionnée. Si le forceps d'intubation n'est pas en place, l'orifice le plus large doit être bouché quand l'orifice le plus petit est utilisé pour l'aspiration ou l'administration d'oxygène.

Sur les modèles les plus récents, il n'existe qu'un seul orifice qui peut être utilisé pour l'administration d'oxygène, l'injection d'anesthésiques locaux ou l'aspiration (Fig. 15.42 et 15.43). À la place de l'orifice le plus large, on peut connecter un guide détachable qui remplace le forceps d'intubation. On peut rajouter une rallonge sur la pointe lorsque la lame n'est pas assez longue pour soulever l'épiglotte. Plusieurs études ont montré que, avec ce guide, les échecs d'intubation sont plus rares et l'intubation plus rapide et moins traumatisante (54,147).

TECHNIQUES D'UTILISATION (145,146,148)

Mis au point pour résoudre le problème des intubations difficiles, le laryngoscope de Bullard peut en fait être utilisé en routine chez les patients aux voies aériennes normales. Il peut être utilisé chez un patient réveillé ou anesthésié, en ventilation spontanée ou contrôlée, et pour l'intubation nasale.

Avant l'utilisation, la fenêtre du faisceau permettant la transmission de l'image à l'extrémité distale de la gaine doit être traitée avec une solution anti-buée. Le laryngoscopiste se positionne à la tête du patient et le laryngoscope est tenu manche horizontal. La tête du patient est maintenue en position neutre. La lame est insérée à la partie médiane de la cavité buccale, comme pour une canule orale. À mesure que la lame est avancée, le manche est amené en position verticale de manière que la

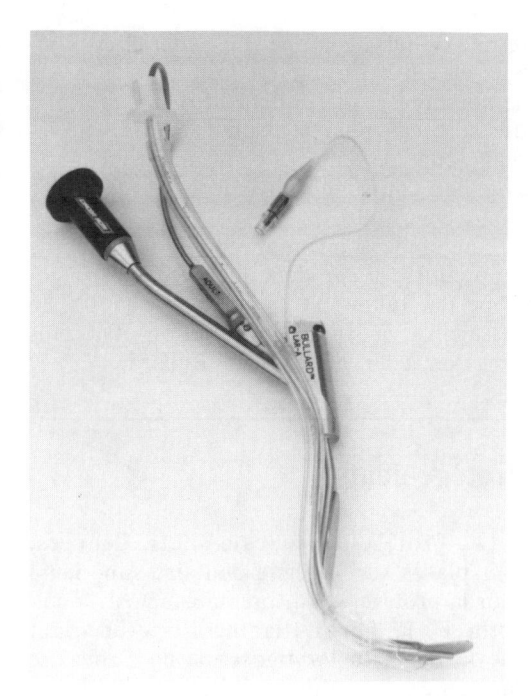

Figure. 15.43. Version récente du laryngoscope de Bullard avec la sonde d'intubation en place sur le stylet. Noter que le stylet sort à travers l'œil de Murphy (reproduit avec l'autorisation de Circon ACMI, branche de Circon Corp.).

lame glisse sur la langue. Une fois que la lame a été positionnée autour de la langue, on tire l'axe du manche vers le haut pour visualiser le larynx, ce qui permet de dégager soit l'épiglotte, soit la glotte. On peut, avec la pointe de la lame, soulever l'épiglotte directement ou indirectement.

Ancien modèle

L'intubation peut être réalisée avec une sonde d'intubation et son mandrin, une sonde d'intubation ayant une pointe directionnelle ou le forceps d'intubation du laryngoscope de Bullard. Avec ce dernier, il faut utiliser une sonde d'intubation avec un œil de Murphy. Avant utilisation, le forceps est inséré à travers le canal dans le laryngoscope et accroche la sonde d'intubation par son œil de Murphy. Quand on visualise la larynx, on déplace le laryngoscope vers la droite pour que la pointe de la sonde d'intubation et le forceps, qui se trouvent à la gauche du champ de vision, se retrouvent face aux cordes vocales. Avec le pouce, on agit alors sur le levier pour avancer la sonde d'intubation dans le larynx. Une pression plus appuyée permet d'écarter les mâchoires du forceps, relâchant la sonde d'intubation qui est alors avancée jusqu'à sa position finale. Le levier est retiré complètement, ce qui referme les mâchoires et permet de reculer le forceps. Une fois le positionnement de la sonde d'intubation confirmé visuellement, le laryngoscope et le forceps sont retirés.

Si on n'utilise pas le forceps d'intubation, il faut recourir à une sonde d'intubation mandrinée et préformée selon la lame du laryngoscope ou une sonde d'intubation avec une pointe directionnelle. Après visualisation du larynx, la pointe de la sonde d'intubation est introduite dans la bouche, le long de la lame, sur n'importe quel côté. Elle est alors avancée parallèlement à la lame et manipulée jusqu'à ce qu'elle apparaisse dans le champ de vision. Elle est alors insérée dans le larynx, comme en laryngoscopie directe traditionnelle.

Une autre technique consiste à utiliser un mandrin spécialement conçu pour ce laryngoscope (149). Le mandrin s'attache au laryngoscope au même niveau que le forceps et maintient la sonde d'intubation près de la face inférieure de la lame. Une sonde d'intubation bien lubrifiée est chargée sur le stylet. La pointe du stylet peut s'extérioriser à travers l'œil de Murphy ou rester à l'intérieur de la sonde d'intubation. Si le mandrin est à l'intérieur de la sonde, il faut orienter celle-ci de façon à visualiser la partie longue du bec (149). L'ensemble du montage est avancé dans le pharynx. Quand la pointe de la sonde ou du mandrin apparaît à proximité de la glotte, la sonde d'intubation est glissée sur le stylet dans le larynx.

On peut également placer un guide flexible dans la trachée à travers l'orifice le plus large du laryngoscope, puis retirer le laryngoscope et passer une sonde d'intubation sur le guide (150,151).

Version récente

Une sonde d'intubation est placée sur le guide qui est alors est avancé à travers l'œil de Murphy. Quand les cordes vocales sont visualisées, la pointe du guide est manipulée jusqu'à se trouver entre les cordes vocales. La sonde d'intubation est alors avancée sur le stylet dans la trachée. Si la sonde n'entre pas dans le larynx, il faut renouveler la tentative : on retire la sonde et le guide puis on replace la sonde sur le guide de manière que la pointe de celui-ci passe à travers l'œil de Murphy.

Pour l'intubation nasotrachéale, on visualise le larynx à l'aide du laryngoscope de Bullard ; en mobilisant la tête du patient et le cartilage thyroïde, et on fait passer la sonde d'intubation entre les cordes vocales (152). Une sonde d'intubation trachéale avec une pointe directionnelle peut ici se révéler particulièrement utile. Les avantages du laryngoscope de Bullard sont la rapidité d'intubation, le faible taux d'échec et de traumatisme des lèvres et des dents, un meilleur confort qu'avec la laryngoscopie directe quand le patient est réveillé et l'absence de nécessité de flexion ou d'extension du cou ou de déplacement antérieur de la langue (149,153,154). Une ouverture minimale de la bouche est cependant nécessaire.

Parmi les inconvénients, on note la nécessité d'un apprentissage ; les dents du forceps peuvent lacérer le ballonnet de la sonde d'intubation et peuvent provoquer des traumatismes si elles se referment sur les tissus ou si le forceps n'est pas complètement retiré avant le retrait du laryngoscope. Le matériel est coûteux et son nettoyage est fastidieux. Il existe de nombreuses pièces détachées et il faut être très soigneux pour éviter d'en perdre. Ce laryngoscope peut ne pas convenir chez l'adulte ayant un cou significativement plus long que la moyenne (149).

Une étude a pu montrer que la durée de l'apprentissage est identique avec le laryngoscope de Bullard et le fibroscope (150). Le passage de la sonde d'intubation était plus long avec le laryngoscope de Bullard.

Protège-dents

Les protège-dents (cale-dents, dentiers) sont placés sur l'arcade dentaire supérieure pour la protéger d'un traumatisme par la collerette de la lame du laryngoscope ou éviter que la lame du laryngoscope ne s'encastre dans un espace entre les dents. Il ne font toutefois pas complètement disparaître le risque de traumatisme dentaire (155). Ils protègent d'un traumatisme direct sur la surface des dents, mais pas toujours de la transmission des pressions sur les racines.

Il en existe plusieurs modèles (Fig. 15.44). Ils peuvent être modelés par l'utilisateur avec

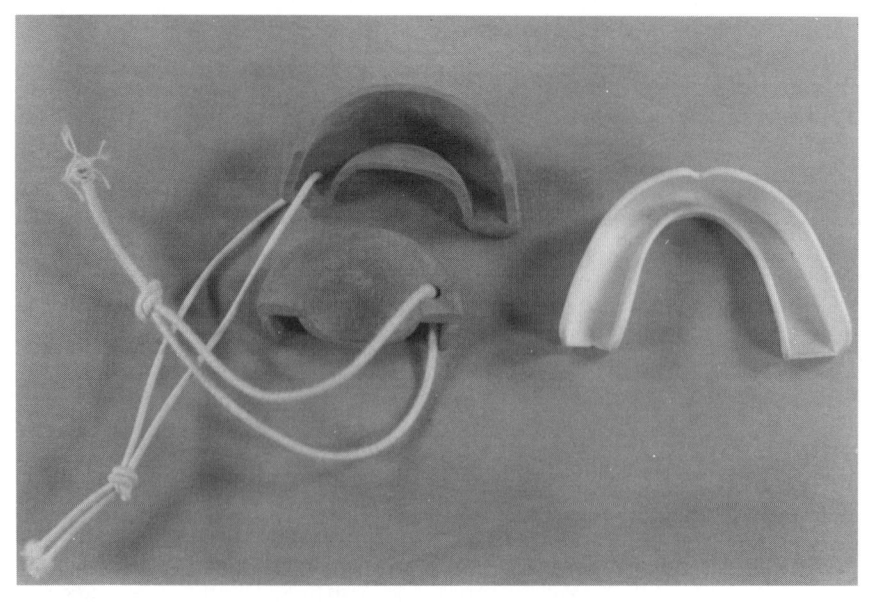

Figure. 15.44. Protège-dents

des matériaux variés, incluant de la gomme, de l'adhésif, une compresse, des élastomères de silicone, une lame de plomb, de l'acétate de cellulose ou un adhésif oral (156-158). Ces accessoires peuvent compliquer la visualisation du larynx et gêner l'insertion de la sonde d'intubation en diminuant l'espace disponible (155). On peut minimiser ces problèmes en coupant la partie droite du protecteur ou en utilisant un protecteur transparent (155,159). Il peut être nécessaire de retirer le protecteur avant d'effectuer l'intubation. Un système de protection dentaire peut être fixé à la lame du laryngoscope (160-163).

Complications de la laryngoscopie

LÉSIONS DENTAIRES

Une des complications les plus communes de la laryngoscopie est la lésion des dents, des gencives ou des prothèses dentaires. Les conséquences peuvent en être non seulement un inconfort pour le patient ou des problèmes esthétiques mais aussi des complications pulmonaires sérieuses si une dent délogée ou un fragment dentaire est inhalé.

Une dent ou une prothèse peut être ébréchée, cassée, luxée ou avulsée. Les dents les plus vulnérables sont celles qui ont été réparées ou affaiblies par une pathologie péridontale (164). Les incisives supérieures sont le plus fréquemment en cause (165) quand on s'appuie sur les dents avec le laryngoscope lors de l'élévation de l'épiglotte.

L'état dentaire de chaque patient doit être soigneusement vérifié en préopératoire pour anticiper de possibles problèmes. L'interrogatoire recherchera la notion de prothèse dentaire fragile, de dents branlantes ou de caries. Il faut rechercher des anomalies anatomiques de la bouche et du pharynx qui pourraient compliquer l'exposition du larynx. Toute anomalie doit être signalée au patient.

Chez l'enfant de 4 à 11 ans, les dents de lait peuvent être facilement délogées. L'ablation de telles dents avant ou pendant l'anesthésie pourra être indiquée si elles sont trop branlantes. Une suture pourra être placée autour d'une dent branlante pour empêcher celle-ci de passer dans les voies aériennes si elle venait à se déloger.

Quand il existe des espaces entre les dents de l'arcade supérieure, on peut, pour les combler, utiliser un morceau de sonde d'intubation ou d'un autre appareillage (166,167) ou un protège-dents. On évite ainsi que la lame du laryngoscope ne vienne se coincer dans les espaces inter-dentaires.

Si une dent, un fragment ou une prothèse dentaire sont déplacés, il faut s'attacher à prévenir leur inhalation. Il faut immédiatement les rechercher, d'abord dans la cavité orale et autour de la tête du patient. Une radiographie du thorax et du cou doit être réalisée si le fragment n'est pas retrouvé (168).

Différents types de lésions dentaires sont possibles (169), chacune ayant son traitement spécifique. Il faut faire appel à un chirurgien-dentiste ou un stomatologue.

LÉSIONS DES TISSUS MOUS ET DES NERFS

Des lésions de l'ensemble des voies aériennes supérieures ont été rapportées, incluant des abrasions, des hématomes et des lacérations des lèvres, de la langue, du palais, du pharynx, de l'hypopharynx, du larynx et de l'œsophage (127,170-176). Le nerf lingual peut être atteint (177-180).

LÉSIONS DE LA MOELLE CERVICALE

Une mobilisation excessive de la tête lors de l'intubation, en particulier l'extension de la tête ou du cou, peut aggraver une lésion préexistante de la colonne cervicale (181-184). Les lésions de la moelle cervicale concernent surtout les patients ayant des fractures, des luxations des vertèbres cervicales, des laxités congénitales, des malformations ou d'autres pathologies fragilisantes, telles que celles retrouvées dans l'ostéoporose, les maladies des tissus conjonctifs et les tumeurs osseuses lytiques (185). Rien ne permet d'affirmer que les mobilisations en vue d'exposer les voies aériennes sont anodines si elles se font avec précaution mais, en pratique, il semble bien qu'elles le soient (186-188). Aucune donnée ne permet non plus d'affirmer objectivement la supériorité d'une technique sur une autre pour exposer les voies aériennes supérieures (186,189-192). Cependant, des études montrent que la ventilation au masque déplace plus la colonne cervicale que les méthodes habituelles d'intubation trachéale. Des arguments solides montrent que l'immobilisation dans l'axe diminue les mouvements de la moelle et le risque de lésions secondaires (187,190,192).

INTUBATION ŒSOPHAGIENNE AVEC UN FIBROSCOPE

On a décrit un cas dans lequel une sonde d'intubation passée sur un fibroscope souple entrait constamment dans l'œsophage en dépit d'un positionnement de la pointe du fibroscope dans la trachée (193). L'utilisation d'un fibroscope plus rigide aurait sans doute pu résoudre ce problème (194).

ISSUE DU FIBROSCOPE À TRAVERS L'ŒIL DE MURPHY

Si la pointe du fibroscope sort à travers l'œil de Murphy de la sonde d'intubation, il peut devenir impossible de glisser la sonde d'intubation sur le fibroscope ou de retirer le fibroscope de la sonde d'intubation (195-197). Le fibroscope et la sonde d'intubation doivent alors être retirés en bloc.

Pour éviter ce problème, il faut passer la sonde d'intubation sur le fibroscope avant l'endoscopie ou avancer le fibroscope à travers la sonde sous vision directe pour s'assurer que celui-ci passe bien à travers l'extrémité distale. La pointe du fibroscope doit être en position neutre lorsque la sonde d'intubation est avancée et que le fibroscope est retiré.

MODIFICATIONS CIRCULATOIRES

La laryngoscopie peut entraîner des modifications hémodynamiques significatives. De nombreuses études se rapportant aux effets de la laryngoscopie sur la fréquence cardiaque et la pression artérielle ont été réalisées, à la fois chez le patient réveillé et anesthésié. Chez le patient réveillé, ayant reçu une sédation intraveineuse et une anesthésie locale, ni la fibroscopie, ni la laryngoscopie rigide n'augmentent significativement la fréquence cardiaque, mais la laryngoscopie rigide élève la pression artérielle (198).

Chez le patient anesthésié, les résultats sont plus contradictoires. Certaines études ont signalé une augmentation similaire de pression artérielle et de fréquence cardiaque avec la fibroscopie et la laryngoscopie rigide (199, 200). Une autre a montré des pressions artérielles plus basses mais des fréquences cardiaques plus élevées dans le groupe fibroscopie souple (201). Une autre encore a trouvé des pressions artérielles similaires, mais des fréquences cardiaques plus élevées dans le groupe fibroscopie (202). D'autres enfin ont montré que la pression artérielle et la fréquence cardiaque étaient significativement plus élevées, et ce de façon plus prolongée dans le groupe fibroscopie par rapport au groupe laryngoscopie rigide (203-205).

Des études comparant l'utilisation du stylet lumineux avec la laryngoscopie directe rigide n'ont pas trouvé de différence dans les fréquences cardiaques et les pressions artérielles post-intubation (142,143).

Des études comparant une lame courbe et une lame droite avec la pointe du laryngoscope soit placée dans la vallécule, soit utilisée pour soulever l'épiglotte, n'ont pas trouvé de différence dans les réponses de la fréquence cardiaque et de la pression artérielle (206,207).

DÉGLUTITION OU INHALATION D'UN CORPS ÉTRANGER

On a décrit des cas dans lesquels l'ampoule du laryngoscope avait été inhalée pendant l'intubation (124,127,130,133,134,208,209). Une partie du diaphragme d'un masque de Patil-Syracuse peut pénétrer dans les voies aériennes (210-212).

Il est important de rechercher par tous les moyens possibles et de retrouver ces corps étrangers. S'ils ne peuvent pas être trouvés dans la cavité orale ou autour de la tête du patient, une radiographie du thorax et du cou doit être réalisée.

CHOC ET/OU BRÛLURES

On a décrit un cas dans lequel l'ampoule d'un laryngoscope était restée allumée et en contact avec la peau du patient, entraînant une brûlure (213). Un mauvais positionnement de la lame sur le manche peut provoquer un court-circuit, qui entraîne un échauffement rapide du manche (214). La pointe d'un fibroscope reliée à une source lumineuse puissante peut atteindre des températures suffisantes pour provoquer une brûlure (215). Des interférences sur le tracé ECG dues à un fibroscope souple ont été rapportées (216).

DYSFONCTIONNEMENT DU LARYNGOSCOPE (217)

Le dysfonctionnement du laryngoscope se manifeste par l'absence d'illumination de l'ampoule. Les causes peuvent en être des piles usées, une ampoule défectueuse, un défaut au niveau de la douille ou un mauvais contact entre la lame et le manche. Les laryngoscopes à fibre optique sont plus sûrs parce que la durée de vie d'une ampoule halogène est plus longue que celle d'une ampoule ordinaire et que la lampe est habituellement dans le manche et non sur la lame. Des fractures de la lame (218,219) et du manche (217,220,221) ont été rapportées.

La vérification du matériel avant utilisation permet de détecter la plupart des dysfonctionnements. Un manche et une lame supplémentaires doivent toujours être disponibles à proximité. Ne pas prendre ces précautions peut se révéler dramatique, en particulier lorsqu'une séquence d'induction pour estomac plein a été réalisée.

PROBLÈMES DANS LE NETTOYAGE ET LA STÉRILISATION

Les instruments à fibre optique ont des coins et recoins qui compliquent le nettoyage et la stérilisation entre chaque patient. Un nettoyage inapproprié fait courir des risques infectieux (transmission de germes d'un patient à un autre, colonisation des laryngoscopes par des germes opportunistes) et toxiques (agents utilisés pour le nettoyage) (222).

TROUBLES DE L'ARTICULATION TEMPORO-MANDIBULAIRE

Certains patients se sont plaints d'anomalies de l'articulation temporo-mandibulaire apparues après une anesthésie générale (223).

RÉFÉRENCES

1. American Society for Testing and Materials. Standard specification for rigid laryngoscopes for tracheal intubation. Hook-on fittings for laryngoscope handles and blades with lamps (F965-85). Philadelphia: ASTM, 1985.
2. International Standards Organization. Laryngoscopic fittings. Part I. Hook-on type handle -blade fittings (ISO 7376/1). Geneva Switzerland: ISO, 1984
3. Amencan Society for Testing and Materials. Standard specification for rigid laryngoscopes for tracheal intubation. Hook-on fittings for fiberilluminated blades and handles (F1195-88). Philadelphia: ASTM, 1988.
4. Greenblatt GM. Fiberoptic illuminating laryngoscope with remote light source -further development. Anesth Analg 1981;60:841-842.
5. Datta S, Briwa J. Modified laryngoscope for endotracheal intubation of obese patients. Anesth Analg 1981; 60:120-121.
6. King H, Wang L, Khan AK. A modification of laryngoscopy technique. Anesthesiology 1986;65:566.
7. Thomas DV. Difficult tracheal intubation in obstetrics. Anaesthesia 1985;40:307.
8. Bourke DL, Lawrence J. Another way to insert a Macintosh blade. Anesthesiology 1983;59:80.
9. Gandhi SK, Burgos L. A technique of laryngoscopy for difficult intubation. Anesthesiology 1986;64:528-529.
10. Dhara SS, Cheong TW. An adjustable multiple angle laryngoscope adaptor. Anaesth Intensive Care 1991;19: 243-245.
11. Jellicoe JA, Harris NR. A modification of a standard laryngoscope for difficult tracheal intubation in obstetric cases. Anaesthesia 1984;39:800-802.
12. Yentis SM. A laryngoscope adaptor for difficult intubation. Anaesthesia 1987;42:764-766.
13. Patil VU, Stehling LC, Zauder HL. An adjustable laryngoscope handle for difficult intubations. Anesthesiology 1984;60:609.
14. Lewis JJ. Autoclavable Macintosh laryngoscope with high-intensity fiberoptic illumination for routine anesthetic use. Anesthesiology 1975;43:573574.
15. McIntyre JWR. Laryngoscope design and the difficult adult tracheal intubation. Can J Anaesth 1989;36:94-98.
16. Macintosh RR. A new laryngoscope. Lancet 1943;1: 205.
17. Jephcott A. The Macintosh laryngoscope. A historical note on its clinical and commercial development. Anaesthesia 1984;39:474-479.
18. Campbell NN, Millar R. Modification of laryngoscope for nasogastric intubation. Anaesthesia 1985;40:703-704.
19. Callander CC, Thomas J. Modification of Macintosh laryngoscope for difficult intubation. Anaesthesia 1987;42:671-672.
20. Gabrielczyk MR. A new integrated suction laryngoscope. Anaesthesia 1986;41:970-971.
21. Ibler M. Modification of Macintosh laryngoscope blade. Anesthesiology 1983;58:200.
22. Kessell J. A laryngoscope for obstetrical use. An obste-

trical laryngoscope. Anaesth Intensive Care 1977;5:265-266.
23. Mazumder JK. Laryngoscope blade with suction unit. Can Anaesth Soc J 1979;26:513-514.
24. McWhinnie F. Modification of laryngoscope for nasogastric intubation. Anaesthesia 1986;41:218-219.
25. Pope ES. Left handed laryngoscope. Anaesthesia 1960; 15:326-328.
26. McComish PB. Left sided laryngoscopes. Anaesthesia 1965;20:372.
27. Lagade MRG, Poppers PJ. Use of the left-entry laryngoscope blade in patients with right-sided orofacial lesions. Anesthesiology 1983;58:300.
28. Legade MRG, Poppers PJ. Revival of the polio laryngoscope blade. Anesthesiology 1982;57:545.
29. Weeks DB. A new use of an old blade. Anesthesiology 1974;10:200-201.
30. Racz GB. Improved vision modification of the Macintosh laryngoscope. Anaesthesia 1984;39:1249-1250.
31. Bizarri DV, Guffrida JG. Improved laryngoscope blade designed for ease of manipulation and reduction of trauma. Anesth Analg 1958;37:231-232.
32. Miller RA. A new laryngoscope. Anesthesiology 1941; 2:317-320.
33. Jones RDM. Lamp placement and the Miller I laryngoscope blade. Anesthesiology 1985;62:207.
34. Rokowski WJ, Gurmarnik S. Laryngoscope blades modified for neonates and infants. Anesth Analg 1983; 62:241-2.
35. Cork RC, Woods W, Vaughn RW, Harris T. Oxygen supplementation during endotracheal intubation of infants. Anesthesiology 1979;51:186.
36. Diaz JH. Further modifications of the Miller blade for difficult pediatric laryngoscopy. Anesthesiology 1984; 60:612-613.
37. Wung J, Stark Rl, Indyk L, Driscoll JM. Oxygen supplement during endotracheal intubation of the infant. Pediatrics 1977;59:1046-1048.
38. Hencz P. Modified laryngoscope for endotracheal intubation of neonates. Anesthesiology 1980;53:84.
39. Ledbetter JL, Rasch DK, Pollard TG, Helsel P, Smith RB. Reducing the risks of laryngoscopy in anaesthetised infants. Anaesthesia 1988;43:151-153.
40. Todres ID, Crone RK. Experience with a modified laryngoscope in sick infants. Crit Care Med 1981;9:544-545.
41. Portzer M, Wasmuth CE. Endotracheal anesthesia using a modified Wis-Foregger laryngoscope blade. Cleve Clin Q 1959;26:140-143.
42. Schapira M. A modified straight laryngoscope blade designed to facilitate endotracheal intubation. Anesth Analg 1973;52:553-554.
43. Soper RL. A new laryngoscope for anaesthetists. Br Med J 1947;1:265.
44. Snow JC. Modification of laryngoscope blade. Anesthesiology 1962,23:394.
45. Flagg P. Exposure and illumination of the pharynx and larynx by the general practitioner. A new laryngoscope designed to simplify the technique. Arch Laryngol 1928; 8:716-717.
46. Seward EH. Laryngoscope for resuscitation of the newborn. Lancet 1957;2:1041.
47. Hatch DJ. Paediatric anaesthetic equipment. Br J Anaesth 1985;57:672-684.

48. Phillips OC, Duerksen RL. Endotracheal intubation. A new blade for direct laryngoscopy. Anesth Analg 1973; 52:691-698.
49. Racz GB, Allen FB. A new pressure-sensitive laryngoscope. Anesthesiology 1985;62:356-358.
50. Robertshaw FL. A new laryngoscope for infants and children. Lancet 1962;2: 1034.
51. Bryce-Smith R. A laryngoscope blade for infants. Br Med J 1952;1:217.
52. Bainton CR. A new laryngoscope blade to overcome pharyngeal obstruction. Anesthesiology 1987;67:767-770.
53. Choi JJ. A new double-angle blade for direct laryngoscopy. Anesthesiology 1990;72:576.
54. Benumof JL. Management of the difficult adult airway. Anesthesiology 1991;75:1087-1110.
55. Mayall RM. The Belscope for management of the difficult airway. Anesthesiology 1992;76:1059-1060.
56. Bellhouse CP. An angulated laryngoscope for routine and difficult tracheal intubation. Anesthesiology 1988; 69:126-129.
57. Huffman J. The application of prisms to curved laryngoscopes: a preliminary study. J Am Assoc Nurse Anesth 1968,35:138-139.
58. Huffman J, Elam JO. Prisms and fiber optics for laryngoscopy. Anesth Analg 1971;50:64-67.
59. Huffman J. The development of optical prism instruments to view and study the human larynx. J Am Assoc Nurse Anesth 1970;38:197-202.
60. Murrin KR. Intubation procedure and causes of difficult intubation. In: Latto IP, Rosen M, eds. Difficulties in tracheal intubation. London: Bailliere Tindall, 1985:75-89.
61. Brown A, Norton ML. Instrumentation and equipment for management of the difficult airway. In: Norton ML, Brown ACD, eds. Atlas of the difficult airway. A source book. St. Louis: Mosby Year Book, 1991:24-32.
62. Moynihan P. Modification of pediatric laryngoscope. Anesthesiology 1982;56:330.
63. Eldor J, Gozal Y. The length of the blade is more important than its design in difficult tracheal intubation. Can J Anaesth 1990;37:268.
64. Patteson SK, Chesney JT. Anesthetic management for magnetic resonance imaging: problems and solutions. Anesth Analg 1992;74:121-128.
65. Karlik SJ, Heatherley T, Pavan F, Stein J, Lebron F, Rutt B. Patient anesthesia and monitoring at a 1,5-T MRI installation. Magn Reson Med 1988;7:210-221.
66. Ovassapian A. Fiberoptic airway endoscopy in anesthesia and critical care. New York: Raven Press, 1990.
67. Patil VU, Stehling NC, Zauder HL. Fiberoptic endoscopy in anesthesia. Chicago: Year Book Medical Publishers, 1983.
68. Daum REO, Jones DJ. Fiberoptic intubation in Klippel-Feil syndrome. Anaesthesia 1988;43:1821.
69. Divatia JV, Upadhye SM, Sareen R. Fiberoptic intubation in cicatricial membranes of the pharynx. Anaesthesia 1992;47:486-489.
70. Hemmer D, Lee T, Wright BD. Intubation of a child with a cervical spine injury with the aid of a fiberoptic bronchoscope. Anaesth Intensive Care 1982;10:163-165.
71. Howardy-Hansen P, Berthelsen P. Fiberoptic bronchoscopic nasotracheal intubation of a neonate with Pierre-Robin syndrome. Anaesthesia 1988;43:121-122.

72. Kleeman P, Jantzen JAH, Bonfils P. The ultra-thin bronchoscope in management of the difficult paediatric airway. Can J Anaesth 1987;34:606-608.
73. Keenan MA, Stiles CM, Kaufman RL. Acquired laryngeal deviation associated with cervical spine disease in erosive polyarticular arthritis. Use of fiberoptic bronchoscope in rheumatoid discase. Anesthesiology 1983; 58:441-448.
74. Ovassapian A, Land P, Schaffer MF, Cerullo L, Zalkind MS. Anesthetic management for surgical corrections of severe flexion deformity of the cervical spine. Anesthesiology 1983;58:370-372.
75. Ovassapian A, Doka JC, Romsa DE. Acromegaly; use of fiberoptic laryngoscopy to avoid tracheostomy. Anesthesiology 1984;43:429-430.
76. Rashid J, Warltier B. Awake fiberoptic intubation for a rare cause of upper airway obstruction: an infected laryngocoel. Anaesthesia 1989;44:834-836.
77. Stella JP, Kageler WV, Epker BN. Fiberoptic endotracheal intubation in oral and maxillofacial surgery. J Oral Maxillofac Surg 1986;44:923-925.
78. Scheller JG, Schulman SR. Fiber-optic bronchoscopic guidance for intubating a neonate with Pierre-Robin syndrome. J Clin Anesth 1991;3:4547.
79. Ovassapian A, Schrader C. Fiber-optic-aided bronchial intubation. Semin Anesth 1987;6:133-142.
80. Slinger PD. Fiberoptic bronchoscopic positioning of double-lumen tubes. J Cardiothorac Anesth 1989;3: 486-496.
81. Rosenbaum SH, Rosenbaum LM, Cole RP, Askanazi J, Hyman Al. Use of the flexible fiberoptic bronchoscope to change endotracheal tubes in critically ill patients. Anesthesiology 1981;54:169-170.
82. Watson CB. Use of fiberoptic bronchoscope to change endotracheal tube endorsed. Anesthesiology 1981;55: 476-477.
83. Ovassapian A, Dykes HM. The role of fiber-optic endoscopy in airway management. Semin Anesth 1987; 6:93-104.
84. Dierdorf SF. Types and physics of fiberscopes. In: Roberts JT, ed. Fiberoptics in anesthesia [Special issue]. Anesth Clin North Am 1991;9:19-42.
85. Wang JF, Reves JG, Corssen G. Use of the fiberoptic laryngoscope for difficult tracheal intubation. Ala J Med Sci 1976;13:247-251.
86. Bloch EC, Filston HC. A thin fiberoptic bronchoscope as an aid to occlusion of the fistula in infants with tracheoesophageal fistula. Anesth Analg 1988;67:791-793.
87. Laravuso RB, Perloff WH. Difficult pediatric intubation. Anesthesiology 1986;64:668-669.
88. Boysen PG. Fiberoptic intervention of the airway (ASA Refresher Course 116). Park Ridge, IL: ASA, 1991.
89. Patil VU. Oral and nasal fiberoptic intubation with a single lumen tube in fiberoptics in anesthesia. In: Roberts JT, ed. Fiberoptics in anesthesia [Special issue]. Anesth Clin North Am 1991;9:83-96.
90. Stehling L. The difficult intubation and fiberoptic endoscopy (ASA Refresher Course 262). Park Ridge, IL: ASA, 1989.
91. Childress WF. New method for fiberoptic endotracheal intubation of anesthetized patients. Anesthesiology 1981;55:595-596.
92. Cooper DW, Long GT. Difficult fiberoptic intubation in an intellectually handicapped patient. Anaesth Intensive Care 1992;20:227-229.
93. Baraka A. Transtracheal jet ventilation during fiberoptic intubation under general anesthesia. Anesth Analg 1986;65:1091-1092.
94. Lu GP, Frost EAM, Goldiner PL. Another approach to the problem airway. Anesthesiology 1986;65:101-102.
95. Patil V, Stehling LC, Zauder HL, Koch JP. Mechanical aids for fiberoptic endoscopy. Anesthesiology 1982;57: 69-70.
96. Rogers SN, Benumof JL. New and easy techniques for fiberoptic endoscopy-aided tracheal intubation. Anesthesiology 1983;59:569-572.
97. Wangler MA, Weaver JM. A method to facilitate fiberoptic laryngoscopy. Anesthesiology 1984;61:111.
98. Calder I. When the endotracheal tube will not pass over the flexible fiberoptic bronchoscope. Anesthesiology 1992;77:398.
99. Gerrish SP, Weston GA. The use of a biopsy brush wire as a bronchoscope guide. Anaesthesia 1986;41:444.
100. Suriani RJ, Kayne RD. Fiberoptic bronchoscopic guidance for intubating a child with Pierre-Robin Syndrome. J Clin Anaesth 1992;4:258.
101. Johnson C, Hunter J, Ho E, Bruff C. Fiberoptic intubation facilitated by a rigid laryngoscope. Anesth Analg 1991;72:714.
102. Shorten GD, Ali HH, Roberts JT. Assessment of patient position for fiberoptic intubation using videolaryngoscopy. Anesth Analg 1991;72:S253.
103. Roberts JT, Ali HH, Shorten GD, Gorback MS. Why cervical flexion facilitates laryngoscopy with a Macintosh laryngoscope, but hinders it with a flexible fiberscope. Anesthesiology 1990;73:A1012.
104. Ross DG. Fiberoptic intubation and double-lumen tubes. Anaesthesia 1990;45:895.
105. Schwartz D, Johnson C, Roberts J. A maneuver to facilitate flexible fiberoptic intubation. Anesthesiology 1989;71:470-471.
106. Katsnelson T, Frost EAM, Farcon E, Goldiner PL. When the endotracheal tube will not pass over the flexible fiberoptic bronchoscope. Anesthesiology 1992;76: 151-152.
107. Couture P, Perreault C, Girard D. Fiberoptic bronchoscopic intubation after induction of general anaesthesia: another approach. Can J Anaesth 1992;39:99.
108. Bond A. Assisting fiberoptic intubation. Anaesth Intensive Care 1992;20:247-248.
109. Berthelsen P, Prytz S, Jacobsen E. Two-stage fiberoptic nasotracheal intubation in infants: a new approach to difficult pediatric intubation. Anesthesiology 1985;63: 457-458.
110. Foster CA. An aid to blind nasal intubation in children. Anaesthesia 1977;32:1038.
111. Stone DJ. Another use for the fiberoptic bronchoscope. Anesthesiology 1987;67:608.
112. Skinner AC. Glottic illumination by fibrescope. Anaesthesia 1983;38:1100-1101.
113. Alfery DD, Ward CF, Harwood IR, Mannino FL. Airway management for a neonate with congenital fusion of the jaws. Anesthesiology 1979;51:340-342.
114. Hudes ET, Fisher JA, Guslitz B. Difficult endotracheal reintubations. A simple technique. Anesthesiology 1986; 64:515-517.
115. Halebian P, Shires T. A method of replacement of the

115. endotracheal tube with continuous control of the airway. Surg Gynecol Obstet 1985;161:285-286.
116. Benumof JL. Additional safety measures when changing endotracheal tubes. Anesthesiology 1991;75:921-922.
117. Kraft M. Stylet laryngoscopy for oral tracheal intubation. Anesthesiol Rev 1982;9:35-37.
118. Shapiro HM, Sanford TJ, Schaldah AL. Fiberoptic stylet laryngoscope and sitting position for tracheal intubation in acute superior vena caval syndrome. Anesth Analg 1984;63:161-162.
119. Stewart RD, LaRosee A, Stoy WA, Heller MB. Use of a lighted stylet to confirm correct endotracheal tube placement. Chest 1987;92:900-903.
120. Stevens SC, Hung OR. A new device for oral and nasotracheal light-guided intubation. Can J Anaesth 1992;39:A86.
121. Hung OR, Stevens SC, Hawboldt G. Light-guided vs. laryngoscope intubation in surgical patients. Clinical trial of a new lightwand device. Can J Anaesth 1992;39:A147.
122. Ainsworth QP, Howells TH. Transilluminated tracheal intubation. Br J Anaesth 1989;62:494-497.
123. Ducrow R. Throwing light on blind intubation. Anaesthesia 1978:33:327-829.
124. Ellis DG, Jakymec A, Kaplan RM, et al. Guided orotracheal intubation in the operating room using a lighted stylet. A comparison with direct laryngoscopic technique. Anesthesiology 1986;64:823-826.
125. Fox DJ, Castro T, Rastrelli AJ. Comparison of intubation techniques in the awake patient. The Flexi-lum surgical light (lightwand) versus blind nasal approach. Anesthesiology 1987;66:69-71.
126. Mehta S. Transtracheal illumination for optimal tracheal tube placement. A clinical study. Anaesthesia 1989;44:970-972.
127. Vollmer TP, Stewart RD, Paris PM, Ellis D, Berkebile PE. Use of a lighted stylet for guided orotracheal intubation in the prehospital setting. Ann Emerg Med 1985;14:324-328.
128. Weiss FR, Hatton MN. Intubation by use of the lightwand: experience in 253 patients. J Oral Maxillofac Surg 1989;47:577-580.
129. Ellis DG, Stewart RD, Kaplan RM, Jakymec A, Freeman JA, Bleyaert A. Success rates of blind orotracheal intubation using a transillumination technique with a lighted stylet. Ann Emerg Med 1986;15:138-142.
130. Williand RT, Stewart RD. Transillumination of the trachea with a lighted stylet. Anesth Analg 1986;65:542-543.
131. Stowart RD, LaRosee A, Kaplan RM, llkhanipour K. Correct positioning of an endotracheal tube using a flexible lighted stylet. Crit Care Med 1990;18:97-99.
132. Hartman RA, Castro T, Matson M, Fox DJ. Rapid orotracheal intubation in the clenched jaw patient. A modification of the lightwand technique. J Clin Anaesth 1992;4:245-246.
133. Stone DJ, Stirt JA, Kaplan MJ, McLean WC. A complication of lightwand-guided nasotracheal intubation. Anesthesiology 1984;61:780-781.
134. Dowson S, Greenwald KM. A potential complication of lightwand-guided intubation. Anesth Analg 1992;74:169.
135. Weis FR. Light-wand intubation for cervical spine injuries. Anesth Analg 1992;74:622.
136. Graham DH, Doll WA, Robinson AD, Warriner CB. Intubation with lighted stylet. Can J Anaesth 1991;38:261-262.
137. Rayburn RL. Light wand intubation. Anaesthesia 1979;34:677-678.
138. Culling RD, Mongan P, Castro T. Lightwand guided rapid sequence orotracheal intubation. Anesthesiology 1989;71:A994.
139. Robelen GT, Shuiman MS. Use of the lighted stylet for difficult intubation in adult patients. Anesthesiology 1989;71:A438.
140. Holzman RS, Nargozian CD, Florence B. Lightwand intubation in children with abnormal upper airways. Anesthesiology 1988;69:784-787.
141. Fox DJ, Matson MD. Management of the difficult pediatric airway in an austere environment using the lightwand. J Clin Anesth 1990;2:123-125.
142. Knight RG, Castro T, Rastrelli AJ, Maschke S, Scavone JA. Artenal blood pressure and heart rate responce to lighted stylet or direct laryngoscopy for endotracheal intubation. Anesthesiology 1988;69:269-272.
143. Kashin BA, Wynands JE. A comparison of haemodynamic changes during lighted stylet or directed laryngoscopy for endotracheal intubation. Can J Anaesth 1989;36:S72-S73.
144. Verdile VP, Chang JL, Bedger RM, Stewart RD, Kaplan R, Paris PM. Nasotracheal intubation using a flexible lighted stylet. Ann Emerg Med 1988;17:410.
145. Borland LM, Casselbrant M. The Bullard laryngoscope. A new indirect oral laryngoscope (pediatric version). Anesth Analg 1990;70:105-108.
146. Bjoraker DG. The Bullard intubation laryngoscopes. Anesthesiol Rev 1990;17:64-70.
147. Gaughan SD, Benumof JL Ozaki GT. Evaluation of the Bullard laryngoscope with the new intubating stylet. Anesthesiology 1992;77:A512.
148. Gaughan SD. Clinical experiences with the difficult airway using the Bullard laryngoscope. ASA exhibit presentation. San Francisco, October 28, 1991.
149. Gorback MS. Management of the challenging airway with the Bullard larygnoscope. J Clin Anesth 1991;3:473-477.
150. Dyson A, Harris J, Bhatia K. Rapidity and accuracy of tracheal intubation in a mannequin. Comparison of the fibreoptic with the Bullard laryngoscope. Br J Anaesth 1990;65:268-270.
151. Baraka A, Muallem M, Sibai AN, Louis A. Bullard laryngoscopy for tracheal intubation of patients with cervical spine pathology. Can J Anaesth 1992;39:513-514.
152. Shigematsu T, Miyazawa N, Yorozu T. Nasotracheal intubation using Bullard laryngoscope. Can J Anaesth 1991;38:798.
153. Saunders PR, Geisecke AH. Clinical assessment of the adult Bullard laryngoscope. Can J Anaesth 1989;36:S118-S119.
154. Abrams KJ, Desai N, Katsnelson T. Bullard laryngoscopy for trauma airway management in suspected cervical spine injuries. Anesth Analg 1992;74:623.
155. Aromaa U, Pesonen P, Linko K, Tammisto T. Difficulties with tooth protectors in endotracheal intubation. Acta Anaesthesiol Scand 1988;32:304-307.

156. Davis FO, DeFreece AB, Shroff PF. Custom-made plastic guards for tooth protection dunng endoscopy and orotracheal intubation. Anesth Analg 1971;50:203-206.
157. Evers W, Racz GB, Glazer J, Dobkin AB. Orahesive as a protection for the teeth during general anaesthesia and endoscopy. Can Anaes Soc J 1967;14:123-128.
158. Rosenberg M, Bolgla J. Protection of teeth and gums during endotracheal intubation. Anesth Analg 1968;47:34-36.
159. Beneby G. The use of a transparent mouthguard at induction. Anaesthesia 1989;44:705.
160. Haddy S. Protecting teeth during endotracheal intubation. Anesthesiology 1989;71:810-811.
161. Hohmann JE. Practice gems. Welcome Trends Anesthesiol 1992;10:10.
162. Lisman SR, Shepherd NJ, Rosenberg M. A modified laryngoscope blade for dental protection. Anesthesiology 1981;55:190.
163. Nique TA, Bennett CR, Altop H. Laryngoscope modification to avoid trauma due to laryngoscopy. Anesth Prog 1982;29:47-49.
164. Burton JF, Baker AB. Dental damage during anaesthesia and surgery. Anaesth Intensive Care 1987;15:262-268.
165. Lockhart PB, Feldbau EV, Gabel RA, Connolly SF, Silversin JB. Dental complications dunng and after tracheal intubation. J Am Dent Assoc 1986;112:480-483.
166. Fry ENS. A lead tooth-bridge. Br J Anaesth 1974;46:543.
167. Sniper W. Filling a gap. Br J Anaesth 1984;56:313-314.
168. Siek GW, Bjorkman LL. Missed pharyngeal foreign body. JAMA 1978;239:722.
169. Clokie C, Metcalfl, Holland A. Dental trauma in anaesthesia. Can J Anaesth 1989;36:675-680.
170. Hawkins DB, Seltzer DC, Barnett TE, Stoneman GB. Endotracheal tube perforation of the hypopharynx. West J Med 1974;120:282-286.
171. Hirsch IA, Reagan JO, Sullivan N. Complications of direct laryngoscopy. Anesthesiol Rev 1990;17:34-40.
172. Hawkins DB, House JW. Postoperative pneumothorax secondary to hypopharyngeal perforation during anesthetic intubation. Ann Otol 1974;93:556-557.
173. McGoldrick KE, Donlon JV. Sublingual hematoma following difficult laryngoscopy. Anesth Analg 1979;58:343-344.
174. Roberts J. Fundamentals of tracheal intubation. New York: Grune & Stratton, 1983.
175. Stauffer JL, Petty TL. Accidental intubation of the pyriform sinus. A complication of« roadside » resuscitation. JAMA 1977;237:2324-2325.
176. Wolf AP, Kuhn FA, Ogura JH. Pharyngeal-esophageal perforations associated with rapid oral endotracheal intubation. Ann Otol 1972;81:258261.
177. Teichner RL. Lingual nerve injury: a complication of orotracheal intubation. Br J Anaesth 1971;43:413-414.
178. Jones BC. Lingual nerve injury: a complication of intubation. Br J Anaesth 1971;43:730.
179. Loughman E. Lingual nerve injury following tracheal intubation. Anaesth Intensive Care 1983;11:171.
180. Silva DA, Colingo KA, Miller R. Lingual nerve injury following laryngoscopy. Anesthesiology 1992;76:650-651.
181. Blanc VF, Tremblay NAG. The complications of tracheal intubation. A new classification with a review of the literature. Anesth Analg 1974;53:202-213.
182. Aprahamian C, Thompson B, Finger WA, et al. Experimental cervical spine injury model. Evaluation of airway management and splinting techniques. Ann Emerg Med 1984;13:584-587.
183. Doolan LA, O'Brian JF. Safe intubation in cervical spine injury. Anaesth Intensive Care 1985;13:319-324.
184. Hastings RH, Marks JD. Airway management for trauma patients with potential cervical spine injunes. Anesth Analg 1992;73:471-482.
185. Stout DM, Bishop MJ. Perioperative laryngeal and tracheal complications of intubation. Probl Anesth 1988;2:225-234.
186. Crosby ET. Tracheal intubation in the cervical spine-injured patient. Can J Anaesth 1992;39:105-109.
187. Grande CM, Barton CR, Stene JK. Appropriate technique for airway management of emergency patients with suspected spinal cord injury. Anesth Analg 1988;67:714-715.
188. Stewart RD, LaRosee A, Stoy A, Heller MB. Use of a lighted stylet to confirm tube placement. Chest 1987;92:900.
189. Suderman VS, Crosby ET, Lui A. Elective oral tracheal intubation in cervical spine-injured adults. Can J Anaesth 1991;38:785-789.
190. Majernick TG, Bieniek R, Houston JB, Hughes HG. Cervical spine movement dunng orotracheal intubation. Ann Emerg Med 1986;15:417-420.
191. Majernick TG, Bieniek R, Houston JB, Hughes HG. Cervical spine movement during orotracheal intubation. Ann Emerg Med 1986;15:417-420.
192. Hastings RH, Marks JD. Airway management for trauma patients with potential cervical spine injuries. Anesth Analg 1991;73:471-482.
193. Moorthy SS, Dierdorf SF. An unusual difficulty in fiberoptic intubation. Anesthesiology 1985;63:229.
194. Green CG. Improved technique for fiberoptic intubation. Anesthesiology 1986;64:835.
195. Ovassapian A. Failure to withdraw flexible fiberoptic laryngoscope after nasotracheal intubation. Anesthesiology 1985;63:124-125.
196. MacGillivray RG, Odell JA. Eye to eye with Murphy's Law. Anaesthesia 1986;41:334.
197. Nichols KP, Zornow MH. A potential complication of fiberoptic intubation. Anesthesiology 1989;70:562-563.
198. Schrader S, Ovassapian A, Dykes MH, Avram M. Cardiovascular changes during awake rigid and fiberoptic laryngoscopy. Anesthesiology 1987;67:A28.
199. Saddler JM, Finfer SR, MacKenzie SIP, Watkins TGL. Fiberoptic technique does not diminish pressor response to intubation. Anesthesiology 1988;69:A144.
200. Schaefer H-G, Marsch SCU. Comparison of orthodox with fibreoptic orotracheal intubation under total IV anaesthesia. Br J Anaesth 1991;66:608-610.
201. Smith JE, Mackenzie AA, Sanghera SS, Scott-Knight VCE. Cardiovascular effects of fiberscopeguided nasotracheal intubation. Anaesthesia 1989;44:907-910.
202. Finfer SR, MacKenzie SIP, Saddler JM, Watkins TGL. Cardiovascular responses to tracheal intubation. A comparison of direct laryngeal and fiberoptic intubation. Anaesth Intensive Care 1989;17:44-48.
203. Smith JE. Heart rate and arterial pressure changes du-

204. Smith JE, Mackenzie AA, Scott-Knight VCE. Comparison of two methods of fiberscope-guided tracheal intubation. Br J Anaesth 1991;66:546-550.
205. Hawkyard SJ, Morrison A, Doyle LA, Croton RS, Wake PN. Attenuating the hypertensive response to laryngoscopy and endotracheal intubation using awake fibreoptic intubation. Acta Anaesthesiol Scand 1992;36:1-4.
206. Norris TJ, Baysinger CL. Heart rate and blood pressure response to laryngoscopy. The influence of laryngoscopic technique. Anesthesiology 1985;63:560.
207. Cozanitis DA, Nuuttila K, Merrett JD, Kala R. Influence of laryngoscope design on heart rate and rhythm changes during intubation. Can Anaesth Soc J 1984;31:155-159.
208. Johnson JD, Love JD. Lights out! A preventable complication of endotracheal intubation. Chest 1985;87:701-702.
209. Perel A, Katz E, Davidson JT. Fiberbronchoscopic retrieval of an aspirated laryngoscope bulb. Intensive Care Med 1981;7:143-144.
210. William L, Teague PO, Nagia AH. Foreign body from a Patil-Syracuse mask. Anesth Analg 1991;73:359-360.
211. Wanng PH, Vinik HR. A potential complication of the Patil-Syracuse endoscopy mask. Anesth Analg 1991;73:668-669.
212. Zornow MH, Mitchell MM. Foreign body aspiration during fiberoptic-assisted intubation. Anesthesiology 1986;64:303.
213. Toung TJK, Donham RT, Shipley R. Thermal burn caused by a laryngoscope. Anesthesiology 1981;55:184-185.
214. Siegel LC, Garman JK. Too hot to handle. A laryngoscope malfunction. Anesthesiology 1990;72:1088-1089.
215. Willis MJ, Thomas E. The cold light-source that was hot. Gastrointest Endosc 1984;30:117-118.
216. Anonymous. Bronchoscopes, flexible. Technol Anesth 1986;6:3-4.
217. Daley H, Amoroso P. Dangerous repairs. Anaesthesia 1991;46:997.
218. Desmeules H, Tremblay P. Laryngoscope blade breakage during intubation. Can J Anaesth 1988;35:202-203.
219. Smith MB, Camp P. Brokon laryngoscope. Anaesthesia 1989;44:179.
220. Rocco M, Chatwani A, Shupak R. Laryngoscope handle malfunction. Anesthesiology 1986;65:107.
221. Vernon JM. A broken laryngoscope. Anaesthesia 1990;43:697.
222. Anonymous. Flexible fiberoptic endoscopes. ASTM Standard News 1991;19:40-43.
223. Upton LG. Oral and maxillofacial surgical considerations in the difficult airway. In: Norton, ML, Brown ACD, eds. Atlas of the difficult airway. A source book. St. Louis: Mosby Year Book, 1991:129-144.

Chapitre 16

Sondes d'intubation

Traduction : Anne-Marie Cros

Principes généraux
  Résistance et travail respiratoire
  Espace mort
Sondes endotrachéales
  Matériaux de construction
  Conception du tube
  Sondes spéciales
  Taille du tube
  Longueur de la sonde
  Marquage
  Système de protection trachéale
  Appareils de mesure de la pression dans le ballonnet
  Systèmes pour limiter la pression dans le ballonnet
  Raccords des sondes endotrachéales
  Protections anti-laser des sondes endotrachéales
Utilisation des sondes endotrachéales
  Choix de la sonde
  Contrôle de la sonde
  Préparation de la sonde
  Mise en place de la sonde
  Contrôle de la position
  Gonflage du ballonnet
  Fixation de la sonde
  Changement de la sonde
  L'extubation
Complications peropératoires
  Au moment de l'intubation
  Une fois la sonde en place
  Pendant l'extubation
  Après l'intubation
Sondes endobronchiques à double lumière
  Indications
  Contre-indications
  Données anatomiques
  Description des sondes à double lumière
  Marge de sécurité pour mettre en place les sondes à double lumière
  Différentes sondes
  Techniques
  Accidents des sondes à double lumière
Système coaxial pour la ventilation à poumons séparés
Tubes bronchiques à simple lumière
  Matériel
  Indications
  Techniques
  Inconvénients
Bloqueurs bronchiques
  Indications
  Matériel
  Techniques d'insertion
  Inconvénients
Mandrins et bougies
  Mandrins
  Bougies
Pinces
  Description
  Problèmes dus aux pinces

La sonde d'intubation (appelée également sonde endotrachéale, tube trachéal et tube) est introduite dans la trachée et utilisée comme voie de passage des mélanges gazeux, des gaz et des vapeurs vers le poumon et l'extérieur. Une sonde d'intubation orale est conçue pour être introduite par la bouche et une sonde nasale par le nez. La plupart des sondes d'intubation sont dites « orale/nasale », ce qui veut dire qu'elles peuvent être utilisées par l'une ou l'autre voie.

Principes généraux

RÉSISTANCE ET TRAVAIL RESPIRATOIRE

Une sonde d'intubation est une charge mécanique chez un patient en respiration spontanée (1-6). Elle augmente la résistance et joue un rôle plus important que l'ensemble du système respiratoire dans la détermination du travail respiratoire (7,8). Le travail respiratoire peut être un paramètre plus déterminant que la résistance (9). L'aide inspiratoire peut être utilisée pour compenser le travail additionnel respiratoire pendant l'inspiration (3, 10,11). Plusieurs facteurs sont utiles dans la détermination de la résistance au flux gazeux imposée par la sonde d'intubation.

Diamètre interne

Les facteurs les plus importants sont les diamètres internes de la sonde et de son raccord. Une sonde avec une paroi épaisse offrira plus de résistance qu'une sonde à paroi mince de même diamètre extérieur (12,13); le rapport de l'épaisseur au diamètre du tube est plus grand dans les petites tailles, l'augmentation des résistances des voies aériennes étant donc plus grande chez l'enfant (14). La résistance augmente si une sonde d'aspiration ou un fibroscope sont introduits dans la sonde d'intubation car la lumière interne est diminuée (15, 16). Pour diminuer le travail respiratoire, on peut utiliser la sonde du plus grand diamètre possible admis par le larynx. Cependant, il faut garder à l'esprit que l'usage d'une sonde de trop grand diamètre peut augmenter le risque de lésions laryngées. Il est également important d'utiliser un tube à paroi mince. Si la paroi est trop mince, la sonde peut être écrasée ou pliée, ce qui augmente sa résistance. Il faut, de plus, essayer d'utiliser le raccord le plus gros, compatible avec le diamètre de la sonde.

Longueur

La diminution de la longueur de la sonde réduit sa résistance, mais dans un moindre degré que l'augmentation du diamètre interne (6,12,17). Les sondes en vente dans le commerce sont généralement plus longues que nécessaire et peuvent être raccourcies pour en diminuer la résistance.

Configuration

Des changements brutaux de direction ou de diamètre augmentent la résistance (17-19). Une sonde préformée offre plus de résistance qu'une sonde présentant une courbure harmonieuse (14). Une plicature augmente la résistance.

Les raccords courbes offrent plus de résistance que les droits (20). Un raccord de courbe douce offre moins de résistance qu'un raccord à angle droit. La résistance des raccords à rotule est semblable à celle des raccords courbes (21).

La densité du gaz

Si la densité du gaz insufflé dans la sonde est diminuée (en ajoutant de l'hélium dans le mélange gazeux) la résistance sera diminuée (6,12,15).

ESPACE MORT

La sonde et le raccord constituent l'espace mort mécanique qui est discuté dans le chapitre 5. Comme le volume de la sonde avec le raccord est généralement moindre que celui des voies aériennes supérieures, l'espace mort est réduit par l'intubation. Cependant, en pédiatrie, la sonde de grande longueur et les raccords peuvent augmenter l'espace mort. Il existe des raccords de petit volume spécialement adaptés à la pédiatrie.

Sondes endotrachéales

MATÉRIAUX DE CONSTRUCTION (22-24)

Le matériel des sondes d'intubation doit avoir les caractéristiques suivantes :

1. faible coût
2. absence de toxicité cellulaire
3. transparence
4. stérilisation aisée et résistance aux stérilisations répétées (à l'exception des sondes à usage unique).
5. ininflammabilité
6. une surface interne et externe glissante douce et non mouillante pour prévenir l'accumulation des sécrétions, permettre le passage aisé de la sonde d'aspiration ou du bronchoscope et prévenir le traumatisme de la muqueuse.
7. une rigidité suffisante pour maintenir sa

forme pendant l'insertion et prévenir l'occlusion par torsion, plicature ou compression par le ballonnet ou une pression extérieure.
8. être suffisamment solide pour que la sonde puisse avoir une paroi mince.
9. être thermolabile pour se conformer à l'anatomie du patient sans coudure une fois en place.
10. absence d'interréaction avec les lubrifiants et les agents anesthésiques.

À ce jour, aucune substance remplissant les critères ci-dessus n'a encore été trouvée. Ce paragraphe décrit certains des matériaux qui ont été utilisés pour la fabrication des sondes d'intubation et quelques uns des problèmes rencontrés.

Pendant de nombreuses années, les sondes d'intubation étaient en caoutchouc. Elles pouvaient être nettoyées, stérilisées et réutilisées de multiples fois. Cependant, elles durcissent avec l'âge, deviennent rigides, présentent une faible résistance à la plicature, s'obstruent plus facilement avec les sécrétions épaisses que les sondes en plastique et ne se ramollissent que peu à la température du corps. Leur absence de transparence est aussi un inconvénient. Un autre problème est l'allergie au latex (25).

Vers la fin des années soixante, des sondes à usage unique, faites de matière plastique, sont apparues.

De nos jours, le plastique le plus utilisé pour la fabrication des sondes endotrachéales est le chlorure de polyvinyl (PVC). Il est relativement peu coûteux et compatible avec les tissus. Les tubes en PVC ont moins tendance à se plicaturer que les tubes en caoutchouc. À température ambiante, ils sont assez rigides pour permettre l'intubation, mais se ramollissent à la température du corps, de sorte qu'ils tendent à se conformer à l'anatomie des voies aériennes supérieures du patient, réduisant ainsi la pression aux points de contact. Ils présentent une surface lisse qui facilite le passage de la sonde d'aspiration ou du bronchoscope. Leur transparence permet d'observer le mouvement de la buée expiratoire, aussi bien que d'éventuels corps étrangers dans la lumière de la sonde.

Le silicone est utilisé pour la fabrication de certaines sondes d'intubation. Il est plus cher que le PVC mais la plupart des produits faits en silicone peuvent être stérilisés et réutilisés.

Certains matériaux utilisés dans le passé pour la fabrication des sondes d'intubation avaient une toxicité cellulaire. Pour se conformer aux normes ASTM (24), les matériaux doivent passer un test USP d'implantation : le matériel à tester est implanté dans le muscle paravertébral d'un lapin. La réaction tissulaire est alors comparée avec celle d'un produit témoin. D'autres tests, y compris les cultures cellulaires, présentent des résultats équivalents. La marque F. 29 ou I.T. sur une sonde est la preuve que le matériel a été testé et qu'aucun signe de toxicité n'a été trouvé.

CONCEPTION DU TUBE (22)

Une norme ASTM (24) définit les consignes et les recommandations pour les sondes d'intubation, tant pour le matériau, le diamètre interne, la longueur, le système de gonflage, le ballonnet, le rayon de courbure, que pour les marques, l'œil de Murphy, l'emballage et l'étiquetage. *[NdT : Le cahier des charges pour la fabrication des sondes d'intubation est défini par la norme internationale ISO 5361/1. Les normes françaises sont définies dans : Normes Françaises. Matériel médico-chirurgical/tubes trachéaux. AFNOR 1984 : NFS 90.126 à 130. Ces normes spécifient la constitution des sondes orales et nasotrachéales et leurs dimensions (diamètre, longueur, rayon de courbure). Les normes exigent différents tests concernant la conformité avec les structures anatomiques, la résistance du ballonnet... ; enfin, des tests de toxicité, cytocompatibilité et de compatibilité avec les différentes substances et gaz utilisés en anesthésie et réanimation (AFNOR Standard S 90-700)].*

Les principaux matériaux utilisés pour la fabrication des sondes d'intubation sont le chlorure de polyvinyl (PVC), le caoutchouc naturel, le silicone, le polyuréthane, le polytétrafluoroéthylène (PTFE) et le polyéther block amide (PEBA). D'autres matériaux peuvent être utilisés mais ils doivent se conformer aux normes et être approuvés aussi bien que leurs additifs par les autorités compétentes.

Une sonde endotrachéale type est montrée figure 16-1. La norme ASTM (24) spécifie que

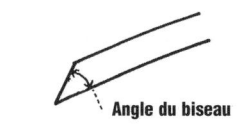

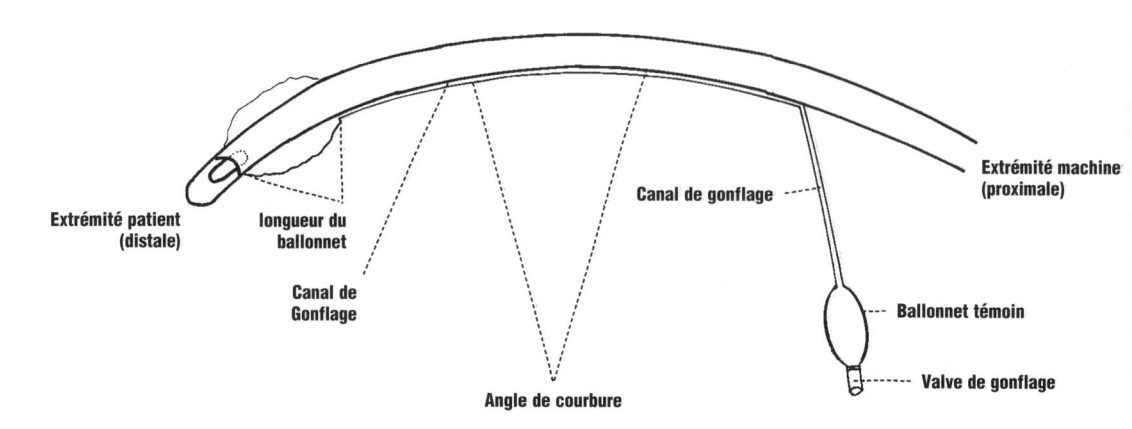

Figure 16.1. Sonde endotrachéale à ballonnet avec œil de Murphy.

le rayon de courbure doit avoir 12 à 16 cm. Sur une section transversale, les parois interne et externe du tube doivent être circulaires. Une sonde dont la lumière est ovale ou elliptique a plus tendance à se couder qu'une sonde circulaire. Le raccord s'adapte sur l'extrémité machine (proximale) de la sonde qui est en dehors de la bouche ou du nez du patient. Il est possible (et c'est souvent nécessaire au premier usage) de raccourcir cette extrémité pour ajuster la longueur de la sonde. L'extrémité patient (trachéale ou distale) est insérée dans la trachée. Elle est pourvue normalement d'une portion oblique appelée biseau. Le biseau fait un angle aigu avec l'axe longitudinal de la sonde d'intubation. La norme en matière de sonde d'intubation spécifie que les sondes doivent avoir un biseau de 38° ± 8 (24). L'ouverture du biseau est à gauche quand on regarde le tube, concavité dirigée vers le haut. Ceci parce que, la plupart du temps, le tube est introduit à droite, et que le fait d'avoir le biseau ouvert à gauche facilite la visualisation du larynx au moment de l'insertion du tube. L'extrémité doit être arrondie, avec ni angle aigu, ni aspérité. La figure 16-1 montre un orifice sur la paroi de la sonde. Il est connu sous le nom d'œil de Murphy, une sonde munie de cet œil est appelée sonde de Murphy ou sonde type Murphy (26). Le but de cet œil est de fournir une possibilité de passage pour le flux gazeux si le biseau est obstrué (27). Certains auteurs pensent que cet orifice est un inconvénient parce que les sécrétions tendent à s'y accumuler (28). La norme ASTM précise que la surface de l'œil de Murphy ne doit pas être inférieure à 80 % de la surface de section transversale de la lumière du tube. Par ailleurs, des mandrins et des fibroscopes ont été introduits par inadvertance à travers l'œil de Murphy (29-32). Certains tubes ont un deuxième œil sur le côté biseauté, ce qui offre une sécurité supplémentaire dans le cas où la sonde serait avancée accidentellement dans la bronche droite. Les sondes d'intubation sans œil de Murphy sont connues sous le nom de sonde de Magill ou sonde type Magill (Fig. 16.2A).

L'absence de l'œil de Murphy permet de placer un ballonnet plus près de l'extrémité. Ceci est censé diminuer le risque d'intubation bronchique sélective et réduire le traumatisme trachéal par le bec de sonde (33). Fréquemment un marqueur radio-opaque est placé au bout ou le long de la sonde pour aider à déterminer la position du tube après intubation.

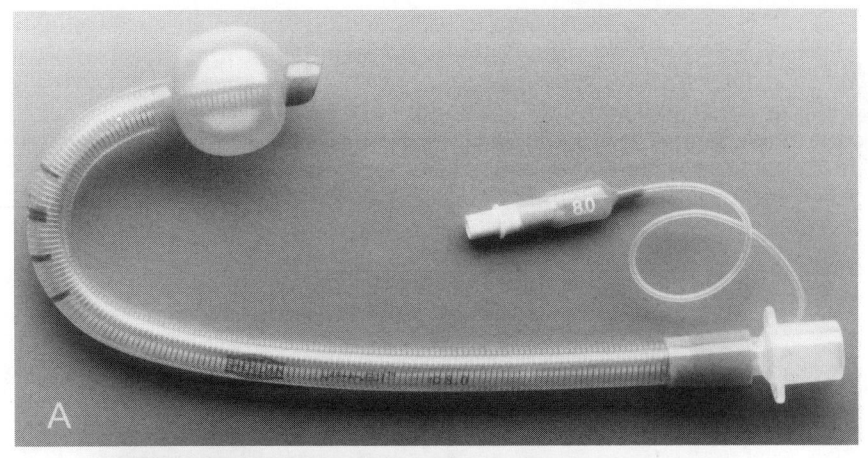

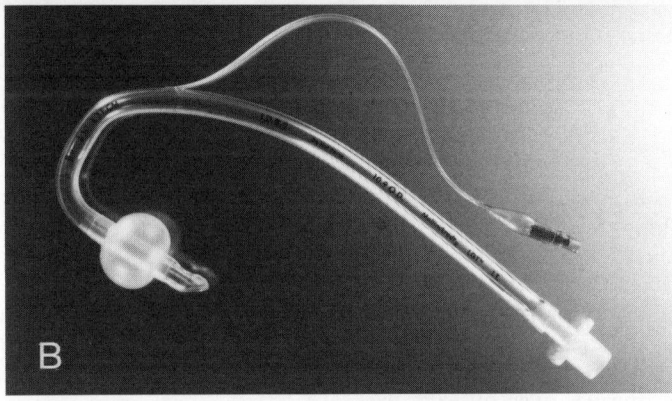

Figure 16.2. Sondes de laryngectomie. **A.** Cette sonde avec armature en acier a une courte extrémité type Magill (Reproduit avec la permission de Shéridan Cathéter Corp.). **B.** Autre version avec un œil de Murphy (Reproduit avec l'autorisation de Mallinckrodt Anesthesia Division, Mallinckrodt Medical, Inc.).

La bande de sulfate de Baryum diminue de façon significative la température à laquelle l'ignition du tube survient et de ce fait augmente le risque d'incendie (34).

SONDES SPÉCIALES

Il y a beaucoup de sondes disponibles. La plupart sont familières à la majorité des anesthésistes et ne nécessitent pas de description spéciale. Quelques-unes ont des caractéristiques particulières ou des buts qui méritent d'être mentionnés.

Tube de Cole (35)

Le tube de Cole est représenté figure 16.3. Il a été conçu pour l'enfant. L'extrémité patient a un diamètre plus petit que le reste du tube. La taille correspond au diamètre interne de la portion trachéale.

L'épaulement, la portion où se fait la transition entre la partie orale et la partie laryngotrachéale, aide à prévenir une intubation sélective accidentelle. On ne doit cependant pas pousser le tube jusqu'à mettre la partie la plus large au contact du larynx. Cela comprimerait et dilaterait le larynx (36).

Certaines études ont montré que la résistance offerte par le tube de Cole était moindre que celle de sondes comparables munies d'un diamètre constant (20,37), d'autres qu'elle était supérieure (19). La portion de grand diamètre augmente légèrement l'espace mort mais dans une très faible proportion (37).

Un des inconvénients de ce tube est qu'il ne peut être utilisé par voie nasale parce que la

Figure 16.3. Tube de Cole. La taille de ces tubes est celle de la partie intratrachéale. Noter que la taille du tube est donnée en French (Reproduit avec l'autorisation de Rusch, Inc).

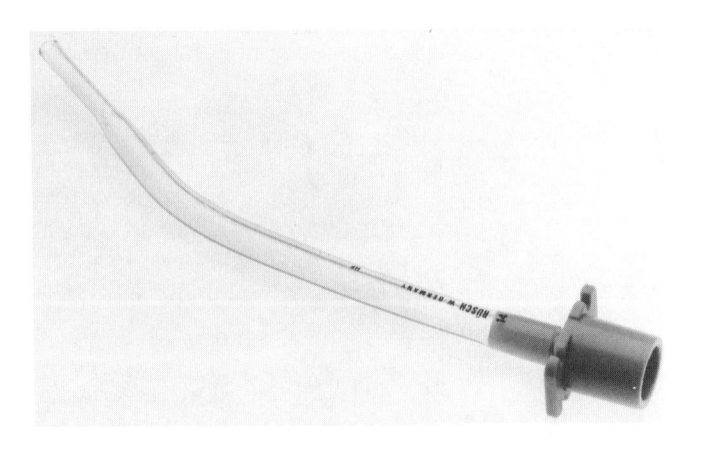

partie la plus large ne passe pas la narine du nourrisson.

Sondes RAE trachéales préformées (38,39)

Les sondes trachéales préformées, en plastique, sont plus longues que la plupart des autres sondes (Fig.16.4). Elles sont fournies en deux versions : nasale et orale. La sonde est munie d'une courbure préformée qui peut être momentanément redressée pour permettre le passage d'un cathéter d'aspiration. Elles peuvent être fournies avec ou sans ballonnet. Les sondes sans ballonnet sont munies de deux orifices latéraux près de l'extrémité distale. Ces sondes préformées existent en différentes tailles. La longueur de la sonde et la distance entre l'extrémité et la courbure augmentent avec la taille. Chaque sonde a une marque rectangulaire au centre de la courbure. La distance entre cette marque et l'extrémité distale est imprimée sur chaque sonde. Dans la majorité des cas, si la taille du tube a été correctement choisie, le ballonnet est correctement positionné dans la trachée quand cette marque se trouve au niveau des dents ou de l'orifice narinaire. Ceci n'est qu'un guide et ne doit pas être considéré comme le seul critère de bonne position du tube.

La sonde préformée nasale présente une courbe opposée à celle de la sonde orale, de sorte que la portion extérieure de la sonde se trouve sur le front du patient quand la sonde est en place. Ceci permet de réduire la pression narinaire. Cette sonde peut être utile pour l'intubation orale des patients opérés en position ventrale (40). Les sondes préformées orales sont plus courtes que les nasales. La portion externe est courbée à angle aigu vers la concavité de la sonde, de sorte qu'une fois en place, la sonde préformée repose sur le menton du patient.

Ces tubes sont faciles à fixer et leur usage diminue le risque d'extubation accidentelle (14).

La courbure permet d'éloigner du champ opératoire les raccords du circuit ventilatoire lors de la chirurgie céphalique. L'emploi de raccords spéciaux ou de protection contre une éventuelle plicature de la sonde, qui peut survenir avec d'autres types de sonde, ne sont plus nécessaires. Un des inconvénients des sondes préformées est la difficulté de passer une sonde d'aspiration. Ces sondes offrent plus de résistance à taille égale que les tubes conventionnels (14,41). Comme ils ont été conçus pour une population moyenne, une sonde peut être soit trop longue, soit trop courte pour un patient donné (42,43). Le poids et la taille peuvent être plus utiles que l'âge pour sélectionner la taille de la sonde, et l'usager doit toujours être attentif à la possibilité d'une intubation bronchique ou d'une extubation accidentelle (44).

Sondes armées

Les sondes armées sont appelées également sondes renforcées. L'armature est faite d'un fil de métal ou de nylon enroulé en spirale autour de la sonde et recouvert à la fois à l'intérieur et à l'extérieur, par du caoutchouc, du latex,

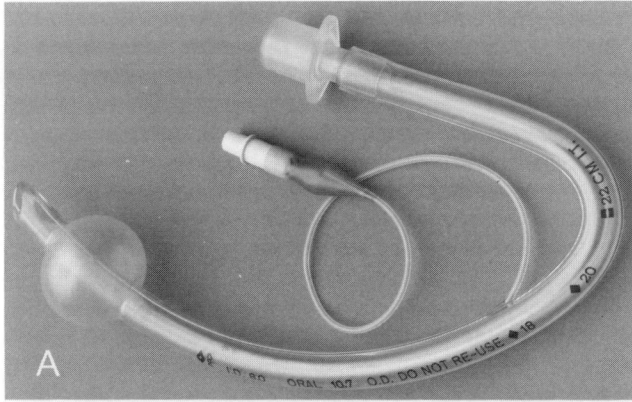

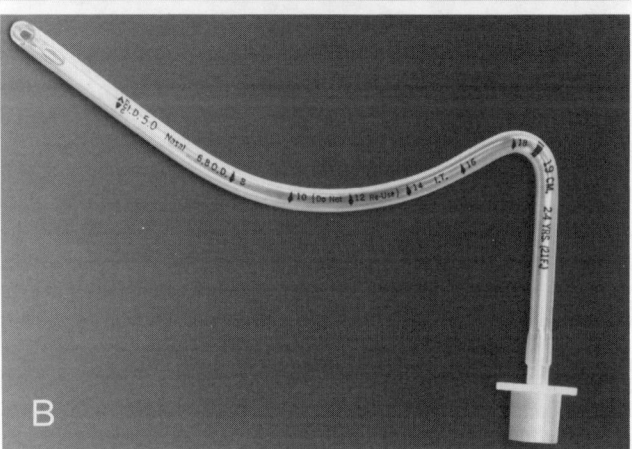

Figure 16.4. Sondes préformées RAE. Noter la marque rectangulaire au milieu de la coudure de chaque tube. **A.** sonde orale : la sonde photographiée est une version adulte avec un ballonnet à basse pression. La marque rectangulaire doit être placée au niveau des dents. **B.** sonde nasale : la sonde photographiée est sans ballonnet et munie de deux orifices à son extrémité, un orifice se trouve du côté biseau et l'autre du côté opposé. Noter que les diamètres interne et externe sont marqués (Reproduit avec l'autorisation de Mallinckrodt Anesthesia Division, Mallinckrodt Medical, inc.).

du PVC ou du silicone (Figs.16.5 et 16.2A). Les deux extrémités distale et proximale ne sont pas armées. Les sondes armées sont particulièrement utiles dans les cas où la sonde peut être plicaturée ou comprimée comme en neurochirurgie ou en chirurgie de la tête et du cou. Elles peuvent être également utilisées en chirurgie de la trachée. Une sonde armée peut être mise en place dans la trachée par le chirurgien.

Le principal avantage de ces tubes est la résistance à la plicature et à la compression (45). La partie extérieure du tube peut être aisément coudée afin d'être éloignée du champ opératoire sans être plicaturée (46). Ceci peut être utile chez les patients porteurs de trachéotomie. Une étude a montré qu'une sonde armée en silicone produisait moins de pression sur le larynx que les autres types de sondes testées (47). Un fibroscope est introduit plus aisément dans une sonde armée que dans une sonde préformée (48).

Les sondes armées peuvent poser de nombreux problèmes. La sonde peut tourner sur le mandrin pendant l'insertion. L'introduction par le nez est difficile et parfois impossible. Les sondes, à cause de l'armature, ne peuvent être raccourcies. La sonde armée est plus difficile à fixer solidement que les autres sondes.

De nombreuses observations d'obstruction respiratoire avec les sondes armées (49-66) ont été décrites. La plupart surviennent avec des sondes restérilisées. Pour cette raison, il est recommandé de ne pas les réutiliser.

Des cas de morsure de tube par le patient entraînant une déformation permanente ou une obstruction de la sonde ont été rapportés (67-72). Certaines sondes sont recouvertes d'une partie rigide au niveau de la zone susceptible d'être mordue (voir Fig. 16.5B).

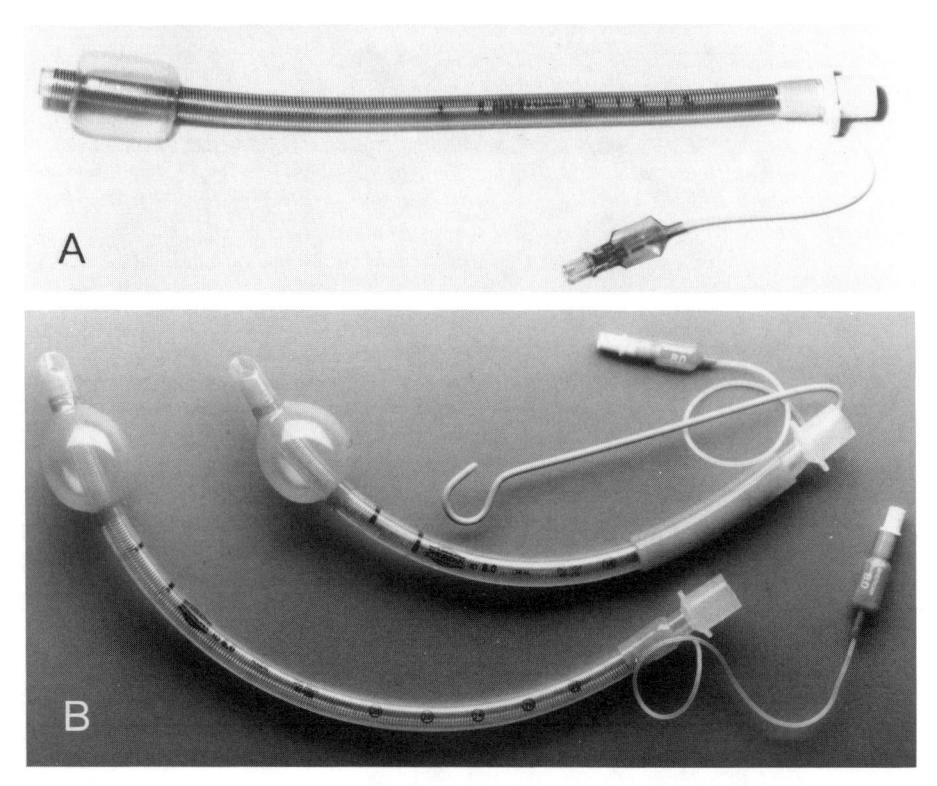

Figure 16.5. Sondes armées. **A.** Cette sonde possède un ballonnet grand volume-basse pression (Reproduit avec l'autorisation de Rusch Inc.). **B.** Ces sondes ont un renforcement au niveau de la zone de morsure. Noter les marques près de l'extrémité distale de la sonde pour aider à placer la sonde par rapport aux cordes vocales (Reproduit avec l'autorisation de Sheridan Catheter Corp.).

Sur certaines sondes anciennes, une plicature peut survenir au niveau de l'extrémité proximale si le raccord n'est pas enfoncé jusqu'au niveau de l'armature (51). La plupart des sondes récentes sont maintenant munies d'un raccord inséré en force jusqu'au niveau de l'armature pour prévenir cet incident.

Le ballonnet se dégonfle relativement fréquemment (65). Un autre problème est l'impossibilité de dégonfler le ballonnet à cause de la présence de débris dans le ballonnet de contrôle ou dans la double paroi (73,65). Dans certaines sondes anciennes, le canal de gonflage sort à l'extérieur après la fin de l'armature. Si le raccord de la sonde est introduit jusque dans la partie armée afin de prévenir une éventuelle plicature, le canal de gonflage peut être obstrué de sorte que le ballonnet ne peut être ni gonflé, ni dégonflé alors que le ballonnet témoin peut l'être (59,74,75). Ce problème peut être évité en faisant une petite échancrure dans le raccord au point de sortie du canal (76). Sur la plupart des nouvelles sondes, le canal de gonflage est situé sur la paroi extérieure du tube où le connecteur est inséré jusqu'au niveau de l'armature pour prévenir ce problème.

Sonde de Carden pour bronchoscopie

La sonde de Carden pour bronchoscopie (Fig. 16.6) est conçue spécialement pour la fibroscopie bronchique. La partie proximale est plus large que la partie distale. La taille de la sonde dépend du diamètre interne de la partie distale. L'augmentation de résistance due au passage du fibroscope bronchique est amoindrie par l'augmentation du diamètre distal de la sonde. La sonde est faite en silicone et peut être restérilisée et réutilisée. Un raccord avec un passage pour le fibroscope est fourni avec chaque tube.

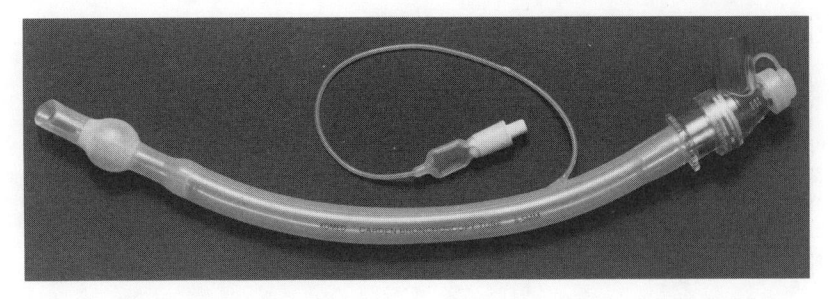

Figure 16.6. Tube de Carden pour bronchoscopie. La partie du tube située à l'extrémité du larynx à un diamètre plus large pour réduire la résistance au débit gazeux (Reproduit avec l'autorisation de Xomed-Trease).

Sonde de Carden pour laryngoscopie (77,78)

La sonde de Carden pour laryngoscopie (Fig. 16.7) est utilisée pour la microchirurgie laryngée sous anesthésie générale. Sa longueur est inférieure à 7 cm. Elle est faite en silicone et est munie d'un ballonnet basse pression et d'un canal, pour la jet ventilation, situé à l'intérieur de la sonde. Elle peut être restérilisée et réutilisée.

La mise en place sous les cordes vocales est difficile. Plusieurs méthodes ont été décrites (77-82). Après l'insertion, le ballonnet est gonflé afin de maintenir la sonde dans la trachée. Le poumon est insufflé de façon intermittente par un jet gazeux injecté dans le canal conçu à cet effet. L'expiration se fait passivement par la sonde puis les cordes vocales pendant l'interruption de l'injection. Pour enlever la sonde de Carden, le ballonnet est d'abord dégonflé et la jet ventilation est mise en marche, ce qui entraîne l'expulsion de la sonde hors du larynx (83). L'emploi de cette sonde avec un appareil de jet ventilation procure de bonnes conditions opératoires au chirurgien. Le gaz rejeté hors de la trachée pendant l'insufflation et l'expiration tend à chasser le sang et les débris hors du champ opératoire et des poumons. Si le champ opératoire est situé sous les cordes vocales, le travail du chirurgien est facilité en plaçant le tube sous la lésion trachéale (78). Il n'y pas pas ou peu d'effet Venturi parce que le jet gazeux est injecté dans la sonde, donc sous la lésion (78).

Les problèmes rencontrés avec ce type de sonde sont l'extubation accidentelle, le déplacement vers le haut et des difficultés à l'extubation (84). Une obstruction respiratoire peut survenir avant que le chirurgien ne mette en place le laryngoscope, dégageant ainsi les voies aériennes supérieures, ou si les cordes vocales se ferment (82,85). L'obstruction gêne l'expiration et peut provoquer une augmentation des pressions intrapulmonaires.

Injectoflex

L'injectoflex est utilisé également pour la microchirurgie laryngée (Fig.16.8). C'est une sonde de silicone avec un petit ballonnet conçu pour être placé sous les cordes vocales. La sonde est armée afin de prévenir toute coudure ou compression. Le canal de gonflage et le canal de jet ventilation sont accolés dans une gaine dans laquelle se trouve un mandrin d'introduction malléable. Ce dernier reste en place pendant l'opération.

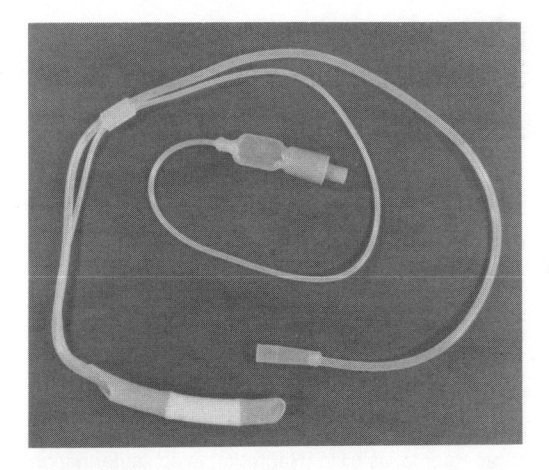

Figure 16.7. Tube de Carden pour laryngoscopie.

448 MATÉRIEL D'ANESTHÉSIE

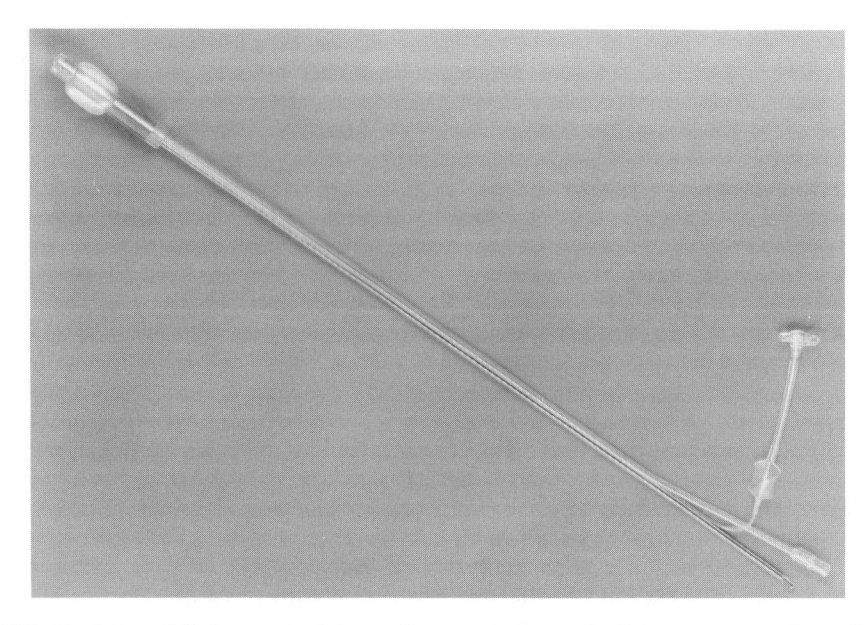

Figure 16.8. Injectoflex. Utilisé pour des interventions sur le larynx. Le tube a une armature métallique en spirale et un ballonnet à basse pression. Le canal de jet-ventilation et le canal de gonflage sont rassemblés dans une même gaine avec le mandrin introducteur malléable (Reproduit avec l'autorisation de Rusch, Inc.).

Sonde pour microchirurgie laryngée

La sonde pour microchirurgie laryngée (appelée aussi sonde LTS ou MLT) est commercialisée en trois tailles : 4, 5 et 6 (le diamètre interne est respectivement de 4 mm, 5 mm et 6 mm). La longueur est la même quelque soit la taille ; de même, le ballonnet est celui d'une sonde n° 8 (Fig. 16.9). Le ballonnet est de couleur jaune dans certaines marques. La sonde est conçue pour être utilisée en microchirurgie laryngée ou trachéale, ou chez les patients dont le diamètre trachéal est rétréci et qui ne peuvent être intubés avec une sonde de taille normale. Le petit diamètre de la sonde fournit une meilleure visibilité et un meilleur accès au champ opératoire. Les problèmes avec une sonde de si petit diamètre

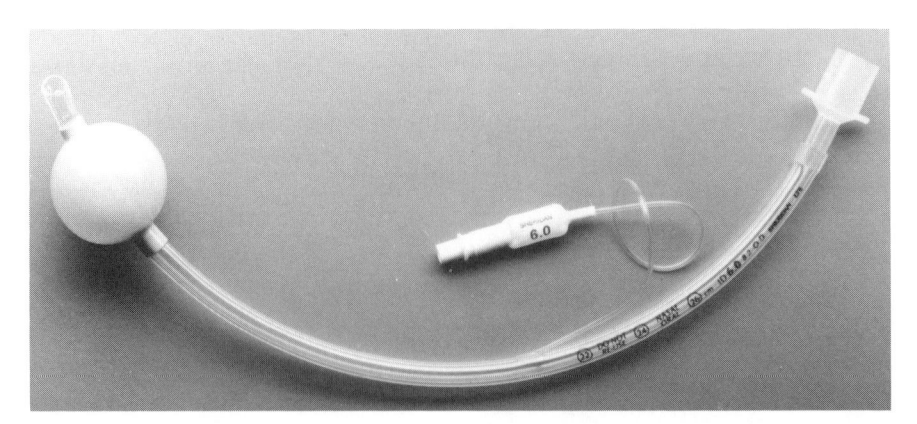

Figure 16.9. Sonde pour microchirurgie laryngée. Le petit diamètre du tube permet un meilleur accès au champ opératoire. Le ballonnet est coloré en jaune pour augmenter la visibilité (Reproduit avec l'autorisation de Sheridan Catheter Corp.).

sont les dangers d'exsufflation incomplète et d'occlusion. Ces tubes ne peuvent pas être utilisés avec les lasers.

Sonde pour laryngectomie (86)

Les sondes pour laryngectomie sont conçues pour être insérées dans un orifice de trachéotomie. La sonde est préformée et a la forme d'un J (voir Fig. 16.2A). Ceci permet de diriger la partie extérieure au patient hors du champ opératoire. L'extrémité distale doit être courte et/ou sans biseau pour éviter le risque d'une intubation sélective.

La courbure peut nécessiter d'être redressée pour faciliter l'insertion. La sonde peut être fixée par des points à la peau si la trachéotomie est faite en préopératoire ou collée par du sparadrap sur le thorax si la trachéotomie est préexistante (86).

(NdT : Les sondes pour laryngectomies commercialisées en France sont :
1. *La sonde de Montandon en caoutchouc rouge munie d'un ballonnet de petit volume. La courbure est à angle aigu afin que la partie externe se plaque sur le thorax.*
2. *La sonde de laryngectomie LGT en PVC à usage unique munie d'un ballonnet basse pression-grand volume. Elle possède deux courbures préformées séparées par un court segment droit afin de s'adapter à la morphologie de tous les patients.*
3. *La sonde laryngoflex en PVC à usage unique recouverte de silicone est munie d'une armature métallique en spirale et d'un ballonnet basse pression-grand volume. La courbure est à angle aigu).*

Sonde endotrol

Le but de la sonde endotrol (Fig. 16.10) est de permettre le contrôle de la direction de l'extrémité de la sonde avec un anneau. En tirant sur l'anneau, le rayon de courbure de la sonde est diminué par l'intermédiaire d'un câble et l'extrémité se déplace antérieurement. Ceci peut être utile pour certaines intubations difficiles (87).

Une obstruction du débit gazeux après introduction de la sonde par voie nasale a été décrite (88). L'anneau exerçait une traction sur le câble et l'extrémité de la sonde était appuyée contre la paroi trachéale. La tension sur le câble a été allégée en coupant l'anneau, ce qui a permis de lever l'obstruction des voies aériennes.

Sondes avec canal de monitorage

Les sondes sont munies d'un ou plusieurs canaux séparés se terminant près de l'extré-

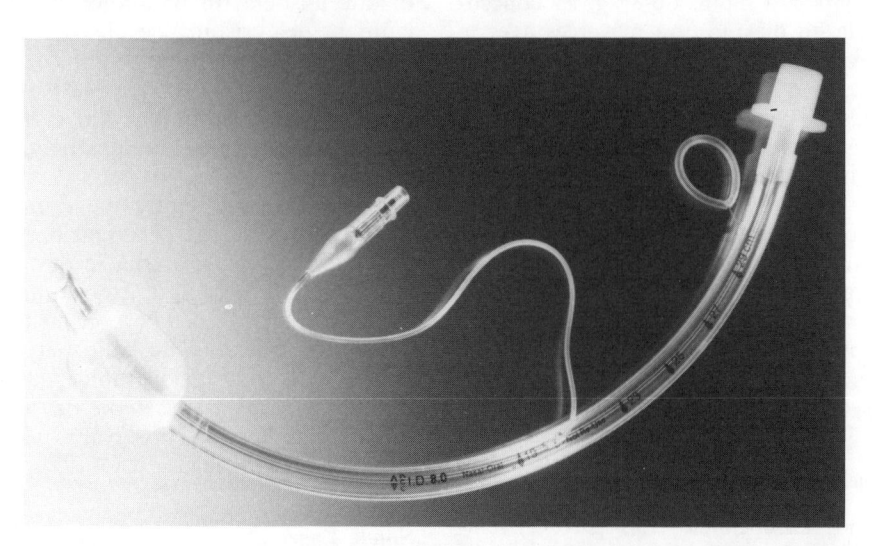

Figure 16.10. Sonde trachéale endotrol. L'anneau est relié à l'extrémité par un système de câble qui permet de mobiliser l'extrémité à distance (Reproduit avec l'autorisation de Mallinckrodt Anesthesiology Division, Mallinckrodt Medical, Inc.).

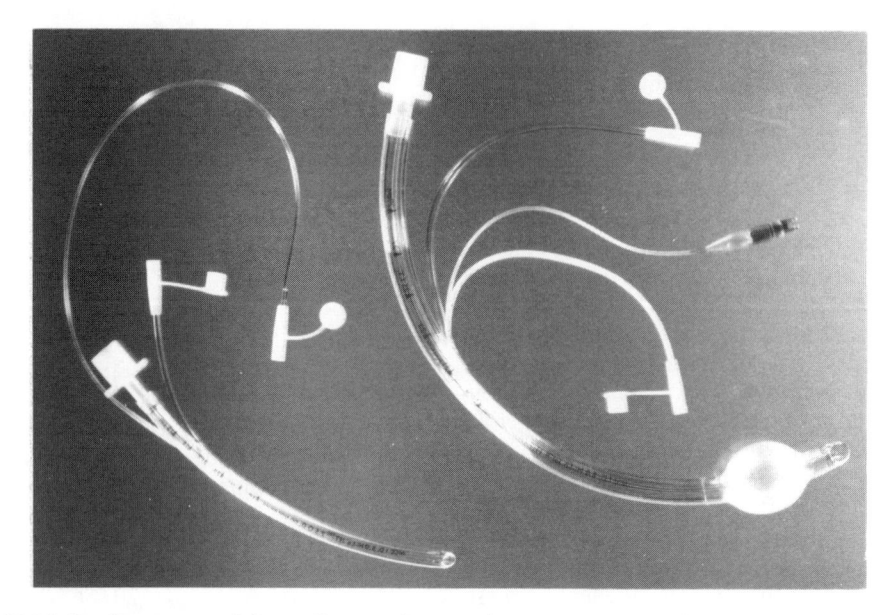

Figure 16.11. Sonde avec canal de monitorage. Ces sondes comportent un tube pour la ventilation et un ou plusieurs canaux pour le monitorage ou l'irrigation. Sur la version adulte, le canal transparent est utilisé pour la jet-ventilation et l'apport d'oxygène pendant l'aspiration ou la bronchoscopie. Le canal opaque peut être utilisé pour l'irrigation et les prélèvements gazeux dans la trachée. Ces types de sonde ont été utilisés pour la jet-ventilation à haute fréquence (Reproduit avec l'autorisation de Mallinckrodt Anesthesiology Division, Mallinckrodt Medical, Inc.).

mité (voir Fig. 16.11). Elles sont utiles pour réaliser des prélèvements gazeux, pour monitorer les pressions et injecter des fluides ou des médicaments dans les voies respiratoires. Chez les enfants pesant moins de 8 kg, les concentrations de fin d'expiration mesurées avec le gaz prélevé par le canal spécial de cette sonde sont mieux corrélées aux gaz du sang artériel que celles des prélèvements faits plus en amont des voies respiratoires (89)

Plusieurs problèmes se posent avec ces sondes (90). Le système de prélèvement ne doit pas exercer de traction sur le tube pour éviter une coudure ou une extubation accidentelle, l'entrée du canal de monitorage peut aisément être obstruée par des sécrétions, du sang, etc. Beaucoup de sondes avec canal de monitorage n'ont pas d'œil de Murphy, ce qui peut augmenter le risque d'obstruction.

Sonde Laser-Shield II

La sonde Laser-Shield II (Fig.16.12) remplace la sonde Laser-Shield qui n'est plus fabriquée. Elle est conçue pour être utilisée avec les lasers CO_2 et KTP. Ce tube est en silicone recouvert en spirale par un ruban d'aluminium et, par-dessus, une enveloppe lisse en téflon. La partie au-dessus du ballonnet n'est pas protégée sur 1 cm, de même que la partie distale au-delà du ballonnet. Le ballonnet contient des cristaux de bleu de méthylène. Des petits cotons plats sont fournis avec chaque tube pour recouvrir le ballonnet. Ils doivent être humidifiés avant d'être mis en place et maintenus humides pendant toute l'intervention.

Des études ont montré que les rayons laser CO_2 et Nd-YAG ne pénètrent pas la spirale d'aluminium, mais la couche de téflon peut être vaporisée (91,92). L'exposition au rayon laser des parties du tube non protégées (au-dessus et au-dessous du ballonnet) peut provoquer une combustion rapide. La présence de sang sur la partie externe de la sonde ne modifie pas la protection contre le risque de combustion avec le laser CO_2 (93).

Sonde Laser-Flex

La sonde endotrachéale Laser-Flex est formée d'un tube d'acier inoxydable flexible avec

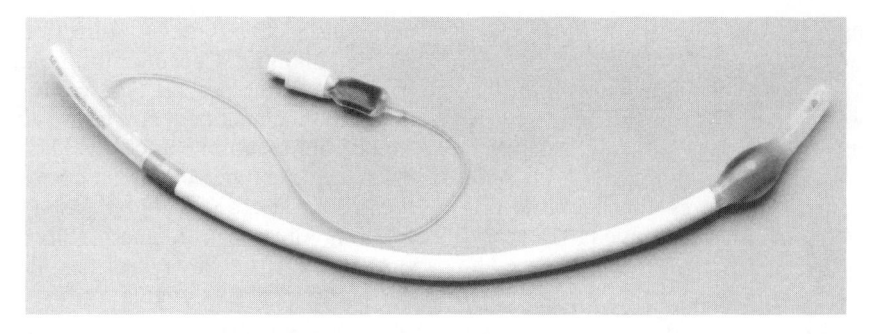

Figure 16.12. Sonde Laser-Shield II (Reproduit avec l'autorisation de Xomed-Trease).

une surface lisse. Elle est conçue pour être utilisée avec les lasers CO_2 et KTP (Fig. 16.13). La paroi de la sonde est plus épaisse que celle de la plupart des autres tubes (94). La version adulte est munie de deux ballonnets en PVC et d'une extrémité en PVC avec un œil de Murphy. Les deux ballonnets sont gonflés par deux canaux distincts. Le ballonnet distal peut-être utilisé si le ballonnet proximal est endommagé par le laser. Des petites sondes sans ballonnet sont également commercialisées.

Les ballonnets doivent être remplis avec du sérum salé. Le ballonnet distal doit être rempli en premier jusqu'à l'obtention de l'étanchéité, ensuite le ballonnet proximal est rempli avec du sérum salé coloré avec du bleu de méthylène (95).

Des études ont montré que la sonde résiste bien quand elle est exposée au laser CO_2 mais pas au laser Nd-YAG (94,96-100), la présence de sang la rend moins résistante à la combustion avec le laser CO_2 (93). Le ballonnet et l'extrémité sont vulnérables à tous les lasers.

Une étude a montré que le risque de dommage créé par la réflexion du rayon laser CO_2 est plus grand avec ce type de sonde qu'avec les sondes protégées par un ruban d'aluminium et les autres sondes « laser-résistantes » (101).

D'autres problèmes ont été rapportés avec la sonde Laser-Flex dus à sa rigidité et sa ru-

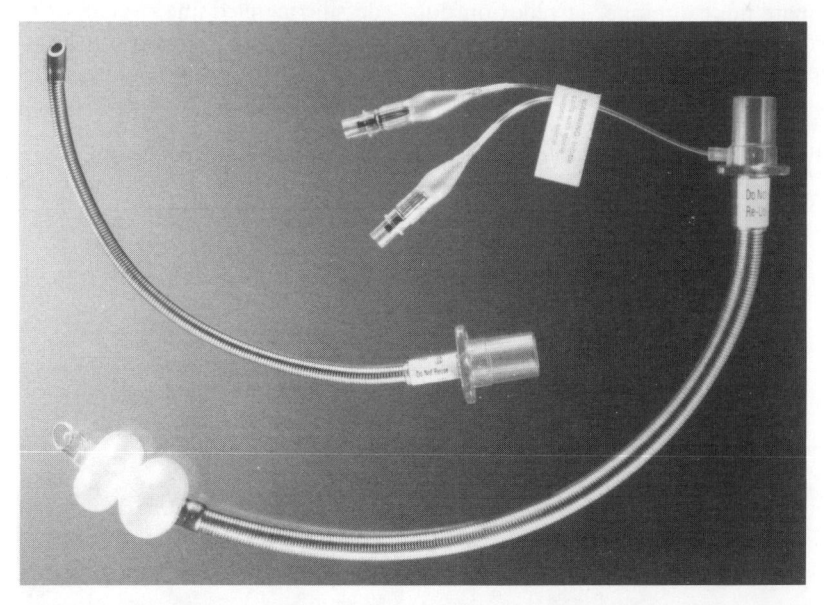

Figure 16.13. Sonde Laser-Flex. La sonde adulte possède deux ballonnets. Le ballonnet distal peut être utilisé si le ballonnet proximal est endommagé (Reproduit avec l'autorisation de Mallinckrodt Anesthesiology Division, Mallinckrodt Medical, Inc.).

gosité (100). Elle ne peut être coupée, mais être plicaturée et conserver sa forme. Le double ballonnet augmente le temps d'intubation et d'extubation. Le large diamètre externe peut poser problème chez les patients de petite taille (94). Dans un cas, le retrait de la sonde Laser-Flex a été rendu très difficile par la présence d'une masse sous-glottique (102).

Sonde YAG de Shéridan

La sonde YAG de Shéridan est en PVC transparent. Munie d'un œil de Murphy, elle est conçue pour être utilisée avec le laser Nd-YAG. La sonde n'a aucune marque. La taille de la sonde est indiquée sur le ballonnet témoin.

Une étude a montré que cette sonde brûle sous certaines conditions (100). Une autre étude a montré que le tube lui-même était résistant au laser Nd-YAG mais qu'il pouvait brûler si des gouttes de sang, de sérum ou de salive venaient s'apposer sur sa paroi externe (103).

Tube de Norton (104)

Le tube de Norton est réutilisable et flexible. Il est fait d'une spirale de métal et muni d'un raccord en acier : il est conçu pour la chirurgie laser. Les parois sont épaisses. La surface extérieure est mate pour diminuer la réflexion du rayon laser. La finition est obtenue en créant de microscopiques trous qui font défracter le rayon laser dans toutes les directions. Il n'y a pas de ballonnet. Cependant, un ballonnet séparé peut être placé sur l'extrémité distale ou un tamponnement peut être utilisé autour de la sonde pour assurer l'étanchéité. Des études ont montré que le tube de Norton pouvait être utilisé avec les lasers KTP, Nd-YAG et CO_2 (100).

De nombreux problèmes se posent avec le tube de Norton. Ses spires flexibles ne sont pas étanches et une angulation peut entraîner une fuite importante (105). L'extérieur du tube est quelque peu rugueux et peut avoir des bords aigus qui peuvent causer des dommages tissulaires (106). Le large diamètre extérieur et la rigidité du tube peuvent rendre difficile l'exposition et la mise en place du laryngoscope en suspension (107). Le tube a tendance à glisser et tourner sur le mandrin pendant l'intubation (100). Il nécessite des techniques spéciales de ventilation quand il est utilisé sans ballonnet. S'il est utilisé avec un ballonnet, le ballonnet et le canal de gonflage peuvent prendre feu ou se déplacer.

Sonde Laser Bivona fome-cuf

La sonde Laser Bivona fome-cuf est faite d'un tube d'aluminium recouvert d'une spirale de silicone et d'une couche extérieure de silicone (Fig. 16.14). Elle est conçue pour être utilisée avec le laser CO_2. Son ballonnet est

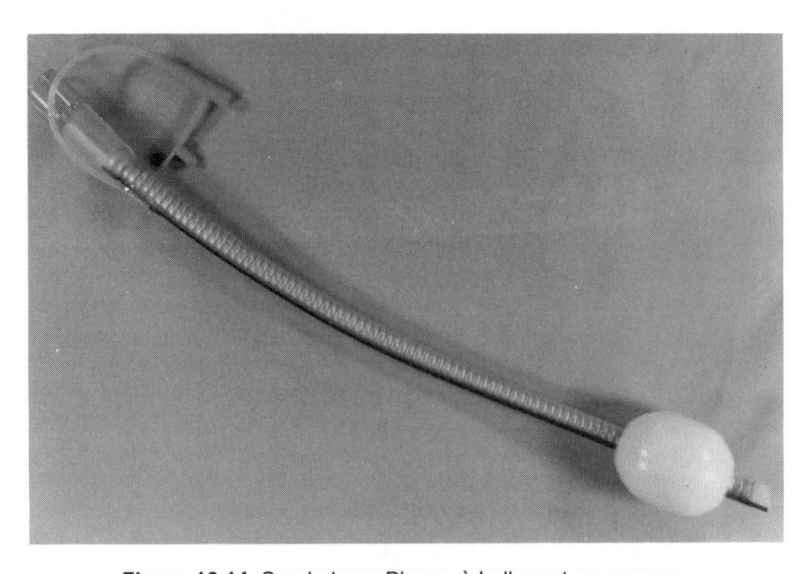

Figure 16.14. Sonde laser Bivona à ballonnet en mousse.

fait d'une enveloppe de silicone remplie d'une mousse de polyuréthane. Après la mise en place du tube, la mousse tend à reprendre sa forme première et assure l'étanchéité. Le ballonnet doit être dégonflé avant l'intubation et l'extubation (108). Il doit être rempli de sérum salé pendant l'usage du laser. Le ballonnet maintient sa forme et assure l'étanchéité trachéale quand il est percé par le laser (100). Le canal de gonflage est situé le long de la paroi externe du tube. Coloré en noir, il doit donc être positionné en dehors du champ du laser.

Des études ont montré que la sonde peut être enflammée par un rayon laser de haute énergie (97). Elle peut être endommagée par les laser Nd-YAG ou KTP (96,98,100). Quand la protection de silicone brûle, elle forme des cendres qui se détachent et restent dans la trachée, mais la plupart des sondes demeurent intactes (100).

Une grande incidence de maux de gorge a été notée avec ce ballonnet (109). Si le canal de gonflage est endommagé ou si le ballonnet est percé, le ballonnet ne peut être dégonflé.

Combitube

Le Combitube est une sonde à double lumière conçue pour le contrôle rapide des voies aériennes pendant l'intubation difficile et en urgence (Fig. 16.15). Il comporte deux ballonnets. Le large ballonnet pharyngé est gonflé avec 100 ml d'air, et le ballonnet distal avec 15 ml seulement. Il y a huit orifices pour la ventilation entre les deux ballonnets.

À l'aveugle, le tube est habituellement placé dans l'œsophage (Fig. 16.16). Dans ce cas, le système de ventilation est connecté à la lumière n°1. Le ballonnet distal empêche l'entrée d'air dans l'estomac et le ballonnet pharyngé sa sortie vers la bouche et le nez, de sorte qu'il va vers la trachée. Si le tube est dans la trachée, le système de ventilation est connecté à la lumière n°2 et le tube est utilisé comme une sonde d'intubation standard.

TAILLE DU TUBE

Trois méthodes ont été utilisées pour déterminer la taille des tubes. La plus ancienne est l'échelle de Magill. Les sondes sont classées de la taille 0 (nourrisson) à la taille 10 (grand adulte). L'échelle dite French, qui multiplie par 3 le diamètre externe en millimètre, a été couramment utilisée pendant de nombreuses années. La méthode la plus utilisée actuellement désigne la taille de la sonde d'intubation par son diamètre interne en millimètre (24). L'échelle French peut encore apparaître dans certains catalogues et sur certains emballages pour ceux qui ne sont pas habitués à utiliser le diamètre interne. Elle est toujours utilisée sur certaines sondes (voir Fig. 16.3).

D'après la norme ASTM (24), la taille de la sonde doit être indiquée entre le ballonnet et le point de sortie du canal de gonflage pour les sondes à ballonnet (voir Fig. 16.4A). Pour les sondes sans ballonnet, la marque doit être placée vers l'extrémité patient (Fig. 16.3). Certains constructeurs mettent également la taille de la sonde sur le ballonnet témoin, de sorte qu'elle puisse être déterminée quand le patient est in-

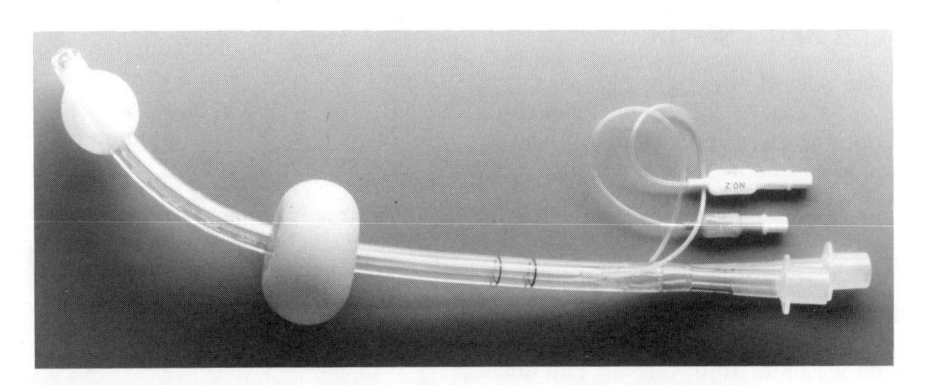

Figure 16.15. Combitube. Noter les orifices pour la ventilation entre les deux ballonnets (Reproduit avec l'autorisation de Sheridan Catheter Corp.).

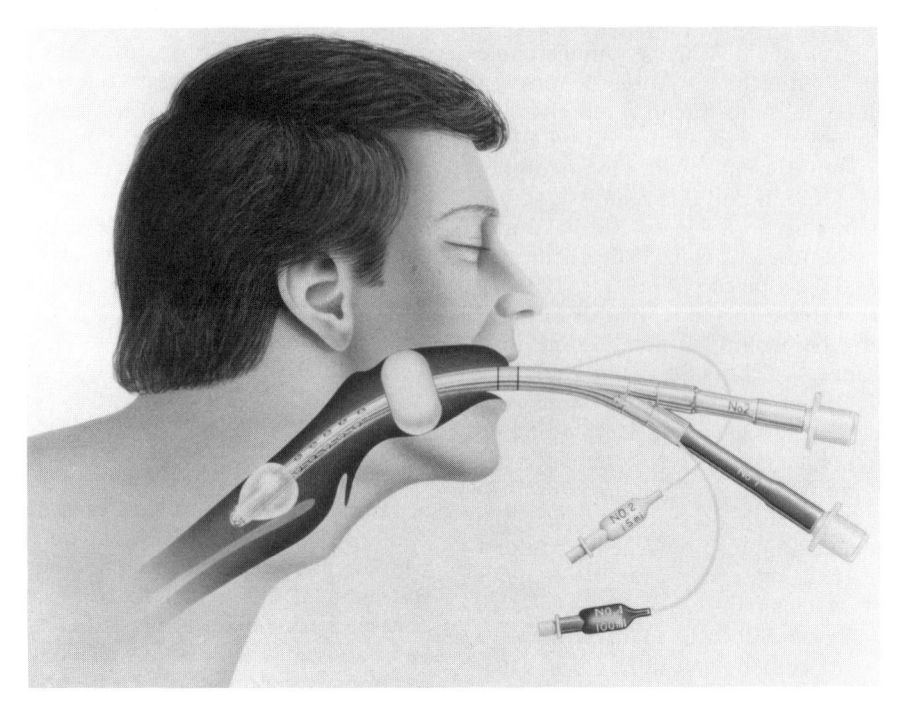

Figure 16.16. Combitube en place dans l'œsophage (Reproduit avec l'autorisation de Sheridan Catheter Corp.).

tubé. À cause de variations dans l'épaisseur de la paroi, des sondes ayant le même diamètre peuvent avoir des diamètres externes différents (110,111). Le diamètre extérieur est important, surtout chez l'enfant. De même, la norme spécifie que le diamètre extérieur en millimètre soit également mentionné sur les sondes de petite taille jusqu'à la taille 6 (voir Fig. 16.3B et 16.9). De nombreux fabricants le marquent sur les sondes plus grosses (voir Fig. 16.3A).

LONGUEUR DE LA SONDE

La norme ASTM (24) donne la longueur minimale de la sonde; elle augmente avec le diamètre interne. La plupart des fabricants fournissent des sondes dont la longueur est beaucoup plus longue.

MARQUAGE

Le marquage typique d'une sonde d'intubation, montré figure 16.5B, est situé sur le côté biseauté de la sonde au-dessus du ballonnet et lu dans le sens patient/machine. Il doit comporter les renseignements suivants (24):

1. les mots « orale » ou « nasale » ou « orale/nasale ».
2. La taille de la sonde (diamètre interne (ID) en millimètre).
3. Le diamètre extérieur (OD) jusqu'à la taille 6.
4. Le nom du fabricant ou du vendeur.
5. La mention *F-19* ou *Z-79* ou *IT.* qui indique que la sonde a passé les tests de toxicité cellulaire.
6. La distance de l'extrémité en centimètres.
7. Une note de recommandation telle que « ne pas réutiliser » ou « usage unique seulement » si la sonde est à usage unique.
8. Un marqueur radio-opaque à l'extrémité distale ou tout le long de la sonde.

D'autres marquages n'interférant pas avec ceux cités ci-dessus peuvent être rajoutés.

De nombreuses sondes ont des lignes noires ou des anneaux pour aider à positionner la sonde par rapport aux cordes vocales (Fig. 16.17, voir également Fig. 16.5B).

La partie distale de certaines sondes pédiatriques est colorée pour aider la mise en place.

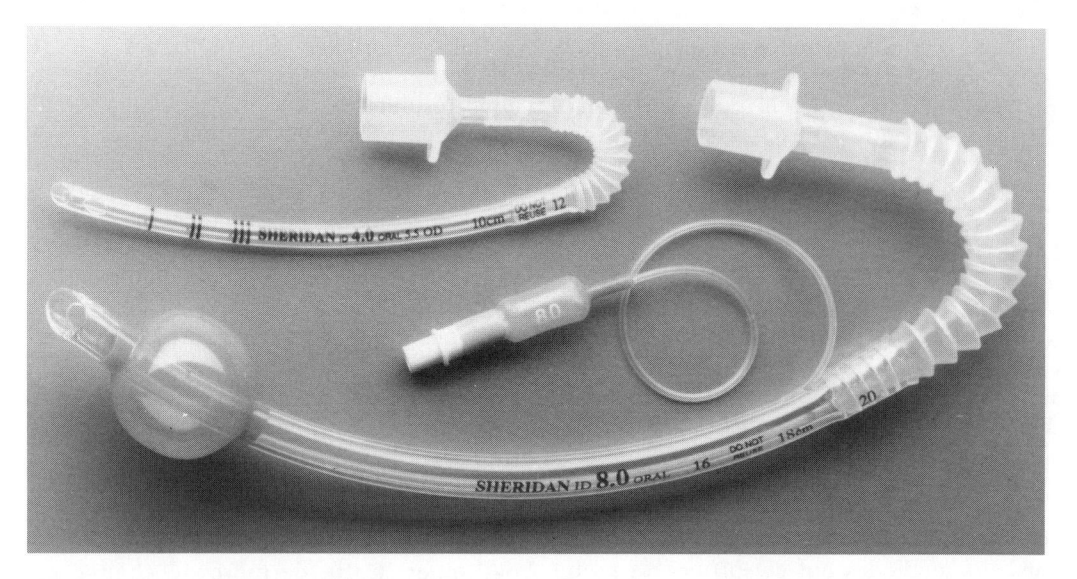

Figure 16.17. Sondes avec raccords flexibles (Reproduit avec l'autorisation de Sheridan Catheter Corp.).

SYSTÈME DE PROTECTION TRACHÉALE

Le système de protection trachéale inclut le ballonnet lui-même, plus le système de gonflage qui comprend le canal de gonflage inclus en partie dans la paroi du tube, un ballonnet témoin et une valve (voir Fig. 16.1). Le but de ce système est d'assurer l'échanchéité entre la sonde et la paroi trachéale pour prévenir l'aspiration du contenu pharyngé dans la trachée et prévenir les fuites pendant la ventilation en pression positive. Le ballonnet sert également à centrer la sonde dans la trachée, de manière à diminuer le risque de blessure de la muqueuse trachéale par le bec de la sonde.

Ballonnet

Le ballonnet est un manchon gonflable situé près de l'extrémité distale de la sonde. Le matériau doit être solide, résistant, mais mince, doux et pliable. En pratique courante, les ballonnets sont faits du même matériau que le tube lui-même. Les matériaux utilisés pour le ballonnet doivent être soumis aux mêmes tests de toxicité cellulaire. La norme ASTM (24) précise la distance maximale entre l'extrémité du tube et la partie proximale du ballonnet. Celle-ci varie avec la taille de la sonde. Si cette distance était trop grande, l'extrémité de la sonde pourrait reposer sur la carène tandis que le ballonnet serait au niveau des cordes vocales. La norme ASTM (24) impose aussi que le bord du ballonnet n'empiète pas sur l'œil de Murphy, s'il y en a un. Les autres exigences sont que le ballonnet ne fasse pas hernie devant l'extrémité de la sonde, dans les conditions d'usage normal, et qu'il se gonfle de façon symétrique.

Ballonnet et pression

Pression dans le ballonnet et pression sur la paroi trachéale. Beaucoup de complications imputables aux sondes endotrachéales sont dues à la pression excessive exercée par le ballonnet sur la paroi trachéale. Le ballonnet doit pouvoir assurer l'étanchéité sans exercer sur la trachée une pression telle que la circulation soit compromise ou que la trachée soit dilatée. Un ballonnet à haute pression prévient l'inhalation et les fuites ventilatoires, empêche la sonde de se positionner de façon excentrée dans la trachée mais peut entraîner des dommages trachéaux liés à l'ischémie. Un ballonnet à basse pression minimise les dommages liés à l'ischémie et peut être efficace pour prévenir une pression excessive dans les voies aériennes, mais une inhalation bronchique, des fuites ou une position excentrée de la sonde peuvent se produire.

La plupart des auteurs recommandent que la pression exercée latéralement sur la paroi trachéale, mesurée à la fin de l'expiration, soit comprise entre 25 et 35 cm H_2O (114). Avec une pression de plus de 25 cm H_2O, il n'y a normalement pas d'inhalation (112,115).

Pression dans le ballonnet et protoxyde d'azote. Des études ont montré que le volume et la pression dans le ballonnet, après qu'il ait été gonflé à l'air, augmentaient en présence du N_2O (109,116-124). L'augmentation de la pression dépend de la pression partielle du N_2O et du temps, et elle est inversement proportionnelle à l'épaisseur du ballonnet. L'augmentation des pressions peut être responsable d'une ischémie de la muqueuse trachéale ou d'une compression du tube. L'augmentation du volume peut entraîner une hernie du ballonnet. Plusieurs méthodes ont été proposées pour prévenir cette augmentation de pression (125) :

1. Remplir le ballonnet avec le mélange gazeux utilisé pour l'anesthésie (120,121,124-128). Cela n'est pas toujours facile. Si le N_2O est employé en discontinu ou au cours d'une circulation extracorporelle, un ballonnet gonflé exactement au volume nécessaire diminuera de volume et ne préviendra plus les fuites ventilatoires (129-130,131).
2. Remplir le ballonnet avec du sérum salé (132,133).
3. Adapter au système de gonflage du ballonnet une valve de contrôle de pression ou un système de régulation de pression (voir plus loin).
4. Utiliser un système de gonflage spécial. Tel celui du tube de Brandt (134), le système Lanz (135) ou le ballonnet en mousse (118). Ces différents systèmes sont décrits plus loin.
5. Monitorage de la pression dans le ballonnet et gonflage ou dégonflage à la demande (116,124,130).

Ballonnet de petit volume et à haute pression

Le ballonnet de petit volume et à haute pression est appelé de nombreuses manières : ballonnet de petit diamètre, ballonnet de petit volume résiduel, ballonnet de petit volume, petit ballonnet, ballonnet standard ou conventionnel, et ballonnet de compliance basse et haute pression.

Caractéristiques. Un ballonnet à haute pression a un petit diamètre et un faible volume résiduel (c'est-à-dire, le volume d'air qu'on peut retirer du ballonnet après l'avoir laisser revenir à sa forme normale) dans sa position normale dans la trachée avec le canal de gonflage ouvert à l'air (136). Une pression élevée est nécessaire pour obtenir l'étanchéité trachéale. Il a une petite surface de contact avec la trachée qu'il déforme en lui donnant une forme circulaire (Fig. 16.18).

Pression dans le ballonnet et pression sur la paroi trachéale. Avec un ballonnet à haute pression, une très grande fraction de la pression intra-ballonnet est amortie par l'effet compliance de la paroi, de sorte que la pression exercée latéralement sur la paroi trachéale sera moindre que la pression dans le ballonnet. Cette dernière ne change pas quand le ballonnet rentre en contact avec la paroi trachéale. Il n'y a pas de relation précise entre la pression dans le ballonnet et celle exercée sur la paroi trachéale.

La pression sur la paroi trachéale est difficile à évaluer, mais elle est sûrement bien au-dessus de la pression de perfusion (112,137,138). Des lésions muqueuses ischémiques sont probables après un usage prolongé. Avec ce type de ballonnet, la pression dans le ballonnet et la pression contre la paroi trachéale augmentent très rapidement en cas d'apport d'air supplémentaire (139). Pour cette raison, on a recommandé d'utiliser la plus grande taille de sonde possible de manière à assurer l'étanchéité avec un petit volume d'air (139).

Évaluation. Ces ballonnets offrent quelques avantages sur les ballonnets à basse pression : le plus souvent, ils peuvent être réutilisés et ils sont moins chers. Ils offrent une meilleure protection contre l'inhalation et une meilleure visibilité pendant l'intubation que les ballonnets à basse pression. Plusieurs études ont rapporté une plus faible incidence de maux de gorge par rapport aux sondes à ballonnet à basse pression (109,140-142). Le risque le plus sérieux avec les ballonnets de petit volume est les lésions ischémiques survenant après un usage prolongé.

En conséquence, ces ballonnets ne doivent pas être utilisés pour l'intubation prolongée. Doivent-ils l'être pour une anesthésie de

A Grand volume Basse pression   Petit volume Haute pression

B

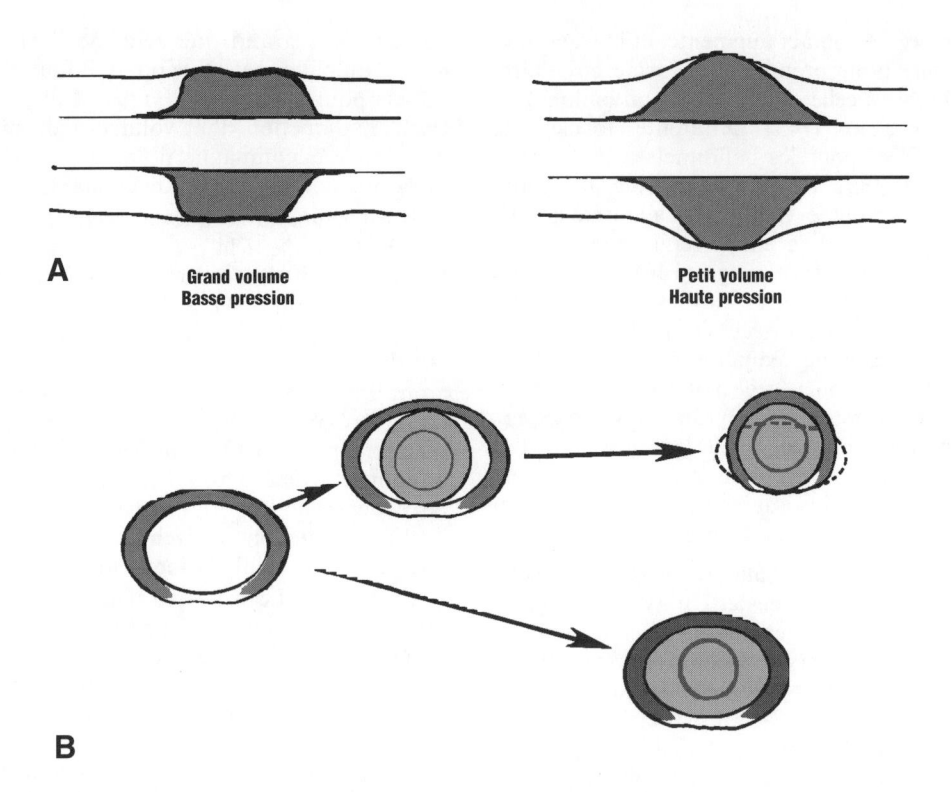

Figure 16.18. Rapport de différents types de ballonnet avec la trachée. **A.** Vue en coupe longitudinale. *À gauche:* le ballonnet grand volume-basse pression a une large surface de contact avec la trachée. Le ballonnet s'adapte aux irrégularités de la paroi trachéale. *À droite:* le ballonnet de petit volume-haute pression a une petite surface de contact. Il distend la trachée et la déforme en lui donnant une forme circulaire. **B.** Vue en coupe transversale. *À gauche:* la trachée est normale. *En haut:* le ballonnet petit volume-haute pression déforme la trachée qui se conforme à la forme arrondie du ballonnet. *En bas:* le ballonnet grand volume-basse pression, plus souple, se conforme à la lumière trachéale.

courte durée? La question est plus controversée. À l'heure actuelle, il n'y a pas d'argument convaincant en faveur des ballonnets à basse pression par rapport à ceux à haute pression pour des opérations de courte durée. Cependant, si une sonde avec ballonnet à haute pression est utilisée en per-opératoire et si, pour une raison quelconque, le tube doit être laissé en place à la suite de l'opération ou si celle-ci se prolonge au-delà de quelques heures, il faut la remplacer par une sonde à ballonnet à basse pression.

Ballonnet grand volume, basse pression

Les ballonnets grand volume-basse pression sont appelés également ballonnets de grand diamètre, ballonnets de grand volume résiduel, ballonnets extra-larges, ballonnets de grand volume, ballonnets de grande compliance et basse pression, et ballonnets à basse pression.

Caractéristiques. Un ballonnet à basse pression-grand volume a un volume important et un grand diamètre, et une paroi mince compliante qui permet d'obtenir l'étanchéité trachéale sans distendre sa paroi. Ce type de ballonnet est souple et aisément déformé. Quand il est gonflé, il entre d'abord en contact avec la portion trachéale la plus étroite de la zone où il se situe. Si on continue à le gonfler, l'aire de contact devient plus étendue et le ballonnet s'adapte à la surface trachéale irrégulière (139) (voir Fig. 16.18). Si l'inflation est poursuivie, la pression exercée par le ballonnet sur l'aire de contact augmente, et la trachée se déforme pour prendre une forme circulaire, semblable à celle obtenue avec un ballonnet à haute pression (143). Différentes formes ont été utilisées pour les ballonnets à basse pression (144,145). Un ballonnet avec une petite surface de contact peut, après avoir été gonflé, présenter moins de plis et replis et provoquer moins de maux de gorge (146). Quand des pressions ventilatoires élevées sont utilisées, de tels ballonnets nécessitent des pressions dans le ballonnet, supérieures à celles d'un ballonnet de plus large volume. En effet, ce dernier fournit une plus grande réserve de gaz à l'intérieur, de sorte que le gaz additionnel se répartit et se stocke dans la partie proximale qu'il déplisse sans augmenter ainsi la pression moyenne à l'intérieur du ballonnet (144).

Pression dans le ballonnet et pression exercée sur la paroi trachéale. Un avantage significatif de ces ballonnets est que, à condition que la paroi ne soit pas distendue, la pression dans le ballonnet est proche de celle exercée sur la paroi trachéale (147-150). En conséquence, il est possible de mesurer et réguler la pression exercée par le ballonnet sur la muqueuse trachéale. La pression dans le ballonnet varie avec le cycle ventilatoire (143,144). En ventilation spontanée, la pression des voies aériennes (et du ballonnet) sera négative pendant l'inspiration et positive pendant l'expiration (143). Si le ballonnet est extrathoracique, la pression à l'intérieur du ballonnet peut s'élever pendant l'inspiration (18). En ventilation contrôlée, quand la pression des voies aériennes excède la pression dans le ballonnet, une pression positive sera appliquée sur la face inférieure du ballonnet. Si la paroi du ballonnet est souple, elle ne pourra résister à cette pression et prendra une forme conique, puisque la partie distale est comprimée et la partie proximale est distendue (144). À l'intérieur du ballonnet, l'air sera comprimé jusqu'à ce que la pression égale la pression des voies aériennes. Pendant l'expiration, la pression dans le ballonnet décroîtra jusqu'à celle de l'état stable. L'augmentation de pression dans le ballonnet pendant l'inspiration compense automatiquement l'augmentation de pression des voies aériennes sans adjonction d'air (autorégulation). Une fuite apparaîtra si, la trachée étant distendue, son diamètre devient plus grand que celui de l'extrémité distale du ballonnet. À ce point, il faut ajouter du gaz pour supprimer la fuite. Malheureusement, l'adjonction d'un volume d'air supplémentaire s'accompagne d'une augmentation de la pression moyenne à l'état stable.

Il est souhaitable que la circonférence du ballonnet gonflé à la pression atmosphérique (volume résiduel) soit au pire égal à celle de la trachée (125,148,151). Si le ballonnet est plus petit, il peut être étiré au-delà de son volume résiduel pour assurer l'étanchéité. Il se comportera alors comme un ballonnet à haute pression (144). D'un autre côté, si le diamètre résiduel du ballonnet (diamètre du ballonnet gonflé à son volume résiduel) est beaucoup plus important que le diamètre de la trachée, des plis peuvent se produire avec une possibilité d'inhalation le long de ceux-ci.

Évaluation. Le principal avantage des ballonnets de grand volume à basses pressions est qu'ils diminuent la fréquence des complications dues au ballonnet après intubation prolongée (145,152,153). Cependant, des lésions trachéales peuvent survenir même après usage correct (154,155). En cas d'hypotension, une ischémie peut survenir pour une pression plus faible sur la muqueuse trachéale (156). Une tendance à la dilatation trachéale a été rapportée (157).

Les sondes munies de ce type de ballonnet peuvent être difficiles à mettre en place, le ballonnet pouvant gêner la vision de l'extrémité de la sonde et du larynx, de sorte que le traumatisme des voies aériennes supérieures peut être plus fréquent (158,159). Le ballonnet est plus fragile et peut donc être déchiré pendant l'intubation, surtout si une pince est utilisée (160).

L'incidence de maux de gorge est plus grande qu'avec les ballonnets à haute pression, à moins que le ballonnet ait une petite surface de contact (109,140-142,146). Des stridors post-extubation sévères ont été rapportés avec ces sondes (159), ainsi que des inhalations (112,161-164). Ceci peut être dû aux plis et replis qui se produisent si le volume du ballonnet est trop important. Une autre raison est que, en respiration spontanée, la dilatation de la trachée et la pression négative appliquée sur le ballonnet pendant l'inspiration favorisent le passage des liquides tout autour.

Il est relativement aisé de passer des sondes

telles qu'un stéthoscope œsophagien, des sondes de thermiques et des sondes nasogastriques le long d'un ballonnet à basse pression (165-171).

Le risque de déplacement et d'extubation est plus important avec ce type de ballonnet, surtout si le patient est intubé par voie orale et ventilé en pression positive (62).

Le problème essentiel est le bon usage du ballonnet à basse pression. On croit souvent qu'il suffit d'utiliser ce type de ballonnet pour prévenir une surpression sur la paroi trachéale. N'importe quel ballonnet, même un ballonnet dit à basse pression, peut être surgonflé volontairement ou non, ou après diffusion du N_2O pendant l'anesthésie. Dans ces circonstances, les pressions sont élevées à l'intérieur du ballonnet et sur la paroi trachéale (114,172). Le volume de gaz nécessaire pour élever la pression dans le ballonnet de la pression d'étanchéité à une pression excédant la pression de perfusion muqueuse n'est que de 2 à 3 ml (145).

Ballonnets en mousse

Le ballonnet en mousse est aussi appelé Fome-cuff ou ballonnet de Kamen-Wilkinson.

Caractéristiques. Le ballonnet en mousse a un grand diamètre, un grand volume résiduel et une large surface (Fig. 16.19). Il est empli d'une mousse de polyuréthane recouverte d'une enveloppe. Si on aspire dans le ballonnet, la mousse se rétracte. Si on supprime la pression négative la mousse tend à reprendre sa forme initiale.

À l'origine, la sonde a été conçue pour être utilisée avec le canal de gonflage ouvert à l'extérieur (108). Plus tard, une pièce en T a été ajoutée entre le raccord et le circuit ventilatoire (Fig. 16.20). Quand le canal de gonflage est connecté à cette pièce en T, la pression dans le ballonnet suit la pression dans les voies aériennes pendant le cycle ventilatoire (118,173). Avant l'extubation, le ballonnet doit être collabé en aspirant avec une seringue et en clampant le canal de gonflage. Plusieurs auteurs ont montré que retirer doucement la sonde sans avoir au préalable dégonflé le ballonnet n'avait pas d'effet néfaste. Cette technique permet de ramener dans la cavité buccale les sécrétions qui se sont accumulées au-dessus du ballonnet (174). Cependant, quand le tube doit être enlevé rapidement, des lésions des cordes vocales sont possibles.

Pression dans le ballonnet et pression sur la paroi trachéale. Quand la sonde est en place dans la trachée, le degré d'expansion de la mousse détermine la pression exercée latéralement sur la paroi trachéale à l'état stable (157). Plus l'expansion est importante, moins la pression est élevée (173). En conséquence, la pression exercée sur la paroi trachéale dépend

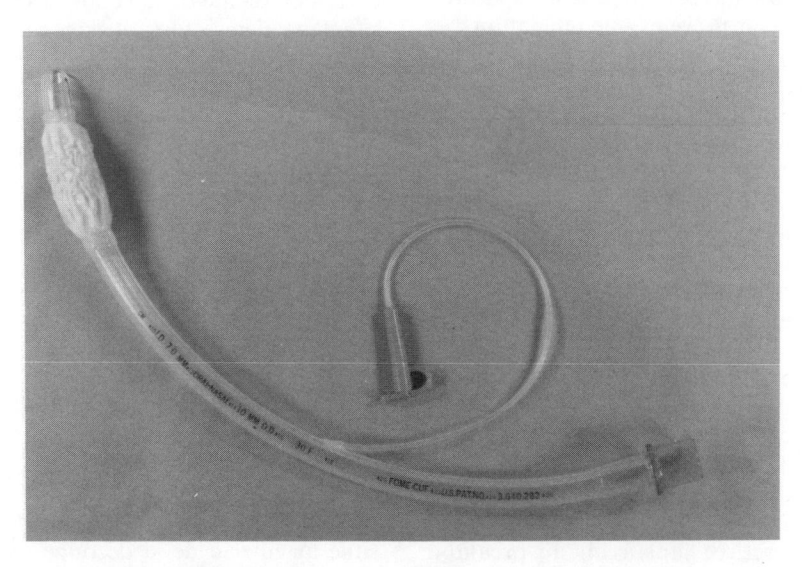

Figure 16.19. Sonde avec un ballonnet en mousse dégonflé.

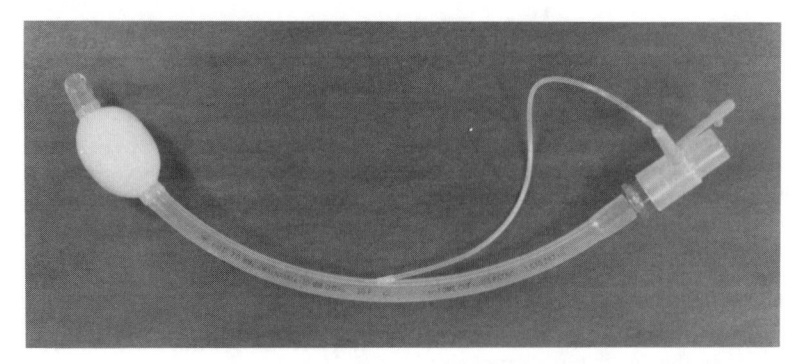

Figure 16.20. Sonde avec un ballonnet en mousse gonflé et le canal de gonflage au régulateur de pression.

de la relation entre le diamètre du ballonnet et le diamètre de la trachée. Si le ballonnet est trop large, le rapport ballonnet/trachée sera élevé et la pression sur la paroi trachéale sera elle aussi élevée. Si le ballonnet est trop petit, il y a un risque d'inhalation et de fuites pendant la ventilation en pression positive.

La diffusion des agents anesthésiques dans le ballonnet est possible mais n'élève pas la pression (116,118).

Évaluation. L'emploi de ce ballonnet rend inutile la mesure de la pression dans le ballonnet ou l'emploi d'un système de régulation de pression. Une étude a montré qu'il est une barrière efficace contre l'inhalation (173). Cependant, si une petite sonde est utilisée, la pression exercée peut être inférieure à la pression requise pour prévenir une inhalation.

L'étanchéité est obtenue avec une faible pression sur la paroi trachéale, à condition que la relation entre le diamètre du ballonnet et celui de la trachée soit optimale (108,173, 175).

Cette sonde réduit l'incidence des dilatations trachéales (157). Avec l'ancien modèle sans pièce en T, ouvert à l'air libre, on a montré que la mousse pouvait se déformer avec le temps entraînant une fuite d'air après 18 ou 36 heures d'intubation (152).

Une étude a montré que cette sonde provoquait de fréquents maux de gorge (109). Dans deux cas, le canal de gonflage a été accidentellement arraché au niveau du point d'insertion sur le tube, rendant impossible le dégonflage du ballonnet (176,177). On a suggéré que la sonde pouvait être retirée sans avoir au préalable dégonflé le ballonnet, sans effets nocifs (174).

Système de gonflage (Voir Fig. 16.1)

Canal de gonflage interne

Le canal de gonflage interne inclus dans le tube connecte le ballonnet témoin et le canal extérieur au ballonnet. Il est situé dans la paroi de la sonde trachéale. D'après la norme ASTM (24), il ne doit pas empiéter sur la lumière du tube et ne doit pas faire saillie à l'extérieur.

Canal de gonflage extérieur

L'autre portion du canal de gonflage est extérieure au tube. Selon la norme ASTM (24), le diamètre externe ne doit pas excéder 2,5 mm et il doit être rattaché au tube avec une faible angulation. La norme précise aussi la distance entre l'extrémité de la sonde et l'endroit où le canal extérieur est fixé et exige que la longueur de la partie du canal de gonflage, située entre sa sortie de la sonde et le ballonnet de contrôle ou la valve de gonflage, soit supérieure d'au moins 3 cm à celle de la portion de sonde située entre cette sortie et l'extrémité proximale.

Le canal de gonflage peut être obstrué par coudure ou par écrasement avec une pince. Sur les sondes armées, le canal de gonflage externe peut être raccordé à la partie interne, au-dessus du premier anneau de l'armature. Si le raccord est inséré dans le tube jusqu'au niveau de la première spire, pour prévenir une coudure de la sonde à cet endroit, le canal de gonflage peut être bloqué (75,76,178). Il est possible d'y remédier en faisant, dans le raccord, une découpe en forme de V et en l'introduisant de manière que le canal de gonflage se situe au niveau de la découpe. À l'heure actuelle, la plupart des sondes armées ont le canal de gonflage extérieur à l'armature pour éviter ce problème.

Ballonnet de contrôle

Le ballonnet de contrôle, ou ballonnet témoin, doit être situé près du canal de gonflage ou à côté de la valve d'insufflation. Sa fonction est d'indiquer si le ballon est gonflé ou dégonflé.

Valve de gonflage

D'après la norme ASTM (24), le canal de gonflage doit être pourvu d'une valve munie d'un embout compatible avec l'embout Luer mâle d'une seringue ou d'une extrémité femelle acceptant une seringue à embout Luer-Lock.

La valve de gonflage est conçue de telle manière que, lorsqu'on insère un embout standard Luer, une pièce se déplace, permettant l'injection de gaz dans le ballonnet. Après retrait de la seringue, la valve fait l'étanchéité et le gaz ne peut s'échapper du ballonnet, à moins que la seringue ne soit réinsérée et le gaz aspiré délibérément.

Quelques sondes comme les tubes en caoutchouc rouge peuvent ne pas avoir de valve. Le ballonnet est maintenu gonflé en clampant le canal de gonflage ou en obturant l'extrémité avec un bouchon.

APPAREILS DE MESURE DE LA PRESSION DANS LE BALLONNET

Il est recommandé de monitorer la pression dans le ballonnet afin de l'ajuster à un niveau optimal. Plusieurs méthodes ont été utilisées pour monitorer la pression de façon continue ou intermittente (113,179-181). Il existe des appareils conçus à cet effet (Fig. 16.21). Si la

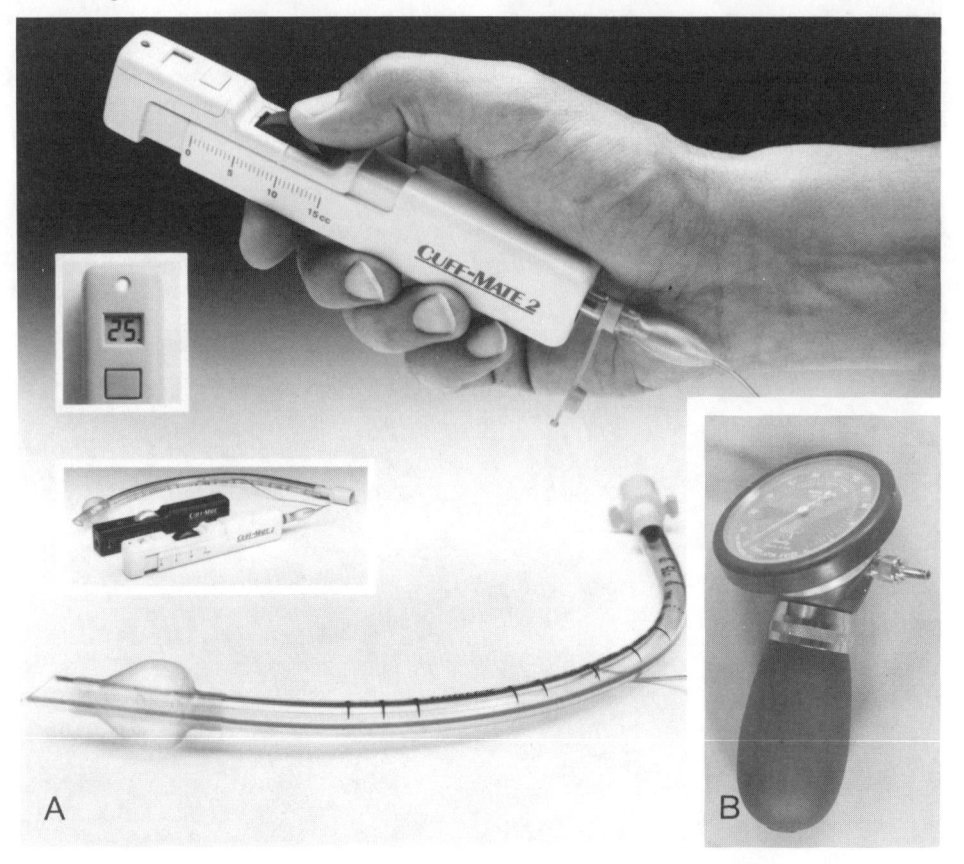

Figure 16.21. Appareil pour mesurer la pression dans le ballonnet. **A.** Sur le côté, se trouve une graduation du volume injecté dans le ballonnet. Le volume est augmenté en tournant la mollette. Une fenêtre sur le côté indique la pression dans le ballonnet en cm H_2O (Reproduit avec l'autorisation de Diemolding Healthcare Division).

pression est mesurée de façon intermittente, le ballonnet et le manomètre doivent être gonflés simultanément (182).

SYSTÈMES POUR LIMITER LA PRESSION DANS LE BALLONNET

Des systèmes qui régulent le volume d'air dans le ballonnet, quand la pression intérieure s'élève au-dessus d'une valeur donnée, ont été mis au point.

Système de Lanz (183,184)

La valve de régulation de pression de Lanz (ou système Lanz), montée sur la sonde de Lanz, comprend un ballonnet de contrôle en latex très compliant situé à l'intérieur d'un autre ballonnet en plastique transparent avec une valve de contrôle automatique de pression entre le ballonnet en latex et le ballonnet de la sonde (Fig. 16.22). Le ballonnet de contrôle a trois fonctions :

– (1) C'est un témoin du degré d'inflation du ballonnet.
– (2) C'est un réservoir externe pour le ballonnet de la sonde.
– (3) C'est un système de prévention de la surpression.

Il a été conçu pour maintenir la pression dans le ballonnet entre 20 et 25 mmHg à la fin de l'expiration tout en prévenant un gonflage excessif.

La valve de contrôle permet un débit gazeux rapide dans le sens ballonnet de contrôle/ballonnet de la sonde, mais un débit lent dans l'autre sens. Ainsi, le gaz n'est pas expulsé vers le ballonnet réservoir quand la pression s'élève rapidement dans les voies aériennes, ceci afin de prévenir une fuite inspiratoire pendant la ventilation en pression positive. Cela prévient aussi l'augmentation du volume et de la pression dans le ballonnet par diffusion du N_2O ou d'autres gaz.

Le ballonnet de la sonde et le ballonnet réservoir sont gonflés en parallèle. Quand le ballonnet réservoir semble bien gonflé, la pres-

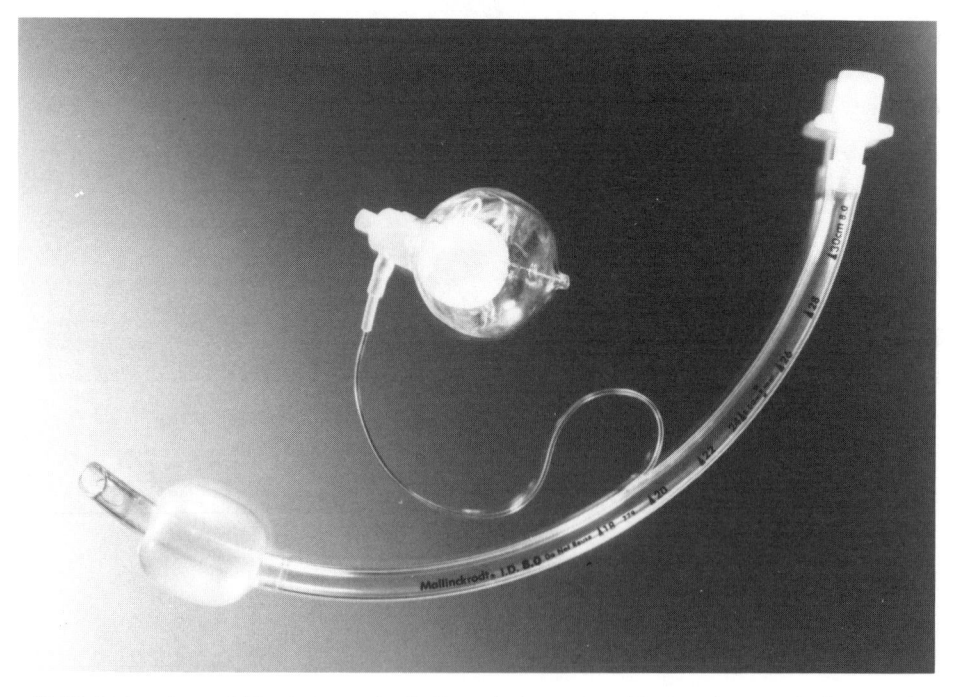

Figure 16.22. Valve de contrôle de Lanz. Le ballonnet réservoir est inclus dans un ballon enveloppe en plastique transparent. Une valve de contrôle de pression est située entre le ballonnet réservoir et le ballonnet. L'air doit être injecté dans le ballonnet jusqu'à ce que le ballonnet témoin soit distendu, mais il doit toujours être plus petit que l'enveloppe.

sion dans le ballonnet de la sonde est à peu près comprise entre 26 et 33 cm H₂O. Si on continue à injecter de l'air, le ballonnet réservoir se gonfle préférentiellement. La valve de contrôle protège le ballonnet d'une perte rapide de volume pendant l'inspiration.

Plusieurs expérimentations ont montré que cette valve était efficace pour maintenir basse la pression exercée contre la paroi trachéale et prévenir une augmentation de pression par diffusion du N₂O (116,135,145,185-187). Une étude a montré que 45 ml d'air étaient nécessaires pour passer de l'étanchéité à une surpression (145). Avec le système Lanz, il n'est pas nécessaire de mesurer la pression dans le ballonnet.

Si le patient se couche sur le ballonnet réservoir ou si ce dernier est comprimé ou surgonflé, la pression s'élève dans le ballonnet de la sonde (188). Si la pression trachéale moyenne est supérieure à 33 cm H₂O au cours d'une ventilation contrôlée, le système Lanz peut ne pas assurer l'étanchéité trachéale (113). Le ballonnet de la sonde peut fuir, surtout après un usage prolongé (189).

Système de Brandt (190)

Le système de Brandt est spécialement conçu pour compenser la diffusion du N₂O dans le ballonnet au moyen d'un large ballonnet de contrôle à parois fines (Fig. 16.23). Le N₂O, après avoir diffusé dans le ballonnet de la sonde, va migrer par le canal de gonflage vers le ballonnet de contrôle et diffuse ensuite dans l'atmosphère. Une étude a montré qu'après exposition au N₂O, la pression dans le ballonnet de la sonde de Brandt augmente seulement dans les limites de 14 % de sa valeur de départ, alors qu'avec les autres ballonnets, elle augmente de 232 % en une heure (191). Une autre étude a montré que l'incidence des maux de gorge après intubation pouvait être réduite avec ce système (192).

Autres systèmes (113)

D'autres systèmes de régulation automatique de pression ont été proposés : une seringue épidurale modifiée (193,194), des appareils pneumatiques (113,195), une colonne

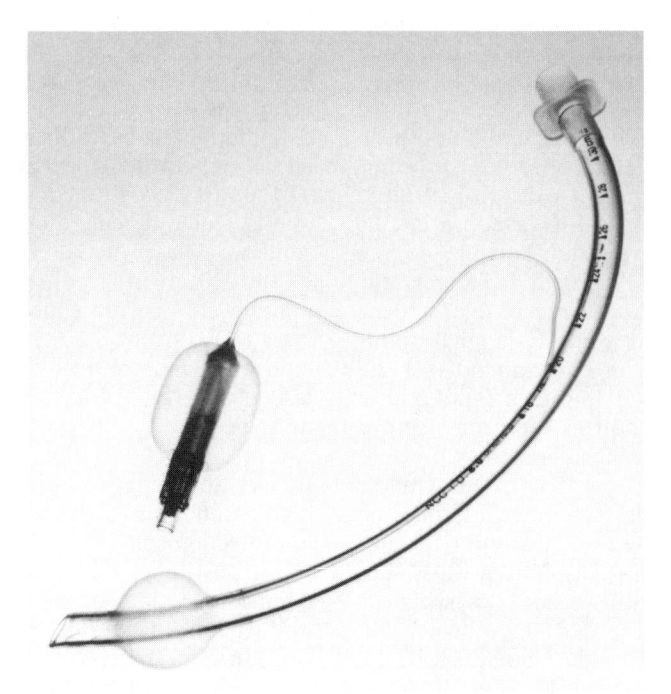

Figure 16.23. Système de Brandt. Le N₂O diffuse dans le ballonnet puis dans le canal de gonflage vers le gros ballonnet témoin. La paroi mince du ballonnet témoin facilite le diffusion du N₂O vers l'extérieur (Reproduit avec l'autorisation de Mallinckrodt Medica, Inc.).

d'eau (196,197) et des systèmes électropneumatiques (180,198-200). Plusieurs de ces appareils sont commercialisés mais la variabilité peut limiter leur utilité (201).

RACCORDS DES SONDES ENDOTRACHÉALES

Le raccord d'une sonde endotrachéale sert à connecter la sonde au système de ventilation. Il peut être en plastique ou en métal. Les connecteurs de forme conique ont des dimensions imposées par la norme ASTM (202). L'extrémité qui s'adapte à la sonde est appelée l'extrémité patient (distale) et la taille du raccord est désignée par le diamètre interne de cette extrémité en millimètre. La partie qui se connecte au circuit de ventilation, l'extrémité machine (proximale), est un connecteur normalisé de 15 mm de diamètre externe. Le raccord peut avoir des saillies, des fixations ou tout autre système sur lesquels des bandes élastiques ou d'autres moyens de fixation peuvent être attachés pour prévenir un débranchement du circuit ventilatoire (voir fig. 12.9), mais leur utilité est controversée. Quelques connecteurs ont une sortie latérale pour les prélèvements gazeux (raccord capnographe).

Des raccords spéciaux avec un faible espace mort sont commercialisés pour l'usage pédiatrique. Ils peuvent présenter des risques (203, 204). Quand ils sont utilisés avec un circuit ventilatoire de type coaxial, l'arrivée de gaz frais qui fait saillie à l'intérieur de l'adaptateur peut s'appuyer contre le raccord, obstruant complètement ou partiellement la voie expiratoire, et provoquer un barotraumatisme. Le connecteur doit avoir la même taille que le tube avec lequel il doit se raccorder, ce qui minimise la réduction de la lumière et prévient un débranchement. Il ne devrait pas y avoir d'épaulement dans la lumière et les zones de transition devraient être effilées pour faciliter le passage des sondes d'aspiration (202). Les raccords les plus utilisés sont les raccords droits et à 90° (raccord à angle droit). On peut trouver des raccords à angle aigu avec une courbure inférieure à 90° (Fig. 16.24) et des raccords flexibles (205) (voir Fig. 16.17). Pour des interventions sur la face, un raccord coudé peut faciliter l'installation du circuit respiratoire hors du champ opératoire. Les raccords coudés et les raccords flexibles ont deux inconvénients :

– (1) Ils augmentent la résistance (20,206, 207).

– (2) Ils doivent être enlevés pour permettre l'insertion d'un mandrin ou d'une sonde d'aspiration.

La plupart des sondes endotrachéales sont commercialisées avec le raccord partiellement inséré dans le tube. Avant usage, le raccord doit être renfoncé. L'insertion est facilitée en appliquant de l'alcool sur le bout distal après l'avoir retiré du tube. Le raccord est aussi maintenu plus solidement. Une pince à champ peut aider à retirer le raccord (208). Si le tube est coupé un peu court et que le raccord est connecté fermement, le ballonnet de contrôle peut être obstrué, ce qui rend le gonflage et le dégonflage du ballonnet impossibles (209).

PROTECTION ANTI-LASER DES SONDES ENDOTRACHÉALES

Méthodes

Afin de protéger les sondes d'intubation qui peuvent prendre feu avec le laser, on les a enveloppées avec des matériaux variés : feuille d'aluminium, ruban adhésif en aluminium ou en cuivre, cotons chirurgicaux humides (92, 97,100,210-215). Plusieurs études ont montré que la feuille de cuivre (Venture) protège les sondes des lasers CO_2, Nd-Yag et KTP (96, 97,100,210,216,217), et le ruban adhésif d'aluminium est une protection efficace contre le laser CO_2 (92,96,97,216,217). La plupart des études ont montré que ce dernier protège du laser Nd-Yag (92,100,210), mais l'une d'elle qu'il ne protégeait pas les sondes en PVC contre le laser CO_2 (100). La présence de sang sur les sondes enveloppées avec du ruban d'aluminium ou du cuivre peut compromettre la protection contre la combustion (93).

La possibilité d'une modification dans la composition de tout ruban adhésif oblige à évaluer les capacités de protection de chaque rouleau. Ainsi, chaque sonde protégée par une feuille ou un ruban adhésif doit être testée avec le laser avant usage (218,219). Le seul produit qui ait reçu l'agrément de la FDA pour cet usage est fait de deux couches minces

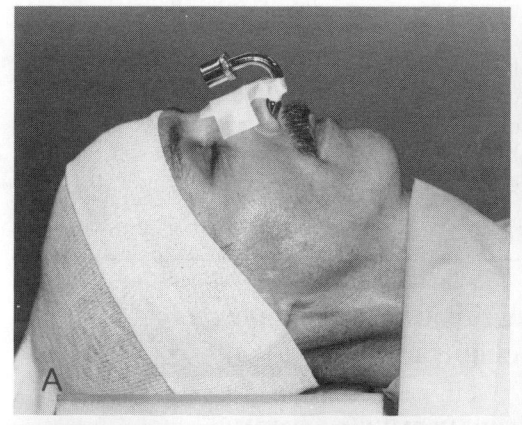

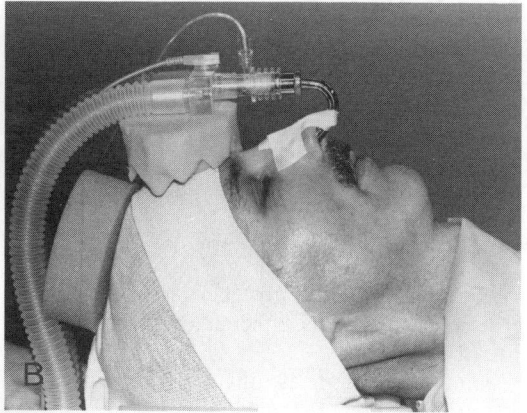

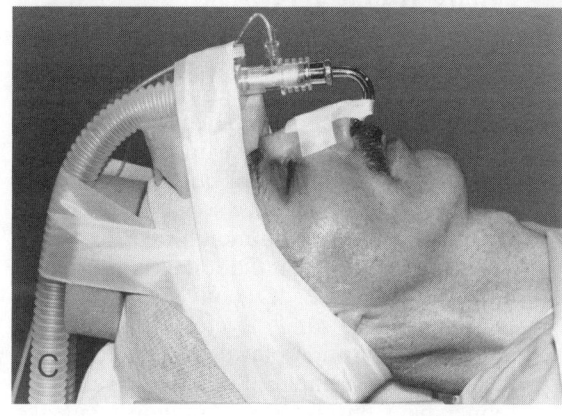

Figure 16.24. Méthode de fixation d'une sonde nasotrachéale. **A.** Un bonnet est mis sur la tête du patient. Un raccord coudé est fixé avec du sparadrap de manière à ne pas exercer de pression sur l'aile du nez. **B.** Des coussinets de mousse sont utilisés pour prévenir toute traction du circuit ventilatoire sur la sonde endotrachéale. **C.** Le circuit ventilatoire est ensuite fixé solidement avec du sparadrap.

d'éponge chirurgicale synthétique. La partie postérieure est adhésive et faite d'une feuille d'argent ondulée (Merocel Laser Guard). Ce produit est commercialisé en plusieurs tailles. Il s'applique plus rapidement que les autres modes de protection sur la sonde endotrachéale (211). Avant l'intubation, la sonde munie de cette protection est imbibée d'eau ou de sérum physiologique. Une fois humidifié, l'ensemble éponge et feuille réfléchissante agit comme un absorbeur de chaleur et disperse les lasers argon, CO_2, Nd-Yag et KTP (100,220,221). La probabilité d'une lésion par réflexion d'un rayon laser est plus faible avec ce produit qu'avec les tubes enveloppés d'une feuille (201). La présence de sang sur le revêtement n'atténue pas son effet protecteur (93).

Protection avec ruban adhésif (100,211,219)

Certains pensent que seules les sondes en caoutchouc rouge doivent être utilisées avec la protection (100). Une sonde en silicone perd son intégrité structurelle après avoir brûlé, et la combustion d'une sonde en PVC produit des gaz toxiques.

La sonde doit être nettoyée avec de l'alcool pour enlever tout résidu qui empêcherait l'adhérence du ruban. La sonde doit être séchée avant d'être enveloppée. La teinture de Benjoin appliquée sur la surface du tube avant de l'envelopper peut renforcer l'adhérence de certains rubans. Le ruban doit être enroulé en spirale autour de la sonde, depuis le ballonnet jusqu'à l'extrémité machine. Les spirales doivent se superposer. Le canal de gonflage doit être plaqué contre le tube et inclus dans le système de protection. Le ballonnet ne doit pas être enveloppé. Si la sonde est sans ballonnet, la protection doit s'étendre vers l'extrémité distale ; 1 cm sous les cordes vocales est la protection minimale requise pour la sonde (214,222). Chaque spirale doit recouvrir du tiers à la moitié de la largeur de la spirale précédente. On peut ainsi courber la sonde sans risquer de d'exposer ou de casser ou plicaturer le ruban. Maintenir une certaine tension sur le ruban tout en l'enroulant autour de la sonde l'aide à se conformer à la sonde et à éliminer les plicatures, les bosses et les plis. La sonde doit pouvoir conserver sa forme première. Un niveau minimal de désinfection sera fournit en passant la sonde, une fois protégée, à l'alcool. Ceci ne lèse ni la sonde, ni la protection. Les sondes protégées peuvent être stérilisées au gaz sans affecter leur combustibilité (211,217).

Avant l'utilisation, il faut s'assurer que la protection ne présente aucune lacune (espace entre deux spirales ou trou). Les sondes qui ne sont pas parfaitement protégées ou qui présentent des bosses ou des plis ne doivent pas être utilisées.

Inconvénients

La protection enroulée autour de la sonde réduit sa flexibilité, peut prédisposer à une occlusion et rendre la surface rugueuse (213, 223). Le diamètre extérieur est augmenté. La réflexion du rayon laser sur le ruban métallique peut endommager des tissus non visés (101). Le matériel enroulé peut se détacher et obstruer les voies aériennes (224). Des erreurs lors de la pose de la protection peuvent exposer la sonde au rayon laser.

Le ballonnet demeure vulnérable à la pénétration, et l'ignition de la partie distale de la sonde reste possible (100,222,225). Des cotons chirurgicaux humides doivent être utilisés pour protéger le ballonnet qui doit être rempli de sérum coloré (225,226). L'intérieur de la sonde peut être enflammé par des morceaux de tissus incandescents soit par contiguïté, soit lorsqu'ils sont inhalés dans la sonde (227, 228). Les protections en coton ou éponge doivent rester humides car elles peuvent brûler quand elle se dessèchent. Un système d'irrigation par cathéter a été décrit (229).

Un problème médicolégal peut se poser si on utilise des rubans n'ayant pas reçu l'accord pour un usage médical (100). De plus, la plupart des fabricants de sondes endotrachéales standard spécifient que leur sondes ne doivent pas être utilisées avec un laser.

Il a été recommandé de n'utiliser les protections par ruban adhésif qu'en dernier ressort, quand les autres méthodes de protection anti-laser (tube anti-laser ou protégé par du Merocel ou des techniques sans sonde endotrachéale) ne sont ni commercialisées ni utilisables comme, par exemple, dans le cas de chirurgie au laser chez les jeunes enfants (100).

Utilisation des sondes endotrachéales

CHOIX DE LA SONDE

Avec ou sans ballonnet

Il était de pratique courante d'éviter les sondes à ballonnet chez les jeunes enfants par crainte d'un stridor post-intubation (230). Quelques études indiquent que tel n'est pas le cas (231). L'avantage des sondes à ballonnet inclut l'amélioration du monitorage, l'absence de fuite pendant la ventilation et la possibilité d'utiliser une PEP. L'inconvénient est qu'il faut choisir une sonde légèrement plus petite qui rend l'aspiration plus difficile et augmente la résistance. L'emploi d'une sonde sans ballonnet peut entraîner une grande incidence d'inhalations silencieuses (232).

Taille

Choisir une sonde de taille correcte avant l'intubation évite le traumatisme si celle-ci est trop grosse, ou à l'inverse la nécessité d'une réintubation si elle est trop petite. Le choix de la taille du tube tient compte de plusieurs facteurs. Les sondes de petit diamètre facilitent l'intubation et nécessitent une force de contrainte plus faible pour s'adapter à l'anatomie des voies aériennes du patient (233). Mais, elles sont associées à des résistances plus élevées, une difficulté à réaliser une toilette trachéobronchique adéquate, des fuites pendant la ventilation en pression positive et un risque accru d'obstruction et de plicature. Le passage d'un fibroscope peut ne pas être possible si la sonde est trop petite. En général, le diamètre interne de la sonde doit être au moins 1 mm plus large que le diamètre externe du fibroscope. Pour de meilleurs résultats, en particulier dans l'intubation nasale, une différence de 2 mm est préférable.

Les sondes plus grosses présentent moins de risques d'occlusion mais font courir le risque de lésions trachéales.

Aucun système prôné pour le choix de la taille adéquate n'est pleinement satisfaisant. De ce fait, l'usager doit toujours avoir à portée de main une sonde de taille supérieure et inférieure à celle choisie. Un guide peut être utilisé pour insérer une sonde plus large.

Sondes à ballonnet

Chez l'adulte et le grand enfant, il faut se baser sur la circonférence du ballonnet et non sur le diamètre interne de la sonde pour déterminer la sonde la mieux adaptée. Si la sonde de la taille choisie s'avère avoir un ballonnet trop petit pour la trachée, l'étanchéité nécessitera une pression plus élevée dans le ballonnet. Un ballonnet à basse pression deviendra ainsi un ballonnet à haute pression. Si le ballonnet est trop large par rapport à la lumière trachéale, des plis se formeront quand le ballonnet sera gonflé, avec risque d'inhalation le long de ces plis (234). Dans l'idéal, la circonférence du ballonnet devrait être égale au diamètre de la lumière trachéale (151). Sur cette base, une étude a montré que la sonde idéale pour un adulte moyen serait de 7,5 mm pour la femme et 8,5 mm chez l'homme (235). Cependant, la taille et la forme de la trachée présentent de grandes variations chez l'adulte (234,236-238). Le diamètre transversal augmente avec l'âge mais, en général, la corrélation avec l'âge, la race, la taille, le poids et la surface corporelle est faible (234,236). Il y a quelques variations dans la circonférence des ballonnets des sondes.

Sondes sans ballonnet

Chez le petit enfant, l'étanchéité est souvent procurée non par un ballonnet, mais en choisissant la taille de la sonde de manière qu'elle soit égale au diamètre de l'anneau cricoïdien. Il y a des variations considérables du diamètre sous-glottique chez l'enfant. En cas d'intubation prolongée, nombreux sont ceux qui pensent qu'il faut autoriser une légère fuite de gaz entre la sonde et la trachée cervicale. Cette fuite doit être décelée avec un stéthoscope, la tête étant en position neutre, pour un pic de pression de 20 à 40 cm H_2O. Une éventuelle réintubation avec une sonde plus petite doit être discutée si elle ne surviendrait pas (239-241).

Différente règles sont utilisées pour choisir la taille d'une sonde chez l'enfant :

1. 1 à 6 mois   Taille : 3 à 4
    6 mois à 1 an   Taille : 3,5 à 4,5
    >1 an   Taille : $\underline{16 + \text{âge (années)}}$ (233,242)
                                        4

2. Prématuré   Taille : $\underline{\text{âge gestationnel (semaines)} + 0,5}$ (243)
                                        10
    <6,5 ans   Taille : $\underline{3,5 + \text{âge (années)}}$
                             3
    >6,5 ans   Taille : $\underline{4,5 + \text{âge (années)}}$ (244)
                             4

3. Nouveau-né
    <1 kg   Taille 2,5
    Entre 1 et 2 kg   Taille 3
    Entre 2 et 3 kg   Taille 3,5
    >3 kg   Taille 4 (245)

4. Choisir la sonde dont le diamètre externe est semblable à celui du petit doigt du patient (246,247)

5. Emploi d'une règle de mesure basée sur la taille de l'enfant (248,249).

Il est recommandé d'utiliser une sonde plus petite chez les enfants présentant des antécédents d'œdème laryngé ou d'asthme et devant avoir une chirurgie réglée et aussi chez les patients porteurs d'une obstruction des voies respiratoires supérieures due à une laryngo-trachéo-bronchite ou une épiglottite (250-252).

CONTRÔLE DE LA SONDE

Avant son insertion, la sonde doit être examinée soigneusement, afin de rechercher d'éventuels défauts tels que fissures, trous ou parties manquantes (253-255). Le ballonnet, s'il y en a un, doit être gonflé, puis la seringue doit être retirée pour vérifier le bon fonctionnement de la valve de gonflage. Si la seringue est laissée en place, la valve peut se fendre et fuir (256). Il faut s'assurer que le ballonnet se gonfle et ne réduise pas la lumière trachéale. Il doit être laissé gonflé au minimum une minute pour vérifier qu'il n'y a pas une petite fuite. Si la sonde a un ballonnet en mousse, tout l'air doit être retiré par aspiration. Le canal de régulation de pression doit être alors fermé ou clampé. Le ballonnet doit rester collabé. S'il se regonfle, il y a une fuite, et la sonde doit être éliminée. Une éventuelle obstruction doit être recherchée. Une simple observation suffit avec les sondes transparentes. Avec les autres, il faut examiner les deux extrémités et/ou insérer un mandrin.

PRÉPARATION DE LA SONDE

Après ouverture de l'emballage stérile, la sonde ne doit être tenue que par l'extrémité proximale. Le raccord doit être inséré aussi loin que possible. Son insertion sera facilitée si son extrémité distale est passée à l'alcool après l'avoir retiré. Ceci renforcera également la solidité de la fixation.

Des lubrifiants ont été utilisés sur les sondes endotrachéales pendant des années, bien que leur utilité soit remise en cause. Il a été suggéré que l'emploi de lubrifiant en gelée sur un ballonnet basse pression-grand volume pouvait diminuer l'incidence des inhalations en comblant les plis (164). Seule de l'eau stérile devrait être utilisée (257). Pour l'intubation orale, seule l'extrémité distale de la sonde doit être lubrifiée. Si l'intubation doit être nasale, le lubrifiant doit être appliqué sur toute la longueur de la sonde.

La courbure de la sonde peut être augmentée en insérant l'extrémité proximale du tube dans le connecteur (258). Ceci peut faciliter l'insertion chez un patient avec larynx antérieur.

MISE EN PLACE DE LA SONDE

Techniques

Intubation orale

L'intubation orale est généralement préférée pour l'anesthésie générale et en urgence parce qu'elle peut être réalisée plus rapidement que l'intubation nasale. Elle permet le passage d'une sonde plus large et plus courte avec un plus grand rayon de courbure que l'intubation nasale. Ceci facilite la bronchoscopie flexible, l'aspiration et diminue la résistance des voies aériennes. Les études comparant les deux voies d'intubation chez les patients ventilés n'ont montré que peu de différence, à l'exception d'une mise en place plus aisée par voie orale (259,260). Il y a moins de mouvements de la sonde dans la trachée lors des changements de position de la tête avec l'intubation orale (261). Les inconvénients incluent la possibilité de lésions dentaires et oropharyngées. L'intubation orale n'est en général pas bien tolérée par le sujet conscient. Le patient avec une sonde oro-trachéale présente des difficultés à déglutir la salive. L'intubation orale prolongée a été rendue responsable de lésions des dents incluses dans le maxillaire et du palais chez l'enfant (262-265).

L'insertion de la sonde est habituellement aisée quand les cordes vocales sont exposées. En présence de mouvements des cordes vocales, la sonde doit être insérée au moment de l'abduction maximale.

Un cale-bouche, des compresses roulées ou une canule buccale, doivent être placées entre les dents pour empêcher le patient de mordre et ainsi occlure la sonde.

Intubation nasale

La voie nasale est souvent utilisée pour des interventions chirurgicales portant sur la cavité orale, le nasopharynx et la face, et pour laisser libre le champ opératoire. On peut également utiliser la voie nasale en présence d'une fracture mandibulaire, d'une limitation des mouvements de l'articulation temporo-mandibulaire et d'une masse obstructive dans la bouche et l'oropharynx. Ceci peut être préférable quand le patient est réveillé et non coopérant, présente une lésion du cou ou une gêne mécanique à l'intubation orotrachéale. L'intubation par voie nasale offre de nombreux avantages. La fixation de la sonde est plus aisée et le risque d'extubation par inadvertance moindre (62,266), bien qu'une étude sur l'intubation prolongée n'ait pas trouvé de différence significative entre les patients intubés par voie orale ou nasale (267). L'intubation nasale prolongée permet l'alimentation orale et une meilleure hygiène buccale. La voie nasale élimine le risque d'occlusion par morsure.

Les inconvénients de cette voie incluent la possibilité de lésions nasales esthétiques et fonctionnelles si l'intubation est prolongée. Le risque de lésion du ballonnet pendant l'intubation est augmenté. Des sondes plus petites peuvent être utilisées. Elles augmentent la résistance et compliquent l'aspiration et la fibroscopie. La durée de l'intubation est plus longue. Une épistaxis est fréquente.

On a montré que l'intubation nasale était responsable d'une plus grande incidence de bactériémies (268-271). Pour cette raison, il peut être prudent d'administrer une antibioprophylaxie aux patients à risque. Une forte incidence de sinusites et d'otites pendant et dans les suites d'une intubation nasotrachéale a été rapportée (266,272-286). Les sinusites peuvent entraîner des complications sévères comme des méningites, des pneumonies et des septicémies. Les sondes nasotrachéales ne doivent pas être utilisées chez les patients porteurs d'un traumatisme crânien car une fuite de LCR par voie nasale peut devenir une porte d'entrée infectieuse (287).

Les contre-indications de l'intubation nasotrachéale incluent les coagulopathies, les fractures de la base du crâne et tout obstacle mécanique sur la voie nasotrachéale comme les polypes, les abcès, les corps étrangers et peut-être l'épiglottite (288). Une chirurgie nasale antérieure ou une pathologie nasale sont des contre-indications relatives. Avant l'insertion de la sonde nasotrachéale, des vasoconstricteurs doivent être appliqués localement. La perméabilité de chaque fosse nasale doit être évaluée en demandant au patient d'inspirer alternativement par une narine après avoir obstrué l'autre. Souvent, pour minimiser le risque d'épistaxis, on choisit une sonde plus petite que celle qui devrait être considérée comme optimale si l'intubation se faisait par voie orale. La sonde doit être soigneusement lubrifiée sur toute sa longueur avec un lubrifiant hydrosoluble (257). Elle peut être ramollie en la plaçant dans un four à 50°C, 15 minutes avant l'intubation (289). La tête du patient doit être placée dans la position usuelle pour la laryngoscopie (voir chapitre 12). La sonde lubrifiée doit être insérée progressivement dans la cavité nasale la plus large ou la plus perméable. Ceci sert à tester la perméabilité de la narine et à la dilater (290,291).

Au moment de l'insertion, le biseau de la sonde doit être tourné latéralement de façon à diriger son bord effilé loin des cornets (289,292). Ensuite, la sonde doit être tournée vers le haut de sorte que son biseau soit dirigé le long du plancher de la cavité nasale et sous le cornet inférieur (292). Le tube doit être dirigé doucement postérieurement, jusqu'au contact du mur pharyngé postérieur. À ce moment, la courbure naturelle du tube et la partie antérieure de la colonne cervicale le dirigeront antérieurement. Quand on estime que l'extrémité a passé la luette, la sonde doit être tournée de 180° et ensuite avancée vers le larynx. Une résistance au passage de la sonde peut être rencontrée à différents endroits durant l'insertion. On ne doit utiliser qu'une pression modérée. Si la résistance est excessive, il faut changer de narine ou choisir une sonde plus petite. Parfois, la sonde bute contre le mur pharyngé postérieur et résiste aux tentatives de progression. Elle doit être retirée sur une courte distance et la tête du patient doit être mise en extension pour faciliter le franchissement de l'obstacle. Il peut être utile de retirer la sonde et placer à l'intérieur un mandrin qui redressera la partie toute terminale en accentuant la courbure. La sonde est insérée jusqu'à ce qu'elle passe le nasopharynx postérieur, puis le mandrin est retiré. On peut aussi introduire par la sonde dans l'oropharynx une petite sonde d'aspiration (223,293). La sonde peut aisément être enfilée sur la sonde d'aspiration ou l'extrémité de cette dernière peut être récupérée dans la bouche et tirée à l'extérieur. Une traction en avant sur la sonde d'aspiration dirige normalement l'extrémité de la sonde d'intubation vers l'avant.

Laryngoscopie directe. Quand la sonde est dans le pharynx, le larynx est exposé avec un laryngoscope. L'extrémité de la sonde peut normalement être dirigée latéralement en imprimant à la sonde un mouvement de torsion. La position du larynx par rapport à l'extrémité de la sonde peut être modifiée par flexion ou extension de la tête ou par une pression sur le larynx. Si ces manœuvres n'alignent pas le tube et l'ouverture glottique, une pince peut être utilisée pour saisir l'extrémité de la sonde et lui faire franchir les cordes vocales. La prise ne doit pas se faire sur le ballonnet car il peut être endommagé par la pince. Si l'extrémité de la sonde rencontre une résistance après avoir franchi les cordes vocales, c'est la plupart du temps parce que, du fait de la courbure de la sonde, elle bute sur le mur antérieur du larynx. D'ordinaire, le retrait léger de la sonde et la flexion du cou permettent d'avancer la sonde. On peut également la tourner de 180° avant de la pousser en avant, introduire par la sonde dans le larynx une sonde d'aspiration qui servira de guide (294) ou insérer un mandrin avec une courbure antérieure près de l'extrémité (295, 296).

Laryngofibroscopie. La laryngofibroscopie est la méthode de choix si un laryngoscope rigide conventionnel ne peut pas être utilisé en raison de l'impossibilité de mettre le cou en extension ou d'ouvrir la bouche du patient. Une intubation nasale à l'aveugle peut provoquer un saignement et compromettre définitivement toute chance de voir le larynx avec le fibroscope. La technique est décrite chapitre 15.

Intubation à l'aveugle (297,298). La technique d'intubation à l'aveugle peut être utile quand une laryngoscopie directe ou l'emploi d'un fibroscope sont difficiles. Le risque de traumatisme est plus important qu'avec une intubation sous vision directe ou au moyen d'un fibroscope. Elle peut être réalisée sous anesthésie générale ou locale. La technique classique d'intubation nasale à l'aveugle nécessite un patient en ventilation spontanée, les bruits respiratoires guidant la mise en place. Le patient est placé dans la position classique d'intubation, cou en flexion et tête en extension. Après avoir introduit la sonde dans la narine, elle est avancée à l'aveugle. Si le patient respire spontanément, les bruits respiratoires peuvent être entendus quand l'extrémité de la sonde approche du larynx. Quand les bruits ont une intensité maximale, la sonde est doucement mais rapidement avancée pendant le temps inspiratoire. Si les bruits cessent alors que le patient continue de respirer, c'est que le tube a fait fausse route. La flexion ou l'extension de la tête ou la manipulation du larynx par pression extérieure peuvent aligner le larynx et la sonde. L'extrémité de la sonde peut être tournée en imprimant une rotation au tube au niveau de l'extrémité raccord (299). L'insertion d'un mandrin préformé avec une courbe antérieure peut aider à passer les cordes vocales (295) *[NdT : Une étude récente (Br J Anaesth 1993, 70 ; 691-693) a montré que le gonflage du ballonnet avec 15 ml d'air, une fois la sonde dans l'hypopharynx, favorisait l'intubation à l'aveugle. Le taux de succès passe de 45 % à 95 %. Le ballonnet doit être dégonflé avant le franchissement des cordes vocales]*.

Une technique pour l'intubation à l'aveugle chez un patient en apnée a été décrite (297). Elle est basée sur l'observation de certains repères sur la face antérieure du cou, tels l'os hyoïde, la protubérance du cartilage thyroïde et le cartilage cricoïde. Quand le tube avance antérieurement, les repères sont mobilisés par l'extrémité de la sonde. Le but est de diriger l'extrémité de la sonde vers la partie médiane au niveau de l'angle thyroïdien où elle doit pénétrer dans le larynx. Si l'extrémité de la sonde est au-dessus du cartilage thyroïde, la flexion de la tête la déplacera vers le bas. Si l'extrémité est sous le cartilage thyroïde, l'extension du cou la déplacera vers le haut. Si l'extrémité fait saillie latéralement, la sonde doit être retirée et il faut lui imprimer un mouvement de torsion pour la diriger vers la ligne médiane. Si le tube passe l'orifice laryngé, mais bute sur la partie antérieure de la trachée, la sonde peut être avancée après avoir augmenté la flexion cervicale ou tourné la sonde de 180°.

En cas d'intubation difficile quand les techniques ci-dessus sont inefficaces, une technique d'intubation rétrograde peut être utilisée (300). On peut le faire quand on suspecte un traumatisme de la colonne cervicale ou quand on s'attend à une intubation difficile. Cette technique commence par une ponction de la membrane intercricothyroïdienne et l'insertion vers la cavité buccale d'un fil métallique (technique de Seldinger) ou d'un cathéter épidural qui sera récupéré dans l'oropharynx. Si du sang ou des sécrétions sont présents en grande quantité dans la bouche, il faut préférer le cathéter parce que la visualisation de l'extrémité est facilitée en y injectant de l'air. Le fil, ou le cathéter, est ensuite utilisé pour guider la sonde dans la trachée.

Profondeur d'insertion

La sonde doit être enfoncée jusqu'à ce que le ballonnet soit situé de 2,25 à 2,5 cm sous les cordes vocales (301). En l'absence de ballonnet, l'extrémité de la sonde ne doit pas être insérée plus loin que 1 cm sous les cordes vocales chez un enfant de moins de 6 mois, 2 cm jusqu'à 1 an, et de 3 à 4 cm chez les plus grands enfants. Chez l'enfant, la sonde peut se bloquer juste après avoir passé les cordes vocales. Il ne faut pas forcer mais plutôt utiliser une sonde plus petite.

Chez un adulte de taille moyenne, on prévient habituellement une intubation sélective en fixant la sonde de manière que les incisives se trouvent à 23 cm de l'extrémité distale chez l'homme et 21 cm chez la femme (302). En cas d'intubation nasale, il faut ajouter 3 cm, la narine étant le point de repère.

Chez l'enfant, la profondeur optimale d'insertion de la sonde en cas d'intubation nasale peut être estimée par la formule suivante :

$$L = (3 \times S) + 2$$

où S est le diamètre interne de la sonde en millimètres et L la longueur en centimètres (303).

CONTRÔLE DE LA POSITION

Après insertion de la sonde, il faut en contrôler la position. En premier lieu, il faut s'assurer qu'elle est bien dans l'arbre trachéobronchique et non dans l'œsophage. Ensuite, qu'elle n'est pas trop loin ou trop près des cordes vocales. Les méthodes de détection d'une intubation bronchique ou œsophagienne sont discutées dans le paragraphe « complications peropératoires ». Après confirmation du bon placement, la partie extérieure au patient peut être raccourcie pour éviter une coudure.

GONFLAGE DU BALLONNET

Ballonnet de petit volume-haute pression

Si la sonde a un ballonnet de haute pression, il faut le gonfler avec la quantité minimale de gaz qui assure l'étanchéité trachéale au pic de pression inspiratoire. La détection à l'oreille peut méconnaître les petites fuites. Elles peuvent être détectées par la palpation ou l'auscultation de l'aire suprasternale prétrachéale (304,305). Gonfler le ballonnet témoin jusqu'à ce qu'il soit tendu et/ou le gonfler au-delà de la quantité juste nécessaire pour obtenir l'étanchéité entraîne un surgonflage du ballonnet et une surpression sur la paroi trachéale.

Ballonnet à basse pression-grand volume

Avec les ballonnets à basse pression-grand volume, il faut mesurer la pression dans le ballonnet pour prévenir un sur-gonflage ou un sous-gonflage. Si un ballonnet à basse pression est gonflé de manière à juste obtenir la suppression d'une fuite audible à l'oreille, la pression dans le ballonnet peut ne pas être suffisamment élevée pour prévenir une inhalation (306).

Le ballonnet doit être gonflé à une pression de 25 à 34 cm H_2O (112,113). La pression doit être mesurée et ajustée approximativement 10 minutes après l'intubation (307). Ce délai est nécessaire pour permette le ramollissement, à la température du corps, du matériau composant le ballonnet, et pour être en situation clinique stable, car le volume nécessaire pour l'occlusion varie avec le tonus musculaire.

Après ajustement de la pression intra-ballonnet, il faut la contrôler pour s'assurer qu'il n'y a pas de fuite au pic de pression. S'il y a une fuite et que le pic de pression n'excède pas la pression dans le ballonnet, c'est que le ballonnet est probablement trop petit pour la trachée et qu'il faut utiliser une sonde avec un ballonnet plus large (172). La pression dans le ballonnet doit être mesurée et réajustée fréquemment. Des changements du tonus musculaire et la diffusion de gaz dans le ballonnet peuvent entraîner de grandes variations de pression dans ce dernier. Avec une sonde d'intubation avec un système Lanz, le ballonnet doit être gonflé jusqu'à obtention de l'étanchéité pendant le pic inspiratoire. Le ballonnet témoin doit être distendu mais être plus petit que l'enveloppe dans laquelle il est enfermé.

Ballonnet en mousse

Après l'intubation, le canal de régulation de pression doit être ouvert et il faut laisser le ballonnet se remplir d'air spontanément. La quantité d'air dans le ballonnet doit être déterminée ensuite par aspiration avec une seringue. D'ordinaire, la pression exercée contre la paroi trachéale est adéquate si 2 ou 3 ml sont retirés des ballonnets les plus petits ($\leqslant$ n° 6), et 5 à 6 ml, ou plus, des ballonnets les plus larges ($\geqslant$ n° 7). Si peu ou pas d'air peut être aspiré, le ballonnet est probablement trop volumineux. Si une fuite se produit après que le ballonnet se soit gonflé spontanément, ceci peut être dû à la présence de plis et on peut y remédier en injectant 2 à 3 ml d'air à l'intérieur du ballonnet et en le laissant l'évacuer spontanément. Si une fuite persiste, il faut utiliser une sonde plus grosse ou relier le canal de gonflage à l'extrémité de la sonde au moyen du raccord spécial. Si cela n'est pas efficace, on doit gonfler le ballonnet avec la quantité d'air juste suffisante pour stopper la fuite, puis clamper le canal de gonflage.

FIXATION DE LA SONDE

Il est essentiel pour la sécurité de l'anesthésie que la sonde endotrachéale soit fixée solidement, particulièrement en pédiatrie où la distance entre le milieu de la trachée et, d'une part les cordes vocales, d'autre part la carène, est courte. Si la sonde n'est pas bien fixée, il y a risque d'extubation accidentelle ou d'intubation sélective et les lésions des voies aériennes par friction peuvent être augmentées. La technique de fixation doit être appropriée à la nature de la chirurgie et à l'accessibilité à la sonde.

Le plus souvent, on utilise du sparadrap pour maintenir la sonde dans la position désirée. La partie de la sonde où on colle la bande adhésive doit être séchée. Toutes les bandes n'adhèrent pas à toutes les sondes de la même façon (308). Il est donc conseillé de tester les bandes adhésives commercialisées pour déterminer quelle est la meilleure pour la sonde choisie. La cohésion peut être renforcée en enveloppant la sonde avec un champ adhésif transparent (308-310). L'emploi d'un adhésif, telle la teinture de Benjoin, sur la sonde et sur la peau, renforcent la fixation du sparadrap. La sonde peut être sécurisée en entourant la tête avec la bande adhésive (311). La fixation sur la lèvre inférieure peut être plus sûre que sur la lèvre supérieure (312). L'emploi de bandes adhésives présente les inconvénients suivants :

1. Certains patients ont des lésions cutanées qui sont aggravées par le contact avec les adhésifs ou le sparadrap. D'autres peuvent avoir des réponses allergiques. Le sparadrap peut endommager la peau des brûlés ou des nourrissons.
2. Cela peut interférer avec la préparation de la tête et du cou.
3. Certains patients mâles ont des barbes ou des moustaches qui rendent la fixation du sparadrap difficile.
4. Les sécrétions buccales, la transpiration ou les solutions utilisées pour préparer le champ opératoire peuvent décoller le sparadrap.

Pour ces raisons, d'autres systèmes comme un sparadrap ombilical ou des points de suture peuvent être utilisés pour fixer le tube (313-315). La suture peut être passée autour d'un anneau de bande adhésive fixé sur la sonde ou à travers la paroi de la sonde. Elle est ensuite fixée à la gencive, à une dent ou à la peau. Une épingle de sureté passée en travers du tube peut être utile. La sonde peut être suturée à la langue (316).

La fixation sur les cheveux n'est pas sûre ; un bonnet ajusté, un filet élastique ou un champ drapé autour de la tête peuvent être utilisés pour fournir une structure solide sur laquelle le sparadrap ou les liens seront attachés (Fig. 16.24) (317,318). Les autres méthodes utilisées pour immobiliser la sonde incluent la fixation autour du palais (319), l'emploi de mousse de silicone fluide pour former un moule autour de la sonde (320) et l'emploi de clamps ombilicaux (321). Il existe des dispositifs spéciaux pour sécuriser les sondes sans utiliser de bandes adhésives ni de liens. Un système de fixation de sonde peut être combiné avec un cale-bouche et/ou une sonde nasogastrique.

Des mousses plastiques placées autour de la sonde peuvent aider à prévenir une nécrose par compression en cas d'intubation nasale (321). En cas d'intubation prolongée, le risque de lésions de l'aile du nez peut être diminué en fixant la sonde vers le bas plutôt que vers le haut (322).

Il est aussi important de s'assurer qu'il n'y a pas de traction sur la sonde, que d'assurer sa fixation correctement. On peut pour cela utiliser un bras entre le raccord du tube et le système respiratoire et/ou un support pour la sonde. La figure 16.24 montre une méthode pour sécuriser le circuit ventilatoire, de sorte qu'il n'exerce pas de traction sur la sonde introduite par voie nasale.

CHANGEMENT DE LA SONDE (323-326)

Trois techniques permettent de changer une sonde endotrachéale : le fibroscope, la laryngoscopie directe et le fil-guide pour changement de sonde (voir plus loin). Le changement d'une sonde trachéale au moyen d'un fibroscope est discuté au chapitre 15.

La laryngoscopie directe peut être utilisée pour changer une sonde orotrachéale ou nasotrachéale ou pour substituer l'une à l'autre. La lame du laryngoscope est placée dans la bouche et positionnée dans l'hypopharynx. La sonde en place est visualisée au niveau de l'orifice glottique. La nouvelle sonde est positionnée aussi près que possible de la glotte. La sonde en place est retirée et la nouvelle sonde est insérée. La ventilation peut être assurée pendant cet échange par jet-ventilation grâce à une sonde jet-stylet que l'on aura introduit auparavant dans la trachée par la sonde en place (325).

Quand on emploie un guide pour le changement de tube, le guide, après lubrification, est introduit dans la sonde et avancé jusqu'à ce qu'il ait passé l'extrémité de la sonde. La plupart des guides ont des repères sur le côté pour aider à les placer de façon précise. La sonde en place est retirée tout en maintenant fermement le guide. Il faut faire attention à ne pas modifier la position du guide, puis la nouvelle sonde est enfilée sur le guide et avancée jusqu'à la profondeur désirée. Le guide est alors retiré. Le jet-stylet permet l'administration d'oxygène, l'aspiration et la ventilation tant qu'il est en place (324).

EXTUBATION

Avant l'extubation, la bouche et le pharynx doivent être aspirés et le sparadrap ou les autres systèmes de fixation retirés. Avant de dégonfler le ballonnet, la sonde doit être retirée jusqu'à ce que l'on sente une résistance. Les sécrétions et régurgitations qui stagnent au-dessus du ballonnet sont ainsi dirigées vers le pharynx où elles peuvent être aspirées. Les poumons sont largement insufflés ou maintenus à une pression de 5 à 10 cm H_2O en fermant la valve expiratoire. Dès que les poumons sont près de leur capacité totale, le ballonnet peut être dégonflé et la sonde retirée pendant l'inspiration (327,328). Ceci chasse les sécrétions collectées au-dessus du ballonnet vers le pharynx et la bouche, où elles peuvent être alors aspirées.

Si la sonde ne peut pas être retirée aisément, il faut s'assurer de l'absence d'obstruction du système de gonflage au-delà du ballonnet témoin, surtout à l'endroit où le sparadrap était fixé. Il faut vérifier l'absence de suture autour ou au travers de la sonde ou du ballonnet, si le site opératoire était endobuccal ou thoracique. Dans ces circonstances, si la sonde était retirée en force, les conséquences pourraient en être désastreuses.

Il est préférable d'extuber un patient présentant un risque d'intubation difficile avec un jet-stylet (329). Après avoir retiré la sonde d'intubation, le cathéter peut être utilisé pour la ventilation et/ou comme guide pour une réintubation. La jet-ventilation peut permettre de gagner du temps pour décider de la nécessité d'une réintubation. Après que la sonde ait été passée par-dessus le jet-stylet, celui-ci peut être maintenu en place pendant la vérification du bon positionnement de la sonde en le passant au travers du diaphragme d'un raccord pour fibroscopie. La ventilation en pression positive et le monitorage de la fraction expirée de CO_2 peuvent ainsi être réalisés avec le guide en place.

Si la sonde doit rester en place et que du N_2O a été utilisé, le ballonnet doit être dégonflé, puis regonflé avec de l'air pour éviter une fuite pendant la période postopératoire (131).

Complications peropératoires

Les complications de l'intubation de courte durée sont habituellement peu sévères. Leur fréquence et leur sévérité augmentent avec la durée de l'intubation.

AU MOMENT DE L'INTUBATION

Traumatisme durant l'insertion

L'intubation est inévitablement traumatique. Les nourrissons et les enfants sont à plus haut risque, du fait de la fragilité de l'épithélium et d'une lumière trachéale étroite. Les patients âgés et emphysémateux ont une trachée mince, friable et moins élastique, ce qui augmente le risque de perforation. Les traumatismes sont souvent associés à une force excessive exercée au moment de l'intubation ou à des tentatives multiples. L'habileté de l'opérateur, la difficulté de l'intubation et la qualité de la relaxation musculaire sont des facteurs dont il faut tenir compte. Les lésions peuvent être augmentées par l'emploi d'un mandrin rigide faisant protrusion à l'extrémité de la sonde, ou au niveau de l'œil de Murphy. La muqueuse peut être déchirée quand une sonde est protégée par un ruban ou une feuille métallique (106,223). Une sonde défectueuse peut avoir des aspérités (295). Les sondes en PVC se rigidifient quand elles sont froides, ce qui peut augmenter le risque de traumatisme au moment de l'insertion.

Des traumatismes des lèvres, de la langue, des dents, du nez, du pharynx, de la trachée ou de la bouche peuvent survenir. Les lésions rapportées varient de la simple abrasion à la lacération sévère et la perforation.

Des lésions du larynx ont été décrites : hématomes, contusions, lacérations, plaies punctiformes, arrachement de cordes vocales et fractures (330-333). La guérison est généralement rapide avec conservation de la structure laryngée. La luxation du cartilage aryténoïde est une complication rare (334-336). Elle prédomine à gauche (337,338). Des luxations bilatérales s'accompagnant d'une obstruction sévère des voies aériennes supérieures ont été décrites (339,340). La luxation ou la subluxation aryténoïdienne s'accompagne de dysphonie, d'une augmentation de la résistance respiratoire, de fausses routes à la déglutition, de dyspnée, d'accès de toux et de douleur à la déglutition.

L'abrasion ou une lacération de la muqueuse sont fréquentes avec l'intubation nasotrachéale (341,342). La cloison nasale peut être disloquée ou perforée. Des fragments de tissu adénoïdiens, de polypes endonasal ou de cornets peuvent être arrachés (343-348). Des fausses routes rétropharyngées ont été rapportées (349,350). Elles peuvent s'accompagner d'abcès, voire même d'une médiastinite.

Des cas de perforations trachéales, bronchiques, œsophagiennes, pharyngées, hypopharyngées et laryngées ont été rapportés avec issue fatale dans certains cas (341,351-379). Les conséquences de ces perforations incluent : hématomes, obstruction des voies aériennes supérieures, pneumomédiastin, pneumothorax. Abcès, fistule ou cellulite peuvent se développer (380-382). Un cas de rupture bronchique a été décrit après usage d'un guide (383). La meilleure façon d'éviter un traumatisme est de ne jamais exercer une forte pression pendant l'intubation. Les curares doivent être utilisés pour éviter tout mouvement du patient. Les mandrins doivent être flexibles et ne doivent jamais dépasser l'extrémité de la sonde.

L'application de vasoconstricteurs sur la muqueuse nasale avant l'intubation, le réchauffement de la sonde et la dilatation progressive (en passant des sondes nasales lubrifiées de diamètre progressivement croissant) réduit l'incidence du traumatisme nasal (289-291,384). Les sondes utilisées pour l'intubation nasale doivent être plus petites que celles que l'on aurait utilisées par voie buccale. Elles doivent être lubrifiées sur toute la longueur.

Impossibilité d'obtenir une bonne étanchéité

La présence d'une fuite au niveau du ballonnet ou de la sonde elle-même peut rendre difficile la ventilation, augmenter le risque d'inhalation et rendre périlleuse la chirurgie endobuccale.

Si le ballonnet fait saillie au niveau des cordes vocales, une fuite peut se produire en dépit d'un ballonnet surgonflé. L'injection d'air supplémentaire peut, momentanément, assurer l'étanchéité, mais peu à peu la fuite réapparaîtra.

Pendant l'insertion, le ballonnet, le canal de gonflage, voire même le tube, peuvent être déchirés par une dent, un cornet, la lame du laryngoscope, une pince ou l'angle aigu d'un mandrin (385). Les ballonnets de grand volume-basse pression sont plus fragiles. Une coudure sur le canal de gonflage, à l'endroit où il se raccorde sur le canal interne, peut empêcher l'inflation du ballonnet (386). Un défaut de la sonde ou une hernie du ballonnet peuvent être responsables d'une fuite (254, 387). Si la compliance du ballonnet témoin est supérieure à celle du ballonnet, ce dernier peut se vider dans le ballonnet témoin (388). La valve de gonflage peut être endommagée, si la seringue est laissée en place, produisant une fuite quand l'air est injecté (256). Une seringue endommagée peut empêcher de gonfler le ballonnet (389,390). L'impossibilité d'obtenir l'étanchéité peut être due à une sonde trop petite chez un patient présentant des voies aériennes très compliantes ou une trachéo-malacie.

En présence d'une fuite, il faut réaliser une laryngoscopie pour vérifier que le ballonnet est au-dessus des cordes vocales. Dans ce cas, le ballonnet doit être dégonflé, la sonde renfoncée et le ballonnet regonflé. Si la fuite persiste, la sonde doit être remplacée. Si l'intubation a été difficile, il faut s'entourer de précautions et utiliser un guide ou un fibroscope.

Intubation œsophagienne

L'intubation œsophagienne est une complication potentiellement grave qui peut se voir même avec un anesthésiste expérimenté (391-396). En plus du risque d'hypoxie avec lésion cérébrale, une rupture gastrique et un pneumopéritoine peuvent survenir (395,397). La distension gastrique peut s'accompagner de régurgitation et d'inhalation. La sonde peut descendre jusque dans l'estomac (398).

Pour prévenir le risque inhérent à une intubation œsophagienne, il faut la rechercher systématiquement, immédiatement après l'intubation. Il faut contrôler que la sonde est bien dans l'arbre trachéo-bronchique.

Le plus souvent, il est aisé de distinguer une intubation œsophagienne d'une intubation trachéale. Cependant, rarement, certains signes qui portent à croire à une intubation trachéale peuvent être trompeurs. Dans la plupart des cas d'intubation œsophagienne rapportés, un ou plusieurs des tests suivants ont été effectués et se sont révélés trompeurs.

1. La visualisation de la sonde passant entre les cordes vocales est un des signes les plus fiables. Malheureusement, bien souvent, la glotte ne peut pas être visualisée. Dans ce cas, le déplacement postérieur de la sonde, tout en gardant en place la lame du laryngoscope permet de visualiser la sonde et les cordes vocales (399). Cependant, la sonde peut être déplacée avant ou après sa fixation, après l'avoir visualisée en bonne place.

2. La sensation caractéristique du poumon de compliance normale ventilé au ballon mou est une autre méthode. L'intubation œsophagienne peut s'accompagner d'une résistance à la ventilation et d'une expiration lente (400). Malheureusement, ce test n'est pas fiable (396, 401-405). Un autre test est proposé : la dépression du ballon pendant les efforts inspiratoires du patient. Cependant, assez souvent, un volume courant acceptable a été rapporté avec une intubation œsophagienne (396,401, 402,404,406,407). Un autre test consiste à contrôler que le ballon se remplit après ventilation et en l'absence de gaz frais (408). Le ballon est comprimé 3 à 5 fois et, si la sonde est correctement placée, il se remplira chaque fois. Si la sonde est dans l'œsophage, le ballon ne se regonfle pas ou peu.

3. Quelques-uns s'assurent d'une expansion thoracique à la vue ou manuellement. Malheureusement, une intubation œsophagienne peut s'accompagner de mouvements de la cage thoracique simulant une insufflation pulmonaire surtout chez les patients dont la respiration abdominale est prédominante (401-404,409-413). Quand la compliance thoraco-pulmonaire est basse, l'expansion inspiratoire thoracique est peu marquée, même si l'intubation est trachéale (396).

4. L'auscultation du murmure vésiculaire est un autre signe. L'auscultation doit se faire dans le creux axillaire latéralement des deux côtés, et pas seulement sur la face avant du thorax. La qualité du murmure est importante. Un bruit de gargouillement dans le tube, semblable à des râles pré-mortem, suggère une intubation œsophagienne. Ce test n'est pas fiable, car on a décrit des cas d'auscultation apparemment normale et symétrique, alors que la sonde était dans l'œsophage (396,401,404,407,409,412-414). Des sons similaires aux bruits respiratoires normaux ont été entendus chez des patients porteurs d'une importante hernie hiatale intra-

thoracique, d'un estomac intrathoracique ou d'une œsophagogastrostomie intrathoracique (402).

5. La comparaison entre le son de tonalité aiguë de l'air s'échappant autour de la sonde quand le ballonnet n'est pas gonflé et le son plus guttural de la fuite d'air autour de la sonde placée dans l'œsophage a été utilisé comme moyen diagnostique (396). Cependant, si le ballonnet est près du cartilage cricoïde, il peut être impossible de distinguer les deux sons (404).

6. L'auscultation épigastrique et l'observation du mouvement d'air dans l'estomac a été également utilisée. On a montré que l'auscultation de la région gastrique et des poumons était plus fiable que la seule auscultation pulmonaire (409). Cependant, chez l'adulte mince et l'enfant, les bruits respiratoires peuvent être perçus dans la région épigastrique (396,407).

7. Certains prennent en compte l'absence de distension gastrique. Malheureusement, l'abdomen n'est pas toujours distendu par une insufflation gastrique intermittente et, de plus, une distension gastrique peut être due à la ventilation au masque précédant l'intubation (403,404,411). La présence d'une hernie hiatale ou d'un bol alimentaire intrathoracique peut s'accompagner d'une absence de distension abdominale (402).

8. La présence de buée sur un tube transparent (400) n'est pas une preuve suffisante. Elle peut se produire avec une intubation œsophagienne (396,409,415).

9. Un autre test sont les variations de la pression artérielle et du rythme cardiaque. Malheureusement, ces variations hémodynamiques ne sont pas des témoins fiables d'une hypoxie ou d'une hypercapnie (317,318), ni d'ailleurs l'électrocardiogramme.

10. La coloration de la peau et le monitorage de la SpO$_2$ ont été utilisés. Cependant, après intubation œsophagienne, la cyanose apparaît après plusieurs minutes s'il y a eu auparavant une préoxygénation, et elle peut de plus être due à beaucoup d'autres causes (396,416). Si la saturation en oxygène s'améliore après l'intubation, le tube est certainement en place (417).

11. Une sortie d'air par la sonde d'intubation après compression du sternum peut être trompeuse (396,404).

12. La radiographie pulmonaire fait perdre du temps, coûte cher, et n'apporte pas de preuve formelle en l'absence d'un cliché de profil, à moins que l'extrémité de la sonde ne soit en-dessous de la carène ou qu'il y ait une dilatation gastrique (396,418,419).

13. La palpation du ballonnet au niveau de la fourchette sus-sternale a été utilisée. Le ballonnet témoin est comprimé rapidement et de manière intermittente pendant que l'autre main palpe la région suprasternale (420). Ce test n'est pas fiable (396,406,415,421).

14. Un autre test est la nécessité d'un grand volume gazeux pour obtenir l'étanchéité alors que la sonde est de taille adaptée à la morphologie du patient. Cependant, le même phénomène peut se produire si le ballonnet se trouve juste au-dessus des cordes vocales, s'il est déchiré ou s'il y a une hernie du ballonnet.

15. Certains proposent la visualisation des anneaux trachéaux avec un fibroscope, en utilisant un raccord pour fibroscopie qui permette de réaliser la fibroscopie tout en ventilant le patient (Fig. 16.25). C'est une méthode fiable, mais elle nécessite un matériel spécialisé et elle est de réalisation complexe; elle prend du temps et ne peut être utilisée avec une petite sonde.

16. La présence de liquide gastrique dans la sonde est un autre signe. Cependant, le liquide gastrique peut ne pas apparaître si l'intubation est strictement œsophagienne et peut être difficile à différencier des sécrétions pulmonaires (396) *(Ndt: Certains auteurs ont proposé d'utiliser des bandelettes réactives pour mesurer le pH. Un pH acide signe la présence de liquide gastrique)*.

17. Le toucher buccal (422,423) permet, en plaçant une main dans la bouche du patient et l'autre main sur le cou, de confirmer que la sonde se trouve en position antérieure par rapport à l'échancrure aryténoïdienne.

18. Un système de détection d'intubation œsophagienne a été utilisé. Une seringue de 60 ml ou une poire est connectée à la sonde d'intubation. Une aspiration étanche est réalisée avec ce système (424,425). Si la sonde est dans la trachée et que l'aspiration était bien étanche, de l'air est aspiré des poumons, sans résistance, grâce à la pression négative ainsi réalisée. Quand la sonde est dans l'œsophage, la paroi œsophagienne se moule sur la sonde

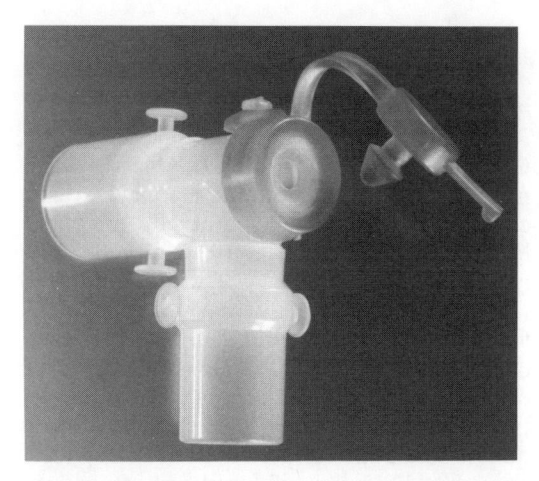

Figure 16.25. Adaptateur pour fibroscopie (Reproduit avec l'autorisation de Mallinckrodt Medical, Inc.).

et occlue la lumière. La tentative d'aspiration entraîne une pression négative ou une résistance élevée. La détection de l'intubation œsophagienne est facilitée par la réalisation du même test, ballonnet dégonflé (426). Le même système peut être utilisé pour injecter un bolus d'air dans la sonde tout en auscultant la région épigastrique. La présence de bruits aériques confirment le diagnostic. Ce test détecte également une obstruction de la sonde (425). Ce test est très sensible (425,427-431), mais comporte des faux négatifs (425,429,432). Ce test reste efficace avec les sondes nasogastriques (429).

19. L'intubation bronchique sélective intentionnelle est un autre test (433). La sonde est enfoncée de manière à obtenir une probable intubation sélective. Le thorax est ausculté pendant la ventilation. Si le murmure vésiculaire n'est perçu que dans un seul poumon, l'intubation est bronchique. En revanche, si elle est œsophagienne, le murmure vésiculaire est d'égale intensité, ou n'est pas perçu dans les deux champs. Ce test n'a aucune valeur (433).

20. Une sonde peut être introduite dans la sonde d'intubation (396,434). Si cette dernière est dans l'œsophage, la sonde nasogastrique descendra sans résistance dans l'œsophage ou l'estomac. Si elle est dans la trachée, la sonde nasogastrique butera sur la carène, à approximativement 26 à 32 cm chez l'adulte. Les autres critères sont l'impossibilité d'aller plus avant, le maintien d'un entraînement d'air par l'orifice de la sonde endotrachéale ouvert à l'air libre lorsqu'on effectue une aspiration, la facilité de retirer la sonde nasogastrique sous aspiration et l'absence de bile ou de liquide gastrique dans le contenu aspiré.

21. La palpation trachéale pendant l'insertion de la sonde est une autre méthode. Pendant l'intubation, la palpation de la trachée au niveau de la fourchette sternale ou l'application d'une pression sur le cricoïde permet de sentir le passage de la sonde au moment où elle franchit les anneaux trachéaux (435). On peut parfois ne rien palper quand l'intubation est réalisée avec une sonde de petit diamètre par rapport à celui de la trachée.

22. La présence de CO_2 dans le gaz expiré (396,403,436,437) est une des méthodes les plus sûres. Elle permet une détection fiable et rapide de l'intubation œsophagienne. Les capnographes monitorent le CO_2 à la fois sur le plan quantitatif et qualitatif (voir chapitre 17). Le bon placement de la sonde peut être contrôlé de façon assez sûre, dès les premiers cycles ventilatoires, que le patient soit en respiration contrôlée ou assistée. Cette technique peut être utilisée quand les cordes vocales ne peuvent être visualisées, quand le murmure vésiculaire ne peut être entendu et quand l'accès au patient est limité.

Dans quelques circonstances, du CO_2 peut être détecté alors que la sonde est dans l'œsophage (438). Les gaz expirés peuvent avoir été insufflés dans l'estomac au cours de la ventilation au masque. Du CO_2 peut être présent dans l'estomac avant l'intubation, par interaction entre le trisilicate de magnésium ou le bicarbonate de soude et le liquide gastrique, ou après ingestion de liquides carbonatés. Dans ce cas, le CO_2 expiré sera bas et la courbe de capnographie irrégulière ; de plus, le niveau du CO_2 diminuera rapidement avec la ventilation. Le capnogramme n'aura pas un aspect normal. Cependant, le CO_2 peut ne pas être détecté, en dépit d'un placement correct, en présence d'un bronchospasme sévère ou s'il n'y a pas de circulation pulmonaire (405,435).

Au moindre doute sur la bonne position de la sonde et si les conditions cliniques le permettent, il faut la contrôler avec un laryngoscope. Le déplacement postérieur de la sonde peut aider à visualiser la sonde et les cordes vocales (399). Si nécessaire, le patient peut être ventilé en utilisant un masque placé sur le tube et la bouche. Si la cyanose disparaît avec cette manœuvre, c'est qu'il y a fausse route de la sonde (401). Si les conditions cliniques s'aggravent et que ces manœuvres ne changent rien ou ne peuvent être réalisées pour une raison quelconque, la sonde doit être retirée. « When in doubt take it out » (dans le doute retirez-la) est une règle essentielle à suivre.

Sonde endotrachéale déglutie

De nombreuses observations de sondes perdues dans l'œsophage ont été rapportées (398, 439-451). La majorité de ces incidents surviennent pendant la réanimation néonatale. Les sondes ont été retirées sans aucune séquelle.

Cette complication peut être prévenue en utilisant un connecteur raccordé solidement à la sonde. La solidité de la fixation peut être renforcée en passant le raccord à l'alcool avant de l'insérer dans la sonde. La sonde doit être suffisamment longue pour sortir de la bouche quand elle est correctement placée. Elle doit être fermement fixée.

Si cette complication survient, il n'est pas nécessaire de retirer la sonde immédiatement : la réanimation doit être poursuivie jusqu'à ce que l'enfant soit dans des conditions stables.

Intubation sélective accidentelle

L'insertion de la sonde dans une bronche souche est une complication relativement commune et parfois fatale. Si elle se prolonge, elle entraîne une atélectasie et un shunt intrapulmonaire dans le poumon non ventilé. D'autres conséquences sont également possibles : rupture alvéolaire, emphysème interstitiel et pneumothorax, du côté où la sonde est en place. Une sonde insérée dans la bronche droite peut occlure la bronche supérieure droite (452). Si l'extrémité de la sonde est sur la carène, une toux persistante et un cabrage peuvent survenir *(Ndt : Le terme cabrage est la traduction française du mot bucking qui signifie que le patient se met brutalement en opisthotonos accompagné d'une expiration forcée suivie d'un blocage respiratoire de 1 ou 2 secondes. Le terme bucking est employé plus couramment).*

Les effets adverses peuvent apparaître avec un certain délai, ce qui peut retarder le diagnostic. Les signes cliniques d'appel varient considérablement. Il faut donc être très vigilant pour détecter une intubation sélective chez tout patient intubé. Le risque d'intubation bronchique est plus fréquent quand l'intubation a été réalisée en urgence (453,453a) et chez l'enfant (453b,4523c). De nombreux syndromes pédiatriques s'accompagnent d'une trachée courte (453d). Une étude a montré que les sondes préformées RAE sont trop longues chez 32 % des enfants et une intubation bronchique survient dans 20 % des cas (42).

Une intubation bronchique peut survenir au moment ou après l'intubation. Si la sonde n'est pas fermement fixée, elle peut glisser dans une bronche par le poids des raccords, au moment d'une aspiration ou au cours d'autres manœuvres. La sonde remonte dans la trachée quand la tête, tournée sur le côté, est remise en position médiane et après passage d'une position debout à une position couchée (453e-453k). Le Trendelenburg, la position de lithotomie, la mise en place de champs abdominaux dans la région abdominale haute et la compression de l'abdomen déplacent la carène vers le haut (454).

Après l'intubation, il faut s'assurer que la sonde n'est pas dans une bronche souche. Cette vérification doit être régulièrement répétée, chaque fois que la position du malade est changée et chaque fois qu'une hypoxie survient. Si un patient présente une toux persistante après intubation, il faut penser que la sonde peut irriter la carène.

Plusieurs méthodes permettent de détecter une intubation sélective :

1. *Auscultation des deux champs pulmonaires*

La méthode, communément utilisée, qui consiste à ausculter les champs pulmonaires périphériques supérieurs et inférieurs des deux côtés peut induire en erreur. Un bruit respiratoire peut être transmis de l'autre côté en présence d'une intubation endobronchique, à moins que la sonde soit fermement enclavée dans la bronche souche (454,455).

2. Visualisation d'une expansion thoracique symétrique

La visualisation est de réalisation aisée mais elle n'est pas fiable.

3. Radiographie pulmonaire (455)

La radiographie pulmonaire est très fiable si elle est réalisée correctement. Elle prend du temps et elle est coûteuse. La plupart des anesthésistes pensent que l'extrémité de la sonde doit être au milieu du premier tiers de la trachée quand la tête est en position neutre (mi-chemin entre l'extension et la flexion complète) (453f,453j,456). Si le cou est fléchi, la sonde sera trop loin dans la trachée. Si la tête est mise en extension, elle sera trop près des cordes vocales. La bonne position de la sonde peut être contrôlée en notant devant quel corps vertébral se trouve l'extrémité de la sonde. La position de sécurité se situe entre D2 et D4 (405,453f,457). La distance entre l'extrémité de la sonde et la carène peut aussi être utilisée. Chez le nouveau-né, le nourrisson et le jeune enfant, l'extrémité doit se situer 2 cm au-dessus de la carène quand la tête est en position neutre (543c,458). Cette distance passe à 3 cm chez l'enfant autour de 5 à 6 ans (458). Chez l'adulte, la distance idéale est de 3,5 ou 7 cm respectivement quand le cou est fléchi, neutre ou en extension (453f,457,459). La position de l'extrémité de la sonde peut être difficile à repérer sur la radiographie si la sonde n'est pas munie d'une ligne radio-opaque sur toute la longueur (460). Dans ce cas, la sonde peut à tort être considérée correctement placée, alors qu'en fait elle est trop loin.

4. Position de la sonde par rappport aux lèvres ou à la narine

Chez l'adulte. Il est recommandé pour l'intubation orale que les dents ou les gencives supérieures soient situées à 21 cm chez la femme et 23 cm chez l'homme (302,435). Des études ont montré que c'était là une meilleure méthode de prévention de l'intubation sélective que l'auscultation pulmonaire. Cependant, avec cette méthode, chez certains patients, la sonde peut être peu enfoncée avec un risque d'extubation accidentelle (461). Si l'intubation est nasale, le repère étant la narine, il faut ajouter 3 cm. Chez les patients dont la taille est hors norme, la sonde peut être placée le long de la face et du cou du patient, l'extrémité de la sonde étant placée au niveau de la fourchette sternale. La sonde est aussi placée de manière à se conformer à la position de l'intubation naso- ou orotrachéale. La marque sur le tube située au point d'intersection de la sonde et, d'une part, les incisives supérieures ou la gencive (intubation orale) et, d'autre part, la narine (intubation nasale), est notée et, après intubation, la sonde est fixée à ce niveau. Une étude a montré que la méthode la plus sûre pour estimer à quel point de la sonde doit se situer la narine est de mesurer la distance entre la partie supérieure du cricoïde et l'extrémité de l'appendice xyphoïde (462).

Chez l'enfant. La marge de sécurité est moindre chez l'enfant que chez l'adulte, la trachée étant plus courte. De nombreuses formules et tables basées sur la taille de l'enfant et l'âge gestationnel ont été proposées :

Intubation orale

1. Longueur (en centimètres) = âge/2 + 12 (453,463)
2. Longueur (en centimètres) = poids (en kg)/5 + 12 (463)
3. Longueur (en centimètres) = taille (en cm)/10 + 5 (464)
4. Règle des 7.8.9 : les enfants pesant 1 kg sont intubés à une distance de 7 cm des lèvres. Les enfants de 2 kg : à une distance de 8 cm et les enfants de 3 kg à une distance de 9 cm (465)

Intubation nasale

1. L = (S × 3) + 2. L est la longueur en centimètres et S le diamètre interne du tube en millimètres (303)
2. Multiplier la taille par 0,21 (466)
3. Pour la longueur totale de la sonde : 0,16 × taille (cm) + 4,5 cm. Ensuite laisser 2 cm après la narine chez le nouveau-né et 3 cm chez le nourrisson plus âgé (467).

Recourir à ces formules diminue l'incidence de l'intubation sélective, mais de telles formules sont basées sur des moyennes et ne sont pas totalement fiables (454). De plus, les marques de longueur sur les sondes ne sont pas toujours précises (468)

5. Marques sur les sondes trachéales (301, 469, 470)

De nombreuses sondes ont des lignes ou des anneaux pour aider à positionner la sonde par rapport aux cordes vocales (voir Fig. 16.4B et 16.17). La partie distale de certaines sondes pédiatriques est colorée.

6. Méthode auscultatoire

Avancer la sonde jusqu'à ce que le murmure vésiculaire et l'expansion thoracique ne soit perçus que d'un seul côté. Ensuite, retirer lentement la sonde et noter sur la sonde, par rapport à la narine ou la gencive, le point où réapparaissent un murmure et une expansion thoracique symétriques dans les deux champs. À ce moment, retirer la sonde 2 cm de plus et la fixer (458, 471).

7. Fibroscopie par la sonde (472)

Réaliser une fibroscopie par la sonde en place est aussi précis que la radiographie pour déterminer la position du tube par rapport à la carène, aussi bien chez l'adulte que chez l'enfant (472-474). De plus, cette méthode est beaucoup plus rapide. Dans la plupart des salles d'opération un fibroscope est prêt à l'emploi, ce qui rend cette méthode de contrôle très pratique.

8. Gonflage et dégonflage du ballonnet associé à la palpation

Une autre méthode est le gonflage et le dégonflage du ballonnet, tout en palpant la face antérieure du cou (475-477). La partie inférieure du ballonnet doit être perçue juste au-dessus de la fourchette sternale. Cette méthode peut ne pas être réalisable chez les patients obèses et avec les ballonnets de grand volume-basse pression (478, 479). Une meilleure méthode peut être la palpation de la trachée en descendant à partir du cartilage cricoïde tout en appliquant une pression constante sur le ballonnet témoin (479). Quand la trachée est palpée au niveau du ballonnet gonflé, une augmentation de pression est perçue dans le ballonnet témoin. Avec les sondes sans ballonnet, l'extrémité du tube est palpée pendant l'insertion. La sonde est enfoncée jusqu'à ce que son extrémité passe la fourchette sternale (453b).

9. Injection d'un liquide dans le ballonnet (480)

L'injection d'un liquide dans le ballonnet suivie d'une compression douce du ballonnet témoin tout en auscultant au niveau de l'échancrure sternale a été proposée. Le bruit de gargouillement caractéristique n'est pas perçu si l'extrémité est située dans une bronche souche ou si elle est proche de la carène.

10. Détection d'un élément métallique (481, 482)

Un détecteur de métaux est utilisé pour déceler un élément métallique placé près de l'extrémité de la sonde. Cette méthode réduit nombre de malpositions mais ne les élimine pas (481). Une fine bande adhésive métallique enroulée autour de la sonde et détectée par un détecteur électronique a aussi été utilisée pour positionner l'extrémité de la sonde à mi-distance de la trachée (478).

11. Monitorage du CO_2 expiré

Le monitorage du CO_2 expiré peut amener à découvrir une intubation bronchique (483-486), mais ce n'est pas un moyen fiable de détection. Une augmentation ou une diminution du CO_2 expiré peut se produire.

12. Stylet lumineux

Une étude a montré que l'extrémité de la sonde peut être placée au niveau désiré en s'aidant d'un stylet lumineux inséré dans la sonde. Le cône lumineux doit être situé à l'extrémité de la sonde. Il suffit ensuite, par transillumination, de déplacer la sonde, de manière que l'intensité lumineuse maximale soit au niveau de l'échancrure sternale (487).

13. Transillumination par fibre optique

Des sondes d'intubation, dont l'extrémité est illuminée par une fibre optique incorporée dans la lumière du tube et se terminant juste au niveau du ballonnet ou près de l'extrémité si la sonde est sans ballonnet ont été utilisées (488,489). Quand la source lumineuse est connectée, une transillumination apparaît en-dessous du cricoïde.

14. *Monitorage transcutané de la PO₂ ou de la saturation en O₂*

Une chute soudaine de la PO_2 artérielle et transcutanée peut se produire lors d'une intubation bronchique (490). La SpO_2 est moins sensible. Cependant, une désaturation peut ne pas se produire, même en présence d'une atélectasie massive (435,491).

Quand on suspecte une intubation sélective, le ballonnet doit être dégonflé, le tube retiré de quelques centimètres et un nouveau contrôle doit être réalisé après avoir regonflé le ballonnet. Si la réintubation est potentiellement difficile, en raison de la position du patient ou d'une intubation préalable difficile, il est préférable d'insérer un fibroscope ou une bougie avant de retirer la sonde. Dans ce cas, la sonde peut être réinsérée rapidement si une extubation survient par inadvertance. Les poumons doivent être ensuite hyperinsufflés pour lever les atélectasies partielles ou totales. Si l'atélectasie persiste, une bronchoscopie peut être nécessaire pour enlever un bouchon muqueux.

Obstruction bronchique

L'obstruction bronchique secondaire à une intubation sélective a été discutée plus haut. L'obstruction bronchique peut être due également à une malformation trachéo-bronchique (269). De telles malformations sont presque toujours situées au niveau de la bronche lobaire supérieure droite.

Corps étrangers bronchiques

Pendant l'intubation des corps étrangers très variés peuvent être inhalés dans la trachée et peuvent obstruer totalement ou partiellement une partie des poumons. Dans certains cas, des obstructions sévères mettant en jeu le pronostic vital ont été rapportées.

La sonde endotrachéale peut détacher des fragments d'une tumeur buccale, pharyngée ou laryngée. Une sonde introduite par voie nasale peut, au passage, détacher un fragment de végétations ou de tissu nasal (492). L'obstruction d'une bronche par un caillot de sang après une intubation traumatique a été décrite (493). Le raccord de la sonde peut se détacher et être perdu dans la trachée ou le pharynx (494-496).

La surface du tube délimitée par l'œil de Murphy peut avoir été laissée en place, se détacher et être inhalée (497-499). Un morceau de ballonnet peut tomber dans une bronche après s'être déchiré (500-502).

La gaine du mandrin peut se déchirer au moment où il est retiré (503-505). On a décrit d'autres corps étrangers comme les cotons chirurgicaux utilisés pour protéger le ballonnet du rayon laser (215), la partie distale de la sonde (506,507), les bandes d'aluminium utilisées pour protéger la sonde du risque d'ignition par le rayon laser (224), une partie d'un raccord défectueux (508,509), le bouchon d'un tube de lidocaïne gel (510) et un morceau d'un spray et d'un atomiseur (511-513). Enfin, des dents, un dentier ou un morceau de laryngoscope peuvent être inhalés.

Avant usage, l'inspection soigneuse du raccord du tube et du mandrin aident à éviter l'introduction du corps étranger. Le raccord doit être fermement enfoncé dans la sonde et le sparadrap ou tout autre système de fixation doit être fixé à la sonde et non au raccord. Chaque fois qu'une fuite se produit sur un ballonnet, ce dernier doit être inspecté soigneusement après le retrait de la sonde afin de voir s'il en manque une partie.

L'inhalation d'un corps étranger doit être suspectée en présence de signes ou de symptômes d'obstruction bronchique. Les voies aériennes doivent être contrôlées par laryngoscopie et bronchoscopie.

UNE FOIS LA SONDE EN PLACE

Absence d'étanchéité

Le ballonnet peut se déchirer ou se détacher de la sonde une fois celle-ci en place (502-514). L'usage de lubrifiant ou d'un spray d'anesthésique local a été associé à des fuites du ballonnet (515-517). Le système de gonflage peut être défectueux (518-520). Le ballonnet peut être perforé au cours de la pause d'un cathéter dans la jugulaire interne ou la sous-clavière (521,522). Un impact laser peut perforer le ballonnet et provoquer une fuite (215). Si un système de monitorage de la pression dans le ballonnet est laissé en place, la valve de gonflage peut être détériorée (256). Le raccord peut fuir ou se détacher de la sonde (523-525).

Quand le tube est proche du site opératoire, comme en chirurgie thoracique ou endobuccale, la sonde peut être endommagée (324, 526-536). Le patient peut mordre la sonde et la perforer (68,537,538).

Quand une fuite se produit, une laryngoscopie doit être réalisée pour contrôler la position du ballonnet. S'il n'est pas complètement sous les cordes vocales, le ballonnet doit être dégonflé, la sonde renfoncée, puis le ballonnet regonflé. Si le système de gonflage est défectueux, il peut être possible de le réparer, la valve peut être remplacée par un robinet à trois voies ou une aiguille peut être insérée dans le canal de gonflage en aval de la fuite (539-542). Si la sonde est sectionnée, on peut passer une petite sonde sans ballonnet au-delà de la partie endommagée (534). Cette petite sonde peut être utilisée pour ventiler le patient jusqu'au changement de tube. Dans certains cas, la fuite peut être bouchée par cette sonde si elle est ajustée au diamètre interne (530).

Si le ballonnet fuit, plusieurs solutions sont envisageables :

1. Ne rien faire si la fuite est minime et s'il n'y a pas de danger d'inhalation.
2. Remplir le ballonnet avec un mélange de gel de lidocaïne et de sérum salé (543,544).
3. Raccorder le système de gonflage à un système qui maintient un apport d'air permanent dans le ballonnet : on a proposé un cathéter intraveineux connecté à un sac réservoir rempli d'air sur lequel on applique une pression constante (531), un débitmètre (545,546), un système pour maintenir la pression intraoculaire (547).
4. Augmenter le débit de gaz frais pour compenser la fuite.
5. Réintuber. Dans ce cas, il faut penser à utiliser un guide ou un fibroscope.
6. Ventiler le patient au masque, sans enlever la sonde.
7. Extuber et ventiler au masque.
8. Utiliser un tamponnement pharyngé pour contrôler la fuite.
9. Contrôler les voies aériennes par un autre moyen (trachéotomie ou ponction de la membrane cricothyroïdienne).

Quand une sonde est retirée en raison d'une fuite sur le ballonnet, celui-ci doit être examiné avec soin à la recherche d'une partie manquante.

Perforation des voies aériennes

La perforation trachéale ou bronchique est une complication rare mais sérieuse de l'intubation (372,548-552). D'ordinaire, elle est associée à une pathologie préexistante des voies aériennes, l'emploi d'une sonde rigide, une hyperextension du cou, des mouvements violents de la tête et du cou, une traction sur la trachée ou une hyperinflation du ballonnet (333). Un cas de rupture trachéale due à la connexion du ballonnet à un appareil de jet-ventilation a été rapporté (553). Si une perforation des voies aériennes est suspectée, il est essentiel d'en confirmer le diagnostic par bronchoscopie.

Complications dues à l'œil de Murphy

Tout ce qui est introduit dans la sonde d'intubation comme une sonde d'aspiration, un guide ou un fibroscope peut passer par l'œil de Murphy et y être retenu (Fig. 16.26). Il peut être impossible de retirer l'objet coincé sans retirer la sonde endotrachéale (554).

Incendie d'une sonde d'intubation par le laser

L'incendie de la sonde d'intubation est un des risques les plus graves de la chirurgie laser (222,228,555-559)

Physique du laser (560,561)

Le laser (light amplification by stimulated emission of radiation) est une source de lumière cohérente. La lumière cohérente provient de la stimulation d'atomes, d'ions ou de molécules (le laser medium, aussi appelé milieu de pompage) par une énergie électrique, optique ou thermique. Le laser medium, une fois stimulé, libère de l'énergie sous forme d'une émission de rayon lumineux qui est ensuite amplifié et émis sous forme de rayon laser. La radiation cohérente possède trois caractéristiques importantes qui déterminent

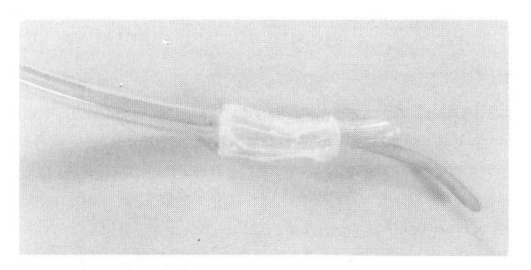

Figure 16.26. Bougie coincée dans l'œil de Murphy.

l'interaction spécifique entre le faisceau laser et les tissus : la cohérence (toutes les ondes sont en phase dans le temps et dans l'espace), la cohérence spatiale (tous les rayons constituant le faisceau sont parallèles) et le monochromatisme (toutes les ondes sont de même longueur).

Un laser comporte trois composants : un laser medium, une cavité optique et une source de pompage :

1. Laser medium. Le laser porte le nom du matériau placé dans la cavité optique comme laser medium ; ce dernier peut être solide, liquide ou gazeux. Le medium détermine la longueur d'onde de la radiation émise.

2. Cavité optique. La cavité optique, ou cavité de résonance, produit l'environnement contrôlé dans lequel le laser medium est confiné. L'énergie libérée par le medium voyage dans toutes les directions. Des miroirs sont utilisés pour réfléchir les atomes libérés et augmenter l'énergie de l'émission stimulée.

3. Pompage optique. Le pompage optique fournit les électrons au milieu de pompage libérant de l'énergie.

Types de laser (211,560)

Laser CO_2. Depuis son introduction au début des années 70, le laser CO_2 a été largement utilisé pour la chirurgie des voies aériennes supérieures. Invisible, il doit être utilisé avec un laser de vidéo hélium-néon servant au repérage. Il ne peut être transmis dans une fibre optique.

Laser Nd-YAG. Le Nd-YAG est l'abréviation de néodynium-yttrium aluminium-garnet laser. Il est utilisé pour les opérations palliatives de la trachée et des bronches. Sa courte longueur d'onde permet au rayon d'être transmis par fibre optique, phénomène utile pour la chirurgie de l'arbre trachéobronchique distal et de la rétine. En raison de son absorption par les pigments, les marques colorées sur les sondes d'intubation risquent d'être endommagées, plus que les portions claires (95). Le sang et les débris sur ou dans la sonde d'intubation augmentent sa vulnérabilité. On a rapporté des incendies dus à un laser Nd-YAG passant par le canal d'un bronchoscope flexible (562-564).

Laser KTP. Le laser KTP est le laser potassium-titanylphosphate. Il peut être transmis par des fibres optiques. Il a été utilisé en neurochirurgie et en otolaryngologie.

Le laser argon. Le laser argon a été utilisé pour des interventions en neurochirurgie, sur la rétine et en otolaryngologie et pour le traitement de lésions cutanées.

Il peut être transmis par des fibres optiques. L'exposition prolongée des sondes en PVC ou en caoutchouc rouge au laser argon n'entraîne que peu de dommages (565)

Diminuer les risques

La sonde peut être exposée au rayon laser soit direct, soit réfléchi. Les tissus enflammés à proximité de la sonde peuvent provoquer un incendie (228). La surface interne du tube peut s'enflammer par des morceaux de tissus enflammés inhalés dans la sonde.

Diminuer la concentration d'oxygène (566, 567). L'azote, l'air ou l'hélium doivent être utilisés pour abaisser la concentration d'oxygène au pourcentage le plus bas compatible avec l'oxygénation du patient, car certaines sondes qui brûlent à forte concentration d'oxygène sont sûres à des concentrations basses. L'hélium est préférable à l'azote (34,568-570). Le N_2O entretient la combustion et ne doit pas être utilisé (34,571-577).

Une FIO_2 basse diminue le risque d'incendie, mais ne le fait pas disparaître. S'il y a une fuite importante, l'anesthésiste peut remplir le ballon en utilisant le by-pass d'oxygène (566). Ceci augmente instantanément la concentration d'oxygène.

En présence d'une fuite, le mieux est d'augmenter le débit gazeux tout en maintenant la même concentration d'oxygène, ou de remplacer la sonde.

Limiter la puissance et la durée du laser (566,569,575). Les lasers doivent toujours être en mode stand-by, quand ils ne sont pas en action, afin d'empêcher une activation par inadvertance.

Remplir le ballonnet avec du sérum salé. Le ballonnet n'est pas résistant au laser. Si un rayon laser perfore un ballonnet rempli d'air, il se produit une fuite ventilatoire et, si le pourcentage d'oxygène ou de N_2O est élevé, le risque d'incendie augmente.

Le liquide dans le ballonnet agit comme un absorbeur de chaleur qui diminue le risque de perforation (576,577). Si le ballonnet est perforé, le liquide peut éteindre l'incendie (578). L'adjonction au sérum salé de bleu de méthylène ou tout autre colorant biocompatible et bien visible, aide le chirurgien à détecter une perforation.

Il faut prendre soin de bien vidanger tout l'air du ballonnet. S'il reste de l'air, il se logera dans la partie supérieure du ballonnet qui est la partie la plus exposée au rayon laser (95). Une précaution supplémentaire consiste à placer sur le ballonnet des cotons chirurgicaux plats ou ronds qui doivent rester humides (579). Ils peuvent être asséchés par des impacts laser répétés, perdant ainsi leurs propriétés de protection. Des impacts ultérieurs peuvent alors provoquer la combustion de ces cotons et/ou celle du ballonnet (225). Il faut prendre soin de retirer les protections à la fin de l'intervention.

Emploi d'une technique ne nécessitant pas l'intubation (94,580,581). On peut éviter la présence d'une sonde en utilisant la jet ventilation, l'insufflation par sonde nasale ou en retirant la sonde pendant l'utilisation du laser. Les complications potentielles de ces techniques sont le barotraumatisme et l'inhalation.

Si la jet ventilation est utilisée et qu'un rayon laser dévié frappe un objet en dehors de l'oropharynx, les flammes peuvent être entraînées dans les voies aériennes puis exhalées, ce qui peut causer des brûlures faciales (582).

Emploi de protection par bandes adhésives. La sonde peut être recouverte par une bande adhésive. Ceci a été discuté plus haut dans ce chapitre.

Emploi de sondes spéciales. L'emploi de sondes spéciales a été discuté plus haut. Aucune n'est complètement sûre pour tous les types de laser (100,579). Les sondes vendues pour usage laser doivent indiquer le type de laser auquel elles sont destinées, aussi bien que les conditions d'emploi (puissance, densité, taille de l'impact et concentration d'oxygène) pour lesquelles la sonde est supposée être sans danger d'ignition. Un bronchoscope rigide peut aussi être utilisé pour la chirurgie bronchique avec le laser Nd-YAG (583,584).

Conduite à tenir en cas d'incendie (100,211, 585)

Toute l'équipe du bloc opératoire doit connaître la conduite à tenir en cas d'incendie des voies aériennes. Aucune technique anesthésique exempte de ce danger n'ayant été mise au point, l'équipe chirurgicale doit être vigilante chaque fois que le laser est à proximité ou au niveau des voies aériennes. Un éclair, un bruit ou un claquement ou la vue ou l'odeur d'une fumée peut signaler un incendie. La sonde ne doit pas être fixée trop fermement sur le patient, afin de pourvoir la retirer rapidement si nécessaire (569,562). Le patient ne doit pas être recouvert de champs opératoires. Un récipient d'eau doit être prêt pour éteindre toute flamme.

En cas d'incendie, le débit de tous les gaz, surtout l'oxygène, doit être interrompu et le ballonnet témoin doit être sectionné. L'arrêt de tout débit gazeux réduit l'intensité de l'incendie ou lui permet de s'extérioriser. De plus, cela prévient la propagation aux champs opératoires, ou à tout autre matériel avoisinant. Couper le ballonnet de contrôle permet de dégonfler rapidement le ballonnet de la sonde et facilite l'extubation. Après avoir enlevé les protections sur le ballonnet, il faut rapidement retirer la sonde (100). L'incendie doit être éteint avec de l'eau ou du sérum salé ou étouffé avec un champ humide. Il faut ensuite réaliser un contrôle endoscopique pour rechercher d'éventuels fragments enflammés restant dans la trachée et évaluer les lésions du larynx et de l'arbre trachéobronchique.

Obstruction de la sonde

Une des raisons de la mise en place d'une sonde endotrachéale est d'assurer la liberté des voies aériennes. Malheureusement, la sonde elle-même peut devenir, à tout moment, la cause de l'obstruction. Chez le nourrisson et l'enfant, une obstruction sévère peut survenir dans 4 à 5 % des intubations (586).

Elle peut être partielle ou totale ou faire clapet, de sorte que l'inspiration n'est pas gênée, mais la résistance à l'expiration est augmentée (54,587-590).

Une obstruction s'installant à bas bruit peut simuler une diminution de la compliance ou un bronchospasme quand elle s'accompagne de pressions inspiratoires élevées, associées à un wheezing chez le patient ventilé. Des bronchodilatateurs sont souvent prescrits par erreur (591).

En ventilation spontanée, des mouvements paradoxaux peuvent survenir (333). Si l'obstruction est complète, les signes cliniques sont plus parlants. À l'opposé, si l'obstruction fait clapet et n'autorise que l'insufflation et non l'expiration, le tableau clinique peut se présenter comme un collapsus circulatoire (589).

Causes

Morsure. En l'absence d'une canule oropharyngée ou d'un cale-bouche, le patient peut mordre sa sonde (67-70,72,592,593).

Plicature. La plicature, autrefois courante avec les sondes réutilisables, devenues vieilles et usagées, peut encore être une cause d'obstruction. Pour résoudre ce problème, les sondes armées ont été utilisées mais une plicature peut encore survenir au niveau du raccord s'il n'est pas enfoncé jusqu'à l'armature (51).

Une plicature peut intervenir quand on modifie la position de la tête du patient, spécialement quand le cou est fléchi (594-598), quand une sonde mise en place du côté droit est transférée du côté gauche, sans s'assurer que le tube entier ait été déplacé à gauche de la langue (361).

Les sondes résistent de façon variable à la plicature. Les petites sondes se plicaturent plus facilement que les grosses. Ceci peut être prévenu en plaçant une sonde plus grosse par-dessus la plus petite (599,600). Si une grosse sonde se coude, un tube plus petit peut être introduit à l'intérieur (597). Un point faible dans la sonde, comme par exemple le point d'insertion du canal de gonflage, peut favoriser cet accident (601).

Si la sonde est protégée pour la microchirurgie laryngée au laser CO_2, elle peut être obstruée du fait d'une coudure à angle aigu de la protection rigide, à l'endroit où la sonde doit se conformer à la courbure pharyngée postérieure (214).

Il faut bien veiller qu'une sonde passée dans la trachée par un orifice de trachéotomie ne se vrille pas sur elle-même (602). L'obstruction d'une sonde par abcès amygdalien a été rapportée (45). Ce problème n'a pas été décrit avec les sondes armées.

Obstruction par la présence de matériel dans la lumière du tube. Une sonde endotrachéale peut être obstruée par des sécrétions desséchées, du sang, du pus, des débris tissulaires ou autres (519,590,603-609). Après intubation nasale, des cornets ou des morceaux de végétations peuvent être trouvés dans la sonde (347,610-612).

La liste des corps étrangers retrouvés dans les sondes d'intubation est longue : morceau de mousse de caoutchouc provenant d'un masque (613), valve de gonflage (614), brosse de nettoyage (615), embout de perfusion intraveineuse (616), aiguille intraveineuse (617), butoir de mandrin (618), robinet (619), ampoule en verre (620), morceau de plastique (589, 621-623), morceau de sonde nasogastrique (623), comprimés donnés pour la prémédication (630), morceau de serviette en papier (632) et insectes morts (633,634).

Sondes armées défectueuses. Un usage intensif et des stérilisations répétées des sondes armées peuvent prédisposer à des problèmes. Dans un cas, l'insertion du raccord a entraîné le plissement de la paroi interne lequel a obstrué la lumière de la sonde (61). La paroi interne peut se dilater (55,635). Des bulles d'air peuvent se former entre les couches pendant la fabrication. Si, par la suite, ces sondes sont stérilisées au gaz ou à l'autoclave, des bulles peuvent se former quand le vide est appliqué (63). Pendant l'anesthésie, le N_2O peut diffuser dans ces bulles et en augmenter le volume, ou du gaz en provenance du ballonnet peut diffuser entre les couches. Si les bulles font hernie dans la lumière, elles entraînent une obstruction (52,54,58,60,61,635-638)

Biseau qui butte sur la paroi trachéale. Le biseau peut heurter la paroi trachéale (Fig 16.27 et 16.28) (51,587,639-643). Dans la plupart des cas, le ballonnet est alors gonflé de façon asymétrique (voir Fig. 16.28). Si le tube est muni d'un œil de Murphy, la ventilation peut continuer par cet œil, mais le passage d'une sonde d'aspiration ou d'un mandrin peut être impossible (27). Une cause inhabituelle d'obstruction a été décrite avec la sonde endotrol (88). Après insertion nasale, l'anneau relié au câble buttait contre la narine, provoquant le redressement de l'extrémité de la sonde qui se plaquait contre la paroi trachéale causant une obstruction. Le problème a été résolu en coupant le câble.

Chez le nourrisson, si l'orifice de la sonde est dirigé latéralement, il peut se plaquer contre la paroi latérale quand la tête est tournée du côté opposé (644). Ceci est plus fréquent si la sonde est haut placée dans la trachée et/ou si le cou est fléchi. Si la trachée est déviée par l'arc aortique, le biseau peut butter contre la paroi trachéale (645-647).

Obstruction par le ballonnet. Un ballonnet hypergonflé peut faire hernie devant l'extrémité de la sonde (57,648-651) (voir Fig. 16.27). Un ballonnet distendu peut comprimer la lumière interne (Fig. 16.29) (66,652-662). Ces accidents peuvent ne pas survenir immédiatement après le gonflage initial; ainsi, le N$_2$O diffuse dans le ballonnet ramolli par l'augmentation de température.

Dans plusieurs cas où le système de gonflage du ballonnet était alimenté par un système continu, le ballonnet distendu obstruait la sonde (648,663,664).

Compression externe. Un cas a été rapporté où la sonde, après passage en force d'un obstacle nasal, était comprimée latéralement par celui-ci (665). Un autre cas de compression est survenu après qu'une sonde d'aspiration se soit enroulée autour de la sonde endotrachéale (666).

Raccord défectueux. Si le raccord est défectueux ou endommagé au moment de l'insertion, il peut obstruer partiellement ou complètement la lumière (509,667-672).

Prévention

La prévention de l'obstruction d'une sonde commence avec son choix. Les sondes armées ne doivent pas être réutilisées. Les sondes transparentes facilitent l'identification de matériel ou d'objets bloquant la lumière. Une sonde fenêtrée (œil de Murphy) peut éviter quelques cas d'obstruction. L'emploi d'une sonde armée peut être conseillé si la tête doit être tournée pendant l'opération ou si d'autres manœuvres, pouvant produire une plicature de la sonde, doivent être réalisées.

La sonde doit être examinée soigneusement avant usage et la liberté de la lumière vérifiée. La présence de corps étrangers dans la lumière peut être détectée en insérant un mandrin. Le ballonnet doit être examiné pour s'assurer qu'il est bien fixé et qu'il ne présente pas de hernie lors du gonflage. La lumière ne doit pas être réduite et le ballonnet ne doit pas faire hernie devant l'extrémité de la sonde après avoir été gonflé. Il peut s'avérer nécessaire de tourner le tube et de l'examiner sous plusieurs angles pour détecter une obstruction (653). Après l'intubation, le ballonnet doit être gonflé selon la technique décrite plus haut «emploi de la sonde endotrachéale».

La pression dans le ballonnet doit être fréquemment réajustée, spécialement si du N$_2$O

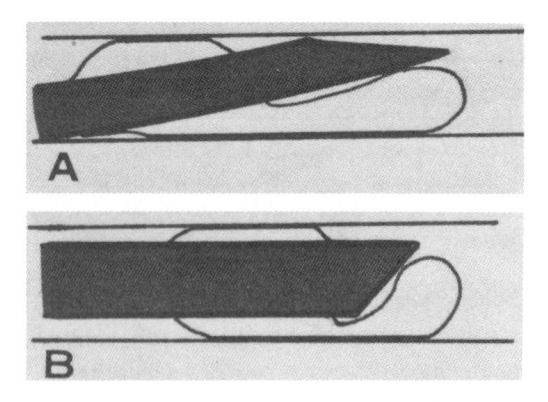

Figure 16.27. Deux causes d'obstruction trachéale. **A.** Le biseau est appliqué contre le mur trachéal par un ballonnet gonflé irrégulièrement. **B.** Le ballonnet fait hernie devant l'extrémité du tube.

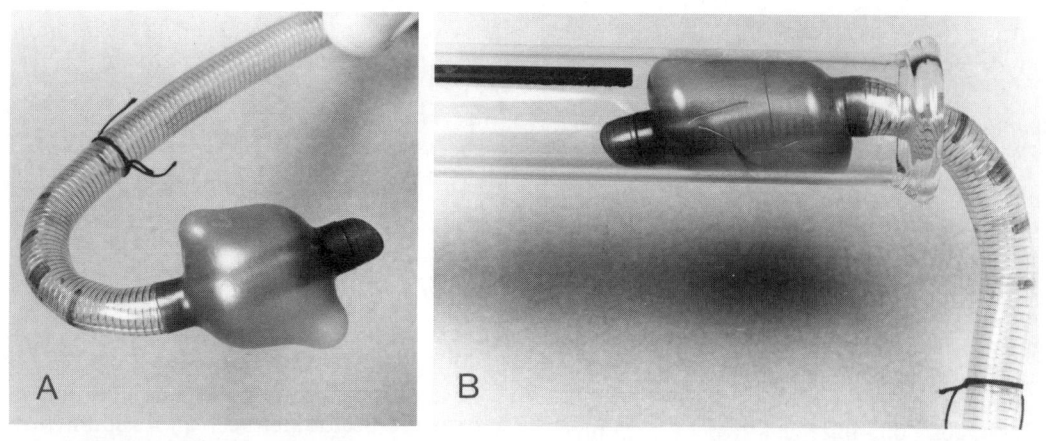

Figure 16.28. Obstruction de la sonde d'intubation secondaire à un gonflage asymétrique du ballonnet. **A.** Le ballonnet après extubation. **B.** La sonde est introduite dans un tube de verre ; le ballonnet gonflé pousse le biseau contre la paroi du tube.

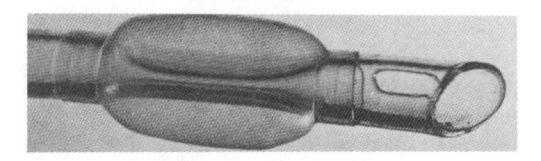

Figure 16.29. Réduction de la lumière de la sonde par le ballonnet. Le gonflage du ballonnet rétrécit la lumière de la sonde.

est utilisé. Si une radiographie est réalisée, la position de l'orifice et la configuration du ballonnet doivent être contrôlés.

La morsure de la sonde peut être prévenue par l'emploi d'une canule oropharyngée ou d'un cale-bouche, par le maintien d'un niveau adéquat d'anesthésie et en plaçant la sonde au milieu de la bouche. Toute traction sur la sonde doit être évitée. La plicature de la sonde en-dehors de la bouche peut être évitée en insérant l'extrémité de la sonde dans une sonde plus large (600).

La sonde ne doit jamais être tirée alors que le ballonnet est gonflé, ce qui pourrait provoquer l'irruption de celui-ci devant l'extrémité de la sonde.

Si un encombrement pulmonaire est perçu, les sécrétions doivent être aspirées. L'humidification des gaz inspirés prévient l'assèchement des sécrétions. Cela est particulièrement important si l'intubation doit être prolongée avec une petite sonde. Les sécrétions qui ne peuvent être aspirées peuvent être enlevées avec une sonde de Fogarti ou de Foley (673, 674)

Traitement

Un bronchospasme peropératoire doit toujours faire évoquer un problème mécanique comme, par exemple, l'obstruction de la sonde. La liberté de la lumière de la sonde doit être rapidement rétablie. En cas d'échec, la sonde doit être retirée.

En dehors de l'urgence, il faut s'assurer que la sonde n'est pas plicaturée, soit au toucher avec un doigt ganté, soit avec un laryngoscope. Une pression digitale à l'endroit de la plicature peut réduire l'obstruction (674). On peut aussi modifier la position de la tête. Si ces manœuvres simples ne sont pas couronnées de succès, le ballonnet doit être dégonflé. Si l'obstruction n'est pas levée, la sonde doit être tournée et la position de la tête du patient ajustée. Une fibroscopie peut faciliter le diagnostic, mais la solution la plus rapide est d'extuber le patient et de le réintuber avec une autre sonde. Passer une sonde d'aspiration dans la sonde d'intubation n'est habituellement pas utile (676).

Inhalation du contenu gastrique

Bien qu'il soit généralement admis qu'une sonde protège les poumons de l'intrusion de matériel étranger, l'inhalation n'est pas rare chez les patients porteurs d'une prothèse ventilatoire (677,678). L'incidence est augmentée par les facteurs suivants :

Emploi du ballonnet à basse pression (164, 678)

La pression d'étanchéité dans le ballonnet est significativement plus basse avec les ballonnets grand volume-basse pression qu'avec les ballonnets petit volume-haute pression. De nombreux ballonnets à basse pression présentent des plis en dépit d'un gonflage correct. Les liquides peuvent passer le long des « canalisations » formées par ces plis. La survenue de plis peut être diminuée en augmentant la pression dans le ballonnet, en utilisant un ballonnet à paroi fine et en utilisant une sonde dont le diamètre au volume résiduel est proche du diamètre interne de la trachée (112,151,161, 164). On a proposé d'appliquer une gelée lubrifiante pour remplir et boucher les plis (164).

Ventilation spontanée

L'inhalation serait facilitée par la ventilation spontanée chez les patients intubés avec une sonde à ballonnet de grand volume (161, 163,679). La pression négative pendant l'inspiration est transmise au ballonnet à paroi fine. De plus, la trachée tend à se dilater pendant l'inspiration en respiration spontanée.

Accumulation des liquides au-dessus du ballonnet

La pression exercée par les liquides accumulés au-dessus du ballonnet est diminuée par de fréquentes aspirations orophayngées. On a suggéré de placer le ballonnet juste au-dessous des cordes vocales, en pensant que plus l'espace trachéal au-dessus du ballonnet est petit, moins grand sera le volume de liquides accumulé à cet endroit sans pouvoir être aspiré. Cependant, si le ballonnet est juste sous les cordes vocales, les mouvements de la tête peuvent le déplacer vers le haut, et celui-ci exercera une pression sur les cordes vocales, augmentant ainsi le risque d'extubation accidentelle. De plus, un ballonnet placé immédiatement au-dessous des cordes vocales peut comprimer les terminaisons nerveuses contre le cartilage thyroïde, entraînant une paralysie de la corde vocale. *(NdT : Une sonde a été conçue pour permettre des aspirations régulières de l'espace sous-glottique. La sonde Hi-Lo Evac est munie d'un canal supplémentaire, avec connecteur standard, incorporé dans la paroi de la sonde et s'ouvrant dans la zone sous-glottique. Ce canal sert à instiller un liquide de rinçage, à introduire des médicaments pour la prophylaxie de l'infection de la zone sous-glottique ou à effectuer des aspirations).*

Position tête surélevée

Si le pharynx est rempli de liquides quand le patient est tête surélevée, la pression hydrostatique exercée sur le ballonnet dépassera celle exercée avec le patient à plat.

Emploi de sondes sans ballonnet (232)

L'incidence des inhalations peut être abaissée en employant une PEP (679)

Fausse route trachéale d'autres équipements

La présence d'une sonde trachéale maintient la glotte ouverte, ce qui facilite le passage d'autres équipements dans l'arbre trachéobronchique (165-167,169-171,529,680). Les fausses routes peuvent intéresser les sondes nasogastriques, les stéthoscopes œsophagiens, les électrodes et les sondes thermométriques. La connexion d'une sonde nasogastrique à une aspiration entraîne une déplétion rapide du circuit respiratoire en cas de fausse route trachéale. Il ne faut pas utiliser d'eau pour tester la position d'une sonde nasogastrique.

Un cas a été rapporté où la sonde nasogastrique, au préalable dans l'estomac, a été retrouvée dans le poumon après changement de sonde d'intubation (681). Au moment de l'extubation, la sonde nasogastrique avait été vraisemblablement retirée de l'estomac, puis était ensuite entrée dans la trachée à côté de la sonde d'intubation.

Artéfact sur le scanner

Des artéfacts peuvent être vus sur un scanner si la sonde porte des marques radio-opaques. Il existe des sondes dépourvues de marques, et il faut les préférer dans ce cas (682, 683).

Extubation accidentelle

Le déplacement accidentel de la sonde de la trachée vers le pharynx est au mieux un incident, au pire une urgence possiblement mortelle. Ce type d'accident est plus courant chez le très jeune enfant (684).

L'extension ou la rotation du cou peuvent provoquer des mouvements de la sonde vers le haut et une extubation (312,453f,453g,453k, 454). Le risque est accru si l'intubation est nasale (261). Certaines positions exercent une traction sur le tube.

Une autre cause est une mauvaise fixation du tube. Des sécrétions, une peau grasse et la préparation du champ opératoire peuvent provoquer le décollement du sparadrap. Pour prévenir une extubation accidentelle, il faut adapter la technique de fixation à la nature de la chirurgie et à l'accessibilité de la sonde. Plusieurs techniques peuvent être utilisées, telles que la bande adhésive, le benjoin ou un fil d'acier pour attacher la sonde aux dents.

Un ballonnet situé entre les cordes vocales ou juste au-dessous est une autre cause d'extubation accidentelle. La distension du ballonnet par surgonflage ou diffusion du N_2O peut entraîner une hernie susglottique. Dans ce cas, une fuite apparaît, et la première réaction est d'injecter plus d'air dans le ballonnet. Si le ballonnet est situé au niveau ou juste au-dessus des cordes vocales, l'adjonction d'air supplémentaire peut provoquer l'extubation.

L'emploi d'un système pour prévenir une déconnexion peut augmenter le risque d'extubation accidentelle. Il peut être préférable de donner du jeu entre la sonde endotrachéale et le système de connexion et de diminuer la tension plutôt que risquer des tractions sur la sonde.

Pendant l'insertion de la sonde trachéale, une sonde nasogastrique peut se nouer autour de celle-ci, et la sonde trachéale peut être enlevée à la mobilisation de la sonde gastrique (685). Si on utilise un cale-bouche avec une rainure pour la sonde trachéale, la sonde peut se coincer dans la rainure (657). Il peut être impossible de retirer le cale-bouche sans retirer la sonde trachéale.

La première étape de la prévention commence par la reconnaissance de ce risque. L'extrémité de la sonde doit se trouver au milieu du premier tiers de la trachée quand le cou est en position neutre. Il a été suggéré que les fabricants mettent une marque entre 2 et 4 cm de l'extrémité proximale du ballonnet. Pour assurer une bonne position de la sonde à l'endroit souhaité, elle devrait être enfoncée dans le larynx jusqu'à placer ce repère au niveau des cordes vocales (301).

Une fois en bonne place, la sonde doit être bien fixée pour éviter qu'elle ne glisse ultérieurement. La fixation sur la lèvre inférieure peut être plus sûre que sur la lèvre supérieure (312). Les tractions sur la sonde doivent être évitées.

Il faut être très vigilant à prévenir l'extubation accidentelle au cours des interventions chirurgicales s'accompagnant de changements de position de la tête et du cou. Un ballonnet qui doit être régulièrement regonflé doit faire évoquer une malposition du ballonnet entre les cordes vocales et non dans le larynx.

L'emploi des sondes préformées peut diminuer l'incidence des extubations accidentelles (14).

PENDANT L'EXTUBATION

Extubation difficile

La difficulté à retirer la sonde est un problème rare, mais toujours dangereux. La cause la plus fréquente est l'impossibilité de dégonfler le ballonnet, le plus souvent par obstruction du canal de gonflage. Si l'obstruction est au delà du ballonnet de contrôle, on ne peut pas s'apercevoir que le ballonnet de la sonde n'est pas dégonflé (686). On a rapporté un cas d'obstruction des portions distale et proximale par fonte du canal de gonflage sous l'effet de la chaleur provenant d'une fraise chirurgicale (528). Le canal de gonflage peut être obstrué par morsure du patient (176). Certains utilisateurs arrachent le ballonnet témoin et la valve de gonflage pour dégonfler le ballonnet, ce qui peut provoquer un obstruction du canal de gonflage (687,688).

Si le ballonnet est en mousse, il se dégonfle difficilement si le canal de gonflage est coupé ou détaché (176,177). Avec les sondes armées, de l'air, issu du ballonnet, peut passer dans la paroi entre les couches. Quand le ballonnet est dégonflé, l'air est piégé dans la paroi du tube (73).

Le raccord peut boucher le canal de gonflage s'il est poussé au-dessous du point de séparation du canal de gonflage et de la sonde trachéale (74,75,209).

Le ballonnet de contrôle peut être coudé par un pansement (689,690). On a décrit des cas où le canal de gonflage s'était enroulé autour de la sonde nasogastrique ou d'un cornet (691,692). Un pli dans le ballonnet peut gêner l'extubation (693-698).

La sonde peut avoir été fixée aux tissus adjacents par un point transfixiant au cours de la chirurgie (699-703). Dans ce cas, des conséquences graves peuvent survenir si on tente de retirer le tube en force. De même, au cours de la chirurgie maxillo-faciale, la sonde peut avoir été partiellement coupée. Les berges de la coupure peuvent faire hameçon et rendre l'extubation difficile (535).

S'il est impossible de dégonfler le ballonnet, le canal de gonflage doit être coupé aussi près que possible de la sonde. S'il reste gonflé, la sonde doit être retirée jusqu'à ce que le ballonnet soit près du plan vocal. Une aiguille alors insérée à travers la membrane intercricothyroïdienne permet de percer le ballonnet (704). Celui-ci peut également être percé au niveau des cordes vocales avec une aiguille péridurale (705). Le retrait peut être facilité en relâchant les cordes vocales et/ou en sortant la sonde avec des mouvements tournants (402,706).

Une masse subglottique peut accrocher le ballonnet et rendre l'extubation difficile (102).

Inhalation au moment de l'extubation

Les sécrétions s'accumulent dans la trachée au-dessus du ballonnet. L'aspiration pharyngée peut ne pas tout aspirer et l'inhalation de ces sécrétions est possible au moment où le ballonnet est dégonflé avant l'extubation. Afin de prévenir ce risque, on a recommandé de retirer la sonde ballonnet gonflé jusqu'à ce qu'il bute sur la surface inférieure des cordes vocales (707).

On peut minimiser l'inhalation en plaçant le patient en position déclive et en décubitus latéral avant de dégonfler le ballonnet. Les sécrétions accumulées au-dessus du ballonnet sont chassées dans le pharynx si on imprime une brusque pression positive dans les voies aériennes au moment où le ballonnet est dé-

gonflé. Elles peuvent ensuite être aspirées dans le pharynx (voir plus haut « retrait de la sonde endotrachéale »).

APRÈS L'INTUBATION

Maux de gorge

Les maux de gorge sont fréquents après l'intubation. D'ordinaire, ils s'estompent en moins de deux à trois jours, sans aucun traitement spécial. La persistance de ces symptômes justifient un examen clinique, voire une laryngoscopie. Dans la littérature, l'incidence varie de 6 à 90 % des intubations (142,146,341,708-712). Ils ont également été rapportés dans 10 à 22 % des cas chez des patients non intubés (141,142,146,711). L'emploi d'une sonde nasogastrique peut également entraîner des maux de gorge (713).

L'incidence des maux de gorge est plus élevØ2e avec les grosses sondes. (716-718). Certaines études ont montré une plus grande incidence quand l'intubation avait été difficile, mais d'autres auteurs n'ont pas trouvé de corrélation. L'incidence des maux de gorge est proportionnelle à la compétence de l'anesthésiste qui intube (719). La durée de l'intubation et l'âge ont peu d'effet (140,141,146,718). L'incidence des maux de gorge décroît avec de faibles pressions dans le ballonnet (192,714).

Les études recherchant l'effet sur les maux de gorge de la lidocaïne locale, des corticoïdes et des lubrifiants appliqués sur le ballonnet, ont donné des résultats contradictoires (140, 142,146,710,711,720-725). La plupart des études ont montré que l'augmentation de la surface de contact entre le ballonnet et la trachée augmentait les maux de gorge (109,143,146, 414,718,722,726), bien qu'une étude ait montré des résultats contradictoires (727). L'incidence est assez élevée avec les ballonnets en mousse (109).

Enrouement

L'incidence de l'enrouement après intubation pour chirurgie varie entre 4 et 67 % selon les auteurs (717,720,723,728,729). On peut la diminuer avec des sondes avec des ballonnets à basse pression, des tubes plus petits, des lubrifiants tels la lidocaïne gel (717,720,730).

Elle augmente avec l'intubation difficile et la durée de l'intubation.

Lésions nerveuses

Des paresthésies unilatérales de la face et de la langue ont été rapportées chez un patient placé en décubitus ventral (731). L'étiologie probable était la compression du trijumeau ou d'une de ses branches entre la sonde d'intubation et la branche montante du maxillaire. Des lésions du nerf trijumeau ont été également rapportées (732).

Œdème laryngé

Un œdème peut survenir tout le long du trajet de la sonde d'intubation, au niveau de la luette, de l'épiglotte, de la région ary-épiglottique, des bandes ventriculaires, des cordes vocales, de la région rétro-aryténoïdienne et sub-glottique (159,361,733-736). L'œdème laryngé est aussi appelé croup post-intubation, œdème inflammatoire post-intubation, sténose œdémateuse aiguë, stridor et œdème sous-glottique.

L'œdème réduit la lumière des voies aériennes, augmentant leur résistance, surtout chez le jeune enfant, chez qui il y a une augmentation disproportionnée de la résistance des voies aériennes avec la diminution du diamètre de la lumière. Le cartilage cricoïde est un anneau fermé autour de la région sous-glottique. De ce fait, aucune expansion externe des tissus inflammatoires n'est possible et il n'est pas rare que l'œdème sous-glottique nécessite une réintubation ou une trachéotomie en urgence.

L'incidence de l'œdème laryngé a un pic entre 1 et 4 ans (737). Il est plus fréquent après chirurgie de la tête et du cou et après une chirurgie réalisée sur un patient qui n'est pas placé en décubitus dorsal. Chez l'adulte, il est plus fréquent chez la femme que chez l'homme (738).

Tableau clinique

Un œdème aigu peut survenir à tout instant pendant les premières 48 heures après l'extubation. Normalement, les premiers signes sont évidents 1 à 2 heures après l'intervention. Les formes modérées s'accompagnent d'un enrouement ou d'une toux avec stridor. Dans les formes les plus sévères, une obstruction respiratoire apparaît. La décompensation peut être rapide.

Étiologie (737)

Inflammation. L'inflammation peut être due à une inflammation laryngée préexistante, une infection et une irritation chimique.

Traumatisme mécanique. Un traumatisme pendant l'intubation peut être dû à une anesthésie trop légère ou à un relâchement musculaire insuffisant, à la dureté de la sonde, ou aux tentatives d'insertion d'une sonde trop grosse. Les mouvements excessifs secondaires à la rotation de la tête, au cabrage et à la déglutition contribuent à l'irritation mécanique.

Allergie. Une réaction allergique au tube lui-même, au lubrifiant ou au mode de stérilisation a été avancée comme possible mécanisme.

Prévention

La prévention commence en évitant tout stimulus irritant, particulièrement l'emploi de sondes trop grosses. S'il y a une infection des voies aériennes supérieures, l'emploi d'un masque facial doit être fortement conseillé. Les tubes, les sprays et les lubrifiants utilisés sur les sondes trachéales doivent être stériles. L'intubation doit être atraumatique, et l'anesthésie rester suffisamment profonde et/ou s'accompagner d'une bonne relaxation musculaire, pour prévenir les mouvements du tube. Les mouvements de la tête doivent être minimaux. La plupart des études montrent que les corticoïdes ne sont pas utiles dans la prévention de l'œdème laryngé (738-740).

Traitement

Un traitement intensif à base d'adrénaline racémique et d'oxygène humidifié est indiqué. L'emploi d'un mélange hélium/oxygène peut être bénéfique.

Paralysie des cordes vocales

Des paralysies ou des parésies des cordes vocales ont été rapportées après intubation trachéale, même atraumatique et en dehors de la chirurgie céphalique (332,511,741-755).

La paralysie peut être uni- ou bilatérale. Elle peut être due à une pression exercée sur les branches du récurrent par un ballonnet distendu (741,743,746,756). La région où le récurrent est le plus exposé est située 6 à 10 mm au-dessous des cordes vocales (301,744). On peut diminuer l'incidence des paralysies en plaçant le ballonnet au moins à 1,5 cm au-dessous des cordes vocales (469,756). Les sondes nasogastriques et les stéthoscopes œsophagiens peuvent provoquer une inflammation postérieure du cartilage cricoïde provoquant une paralysie de la corde vocale (755,757). Cette lésion a été rapportée à la fois avec les ballonnets à haute et basse pression.

Une paralysie unilatérale peut s'accompagner d'un enrouement et de fausses routes modérées. Si elles sont bilatérales, elles s'accompagnent d'obstruction des voies aériennes qui peut être immédiate ou survenir après plusieurs heures. Les manœuvres habituelles pour traiter une obstruction (extension du cou, mise en place d'une canule pharyngée, luxation du maxillaire) ne sont pas efficaces (333). La laryngoscopie réalisée montre à ce moment une absence de mouvement des cordes vocales qui restent en abduction. L'obstruction peut être améliorée par la ventilation en pression positive au masque, mais la réintubation est le traitement efficace. Dans la plupart des cas, la récupération se fait spontanément en quelques jours ou quelques semaines (755).

Ulcérations

Les ulcérations, ou érosions du larynx et de la trachée, peuvent survenir secondairement après une intubation traumatique ou pendant que le tube est en place. Elles sont assez fréquentes, même après intubation de courte durée. Leur incidence et sévérité augmentent avec la durée de l'intubation.

Des ulcérations sont retrouvées fréquemment sur la partie postérieure du larynx et les parties antérieure et latérale de la trachée, au niveau du ballonnet et du bec de sonde (449, 758-760). Les formes cliniques varient, de l'érosion superficielle de la muqueuse à l'ulcération profonde avec cartilage à nu. Les séquelles dépendent du lieu et de la sévérité, et aussi d'autres facteurs, comme l'infection, qui affectent le processus de cicatrisation. Si les ulcérations sont superficielles, c'est-à-dire quand la membrane basale est intacte, la régénération d'un épithélium normal est relativement rapide (761). Quand la lésion est plus profonde, la régénération suit le même schéma que pour une lésion superficielle, mais elle est plus longue. Si l'ulcération est très profonde, un tissu cicatriciel peut se former. Après ulcération trachéale, l'épithélium cilié normal peut être remplacé par un épithélium squameux stratifié avec arrêt du transport du mucus après l'extubation. Une ulcération peut éroder un vaisseau ou la paroi trachéale. Les symptômes d'ulcération sont la douleur, l'enrouement. Le malmenage vocal aggrave habituellement ces symptômes.

L'emploi de ballonnet à basse pression pour des intubations de longue durée réduit (mais ne fait pas disparaître) l'incidence et la sévérité des ulcérations en regard du ballonnet. L'emploi de raccords permet la liberté des mouvements de la tête et du cou du patient et réduit les mouvements entre la trachée et la sonde.

Granulome des cordes vocales

L'incidence des granulomes des cordes vocales (appelés aussi granulomes post-intubation, granulomes par ulcère de contact, granulomes d'intubation ou granulomes postanesthésie), varie de 1 pour 800 à 1 pour 20 000 intubations. Dans la plupart des cas, ils surviennent chez l'adulte, et plus souvent la femme que l'homme. Ils sont plus rare chez l'enfant, et plus fréquents lors de la chirurgie de la tête et du cou.

La localisation la plus fréquente est la partie postérieure des cordes vocales et la commissure interaryténoïdienne. Les lésions sont d'habitude unilatérales.

La lésion initiale est vraisemblablement une ulcération. Par la suite, du tissu de granulation se forme et une lésion pédiculée se développe.

Les symptômes les plus communs sont un enrouement persistant, une aphonie intermittente, des maux de gorge ou des paresthésies pharyngées, une sensation de corps étranger pharyngé, une toux chronique, une hémoptysie et une douleur irradiant dans l'oreille. Certains cas sont asymptomatiques. Parfois, ils entraînent une obstruction respiratoire avec dyspnée et cyanose. Les symptômes peuvent commencer après l'intubation ou peuvent n'apparaître que plusieurs mois après.

De nombreuses mesures prophylactiques ont été évoquées, dont l'emploi d'une sonde de taille adaptée, l'intubation douce, la prévention des frictions entre la sonde et le larynx par une anesthésie suffisamment profonde et l'emploi de myorelaxants. Après chaque intubation, on a recommandé de respecter une courte période de repos vocal (762).

Un examen laryngé est nécessaire devant un enrouement persistant après une intubation, pour exclure la présence d'une lésion. Si l'examen révèle des ulcérations au niveau des cordes vocales, on peut prévenir le développement d'un granulome par le repos vocal strict afin de faciliter la cicatrisation.

Les granulomes peuvent cicatriser spontanément et l'ablation chirurgicale ne doit être envisagée qu'après une période de surveillance, en l'absence de régression spontanée, à moins que le granulome ne soit responsable d'une dyspnée. Les chances de succès d'une ablation chirurgicale sont plus grandes quand la lésion a atteint le stade pédiculé. En l'absence de dyspnée, un granulome sessile ne doit pas être enlevé chirurgicalement, car la guérison spontanée est probable.

Membrane laryngo-trachéale

La formation d'une membrane laryngo-trachéale (membrane sous-glottique, laryngo-trachéite membraneuse ou pseudo-membraneuse ou pseudo-membrane) est une complication relativement rare, mais sérieuse et quelquefois fatale : une portion de membrane peut se détacher et provoquer une obstruction respiratoire soudaine (763-765). Dans la plupart des cas, elle fait suite à une intubation de quelques heures. Dans quelques cas, l'intubation était traumatique mais, le plus souvent, elle s'était déroulée sans problème. Le tableau clinique est celui d'une obstruction respiratoire semblable à un œdème laryngé avec toux, enrouement, stridor, dyspnée et rétraction sous-sternale. Classiquement, les symptômes sont plus tardifs que ceux dus à un œdème, d'ordinaire 24 à 72 heures après l'extubation (763-765).

Si le traitement n'est pas immédiat et approprié, une mort soudaine est possible. Le diagnostic repose sur la laryngoscopie et la bronchoscopie. Sinon, on peut à tort évoquer un œdème, et une trachéotomie peut être réalisée inutilement.

Le traitement est l'ablation de la membrane par aspiration. L'ablation peut être difficile, en raison de la présence de plages épithéliales toujours attachées au tissu sous-jacent. Si la membrane entière ne peut être retirée, elle peut se reformer en 24 heures. (763).

Tissus de granulation glottiques et sous-glottiques

Des ulcérations de la région sous-glottiques peuvent faire le lit d'un tissu de granulation (18,159,766-770). Le point important est qu'il peut entraîner une obstruction respiratoire. Les symptômes peuvent apparaître immédiatement après l'extubation ou après plusieurs semaines.

Le diagnostic repose sur la laryngoscopie et/ou la bronchoscopie. Des corticoïdes peuvent être administrés. D'ordinaire, le tissu de granulation régresse spontanément et peut disparaître mais, parfois, une ablation chirurgicale peut être nécessaire. La récidive est assez fréquente et des bronchoscopies répétées peuvent être nécessaires.

Lésions nasales

Des ulcérations ou des nécroses de l'aile du nez et/ou de la columelle sont des séquelles occasionnelles de l'intubation nasotrachéale (771,772). Elles peuvent être prévenues en fixant le tube, de manière qu'il n'exerce pas de pression sur la narine (voir Fig. 16.24).

Sondes bronchiques à double lumière

Les sondes bronchiques à double lumière (tube à double lumière) sont utilisées quand il est nécessaire d'isoler un poumon de l'autre. Leur usage s'est accru avec l'introduction de sondes en matière plastique et du fibroscope qui rendent possible le placement sous vision directe.

INDICATIONS (723)

Interventions de chirurgie pulmonaire (774-776)

La chirurgie intrathoracique réalisée après collapsus du poumon du côté opéré fournit de meilleures conditions chirurgicales et réduit le traumatisme pulmonaire. L'aptitude à passer aisément et rapidement d'un collapsus à une réexpansion du poumon aide le chirurgien à visualiser la morphologie pulmonaire et facilite l'identification des plans lobaires et intersegmentaux. En améliorant les conditions opératoires, l'emploi de sondes à double lumière peut raccourcir le temps opératoire.

Thoracoscopie (777)

L'examen de l'espace pleural (thoracoscopie) est facilité par le collapsus du poumon.

Contrôle de la contamination

Quand un poumon est infecté, il peut être nécessaire d'empêcher la propagation de l'infection à l'autre poumon. Placer le patient côté infecté, vers le haut, pendant la chirurgie, comporte le risque de drainage de liquide infecté dans le poumon inférieur (775,778,779). Une sonde à double lumière peut prévenir ce risque.

Contrôle des hémorragies (774,775,780)

Une hémorragie peut survenir dans un poumon du fait de la chirurgie ou d'un traumatisme, une rupture de l'artère pulmonaire par une sonde de Swan-Ganz ou un anévrisme artérioveineux. Avec les sondes à double lumière, la ventilation peut être maintenue sur l'autre poumon, jusqu'à la réparation chirurgicale.

Fistules bronchopleurales cutanées ou bulles et kystes géants (774,779-783)

Une fistule bronchopleurale peut présenter une résistance tellement faible au débit gazeux que l'essentiel du volume courant est dévié vers le passage de moindre résistance et qu'il est impossible de ventiler correctement l'autre poumon. Un kyste unilatéral ou une bulle peut avoir un orifice à clapet et se distendre au début de la ventilation contrôlée. Une sonde à double lumière permet d'isoler le poumon ou la partie du poumon dans lequel se trouve la fistule ou le kyste (784).

Rupture de l'arbre trachéobronchique

La ventilation en pression positive d'un poumon avec une rupture de l'arbre trachéobronchique peut entraîner la dissection par le gaz de l'espace pulmonaire interstitiel ou du médiastin. L'emploi d'une sonde à double lumière permet d'isoler la partie où la rupture trachéobronchique se situe.

Autres indications

La ventilation séparée d'un poumon peut être utile dans le traitement d'une pathologie pulmonaire unilatérale (785-789). Un lavage bronchopulmonaire unilatéral ou une toilette bronchique sélective peut être réalisée avec ce type de sonde.

CONTRE-INDICATIONS (773)

Les contre-indications des sondes à double lumière sont les patients à risque d'inhalation, les patients qui ont une lésion sur le site de passage de la sonde à double lumière (sténose des voies aériennes ou tumeur endoluminale), les patients de petite taille chez lesquels la sonde à double lumière serait trop grosse, ceux qui ne peuvent tolérer l'interruption de la ventilation mécanique, même très brièvement, et les patients présentant une hémorragie menaçant le pronostic vital chez qui on n'a pas le temps d'insérer une sonde à double lumière.

DONNÉES ANATOMIQUES

La bronche souche droite est plus courte, plus droite, et de diamètre plus important que la gauche. Chez l'adulte, elle forme un angle de 25° avec la trachée. La bronche souche gauche fait un angle de 45° (773). Ces angles sont légèrement plus obtus chez l'enfant (790).

Ces données anatomiques expliquent pourquoi il est plus aisé d'intuber la bronche souche droite que la gauche. Cependant, il est difficile de placer un tube dans la bronche souche droite sans obstruer l'orifice de la bronche lobaire supérieure droite.

DESCRIPTION DES SONDES À DOUBLE LUMIÈRE

Raccord (788,791-793)

Le raccord doit permettre de brancher les deux lumières au système de ventilation, de ventiler ou d'aspirer un seul poumon, de ventiler séparement chaque poumon, d'appliquer une PEP unilatérale (avec ou sans ventilation) ou des PEP différentes aux deux poumons, et de réaliser une fibroscopie d'un seul poumon. Les raccords spéciaux sont montrés dans les figures 16.30, 16.33, 16.36 et 16.38.

Sonde

Les premières sondes à double lumière étaient en caoutchouc rouge. Ensuite, des sondes à usage unique en PVC ont été commercialisées. Les sondes en PVC sont fournies en emballage stérile avec un mandrin spécial pour l'intubation, des raccords, des sondes d'aspiration et quelquefois un système pour réaliser une ventilation continue en pression positive.

La sonde à double lumière est constituée essentiellement de deux tubes juxtaposés. Le tube trachéal est conçu pour se terminer au-dessus de la carène et le tube bronchique pour se situer dans la bronche souche appropriée. La portion distale du tube bronchique forme un angle qui s'oriente avec celui de la bronche dans laquelle elle doit être placée. Les sondes à double lumière existent en deux versions : droite ou gauche, permettant l'intubation de la bronche correspondante. Elles peuvent être munies d'un ergot pour aider au placement correct et minimiser les mouvements de la sonde après placement. Les inconvénients de l'ergot sont une augmentation de la difficulté d'intubation, du traumatisme des voies aériennes, une plus grande fréquence du mauvais positionnement de la sonde et l'interférence avec la fermeture bronchique pendant la pneumonectomie (773,794,795). L'ergot peut se détacher et se perdre dans l'arbre bronchique.

La plupart des fabricants placent un repère radio-opaque à l'extrémité du ballonnet trachéal ou à l'extrémité des tubes trachéaux. D'autres marques peuvent être placées au-dessous et au-dessus du ballonnet bronchique.

Ballonnets

Il y a, au moins, deux ballonnets pour chaque tube. Le ballonnet trachéal est situé juste au-dessus de l'orifice trachéal et le ballonnet bronchique juste au-dessus de la terminaison du tube bronchique. Certaines sondes droites à double courant ont deux ballonnets bronchiques. Le ballonnet bronchique est plus court que le ballonnet trachéal. Il permet de séparer les deux poumons et de les isoler l'un de l'autre. Le ballonnet trachéal a la même fonction que le ballonnet d'une sonde endotrachéale standard. La forme du ballonnet bronchique des sondes droites varie selon les fabricants. Sur certains tubes, le ballonnet porte une fente pour permettre la ventilation du lobe supérieur droit. La plupart des fabricants colorent le ballonnet bronchique en bleu. Chaque ballonnet a son propre système de gonflage marqué de manière qu'il soit aisé de déterminer quel ballonnet est gonflé. Si le ballonnet bronchique est bleu, le ballonnet-témoin correspondant et/ou sur le système de gonflage portent une marque bleue ou sont de couleur bleue.

MARGE DE SÉCURITÉ POUR METTRE EN PLACE LES SONDES À DOUBLE LUMIÈRE (796-798)

La longueur de l'arbre trachéobronchique entre la position la plus distale et la position la plus proximale acceptables pour une sonde à double lumière est appelée marge de sécurité (796,797). C'est la longueur qu'une sonde peut parcourir sans obstruer une bronche.

La marge de sécurité dépend de la longueur de la bronche dans laquelle le ballonnet est placé et de la largeur de ce dernier. S'il est étroit ou si la bronche souche est longue, la marge de sécurité sera plus importante. Avec les ballonnets munis d'une fente, la marge de

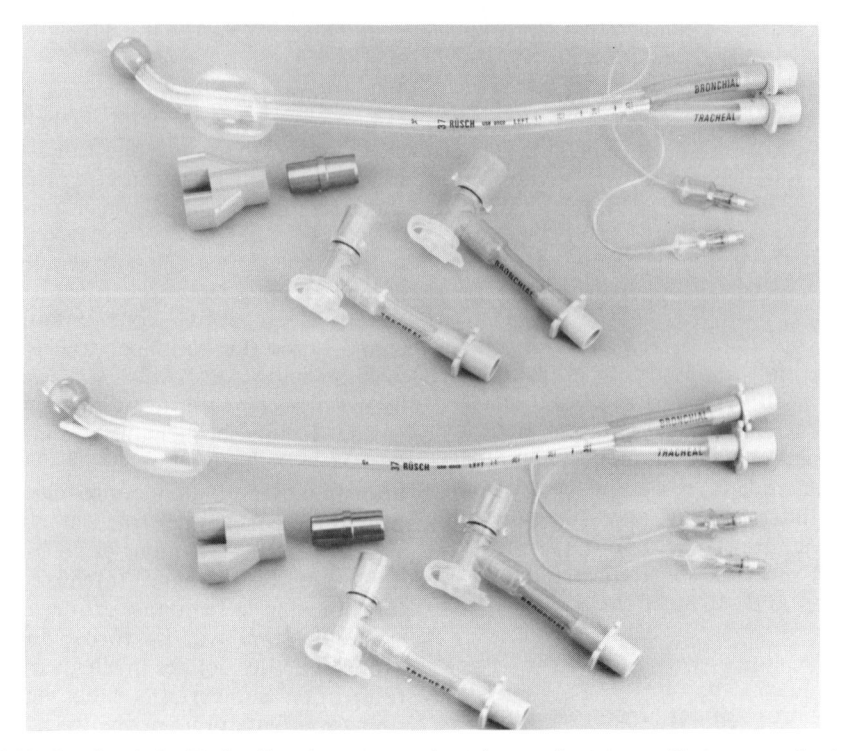

Figure 16.30. Sondes à double lumière, leurs raccords et leurs adaptateurs. En bas : sonde de Carlens à double lumière. Noter l'ergot (Reproduit avec l'autorisation de Rusch, Inc.).

sécurité est liée à la longueur de la fente. La marge de sécurité est plus petite chez les femmes parce que la bronche souche est plus courte.

Sondes gauches

Dans la position « minimale » acceptable, le ballonnet bronchique est situé juste au-dessous de la carène. Si la sonde était retirée vers le haut, le ballonnet bronchique pourrait progressivement remplir l'espace situé au-dessus de la carène et obstruer la trachée et la bronche souche controlatérale (droite). Dans la position « maximale » acceptable, l'extrémité du tube gauche se situe sur la partie inférieure de l'orifice de la bronche lobaire supérieure. Si le tube est inséré plus loin, il y a obstruction de la bronche lobaire supérieure gauche. La marge de sécurité est la différence entre ces positions minimale et maximale acceptables.

Sondes droites

La marge de sécurité est définie différemment pour les tubes droits. Une sonde droite à double lumière est positionnée de façon acceptable si la fente servant à ventiler le lobe supérieur droit est alignée avec l'orifice de la bronche lobaire supérieure droite (773); de ce fait, la marge de sécurité est égale à la longueur de la fente de ventilation moins le diamètre de l'orifice de la bronche lobaire supérieure droite. La marge de sécurité est considérablement plus petite pour les sondes droites que pour les gauches.

DIFFÉRENTES SONDES

En raison des différences anatomiques entre les bronches souches droite et gauche, les sondes à double lumière droites et gauches diffèrent principalement au niveau du degré d'angulation de la portion distale du tube et du dessin du ballonnet bronchique. De plus, les différentes sondes mises sur le marché ont des caractéristiques différentes et la marge de sécurité varie d'une sonde à l'autre.

Sondes de Carlens (775,799,800)

Les sondes de Carlens à double lumière (Fig. 16.31 et voir aussi Fig. 16.30), furent les premières sondes à double lumière utilisées pour la ventilation à poumons séparés. Elles ont été conçues pour être insérées dans la bronche souche gauche. Elles portent un ergot.

Le sonde de Carlens a d'abord été fabriquée en caoutchouc rouge. Plus tard, une version à usage unique en PVC a été mise sur le marché. Elle est semblable à la version en caoutchouc rouge, à l'exception des ballonnets qui sont à basse pression. La marge de sécurité pour positionner un tube de Carlens varie entre 18 et 23 mm chez la femme et 22 et 27 mm chez l'homme (773).

Sondes à double lumière de White (801,802)

La sonde de White est conçue pour intuber la bronche souche droite. Elle peut être en caoutchouc rouge (Fig.16.32) ou en PVC (Fig. 16.33). Elle possède un ergot. Sur la version en caoutchouc rouge, le ballonnet bronchique a une fente qui correspond à la position de la bronche lobaire supérieure droite. Sur la version en PVC, le ballonnet bronchique droit est circonférentiel au-dessus de la fente destinée à la bronche lobaire supérieure et se continue latéralement en arrière de la fente. Ceci pousse le tube vers la paroi bronchique.

Sonde gauche à double lumière de Robertshaw (774,803,804)

La sonde gauche de Robertshaw était à l'origine en caoutchouc rouge (Fig.16.34). Ultérieurement, une version en PVC a été commercialisée (voir Fig. 16.30). Elle diffère de la sonde de Carlens par le fait que les tubes sont plus larges (alors que le diamètre extérieur est le même) et elle a une forme en D. Dépourvue d'ergot, elle a une courbure plus marquée pour prévenir la plicature. L'an-

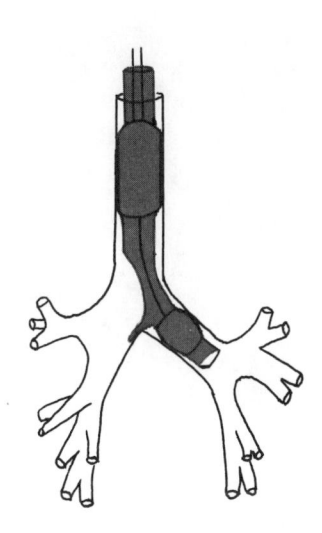

Figure 16.31. Sonde de Carlens à double lumière conçue pour être insérée dans la bronche souche gauche. Noter l'ergot.

gle de la portion bronchique est de 40°. Des études ont montré que la marge de sécurité varie de 12 à 23 mm chez la femme et de 16 à 27 mm chez l'homme (773,799).

Sonde droite à double lumière de Robertshaw

La sonde droite à double lumière de Robertshaw (Fig.16.35) est commercialisée aussi bien en caoutchouc rouge (voir Fig.16.32) qu'en PVC (voir Fig. 16.33), et dans les mêmes tailles que la sonde gauche. L'angle de la portion bronchique est de 20°. Le ballonnet bronchique est pourvu d'une fente qui s'ouvre latéralement et qui, quand la sonde est placée correctement, est adjacent à l'ouverture de la bronche lobaire supérieure droite. La fente du lobe supérieur droit de la sonde en PVC a un diamètre plus petit que celle de la version en caoutchouc rouge et, plutôt que d'entourer la fente, le ballonnet s'étend le long de la fente sur les faces latérales du tube puis tangentiellement vers la face médiane (2, 805). Le ballonnet pousse la sonde plus près de la paroi bronchique où s'ouvre la bronche lobaire supérieure pour réaliser une étanchéité plus sûre. La marge de sécurité rapportée a été de 11 mm (773,798) ou 1 à 4 mm (797).

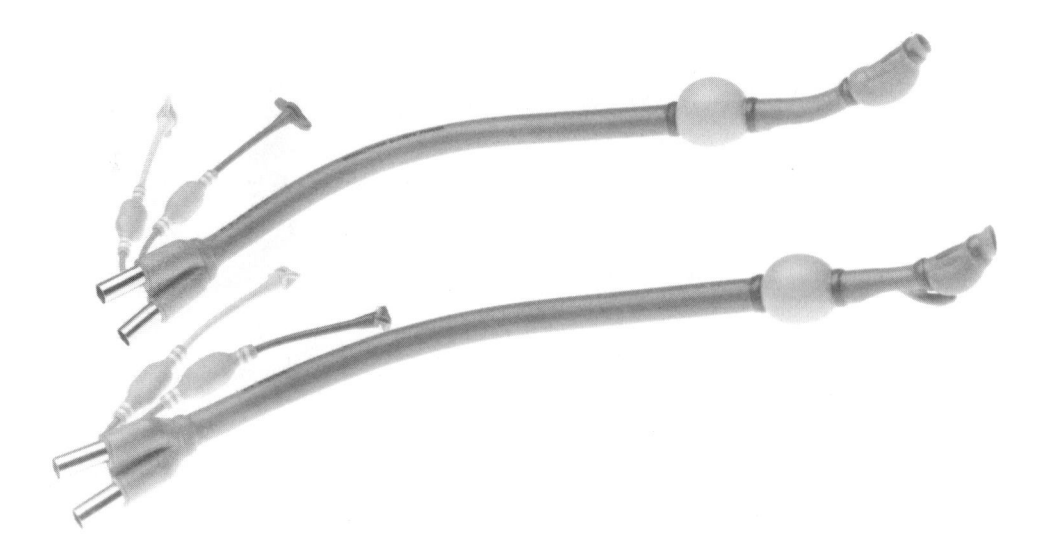

Figure 16.32. Sonde à double lumière en caoutchouc rouge. *En haut* : sonde droite à double lumière de Robertshaw. *En bas* : sonde à double lumière de White (Reproduit avec l'autorisation de Rusch, Inc.).

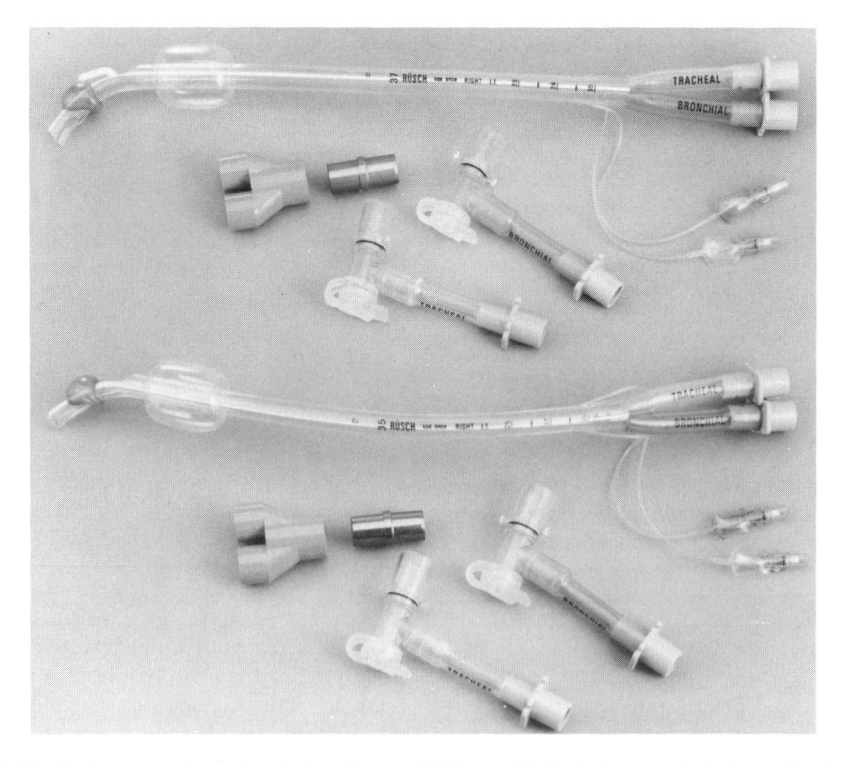

Figure 16.33. *En haut* : sonde à double lumière de White en PVC. Noter que le ballonnet est différent de celui de la sonde en caoutchouc. *En bas* : sonde droite à double lumière de Robertshaw (Reproduit avec l'autorisation de Rusch, Inc.).

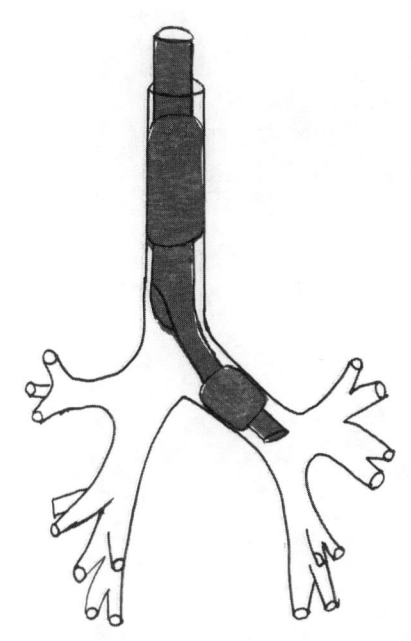

Figure 16.34. Sonde gauche à double lumière de Robertshaw. L'angle du canal bronchique est de 40°.

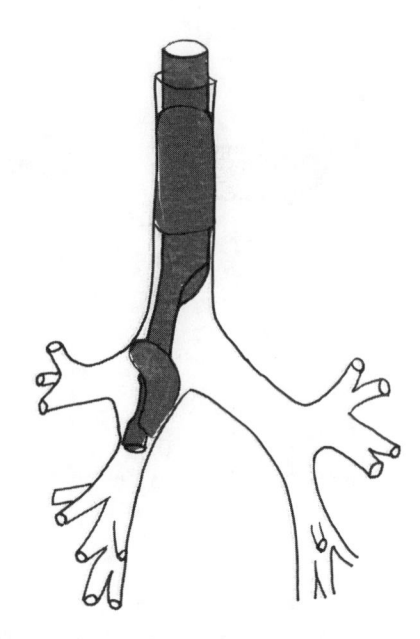

Figure 16.35. Sonde droite de Robertshaw en caoutchouc rouge. L'angle du canal bronchique est de 20°. Le ballonnet bronchique a une fente sur la vue latérale.

Une étude a montré que, quand la sonde de Robertshaw en caoutchouc rouge est insérée à l'aveugle, l'incidence de l'obstruction du lobe supérieur droit est très faible, moins fréquente qu'avec les sondes broncho-cath droites (805). Une autre étude a montré que, dans plus de 90 % des cas, une mise en place satisfaisante pouvait être réalisée sans fibroscope (800).

Sonde broncho-cath droite

La sonde broncho-cath droite diffère des autres sondes droites à double lumière par la forme du ballonnet bronchique qui a grossièrement la forme d'un S, ou d'un « beignet en anneau » incliné. Le bord du ballonnet le plus près de la bronche lobaire supérieure droite est plus proche de la trachée que la partie du ballonnet au contact du mur médial de la bronche (Fig. 16.37 et Fig 16.38). Une fente dans le tube, juste au-dessous du ballonnet, correspond grossièrement à l'ouverture de la bronche lobaire supérieure droite (796).

Une étude a montré que la marge de sécurité était de 9 mm chez l'homme et 5 mm chez la femme (797) et une autre étude a montré qu'elle n'était que de 1 mm (773,798). Cependant, on doit noter que la forme unique inclinée du ballonnet bronchique droit permet que la fente pour la ventilation du lobe supérieur droit chevauche l'orifice de la bronche lobaire supérieure droite, augmentant de ce fait la marge de sécurité (773). Une étude a montré que quand ce tube est inséré à l'aveugle, l'obstruction de la bronche lobaire supérieure droite survient dans 89 % des cas (805).

Sonde gauche à double lumière broncho-cath (774)

La sonde à double lumière broncho-cath gauche est semblable au modèle droit (voir Fig. 16.36). Elle comporte une ergot (806). La portion bronchique a un angle d'approximativement 35°. La partie au delà du ballonnet trachéal a une longueur d'approximativement 4,5 cm. Une étude a donné une marge de sécurité d'environ 20 mm chez l'homme et 15 mm chez la femme (797). Deux autres études

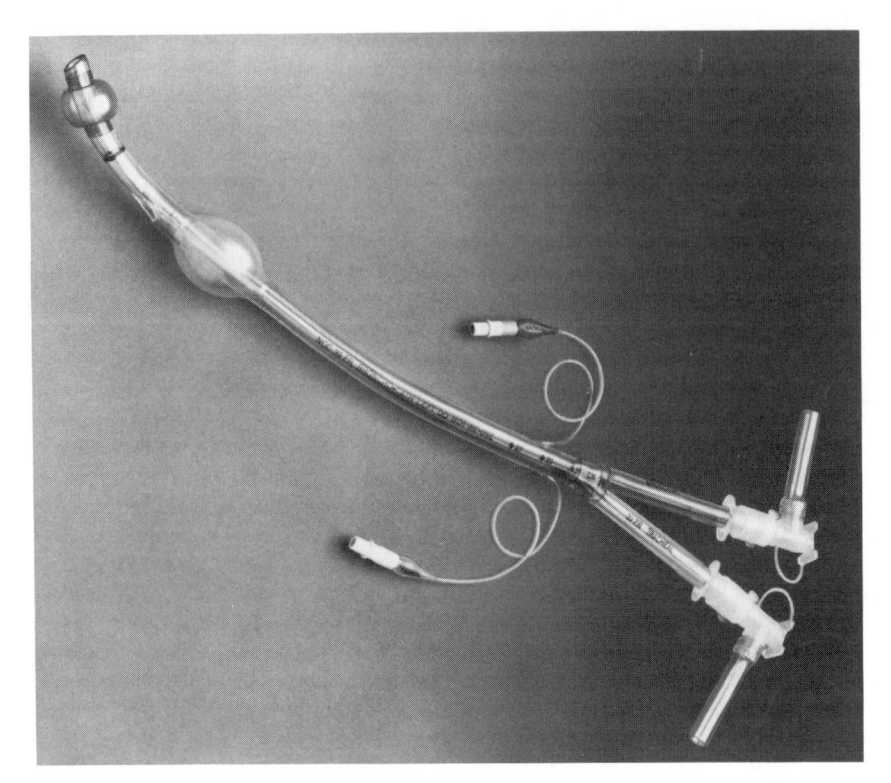

Figure 16.36. Sonde bronchique modèle gauche broncho-cath (Reproduit avec l'autorisation de Mallinckrodt Medical, Inc.).

donnent des chiffres supérieurs : 25 à 29 mm chez l'homme et 21 à 25 chez la femme (773, 798).

Une étude a montré que la sonde bronchocath était plus facile à mettre en place et qu'elle entraînait moins de complications que la sonde de Carlens en caoutchouc rouge et la sonde de Robertshaw (774).

Sonde gauche à double lumière de Sher-I-Bronch

La sonde gauche à double lumière de Sher-I-Bronch est similaire à tous les autres tubes à double lumière gauche (Fig. 16.39A). La partie bronchique fait avec le corps principal du tube un angle de 34°. La marge de sécurité moyenne est de 14 mm chez la femme et 19 mm chez l'homme (797).

Sonde droite à double lumière de sher-I-Bronch

La sonde droite à double lumière de Sher-I-Bronch possède deux ballonnets étroits de 5 mm situés sur le segment bronchique, au-dessus et au-dessous de la fente destinée à la ventilation de la bronche lobaire supérieure droite. Ce segment bronchique a une longueur de 13 à 14 mm (Fig. 16.40 et voir Fig. 16.39). Le ballonnet proximal étroit s'adapte à la courte bronche souche droite (796). Une étude comparant la sonde de Sher-I-Bronch droite avec la sonde droite de Robertshaw et le broncho-Cath a montré qu'avec la sonde de Sher-I-Bronch les conditions ventilatoires étaient le plus souvent satisfaisantes (807).

TECHNIQUES (809)

Choix de la sonde

Droite versus gauche

Quand la chirurgie intéresse le poumon droit, une sonde gauche à double lumière doit être utilisée. Pour le poumon gauche, une sonde droite ou gauche à double lumière peut être utilisée.

La marge de sécurité pour le positionnement d'une sonde droite à double lumière est étroite ; son emploi pour une chirurgie pulmonaire gauche induit le risque d'obstruction du lobe supérieur droit ou du poumon gauche (809). Pour cette raison, beaucoup préfèrent utiliser une sonde à double lumière gauche pour la chirurgie pulmonaire gauche (2,797, 798,810). Pendant la pneumonectomie gauche, immédiatement avant le clampage de la bronche souche gauche, on peut retirer la sonde de la bronche gauche sous surveillance chirurgicale et continuer à l'utiliser pour ventiler le poumon droit restant. Un inconvénient de cette technique est le risque d'extubation pendant la rétraction chirurgicale et la manipulation. Pour cette raison, certains anesthésistes utilisent en routine les sondes droites à double lumière pour les thoracotomies gauches (811).

D'autres pensent qu'il vaut mieux utiliser les sondes droites à double lumière parce que

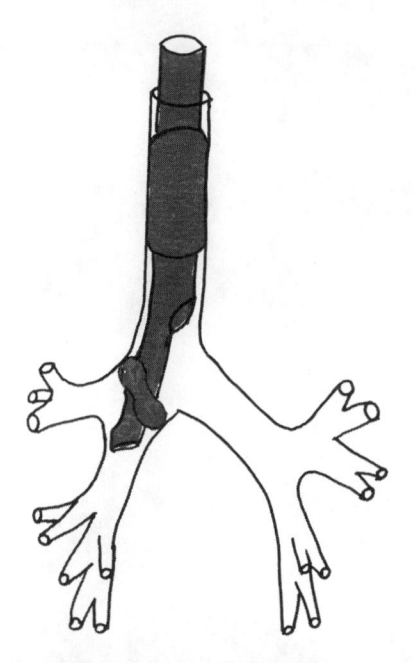

Figure 16.37. Sonde bronchique modèle droit broncho-cath. Le ballonnet bronchique a la forme d'un S ; les bords du ballonnet se trouvent proches de la bronche lobaire supérieure droite.

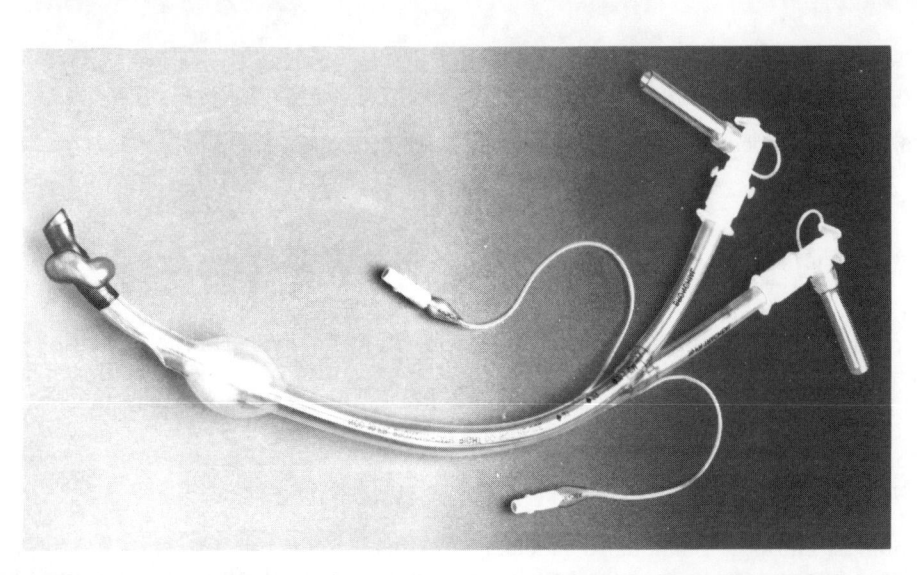

Figure 16.38. Sonde bronchique modèle droit broncho-cath (Reproduit avec l'autorisation de Mallinckrodt Medical, Inc.).

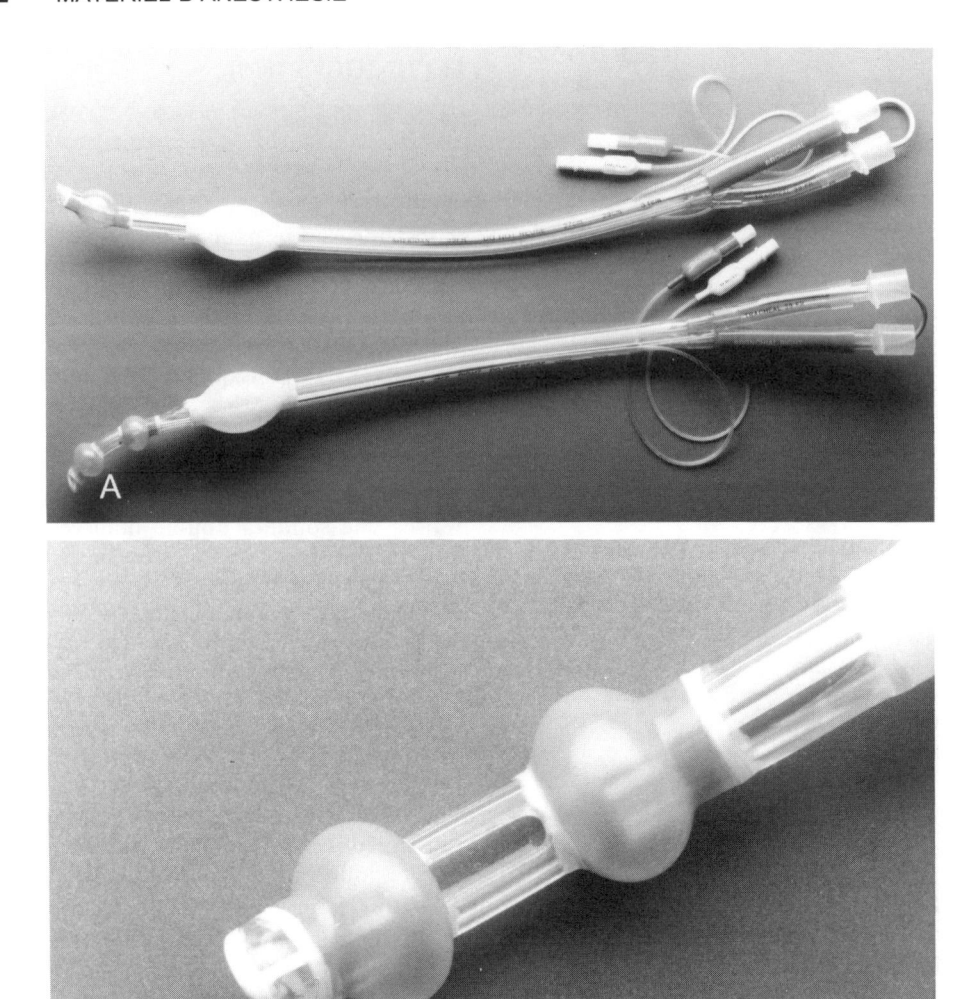

Figure 16.39. Sonde à double lumière Sher-I-Bronch. **A.** *En haut :* modèle gauche. *En bas :* modèle droit montrant l'ouverture vers la lobaire supérieure droite (Reproduit avec l'autorisation de Sheridan, Inc.).

l'intubation de la bronche du côté non opéré assure un accès chirurgical à tout l'arbre bronchique ipsilatéral et élimine la nécessité de manipuler la sonde pendant l'opération, si un accès à la bronche souche proximale est nécessaire. De plus, la rétraction et la manipulation du parenchyme par le chirurgien ne risque pas de déloger ou d'obstruer le tube qui se trouve dans la bronche controlatérale.

Il faut utiliser une sonde droite à double lumière pour la chirurgie pulmonaire gauche quand il y a rupture de la bronche souche gauche, lésion de la bronche souche gauche ou de la carène, sténose ou compression de la bronche souche gauche, ou déformation de la bronche souche gauche par une tumeur située sur le lobe inférieur gauche ou sur le lobe supérieur gauche, responsable d'un angle aigu entre la trachée et la bronche souche gauche (812).

La taille

Chez l'adulte, les sondes en PVC à double lumière, tant droites que gauches, sont commercialisées en quatre tailles : 35, 37, 39

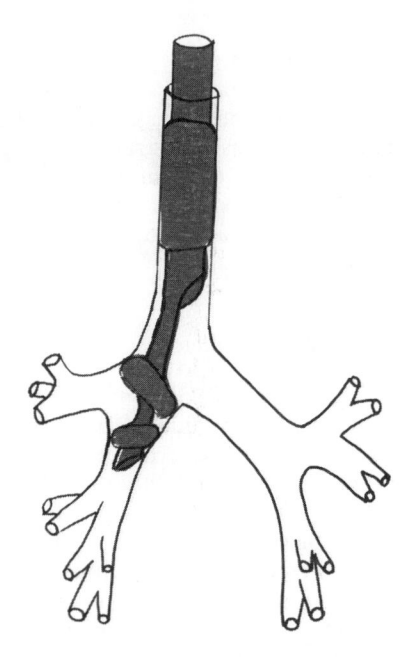

Figure 16.40. Sonde droite à double lumière Sher-I-Bronch. Noter les deux ballonnets au-dessus et au-dessous de l'orifice de la bronche lobaire supérieure droite.

Vérifications avant l'insertion du tube

Les ballonnets bronchiques et trachéaux doivent être gonflés avec de l'air, et il faut rechercher des fuites et un gonflage asymétrique. Il faut s'assurer que chaque canal de gonflage est relié au ballonnet correspondant. Le tube et le mandrin doivent être lubrifiés et le mandrin doit être placé dans la lumière bronchique afin d'être certain que, quand il est complètement inséré, il ne dépasse pas l'extrémité de la sonde. Si on pense que le larynx est difficile à visualiser, le mandrin doit être laissé dans la lumière. Sinon, il peut être enlevé et réinséré par la suite si nécessaire. Le raccord doit être inséré dans la sonde, de façon que celle-ci soit rapidement connectée au système ventilatoire après l'intubation.

Mise en place

L'intubation est réalisée sous vision directe avec un laryngoscope rigide. La sonde est insérée avec le segment bronchique dirigé concavité vers le haut. La sonde fait alors un angle de 90° par rapport à sa position finale. Le mandrin, s'il y en a un, doit être retiré dès que l'extrémité du tube a passé les cordes vocales. Quand le ballonnet bronchique a passé les cordes vocales, la sonde est tournée de 90°, de sorte que la portion bronchique se trouve en direction de la bronche appropriée. Si la sonde doit être placée dans la bronche souche gauche, la tête et le cou doivent être tournés vers la droite avant de tourner et d'avancer la sonde (814,815).

Une sonde munie d'un ergot est insérée avec le segment bronchique dirigé antérieurement jusqu'à ce le ballonnet bronchique ait passé les cordes vocales. Elle est ensuite tournée de 180°, de sorte que l'ergot se trouve placé antérieurement. Après que l'ergot ait passé les cordes vocales, la sonde est tournée de 90° pour diriger le segment bronchique vers la bronche appropriée (816). La sonde est avancée jusqu'à ce que l'ergot soit accroché par la carène. L'ergot peut être fixé contre le tube avec un nœud coulant pour faciliter son passage au niveau du larynx ; il est ensuite détaché (775).

La sonde est avancée jusqu'à ce qu'on rencontre une résistance modérée ou que le Y se trouve à 1 ou 2 cm des dents (809). Une étude

et 41 F. La plupart des auteurs recommandent d'utiliser la taille la plus grande pouvant être insérée sans difficulté dans la glotte. Une sonde 35 F a été utilisée chez un enfant de 40 kg, sans complication (813). Une sonde à double lumière en PVC 28 F est commercialisée pour les enfants plus petits.

Un gros calibre diminue la résistance au flux gazeux, facilite l'aspiration et le passage d'un fibroscope et diminue le risque de descendre la sonde trop profondément dans la bronche. Le gonflage du ballonnet nécessite moins d'air, ce qui diminue le risque d'une surpression sur la paroi bronchique. Si la sonde est trop petite, l'étanchéité est plus difficile à assurer avec un ballonnet très gonflé, ce qui tend à déplacer la sonde vers le haut.

Chez l'adulte, on utilise généralement une sonde 41 F chez l'homme et une sonde 39 F chez la femme. L'indication d'une sonde 35 F est rare chez l'adulte (794). Cependant, la difficulté à introduire dans le larynx une sonde plus large ou à passer la carène, ou une obstruction intrinsèque ou extrinsèque de la bronche souche qui doit être intubée, peut rendre nécessaire l'emploi d'une sonde plus petite.

a montré que la profondeur moyenne de l'insertion chez les patients hommes et femmes mesurant 1,70 mètre était de 29 cm, et on ajoute (ou retranche) 1 cm pour toute augmentation (ou diminution) de 10 cm de la taille (817).

Une sonde à double lumière peut également être placée avec l'aide d'un fibroscope introduit dans la lumière bronchique. La sonde est ensuite dirigée dans la bronche souche appropriée sous vision directe (773,809,818-822). On minimise ainsi le traumatisme bronchique, on évite une insertion trop profonde et on assure le placement correct dans la bronche souche appropriée, dès la première tentative. L'insertion d'un fibroscope à travers un diaphragme spécial étanche permet de continuer la ventilation malgré la présence du fibroscope.

Une autre technique est de placer une bougie malléable, bien lubrifiée, dans la bronche souche correspondante sous vision directe, en utilisant un bronchoscope rigide (810). Ensuite, la sonde à double lumière est insérée dans la bronche, par-dessus la bougie.

Une sonde à double lumière peut être mise en place chez un patient trachéotomisé (823-825). Le ballonnet trachéal peut être au niveau de la stomie et se trouver en partie en dehors de la trachée.

Gonflage du ballonnet

Quand on estime que le ballonnet se trouve situé dans la bronche souche, on gonfle les deux ballonnets. Le ballonnet trachéal doit être gonflé de la même façon que le ballonnet d'une sonde endotrachéale. Il est plus difficile de gonfler correctement le ballonnet bronchique. Rarement plus de 3 ml sont nécessaires (813). Si le ballonnet bronchique est surgonflé, il peut faire hernie dans la trachée, déplacer la carène du côté opposé, ou rétrécir la lumière du segment bronchique. Une technique est de gonfler d'abord le ballonnet trachéal, puis de laisser la lumière trachéale ouverte à l'atmosphère. Le ballonnet bronchique est ensuite gonflé à l'air jusqu'à ce qu'il n'y ait plus de fuite à travers la lumière trachéale ouverte (773,836).

Quand la sonde bronchique est dans le poumon qui doit être opéré, il peut être utile de passer une sonde d'aspiration dans la lumière bronchique quand le poumon est dégonflé et de la laisser en place jusqu'à ce que la réinflation du poumon puisse être réalisée, (811). On empêche ainsi l'obstruction du segment bronchique par du sang et des sécrétions. Le cathéter d'aspiration doit être enlevé avant la pose des agrafes pour ne pas être bloqué.

Confirmation de la position

La confirmation de la position d'une sonde à double lumière est capitale pour assurer la bonne marche du processus de ventilation à poumons séparés. Si la sonde à double lumière est en position correcte, le poumon supérieur se collabe complètement et aisément, et le chirurgien peut travailler efficacement sans causer aucun dommage au poumon du côté opéré ; le poumon inférieur, non obstrué sera facile à ventiler (809,827).

Quand le tube est bien placé, l'ouverture de la lumière trachéale doit se trouver 1 à 2 cm au-dessus de la carène. L'extrémité de la lumière bronchique doit être suffisamment loin dans la bronche appropriée pour que le ballonnet ne se projette pas au niveau de la carène, mais pas trop pour ne pas occlure la bronche lobaire supérieure.

Quelle que soit la méthode utilisée pour confirmer le bon positionnement, elle doit être renouvelée au cours de l'opération, si la position de la tête ou du corps a changé, car la sonde peut aisément se déplacer (828,829).

Techniques par auscultation (800,813,830)

Sondes gauches. Une fois le ballonnet trachéal gonflé, et le tube trachéal connecté au système respiratoire, il faut ausculter les deux poumons tout en ventilant le malade au ballon. L'auscultation doit être réalisée dans les deux creux axillaires et dans les deux champs pulmonaires supérieurs pour détecter une différence qui indiquerait une hypoventilation régionale. Ensuite, il faut gonfler le ballonnet bronchique et connecter les deux tubes au circuit ventilatoire. L'auscultation doit être alors répétée.

Ensuite, le tube trachéal doit être occlus avec un clamp. Le murmure vésiculaire ne doit être perçu que dans le poumon gauche.

S'il est entendu des deux côtés, le tube est trop haut dans la trachée. Il faut dégonfler les deux ballonnets et enfoncer plus avant le tube. Si le murmure vésiculaire n'est entendu qu'à droite, le tube bronchique se trouve dans la bronche droite. Dans ce cas, il faut dégonfler les deux ballonnets et retirer la sonde jusqu'à ce que son extrémité distale se trouve au-dessus de la carène. Elle doit ensuite être tournée, puis réinsérée. On répète ici les étapes mentionnées plus haut.

Le tube bronchique est alors clampé, et le patient ventilé par le tube trachéal. Si le tube est en bonne position, le murmure vésiculaire ne doit être perçu qu'à droite. S'il y a une résistance marquée à la ventilation, le tube est soit trop loin dans la bronche gauche, soit pas assez. On peut en déterminer la position en dégonflant le ballonnet bronchique tout en continuant à ventiler par le tube trachéal avec le tube bronchique clampé. Si le tube est trop enfoncé dans la bronche gauche, le murmure vésiculaire ne sera perçu que du côté droit. S'il ne l'est pas assez, le murmure vésiculaire sera perçu des deux côtés. Dans les deux cas, il faut dégonfler le ballonnet trachéal et repositionner la sonde. Les deux ballonnets doivent être regonflés et la séquence d'auscultation répétée.

Un des deux tubes de la sonde doit être ouvert à l'air et le tube connecteur, du même côté, clampé. Le murmure vésiculaire est perçu du côté où le patient devrait être ventilé. On répète la même manœuvre du côté opposé. Si, après clampage du tube bronchique gauche, il y a une difficulté ventilatoire avec le tube trachéal, avec résistance marquée au débit, le tube est trop ou au contraire pas assez enfoncé dans la bronche souche gauche (830). Pour le déterminer, on clampe le canal bronchique et on continue la ventilation avec le canal trachéal. Si le tube est trop enfoncé, le murmure vésiculaire ne sera perçu qu'à gauche. S'il ne l'est pas assez, le murmure vésiculaire sera perçu des deux côtés (830).

Sondes droites. Le placement d'une sonde droite à double lumière est semblable à celui de la sonde gauche avec toutefois une différence importante : la nécessité de placer la sonde en tenant compte de la bronche lobaire supérieure droite. On sait que la bronche lobaire supérieure droite s'insère près de l'origine de la bronche souche droite. Les sondes droites à double lumière sont conçues en tenant compte des particularités anatomiques de la bronche souche droite mais, malgré cela, la marge de sécurité est plus petite qu'à gauche. Après avoir placé la sonde, le patient doit être ausculté pour confirmer la ventilation du lobe supérieur droit.

Fibroscopie

Le murmure vésiculaire peut être transmis d'une région du poumon aux régions adjacentes, l'auscultation ne permettant donc pas forcément de détecter un mauvais positionnement de la sonde. Des études ont montré que les sondes à double lumière étaient mal positionnées dans plus de 48 % des cas, quand, par auscultation, la sonde avait été jugée en bonne position (831,832). Un des problèmes avec l'auscultation est que, même si le tube est correctement placé initialement, une fois le patient préparé et le thorax entouré de champs, elle ne peut être répétée. Une autre étude a montré que les malpositionnements, détectés par fibroscopie mais non par auscultation, ne sont pas nécessairement corrélés avec une baisse de la saturation en oxygène pendant l'anesthésie avec ventilation à poumons séparés (833). Quand on ne contrôle la position d'une sonde à double lumière que par des moyens cliniques, dans 1/4 des cas surviennent des problèmes peropératoires (804).

La bronchofibroscopie est la plus précise pour déterminer la position de la sonde à double lumière. La plupart des auteurs pensent que la confirmation de la position du tube à double lumière par fibroscopie doit être réalisée en routine (776,831,834). Au moindre doute, il faut recourir à la fibroscopie (835).

Un fibroscope de 4,9 mm de diamètre extérieur ne passe pas dans un tube 35 F et avec beaucoup de frottements dans un tube 37 F. Un fibroscope pour enfant (de diamètre extérieur inférieur à 4,3 mm) peut être descendu dans toutes les sondes adultes à double lumière (773).

Les inconvénients de l'évaluation de la bonne position par fibroscopie sont qu'elle demande du temps, un équipement spécial et une compétence de l'opérateur, et introduit une source supplémentaire de traumatisme des voies aériennes.

Le fibroscope peut être utilisé également comme mandrin lumineux pour aider à identifier le moignon d'une bronche déconnectée (767).

Sondes gauches à double lumière. Un petit fibroscope est placé dans le tube trachéal (836). Le fibroscope peut être introduit par l'extrémité ouverte du tube ou par un raccord spécial muni d'un diaphragme conçu pour cet usage.

Quand on avance le fibroscope, on doit finir par apercevoir la carène. On peut voir du côté gauche la portion bronchique de la sonde à double lumière entrant dans la bronche souche gauche. La partie supérieure du ballonnet bronchique bleu peut être vue juste au-dessous de la carène. Il faut vérifier que le ballonnet bronchique ne fasse pas hernie vers la carène et que la carène ne soit pas refoulée vers la droite. On doit avoir une vue dégagée de la bronche souche droite non intubée.

Le fibroscope doit alors être avancé à travers le tube bronchique pour contrôler l'absence de rétrécissement de la lumière au niveau du ballonnet et contrôler que l'arbre bronchique distal n'est pas obstrué. Des problèmes peuvent apparaître si on ne contrôle pas le tube bronchique (837).

Sondes droites à double lumière. Au cours du contrôle par fibroscope de la lumière trachéale gauche, on confirme le placement du tube dans la bronche souche droite en visualisant la surface supérieure du ballonnet bronchique. Le fibroscope est ensuite placé dans le tube droit. La bronche lobaire moyenne droite doit alors être visualisée en deçà de l'extrémité du tube. La bronche lobaire supérieure droite doit être localisée. L'endoscopiste doit contrôler directement l'orifice de la bronche lobaire supérieure droite en fléchissant l'extrémité du fibroscope vers le haut. Il ne doit pas y avoir de recouvrement de la lumière de la lobaire supérieure droite sur la muqueuse bronchique et la muqueuse ne doit recouvrir aucune partie de cette lumière.

Capnographie

Le capnographe peut être utilisé pour contrôler la position d'une sonde à double lumière (838). Deux capnographes reliés chacun relié à un tube, doivent montrer un capnogramme synchrone et de forme et de taille similaire des deux côtés.

Radiographie

La confirmation de la position par radiographie pulmonaire peut être utile quand on ne peut utiliser de fibroscope, mais elle est moins précise. Elle prend du temps, elle est coûteuse, de réalisation peu pratique, et la sonde peut être déplacée (773).

Fixation de la sonde

Une fois la position correcte de la sonde confirmée, cette dernière doit être fixée à la face. Le ballonnet bronchique doit rester dégonflé jusqu'à ce que le poumon soit isolé ou collabé, pour minimiser les risques de lésions dues à la pression sur la muqueuse bronchique.

Il faut tout particulièrement s'attacher à prévenir un déplacement de la sonde pendant les manœuvres de retournement, en la tenant fermement au niveau des incisives et en gardant la tête immobile en position neutre ou légèrement fléchie.

Mise en place peropératoire (839, 840)

Une fois le thorax ouvert, le chirurgien peut aider à placer correctement la sonde. S'il s'avère que la sonde ne se trouve pas dans la bronche désirée, les deux ballonnets sont dégonflés et la sonde est retirée dans la trachée. Le chirurgien comprime alors la bronche et l'anesthésiste avance le tube du côté désiré avec l'aide du chirurgien qui dirige manuellement la sonde. Les ballonnets sont alors regonflés. Des manipulations semblables peuvent être réalisées si la sonde, bien que placée du bon côté, n'est pas en position correcte.

Emploi des sondes gauches à double lumière pour la chirurgie du poumon gauche (774, 775, 830)

Nombre d'anesthésistes préfèrent utiliser les sondes gauches à double lumière pour la chirurgie pulmonaire gauche, en raison de la difficulté de la pose précise d'une sonde droite à double lumière, à condition qu'il n'y ait pas de tumeur de la bronche souche gauche. Une telle sonde peut être utilisée si le site opératoire est situé au-dessous de l'extrémité de la sonde. Si une pneumonectomie gauche doit être réalisée, on peut utiliser une sonde gauche à double lumière jusqu'au clampage de la bronche souche gauche. À ce moment, les deux ballonnets sont dégonflés et la sonde est retirée jusqu'à ce que son extrémité sorte de la bronche gauche. Le ballonnet trachéal est alors regonflé, et la sonde est utilisée comme une sonde endotrachéale classique.

Remplacement d'une sonde à double lumière par une sonde d'intubation standard

Si, à la fin d'une intervention pendant laquelle on a utilisé une sonde à double lumière, il est nécessaire de maintenir la ventilation en postopératoire, on la remplace habituellement par une sonde d'intubation classique. Le plus souvent, cela n'a rien de particulier par rapport au changement des sondes classiques. Si l'intubation avait été difficile ou si, pour une raison quelconque, le larynx est difficile à visualiser, il faut recourir à d'autres techniques. On peut par exemple avancer un cathéter souple pour jet-ventilation (voir plus bas), avant d'enlever la sonde à double lumière, puis placer la sonde d'intubation par-dessus ce cathéter qui servira de mandrin.

Une autre technique a été décrite (841). À la fin de l'intervention, on dégonfle les deux ballonnets et on retire la sonde à double lumière jusqu'à ce que le canal bronchique soit situé au-dessus de la carène. On regonfle alors le ballonnet bronchique et les deux poumons sont ventilés par la lumière bronchique. L'adaptateur de la lumière trachéale est clampé. Une ouverture de 5 × 5 mm est créée dans la paroi du tube trachéal. Une sonde standard est alors glissée par-dessus un fibroscope et le fibroscope est avancé à travers l'orifice effectué sur le tube trachéal et inséré dans la trachée. L'orifice fait dans la sonde à double lumière est agrandi et la sonde est lentement retirée. La sonde endotrachéale est alors en place dans la trachée par-dessus le fibroscope qui peut ensuite être retiré.

ACCIDENTS DES SONDES À DOUBLE LUMIÈRE

La plupart des accidents dus aux sondes endotrachéales conventionnelles sont également possibles avec les sondes à double lumière. Le type de sonde peut jouer un rôle dans l'incidence des complications. Une étude a montré que l'intubation était plus difficile et les complications plus fréquentes avec les tubes en caoutchouc rouge qu'avec les tubes en PVC (774) ; une autre étude n'a en revanche trouvé aucune différence (842).

Difficultés d'insertion et de positionnement

L'insertion d'une sonde à double lumière est longue, ce qui peut poser un grave problème en présence d'une hémorragie trachéobronchique sévère. Les tentatives répétées de mise en place et de repositionnement augmentent le risque de traumatisme. Les sondes en PVC peuvent être plus faciles à mettre en place que les sondes en caoutchouc rouge (774,810,843).

Mauvais positionnement (774,837,844)

On a souvent du mal à positionner la sonde en dépit d'une méthode d'intubation techniquement correcte (774). Certaines particularités physiques peuvent rendre difficile ou impossible le placement correct d'une sonde à double lumière (812,854,846). Même si la position initiale était correcte, un déplacement secondaire reste possible lors d'un déplacement de la tête, d'un changement de la position du corps ou d'une manipulation chirurgicale.

Conséquences

La malposition d'un tube à double lumière peut avoir plusieurs conséquences.

Collapsus incomplet du poumon (774,804, 831). Si le poumon ne peut être collabé, la durée de l'intervention augmente et, dans certains cas, le résultat chirurgical peut être compromis. La thoracoscopie ne sera pas satisfaisante.

Une obstruction du tube non ventilé empêche le collapsus du poumon non ventilé (847). Retirer partiellement la sonde ou insérer un bloqueur bronchique par le canal bronchique peut résoudre ce problème (848).

Obstruction ventilatoire. Si le ballonnet bronchique est trop enfoncé, il obstrue la bronche lobaire supérieure. Cela peut survenir à droite comme à gauche. Si le ballonnet bronchique d'une sonde gauche à double lumière n'est pas au-dessous de la carène, il peut obstruer la trachée et la bronche souche droite (808). Une obstruction de la bronche lobaire supérieure droite peut survenir avec les sondes droites à double lumière si l'orifice prévu à cet effet est mal aligné avec la bronche lobaire supérieure droite (805). Si la bronche lobaire supérieure droite naît de la trachée au-dessus de la carène, elle peut être obstruée par le ballonnet trachéal (849).

Trapping gazeux ou gêne à l'expiration. Ce phénomène peut provenir d'un effet clapet qui permet l'inspiration, mais pas l'expiration. S'il n'est pas détecté, il peut avoir des conséquences cardiorespiratoires et/ou créer des lésions du parenchyme pulmonaire (813).

Impossibilité de séparer les poumons. Si les voies aériennes du poumon présentent une fistule broncho-pleurale ne peuvent être isolées des voies aériennes du poumon normal, un pneumothorax sous tension peut se développer avec la ventilation en pression positive ; en outre, la fuite à travers la fistule peut être si importante qu'elle compromette la ventilation du poumon normal (844). Si le poumon inférieur est incomplètement protégé, il peut être contaminé par du sang ou des sécrétions infectées en provenance du poumon supérieur. Isoler chaque poumon est souvent plus nécessaire encore pendant un lavage broncho-pulmonaire.

Éventuelles malpositions

Insertion du canal bronchique du mauvais côté. Dans quelques cas, la portion bronchique se place dans le poumon opposé, problème facile à détecter et corriger.

Insertion trop profonde du canal bronchique dans la bronche appropriée (776,812,830, 832,834,847,849-851). Une insertion trop profonde, parfois due à l'emploi d'une sonde trop petite, se manifeste par une obstruction du lobe supérieur. Dans quelques cas où le ballonnet bronchique n'avait pu être visualisé avec un fibroscope introduit dans le tube trachéal, aucune séquelle n'a été décrite (831).

Chez quelques patients, une sonde gauche à double lumière placée de manière que le ballonnet bronchique soit situé juste en-dessous de la carène peut, malgré tout, causer une obstruction du lobe supérieur gauche (798,827). Une étude a montré que ce type de malposition est plus commun avec les sondes en PVC qu'avec les sondes en caoutchouc rouge de Robertshaw (805).

Tube bronchique insuffisamment avancé dans la bronche. Si le tube n'est pas suffisamment avancé dans la bronche, le ballonnet bronchique peut faire issue dans la trachée. Bien souvent, cela reste sans conséquence mais il peut y avoir une obstruction du débit gazeux vers l'autre poumon et/ou le ballonnet peut provoquer une obstruction qui fait clapet entre lui et la paroi trachéale, permettant l'insufflation, mais non l'exsufflation du poumon opposé. Le tube bronchique peut également sortir de la bronche, principalement pendant l'installation opératoire du patient (829).

Ce trapping gazeux peut survenir quand les deux tubes sont ouverts ou uniquement quand le tube bronchique est clampé. Le gaz trappé ne peut être évacué qu'en dégonflant le ballonnet bronchique.

La nécessité d'injecter plus de 3 ml d'air dans le ballonnet bronchique pour obtenir l'étanchéité doit alerter l'anesthésiste d'un probable déplacement.

Extrémité du tube bronchique située au-dessus de la carène. L'extrémité du tube bronchique peut se trouver au-dessus de la carène en raison d'une lésion trachéale qui empêche la progression de la sonde (844). Cette malposition s'accompagne d'une déflation partielle du poumon et de l'impossibilité de séparer la ventilation pulmonaire.

Placement incorrect en face de l'orifice de la bronche lobaire supérieure. La malposition de la sonde en regard de l'orifice de la bronche lobaire supérieure est particulièrement fréquente avec les sondes comportant une faible marge de sécurité. L'extrémité du tube bronchique peut être en position correcte, alors que le ballonnet occlut la lumière de la bronche lobaire supérieure. Même avec les sondes gauches, il est possible d'obstruer la bronche lobaire supérieure (831,834,852). Il en résulte une hypoxémie et, si la sonde est du côté opéré, une impossibilité de collaber le lobe supérieur de façon satisfaisante.

Gonflage asymétrique du ballonnet bronchique. La lumière du tube bronchique peut être refoulée contre la paroi bronchique par un ballonnet gonflé. Cela entraîne une obstruction à clapet (774,853). L'insufflation est possible mais non l'exsufflation. Ce phénomène est plus fréquent avec des sondes en caoutchouc rouge restérilisées (774).

Hypoxémie survenant pendant la ventilation sur un seul poumon

Bien souvent, une hypoxémie survenant au cours d'une ventilation séparée est due, au moins en partie, à une malposition d'une sonde gauche à double lumière. Pour cette raison, devant toute hypoxémie, il faut vérifier la position de la sonde et la remettre en place si nécessaire. Parfois cependant, l'hypoxémie n'est pas due à la malposition de la sonde mais à la perfusion du poumon non ventilé quand la ventilation séparée est commencée.

L'augmentation de la FIO_2 est le plus souvent nécessaire dans la ventilation séparée (774). Si l'hypoxémie persiste, une pression positive (CPAP) entre 5 et 10 cm H_2O doit être appliquée sur le tube du poumon non ventilé pendant la phase d'exsufflation d'un large volume courant (827). Une CPAP supérieure à 10 cm H_2O distend le poumon et peut compromettre l'exposition chirurgicale.

Le lecteur doit se référer au chapitre 6 pour une discussion des appareils utilisés pour réaliser une CPAP. Certains fabricants incluent un appareillage pour CPAP avec un mécanisme pour ajuster le niveau de PEP avec chaque sonde à double lumière.

D'autres mesures pour améliorer l'oxygénation ont été proposées, telle l'application d'une PEP sur le poumon inférieur, la ventilation intermittente du poumon non dépendant (une insufflation toutes les 5 à 10 minutes) et le clampage de l'artère pulmonaire avant d'exclure le poumon de la ventilation.

Le passage d'une ventilation conventionnelle à une ventilation séparée du poumon inférieur ne s'accompagne habituellement pas d'une augmentation significative de la PCO_2, à condition que le volume minute soit maintenu à la même valeur. Cependant, pour lutter contre l'augmentation de résistance due à un débit élevé par le tube trachéal de la sonde à double lumière et pour compenser la diminution de la compliance d'un seul poumon, la pression inspiratoire doit être plus élevée.

Gêne à l'insufflation

Le plus souvent, la gêne à l'insufflation est due à un mauvais positionnement de la sonde. De plus, un surgonflage du ballonnet bronchique peut rétrécir la lumière (812,831).

On a décrit une obstruction bronchique due à la migration d'un fragment de tumeur nécrotique dans la bronche du poumon inférieur au moment où la ventilation séparée avait été commencée. Le ballonnet bronchique avait été laissé dégonflé jusqu'à ce que la ventilation séparée commence (854).

Traumatismes

Un traumatisme des voies aériennes supérieures est possible lors de toute intubation, et plus encore avec les sondes à double lumière. La rupture d'une bronche souche par le ballonnet bronchique a été rapportée (358,855-859). Une rupture trachéale peut survenir (348,558). Ces complications peuvent rester inaperçues plusieurs heures après le traumatisme initial (358,551).

Une fuite gazeuse, un emphysème sous-cutané, une hémorragie en provenance des voies aériennes supérieures et une instabilité cardio-vasculaire, sont des signes d'appel. Le ballonnet bronchique doit être dégonflé et un contrôle endoscopique de la bronche intubée réalisé au moment où l'on teste le ballonnet bronchique défaillant.

Il faut prendre certaines précautions pour minimiser le traumatisme des voies aériennes : retrait du mandrin dès que l'extrémité du tube a passé les cordes vocales, éviter le surgonflage des ballonnets, dégonfler le ballonnet trachéal et le ballonnet bronchique chaque fois que la position du patient doit être modifiée ou que la sonde doit être repositionnée, et ne pas forcer quand on rencontre une résistance à la progression du tube. Les sondes en PVC avec des ballonnets grand volume et basse pression (860-862) ont été recommandées pour réduire les traumatismes, mais aucune étude à ce jour n'a pu prouver que les ballonnets à pression élevée augmentaient le risque de lésions trachéales pour des intubations de courte durée. On a recommandé de garder le ballonnet bronchique dégonflé jusqu'à ce que la ventilation séparée soit nécessaire, pour minimiser les risques de lésions dues à une pression excessive sur la muqueuse bronchique (859). En présence d'une tumeur endobronchique, cette attitude peut se révéler dangereuse, la tumeur nécrotique pouvant migrer dans l'autre poumon (854).

Problèmes avec les sondes

Différents problèmes liés aux sondes à double lumière ont été rapportés :

1. Étiquetage erroné des ballonnets bronchiques et trachéaux (863,864).
2. Déformation du canal principal d'une sonde à double lumière neuve rendant impossible le passage d'une sonde d'aspiration (865).
3. Impossibilité d'isoler une bronche du fait d'une déchirure dans le septum.
4. Plicature sur lui-même du tube bronchique dû à un défaut de fabrication (866).
5. Désunion du canal de gonflage du ballonnet bronchique pendant l'opération, rendant impossible le maintien du ballonnet gonflé (848).
6. Obstruction du tube trachéal due à une protubérance de la paroi du tube (867).

Complications chirurgicales

Le clampage de l'ergot au niveau de la carène par le chirurgien a été rapporté (801). Le ballonnet bronchique peut être percé.

Dans un cas, le chirurgien a suturé l'artère bronchique avec la sonde à double lumière. Au moment de l'extubation, la suture a été arrachée, avec comme conséquence une hémorragie cataclysmique (700).

Le geste opératoire peut provoquer une sténose bronchique serrée qui piège le tube bronchique et rend l'extubation difficile (868). Il faut envisager ces risques devant toute résistance excessive à l'extubation. Une réexploration chirurgicale peut être justifiée.

Si le tube bronchique est placé par erreur du côté opéré et que cela n'est pas dépisté, quand la bronche est agrafée ou divisée, l'extrémité du tube peut également l'être.

Collapsus circulatoire

Une masse médiastinale peut être comprimée et déplacée par la sonde à double lumière, entraînant une compression des gros vaisseaux (869).

Augmentation des résistances (870-872)

Une augmentation des résistances peut ne pas être un problème significatif dans le bloc opératoire, une ventilation à pression positive étant utilisée dans la grande majorité des cas. Mais elle peut le devenir si la sonde à double lumière est laissée en place après la chirurgie et si le malade reprend une respiration spontanée. Bien que les sondes en PVC aient des parois plus fines et des courbes plus douces que celles en caoutchouc rouge, des études ont montré de faibles différences de résistances entre les différentes sondes (805,872).

Système coaxial pour la ventilation à poumons séparés

L'emploi d'un système coaxial dans lequel un tube bronchique est placé à l'intérieur d'une sonde trachéale de large diamètre a été décrit (873-876). Le tube intérieur peut être utilisé comme bloqueur bronchique ou comme voie de passage pour l'aspiration, la ventilation différentielle ou l'application d'une PEP.

Les intubations trachéale et bronchique sont réalisées séparément. Le tube bronchique peut être positionné à l'aveugle ou en utilisant un bronchoscope rigide ou un fibroscope (873). L'intubation bronchique peut être tentée de nombreuses fois sans limite de temps, puisque le patient peut être ventilé en utilisant la sonde trachéale.

L'avantage de cette technique est qu'il est facile de retirer le tube bronchique à la fin de l'opération sans avoir à réintuber le patient. En cas de problème avec le tube bronchique, la ventilation peut se faire par la sonde trachéale.

Cette technique a été utilisée en unité de soins intensifs. Le tube bronchique peut être positionné et enlevé de nombreuses fois par jour, la sonde trachéale restant en place.

Un inconvénient de cette méthode est qu'il faut utiliser une sonde trachéale de gros diamètre (au moins 9 mm de diamètre interne). Par ailleurs, il y a augmentation importante des résistances, comparées à celles opposées par une sonde à double lumière de diamètre externe semblable (872).

Tubes bronchiques à simple lumière

Un tube bronchique à simple lumière, placé dans la bronche souche du poumon non opéré, peut être utilisé pour maintenir la ventilation pendant que l'autre poumon est bloqué et isolé du poumon ventilé.

MATÉRIEL

Dans le passé, on utilisait des sondes spéciales pour l'intubation bronchique : le tube de Gordon-Green, le tube de Brompton Pallister, le tube de Mackray et le tube de Macinstosh-Leatherdale (877). Ces sondes ne sont plus commercialisées. Dorénavant, l'intubation bronchique est d'ordinaire réalisée avec une sonde trachéale longue de petit diamètre (878,879). Un tube long peut être réalisé en anastomosant deux tubes plus courts (880, 881) ou peut être obtenu auprès des fabricants de produits vétérinaires (882). Il est important que cette sonde ait un ballonnet étroit et que la portion de sonde au-delà du ballonnet soit courte et à biseau court.

INDICATIONS

Ces tubes sont utilisés chaque fois que la ventilation séparée du poumon inférieur est nécessaire et que les sondes à double lumière ne peuvent être utilisées. Ils ont été utilisés plus fréquemment en pédiatrie, les voies aériennes de l'enfant étant trop petites pour les sondes à double lumière (779,783,883-893) En cas d'hémoptysie massive, l'intubation endobronchique avec une sonde à simple lumière est souvent une méthode de séparation des poumons plus aisée et plus rapide, spécialement si l'hémorragie est située au niveau du poumon gauche (815). Un telle sonde peut aussi être utile quand une sonde à double lumière ne peut être mise en place (776). Une sonde bronchique à simple lumière peut être utilisée pour traiter une atélectasie (894).

TECHNIQUES

Avant l'insertion, on peut estimer la longueur nécessaire du tube sur une radiographie pulmonaire de profil en mesurant la distance de la bouche à la carène et en ajoutant 1 cm (783).

La sonde peut être placée avant la chirurgie et retirée dans la trachée pour une ventilation conventionnelle des deux poumons et quand l'indication d'une ventilation séparée n'est plus nécessaire (779). Elle peut être placée à l'aveugle, mais il est plus sûr d'utiliser un fibroscope ou un bronchoscope rigide (892,895, 896). Si la sonde est placée à l'aveugle, elle tend à intuber la bronche souche droite. On peut augmenter la probabilité d'intuber la bronche souche gauche en tournant la sonde de 180° par rapport à sa position habituelle avant de l'avancer au-delà de la carène, et en tournant la tête vers la droite (814,815,879, 897).

On peut également insérer un mandrin dans la bronche désirée en utilisant un bronchoscope rigide (898). Le bronchoscope est alors retiré et la sonde à simple lumière est mise en place en utilisant le mandrin.

La position correcte peut être confirmée par auscultation, radiographie et/ou fibrobronchoscopie.

INCONVÉNIENTS (2)

Avec l'intubation de la bronche droite ou gauche, on risque d'obstruer la bronche lobaire supérieure ; le risque est supérieur à droite (885). Ceci peut entraîner une hypoxémie marquée. On peut essayer de tourner la sonde de sorte que le biseau se trouve en face de l'orifice de la bronche lobaire supérieure droite (878). Il est impossible de ventiler les deux poumons au début de l'anesthésie et le poumon collabé ne peut pas être aspiré ou regonflé et ventilé tant que le tube n'aura pas été retiré dans la trachée. Enfin, l'usage d'un tube bronchique ne permet pas l'utilisation d'une CPAP sur le poumon opéré.

Bloqueurs bronchiques

Avec un bloqueur bronchique, un lobe ou un poumon malade est bloqué, tandis que le reste du poumon est ventilé avec une sonde endotrachéale traditionnelle ou qu'une intubation endobronchique de l'autre poumon permette une ventilation controlatérale.

INDICATIONS

Les indications des bloqueurs bronchiques sont celles des sondes à double lumière, à l'exception de la ventilation du poumon supérieur. Ils sont souvent utilisés en pédiatrie quand l'emploi des sondes à double lumière est impossible (887,891,899-901). Un bloqueur bronchique peut être utilisé pour bloquer une bronche en cas d'échec d'une sonde à double lumière (848) ou pour réinsufler un poumon ou un lobe atélectasié chez un patient sous ventilation mécanique (902). L'emploi de bloqueurs bronchiques élimine la nécessité du changement de sonde à la fin de la chirurgie si une ventilation contrôlée doit être assurée en postopératoire. Les bloqueurs bronchiques sont parfois utiles pour contrôler un saignement pulmonaire (903). Ils ont aussi été utilisés brièvement pour contrôler une fuite majeure due à une fistule broncho-pleurale.

MATÉRIEL

Un bloqueur bronchique est constitué typiquement d'un tube central entouré d'un ballonnet gonflable. Ce tube permet l'aspiration, l'insufflation d'oxygène, le lavage et la ventilation.

Tube Univent (809,904-911)

Le tube Univent est en PVC. Il est constitué d'une sonde à ballonnet en PVC présentant un fin canal sur son côté concave (Fig.16.41 et 16.42). Le canal contient un bloqueur bronchique tubulaire de 2 mm de diamètre muni d'un ballonnet à son extrémité. Des deux côtés du ballonnet, il existe des repères annelés radio-opaques. Le bloqueur peut être avancé jusqu'à 10 cm au-delà de l'extrémité du corps principal du tube d'Univent et bloquer des voies aériennes plus petites que la bronche souche. Le tube Univent est commercialisé jusqu'à la taille 6. Son diamètre externe est légèrement plus large qu'une sonde de même diamètre interne, en raison de la place prise par le bloqueur.

Tout ce que l'on peut obtenir d'une sonde à double lumière peut l'être avec le tube Univent, à l'exception de la ventilation à poumons séparés (810). Une réexpansion intermittente ou une aspiration du poumon pendant l'intervention peuvent être réalisées aisément sans déplacer le bloqueur. Une indication intéressante de ce tube est le patient sous traitement anticoagulant, le tube Univent étant moins traumatique qu'une sonde à double lumière (912). Cependant, la perforation d'une bronche par l'extrémité du bloqueur (913) a été rapportée. L'emploi d'une

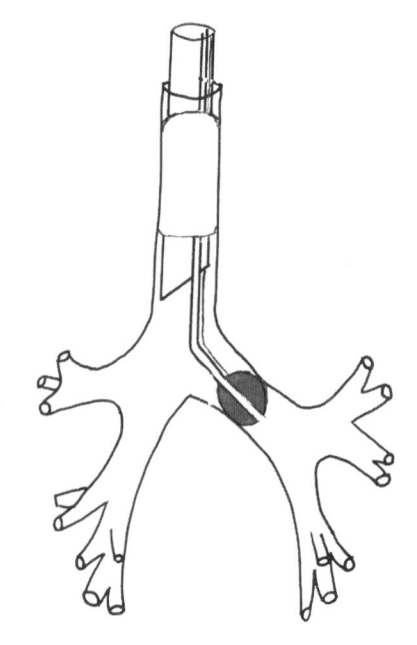

Figure 16.41. Tube Univent. La sonde trachéale à ballonnet a un petit canal le long de son côté concave qui contient un cathéter à ballonnet bloqueur bronchique. Le bloqueur peut être avancé dans la bronche souche ou une bronche lobaire.

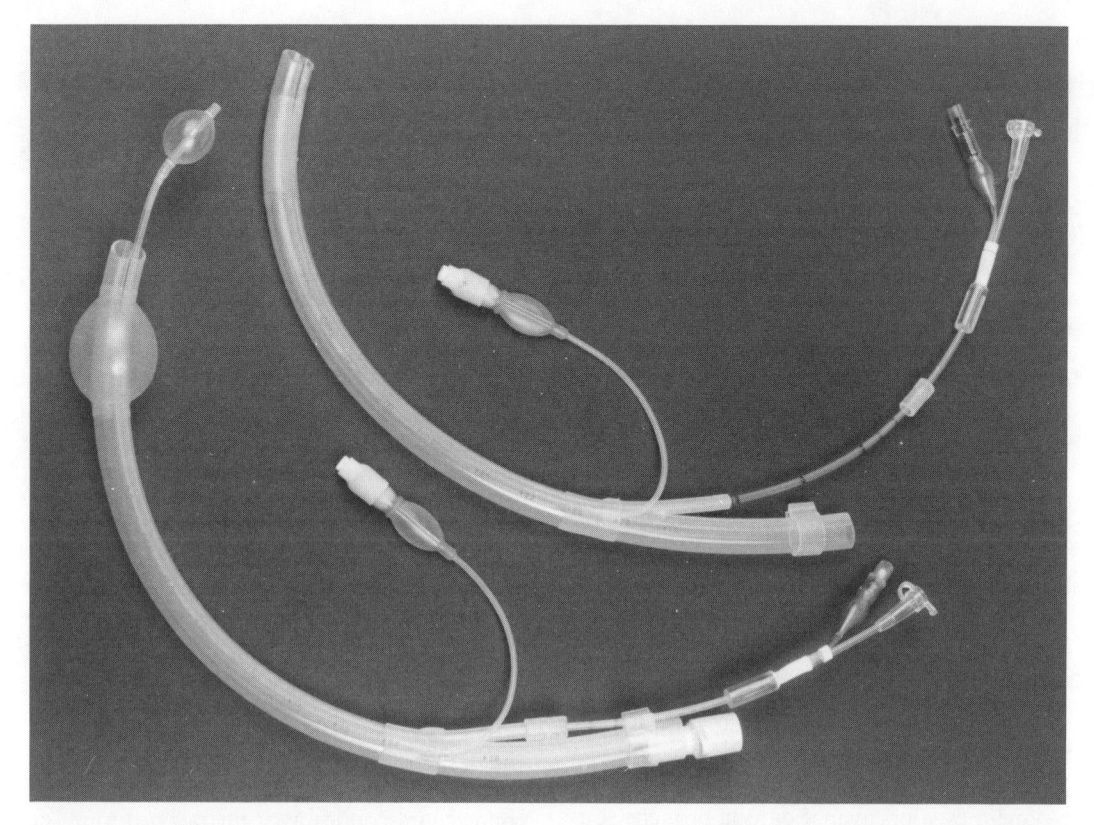

Figure 16.42. Tubes Univent. *En haut :* le bloqueur bronchique est retiré. *En bas :* le bloqueur bronchique est avancé et le ballonnet est gonflé (Reproduit avec l'autorisation de Vitaid).

CPAP sur le poumon opéré a été décrit avec le tube Univent (904).

Le tube Univent peut être plus facile à placer et à positionner correctement que les sondes à double lumière (809,905,908,909,914), bien qu'une étude ait montré que dans trois cas sur huit, le tube Univent ne réussissait pas à occlure la bronche, nécessitant le recours à une sonde à double lumière (912). Cela contredit toutefois les résultats satisfaisants obtenus par d'autres auteurs (908,909). Il offre également une lumière plus large pour la ventilation et la toilette pulmonaire du poumon non opéré.

Cathéters d'embolectomie

Les cathéters d'embolectomie munis de ballonnet à leur extrémité peuvent être utilisés comme bloqueurs bronchiques (899-902,915-917). Ils existent en de nombreuses tailles, de sorte qu'ils peuvent être utilisés pour bloquer aussi bien une bronche périphérique qu'une bronche souche et peuvent être utilisés à la fois chez l'adulte et chez l'enfant. Ils sont montés sur un mandrin ; il est donc possible de recourber l'extrémité distale.

Cathéter de Swan-Ganz

Le cathéter de Swan-Ganz a été utilisé, en pédiatrie, chez de très jeunes enfants (887, 902).

Bloqueur de Magill

Le bloqueur bronchique de Magill est un fin cathéter muni d'un ballonnet gonflable. Il peut être utilisé chez l'enfant.

Cathéter de Foley

Une sonde urinaire de Foley descendue dans le canal d'une sonde à double lumière a été utilisée pour résoudre un problème survenu avec cette sonde (848).

TECHNIQUES D'INSERTION (915,916,918)

Tube Univent

Avant l'intubation, les deux ballonnets doivent être gonflés et leur étanchéité doit être contrôlée. Après avoir dégonflé le ballonnet, il faut vérifier la liberté de mouvement du bloqueur dans le canal. Le bloqueur est ensuite retiré dans le corps principal du tube.

Le tube Univent est mis en place dans la trachée. Le ballonnet du tube trachéal est gonflé et le patient ventilé. Un fibroscope est inséré dans la lumière du tube, tout en maintenant la ventilation. Le bloqueur bronchique est localisé en le mobilisant dans le canal, puis le tube principal est tourné, pour diriger le canal dans lequel est introduit le bloqueur bronchique vers le côté qui doit être bloqué. Le bloqueur est alors avancé dans la position désirée sous contrôle fibroscopique et fixé en place en gonflant le ballonnet. Le fibroscope est alors retiré. Une insertion à l'aveugle du bloqueur bronchique est aussi possible. Tout le tube est tourné, de manière que la concavité du tube se trouve face au côté à bloquer. Le bloqueur est alors avancé dans la bronche souche et le ballonnet est gonflé. Cette méthode n'est pas toujours de réalisation facile (911).

Une autre méthode d'insertion du tube du bloqueur Univent est d'insérer la sonde au préalable dans la trachée. On introduit alors un fibroscope dans la bronche qui doit être bloquée, et la sonde est avancée dans cette bronche. Le bloqueur est ensuite avancé dans la bronche et la sonde est retirée dans la trachée en laissant en place le bloqueur bronchique.

Une fois que le bloqueur est en place, sa position peut être contrôlée par fibroscopie (919) ou par radiographie et auscultation (889,917).

Quand la bronche doit être bloquée, on dégonfle le poumon avec le bloqueur ouvert à l'atmosphère, puis on exerce une aspiration sur la lumière bronchique jusqu'à obtenir un collapsus complet. Il faut gonfler le ballonnet du bloqueur bronchique en utilisant la quantité minimale d'air nécessaire pour assurer l'étanchéité. On peut pour cela mesurer le CO_2 expiré à la sortie proximale du bloqueur : le blocage est effectif quand on ne détecte plus de CO_2 (920). Quand le blocage bronchique n'est plus nécessaire, le ballonnet est dégonflé et le bloqueur est retiré à l'intérieur du tube principal.

Autres bloqueurs bronchiques

Avant usage, il faut tester le ballonnet du bloqueur bronchique et contrôler l'étanchéité. Le bloqueur doit être monté sur un mandrin et peut être inséré dans la trachée, soit avant l'intubation, soit après, le long de la sonde endotrachéale.

Le bloqueur peut être inséré avec l'aide d'un bronchoscope ou à l'aveugle (921). Le bronchoscope peut être utilisé pour placer un mandrin flexible dans la bronche (922). Le bloqueur est alors inséré par-dessus ce mandrin qui est ensuite retiré.

Le bloqueur peut également être inséré à côté de la sonde endotrachéale. Un fibroscope est passé dans la sonde trachéale à travers le diaphragme d'un raccord spécial (qui permet de continuer la ventilation en pression positive autour du fibroscope) et le bloqueur est visualisé. Le bloqueur est tourné jusqu'à ce que son extrémité distale se place dans la bronche souche désirée.

Une autre technique d'insertion utilise deux connecteurs coudés avec un raccord muni de deux sorties avec diaphragme (923). L'extrémité distale du raccord est connectée à la sonde endotrachéale. Le fibroscope est passé à travers l'orifice qui est situé dans l'axe de la sonde. Le bloqueur est placé à travers l'autre orifice.

INCONVÉNIENTS (733,814)

Les bloqueurs autres que le tube Univent sont indépendants de la sonde endotrachéale et il peut être difficile de maintenir ou changer la position du bloqueur (908). Le segment de poumon obstrué ne peut être ni aspiré ni regonflé tant que le bloqueur est en place.

Les risques incluent la possibilité de perdre une partie du bloqueur (919). Un bloqueur peut glisser de sa position (912). S'il glisse dans la trachée, la séparation ne sera plus efficace et une obstruction ventilatoire, mettant en jeu le pronostic vital, peut survenir.

La quantité d'air nécessaire pour gonfler le ballonnet bronchique et bloquer la bronche peut exercer une pression excessive sur la paroi bronchique (924).

Mandrins et bougies

MANDRINS

Un mandrin (aussi appelé stylet ou introducteur ou tuteur) est conçu pour être inséré dans la sonde trachéale de manière à la maintenir dans une forme donnée, prédéterminée.

Il est le plus souvent utilisé pour faciliter l'insertion de la sonde mais aussi pour vérifier la liberté de la lumière du tube avant l'intubation. Les mandrins lumineux (mandrins flexibles lumineux) et optiques (stylets, laryngoscopie) sont décrits dans le chapitre 15.

Description

Il existe de nombreux mandrins (Fig. 16.43-16.46). Certains sont recouverts d'une gaine spéciale pour diminuer les frictions (926-928). Un mandrin doit être suffisamment malléable pour changer de forme aisément, mais suffisamment rigide pour maintenir sa forme pendant l'insertion. Il doit être assez résistant pour ne pas être détérioré ou cassé. L'extrémité distale doit être mousse pour ne pas traumatiser les tissus mous et la sonde d'intubation. Il doit être au moins aussi long que la sonde dans laquelle il est introduit.

Il doit être muni d'un dispositif pour bloquer son avancement dans la sonde (voir Fig. 16.43 et 16.44). S'il n'est pas muni d'un système de blocage, il faut le couder à angle aigu à la partie proximale du tube (voir Fig. 16.45). L'extrémité proximale du mandrin doit avoir une fixation qui s'insère en force dans le tube trachéal et prévient la rotation du tube sur le mandrin.

Quelques mandrins sont conçus de manière à pouvoir modifier leur forme pendant l'insertion (voir Fig. 16.44 et 16.46) ce qui peut se révéler particulièrement utile en cas de traumatisme de la colonne cervicale (929).

Modes d'emploi

Un mandrin doit toujours être immédiatement disponible quand on intube un malade. De nombreux anesthésistes utilisent systématiquement le mandrin, alors que d'autres le réservent à l'intubation difficile. Quelques sondes trachéales nécessitent de recourir à un mandrin pour leur donner une rigidité suffisante pour l'intubation. Un mandrin est sou-

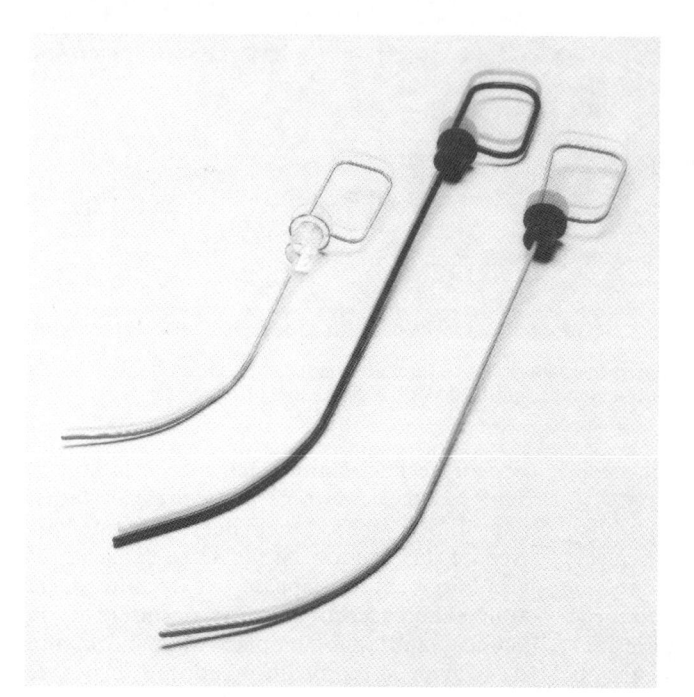

Figure 16.43. Mandrin malléable avec butée ajustable. La butée s'insère en force dans la sonde et empêche le mandrin de glisser et de faire issue au-delà de l'extrémité distale du tube (Reproduit avec l'autorisation de Polamedco, Inc.).

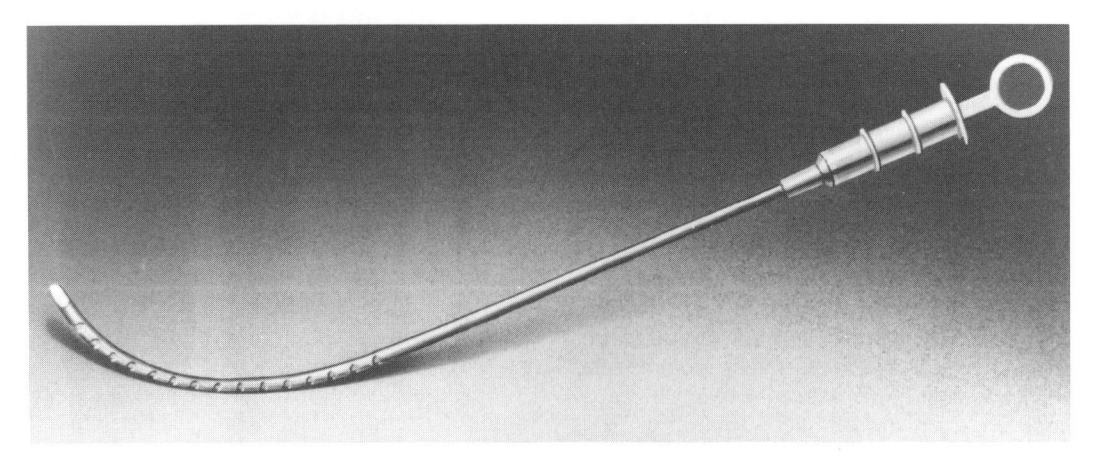

Figure 16.44. Guide de Sallem/Resce. L'extrémité distale peut être fléchie grâce à une poignée proximale. Le guide peut être ajusté de manière à être inséré solidement dans la sonde et à ce que son extrémité se trouve 6 à 7 cm au-delà de l'extrémité du tube (Reproduit avec l'autorisation de Scientific Sales International, Inc.).

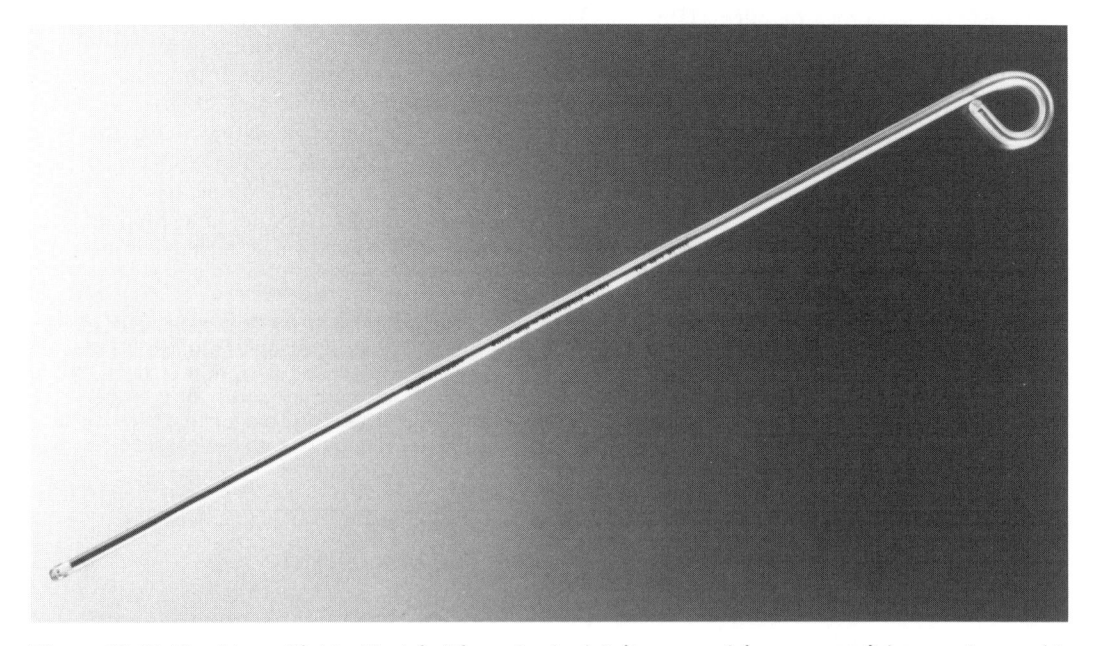

Figure 16.45. Mandrin malléable. L'extrémité proximale doit être recourbée pour empêcher que le mandrin fasse issue à l'extrémité de la sonde (Reproduit avec l'autorisation de Mallinckrodt Medical, Inc.).

vent utilisé quand seuls l'aryténoide ou l'épiglotte peuvent être visualisés.

Si le mandrin n'est pas recouvert d'une gaine anti-adhérente, il faut le lubrifier sur toute sa longueur avant de l'insérer dans la sonde. Sinon, il peut être difficile de le retirer après la mise en place du tube. Il faut l'insérer jusqu'à ce que l'extrémité distale se trouve au niveau de l'extrémité trachéale de la sonde, sauf recommandations contraires du fabricant. Il doit être fixé de manière à ce que l'extrémité du mandrin ne puisse se déplacer secondairement et dépasser l'extrémité de la sonde. Le raccord doit être désinséré de la sonde avant la mise en place du mandrin afin de faciliter le retrait du mandrin et éviter de

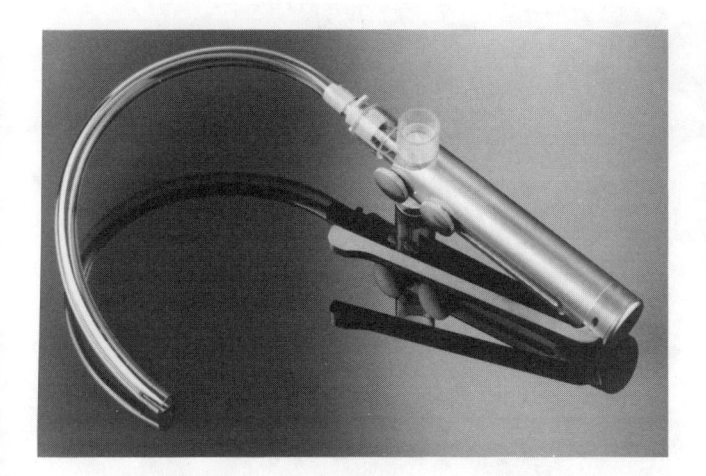

Figure 16.46. Mandrin de Chenoweth. La forme peut être modifiée alors que le mandrin est dans la sonde. Il est conçu pour intensifier les bruits respiratoires et aider à diriger une intubation à l'aveugle. La partie flexible doit être insérée jusqu'à ce que son extrémité se trouve juste au milieu de l'extrémité de la sonde (Reproduit avec l'autorisation de Aspen Medical, Inc.).

l'endommager (926). La sonde et le mandrin peuvent alors être courbés pour se conformer à la forme désirée. Pour une intubation de routine, on utilise un mandrin droit ou légèrement recourbé; quand le larynx est en position antérieure, il faut souvent préférer un mandrin en forme de J ou de crosse de hockey avec l'extrémité distale courbée antérieurement formant un angle de 70 à 80°. On peut parfois mieux visualiser le larynx en recourbant la moitié inférieure de la sonde vers la droite ou vers la gauche selon un angle de 70 à 80° (930). Le larynx est exposé comme à l'habitude, et le tube trachéal est inséré. Dès que l'on pense que la partie distale de la sonde d'intubation a franchi les cordes vocales, la sonde est enfoncée par-dessus le mandrin.

Une technique légèrement différente consiste à insérer le mandrin dans la sonde et recourber la partie distale antérieurement (295,931). Le mandrin est alors retiré de la sonde d'intubation. Cette dernière est placée à proximité du larynx et le mandrin est inséré. On peut ainsi minimiser les traumatismes.

Problèmes dus aux mandrins

L'emploi d'un mandrin peut être très traumatisant (379,380,382). Une partie du mandrin peut être cisaillée pendant le retrait hors de la sonde d'intubation (503-505,932-934). Le canal de gonflage peut s'enrouler autour du mandrin (935). Enfin, le mandrin peut endommager la sonde d'intubation.

BOUGIES (936)

Une bougie est aussi appelée guide, guide d'intubation ou guide de sonde, cathéter-guide, tuteur, cathéter-mandrin, introducteur de sonde endotrachéale, introducteur, mandrin élastique, obturateur pour changement de sonde et sonde pour changement de sonde trachéale (Fig. 16.47). Elle peut aider l'intubation quand l'opérateur localise les repères anatomiques, mais ne peut permettre d'orienter l'extrémité de la sonde endotrachéale vers l'ouverture laryngée ou lorsque la tête et le cou ne doivent être mobilisés (937-940). Elle est aussi utilisée lors du changement de sonde pour augmenter la sécurité (325). Elle permet aussi de différencier une intubation œsophagienne d'une intubation trachéobronchique (434,396). Enfin, elle peut se révéler utile au cours de l'extubation si on pense que la ventilation post-extubation et/ou une éventuelle réintubation pourraient être difficiles (324, 325,941-943).

Description

Différents matériaux ont été utilisés pour les bougies, dont la gomme élastique et des tubes en polyéthylène. Des cathéters d'aspiration, des cathéters d'embolectomie, des sondes nasogastriques peuvent être utlisés (944,947). L'extrémité distale peut être angulée (948) et l'extrémité proximale adaptée pour permettre l'administration d'oxygène ou la jet-ventilation (voir Fig 16.47).

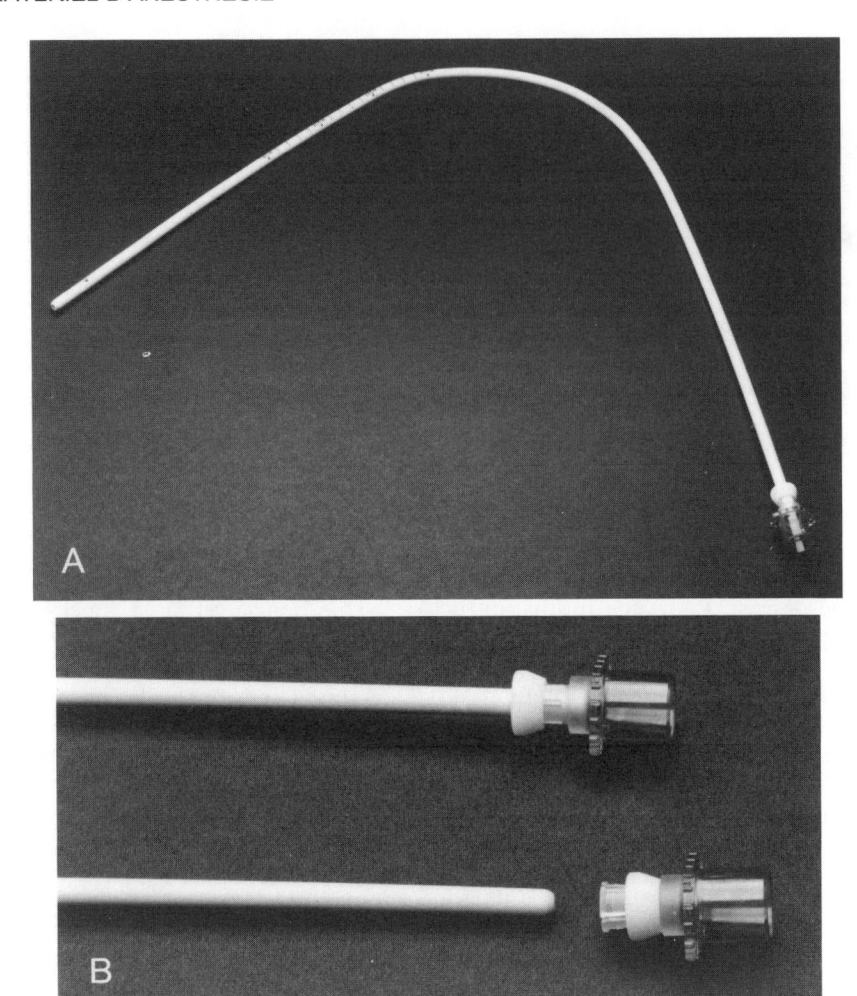

Figure 16.47 A. Bougie qui peut aussi être utilisée comme aide à l'intubation. Notez le marquage de distance à partir de l'extrémité et les orifices près de l'extrémité. **B.** Le raccord proximal permet l'administration d'oxygène, la jet-ventilation, le raccordement à un capnographe ou l'aspiration (Reproduit avec l'autorisation de Cook Critical Care, Cook, Inc.).

Technique d'emploi

La bougie est avancée sous contrôle visuel vers la région où l'on pense que la trachée est localisée. Si la bougie est rigide, elle transmet, lors de sa progression dans la trachée, des ressauts que l'on ressent par la main au passage les anneaux trachéaux (949).

Si elle est creuse, l'extrémité proximale peut être reliée à un capnographe qui permet de détecter les variations du CO_2 expiré avec la ventilation (950). Une fois que l'on pense que la bougie est en place dans la trachée, la sonde est avancée par-dessus la bougie, en imprimant des mouvements de rotation. Quelquefois, après avoir réussi à placer la bougie dans la trachée, il peut être difficile ou impossible de glisser la sonde par-dessus la bougie (951). On peut alors s'aider du laryngoscope que l'on laisse en place et tourner la sonde trachéale de manière que son biseau soit postérieur (952,953). La bougie est ensuite retirée.

Une autre technique consiste à passer la bougie sur un guide inséré par voie transtrachéale puis de la passer dans l'oropharynx par voie rétrograde (933,954).

Une bougie peut être utilisée pour faciliter le changement de sonde d'intubation, que celle-ci soit orale ou nasale (955). Si elle est creuse, on peut insuffler de l'oxygène pendant le changement de sonde, en y connectant un raccord de 15 mm. La bougie doit comporter un marquage indiquant la distance à partir de l'extrémité (voir Fig. 16.47B). Pour changer une sonde, on retire le raccord de la sonde en place (956). La bougie est insérée et avancée sur toute la longueur de la sonde endotrachéale. Une insertion dépassant l'extrémité de la sonde peut être traumatisante (383,957). On maintient la bougie en place pendant que la sonde trachéale est retirée en veillant à ce que la bougie ne soit pas retirée de la trachée. La nouvelle sonde endotrachéale est glissée par-dessus la bougie et introduite dans la trachée.

Avant une extubation, et si on pense que la réintubation ou la ventilation au masque peuvent être difficiles, une bougie peut être insérée dans la trachée par la sonde qui est ensuite retirée en laissant la bougie en place. La bougie est bien tolérée et, le diamètre étant de quelques millimètres, elle représente une obstruction négligeable à la fermeture des cordes vocales. Elle peut ensuite servir de guide de réintubation si nécessaire. Si la bougie est creuse, elle permet d'administrer de l'oxygène, d'aspirer ou de recueillir des gaz par l'extrémité distale (324,950). La jet-ventilation procure généralement une ventilation satisfaisante avec ces bougies creuses (957).

Pinces

Des pinces peuvent être utilisées pour diriger la sonde endotrachéale dans le larynx, ou une sonde nasogastrique ou d'autres dispositifs dans l'œsophage. Elles permettent aussi de réaliser un tamponnement pharyngé ou l'extraction de corps étrangers. Les pinces doivent toujours être immédiatement disponibles pour toute intubation.

DESCRIPTION

La pince de Magill est la plus répandue (467). Elle a été conçue de manière que le manche se trouve à droite quand les mors sont dans l'axe de la sonde trachéale. Ainsi, l'opérateur peut exposer le larynx en utilisant un laryngoscope tenu dans la main gauche et tenir la pince dans la main droite, hors de de son champ de vision. Des pinces de Magill modifiées et d'autres types de pinces ont été décrits (958-966). Il existe aussi d'autres systèmes servant à manipuler la sonde pendant l'intubation (967-970).

PROBLÈMES DÛS AUX PINCES

Le ballonnet de la sonde peut être endommagé, surtout s'il est de grand volume.(921). Il est conseillé d'attraper le tube lui-même avec les mors, et non le ballonnet. On peut aussi, pour éviter d'endommager le ballonnet, protéger les dents situées à l'extrémité de la pince (959). Les pinces peuvent léser les muqueuses des voies aériennes supérieures. Enfin, une des branches de la pince peut se coincer dans l'œil de Murphy (29).

RÉFÉRENCES

1. Demers RR, Sullivan MJ, Paliotta J. Air Elow resistances of endotracheal tubes. JAMA 1977;237:1362.
2. Bolder PM, Healy TEJ, Bolder AR, Beatty PCW, Kay B. The extra work of breathing through adult endotracheal tubes. Anesth Analg 1986;65:853-859.
3. Brochard L, Rua F, Lorino H, Lemaire F, Harf A. Inspiratory pressure support compensates for the additional work of breathing caused by the endotracheal tube. Anesthesiology 1991;75:739-745.
4. Le Souef PN, England SJ, Bryan AC. Total resistance of the respiratory system in preterm infants with and without an endotracheal tube. J Pediatr 1984;104:108-111.
5. Shapiro M, Wilson RK, Casar G, Bloom K. Teague RB. Work of breathing through different sized endotracheal tubes. Crit Care Med 1986;14:1028-1031.
6. Wall MA. Infant endotracheal tube resistance: effects of changing length, diameter and gas density. Crit Care Med 1980;8:38-40.
7. Bersten AD, Rutten AJ, Vedig AE, Skowronski GA. Additional work of breathing imposed by endotracheal tubes, breathing circuits, and intensive care ventilators. Crit Care Med 1989;17:671-677.
8. Brown ES, Hustead RF. Resistance of pediatric breathing systems. Anesth Analg 1969;48:842848.
9. Bolder PM, Healy TEJ, Bolder AR, Beattty PCW, Kay B. The extra work of breathing through adultt endotracheal tubes. Anesth Analg 1986;65:853859.
10. Fiastro JF, Habib MP, Quan SF. Pressure support compensation for inspiratory work due to endotracheal tubes and demand continuous positive airway pressure. Chest 1988;93:449-505.
11. Gullahorn GM, Banner MJ, Berman LS. Pressure sup-

port ventilation to decrease work of breathing imposed by pediatric endotracheal tubes. Anesthesiology 1991; 75:A256.
12. Hendricks HHL. Minimizing work of breathing through endotracheal tubes. Crit Care Med 1987;15: 989-990.
13. Boretos JW, Battis CG, Goodman L. Decreased resistance to breathing through a polyurethane pediatric endotracheal tube. Anesth Analg 1972;51:292-296.
14. Blom H, Rytlander M, Wisborg T. Resistance of tracheal tubes 3.0 and 3.5 mm internal diameter. A comparison of four commonly used types. Anaesthesia 1985;40:885-888.
15. Bunnage SM, Bennett MJ. Nd-YAG laser airway surgery. Resistance of tracheal tubes partially occluded by flexible bronchoscope. Anesthesiology 1985;63:A 162.
16. Baier H, Begin R, Sackner MA. Effect of airway diameter, suction catheters and the bronchofiberscope on airflow in endotracheal and tracheostomy tubes. Heart Lung 1976;5:235-238.
17. Matthews JG, Ingenito E, Davison B, Barker S, Kacmarek R, Drazen JM. Endotracheal tube resistance. The effects of tube curvature, tube interfaces, gas-liquid interaction and airflow direction. Anesthesiology 1992; 77:A280.
18. Badenhorst CH. Changes in tracheal cuff pressure during respiratory support. Crit Care Med 1987;15:300-302.
19. Hatch DJ. Tracheal tubes and connectors used in neonates-dimensions and resistance to breathing. Br J Anaesth 1978;50:959-964.
20. Brown ES. Resistance factors in pediatric endotracheal tubes and connectors. Anesth Analg 1971;50:355-360.
21. Fleming BG, Nott MR. Resistance measurement and connectors. Anaesthesia 1988;43:1057.
22. Steen JA. Impact of tube design and materials on complications of tracheal intubation. Probl Anesth 1988;2: 211-224.
23. Carroll RG, Kamen JM, Grenvick A, Safan P, Robison E, Stoner DL, Sheridan DS, McGinnis GE. Recommended performance specifications for cuffed endotracheal and tracheostomy tubes: a joint statement of investigators, inventors, and manufacturers. Crit Care Med 1973;11:155-156.
24. American Society for Testing and Materials. Standard specification for cuffed and uncuffed tracheal tubes (ASTM F 1242-89). Philadelphia: ASTM, 1989.
25. Hirshman CA. Anaphylactic reactions to latexcontaining medical devices. ASA Newslet 1992;56(8):21-22.
26. Murphy FJ. Two improved intratracheal catheters. Anesth Analg 1941;20:102-105.
27. Baranowski AP. Unusual tracheal tube obstruction leading to an unusual bronchoscopic technique. Anaesthesia 1989;44:359-360.
28. Gregory GA. Pediatric Anesthesia. In: Miller RD, ed. Anesthesia. Vol. 2. San Francisco: Churchill Livingstone, 1981:1214.
29. Harrison JF. A problem with Murphy's eye. Anaesthesia 1986;41:445.
30. MacGillivray RG, Odell JA. Eye to eye with Murphy's law. Anaesthesia 1986;41:334.
31. Nichols KP, Zornow MH. A potential complication of fiberoptic intubation. Anesthesiology 1989;70:562-563.
32. Ovassapian A. Failure to withdraw flexible fiberoptic laryngoscope after nasotracheal intubation. Anesthesiology 1985;63:124-125.
33. Mackenzie CF. McDowell EM, Helrich M. Reduction of tracheal tube tip damage using a new tube. 1984;Crit Care Med 12:259.
34. Pashayan AG, Gravenstein JS. Helium retards endotracheal tube fires from carbon dioxide lasers. Anesthesiology 1985;62:274-277.
35. Çole F. An endotracheal tube for babies. Anesthesiology 1945;6:627-628.
36. Brandstater B. Dilatation of the larynx with Cole tubes. Anesthesiology 1969;31:378-379.
37. Glauser EM, Cook CK, Bougas TP. Pressure-flow characteristics and dead spaces of endotracheal tubes used in infants. Anesthesiology 1961;22:339-341.
38. Ring WH, Adair JC, Elwyn RA. A new pediatric endotracheal tube. Anesth Analg 1975;54:273-274.
39. Brunsoman JK, Altman VA, Johnson MA, Peterson LJ. A new endotracheal tube for maxillofacial surgery. J Oral Surg 1980;38:847-848.
40. Olson KW, Culling DC. An alternative use for a nasotracheal tube. Can J Anaesth 1989;36:252-253.
41. Barker SWJ, Tremper KK. A new look at pressure loss through endotracheal tubes: RAE and CAT tubes. Anesth Analg 1986;65:S170.
42. Black AE, Mackersie AM. Accidental bronchial intubation with RAE tubes. Anaesthesia 1991;46:42-43.
43. Shanahan EC. A nasotracheal tube for faciomaxillary surgery. Anaesthesia 1983;38:289-290.
44. Mackersie AM. The length of RAE preformed tubes: a reply. Anaesthesia 1991;46:792.
45. Chung RA, Liban JB. Ludwig's angina and tracheal tube obstruction. Anaesthesia 1991;46:228-239.
46. Beckers HL. Use of a stabilized, armored endotracheal tube in maxillofacial surgery. Anesthesiology 1982;56: 309-310.
47. Steen JA, Lindhold C, Brdlik GC, Foster CA. Tracheal tube forces on the posterior larynx: index of laryngeal loading. Crit Care Med 1982;10:186-189.
48. Calder I. When the endotracheal tube will not pass over the flexible fiberoptic bronchoscope. Anesthesiology 1992;77:398.
49. Burns THS. Danger from flexometallic endotracheal tubes. Br Med J 1956;1:439-440.
50. Abramowitz MD, McNabb TG. A new complication of flexometallic endotracheal tubes. Br J Anaesth 1976;48: 928.
51. Cohen DD, Dillon JB. Hazards of armored endotracheal tubes. Anesth Analg 1972;51:856-858.
52. Catane R, Davidson JT. A hazard of cuffed flexometallic endotracheal tubes. Br J Anaesth 1969;41:1086.
53. Forrester AC. Mishaps in anesthesia. Anaesthesia 1959; 14:388-399.
54. Kohli MS, Manku RS. Reinforced endotracheal tube-diversion of air from cuffballoon producing obstruction. Anesthesiology 1966;27:513-514.
55. Lall NG. Airway obstruction with latex armoured endotracheal tube. Indian J Anaesth 1969;17:297.
56. Jacobson J. A hazard of armored endotracheal anesthesia. Anesth Analg 1969;48:37-41.
57. Mirakhur RK. Airway obstruction with cuffed armoured tracheal tubes. Can Anaesth Soc J 1974;21: 251-258.
58. Munson ES, Stevens DS, Redfern RE. Endotracheal

tube obstruction by nitrous oxide. Anesthesiology 1980; 52:275-276.
59. Ng TY, Krimili Bl. Hazards in use of anode endotracheal tube: a case report and review. Anesth Analg 1975;54:710-714.
60. Ohn K, Wu W. Another complication of armored endotracheal tubes. Anesth Analg 1980;59:215-216.
61. Robbie DS, Pearce DJ. Some dangers of armoured tubes. Anaesthesa 1959;14:379-385.
62. Ripoli I, Lindhold C, Carroll R, Grenvik A. Spontaneous dislocation of endotracheal tubes: a problem with too soft tube material. Crit Care Med 1978;6:101-102.
63. Rendell-Baker L. A hazard alert: reinforced endotracheal tubes. Anesthesiology 1980;53:268-269.
64. Walton WJ. An invaginated tube. Br J Anaesth 1967; 39:520.
65. Wright PJ, Mundy JVB. Tracheal tubes in neuroanesthesia. Nylon reinforced latex rubber tracheal tubes. Anaesthesia 1987;42: 1012-1014.
66. Wright PJ, Mundy JVB, Mansfield CJ. Obstruction of armoured tracheal tubes: case report and discussion. Can J Anaesth 1988;35:195-197.
67. Adamson DH. A problem of prolonged oral intubation: case report. Can Anaesth Soc J 1971;18:213-214.
68. Gemma M, Ferrazza M. « Dental trauma » to oral airways. Can J Anaesth 1990;37:951.
69. Hoffmann CO, Swanson GA. Oral reinforced endotracheal tube crushed and perforated from biting. Anesth Analg 1989;69:552-553.
70. McTaggart RA, Shustack A, Noseworthy T, Johnston R. Another cause of obstruction in an armored endotracheal tube. Anesthesiology 1983;59:164.
71. Martens P. Persistent narrowing of an armoured tube. Anaesthesia 1992;47:716-717.
72. Spiess BD, Rothenberg DM, Buckley S. Complete airway obstruction of armoured endotracheal tubes. Anesth Analg 1991;73:95-96.
73. Davies RM. Faulty construction of a reinforced latex endotracheal tube. Br J Anaesth 1963;35:128-129.
74. Hedden M, Smith RBF, Torpey DJ. A complication of metal spiral-imbedded latex endotracheal tubes. Anesth Analg 1972;51:859-862.
75. Malone BT. A complication of Rusch armored endotracheal tubes. Anesth Analg 1975;54:756.
76. Dunn GL. Letter to the editor. Can Anaesth Soc J 1975;22:379-380.
77. Carden E, Crutchfield W. Anaesthesia for microsurgery of the larynx (A new method). Can Anaesth Soc J 1973; 20:378-389.
78. Carden E, Ferguson GB, Crutchfield WM. A new silicone elastomer tube for use during microsurgery on the larynx. Ann Otol Rhinol Laryngol 1974;83:360-365.
79. Cooke JE, Hood JB, Thomas JD. A method for inserting the Carden tube. Anesth Analg 1976;55:882-883.
80. El-Naggar M, Keh E, Stemmers A, Copllins VJ. Jet ventilation for microlaryngoscopic procedures: a further simplified technic. Anesth Analg 1974;53:797-804.
81. Edelman JD, Wingard W. Carden-tube insertion. Anesthiology 1978;49:220-221.
82. Singh A. A safe method of insertion of Carden's tube. Anaesthesia 1982;37:104-105.

83. Carden E. Carden tube. Can Anaesth Soc J 1980; 27:512.
84. Soder CM, Haight J, Fredrickson JL, Scott AA. Mechanical ventilation during laryngeal surgery. An evaluation of the Carden tube. Can Anaesth Soc J 1980; 27:111-116.
85. Carden E, Vest HR. Further advances in anesthetic technics for microlaryngeal surgery. Anesth Analg 1974;53:584-587.
86. Dawson P, Rosewane F, Wells D. The Montando laryngectomy tube. Can J Anaesth 1989;36:486-487.
87. Fry ENS. Difficult tracheal intubation. Anaesthesia 1985;40:206.
88. Glinsman D, Pavlin EG. Airway obstruction after nasal-tracheal intubation. Anesthesiology 1982;56:229-230.
89. Badgwell JM, McLeod ME, Lerman J, Creighton RE. End-tidal pCO_2 monitoring in infants and children during ventilation with the AirShields Ventimeter Ventilator. Anesthesiology 1986;65:A418.
90. Miller BR. Problems associated with endotracheal tubes with monitoring lumens in pediatric patients. Anesthesiology 1987;67:1018-1019.
91. Green JM, Gonzalez RM, Sonbolian N, Rehkopf P. The resistance to carbon dioxide laser ignition of a new endotracheal tube. Xomed Laser-Shield II. J Clin Anesth 1992;4:89-92.
92. Dillon F, Sosis M, Heller S. Evaluation of a new foil wrapped silicone endotracheal tube designed for laser airway surgery. Anesthesiology 1991;75:A392.
93. Sosis M, Pntikin J, Caldarelli D, Ivankovitch AD. Effect of blood on the combustibility of laser resistant tracheal tubes. Anesthesiology 1992;77:A579.
94. Hawkins DB, Joseph MM. Avoiding a wrapped endotracheal tube in laser laryngeal surgery: experiences with apneic anesthesia and metal laser flex endotracheal tubes. Laryngoscope 1990;100:1283-1287.
95. Garry B, Hivens HE. Laser safety in the operating room. Cancer Bull 1989;41:219-223.
96. Sosis MB. What is the safest endotracheal tube for Nd-YAG laser surgry?-A comparative study. Anesth Analg 1989;69:802-804.
97. Sosis MB. Which is the safest endotracheal tube for use with the CO_2 laser? A comparative study. J Clin Anesth 1992;4:217-219.
98. Sosis M, Braverrnan B, Ivankovich AD. An evaluation of special tracheal tubes with the KTP laser. Anesth Analg 1991;72:S267.
99. Fried MP, Mallampati SR, Liu FC, Kaplin S, Caminear DS, Samonte BS. Laser resistant stainless steel endotracheal tube. Experimental and clinical evaluation. Lasers Surg Med 1991;11:301-306.
100. Anonymous. Laser-resistant endotracheal tubes and wraps. Health Devices 1990;19:109-139.
101. Sosis M, Dillon F. Reflection of CO_2 laser radiation from laser-resistant endotracheal tubes. Anesth Analg 1991;73:338-340.
102. Sprung J, Conley SF, Brown M. Unusual cause of difficult extubation. Anesthesiology 1991;74:796.
103. Sosis M, Dillon F. Hazards of a new, clear, unmarked polyvinylchloride tracheal tube designed for use with the Nd-YAG laser. J Clin Anesth 1991;3:358-360.
104. Norton ML, Vos P. New endotracheal tube for laser

surgery of the larynx. Ann Otol Rhinol Laryngol 1978; 87:554-557.
105. Sosis M. Large air leak during laser surgery with a Norton tube. Anesthesiol Rev 1989;16:39-41.
106. Skaredoff MN, Poppers PJ. Beware of sharp edges in metal endotracheal tubes. Anesthesiology 1983;58:595.
107. Sosis MB. Hazards of laser surgery. Semin Anesth 1990;9:90-97.
108. Kamen JM, Wilkinson CJ. A new low-pressure cuff for endotracheal tubes. Anesthesiology 1971;34:482-485.
109. Loeser EA, Machin R, Colley J, Orr D, Bennett GM, Stanley TH. Postoperative sore throat importance of endotracheal tube conformity versus cuff design. Anesthesiology 1978;49:430-432.
110. Bernhard WN, Yost L, Turndorf H, Danziger F. Cuffed tracheal tubes: physical and behavioral characteristics. Anesth Analg 1982;61:36-41.
111. Cohen DD. Note on endotracheal tubes. Anesthesiology 1970;33:463.
112. Bernhard WN, Cottrell JE, Sivakumaran C, Patel K, Yost L, Turndorf H. Adjustment of intra-cuff pressure to prevent aspiration. Anesthesiology 1979;50:363-366.
113. Mehta S, Mickiewicz M. Pressure in large volume, low pressure cuffs. its significance, measurement and regulation. Intensive Care Med 1985;11:267-272.
114. Seegobin RD, Van Hasselt GL. Endotracheal cuff pressure and tracheal mucosal blood flow: endoscopic study of effects of four large volume cuffs. Br Med J 1984; 288:965-968.
115. Mehta S. Safe lateral wall cuffpressure to prevent aspiration. Ann R Coll Surg Engl 1984;66:426-427.
116. Bernhard WN, Yost LC, Turndorf H, Cottrell JE, Paegle RD. Physical characteristics of and rates of nitrous oxide diffusion into tracheal tube cuffs. Anesthesiology 1978;48:413-417.
117. Chandler M. Pressure in tracheal tube cuffs. Anaesthesia 1986;41:287-293.
118. Greene SJ, Cane RD, Shapiro BA. A foam cuff endotracheal tube T-piece system for use with nitrous oxide anesthesia. Anesth Analg 1986;65:1359-1360.
119. Mehta S. Effects of nitrous oxide and oxygen on tracheal tube cuff gas volumes. Br J Anaesth 1981;53:1227-1231.
120. Revenas R, Lindholm CE. Pressure and volume changes in tracheal tube cuffs during anaesthesia. Acta Anaesth Scand 1976;20:321-326.
121. Raeder JC, Borchgrevink PC, Sellevold OM. Tracheal tube cuff pressures. The effects of different gas mixtures. Anaesthesia 1985;40:444-447.
122. Stanley TH, Kawamura R, Graves C. Effects of nitrous oxide on volume and pressure of endotracheal tube cuffs. Anesthesiology 1974;41:256-262.
123. Stanley TH. Effects of anesthetic gases on endotracheal tube cuff gas volumes. Anesth Analg 1974;53:480-482.
124. Stanley TH. Nitrous oxide and pressures and volumes of high and low-pressure endotracheal-tube cuffs in intubated patients. Anesthesiology 1975;42:637-640.
125. Latto IP. The cuff. In: Latto IP, Rosen M, eds. Difficulties in tracheal intubation. London: Bailliere Tindall, 1985:48-74.
126. Lineberger CL, Johnson MD. A method for preventing endotracheal tube cuff overdistention caused by nitrous oxide diffusion. Anesth Analg 1991;72:843-844.
127. Morgan P. Prevention of nitrous oxide-induced increases in endotracheal tube cuff pressure. Anesth Analg 1991;73:232.
128. Fischer CG, Cook DR. Endotracheal tube cuff pressure in the use of nitrous oxide. Anesth Analg 1991;73:99.
129. Brandt L. Nitrous oxide in oxygen and tracheal tube cuff volumes. Br J Anaesth 1982;54:1238-1239.
130. Ikeda D, Schweiss JF. Tracheal tube cuff volume changes during extracorporeal circulation. Can Anaesth Soc J 1980;27:453-457.
131. Partridge BL. Nitrous oxide and endotracheal tube cuffleaks. Anesthesiology 1988;68:167-168.
132. Patel RI, Oh TH, Epstein BS. Effects of nitrous oxide on pressure changes of tracheal tube cuffs following inflation with air and saline. Anaesthesia 1983;38:44-46.
133. Patel RI, Oh TH, Chandra R, Epstein BS. Tracheal tube cuff pressure. Changes during nitrous oxide anaesthesia following inflation of cuffs with air and saline. Anaesthesia 1984;39:862-864.
134. Ballantine RIW. A discontinued endotracheal tube. Anaesthesia 1981;36:74.
135. Kosanin R, Maroff M. Continuous monitonng of endotracheal intracuffpressures in patients receiving general anesthesia utilizing nitrous oxide. Anesthesiol Rev 1981; 8:29-32.
136. Carroll R, Hedden M, Safar P. Intratracheal cuffs: performance charactenstics. Anesthesiology 1969;31:275-281.
137. Dobrin P, Canfield T. Cuffed endotracheal tubes: mucosal pressures and tracheal wall blood flow. Am J Surg 1977;133:562-568.
138. Wu W, Lim I, Simpson FA, Turndorf H. Pressure dynamics of endotracheal and tracheostomy cuffs. Crit Care Med 1973;1:197-202.
139. Cooper JD, Grillo HC. Analysis of problems related to cuffs on intratracheal tubes. Chest 1972;62:21S-27S.
140. Jensen PJ, Hommelgaard P, Sondergaard P, Eriksen S. Sore throat after operation: influence of tracheal intubation, intracuff pressure and type of cuff. Br J Anaesth 1982;54:453-457.
141. Loeser EA, Orr DL, Bennett GM, Stanley TH. Endotracheal tube cuff design and postoperative sore throat. Anesthesiology 1976;45:684-687.
142. Loeser EA, Stanley TH, Jordan W, Machin R. Postoperative sore throat: influence of tracheal tube lubrication versus cuff design. Can Anaesth Soc J 1980; 27:156-158.
143. Crawley BE, Cross DE. Tracheal cuffs. A review and dynamic pressure study. Anaesthesia 1975;30:4-11.
144. Guyton D, Banner MJ, Kirby RR. High-volume, low-pressure cuffs. Are they always low pressure? Chest 1991;100:1076-1081.
145. Lewis FR, Schlobohm RM, Thomas AN. Prevention of complications from prolonged tracheal intubation. Am J Surg 1978;135:452-457.
146. Loeser EA, Bennett GM, Orr DL, Stanley TH. Reduction of postoperative sore throat with new endotracheal tube cuffs. Anesthesiology 1980;52:257-259.
147. Cross DE. Recent developments in tracheal cuffs. Resuscitation 1973;2:77-81.
148. Bernhard WN, Yost L, Joynes D, Cothalis S, Turndorf H. Intracuff pressures in endotracheal and tracheostomy tubes. Related cuff physical characteristics. Chest 1985; 87:720-725.
149. Bunegin L, Albin M. Rauschnuber R, Smith RB. A new

150. Tonnesen AS, Vereen L, Arens JF. Endotracheal tube cuff residual volume and lateral wall pressure in a model trachea. Anesthesiology 1981;55:680-683.
151. Mehta S. Performance of low-pressure cuffs. An experimental evaluation. Ann R Coll Surg Engl 1982;64:54-56.
152. Nordin U. The trachea and cuff-induced tracheal injury. Acta Otolaryngol Suppl (Stockh) 1977;345:1-74.
153. Stauffer JL, Olson DE, Petty TL. Complications and consequences of endotracheal intubation and tracheotomy. A prospective study of 150 critically ill adult patients. Am J Med 1981;70:65-76.
154. Jaeger JM, Wells NC, Blanch PB. Mechanical ventilation of a patient with decreased lung compliance and tracheal dilatation. J Clin Anesth 1992;4:147-152.
155. Loeser EA, Hodges M, Gliedman J, Stanley TH, Johansen RK, Yonetani D. Tracheal pathology following short-term intubation with low- and high-pressure endotracheal tube cuffs. Anesth Analg 1978;57:577-579.
156. Bunegin L, Albin MS, Smith RB. Canine tracheal blood flow after endotracheal tube cuff inflation during normotension and hypotension. Anesth Analg 1993;76:1083-1090.
157. King K, Mandava B, Kamen JM. Tracheal tube cuffs and tracheal dilatation. Chest 1975;67:458-462.
158. Dinnick OP. Tracheal cuffs. Anaesthesia 1975;30:553-554.
159. MacKenzie CF, Shin B, McAslan TC, Blanchard CL, Cowley RA. Severe stridor after prolonged endotracheal intubation using high-volume cuffs. Anesthesiology 1979;50:235-239.
160. Pippin LK, Short DH, Bowes JB. Long-term tracheal intubation practice in the United Kingdom. Anaesthesia 1983;38:791-795.
161. Pavlin EG, VanNimwegan D, Hornbein TF. Failure of a high-compliance low-pressure cuff to prevent aspiration. Anesthesiology 1975;42:216-219.
162. Macrae W, Wallace P. Aspiration around high volume, low-pressure endotracheal cuff. Br Med J 1981;283:1220.
163. Routh G, Hanning CD, Ledingham IM. Pressure on the tracheal mucosa from cuffed tubes. Br Med J 1979;1:1425.
164. Seegobin RD, van Hasselt GL. Aspiration beyond endotracheal cuffs. Can Anaesth Soc J 1986;33:273-279.
165. Sweatman AJ, Tomasello PA, Loughhead MO, Orr M, Datta T. Misplacement of nasogastric tubes and oesophageal monitoring devices. Br J Anaesth 1978;50:389-392.
166. Stark P. Inadvertent nasogastric tube insertion into the tracheobronchial tree. A hazard of new high-residual volume cuffs. Radiology 1982;142:239-240.
167. Nakao MA, Killam D, Wilson R. Pneumothorax secondary to inadvertent nasotracheal placement of a nasoenteric tube past a cuffed endotracheal tube. Crit Care Med 1983;11:210-211.
168. Lee T, Schrader MW, Wright BD. Pseudo-failure of mechanical ventilator caused by accidental endobronchial nasogastric tube insertion. Respir Care 1980;25:851-853.
169. Carey TS, Holcombe BJ. Endotracheal intubation as a risk factor for complications of nasoenteric tube insertion. Crit Care Med 1991;19:427-429.
170. Dodd CM, Loken RG, Williams RT. Hazards associated with passage of nasogastric tubes. Can J Anaesth 1988;35:541-542.
171. Elder S, Meguid MM. Pneumothorax following attempted nasogastric intubation for nutritional support. J Parenter Enteral Nutr 1984;8:450-452.
172. Carroll RG, Grenvick A. Proper use of large diameter, large residual volume cuffs. Crit Care Med 1973;1:153-154.
173. Power KJ. Foam cuffed tracheal tubes. Clinical and laboratory assessment. Br J Anaesth 1990;65:433-437.
174. Kamen JM, Wilkinson C. Removal of an inflated endotracheal tube cuff. Anesthesiology 1977;46:308-309.
175. MacKenzie CF, Klose S, Browne DRG. A study of inflatable cuffs on endotracheal tubes. Br J Anaesth 1976;48:105-110.
176. Elliott CJR. Problems of cuff deflation. Anaesthesia 1973;28:535-537.
177. Tavakoli M, Corssen G. An unusual case of difficult extubation. Anesthesiology 1976;45:552-553.
178. Birkhan HJ, Heifetz M. « Uninflatable » inflatable cuffs. Anesthesiology 1965;26:578.
179. Diaz JH. Continuous monitoring of intracuff pressures in endotracheal tubes. Anesthesiology 1988;68:813-814.
180. Morris JV, Latto IP. An electropneumatic instrument for measuring and controlling the pressures in the cuffs of tracheal tubes [The Cardiff cuff controller]. J Med Eng Technol 1985;9:229-230.
181. Scott AA. Pressure monitonng device for low pressure cuffs on tracheostomy tubes. Can Anaesth Soc J 1974;21:120-122.
182. Cox PM, Schatz ME. Pressure measurements in endotracheal cuffs: a common error. Chest 1974;65:84-87.
183. McGinnis GE, Shively JG, Patterson RL, Magovern GJ. An engineering analysis of intratracheal tube cuffs. Anesth Analg 1971;50:557-564.
184. Magovern GJ, Shively JG, Fecht D, Thevoz F. The clinical and experimental evaluation of a controlled-pressure intratracheal cuff. J Thorac Cardiovasc Surg 1972;64:747-756.
185. Leigh JM, Maynard JP. Pressure on the tracheal mucosa from cuffed tubes. Br Med J 1979;1:1173-1174.
186. Carroll RG. Evaluation of tracheal tube cuff designs. Crit Care Med 1973;1:45-46.
187. Brandt L. Pressures on tracheal tube cuffs. Anaesthesia 1981;37:597-598.
188. Burns SM, Shasby DM, Burke PA. Controlled pressure cuffed endotracheal tubes may not be controlled. Chest 1983;83:158-159.
189. Kumar CM, Scott G. Lanz valve-amethodof circumventing a leaking valve. Anaesthesia 1986;41:772.
190. Brandt L. Prevention of nitrous oxide-induced increases in endotracheal tube cuffpressure. Anesth Analg 1991;72:262-263.
191. Sosis M, Braverman B, Ivankovich A. Evaluation of a new system to prevent nitrous oxide induced tracheal tube cuff overinflation. Anesthesiology 1992;77:A580.
192. Mandoe H, Nikolajsen L, Lintrup U, Jepsen D, Molgaard J. Sore throat after endotracheal intubation. Anesth Analg 1992;74:897-900.
193. Gravenstein N, Burwick N. Recoil of inflation syringe

plunger limits excessive endotracheal tube cuff pressure. Anesthesiology 1988;69:A730.
194. Resnikoff E, Katz JA. A modified epidural syringe as an endotracheal tube cuff pressure-controlling device. Anesth Analg 1990;70:208-211.
195. Stanley TH, Foote JL, Lu WS. A simple pressurerelief valve to prevent increases in endotracheal tube cuff pressure and volume in intubated patients. Anesthesiology 1975;43:478-481.
196. Kay J, Fisher JA. Control of endotracheal tube cuff pressure using a simple device. Anesthesiology 1987;66:253.
197. Kim J. The tracheal tube cuff pressure stabilizer and its clinical evaluation. Anesth Analg 1980;59:291-296.
198. Latto IP, Willis BA, Dyson A. The Cardiff cuff controller. Br J Anaesth 1987;59:651P-652P.
199. Willis BA, Latto IP, Dyson A. Tracheal tube cuff pressure. Clinical use of the Cardiff cuff controller. Anaesthesia 1988;43:312-314.
200. Willis BA, Latto IP. Profile-cuffed tracheal tubes and the Cardiff cuff controller. Anaesthesia 1989;44:524.
201. Lawler PG, Rayner RR. The limitations of the Shiley pressure relief adaptor. Anaesthesia 1982;37:865.
202. Amencan Society for Testing and Materials. Standard specification for tracheal tube connectors (ASTM F1243-89). Philadelphia: ASTM7 1989.
203. Branson R, Lam AM. Increased resistance to breathing: a potentially lethal hazard across a coaxial circuit-connector coupling. Can J Anaesth 1987;34:S90-S91.
204. Villforth JC. FDA safety alert: breathing systems connectors. Rockville, MD: FDA, September 2, 1983.
205. Shupak RC. A new tracheal tube for head and neck surgery. Anesthesiology 1984;60:621-622.
206. Smith WDA. The effects of external resistance to respiration. Part II. Resistance to respiration due to anaesthetic apparatus. Br J Anaesth 1961;33:610-627.
207. Galloon S. The resistance of endotracheal connectors. Br J Anaesth 1957;29:160-165.
208. Hayes SR, Johnson K, Munson ES. Removal of endotracheal tube connectors. Anesth Analg 1987;66:1059-1060.
209. Scott RPF, Chapman I. A problem with the Argyll tracheal tube. Anaesthesia 1987;42:1123.
210. Sosis M, Dillon F. What is the safest foil tape for endotracheal tube protection during Nd-YAG laser surgery? A comparative study. Anesthesiology 1990;72:553-555.
211. Sosis MB. Anesthesia for laser surgery. Int Anesthesiol Clin 1990;28:119-131.
212. Anesthesia for carbon dioxide laser surgery on the larynx and trachea. Anesth Analg 1974;53:507-512.
213. Patel V, Stehling LC, Zauder HL. A modified endotracheal tube for laser microsurgery. Anesthesiology 1979;51:571.
214. Patil KF, Hicks JN. Prevention of fire hazard -associated with use of carbon dioxide lasers. Ane Analg 1981;60:885-888.
215. Vourc'h G, Tannieres ML, Freche G. Anaesthesia for microsurgery of the larynx using a carbon dioxide laser. Anaesthesia 1979;34:53-57.
216. Sosis MB. Evaluation of five metallic tapes for protection of endotracheal tubes during CO_2 laser surgery. Anesth Analg 1989;68:392-393.
217. Sosis M, Heller S. A comparison of five metallic tapes for protection of endotracheal tubes during CO_2 laser surgery. Can J Anaesth 1988;35:S63.
218. Sosis MB. In response. Anesth Analg 1991;72:415-416.
219. Willianson R. Why 70 watts to evaluate metal tapes for CO_2 laser surgery? Anesth Analg 1991:72:414-415.
220. Sosis M, Dillon F. Prevention of CO_2 induced laser tracheal tube fires with Laser-Guard protective coating. Can J Anaesth 1989;36:S88-S89.
221. Gonzalez C, Smith M, Reinisch L. Endotracheal tube safety with the erbium/ytrium aluminum garnet laser. Ann Otol Rhinol Laryngol 1990;99:553-555.
222. Burgess GE, LeJeune FE. Endotracheal tube ignition during laser surgery of the larynx. Arch Otolaryngol 1979;105:561-562.
223. Brightwell AP. A complication of the use of the laser in ENT surgery. J Laryngol Otol 1983;97:671-672.
224. Kaeder CS, Hirshman CA. Acute airway obstruction: a complication of aluminum tape wrapping of tracheal tubes in laser surgery. Can Anaesth Soc J 1979;26:138-139.
225. Ngeow YK, Kashima H. More about protection of endotracheal tubes during laser microlaryngeal surgery. Anesthesiology 1981;55:714.
226. Fontenot R, Bailey BJ, Stiernberg CM, Jenicek JA. Endotracheal tube safety during laser surgery. Laryngoscope 1987;97:919-921.
227. Hirshman CA, Leon D. Ignition of an endotracheal tube during laser microsurgery. Anesthesiology 1980;53:177.
228. Hirshman CA, Smith J. Indirect ignition of the endotracheal tube during carbon dioxide laser surgery. Arch Otolaryngol 1980;106:639-641.
229. Kalhan S, Regan AG. A further modification of endotracheal tubes for laser microsurgery. Anesthesiology 1980;53:81.
230. Uejima T. Cuffed endotracheal tubes in pediatric patients. Anesth Analg 1989;68:423.
231. Malmros C, Fletcher R, Jonmarker C, Nordstrom L. Cuffed endotracheal tubes for paediatric cardiac surgery cause a low incidence of post-operative airway problems. Anesthesiology 1991;75:A931.
232. Browning DH, Graves SA. Incidence of aspiration with endotracheal tubes in children. J Pediatr 1983;102:582-584.
233. Stenqvist O, Sonander H, Nilsson K. Small endotracheal tubes. Ventilator and intratracheal pressures during controlled ventilation. Br J Anaesth 1979;51:375-381.
234. Mackenzie CF, Shin B, Whitley N, Helrich M. Human tracheal circumference as an indicator of correct cuff size. Anesthesiology 1980;53:S414.
235. Chandler M, Crawley BE. Rationalization of the selection of tracheal tubes. Br J Anaesth 1986;58:111-116.
236. Mackenzie CF, Shin B, Whitley N, Schellinger D. The relationship of human trachea size to body habitus. Anesthesiology 1979;51:S378.
237. Mackenzie CF, McAslan C, Shin B, Schellinger D, Helrich M. The shape of the human adult trachea. Anesthesiology 1978;49:48-50.
238. Mehta S. Mvat HM. The cross-sectional shafe and circumference of the human trachea. Ann R Coll Surg Engl 1984;66:356-358.
239. DiCarlo JV, Sanders Al, Sweeney MF. Airway complications of endotracheal intubation in pediatric patients.

Effect of endotracheal tube fit. Anesthesiology 1988;69: A775.
240. Finholt DA, Henry DB, Raphaely RC. Factors affecting leak around tracheal tubes in children. Can Anaesth Soc J 1985;32:326-329.
241. Finholt DA, Audenaert SM, Stirt JA, et al. Endotracheal tube leak pressure and tracheal lumen size in swine. Anesth Analg 1986;65:667-671.
242. Sweeney MF, Egar M, Williams TA, Fuhrman BP. Total respiratory resistance in the intubated pediatric patient. Anesthesiology 1985;63:A477.
243. Lane GA, Pashley RT, Fishman RA. Tracheal and cricoid diameters in the premature infant. Anesthesiology 1980;53:S326.
244. Penlington GN. Endotracheal tube sizes for children. Anaesthesia 1975;24:494-495.
245. Anonymous. Standards for CPR and ECC. JAMA 1986;255:2972.
246. Gregory GA. Respiratory care of the child. Crit Care Med 1980;8:582-587.
247. Fukuoka RH, Kelly JW, Franklin CM. Correlation between ETT size, distal digit diameter and the Penlington formula. Anesth Analg 1991;72:S85.
248. Hinkle AJ, Arnold DE. Pediatric airway device selection with a body length tape measure. Anesthesiology 1991;75:A402.
249. Hinkle AJ. A rapid and reliable method of selecting endotracheal tube size in children. Anesth Analg 1988; 67:S92.
250. Zulliger JJ, Garvin JP, Schuller DE, Birck HG, Beach TP, Frank JE. Assessment of intubation in croup and epiglottitis. Ann Otol Rhinol Laryngol 1982;91:403-406.
251. Downes JJ. Pediatric tracheal tube consideration. Paper presented at a workshop on tracheal tubes, Valley Forge, PA. April 30-May I,1981.
252. Board J. Endotracheal tube diameter. Anaesth Intensive Care 1982;10:91-92.
253. McCoy E, Barnes S. A defect in a tracheal tube. Anaesthesia 1989;44:525.
254. McLean RF, McLean J, McKee D. Another cause of tracheal tube failure. Can J Anaesth 1989;36:733-734.
255. Smith MB, Watts JD. Splitting tubes. Anaesthesia 1992; 47:363.
256. Heusner JE, Viscomi CM. Endotracheal tube cuff failure due to valve damage. Anesth Analg 1991;72:270.
257. Gold ML. Use of petroleum jelly. Anesthesiology 1985; 63:339-340.
258. Lee CM. « Training » of pediatric endotracheal tubes. Anesth Analg 1987;66:920.
259. McMillan DD, Rademaker AW, Buchan KA, Reid A, Machin G, Sauve RS. Benefits of orotracheal and nasotracheal intubation in neonates requiring ventilatory assistance. Pediatrics 1986;77:39-44.
260. Fletcher R, Olsson K, Helbo-Hansen S, Nihlson C, Hederstrom P. Oral or nasal intubation after cardiac surgery? A comparison of effects on heart rate, blood pressure and sedation requirements. Anaesthesia 1984;39: 376-378.
261. Donn SM, Blane CE. Endotracheal tube movement in the preterm neonate: oral versus nasal intubation. Ann Otol Rhinol Laryngol 1985;94:1820.
262. Duke PM, Coulson JD, Santos JI, Johnson JD. Cleft palate associated with prolonged orotracheal intubation in infancy. J Pediatr 1976;89:990-991.

263. Erenberg A, Nowak AJ. Palatal groove formation in neonates and infants with orotracheal tubes. Am J Dis Child 1984; 138:974-975.
264. Boice JB, Krous HF, Foley JM. Gingival and dental complications of orotracheal intubation. JAMA 1976; 236:957-958.
265. Saunders BS, Easa D, Slaughter RJ. Acquired palatal groove in neonates. A report of two cases. J Pediatr 1976;89:988-989.
266. Bach A, Boehrer H, Schmidt H, Geiss HK. Nosocomial sinusitis in ventilated patients. Anaesthesia 1992;47:335-339.
267. Coppolo DP, May JJ. Self-extubations in a 12 month experience. Chest 1990;98:165-169.
268. Berry FA, Blankenbaker WL, Ball CG. A comparison of bacteremia occurring with nasotracheal and orotracheal intubation. Anesth Analg 1979;52:873-876.
269. Dinner M, Tjeuw M, Artusio JF. Bacteremia as a complication of nasotracheal intubation. Anesth Analg 1987;66:460-462.
270. McShane AJ, Hone R. Prevention of bacterial endocarditis: does nasal intubation warrant prophylaxis? Br Med J 1986;292:26-27.
271. Rowse CW. Bacteraemia induced by endotracheal intubation. Br Dent J 1981;151:363.
272. Arens JF, LeJeune FE, Webre DR. Maxillary sinusitis: a complication of nasotracheal intubation. Anesthesiology 1974;40:415-416.
273. Aebert H, Hunefeld G, Regel G. Paranasal sinusitis and sepsis in ICU patients with nasotracheal intubation. Intensive Care Med 1988;15:27-30.
274. Deutschman CS, Wilton PB, Sinow J, Thienprasit P, Konstantinides FN, Cerra FB. Paranasal sinusitis. A common complication of nasotracheal intubation in neurosurgical patients. Neurosurgery 1985;17:296-299.
275. Deutschman CS, Wilton P, Sinow J, Dibbell D, Konstantinides FN, Cerra FB. Paranasal sinusitis associated with nasotracheal intubation. A frequently unrecognized and treatable source of sepsis. Crit Care Med 1986;14:114.
276. Fassoulaki A. Nasotracheal intubation, paranasal sinusitis and head injuries. Br J Anaesth 1989;62:236.
277. Fassoulaki A, Pamouktsoglou P. Prolonged nasotracheal intubation and its association with inflammation of paranasal sinuses. Anesth Analg 1989;69:50-52.
278. Hansen M, Poulsen MR, Bendixen DK, Hartman Andersen F. Incidence of sinusitis in patients with nasotracheal intubation. Br J Anaesth 1988;61:231-232.
279. Halac E, Indiveri DR, Obregon RJ, Begue E, Casanas M. Complication of nasal endotracheal intubation. J Pediatr 1983;103:166.
280. Knodel AR, Beekman JF. Unexplained fevers in patients with nasotracheal intubation. JAMA 1982;248: 868-870.
281. Linden BE, Aguilar EA, Allen SJ. Sinusitis in the nasotracheally intubated patient. Arch Otolaryngol Head Neck Surg 1988;114:860-861.
282. O'Reilly MJ, Reddick EJ, Black W, et al. Sepsis from sinusitis in nasotracheally intubated patients. A diagnostic dilemma. Am J Surg 1984;147:601 604.
283. Pope TL, Stelling CB, Leitner YB. Maxillary sinusitis after nasotracheal intubation. South Med J 1981;74: 610-612.
284. Pedersen J, Schunzek BA, Melsen NC, Juhl B. The

284. effect of nasotracheal intubation on the paranasal sinuses. A prospective study of 434 intensive care patients. Acta Anaesthesiol Scand 1991;35:11-13.
285. Salord F, Gaussorgues P, Marti-Flich J, et al. Nosocomial maxillary sinusitis during mechanical ventilation: a prospective comparison of orotracheal versus the nasotracheal route for intubation. Intensive Care Med 1990; 16:390-393.
286. Willatts SM, Cochrane DF. Paranasal sinusitis. A complication of nasotracheal intubation. Br J Anaesth 1985; 57:1026-1028.
287. Gundlinger GA, Niehoff J, Hughes SL, Humphrey MA, Simpson G. Acute paranasal sinusitis related to nasotracheal intubation of head-injured patients. Crit Care Med 1987;15:214-217.
288. Katkov WN, Ault MJ. Endotracheal intubation in massive hemoptysis. Advantages of the orotracheal route. Crit Care Med 1989;17:968.
289. Quintin L, Ghignone M, Odelin P, Trinquier R, Ruvnat L, Du Gres B. Decreasing the incidence of upper airway bleeding when using a large-size nasotracheal tube. Anesthesiology 1985;62:374.
290. Kay J, Bryan R, Hart HB, Minkel DT, Munshi C. Sequential dilatation. A useful adjunct in reducing blood loss from nasotracheal intubation. Anesthesiology 1985;63:A259.
291. Berger JM, Stirt JA. Aid to nasotracheal intubation. Anesthesiology 1983;58:105.
292. Moore DC. Bloodless turbinectomy following blind nasal intubation. Faulty technique. Anesthesiology 1990;73:1057.
293. Tahir AH. A simple manoeuvre to aid the passage of nasotracheal tube into the oropharynx. Br J Anaesth 1970;42:631-632.
294. Dryden GE. Use of a suction catheter to assist blind nasal intubation. Anesthesiology 1976;45:260.
295. Cohen PJ. An endotracheal-tube barb. Anesthesiology 1977;47:77.
296. Berry FA. The use of a stylet in blind nasotracheal intubation. Anesthesiology 1984;61:469-471.
297. Bennett EJ, Grundy EM, Patel KP. Visual signs in blind nasal intubation. A new technique. Anesthesiol Rev 1978;5:18-20.
298. Danzl DF, Thomas DM. Nasotracheal intubations in the emergency department. Crit Care Med 1980;8:677-682.
299. Liew RPC. A technique of naso-tracheal intubation with the soft Portex tube. Anaesthesia 1973;28:567-568.
300. Barriot P, Riou B. Retrograde technique for tracheal intubation in trauma patients. Crit Care Med 1988;16:712-713.
301. Mehta S. Intubation guide marks for correct tube placement. A clinical study. Anaesthesia 1991;46:306-308.
302. Owen RL, Cheney FW. Endobronchial intubation: a preventable complication. Anesthesiology 1987;67:255-257.
303. Yates AP, Harries AJ, Hatch DJ. Estimation of nasotracheal tube length in infants and children. Br J Anaesth 1987;59:524-526.
304. Mamawadu BR, Miller R. Endotracheal cuff inflation. An improved technique. Anesthesiol Rev 1977;4:46-47.
305. Chandler S. Air volume in endotracheal tube cuffs. Anesthesiology 1980;53:437.
306. Mehta S. Aspiration around high-volume low pressure endotracheal cuff. Br Med J 1982;284:115-116.
307. Wedley JR, Mathias DB. Endotracheal cuffs. Anaesthesia 1976;31:114.
308. Fenje N, Steward DJ. A study of tape adhesive strength on endotracheal tubes. Can J Anaesth 1988;35:198-202.
309. Richards SD. A method for securing pediatric endotracheal tubes. Anesth Analg 1981;60:224-225.
310. Mikawa K, Maekawa N, Goto R, Yaku H. Obara H. Transparent dressing is useful for the secure fixation of the endotracheal tube. Anesthesiology 1991;75:1123-1124.
311. Benumof JL. Conventional (laryngoscopic) orotracheal and nasotracheal intubation (singlelumen type). In: Benumof JL, ed. Clinical procedures in anesthesia and intensive care. Philadelphia: JB Lippincott, 1992:115-148.
312. Bosman YK, Foster PA. Endotracheal intubation and head posture in infants. S Afr Med J 1977;52:71-73.
313. Dykes ER, Anderson R. Technic for fixation of endotracheal tubes. Anesth Analg 1964;43:238-240.
314. Klein DS. An endotracheal tube fixation device constructed from discarded oxygen tubing and umbilical tape. Anesthesiology 1984;60:76.
315. Steward DJ. Fixation of reinforced silicone tracheal tubes. Anesthesiology 1985;63:334.
316. Boyd GL, Funderburg BJ, Vasconez LO, Guzman G. Long-distance anesthesia. Anesth Analg 1992;74:477.
317. Garcia-Tornel S, Martin JM, Carits J, Toberna L, Garcia ME. Method of fixating tubes in infants and children. Respir Care 1978;22:58.
318. Molho M, Lieberman P. Safe fixation of oro- and nasotracheal tubes for prolonged intubation in neonates, infants and children. Crit Care Med 1975;3:81-82.
319. Stubbing JF, Young JVI. Circumpalatal fixation of an orotracheal tube. Anaesthesia 1985;40:916-917.
320. Jobes DR, Nicolson SC. An alternative method to secure an endotracheal tube in infants with midline facial defects. Anesthesiology 1986;64:643-644.
321. Birmingham PK, Horn B. An infant model to facilitate endotracheal tube fixation in the pediatric ICU patient. Anesthesiology 1989;70:163-164.
322. Gowdar K, Bull MJ, Schreiner RL, Lemons JA, Gresham EL. Nasal deformities in neonates. Their occurrence in those treated with nasal continuous positive airway pressure and nasal endotracheal tubes. Am J Dis Child 1980; 134:954-957.
323. Alfery DD. Changing an endotracheal tube. In: JL Benumof, ed. Clinical procedures in anesthesia and intensive care. Philadelphia: JB Lippincott, 1992:177-194.
324. Bedger RC, Chang J. A jet-style endotracheal catheter for difficult airway management. Anesthesiology 1987; 66:221-223.
325. Benumof JL. Additional safety measures when changing endotracheal tubes. Anesthesiology 1991;75:921-922.
326. Desai SP Fencl V. A safe technique for changing endotracheal tubes. Anesthesiology 1980;53:267.
327. Garla PGN, Skaredoff M. Tracheal extubation. Anesthesiology 1992;76:1058.
328. Benumof JF. Management of the difficult adult airway. Anesthesiology 1991;75:1087-1110.
329. Benumof JL. Management of the difficult airway. The

ASA algorithm (ASA Refresher Course # 134). New Orleans: ASA, 1992.
330. Jaffe BF. Postoperative hoarseness. Am J Surg 1972; 123:432-437.
331. Kambic V, Radsel Z. Intubation lesions of the larynx. Br J Anaesth 1978;50:587-590.
332. Peppard SB, Dickens JH. Laryngeal injury following short-term intubation. Ann Otol Rhinol Laryngol 1984;92:327-330.
333. Stout DM, Bishop MJ. Perioperative laryngeal and tracheal complications of intubation. Probl Anesth 1988; 2:225-234.
334. Prasertwanitch Y, Schwarz JJH, Vandam LD. Arytenoid cartilage dislocation following prolonged endotracheal intubation. Anesthesiology 1974;41:516-517.
335. Nicholls BJ, Packham RN. Arytenoid cartilage dislocation. Anaesth Intensive Care 1986;14:196-198.
336. Gray B, Huggins NJ, Hirsch N. An unusual complication of tracheal intubation. Anaesthesia 1990;45:558-560.
337. Frink EJ, Pattison BD. Posterior arytenoid dislocation following uneventful endotracheal intubation and anesthesia. Anesthesiology 1989;70:358-360.
338. Quick CA, Merwin GE. Arytenoid dislocation. Arch Otolaryngol 1978;104:267-270.
339. Chatterji S, Gupta NR, Mishra TR. Valvular glottic obstruction following extubation. Anaesthesia 1984; 39:246-247.
340. Castella X, Gilabert J, Perez C. Arytenoid dislocation after tracheal intubation. An unusual cause of acute respiratory failure? Anesthesiology 1991;74:613-615.
341. Keane WM, Denneny JC, Rowe LD, Atkins JP. Complications of intubation. Ann Otol Rhinol Laryngol 1982;91:584-587.
342. Tintinalli JE, Claffey J. Complications of nasotracheal intubation. Ann Emerg Med 1981;10:142-144.
343. Binning R. A hazard of blind nasal intubation. Anaesthesia 1974;29:366-367.
344. Cooper R. Bloodless turbinectomy following blind nasal intubation. Anesthesiology 1989;71:469.
345. Kawamoto M, Shimidzu Y. A balloon catheter for nasal intubation. Anesthesiology 1983;59:484.
346. Knuth TE, Richards JR. Mainstem bronchial obstruction secondary to nasotracheal intubation. A case report and review of the literature. Anesth Analg 1991; 73:487-489.
347. Mayumi T, Miyabe M. Complete endotracheal tube obstruction after nasotracheal intubation. Can Anaesth Soc J 1984;31:344-345.
348. Vitkun SA, Sidhu US, Lagade MRG, Poppers PJ. Intranasal trauma caused by a sharp-edged laser-resistant (silicone) endotracheal tube. Anesthesiology 1985;62: 834-835.
349. Kras JF, Marchmont-Robinson H. Pharyngeal perforation during intubation in a patient with Crohn's disease. Am J Oral Maxillofac Surg 1989;47:405-407.
350. Daly WM. Unusual complication of nasal intubation. Anesthesiology 1953:14:96.
351. Adelman M H . Perforation of the pyriform sinus, a sequela of endotracheal intubation. J Mt Sinai Hosp 1953;19:665-667.
352. Bembridge JL, Bembndge M. Pneumomediastinum during general anaesthesia: case report. Can J Anaesth 1989;36:75-77.
353. Dubost C, Kaswin D, Duranteau A, Jehanno C, Kaswin R. Esophageal perforation during attempted endotracheal intubation. J Thorac Cardiovasc Surg 1979; 78:44-51.
354. de Espinosa H, de Paredes CG. Traumatic perforation of the pharynx in a newborn baby. J Ped Surg 1974;9: 247-248.
355. Evron S, Beyth Y, Samueloff A, Eimerl D, Schenker JG. Pulmonary complications following endotracheal intubation for anesthesia in breech extractions. Intensive Care Med 1985;11:223-225.
356. Eldor J, Ofek B, Abramowitz HB. Perforation of oesophagus by tracheal tube during resuscitaton. Anaesthesia 1990;45:70-71.
357. Finer NN, Stewart AR, Ulan OA. Tracheal perforation in the neonate. Treatment with a cuffed endotracheal tube. J Pediatr 1976;89:510-512.
358. Guernelli N, Bragaglia RB, Briccoli A, Mastrofjrilli M, Vecchi R. Tracheobronchial ruptures due to cuffed Carlens tubes. Ann Thorac Cardiovasc Surg 1979;28:66-68.
359. Hawkins DB, Seltzer DC, Barnett TE, Stoneman GB. Endotracheal tube perforation of the hypopharynx. West J Med 1974;120:282-286.
360. Hirach M, Abramowitz HB, Shapira S, Barki Y. Hypopharyngeal injury as a result of attempted endotracheal intubation. Radiology 1978;128:3739.
361. Harmer M. Complications of tracheal intubation. In: Latto IP, Rosen M, eds. Difficulties in tracheal intubation. London: Bailliere Tindall, 1985:3647.
362. Johnson KG, Hood DD. Esophageal perforation associated with endotracheal intubation. Anesthesiology 1986;64:281-283.
363. Kanarek KS, David RF. Traumatic perforation of the esophagus in a newborn. J Fla Med Assoc 1979;66:288-289.
364. Levine PA. Hypopharyngeal perforation. Arch Otolaryngol 1980;106:578-580.
365. Myers EM. Hypopharyngeal perforation: a complication of endotracheal intubation. Laryngoscope 1982; 92:583-585.
366. McLeod BJ, Summer E. Neonatal trachea perforation. Anaesthesia 1986;41:67-70.
367. Norman EA, Sosis M. Iatrogenic oesophageal per foration due to tracheal or nasogastric intubation. Can Anaesth Assoc J 1986;33:222-226.
368. Orta DA, Cousar JE, Yergin BM, Olsen GN. Tracheal laceration with massive subcutaneous emphysema: a rare complication of endotracheal intubation. Thorax 1979;34:665-669.
369. O'Neill JE, Giffin JP, Cottrell JE. Pharyngeal and esophageal perforation following endotracheal intubation. Anesthesiology 1984;60:487-488.
370. Stauffer JL, Petty TL. Accidental intubation of the pyriform sinus. A complication of « roadside » resuscitation. JAMA 1977;237:2324-2325.
371. Schild JP, Wuilloud A, Kollberg H, Bossi E. Tracheal perforation as a complication of nasotracheal intubation in a neonate. J Pediatr 1976;88:631-632.
372. Smith BAC, Hopkinson RB. Tracheal rupture during anaesthesia. Anaesthesia 1984;39:894-898.
373. Serlin SP, Daily WJR. Tracheal perforation in the neonate. A complication of endotracheal intubation. J Pediatr 1975;86:596-597.
374. Talbert JL, Rodgers B, Felman AH, Moazam F. Trau-

matic perforation of the hypopharynx in infants. J Thorac Cardiovasc Surg 1977;74:152-156.
375. Touloukian RJ, Beardsley GP, Ablow RC, Effmann EL. Traumatic perforation of the pharynx in the newborn. Pediatrics 1977;59:1019-1022.
376. Tan CSH, Tashkin DP, Sassoon H. Pneumothorax and subcutaneous emphysema complicating endotracheal intubation. South Med J 1984;77:253-255.
377. Topsis J, Kinas HY, Kandall SR. Esophageal perforation-a complication of neonatal resuscitation. Anesth Analg 1989;69:532-534.
378. Wolff AP, Kuhn FA, Ogura JH. Pharyngealesophageal perforations associated with rapid oral endotracheal intubation. Ann Otol 1972;81:258-261.
379. Wengen DFA. Piriform fossa perforation during attempted tracheal intubation. Anaesthesia 1987;42:519-521.
380. Young PN, Robinson JM. Cellulitis as a complication of difficult tracheal intubation. Anaesthesia 1987;42:569.
381. Pembleton WE, Brooks JW. Esophageal perforation of unusual etiology. Anesthesiology 1976;45:680-681.
382. Majumdar B, Stevens RW, Obara LG. Retropharyngeal abscess following tracheal intubation. Anaesthesia 1982;37:67-70.
383. Seitz PA, Gravenstein N. Endobronchial rupture from endotracheal reintubation with an endotracheal tube guide. J Clin Anaesth 1989;1:214-217.
384. Minkel DT, Kay J, Cheng EY, Munshi C. Reducing blood loss from nasotracheal intubation by combining a warmed tube with vasoconstrictors. Anesth Analg 1987;66:S120.
385. Munson ES, Lee R, Kushing LG. A new complication associated with the use of wire-reinforced endotracheal tubes. Anesth Analg 1979;58:152.
386. Basagoitia JN, LaMastro M. Another complication of tracheal intubation. Anesth Analg 1990;70:460-461.
387. Tahir AH, Adriani J. Failure to effect satisfactory seal after hyperinflation of endotracheal cuff. Anesth Analg 1971;50:540-543.
388. Herrema IH. Hazardous tracheal tube pilot balloons. Anaesthesia 1986;46:673.
389. McLintock TTC, Watson E. Failure to inflate the cuff of a tracheal tube. Anaesthesia 1989;44:1016.
390. Redahan CP, Young T. Failure to inflate the cuff of a tracheal tube. Anaesthesia 1989;44:1016.
391. Anonymous. Anesthetic «misintubation» alleged. 1.5 million malpractice suit filed. Biomed Safe Stand 1981;11:67.
392. Anonymous. Anesthesia allegedly incorrect in $520,000 settlement. Biomed Safe Stand 1983;13:79.
393. Anonymous. Anesthesia-related errors alleged in patient deaths & disabilities: suits filed. Biomed Safe Stand 1984;14:65.
394. Adriani J. Unrecognized esophageal placement of endotracheal tubes. South Med J 1986;79:1591-1592.
395. Ballester EE, Torres A, Rodriguez-Roisin, Agusti Vidal A. Pneumoperitoneum. An unusual manifestation of improper oral intubation. Crit Care Med 1985;13:138-139.
396. Birmingham PK, Cheney FW, Ward RJ. Esophageal intubation. A review of detection techniques. Anesth Analg 1986;65:886-891.
397. Vinen JD, Gaudry PL. Pneumoperitoneum complicating cardiopulmonary resuscitation. Anaesth Intensive Care 1986;14:193-195.
398. Lababidi Z, Bland H, James E. Retrieval of an endotracheal tube from the esophagus. J Pediat Rev 1978;93:1025.
399. Ford RWJ. Confirming tracheal intubation-a simple manoeuvre. Can Anaesth Soc J 1983;30:191-193.
400. Dhamee MS. Signs of endotracheal intubation. Anaesthesia 1981;36:328-329.
401. Howells TH, Riethmuller RJ. Signs of endotracheal intubation. Anaesthesia 1980;35:984-986.
402. Heiselman D, Potacek J, Snyder JV, Grenvik A. Detection of esophageal intubation in patients with intrathoracic stomach. Crit Care Med 1985;13:1069-1070
403. Linko K, Paloheimo, M Tammisto T. Capnography for detection of accidental oesophageal intubation. Acta Anaesth Scand 1983;27:199-202.
404. Pollard BJ, Junius F. Accidental intubation of the oesophagus. Anaesth Intensive Care 1980;8:183-186.
405. Sharar SR, Bishop MJ. Complications of tracheal intubation. J Intensive Care Med 1992;7:12-23.
406. Stirt JA. Endotracheal tube misplacement. Anaesth Intensive Care 1982;10:274-276.
407. Peterson AW, Jacker LM. Death following inadvertent esophageal intubation. A case report. Anesth Analg 1973;32:398-401.
408. Baraka A, Tabakian H, Idriss A, Taha S. Breathing bag refilling. Anaesthesia 1989;44:81-82.
409. Andersen KH, Hald A. Assessing the position of the tracheal tube. The reliability of different methods. Anaesthesia 1989;44:984-985.
410. Charters P. Normal chest expansion with oesophageal placement of a tracheal tube. Anaesthesia 1989;44:365.
411. Cundy J. Accidental intubation of oesophagus. Anaesth Intensive Care 1981;9:76.
412. Ogden PN. Endotracheal tube misplacement. Anaesth Intensive Care 1983;11:273-274.
413. Uejima T. Esophageal intubation. Anaesth Analg 1987;66:481-482.
414. Howells TH. Oesophageal misplacement of a tracheal tube. Anaesthesia 1985;40:387.
415. Gillespie JH, Knight RG, Middaugh RE, Menk EJ, Baysinger C. Efficacy of endotracheal tube cuff palpation and humidity in distinguishing endotracheal from esophageal intubation. Anesthesiology 1988;69:A265.
416. Warden JC. Accidental intubation of the oesophagus and preoxygenation. Anaesth Intensive Care 1980;8:377.
417. Sosis MB, Sisamis J. Pulse oximetry in confirmation of correct tracheal tube placement. Anesth Analg 1990;71:309-310.
418. Hirsch NP. Confirmation of tracheal tube placement. Anaesthesia 1988;43:72.
419. Batra AK, Cohn MA. Uneventful prolonged misdiagnosis of esophageal intubation. Crit Care Med 1980;11:760-764.
420. Munro TN. Oesophageal misplacement of a tracheal tube. Anaesthesia 1985;40:919-920.
421. Horton WA, Ralston S. Cuff palpation does not differentiate oesophageal from tracheal placement of tubes. Anaesthesia 1988;43:803-804.
422. Horton WA, Perera S, Charters P. Further developments in tactile tests to confirm laryngeal placement of tracheal tubes. Anaesthesia 1988;43:240-244.

423. Charters P, Wilkinson K. Tactile orotracheal tube placement test. A bimanual tactile examination of the positioned orotracheal tube to confirm laryngeal placement. Anaesthesia 1987;42:801-807.
424. Nunn JF. The oesophageal detector device. Anaesthesia 1988;43:804.
425. Wee MYK. The oesophageal detector device. Assessment of a new method to distinguish oesophageal from tracheal intubation. Anaesthesia 1988;43:27-29.
426. Pollard B. Oesophageal detector device. Anaesthesia 1988;43:713-714.
427. Morton NS, Stuart JC, Thomson MF, Wee MYK. The oesophageal detector device. successful use in children. Anaesthesia 1989;44:523-524.
428. O'Leary JJ, Pollard BJ, Ryan MJ. A method of detecting oesophageal intubation or confirming tracheal intubation. Anaesth Intensive Care 1988;16:299-301.
429. Salem MR, Baraka A, Brennan AM, Czinn EA, Heyman HJ. Efficacy of the self-inflating bulb in detecting esophageal intubation in the presence of a nasogastric tube. Anesthesiology 1992;77:A 1066.
430. Zaleski L, Abello D, Gold Ml. Esophageal detector device. Comparison with capnogram. Anesthesiology 1992;77:A508.
431. Baraka A, Salem MR, Brennan AM, Mimmagadda U, Heyman HJ. Use of self-inflating bulb in detecting esophageal intubation following « esophageal ventilation. » Anesthesiology 1992;77:A294.
432. Thean K, Webster S. Failure of test for tracheal intubation. Anaesth Intensive Care 1989;17:236-237.
433. Lee ST. Partial lung ventilation test for differentiating esophageal and laryngeal intubation. Anesth Analg 1988;67:903-904.
434. Kalpokas M, Russell WJ. A simple technique for diagnosing oesophageal intubation. Anaesth Intensive Care 1989;17:39-43.
435. Birmingham PK, Cheney FW Jr. Incorrect tube placement. Prevention of a fatal complication. In: Bishop MJ, ed. Physiology and consequences of tracheal intubation. Vol. 2. No. 2. Problems in ansththesia. Philadelphia: JB Lippincott, 1988:278-279.
436. Owen RL, Cheney FW. Use of an apena monitor to verify endotracheal intubation. Respir Care 1985;30:974-976.
437. Wee MYK, Walker KY. The oesophageal detector device. Anaesthesia 1991;46:869-871.
438. Zbinden S, Schupfer G. Detection of oesophageal intubation: the cola complication. Anaesthesia 1989;44:81.
439. Abrahams N, Goldacre M, Reynolds EOR. Removal of swallowed neonatal endotracheal tube. Lancet 1970;2:135-136.
440. Bowen A, III, Dominguez R. Swallowed neonatal endotracheal tube. Pediatr Radiol 1981;10:178-179.
441. Dickson JAS, Fraser GC. « Swallowed » endotracheal tube: a new neonatal emergency. Br Med J 1967;1:811-812.
442. Flynn GJ, Lowe AK. Endotracheal tube swallowed by a neonate. Med J Aust 1973;1:62-63.
443. Finucane BT, Shanley V, Ricketts RR. « Disappearing » endotracheal tube following meconium aspiration. A possible solution to the problem. Anesthesiology 1989;71:469-470.
444. Hoffman S, Jedeikin R. Swallowed endotracheal tube in an adult. Anesth Analg 1984;63:457-459.
445. Kennedy S. Swallowed neonatal endotracheal tube. Lancet 1970;2:264.
446. Lee KW, Templeton JJ, Dougal RM. Tracheal tube size and post-intubation croup in children. Anesthesiology 1980;53:S325.
447. Mitchell SA, Shoults DL, Herren AL, Benumof JL. Deglutition of an endotracheal tube: case report. Anesth Analg 1978;57:590-591.
448. Mucklow ES. « Swallowed » endotracheal tube. Br Med J 1967;2:618.
449. Prinn MG. « Swallowed » endotracheal tube. Br Med J 1967;3:176.
450. Storch A, Calderwood GC. Endotracheal tube swallowed by neonate. J Pediatr 1970;77:123.
451. Stool SE, Johnson D, Rosenfeld PA. Unintentional esophageal intubation in the newborn. Pediatrics 1971;48:299-301.
452. Seto K, Goto H, Hacker DC, Arakawa K. Right upper lobe atelectasis after inadvertent right main bronchial intubation. Anesth Analg 1983;62:851-854.
453. Brunel W, Coleman DL, Schwartz DE, Peper E, Cohen NH. Assessment of routine chest roentgenograms and the physical examination to confirm endotracheal tube position. Chest 1989;96:1043-1045.
453a. Dronen S, Chadwick O, Nowak R. Endotracheal tip position in the arrested patient. Ann Emerg Med 1982;108:116-117.
453b. Bednarek FJ, Kuhns LR. Endotracheal tube placement in infants determined by suprasternal palpation: a new technique. Pediatrics 1975;56:224-229.
453c. Kuhns LR Poznanski AK. Endotracheal tube position in the infant. J Pediatr 1971;78:991-996.
453d. Wells AL, Wells TR, Landing BH, Cruz B, Galvis DA. Short trachea, a hazard in tracheal intubation of neonates and infants. Syndromal associations. Anesthesiology 1989;71:367-373.
453e. Blatchley D. Signs of endotracheal intubation. Anaesthesia 1981;36:328.
453f. Conrady PA, Goodman LR, Lainge F, Singer MM. Alteration of endotracheal tube position. Crit Care Med 1976;4:8-12.
453g. Donn SM, Kuhns LR. Mechanism of endotracheal tube movement with change of head position in the neonate. Pediatr Radiol 1980;9:37-40.
453h. Lingenfelter AL, Guskiewicz RA, Munson ES. Displacement of right atrial and endobronchial catheters with neck flexion. Anesth Analg 1978;57:371-373.
453i. Roopchand R, Roopnannesingh S, Ramsewak S. Instability of the tracheal tube in neonates. Anaesthesia 1989;44:107-109.
453j. Todres ID, deBros F, Kramer SS. Endotracheal tube displacement in the newborn infant. J Pediatr 1976;89:126-127.
453k. Toung TJK, Grayson R, Saklad J, Wang H. Movement of the distal end of the endotracheal tube during flexion and extension. Anesth Analg 1985;64:1030-1032.
454. Heinonen J, Takki S, Tammisto T. Effect of the Trendelenburg tilt and other procedures on the position of endotracheal tubes. Lancet 1969;1:850-853.
455. Birmingham PK, Cheney FW. Incorrect tube placement. Probl Anestheisa 1988;2:278-291.
456. Todres ID, deBros F, Kramer SS. Endotracheal tube displacement in the newborn. Papers presented at the

American Society of Anesthesiologists' meeting. 1975: 27-28.
457. Goodman LR, Conrardy PA, Laing F, Singer MM. Radiologic evaluation of endotracheal tube position. Am J Roentgenol 1976;127:433-434.
458. Bloch EC, Ossey K, Ginsberg B. Tracheal intubation in children. A new method for assuring correct depth of tube placement. Anesth Analg 1988;67:590-592.
459. Roberts J. Fundamentals of tracheal intubation. New York: Grume & Stratton, 1983.
460. Gorback MS, Ravin CE. Reinforced endotracheal tube placement. Radiographic misdiagnosis. Radiology 1987;162:597.
461. Sosis M. Hazards of a new system for placement of endotracheal tubes. Anesthesiology 1988;68:299.
462. Schellinger RR. The length of the airway to the bifurcation of the trachea. Anesthesiology 1964;25:169-172.
463. Aldrete JA, Wright AJ. Airway assessment systems. Anesthesiol News, July 12, 1992:12.
464. Morgan GAR, Steward DJ. Linear airway dimensions in children. Including those with cleft palate. Canad Anaesth Soc J 1982;29:1-8.
465. Tochen ML. Orotracheal intubation in the newborn infant: a method for determining depth of tube insertion. J Pediatr 1979;95:1050-1051.
466. Coldiron JS. Estimation of nasotracheal tube length in neonates. Pediatrics 1968;41:823-828.
467. Mattila MAK, Heikel PE, Suutarinen, Lindfors EL. Estimation of a suitable nasotracheal tube length for infants and children. Acta Anaesth Scand 1971;15:239-246.
468. Russell WJ, Smith JA. Endotracheal tube markings. Anaesth Intensive Care 1985;13:210-211.
469. Mehta S. Endotracheal intubation: friend or foe? Br Med J 1986;292:694.
470. Loew A, Thiebeault DW. A new and safe method to control the depth of endotracheal intubation in neonates. Pediatrics 1974;54:506-508.
471. Wallace CT, Cooke JE. A new method for positioning endotracheal tubes. Anesthesiology 1976;44:272.
472. Dietrich KA, Strauss RH, Cabalka AK, Zimmerman JJ, Scanlan KA. Use of flexible fiberoptic endoscopy for determination of endotracheal tube position in the pediatric patient. Crit Care Med 1988;16:884-887.
473. O'Brian D, Curran J, Conroy J, Bouchier-Hayes D. Fibre-optic assessment of tracheal tube position. A comparison of tracheal tube position as estimated by fibre-optic bronchoscopy and by chest x-ray. Anaesthesia 1985;40:73-76.
474. Vigneswaran R, Whitfield JM. The use of a new ultrathin fiberoptic bronchoscope to determine endotracheal tube position in the sick newborn infant. Chest 1981;80:174-177.
475. Smith BL. Confirmation of the position of an endotracheal tube. Anaesthesia 1975;30:410.
476. Chander S, Feldman E. Correct placement of endotracheal tubes. NY State J Med 1979;79:1843-1844.
477. Ehrenwerth J, Nagle S, Hirsch N, LaMantia K. Is cuff palpation a useful tool for determining endotracheal tube position? Anesthesiology 1986;65:A 137.
478. Cullen DJ, Newbower RS, Gemer M. A new method for positioning endotracheal tubes. Anesthesiology 1975;48:596-599.
479. Triner L. A simple maneuver to verify proper positioning of an endotracheal tube. Anesthesiology 1982;57: 548-549.
480. Kopman EA. A simple method for verifying endotracheal tube placement. Anesth Analg 1977;56:121-124.
481. Hauser GJ, Muir E, Kline LM, Scheller T, Holbrook PR. Prospective evaluation of a nonradiographic device for determination of endotracheal tube position in children. Crit Care Med 1990;18:760-763.
482. Zwass MS, Schnener MS, Raphealy RC. Noninvasive determination of tracheal tube position in infants and children. Anesthesiology 1988;69:A 178.
483. Cote CJ, Szyfelbein SK, Liu LMP, Firestone S, Goudsouzian NG, Welch J. Intraoperative events diagnosed by expired carbon dioxide monitoring in children. Can Anaesth Soc J 1986;33:315-320.
484. Gandhi SK, Munshi CA, Kampine JP. A sudden warning sign of an accidental endobronchial intubation. A sudden drop or sudden rise in $PaCO_2$? Anesthesiology 1986;65:114-115.
485. Riley RH, Marcy JH. Unsuspected endobronchial intubation-detection by continuous mass spectrometry. Anesthesiology 1985;63:203-204.
486. Riley RH, Finucane KE, Marcey JH. Early warning sign of an accidental endobronchial intubation. A sudden drop or sudden rise in $PaCO_2$? In reply. Anesthesiology 1986;65:115.
487. Stewart RD, LaRosee A, Kaplan RM, llkhanipour K. Correct positioning of an endotracheal tube using a flexible lighted stylet. Crit Care Med 1990;18:97-99.
488. Watson CB, Clapham M. Transillumination for correct tube positioning. Use of a new fiberoptic endotracheal tube. Anesthesiology 1984;60:253.
489. Heller RM, Cotton RB. Early experience with illuminated endotracheal tubes in premature and term infants. Pediatrics 1985;75:664-666.
490. Barker SJ, Tremper KK. Detection of endobronchial intubation by noninvasive monitoring. J Clin Monit 1987;3:292-293.
491. Alberti J, Hanafee W, Wilson G, Bethune R. Unsuspected pulmonary collapse during neuroradiologic procedures. Radiology 1967;89:316-320.
492. Bernard SA, Jones BM. Endotracheal tube obstruction in a patient with status asthmaticus. Anaesth Intensive Care 1991;19:121-123.
493. Seifert RD, Starsnic M, Zwillenberg D. Acute obstruction of the left mainstem bronchus following an attempted nasotracheal intubation. An unusual case report. Anesthesiology 1985;62:799-800.
494. Tahir AH. Endotracheal tube lost in the trachea. JAMA 1972;222:1061-1062.
495. Whyte MP. Aspiration of an endotracheal tube. JHEP 1977;6:332.
496. McGrath RB, Einterz RM. Aspiration of a nasotracheal tube. A complication of nasotracheal intubation and mechanism for retrieval. Chest 1987;91:148-149.
497. Milstein J, Rabinovitz J, Goetzman B. A foreign body hazard in the neonate. Anesth Analg 1977;56:726-727.
498. Hamngton JF. An unusual cause of endotracheal tube obstruction. Anesthesiology 1984;61:116-117.
499. Chiu T, Meyers EF. Defective disposable endotracheal tube. Anesth Analg 1976;55:437.
500. Doyle LA, Conway CF. A hazard of cuffed endotracheal tubes. Anaesthesia 1967;22:140-141.

501. Loughrey JD. Danger of cuffed endotracheal tube during tracheostomy. Br J Anaesth 1967;39:692.
502. Smotrilla MM, Nagel EL, Moya E. Failure of inflatable cuff resulting in foreign body in the trachea. Anesthesiology 1966;27:512-513.
503. Restall CJ. Plastic-covered wire stylet. Anesth Analg 1976;55:755.
504. Martin P, Campbell AM. Tracheal intubation: a complication. Anaesthesia 1992;47:75.
505. Larson CE, Gonzalez RM. A problem with metal endotracheal tubes and plastic-coated stylets. Anesthesiology 1989;70:883-884.
506. Yeung ML, Lett Z. An uncommon hazard of armoured endotracheal tubes. Anaesthesia 1974;29:186-187.
507. Anonymous. Laser-resistant tracheal tube to be modified following recall. Biomed Safe Stand 1987;17:138.
508. Desmeules H. Defective tracheal tube connector. Can Anaesth Soc J 1982;29:404.
509. Lahay WD. Defective tracheal tube connector. Can Anaesth Soc J 1982;29:80-81.
510. Jackson S, Welch GW. Foreign body trom a tube of anesthetic ointment. Anesthesiology 1987;67:154-155.
511. Holley HS, Gildea JE. Vocal cord paralysis afler tracheal intubation . JAMA 1971;215:281-284.
512. Kamhol SL, Rothman NI, Underwood PS. Fiberbronchoscopic retrieval of iatrogenically introduced endobronchial foreign body. Crit Care Med 1979;7:346-348.
513. Liew PC. A hazard due to a commercially available topical spray. Anaesthesia 1973;28:346.
514. Debnath SK, Waters DJ. Leaking cuffed endotracheal tubes: two case reports. Br J Anaesth 1968;40:807.
515. Jayasuriya KD, Watson WF. P.V.C. cuffs and lignocaine-base aerosol. Br J Anaesth 1981;53:1368.
516. Reinders M, Gerber HR. Cuff failure of PVC tracheal tubes. Anaesthesia 1989;44:524-525.
517. Walmsley AJ, Burville LM, Davis TP. Cuff failure in polyvinyl chloride tracheal tubes sprayed with lignocaine. Anaesthesia 1988;43:399-401.
518. Wong RM. An unusual source of leakage fron the cuff of an endotracheal tube. Anaesth Intensive Care 1977; 5:389.
519. Phillips B. Defect in a cuffed tube. Anaesthesia 1971; 26:237.
520. Lacoste L, Thomas D. Unusual complication of tracheal intubation. Anesth Analg 1992;74:474475.
521. Blitt CD, Wright WA. An unusual complication of percutaneous internal jugular vein cannulation, puncture of an endotracheal tube cuff. Anesthesiology 1974;40: 306-307.
522. Brown Hl, Burnard RJ, Jensen M, Wightman AE. Puncture of endotracheal-tube cuffs during percutaneous subclavian-vein catheterization. Anesthesiology 1975;43:112-113.
523. Hannington-Kiff JG. Faulty superset plastic catheter mounts. A cautionary tale applicable to other massproduced disposable products. Anaesthesia 1991;46: 671-672.
524. Nixon C. Endotracheal tube connector fracture -an avoidable hazard. Canad Anaesth Soc J 1986;33:251.
525. Oyston J, Holtby H. Fracture of a RAE endotracheal tube connector. Can J Anaesth 1988;35:438-439.
526. Angelillo JC, Kosanin R, Fox WD. Damage to endotracheal tube during maxillotaclal surgery. Anesthiol Rev 1986;13:17-20.
527. Bamforth BJ. Complications during endotracheal anesthesia. Anesth Analg 1963;42:727-733.
528. Fagraeus L, Angelillo JC, Dolan EA. A senous anesthetic hazard during orthognathic surgery. Anesth Analg 1980;59:150-152.
529. Job CA, Betcher AM, Pearson WT, Fernandez MA. Intraoperative obstruction of endobronchial tubes. Anesthesiology 1979;51:550-553.
530. Ketzler JT, Landers DF. Management of a severed endotracheal tube during LeFort osteotomy. J Clin Anesth 1992;4:144-146.
531. Levack ID, Scott DHT. Conservative management of intra-operative cuff puncture in a bronchial tube. Anaesthesia 1985;40:1020-1021.
532. Mosby EL, Messer EJ, Nealis MF. Intraoperative damage to nasotracheal tubes during maxillary surgery: report of cases. J Oral Surg 1978;36:963-964.
533. Orr DL. Airway compromise during oral and maxillofacial surgery: case report and review of potential causes. Anesth Prog 1978;25:161-168.
534. Peskin RM, Sachs SA. Intraoperative management of a partially severed endotracheal tube during orthognathic surgery. Anesth Prog 1986;33:247-251.
535. Schwartz LB, Sordill WC, Liebers RM, Schwab W. Difficulty in removal of accidentally cut endotracheal tube. J Oral Maxillofac Surg. 1982;40:518-519.
536. Tseuda K, Carey WJ, Gonty AA, Bosomworth PB. Hazards to anesthetic equipment during maxillary osteotomy: report of cases. J Oral Surg 1977;35:47.
537. Spear RM, Sauder RA, Nichols DG. Endotracheal tube rupture, accidental extubation, and tracheal avulsion. Three airway catastrophes associated with significant decrease in leak pressure. Care Med 1989;17:701-703.
538. McLean R, Houston P, Carmichael F, Bernstein M. Disruption of an armoured endotracheal tube caused by biting. Can Anaesth Soc J 1985;32:313.
539. Fisher MM. Repainng pilot balloon lines. Anaesth Intensive Care 1988;16:500-501.
540. Sills J. An emergency cuff-inflation technique. RespirCare 1986;31:199-201.
541. Stimmel S, Gutierrez CJ. Emergency cuff-inflation technique revisited [Letter]. Respir Care 1986;31:538.
542. Watson E, Harris MM. Leaking endotracheal tube. Chest 1989;95:709.
543. Schcubert A, von Kaenel WE, Ilyes L. A comparison of techniques for sealing pinhole endotracheal cuff leaks. Anesthesiology 1989;71:A466.
544. Schubert A, Kaenel WV, Ilyes L. A management option for leaking endotracheal tube cuffs. Use of lidocaine jelly. J Clin Anesth 1991;3:26-31.
545. Tinkoff G, Bakow ED, Smith RW. A continuous flow apparatus for temporary inflation of damaged endotracheal tube cuffs. Respir Care 1991;35:423-426.
546. Verborgh C, Camu F. Management of cuff incompetence in an endotracheal tube. Anesthesiology 1987;66: 441.
547. Vitkun SA, Lagasse RS, Kyle KT, Poppers PJ. Application of the Grieshaber air system to maintain endotracheal tube cuff pressure. J Clin Anaesth 1990;2:45-47.
548. Wagner DL, Gammage GW, Wong M. Tracheal rupture following the insertion of a disposable double-

549. Tornvall SS, Jackson KH, Oyanedel T. Tracheal rupture, complication of cuffed endotracheal tube. Chest 1971;59:237-239.
550. Thompson DS, Read RC. Rupture of the trachea following endotracheal intubation. JAMA 1968;204:995-997.
551. Kumar SM, Pandit SK, Cohen PJ. Tracheal laceration associated with endotracheal anesthesia. Anesthesiology 1977;47:298-299.
552. Gaukroger PB, Anderson G. Tracheal rupture in an intubated critically ill patient. Anaesth Intensive Care 1986;14:199-201.
553. de Lange JJ, Booij LHDJ. Tracheal rupture. Anaesthesia 1985;40:211-212.
554. Kubota Y, Toyoda Y, Kubota H. A potential complication associated with a tracheal tube with Murphy eye. Anaesthesia 1989;44:866-867.
555. Cozine K, Rosenbaum LM, Askanazi J, Rosenbaum SH. Laser-induced endotracheal tube fire. Anesthesiology 1981;55:583-585.
556. Fried MP. Complications of CO_2 laser surgery of the larynx. Laryngoscope 1983;93:275-278.
557. Fried MP. A survey of the complications of laser laryngoscopy. Arch Otolaryngol Head Neck Surg 1984;110:31-34.
558. Snow JC, Norton ML, Saluja TS. Fire hazard during CO_2 laser microsurgery on the larynx and trachea. Anesth Analg 1976;55:146-147.
559. Vourcih G, Tannieres M, Freche G. Ignition of a tracheal tube during laryngeal laser surgery. Anaesthesia 1979;34:685.
560. Van Der Spek AFL, Spargo PM, Norton ML. The physics of lasers and implications for their use during airway surgery. Br J Anaesth 1988;60:709-729.
561. Gravenstein JS. Anesthesia for laser surgery (ASA Refresher Course #263). New Orleans: ASA, 1989.
562. Casey KR, Fairfax WB, Smith SJ, Dixon JA. Intratracheal fire ignited by the Nd-YAG laser during treatment of tracheal stenosis. Chest 1983;84:295-296.
563. Denton RA, Dedhia HV, Abrons HL, Jain PR, Lapp NL, Teba L. Long-term survival after endobronchial fire during treatment of severe malignant airway obstruction with the Nd:YAG laser. Chest 1988;94:1086-1088.
564. Krawtz S, Mehta AC, Wiedemann HP, DeBoer G, Schoepf KD, Tomaszewski MZ. Nd-YAG laser-induced endobronchial burn. Management and long term follow-up. Chest 1989;95:916-918.
565. McLaren ID, Bellman MH, Cooley J. Effects of the argon laser on anaesthetic gases and endotracheal tubes. Br J Anaesth 1983;55:1001-1004.
566. Pashayan AG, Gravenstein JS, Cassisi NJ, McLaughlin G. The helium protocol for laryngotracheal operations with CO_2 laser. A retrospective review of 523 cases. Anesthesiology 1988;68:801804.
567. Loeb RG, Sonano SG. Helium decreases the flammability of endotracheal tubes. Anesth Analg 1 990;70:S246.
568. Goode JG, Murray TR, Murray P, Harbaugh M. The protective effect of helium on silicone endotracheal tube flammability. Anesthesiology 1991;75:A393.
569. Plost J, Campbell SC. The non-elastic work of breathing through endotracheal tubes of vanous sizes. Am Rev Respir Dis 1984;1 29:A 106.
570. Simpson Jl, Schiff GA, Wolf GL. The effect of helium on endotracheal tube flammability. Anesthesiology 1990; 73:538-540.
571. Sosis M. Nitrous oxide is contraindicated in endoscopic surgery. Can J Anaesth 1987-34:539.
572. Sosis M. Nitrous oxide should not be used during laser endoscopic surgery. Anesth Analg 1987;66:1054-1055.
573. Shapiro JD, El-Baz NM. N2O has no place during oropharyngeal and laryngotracheal procedures. Anesthesiology 1987;66:447-448.
574. Byles PH, Keliman RM. The hazard of nitrous oxide during laser endoscopic surgery. Anesthesiology 1983; 59:258.
575. Ohashi N, Asai M, Ueda S, Imamura J, Watanabe Y, Mizukoshi K. Hazard to endotracheal tubes by CO_2 laser beam. ORL J Otorhinolaryngol Relat Spec 1985; 47:22-25.
576. Sosis MB, Dillon FX. Saline-filled cuffs help prevent laser-induced polyvinylchloride endotracheal tube fires. Anesth Analg 1991;72:187-189.
577. LeJeune FE, Guice C, LeTard F, Marice H. Heat sink protection against lasering endotracheal cuffs. Ann Otol Rhinol Laryngol 1982;92:606-607.
578. Sosis M, Dillon F. Saline filled cuffs help prevent polyvinylchloride laser induced endotracheal tube fires. Can J Anaesth 1989;36:S142-S143.
579. Anonymous. Laser-resistant tracheal tubes. Technol Anesth 1992;12:1-5.
580. Herbert JT, Berlin I, Eberle R. Jet ventilation via a copper endotracheal tube for CO_2 laser surgery of the oropharynx. Laryngoscope 1985;95:1276-1277.
581. Cozine K, Stone JG, Shulman S, Flaster ER. Ventilatory complications of carbon dioxide laser laryngeal surgery. J Clin Anesth 1991;3:20-25.
582. Wegrzynowicz ES, Jensen NF, Pearson KS, Wachel RE, Scamman FL. Airway fire during jet ventilation for laser excision of vocal cord papillomata. Anesthesiology 1992;76:468-469.
583. Brutinel WM, Cortese DA, Edsell ES, McDougall JC, Prakash UBS. Complications of Nd:YAG laser surgery. Chest 1988;94:902-903.
584. Dumon JF, Shapshay S, Boorcereau J, et al: Principles for safety in application of neodymium-YAG laser bronchology. Chest 1984;86:163-168.
585. Anonymous. Airway fires. Reducing the risk during laser surgery. Technol Anesth 1990, 11(2):1-4.
586. Elton DR, Berkowitz GP. Endotracheal tube obstruction in neonates. Perinatol Neonatol 1981;5:75-80.
587. Duffy BL. Delayed onset of respiratory obstruction during endotracheal anesthesia. S Afr Med J 1976;50:1551-1552.
588. Johnson JT, Maloney RW, Cummings CW. Tracheostomy tube: cuff obstruction. JAMA 1977;238:211.
589. Jago RH, Millar JM. Airway obstruction-an unusual presentation. Br J Anaesth 1985;57:541-542.
590. Kruczek ME, Hoff BH, Keszler BR, Smith RB. Blood clot resulting in ball-valve obstruction in the airway. CritCare Med 1982;10:122-123.
591. Flemming DC. Hazards oftracheal intubation. In: Orkin FK, Cooperman LH, eds. Complications in anesthesiology. Philadelphia: JB Lippincott 1983;165-172.
592. de Soto H, Johnston JF. Pulmonary edema caused by

endotracheal tube occlusion. Anesthesiol Rev 1987;14: 39-40.
593. Hull JM. Occlusion of armoured tubes. Anaesthesia 1989;44:790.
594. Anonymous. Tracheal tube kinking. Health Devices 1978;7:292-293.
595. Berwick EP, Chadd GD, Cox PN, Loxley CGW, Moskovits PE, Ravalia A. Armoured tracheal tubes for neuroanesthesia. Anaesthesia 1986;41:775-776.
596. Kubota Y, Toyoda Y, Kubota H, Ishida H. Armoured tubes are necessary for neuroanesthesia. Anaesthesia 1986;41:1064-1065.
597. Rao CC, Krishna G, Trueblood S. Stenting of the endotracheal tube to manage airway obstruction in the prone position. Anesth Analg 1980;59:700-701.
598. Wilks DH, Tullock WC, Klain M. Airway obstruction caused by a kinked Hi-Lo jet endotracheal tube during high frequency jet ventilation. Anesth Analg 1989;69: 116-118.
599. Yamashita M, Motokawa K. A simple method for preventing kinking of 2.5-mm ID endotracheal tubes. Anesth Analg 1987;66:803-804.
600. Yamashita M, Motokawa K. Preventing kinking of disposable preformed endotracheal tubes. Can Anaesth Soc J 1987;34:103.
601. Arai T, Kuzume K. Endotracheal tube obstruction possibly due to structural fault. Anesthesiology 1983;59: 480-481.
602. Callander CC. Intubation risk with patients with tracheostomy. Anaesthesia 1988;43:1061.
603. Batra AK. Complication following traumatic endotracheal intubation. Crit Care Med 1985;14:80.
604. Carter GL, Holcomb MC. An unusual cause of endotracheal tube obstruction. Anesthesiol Rev 1978;5:51-53.
605. Barat G, Ascorve A, Avello F. Unusual airway obstruction during pneumonectomy. Anaesthesia 1976;31: 1290-1291.
606. Henzig D, Rosenblatt R. Thrombotic occlusion of a nasotracheal tube. Anesthesiology 1979;51:484-485.
607. Hitchen JE, Wiener AP. Unexpected obstruction of a nasotracheal tube: report of case. J Oral Surg 1973;31: 722-724.
608. Robinson BC, Jarrett WJ. Postoperative complication after blind nasotracheal intubation for reduction of a fractured mandible: report of case. J Oral Surg 1971; 29:340-343.
609. Torres LE, Reynolds RC. A complication of use of a microlaryngeal surgery endotracheal tube. Anesthesiology 1980;53:355.
610. Boysen K. An unusual case of nasotracheal tube occlusion. Anaesthesia 1986;40:1024.
611. Butt W. Unusual cause of endotracheal tube obstruction in a neonate. Anaesth Intensive Care 1986;14:95.
612. Scamm FL, Babin RW. An unusual complication of nasotracheal intubation. Anesthesiology 1983;59:352-353.
613. Powell DR. Obstruction to endotracheal tubes. Br J Anaesth 1974;46:252.
614. Stark DCC. Endotracheal tube obstruction. Anesthesiology 1976;45:467-468.
615. Jenkins AV. Unexpected hazard of anaesthesia. Lancet 1959;1:761-762.
616. Haselhuhn DH. Occlusion of endotracheal tube with foreign body. Anesthesiology 1958;19:561-562.
617. Wittman FW. Airway obstruction due to a foreign body. Anaesthesia 1982;37:865-866.
618. Dutton CS. A bizarre cause of obstruction in an Oxford non-kink endotracheal tube. Anaesthesia 1962;17:395-396.
619. Stewart KA. Foreign body in endotracheal tube. Br Med J 1958;2:1226.
620. Rainer EH. Foreign body in endotracheal tube. Br Med J 1958;2:1357.
621. Goudsouzian NG, Ryan JF, Moench B. An unusual cause of endotracheal tube obstruction in a child. Anesthesiol Rev 1980;7:23-24.
622. Galley RL. Foreign body. Anaesth Intensive Care 1987; 15:471.
623. Peers B. Another intubation hazard. Anaesthesia 1975; 30:827.
624. Uehira A, Tanaka A, Oda M, Sato T. Obstruction of an endotracheal tube by lidocaine jelly. Anesthesiology 1981;55:598-599.
625. McLellan I. Blockage of tracheal connectors with K-Y jelly. Anaesthesia 1975;30:413-416.
626. Blitt CD. Case report: complete obstruction of an armored endotracheal tube. Anesth Analg 1974;58:624-625.
627. Anonymous. Unusual occlusion of small tracheal tubes. Technol Anesth 1989;9(7):1-2.
628. Cook WP, Schultetus RR. Obstruction of an endotracheal tube by the plastic coating sheared from a stylet. Anesthesiology 1985;62:803-804.
629. Zmyslowski WP, Kam D, Simpson GT. An unusual cause of endotracheal tube obstruction. Anesthesiology 1989;70:883.
630. Ehrenpreis MB, Oliverio RM. Endotracheal tube obstruction secondary to oral preoperative medication. Anesth Analg 1984;63:867-868.
631. Singhal M, Gupta M, Singhal CK. Tube in tube. A case of acute airway obstruction. Br J Anaesth 1984;56:1317.
632. Galway JE. Airway obstruction. Anaesthesia 1972;27: 102-103.
633. Singh CV. Bizarre airway obstruction. Anaesthesia 1977;32:812-813.
634. Mimpriss TJ. Respiratory obstruction due to a round worm. Br J Anaesth 1972;44:413.
635. Ireland R. Potential hazard of Doughty tongue plate. Anaesth Intensive Care 1986;14:209.
636. Palmieri AM, Scanni E, Spatola R, Cortesano P. Endotracheal tube obstruction. Anaesth Intensive Care 1986; 14:209.
637. Populaire C, Robarb S, Souron J. An armoured endotracheal tube obstruction in a child. Can J Anaesth 1989;36:331-332.
638. Bachand R, Fortin G. Airway obstruction with cuffed flexometallic tracheal tubes. Can Anaesth Soc J 1976; 23:330-333.
639. Seuffert GW, Urbach KF. An additional hazard of endotracheal intubation. Can Anaesth Soc J 1968;15:300-301.
640. Pryer DL, Pryer RLR, Williams AF. Fatal respiratory obstruction due to faulty endotracheal tube. Lancet 1960;2:742-743.
641. Harmel MH. Intubation of the trachea does not abso-

lutely insure a patent airway. N Y State J Med 1956; 56:2125-2126.
642. Guedj P, Eldor J. Endotracheal cuff herniation. Resuscitation 1991;21:293-294.
642. Forrest F, Millett S. Intermittent obstruction of tracheal tube revealed during pressure-supported ventilation. Anaesthesia 1991;46:799-800.
643. Davidson I, Zimmer S. Cuff herniation. Anaesthesia 1989;44:938-939.
644. Brasch RC, Heldt GP, Hecht ST. Endotracheal tube orifice abutting the tracheal wall: a cause of infant airway obstruction. Radiology 1981;141:387-391.
645. Martin J, Hutchinson B. Tracheal tube obstruction by prominent aortic knuckle. Anaesthesia 1986;41:86-87.
646. Sapsford DJ, Snowdon SL. If in doubt, take it out. Obstruction of tracheal tube by prominent aortic knuckle. Anaesthesia 1985;40:552-554.
647. Stoen R, Smith-Erichsen N. Airway obstruction associated with an endotracheal tube. Intensive Care Med 1987;13:295-296.
648. Sperry K, Smialek JE. The investigation of an unusual asphyxial death in a hospital. JAMA 1986;255:2472-2474.
649. Patterson KW, Keane P. Missed diagnosis of cuff herniation in a modern nasal endotracheal tube. Anesth Analg 1990;71:561-569.
650. Gouid AB, Seldon TH. An unusual complication with a cuffed endotracheal tube. Anesth Analg 1968;47:239-240.
651. Feinberg SE, Klein SL. Airway obstruction with the RAE endotracheal tube. J Maxillofac Surg 1983;41:260-262.
652. Bishop MJ. Endotracheal tube lumen compromise from cuff over inflation. Chest 1981;80:100-101.
653. Chan MCY. Collapse of endotracheal tubes. Anaesth Intensive Care 1981;9:289-290.
654. Dunn HC. A defective endotracheal tube. N Z Med J 1988;101:460.
655. Famewo CE. A not so apparant cause of intraluminal tracheal tube obstruction. Anesthesiology 1983;58:593.
656. Hoffman S, Freedman M. Delayed lumen obstruction in endotracheal tubes. Br J Anaesth 1976;48:1025-1028.
657. Hebert RC, DeSessa PC. Compression of an endotracheal tube lumen by its cuff. A case report. Respir Care 1981;26:653-654.
658. Ketover AK, Feingold A. Collapse of a disposable endotracheal tube by its high-pressure cuff. Anesthesiology 1975;48:108-110.
659. Muir J, Davidson-Lamb R. Apparatus failure cause for concern. Br J Anaesth 1980;52:705-706.
660. Perel A, Katzenelson R, Klein E, Cotev S. Collapse of endotracheal tubes due to overinflation of high compliance cuffs. Anesth Analg 1977;56:731-733.
661. Patel K, Teviotdale B, Dalal FY. Internal herniation of a Murphy endotracheal tube. Anesthesiol Rev 1978;5:60-61.
662. Roland P, Stovner J. Brain damage following collapse of a «polyvinyl» tube: elasticity and permeability of the cuff. Acta Anaesth Scand 1975;19:303-309.
663. Priem L, Guntupalli K, Sladen A, Fauids J. Inadvertent tracheal tube obstruction. Heart Lung 1982;11:285.
664. M, Himes TM, Davis LE. Preventing multiple body tube mix-ups. Nursing 1987;87:57.
665. Fergusson N.V, Fang WB. Unusual problems of nasotracheal intubation. Anesthesiol Rev 1985;12:33-36.
666. Saade E. Unusual cause of endotracheal tube obstruction. Anesth Analg 1991;72:841-842.
667. Chamberlin DA, Tatham PF. Defective adaptor delays resuscitation. Lancet 1970;1:188.
668. McKinley AC. Occlusion of an endotracheal tube connector. Anesthesiology 1977;47:480.
669. Nott MR, Wainwright AC. Imperforate apparatus causing total airway obstruction. Anaesthesia 1977;32:77-78.
670. Osterud A. Dangerous fault in disposable connector for orotracheal tube. Br J Anaesth 1974;46:952.
671. Sansome AJ. Creasing of a paediatric tracheal tube connector. Anaesthesia 1990;45:343.
672. Zebrowski ME. Buckled adaptor. Anesthesiology 1979;51:276-277.
673. Lieman BC, Hall ID, Stanley TH. Extirpation of endotracheal tube secretions with a Fogarty arterial embolectomy catheter. Anesthesiology 1985;62:847.
674. Sizer J, Pierce JMT. Unblocking tracheal tubes. Anaesthesia 1992;47:278-279.
675. Roberts KW. New use for Swan-Ganz introducer wire. Anesth Analg 1981;60:67.
676. Lamb JD. Passage of suction catheter via ETT cited as possibly misleading waste of time. APSF Newslett 1990;5:44.
677. Elpern EH, Jacobs ER, Bone RC. Incidence of aspiration in tracheally intubated adults. Heart Lung 1987;16:527-531.
678. Petring OU, Adelhoj B, Jensen BN, Pedersen NO, Lomholt N. Prevention of silent aspiration due to leaks around cuffs of endotracheal tubes. Anesth Analg 1986;65:777-780.
679. Janson BA, Poulton TJ. Does PEEP reduce the incidence of aspiration around endotracheal tubes? Can Anaesth Soc J 1986;33:157-161.
680. Healey J. Fine bore feeding tubes. Anaesth Intensive Care 1983;11:81.
681. Adams AL. A complication following guided nasotracheal intubation. Anesthesiology 1983;58:105-106.
682. Gravenstein N, Pashayan AG. More on eliminating CT scan artifact due to endotracheal tubes. Anesthesiology 1988;68:823.
683. Tashiro C, Yagi M, Kinoshita H. Use of an endotracheal tube without radiopaque marker for cervical CT scans. Anesthesiology 1987;67:1022.
684. Black AE, Hatch DJ, Nauth-misir N. Complications of nasotracheal intubation in neonates, infants and children. A review of 4 years' experience in a children's hospital. Br J Anaesth 1990;65:461-467.
685. Dorsey M, Schwider L, Benumof JL. Unintentional endotracheal extubation by orogastric tube removal. Anesthesiol Rev 1988;15:30-33.
686. Allison JM, Gunawardene WMS. Problems with cuffs on tracheal tubes. Anaesthesia 1984;39:191.
687. Bourne TM, Tate K. Failed cuff deflation. Anaesthesia 1990;45:76.
688. Brock-Utne JG, Jaffe RA, Robins B, Ratner E. Difficulty in extubation. A cause for concern. Anaesthesia 1992;47:229-230.
689. Sivaneswaran N, O'Leary J. Failure of endotracheal tube cuff deflation. Anaesth Intensive Care 1984;12:88.

690. Tanski J, James RH. Difficult extubation due to a kinked pilot tube. Anaesthesia 1986;41:1060.
691. Sklar GS, Alfonso AE, King BD. An unusual problem in nasotracheal extubation. Anesth Analg 1976;55:302-303.
692. Fagraeus L. Difficult extubation following nasotracheal intubation. Anesthesiology 1978;49:43-44.
693. Grover VK. Difficulty in extubation. Anaesthesia 1985;40:198-199.
694. Khan RM, Khan TZ, Ali M, Khan MSA. Difficult extubation. Anaesthesia 1988;43:515.
695. Lall NG. Difficult extubation. A fold in the endotracheal cuff. Anaesthesia 1980;35:500-501.
696. Mishra P, Scott DL. Difficulty at extubation of the trachea. Anaesthesia 1983;38:811.
697. Ng TY, Datta TD. Difficult extubation of an endotracheal tube cuff. Anesth Analg 1976;55:876-877.
698. Pavlin EG, Nelson E, Pulliam J. Difficulty in removal of tracheostomy tubes. Anesthesiology 1976;44:69-70.
699. Bhaskar PB, Scheffer RB, Drummond JN. Bilateral fixation of a nasotracheal tube by transfacial Kirschner wires. J Oral Maxillofac Surg 1987;45:805-807.
700. Dryden GE. Circulatore colapse after pneumonectomy (an unusual complication from the use of a Carlens catheter): case report. Anesth Analg 1977;56:451-452.
701. Hilley MD, Henderson RB, Giesecke AH. Difficult extubation of the trachea. Anesthesiology 1983;59:149-150.
702. Lee C, Schwartz S, Mok MS. Difficult extubation due to transfixation of a nasotracheal tube by Kirschner-wire. Anesthesiology 1977;46:427.
703. Lang S, Johnson DH, Lanigan DT, Ha H. Difficult tracheal extubation. Can J Anaesth 1989;36:340-342.
704. Guntupalli KK, Bouchek CD. Cricothyroid puncture of an undeflatable endotracheal tube cuff. Crit Care Med 1984;12:924.
705. Yau G, Jong W, Oh TE. Failure of endotracheal tube cuff deflation. Anaesth Intensive Care 1990;18:425.
706. Tashayod M, Oskoui B. A case of difficult extubation. Anesthesiology 1973;39:337.
707. Mehta S. The risk of aspiration in presence of cuffed endotracheal tubes. Br J Anaesth 1972;44:601-605.
708. Gard MA, Cruickshank LFG. Factors influencing the incidence of sore throat following endotracheal intubation. Can Med Assoc J 1961;84:662-665.
709. Harding CJ, McVey FK. Interview method affects incidence of postoperative sore throat. Anaesthesia 1987; 42:1104-1107.
710. Lund LO, Daos FG. Effects on postoperative sore throats of two analgesic agents and lubricants used with endotracheal tubes. Anesthesiology 1965;26:681-683.
711. Conway CM, Miller JS, Sugden FLH. Sore throat after anesthesia. Br J Anaesth 1960;32:219-223.
712. Alexopoulous C, Lindholm CE. Airway complaints and laryngeal pathology after intubation with an anatomically shaped endotracheal tube. Acta Anaesthesiol Scand 1983;27:339-344.
713. Fink BR. Laryngeal complications of general anesthesia. In: Orkin FK, Cooperman LH, eds. Complications in anesthesiology. Philadelphia: JB Lippincott, 1983: 144-151.
714. Saarnivaara L, Grahne B. Clinical study on an endotracheal tube with a high-residual volume, lowpressure cuff. Acta Anaesth Scand 1981;25:89-92.
715. Monroe MC, Gravenstein N, Saga-Rumley S. Postoperative sore throat: effect of oropharyngeal airway in orotracheally intubated patients. Anesth Analg 1990;70:512-516.
716. Stout D, Dwersteg J, Cullen BF, Bishop MJ. Correlation of endotracheal tube size with sore throat and hoarseness. Anesth Analg 1986;65:S 155.
717. Stout DM, Bishop MJ, Dwersteg JF, Cullen BF. Correlation of endotracheal tube size with sore throat and hoarseness following general anesthesia. Anesthesiology 1987;67:419-421.
718. Wilson JE, Ozinga DW, Baughaman VL. Sore throat-does endotracheal tube size really matter? Anesthesiology 1989;71;A458.
719. Hartsell CJ, Stophen CR. Incidence of sore throat following endotracheal intubation. Can Anaesth Soc J 1964;11:307-312.
720. Jones MW, Catling S, Evans E, Grcen DH, Green JR. Hoarseness after tracheal intubation. Anaesthesia 1992; 47:213-216.
721. Loeser EA, Kaminsky A, Diaz A, Stanley TH. The influence of endotracheal tube cuffdesign and lubrication on postoperative sore throat. Anesthesiology 1981; 55:A121.
722. Loeser EA, Kaminsky A, Diaz A, Stanley TH, Pace NL. The influence of endotracheal tube cuff design and cuff lubrication on postoperative sore throat. Anesthesiology 1983;58:376-379.
723. Stock MC, Downs JB. Lubrication of tracheal tubes to prevent sore throat from intubation. Anesthesiology 1982;57:418-420.
724. Stride PC. Postoperative sore throat. topical hydrocortisone. Anaesthesia 1990;45:968-971.
725. Winkel E, Knudsen J. Effect on the incidence of postoperative sore throat of 1 percent cinchocaine jelly for endotracheal intubation. Anesth Analg 1971;50:92-94.
726. Stenqvist O, Nilsson K. Postoperative sore throat related to tracheal tube cuff design. Can Anaesth Soc J 1982;29:384-386.
727. Sprague NB, Archer PL. Magill versus Mallinckrodt tracheal tubes. A comparative study of postoperative sore throat. Anaesthesia 1987;42:306-311.
728. Jones GOM, Hale DE, Wasmuth CE, Homi J, Smith ER, Viljoen J. A survey of acute complications associated with endotracheal intubation. Cleve Clin Q 1968;35:23-31.
729. Baron SH, Kohlmoos HW. Laryngeal sequelae of endotracheal anesthesia. Ann Otol Rhinol Laryngol 1951; 60:767-792.
730. Ishida T, Yoshiya I, Morita Y, Shirae K. Quantitative analysis of tracheal damage. Crit Care Med 1983; 11:283-285.
731. Winter R, Munro M. Lingual and buccal nerve neuropathy in a patient in the prone position. A case report. Anesthesiology 1989;71:452-454.
732. Faithfull NS. Injury to terminal branches of the trigeminal nerve following tracheal intubation. Br J Anaesth 1985;57:535-537.
733. Haselby KA, McNiece WL. Respiratory obstruction from uvular edema in a pediatric patient. Anesth Analg 1983;62:1127-1128.

734. Newman T, Franssen R. Uvular edema in pediatric patients. Anesth Analg 1984;63:701-702.
735. Ravindran R, Priddy S. Uvular edema, a rare complication of endotracheal intubation. Anesthesiology 1978; 48:374.
736. Seigne TD, Felske A, DelGiudice PA. Uvular edema. Anesthesiology 1978;49:375-376.
737. Koka BV, Jeon IS, Andre JM, MacKay I, Smith RM. Postintubation croup in children. Anesth Analg 1977; 56:501-505.
738. Darmon J, Rauss A, Dreyfuss D, et al. Evaluation of risk factors for laryngeal edema after tracheal extubation in adults and its prevention by dexamethasone. A placebo-controlled double-blind, multicenterstudy. Anesthesiology 1992;77:245-251.
739. Ferrara TB, Georgieff MK, Ebert J, Fisher JB. Routine use of dexamethasone for the prevention of postextubation respiratory distress. J Perinatol 1989;9:287-290.
740. Tellez DW, Galvis AG, Storgion SA, Amer HN, Hoseyni M, Deakers TW. Dexamethasone in the prevention of postextubation stridor in children. J Pediatr 1991;118:289-294.
741. Brandwein M, Abramson AL, Shikowitz MJ. Bilateral vocal cord paralysis following endotracheal intubation. Arch Otolaryngol Head Neck Surg 1986;112:877-882.
742. Baraka A, Hemady K, Yamut F, Yazigi W, Canalis RF. Postoperative paralysis of phrenic and recurrent laryngeal nerves. Anesthesiology 1981;55:7880.
743. Cox RH, Welborn SG. Vocal cord paralysis after endotracheal anesthesia. South Med J 1981;74:1258-1259.
744. Cavo JW. True vocal cord paralysis following intubation. Laryngoscope 1985;95:1352-1359.
745. David DS, Shah M. Vocal cord paralysis following intubation. JAMA 1971;216:1645-1646.
746. Ellis PDM, Pallister WK. Recurrent laryngeal nerve palsy and endotracheal intubation. J Laryngol Otol 1975;89:823-826.
747. Gibbin KP, Egginton MJ. Bilateral vocal cord paralysis following endotracheal intubation. Br J Anaesth 1981; 53:1091-1092.
748. Komorn RM, Smith CP, Erwin JA. Acute laryngeal injury with short-term endotracheal anesthesia. Laryngoscope 1973;83:683-690.
749. Kennedy RL. Questions and answers. Anesth Analg 1977;56:321-322.
750. Lim EK, Chia KS, Ng BK. Recurrent laryngeal nerve palsy following endotracheal intubation. Anaesth Intensive Care 1987;15:342-345.
751. Mass L. Another post-endotracheal vocal cord paralysis of uncertain etiology. Anesthesiol Rev 1975;2:28-30.
752. Minuck M. Unilateral vocal cord paralysis following endotracheal intubation. Anesthesiology 1976;45:448-449.
753. Nuutinen J, Karja J. Bilateral vocal cord paralysis following general anaesthesia. Laryngoscope 1981;91:83-86.
754. Salem MR, Wong AY, Barangan, Canalis RF, Shaker MH, Lotter AM. Postoperative vocal cord paralysis in paediatric patients. Br J Anaesth 1971;48:696-699.
755. Whited RE. Laryngeal dysfunction following prolonged intubation. Ann Otol 1979;88:474-478.
756. Anonymous. Laryngeal paralysis after endotracheal intubation. Lancet 1986;1:536-537.
757. Friedman M, Toriumi DM. Esophageal stethoscope. Another possible cause of vocal cord paralysis. Surv Anesth 1989;33:243-244.
758. Dubick MN, Wright BD. Comparison of layrngeal pathology following long-term oral and nasal endotracheal intubations. Anesth Analg 1978;57:663-668.
759. Burns HP, Dayal VS, Scott A, van Nostrand AWP, Bryce DP. Laryngotracheal trauma: observations on its pathogenesis and its prevention following prolonged orotracheal intubation in the adult. Laryngoscope 1979; 89:1316-1325.
760. Weymuller EA, Bishop MJ, Fink BR, Hibbard AW, Spelman FA. Quantification of interlaryngeal pressure exerted by endotracheal tubes. Acta Otol Rhinol Laryngol 1983;92:444-447.
761. Nordin U. The regeneration after cuff-induced tracheal injury. Acta Otolaryngol 1982;94:541-555.
762. Bergstrom J. Post-intubation granuloma of the larynx. Acta Otolaryngol 1964;57:113-118.
763. Etsten B, Mahier D. Subglottic membrane. A complication of endotracheal intubation. N Engl J Med 1951; 245:957-960.
764. Lewis RN, Swerdiow M. Hazards of endotracheal anaesthesia. Br J Anaesth 1964;36:504-515.
765. Muir AP, Straton J. Membranous laryngo-tracheitis following endotracheal intubation. Anaesthesia 1954;9: 105-113.
766. Tonkin JP, Harrison GA. The effect on the larynx of prolonged endotracheal intubation. Med J Aust 1966; 2:581-587.
767. Young N, Steward S. Laryngeal lesions following endotracheal anaesthesia: a report of twelve adult cases. Br J Anaesth 1953;25:32-42.
768. Strome M, Ferguson CF. Multiple postintubation complications. Ann Otol 1974;83:432-438.
769. King EG. Aftermath of intubation. Emerg Med 1983; 154:201-209.
770. Fine J, Finestone SC. An unusual complication of endotracheal intubation: report of a case. Anesth Analg 1973;52:204-206.
771. Barkin ME, Trieger N. An unusual complication of nasal-tracheal anesthesia. Anesth Prog 1976;23:57-58.
772. Rennie T, Catania AF, Haanaes HR. Ulceration of the nasal ala and dorsum secondary to improper support of the nasoendotracheal tube. J Am Assoc Nurse Anesth 1978;46:282-285.
773. Benumof JL. Anesthesia for thoracic surgery. Philadelphia: WB Saunders,1987.
774. Burton NA, Watson DC, Brodsky JB, Mark JBD. Advantages of a new polyvinylchloride double-lumen tube in thoracic surgery. Ann Thorac Surg 1983;36:78-84.
775. Bjork VO, Carlens E, Friberg O. Endobronchial anesthesia. Anesthesiology 1953;14:60-72.
776. MacGillivray RG, Rocke DA, Mahomedy AE. Endobronchial tube placement in repair of ruptured bronchus. Anaesth Intensive Care 1987;15:459-462.
777. Brodsky JB, Welti RS, Mark JBD. Thoracoscopy for retrieval of intrathoracic foreign bodies. Anesthesiology 1981;54:91-92.
778. Bjork VO, Carlens E. The prevention of spread during pulmonary resection by the use of a double-lumen catheter. J Thorac Surg 1950;20:151-157.
779. Baraka A, Dajani A, Maktabi M. Selective contralateral bronchial intubation in children with pneumo-

779. thorax or bronchopleural fistula. Br J Anaesth 1983; 55:901-904.
780. Carron H, Hill S. Anesthetic management of lobectomy for massive pulmonary hemorrhage. Anesthesiology 1972;37:658-659.
781. Brown CR. Postpneumonectomy empyema and bronchopleural fistula-Use of prolonged endobronchial intubation: a case report. Anesth Analg 1973;52:439-441.
782. Dennison PH, Lester ER. An anaesthetic technique for the repair of bronchopleural fistula. Br J Anaesth 1961; 33:655-659.
783. Cullum AR, English ICW, Branthwaite MA. Endobronchial intubation in infancy. Anaesthesia 1973;28: 66-70.
784. Ratliff JL, Hill JD, Tucker H, Fallat R. Endobronchial control of bronchopleural fistulae. Chest 1977;71:98-99.
785. Bochenek KJ, Brown M, Skupin A. Use of a double-lumen endotracheal tube with independent lung ventilation for treatment of refractory atelectasis. Anesth Analg 1987;66:1014-1017.
786. Glass DD, Tonnesen AS, Gabel JC, Arens JF. Therapy of unilateral pulmonary insufficiency with a double lumen endotracheal tube. Crit Care Med 1976;4:323-326.
787. Murray JF. Treatment of acute total atelectasis. Anaesthesia 1985;40:158-162.
788. Mullelm M, Baraka A. A simple double lumen adapter for differential lung ventilation. Anaesthesia 1988;43: 254-255.
789. Venus B, Pratap KS, Tholt TO. Treatment of unilateral pulmonary insufficiency by selective administration of continuous positive airway pressure through a double-lumen tube. Anesthesiology 1980;53:74-77.
790. Kubota Y, Toyoda Y, Nagata N, Kubota H, Sawada S, Murakawa M, Fujimori M. Tracheobronchial angles in infants and children. Anesthesiology 1986;64:374-376.
791. Sibai AN, Baraka A. A new double lumen tube adaptor. Anaesthesia 1986;41:628-630.
792. Tangutun S, Capan LM, Patel K, Turndorf H. A new double-lumen tube adapter. Anesth Analg 1980;59:507-508.
793. Worsley MH, Hawkins DJ, Scott DHT. Attachments to double lumen bronchial tubes. Anaesthesia 1990;45: 1001-1002.
794. Newman RW, Finer GE, Downs JE. Routine use of the Carlens double-lumen endobronchial catheter. J Thorac Cardiovasc Surg 1961;42:327-339.
795. Edwards EM, Hatch DJ. Experiences with doublelumen tubes. Anaesthesia 1965;20:461-467.
796. Benumof JL. Improving the design and function of double-lumen tubes. J Cardiothorac Anesth 1988;2: 729-733.
797. Benumof JL, Partridge BL, Salvatierra C, Keating J. Margin of safety in positioning modern double-lumen endotracheal tubes. Anesthesiology 1987;67:729-738.
798. Keating JL, Benumof JL. An analysis of margin of safety in positioning double-lumen tubes. Anesthesiology 1985;63:A563.
799. Bryve-Smith R. A double-lumen endobronchial tube. Br J Anaesth 1959;31:274-275.
800. Butman BB. Experience with the Carlens double-lumen catheter for anesthesia in thoracic surgery. N Y State J Med 1954;54:2463-2466.

801. Clarke AD. The White double lumen tube. A report on its use in fifty cases. Br J Anaesth 1962;34:822-824.
802. White GMJ. A new double lumen tube. Br J Anaesth 1960;32:232-234.
803. Robertshaw FL. Low resistance double-lumen endobronchial tubes. Br J Anaesth 1962;34:576-579.
804. Read RC, Friday CD, Eason CN. Prospective study of the Robertshaw endobronchial catheter in thoracic surgery. Ann Thorac Surg 1977;24:156-161.
805. McKenna MJ, Wilson RS, Botelho RJ. Right upper lobe obstruction with right-sided double-lumen endobronchial tubes. A comparison of two tube types. J Cardiothorac Anesth 1988;2:734-740.
806. Alfery DD. Increasing the margin of safety in positioning left-sided double-lumen endotracheal tubes. Anesthesiology 1988;69:149-150.
807. Slinger P, Triolet W. A clinical comparison of three different designs of right-sided double-lumen endobronchial tubes. Can J Anaesth 1989;36:S59-S60.
808. Benumof J. Anesthesia for thoracic surgery (ASA Refresher Course #175). New Orleans: ASA, 1985.
809. Benumof JL. Anesthesia for Dulmonary surgery (ASA Refresher Course #225). New Orleans: ASA, 1991.
810. Rocke DA, MacGillivray RG, Mahomedy AE. Positioning of double lumen tubes. Anaesthesia 1986;41: 770-771.
811. Burk WJ. Should a fiberoptic bronchoscope be routinely used to position a double-lumen tube? Anesthesiology 1988;68:826.
812. Watson CB. Problems with endobronchial intubation. Anesthesiol Rev 1986;13:52-55.
813. Brodsky JB. Complications of double-lumen tracheal tubes. Probl Anesth 1988;2:292-306.
814. Neustein SM, Eisenkraft JB. Proper lateralization of left-sided double-lumen tubes. Anesthesiology 1989;71: 996.
815. Kubota H, Kubota Y, Toyoda Y, Ishida H, Asada A, Matsuura H. Selective blind endobronchial intubation in children and adults. Anesthesiology 1987;67:587-589.
816. El-Etr AA. Improved technic for insertion of the Carlens catheter. Anesth Analg 1969;48:738-740.
817. Brodsky J, Benumof JL, Ehrenworth J, Ozaki GT. Depth of placement of left double-lumen endobronchial tubes. Anesth Analg 1991,73:570-572.
818. Matthew EB, Hirschmann RA. Placing double-lumen tubes with a fiberoptic bronchoscope. Anesthesiology 1986;65:118-119.
819. Ovassapian A, Braunschweig R, Joshi CW. Endobronchial intubation using flexible fiberoptic bronchoscope. Anesthesiology 1983;59:A501.
820. Ross DG. Fiberoptic intubation and double-lumen tubes. Anaesthesia 1990;45:895.
821. Shulman MS, Brodsky JB, Levesque PR. Fibreoptic bronchoscopy for tracheal and endobronchial intubation with a double-lumen tube. Can J Anaesth 1987;34: 172-173.
822. Shinnick JP, Freedman AP. Bronchofiberscopic placement of a double-lumen endotracheal tube. Crit Care Med 1982;10:544-545.
823. Coe VL, Brodsky JB, Mark JBD. Double-lumen endotracheal tubes for patients with tracheostomies. Anesth Analg 1984;63:882.
824. Simpson PM. Tracheal intubation with a Robertshaw tube via a tracheostomy. Br J Anaesth 1976;48:373-375.

825. Seed RF, Wedley JR. Tracheal intubation with a Robertshaw tube via a tracheostomy. Br J Anaesth 1977; 49:639.
826. Jenkins AV. An endobronchial cuff indicator for use in thoracic surgery. Br J Anaesth 1979;51:905-906.
827. Benumof JL. Anesthesia for pulmonary surgery (ASA Refresher Course #213). New Orleans: ASA, 1989.
828. Riley RH, Marples FL. Relocation of a double-lumen tube during patient positioning. Anesth Analg 1992; 75:1071.
829. Saito S, Dohi S, Naito H. Alteration of doublelumen endobronchial tube position by flexion and extension of the neck. Anesthesiology 1985;62:696-697.
830. Brodsky JB, Mark JBD. A simple technique for accurate placement of double-lumen endobronchial tubes. Anesthesiol Rev 1983;10:26-30.
831. Smith GB, Hirsch NP, Ehrenwerth J. Placement of double-lumen endobronchial tubes. Br J Anaesth 1986; 58:1317-1320.
832. Cohen E, Goldofasky S, Neustein S, Camunas JC, Thys DM. Fiberoptic evaluation of endobronchial tube position: red rubber vs polyvinylchloride. Anesth Analg 1989;68:S54.
833. Cohen E, Neustein S, Camunas JC, Thys DM. Does fiberoptic evaluation of endobronchial tube position improve outcome? Anesth Analg 1990;70:S62.
834. Hirsch NP, Smith GB. Malposition of left-sided double-lumen endobronchial tubes. Anesthesiology 1985;63: 563.
835. Benumof JL. Fiberoptic bronchoscopy and double-lumen tube position. Anesthesiology 1986;65:117-118.
836. MacGillivray RG, Rocke DA, Mahomedy AE. Correct placement of bronchial tubes. Anaesthesia 1987;42:570.
837. Asai T. Torsion of a double-lumen tube in the left bronchus. Anesthesiology 1992;76:1064-1065.
838. Shafieha MJ, Sit J, Kartha R, et al. End-tidal CO_2 analyzers in proper positioning of the double-lumen tubes. Anesthesiology 1986;64:844-845.
839. Stevens JJ. Direct (transthoracic) endobronchial intubation. Anesthesiology 1980;53:83-84.
840. Cohen E Kirschner PA, Goldofsky S. Intraoperative manipulation for positioning of double-lumen tubes. Anesthesiology 1988;68:170.
841. Gatell JA, Barst SM, Desiderio DP, Kolker AC, Scher CS. A new technique for replacing an endobronchial double-lumen tube with an endotracheal single-lumen tube. Anesthesiology 1990;73:340-341.
842. Hurford WE, Alfille PH, Bailin MT, et al. Placement and complications of double-lumen endotracheal tubes. Anesth Analg 1992;74:S141.
843. Clapham MCCC, Vaughan RS. Bronchial intubation. A comparison between polyvinylchloride and red rubber double lumen tubes. Anaesthesia 1985;40:1111-1114.
844. Black AMS, Harrison GA. Diffficulties with positioning Robertshaw double lumen tubes. Anaesth Intensive Care 1975;3:299-311.
845. Cohen JA, Denisco RA, Richards TS, Staples ED, Roberts AJ. Hazardous placement of a Robertshaw-type endobronchial tube. Anesth Analg 1986;65:100-101.
846. Saito S, Dohi S, Tajima K. Failure of double lumen endobronchial tube placement. Congenital tracheal stenosis in an adult. Anesthesiology 1987;66:83-85.
847. Brodsky JB. Malposition of left-sided double-lumen endobronchial tubes. Anesthesiology 1985;62:667-669.
848. Conacher JD. The urinary catheter as a bronchial blocker. Anaesthesia 1983;38:475-477.
849. Brodsky JB, Mark JBD. Bilateral upper lobe obstruction from a single double-lumen tube. Anesthesiology 1991;74:1163-1164.
850. Greene ER, Gutierrez FA. Tip of polyvinyl chloride double-lumen endobronchial tube inadvertently wedged in left lower lobe bronchus. Anesthesiology 1986;64: 406.
851. Varma YS. An unusual complication with the Bryce-Smith double-lumen tube. A case report. 1969;41:551-552.
852. Gibbs N, Giles K. Malposition of left-sided double-lumen endobronchial tubes. Anaesth Intensive Care 1986;14:92-93.
853. Desai FM, Rocke DA. Double lumen tube design fault. Anesthesiology 1990;73:575-576.
854. Maguire DP, Spiro AW. Bronchial obstruction and hypoxia during one-lung ventilation. Anesthesiology 1987; 66:830-831.
855. Heiser M, Steinberg JJ, MacVaugh H, Klineberg PL. Bronchial rupture, a complication of the use of the Robertshaw double-lumen tube. Anesthesiology 1979;51: 88.
856. Hannallah M, Gomes M. Bronchial rupture associated with the use of a double-lumen tube in a small adult. Anesthesiology 1989;71:457-459.
857. Foster JMG, Alimo EB. Ruptured bronchus following endobronchial intubation. Br J Anaesth 1983;55:687-688.
858. Brodsky JB, Shulman MS, Mark JBD. Airway rupture with a disposable double-lumen tube. Anesthesiology 1986;64:415.
859. Burton NA, Fall SM, Lyons T, Graeber GM. Rupture of the left main-stem bronchus with a polyvinylchloride double-lumen tube. Chest 1983;83:928-929.
860. Brodsky JB, Adkins MO, Gaba DM. Bronchial cuff pressures of double-lumen tubes. Anesth Analg 1989; 69:608-610.
861. Neto PPR. Bronchial cuff pressure: comparison of Carlens and polyvinylchloride (PVC) double lumen tubes. Anesthesiology 1987;66:255-256.
862. Neto PPR. Bronchial cuff pressure of endobronchial double-lumen tubes. Anesth Analg 1990;71:209.
863. Bickford-Smith P, Evans CS. Error in labelling. Anaesthesia 1987;42:572.
864. Jenkins V. Unusual difficulty with double-lumen endobronchial tube. Anaesthesia 1963;18:236-237.
865. Anonymous. Tracheal tube lumens may be distorted. Biomed Safe Stand 1989; 19:68.
866. Wyatt R, Garner S. A defect in Robertshaw double lumen endotracheal tubes correctod. Anaesthesia 1981; 36:830-831.
867. Campbell C, Viswanathan S, Riopelle JM, Naraghi M. Manufacturing defect in a double-lumen tube. Anesth Analg 1991;73:825-826.
868. Akers JA, Riley RH. Failed extubation due to «sutured» double-lumen tube. Anaesth Intensive Care 1990;18:577.
869. Wells DG, Zelcer J, Podolakin W, Baker TG, Wilson AC, White A. Cardiac arrest from pulmonary outflow

tract obstruction due to a double-lumen tube. Anesthesiology 1987;66:422-423.
870. Lack JA. Endobronchial tube resistances. Br J Anaesth 1974;46:461-462.
871. Hammond JE, Wnght DJ. Comparison of the resistances of double-lumen endobronchial tubes. Br J Anaesth 1984;56:299-302.
872. Chiaranda M, Rossi A, Manani G, Pinamonti O, Braschi A. Measurement of the flow-resistive properties of double-lumen bronchial tubes in vitro. Anaesthesia 1989;44:335-340.
873. Conacher ID. A coaxial technique for facilitating one-lung ventilation. Anaesthesia 1991;46:400-403.
874. Nazan S, Trazzi R, Moncalvo F, Zonta A. Campani M. Selective bronchial intubation for one-lung anaesthesia in thoracic surgery. Anaesthesia 1986;41:519-526.
875. Nazari S, Trazzi R, Moncalvo F, Carahella F, Bellinzona G, Braschi A, Scaroni M, Mapelli A. A new method for separate lung ventilation. Surv Anesth 1988;32:355-356.
876. Welsh BE. Selective bronchial intubation. Anaesthesia 1987;42:82.
877. White GMJ. Evolution of endotracheal and endobronchial intubation. Br J Anaesth 1960;32:235-245.
878. McLellan I. Endobronchial intubation in children. Anaesthesia 1974;29:757-758.
879. Baraka A, Akel S, Muallem M, et al. Bronchial intubation in children. Does the tube bevel determine the side of intubation. Anesthesiology 1987;67:869-870.
880. Bragg CL, Vukelich GR. Endotracheal tube extension for endobronchial intubation. Anesth Analg 1989;69:548-549.
881. Holzman RS. A tracheal tube extension for emergency tracheal reanastomosis. Anesthesiology 1989;70:170-171.
882. Riebold TW. Source of specialized endotracheal tubes. Anesthesiology 1989;71:322-323.
883. Baskoff JD, Stevenson RL. Endobronchial intubation in children. Anesthesiol Rev 1981;8:29-31.
884. Brooks JG, Bustamante SA, Koops BL, et al. Selective bronchial intubation for the treatment of severe localized pulmonary interstitial emphysema in newborn infants. J Pediatr 1972;91:648-652.
885. Baraka A, Slim M, Dajani A, Lakkis S. One-lung ventilation of children during surgical excision of hydatid cysts of the lung. Br J Anaesth 1982;54:523-528.
886. Dickman GL, Short BL, Krauss DR. Selective bronchial intubation in the mangement of unilateral pulmonary interstitial emphysema. Am J Dis Child 1977;131:365.
887. Dalens B, Labbe A, Haberer J. Selective endobronchial blocking vs selective intubation. Anesthesiology 1982;57:555-556.
888. Fisk GC. Endobronchial anaesthesia in young children. Br J Anaesth 1966;38:157.
889. Hogg CE, Lorhan PH. Pediatric bronchial blocking. Anesthesiology 1970;33:560-562.
890. Mathew OP, Thach BT. Selective bronchial obstruction for treatment of bullous interstitial emphysema. J Ped 1980;96:475-477.
891. Rao CC, Krishna G, Grosfeld JL, Weber TR. One lung pediatric anesthesia. Anesth Analg 1981;60:450-452.
892. Watson CB, Bowe EA, Burk W. One-lung anesthesia for pediatric thoracic surgery. A new use for the fiber-optic bronchoscope. Anesthesiology 1982;56:314-315.
893. Yeh TF, Pildes RS, Salem MR. Treatment of persistent tension pneumothorax in a neonate by selective bronchial intubation. Anesthesiology 1978;49:37-38.
894. Sachdeva SP. Treatment of post-operative pulmonary atelectasis by active inflation of the atelectatic lobe(s) through an endobronchial tube. Acta Anaesth Scand 1974;18:65-70.
895. El-Baz N, Faber LP, Kittle F, Warren W, Ivankovich AD. Bronchoscopic endobronchial intubation with a single lumen tube for one-lung anesthesia. Anesthesiology 1986;65:A480.
896. Aps C, Towey RM. Experiences with fibre-optic bronchoscopic positioning of single-lumen endobronchial tubes. Anaesthesia 1981;36:415-418.
897. Bloch EC. Tracheo-bronchial angles in infants and children. Anesthesiology 1986;65:236-237.
898. Russell GN, Frazer S, Richardson JC. Difficult bronchial intubation. Anaesthesia 1987;42:82.
899. Cant WF, Tinker JH, Tarhan S. Bronchial blockade in a child with a bronchopleural-cutaneous fistula using a balloon-tipped catheter. Anesth Analg 1976;55:874-876.
900. Vale R. Selective bronchial blocking in a small child. BrJ Anaesth 1969;41:453-454.
901. Welsh BE. Selective bronchial intubation. Anesthesiology 1987;42:82.
902. Maewal HK, Kirk BW. Balloon catheter re-expansion of atelectatic lung. Crit Care Med 1976;4:301 303.
903. Brodsky JB. Complications of double-lumen tracheal tubes. In: Bishop, MJ ed. Physiology and consequences of tracheal intubation [Special Issue]. Probl Anesth 1988;2(2):292-306.
904. Benumof JL, Gaughan S, Ozaki GT. Operative lung constant positive airway pressure with the Univent bronchial blocker tube. Anesth Analg 1992;74:406-410.
905. Hultgren BL, Krishna PR, Kamaya H. A new tube for one lung ventilation. Experience with univent tube. Anesthesiology 1988;65:A481.
906. Inoue H, Shohtsu A, Ogawa J, Kawada S, Koide S. New device for one-lung anesthesia, endotracheal tube with moveable blocker. J Thorac Cardiovasc Med 1982;83:940-941.
907. Inoue H, Shohtsu A, Ogawa J, Koide S, Kawada S. Endotracheal tube with moveable blocker to prevent aspiration of intratracheal bleeding. Ann Thorac Surg 1984;37:497-499.
908. Inoue H. Endotracheal tube with movable blocker (Univent). Jpn J Med Inst 1989;59:241-244.
909. Kamaya H, Krishna PR. New endobronchial tube (Univent tube) for selective blockade of one lung. Anesthesiology 1985;63:342-343.
910. Karwande SV. A new tube for single lung ventilation. Chest 1987;92:761-763.
911. MacGillivray RG. Evaluation of a new tracheal tube with a moveable bronchus blocker. Anaesthesia 1988;43:687-689.
912. Herenstein R, Russo JR, Mooka N, Capan LM. Management of one-lung anesthesia in an anticoagulated patient. Anesth Analg 1988;67:1120-1122.
913. Schwartz DE, Yost CS, Larson MD. Pneumothorax complicating the case of a Univent endotracheal tube. Anesth Analg 1993;76:443-445.
914. Hultgren BL, Krishna PR, Kamaya H. A new tube for

one lung ventilation. Experience with Univent tube. Anesthesiology 1986;56:A481.
915. Lines V. Selective bronchial blocking in a small child. Br J Anaesth 1969;41:893.
916. Ginsberg RJ. New technique for one-lung anesthesia using an endobronchial blocker. J Thorac Cardiovasc Surg 1981;82:542-546.
917. Cay DL, Csenderits LE, Lines V, Lomaz JG, Overton JH. Selective bronchial blocking in children. Anaesth Intensive Care 1975;3:127-130.
918. Oxorn D. Use of fiberoptic bronchoscope to assist placement of a Fogarty catheter as a bronchial blocker. Can J Anaesth 1987;34:427-428.
919. Arai T, Hatano Y. Yet another reason to use a fiberoptic bronchoscope to properly site a double lumen tube. Anesthesiology 1987;66:581-582.
920. Essig K. Freeman JA. Alternative bronchial cuff inflation technique for the Univent tube. Anesthesiology 1992;76:478-479.
921. Stark DCC. Anesthesia for thoracic surgery. Anesthesiol Rev 1980;7:14-19.
922. Finucane BT, Kupshik HL. A flexible stilette for replacing damaged tracheal tubes. Can Anaesth Soc J 1978; 25:153-154.
923. Larson CE, Gasior TA. A device for endobronchial blocker placement during one-lung anesthesia. Anesth Analg 1990;71:311-312.
924. Hannallah M. The Univent tube. Bronchial cuff inflation. Anesthesiology 1991;75:165.
925. Cobley M, Vaughn RS. Recognition and management of difficult airway problems. Br J Anaesth 1992;68:90-97.
926. Linder GS. A new polyolefin-coated endotracheal tube stylet. Anesth Analg 1974;53:341-342.
927. Linder GS. More on wire stylets. Anesth Analg 1977; 56:325.
928. Marshall J. Self-lubricated stylet for endotracheal tubes. Anesthesiology 1968;29:385.
929. Salem MR, Nimmagadda UR, Salazar JL, Heyman HJ. Evaluation of a new intubation guide in patients with cervical spine injuries. Crit Care Med 1990;18:SI99.
930. Smith M, Buist RJ, Mansour NY. A simple method to facilitate difficult intubation. Can J Anaesth 1990;36: 144-145.
931. Berry FA. Anesthesia for the child with a difficult airway. In: Berry FA, ed. Anesthetic management of difficult and routine pediatric patients. New York: Churchill Livingston, New York, 1990:167-198.
932. Fishman RL. Reuse of a disposable stylet with lifethreatening complications. Anesth Analg 1991;72:266-267.
933. Kubota Y, Toyoda Y, Kubota H, Ueda Y. Shaping tracheal tubes. Anaesthesia 1987;42:896.
934. Kubota Y, Toyoda Y, Kubota H. No more complications with stylets. Anaesthesia 1992;47:628.
935. Kataria B, Starnes M. Another problem with a stylet in an endotracheal tube. Anesth Analg 1989;68:422.
936. Macintosh RR. An aid to oral intubation. Br Med J 1949;1:28.
937. Latto IP. Management of difficult intubation. In: Latto IP, Rosen M, eds. Difficulties in tracheal intubation. London: Bailliere Tindall,1985:99-141.
938. Nolan JP, Wilson ME. An aid to oral intubation in patients with potential cervical spine injuries. Anesth Analg 1992;75:153-154.
939. Benson PF. The gum-elastic bougie: a life saver. Anesth Analg 1992;74:318.
940. Finucane BT, Kipshik HL. A flexible stilette for replacing damaged tracheal tubes. Can Anaesth Soc J 1978; 25:153-154.
941. Benumof J. Part I. Management of the difficult airway. Fiberoptic and retrograde techniques (ASA Refresher Course # 163). New Orleans: ASA, 1990.
942. Cooper RM. Use of an endotracheal ventilation catheter for difficult extubations. Can J Anaesth 1991;39:A 107.
943. Gaughan S, Benumof J, Ozaki G. Quantification of the jet function of a jet stylet. Anesthesiology 1991;75: A119.
944. Coveler LA. More on management of the difficult airway. Anesthesiology 1987;67:154.
945. Bailey AG, Knopes K, Ciraulo S. Use of the Fogerty embolectomy catheter to change a pediatric endotracheal tube. Anesth Analg 1988;67:1016.
946. Mostafa SM. Complications of difficult intubation. Anesthesiology 1987;42:1241-1242.
947. Gormiey MJ, Lee DS. Make a difficult intubation simple. Anesthesiology 1988;68:811-812.
948. McCarroll SM, Lamont BJ, Buckland MR, Yates APB. The gum-elastic bougie: old but still useful. Anesthesiology 1988;68:643-644.
949. Kidd JF, Dyson A, Latto IP. Successful difficult intubation. Use of the gum elastic bougie. Anaesthesia 1988; 43:437-438.
950. Artru AA, Schultz AB, Bonneu JJ. Modification of an Eschmann introducer to permit measurement of endtidal carbon dioxide. Anesth Analg 1989;68:129-131.
951. Boys JE. Failed intubation in obstetric anesthesia. Br J Anaesth 1983;55:187-188.
952. Cossham PS. Difficult intubation. Br J Anaesth 1985; 57:239.
953. Dogra S, Falconer R, Latto IP. Successful difficult intubation. Tracheal tube placement over a gumelastic bougie. Anaesthesia 1990;45:774-776.
954. Freund PR, Rooke A, Schwid H. Retrograde intubation with a modified Eschmann stylet. Anesth Analg 1988;67:605-606.
955. Montgomery G, Dueringer J, Johnson C. Nasal endotracheal tube change with an intubating stylette after fiberoptic intubation. Anesth Analg 1991;72:713.
956. Millen JE, Glauser FL. A rapid simple technic for changing endotracheal tubes. Anesth Analg 1978;57:735-736.
957. Gaughan SD, Benumof JL, Ozaki GT. Quantification of the jet function of a jet stylet. Anesth Analg 1992; 74:580-585.
958. Agosti L. Modification of Magill's intubating forceps. Anaesthesia 1976;31:574.
959. Aun NC, Jawan B, Lee JH. A modification of Magill's forceps. Anesthesiology 1988;68:649.
960. Burtles R. A new design of intubation forceps. Br J Anaesth 1987;59:1475-1477.
961. Klaustermeyer WB. An oropharyngeal loop to guide nasotracheal intubation. Am Rev Respir Dis 1970; 102:978.
962. Liberman H. A new intubating forceps. Anaesth Intensive Care 1978;6:162-163.
963. Pelimon A, Simunovic Z. Modified Magill forceps for difficult tracheal intubation. Anaesthesia 1987;42:83.

964. Rees DF. A modification of Magill's forceps. Anaesthesia 1976;31:302-303.
965. Vonwiller JB, Liberman H, Maver E. Modified Magill forceps for difficult tracheal intubation. Anaesthesia 1987;42:777.
966. Zuck D. Magill intubating forceps. Br J Anaesth 1982; 54:373.
967. Munson ES, Cullen SC. Endotracheal intubation in a patient with ankylosing spondylitis of the cervical spine. Anesthesiology 1965;26:365.
968. Singh A. Blind nasal intubation. Anaesthesia 1966; 21:400-402.
969. Chester MH. Tracheal tube guide to facilitate nasotracheal intubation. Anesthesiology 1984:60:522-523.
970. Berman AJ. Device for nasotracheal intubation Anesthesiology 1962;23:130-131.

Chapitre 17

Monitorage des gaz

Traduction : Christian Colavolpe

Définitions	Spectrophotométrie de diffusion Raman	Détection chimique du CO_2
Moniteurs aspiratifs et moniteurs non aspiratifs	Analyse infrarouge (IR)	**Les gaz**
Moniteurs non aspiratifs	Analyse paramagnétique de l'oxygène	Oxygène
Moniteurs aspiratifs		Dioxyde de carbone
Technologie	Analyse électrochimique	Agents anesthésiques halogénés
Spectrométrie de masse	Analyse piézo-électrique	Protoxyde d'azote
		Azote

Une étude montre que près de 60 % des incidents graves survenant en cours d'anesthésie intéressent l'appareil respiratoire du patient ou le système de délivrance des gaz (1). Les analyseurs des gaz respiratoires et des agents anesthésiques actuellement commercialisés sont fiables, faciles à utiliser et d'un prix abordable. De nombreux moniteurs utilisent plusieurs techniques d'analyse pour assurer la mesure des différents gaz. Certains associent à l'analyse des gaz d'autres modalités de monitorage telles l'oxymétrie de pouls et la spirométrie (Fig. 17.1).

Définitions (2-5)

1. Le temps de transfert (*transit time*) ou temps de retard (*delay time, lag time*) est le temps qui s'écoule entre la survenue d'une variation brutale de la concentration ou de la pression partielle au site de prélèvement et l'affichage d'une variation de 10 % de la mesure finale sur le moniteur de gaz.

2. Le temps de réponse ou temps de montée (*rise time*) de 10 à 90 % est le temps nécessaire pour que s'affiche sur l'écran du moniteur une élévation de 10 à 90 % de la mesure finale du gaz, exprimée en pourcentage de volume ou en pression partielle, en réponse à une modification brutale de la concentration au site de prélèvement. Le temps de réponse conditionne la précision des mesures et la qualité du tracé. Un temps de réponse court permet d'obtenir des mesures précises inspiratoires et télé-expiratoires et des tracés fidèles lorsque la fréquence respiratoire est élevée. En revanche, si le temps de réponse est long, l'instrument est dans l'incapacité de suivre avec la rapidité nécessaire les variations de concentrations des gaz ; il peut alors afficher des valeurs télé-expiratoires faussement basses et inspiratoires faussement hautes (6).

3. Le temps total de réponse du système est la somme des temps de transfert et de montée.

4. Le capteur, ou chambre de mesure, correspond à la partie du moniteur sensible à la présence du gaz.

5. Sur le capteur on peut définir une zone de détection (*sensor area*) au niveau de laquelle le gaz est détecté.

6. Un moniteur non aspiratif (*mainstream, non diverting*) ne nécessite aucun prélèvement de gaz. Le capteur est inséré dans le circuit, directement en contact avec les gaz dont il

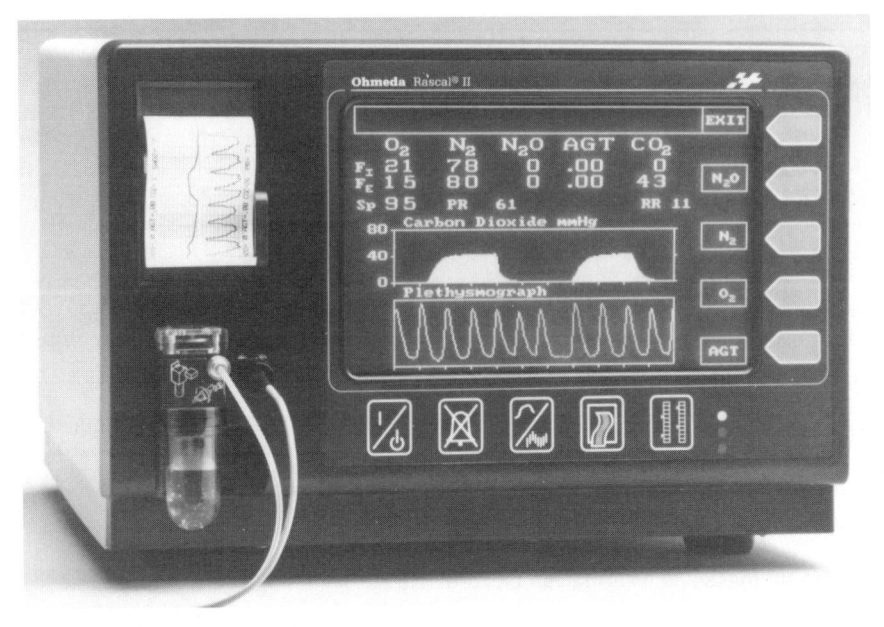

Figure 17.1. Écran d'un analyseur de gaz par spectrométrie de diffusion Raman. Les concentrations inspirées et expirées des gaz sont affichées. Au-dessous des données numériques se trouve la courbe du CO_2. Cet appareil dispose également d'un oxymètre de pouls avec courbe de pléthysmographie (reproduit avec l'autorisation d'Ohmeda, division of BOC, Inc.).

mesure les concentrations. Le capteur est généralement raccordé par un câble au module de contrôle et d'affichage.

7. Un moniteur aspiratif (*sidestream, diverting*) est doté d'un dispositif de prélèvement des gaz. Une partie des gaz à analyser est prélevée ou échantillonnée, et conduite par une fine tubulure au capteur situé à distance.

8. Dans un moniteur aspiratif, le site de prélèvement ou d'échantillonnage est l'endroit où les gaz respiratoires sont prélevés pour être mesurés par le capteur situé à distance. Sur un moniteur non aspiratif, le site d'échantillonnage correspond à la zone de détection du capteur.

9. La tubulure de prélèvement ou d'échantillonnage est le fin tuyau destiné au transfert des gaz depuis le site de recueil jusqu'au capteur d'un moniteur aspiratif.

10. Une alarme est un signal d'avertissement qui est activé lorsque la ou les concentration(s) du ou des gaz monitoré(s) atteigne(nt) ou dépasse(nt) les limites. Sur un moniteur de gaz, selon le degré de priorité, on distingue trois niveaux d'alarme : (i) haute priorité, elle impose une réponse immédiate de l'utilisateur ;

(ii) moyenne priorité, elle réclame une réponse rapide de l'utilisateur ; (iii) basse priorité, elle requiert l'attention de l'opérateur.

11. Une limite ou seuil d'alarme correspond à la valeur réglée ou affichée qui indique la valeur de la mesure à partir ou au-delà de laquelle l'alarme sera activée.

12. Sur un moniteur, par système d'alarme on entend l'ensemble des dispositifs qui permettent de régler la ou les limite(s) d'alarme et d'activer une alarme lorsque la valeur de la mesure est inférieure ou égale à la limite basse, ou égale ou supérieure à la limite haute.

13. Un écran permet la visualisation d'une information quantitative (numérique ou analogique) ou qualitative (courbe).

14. Par durée de conservation on entend la période durant laquelle un moniteur de gaz ou l'un de ses composants est stocké dans son emballage d'origine.

15. La durée de vie est la période durant laquelle les performances de l'analyseur ou de l'un de ses composants répondent aux exigences de la norme en cours.

16. Le temps de chauffe ou de mise en route est le temps nécessaire au moniteur pour affi-

cher des mesures dont la précision répond aux spécifications du constructeur.

17. La précision est l'aptitude d'un instrument à indiquer la concentration exacte du gaz analysé.

18. La résolution est l'aptitude d'un instrument à différencier deux mesures différentes.

19. Le *span* est ce qu'affiche un analyseur lorsqu'il mesure un gaz dont la concentration est égale à la valeur médiane ou maximale de la plage de mesure de l'instrument ou lorsqu'on calibre l'analyseur à la valeur médiane ou maximale de la plage de mesure en utilisant un gaz de référence.

20. Le taux d'un gaz correspond à la concentration de ce gaz dans un mélange. Il peut s'exprimer en volume pour cent ou en pression partielle.

21. La pression partielle d'un gaz présent dans un mélange est la pression que ce gaz exercerait s'il était seul à occuper le volume du mélange dans les mêmes conditions de température.

22. Le pourcentage (%, V/V, volumes pour cent, vol %) d'un gaz présent dans un mélange est le taux de ce gaz exprimé en pourcentage de volume.

Moniteurs aspiratifs et moniteurs non aspiratifs (7-9)

MONITEURS NON ASPIRATIFS (10)

Dans un analyseur de gaz non aspiratif, le flux des gaz respirés par le patient traverse une « *cuvette* », chambre ouverte à ses deux extrémités et munie de deux fenêtres latérales. Cette « *cuvette* », communément appelé adaptateur aux voies aériennes (Fig. 17.2), s'insère entre le circuit respiratoire et le masque ou la sonde endotrachéale. L'adaptateur est ainsi directement situé sur le trajet des gaz respirés par le patient (Fig. 17.3A). Le capteur, qui abrite la source de lumière et le détecteur, se fixe sur l'adaptateur dont il recouvre les deux fenêtres (17.4). Celles-ci sont généralement en saphir, cristal transparent à la lumière infrarouge. La lumière infrarouge émise par le capteur pénètre par une des fenêtres, traverse l'adaptateur et la deuxième fenêtre pour être captée par le détecteur situé du côté opposé. Pour éviter que la vapeur d'eau ne se condense sur les fenêtres et n'interrompe le faisceau lumineux, le capteur renferme une résistance qui maintient la température de l'adaptateur légèrement au-dessus de la température corporelle. La calibration est réalisée en utilisant des cellules contenant des gaz de référence ou gaz étalons.

Avantages

1. Les moniteurs non aspiratifs ont un temps de réponse court puisqu'il n'y a aucun temps de transfert. La courbe du gaz n'est pas altérée durant le transport.

2. Comme il n'y a aucun prélèvement de gaz, il est inutile de raccorder ces appareils à un système d'évacuation ou d'augmenter le débit des gaz frais pour compenser le volume prélevé dans le circuit.

3. Avec ce type d'analyseur, l'eau et les sécrétions posent rarement problème, bien que la présence de sécrétions sur les fenêtres de l'adaptateur puissent fausser les mesures.

4. La pollution de l'échantillon prélevé par les gaz frais est moins fréquente qu'avec les moniteurs aspiratifs.

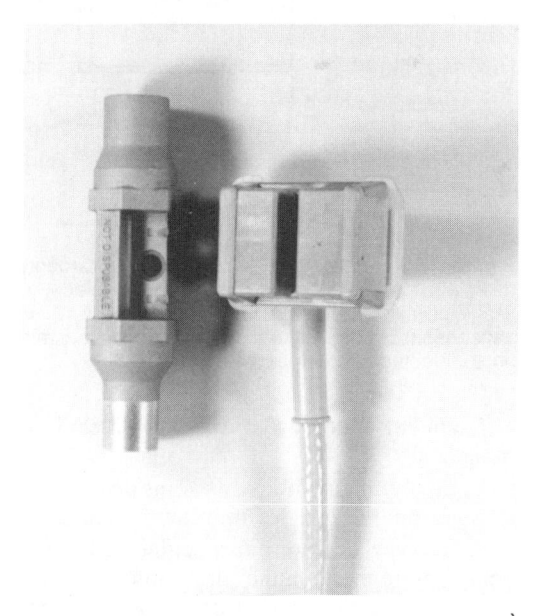

Figure 17.2. Analyseur de CO_2 non aspiratif. À gauche, la « *cuvette* » ou adaptateur aux voies aériennes qui s'insère entre le circuit respiratoire et le patient. À droite, le capteur qui abrite la source de lumière et le photodétecteur.

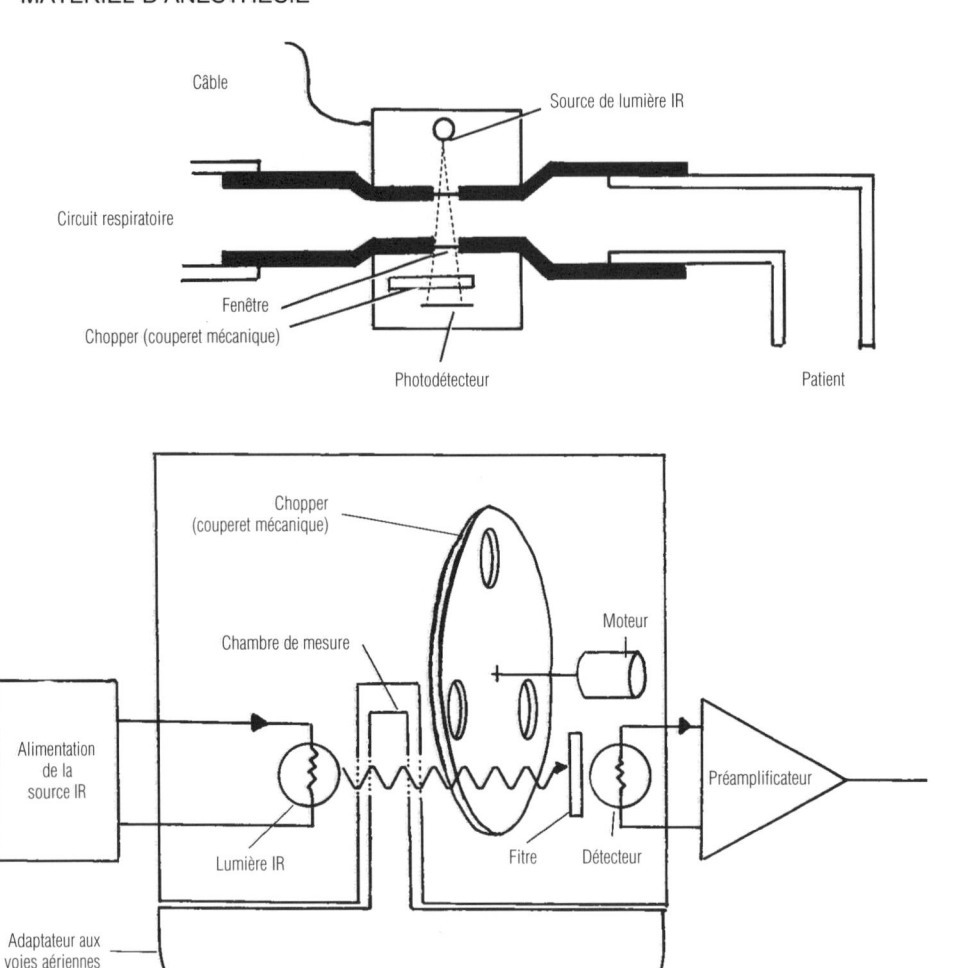

Figure 17.3. Analyseur non aspiratif à infrarouges. **A**. Vue de profil. La source de lumière et le photodétecteur sont logés dans le capteur qui s'adapte sur la *cuvette*. La lumière IR traverse les fenêtres en saphir puis est captée par le photodétecteur. **B**. Vue en coupe. Les gaz traversent l'adaptateur aux voies aériennes (*cuvette*). La lumière infrarouge transmise au travers des fenêtres est filtrée, puis détectée par le photodétecteur dans le capteur.

5. Un gaz étalon est inutile pour la calibration.

6. Ces moniteurs utilisent moins de matériel à usage unique que les moniteurs aspiratifs.

7. Ce type de moniteur peut être adapté pour fonctionner comme un moniteur aspiratif et servir ainsi au monitorage des gaz respirés par les patients non intubés et ventilant spontanément (11,12) ou à la recherche de fuites sur les appareils destinés à l'insufflation du dioxyde de carbone (13).

Inconvénients

1. Pour la mesure des taux télé-expiratoires, l'adaptateur aux voies aériennes et le capteur doivent être situés à proximité du patient. Le capteur, relativement lourd et encombrant, peut exercer une traction sur la sonde endotrachéale. Les dispositifs récents sont nettement plus compacts et légers.

2. L'adaptateur aux voies aériennes, placé entre le patient et la pièce en Y, accroît l'es-

pace mort. L'augmentation est de 5 à 17 ml avec un modèle adulte et de 0,6 à 2 ml avec un modèle pédiatrique (14,15). Des études, réalisées chez des nouveau-nés et des enfants sains, montrent que les valeurs de CO_2 télé-expiratoires obtenues avec un analyseur non aspiratif à infrarouges muni d'un adaptateur pédiatrique sont étroitement corrélées aux valeurs artérielles (14).

3. Des débranchements accidentels peuvent survenir (16-19).

4. La condensation de l'eau, le dépôt de sécrétions ou de sang sur les fenêtres de l'adaptateur interfèrent avec la transmission de la lumière.

5. Le capteur peut se détacher de l'adaptateur aux voies aériennes. Si la désadaptation est complète, aucune courbe n'est visible. En revanche, s'il n'est que partiellement désadapté (voir Fig. 17.4), la mesure peut être fausse alors que l'aspect de la courbe affichée est normal (17,20,21).

6. Le capteur est sensible aux chocs et le coût de sa réparation ou de son remplacement est élevé. Les nouveaux capteurs sont plus résistants (9).

7. Le temps de chauffe est généralement supérieur à celui des moniteurs aspiratifs.

8. La calibration est le plus souvent manuelle.

9. Jusqu'à présent, les moniteurs non aspiratifs mesurent uniquement le dioxyde de carbone. Ils sont incapables de mesurer le protoxyde d'azote, l'azote et/ou les agents halogénés. L'utilisateur doit indiquer à l'appareil la présence éventuelle de protoxyde d'azote ou d'oxygène lorsque ces gaz sont présents à concentrations élevées pour qu'une correction ou compensation de la mesure soit effectuée (Fig. 17.5).

10. Un moniteur non aspiratif est difficile à utiliser chez les patients non intubés et ventilant spontanément.

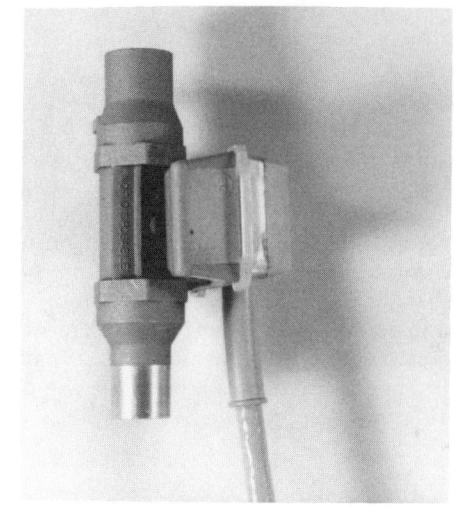

Figure 17.4. Analyseur de CO_2 non aspiratif à infrarouges. Le capteur s'insère sur l'adaptateur aux voies aériennes. À noter que, sur cette photo, le capteur n'est pas parfaitement inséré et ne recouvre pas complètement les fenêtres de l'adaptateur ; ceci peut être à l'origine de mesures de CO_2 faussement basses.

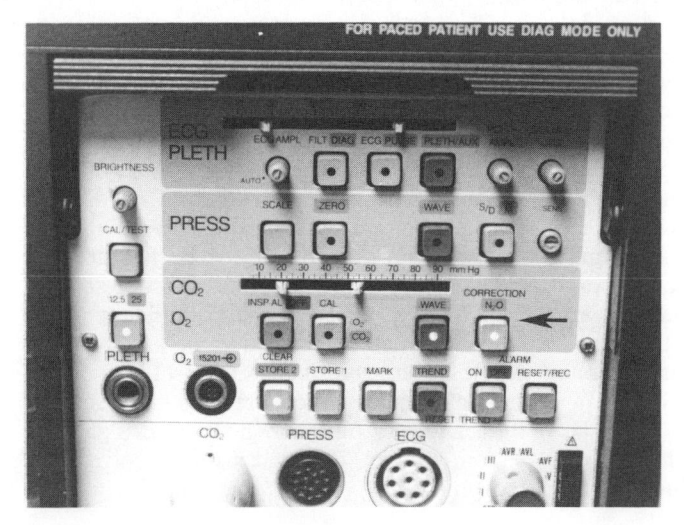

Figure 17.5. Panneau de contrôle d'un analyseur de CO_2 non aspiratif à infrarouges. À noter la flèche indiquant le bouton de correction du N_2O. Le protoxyde d'azote ne pouvant être mesuré par un capteur non aspiratif, l'utilisateur doit indiquer la présence de ce gaz afin qu'une correction (compensation) soit réalisée par l'analyseur.

11. L'adaptateur doit être nettoyé et désinfecté après chaque utilisation pour prévenir le risque de contamination croisée entre les patients.

12. Des brûlures thermiques ont été rapportées lors de l'utilisation d'un analyseur non aspiratif malgré l'interposition de plusieurs couches de gaze pour maintenir le capteur à distance de la peau (22). Pour prévenir ce risque, il peut être nécessaire d'interposer une feuille d'aluminium entre deux morceaux d'un matériau souple pour réfléchir la chaleur. Le contact prolongé du capteur avec le patient pourrait occasionner des lésions par compression.

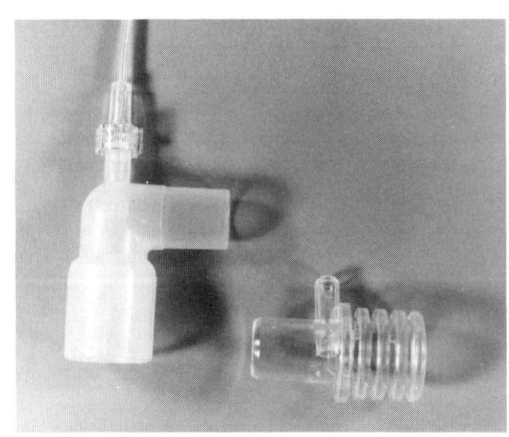

Figure 17.6. Adaptateurs pour prélèvement des gaz destinés à un analyseur aspiratif.

MONITEURS ASPIRATIFS

Sur les moniteurs aspiratifs, les gaz sont prélevés en continu au site d'échantillonnage à l'aide d'une fine tubulure de plastique, et conduits au moniteur où ils sont mesurés. La tubulure d'aspiration doit être aussi courte que possible afin de réduire le temps de transfert et d'obtenir une courbe fidèle.

Le site de prélèvement doit être situé à distance de l'admission des gaz frais. Lors de l'utilisation d'un circuit de Mapleson, l'arrivée continue des gaz frais à proximité du site de prélèvement peut entraîner des erreurs de mesure par pollution des gaz aspirés.

Le site de prélèvement peut être un adaptateur en T inséré dans le circuit respiratoire entre deux composants ou entre le circuit et le patient (Fig. 17.6). Une autre option est de percer un orifice dans un composant tel l'adaptateur coudé ou le connecteur de la sonde endotrachéale et de lui raccorder un tuyau fin (23,24). Des circuits à usage unique munis d'un site de prélèvement incorporé sont actuellement commercialisés.

Les masques faciaux ont un espace mort relativement important par rapport au volume courant, aussi est-il difficile d'obtenir des valeurs télé-expiratoires si le site de prélèvement est situé entre le masque et le circuit respiratoire. Dans ces cas, le cathéter d'aspiration peut être fixé sur la lèvre supérieure ou introduit dans une narine du patient ou dans la lumière d'une canule oro- ou nasopharyngée. Avec un masque laryngé, l'orifice du cathéter doit être situé à l'extrémité distale du masque laryngé (25).

Il existe des sondes endotrachéales spéciales, munies d'un canal de prélèvement qui s'ouvre au milieu ou à l'extrémité de la sonde. Certaines sont décrites au Chapitre 16. On peut également introduire un fin cathéter au travers d'un connecteur modifié et l'avancer dans la sonde trachéale (26-28). Un tel montage est susceptible d'accroître la résistance des voies aériennes et le risque d'obstruction du tuyau d'aspiration par l'eau et les sécrétions. En revanche, les mesures obtenues sont plus proches des valeurs alvéolaires, particulièrement chez les patients de faible corpulence chez qui les gaz frais peuvent venir se mélanger aux gaz expirés (29-34).

Chez les patients non intubés et ventilant spontanément, l'extrémité de la tubulure de prélèvement peut être placée en regard ou à l'intérieur de la narine (12,35) ou dans une canule nasopharyngée (36,37). Si le patient respire par la bouche, elle peut être positionnée en regard de l'orifice buccal ou dans la partie postérieure du nasopharynx. Différentes techniques de fixation de la tubulure aux canules nasales (38-48) et aux masques à oxygène (49-52) ont été décrites. Plusieurs dispositifs sont actuellement commercialisés (Fig. 17.7). Ils sont particulièrement utiles pour la surveillance des patients sédatés lors des anesthésies locales ou locorégionales, des patients en unités de réveil, et de ceux qui reçoivent des morphiniques par voie épidurale. La plupart

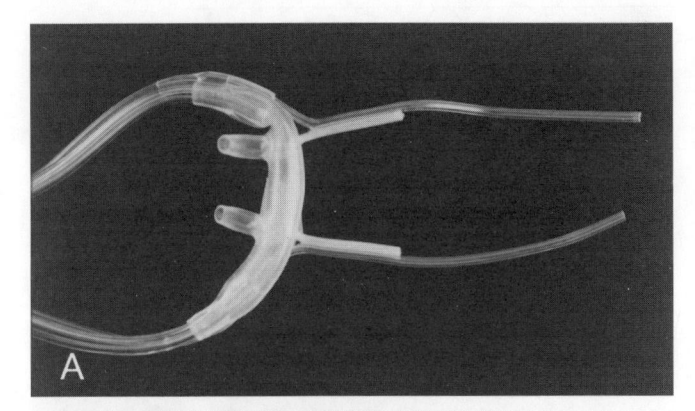

Figure 17.7. Dispositifs permettant l'administration d'oxygène par sonde nasale et le prélèvement simultané des gaz à analyser. **A.** Ce dispositif est conçu pour les patients qui respirent préférentiellement par la bouche. Les deux « excroissances » destinées au prélèvement oral peuvent être coupées et modelées pour s'adapter à chaque patient. **B.** Ce dispositif est muni d'une cloison qui sépare les deux « excroissances » nasales. L'une est destinée à l'administration de l'oxygène et l'autre au prélèvement des gaz.

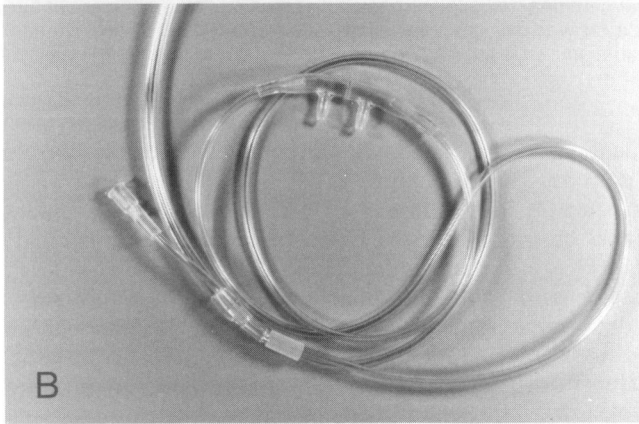

de ces dispositifs sont bien tolérés par les patients et n'interfèrent pas avec l'administration de l'oxygène. L'irritation de la muqueuse nasale, l'obstruction du cathéter et la gêne éventuelle pour le chirurgien peuvent poser problème.

Sur certains moniteurs aspiratifs, le débit d'échantillonnage est réglable. Des débits compris entre 50 et 500 ml/min ont été utilisés. Normalement, le débit d'aspiration devrait être adapté à la taille de chaque patient. Lorsque le volume courant et l'espace mort sont faibles, le volume prélevé devient relativement important. Cependant, un débit d'échantillonnage inférieur à 150 ml/min ne doit pas être utilisé. Le temps de transfert et le temps de montée sont inversement proportionnels au débit de prélèvement. Lorsque celui-ci est réduit, on peut noter une élévation de la ligne de base, des valeurs télé-expiratoires faussement basses et l'absence de plateau (53), particulièrement lorsque la fréquence respiratoire est élevée et le volume courant faible (Fig. 17.8). Un débit élevé réduit le temps de

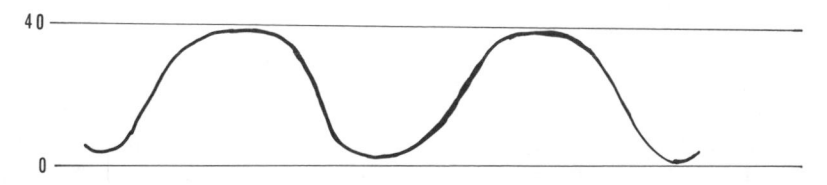

Figure 17.8. Sur un capnomètre aspiratif, un débit de prélèvement insuffisant a pour conséquences une diminution du pic de CO_2, et, souvent, une élévation de la ligne de base. Des valeurs erronées inspirées et télé-expiratoires ont été signalées.

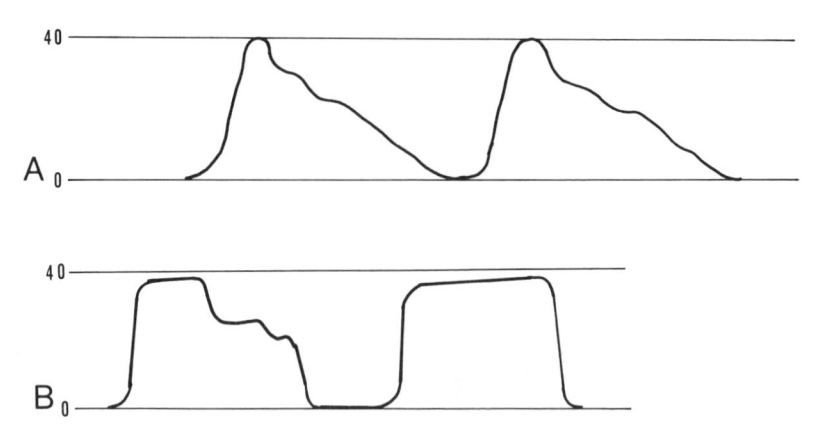

Figure 17.9. A. La contamination du prélèvement des gaz expirés par les gaz frais ou l'air ambiant peut être liée au site de prélèvement situé trop près de l'arrivée des gaz frais, à une fuite ou à un débit de prélèvement excessif. **B.** Dans le cas présent, la contamination est de moindre importance et la chute se produit en fin de plateau. À droite, la fuite a été corrigée.

transfert et le temps de montée, mais peut entraîner une admission de gaz frais dans la ligne de prélèvement avec comme conséquences des mesures télé-expiratoires erronées et, sur le capnogramme, une diminution du taux de CO_2 à la fin du plateau expiratoire (Fig. 17.9) (54).

Pour faire le zéro, ces appareils utilisent généralement l'air ambiant ou un dispositif électronique automatique, et la calibration s'effectue à l'aide d'un mélange de gaz de composition connue.

Avantages

1. Chez les patients non intubés, le prélèvement et l'analyse des gaz sont relativement aisés.
2. Le temps de chauffe est généralement inférieur à celui des moniteurs non aspiratifs.
3. La calibration et le zéro sont le plus souvent automatiques. Une calibration occasionnelle à l'aide d'un gaz étalon est nécessaire mais facile à réaliser.
4. L'interface avec le patient, constituée par la tubulure et l'adaptateur, est légère et peu coûteuse.
5. L'accroissement de l'espace mort est réduit au maximum.
6. Le risque de contamination croisée est faible si l'adaptateur et la tubulure de prélèvement sont changés entre les patients.
7. Certains moniteurs mesurent simultanément plusieurs gaz ce qui permet une correction automatique pour le protoxyde d'azote et/ou l'oxygène.
8. La connexion au site de prélèvement peut être utilisée pour l'administration de bronchodilatateurs (55).
9. Un capnomètre en parallèle peut permettre de détecter des fuites dans le matériel d'insufflation de CO_2 (13).
10. Ces appareils permettent le monitorage des gaz lorsque le moniteur doit être impérativement placé à distance du patient, comme lors d'une IRM (56-58).

Inconvénients

1. Le problème majeur posé par les moniteurs aspiratifs est le risque d'obstruction de la tubulure de prélèvement par des particules et/ou par l'eau (59-61). Pour réduire le contenu en eau de l'échantillon de gaz, les constructeurs ont muni leurs appareils de pièges (Fig. 17.10) (qui doivent être régulièrement vidés), de filtres ou de membranes hydrophobes (qui doivent être changées régulièrement) et de tuyaux auto-asséchants en nafion (matériau qui permet à l'eau de rapidement diffuser à travers les parois de la tubulure). Certains pièges se remplissent rapidement et de l'eau peut pénétrer dans le système de mesure (2). L'interposition d'un échangeur de chaleur et d'humidité entre le patient et le site d'échantillonnage diminue la quantité d'eau présente dans l'échantillon aspiré. La tubulure de prélève-

ment peut également se couder ou être comprimée et s'obstruer.

2. Les gaz amenés au module d'analyse doivent ensuite être dirigés vers un dispositif d'évacuation ou réintroduits dans le circuit respiratoire. Si les gaz sont évacués, le débit des gaz frais doit être augmenté pour compenser le volume prélevé.

3. Un certain temps de transfert est inévitable.

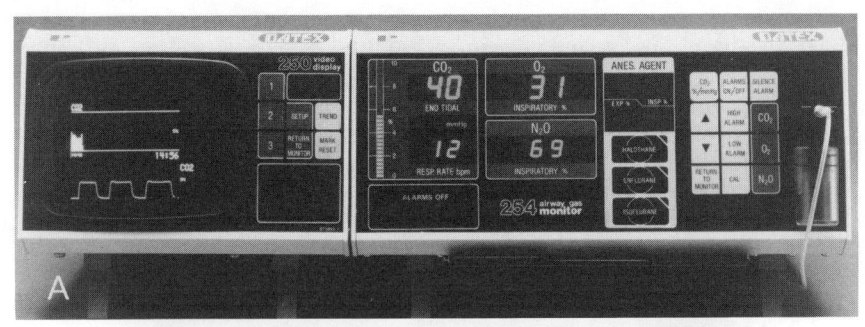

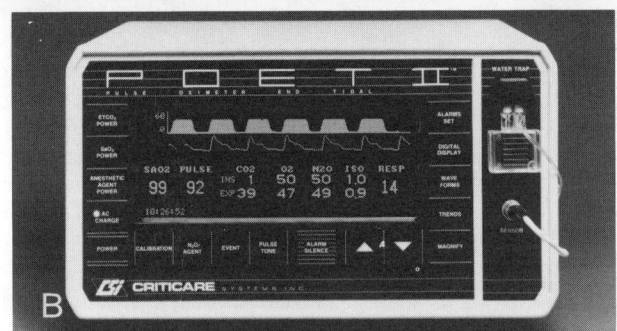

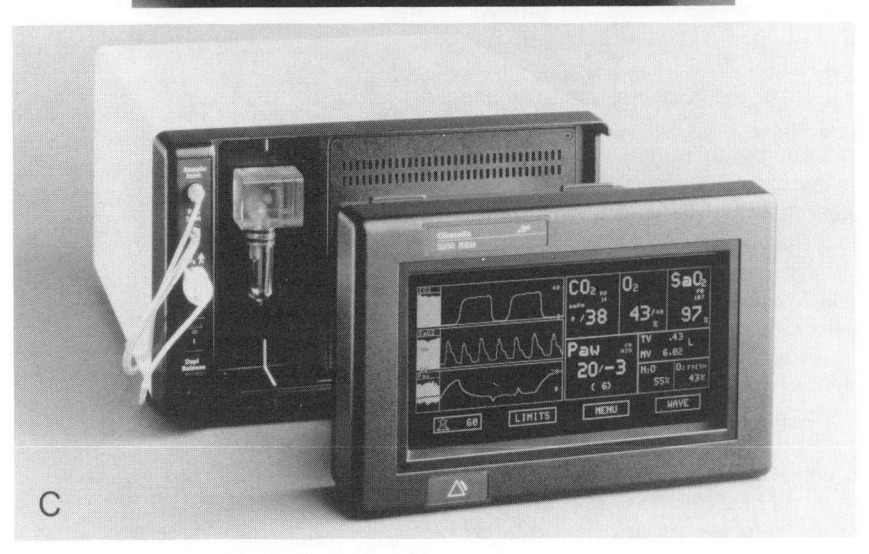

Figure 17.10. Analyseurs à infrarouges aspiratifs. Le CO_2 et les agents anesthésiques sont mesurés par spectrométrie infrarouge ; une autre technique est utilisée pour la mesures des concentrations en oxygène. À noter également la présence de pièges à eau. **A**. Reproduit avec l'autorisation de Datex, Inc. **B**. Reproduit avec l'autorisation de Criticare System, Inc. **C**. Reproduit avec l'autorisation d'Ohmeda, division of BOC, Inc.

4. Des fuites sur le dispositif de prélèvement peuvent fausser les mesures et/ou altérer les courbes.

5. La précision diminue lorsque la fréquence respiratoire s'élève, le rapport I/E s'écarte de 1 et lorsque la longueur de la ligne de prélèvement s'accroît (62,63). Quand le rapport I/E est supérieur à 1, des erreurs apparaissent en premier au niveau des mesures de fin d'expiration et, lorsque le rapport est inférieur à 1, les erreurs concernent d'abord les données inspiratoires. Les autres facteurs susceptibles d'affecter la précision sont le débit de prélèvement et la composition de la tubulure de prélèvement. Les gaz frais provenant du circuit respiratoire peuvent diluer les gaz expirés.

6. Une bouteille de gaz étalon est nécessaire pour la calibration.

7. Plusieurs composants à usage unique (adaptateurs et cathéters) doivent être utilisés.

Technologie

SPECTROMÉTRIE DE MASSE (64)

Un spectromètre de masse permet la mesure des concentrations inspirées et télé-expiratoires de l'oxygène, de l'azote, du dioxyde de carbone, du protoxyde d'azote et des agents anesthésiques volatils. L'argon et/ou l'hélium peuvent également être mesurés par certains appareils.

Le spectromètre de masse est ainsi dénommé car il sépare les composants d'un mélange de gaz en fonction de leurs rapports masse/charge (m/z) avec obtention d'un spectre. L'analyse du spectre obtenu permet de déterminer la composition et la proportion relative de chacun des composants de l'échantillon de gaz. La spectrométrie de masse modifiant la structure des molécules des gaz, l'échantillon ne peut pas être réintroduit dans le circuit respiratoire et doit être éliminé par un système d'évacuation des gaz.

Contrairement aux autres techniques, la spectrométrie de masse mesure les taux de gaz en volume pour cent, et non en pression partielle. La présence dans l'échantillon d'un gaz pour lequel le spectromètre de masse n'a pas été programmé fausse les mesures.

Ces appareils sont calibrés à l'aide de gaz étalons, contenus dans des cylindres et correspondant aux gaz à analyser, et avec de l'air ambiant.

Deux types de spectromètres de masse sont commercialisés pour le monitorage des gaz en anesthésie. Selon ses modalités d'utilisation, un spectromètre de masse peut être « partagé » par plusieurs patients ou au contraire « réservé » au monitorage exclusif d'un seul sujet. Dans le premier cas, on parlera de spectromètre partagé (*shared*) ou multipostes et dans le second de spectromètre de masse monoposte (*single room*) ou minispectromètre. Un spectromètre multiposte occupe une situation centrale par rapport aux sites monitorés ; il est placé dans un local qui lui est réservé, dans l'enceinte du bloc opératoire, mais à l'extérieur des salles d'intervention. Au niveau de plusieurs sites, les gaz sont prélevés, conduits au spectromètre, analysés et les informations retournées aux stations d'origine (Fig. 17.11). De longues tubulures passant par des canalisations spéciales joignent chaque site à un multiplexeur ou séquenceur situé à l'entrée du spectromètre de masse. Le multiplexeur oriente successivement les échantillons prélevés au spectromètre de masse, la mesure ne concernant donc qu'un seul site à la fois. Les données des différents sites peuvent également être affichées sur un module de contrôle central ou répétiteur. L'ensemble du système est géré par un microprocesseur. Ce dispositif qui s'apparente à un système informatique fonctionnant en temps partagé permet à un analyseur central d'assurer le monitorage séquentiel de 31 sites.

Un spectromètre monoposte (*single room*) (Fig. 17.12) est utilisé dans une seule salle d'intervention. Il comporte deux parties distinctes raccordées par un câble, l'analyseur proprement dit et l'unité de contrôle et d'affichage. Un court tuyau conduit l'échantillon de gaz depuis l'adaptateur aux voies aériennes jusqu'à l'analyseur. Le débit de prélèvement est inférieur à celui d'un système multiposte.

Composants

Tuyau de prélèvement

Le gaz est transporté depuis le site de prélèvement jusqu'au spectromètre de masse par un fin tuyau d'échantillonnage des gaz encore

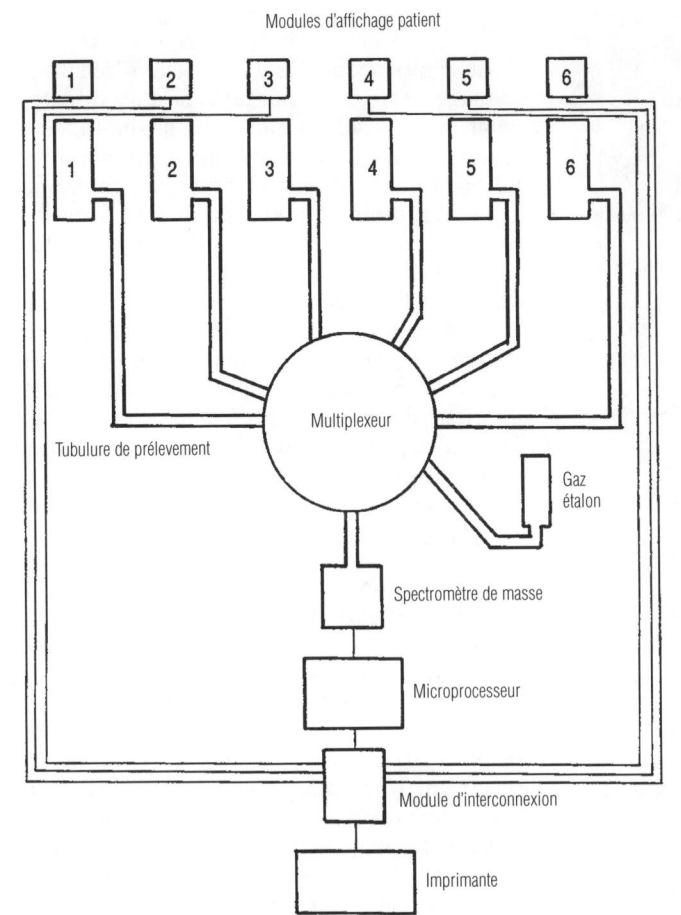

Figure 17.11. Spectromètre de masse « partagé » ou multiposte. Le spectromètre de masse a une localisation centrale par rapport aux sites monitorés. De longs tuyaux à prélèvement raccordent chaque site de prélèvement au multiplexeur en empruntant des canalisations spéciales. Le multiplexeur adresse successivement les échantillons au spectromètre de masse. L'information est transmise aux différents sites et visualisée. L'affichage central et l'imprimante sont en option.

appelé ligne de prélèvement. Pour un spectromètre monoposte, un unique tuyau court est nécessaire. Avec un système multiposte, un premier tuyau véhicule les gaz depuis l'adaptateur jusqu'au support technique encastré dans le mur ou le plafond de la salle d'intervention. Ce support présente deux connecteurs. L'un accepte le tuyau de prélèvement et l'autre est un connecteur électrique qui assure le transfert des informations de et vers l'unité de contrôle et d'affichage. À partir de ce support, un deuxième cathéter plus long conduit les gaz prélevés au spectromètre de masse.

Le matériau utilisé pour les tuyaux doit être résistant et imperméable aux gaz prélevés et doit empêcher l'air ambiant de pénétrer. Parmi les différents matériaux testés, le nylon s'est avéré être le plus adapté (65,66). Le nafion, un nylon tressé perméable à la vapeur d'eau qui ainsi diffuse dans l'atmosphère, est communément utilisé pour éliminer l'eau de l'échantillon.

Les tuyaux doivent être aussi courts que possible pour réduire au maximum le temps de transfert. Les longues lignes de prélèvement « déforment » l'échantillon entraînant des erreurs de mesures, particulièrement lorsque la fréquence respiratoire et le rapport I/E sont élevés (62). La distorsion du signal peut être atténuée par l'augmentation du débit de prélèvement, mais celui-ci ne peut être augmenté au-delà d'une certaine valeur (67).

Les particules et les sécrétions peuvent partiellement obstruer la tubulure de prélèvement avec pour conséquences, une déformation des courbes, des mesures erronées et la possibilité d'endommager le moniteur. Pour prévenir ces

Pompe à prélèvement

Le prélèvement des gaz au site d'échantillonnage est assuré par une pompe dont le débit atteint 240 ml/min pour un multiposte et seulement 30 ml/min pour un monoposte. La pression passe de 760 mmHg à l'entrée de la ligne à moins de 50 mmHg à l'orifice du spectromètre de masse (64). Les gaz de plusieurs cycles respiratoires peuvent être stockés dans une ligne de prélèvement sans perte significative d'information en maintenant, au niveau des lignes provenant des postes non monitorés, une aspiration continue à un débit inférieur à celui du spectromètre de masse. Lorsqu'une ligne est connectée au spectromètre de masse, son débit est alors accéléré.

Multiplexeur

Le multiplexeur (valve de multiplexage, dispositif de commutation, valve d'aiguillage, valve rotatoire, séquenceur) est un dispositif qui prélève selon une séquence programmée les gaz de chaque poste pendant un temps donné ou pendant un nombre donné de cycles respiratoires, puis adresse l'échantillon au spectromètre de masse (voir Fig. 17.11). Il se connecte ensuite à une nouvelle ligne de prélèvement. La séquence d'échantillonnage (ordre selon lequel les sites sont monitorés) est contrôlée par l'ordinateur de la station centrale. Sur certains appareils, la séquence automatique d'échantillonnage peut être volontairement suspendue par un utilisateur qui désire une analyse à un poste particulier. Le poste ainsi choisi viendra occuper la place suivante dans la séquence d'échantillonnage. Certains spectromètres de masse utilisent une valve rotatoire pour le multiplexage. Celle-ci oriente successivement les échantillons de gaz au spectromètre de masse. D'autres spectromètres utilisent des valves solénoïdes à trois voies contrôlées électroniquement et disposées sur chaque ligne de prélèvement. Les gaz sont aspirés en continu dans toutes les lignes patients. À un moment donné, les valves solénoïdes orientent les gaz provenant d'une seule ligne de prélèvement vers le spectromètre de masse et les gaz des autres lignes vers le dispositif d'évacuation. Le gaz provenant de la ligne connectée est introduit dans le spectromètre de masse à un débit double du débit

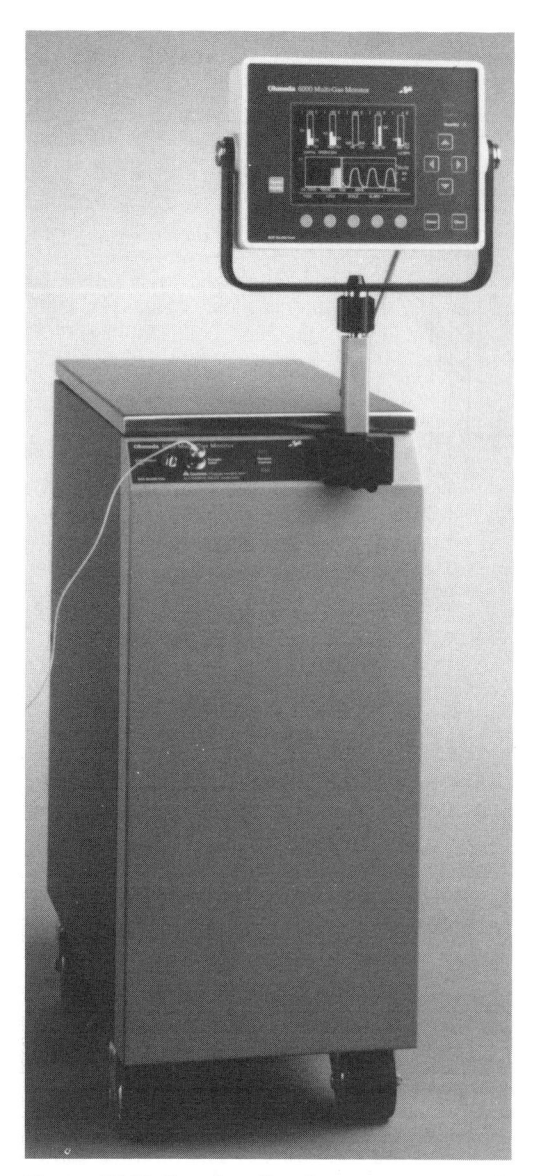

Figure 17.12. Spectromètre de masse monoposte. Le module d'affichage et de contrôle peut être séparé du restant de l'appareil (reproduit avec l'autorisation d'Ohmeda, division of BOC Health Care Inc.).

risques, un filtre est généralement interposé entre le circuit respiratoire et la tubulure de prélèvement. Malgré ces mesures de protection, des sécrétions peuvent être aspirées dans la tubulure et altérer le fonctionnement de l'appareil (68).

initial de prélèvement. Ceci réduit le temps requis pour l'analyse des données stockées dans la ligne. Avec cette méthode, le temps nécessaire par site est inférieur à celui requis par la technique du prélèvement direct. Cependant, si une valve solénoïde est défectueuse, la totalité du système est mise hors service. Lorsqu'une valve rotatoire est défectueuse, un seul poste peut en être affecté.

Pompe à vide

La formation et la manipulation d'ions doivent être conduites dans un vide important pour éviter toute interférence avec l'air ambiant et réduire les collisions aléatoires entre les ions et les gaz résiduels. Une pompe à vide maintient une pression très basse, normalement inférieure à 10^{-5} mmHg dans la chambre d'ionisation. La réalisation d'un vide efficace peut demander jusqu'à 15 min.

Dispositif d'entrée de l'échantillon

Une très faible quantité de gaz est introduite dans la chambre d'ionisation au travers de dispositifs variés. L'orifice d'entrée de l'échantillon (dispositif de fuite moléculaire, système capillaire d'entrée) est un trou microscopique ou un « bouchon » poreux. La pression passe de 20 à 50 mmHg à approximativement 5 à 10^{-5} mmHg, et le mode de débit du gaz se modifie : de visqueux, il devient moléculaire. Un flux est dit visqueux lorsque la densité des molécules de gaz est suffisamment élevée pour entraîner des interactions ou collisions entre les différentes molécules d'un mélange, ce qui empêche la séparation d'un gaz des autres. Le débit devient moléculaire lorsque la pression et la densité sont tellement basses que les molécules rentrent rarement en collision les unes avec les autres et sont seulement affectées par les chocs avec les parois de l'enceinte (64).

Source d'ions

Les électrons produits par l'échauffement d'un filament sont focalisés par un champ magnétique ou électrique puis introduits dans la chambre d'ionisation. Ils traversent l'enceinte et sont collectés par une électrode positive placée sur la paroi opposée.

Les molécules neutres de l'échantillon de gaz pénètrent dans la chambre d'ionisation et sont bombardées par les électrons. Certaines molécules sont transformées en ions positifs de masse identique à celle des molécules dont ils sont issus. D'autres molécules sont morcelées en fragments dont certains sont chargés positivement. Les ions chargés positivement traversent le système de focalisation constitué d'électrodes qui maintiennent un champ électrostatique. Les ions sont accélérés, focalisés et projetés dans le module d'analyse.

Module d'analyse

L'analyseur ou filtre d'ions sépare les ions en fonction de leur masse. Selon la méthode de séparation des ions utilisée, on distingue différents types d'analyseurs (64). Pour le monitorage des gaz en anesthésie, deux méthodes de séparation ont été retenues.

Analyseur à champ magnétique (8). Le spectromètre de masse le plus usuel est celui à champ magnétique qui doit son nom à l'utilisation d'un champ magnétique pour effectuer la séparation des ions (Fig. 17.13). Dans la chambre d'ionisation, un champ magnétique s'applique perpendiculairement à la trajectoire des ions. Lorsqu'une particule chargée positivement traverse un champ magnétique, sa trajectoire est infléchie selon un arc de cercle dont le rayon de courbure est fonction de son rapport masse/charge (m/z). À charge égale, la déflexion sera d'autant plus marquée que la masse est faible. À la sortie du champ magnétique, les ions formeront un spectre constitué d'un certain nombre de faisceaux distincts.

Les collecteurs d'ions (cathodes, détecteurs, plaques détectrices, électrodes collectrices, compteurs d'ions, cupules de Faraday) sont des plaques de métal qui reçoivent les ions. Les emplacements des différents collecteurs correspondent aux trajectoires des ions qui ont été séparés en fonction de leur rapport masse/charge et pour lesquels le spectromètre de masse a été programmé. Sur chaque collecteur, le nombre d'impacts d'ions survenant en un temps donné est compté. Le courant produit au niveau de chaque plaque par les impacts est proportionnel à la concentration dans le mélange du gaz correspondant aux ions de même poids moléculaire.

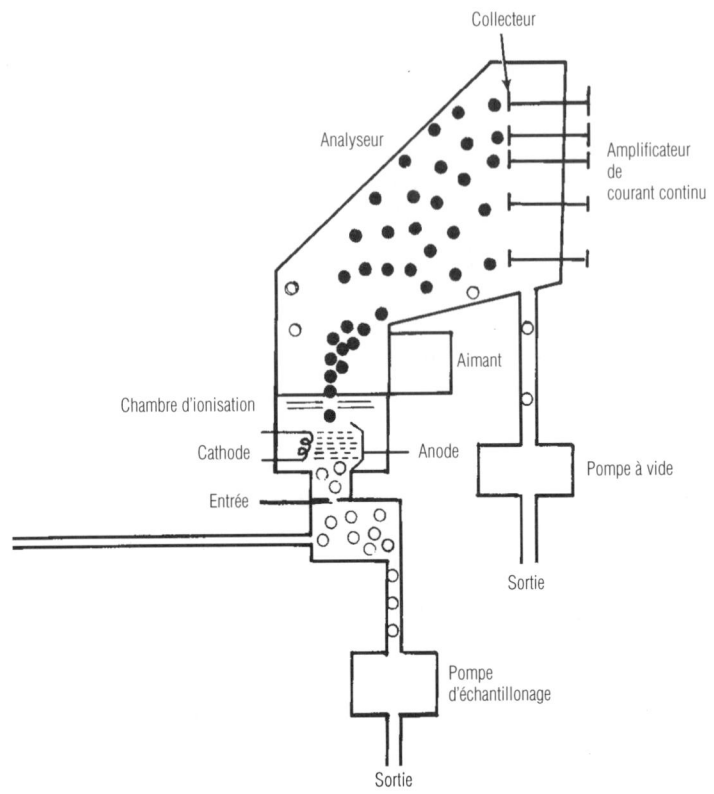

Figure 17.13. Spectromètre de masse à champ magnétique. Les *ronds clairs* représentent les molécules non ionisées ; les *ronds noirs*, les ions. L'action d'un champ magnétique sur les ions est comparable à celle d'un prisme sur un rayon lumineux : il sépare les différents composants, dans le cas présent en fonction de leur rapport masse/charge.

Un inconvénient inhérent à cette technique est la nécessité de préciser, avant l'acquisition de l'appareil, les gaz susceptibles d'être monitorés (69). La plupart des spectromètres de masse disposent de sept collecteurs, ce qui permet l'analyse des principaux gaz rencontrés en anesthésie. D'autres collecteurs peuvent parfois être ajoutés secondairement.

Analyseur à quadripôle (70). Un spectromètre de masse à quadripôle repose sur le principe suivant : un champ électrodynamique empêche l'ensemble des molécules chargées, exceptées celles ayant un rapport masse/charge donné, d'atteindre une cible (Fig. 17.14). Le quadripôle est constitué de quatre barres métalliques parallèles et disposées aux quatre angles d'un carré. Les barres opposées sont connectées électriquement. Il n'y a qu'un seul collecteur situé à l'extrémité des barres.

Les électrodes adjacentes sont à des potentiels opposés alors que les électrodes opposées sont au même potentiel. Les potentiels appliqués aux barres ont une composante continue et une composante alternative ou radiofréquence. Les molécules de gaz sont ionisées dans une chambre d'ionisation et les ions produits projetés dans l'axe des quatre électrodes. Pour atteindre le collecteur, les ions doivent traverser le quadripôle sans heurter aucune des barres. À l'intérieur du quadripôle s'exerce un champ électrodynamique. Pour une radiofréquence et un courant continu précis, seuls les ions ayant un rapport masse/charge donné atteindront le collecteur sans heurter les barres. Les autres ions au contact des barres parcourues par le courant continu se déchargeront. L'appareil détecte le nombre de chocs sur le collecteur pour un rapport

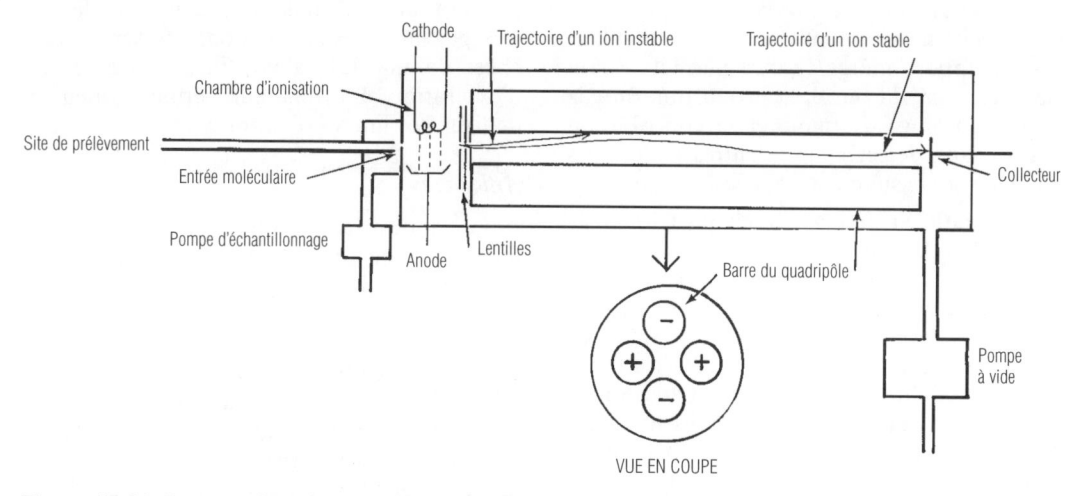

Figure 17.14. Spectromètre de masse à quadripôle. La dénomination de cet appareil est liée à la présence de quatre tiges métalliques conductrices du courant disposées symétriquement. Tous les ions, exceptés ceux ayant un rapport masse/charge donné, heurtent les côtés du quadripôle et sont déchargés. Le nombre de chocs détectés sur le collecteur, pour chaque rapport masse/charge, est proportionnel à la pression partielle du gaz correspondant dans le prélèvement.

masse/charge donné. L'intensité du courant induit est proportionnelle à la concentration du gaz dans le mélange. La séquence de filtrage des ions avec recueil des ions d'un rapport masse/charge donné est répétée jusqu'à ce que la totalité de l'échantillon de gaz soit analysée. Le processus est suffisamment rapide pour paraître instantané, et le temps de réponse de ce type d'analyseur est quasi identique à celui d'un spectromètre à champ magnétique.

Par rapport au spectromètre de masse à champ magnétique, un analyseur quadripôle est plus petit, plus léger et son débit d'échantillonnage est inférieur (64). Un avantage du système à quadripôle est qu'il peut être configuré pour la mesure de gaz supplémentaires simplement en modifiant son logiciel.

Circuit

Les courants mesurés au niveau du ou des collecteurs sont convertis par un microprocesseur en données numériques correspondant aux concentrations respectives des différents gaz. Deux dispositifs particuliers sont utilisés pour traiter les données: le *Spectrum Overlap Eraser* et l'*Automatic Summing Circuit*.

Spectrum Overlap Eraser ou Correcteur de Superposition Spectrale (71,72). Un des problèmes majeurs rencontrés lors de l'utilisation de la spectrométrie de masse en anesthésie est le recouvrement ou superposition des spectres de plusieurs gaz. Le protoxyde d'azote et le dioxyde de carbone, qui ont le même poids moléculaire, sont détectés au même rapport masse/charge. De même, l'isoflurane et l'enflurane ont le même poids moléculaire et ne peuvent donc pas être détectés par deux collecteurs différents.

Le Spectrum Overlap Eraser permet d'identifier les différents gaz ou agents anesthésiques lorsque plusieurs d'entre eux contribuent au signal obtenu pour un rapport masse/charge donné. Lorsque les composants pénètrent dans l'analyseur, une fragmentation ou *cracking*, au cours de laquelle une molécule est morcelée en ions plus petits chargés positivement, se produit. À chaque molécule correspond non pas un discret pic isolé mais un spectre composé de fragments de rapport masse/charge différents. Heureusement, les molécules d'un gaz se fragmentent en proportion fixée et deux gaz de même poids moléculaire donnent des spectres dont le recouvrement est partiel. Pour un gaz considéré, un type de fragments présent dans son spectre lui sera spécifique et un collecteur correspondant à son rapport masse/charge permettra son identification. En outre, la proportion du gaz dans le mélange d'origine et sa contribution aux signaux détectés sur d'autres collecteurs peuvent être ensuite déterminées.

Automatic Summing Circuit ou Circuit de Sommation Automatique. Un autre problème lié à la spectrométrie de masse est que la quantité de particules chargées parvenant aux collecteurs varie dans le temps. Un circuit de sommation automatique (contrôle automatique de stabilité ou de sensibilité) additionne électroniquement les concentrations mesurées des gaz monitorés et ajuste la sensibilité pour maintenir la somme à 100 %. Cela corrige automatiquement les modifications liées à la pression atmosphérique et à la vapeur d'eau mais ignore les gaz pour lesquels le spectromètre de masse n'a pas été programmé. Si un gaz, tel l'hélium, pour lequel le spectromètre de masse n'est pas programmé, est utilisé, ce gaz ne sera pas détecté par le spectromètre et le circuit de sommation automatique donnera pour les autres gaz des valeurs de concentrations anormalement élevées (73).

Des algorithmes ont été établis pour détecter les concentrations maximales et minimales du CO_2 et, ainsi, identifier l'inspiration et l'expiration. Par extrapolation, les valeurs des autres gaz mesurés à ces moments seront affichées comme les valeurs inspirées et de fin d'expiration. L'ordinateur permet également de fixer des limites d'alarme.

Affichages

Les modalités d'affichage des données dépendent du logiciel et peuvent être adaptées aux besoins de l'utilisateur. La plupart des moniteurs propose un menu qui permet à l'utilisateur de sélectionner le format d'affichage et les limites d'alarme (Fig. 17.15). Classiquement, l'écran affiche un capnogramme et parfois une autre courbe, les concentrations inspirées et expirées des gaz mesurés sous forme numérique ou de bargraphes, des courbes de tendance et les seuils d'alarme. Sur les moniteurs multipostes, les modules de surveillance peuvent émettre un bip lorsque les résultats d'une nouvelle analyse sont affichés.

Système multiposte versus système monoposte

Le système multiposte est financièrement plus avantageux à l'achat comme à l'entretien, car la maintenance ne porte que sur un seul appareil au lieu de plusieurs. Parmi les inconvénients, on relève l'absence de monitorage

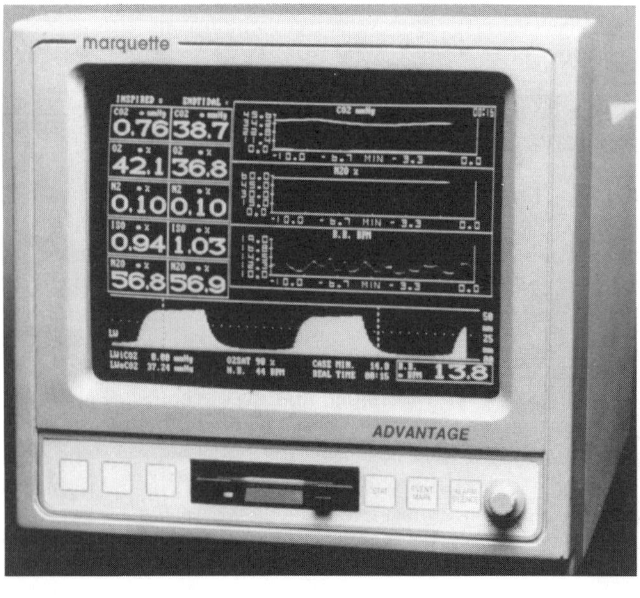

Figure 17.15. Module d'affichage et de contrôle d'un spectromètre multiposte. Les concentrations inspirées et télé-expiratoires des gaz analysés sont affichées. À droite, les courbes de tendance, et au bas de l'écran la courbe de capnie sont visualisées. À noter, à la partie inférieure, le pupitre de commande (reproduit avec l'autorisation de Marquette Electronics).

continu et l'allongement du temps de transfert pour chaque échantillon. En cas de défaillance du système, la totalité des salles d'intervention peut être privée de monitorage. Deux spectromètres de masse multipostes peuvent être interconnectés pour pallier ce problème (74). En raison de l'importance du monitorage du CO_2, les constructeurs de systèmes partagés proposent en option des moniteurs pour une analyse continue du CO_2 par IR. Chaque site est ainsi muni d'un analyseur de CO_2 placé en série entre le tuyau de prélèvement et le support technique.

Les moniteurs monopostes peuvent être déplacés d'une salle à l'autre, alors qu'un système multiposte ne permet la surveillance que des sites auxquels il a été raccordé lors de son installation.

Avantages

Monitorage multigaz

Il peut mesurer quasiment chaque gaz ayant une importance en anesthésie.

Détection des différents agents halogénés

Il peut détecter un mélange d'agents anesthésiques volatils (75).

Temps de réponse court

Le temps de réponse est suffisamment bref pour permettre les mesures de fin d'expiration des gaz analysés, avec toutefois une diminution de la précision lorsque la fréquence respiratoire est élevée. Les spectromètres de masse sont adaptés au monitorage des gaz respiratoires et des agents anesthésiques prélevés par des lignes relativement longues et pour des fréquences respiratoires généralement rencontrées dans la population adulte (62). Un spectromètre multiposte est utilisable en anesthésie pédiatrique, sous réserve que la distance qui le sépare des sites ne soit pas trop importante. Un spectromètre monoposte permettra de mesurer avec précision les concentrations des gaz expirés chez les sujets dont le volume courant atteint 3 à 4 ml et dont la fréquence respiratoire peut atteindre 80 cycles/min (76).

Facilité d'emploi

Les spectromètres de masse sont faciles à utiliser, à entretenir et à calibrer. Avec un système multiposte, un espace minimal est requis en salle d'intervention, alors qu'un appareil monoposte occupe plus d'un mètre carré au sol.

Fiabilité

La plupart des spectromètres de masse fonctionnent sur de longues périodes sans tomber en panne.

Coût réduit

Malgré l'investissement initial pour le matériel et l'installation, et le coût de l'entretien d'un spectromètre de masse, le monitorage de plusieurs patients à l'aide d'un seul appareil est financièrement intéressant (77).

Inconvénients

Mesure des seuls gaz programmés

Avec un spectromètre de masse, la fiabilité des mesures nécessite qu'aucun autre gaz, hormis ceux pour lesquels l'appareil est programmé, ne soit présent dans l'échantillon. Lorsqu'un gaz inconnu du spectromètre de masse est introduit, les concentrations des gaz mesurés sont calculées comme s'ils étaient seuls présents et les mesures affichées sont faussement élevées (78). Cela peut entraîner des erreurs de mesure notables lorsqu'un gaz tel l'hélium est utilisé à des concentrations significatives (73,79).

Dans les spectromètres de masse programmés pour l'analyse de l'hélium, un autre problème peut survenir (80). Certains de ces spectromètres sont dans l'incapacité d'évacuer l'hélium suffisamment rapidement de la chambre à vide de l'analyseur. Après l'analyse d'un mélange de gaz contenant de l'hélium, le spectromètre de masse sera connecté au poste suivant avant que la totalité de l'hélium ne soit évacuée de la chambre à vide, et les pressions partielles de l'échantillon provenant du poste n'utilisant pas l'hélium seront faussement basses.

Certaines substances, tels les gaz vecteurs utilisés dans les sprays de bronchodilatateurs, peuvent être mesurées comme étant des agents anesthésiques ou du dioxyde de carbone (81-83). Selon le cas, il peut en résulter une augmentation ou une diminution de la mesure du CO_2 ou de l'agent anesthésique (84). Heureusement, l'effet des gaz vecteurs est transitoire. Lors de l'utilisation d'un spectromètre multiposte, l'aérosol devra être administré pendant que le spectromètre échantillonne les autres sites. Si le prélèvement est continu, il conviendra de déconnecter le tuyau d'échantillonnage du circuit le temps de l'administration de l'aérosol.

Nécessité d'évacuer les gaz prélevés

Les gaz aspirés doivent être évacués. Ils ne peuvent pas être restitués au circuit respiratoire. Le débit des gaz frais doit être augmenté pour compenser le volume de gaz prélevé.

Durée du cycle

Sur les systèmes multipostes, l'analyse d'un site n'est pas continue mais cyclique, et un délai entre deux mesures bien que réduit est inévitable. Ce délai peut être inacceptable pour assurer la détection de modifications brutales telles celles observées lors d'une embolie gazeuse, ou pour la vérification de la position endotrachéale de la sonde d'intubation. Certains spectromètres multipostes peuvent être programmés pour que des sites soient échantillonnés plus fréquemment que d'autres afin de faciliter la détection de certains événements. En l'absence de cette possibilité, un autre moniteur que le spectromètre de masse pourra être utilisé durant les interventions à risques.

La fréquence des prélèvements et le temps écoulé entre l'échantillonnage et l'affichage des mesures dépend de quatre facteurs : (i) la distance qui sépare le spectromètre de masse du site d'échantillonnage ; (ii) le nombre de postes monitorés ; (iii) le nombre de cycles respiratoires ou la durée d'échantillonnage sur lequel porte l'analyse ; (iiii) les réglages de priorité. Les réglages de priorité permettent à un utilisateur d'obtenir une analyse « statique » à un site donné (voir Fig. 17.15). En mode statique, le multiplexeur est commandé pour échantillonner le poste considéré. L'utilisation répétée de ce mode retarde d'autant l'obtention des informations en provenance des autres sites.

Temps d'immobilisation

Bien que très fiable, un système partagé peut éventuellement être hors fonction pour un certain temps, et l'ensemble des salles d'opération se retrouver dépourvu de monitorage. Pour cette raison, il est recommandé d'associer à un spectromètre de masse multiposte d'autres dispositifs de mesure de l'oxygène et du dioxyde de carbone au niveau de chaque site. Comme il a été précédemment mentionné, les constructeurs de systèmes multipostes proposent en option des analyseurs à infrarouges. Par ailleurs, la plupart des appareils d'anesthésie disposent d'analyseurs d'oxygène.

Pour réduire l'immobilisation consécutive à une panne ou à l'entretien, on peut acquérir un spectromètre de réserve (85). Lorsque plusieurs spectromètres de masse sont situés à proximité, il est possible de les interconnecter pour constituer un réseau et assurer la poursuite du monitorage en cas de défaillance d'un appareil (74,77).

Installations spéciales

L'unité centrale d'un système partagé occupe une pièce séparée et peut nécessiter un dispositif d'air conditionné indépendant. Des canalisations spéciales doivent être installées à chaque site d'anesthésie.

Difficultés pour le monitorage des sites éloignés

Avec un système partagé il y a une distance à ne pas dépasser entre le spectromètre de masse et un site donné.

Le déplacement d'un spectromètre monoposte s'accompagne d'un délai d'arrêt et de mise en route de 6 min ou plus. Une procédure spéciale d'arrêt et de mise en marche doit être suivie.

Temps de mise en route

Le spectromètre monoposte réclame un temps de mise en route nettement plus long, nécessaire à l'évacuation de la chambre d'analyse.

Espace

Le spectromètre monoposte est relativement encombrant en salle d'opération. Une pièce spéciale et des dispositifs de raccordement (pneumatiques et électriques) sont nécessaires avec un système partagé.

SPECTROPHOTOMÉTRIE DE DIFFUSION RAMAN (86,87)

Technologie

L'analyse des gaz par spectrométrie de diffusion ou effet Raman utilise un laser à l'argon qui émet une lumière strictement monochromatique. Lorsque cette radiation interfère avec les molécules de gaz, une partie de l'énergie incidente est convertie en modes vibratoire et rotatoire dans les molécules. Une fraction de l'énergie absorbée est réémise à de nouvelles longueurs d'ondes; ce phénomène est appelé diffusion Raman. La lumière diffusée n'est plus monochromatique, mais on observe un spectre dont seule la raie centrale correspond à une fréquence identique à celle de la lumière incidente. Le changement de longueur d'onde et la quantité de diffusion peuvent être utilisés pour déterminer les constituants d'un mélange de gaz. Cette technique peut être appliquée à tous les gaz susceptibles d'être présents dans les gaz respiratoires, le dioxyde de carbone, l'oxygène, l'azote, le protoxyde d'azote et les agents anesthésiques (2). Les gaz monoatomiques tel l'hélium, le xénon et l'argon ne produisent pas de diffusion Raman et ne peuvent pas être mesurés par cette technique.

Un spectromètre Raman est montré sur la figure 17.16. Le mélange de gaz à analyser est aspiré en continu dans l'instrument. La source

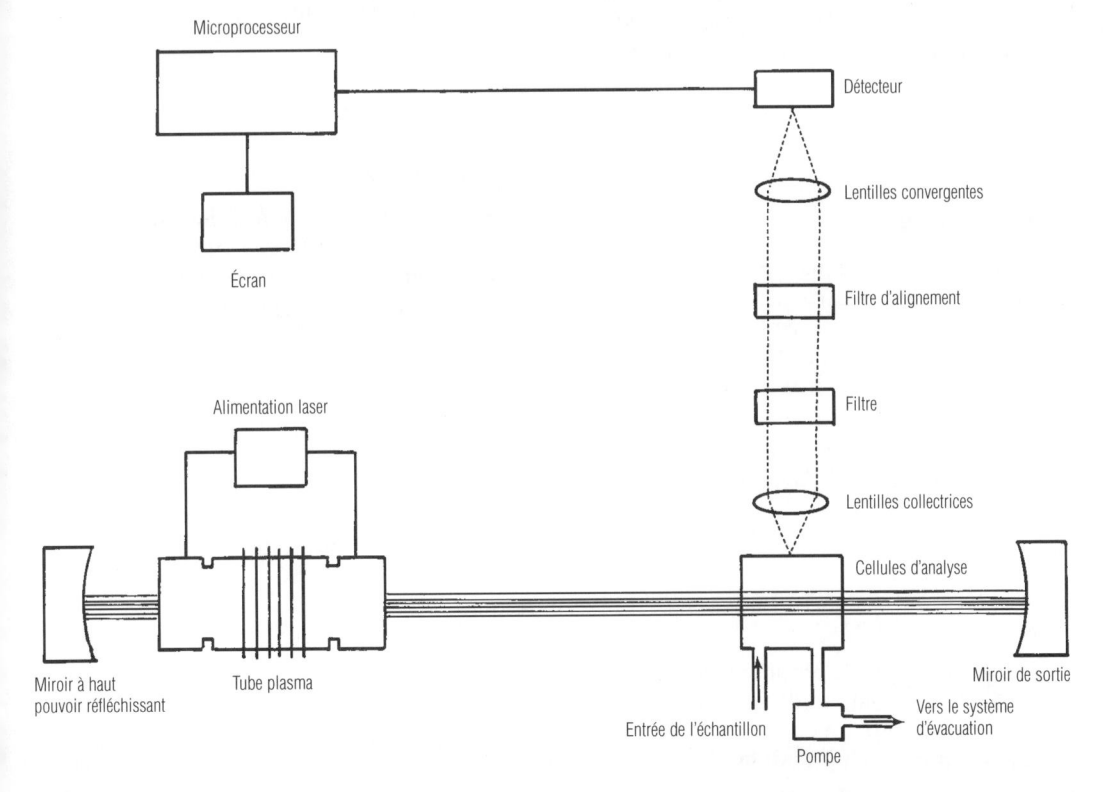

Figure 17.16. Analyseur par spectrophotométrie de diffusion Raman. L'échantillon de gaz est introduit par aspiration continue dans une cellule de mesure. La lumière qui traverse cette cellule interfère avec les molécules de gaz. La lumière diffusée est focalisée par des lentilles convergentes et traverse une série de filtres qui sélectionnent les longueurs d'onde correspondant aux gaz analysés. La lumière est ensuite captée par un photomultiplicateur et quantifiée par comptage des photons.

de lumière est placée de telle façon que le rayon traverse la cellule d'échantillonnage. Des lentilles disposées perpendiculairement au rayon focalisent la lumière diffusée et la dirigent vers une série de filtres qui sélectionnent les longueurs d'onde correspondant aux gaz analysés. La lumière diffusée est captée par un détecteur ou photomultiplicateur et quantifiée par comptage des photons. Le changement de fréquence étant différent pour chaque gaz, l'analyse des fréquences dans la lumière diffusée permet l'identification des gaz présents. L'intensité de la lumière diffusée à chaque longueur d'onde est directement proportionnelle à la pression partielle du gaz considéré. Un microprocesseur traite les données et affiche les mesures sur un écran (voir Fig. 17.1).

Régulièrement, le spectromètre se calibre automatiquement, en utilisant un cylindre interne d'argon pour le zéro et l'air ambiant pour le gain. Ceci prend environ 8 secondes. L'appareil doit être périodiquement calibré à l'aide de gaz étalons.

Avantages (88)

Monitorage multigaz

Un spectromètre Raman peut identifier et mesurer les pressions partielles inspirées et expirées de quasiment tous les gaz intéressant l'anesthésie dont le CO_2, le protoxyde d'azote, l'oxygène, l'azote, l'hydrogène et les agents anesthésiques volatils.

Détection d'un mélange d'agents anesthésiques

Un mélange d'agents anesthésiques volatils peut être détecté.

Temps de réponse bref

Bien que le temps de réponse soit supérieur à celui d'un spectromètre de masse, il est suffisamment court pour permettre un monitorage cycle par cycle chez l'adulte (88).

Portabilité

Le moniteur peut être aisément transporté sur des sites éloignés.

Temps de mise en route réduit

Son temps de mise en route est très court, ce qui est particulièrement intéressant lorsque le moniteur doit être déplacé. Les premiers modèles devaient être arrêtés entre les utilisations, alors qu'avec les modèles récents, il est recommandé de les laisser en mode attente. Si l'analyseur doit être arrêté, le temps de mise en route est plus long.

Facilité d'emploi

Le spectromètre Raman est d'utilisation aisée et nécessite une maintenance restreinte.

Inutilité d'un système d'évacuation des gaz

Les gaz aspirés ne subissent aucune modification physique en cours d'analyse et peuvent être réintroduits dans le circuit respiratoire. Les gaz peuvent également être dirigés vers un système d'évacuation.

Précision

La précision est élevée (87).

Absence d'artefacts avec les gaz vecteurs

Les gaz vecteurs contenus dans les aérosols qui affectent les mesures en spectrométrie de masse n'altèrent pas la précision d'un spectromètre Raman (84). La précision des mesures est également conservée en présence d'un gaz inconnu tel l'hélium ou l'éthanol.

Inconvénients

Imprécisions des mesures chez l'enfant

Lorsque les volumes courants sont réduits et la fréquence respiratoire élevée, les mesures peuvent être imprécises.

Dimensions

Bien que les modèles récents soient plus petits que les anciens, un analyseur Raman demeure encore volumineux.

ANALYSE INFRAROUGE (IR) (89,90)

Les analyseurs à infrarouges (IR) reposent sur la particularité qu'a un gaz dont les molécules ont deux ou plusieurs atomes différents (protoxyde d'azote, dioxyde de carbone, et agents halogénés) de présenter un spectre d'absorption de la lumière IR spécifique et unique. Pour identifier des gaz dans un mélange, un analyseur à infrarouges doit utiliser des longueurs d'onde différentes des spectres d'absorption des autres composants présents. Les corps non polaires comme l'argon, l'azote, l'hélium, le xénon, et l'oxygène n'absorbent pas la lumière IR et ne peuvent pas être mesurés par cette technique.

Les analyseurs de CO_2 à infrarouges peuvent être du type aspiratif (*diverting ou sidestream*) ou non (*nondiverting ou mainstream*). Les analyseurs à infrarouges qui mesurent les agents anesthésiques volatils sont du type aspiratif. Les gaz n'étant pas altérés lors de l'analyse, l'échantillon prélevé peut être réintroduit dans le circuit respiratoire.

La plupart des appareils à infrarouges ont une précision de mesure de ± 0,2 % sur la gamme de 0 à 10 % pour le CO_2, et de ± 2 % sur la gamme de 0 à 100 % pour le N_2O. Pour les agents halogénés, la précision est de ± 0,4 % sur la gamme de 0 à 5 % (89). La majorité des utilisateurs estiment que ces moniteurs sont suffisamment précis pour les applications cliniques (91-97), bien qu'ils tendent à sous-estimer les concentrations inspirées et à surestimer les valeurs de fin d'expiration lorsque la fréquence respiratoire est élevée (98). Lorsque la fréquence respiratoire augmente, la précision des mesures diminue plus pour les agents anesthésiques volatils que pour le CO_2 (99).

Les progrès réalisés dans les circuits électroniques ont permis d'intégrer les analyseurs d'agents anesthésiques volatils et de CO_2 aux appareils d'anesthésie.

Analyse optique (8)

Analyseur aspiratif. La figure 17.17 montre un analyseur aspiratif. La lumière IR est focalisée sur un disque rotatif perforé ou chopper (encore appelé séquenceur optique, modulateur, hachoir ou couperet optique) qui la rend intermittente. Ce disque est muni de filtres correspondant aux longueurs d'ondes des gaz à mesurer. L'échantillon de gaz est introduit en continu dans la chambre de mesure. La lumière filtrée et pulsée traverse la chambre

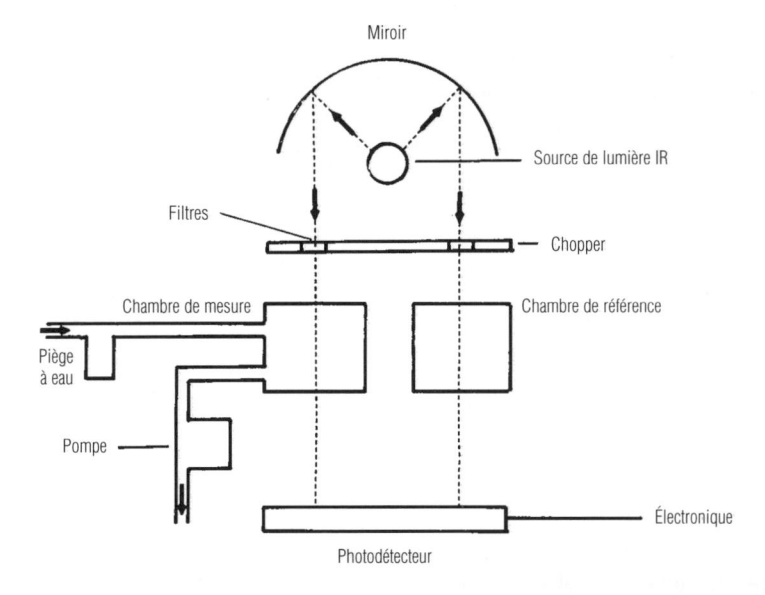

Figure 17.17. Analyseur optique à infrarouges aspiratif. On note d'un côté la source de lumière infrarouge et de l'autre le photodétecteur. Le chopper ou disque « couperet » contient une série de filtres répartis par secteurs qui permettent uniquement le passage des longueurs d'onde les plus facilement absorbées par les gaz à mesurer. La lumière IR modulée et filtrée traverse la chambre de mesure et la chambre de référence qui n'absorbe pas dans l'IR. La quantité de lumière IR absorbée pour chaque longueur d'onde dépend des concentrations des gaz correspondants présents dans la chambre de mesure.

de mesure et une chambre de référence contenant un gaz qui n'absorbe pas la longueur d'onde considérée. La lumière est ensuite orientée sur un photodétecteur. La quantité de lumière absorbée par l'échantillon de gaz est proportionnelle aux pressions partielles des gaz dont les propriétés d'absorption de la lumière IR correspondent aux longueurs d'ondes sélectionnées par les filtres du chopper. Pour une longueur d'onde donnée, la quantité de lumière détectée est inversement proportionnelle à la quantité du gaz correspondant présent dans l'échantillon.

Les variations de la quantité de lumière qui parvient au photodétecteur produisent des modifications du courant électrique qui le traverse. Les signaux électriques sont adressés à un amplificateur et traités par des circuits électroniques qui calculent la valeur de la mesure (par différence entre la chambre de référence et la chambre de mesure). Les données obtenues sont ensuite affichées.

La rotation du chopper à une fréquence de plusieurs milliers de fois par minute fournit plusieurs centaines de mesures pour chaque cycle respiratoire. Pour des raisons pratiques, le tracé affiché est continu.

Les premiers analyseurs aspiratifs IR utilisaient une seule longueur d'onde pour mesurer les agents halogénés et étaient incapables de distinguer un agent d'un autre ou de détecter un mélange d'halogénés (100). Avec un appareil de ce type, le clinicien doit sélectionner l'agent à monitorer (voir Fig. 17.10). Si l'agent sélectionné ne correspond pas à celui présent dans l'échantillon, les mesures sont erronées (101-104). Si l'enflurane est administré et l'isoflurane sélectionné par erreur ou, inversement, si l'isoflurane est administré et l'enflurane sélectionné, l'erreur de mesure est minime. En revanche, si l'isoflurane est administré et l'halothane sélectionné, la mesure pourra atteindre neuf fois la pression réelle. De même, si l'enflurane est administré et l'halothane sélectionné, la mesure pourra atteindre cinq fois la valeur réelle. Si l'halothane est délivré et l'enflurane ou l'isoflurane sélectionné, la mesure sera faussement diminuée par neuf. Si l'enflurane ou l'isoflurane est administré et l'halothane sélectionné, la mesure sera faussement élevée. Si l'halothane est administré et l'enflurane ou l'isoflurane sélectionné, la mesure sera faussement basse, ce qui représente une situation potentiellement dangereuse, car l'utilisateur peut augmenter les concentrations délivrées. Les analyseurs IR récents utilisent plusieurs longueurs d'onde pour identifier et mesurer les agents anesthésiques inhalés (105-108). Ceci supprime pour l'utilisateur la nécessité de sélectionner l'agent anesthésique à mesurer et permet la détection d'un mélange d'halogénés.

La plupart des analyseurs aspiratifs ont un débit de prélèvement fixe (en général de 150 ml/min) et certains permettent de choisir d'autres débits. Pour effectuer le zéro, la cellule d'analyse utilise un gaz ne contenant pas les gaz à analyser (en général l'air ambiant). La calibration est réalisée à l'aide d'un mélange standard. Plusieurs analyseurs à infrarouges optiques sont présentés sur la figure 17.10.

Analyseurs non aspiratifs *(mainstream, non diverting)*. Un analyseur de CO_2 non aspiratif est présent sur la figure 17.3. La lumière IR traverse la chambre de prélèvement qui fait partie de l'adaptateur aux voies aériennes. Les fenêtres latérales en saphir de l'adaptateur délimitent la chambre d'échantillonnage et la zone d'analyse des gaz. Après avoir parcouru la chambre d'échantillonnage, la lumière incidente traverse les trois orifices d'un disque rotatif (chopper). Le premier contient une cellule renfermant du CO_2 de concentration élevée et connue, le second une cellule ouverte à l'air ambiant et le troisième une cellule contenant exclusivement de l'azote. La lumière traverse ensuite un filtre correspondant à la longueur d'onde du CO_2 ce qui élimine les interférences liées aux autres gaz, et parvient au photodétecteur. Le signal est amplifié et adressé au module d'affichage.

La calibration de ce type d'appareil est réalisée à l'aide d'un dispositif comportant deux cellules de gaz incluses dans du plastique moulé et qui se fixe à l'unité de contrôle. Il est conçu pour permettre au capteur de se fixer en regard de chaque cellule. La cellule de calibration basse contient 100 % d'azote, alors que l'autre contient du dioxyde de carbone de pression partielle connue. La valeur réelle de la concentration en CO_2 de la cellule est inscrite sur le dispositif et doit être programmée par l'utilisateur sur l'unité de contrôle. Les facteurs de correction pour le protoxyde d'azote et/ou l'oxygène doivent être introduits manuellement (voir Fig. 17.5).

Analyse photoacoustique (8,109,110)

La spectrométrie photoacoustique (SPA) est une méthode de mesure des pressions partielles des gaz basée sur le principe suivant : l'absorption d'une lumière IR par les molécules provoque leur dilatation et par voie de conséquence une augmentation de la pression du gaz. Si la lumière est modulée et non pas continue, l'augmentation de la pression sera cyclique. Si la fréquence de modulation se situe dans la gamme des fréquences audibles, la fluctuation de la pression sera à l'origine d'une onde sonore détectable par un microphone. L'amplitude du signal sonore lié aux variations de pression est directement proportionnelle à la pression partielle du gaz présent.

Un analyseur photoacoustique est représenté à la figure 17.18. Une radiation à large spectre est utilisée pour produire l'augmentation de pression. Afin de pouvoir différencier les signaux des différents gaz mesurés, il convient de diviser le rayon IR incident en trois faisceaux différents. Pour cela, on utilise un chopper, disque rotatif sur lequel sont disposées trois bandes de trous concentriques. La lumière incidente est ainsi modulée à trois fré-

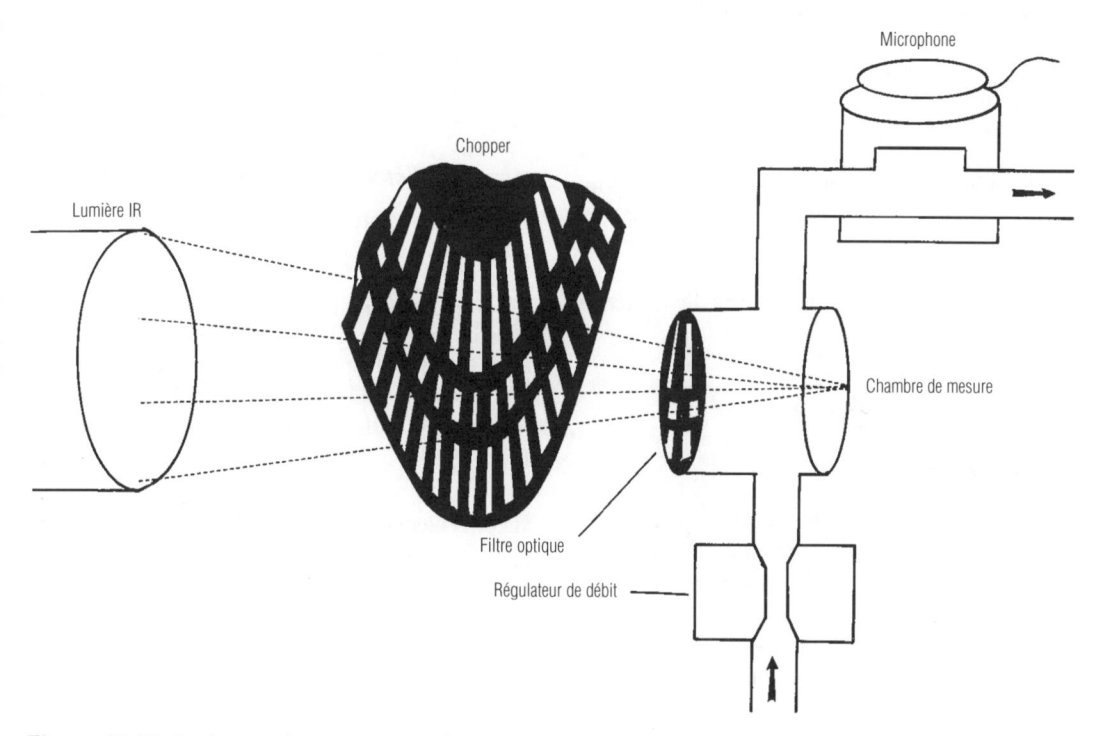

Figure 17.18. Analyseur photoacoustique à infrarouges. L'échantillon de gaz est introduit dans la chambre de mesure au travers d'un régulateur de flux. Le débit de l'échantillon est ainsi indépendant des variations de pression survenant au niveau des voies aériennes. La lumière issue d'une source d'IR est dirigée vers une fenêtre de la chambre de mesure. Avant que la lumière ne pénètre dans la chambre, elle traverse le chopper qui l'a rend pulsative. Pour différencier les trois signaux liés respectivement au dioxyde de carbone, au protoxyde d'azote et aux agents anesthésiques, le chopper est muni de trois rangées concentriques d'orifices. La lumière vibre ainsi à trois fréquences différentes. Chaque faisceau lumineux traverse un filtre optique qui ne laisse passer qu'une longueur d'onde donnée. Ainsi, les fréquences et les longueurs d'onde de la lumière incidente sont assorties au spectre d'absorption des trois gaz à mesurer. Dans la chambre de mesure, chaque faisceau excite un des gaz ; celui-ci se dilate et se contracte à une fréquence égale à la fréquence de pulsation du faisceau infrarouge correspondant. Le phénomène cyclique d'expansion et de contraction de l'échantillon de gaz produit une variation de pression de fréquence audible qui peut être détectée par un microphone.

quences différentes. Le rayon ainsi divisé traverse les trois filtres optiques qui constituent une des parois de la chambre de mesure. Chacun des filtres ne laisse passer qu'une longueur d'onde IR spécifique d'un gaz. Les fréquences et les longueurs d'onde de la lumière incidente correspondent ainsi aux spectres d'absorption IR des gaz mesurés. Les filtres sont situés sur la chambre de mesure de manière à correspondre aux trajectoires des faisceaux modulés provenant du chopper. La fréquence de modulation de la lumière est déterminée pour fournir la réponse acoustique maximale.

Le système SPA a une stabilité de mesure supérieure à celle des instruments IR traditionnels car la mesure de l'absorption de la lumière IR est directe alors qu'elle est indirecte avec un analyseur IR standard (109). La précision des mesures est équivalente à celle d'un spectromètre de masse (111).

L'identification d'un mélange d'agents anesthésiques est impossible. Cependant, les analyseurs photoacoustiques utilisant une longueur d'onde différente de celle utilisée par les moniteurs IR optiques pour la mesure des agents halogénés, les erreurs de mesure sont minorées lorsqu'on sélectionne le mauvais agent (104,109,112).

Avantages de l'analyse IR

Analyse multigaz

Les analyseurs IR sont capables de mesurer le dioxyde de carbone, le protoxyde d'azote et l'ensemble des agents volatils couramment utilisés.

Identification des agents halogénés

Alors que les premiers analyseurs IR étaient incapables d'identifier l'agent halogéné administré ou un mélange d'agents, certains modèles récents permettent l'identification et la quantification de l'agent et de celle d'un mélange.

Inutilité d'un système d'évacuation des gaz

Après leur mesure, les gaz peuvent être retournés au circuit ou éliminés par un dispositif d'évacuation.

Portabilité

Ces appareils sont petits, compacts et légers.

Temps de réponse court

Le temps de réponse des analyseurs IR est suffisamment court pour permettre la mesure des concentrations inspirées et expirées. Les temps de réponses pour les agents anesthésiques et le protoxyde d'azote sont supérieurs à ceux du CO_2 (89).

Commodité d'emploi

Les premiers appareils réclamaient une calibration complexe à l'aide de gaz étalons lors de chaque utilisation ; ceci n'est actuellement plus nécessaire. Une calibration périodique utilisant un mélange de gaz étalons est suffisante.

Absence d'interférence avec les aérosols

Les gaz vecteurs des aérosols n'interfèrent pas avec la mesure par IR (84). Cependant, les analyseurs IR qui utilisent une longueur d'onde d'absorption située à l'extrême de la bande infrarouge pour l'identification des agents volatils peuvent répondre à certains gaz vecteurs (84). Les extraits aromatisés de fruit n'altèrent pas la précision de l'analyse photoacoustique (113).

Inconvénients

Absence de mesure de l'azote et de l'oxygène

Contrairement à la spectrométrie de masse et à la spectrométrie Raman, l'analyse par infrarouges ne permet pas la mesure de l'oxygène. Les moniteurs IR qui proposent également l'analyse de l'oxygène utilisent une technologie différente pour la mesure de ce gaz.

Interférences entre les gaz

L'oxygène n'absorbe pas la lumière infrarouge mais provoque un élargissement du spectre d'absorption du CO_2, d'où des mesures faussement basses (2,89). Dans un analyseur IR classique, 95 % d'oxygène entraînent une diminution de 0,5 % du CO_2 mesuré

(114). Certains appareils sont munis d'un dispositif électronique de compensation pour l'oxygène que l'utilisateur doit activer (115).

Les pics d'absorption du dioxyde de carbone et du protoxyde d'azote se recouvrent partiellement. La présence de protoxyde d'azote peut donner des mesures faussement hautes du dioxyde de carbone, avec une augmentation de 0,1 % à 1,4 mmHg pour 10 % de protoxyde d'azote (2). La plupart des analyseurs IR qui mesurent à la fois le CO_2 et le protoxyde d'azote corrigent automatiquement les effets du N_2O sur la mesure du CO_2. Certains appareils nécessitent de la part de l'utilisateur d'indiquer la présence du protoxyde d'azote (voir Fig. 17.5).

Imprécision en présence d'alcool et d'acétone

La présence dans l'échantillon de vapeurs d'éthanol, de méthanol, d'isopropanol, ou d'acétone peut entraîner des mesures faussement élevées lorsque les agents volatils, particulièrement l'halothane, sont mesurés (91,112, 113,116-121). La présence d'alcool dans un spray de lidocaïne peut altérer les mesures (122). L'importance de l'interférence dépend du moniteur. Les analyseurs récents peuvent ne pas être affectés (106,110). Les tuyaux en nafion permettent à une partie de l'alcool de s'échapper et atténuent l'interférence (121).

Interférence avec la vapeur d'eau (123)

La vapeur d'eau absorbe l'infrarouge dans plusieurs longueurs d'onde et peut entraîner une majoration des mesures du CO_2 et des agents volatils (89). Pour réduire ce phénomène, les moniteurs utilisent des pièges à eau, des tuyaux auto-asséchants en nafion, des filtres et/ou des membranes hydrophobes.

ANALYSE PARAMAGNÉTIQUE DE L'OXYGÈNE (110,124,125)

Certaines substances introduites dans un champ magnétique se dirigent spontanément vers les régions où l'induction magnétique est la plus élevée (pôles). Ces substances sont dites paramagnétiques. Parmi les gaz utilisés en anesthésie, seul l'oxygène possède cette propriété.

Lorsqu'un gaz contenant de l'oxygène traverse un champ alternatif, le gaz se dilate et se contracte, déterminant une onde de pression proportionnelle à la pression partielle de l'oxygène présent. Pour obtenir un haut degré de précision, il convient de comparer la pression mesurée dans l'échantillon à un signal de référence obtenu à partir de l'air.

Un analyseur d'oxygène paramagnétique est présenté à la figure 17.19. Un gaz de référence (l'air) et l'échantillon à analyser sont aspirés et introduits dans l'analyseur. Les trajets des deux gaz sont reliés par un capteur de pression différentiel ou de débit. Un champ magnétique alternatif est appliqué. Si l'échantillon et le gaz de référence ont des pressions partielles en oxygène différentes, l'aimant induira entre eux une différence de pression. Cette différence est détectée par un capteur de pression et convertie en un signal électrique qui est affiché comme étant la pression partielle (ou le pourcentage de volume) de l'oxygène. Le temps de réponse de cette technique est court et il permet la mesure des concentrations inspirées et expirées de l'oxygène lorsque la fréquence respiratoire est élevée.

Certains moniteurs associent à la mesure du CO_2, du N_2O et des agents halogénés par spectrométrie photoacoustique (SPA), l'analyse paramagnétique de l'oxygène. Si le champ magnétique alternatif est appliqué à l'oxygène à une certaine fréquence, une onde sonore est également générée. La fréquence choisie étant différente de celle utilisée pour la SPA, le signal correspondant à l'oxygène peut être détecté par le même microphone que celui employé pour les autres gaz et les agents halogénés.

Un problème se pose avec ces appareils si le gaz provenant de l'analyseur est réintroduit dans le circuit respiratoire; l'air ambiant utilisé comme gaz de référence dilue les autres gaz et augmente le taux d'azote (114).

ANALYSE ÉLECTROCHIMIQUE

Un moniteur électrochimique d'oxygène comporte un capteur exposé aux gaz à analyser, et un module d'analyse qui renferme les composants électroniques, les alarmes et affiche les mesures (Fig. 17.20).

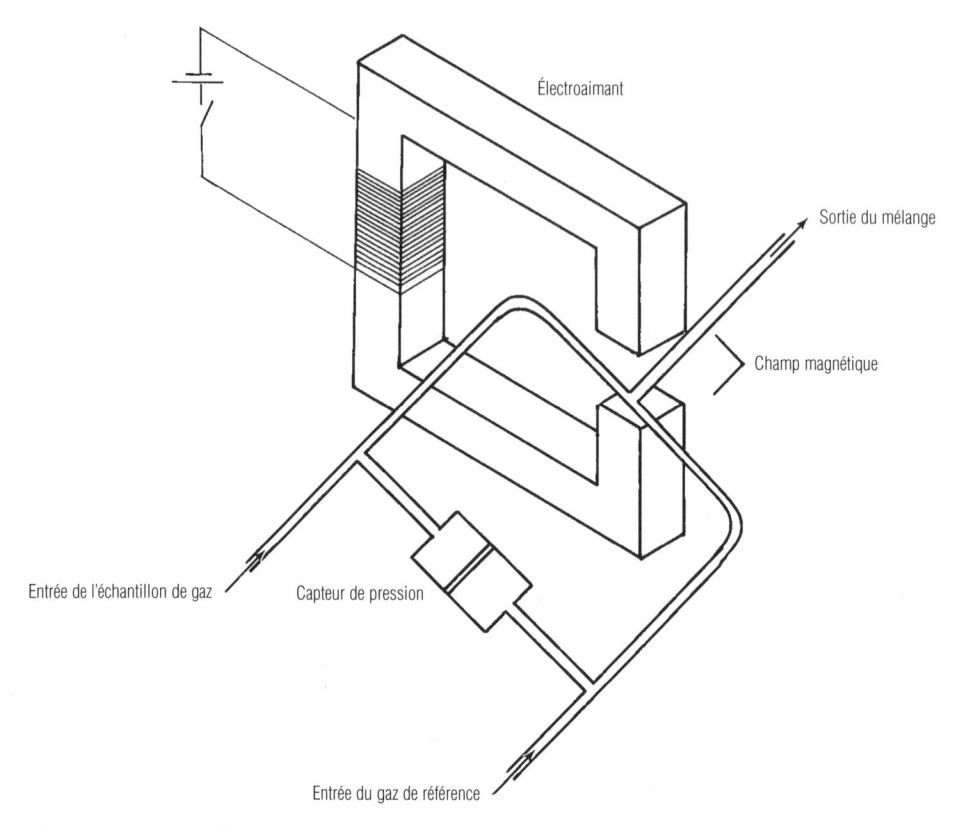

Figure 17.19. Analyseur paramagnétique d'oxygène. Un gaz de référence dépourvu d'oxygène, ou dont la concentration en oxygène est connue, et le gaz dont on veut mesurer la concentration en oxygène sont aspirés dans deux conduits différents. Ils traversent l'analyseur et convergent dans un tube de sortie. Les trajets des deux gaz sont reliés en leur milieu par un capteur de pression ou de débit. Un champ électromagnétique alternatif est appliqué. Le gaz de référence et l'échantillon à analyser ayant des concentrations différentes en oxygène, leurs pressions sont différentes. La différence de pression est mesurée par le capteur.

Le capteur possède deux électrodes, une cathode et une anode, entourées d'un gel d'électrolytes. Une électrode est constituée d'un matériau sur lequel une réaction chimique peut se produire, ce qui génère un potentiel, ou peut être induite par application d'un potentiel. L'électrolyte est maintenu en place par une membrane imperméable aux ions, aux protéines, mais perméable aux gaz tel l'oxygène. La membrane empêche l'évaporation de l'électrolyte. Il est recommandé de ne pas la toucher car la saleté et la graisse réduisent sa surface utile.

L'oxygène diffuse à travers la membrane et l'électrolyte pour atteindre la cathode où il est réduit, ce qui génère un courant entre les électrodes. La vitesse à laquelle l'oxygène pénètre dans la cellule et génère le courant est proportionnelle à sa pression partielle dans l'échantillon de gaz présent à l'extérieur de la membrane. Cependant, par convention, l'échelle de mesure est généralement indiquée en pourcentage d'oxygène. Un contrôle de gain permet de calibrer l'analyseur à l'aide d'un gaz contenant de l'oxygène à une pression partielle connue.

Ces analyseurs répondent lentement aux variations de pression de l'oxygène ; ils ne permettent pas la mesure des concentrations de fin d'expiration.

On distingue deux types de capteurs selon qu'ils utilisent une cellule galvanique ou une

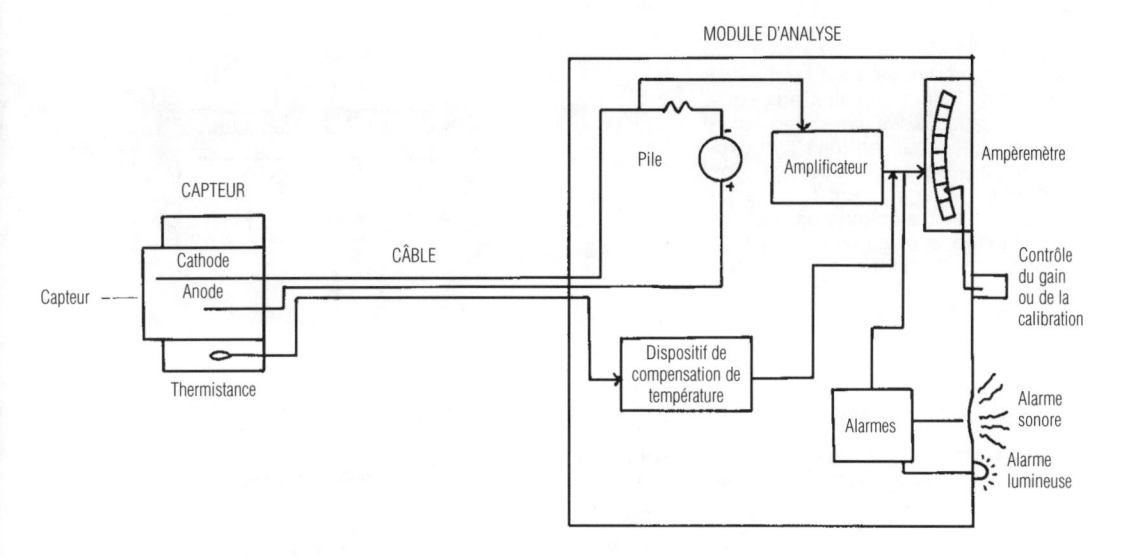

Figure 17.20. Analyseur électrochimique d'oxygène. Le capteur est raccordé par un câble à l'analyseur qui renferme l'ampèremètre, les alarmes et les commandes. Une thermistance compense l'effet de la température sur la diffusion de l'oxygène. Un amplificateur est intégré dans l'analyseur polarographique. Ces moniteurs, dont la calibration est manuelle, nécessitent d'ajuster le contrôle du gain jusqu'à ce que la mesure corresponde à la concentration en oxygène de référence. Pour ceux qui disposent d'une calibration automatique, il suffit simplement d'appuyer sur un bouton en présence d'un gaz dont la concentration en oxygène sert de référence (généralement l'air). Cela met le moniteur en mode calibration ; il revient automatiquement en mode analyse lorsque la calibration est terminée.

électrode polarographique. L'analyseur polarographique a un temps de réponse plus court que la cellule galvanique (126-128). Ceci est probablement cliniquement non significatif mais facilite la calibration.

Technologie

Capteur galvanométrique

Un capteur à cellule galvanique (cellule ou pile à combustible) est représenté à la figure 17.21. Il comporte une anode en plomb et une cathode en or séparées par une paroi poreuse contenant un électrolyte saturé en hydroxyde de potassium ou potasse (129,130). La cathode agit comme l'électrode sensible et n'est pas consommée. L'oxygène de l'échantillon de gaz diffuse vers la cathode, où il forme des ions hydroxydes qui migrent vers l'anode. Les ions hydroxydes formés réagissent avec l'anode de plomb pour donner de l'oxyde de plomb avec libération d'électrons. L'anode de plomb est progressivement consommée.

Cathode : $O_2 + 2H_2O + 4e^- \rightarrow 4OH^-$

Anode : $4OH^- + 2Pb \rightarrow 2PbO + 2H_2O + 4e^-$

L'intensité du courant généré étant suffisante pour déplacer l'aiguille de l'ampèremètre, une source d'énergie externe est inutile pour le fonctionnement de l'analyseur. En revanche, le courant d'une batterie ou du secteur est nécessaire au fonctionnement des alarmes.

Le capteur est fourni dans un emballage hermétique d'où l'oxygène a été enlevé. Il commence à s'user dès ouverture de l'emballage (129,131). Sa durée de vie utile est inscrite en pourcentage d'heures, elle correspond au produit du nombre d'heures d'exposition par le pourcentage d'oxygène présent. Lorsqu'un capteur est laissé inutilement en présence d'une concentration élevée en oxygène, sa durée de vie prévisible est diminuée. La durée de vie du capteur peut être prolongée en le laissant exposé à l'air ambiant lorsqu'il n'est pas utilisé. Les capteurs à cellules galvaniques ne nécessitent pas de remplacement de la membrane ou de l'électrolyte. La totalité du capteur doit être remplacée lorsqu'il est consommé.

Figure 17.21. Cellule d'un capteur galvanique. La membrane est perméable aux gaz mais imperméable aux liquides. À la cathode, les molécules d'oxygène sont réduites en ions hydroxydes. Au niveau de l'anode, les ions hydroxydes abandonnent leurs électrons. Un flux d'électrons est généré entre l'anode et la cathode ; il est directement proportionnel à la pression partielle de l'oxygène dans l'échantillon de gaz (d'après un schéma fourni par Biomarine Industries).

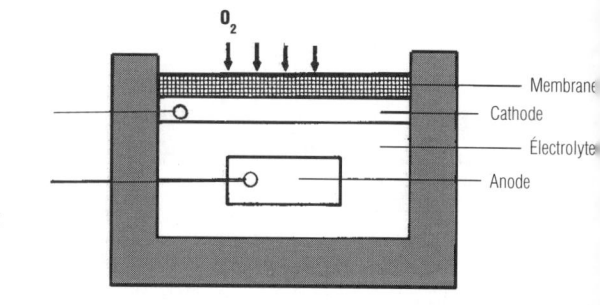

Électrode polarographique

Un capteur polarographique (électrode de Clark) est représenté à la figure 17.22. Il comprend une anode (électrode non polarisable) en argent, une cathode (électrode polarisable) en platine ou en or, une solution de KCl comme électrolyte, et une membrane perméable aux gaz (129,131-133). Une source de courant (batterie ou secteur) induit une tension entre l'anode et la cathode.

Les molécules d'oxygène traversent la membrane et diffusent dans l'électrolyte. Lorsqu'un potentiel de polarisation est appliqué à la cathode, les électrons se combinent aux molécules d'oxygène qui sont réduites en ions hydroxydes :

Cathode : $O_2 + 2 H_2O + 4 e^- \rightarrow 4 OH^-$

Anode : $4 Ag + 4 Cl^- \rightarrow 4 AgCl + 4 e^-$

Un courant dont l'intensité est proportionnelle à la pression partielle de l'oxygène présent dans l'échantillon est généré entre l'anode et la cathode.

Les capteurs polarographiques sont commercialisés préassemblés, sous forme de cartouches à usage unique ou avec une partie réutilisable ; on ne changera alors que la membrane et/ou l'électrolyte (126). Le capteur ne se consomme pas lorsque l'appareil n'est pas en fonction ; en conséquence, l'analyseur doit être gardé en mode attente lorsqu'il n'est pas utilisé.

Utilisation

Calibration

La calibration doit être quotidienne avant toute utilisation, puis être répétée en cours d'utilisation au moins toutes les 8 heures. Certains appareils avertissent l'utilisateur lorsqu'une calibration est nécessaire et n'affichent plus de résultats tant qu'elle n'est pas réalisée. La calibration peut être rapidement vérifiée en exposant le capteur à l'air ambiant et en s'assurant qu'il indique bien approximativement 21 % d'oxygène (Fig. 17.23). Les méthodes de calibration variant d'un constructeur à l'autre et il est recommandé de se reporter au manuel d'utilisation.

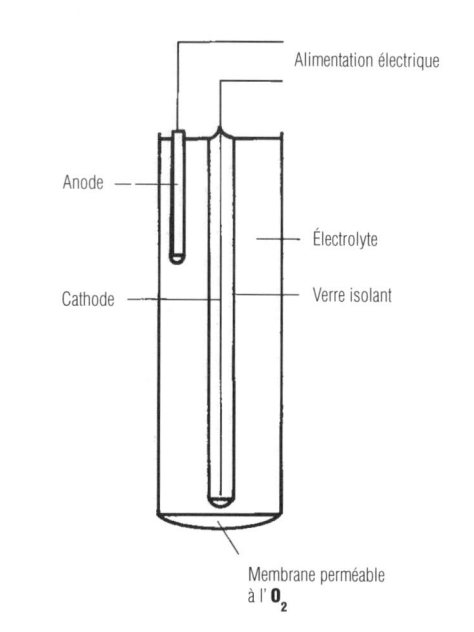

Figure 17.22. Capteur polarographique. L'oxygène diffuse à travers la membrane et l'électrolyte jusqu'à la cathode. Lorsqu'un voltage polarisant est appliqué à la cathode, les molécules d'oxygène sont réduites en ions hydroxydes. L'intensité du courant entre la cathode et l'anode sera proportionnelle à la pression partielle de l'oxygène. D'après Bageant RA. Oxygen analyzers. Respir Care 1976;21:415.

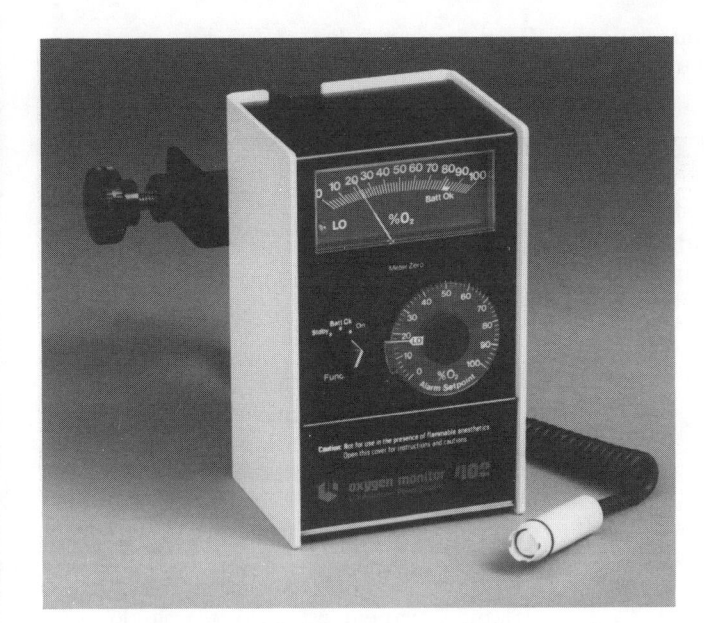

Figure 17.23. L'analyseur électrochimique à oxygène est calibré en exposant le capteur à l'air ambiant.

Réglage des alarmes

Certains analyseurs polarographiques sont dotés de trois batteries, deux pour le fonctionnement du capteur et une pour celui des alarmes (134). La vérification de l'état des batteries du capteur ne porte pas sur celle des alarmes.

Le capteur doit être exposé à l'air ambiant et la limite d'alarme basse réglée au-dessus de 21 %. L'alarme visuelle doit clignoter et l'alarme sonore retentir. Si l'appareil dispose d'une alarme haute, sa limite sera fixée au-dessous de 21 %. Les alarmes visuelles et sonores seront activées. Si le ou les voyants lumineux ne clignotent pas ou si l'alarme sonore est faible, les batteries doivent être remplacées et les alarmes vérifiées. Si cette mesure est inefficace, l'appareil sera adressé au fabricant pour réparation ou remplacement.

Position du capteur dans le circuit respiratoire

Les différents emplacements du capteur dans le circuit sont discutés aux chapitres 6 et 7. La durée de vie des capteurs de certains analyseurs à cellule galvanique est réduite lorsqu'elle est exposée au dioxyde de carbone ; il est alors préférable de placer le capteur dans la branche inspiratoire.

La jonction entre le câble et le capteur ne doit pas être soumise à des tractions. Le capteur doit être placé verticalement vers le haut ou discrètement incliné pour empêcher l'humidité de s'accumuler sur la membrane.

Réglage des seuils d'alarme

Le réglage des limites d'alarme doit assurer une marge raisonnable de sécurité adaptée à la situation clinique sans pour autant créer de fausses alertes.

La limite d'alarme basse doit être réglée légèrement au-dessous de la concentration minimale acceptable et la limite d'alarme haute légèrement au-dessus de la concentration maximale acceptable. La feuille d'anesthésie doit mentionner les limites d'alarme et les pourcentages d'oxygène mesurés.

Avantages

Facilité d'emploi

Les analyseurs d'oxygène modernes sont fiables, précis et faciles à utiliser. Le temps de mise en route est court.

Coût

Ces appareils sont nettement moins chers que les autres dispositifs d'analyse de l'oxygène. Comparé au coût financier et humain d'un accident consécutif à l'administration d'un mélange hypoxique, le prix d'un analyseur d'oxygène est insignifiant.

Mise en marche automatique

Les analyseurs d'oxygène incorporés aux appareils d'anesthésie sont automatiquement mis en fonction lorsque ceux-ci sont utilisés. Ceci élimine le risque d'oublier de brancher l'analyseur.

Inconvénients

Maintenance

Bien que la maintenance des nouveaux modèles ait été simplifiée, certains appareils nécessitent de changer fréquemment la membrane et l'électrolyte.

Calibration

Ces instruments doivent être calibrés quotidiennement puis au moins toutes les 8 heures en cours d'utilisation.

Facilité d'utilisation

Les analyseurs qui ne font pas partie intégrante des appareils d'anesthésie doivent être mis en marche par l'utilisateur.

Difficultés d'utilisation à l'extérieur du circuit respiratoire

Chez les patients ventilant spontanément non raccordés à un circuit respiratoire et qui reçoivent de l'oxygène via un masque ou une sonde nasale, il est difficile de monitorer la concentration de l'oxygène inspiré en utilisant ces appareils.

Imprécisions

Une étude portant sur les analyseurs d'oxygène, menée dans un environnement clinique simulé, a montré que les analyseurs électrochimiques présentaient un pourcentage élevé d'erreurs liées le plus souvent aux effets de l'humidité (135).

Délai de réponse long

Ces analyseurs ne peuvent pas mesurer l'oxygène de fin d'expiration.

ANALYSE PIÉZO-ÉLECTRIQUE (136,137)

Technique

Les taux des agents anesthésiques volatils peuvent être mesurés par analyse piézo-électrique. Cette technique repose sur l'effet piézo-électrique, vibration d'un cristal à sa fréquence propre de résonance lorsqu'il est placé dans un champ électrique. On utilise des cristaux de quartz recouverts d'une couche de substance lipophile (Fig. 17.24). Lorsque ceux-ci sont exposés à un agent anesthésique volatil, la vapeur est absorbée par le corps gras. La modification de la masse du lipide modifie la fréquence de vibration du cristal. En utilisant un système électronique composé de deux circuits oscillants, un cristal non recouvert ou cristal de référence et un cristal recouvert servant de détecteur, un signal électrique proportionnel à la concentration de l'halogéné est généré.

Les premiers appareils utilisant ce procédé étaient du type non aspiratif et présentaient de nombreux problèmes en cours d'utilisation. Les modèles récents sont du type aspiratif (Fig. 17.25) et leurs performances sont supérieures (137).

Avantages

Précision

Les études trouvent une précision supérieure à 0,1 % (136-138). La vapeur d'eau et le protoxyde d'azote affectent la mesure mais, dans le pire des cas, l'interférence est inférieure à 0,1 %.

L'analyseur ne donne pas de résultats erronés en présence des gaz vecteurs contenus dans les aérosols utilisés pour l'administration des bronchodilatateurs (84). Bien que l'alcool s'adsorbe à la surface du cristal recouvert, son effet sur les mesures est minime (116).

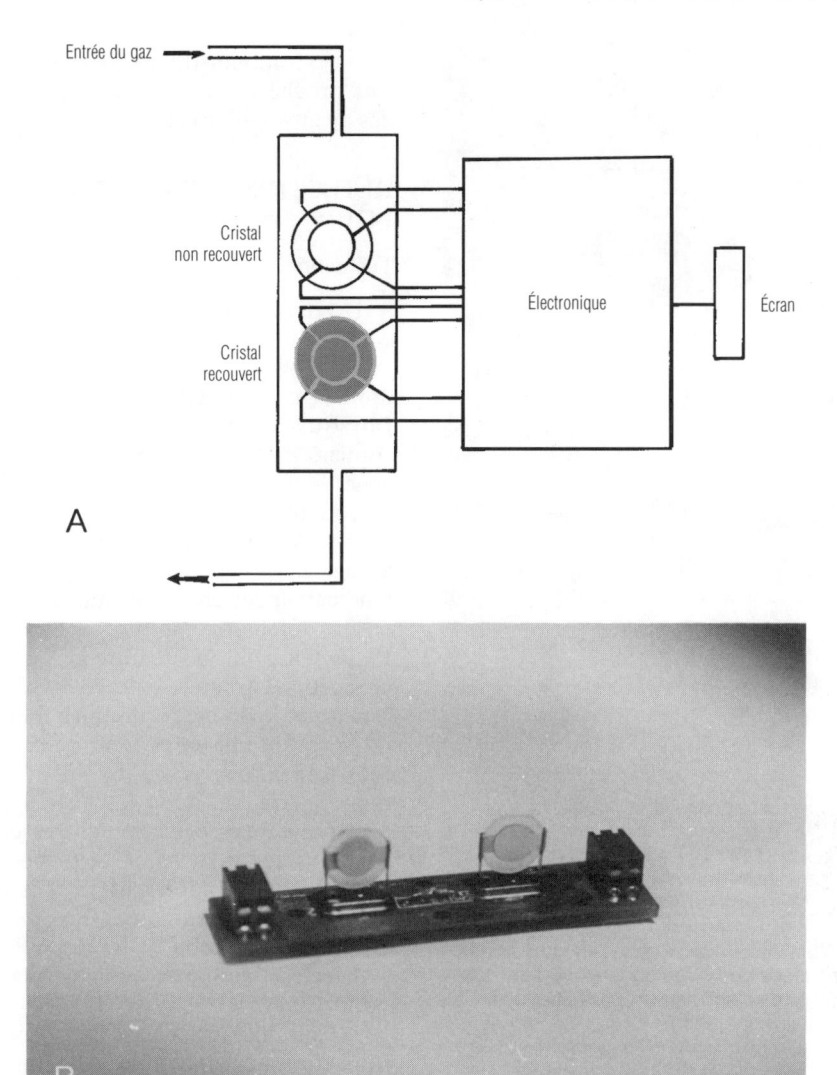

Figure 17.24. A. Analyseur à cristal piézo-électrique. Un cristal de quartz est recouvert d'une couche de substance lipophile, alors que l'autre ne l'est pas. En comparant les fréquences de vibration respectives des deux cristaux, la concentration de l'agent anesthésique présent dans le gaz à analyser peut être mesurée. **B**. Cristaux piézo-électriques (reproduit avec l'autorisation de Biochemical International, Inc.).

Temps de réponse court

Les modèles récents peuvent mesurer les concentrations inspirées et expirées des agents halogénés.

Inutilité d'un système d'évacuation des gaz

Les agents n'étant pas modifiés, l'échantillon des gaz prélevés peut être réintroduit dans le circuit respiratoire.

Délai de mise en route court

Le temps de mise en route est inférieur à celui d'un analyseur IR ou d'un spectromètre de masse (136).

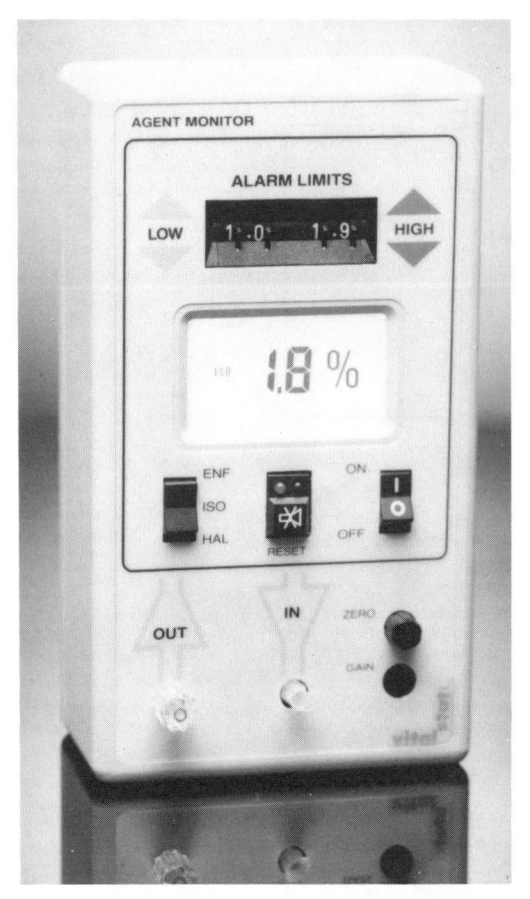

Figure 17.25. Analyseur d'agents anesthésiques à cristal piézo-électrique. L'halogéné que l'on désire mesurer doit être sélectionné (reproduit avec l'autorisation de Vital Signs, Inc.).

Compacité

Ces appareils sont de dimensions réduites.

Inconvénients

Un seul gaz mesuré

L'analyseur ne permet pas la mesure de l'oxygène, du dioxyde de carbone, de l'azote ni du protoxyde d'azote.

Absence d'identification de l'agent halogéné

Cette technique ne permet pas l'identification de l'agent halogéné. Si un mauvais agent est sélectionné, l'erreur de mesure peut atteindre 118 % (136). Lorsqu'un mélange d'halogénés est administré, la mesure obtenue sera très proche de la somme des concentrations des agents délivrés (139).

DÉTECTION CHIMIQUE DU CO_2 (140-143)

Technologie

Un détecteur colorimétrique de CO_2 contient un filtre de papier hydrophile imprégné d'un liquide incolore et d'un indicateur dont la couleur change en fonction du pH. Lorsque le détecteur est exposé au CO_2 contenu dans les gaz expirés, des ions hydrogènes se forment par hydratation du CO_2, le détecteur devient plus acide et l'indicateur change de couleur (141). Lors de l'inspiration, les gaz étant dépourvus de CO_2, la couleur de l'indicateur revient à son état initial.

Un détecteur est représenté à la figure 17.26. On peut voir le filtre de papier derrière la fenêtre. La bande colorée de référence disposée sur le dôme est destinée à être lue à la lumière fluorescente. Une deuxième bande colorée, jointe dans chaque emballage, est destinée à être lue dans les autres conditions d'éclairage. Les orifices d'entrée et de sortie sont au standard 15 mm. Le dispositif s'insère entre la sonde endotrachéale et le circuit respiratoire ou l'insufflateur manuel. Avec un circuit de Mapleson, il est possible de placer le détecteur n'importe où dans le circuit respiratoire (144).

À l'air ambiant, le filtre est normalement de coloration violette. Pour des concentrations de CO_2 comprises entre 0,5 % et 2 %, la couleur devient gris-beige et au delà de 2 %, jaune. La concentration moyenne minimale en dioxyde de carbone qui produit un changement de coloration est de 0,54 % avec une fourchette de 0,25 à 0,6 % (143). Il faut en tenir compte lors d'une réanimation cardiorespiratoire en raison de l'hypoperfusion pulmonaire et de l'élimination réduite du dioxyde de carbone.

Utilisation

Le dispositif devra être laissé dans son emballage imperméable aux gaz jusqu'à son utilisation. L'indicateur change définitivement de couleur lorsqu'il est exposé pendant une lon-

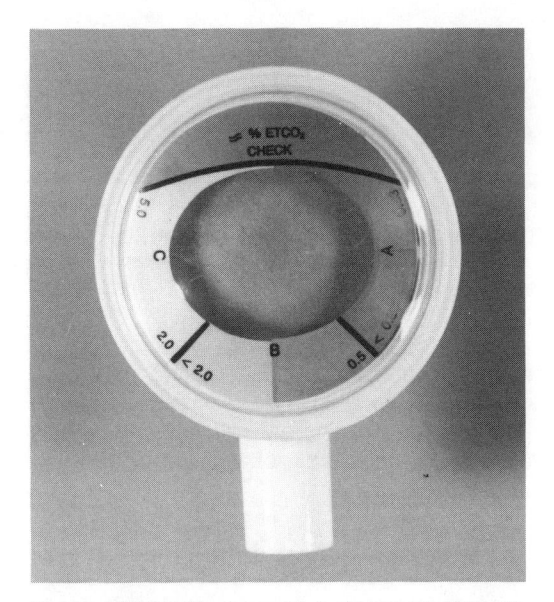

Figure 17.26. Détecteur colorimétrique de CO_2. Un code de couleurs est imprimé sur le pourtour du dôme pour servir de référence. Le détecteur quantifie le taux de dioxyde de carbone mesuré selon trois niveaux de concentrations : moins de 0,5 %, de 0,5 % à 2 %, et plus de 2 %.

gue période à des concentrations faibles de CO_2 ou à d'autres acides présents dans l'air. Il convient de vérifier que le filtre de papier est de couleur violette avant son utilisation.

Cet appareil est destiné à s'assurer que la sonde endotrachéale est dans l'arbre trachéobronchique et non dans l'œsophage lorsqu'un capnomètre n'est pas disponible. Son indication essentielle est la vérification de l'intubation réalisée dans un site isolé et sa surveillance durant le transport de patients intubés lorsque l'espace est limité, comme c'est le cas dans une ambulance ou un hélicoptère.

Le fabricant recommande d'attendre un minimum de six cycles respiratoires avant de lire la concentration pour éviter les erreurs liées au CO_2 introduit dans l'estomac lors de la ventilation manuelle au masque ou au CO_2 contenu dans les médications antiacides ou les boissons gazeuses. En général, la modification de couleur survient très rapidement avant ce délai.

La réduction de l'humidité relative des gaz expirés par la mise en place d'un échangeur de chaleur et d'humidité destiné à piéger l'eau avant qu'elle n'atteigne le capteur prolonge nettement la durée de vie du dispositif (145). Inversement, son utilisation avec un humidificateur chauffant réduit sa durée d'utilisation (146).

Bien que la vitesse avec laquelle il change de couleur diminue avec le temps, le détecteur reprend sa couleur violette en quelques secondes lorsqu'il est déconnecté du circuit ou vide de CO_2, ceci pendant environ 2 heures d'utilisation continue (147).

Avantages

1. Le détecteur de CO_2 est aisé d'emploi et peut être laissé en place pendant environ deux heures, ce qui rend possible la détection d'un déplacement tardif de la sonde.
2. Sa performance n'est pas affectée par la présence de protoxyde d'azote ou d'agents halogénés (148).
3. Sa taille réduite lui permet d'être utilisé dans des sites où un moniteur de CO_2 n'est pas utilisable.
4. Le détecteur est portable et ne nécessite aucune source d'énergie.
5. Par comparaison avec les autres techniques d'analyse du CO_2, le coût est faible.
6. Les études montrent que ce dispositif est très précis pour le diagnostic d'intubation œsophagienne, y compris chez le petit enfant (140-142,144,148,149-153).
7. L'appareil sert également à apprécier l'efficacité d'une réanimation cardiorespiratoire après vérification de la position endotrachéale de la sonde d'intubation (154,155).
8. La résistance au flux des gaz est minime.
9. Le dispositif est toujours prêt à l'emploi, ne nécessite pas de stérilisation et ne fait pas courir le risque de transmission d'une infection.

Inconvénients

1. Il convient d'attendre plusieurs cycles respiratoires (6 cycles selon le fabricant) avant de conclure sur la position de la sonde d'intubation. Si la sonde est dans l'œsophage, la dilatation de l'estomac provoquée par la ventilation manuelle au cours de ces cycles peut accroître le risque d'inhalation.
2. L'espace mort de 38 ml empêche son utilisation chez l'enfant en ventilation spontanée.

3. Des résultats faussement négatifs peuvent être observés. Le détecteur peut être pris en défaut lorsque les volumes courants sont faibles et les concentrations de fin d'expiration basses (156,157). Cependant, les études indiquent que le dispositif produit une modification de coloration détectable chez la plupart des patients subissant une réanimation cardiorespiratoire (143). Au cours d'une réanimation cardiorespiratoire, un résultat positif indique que la sonde endotrachéale est dans les voies aériennes, mais un résultat négatif (suggérant une intubation œsophagienne) nécessite une autre méthode pour confirmer la position de la sonde endotrachéale (150). Si le ballonnet de la sonde n'est pas gonflé, le changement de couleur peut être équivoque (141).

4. La contamination du dispositif par des produits instillés dans la trachée ou par le contenu gastrique l'endommage définitivement (147,158,159).

5. Des faux positifs peuvent se voir en cas de présence de CO_2 dans l'estomac (provenant de l'ingestion de boissons gazeuses, de l'administration d'antiacides, ou d'une ventilation manuelle au masque). On note alors une modification de coloration initiale, et un retour progressif à la couleur originale (160,161).

6. Des difficultés à apprécier les changements de coloration ont été signalées (161).

7. Ce dispositif ne permet pas le diagnostic d'une hypercapnie.

Les Gaz

OXYGÈNE

Le monitorage continu du contenu en oxygène des gaz administrés aux patients, dont la nécessité a été soulignée depuis plusieurs années (162), est actuellement de pratique quotidienne. Les troubles de l'oxygénation expliquent un grand nombre de complications graves attribuables à l'anesthésie générale.

La norme relative au monitorage de base en anesthésie générale, édictée par l'American Society of Anesthesiologists (ASA), inclut la mesure de la concentration de l'oxygène dans le circuit respiratoire. La norme de 1988, relative aux appareils d'anesthésie, exige que chaque appareil soit muni d'un analyseur d'oxygène. Celui-ci doit signaler, par une alarme de haute priorité, une chute de la concentration en oxygène en deçà du seuil fixé par l'utilisateur (163).

Normes

Une norme internationale relative aux analyseurs d'oxygène a été publiée en 1988 (164). Aux États-Unis, une norme correspondant au standard international légèrement modifié a été élaborée en 1992 (3). Les directives suivantes, dont la plupart sont également présentes dans la norme internationale, font partie de la norme américaine.

1. La précision des mesures doit être de ± 3 % dans une plage de température allant de 15 à 40°C. Cette précision doit se maintenir pendant au moins 8 heures d'utilisation continue. Après exposition du circuit respiratoire à des variations de pression positive de 100 cm H_2O et de pression négative de 15 cm H_2O à une fréquence de 10 cycles/min pendant 10 min, l'analyseur doit conserver une précision correspondant aux recommandations.

2. Lorsque l'humidité relative atteint 100 %, les concentrations en protoxyde d'azote 80 %, en dioxyde de carbone 5 %, en halothane 4 %, en enflurane 5 %, et en isoflurane 5 %, les mesures ne doivent pas s'écarter de plus de 5 % de la valeur effective.

3. Le manuel d'utilisation qui accompagne chaque analyseur doit mentionner les caractéristiques suivantes : stabilité de la précision de la mesure, temps de réponse, plage de température, débit d'aspiration pour les analyseurs du type aspiratif, temps écoulé entre la mise en marche de l'appareil et l'obtention des premières mesures correspondant aux spécifications, effets éventuels des gaz et des halogénés, de la ventilation en pression positive intermittente, de la pression atmosphérique, et durée de vie prévisible des capteurs lorsque ceux-ci sont destinés à être remplacés.

4. Les alarmes de haute priorité présentes sur l'analyseur d'oxygène doivent être visuelles et sonores. L'alarme de moyenne priorité doit être visuelle.

5. S'il existe une limite d'alarme basse, elle ne doit pas être réglable ou préréglée en dessous de 15 %. Un témoin lumineux doit être

visible par l'utilisateur lorsque la limite basse est réglée en dessous de 21 %. S'il existe un dispositif manuel destiné à suspendre l'alarme basse, il doit uniquement temporiser le signal sonore et automatiquement s'annuler dans un délai inférieur à 120 s après sa dernière activation.

Techniques de mesure

Les concentrations en oxygène peuvent être mesurées par un spectromètre de masse, un spectromètre Raman, une cellule paramagnétique ou électrochimique. L'analyse électrochimique ne permet que la mesure des concentrations moyennes dans la branche inspiratoire ou expiratoire du circuit. Les trois autres méthodes ont un temps de réponse suffisamment court pour mesurer les concentrations inspiratoires et télé-expiratoires. L'analyse électrochimique et par cellule paramagnétique mesurent exclusivement l'oxygène, alors que la spectrométrie Raman et la spectrométrie de masse permettent des analyses multigaz.

Le coût est un élément qui intervient dans le choix du matériel à acquérir. Un analyseur électrochimique est relativement peu coûteux comparé aux autres. La maintenance d'un spectromètre de masse ou d'un analyseur Raman est plus complexe que celle d'un analyseur électrochimique.

L'espace requis varie selon la technique. Un analyseur électrochimique ou paramagnétique prend très peu de place. Le module d'affichage et de contrôle d'un spectromètre de masse multiposte occupe plus d'espace. Un spectromètre de masse monoposte et un spectromètre Raman sont relativement encombrants.

Le site d'utilisation de l'analyseur d'oxygène est également un élément important. Lorsque l'anesthésie doit être administrée sur des sites éloignés du bloc central, comme c'est le cas pour l'obstétrique et la radiologie, un spectromètre de masse multiposte est totalement inadapté. Un analyseur électrochimique d'oxygène, un spectromètre de masse monoposte ou un spectromètre Raman sera nécessaire.

Un inconvénient du spectromètre de masse multiposte est le temps qui s'écoule entre les prélèvements ; celui-ci diminue l'aptitude de l'appareil à détecter précocement des événements critiques. Cet inconvénient n'est pas retrouvé avec les autres techniques. Chez les patients non intubés et ventilant spontanément, on peut désirer mesurer la concentration inspirée en oxygène. Cela est possible avec un moniteur aspiratif (spectromètre de masse, analyseur Raman ou à cellule paramagnétique) mais impossible avec un moniteur électrochimique.

Plusieurs arguments plaident pour l'utilisation de deux appareils pour le monitorage de l'oxygène, particulièrement si on utilise un spectromètre multiposte. Avec un spectromètre de masse multiposte, plusieurs minutes peuvent s'écouler entre la survenue d'une baisse de la concentration en oxygène et sa détection. Au niveau de chaque site, un analyseur électrochimique doit lui être associé pour couvrir l'intervalle qui sépare deux mesures. De même, un analyseur électrochimique constitue un élément de sécurité supplémentaire en cas de défaillance des autres appareils de monitorage des gaz. Lorsque l'utilisation d'hélium est envisagée, un analyseur électrochimique doit être utilisé en complément d'un spectromètre de masse, celui-ci pouvant afficher des concentrations en oxygène faussement élevées (73).

Applications de la mesure de la concentration en oxygène

Détection des mélanges hypoxiques et hyperoxiques

L'importance d'une concentration suffisante en oxygène est évidente. La première mesure de prévention de l'hypoxémie est d'éviter l'inhalation d'un mélange hypoxique. Les causes d'administration de mélanges hypoxiques sont multiples, mais si l'analyse de l'oxygène est utilisée, un problème peut être détecté suffisamment tôt pour prévenir une catastrophe. Des taux inspiratoires et télé-expiratoires bas constituent une alarme plus précoce de défaut d'oxygène que la survenue d'une désaturation à l'oxymètre de pouls (94).

Le monitorage de l'oxygène permet d'utiliser en toute sécurité des techniques de bas débits de gaz et l'économie ainsi réalisée couvre le coût de l'analyseur. L'analyse de l'oxygène contribue également à prévenir les effets secondaires de l'hyperoxygénation, tels l'allégement de l'anesthésie, les lésions pulmonaires et oculaires et les brûlures des voies aériennes lors de l'utilisation du laser.

Détection des débranchements accidentels et des fuites

Un analyseur d'oxygène détecte souvent les débranchements accidentels survenant sur un circuit respiratoire (94,165-168). Cependant, il peut être pris en défaut et n'est pas une technique fiable de détection des débranchements (169-171). La baisse éventuelle de la concentration en oxygène au site monitoré dépend de plusieurs facteurs, dont le type de circuit utilisé, la position du capteur dans le circuit, le lieu du débranchement, le mode de ventilation (spontanée ou contrôlée) et le type de ventilateur (169).

Sur un analyseur aspiratif, une diminution des concentrations inspirées et expirées de l'oxygène peut être due à une fuite siégeant sur la chambre de prélèvement (172). Le débranchement du tuyau d'un masque à oxygène peut être détecté par l'utilisation d'un analyseur aspiratif (50).

Autres

La connaissance des concentrations expirées en oxygène permet d'apprécier le métabolisme du sujet, la consommation en oxygène, le débit cardiaque et peut contribuer au diagnostic d'hyperthermie maligne. L'augmentation du gradient entre les concentrations inspirées et télé-expiratoires est un indicateur sensible d'hypoventilation (94,173). La concentration en protoxyde d'azote peut être estimée à partir de celle de l'oxygène.

DIOXYDE DE CARBONE

Depuis le 1er janvier 1991, les standards de l'ASA relatifs au monitorage de base peropératoire incluent la mesure de la concentration du dioxyde de carbone télé-expiratoire $Petco_2$ pour la vérification de l'intubation endotrachéale (174). Dans les attendus d'un jugement, un tribunal a considéré qu'un hôpital se devait de disposer, pour tout patient subissant une anesthésie générale, d'un moniteur de dioxyde de carbone (175).

L'analyse du dioxyde de carbone constitue un moyen d'évaluer la ventilation et permet de détecter de nombreuses complications liées au matériel et aux patients, alors que les autres moniteurs peuvent soit ne pas détecter certaines anomalies, soit les détecter si lentement que la sécurité du patient peut être compromise (176). Une étude menée à partir de dossiers de compagnies d'assurance a montré que la capnographie associée à l'oxymétrie de pouls aurait permis de prévenir 93 % des accidents anesthésiques évitables (177). Dans une étude, 10 % des problèmes peropératoires ont été initialement diagnostiqués par le monitorage continu du dioxyde de carbone (178).

Le cycle respiratoire (inspiration versus expiration) est défini en termes de mesure du dioxyde de carbone ; la détermination des concentrations télé-expiratoires des autres gaz dépend ainsi de la mesure du CO_2.

La capnométrie se définit comme la mesure et l'affichage numérique du taux de CO_2 durant le cycle respiratoire. Un capnomètre est un appareil qui permet la mesure et l'affichage des résultats. La capnographie est l'enregistrement graphique avec affichage sur un écran ou sur papier de la concentration en dioxyde de carbone. Un capnographe est l'appareil qui génère la courbe et on appelle capnogramme la courbe ainsi obtenue.

Capnomètre

Normes

Une norme relative aux capnomètres a été publiée aux États-Unis en 1992 (4). Elle contient les directives suivantes.

1. La précision de la mesure doit être de ± 12 % ou de ± 4 mmHg (0,53 kPa), en tenant compte de la valeur la plus élevée, sur la totalité de la gamme de mesure.

2. Le constructeur doit fournir des informations sur la gamme de mesure du dioxyde de carbone, la stabilité de la précision de la mesure, le temps de réponse et le débit d'aspiration nécessaire à l'obtention du temps de réponse spécifié, la fourchette des alarmes de concentration du dioxyde de carbone et leur précision, la plage de température de fonctionnement et de stockage, et le temps qui s'écoule

entre la mise en marche de l'appareil et l'obtention des premiers résultats correspondant aux performances spécifiées.

3. Le constructeur doit indiquer toute interférence éventuelle liée à la présence, à une concentration donnée, d'oxygène, de protoxyde d'azote, d'halothane, d'enflurane, d'isoflurane, d'éthanol, d'acétone et de chlorodifluorométhane.

4. Alarmes

a. Le capnomètre doit disposer d'une limite d'alarme haute pour le dioxyde de carbone inspiré et expiré.
b. Une limite d'alarme basse pour le dioxyde de carbone expiré est recommandée.
c. Les limites d'alarme hautes et la limite d'alarme basse (si présente) en dioxyde de carbone doivent être réglables par l'utilisateur.
d. Toutes les alarmes doivent disposer de limites préréglées.
e. Lorsque le capnomètre est mis en marche, l'alarme haute en dioxyde de carbone doit être en mode de priorité moyenne.
f. S'il existe une alarme de concentration basse, elle doit être en mode de priorité moyenne.
g. Si le capnomètre dispose d'un dispositif de modification automatique des priorités d'alarme, il doit uniquement changer pour une priorité d'alarme supérieure, et seulement après l'activation de l'alarme.
h. Si le capnomètre dispose d'un dispositif de modification manuelle des priorités d'alarme portant sur l'alarme haute, l'utilisateur doit pouvoir modifier le niveau de priorité uniquement après la mise en marche du capnomètre.
i. Il est recommandé que le signal sonore des alarmes soit suspendu jusqu'à ce que le capnomètre soit en fonction (c'est-à-dire connecté au patient) afin de réduire la nuisance.
j. La temporisation transitoire d'une alarme sonore, si elle existe, ne doit pas excéder 2 min. La temporisation permanente d'une alarme sonore est autorisée. En revanche, le témoin lumineux de l'alarme doit demeurer jusqu'à ce que les conditions qui ont provoqué l'alarme aient disparu. Le signal sonore doit se réactiver automatiquement lorsque les conditions de déclenchement de l'alarme ont disparu.

Techniques de mesure

Les méthodes de mesure du taux de CO_2 comprennent la spectrométrie de masse, la spectrométrie Raman, l'analyse infrarouge et l'analyse chimique colorimétrique. Les analyseurs à infrarouges peuvent être du type aspiratif ou non.

Un grand choix de modes d'affichage est proposé sur les moniteurs de CO_2 (cadran muni d'une aiguille, bargraphe, enregistrement graphique sur papier, oscilloscope et écran à cristaux liquides). Le taux de CO_2 peut être exprimé en pression partielle ou en pourcentage. L'affichage du taux de CO_2 peut être continu ou se limiter à la valeur maximale (normalement celle de fin d'expiration). La concentration minimale inspirée peut également être affichée. De nombreux capnomètres disposent de plusieurs vitesses de défilement. Les vitesses lentes sont destinées à l'affichage des tendances et les vitesses plus rapides à l'analyse de la courbe de capnie. La plupart des appareils sont munis de dispositifs d'enregistrement optionnels. D'autres paramètres, tels la fréquence respiratoire et le rapport I/E, peuvent s'afficher.

De nombreux capnomètres sont intégrés dans des moniteurs multifonctions qui peuvent inclure la mesure de la pression artérielle, l'oxymétrie de pouls et l'analyse des autres gaz. La courbe de capnie peut n'être qu'une courbe parmi d'autres sur l'écran vidéo.

Pour vérifier le bon fonctionnement et la calibration d'un capnomètre, l'utilisateur peut respirer au travers de l'adaptateur. L'apparition d'une courbe de capnie et d'un taux de CO_2 de fin d'expiration normaux indiquent que l'appareil fonctionne correctement (90). De même, l'exsufflation au travers d'un indicateur de CO_2 colorimétrique devra s'accompagner d'un changement rapide de coloration.

Effets de la vapeur d'eau (123)

La vapeur d'eau dilue le CO_2 contenu dans l'échantillon de gaz. Les nouveaux matériaux utilisés pour les cathéters de prélèvement sont perméables à l'eau ; le gaz qui pénètre dans la chambre d'analyse a la même concentration en vapeur d'eau que l'air ambiant même si, lors de son prélèvement, celle-ci atteignait 47 mmHg.

Si le capnomètre ne dispose pas d'un dispositif de compensation automatique pour la vapeur d'eau, il convient de calculer la pression partielle en CO_2 en utilisant la formule suivante :

$$P_{CO_2} = F_{CO_2} \times P_b$$

où P_b est la pression atmosphérique. Si le pourcentage de CO_2 est de 5 % et la pression atmosphérique de 760 mmHg :

$$P_{CO_2} = 0{,}05 \times 760 = 38 \text{ mmHg}$$

Pour calculer correctement la concentration télé-expiratoire, la formule utilisée devrait être :

$$P_{CO_2} = F_{CO_2} \times (P_b - 47)$$

En utilisant les données précédentes, on obtient :

$$P_{CO_2} = 0{,}05 \times (760 - 47) = 35{,}65 \text{ mmHg}$$

Pour les analyseurs non aspiratifs, l'erreur est très faible, quoiqu'une diminution modérée de la température corporelle puisse discrètement minorer les mesures.

Effets de la pression atmosphérique (2,90,179, 180)

La pression atmosphérique peut influencer la mesure du CO_2. Certains analyseurs incorporent un baromètre pour prendre en compte automatiquement les modifications de la pression atmosphérique. D'autres nécessitent de la part de l'utilisateur d'entrer manuellement la valeur de la pression barométrique réelle pour effectuer la compensation. D'autres enfin ne font aucune compensation pour la pression atmosphérique.

La norme de 1992 relative aux capnomètres (4) stipule qu'en l'absence de compensation automatique pour la pression atmosphérique, le manuel d'utilisation accompagnant le capnomètre doit spécifier que les mesures exprimées en unités de concentration ne sont correctes que pour la valeur de la pression à laquelle le capnomètre est calibré.

Spectromètre de masse. Un spectromètre de masse mesure les gaz en volumes pour cent. Si la mesure est convertie en pression partielle, la pression atmosphérique doit être connue pour obtenir la valeur exacte. En outre, le spectromètre de masse ne mesurant pas la vapeur d'eau, une correction doit être faite.

$$P_{CO_2} = F_{CO_2} \, 100 \times (P_b - P_{H_2O})$$

À 760 mmHg de pression atmosphérique, et pour une F_{CO_2} de 5 %

$$P_{CO_2} = 0{,}05 \times (760 - 47) = 36 \text{ mmHg}$$

Si la pression atmosphérique est réduite à 500 mmHg,

$$P_{CO_2} = 0{,}05 \times (500 - 47) = 23 \text{ mmHg}$$

Analyseurs aspiratifs à infrarouges et à effet Raman. Les analyseurs aspiratifs à infrarouges et à effet Raman mesurent des pressions partielles. La calibration est normalement réalisée à l'aide d'un mélange de gaz de composition connue. Si la pression atmosphérique lors de la calibration est connue, l'analyseur peut calculer la pression partielle du gaz de référence. Par la suite, les mesures refléteront toujours la pression partielle du gaz mesuré, indépendamment des variations de la pression atmosphérique.

Lorsqu'un analyseur aspiratif à infrarouges ou à effet Raman donne des résultats en volume pour cent, la pression atmosphérique lors de la mesure doit être connue pour calculer la valeur correcte.

$$F_{CO_2} = P_{CO_2} / (P_b - P_{H_2O}) \times 100$$

A 760 mmHg de pression atmosphérique et pour une pression partielle de CO_2 de 38 mmHg,

$$F_{CO_2} = 38 / (760 - 47) \times 100 = 5 \%$$

Si la pression atmosphérique est réduite à 500 mmHg,

$$F_{CO_2} = 38 / (500 - 47) \times 100 = 8 \%$$

Ainsi, si la correction pour la pression atmosphérique n'est pas faite, le capnomètre affiche des valeurs de concentrations faussement basses lorsque l'altitude s'élève (180).

Analyseurs à infrarouges non aspiratifs. Les analyseurs à infrarouges non aspiratifs sont calibrés à l'aide de cellules renfermant du gaz de pression partielle connue. Ces instruments expriment toujours correctement les résultats en unités de pression partielle, quelles que soient les variations de la pression atmosphérique (2). Lorsque ce type d'analyseur donne des résultats en volumes pour cent, il faut connaître la pression atmosphérique au moment de la mesure. Les corrections à effectuer sont identiques à celles des analyseurs aspiratifs à infrarouges et à effet Raman.

Signification clinique de la capnométrie

Le dioxyde de carbone est un produit du métabolisme cellulaire, transporté par le sang, et éliminé par les poumons. Si le patient est raccordé à un circuit respiratoire, le CO_2 doit également traverser le circuit avant d'être éliminé. En conséquence, les modifications du dioxyde de carbone expiré peuvent refléter des modifications intéressant le métabolisme, la circulation, la respiration, l'arbre aérien ou le fonctionnement du circuit respiratoire. Les tableaux 17.1 à 17.4 énumèrent certaines causes de modifications du dioxyde de carbone expiré.

Métabolisme

Chaque cellule de l'organisme produit du dioxyde de carbone. Le monitorage de l'élimination du CO_2 permet d'apprécier le métabolisme. Le tableau 17.1 énumère certaines causes d'augmentation ou de diminution de la production du dioxyde de carbone. Une augmentation du taux télé-expiratoire de dioxyde de carbone (P_{ETCO_2}) est un témoin fiable d'augmentation du métabolisme uniquement chez les sujets ventilés. Chez les patients respirant spontanément, P_{ETCO_2} peut ne pas s'élever en cas d'hyperventilation (181).

Les troubles métaboliques à l'origine d'une augmentation de la concentration expirée du dioxyde de carbone comprennent l'hyperthermie (182), les frissons, les convulsions, une production excessive de catécholamines, l'administration de sang ou de bicarbonates (183), la levée d'un garrot ou d'un clampage artériel (184-187), l'administration intraveineuse de solutés glucosés (188), l'alimentation parentérale hypercalorique (189) et le dioxyde de carbone insufflé dans la cavité péritonéale au cours des laparoscopies (190) ou dans une articulation durant une arthroscopie (191).

Le diagnostic précoce d'un épisode d'hyperthermie maligne (HTM) est capital. L'HTM correspond à un état d'hypermétabolisme et s'accompagne d'une augmentation de la production du dioxyde de carbone. Son élévation est précoce et précède celle de la tem-

Tableau 17.1. Capnographie et capnométrie en cas d'anomalies de la production de dioxyde de carbone[a].

	Capnogramme	CO_2 de fin d'ezxpiration	CO_2 inspiré	Gradient (P_{ACO_2}-P_{ETCO_2})
Absorption de dioxyde de carbone provenant de la cavité péritonéale	Normal	↑	0	Normal
Administration de bicarbonate de sodium	Normal	↑	0	Normal
Douleur, anxiété, frissons	Normal	↑	0	Normal
Augmentation du tonus musculaire (ex : lors de la décurarisation)	Normal	↑	0	Normal
Convulsions	Normal	↑	0	Normal
Hyperthermie	Normal	↑	0	Normal
Hypothermie	Normal	↓	0	Normal
Approfondissement de l'anesthésie (en réponse à un stimulus chirurgical)	Normal	↓	0	Normal
Utilisation de curares	« encoches » possibles	↓	0	Normal
Augmentation du transport du dioxyde de carbone au poumon (restauration de la circulation périphérique, ex : lâchage de garrot)	Normal	↓	0	Normal

[a] Le dioxyde de carbone télé-expiratoire est normalement de 38 mmHg (5 %). La concentration en dioxyde de carbone inspiré est normalement de 0. Le gradient artère-fin d'expiration (P_{ACO_2}-P_{ETCO_2}) est normalement inférieur à 5 mmHg.

pérature. La détection précoce de l'HTM est une des raisons essentielles du monitorage du dioxyde de carbone en pratique quotidienne (178,192-196). La capnométrie peut être utilisée pour surveiller l'efficacité du traitement.

La production du dioxyde de carbone chute avec la diminution de la température, l'augmentation du relâchement musculaire et l'approfondissement de l'anesthésie (197).

Circulation

Le dioxyde de carbone est transporté aux poumons par le système circulatoire. Le tableau 17.2 énumère certaines causes circulatoires de variations du dioxyde de carbone expiré. Une diminution du taux de CO_2 télé-expiratoire est observée lors d'une baisse du débit cardiaque si la ventilation demeure constante (198-200). Lors d'une baisse prolongée du débit cardiaque, le CO_2 télé-expiratoire qui avait diminué initialement s'accroît lorsque les taux de CO_2 des tissus et du sang veineux augmentent, et la livraison de CO_2 aux poumons retourne finalement à des valeurs proches des taux de base.

Une diminution du débit sanguin pulmonaire peut également résulter des manipulations chirurgicales du cœur et des vaisseaux thoraciques (201,202), de la mise en place d'un cathéter artériel pulmonaire, et d'une embolie pulmonaire (thrombo-embolique, tumorale, gazeuse, graisseuse, de moelle osseuse ou de liquide amniotique) (203-207). Si le gaz embolisé est du CO_2, le CO_2 télé-expiratoire peut augmenter (208). Bien que sa sensibilité soit inférieure à celle du Doppler pour la détection de l'embolie gazeuse, le monitorage du dioxyde de carbone est moins subjectif, il n'est pas affecté par les appareils d'électrochirurgie et peut être utilisé lorsque l'emploi du Doppler est impossible. La capnographie n'est pas suffisamment sensible pour détecter les micro-embols de graisse et de moelle osseuse (209). Bien qu'une embolie détermine initialement une chute brutale du CO_2 télé-expiratoire, la rétention périphérique du CO_2 peut entraîner secondairement un retour à la normale du CO_2 expiré (210).

Le CO_2 expiré est un meilleur indicateur d'une circulation efficace que l'ECG, le pouls, ou la pression artérielle (211). L'efficacité des manœuvres de réanimation cardiorespiratoire peut être appréciée par la capnométrie (154, 212-219). Contrairement à l'ECG, le capnographe est insensible aux artefacts mécaniques liés au massage thoracique, et les compressions n'ont pas à être interrompues pour apprécier la circulation (9). Cependant, si une forte dose d'adrénaline est utilisée, le dioxyde de carbone télé-expiratoire n'est plus un bon indicateur de l'efficacité des mesures de réanimation (220). Les taux du dioxyde de carbone télé-expiratoire peuvent être utilisés pour évaluer le pronostic de la réanimation (152,213, 217-219,221-225).

Respiration

Lorsque le dioxyde de carbone atteint le poumon, il est éliminé de l'organisme par la ventilation alvéolaire. Le monitorage du dioxyde de carbone permet une évaluation continue, non invasive, de l'élimination du dioxyde de carbone et fournit également une information sur la fréquence et l'amplitude de la res-

Tableau 17.2. Modifications capnographiques et capnométriques consécutives aux variations hémodynamiques.

	Capnogramme	CO_2 de fin d'expiration	CO_2 inspiré	Gradient (P_{ACO_2}-P_{ETCO_2})
Diminution du transport du dioxyde de carbone aux poumons (réduction de la circulation périphérique)	Normal	↓	0	Normal
Diminution du transport du dioxyde de carbone dans les poumons (embolie pulmonaire, air ou thrombus ; manipulations chirurgicales)	Normal	↓	0	Élevé
Shunt droit-gauche	Normal	↑	0	Élevé
Effet espace-mort	Normal	↓	0	Élevé

Tableau 17.3. Capnométrie et capnographie lors des problèmes respiratoires.

	Capnogramme	CO_2 de fin d'expiration	CO_2 inspiré	Gradient (P_{ACO_2}-P_{ETCO_2})
Débranchement	Absent		0	
Apnée, arrêt du ventilateur	Absent		0	
Hyperventilation	Normal	↓	0	Normal
Hypoventilation, moyenne à modérée	Normal	↑	0	Normal
Obstruction voies aériennes supérieures	Anormal	↑	0	Élevé
Réinhalation, ex : tête du patient sous les champs	Élévation ligne de base	↑	↑	Normal
Intubation œsophagienne	Absent		0	

piration. Chez le patient ventilant spontanément, les taux expirés de dioxyde de carbone peuvent aider à estimer la profondeur de l'anesthésie.

La mesure du dioxyde de carbone télé-expiratoire permet le contrôle de la ventilation et de limiter le recours aux analyses de gaz du sang. La mesure du CO_2 de fin d'expiration a comme avantages d'être non invasive et disponible cycle après cycle. L'hyperventilation induite par la ponction artérielle donne des taux de CO_2 faussement bas ; ce problème est évité par la mesure de la P_{ETCO_2}.

Le tableau 17.3 énumère certains facteurs respiratoires d'augmentation et de diminution du dioxyde de carbone de fin d'expiration. Un capnomètre muni de limites d'alarme appropriées permet de détecter une intubation œsophagienne, un débranchement, une apnée, une extubation, une obstruction complète de la sonde trachéale, un mauvais fonctionnement du ventilateur ou l'obstruction complète du cathéter de prélèvement. Dans toutes ces circonstances, on ne retrouve pas de dioxyde de carbone expiré. Une modification de la compliance, une obstruction partielle de la sonde trachéale, une obstruction des voies aériennes supérieures, un masque peu étanche, une fuite sur le ballonnet de la sonde trachéale ou un débranchement partiel entraîneront une chute de la concentration expirée qui demeurera cependant positive. Des complications, telles l'intubation œsophagienne et l'apnée sont identifiées plus rapidement par la capnométrie que par l'oxymétrie de pouls (226).

Une méthode fiable qui permet de s'assurer qu'une sonde d'intubation a été correctement positionnée dans la trachée est manifestement d'un intérêt capital. Dans une étude portant sur les accidents d'anesthésie, l'intubation œsophagienne a été la principale cause de décès ou de souffrance cérébrale (227). Les différentes méthodes qui permettent de détecter une intubation œsophagienne involontaire sont discutées au chapitre 16. Le monitorage du CO_2 est généralement considéré comme la meilleure technique pour vérifier la position trachéale de la sonde d'intubation (226,228, 229). Il peut également détecter une fausse route éventuelle de la sonde (230).

La détection par capnométrie d'une intubation œsophagienne présente certains inconvénients et limites. Un bronchospasme, un équipement défectueux ou l'application d'une PEP dans une sonde trachéale dont le ballonnet est insuffisamment gonflé peuvent rendre impossible la détection du CO_2 expiré (213,232). Lors de la mise en place de la sonde d'intubation, l'analyseur peut être en mode calibration ou le spectromètre de masse multiposte peut prélever un autre site. Lors d'une réanimation cardiorespiratoire, en l'absence de circulation efficace, le CO_2 ne peut être présent dans le poumon.

En cas d'intubation œsophagienne, de très petites courbes de capnie peuvent s'observer transitoirement sur le capnographe. Elle sont dues au CO_2 qui a pénétré dans l'estomac lors de la ventilation manuelle au masque ou au CO_2 contenu dans certaines boissons ou médicaments (160,161,233-235). Si la sonde trachéale est placée dans l'œsophage, ce CO_2 peut donner l'impression que la sonde est correctement placée dans la trachée. Cependant, la diminution rapide des concentrations et l'observation de courbes anormales permettent généralement de distinguer une intubation œsophagienne d'une intubation trachéale (228,233,236,237).

Un analyseur de CO_2 peut être utilisé pour monitorer la fréquence respiratoire et le CO_2 expiré chez les patients non intubés et ventilant spontanément (11,12,35,37,41-44,46-49,51,52,238). L'apnée et/ou l'obstruction des voies aériennes peuvent être détectées. Lorsque la ventilation de l'espace mort anatomique est insuffisante, une réinhalation survient et peut être détectée sur l'élévation du dioxyde de carbone inspiré (43,238). Certaines études ont montré une faible corrélation entre le CO_2 télé-expiratoire et le CO_2 artériel lorsqu'on utilise cette méthode de monitorage (36,37,239-241), alors que d'autres ont rapporté de bons résultats (12,39,43,46,242,243). Les valeurs maximales de CO_2 sont plus étroitement corrélées aux valeurs de la $Paco_2$ que les valeurs moyennes de fin d'expiration (244). Une mauvaise corrélation s'observe en cas d'obstruction partielle des voies aériennes et lorsque les fréquences respiratoires sont élevées (244). Les résultats des mesures peuvent être améliorés en évitant que l'oxygène administré ne se mélange aux gaz expirés, en vérifiant que la courbe est de configuration normale et en diminuant le débit de l'oxygène délivré (46,243,245). Chez les patients qui respirent par la bouche, la tubulure d'aspiration peut être placée en regard de l'orifice buccal ou la bouche peut être fermée (246).

Chez le patient en ventilation spontanée, on peut utiliser la capnométrie pour faciliter l'intubation à l'aveugle oro- ou nasotrachéale (247-250). Une fois la sonde dans le pharynx, on se sert de la forme et/ou du pic de CO_2 pour la mise en place de la sonde.

La capnométrie peut être très utile pour la détermination de la position d'une sonde endobronchique à double lumière (251,252). Les courbes de CO_2 en provenance de chaque poumon ou des deux peuvent être monitorées. La position correcte peut être vérifiée par l'analyse de la courbe de chacun des poumons, et également lors du clampage et du déclampage de chaque conduit.

Le monitorage du dioxyde de carbone peut servir à détecter une intubation endobronchique accidentelle. Celle-ci peut entraîner une chute brutale ou au contraire une élévation soudaine du CO_2 télé-expiratoire (253-255). Cependant, les modifications de l'oxygénation artérielle sont normalement plus prononcées (bien que survenant plus lentement) que les modifications de la capnométrie.

Le monitorage du dioxyde de carbone télé-expiratoire peut être utilisé comme aide au sevrage des patients lors d'une ventilation artificielle (256).

Fonctionnement du circuit respiratoire

Lorsqu'un problème sur le circuit respiratoire a pour conséquence une élévation du dioxyde de carbone inspiré, le CO_2 expiré augmente. Divers exemples sont rapportés au tableau 17.4. Ils comprennent une fuite (257), un absorbant défectueux ou épuisé, un phénomène de cheminée ou un absorbeur court-circuité, une augmentation de l'espace mort, un débit de gaz insuffisant dans un système de Mapleson, un tube interne défectueux dans un circuit de Bain (258), l'administration accidentelle de CO_2, et une valve de non-réinhalation défectueuse (259-264). En cas de fuite sur une valve expiratoire, le taux de CO_2 inspiré est inversement proportionnel au débit des gaz inspirés. En effet, lorsque le débit inspiratoire augmente, la fraction du volume insufflé qui s'échappe à chaque cycle par la valve incompétente diminue (259,256, 266).

Le monitorage du dioxyde de carbone est très utile pour la détection des débranchements et/ou de l'extubation accidentelle (178,267). Le monitorage continu du CO_2 détectera un débranchement aussi rapidement que le délai de l'alarme d'apnée le permet, à moins que le patient ne commence à respirer spontanément. Cependant, lorsqu'un circuit de Mapleson D est utilisé avec un ventilateur et qu'un débranchement survient au niveau du raccord patient, le ventilateur peut continuer à pousser progressivement les gaz contenus dans la branche expiratoire vers le site de prélèvement situé à l'extrémité distale du circuit respiratoire (268). Ceci peut retarder la détection du débranchement.

Tableau 17.4. Modifications capnographiques et capnométriques consécutives à des problèmes intéressant le matériel.

	Capnogramme	CO_2 de fin d'expiration	CO_2 inspiré	Gradient (P_{ACO_2}-P_{ETCO_2})
Augmentation de l'espace-mort	Ligne de base élevée	↑	↑	Normal
Circuit filtre : valve unidirectionnelle défectueuse, absorbant défectueux ou consommé, absorbeur court-circuité (peut être masqué par un débit de gaz frais élevé)	Ligne de base élevée	↑	↑	Normal
Débit de gaz frais insuffisant dans un circuit de Mapleson	Ligne de base élevée	↑	↑	Normal
Tube interne défectueux dans un circuit de Bain	Ligne de base élevée	↑	↑	Normal
Valve de non-réinhalation défectueuse avec réinhalation	Ligne de base élevée	↑	↑	Normal
Obstruction sur la branche expiratoire du circuit	Anormal	↑	0	Élevé
Fuite dans le circuit	Anormal	↓	0	Élevé
Présence d'eau dans la cellule d'analyse de l'analyseur	Anormal	↑	↑	Élevé
Tubulure de prélèvement obstruée par de l'eau	Absent			
Fuite sur la tubulure de prélèvement	Anormal	↓	0	Élevé
Débit de prélèvement insuffisant sur un analyseur aspiratif	Anormal	↓	↑	Élevé
Débit de prélèvement excessif sur un analyseur aspiratif	Anormal	↓	0	↑
Défaut d'étanchéité autour de la sonde endotrachéale	Anormal	↓	0	↑

Corrélation entre les taux artériels et de fin d'expiration du dioxyde de carbone (269)

De nombreuses études ont montré que la corrélation entre les pressions partielles artérielles et de fin d'expiration de dioxyde de carbone chez les enfants et les adultes indemnes de pathologies cardiorespiratoires était suffisamment étroite pour permettre le monitorage en pratique quotidienne (14,270-279). Le CO_2 télé-expiratoire est généralement inférieur à la $PaCO_2$ en raison de la dilution des gaz provenant des alvéoles correctement perfusés par les gaz provenant des alvéoles qui sont mieux ventilés que perfusés, et du shunt physiologique. Ce gradient artériolo-alvéolaire est normalement de 2 à 5 mmHg (269). Il peut être inférieur chez l'enfant (14,29,280).

Bien que généralement, une relation linéaire existe entre les valeurs maximales de CO_2 expiré et de CO_2 artériel, cette relation a ses limites et des décisions cliniques erronées peuvent être prises si on présume toujours que ces deux valeurs sont égales ou proportionnelles (281). Les tableaux 17.1 à 17.4 montrent certaines circonstances au cours desquelles les gradients artério-alvéolaires sont modifiés.

Problèmes liés au prélèvement de gaz

Les problèmes liés au prélèvement sont particulièrement difficiles à résoudre lorsqu'on utilise un analyseur aspiratif pour monitorer des patients ayant de faibles volumes courants. Lorsqu'un capnomètre aspiratif est utilisé avec un circuit de Mapleson, la dilution des gaz présents en fin d'expiration par les gaz frais dépourvus de CO_2 peut survenir si le débit expiratoire est inférieur au débit de prélèvement du capnomètre. Il peut en résulter une mesure de CO_2 télé-expiratoire inférieure à la valeur réelle (34,280,282). Les valeurs mesurées en fin d'expiration ne doivent être retenues que lorsque la phase alvéolaire du plateau est plate ou présente une pente discrètement ascendante. Même dans ce cas, les valeurs de P_{ETCO_2} peuvent sous-estimer la $PaCO_2$ (280).

Pour augmenter la précision des mesures de CO_2 télé-expiratoire lorsqu'on utilise ce type de circuit, on doit éloigner autant que possible le site de prélèvement de l'arrivée des gaz frais. L'écart entre la mesure proximale et distale au niveau d'une sonde endotrachéale dépend de plusieurs facteurs: le poids du patient, le type de ventilateur et de circuit respiratoire, le débit des gaz frais, le débit d'aspiration, le débit expiratoire et le mode de ventilation spontanée ou contrôlée (29,31,32,34,280,283-287). Bien que le prélèvement au niveau de la partie distale de la sonde trachéale puisse donner des estimations de la PaCO$_2$ légèrement meilleurs, la plupart des travaux montrent que le prélèvement proximal fournit des résultats acceptables (30,32,286-288). En réanimation néonatale, le prélèvement distal peut s'avérer nécessaire (33).

Les autres manœuvres destinées à obtenir une mesure de la PetCO$_2$ voisine de la PaCO$_2$ lors de l'utilisation des circuits de Mapleson, sont l'utilisation de bas débits de gaz frais, l'allongement du temps expiratoire, l'ajout d'un espace mort entre le circuit respiratoire et le site de prélèvement, l'interruption du débit des gaz frais pour l'analyse d'un cycle unique, et l'utilisation d'un circuit qui interrompt automatiquement l'admission des gaz frais après chaque inspiration ou prévient le mélange des gaz expirés et des gaz frais (271,280,283,288).

Même avec un circuit filtre conventionnel, la dilution des gaz du patient est possible, particulièrement si le site de prélèvement est éloigné des voies aériennes du patient (34).

Les capnomètres non aspiratifs, bien qu'augmentent l'espace mort, ne présentent pas ces problèmes spécifiques des capnomètres aspiratifs et permettent, chez l'enfant, d'obtenir des valeurs de CO$_2$ télé-expiratoires plus proches des PaCO$_2$ (14,33,289-291).

Si le temps de montée de l'analyseur est relativement long, la valeur mesurée du dioxyde de carbone en fin d'expiration peut être faussement basse si la fréquence respiratoire est élevée (6). Avec les analyseurs aspiratifs, le temps de montée s'allonge avec des débits de prélèvement faibles. Pour cette raison, il est recommandé de ne jamais utiliser des débits de prélèvement inférieurs à 150 ml/min (53). Un cathéter de prélèvement coudé peut réduire le débit.

Lors d'une ventilation à haute fréquence, la PetCO$_2$ est un mauvais reflet de la PaCO$_2$ (292,293). Pour cette raison, il est nécessaire de mesurer la PetCO$_2$ au cours de cycles respiratoires isolés lors des défaillances respiratoires (293-296).

Une autre source d'erreurs liées au prélèvement est l'existence d'une fuite au niveau de l'interface entre le patient et l'équipement. Un masque mal ajusté, l'utilisation d'une sonde trachéale non gonflée ou d'une sonde munie d'un ballonnet défectueux, une connexion qui fuit ou une fissure dans le cathéter de prélèvement peuvent entraîner une mesure faussement basse du dioxyde de fin d'expiration.

La ventilation au masque s'accompagne d'une augmentation de l'espace mort, particulièrement chez l'enfant, et peut s'accompagner d'une diminution de la mesure du CO$_2$ expiré si le site de prélèvement est situé entre le masque et le circuit respiratoire.

Si l'expiration du patient n'est pas totale avant l'inspiration suivante, la valeur de fin d'expiration sera faussement basse (15). Dans ce cas, une compression douce du thorax ou de l'abdomen du patient permettra souvent le prélèvement du gaz alvéolaire et l'obtention d'un plateau.

Anomalies du rapport ventilation/perfusion (297)

Dans le poumon, l'unité idéale comporte un alvéole normalement ventilé adjacent à un capillaire normalement perfusé. Dans un alvéole mal perfusé ($\dot{V}/\dot{Q} > 1$), on note une diminution du transfert du dioxyde de carbone entre le sang et le poumon, avec pour conséquence une augmentation du gradient alvéolo-artériel. Les circonstances cliniques qui altèrent le volume et/ou la distribution du débit sanguin pulmonaire comprennent l'embolie pulmonaire, la sténose ou l'occlusion de l'artère pulmonaire, la diminution du débit cardiaque, l'hypotension artérielle pulmonaire, et différentes lésions pulmonaires (201,269,298-302). Des études suggèrent qu'il n'y a pas de modification significative de l'espace mort lors d'une hypotension contrôlée chez le patient jeune et en bonne santé; en revanche, chez le sujet âgé, il a tendance à augmenter (303,304).

Lors d'une thoracotomie surviennent diverses modifications qui altèrent le rapport ventilation/perfusion et qui font que la différence entre les taux artériels et de fin d'expiration du CO_2 sont instables (269,305).

Le gradient entre le CO_2 télé-expiratoire et artériel augmente avec la survenue d'une admission veineuse (shunt droit-gauche) (269). Elle peut être occasionnée par des atélectasies, une intubation endobronchique ou certaines cardiopathies congénitales cyanogènes. L'effet est moins spectaculaire que celui causé par une augmentation de l'espace mort mais, lorsque l'admission veineuse est importante (comme dans une cardiopathie congénitale cyanogène), sa contribution en pourcentage peut être considérable (207,299,301).

Des modifications de la position du corps, telle la mise en décubitus latéral, peuvent entraîner une augmentation du gradient $PaCO_2$-$P_{ET}CO_2$ (306,307).

Les patients souffrant de pathologie bronchopulmonaire ont une répartition inhomogène de la distribution de la ventilation et, à un moindre degré, du débit sanguin. Cela conduit à une augmentation du gradient (269,279,302,308,309). Cependant, la différence tend à être stable. Les gaz artériels peuvent être mesurés pour évaluer le gradient entre le dioxyde de carbone artériel et de fin d'expiration. Une fois que la valeur du gradient est établie, les valeurs de fin d'expiration fournissent une estimation fiable du dioxyde de carbone artériel chez les patients hémodynamiquement stables (310).

Chez le nouveau-né en réanimation, les CO_2 artériel et télé-expiratoire sont mal corrélés ; la relation dépend principalement de la sévérité de la pathologie pulmonaire (125, 311).

Si la pathologie bronchopulmonaire empêche l'expiration complète, le volume de fin d'expiration sera faussement bas. Dans ce cas, une pression douce sur le thorax ou l'abdomen facilitera une expiration complète et fournira un échantillon de gaz alvéolaire (312).

Imprécisions du capnomètre (2)

Plusieurs facteurs liés au capnomètre peuvent altérer la précision des mesures de $P_{ET}CO_2$. On peut citer le manque de définition de l'écran d'affichage, l'instabilité, les modifications de la pression atmosphérique, l'influence de la température, une mauvaise calibration, la dérive, le bruit de fond, la sélectivité, les variations de pression induites par le dispositif de prélèvement ou par l'environnement du patient, la vapeur d'eau et les substances étrangères (2).

Avec certains analyseurs, le zéro de référence est obtenu à partir d'air ambiant filtré. Du gaz contenant du CO_2 peut pénétrer dans le prélèvement destiné au zéro, ce qui modifie la ligne de base et conduit à des mesures faussement basses alors que le tracé demeure d'apparence normale (159).

Autres

Une différence significative entre $PaCO_2$ et $P_{ET}CO_2$ peut survenir chez les patients prenant de l'acétazolamide, qui retarde la transformation de HCO_3^- en CO_2 (313).

Le CO_2 télé-expiratoire est occasionnellement supérieur au CO_2 artériel (12,244,271, 280,281,286,314-316). Les causes en sont les erreurs de calibration du capnomètre, la réinhalation et l'adjonction accidentelle de CO_2 aux gaz inspirés (123,317-319). $P_{ET}CO_2$ peut dépasser $PaCO_2$ si la capacité résiduelle fonctionnelle est réduite, comme chez la parturiente ou l'obèse ou lors d'une laparoscopie (274-276,320).

Capnographie (15,288,321)

La plupart des analyseurs de dioxyde de carbone affichent une courbe. Presque tous les anciens capnomètres disposent d'une sortie analogique qui peut être raccordée à un oscilloscope pour obtenir à moindre coût un capnographe (322). La plupart des capnogrammes sont calibrés afin que les valeurs de CO_2 de fin d'expiration puissent être estimées. Certains capnographes offrent la possibilité de monitorer les courbes et peuvent alerter l'opérateur lorsque le tracé doit être vérifié.

La possibilité d'observer et d'interpréter les courbes du CO_2 expiré accroît considérablement l'intérêt du monitorage du dioxyde de carbone. Les courbes peuvent s'afficher sur un oscilloscope ou être imprimées sur papier. Les vitesses de défilement lentes peuvent être utilisées pour montrer les courbes de tendance. Les vitesses les plus rapides sont destinées à l'examen des courbes individuelles, cycle par cycle.

L'analyse de la courbe permettra souvent d'expliquer des mesures apparemment erronées. Si le capnomètre mesure plusieurs pics de CO_2 au cours d'un cycle (comme cela peut être observé avec certains artefacts) ou s'il ne reconnaît pas les cycles dépourvus d'un plateau individualisable, les mesures de la fréquence respiratoire et du CO_2 télé-expiratoire seront fausses.

L'observation systématique du tracé doit porter sur sa hauteur, sa fréquence, son rythme, la ligne de base et sa morphologie. La hauteur dépend du taux de CO_2 de fin d'expiration, la fréquence de la fréquence respiratoire, le rythme de l'état des centres respiratoires chez un patient ventilant spontanément ou des réglages du ventilateur. La ligne de base doit être à zéro (excepté si du CO_2 est volontairement administré dans les gaz inspirés).

Une courbe de morphologie normale est représentée sur la figure 17.27. Il n'existe qu'un seul tracé reconnu comme normal, sur lequel on peut individualiser trois phases.

La phase I de l'expiration débute au point A. Durant cette phase, le taux de CO_2 expiré est nul. Le gaz expiré provient de l'espace mort constitué par la sonde endotrachéale, les bronches et les bronchioles, et a le même taux de CO_2 que la dernière portion de l'inspiration précédente.

La phase II de l'expiration débute en B et se poursuit jusqu'au point C. Les gaz provenant des alvéoles commencent à être expirés, le taux de dioxyde de carbone s'élève rapidement (BC). Les gaz expirés durant cette période sont un mélange de gaz provenant de l'espace mort et de gaz alvéolaire.

La phase III de l'expiration débute en C et s'arrête juste avant D. Durant l'élimination du dioxyde de carbone provenant des alvéoles s'observe un plateau, qui n'est jamais parfaitement plat (CD). L'ultime fraction des gaz expirés, identifiée par le point D, est appelée

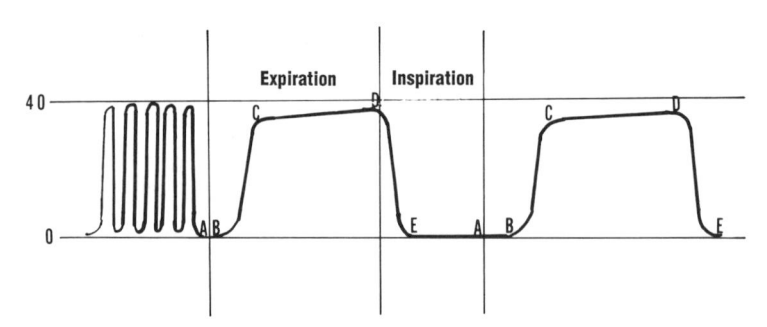

Figure 17.27. Capnogramme normal. À gauche, enregistrement réalisé à vitesse lente. Les courbes sont hautes, étroites et rapprochées. Tous les sommets atteignent la même hauteur. À droite, deux courbes isolées, chacune représente un cycle expiration/inspiration. Le capnogramme se lit de gauche à droite. *AB* correspond à l'élimination, en début d'expiration, des gaz dépourvus de CO_2 provenant de l'espace mort (espace mort d'appareillage et espace mort anatomique). *BC* représente la montée expiratoire, ou fin de la vidange de l'espace mort (voies respiratoires de conduction) et début de la vidange des alvéoles. Des gaz provenant des alvéoles des régions pourvues de voies de conduction courtes apparaissent et se mélangent aux gaz de l'espace mort des régions pourvues de voies de conductions plus longues, d'où l'augmentation de l'élimination du CO_2. *CD* correspond au plateau expiratoire ou alvéolaire ; les gaz expirés proviennent des alvéoles. En raison de la vidange inhomogène des alvéoles, la courbe continue à s'élever doucement. Le point *D* correspond à la valeur du CO_2 expiré la plus proche de celle du CO_2 alvéolaire (fin de l'expiration, début de l'expiration). *DE* représente la descente inspiratoire ; lorsque le patient inspire, les gaz dépourvus de CO_2 pénètrent dans les voies aériennes du patient, et le taux de CO_2 revient brutalement à zéro. *EA* correspond à l'achèvement de la phase inspiratoire durant laquelle le taux de CO_2 demeure à zéro. Les caractéristiques du capnogramme normal incluent (i) une élévation rapide de *B* à *C*, (ii) un plateau quasi horizontal entre *C* et *D*, (iii) une diminution brutale de *D* à *E* avec retour au zéro, et (iv) une ligne de base à zéro (*EA* + *AB*). La présence d'un plateau alvéolaire normal rend la mesure de $P_{ET}CO_2$ et sa corrélation aux taux alvéolaires plus fiables. Les points *B,C,D,* et *E* sont nets tout en étant discrètement arrondis.

le point de fin d'expiration. Le taux de CO_2 est ici à son maximum. Chez le sujet normal, il est de 5 à 5,5 %, ou de 35 à 40 mmHg.

C'est la phase III qui apporte le plus d'informations en cas de pathologie bronchopulmonaire. Une pente raide signe un obstacle au flux des gaz (269). C'est le CO_2 télé-expiratoire qui reflète le mieux les concentrations alvéolaires.

Lorsque le patient inspire, le taux en dioxyde de carbone revient brutalement à zéro (DE) et demeure nul jusqu'à l'expiration suivante.

L'examen de la courbe révélera si un plateau alvéolaire est ou non présent. En son absence, la valeur numérique obtenue peut ne pas être équivalente au taux de fin d'expiration ; la corrélation entre le CO_2 artériel et de fin d'expiration n'est plus aussi bonne.

De nombreuses situations cliniques particulières peuvent être démasquées par l'analyse du tracé. Le lecteur peut se reporter à l'excellent atlas de capnographie de Smalhout (211). Certaines courbes caractéristiques sont représentées aux figures 17.8 et 17.9 ainsi qu'aux figures 17.28 à 17.41.

AGENTS ANESTHÉSIQUES HALOGÉNÉS

La mesure des concentrations des anesthésiques volatils est devenue une pratique habituelle. Au moins un pays, l'Allemagne, l'a adoptée dans son standard (331). La Belgique prévoit de faire de même en 1995.

Normes

Aux États-Unis, il existe une norme relative aux moniteurs des gaz anesthésiques (5). Elle comporte les directives suivantes.

1. Pour les halogénés, l'écart entre la mesure moyenne et le taux du gaz anesthésique mesuré doit être compris entre ± (0,15 % vol % + 15 % du taux du gaz anesthésique). De plus, 6 déviations standards (SD) des mesures du gaz anesthésique doivent être inférieures ou égales à 0,6 vol %. Autrement dit, plus de 68 % (2 SD) de l'ensemble des mesures sont compris entre ± 0,1 vol % de la mesure moyenne, plus de 95 % (4 SD) de l'ensemble des mesures sont compris entre ± 0,2 vol % de la mesure moyenne, et plus de 99 % (6 SD) de l'ensemble des mesures sont compris entre ± 0,3 vol % de la mesure moyenne.

2. Les alarmes de concentrations hautes sont obligatoires et les alarmes de concentrations basses optionnelles. Les limites d'alarme hautes et basses doivent être réglables par l'utilisateur. Les alarmes hautes doivent être de priorité moyenne. Le témoin lumineux de l'alarme doit être jaune et clignoter à une fréquence de 0,4 à 0,8 Hz. Si des alarmes de concentrations basses sont présentes, elles doivent être de basse priorité. Le témoin lumi-

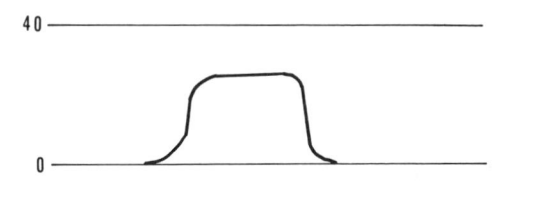

Figure 17.28. Une concentration de CO_2 télé-expiratoire basse avec un plateau alvéolaire de morphologie normale peut être due à une hyperventilation ou à une augmentation de l'espace mort alvéolaire. La comparaison de $P_{ET}CO_2$ et de $PaCO_2$ est nécessaire pour distinguer ces deux éventualités.

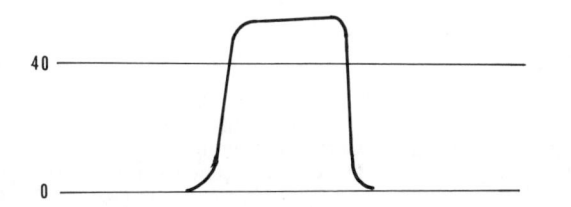

Figure 17.29. Une concentration de CO_2 télé-expiratoire élevée, associée à un plateau alvéolaire de morphologie normale, peut être due à une hypoventilation ou à une augmentation du CO_2 parvenant aux poumons.

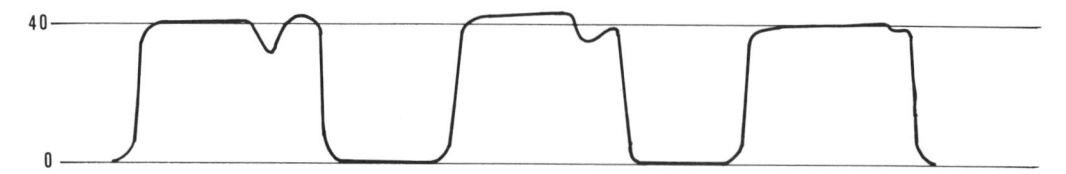

Figure 17.30. Encoche visible en cas de curarisation résiduelle lors de la reprise d'une ventilation spontanée. Le capnogramme de *gauche* montre l'encoche (curare cleft). Après administration d'un antagoniste du curare, la courbe reprend sa morphologie normale. L'encoche se situe sur le dernier tiers du plateau et résulte d'un manque de synchronisation entre les muscles intercostaux et le diaphragme, le plus souvent consécutif à une décurarisation insuffisante. La profondeur de l'encoche est proportionnelle au degré de paralysie musculaire. Cet aspect est également observé chez les patients porteurs de lésions médullaires cervicales, d'un volet thoracique, d'un hoquet, d'un pneumothorax et lorsqu'un sujet tente de respirer au cours d'une ventilation mécanique.

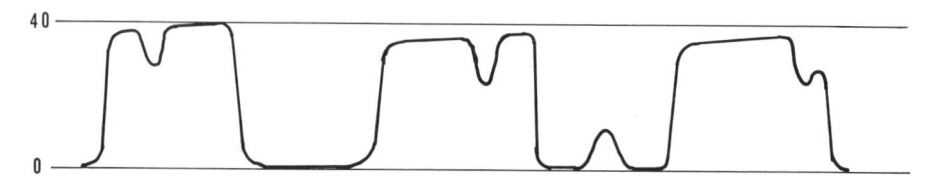

Figure 17.31. Tentative de ventilation spontanée lors d'une ventilation mécanique. Le capnogramme présente des petits cycles respiratoires qui peuvent survenir durant l'expiration et l'inspiration. Les causes incluent un ventilateur mal réglé (hypoventilation), une curarisation insuffisante, une hypoxémie sévère ou un patient qui se réveille. La concentration en CO_2 télé-expiratoire peut discrètement s'élever en raison de l'augmentation du métabolisme des muscles respiratoires qui se contractent. Ce tracé peut également être dû à une compression exercée sur le thorax du patient ou au fonctionnement défectueux du ventilateur (323).

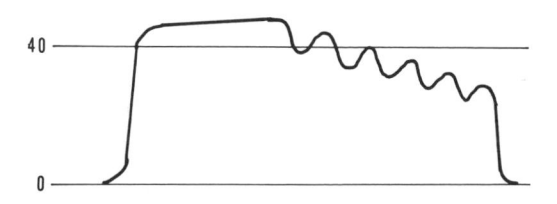

Figure 17.32. Des oscillations cardiogéniques, petites et régulières, « bossellent » la fin de la phase expiratoire. Elles sont censées représenter les effets de la contraction et de la relaxation du cœur et des gros vaisseaux intrathoraciques sur les poumons, amenant l'air à entrer et sortir. La fréquence des oscillations est synchrone de la fréquence cardiaque notée sur le tracé ECG. Différents facteurs contribuent à l'apparition des oscillations cardiogéniques. Ceux-ci incluent la présence d'une pression négative intrathoracique, une fréquence respiratoire basse, une augmentation de l'index cardiothoracique, une diminution du rapport I/E, des volumes courants faibles, et la curarisation (324,325). Dans de nombreux cas, l'adaptation de la fréquence du ventilateur, du débit ou du volume courant suffira à faire disparaître cet aspect de l'écran. D'autres fois, cela s'avérera impossible. La présence d'oscillations cardiogéniques constitue la règle plutôt que l'exception chez l'enfant ; elles sont dues à l'importance relative, chez l'enfant, de la taille du cœur et du volume d'éjection par rapport au volume du thorax (326). Les capnogrammes des patients souffrant d'un emphysème sévère tendent à présenter des oscillations cardiogéniques. Certains capnomètres peu performants peuvent assimiler chaque oscillation à un cycle respiratoire et afficher une fréquence respiratoire supérieure à sa valeur réelle.

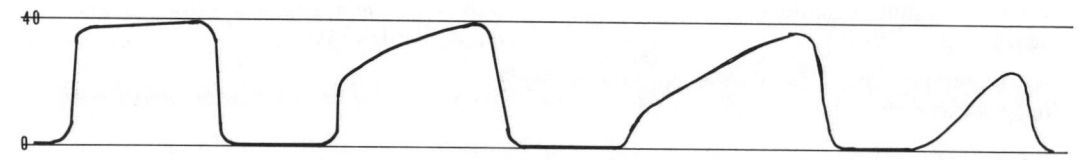

Figure 17.33. Montée expiratoire prolongée. À gauche, courbe normale. Les trois autres courbes montrent une phase ascendante qui s'incline et se prolonge progressivement. Avec l'allongement progressif de la phase expiratoire, l'inspiration peut débuter avant que l'expiration ne soit complète ; dans ce cas, la mesure de la PCO_2 télé-expiratoire est diminuée. Cet aspect indique un obstacle au flux des gaz lié à une obstruction partielle de la sonde endotrachéale ou à une obstruction siégeant sur les voies aériennes du patient (bronchopathie chronique obstructive, bronchospasme, asthme ou obstruction des voies aériennes supérieures).

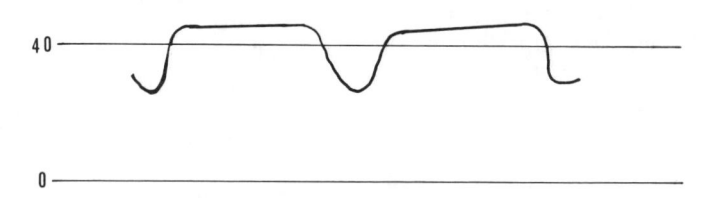

Figure 17.34. Élévation de la ligne de base et courbe de morphologie normale. Cet aspect peut être dû à une valve expiratoire qui fuit ou à un absorbeur inefficace (chaux sodé épuisée, phénomène de cheminée) dans un circuit fermé, à un débit de gaz insuffisant dans un circuit de Mapleson, à des anomalies intéressant le tuyau interne d'un circuit de Bain, à l'administration volontaire de dioxyde de carbone dans les gaz frais ou, dans certains cas, à une valve inspiratoire qui fuit. Il peut également résulter, chez un patient non intubé et recouvert par des champs opératoires, d'une réinhalation (238,327).

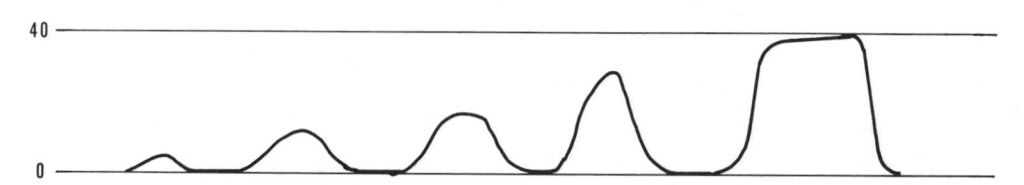

Figure 17.35. Reprise d'une ventilation spontanée. Lors de la reprise d'une ventilation spontanée, le premier cycle respiratoire est typiquement de volume réduit. Les cycles suivants présentent des pics de CO_2 progressivement croissants avec rétablissement progressif de l'aspect normal de la courbe.

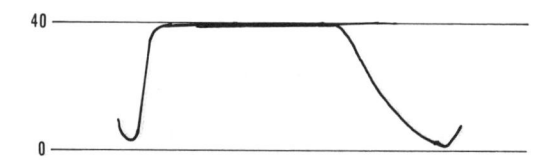

Figure 17.36. Valve unidirectionnelle inspiratoire fuyant. La courbe présente un plateau expiratoire prolongé et une chute inspiratoire moins brutale. La phase inspiratoire est plus courte et la ligne de base peut ou non retourner à zéro, en fonction du débit des gaz frais (234,261,328). Un tracé semblable peut s'observer lorsqu'un drain thoracique est mis en aspiration (329).

neux correspondant est de couleur jaune et ne clignote pas.

3. La temporisation des alarmes sonores ne doit pas excéder 2 min.

Techniques de mesure

Les anesthésiques volatils peuvent être mesurés par spectrométrie de masse, spectrométrie de diffusion Raman, spectrographie infrarouge ou par analyse piézo-électrique. Les temps de réponse des moniteurs d'halogénés varient (332). Les facteurs qui diminuent le temps de réponse sont la diminution de la longueur ou du diamètre interne du tuyau de prélèvement et l'augmentation du débit d'aspiration. La composition de la ligne de prélèvement est importante; le coefficient de partition de l'agent halogéné dans le matériel du tube est corrélé au temps de réponse (332).

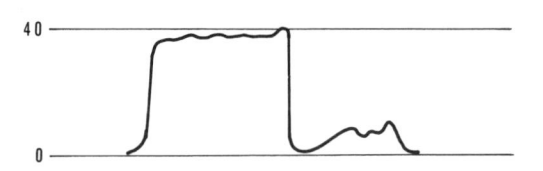

Figure 17.37. Un plateau et/ou une ligne de base d'aspect irrégulier peut être dû à un déplacement de la sonde endotrachéale dans le larynx supérieur ou dans le pharynx inférieur lorsqu'il s'accompagne d'une ventilation intermittente de l'estomac et des poumons, ou à des pressions exercées sur le thorax entraînant au niveau des poumons l'entrée et la sortie de faibles volumes de gaz.

Intérêts du monitorage des agents anesthésiques volatils (333)

Fonctionnement et contenu du vaporisateur

Le principal intérêt du monitorage des halogénés inspirés est la possibilité de vérifier la précision du vaporisateur en prélevant les gaz à la sortie commune des gaz de l'appareil d'anesthésie. Les analyseurs qui identifient les agents halogénés peuvent détecter la présence d'un agent incorrect; les autres appareils afficheront en général une concentration inhabituelle en cas d'erreur de remplissage d'un vaporisateur. Ils permettent également de connaître la concentration de l'agent halogéné lorsque le vaporisateur est réglé en dessous de sa plus basse graduation ou lorsque le vaporisateur est utilisé avec des débits de gaz situés en dehors de ceux pour lesquels il est calibré. Enfin, le monitorage de l'agent anesthésique alertera l'utilisateur lorsqu'un vaporisateur est vide.

Administration involontaire d'un agent anesthésique halogéné

Un analyseur d'agents anesthésiques peut détecter un vaporisateur laissé en fonction par erreur. Il permet également de détecter la présence d'une fuite d'halogéné dans les gaz frais sur un vaporisateur hors d'usage.

Captage et élimination des agents halogénés

Le monitorage des concentrations des agents anesthésiques volatils fournit une information sur le captage et l'élimination. La différence entre les taux inspirés et expirés per-

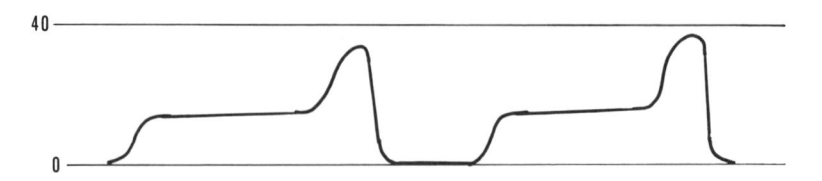

Figure 17.38. Fuite sur la tubulure de prélèvement lors d'une ventilation en pression positive (59,172,330). Le plateau de durée prolongée est suivi d'un pic de durée brève. La hauteur du plateau est inversement proportionnelle à la taille de la fuite. Le pic apparaît lorsqu'à l'inspiration suivante, la pression positive pousse transitoirement les gaz non dilués de fin d'expiration dans la ligne de prélèvement. Si l'azote est monitoré, son élévation sera notée. Ce tracé ne s'observe pas en ventilation spontanée. Dans ce cas, une concentration en CO_2 télé-expiratoire faussement basse consécutive à l'admission d'air peut être mesurée, mais aucun pic final n'est observé.

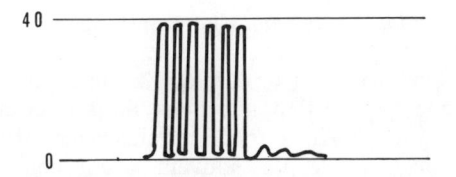

Figure 17.39. La chute brutale du CO_2 télé-expiratoire avec retour à zéro est généralement liée à la survenue d'un événement aigu intéressant les voies aériennes, tels une extubation, une intubation œsophagienne, un débranchement total d'avec le circuit respiratoire, ou une obstruction complète de la sonde endotrachéale. Elle peut également être due au tuyau de prélèvement des gaz qui s'est obturé ou déconnecté.

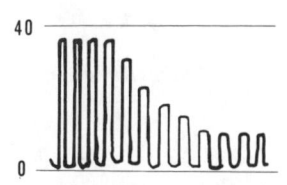

Figure 17.40. À l'origine d'une chute brutale du CO_2 télé-expiratoire à une valeur basse mais non nulle, on trouve un défaut d'étanchéité sur une sonde endotrachéale ou un masque, une fuite ou un débranchement partiel sur le circuit respiratoire, et une obstruction partielle de la sonde endotrachéale.

met d'apprécier la saturation en halogéné(s) du patient.

Enseignement du circuit fermé

Le monitorage de l'agent anesthésique peut être utilisé pour montrer la relation entre les taux dans les gaz frais et ceux du circuit respiratoire. Ceci est très utile pour l'enseignement de la technique de l'anesthésie à bas débits de gaz frais.

Appréciation de la profondeur de l'anesthésie

La connaissance des concentrations en agents halogénés réduit la fréquence de survenue de l'hypotension et/ou de l'hypertension artérielles, permet de s'assurer qu'un patient curarisé n'est ni éveillé ni grossièrement surdosé, assure un réveil plus rapide et contribue au diagnostic d'un retard de réveil.

Les études montrent que les agents anesthésiques volatils sont impliqués dans près d'un tiers des arrêt cardiaques peranesthésiques (333,334).

La concentration de fin d'expiration des agents anesthésiques volatils peut être utilisée comme une mesure de la profondeur de l'anesthésie. Cependant, il convient d'être prudent. Une étude portant sur des patients anesthésiés a montré que l'évaluation en clinique des taux artériels à partir des taux télé-expiratoires était difficile (335). Le monitorage des agents anesthésiques ne doit pas être considéré comme une technique se substituant aux autres techniques d'évaluation de la profondeur de l'anesthésie, mais comme une source supplémentaire d'informations. C'est seulement en associant la connaissance des taux à celle des autres paramètres, tels la respiration et la pression artérielle, que l'on peut apprécier la profondeur.

Détection d'une contamination

La présence dans l'alimentation en protoxyde d'azote d'agents contaminants peut être détectée par un moniteur qui signale l'existence d'un agent volatil alors qu'aucun vaporisateur n'est en fonction (336).

PROTOXYDE D'AZOTE

Norme

La norme relative aux moniteurs des gaz anesthésiques (5) exige que la différence entre la mesure moyenne et le taux de protoxyde d'azote réel soit comprise entre $\pm$ (2,0 vol % + 8 % du taux de protoxyde d'azote). De plus, 6 déviations standard (SD) des mesures (pour un taux donné) doivent être inférieures ou égales à 10,0 vol %. Ceci veut dire que plus

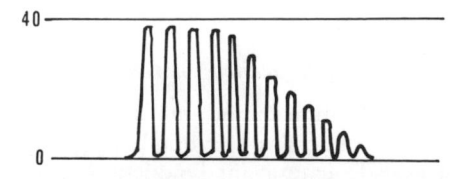

Figure 17.41. Les événements entraînant une décroissance exponentielle du CO_2 télé-expiratoire incluent l'hypotension artérielle brutale consécutive à une hémorragie massive ou à une compression de la veine cave, l'arrêt cardiocirculatoire avec poursuite de la ventilation, et l'embolie pulmonaire.

de 68 % (2 SD) de l'ensemble des mesures doivent se situer entre 1,7 vol % de la mesure moyenne, plus de 95 % (4 SD) de l'ensemble des mesures doivent se situer entre 3,3 vol % de la mesure moyenne et plus de 99 % (6 SD) de l'ensemble des mesures doivent se situer entre 5,0 vol % de la mesure moyenne.

Techniques de mesure

Le protoxyde d'azote peut être mesuré par spectrographie infrarouge, spectrométrie de masse ou par la technique de Raman.

Interprétation

L'analyse du protoxyde d'azote permet de s'assurer que les débitmètres fonctionnent correctement. À la fin d'une anesthésie, l'élimination par de hauts débits d'oxygène du protoxyde d'azote permet d'éviter l'hypoxie de diffusion. Une diminution de la concentration peut être liée à une entrée d'air (172,330).

AZOTE (333)

Normes

Il n'existe pas actuellement de norme relative aux moniteurs d'azote.

Techniques de mesure

L'azote peut être mesuré uniquement par spectrométrie de masse ou par spectrométrie Raman. Le monitorage discontinu avec un spectromètre multiposte peut ne pas dépister une élévation brutale de l'azote (337).

Interprétation

Vérification de la dénitrogénation

Une utilisation importante du monitorage de l'azote est de s'assurer que la dénitrogénation est adéquate avant l'induction. Ceci est particulièrement important chez l'enfant, en cas de pathologie bronchopulmonaire, quand la capacité résiduelle fonctionnelle est réduite (en cas d'obésité ou chez la parturiente) et lors d'une induction rapide.

Détection des embolies gazeuses (338)

Une élévation brutale de l'azote expiré indique que de l'air a pénétré dans le circuit respiratoire. Au cours de certains actes chirurgicaux, c'est le plus souvent la conséquence d'une entrée d'air par effraction d'un sinus veineux ou par plaie veineuse, ce qui prouve que le circuit respiratoire est suffisamment étanche et que l'air ne peut pas y pénétrer. Utilisé conjointement avec celui du CO_2, le monitorage de l'azote permet de distinguer entre la survenue d'une embolie gazeuse et les autres événements physiologiques pouvant entraîner une diminution de l'élimination du dioxyde de carbone.

Monitorage de l'intégrité du circuit respiratoire

Normalement, lors d'une anesthésie générale, le taux d'azote dans le circuit respiratoire chute rapidement au début, puis plus lentement. Une baisse progressive ou une élévation peut être due à une admission d'air ambiant qui pénètre par une fuite, un débranchement, un masque mal adapté ou un sonde trachéale dont le ballonnet n'est pas gonflé (339).

En cas de désadaptation du patient au respirateur, de l'air peut être aspiré autour de la sonde trachéale (330).

Une fuite dans le système de prélèvement de l'analyseur peut expliquer la présence de l'azote (59,341). Pour confirmer cette anomalie, de l'oxygène pur provenant de l'appareil d'anesthésie est prélevé. Si le moniteur montre toujours la présence d'azote, c'est que de l'air pénètre dans la ligne de prélèvement.

Détection d'une accumulation de l'azote

Malgré un débit de gaz initial important, l'azote éliminé par les poumons peut s'accumuler dans le circuit lors d'une anesthésie à bas débits. Des taux d'azote atteignant 15 % ont été rapportés lors d'anesthésies en circuit fermé (342). De tels taux peuvent entraîner une diminution notable des concentrations de l'oxygène, du protoxyde d'azote, et des agents halogénés.

RÉFÉRENCES

1. Cooper JB, Newbower RS, Kitz RJ. An analysis of major errors and equipment failure in anesthesia management. Considerations for prevention and detection. Anesthesiology 1984;60:34-42.
2. Raemer DB, Calalang I. Accuracy of end-tidal carbon dioxide tension analyzers. J Clin Monit 1991;7:195-208.
3. American Society for Testing and Materials. Specification for oxygen monitors (F-1462-93). Philadelphia: ASTM, 1993.
4. American Society for Testing and Materials. Specification for capnometers (F-1456-92) Philadelphia: ASTM, 1992.
5. Amencan Society for Testing and Materials. Specification for the minimum performance and safety requirements for components and systems of anesthetic gas monitors (F-1452-92). Philadelphia: ASTM, 1992.
6. Brunner JX, Westinskow DR. How the rise time of carbon dioxide analyzers influences the accuracy of carbon dioxide measurements. Br J Anaesth 1988;61:628-638.
7. Block FE, McDonald JS. Sidestream versus mainstream carbon dioxide analyzers. J Clin Monit 1992;8:139-141.
8. Deluty SH. Capnography: how does it work and what can we learn from it? Prog Anesth 1990;4:273-288.
9. Good ML. Principles and practice of capnography (ASA Refresher Course #234). New Orleans: ASA, 1992.
10. Kinsella SM. Assessment of the Hewlett-Packard HP47210A capnometer. Br J Anaesth 1985;57:919-923.
11. Marks LF. Monitoring of tidal carbon dioxide in spontaneously breathing patients using a mainstream analysing monitor. Anaesthesia 1991;46:154-155.
12. Lenz G, Heipertz W, Epple E. Capnometry for continuous postoperative monitoring of nonintubated, spontaneously breathing patients. J Clin Monit 1991;7:245-248.
13. Pesonen P, Luukonen P. Use of a capnometer to detect leak of carbon dioxide during laparoscopic surgery. Anesthesiology 1992;76:661.
14. Badgwell JM, Heavner JE. End-tidal carbon dioxide pressure in neonates and infants measured by aspiration and flow-through capnography. J Clin Monit 1991;7:285-288.
15. Swedlow DB. Capnometry and capnography. The anesthesia disaster early warning system. Semin Anesth 1986;5:194-205.
16. Seow LT, Davis R. Circuit disconnections. Anaesth Intensive Care 1988;16:242.
17. Quarmby R, Schmitt L. A simple, inexpensive device to prevent airway disconnection when using remote capnometry. Anesth Analg 1989;69:414-415.
18. Lenoir RJ. Hewlett-Packard HP4720A capnometer. Br J Anaesth 1986;58:1204.
19. Anonymous. Hewlett-Packard Model 47210A Capnometers. Technol Anesth 1987;8:4.
20. Hurley MR, Paull JD. A spuriously low endtidal carbon dioxide. Anaesth Intensive Care 1991;19:615-616.
21. Ornstein E. False-positive abrupt decrease in EtCO$_2$ during craniotomy in the sitting position. Anesthesiology 1985;62:542.
22. Reder RF, Brown EG, DeAsla RA, Jurado RA. Thermal skin burns from a carbon dioxide analyzer in children. Ann Thoracic Surg 1983;35:329-330.
23. Beaumont AC, Diamond JG. CO$_2$ measurement and the Minilink system. Anaesthesia 1989;44:535.
24. Machin JR, MacNeil A. Gas sampling from a facemask for capnography. Anaesthesia 1986;41:971.
25. Spahr-Schopfer IA, Hartley EJ, Bissonnette B. Pediatric laryngeal masks and capnometry. Anesth Analg 1993; 76:S412.
26. Reid MF, Matthews A. A simple arrangement to sample expired gas in small children. Anaesthesia 1988; 43:902-903.
27. Levytam S, Kavanagh BP, Cooper RM, Nierenberg H, Roger S, Sandler AN. Distal tracheal capnography following general anesthesia. Anesth Analg 1993;76:S223.
28. Duthie GM. Measurement of end-tidal carbon dioxide tension in adults. Anaesthesia 1984;39:605.
29. Badgwell JM, McLeod ME, Lerman J, Creighton RE. End-tidal PCO$_2$ measurements sampled at the distal and proximal ends of the endotracheal tube in infants and children. Anesth Analg 1987;66:959-964.
30. Hillier SC, Badgwell JM, McLeod E, Creighton RE, Lerman J. Accuracy of end-tidal PCO$_2$ measurements using a sidestream capnometer in infants and children ventilated with the Sechrist infant ventilator. Can J Anaesth 1990;37:318-321.
31. McEvedy BAB, McLeod ME Mulera M, Kirpalani H, Lerman J. End-tidal transcutaneous and arterial PCO$_2$ measurements in critically ill neonates. A comparative study. Anesthesiology 1988;69:112-116.
32. Rich GF, Sullivan MP, Adams JM. Is distal sampling of end-tidal CO$_2$ necessary in small subjects. Anesthesiology 1990;73:265-268.
33. McEvedy BAB, McLeod ME, Kirpalani H, Volgyesi GA, Lerman J. End-tidal carbon dioxide measurements in critically ill neonates: a comparison of sidestream and mainstream capnometers. Can J Anaesth 1990;37:322-326.
34. Schieber RA, Namnoum A, Sugden A, Saville AL, Orr RA. Accuracy of expiratory carbon dioxide measurements in small subjects. J Clin Monit 1985;1:149-155.
35. Bonsu AK, Tamilarasan A, Bromage PR. A nasal catheter for monitoring tidal carbon dioxide in spontaneously breathing patients. Anesthesiology 1989;71:318.
36. Dunphy JA. Accuracy of expired carbon dioxide partial pressure sampled from a nasal cannula II. Anesthesiology 1988;68:960-961.
37. Norman EA, Zeig NJ, Ahmad I. Better designs for mass spectrometer monitoring of the awake patient. Anesthesiology 1986;64:664.
38. Ackerman WE, Juneja MM, Reaume D. Measurement of ETCO$_2$ and respiratory rate from a nasal cannula during cesarean section. Anesthesiology 1989;71:A976.
39. Bowe EA, Boysen PG, Broome JA, Klein EF. Accurate determination of end-tidal carbon dioxide during administration of oxygen by nasal cannulae. J Clin Monit 1989;5:105-110.
40. Bowie EA, Hyman WD, Payne DR, Muth DH. Comparison of modified nasal cannulae for sampling end-tidal carbon dioxide during oxygen administration. J Clin Monit 1991;7:107-108.
41. Desmarattes R, Kennedy R, Davis DR. Inexpensive capnography during monitored anesthesia care. Anesth Analg 1990;71:100-101.

42. Goldman JM. A simple, easy, and inexpensive method for monitoring $ETCO_2$ through nasal cannulae. Anesthesiology 1987;67:606.
43. Gallacher BP. The measurement of end tidal carbon dioxide concentrations using modified nasal prongs in ophthalmologic patients under regional anesthesia. Reg Anesth 1991;16:189.
44. Ibarra E, Lees DE. Error in measurement of oxygen uptake due to anesthetic gases when using a mass spectrometer. Anesthesiology 1985;63:572.
45. Keener T, Phillips B. Assessment of airflow in sleep studies by oronasal CO_2 detection. Chest 1989;88:316.
46. Roy J, McNulty SE, Torjman MC. An improved nasal prong apparatus for end-tidal carbon dioxide monitoring in awake sedated patients. J Clin Monit 1991;7:249-252.
47. Turner KE, Sandler AN, Vosu HA. End-tidal CO_2 monitoring in spontaneously breathing adults. Can J Anaesth 1989;36:248-249.
48. Zimmerman D, Loken RG. Modified nasal cannula to monitor $ETCO_2$. Can J Anaesth 1992;39:1119.
49. Huntington CT, King H. A simpler design for mass spectrometer monitoring of the awake patient. Anesthesiology 1986;65:565-566.
50. Hanowell LH, Kanefield J. Case report. The importance of monitoring inspired oxygen concentrations during regional anesthesia. Reg Anesth 1988;13:126-127.
51. Inomata S, Nishikawa T. Early detection of airway obstruction with a capnographic probe attached to an oxygen mask. Can J Anaesth 1992;39:744.
52. Pressman MA. A simple method of measuring $ETCO_2$ during MAC and major regional anesthesia. Anesth Analg 1988;67:905-906.
53. Gravenstein N. Capnometry in infants should not be done at lower sampling flow rates. J Clin Monit 1989;5:63-64.
54. Epstein RA, Reznik AM, Epstein MAF. Determinants of distortions in CO_2 catheter sampling systems. A mathematical model. Respir Physiol 1980;41:127-136.
55. Craen RA, Hickman JA. Use of end-tidal CO_2 sampling connector to administer bronchodilators into the anaesthetic circuit. Anaesth Intensive Care 1991;19:299-300.
56. Patteson SK, Chesney JT. Anesthetic management for magnetic resonance imaging: problems and solutions. Anesth Analg 1992;74:121-128.
57. Peden CJ, Menon DK, Hall AS, Sargentoni J, Whitwam JG. Magnetic resonance for the anaesthetist. Part II. Anaesthesia and monitoring in MR units. Anaesthesia 1992;47:508-517.
58. Shellock FG. Monitoring sedated pediatric patients during MR imaging. Radiology 1990;177:586-587.
59. Skeehan TM, Biebuyck JF. Erroneous mass spectrometer data caused by a faulty patient sampling tube: case report and laboratory study. J Clin Monit 1991;7:313-319.
60. Raynond RN, Tolley PM. Water damage to capnography equipment. Anaesth Intensive Care 1992;20:249.
61. Carlon GC, Miodownik S, Ray C, Kopec IC. An automated mechanism for protection of mass spectrometry sampling tubing. J Clin Monit 1988;4:264-266.
62. Paulsen AW. Factors influencing the relative accuracy of long-line time-shared mass spectrometry. Biomed Instrum Technol 1989;23:476-480.
63. Scamman FL. Accuracy of a central mass spectrometer system at high respiratory frequencies. J Clin Monit 1977;4:227-229.
64. Sodol IE, Clark JS, Swanson GD. Mass spectrometers in medical monitoring. In: Webster, JG, ed. Encyclopedia of medical devices and instrumentation. New York: Wiley, 1988:1848-1859.
65. Scamman FL, Fishbaugh JK. Frequency response of long mass-spectrometer sampling catheters. Anesthesiology 1986;65:422-425.
66. Lerou JGC, van Egmond J, Kolmer HHB. Evaluation of long sampling tubes for remote monitoring by mass spectrometry. J Clin Monit 1990;6:39-52.
67. Cramers CA, Leclercq PA, Lerou JG, Kolmer B. Mass spectrometry in monitoring anaesthetic gas mixtures using long sampling tubes. Band broadening in capillary tubes caused by flow and diffusion. In: Vickers MD, Crul J, eds. Mass spectrometry in anesthesiology. New York: Springer-Verlag, 1981:120-130.
68. Munshi CA, Bardeen-Henschel A. Mass spectrometer failure: an unusual cause. J Clin Monit 1987;3:288-290.
69. Buckingham JD, Holme AE. Mass spectrometry for respiratory gas analysis. Br J Clin Equip 1977;2:142-148.
70. Beatty PCW. The spectralab-M quadrupole medical mass spectrometer. J Med Eng Technol 1988;12:265-272.
71. Beatty PCW. Potential inaccuracies in mass spectrometers with spectrum overlap erasure units used during anaesthesia. Clin Phys Physiol Meas 1984;5:93-104.
72. Davis WOM, Spence AA. A modification of the MGA 200 mass spectrometer to enable measurement of anaesthetic gas mixtures. Br J Anaesth 1979;51:987-988.
73. Williams EL, Benson DM. Helium-induced errors in clinical mass spectrometry. Anesth Analg 1988;67:83-85.
74. Steinbrook RA, Elliott WR, Goldman DB, Philip JH. Linking mass spectrometers to provide continuing monitoring during system failure. J Clin Monit 1991;7:271-273.
75. Munshi C, Dhamee S, Bardeen-Henschel A, Dhruva S. Recognition of mixed anesthetic agents by mass spectrometer during anesthesia. J Clin Monit 1986;2:121-124.
76. Perkins WJ, Marsh BT. Continuous and accurate end-tidal CO_2 and anesthetic concentration measurements at high respiratory frequencies. Anesthesiology 1991;75:A486.
77. Frazier WT, Odom SH. Efficiency and expense of time-shared mass spectrometer systems. Biomed Instrum Technol 1989;23:481-484.
78. McCleary U. Potential effects of an unknown gas on mass spectrometer readings. Anesthesiology 1985;63:724-725.
79. Siegel M, Gravenstein N. Evaluation of helium interference with mass spectrometry. Anesth Analg 1988;67:887-889.
80. Gravenstein JS, Gravenstein N, van der Aa JJ, Paulus DA. Pitfalls with mass spectrometry in clinical anesthesia. Int J Clin Monit Comp 1984;1:2734.
81. Gravenstein N, Theisen GJ, Knudsen AK. Misleading

mass spectrometer reading caused by an aerosol propellant. Anesthesiology 1985;62:70-72.
82. Kharasch ED, Sivarajan M. Aesosol propellant interference with clinical mass spectrometers. J Clin Monit 1991;7:172-174.
83. Theisen GJ, Gravenstein N, Knudsen AL, Johnson JV, Yost RA. More on mass spectrometers and aerosol propellants. Anesthesiology 1985;63:568-569.
84. Elliott WR, Raemer DB, Goldman DB, Philip JH. The effects of bronchodilator-inhaler aerosol propellants on respiratory gas monitors. J Clin Monit 1991;7:175-180.
85. Paulsen AW. Spare mass spectrometer vs linking systems in the event of a single system failure. J Clin Monit 1992;8: 319-320.
86. Wagenen RA, Westinskow DR, Benner RE Gregonis DE, Coleman DL. Dedicated monitoring of anesthetic and respiratory gases by Raman scattenng. J Clin Monit 1986;2:215-222.
87. Westenskow DR, Smith KW, Coleman DL, Gregonis DE, Van Wagenen RA. Clinical evaluation of a Raman scattering multiple gas analyzer for the operating room. Anesthesiology 1989;70:350-355.
88. Westinskow DR, Coleman DL. Can the Raman scattenng analyzer compete with mass spectrometers. An affirmative reply. J Clin Monit 1989;5:34-36.
89. Walker SD. Respiratory gas measurements by infrared technology. Biomed Instrum Technol 1989;23:466-469.
90. Mogue LR, Rantala B. Capnometers. J Clin Monit 1988;4:115-121.
91. Colquhoun AD, Gray WM, Asbury AJ:An evaluation of the Datex Normac anaesthetic agent monitor. Anaesthesia 1986;41:198-204.
92. Ilsey AH, Plummer JL, Runciman WB, Cousins MJ. An evaluation of three volatile anaesthetic agent monitors. Anaesth Intensive Care 1986;14:437-442.
93. Jameson LC, Springman SR. Laboratory performance of two commercially available infrared anesthetic monitors and a mass spectrometer. Anesthesiology 1988; 69:A301.
94. Luff NP, White DC. Evaluation of the Datex « Normac » anaesthetic agent monitor. Anaesthesia 1985;40: 555-559.
95. Schulte GT, Block FE. Infrared-paramagnetic vs. mass spectrometer measurement of anesthetic and respiratory gas values. Anesthesiology 1988;69:A225.
96. Springman SR, Jameson LC. A comparison of two infrared gas monitors and a multiplexed mass spectrometer with a stand-alone mass spectrometer in adult patients. Anesthesiology 1988;69:A302.
97. Zbinden AM, Westenskow D, Thomson DA, Funk B, Maertens J. A laboratory investigation of two new portable gas analyzers. Int J Clin Monit Comp 1986;2:151-161.
98. Synott A, Wren WS. Accuracy of the Datex Normac anaesthetic vapour analyser. Anaesthesia 1986;41:322.
99. Jameson LC, Popic PM. Adverse effect of respiratory rate on volatile anesthetic reporting in three infrared anesthetic monitors. Anesthesiology 1991;75:A418.
100. McPeak H, Palayiwa E, Madgwick R, Sykes MK. Evaluation of a multigas anaesthetic monitor. The Datex Capnomac. Anaesthesia 1988;43:1035-1041.
101. Bjoraker DG. The Ohmeda 5250 respiratory gas monitor. Anesthesiol Rev 1990;17:44-48.
102. Denaz H, Baras E, Benmosbah L, Duranteau R, Lienhart A. Misfilled vaporizer: can it be detected with a monochromatic infrared analyzer? Anesthesiology 1989;71:A364.
103. Gravenstein N, Guyton D. Infrared analysis of anesthetic gases: impact of selector switch setting, anesthetic mixtures, and alcohol. J Clin Monit 1989;5:292.
104. Nielsen J, Kann T, Moller JT. Evaluation of two newly developed anesthetic agent monitors: Bruel & Kjaer anesthetic agent monitor 1304 (BK 1304) and Datex Capnomac Ultima (Ultima). Anesthesiology 1990;73:A538.
105. Jameson LC. Detection and quantification of mixed volatile anesthetics by Poet II and a mass spectrometer. Anesthesiology 1990;73:A440.
106. Lai NC. Multiple-filter infrared system as an alternative to mass spectrometer. J Clin Monit 1991;7:87-89.
107. Munshi CA, Brennan S. Evaluation of Poet II (Criticare) multigas infrared analyzer. Anesthesiology 1990; 73:A478.
108. Sosis MB, Braverman B, Ivankovich AD. Evaluation of a new three wavelength infrared anesthetic agent monitor. Anesth Analg 1993;76:S408.
109. Mollgaard K. Acoustic Gas-measurement. Biomed Inst Technol 1989;23:495-497.
110. McPeak HB, Palayiwa E, Robinson GC, Sykes MK. An evaluation of the Bruel and Kjaer monitor 1304. Anaesthesia 1992;47:41-47.
111. Abenstein JP, Welna JO. Clinical evaluation of a photoacoustic gas analyzer. Anesthesiology 1991;75:A463.
112. Guyton DC, Shomaker TS. Effect of incorrect agent setting or alcohol on a photoacoustic gas monitor. J Clin Monit 1991;7:120.
113. Alphin RS, Guyton DC. Photoacoustic spectroscopy (PAS) effects of anesthetic gas mixtures and of ethanol. Anesthesiology 1991;75:A419.
114. Eisenkraft JB, Raemer DB. Monitoring gases in the anesthesia delivery system. In: Ehrenwerth J, Eisenkraft JB, eds. Anesthesia equipment. Principles and applications. New York: CV Mosby, 1993:201-220.
115. Anonymous. Carbon dioxide monitors. Health Devices 1986;15:255-272.
116. Crawford MW, Volgyesi GA, Carmichael FJ, Creighton R, Lerman J. The effect of ethanol vapor on the detection of inhalational anesthetics using infrared and piezoelectric monitors. Anesthesiology 1990;73:A522.
117. Doyle DJ. Factitious readings from anaesthetic agent monitors. Can J Anaesth 1988;35:667-671.
118. Foley MA, Wood PR, Peel WJ, Jones GM, Lawler PG. The effect of exhaled alcohol on the performance of the Datex Capnomac. Anaesthesia 1990;45:232-234.
119. Guyton D, Gravenstein N. Alcohol interference with infrared anesthetic gas analysis. Anesthesiology 1989; 71:A464.
120. Taylor PM, Clarke KW. Performance of the Datex infrared anaesthetic agent monitor. Anaesthesia 1992; 47:448.
121. Volgyesi GA, Crawford MW. The effect of alcohols and acetone on the 3.3 nm infrared anesthetic agent monitors. Anesthesiology 1991;75:A488.
122. Yamashita M, Tsuneto S. Alcohol vapour and the Normac analyser. Anaesthesia 1987;42:209.
123. Severinghaus JW. Water vapor calibration errors in some capnometers. Respiratory conventions misunderstood by manufacturers? Anesthesiology 1989;70:996-998.

124. Kocache R. Oxygen analyzers. In: Webster JG, ed. Encyclopedia of medical devices and instrumentation. New York: Wiley, 1988:2154-2161.
125. Merilainen PT. A fast differential paramagnetic O_2-sensor. Int J Clin Monit Comput 1988;5:187-195.
126. Anonymous. Oxygen analyzers for breathing circuits. Health Devices 1983;12:183-197.
127. Erdmann K, Jantzen JAH, Etz C, Dick WF. Evaluation of two oxygen analyzers by computerized data acquisition and processing. J Clin Monit 1986;2:105-113.
128. Ilsey AH, Runciman WB. An evaluation of fourteen oxygen analysers for use in patient breathing circuits. Anaesth Intensive Care 1986;14:431-436.
129. Figallo EM, Smith RB, Pautler S, Reilly KR. Continuous oxygen analyzers in clinical anesthesia. Anesthesiol Rev 1978;5:25-31.
130. Roe PG, Tyler CKG, Tennant R, Barnes PK. Oxygen analysers. An evaluation of five fuel cell models. Anaesthesia 1987;42:175-181.
131. Bageant RA. Oxygen analyzers. Respir Care 1976;21: 410-416.
132. Smith AC, Hahn CEW. Electrodes for the measurement of oxygen and carbon dioxide tensions. Br J Anaesth 1969;41:731-741.
133. Wilson RS, Laver MB. Oxyren analvsis: advances in methodology. Anesthesiology 1972;37:112-116.
134. Mazze N, Wald A. Failure of battery-operated alarms. Anesthesiology 1980:53:246-248.
135. Bengtson JP, Sonander H, Stenqvist O. Oxygen analyzers in anaesthesia. performance in a simulated clinical environment. Acta Anaesthesiol Scand 1986;30:656-659.
136. Westenskow DR, Silva FH. Laboratory evaluation of the vital signs (ICOR) piezoelectric anesthetic agent analyzer. J Clin Monit 1991;7:189-194.
137. Humphrey SJE, Luff NP, White DC. Evaluation of the Lamtec anaesthetic agent monitor. Anaesthesia 1991; 46:478-481.
138. Westenskow DR, Silva FH. Evaluation of the vital stat (ICOR) anesthetic agent analyzer. Anesthesiology 1989: 71:A358.
139. Schulte GT, Block FE. What really happens when the wrong agent is poured into a vaporizer? Anesthesiology 1991;75:S420.
140. Denman WT, Hayes M, Higgins D, Wilkinson DJ. The Fenem CO_2 detector device. Anaesthesia 1990;45:465-467.
141. Goldberg JS. Rawle PR, Zehnder JL, Sladen RN. Colonmetric end-tidal carbon dioxide monitoring for tracheal intubation. Anesth Analg 1990;70:191-194.
142. O'Flaherty D, Adams AP. The end-tidal carbon dioxide detector. Anaesthesia 1990;45:653-655.
143. Iones BR, Dorsey MJ. Sensitivity of a disposable end-tidal carbon dioxide detector. J Clin Monit 1991;7:268-270.
144. Higgins D. Confirmation of tracheal intubation in a neonate using the Fenem CO_2 detector. Anaesthesia 1990;45:591-592.
145. Ponitz AL, Gravenstein N, Banner MJ. Humidity affecting a chemically based monitor of exhaled carbon dioxide. Anesthesiology 1990;73:A515.
146. Feinstein R, White PF, Westerfield SZ III. Intraoperative evaluation of a disposable end-tidal CO_2 monitor. Anesthesiology 1989;71:A460.
147. Anonymous. End-tidal CO_2 detector questions arise. JEMS 1991;16:22-23.
148. Strunin L, Williams T. The FEF end-tidal carbon dioxide detector. Anesthesiology 1989;71:621-622.
149. Bhende MS, Thompson AE, Howland DF. Validity of a disposable end-tidal carbon dioxide detector in verifying endotracheal tube position in piglets. Crit Care Med 1991;19:566-568.
150. Bhende MS, Thompson AE Cook DR, Saville AL. Validity of a disposable end-tidal CO_2 detector in verifying endotracheal tube placement in infants and children. Ann Emerg Med 1992;21:142-145.
151. Kelly JS, Wilhoit RD, Brown RE, Case LD. Validation of a colorimetric end-tidal carbon dioxide detector in children. Anesthesiology 1991;75:A946.
152. Varon AJ, Morrina J, Civetta JM. Clinical utility of a colorimetric end-tidal CO_2 detector in cardiopulmonary resuscitation and emergency intubation. J Clin Monit 1991;7:289-293.
153. Winston RS, Layon AJ, Gravenstein N, Gallagher J. Detection of esophageal intubation with a new chemical monitor of end-tidal carbon dioxide. Crit Care Med 1990;18:S216.
154. Higgins D, Hayes M, Denman W, Wilkinson DJ. Effectiveness of using end tidal carbon dioxide concentration to monitor cardiopulmonary resuscitation. Br Med J 1990;300:581.
155. Varon AJ, Morrina J, Civetta JM. Use of colorimetric end-tidal carbon dioxide monitoring to prognosticate immediate resuscitation from cardiac arrest. Anesthesiology 1990;73:A412.
156. Freid EB, Good ML, Bonett S, Gravenstein N. Disposable end-tidal CO_2 detector. Tidal volume threshold. Anesthesiology 1990;73:A464.
157. Mehta MP, Symreng T, Sum Ping JST. Reliability of FEF end-tidal CO_2 detector during CPR. Anesthesiology 1990;73:A473.
158. Muir JD, Randalls PB, Smith GB. End tidal carbon dioxide detector for monitoring cardiopulmonary resuscitation. Br Med J 1990;301:41-42.
159. Hruby J, Marvulli T. A carbon dioxide calibration error during automatic correction of measurements in the N1000 Nellcor pulse oximeter/capnometer. J Clin Monit 1990;6:339.
160. Petrioanu G, Widjaja B, Bergler WF. Detection of oesophageal intubation: can the «cola complication» be potentially lethal? Anaesthesia 1992.47:70-71.
161. Ping STS, Mehta MP, Symreng T. Accuracy of the FEF CO_2 detector in the assessment of endotracheal tube placement. Anesth Analg 1992;74:415-419.
162. Mazze Rl. Therapeutic misadventures with oxygen delivery systems. The need for continuous inline oxygen monitors. Anesth Analg 1972;51:787-792.
163. American Society for Testing and Materials. Standard specification for minimum performance and safety requirements for components and systems of anesthesia gas machines (F-1161-88). Philadelphia: ASTM, 1988.
164. International Organization for Standardization. Oxygen analyzers for monitoring patient breathing mixtures-safety requirements (USO 7767). Geneve, Switzerland: ISO, 1988.
165. Knaack-Steinegger R, Thomson DA. The measurement of expiratory oxygen as disconnection alarm. Anesthesiology 1989;70:343-344.

166. McGarrigle R, White S. Oxygen analyzers can detect disconnections. Anesth Analg 1984;63:464-465.
167. Meyer RM. A case for monitoring oxygen in the expiratory limb of the circle. Anesthesiology 1984;61:347.
168. Ritchie PA. Another use for an oxygen analyser. Anaesthesia 1984;39:1038-1039.
169. Marks MM, Wrigley FRH. Oxygen analysers as disconnection alarm. Can Anaesth Soc J 1981;28:611.
170. Spooner RB. Oxygen analyzers unreliable as disconnection alarms. Anesth Analg 1984;63:962.
171. Spooner RB. The measurement of expired oxygen as disconnection alarm. Anesthesiology 1989;71:994.
172. Zupan J, Martin M, Benumof JL. End-tidal CO_2 excretion waveform and error with gas sampling line leak. Anesth Analg 1988;67:579-581.
173. Linko K, Paloheimo M. Inspired end-tidal oxygen content difference. A sensitive indicator of hypoventilation. Crit Care Med 1989;17:345-348.
174. Cheney FW. ASA closed claims project progress report. The effect of pulse oximetry and end-tidal CO_2 monitoring on adverse respiratory events. ASA Newslett 1992; 56(6):6-10.
175. Anonymous. From the literature. Standards of care and capnography. APSF Newslett 1991;6:2021.
176. Lillie PE, Roberts JG. Carbon dioxide monitoring. Anaesth Intensive Care 1988;16:41-44.
177. Tinker JH, Dull DL, Caplan RA, Ward RJ, Cheney FW. Role of monitoring devices in prevention of anesthetic mishaps. A closed claims analysis. Anesthesiology 1989;71:541-546.
178. Cote CJ, Liu LMP, Szyfelbein SK, et al. Intraoperative events diagnosed by expired carbon dioxide monitoring in children. Can Anaesth Soc J 1986;33:315-320.
179. Hilberman M. Capnometer readings at high altitude. Anesthesiology 1990;73:354-355.
180. James MF, White JF. Anesthetic considerations at moderate altitude. Anesth Analg 1984;63:1097-1105.
181. Alas VD, Geddes LA, Voorhees WD, Bourland JD, Schoenlein WE. End-tidal CO_2, CO_2 production, and O_2 consumption as early indicators of approaching hyperthermia. Biomed Instrum Technol 1990;24:440-444.
182. Donati F, Maille J, Blain R, Boulanger M, Sahab P. End-tidal carbon dioxide tension and temperature changes after coronary artery bypass surgery. Can Anaesth Soc J 1985;32:272-277.
183. Okamoto H, Hoka S, Kawasaki T. Changes in end-tidal CO_2 following sodium bicarbonate administration reflect cardiac output and hemoglobin levels. Anesthesiology 1992;77:A247.
184. Wang LP, Hagerdal M. Reported anesthetic complications during an 11 year period. A retrospective study. Acta Anaesthesiol Scand 1992;36:234-240.
185. Dickson M, White H, Kinney W, Kambam JR. Extremity tourniquet deflation increases end-tidal PCO_2. Anesth Analg 1990;70:457-458.
186. Giuffrida JG. Extremity tourniquet deflation increases end-tidal PCO_2. Anesth Analg 1990;71:568.
187. Patel AJ, Choi C, Giuffrida JG. Changes in end-tidal CO_2 and arterial blood gas levels after release of tourniquet. South Med J 1987;80:213-216.
188. Hagerdal M, Caldwell CB, Gross JB. Intraoperative fluid management influences carbon dioxide production and respiratory quotient. Anesthesiology 1983;59:48-50.
189. Salem MR. Hypercapnia, hypocapnia, hypoxemia. Semin Anesth 1987;6:202-215.
190. Khan RM, Maroof M, Bhatti TH, Hamalawy H, Abbas JS. Correlation of end tidal CO_2 and hemodynamic variation following CO_2 insufflation during laparoscopic cholecystectomy. Anesthesiology 1992;77: A464.
191. Goode JG, Gumnit RY, Carel WD, McKenna M. Hypercapnia during laser arthroscopy of the knee. Anesthesiology 1990;73:551-553.
192. Baudendistel L, Goudsouzian N, Cote C, Strafford M. End-tidal CO_2 monitoring. Its use in the diagnosis and management of malignant hyperthermia. Anaesthesia 1984;39:1000-1003.
193. Dunn CM, Maltry DE, Eggers GWN. Value of mass spectrometry in early diagnosis of malignant hyperthermia. Anesthesiology 1985;63:333.
194. Holzman RS. Mass spectrometry for early diagnosis and monitoring of malignant hyperthermia crisis. Anesthesiol Rev 1988;15:31-34.
195. Neubauer KR, Kaufman RD. Another use for mass spectrometry. Detection and monitoring of malignant hyperthermia. Anesth Analg 1985:64:837-839.
196. Triner L, Sherman J. Potential value of expiratory carbon dioxide measurement in patients considered to be susceptible to malignant hyperthermia. Anesthesiology 1981;55:482.
197. Jordan WS, Jordan RB, Westenskow DR, Hayes JK. CO_2 production (VCO_2) related to anesthetic depth. Anesthesiology 1984;51:A173.
198. Isserles SA, Breen PH. Can changes in end-tidal PCO_2 measure changes in cardiac output. Anesth Analg 1991; 73:808-814.
199. Shibutani K, Whelan G, Zung N, Ferlazzo P. Endtidal CO_2. A clinical noninvasive cardiac output monitor. Anesth Analg 1991;72:S251.
200. Shibutani K, Komatsu T, Kashiwagi N, Bairamian M, Kumar V. End-tidal PCO_2 reflects changes of cardiac output. Anesthesiology 1990;73:A506.
201. Schuller JL, Bovill JG, Nijveld A. End-tidal carbon dioxide concentration as an indicator of pulmonary blood flow during closed heart surgery in children. A report of two cases. Br J Anaesth 1985;57:1257-1259.
202. Schuller JL, Bovill JG. Severe reduction in end-tidal PCO_2 following unilateral pulmonary artery occlusion in a child with pulmonary hypertension. Evidence for reflex pulmonary vasoconstriction. Anesth Analg 1989; 68:792-794.
203. NLP, Leaver HK. Air embolism during craniotomy in the seated position: a comparison of methods for detection. Can Anaesth Soc J 1985;32:174-177.
204. Hurter D, Sebel PS. Detection of venous air embolism. A clinical report using end-tidal carbon dioxide monitoring during neurosurgery. Anaesthesia 1979;34:578-582.
205. Drummond JC, Prutow RJ, Scheller MS. A comparison of sensitivity of pulmonaryartery pressure, end-tidal carbon dioxide, and end-tidal nitrogen in the detection of venous air embolism in the dog. Anesth Analg 1985; 64:688-692.
206. Carroll GC. Capnographic trend curve monitoring can detect 1-ml pulmonary emboli in humans. J Clin Monit 1992;8:101-106.
207. Byrick RJ, Forbes D, Waddell JP. A monitored cardio-

vascular collapse during cemented total knee replacement. Anesthesiology 1986;65:213-216.
208. Shulman D, Aronson HB. Capnography in the early diagnosis of carbon dioxide embolism during laparoscopy. Can Anaesth Soc J 1984;31:455-459.
209. Byrick RJ, Kay JC, Mullen JB. Capnography is not as sensitive as pulmonary artery pressure monitoring in detecting marrow microembolism. Anesth Analg 1989; 68:94-100.
210. Mazumdar B, Skinner SC, Thisted R, Breen PH. Does end-tidal PCO_2 detect recovery of CO_2 elimination after pulmonary embolism in the dog. Anesth Analg 1993; 76:S252.
211. Smalhout B. Monitoring in the operating room. Adv Med 1982;5(April).
212. Falk JL, Rackow EC, Weil MH. End-tidal carbon dioxide concentration during cardiopulmonary resuscitation. N Engl J Med 1988;318:607-611.
213. Gudipati CV, Weil MH, Bisera J, Deshmukh HG, Rackow EC. Expired carbon dioxide: a noninvasive monitor of cardiopulmonary resuscitation. Circulation 1988;77:234-239.
214. Barton C, Callaham M. Lack of correlation between end-tidal carbon dioxide concentrations and $PaCO_2$ in cardiac arrest. Crit Care Med 1991;19:108-110.
215. Kalenda Z. The capnogram as a guide to the efficacy of cardiac massage. Resuscitation 1976;6:259-263.
216. Lepilin MG, Vasilyev AV, Bildinov OA, Rostovtseva NA. End-tidal carbon dioxide as a noninvasive monitor of circulatory status during cardiopulmonary resuscitation. A preliminary clinical study. Crit Care Med 1987; 15:958-959.
217. Sanders AB, Atlas M, Ewy GA, Kern KB, Bragg S. Expired PCO_2 as an index of coronary perfusion pressure. Am J Emerg Med 1985;3:147-149.
218. Sanders AB, Ewy GA, Bragg S, Atlas M, Kern KB. Expired PCO_2 as a prognostic indicator of successful resuscitation from cardiac arrest. Ann Emerg Med 1985;12:948-952.
219. von Planta M, von Planta I, Weil MH, Bruno S, Bisera J, Rackow EC. End tidal carbon dioxide as an haemodynamic determinant of cardiopulmonary resuscitation in the rat. Cardiovasc Res 1989;23:364-368.
220. Paradis NA, Martin GB, Rivers EP, Goetting MC, Appleton TJ, Nowak RM. End tidal CO_2 and high dose epinephrine during cardiac arrest in humans [Abstract]. Crit Care Med 1990; 18:S276.
221. Barton CW, Callaham ML. Successful prediction by capnometry of resuscitation from cardiac arrest. Ann Emerg Med 1988;17:393.
222. Callaham M, Barton C. Prediction of outcome of cardiopulmonary resuscitation from end-tidal carbon dioxide concentration. Crit Care Med 1990;18:358-362.
223. Gazmuri RJ, von Planta M, Weil MH, Rackow EC. Arterial PCO_2 as an indicator of systemic perfusion during cardiopulmonary resuscitation. Crit Care Med 1989;17:237-240.
224. Kern KB, Sanders AB, Voorhees WD, Babbs CF, Tacker WA, Ewy GA. Changes in expired end-tidal carbon dioxide during cardiopulmonary resuscitation in dogs: a prognostic guide for resuscitation efforts. J Am Coll Cardiol 1989;13:1184-1189.
225. Sanders AB, Kern KB, Otto CW, Milander MM, Ewy GA. End-tidal carbon dioxide monitoring during cardiopulmonary resuscitation. JAMA 1989;262:1347-1351.
226. Guggenberger H, Lenz G, Federle R. Early detection of inadvertent oesophageal intubation: pulse oximetry vs. capnography. Acta Anaesthesiol Scand 1989;33:112-115.
227. Utting JE, Gray TC, Shelley FC. Human misadventures in anaesthesia. Can Anaesth Soc J 1979;26:472-478.
228. Linko K, Paloheimo M, Tammisto T. Capnography for detection of accidental oesophageal intubation. Acta Anaesthesiol Scand 1983;27:199-202.
229. Vaghadia H, Jenkins LC, Ford RW. Comparison of end-tidal carbon dioxide, oxygen saturation and clinical signs for the detection of oesophageal intubation. Can J Anaesth 1989;36:560-564.
230. Duberman S. Learning from near-misses. ASA Newslett 1985;1:12-13.
231. Dunn SM, Mushlin PS, Lind LJ, Raemer D. Tracheal intubation is not invariably confirmed by capnography. Anesthesiology 1990;73:1285-1287.
232. Markovitz BP, Silverberg M, Godinez Rl. Unusual cause of an absent capnogram. Anesthesiology 1989; 71:992-993.
233. Garnett AR, Gervin CA, Gervin AS. Capnographic waveforms in esophageal intubation: effect of carbonated beverages. Ann Emerg Med 1989;18:387-390.
234. Ping STS, Mehta MP, Symreng T. Reliability of capnography in identifying esophageal intubation with carbonated beverage or antacid in the stomach. Anesth Analg 1991;73:333-337.
235. Zbinden S, Schupfer G. Detection of oesophageal intubation: the cola complication. Anaesthesia 1989;44:81.
236. Good ML, Modell JH, Rush W. Differentiating esophageal from tracheal capnograms. Anesthesiology 1988; 69:A266.
237. Sum Ping ST. Esophageal intubation. Anesth Analg 1987;66:483.
238. Zeitlin GL, Hobin K, Platt J, Woitkoski N. Accumulation of carbon dioxide during eye surgery. J Clin Anesth 1989;1:262-267.
239. Urmey WF. Accuracy of expired carbon dioxide partial pressure sampled from nasal cannula. I. Anesthesiology 1988;68:959-960.
240. Louwsma DL, Silverman DG. Reproducibility of end tidal CO_2 measurements in sedated patients recciving supplemental O_2 by nasal cannula. Anesthesiology 1988;69:A268.
241. Dunphy JA. Accuracy of expired carbon dioxide partial pressure sampled from a nasal cannula. II. Anesthesiology 1988;68:960-961.
242. McNulty SE, Torjman M, Toy J, Seltzer JL. Correlation between arterial carbon dioxide and end tidal carbon dioxide using a nasal sampling port. Anesthesiology 1989;71:A354.
243. Mogue LR, Rantala B. Reply. J Clin Monit 1989;5:63-64.
244. McNulty SE, Roy J, Torjman M, Seltzer JL. Relationship between arterial carbon dioxide and end-tidal carbon dioxide when a nasal sampling port is used. J Clin Monit 1990;6:93-98.
245. Roth JV, Wiener LB, Barth LJ, Profeta JP. A new CO_2 sampling nasal cannula for oxygenation and capnography. Anesthesiology 1991;75:A481.
246. Witkowski TA, McNulty SE, Epstein RH. A compa-

rison of three techniques for monitoring end-tidal CO_2 in awake sedated patients. J Clin Monit 1991;7:92.
247. Schmidt Sl, Latham J. Blind oral intubation directed by capnography. J Clin Anesth 1991;3:81.
248. King H-K, Wooten DJ. Blind nasal intubation by monitoring end-tidal CO_2. Anesth Analg 1989;69:412-413.
249. Dohi S, Inomata S, Tanaka M, Ishizawa Y, Matsumiya N. End-tidal carbon dioxide monitoring during awake blind nasotracheal intubation. J Clin Anesth 1990;2:415-419.
250. Dinner M, Steuer M. Capnography as an aid to blind nasal intubation (BNI). Anesthesiology 1992;77:A469.
251. Shafieha MJ, Sit J, Kartha R, et al. End-tidal CO_2 analyzers in proper positioning of the double-lumen tube. Anesthesiology 1986;64:844-845.
252. Shankar KB, Moseley HSL, Kumar AY. Dual end-tidal CO_2 monitoring and double-lumen tubes. Can J Anaesth 1992;39:100.
253. Chang P, Johnson D, Hurst T, Reynolds B, Lang S, Mayers I. Changes in end-tidal CO_2 with bronchial occlusion and one lung canine ventilation. Anesth Analg 1991;72:S34.
254. Gandhi SK, Munshi CA, Kampine JP. Early warning sign of an accidental endobronchial intubation. A sudden drop or sudden rise in $PaCO_2$. Anesthesiology 1986;65:114-115.
255. Gandhi SK, Munshi CA, Coon R, Bardeen-Henschel A. Capnography for detection of endobronchial migration of an endotracheal tube. J Clin Monit 1991;7:35-38.
256. Thrush DN, Mentis SW, Downs JB. Weaning with end-tidal CO_2 and pulse oximetry. J Clin Anesth 1991;3:456-460.
257. Martin DG. Leak detection with a capnograph. Anaesthesia 1987;42:1025.
258. Lee JJ. Capnography and the Bain coaxial breathing system. Anaesthesia 1991;46:899.
259. Berman LS, Pyles ST. Capnographic detection of anaesthesia circle valve malfunctions. Can J Anaesth 1988;35:473-475.
260. Carlon GC, Ray C, Miodownik S, Kopec I, Groeger JS. Capnography in mechanically ventilated patients. Crit Care Med 1988;16:550-556.
261. Kumar AY, Bhavani-Shankar K, Moseley HS, Delph Y. Inspiratory valve malfunction in a circle system: pitfalls in capnography. Can J Anaesth 1992;39:997-999.
262. Pyles ST, Berman LS, Modell JH. Expiratory valve dysfunction in a semiclosed circle anesthesia circuit-verification by analysis of carbon dioxide waveform. Anesth Analg 1984;63:536-537.
263. Parry TM, Jewkes DA, Smith M. A sticking flutter valve. Anaesthesia 1991;46:229.
264. van Genderingen HR, Gravenstein N, van der Aa JJ, Gravenstein JS. Computer-assisted capnogram analysis. J Clin Monit 1987;3:194-200.
265. Goldman JM. Inspiratory flow rate affects inspired CO_2 concentration in the presence of a circle circuit expiratory valve leak. J Clin Monit 1992;8:176-177.
266. Anlognini J. Capnograph questioned. APSF Newslett 1990;5:21.
267. Epstein RA. The elusive « disconnect alarm » examined. APSF Newslett 1988;3:39.
268. Levins FA, Francis RI, Burnley SR. Failure to detect disconnexion by capnography. Anaesthesia 1989;44:79.
269. Fletcher R. The arterial-end-tidal CO_2 difference during cardiothoracic surgery. J Cardiothorac Anesth 1990;4:105-107.
270. Lindahl SGE, Yates AP, Hatch DJ. Relationship between invasive and noninvasive measurements of gas exchange in anesthetized infants and children. Anesthesiology 1987;66:168-175.
271. Fletcher R, Jonson B. Deadspace and the single breath test for carbon dioxide during anaesthesia and artificial ventilation. Br J Anaesth 1984;56:109-119.
272. Phan CQ, Tremper KK, Lee SE, Barker SJ. Noninvasive monitoring of carbon dioxide. A comparison of the partial pressure of transcutaneous and end-tidal carbon dioxide with the partial pressure of arterial carbon dioxide. J Clin Monit 1987;3:149-154.
273. Reid CW, Martineau RJ, Miller DR, Hull KA, Baines J, Sullivan PJ. A comparison of transcutaneous, end-tidal and arterial measurements of carbon dioxide during general anesthesia. Can J Anaesth 1992;39:31-36.
274. Shankar KB, Moseley H, Kumar Y, Vemula V. Artenal to end-tidal carbon dioxide tension difference during Caesarean section anaesthesia. Anaesthesia 1986;41:698-702.
275. Shankar KB, Moseley H, Vemula V, Ramasamy M, Kumar Y. Arterial to end-tidal carbon dioxide tension difference during anaesthesia in early pregnancy. Can J Anaesth 1989;36:124-127.
276. Shankar KB, Moseley H, Kumar Y, Vemula V, Krishnan A. Arterial to end-tidal carbon dioxide tension difference during anaesthesia for tubal ligation. Anaesthesia 1987;42:482-486.
277. Takki S, Aromaa U, Kauste A. The validity and usefulness of the end-tidal pCO_2 during anaesthesia. Ann Clin Res 1972;4:278-284.
278. Valentin N, Lomholt B, Thorup M. Arterial to end tidal carbon dioxide tension difference in children under halothane anaesthesia. Can Anaesth Soc J 1982;29:12-15.
279. Whitesell R, Asiddao C, Gollman D, Jablonski J. Relationship between arterial and peak expired carbon dioxide pressure during anesthesia and factors influencing the difference. Anesth Analg 1981;60:508-512.
280. Badgwell JM, Heavner JE, May WS, Goldthorm JF, Lerman J. End-tidal PCO_2 monitoring in infants and children ventilated with either a partial rebreathing or non-rebreathing circuit. Anesthesiology 1987;66:405-410.
281. Raemer DB, Francis D, Philip JH, Gabel RA. Variation in PCO_2 between arterial blood and peak expired gas during anesthesia. Anesth Analg 1983;62:1065-1069.
282. Kaplan RF, Paulus DA. Error in sampling of exhaled gases. Anesth Analg 1983;62:955-956.
283. Bissonnette B, Lerman J. Single breath end-tidal CO_2 estimates of arterial PCO_2 in infants and children. Can J Anaesth 1989;36:110-112.
284. Gravenstein N, Lampotang S, Beneken JEW. Factors influencing capnography in the Bain circuit. J Clin Monit 1985;1:6-10.
285. Rich GF, Sullivan MP, Adams JM. ls distal sampling of end-tidal CO_2 necessary in small subjects? Anesthesiology 1989;71:A 1005.
286. Rich GF, Sconzo JM. Continuous end-tidal CO_2 sampling within the proximal endotracheal tube estimates

arterial CO$_2$ tension in infants. Can J Anaesth 1991;38: 201-203.
287. Halpern L, Bissonnette B. Visualizing the mixing of fresh gas and expired gas in the Mapleson D circuit. A laboratory model. Anesthesiology 1991;75:A421.
288. Halpern L, Bissonnette B. A new endotracheal tube connector for sampling end-tidal CO$_2$ in infants. Anesthesiology 1991;75:A930.
289. Bissonnette B, Lerman. Single breath end-tidal CO$_2$ estimates of arterial PCO$_2$ in infants and children. Can J Anaesth 1989;36:110-112.
290. Pascucci RC, Schena JA, Thompson JE. Comparison of a sidestream and mainstream capnometer in infants. Crit Care Med 1989;17:560-562.
291. From RP, Scamman FL. Ventilatory frequency influences accuracy of end-tidal CO$_2$ measurements. Anesth Analg 1988;67:884-886.
292. Capan LM, Ramanathan S, Sinha K, Turndorf H. Arterial to end-tidal CO$_2$ gradients during spontaneous breathing, intermittent positive-pressure ventilation and jet ventilation. Crit Care Med 1985;13:810-813.
293. Mortimer AJ, Cannon DP, Sykes MK. Estimation of arterial pCO$_2$ during high frequency jet ventilation. Br J Anaesth 1987;59:240-246.
294. Mihm FG, Feeley TW, Rodarte A. Monitoring end-tidal carbon dioxide tensions with high-frequency jet ventilation in dogs with normal lungs. Crit Care Med 1984;12:180-182.
295. Mason CJ. Single breath end-tidal pCO$_2$ measurement during high frequency jet ventilation in critical care patients. Anaesthesia 1986;41:1251-1254.
296. Algora-Weber A, Rubio JJ, De Villota ED, Cortes JL, Gomez D, Mosquera JM. Simple and accurate monitoring of end-tidal carbon dioxide tensions during high-frequency jet ventilation. Crit Care Med 1986;14:895-897.
297. Paulus DA. Capnography. Int Anesthesiol Clin 1989; 27:167-175.
298. Puri GD, Venkatraman R, Singh H. End-tidal CO$_2$ monitoring in mitral stenosis patients undergoing closed mitral commissurotomy. Anaesthesia 1991;46:494-496.
299. Burrows FA. Physiologic dead space, venous admixture, and the arterial to end-tidal carbon dioxide difference in infants and children undergoing cardiac surgery. Anesthesiology 1989;70:219-225.
300. Fletcher R. The relationship between the arterial to end-tidal PCO$_2$ difference and hemoglobin saturation in patients with congenital heart disease. Anesthesiology 1991;75:210-216.
301. Lazzell VA, Burrows FA. Stability of the intraoperative arterial to end-tidal carbon dioxide partial pressure difference in children with congenital heart disease. Can J Anaesth 1991;38:859-865.
302. Hatle L, Rokseth R. The arterial to end-expiratory carbon dioxide tension gradient in acute pulmonary embolism and other cardiopulmonary diseases. Chest 1974; 66:352-357.
303. Niall C, Wilton MB. End-tidal pCO$_2$ monitoring and alveolar dead space with controlled hypotension. Anesthesiology 1984;61:A494.
304. Salem MR, Paulissian R, Joseph NJ, Ruiz J, Klowden AJ. Effect of deliberate hypotension on arterial to peak expired carbon dioxide tension difference. Anesth Analg 1988;67:S194.

305. Heneghan CPH, Scallan MJH, Branthwaite MA. End-tidal carbon dioxide during thoracotomy. Its relation to blood level in adults and children. Anaesthesia 1981; 36:1017-1021.
306. Pansard JL, Cholley B, Devilliers C, Clergue F, Viars P. Vanation in arterial to end-tidal CO$_2$ tension differences during anesthesia in the « kidney rest » lateral decubitus position. Anesth Analg 1992;75:506-510.
307. Cholley B, Pansard JL. Clergue F, Devilliers C, Viars P. Differences between PaCO$_2$ induced by the lateral decubitus position during anesthesia. Anesthesiology 1990; 73:A490.
308. Fletcher R. Smoking, age and the arterial-end-tidal PCO$_2$ difference during anaesthesia and controlled ventilation. Acta Anaesthesiol Scand 1987;31:355-356.
309. Yamanaka MK, Sue DY. Comparison of arterial-end-tidal PCO$_2$ difference and dead space/tidal volume ratio in respiratory failure. Chest 1987;92:832-835.
310. Perrin F, Perrot D, Holzapfel L, Robert D. Simultaneous variations of PaCO$_2$ in assisted ventilation. Br J Anaesth 1983;55:525-530.
311. Watkins AMC, Weindling AM. Monitoring of end tidal CO$_2$ in neonatal intensive care. Arch Dis Child 1987; 62:837-839.
312. Swedlow DB. Capnography -a useful clinical monitor for the anesthesiologist (ASA Refresher Course #223). New Orleans, ASA, 1987.
313. Lee TS, Wong YH, Tseng CS. Reliability of ETCO$_2$ to reflect PACO$_2$ in rabbits treated with acetazolamide. Anesthesiology 1986;65:A140.
314. Moorthy SS, Losasso AM, Wilcox J. End-tidal P CO$_2$ greater than PaCO$_2$. Crit Care Med 1984;12:534-535.
315. Russell GB, Graybeal JM, Strout JC. Stability of arterial to end-tidal carbon dioxide gradients during postoperative cardiorespiratory support. Can J Anaesth 1990;37:560-566.
316. Rampton AJ, Mallaiah S, Garrett CPO. Increased ventilation requirements during obstetric general anaesthesia. Br J Anaesth 1988;61:730-737.
317. Gibbs MN, Braunegg PW, Hensley FA, Larach DR. Hazard associated with CO$_2$ as the cooling gas during endobronchial Nd:YAG laser therapy. Anesthesiology 1988;68:966-967.
318. Bowie JR, Knox P, Downs JB. Rebreathing reduces arterial to end-tidal CO$_2$ gradient. Anesthesiology 1992;77:A470.
319. Steinbrook RA, Fencl V, Gabel RA, Leith DE, Weinberger SE. Reversal of arterial-to-expired CO$_2$ partial pressure differences during rebreathing in goats. J Appl Physiol 1983;55:736-741.
320. Brampton WJ, Watson RJ. Arterial to end-tidal carbon dioxide tension difference during laparoscopy. Anaesthesia 1990;45:210-214.
321. Ward SA. The capnogram: scope and limitations. Semin Anesth 1987;6:216-228.
322. Block FE. A carbon dioxide monitor that does not show the waveform is worthless. J Clin Monit 1988; 4:213-214.
323. Hensler T, Dhamee MS. Anesthesia machine malfunction simulating spontaneous respiratory effort. J Clin Monit 1990;6:128-131.
324. Benjamin E, Kaplan JA, Iberti TJ. Expiratory sawtooth pattern or cardiogenic oscillations of the capnogram. Crit Care Med 1986;14:172.

325. Nuzzo PF. Capnography in infants and children. Perinatol Neonatol 1978;2:30, 31, 34-36.
326. Anonymous. Capnograph's role in patient monitoring. Anesth News 1981;7:8-12.
327. Bowe EA, Hyman WD, Klein EF. Carbon dioxide rebreathing during cataract surgery. Anesth Analg 1990; 70:S31.
328. Good ML. Capnography. Uses, interpretation and pitfalls (ASA Refresher Course #212). New Orleans: ASA, 1989.
329. Berk AM, Pace N. Use of the capnograph to detect leaks in the anesthesia circuit. Anesthesiology 1992; 77:836-837.
330. Martin M, Zupan J. Unusual end-tidal CO_2 waveform. Anesthesiology 1987;66:712-713.
331. Wallen RD. Technology implementation and performance in anesthetic gas analysis. Anesthesiology 1990;73:A518.
332. Frei FJ, Zbinden AM, Wecker H, Thomson D. Parameters influencing the response time of volatile anesthetics monitors. Int J Clin Monit Comput 1989;6:21-30.
333. Jameson LC. Are end-tidal anesthetic concentrations clinically useful? (ASA Refresher Course # 422). New Orleans: ASA, 1988.
334. Keenan RL, Boyan CP. Cardiac arrest due to anesthesia. JAMA 1985;253:2373-2377.
335. Frei FJ, Zbinden AM, Thomson DA, Rieder HU. Is the end-tidal partial pressure of isoflurane a good predictor of its arterial partial pressure? Br J Anaesth 1991; 66:331-339.
336. Johnson EB. Detection of contaminated nitrous oxide. Anesthesiolor Y 1987;66:257.
337. Matjasko J, Daffern G, Marquis B, Mackenzie C. End-tidal nitrogen and venous air embolism in dogs breathing N_2O. Anesthesiology 1985;63:A390.
338. Matjasko J, Petrozza P, Mackenzie CF. Sensitivity of end-tidal nitrogen in venous air embolism detection in dogs. Anesthesiology 1985;63:418-423.
339. Lanier WL. Intraoperative air entrainment with Ohio Modulus anesthesia machine. Anesthesiology 1986; 64:266-268.
340. Matjasko J, Gunselman J, Delaney J. Mackenzie CF. Sources of nitrogen in the anesthesia circuit. Anesthesiology 1986;65:229.
341. Komatsu T, Nishiwakii K, Shimada Y. A system for automated spectral analysis of arterial blood pressure oscillation. Anesthesiol Rev 1988;15:46-49.
342. Barton F, Nunn JF. Totally closed circuit nitrous oxide/oxygen anesthesia. Br J Anaesth 1975;47:350-357.

Chapitre 18

Aides à la surveillance et appareils de monitorage

Traduction : Catherine Guidon-Attali

1re Partie
Monitorage de la curarisation

Avantages de l'utilisation en routine des stimulateurs nerveux
Matériel
  Stimulateur
  Électrodes
Méthodes d'évaluation des réponses provoquées
  Visuelle
  Tactile
  Mécanomyogramme
  Accélérographie
  Électromyographie
Choix du site de monitorage
  Nerf cubital
  Nerf médian
  Nerf tibial postérieur
  Nerf péronier
  Nerf facial
  Nerf mandibulaire
Utilisation
  Avant l'induction
  Induction
  Intubation
  Entretien
  Récupération et antagonisation
  Période postopératoire
Complications
  Brûlures
  Paresthésies
  Complications des techniques invasives
  Douleur

Les myorelaxants sont utilisés en anesthésie pour assurer le relâchement musculaire et/ou l'abolition des mouvements du malade. Le monitorage du degré de bloc neuromusculaire (BNM) existant est réalisé en administrant un stimulus électrique à proximité d'un nerf moteur périphérique, ce qui entraîne sa dépolarisation. La réponse provoquée du muscle innervé par le nerf stimulé est en grande partie déterminée par le degré de bloc neuromusculaire existant.

Avantages de l'utilisation en routine des stimulateurs nerveux

L'utilisation de stimulateurs nerveux ou neuromusculaires permet de déterminer l'état de relaxation à des intervalles d'une minute. De nombreuses études ont retrouvé d'importantes variations interindividuelles des réponses à des doses fixes de myorelaxants. La pathologie en cause, ainsi que les traitements péri-opératoires, peuvent également modifier les réponses.

Pendant l'induction, le stimulateur permet de déterminer l'initialisation du BNM et peut servir à dépister une sensibilité anormale aux myorelaxants. Pendant l'entretien de l'anesthésie, le stimulateur peut être utilisé comme guide pour adapter les doses de myorelaxant aux besoins de l'acte chirurgical. Un BNM trop profond peut empêcher le diagnostic de réveil peropératoire ou entraîner une hypoventilation postopératoire imposant de poursuivre la ventilation artificielle. Le sous-dosage peut être responsable d'une myorelaxation inadéquate ou de mouvements indésirables. Dans une étude portant sur les plaintes contre les anesthésistes, 3 % d'entre elles concernaient des lésions oculaires (1) dont 30 % étaient dues à des mouvements du malade pendant l'anesthésie. Dans aucun de ces cas, le stimulateur nerveux n'avait été utilisé.

À la fin de l'intervention, le stimulateur permet d'adapter la dose d'antagoniste et aide à l'évaluation d'une récupération correcte du bloc neuromusculaire. Des travaux ont montré que beaucoup de malades entrant en salle de réveil avaient un niveau inacceptable de bloc neuromusculaire résiduel (2-13). Une telle curarisation résiduelle peut entraîner des troubles ventilatoires constituant une menace vitale. Bien qu'une étude ait montré que l'évaluation du degré de curarisation pendant l'anesthésie n'influençait pas la dose totale de myorelaxant utilisée, ni l'incidence des blocs résiduels postopératoires (11), d'autres travaux ont prouvé que l'utilisation du neurostimulateur réduisait le nombre de blocs neuromusculaires résiduels postopératoires (9,12).

Les stimulateurs de nerfs périphériques ont été utilisés afin de repérer les nerfs lors d'un bloc périphérique (14,15). Cependant, le courant nécessaire à la stimulation de nerfs périphériques est de loin plus faible que celui utilisé pour le monitorage du BNM. Il existe des stimulateurs permettant les deux types d'utilisation (16).

Une utilisation inhabituelle d'un neurostimulateur est l'inhibition thérapeutique d'un stimulateur cardiaque (17).

Matériel

Le matériel utilisé pour évaluer le BNM est peu coûteux, facile à utiliser, non invasif (excepté en cas d'utilisation d'électrodes aiguilles) et permet l'évaluation du niveau de myorelaxation indépendamment du niveau de conscience ou de coopération du malade.

STIMULATEUR

Le stimulateur est un instrument électronique capable de délivrer différents types de stimulus à des intensités et des intervalles variables. Différents types de stimulateurs sont montrés sur la figure 18.1. Un stimulateur doit être léger, compact et simple. Les boutons de commande doivent être de grande taille et faciles à manipuler. Le boîtier doit pouvoir être facilement fixé à un pied à perfusion, un support de tuyaux ou un appareil d'anesthésie. Pour des raisons de sécurité, il faut préférer un stimulateur avec batterie et témoin de charge.

Intensité

C'est l'intensité et non le voltage qui est le facteur déterminant dans la stimulation nerveuse. En raison de possibles modifications d'impédance, seuls les stimulateurs maintenant une intensité constante peuvent assurer une stimulation stable. La plupart des stimulateurs modernes sont censés être conçus pour délivrer une intensité constante, mais la plupart ne le font que pour une certaine plage d'impédance (18).

Pour évaluer correctement le bloc neuromusculaire, le courant doit avoir une intensité adéquate. La force de la contraction musculaire est proportionnelle au nombre de fibres musculaires recrutées. Si un nerf moteur est stimulé avec une intensité suffisante, toutes les fibres musculaires qui en dépendent vont se contracter provoquant une force de contraction maximale. L'intensité de stimulation maximale est déterminé en augmentant l'intensité par paliers jusqu'à ce que l'on n'obtienne plus ou peu d'augmentation de l'amplitude de contraction. En clinique, il est habituel d'utiliser des stimulus d'une intensité supérieure à l'intensité maximale (intensité supramaximale), afin d'assurer des réponses reproductibles. La stimulation est sûrement supramaximale lorsque l'intensité est 2,75 fois celle qui produit une réponse identifiable, avec un minimum de 20 mA (19).

Bien souvent, on pense qu'une stimulation moindre que supramaximale peut faire surestimer le niveau de BNM, mais des études récentes ont montré que tel n'était pas toujours le cas (5,20,21). L'utilisation d'une intensité submaximale peut être particulièrement utile chez des patients en cours de réveil, car l'inconfort et la gêne augmentent avec l'intensité (20,22).

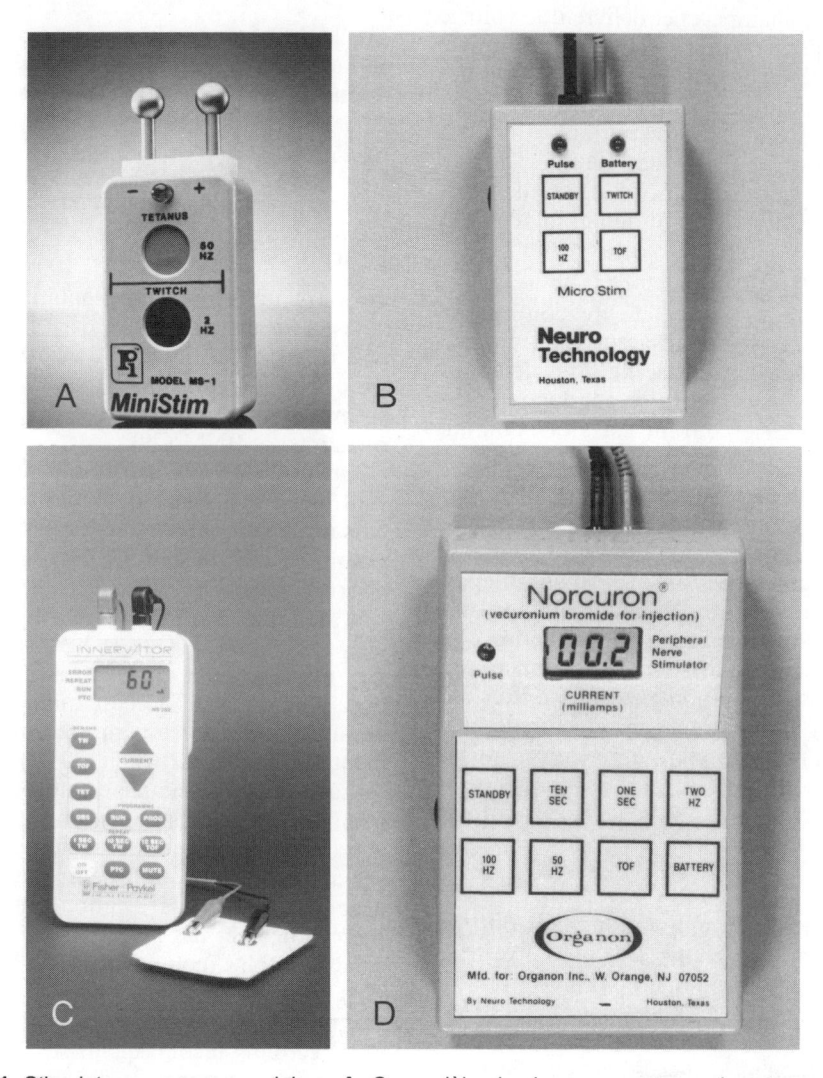

Figure 18.1. Stimulateurs neuromusculaires. **A.** Ce modèle simple ne permet que deux types de stimulation : le tétanos et le twitch simple. Le courant délivré ne peut pas être modifié et n'est pas affiché. Les électrodes sont des sphères métalliques. (Reproduit avec l'autorisation de Professional Instruments filiale de Life Tech, Inc.). **B.** Cet appareil comporte trois modalités de stimulation : stimulus simple (twitch), tétanos et train de quatre. On peut faire varier l'intensité du courant grâce à un rhéostat situé sur le côté mais il n'y a pas d'affichage du courant délivré. **C.** Cet appareil comporte quatre modalités de stimulation : twitch simple (de 0,1 à 1 Hz), train de quatre (qui peut se répéter automatiquement toutes les 12 s), tétanos 50 Hz et double burst stimulation. Il peut également délivrer le stimulus nécessaire au compte post-tétanique. Le courant utilisé est affiché dans la fenêtre. Si le courant n'est pas délivré, un signe apparaît à droite du mot *error*. Noter que les raccords des fils sont de couleur différente. Les électrodes, sur le côté du stimulateur, sont plus particulièrement destinées à la stimulation neuromusculaire. **D.** Cet appareil possède trois types de stimulation : stimulus simple (pouvant être délivré à 0,1, 1 et 2 Hz), tétanos (50 Hz et 100 Hz) et train de quatre. On règle le courant de stimulation par un rhéostat situé sur le côté. L'intensité est affichée dans une fenêtre à gauche de laquelle est situé un voyant qui s'allume lorsqu'un stimulus est délivré. Il existe un témoin de charge de batterie.

Les stimulateurs à intensité constante sont calibrés en milliampères et délivrent le voltage nécessaire pour obtenir le courant déterminé. Les intensités convenant à la stimulation des nerfs périphériques se situent entre 20 et 50 mA pour les électrodes de surface et entre 5 et 8 mA pour les électrodes aiguilles (23,24). Avec les électrodes de surface, les stimulateurs doivent pouvoir délivrer au moins 50 à 60 mA et les patients adultes doivent recevoir des stimulations de 20 mA au moins (19).

L'affichage de l'intensité du courant est utile afin d'avertir l'utilisateur d'un débranchement, d'une rupture de fil, d'un défaut de batterie ou d'une mauvaise conductivité des électrodes, car le courant est alors diminué ou inexistant. Certains stimulateurs possèdent une alarme avertissant que le courant sélectionné n'est pas délivré.

Des travaux sur l'intensité des courants de plusieurs stimulateurs ont trouvé des différences significatives entre les différents appareils testés (25,26). Certains délivraient des courants plus faibles lorsque l'impédance augmentait. La stimulation peut alors être inférieure à la stimulation supramaximale et la réponse musculaire est diminuée, ce qui fait surestimer le BNM.

Fréquence

La fréquence de stimulation est habituellement exprimée en Hertz (Hz) qui correspond à 1 cycle par seconde; 0,1 Hz correspond à un stimulus toutes les 10 secondes et 10 Hz à 10 stimulus toutes les secondes. Les fréquences couramment utilisées varient de 0,1 à 100 Hz.

Des stimulations fréquentes entraînent une fatigue musculaire et sont susceptibles d'augmenter le débit sanguin local avec un apport plus rapide du myorelaxant au muscle stimulé.

Forme de l'onde de stimulation

Dans l'idéal, l'onde de stimulation doit être rectangulaire et monophasique. Des ondes biphasiques peuvent produire des stimulations répétées qui peuvent faire sous-estimer le niveau de BNM (27).

Durée de l'impulsion

Elle doit être la plus courte possible, inférieure à 0,2 ms (27). Si elle dépasse 0,5 ms, un second potentiel d'action peut se déclencher (28).

Différents types de stimulation

Twitch simple

Les twitch simples sont habituellement administrés à une fréquence de 0,1 ou 1 Hz. Il faut respecter un intervalle de 10 s au moins entre chaque stimulation, sinon la réponse est progressivement décroissante, ce qui peut faire surestimer le BNM (29).

On note la puissance d'une réponse (dite contrôle, en l'absence de curare) (Fig. 18.2A) puis on la compare aux puissances des autres réponses, ces dernières étant exprimées en pourcentage de la réponse contrôle (dépression de l'impulsion simple ou du twitch simple, T_1%, T_1:Tc). Que le bloc soit dépolarisant ou non, il y a une dépression progressive de la réponse avec l'accentuation du bloc. Une diminution de la température diminue également la réponse au twitch (30-32).

La stimulation simple est utile à l'établissement du niveau de stimulation supramaximale et à la reconnaissance des conditions nécessaires à l'intubation. Elle peut être utilisée, en association avec la stimulation tétanique, pour monitorer des niveaux relativement profonds de BNM (compte post-tétanique discuté plus loin).

L'utilisation de ce type de stimulation présente certains inconvénients, telle la nécessité d'obtenir un twitch contrôle avant administration d'un myorelaxant. Elle ne permet pas de différencier bloc dépolarisant et bloc non dépolarisant. Le plus gênant est que la présence d'une hauteur de twitch équivalente au contrôle ne garantit pas une récupération complète du BNM (33).

Train de quatre (34)

Le train de quatre (TOF, T_4) consiste à administrer des impulsions simples à une fréquence de 2 Hz pendant 2 s (4 stimulus à intervalles de 0,5 s) (Fig. 18.2 B). Il faut, entre chaque train de quatre, respecter un intervalle

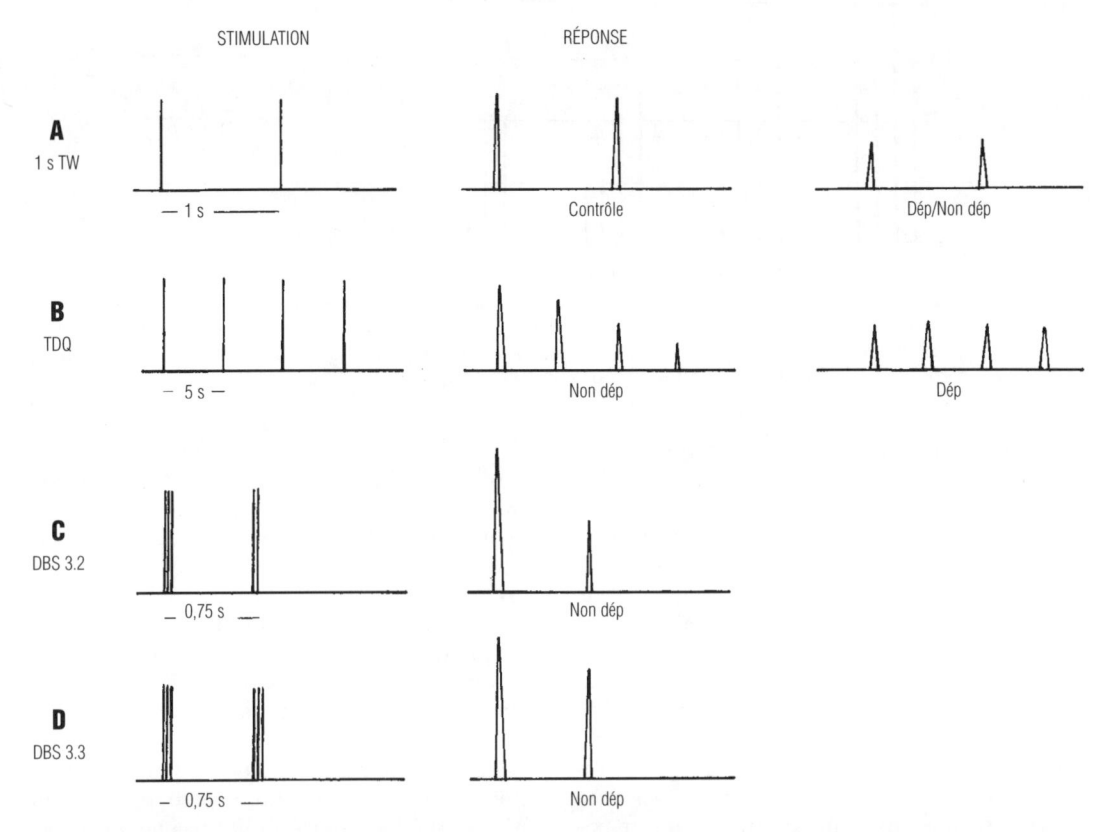

Figure 18.2. Types de stimulation et de réponses. **A.** Stimulus simple à une fréquence de 1 Hz (1 stimulus/s). On note la hauteur des twitches contrôles. Après curarisation avec un curare dépolarisant ou non dépolarisant, la hauteur du twitch diminue. **B.** Train de quatre. Quatre stimulations simples sont successivement administrées à un intervalle de 0,5 s. En cas de bloc non dépolarisant, il y aura une diminution progressive de la réponse à chaque stimulation (décrément). En cas de bloc dépolarisant, les réponses seront toutes diminuées de la même façon. **C** et **D**. Double burst stimulation. Trois stimulus sont délivrés à une fréquence de 50 Hz, suivis 0,75 s plus tard par deux ou trois stimulations similaires. En cas de bloc non dépolarisant, la réponse au second groupe de stimulation sera diminuée. Il faut noter la plus grande amplitude de la réponse à la première stimulation par rapport à la réponse au train de quatre.

minimal de 10 ou 12 s (29). Certains auteurs ont recommandé des intervalles de 20 s au moins. De nombreux stimulateurs modernes ne permettent pas de répéter la stimulation par train de quatre plus fréquemment.

Le type de réponse au train de quatre en cas de bloc dépolarisant diffère de celui obtenu en cas de bloc non dépolarisant (Fig. 18.2 B). En cas de bloc dépolarisant, il existe une dépression égale de la hauteur des 4 twitches. En cas de bloc non dépolarisant, il se produit une dépression progressive de la hauteur des quatre twitchs (décrément). Avec l'approfondissement du bloc, le 4e twitch disparaît en premier, puis le troisième et ainsi de suite (Fig. 18.3). Ainsi, le compte du nombre de twitches (compte du TOF ou TOFC) permet d'évaluer quantitativement le bloc non dépolarisant (35). Lors de la récupération ou de l'antagonisation d'un bloc non dépolarisant, le compte du TOF augmente et le « décrément » s'atténue.

Le rapport du train de quatre (TR, T$_4$ ratio, T$_4$/T$_1$, TR %, TOF ratio, TOFR) est le rapport de l'amplitude de la 4e réponse à la première pour un train de quatre donné. Il peut être exprimé en pourcentage ou en fraction. Cela fournit un index du degré de bloc neuromusculaire non dépolarisant. En l'absence de bloc non dépolarisant, le TOFR est

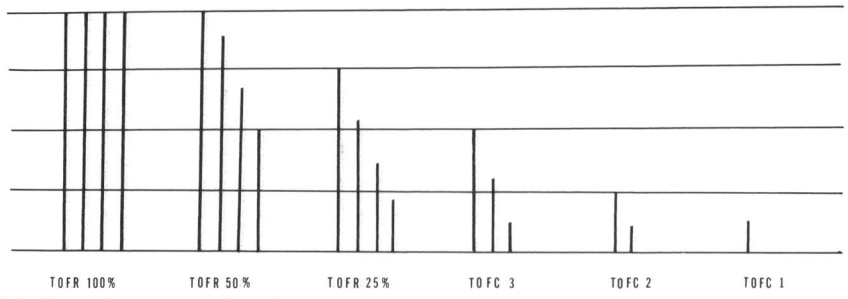

Figure 18.3. Apparition et approfondissement progressif d'un bloc non dépolarisant monitoré par train de quatre. En l'absence de bloc neuromusculaire, les quatre réponses ont la même intensité. Avec l'apparition du bloc, il y a diminution progressive de la hauteur des twitches (décrément). Avec l'approfondissement du bloc, il y a disparition du dernier twitch et le compte du train de quatre est inférieur à quatre.

approximativement de 1 (ou 100 %). Plus le bloc est profond, plus le TOFR est bas (Fig. 18.3). Une diminution progressive du TOFR apparaît pour des températures cutanées inférieures à 32°C (30). L'établissement du TOFR requiert la présence des quatre réponses et ne peut donc être utilisé pour la surveillance des blocs profonds.

Une évaluation correcte du TOFR ne requiert pas un stimulus supramaximal (5,20, 21). Une stimulation à 10 mA au-dessus du courant nécessaire à l'obtention des quatre réponses fournit des valeurs superposables avec celles obtenues avec un stimulus supramaximal (36).

Le train de quatre a plusieurs avantages. C'est un indicateur plus sensible du BNM résiduel que le twitch simple (37). La réalisation d'un test de contrôle n'est pas nécessaire. Il permet de distinguer bloc dépolarisant et bloc non dépolarisant et a fait la preuve de son intérêt dans la détection et le suivi de l'installation d'un bloc de phase II lors de l'administration de succinylcholine.

Le principal inconvénient du train de quatre est qu'on ne peut détecter un décrément par des méthodes visuelles ou tactiles (38-45).

Stimulation double burst (DBS)

La stimulation double burst, ou minitétanos, consiste en l'administration de deux stimulus tétaniques à un intervalle de 750 ms. On a utilisé différentes combinaisons de stimulus dont les plus fréquentes sont le DBS 3,3 et le DBS 3,2. Le DBS 3,3 consiste en une salve de 3 impulsions de 0,2 ms à 50 Hz, suivie 750 ms plus tard par une salve identique (Fig. 18.2 C). Le DBS 3,2 est une salve de 3 impulsions suivie par deux impulsions identiques, 750 ms plus tard (Fig. 18.2 D). Le DBS garde sa valeur avec des stimulations sub-maximales. Il ne doit pas être répété à des intervalles inférieurs à 12 s (41).

La principale utilisation du DBS est la détection du BNM résiduel. De nombreuses études montrent que cet examen est plus sensible que le train de quatre dans la détection du décrément lorsque l'on utilise la surveillance visuelle ou tactile (39-43,46-50). Il a également été utilisé pour l'évaluation peropératoire du BNM (51). Les études montrent une forte corrélation entre le train de quatre et le rapport $D_2:D_1$, que le courant soit supramaximal ou sub-maximal (52).

Le DBS est moins bien accepté par le malade que le train de quatre mais mieux que le tétanos (22).

Stimulation tétanique

Le tétanos est un stimulus répété à fréquence rapide. En l'absence de BNM, il entraîne une contraction soutenue des muscles stimulés. En cas de bloc dépolarisant, le tétanos sera déprimé mais soutenu. En cas de bloc non dépolarisant, le tétanos est diminué en amplitude et il existe de plus une contraction non soutenue (« fade » ou décrément). En cas de bloc profond, il n'y a pas de réponse à la stimulation tétanique. Le décrément après la stimulation tétanique est un index plus sensible de BNM que le twitch simple, mais pas suffisamment toutefois pour évaluer l'intégrité de la récupération (53). Il est plus approprié d'utiliser un tétanos 100 Hz qu'un tétanos 50 Hz pour évaluer un BNM résiduel (54).

La fréquence la plus utilisée est 50 Hz car elle entraîne une contrainte de la fonction neuromusculaire comparable à celle d'un effort volontaire maximal. À fréquences plus basses, le décrément peut ne pas être mis en évidence, alors qu'il existe bien un certain degré de bloc neuromusculaire non dépolarisant. Avec l'augmentation de la fréquence de stimulation, le bloc apparaît plus important. On peut ainsi surestimer le BNM (55,56).

La durée de la stimulation tétanique est importante car elle affecte le décrément ; elle est habituellement de 5 secondes. En cas de bloc non dépolarisant, le décrément n'apparaît habituellement qu'après 1 ou 2 secondes.

La facilitation post-tétanique (FPT, potentiation) correspond à une augmentation transitoire de la réponse à une stimulation qui suit un stimulus tétanique. Elle apparaît en cas de bloc non dépolarisant mais non en cas de bloc dépolarisant. Elle est d'autant plus importante que le bloc est profond (57). Elle est maximale en environ 3 secondes et persiste pendant 2 minutes après une stimulation tétanique de 50 Hz pendant 5 secondes (57-60). Il faut respecter un intervalle de 2 minutes entre chaque stimulation, sous peine de sous-estimer le BNM. Certains neurostimulateurs récents limitent la fréquence d'application du tétanos.

Dans les blocs neuromusculaires profonds, où il n'existe pas de réponse au twitch simple ni au train de quatre, il est possible d'en évaluer la profondeur en utilisant le compte post-tétanique (PTC) (61). Pour cela, on administre des twitchs simples à une fréquence de 1 Hz, suivis par une stimulation tétanique de 50 Hz pendant 5 secondes. Après une pause de 3 secondes, on renouvelle les twitches simples à 1 Hz et on compte le nombre de réponses post-tétaniques. Ce dernier augmente avec l'allégement du bloc. Le temps d'apparition du premier twitch dans le train de quatre pré-tétanique est inversement relié au nombre de twitchs post-tétaniques (61-65). En fait, ce temps varie avec chaque curare ; il est plus long pour les agents de longue durée d'action.

Un inconvénient majeur de la stimulation tétanique est qu'elle est très inconfortable. Elle doit donc être évitée chez le malade non anesthésié.

STIMULATEURS DE NERF

Pour provoquer la stimulation, on administre un courant au travers de deux électrodes placées le long d'un trajet nerveux. La stimulation peut être transcutanée en utilisant des électrodes de surface, ou percutanée au moyen d'électrodes-aiguilles.

Types d'électrodes

Électrodes de surface

Les électrodes de surface (gel, adhésif et tampon) sont à usage unique ; elles sont prégélifiées et comportent un adhésif entourant un tampon de mousse, lui-même au contact d'un disque de métal comportant un bouton sur lequel on fixe le câble électrique. Ces électrodes sont rapidement disponibles, facilement mises en place, auto-adhésives, non invasives et bien tolérées. La résistance peau-électrode diminue quand la surface de conduction est importante et cela minimise de plus le risque de brûlure cutanée et la douleur. Cependant, de grandes surfaces peuvent rendre difficile l'obtention d'une stimulation supramaximale. Il est donc parfois utile d'utiliser des électrodes pédiatriques.

Il existe des électrodes spécifiquement destinées à la stimulation des nerfs périphériques. Elles possèdent une épaisseur différente de celles des électrodes à ECG et des tampons chimiques destinés à maintenir le pH de la surface cutanée. Elles sont présentées par deux (Fig. 18.1C).

Électrodes métalliques

Certains stimulateurs comportent deux sphères ou disques métalliques espacés d'environ 2,5 cm et directement reliées au stimulateur (Fig. 18.1A). Elles sont faciles à utiliser, mais dans certains cas le contact cutané n'est pas bon. Elles ont été rendues responsables de brûlures (66).

Électrodes-aiguilles

Il existe des électrodes-aiguilles spéciales pour stimulation nerveuse, mais on peut aussi utiliser des aiguilles métalliques ordinaires. Elles doivent être courtes et fines avec un embout métallique et non en plastique. Elles doivent être placées en sous-cutané. Si on les enfonce plus profondément, il peut y avoir stimulation musculaire directe et/ou lésion nerveuse. L'angle d'insertion doit être parallèle au nerf, de façon à éviter une stimulation mécanique et/ou une lésion. Les aiguilles doivent être distantes de quelques centimètres. Il faut les fixer par un sparadrap car, si la pointe est déplacée, l'examen est faussé.

L'utilisation d'électrodes-aiguilles diminue considérablement l'impédance et elles sont donc utiles lorsqu'une stimulation supramaximale ne peut être obtenue par les électrodes de surface. Cela arrive habituellement lorsque la peau est épaisse, froide, œdématiée, chez les sujets obèses, hypothyroïdiens ou en insuffisance rénale (67,68).

Elles assurent le meilleur contact, mais ont été rendues responsables de complications (aiguille brisée, infection, ponction neurale). La mise en place chez un malade réveillé est douloureuse. Une intensité excessive peut entraîner des brûlures.

Polarité (69,70)

Les stimulateurs fournissent un courant direct par le biais d'une électrode négative et d'une électrode positive. L'effet maximal est, pour un courant donné, atteint lorsque l'électrode négative est au contact du nerf stimulé (23,69). Si l'on ne connaît pas la polarité des électrodes, il faut inverser les connections pour déterminer quel montage permet la meilleure réponse. Si les électrodes sont éloignées de moins de 5 centimètres, l'effet de la polarité est moindre (69).

Méthodes d'évaluation des réponses provoquées

VISUELLE

On utilise l'évaluation visuelle pour compter le nombre de réponses à une stimulation par train de quatre, pour détecter un décrément avec un train de quatre ou un DBS, ou une facilitation post-tétanique après stimulation tétanique, et pour déterminer le compte post-tétanique. Cependant, des études ont montré qu'il est difficile visuellement de déterminer précisément le rapport du TOF ou de comparer la hauteur d'un twitch simple à celle du test de contrôle (39,45). La mise en évidence visuelle d'un décrément au train de quatre est plus précise pour des courants faibles (38,39).

TACTILE

Dans la surveillance tactile, on place le bout des doigts sur le muscle que l'on va stimuler de manière à créer une légère précharge et à sentir la force de contraction (Fig. 18.4). Cette méthode est plus sensible que la surveillance visuelle pour évaluer le bloc neuromusculaire par le train de quatre (44). On peut l'utiliser pour déterminer la présence ou l'absence de réponse et/ou le décrément avec le train de quatre, le DBS et la stimulation tétanique. Le compte post-tétanique peut lui aussi être déterminé (72). S'il existe une réponse aux quatre stimulus du train de quatre, on peut déterminer le rapport du TOF. Il est cependant difficile, même pour des observateurs entraînés, de détecter un décrément quand le rapport du TOF dépasse 40 % (38-45). De même, la détermination de la dépression du twitch simple n'est pas précise avec la méthode tactile.

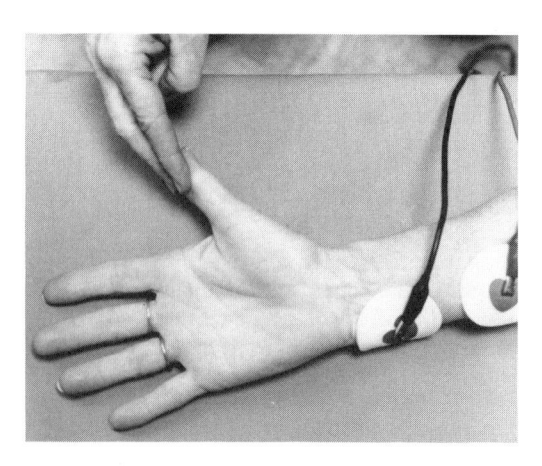

Figure 18.4. Pour évaluer tactilement l'adduction du pouce, la main est mise en supination et le pouce est soumis à une légère précharge.

MÉCANOMYOGRAMME

Le mécanomyogramme utilise un transducteur force-déplacement, telle une jauge de contrainte fixée à un doigt ou à une autre partie du corps qui sera mobilisée lors de la stimulation, de manière à quantifier la réponse à la stimulation nerveuse. Le transducteur convertit la force contractile en un signal électrique qui est amplifié et visualisé sur un écran ou enregistré sur papier. La hauteur du twitch simple, la réponse à une stimulation tétanique et le rapport du TOF peuvent être mesurés précisément.

De nombreux montages mécaniques (71,73-87) et des systèmes de boucle utilisant le monitorage mécanique (88,89) ont été décrits.

L'utilisation du mécanomyogramme comporte un certain nombre de difficultés. L'appareillage est encombrant et difficile à installer pour avoir des mesures stables et précises. Le transducteur doit être parfaitement orienté. De petits déplacements de l'angle de la force appliquée peuvent entraîner d'importantes modifications du courant de sortie du transducteur. La technique demande des conditions d'isométrie et l'application d'une précharge constante (90).

ACCÉLÉROGRAPHIE (91,92)

Une méthode relativement nouvelle de surveillance est fondée sur la mesure de l'accélération. Un disque de céramique piézo-électrique ou une petite baguette métallique avec deux électrodes est fixée en regard du muscle que l'on va stimuler (Fig. 18.5). Lors du mouvement, un signal électrique proportionnel à l'accélération est produit. Cette méthode nécessite une immobilisation moindre que le mécanomyogramme et ne demande pas d'appliquer une précharge ; la seule condition est que le muscle sur lequel la mesure est réalisée puisse se mobiliser librement. Cette méthode peut être utilisée pour évaluer le bloc neuromusculaire, à la main du malade, le bras le long du corps.

Les études montrent une relation étroite entre le rapport du TOF mesuré par accélérographie, mécanomyogramme (91-99) ou électromyographie (98,100,101).

ÉLECTROMYOGRAPHIE (EMG) (102,103)

Lorsqu'on stimule une fibre nerveuse motrice, un potentiel d'action biphasique est gé-

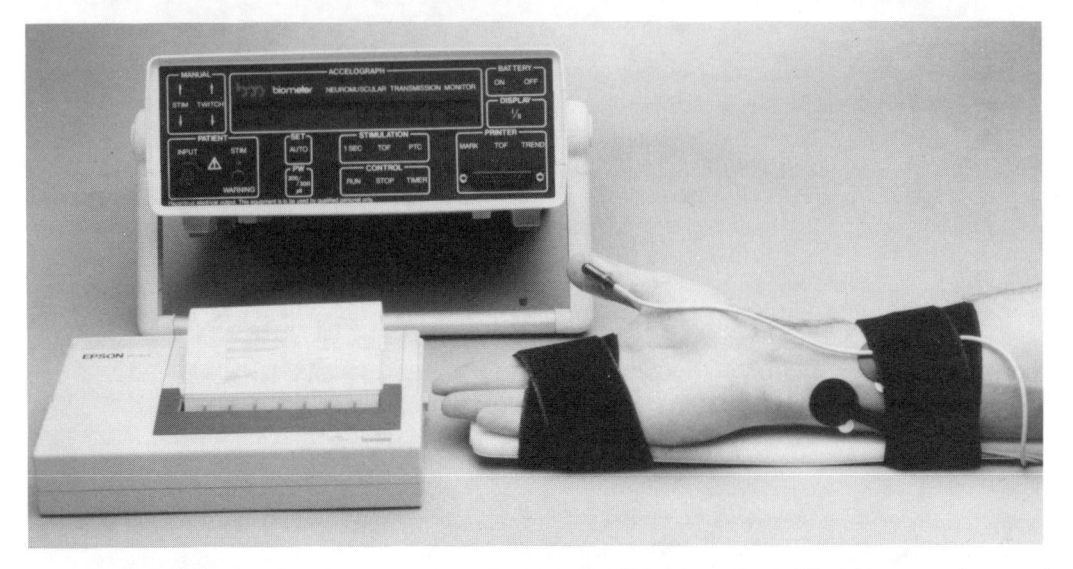

Figure 18.5. Accélérographie. Le capteur piézo-électrique est fixé à la partie mobile, ici le pouce. Lorsque le pouce se déplace, un signal électrique proportionnel à l'accélération du mouvement est généré. Le moniteur permet de déterminer une dépression du twitch simple, le compte ou le rapport du train de quatre et/ou le compte post-tétanique. Les réponses peuvent être imprimées. (Reproduit avec l'autorisation de Biometer International A/S.).

néré dans chaque cellule qui en dépend, sauf s'il existe un bloc neuromusculaire. La somme d'un certain nombre de ces potentiels d'action peut être détectée en utilisant des électrodes placées sur le muscle stimulé. Les deux électrodes de stimulation sont placées sur le trajet du nerf stimulé, comme pour les autres méthodes d'évaluation.

Pour l'enregistrement, on utilise trois électrodes, deux de détection (détection, enregistrement) et une terre. On obtient le meilleur signal en plaçant l'électrode de détection active en regard du corps musculaire et l'électrode indifférente (référence) sur le tendon ou l'insertion musculaire. L'électrode de terre, dont la fonction est de diminuer les artefacts de stimulation, doit être placée entre les électrodes de stimulation et celles de détection. On obtiendra de meilleurs résultats en laissant les électrodes au contact avec la peau pendant au moins 15 minutes avant la calibration (temps d'équilibre). Les artefacts dus à des mouvements peuvent être minimisés en immobilisant le membre et par l'application d'une tension préalable constante sur le muscle enregistré (103,104).

Le signal EMG provoqué est filtré, rectifié, amplifié puis visualisé ou enregistré à une vitesse beaucoup plus lente. On peut mesurer le pic d'amplitude de la plus grande déflexion à partir de la ligne iso-électrique, déterminer la somme des amplitudes des plus grandes déflexions positives et négatives, ou l'aire sous la courbe (activité intégrée) (105). Les modifications de latence, de durée de potentiel d'action et de spectre de puissance en densité ont été étudiées (106,107). Le rapport du TOF peut être précisément mesuré par l'EMG.

Il existe des appareils (analyseurs de transmission neuromusculaire) qui associent stimulation et évaluation des fonctions musculaires (Fig. 18.6). Ils déterminent automatiquement le stimulus supramaximal, établissent une réponse contrôle, stimulent à un intervalle prédéterminé, mesurent la réponse et la comparent au contrôle. Certains sont

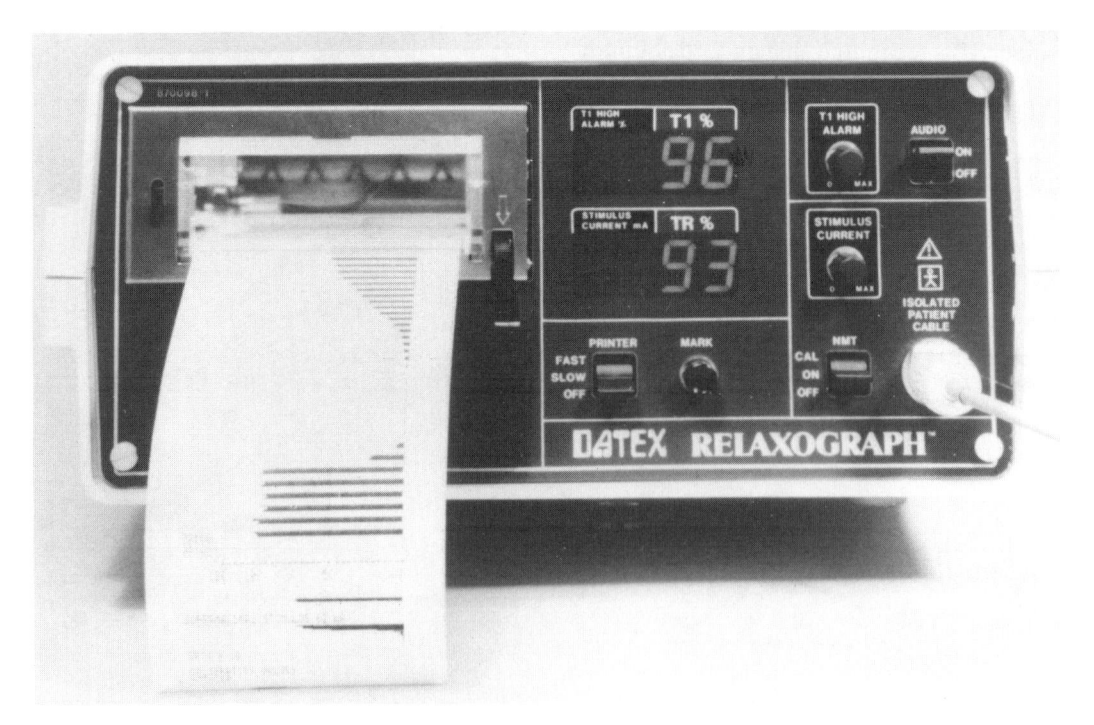

Figure 18.6. Moniteur d'électromyogramme. On peut mesurer le T_1 %, le rapport et le compte du train de quatre, et les valeurs sont affichées dans des fenêtres à droite de l'imprimante. Les réponses peuvent être imprimées. Il existe une alarme sur le T_1 %. La stimulation par train de quatre est réalisée automatiquement toutes les 20 s. (Reproduit avec l'autorisation de Datex Medical Instrumentation Inc.).

munis d'une alarme qui se déclenche lorsque la réponse unitaire dépasse une certaine valeur prédéterminée, et d'une imprimante permettant un enregistrement permanent. La plupart des appareils sont munis de dispositifs de sécurité qui avertissent l'utilisateur en cas d'erreurs de fonctionnement, de défaut de connexion, d'augmentation de résistance cutanée, d'absence de stimulation supramaximale, etc. La plupart d'entre eux fournissent l'onde d'EMG et règlent automatiquement le gain afin que l'onde occupe la totalité de l'échelle.

En cas de bloc non dépolarisant, l'amplitude du potentiel d'action est diminuée et il existe un décrément dans les réponses successives au train de quatre. Fréquemment, l'amplitude ne revient pas à 100 % du contrôle lors de la récupération malgré un train de quatre approximativement à 100 %.

Des techniques de boucle avec rétrocontrôle par EMG ont été décrites (89,108-117).

De nombreuses études ont comparé l'EMG provoqué et le mécanomyogramme (89,98, 110,118-135). En cas de bloc non dépolarisant, la corrélation est habituellement bonne, bien que les deux techniques ne fournissent pas la même information. En cas de bloc dépolarisant, la relation est plus complexe et les études ont montré des résultats contradictoires (120,125,131,134,135).

L'utilisation de l'EMG a plusieurs avantages sur la surveillance mécanique. Il n'existe pas de matériel encombrant à proximité du muscle monitoré et aucun problème d'orientation du transducteur ne se pose. Les électrodes de détection et de stimulation peuvent être placées avant l'entrée du malade en salle d'opération. L'EMG peut être obtenu sur des muscles non accessibles à l'enregistrement mécanique. Il peut être réalisé chez le petit enfant. Le site de stimulation ne doit pas être nécessairement accessible à l'équipe d'anesthésie. L'EMG permet de monitorer des blocs profonds lorsque la réponse au TOF est au-dessous du seuil de détection (121).

Il a cependant ses inconvénients. Il est sensible aux interférences électriques. La réponse peut varier en fonction du muscle utilisé (125). L'appareillage demande du temps et de l'attention pour sa mise en route.

Choix du site de monitorage (136)

Le site de monitorage doit être éloigné du champ opératoire. Avec la surveillance visuelle ou tactile, il doit être accessible à l'équipe d'anesthésie. Si l'on utilise un muscle d'un bras ou d'une jambe, la pression artérielle doit être mesurée sur un autre membre. En cas de neuropathie motrice, les membres concernés sont inutilisables (137).

NERF CUBITAL

Le nerf cubital est le plus souvent utilisé car il est accessible dans la plupart des interventions chirurgicales et en raison de l'anatomie des muscles qu'il dessert. Le nerf cubital innerve l'adducteur du pouce, l'abducteur du cinquième doigt et les muscles interosseux dorsaux. On monitore le plus souvent la contraction de l'adducteur du pouce. La réponse est facilement évaluée visuellement et de façon tactile et elle peut être quantifiée. Le muscle étant localisé du côté opposé au site de stimulation, il existe peu de stimulation musculaire directe, ce qui pourrait faire sous-estimer le BNM. Pour un monitorage électromyographique, il faut préférer un autre muscle.

Le nerf peut être stimulé au poignet ou au coude. La stimulation au poignet entraîne une adduction du pouce et une flexion des doigts. Au coude, il y a une adduction de la main et les mouvements des doigts peuvent alors être faussement interprétés comme une réponse neuromusculaire. Si l'on utilise un mécanomyogramme ou un électromyogramme pour quantifier la réponse, les électrodes de stimulation doivent être proches du poignet afin de limiter les mouvements de la main. Chez l'enfant, il est préférable de placer les électrodes au poignet pour limiter un artefact par stimulation directe du muscle.

Au poignet, les deux électrodes sont habituellement placées le long du bord de la face cubitale de l'extrémité distale de l'avant-bras, approximativement à 2 cm de la jonction main-poignet (Fig. 18.7A). On peut également positionner l'électrode positive sur la face dorsale du poignet (Fig. 18.8). Au coude, les élec-

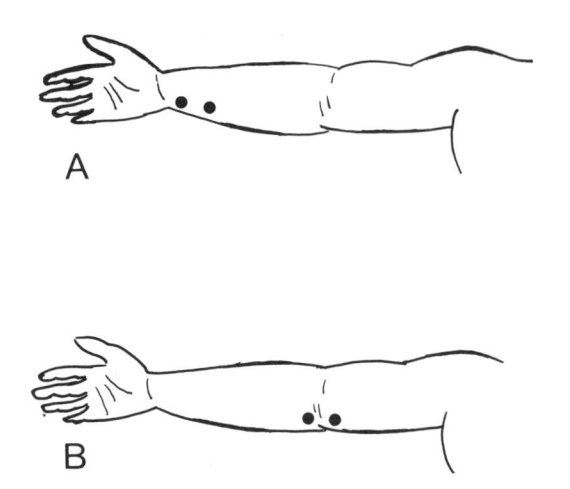

Figure 18.7. Position des électrodes pour la stimulation du nerf cubital. **A.** Les électrodes sont placées le long du bord cubital de la partie distale de l'avant-bras. **B.** Les électrodes sont placées en regard de la gouttière de l'épicondyle médian de l'humérus.

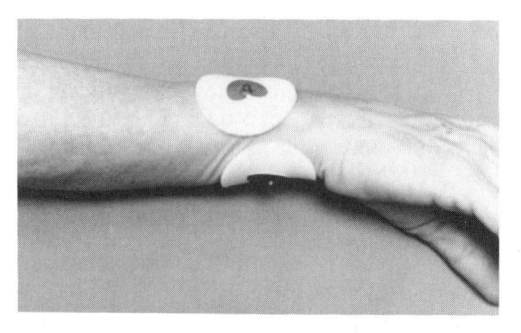

Figure 18.8. Autre position des électrodes pour la stimulation cubitale. L'électrode négative est placée le long de la face antérieure du bord cubital du poignet, et l'électrode positive sur la face postérieure.

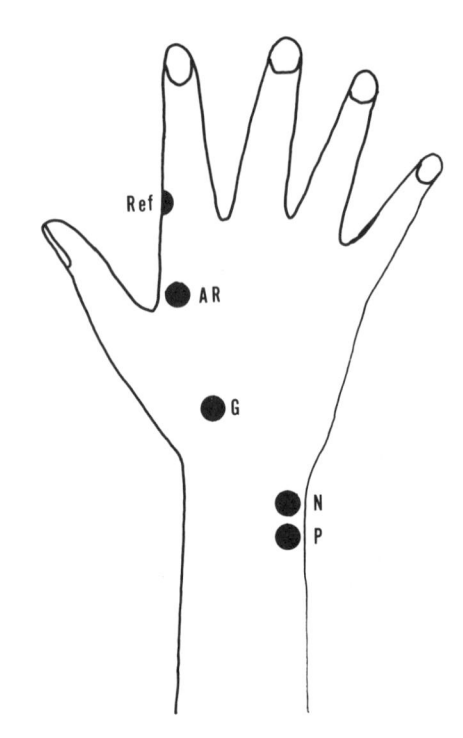

Figure 18.9. Position des électrodes d'enregistrement pour la surveillance par électromyogramme lorsque l'on stimule le nerf cubital et que l'enregistrement se fait au niveau des interosseux dorsaux. L'électrode active est placée dans l'espace interdigital entre index et pouce et l'électrode de référence à la base du deuxième doigt. *Réf.* : électrode de référence, *ÉEA* = électrode d'enregistrement active, *T* = électrode de terre, *N* = électrode de stimulation négative, *P* = électrode de stimulation positive.

trodes seront placées en regard de la gouttière de l'épicondyle moyen de l'humérus (Fig. 18.7B). Il faut bien s'assurer que les électrodes ne compriment pas directement le nerf cubital.

Avec un monitorage autre qu'électromyographique, il ne faut tenir compte que de la réponse provoquée au niveau de l'adducteur du pouce. Avec les autres doigts, on ne peut formellement exclure une réponse musculaire directe, et le BNM court le risque d'être sous-estimé (28, 125).

Pour le monitorage par EMG, on peut placer les électrodes de recueil en regard de l'abducteur du cinquième doigt (éminence hypothénar), de l'adducteur du pouce (éminence thénar) ou du premier muscle interosseux dorsal. La résistance électrique de la peau de la face palmaire peut varier avec la sudation et être augmentée chez les travailleurs manuels en raison de l'épaisseur de la couche de kératine (138). Le dos de la main est moins affecté par ces variations et il est donc préférable d'utiliser le muscle interosseux (139).

Afin d'enregistrer la réponse du muscle interosseux dorsal, l'électrode active de recueil est placée dans l'espace interosseux, entre l'index et le pouce, et l'électrode de référence à la base du deuxième doigt (Fig. 18.9). Les électrodes de surface sont ici faciles à fixer et à maintenir en place, et sont rarement déplacées par les mouvements de la main (139).

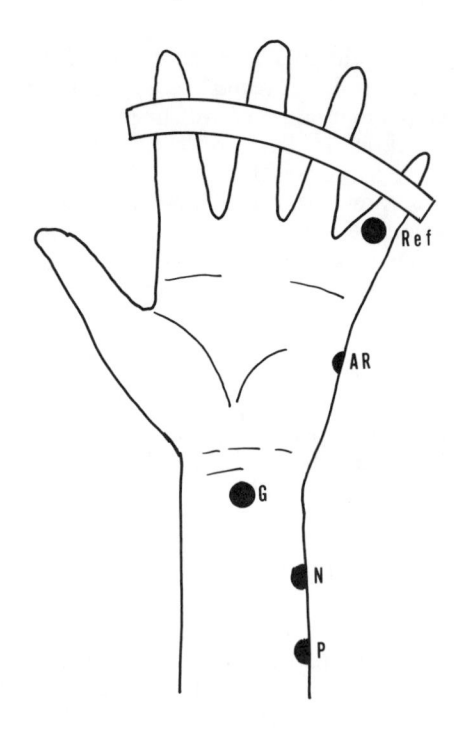

Figure 18.10. Position des électrodes pour le monitorage EMG au niveau de l'éminence hypothénar. L'électrode active est placée en regard de l'éminence hypothénar. L'électrode de référence peut être positionnée plus loin sur l'éminence hypothénar, sous la seconde ligne de l'annulaire ou à la base du cinquième doigt comme sur la figure. *Réf.* = électrode de référence, *AR* = électrode d'enregistrement active, *G* = électrode de terre, *N* = électrode de stimulation négative, *P* = électrode de stimulation positive.

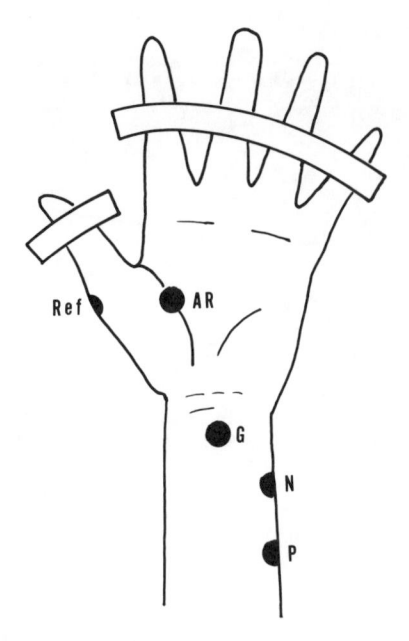

Figure 18.11. Position des électrodes pour le monitorage EMG au niveau de l'éminence thénar. L'électrode d'enregistrement active est placée en regard de l'éminence thénar. L'électrode de référence peut être positionnée comme sur la figure, ou bien au niveau de la première phalange du majeur ou de l'index. *Réf.* = électrode de référence, *AR* = électrode d'enregistrement active, *G* = électrode de terre, *N* = électrode de stimulation négative, *P* = électrode de stimulation positive.

Pour l'électromyogramme enregistré au niveau de l'éminence hypothénar, on peut soit placer les deux électrodes de recueil sur la face palmaire en regard de l'éminence hypothénar, soit mettre l'électrode active sur l'éminence hypothénar et l'électrode de référence au niveau de la première phalange de l'annulaire ou à la base de sa face dorsale. (Fig. 18.10) (140). L'utilisation des muscles de l'hypothénar présente l'avantage d'éviter l'immobilisation stricte de la main car le risque d'artefacts par les mouvements est moindre (23). La surface de l'éminence hypothénar est importante et les muscles sont peu profonds, si bien que la distance entre les muscles et les électrodes de recueil est faible, ce qui réduit le risque d'artefact de recueil (134,141). Cependant, la courte latence peut être à l'origine d'artefacts de stimulation (142).

Pour l'enregistrement sur les muscles de l'éminence thénar, les électrodes sont placées sur l'éminence thénar et sur la première phalange du médian ou de l'index (100) ou bien sur la face latérale de la base du pouce (Fig. 18.11). L'interférence créée par la stimulation du nerf médian pose souvent problème. Les muscles de l'éminence thénar sont moins superficiels que ceux de l'éminence hypothénar. L'abduction du pouce avec une précharge constante permet de rapprocher les muscles de la peau et de diminuer l'amplitude du mouvement (23,104).

NERF MÉDIAN

Le nerf médian est plus gros que le nerf cubital mais moins superficiel. Il peut être stimulé au poignet en plaçant les électrodes à un niveau

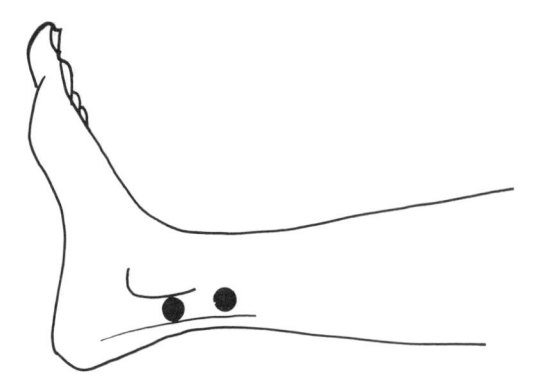

Figure 18.12. Position des électrodes pour la stimulation du nerf tibial postérieur. L'électrode négative est placée en arrière de la malléole interne, en avant du tendon d'Achille. L'électrode positive est placée en position à peine proximale par rapport à la négative. La stimulation entraîne une flexion plantaire du gros orteil.

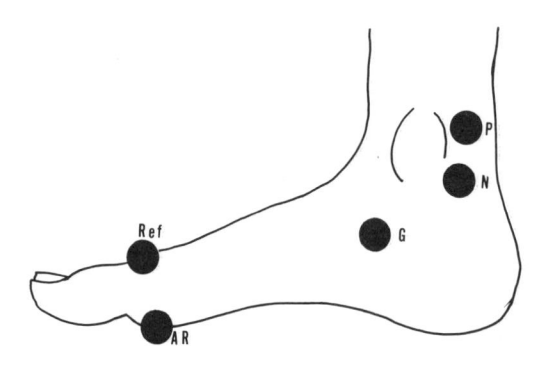

Figure 18.13. Monitorage EMG avec stimulation du nerf tibial postérieur. L'électrode d'enregistrement active est placée en regard du court fléchisseur du gros orteil et l'électrode de référence sur le gros orteil. *Réf.* = électrode de référence, *AR* = électrode d'enregistrement active, *G* = électrode de terre, *N* = électrode de stimulation négative, *P* = électrode de stimulation positive.

plus médian que lors de la stimulation du cubital. La stimulation entraîne une adduction du pouce. Le signal EMG peut être enregistré à partir des muscles de l'éminence thénar.

NERF TIBIAL POSTÉRIEUR (143-145)

Pour stimuler le nerf tibial postérieur, les électrodes sont placées en arrière de la malléole tibiale et en avant du tendon d'Achille (Fig. 18.12). La stimulation entraîne une flexion plantaire du gros orteil. Pour l'EMG, on place les électrodes de recueil sur le fléchisseur à la face plantaire du pied ou sur les muscles intermétatarsiens, l'électrode de référence étant sur le gros orteil (Fig. 18.13).

Ce site, rarement utilisé, présente de nombreux avantages. Il est particulièrement utile chez l'enfant lorsque l'on manque de place sur le bras en raison d'autres moniteurs ou de lignes de perfusion, et lorsque la main est inaccessible ou ne peut être utilisée pour des raisons diverses (amputation, brûlure ou infection). Cependant, la réponse peut être mauvaise en cas de maladies vasculaires périphériques, de neuropathies métaboliques ou si les pieds sont déformés (146).

NERF PÉRONIER

Pour stimuler le nerf sciatique poplité externe (péronier oulatéropoplité), on place les électrodes près du creux poplité, en regard du col du péroné (Fig. 18.14). La stimulation entraîne une dorsiflexion du pied.

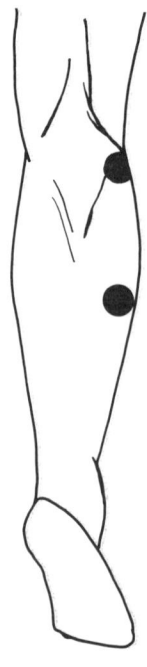

Figure 18.14. Position des électrodes pour la stimulation du nerf péronier latéral. Les électrodes sont placées en regard du col du péroné. La stimulation entraîne la dorsiflexion du pied.

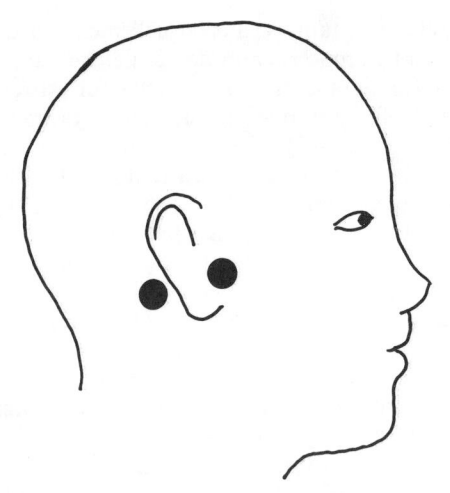

Figure 18.15. Position des électrodes pour la stimulation du nerf facial. L'électrode négative est placée en avant du lobe de l'oreille, et l'électrode positive en arrière ou au-dessous du lobe de l'oreille.

NERF FACIAL

Pour la stimulation du nerf facial, on a proposé trois dispositions des électrodes :

1. L'électrode négative est placée juste en avant de la partie inférieure du lobe de l'oreille et l'autre électrode juste en arrière ou en dessous du lobe de l'oreille (Fig. 18.15). Dans ce cas, la contraction musculaire est dans la grande majorité des cas due à la stimulation nerveuse et non à la stimulation musculaire directe.

2. L'électrode négative est placée juste en avant du lobe de l'oreille et l'électrode positive sur le bord externe du sourcil controlatéral (147). Cela entraîne une stimulation directe du côté opposé et une stimulation indirecte du même côté.

3. Une électrode est placée latéralement et en dessous de la commissure de l'œil et l'autre en avant du lobe de l'oreille (148,149) ou 2 cm latéralement et au-dessus du canthus latéral (150). Cette position peut entraîner une stimulation musculaire directe.

On observe les mouvements du muscle frontal, de l'orbiculaire des paupières et du muscle sourcilier, lors du twitch. Pour un EMG, on place les électrodes de recueil sur le muscle frontal. Cependant, l'activité électromyographique de ce muscle est altérée par le niveau d'anesthésie et peut être accrue pour certains stimulus, ce qui le rend peu fiable pour le monitorage. L'accélérographie peut être utilisée pour monitorer la réponse à la stimulation du nerf facial (151).

Le nerf facial peut être intéressant pour le monitorage du BNM lorsque les membres ne sont pas accessibles. Cependant, les muscles faciaux, comme le diaphragme, sont relativement résistants aux agents curarisants (148, 149,151,152). De ce fait, pour une réponse équivalente, la myorelaxation est plus importante que pour un monitorage effectué au niveau des membres. Il faut donc être très prudent lorsque l'on évalue la récupération du bloc en utilisant le nerf facial. La réponse peut indiquer une récupération complète alors que le bloc est encore important (8,148, 159,154).

La stimulation du nerf facial est utile pour la détection de l'initialisation de la curarisation des muscles de la mâchoire, du larynx et du diaphragme.

NERF MANDIBULAIRE

Le nerf mandibulaire, branche du trijumeau, innerve le masséter. Il peut être stimulé en plaçant l'électrode négative en avant et au-dessous de l'arcade zygomatique et l'électrode positive sur le front. La stimulation entraîne une occlusion de la mâchoire. L'installation de la curarisation de ce muscle est plus rapide que celle des muscles des mains (155-157). Chez l'adulte, ce muscle est plus sensible que les muscles de la main tant pour les agents dépolarisants que les non dépolarisants (156-158). Chez l'enfant, la sensibilité peut être équivalente (157).

Utilisation

AVANT L'INDUCTION

Avant l'induction de l'anesthésie, il faut connecter le stimulateur à des électrodes de surface placées en regard du nerf choisi. Si l'on utilise un monitorage EMG, les électrodes de recueil doivent être mises en place au moins 15 minutes avant l'induction.

La zone d'application des électrodes doit être sèche et rasée. Il ne faut pas placer une électrode sur une cicatrice ou tout autre type de lésion, ni sur une zone érythémateuse. Une bonne préparation de la peau permettra de diminuer la résistance. Même les meilleures électrodes ne peuvent permettre une bonne stimulation si la peau est recouverte d'une couche isolante de cellules mortes et de graisse. La peau sera donc nettoyée avec un solvant (alcool, acétone ou éther) puis séchée et frottée vigoureusement avec une compresse sèche jusqu'à ce que le décapage soit visible (159).

Il faut vérifier les électrodes pour s'assurer que le gel n'est pas sec. Il est important de ne pas étaler le gel ou d'en recouvrir l'adhésif lors de la pose des électrodes. Un pont de gel entre les électrodes peut créer un court-circuit et entraîner une stimulation de mauvaise qualité (23). Une bonne façon de placer les électrodes consiste à imprimer une pression sur l'adhésif en évitant d'appuyer au centre. Une fois le disque collé, on appuie alors sur le centre afin d'assurer un bon contact entre le gel et la peau. Lorsque le fil est fixé sur le bouton-pression de l'électrode, un morceau de sparadrap permettra d'éviter son déplacement. Il est également recommandé de faire une boucle avec les fils et de la fixer avec du sparadrap afin d'en éviter le déplacement (Fig. 18.16).

INDUCTION

Après l'induction et avant l'administration de curares, le stimulateur doit être mis en marche et il faut évaluer visuellement ou tactilement la réponse afin de vérifier que le système fonctionne bien. Le stimulateur est réglé afin de fournir une stimulation supramaximale lors de l'administration d'un twitch simple à 0,1 Hz, et le courant de sortie sera augmenté jusqu'à ce qu'il n'y ait plus d'augmentation de la réponse provoquée. Commencer les stimulations plus précocement ou à une plus grande fréquence risque de diminuer le délai de curarisation (160-162). Il en est de même si on utilise une stimulation par train de quatre.

Si l'on n'atteint pas une stimulation maximale avec un courant de 50 à 70 mA, il faut vérifier la position, la polarité et le gel des électrodes. Si malgré cela le problème persiste, il faut utiliser des électrodes-aiguilles. Une fois la stimulation maximale atteinte, on augmentera le courant de sortie de 10 à 20 %.

Le positionnement correct des électrodes à EMG doit être vérifié en observant l'onde provoquée qui ressemble à une onde sinusoïdale. Le gain doit être ajusté de manière que l'onde occupe l'intégralité de l'échelle (163).

INTUBATION

L'installation du bloc neuromusculaire est plus rapide pour le diaphragme, les muscles de la face, du larynx et de la mâchoire (155-156,164,165) que pour les muscles des mem-

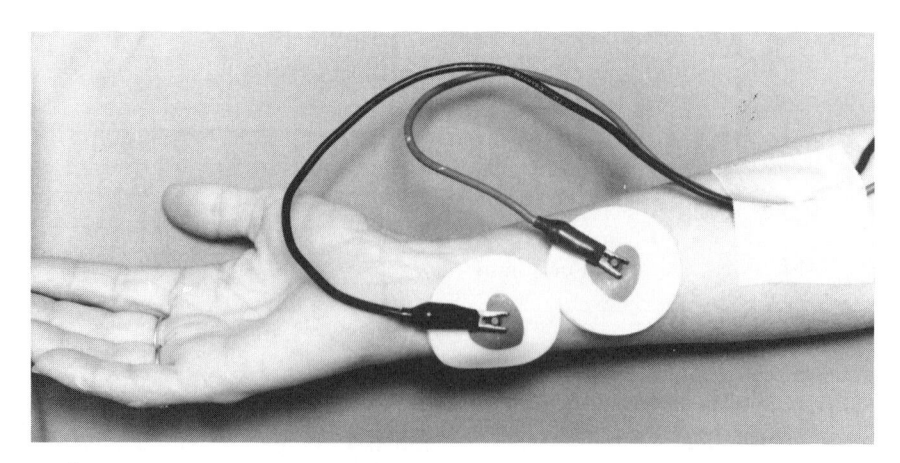

Figure 18.16. Électrodes en place. On évitera que les fils n'arrachent les électrodes en leur faisant dessiner des boucles et en les fixant avec du sparadrap.

bres. Le diaphragme et les muscles de la face et des cordes vocales sont plus résistants aux curares que les muscles des membres. À l'inverse, le masséter est plus sensible aux myorelaxants que les muscles de la main (158,166).

Le monitorage de la réponse du muscle facial reflétera mieux l'installation et le niveau de curarisation de la musculature des voies aériennes que le monitorage des muscles périphériques (148,149,151), ce dernier pouvant sous-estimer le délai de curarisation des muscles des voies aériennes supérieures et surestimer le niveau du bloc. En effet, une dose de curare suffisante pour abolir la réponse au niveau d'un membre ne bloquera pas complètement les cordes vocales ni le diaphragme (96, 165,167-170). Quel que soit le nerf utilisé, il est recommandé de n'utiliser qu'un twitch simple à 0,1 Hz et d'attendre que le twitch soit à peine perceptible avant de tenter laryngoscopie et intubation.

Il ne faut pas oublier que la réponse à l'intubation dépend à la fois du bloc neuromusculaire et du niveau d'anesthésie. Il est possible d'intuber un patient incomplètement curarisé si l'anesthésie est suffisamment profonde.

La réponse à la stimulation disparaît généralement pour une durée variable puis réapparaît et augmente jusqu'à la récupération complète. Il ne faut pas réadministrer de curare jusqu'à ce que la récupération soit certaine, afin d'être sûr que le malade n'a pas une réponse anormale. Il n'est cependant pas nécessaire d'attendre une récupération complète.

ENTRETIEN

Pendant l'intervention, le but du monitorage est de procurer une curarisation optimale avec une récupération complète après l'anesthésie. Le degré de bloc neuromusculaire nécessaire dépend de plusieurs facteurs, dont le type de chirurgie, la technique anesthésique et la profondeur de l'anesthésie. Il est important d'éviter l'hypothermie, en particulier au niveau des zones périphériques où la réponse neuromusculaire est monitorée, afin d'éviter un défaut de conduction nerveuse ou une augmentation de la résistance cutanée.

Il est important de comparer la réponse à la stimulation nerveuse et l'état clinique car il peut exister une discordance entre le niveau de curarisation des muscles périphériques et celui des muscles de la paroi abdominale. Si le chirurgien a l'impression que la curarisation n'est pas adéquate, il faut vérifier que le niveau de profondeur d'anesthésie est suffisant et que le neurostimulateur fonctionne correctement. Avec certains stimulateurs, il sera nécessaire de placer des électrodes sur le bras de l'utilisateur et de stimuler avec un courant de faible intensité.

Le train de quatre est habituellement considéré comme le plus approprié à la surveillance de la curarisation pendant l'entretien de l'anesthésie. Avec un curare non dépolarisant, on observe un décrément, lorsque le bloc devient plus profond, le quatrième twitch disparaît, puis progressivement le troisième, le second et le premier.

En cas de surveillance tactile ou visuelle, le but, dans la plupart des cas où il faut assurer une curarisation des muscles abdominaux, est de maintenir au moins une réponse à la stimulation du train de quatre d'un nerf périphérique (171). En son absence, il ne faut pas réinjecter de myorelaxant. S'il y a deux réponses, on peut assurer un bon relâchement abdominal en utilisant une anesthésie balancée (172). S'il y a trois réponses, la myorelaxation peut être correcte si on administre un anesthésique volatil. Des niveaux plus profonds de curarisation peuvent être nécessaires pour la chirurgie sus-mésocolique ou thoracique, ou s'il faut obtenir une paralysie diaphragmatique. Si l'on utilise la surveillance des muscles faciaux, il faut ajouter un twitch aux recommandations précédentes.

L'onde EMG diminue à la fois en amplitude et en latence pendant les quelques premières minutes d'anesthésie en l'absence de myorelaxants (23,173,174), que l'anesthésie soit balancée à base de morphiniques ou utilise des agents volatils. En conséquence, le monitorage par l'évaluation de la dépression d'un twitch simple peut être trompeuse.

Les myorelaxants sont parfois administrés alors qu'une paralysie n'est pas nécessaire comme dans la chirurgie de l'œil ou la chirurgie au laser des cordes vocales, afin de s'assurer de l'absence de tout mouvement. Pour que le diaphragme soit complètement curarisé, il ne doit pas y avoir de réponse à la stimulation post-tétanique (175). On peut ici administrer un bolus d'un curare de courte durée d'action lorsqu'apparaît une réponse à la stimulation post-tétanique (176).

RÉCUPÉRATION ET ANTAGONISATION

Lorsque la curarisation n'est plus nécessaire, il faut arrêter l'administration de myorelaxants. Au fur et à mesure de la récupération, les réponses au train de quatre vont progressivement réapparaître. Puis, avec la poursuite de la récupération, le décrément va disparaître.

S'il existe un bloc résiduel, alors que l'acte chirurgical est terminé, il sera antagonisé par l'administration d'un anticholestérasique, sauf si une curarisation postopératoire est indiquée. La facilité d'antagonisation d'un bloc non dépolarisant est inversement liée au degré du bloc résiduel au moment de l'antagonisation. S'il existe au moins un twitch, l'antagonisation sera en général réussie. À des niveaux plus profonds de bloc (par exemple pas de réponse au train de quatre) une antagonisation complète sera difficile à obtenir, quelle que soit la dose d'antagoniste utilisée.

La plupart des études montrent qu'un TOFR à 70 % ou plus au mécanomyogramme au niveau d'un membre témoigne d'une récupération correcte (37,73,178-181). Un TOFR plus élevé est parfois nécessaire pour éviter lourdeur des paupières, troubles de la vision et difficultés de déglutition. Malheureusement, pour les techniques visuelles ou tactiles, le décrément en réponse au train de quatre ne peut être déterminé de façon fiable que jusqu'à environ 40 % (44,45). Le double burst stimulation est plus fiable pour détecter un décrément et on préfère l'utiliser si cela est possible. Cependant, l'absence de détection d'un décrément avec le DBS ne garantit pas que le TOF est supérieur à 70 %. Une étude a montré qu'une réponse soutenue à un tétanos 200 Hz pendant 5 secondes mesurée par mécanomyogramme était corrélée à un TOF supérieur à 75 % (54).

Il ne faut pas utiliser la réponse au simple twitch pour évaluer la récupération car un retour à 100 % par rapport au twitch contrôle est possible alors que les autres tests objectivent la présence d'un bloc résiduel. L'absence de décrément au tétanos 50 Hz est également peu satisfaisante (53). De même, on ne peut évaluer la récupération au niveau des muscles faciaux car une réponse satisfaisante à ce niveau peut coexister avec un TOFR significativement moins important au niveau des membres, compatible avec une atteinte respiratoire (182).

En ce qui concerne l'EMG, les effets résiduels des anesthésiques entraînent un non retour du T_1 % aux valeurs de contrôle (174). Cependant, le rapport du TOF doit dépasser 90 % (126).

Pour les méthodes visuelle ou tactile, lorsque les quatre réponses au train de quatre sont équivalentes, il faut appliquer une stimulation tétanique 50 Hz (71). Une réponse soutenue et l'absence de potentialisation post-tétanique sont des arguments supplémentaires pour l'absence d'un bloc neuromusculaire résiduel. Cependant, à l'heure actuelle, aucun schéma de stimulation avec évaluation visuelle ou tactile de la réponse n'est fiable pour éliminer un bloc résiduel (174).

Quelle que soit la méthode utilisée pour évaluer la récupération, il faut utiliser tous les critères disponibles pour s'assurer d'un retour de la force musculaire à un niveau permettant la protection des voies aériennes et une ventilation correcte (183). Le problème est différent si le malade est réveillé et répond aux ordres simples ou s'il est endormi. Les critères cliniques chez un malade réveillé sont la capacité :

(i) à ouvrir les yeux complètement à la demande
(ii) à soutenir la protrusion de la langue
(iii) à maintenir la tête soulevée pendant au moins 5 secondes
(iv) à soutenir un serrement de main
(v) à tousser efficacement.

Chez le patient endormi, les critères comportent un volume courant correct et une force inspiratoire d'au moins – 25 cm H_2O.

PÉRIODE POSTOPÉRATOIRE

Même si un neurostimulateur n'a pas été utilisé pendant l'intervention, il peut être utile en postopératoire. Un TOFR à moins de 70 % et/ou un décrément ou une potentialisation post-tétanique suggèrent l'existence d'une curarisation résiduelle.

Si le malade est éveillé, il est préférable d'utiliser une stimulation inférieure à la stimulation supramaximale (20,36,52). Cela diminue le désagrément de la stimulation et peut améliorer la précision de l'évaluation visuelle (39).

Complications

BRÛLURES

Des brûlures ont été rapportées avec des stimulateurs porteurs d'électrodes métalliques lors d'une stimulation tétanique et lorsque le stimulateur est réglé pour délivrer une stimulation maximale (66,184). Aucune brûlure n'a été rapportée avec des électrodes de surface, bien que l'on puisse voir des érythèmes à l'emplacement des électrodes (159,185). Les électrodes ne doivent pas se chevaucher car le gel peut diffuser de l'une à l'autre et entraîner des brûlures. Un puissant courant de stimulation peut, avec des électrodes-aiguilles, être responsable de brûlures.

PARESTHÉSIES

Des paresthésies du pouce ont été rapportées chez neuf patients dont la fonction musculaire a été monitorée par mécanogramme (186). Il faut prendre soin d'éviter une compression nerveuse.

COMPLICATIONS DES TECHNIQUES INVASIVES

Avec les électrodes-aiguilles, il peut survenir des complications telles que la ponction nerveuse, l'infection, le saignement, la douleur et le traumatisme artériel ou d'autre tissus.

DOULEUR

L'inconfort du malade est diminué en utilisant des courants plus faibles et en évitant la stimulation tétanique chez le malade éveillé.

RÉFÉRENCES

1. Gild WM, Posner KL, Caplan RA, Cheney FW. Eye injuries associated with anesthesia. Anesthesiology 1992;76:204-208.
2. Andersen BN, Madsen JV, Schurizek BA, Juhl B. Residual curarisation. A comparative study of atracurium and pancuronium. Acta Anaesthesiol Scand 1988;32:79-81.
3. Bevan DR, Smith CE, Donati F. Postoperative neuromuscular blockage. A comparison between atracurium, vevuronium, and pancuronium. Anesthesiology 1988;69:272-276.
4. Beemer GH, Rozental P. Postoperative neuromuscular function. Anaesth Intensive Care 1986;14:41-45.
5. Brull SJ, Ehrenwerth J, Connelly NR, Silverman DG. Assessment of residual curarization using low-current stimulation. Can J Anaesth 1991;38:164-168.
6. Howardy-Hansen P, Rasmussen JA, Jensen BN. Residual curarization in the recovery room: atracurium versus gallamine. Acta Anaesthesiol Scand 1989;33:167-169.
7. Jensen E, Werner M, Viby-Mogensen J. Bilateral measurement (BM) of neuromuscular blockade using mechanomyography. Anesthesiology 1989;71:A822.
8. Jones KA, Lennon RL, Black S. Methods of intraoperative monitoring of neuromuscular function and residual blockade in the recovery room. Anesthesiology 1989;71:A946.
9. Hartmannsgruber M, Gravenstein N. Routine use of nerve stimulator reduces incidence of postoperative muscle weakness. J Clin Monit 1992;8:185-186.
10. Lennmarken C, Lofstrom JB. Partial curarization in the postoperative period. Acta Anaesthesiol Scand 1991;28:260-262.
11. Pedersen T, Viby-Mogensen J, Bang U, Olsen NV, Jensen E, Engboek J. Does perioperative tactile evaluation of the train-of-four response influence the frequency of postoperative residual neuromuscular blockade? Anesthesiology 1990;73:835-839.
12. Shorten GD, Ali H, Merk H. Perioperative neuromuscular monitoring and residual curarization. Br J Anaesth 1992;68:438P-439P.
13. Viby-Mogensen J, Jorgensen BC, Ording H. Residual curarization in the recovery room. Anesthesiology 1979;50:539-541.
14. Nielsen CH, Arnold DE. Performance of peripheral nerve stimulators for regional anesthesia. Anesthesiology 1989;71:A464.
15. Raj PP, Rosenblatt R, Montgomery SJ. Usse of the nerve stimulator for peripheral blocks. Regional Anesth 1980;5:14-21.
16. Sansome AJ, de Courcy JG. A new dual function nerve stimulator. Anaesthesia 1989;44:494-497.
17. Ducey JP, Fincher CW, Baysinger CL. Therapeutic suppression of a permanent ventricular pacemaker using a peripheral nerve stimulator. Anesthesiology 1991;75:533-536.
18. Mylrea KC, Hameroff SR, Calkins JM, Blitt CD, Humphrey LL. Evaluation of peripheral nerve stimulators and relationship to possible errors in assessing neuromuscular blockade. Anesthesiology 1984;60:464-466.
19. Kosman AF. Lawson D. Milliamperare requirements for supramaximal stimulation of the ulnar nerve with surface electrodes. Anesthesiology 1984,61:83-85.
20. Brull SJ, Ehrenwerth J, Silverman DG. Stimulation with submaximal current for train-of-four monitoring. Anesthesiology 1990;72:629-632.
21. Brull SJ, Connelly NR, O'Connor TZ, Silverman DG. Consistency of accelographic train-of-four ratios at varying currents. Anesthesiology 1990;73:A867.

22. Connelly NR, Silverman DG, O,Conner TZ, Brull SJ. Subjective responses to train-of-four and double burst stimulation in awake patients. Anesth Analg 1990;70: 650-653.
23. Edmonds HL Jr, Paloheimo M, Wauquier A. Computerized EMG monitoring in anesthesia and intensive care. Schoutlaan, The Netherlands: Instrumentarium Science Foundation, 1988.
24. Mehta MP, Choi WW. Monitoring of neuromuscular blockade. In: Webster JA, ed. Encyclopedia of medical devices and instrumentation. New York: Wiley, 1988: 2034-2041.
25. Brull SJ, Elwood J, Ehrenwerth J, Silverman DG. Train of four assessment at vanous monitor currents. Anesthesiology 1988;69:A468.
26. Mylrea KC, Hameroff SR, Calkins JM, Blitt CD, Humphrey LL. Evaluation of peripheral nerve stimulators and relationship to possible errors in assessing neuromuscular blockade. Anesthesiology 1984;60:464-466.
27. Epstein RA, Wyte SR, Jackson SH, Sitter S. The electromechanical response to stimulation by the block-aid monitor. Anesthesiology 1969;30:4347.
28. Ali HH, Miller RD. Monitoring of neuromuscular function. In: Miller RD, ed. Anesthesia. 2nd ed. New York: Churchill Livingston, 1986:871-887.
29. Ali H H, Savarese JJ . Stimulus frequency and doseresponse curve to d-tubocurarine in man. Anesthesiology 1980;52:36-39.
30. Eriksson Ll, Jensen E, Viby-Mogensen, Lennmarken C. Train-of-four (TOF) response following prolonged neuromuscular monitoring. Influence of peripheral temperature. Anesthesiology 1989;71:A826.
31. Heier T, Caldwell JE, Sessler KL, Kitts JB, Miller RD. The relationship between adductor pollicis twitch tension and core, skin and muscle temperature during nitrous oxide-isoflurane anesthesia in humans. Anesthesiology 1989;71:381-384.
32. Heier T, Caldwell JE, Sessler Dl, Miller RD. The effect of local surface and central cooling on adductor pollicis twitch tension using nitrous oxide/ isoflurane and nitrous oxide/fentanyl anesthesia in humans. Anesthesiology 1990;72:807-811.
33. Donati F, Bevam JC, Bevan DR. Neuromuscular blocking drugs in anaesthesia. Can Anaesth Soc J 1984;31:324-335.
34. Ali HH, Utting JE, Gray C. Stimulus frequency in the detection of neuromuscular block in humans. Br J Anaesth 1970;42:967-978.
35. Lee CM. Quantitation of competitive neuromuscular block. Anesth Analg 1975;54:649-653.
36. Silverman DG, Connelly NR, O'Connor TZ, Garcia R, Brull SJ. Accelographic train-of-four at near-threshold currents. Anesthesiology 1992;76:34-38.
37. Ali HH, Savarese JJ, Lebowitz PW, Ramsey FM. Twitch, tetanus and train-of-four as indices of recovery from nondepolarizing neuromuscular blockade. Anesthesiology 1981;54:294-297.
38. Brull SJ, Connelly NR, Sutherland D, Silverman DG. Visual assessment of fade with low intensity stimulating current. Anesthesiology 1990;73:A863.
39. Brull SJ, Silverman DG. Visual assessment of train-offour and double burst induced fade at submaximal stimulating currents. Anesth Analg 1991;73:627-632.
40. Drenck NE, Ueda N, Olsen V, et al. Manual evaluation of residual curarization using double burst stimulation. A comparison with train-of-four. Anesthesiology 1989; 70:578-581.
41. Gill SS, Donati F, Bevan DR. Clinical evaluation of double-burst stimulation. Its relationship to train-offour stimulation. Anaesthesia 1990;45:543-548.
42. Jones KA, Lennon RL, Stensrud PE, Weber JG, Joyner MJ. Double burst stimulation assessment of nondepolarizing neuromuscular blockade. Anesthesiology 1990; 73:A879.
43. Saddler J M, Bevan JC, Donati F, Bevan DR, Pinto SR. Comparison of double-burst and train-of-four stimulation to assess neuromuscular blockade in children. Anesthesiology 1990;73:401-403.
44. Tammisto I, Wirtavouri K, Linko K. Assessment of neuromuscular block: comparison of three clinical methods and evoked electromyography. Eur J Anaes 1988;5:1-8.
45. Viby-Mogensen J, Jensen NH, Engbaek J, Ording H, Skovgaard LT, Chraemmer-Jorgensen B. Tactile and visual evaluation of the response to train-of-four nerve stimulation. Anesthesiology 1985;63:440-443.
46. Ueda N, Viby-Mogensen J, Viby-Olsen N, Drenck W, Tsuda H, Muteki L. The best choice of double burst stimulation pattern for manual evaluation of neuromuscular transmission. J Anesth 1989;3:9499.
47. Engbaek J, Ostergaard D, Viby-Mogensen J. Double burst stimulation (DBS). A new pattern of nerve stimulation to identify residual neuromuscular block. Br J Anaesth 1989;62:274-278.
48. Ddrenck NE, Ueda N, Olsen V, et al. Manual evaluation of residual curanzation using double burst stimulation. A comparison with train of four. Anesthesiology 1989;71:578-581.
49. Crawford NW, Bissonnette B. Double burst characteristics of muscle relaxants in children. Anesthesiology 1991;75:A811.
50. Braude N, Vyvyan HAL, Jordan MJ. Intraoperative assessment of atracurium-induced neuromuscular block using double burst stimulation. Br J Anaesth 1991; 66:403P.
51. Braude N, Vyvyan HAL, Jordan MJ. Intraoperative assessment of atracurium-induced neuromuscular block using double burst stimulation. Br J Anaesth 1991;67: 574-578.
52. Brull SJ, Connelly NR, Silverman DG. Correlation of train-of-four and double burst stimulation ratios at varying amperages. Anesth Analg 1990;71:489-492.
53. Dupuis Y, Tessonnier JM. Clinical assessment of the muscular response to tetanic nerve stimulation. Can J Anaesth 1990;37:397-400.
54. Causton PR, Lennon RL, Jones KA. Assessment of residual blockade by 50 Hz and 100 Hz tetany. A comparison with train-of-four ratio. Anesth Analg 1992; 74:S40.
55. Kopman AF, Epstein RH, Flashburg MH. L Use of 100-Hertz tetanus as an index of recovery from pancuronium-induced non-depolarizing neuromuscular blockade. Anesth Analg 1982;61:439-441.
56. Staanec A, Heyduk J, Stanec G, Orkin LR. Tetanic fade and post-tetanic tension in the absence of neuromuscular blocking agents in anesthetized man. Anesth Analg 1978;57:102-107.
57. Brull SJ, Connelly NR, O'Connor TZ, Silverman DG.

Effect of tetanus on subsequent neuromuscular monitoring in patients receiving vecuronium. Anesthesiology 1991;74:64-70.
58. Brull SJ, Connelly NR, Halevy J, O'Connor, Ehrenwerth J, Silverman DG. Effect of tetanus on train-of-four: potentiation and time to recovery. Anesth Analg 1990;70:S38.
59. Brull SJ, Connelly NR, O'Connor TZ, Silverman DG. Effect of tetanus on subsequent double burst stimulation responses. Anesth Analg 1990;70:S40.
60. Silverman DG, Garcia RM, Grosso LM, Brull SJ. Consistency of response to tetanic stimulations at two and five-minute intervals. Anesthesiology 1992;77:A958.
61. Viby-Mogensen J, Howardy-Hansen P, Chraemmer-Jorgensen B, Ording H, Engbaek J, Nielsen A. Posttetanic count (PTC). A new method of evaluating intense nondepolarizing neuromuscular blockade. Anesthesiology 1981;55:458-461.
62. Viby-Mogensen J, Bonsu AK, Muchhal FK, Tamilarasan A, Lambourne A. Monitoring of intense neuromuscular blockade caused by atracurium. Br J Anaesth 1986;58:68S.
63. Gwinnutt CL, Meakin G. Use of the post-tetanic count to monitor recovery from intense neuromuscular blockade in children. Br J Anaesth 1988;61:547-550.
64. Enksson Ll, Lennmarken C, Staun P, Viby-Mogensen J. Use of post-tetanic count in assessment of a repetitive vecuronium-induced neuromuscular block. Br J Anaesth 1990;65:487-493.
65. Bonsu AK, Viby-Mogensen J, Fernando PUE, Muchhal K, Tamilarasan A, Lambourne A. Relationship of post-tetanic count and train-of-four response during intense neuromuscular blockade caused by atracurium. Br J Anaesth 1987;59:1089-1092.
66. Lippmann M, Feilds WA. Burns of the skin caused by a peripheral-nerve stimulator. Anesthesiology 1974;40:82-84.
67. Hunter JM, Kelly JM, Jones RS. Difficulties with neuromuscular monitoring. Anaesthesia 1985;40:916.
68. Miller LR, Benumof JL, Alexander L, Miller CA, Stein D. Completely absent response to peripheral nerve stimulation in an acutely hypothermic patient. Anesthesiology 1989;71:779-781.
69. Berger JJ, Gravenstein JS, Munson ES. Electrode polarity and peripheral nerve stimulation. Anesthesiology 1982;56:402-404.
70. Rosenberg H, Greenhow DE. Peripheral nerve stimulator performance. The influence of output polanty and electrode placement. Can Anaesth Soc J 1978;25:424-426.
71. Viby-Mogensen J. Clinical assessment of neuromuscular transmission. Br J Anaesth 1982;54:209-223.
72. Howardy-Hansen P, Viby-Mogensen J. Gottschau A, Skovgaard LT, Chraemmer-Jorgensen B, Engbaek J. Tactile evaluation of the posttetanic count (PTC). Anesthesiology 1984;60:372-374.
73. Ali H, Kitz RJ. Evaluation of recovery from nondepolarizing neuromusuclar block, using a digital neuromusuclar transmission analyzer. Preliminary report. Anesth Analg 1973;52:740-745.
74. Ali HH. A new device for monitoring force of thumb adduction. Br J Anaesth 1970;42:83-85.
75. Baraka A. Monitoring of neuromuscular transmission in anesthetized man by a bulb-transducer assembly. Anesthesiology 1973;56:402-404.
76. Brunner EA, Badola RP. A simple muscle-twitch monitor. Anesthesiology 1969;31:466-467.
77. Dundas CR, Levack ID, Brockway MS. Monitoring neuromuscular blockade. Anaesthesia 1987;42:1092-1095.
78. Karis JP, Burton LW, Karis JH. A quantitative neuromuscular blockade monitor. Anesth Analg 1980;59:308-310.
79. Nemazie AS, Kitz RJ. A quantitative technique for the evaluation of peripheral neuromuscular blockade in man. Anesthesiology 1967;28:215-217.
80. Nagle J, Perkins H, Ravin M. A simple method for monitoring twitch height. Anesthesiology 1974;41:523-524.
81. Nagashima H, Nguyen HD, Conforti M, Duncalf D, Goldiner PL, Foldes FF. A simple method for monitoring muscular relaxation during continuous infusion of vecuronium. Can J Anaesth 1988;35:134-138.
82. Pearce AC, Williams JP, Jones RM. Vecuronium for short surgical procedures in day patients. Br J Anaesth 1984;56:973-976.
83. Stanec A, Stanec G. The adductor pollicis monitor -apparatus and method for the quantitative measurement of the isometric contraction of the adductor pollicis muscle. Anesth Analg 1983;62:602-605.
84. Tahir AH. A Simple aid to monitoring muscular relaxation. Anesth Analg 1971;50:842-843.
85. Tyrell MF. The measurement of the force of thumbadduction. Anaesthesia 1969;24:626-629.
86. Walts LF. The « boomerang » -a method of recording adductor pollicis tension. Can Anaesth Soc J 1973; 20:706-708.
87. Walts LF, Lebowitz M, Dillon JB. A means of recording force of thumb adduction. Anesthesiology 1968; 29:1054-1055.
88. Bradlow HS, Rametti LB, Uys PC, Coetzee WP. Microcomputer-based muscle relaxation monitor and controller for clinical use. Med Biol Eng Comput 1985;23:547-555.
89. Ebert J, Carroll SK, Bradley EL. Quantitative comparison of thenar electromyographic and force displacement signals during automated vecuronium infusion. Anesthesiology 1987;67:A343.
90. Donlon JV, Savarese JJ, Ali HH. Cumulative dose-responce curves for gallamine: effect of altered resting thumb tension and mode of stimulation. Anesth Analg 1979;58:377-381.
91. Jensen E, Viby-Mogensen, Bang U. The accelograph: a new neuromuscular transmission monitor. Acta Anaesth Scand 1988;32:49-52.
92. Viby-Mogensen, Jensen E, Werner M, Nielsen HK. Measurement of acceleration; a new method of monitoring neuromuscular function. Acta Anaesth Scand 1988;32:45-48.
93. Ueda N, Muteki T, Poulsen A, L-Espensen J. Clinical assessment of a new neuromuscular transmission monitoring system (Accelerograph). Jpn J Anesth 1989;3:90-93.
94. Werner MU, Jensen E, Nielsen HK, Viby-Mogensen J. Assessment of the evoked acceleration response during recovery from vecuronium and atracurium induced block. Anesthesiology 1987-67-A344.

95. Werner MU. Monitoring of neuromuscular transmission in infants and children. A comparison between an acceleration responsive transducer and a force displacement transducer. Anesthesiology 1988;69:A474.
96. Werner MU, Nielsen HK, May O, Djernes M. Assessment of neuromuscular transmission by the evoked acceleration response. Acta Anaesthesiol Scand 1988; 32:395-400.
97. May O, Nielsen HK, Werner MU. The acceleration transducer-an assessment of its precision in comparison with a force displacement transducer. Acta Anaesthesiol Scand 1988;32:239-243.
98. Meretoja OA, Brown WA, Cass NM. Simultaneous monitoring of force, acceleration and electromyogram during computer-controlled infusion of atracurium in sheep. Anaesth Intensive Care 1990;18:486-489.
99. Itagaki T, Tai K, Katsumata N, Suzuki H. Comparison between a new acceleration transducer and a conventional force transducer in the evaluation of twitch responses. Acta Anaesthesiol Scand 1988;32:347-349.
100. Meretoja OA, Werner MU, Wirtavuon K, Luosto T. Comparison of thumb acceleration and thenar EMG responses in the pharmacodynamic evaluation of neuromuscular blockade. Anesthesiology 1988;69:A270.
101. Meretoja OA, Werner MU, Wirtavuori K, Luosto T. Comparison of thumb acceleration and thenar EMG in a pharmacodynamic study of alcuronium. Acta Anaesthesiol Scand 1989;33:545-548.
102. Calvey TN. Assessment of neuromuscular blockade by electromyography: a review. J R Soc Med 1984;77:56-59.
103. Sakabe T, Nakashima K. The Datex relaxograph NMT-100. Anesthesiol Rev 1990;17:45-51.
104. Paloheimo M, Edmonds HL Jr. Minimizing movement-induced changes in twitch response during integrated electromyography. In reply. Anesthesiology 1988;69:143.
105. Pugh ND, Kay B, Healy TEJ. Electromyography in anaesthesia. A comparison between two methods. Anaesthesia 1984;39:574-577.
106. Pugh ND, Harper NJN, Healy TEJ, Petts HV. Effects of atracurium and vecuronium on the latency and the duration of the negative deflection of the evoked compound action potential of the adductor pollicis. Br J Anaesth 1987;59:195-199.
107. Harper NJN, Pugh ND, Healy TEJ Petts. Changes in the power spectrum of the evoked compound action potential of the adductor pollicis with the onset of neuromuscular blockade. Br J Anaesth 1987;59:200-205.
108. Asbury AJ, Linkens DA. Clinical automatic control of neuromuscular blockade. Anaesthesia 1986;41:316-320.
109. Clutton-Brock TH, Black AMS, Huitton P. Simplified feed-back control of neuromuscular block. Br J Anaesth 1987;59:135P-136P.
110. DeVries JW, Ros HH, Booij HDJ. Infusion of vecuronium controlled by a closed-loop system. Br J Anaesth 1986;58:1100-1103.
111. Ebert J, Carroll SK, Bradley EL. Closed-loop feedback control of muscle relaxation with veturonium in surgical patients. Anesth Analg 1986;65:S44.
112. Jaklitsch RR, Westenskow DR. Closed-loop control of neuromuscular blockade during anesthesia. J Clin Monit 1987;3:301.
113. Lampard DG, Brown WA, Cass NM, Ng KC. Computer-controlled muscle paralysis with atracurium in the sheep. Anaesth Intensive Care 1986;14:7-11.
114. Quill TJ, Reves JG, Jacobs JR, Glass PS. Automatic computer control of neuromuscular blockade. Anesthesiology 1987;67:A641.
115. Ritchie G, Ebert JP, Jannett TC, Kissin I, Sheppard LC. A microcomputer based controller for neuromuscular block during surgery. Ann Biomed Eng 1985;13:3-15.
116. Wait CM, Goat VA, Blogg CE. Feedback control of neuromuscular blockade. A simple system for infusion of atracurium. Anaesthesia 1987;42:1212-1217.
117. Webster NR, Cohen AT. Closed-loop administration of atracurium. Anaesthesia 1987;42:1085-1091.
118. Astley BA, Katz RL, Payne JP. Electrical and mechanical responses after neuromuscular blockade with vecuronium, and subsequent antagonism with neostigmine or edrophonium. Br J Anaesth 1987;59:983-988.
119. Carter JA, Arnold R, Yate PM, Flynn PJ. Assessment of the Datex relaxograph during anaesthesia and atracurium-induced neuromuscular blockade. Br J Anaesth 1986;58:1447-1452.
120. Donati F, Bevan DR. Muscle electromechanical correlations during succinylcholine infusion. Anesth Analg 1984;63:891-894.
121. Eisenkraft JB, Pirak L, Thys DM. Monitoring neuromuscular blockade. EMG vs twitch tension. Anesth Analg 1986;65:S47.
122. Epstein RA, Epstein RM. The electromyogram and the mechanical response to indirectly stimulated muscle in anesthetized man following curarization. Anesthesiology 1973;38:212-223.
123. Eon B, Blache JL, Aknin PH, Francois G. Quantitative comparison of evoked electromyographic and mechanical responses of the adductor pollicis muscle during a regional neuromusuclar blockade technique with vecuronium. Anesthesiology 1988;69:A469.
124. Engboek J, Ostergaard D, Viby-Mogensen J, Skovgaard LT. Clinical recovery and train-of-four ratio measured mechanically and electromyographically following atracurium. Anesthesiology 1989;71:391-395.
125. Katz RL. Eilectromyographic and mechanical effects of suxamethonium and tubocurarine on twitch, tetanic and post-tetanic responses. Br J Anaesth 1973;45:849-859.
126. Kopman AF. The relationship of evoked electromyographic and mechanical responses following atracurium in humans. Anesthesiology 1985;63:208-211.
127. Kopman AF. The effect of resting muscle tension on the dose-effect relationship of d-tubocurarine; does preload influence the evoked EMG? Anesthesiology 1988;69:1003-1005.
128. Kopman AF. The relationship of evoked electromyographic and mechanical responses following atracurium in humans. Anesthesiology 1985;63:208-211.
129. Kopman AF. The dose-effect relationship of metocurine. The integrated electromyogram of the first dorsal interosseous muscle and the mechanomyogram of the adductor pollicis compared. Anesthesiology 1988;68:604-607.
130. Harper NJN, Bradshaw EG, Healy TEJ. Evoked electromyographic and mechanical responses of the adductor pollicis compared during the onset of neuromuscular blockade by atracurium or alcuronium, and during

antagonism by neostigmine. Br J Anaesth 1986;58:1278-1284.
131. Shanks CA, Jarvis JE. Electromyographic and mechanical twitch responses following suxamethonium administration. Anaesth Intensive Care 1980;8:341-344.
132. Windsor JPW, Sebel PS, Flynn PJ. The neuromuscular transmission monitor. A clinical assessment and comparison with a force transducer. Anaesthesia 1985;40:146-151.
133. Weber S, Muravchick S. Does electromyography provide valid measurement of train-of-four? Anesthesiology 1985;63:A186.
134. Weber S, Muravchick S. Electrical and mechanical train-of-four responses during depolarizing and nondepolarizing neuromuscular blockade. Anesth Analg 1986;65:771-776.
135. Weber S, Muravehick S. Monitoring technique affects measurement of recovery from succinylcholine. J Clin Monit 1987;3:1-5.
136. Hudes E, Lee KC. Clinical use of peripheral nerve stimulators in anaesthesia. Can J Anaesth 1987;34:525-534.
137. Graham DH. Monitoring neuromuscular block may be unreliable in patients with upper-motorneuron lesions. Anesthesiology 1980;52:74-75.
138. Harper NJN. Comparison of the adductor pollicis and the first dorsal interosseous muscles during atracurium and vecuronium blockade: an electromyographic study. Br J Anaesth 1988;61:477-478.
139. Kalli I. Effect of surface electrode position on the compound action potential evoked by ulnar nerve stimulation during isoflurane anaesthesia. Br J Anaesth 1990;65:494-499.
140. Paloheimo MPJ, Wilson RCW, Edmonds HL, Lucas LF, Triantafillou AN. Comparison of neuromuscular blockade in upper facial and hypothenar muscles. J Clin Monit 1988;4:256-260.
141. Kopman AF. Monitoring neuromuscular function. Anesthesiology 1986;64:532-533.
142. Kalli I. Effect of surface electrode positioning on the compound action potential evoked by ulnar nerve stimulation in anaesthetized infants and children. Br J Anaesth 1989;62:188-193.
143. Frank LP. But where will I put my twitch monitor? Anesth Analg 1986;65:419-425.
144. Sopher MJ, Sears DH, Walts LF. Neuromuscular function monitoring comparing the flexor hallucis brevis and adductor pollicis muscles. Anesthesiology 1988;69:129-131.
145. Theroux MC, Brandom BW, Cook DR. Neuromuscular monitoring of the flexor hallucis brevis compared with the adductor pollicis in anesthetized children. Anesth Analg 1990;70:S408.
146. Henthorn RW, Cajee RA. A neuromuscular block monitor using the toe flexors. Anesth Analg 1992;74:774.
147. Kempen PM. Clinical use of peripheral nerve stimulators. Can J Anaesth 1988;35:542.
148. Caffrey RR, Warren ML, Becker KE. Neuromuscular blockade monitoring comparing the orbicularis oculi and adductor pollicis muscles. Anesthesiology 1986;65:95-97.
149. Stiffel P, Hameroff SR, Blitt CD, Cork RC. Variability in assessment of neuromuscular blockade. Anesthesiology 1980;52:436-437.
150. Gray JA. Nerve stimulators. Anesthesiology 1975;42:231-232.
151. Ho LC, Crosby G, Sundaram P, Ronner SF, Ojemann RG. Ulnar train-of-four stimulation in predicting face movement during intracranial facial nerve stimultion. Anesth Analg 1989;69:242-244.
152. Pathak D, Sokoll MD, Barcellos W, Kumar V. A comparison of the response of hand and facial muscles to non-depolarising relaxants. Anaesthesia 1988;43:747-748.
153. Sharpe MD, Moote CA, Lam AM, Manninen PH. Comparison of integrated evoked EMG between the hypothenar and facial muscle groups following atracurium and vecuronium administration. Can J Anaesth 1991;38:318-323.
154. Sharpe MD, Moote CA, Manninen PH. Facial nerve TOF stimulation may not indicate adequate recovery of neuromuscular function. Anesth Analg 1990;70:S364.
155. Curran MJ, Ali HH, Savarese JJ, Shash AM. Comparative evoked thumb and jaw force measurement using accelerometry. Anesthesiology 1988;69:A472.
156. Plumley MH, Bevan JC, Saddler JM, Donati F, Bevan DR. Dose-related effects of succinylcholine on the adductor policis and masseter muscles in children. Can J Anaesth 1990;37:15-20.
157. Saddler JM, Bevan JC, Plumley MH, Donati F, Bevan DR. Potency of atracurium on masseter and aductor policis muscles in children. Can J Anaesth 1990;37:26-30.
158. Smith CE, Donati F, Bevan DR. Differential effects of pancuronium on masseter and adductor pollicis muscles in humans. Anesthesiology 1989;71:57-61.
159. Kopman AF. A safe surface electrode for peripheral-nerve stimulation. Anesthesiology 1976;44:343-345.
160. Brull SJ, Connelly NR, Silverman DG. Succinylcholine-induced fasciculations: correlation to loss of twitch responce at different stimulation frequencies. Anesthesiology 1990;73:A868.
161. Curran MJ, Donati F, Bevin DR. Onset and recovery of atracurium and suxamethonium-induced neuromuscular blockade with simultaneous train-of-four and single twitch stimulation. Br J Anaesth 1987;59:989-994.
162. Viby-Mogensen J. Monitoring of neuromuscular blockade: technology and clinical methods. In: Agoston S, Bowman WC, eds. Muscle relaxants. 2nd ed. New York: Elsevier, 1990:141-162.
163. Zorab JSM, Bettles ND, Lynn PA, Harris D. A computerized neuromuscular blockade monitor with visual-display unit. A preliminary report. Eur J Anaesth 1984;1:85-92.
164. Smith CE, Donati F, Bevan DR. Effects of succinylcholine at the masseter and adductor pollicis muscles in adults. Anesth Analg 1989;69:158-162.
165. Donati F, Meistelman C, Plaud B. Vecuronium neuromuscular blockade at the adductor muscles of the larynx and adductor pollicis. Anesthesiology 1991;74:833-837.
166. Smith CE, Donati F, Bevan DR. Differential effects of pancuronium on masseter and adductor pollicis muscles in humans. Can J Anaesth 1988;35:S214.
167. Donati F, Antzaka C, Bevan DR. Potency of pancuro-

nium at the diaphragm and the adductor pollicis muscle in humans. Anesthesiology 1986;65:1-5.
168. Donati F, Meistelman C, Plaud B. Vecuronium neuromuscular blockade at the diaphragm, the orbicularis oculi, and adductor pollicis muscles. Anesthesiology 1990;73:870-875.
169. Meistelman C, Plaud B, Donati F. Rocuronium (ORG 9426) neuromuscular blockade at the adductor muscles of the larynx and adductor pollicis in humans. Can J Anaesth 1992;39:665-669.
170. Waund BE, Waund DR. The margin of safey of neuromuscular transmission in the muscle of the diaphragm. Anesthesiology 1972;37:417-422.
171. Haraldsted VY, Nielsen JW, Joensen F, Dilling-Hansen B, Hasselstrom L. Infusion of vecuronium assessed by tactile evaluation of evoked thumb twitch. Br J Anaesth 1988;61:479-481.
172. Gibson FM, Mirakhur RK, Clarke RSJ, Brady MM. Quantification of train-of-four responses during recovery of block from non-depolanzing muscle relaxants. Acta Anaesth Scand 1987;31:655-657.
173. Meretoja OA, Brown TCK. Drift of the evoked thenar EMG signal. Anesthesiology 1989;71:A825.
174. Viby-Mogensen J. Clinical measurement of neuromuscular function: an update. Clin Anesthesiol 1985;3(2): 467-482.
175. Fernando PUE, Viby-Mogensen J, Honsu AK, Tamilarasan A, Muchhal KK, Lamabourne A. Relationship between post-tetanic count and response to carinal stimulation during vecuronium-induced neuromuscular blockade. Acta Anaesthesiol Scand 1987;31:593-596.
176. Salathe M, Johr M. Use of post-tetanic train-of-four for evaluation of intense neuromuscular blockade with atracurium. Br J Anaesth 1988;61:123.
177. Bevan DR, Donati F, Kopman AF. Reversal of neuromuscular blockade. Anesthesiology 1992;77:785-805.
178. Ali HH, Wilson RS, Savarese JJ, Kitz RJ. The effect of tubocurarine on indirectly elicited train-of-four muscle response and respiratory measurements in humans. Br J Anaesth 1975;47:570-574.
179. Ali HH, Savarese JJ. Monitoring of neuromuscular function. Anesthesiology 1976;45:216-245.
180. Brand JB, Cullen DJ, Wilson NE, Ali HH. Spontaneous recovery from nondepolarizing neuromuscular block correlation between clinical and evoked responses. Anesth Analg 1977;56:55-58.
181. Sharpe MD, Lam AM, Nicholas FJ, Chung DC, Merchant R, Alyafi W, Beauchamp RJ. Correlation between integrated evoked EMG and respiratory function following atracurium administration. Anesthesiology 1987;67:A608.
182. Sharpe MD, Lam AM, Merchant R, Manninen PH. Monitoring of neuromuscular function from the facial muscle and hypothenar muscle -an electromyographical evaluation. Can J Anaesth 1988;35:S119-S120.
183. Ali HH. Monitoring neuromuscular function. Semin Anesth 1989;8:158-168.
184. Myyra R, Dalpra M, Globerson J. Electrical erythema? Anesthesiology 1988;69:440.
185. Pue AF. Disposable EKG pads for peripheral nerve stimulation. Anesthesiology 1976;45:107-108.
186. Sia RL, Straatman NJA. Thumb paresthesia after neuromuscular twitch monitoring. Anaesthesia 1985;40: 167-169.

2ᵉ Partie
Monitorage de la température

Indications
Matériel
 Thermistance
 Thermocouple
 Thermomètre à résistance de platine
 Thermomètre à cristaux liquides
 Thermomètre à infrarouge
Sites de mesure
 Peau
 Température axillaire
 Nasopharynx
 Vessie
 Œsophage
 Tympan
 Mesure dans l'artère pulmonaire
 Cavité buccale
 Rectum
Utilisation
Complications
 Lésion du site de prise de température
 Brûlures
 Fausses mesures

Sous anesthésie générale, les mécanismes de régulation thermique sont perturbés. De nombreuses études ont rapporté les importantes et fréquentes modifications de température chez les malades anesthésiés.

Indications

Selon les recommandations de la Société Américaine d'Anesthésie, on doit pouvoir disposer rapidement des moyens d'une surveillance continue de température. Lorsque les modifications de la température sont intentionnelles, prévues ou suspectées, il faut la mesurer (4,5).
De nombreux auteurs conseillent de monitorer la température pour toutes les anesthésies générales, afin de faciliter la détection de l'hyperthermie maligne, et de quantifier hyper- et hypothermie (2). Ce monitorage doit être

systématique chaque fois que d'importants volumes de sang ou de solutés froids sont administrés, que le malade est refroidi ou réchauffé intentionnellement, pour les interventions longues chez l'enfant, chez des patients fébriles ou hypothermiques, ou quand on suspecte ou à fortiori s'il existe des troubles de régulation de la température telle l'hyperthermie maligne. En fait, l'élévation de la température n'est pas un des premiers marqueurs de l'hyperthermie maligne (l'élévation de la pression de CO_2 de fin d'expiration étant ici un signe plus précoce). Les interventions chirurgicales majeures, particulièrement celles concernant les organes creux doivent être faites sous monitorage de la température.

En revanche, ce dernier n'est pas nécessaire pendant les anesthésies locorégionales car l'hyperthermie maligne et les désordres sévères de la thermorégulation y sont rares (2).

Matériel

Un appareil de mesure de la température fonctionne en modifiant une propriété d'un élément en fonction de la température (résistance électrique, potentiel, faisceau lumineux). De nombreux thermomètres se contentent de fournir une mesure instantanée de la température. Cela n'est pas suffisant car, dans ce cas, on peut ne pas remarquer pendant un certain temps une température anormalement élevée ou basse. Des appareils comportant des alarmes visuelles ou sonores réglables pour les températures hautes et basses sont plus satisfaisants. Les appareils alimentés par une batterie doivent être munis d'un témoin de charge. Certains comportent des indicateurs de tendance.

THERMISTANCE

Une thermistance est une substance semiconductrice dont la résistance électrique varie avec la température. En plus de la thermistance proprement dite, il faut une source de courant et un appareil de mesure du courant de façon à convertir la résistance en température.

Les avantages des thermistances sont la petite taille des capteurs, une réponse rapide, une lecture continue, la possibilité de lire les chiffres à distance, la sensibilité aux faibles modifications de température. Ils sont peu coûteux. Les capteurs peuvent être réutilisables ou à usage unique. La plupart des thermistances utilisées en clinique ont une précision de 0,1 à 0,3° (6-8).

Ils ont cependant des inconvénients. La résistance augmente progressivement avec le temps et se modifie si elle est soumise à des variations de températures rapides et importantes, nécessitant alors une calibration. La résistance d'un groupe de thermistances a tendance à varier.

THERMOCOUPLE

Un thermocouple est la juxtaposition de métaux différents. Il existe au travers de cet assemblage une petite différence de potentiel qui varie directement avec la température. Les métaux sont assemblés grâce à une soudure. Une source de courant et un moyen de le mesurer sont ici nécessaires. Les avantages des thermocouples sont la précision, la petite taille, la réponse rapide, la mesure continue, la stabilité, la possibilité de lecture des chiffres à distance et l'interchangeabilité des capteurs. La plupart des thermocouples utilisés en clinique ont une précision d'approximativement 0,1°C (6,8). Les matériaux sont peu coûteux, ce qui permet la fabrication de capteurs à usage unique.

THERMOMÈTRE À RÉSISTANCE DE PLATINE (9)

La résistance électrique d'un fil de platine varie de façon quasi linéaire avec la température. On peut obtenir un équilibre thermique rapide en utilisant des fils de très faible diamètre. La résistance est mesurée de la même manière qu'avec une thermistance. Ces thermomètres sont précis et permettent une lecture continue. Les modèles les plus récents ont une taille suffisamment réduite pour pouvoir être utilisés en clinique. Les capteurs peuvent être interchangeables.

Si l'on utilise un capteur comportant un thermocouple, une thermistance ou un fil de platine dans une cavité ou un vaisseau, il doit être recouvert d'un matériel isolant afin d'éviter le contact de l'eau. L'extrémité du capteur qui doit se trouver au contact du malade est scellée et la connexion électrique se fait à l'autre extrémité. Les connections doivent être étanches afin d'éviter de fournir des données erronées (7,10,11).

THERMOMÈTRE À CRISTAUX LIQUIDES (12,13)

Certains composés, lorsqu'ils passent de l'état solide à l'état liquide sous l'effet de la chaleur, passent par une phase intermédiaire, dite état de cristal liquide, où ils présentent des propriétés d'anisotropie (dans le domaine optique). Lorsque ce matériau est illuminé, les cristaux à une certaine température dispersent une partie de la lumière, produisant ainsi des couleurs irisées. Le reste du faisceau lumineux initial est transmis par les cristaux. On peut obtenir la formation de lettres ou de chiffres par le rayonnement coloré en encapsulant les cristaux. Un fond noir absorbant la lumière prévient la réflexion de la lumière transmise et augmente la résolution des couleurs.

Des thermomètres à cristaux liquides sont montrés sur la figure 18.17. Ils sont tous constitués d'une bande ou d'un disque de plastique, adhésif au dos, dans lequel sont enchâssés les cristaux liquides sur un fond noir. Pour les utiliser il faut enlever la protection de l'adhésif et coller le disque ou la bande sur la peau. La température fournie dans ce cas est inférieure à la température interne. Pour pallier cet inconvénient, certains de ces dispositifs comportent un système de compensation (Fig. 18.17 B) qui permet d'approcher la température mesurée à un autre endroit du corps.

D'autres dispositifs possèdent une seconde échelle (14) indiquant la température corrigée.

Les thermomètres à cristaux liquides ont un certain nombre d'avantages : ils sont commodes, d'application et de lecture faciles, non invasifs, incassables, à usage unique, agréables pour le malade et bon marché. Ils fournissent également des renseignements rapides et en continu et ne comportent pas de composant électronique, de fils électriques ou de boîtier de surveillance. Ils peuvent être mis en place avant l'induction et sont aisément transportés en salle de réveil avec le malade.

Les inconvénients en sont d'une part que l'interprétation par l'observateur est subjective, d'autre part qu'il n'existe pas d'interface avec un système d'enregistrement ; ils sont aussi moins précis que les autres dispositifs. Des variations importantes de température extérieure, l'humidité et les courants d'air peuvent fausser les mesures. Ils ne peuvent mesurer que la température cutanée. S'ils sont laissés au soleil un certain temps, ils peuvent indiquer une fausse hyperthermie. Ils sont détruits par la congélation qui fait apparaître simultanément tous les chiffres (15). Les lampes à infrarouge peuvent chauffer directement les cristaux liquides et indiquer de fausses hyperthermies (13).

THERMOMÈTRE À INFRAROUGE (16,17)

Le thermomètre à infrarouge est un dispositif non invasif qui recueille le rayonnement infrarouge émis par un objet chaud, en l'oc-

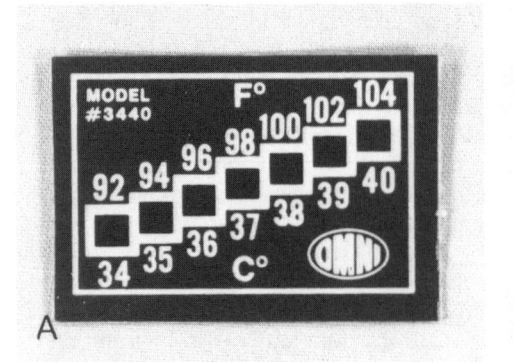

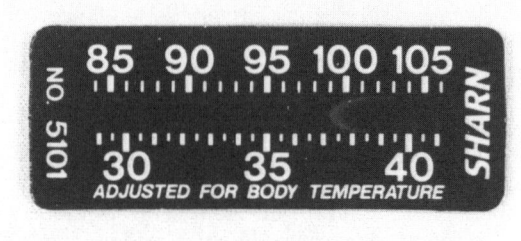

Figure 18.17. Les bandelettes adhésives de ces moniteurs de température à cristaux liquides possèdent un fond noir. Pour l'utiliser, il faut enlever la pellicule protégeant l'adhésif et placer le moniteur sur la peau.

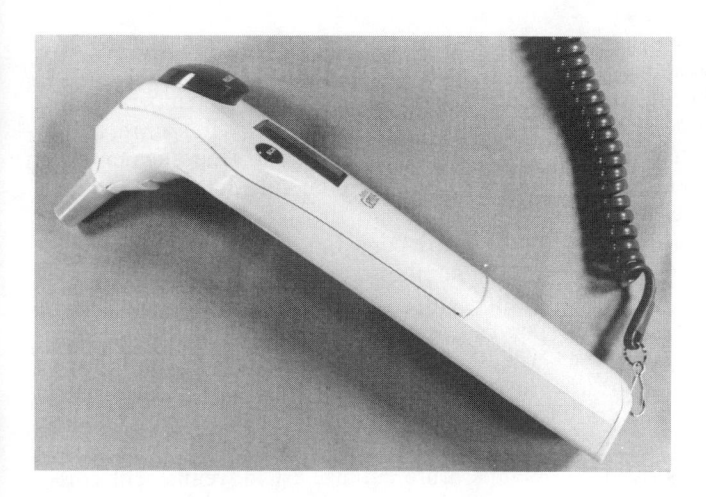

Figure 18.18. Le capteur du thermomètre à infrarouge est destiné à être inséré dans le conduit auditif externe.

currence le tympan ou le canal auriculaire. La mesure repose sur la différence entre la température du thermomètre et celle de la cible. L'appareil possède un capteur en forme d'otoscope (Fig. 18.18). Des protecteurs en plastique à usage unique sont utilisés d'une part dans un but d'hygiène, d'autre part pour éviter l'accumulation de cérumen sur le capteur.

La plage de température mesurable est de 15,5°C à 43,3°C (18). Une étude a montré que la précision était de 0,1°C entre 34,0° et 39,5°C (19). D'autres études ont fait état d'une précision moindre (20). La lecture est possible en quelques secondes.

L'appareil est atraumatique et bien toléré par les malades endormis ou somnolents (17). Chez l'enfant toutefois, tout déplacement accidentel peut être source de complications iatrogènes car le conduit auditif est étroit et la membrane tympanique est relativement fragile. Ils permettent de surveiller la température de façon plus agréable et moins traumatisante que par exemple la température rectale, tant pour le malade que pour le personnel soignant. Une étude sur deux types d'appareils a montré que les mesures étaient stables pour de larges plages de température, à la fois des malades et de l'air ambiant (17).

Mais il a aussi des inconvénients. D'abord, la mesure est intermittente. Ensuite, le recueil par l'appareil se fait à la fois à partir du tympan et des parois du canal auditif, et une introduction insuffisante, une mauvaise orientation ou un obstacle, telle une déviation du canal auditif, donneront des températures significativement plus basses. De nombreux thermomètres à infrarouge comportent des mécanismes compensateurs pour tenir compte de ces facteurs (16,20). L'appareil ajoute à la température mesurée différentes constantes et peut ainsi fournir des températures comme si elles avaient été mesurées en d'autres sites de l'organisme.

Sites de mesure

La température peut être mesurée et surveillée dans de nombreux endroits du corps. Il existe des variations considérables de la température selon l'endroit du corps et le moment de la mesure en fonction des variations de la production ou de la déperdition de chaleur. Les sites se différencient par la précision avec laquelle ils reflètent la température centrale. La température centrale, ou température du compartiment profond, est celle des tissus richement perfusés où elle est uniforme et peu sensible aux influences extérieures; elle reflète la température moyenne des organes vitaux, c'est-à-dire le cerveau, le cœur, les poumons et les viscères. De nombreux auteurs pensent que la véritable température centrale est celle de l'hypothalamus, la régulation thermique étant située à ce niveau (2). La précision avec laquelle un site reflète la température centrale peut dépendre de la vitesse de variation de la température. Un site qui reflète bien la température centrale lorsque les modifications sont lentes, peut se révéler moins précis en cas de variations brutales comme celles constatées en chirurgie cardiaque.

Le choix du site dépend du type de chirurgie et de la raison pour laquelle on surveille la température. Le site doit être commode et présenter un gradient raisonnable avec la température centrale. Il faut d'autant plus tenir compte de la relation entre les deux températures que l'on prévoit des variations rapides de la température.

PEAU

La température cutanée peut être mesurée par des dispositifs à cristaux liquides ou des disques métalliques contenant des thermocouples ou des thermistances (Fig. 18.19). Certains thermomètres cutanés comportent un support spécial qui isole le capteur des conditions ambiantes, ainsi qu'une pellicule protectrice permettant la réflexion de la chaleur et de la lumière. Recouvrir le capteur avec un pansement opaque ou un sparadrap peut atténuer les effets des facteurs environnants sur la mesure.

La température cutanée est le plus souvent mesurée au niveau du front, car il s'agit d'une zone bien vascularisée et avec un faible pannicule adipeux. On peut aussi utiliser le dos, la poitrine, la paroi abdominale, les doigts, les orteils et la face interne du coude.

La température cutanée est intéressante pour évaluer la qualité d'un bloc sympathique. Une augmentation de température est le témoin d'un bloc réussi. Une autre utilisation est la microchirurgie. Une augmentation de la température cutanée témoigne du rétablissement d'une circulation satisfaisante dans le territoire concerné.

De nombreux travaux ont confirmé que la température cutanée ne reflète pas avec précision la température centrale et que la différence est imprévisible en cours d'anesthésie (6,12,21-27). Les mesures sont altérées par la température ambiante et la perfusion cutanée. Même quand ces facteurs sont constants, la température cutanée est moyennement corrélée à la température centrale mais elle peut toutefois constituer un indicateur de tendance intéressant.

Elle a été recommandée comme critère de débrouillage dans l'hyperthermie maligne (28), mais son utilité dans ce cas est discutable du fait de la vasoconstriction qui peut accompagner cette pathologie (24,29). De plus, elle n'en est pas un signe précoce.

La surveillance de la température cutanée comporte peu de risques et les sites de mesure sont facilement accessibles. Elle peut être utile dans les circonstances où d'autres modalités de mesure ne peuvent être utilisées.

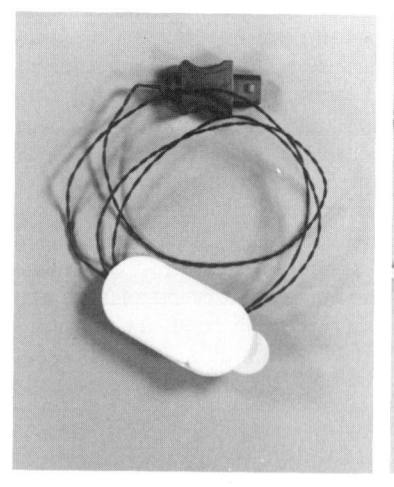

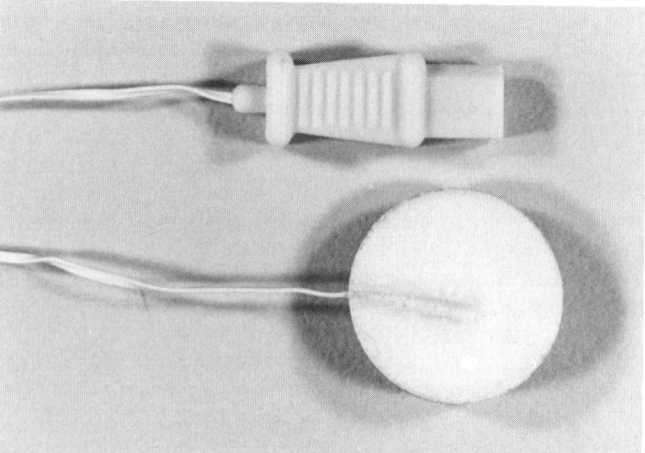

Figure 18.19. Ces dispositifs à usage unique de mesure de la température cutanée sont destinés à être collés sur la peau. Il faut noter le thermocouple situé près de la surface du capteur à droite et le support isolant le capteur de l'environnement.

TEMPÉRATURE AXILLAIRE

Pour mesurer la température axillaire, il faut bien placer le thermomètre en regard de l'artère axillaire (6). Le bras doit être en adduction. L'équilibre est atteint en 10 à 15 minutes (29). Il ne faut pas utiliser le bras sur lequel on met le brassard à tension.

La prise de température axillaire est commode, non invasive et comporte peu de risques. Elle est souvent utilisée chez l'enfant, particulièrement le nouveau-né, car la petite taille du malade rend les autres méthodes difficiles à utiliser et la plus grande surface du lit vasculaire chez ces patients rend leur température plus uniforme (16). Les infirmières considèrent ce site comme le mieux accepté par les tout-petits (30).

La précision de la mesure dépend de la qualité du contact du capteur, la perfusion cutanée et la proximité du thermomètre par rapport à l'artère axillaire. Les études montrent des discordances en ce qui concerne la corrélation de la température axillaire avec la température centrale : pour certains elle est bonne (6,25), pour d'autres médiocre (27,31-35).

NASOPHARYNX

La mesure de la température dans le nasopharynx utilise une sonde positionnée au contact de la paroi postérieure du nasopharynx. Cette position est théoriquement proche de l'hypothalamus. Les mesures, dans ce cas, ne sont normalement pas affectées par la température des gaz inspirés (36), mais cela est possible si les gaz fuient autour de la sonde d'intubation (37). Quelques études ont montré une bonne corrélation avec la température centrale (23,27,32), mais une autre non (37).

Ce site ne peut être utilisé chez le malade non intubé. L'insertion de la sonde peut être à l'origine d'une épistaxis.

VESSIE

Il existe des sondes vésicales présentant une sonde thermique à proximité de l'extrémité patient (Fig. 18.20). Cette méthode de mesure est intéressante chez le malade devant être sondé en peropératoire.

La température de la vessie est habituellement corrélée aux températures mesurées au niveau du tympan, de l'artère pulmonaire, de

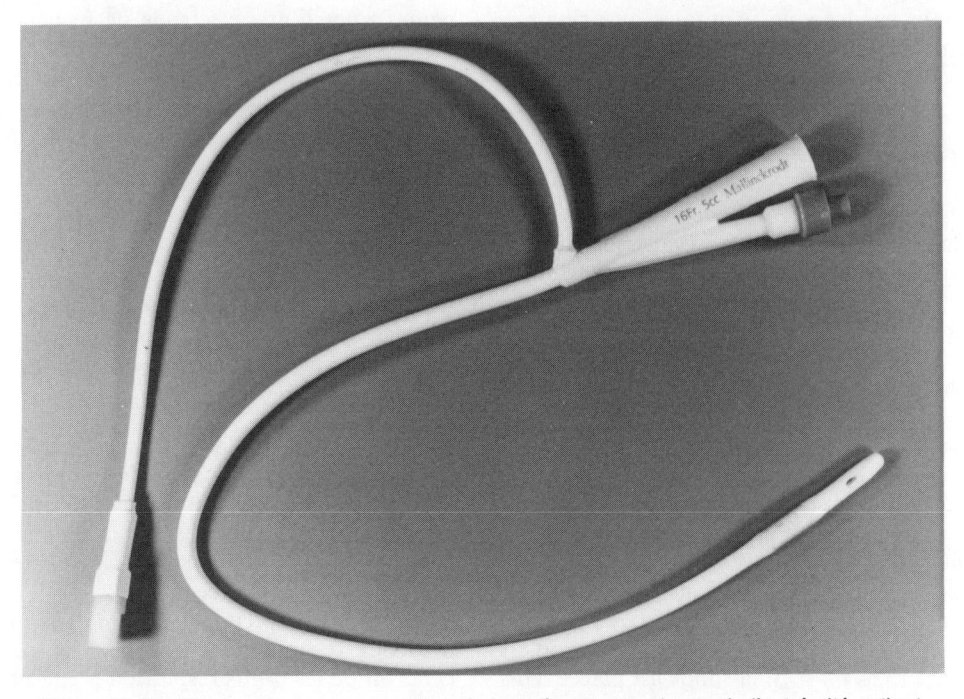

Figure 18.20. Sonde urinaire avec capteur de température au niveau de l'extrémité patient.

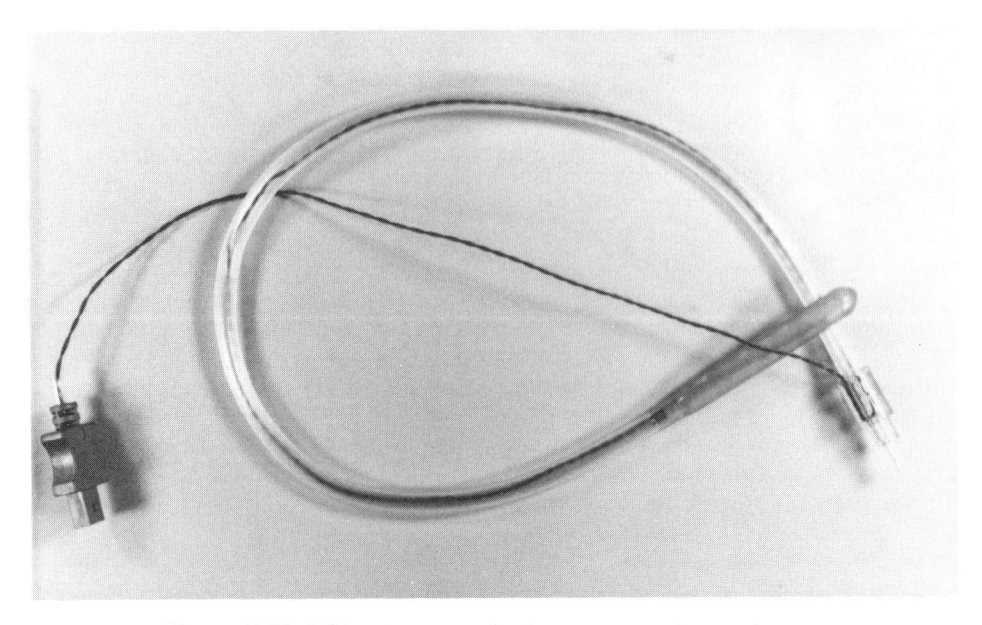

Figure 18.21. Stéthoscope œsophagien et capteur de température.

l'œsophage mais il y a un temps de latence en cas de réchauffement ou de refroidissement rapide (20,23,25-27,38-42). La corrélation est meilleure lorsque le débit urinaire est élevé (40).

Ce site ne peut pas être utilisé pour les interventions sur les voies génitales ou urinaires. Les manipulations de la vessie en cas de chirurgie pelvienne peuvent affecter les mesures (41).

ŒSOPHAGE

On peut mesurer la température œsophagienne soit par une simple sonde, soit grâce à un stéthoscope muni d'une sonde thermique (Fig. 18.21), soit encore à l'aide d'une sonde gastrique comportant un capteur à une certaine distance de son extrémité (43).

On mesure la température œsophagienne en plaçant le capteur au niveau du tiers ou du quart inférieur de l'œsophage (44). À ce niveau, l'œsophage est situé entre le cœur et l'aorte descendante. Le positionnement à cet endroit va diminuer, mais non faire disparaître, l'effet de la température des gaz inspirés (6). Si la sonde est située plus haut dans l'œsophage, les mesures peuvent être faussées par les gaz inspirés et seront plus basses que si la position est correcte (37,44-48). Si la sonde est placée dans l'estomac, elle peut mesurer des températures de plusieurs degrés supérieurs à la température centrale, reflétant le métabolisme hépatique ; de plus, dans cette position, le temps de réponse à une variation de température est lent.

Pour placer plus précisément la sonde, on peut s'aider d'une électrode de recueil ECG incluse dans la sonde (49). L'électrode positive est fixée à la sonde œsophagienne et l'électrode négative sur l'épaule droite. Une onde P biphasique indique que l'extrémité de la sonde est au niveau de la partie moyenne de oreillette.

Chez l'adulte, la position idéale est de 38 à 46 cm environ au-dessous des incisives (48), de 24 cm au-dessous du larynx (44,45) et de 45 cm au-dessous de la narine (50). Chez l'enfant, la distance idéale en centimètres au-dessous du cartilage corniculé est donnée approximativement par la formule suivante (46) :

$$10 + (2 \times \text{âge en années}) / 3 \text{ cm}$$

Aucune formule ne peut donner précisément la distance à laquelle la sonde œsophagienne fournira une mesure constante et répétitive ; il est donc prudent de mesurer la température 2 cm au-dessus et au-dessous du niveau estimé avant de fixer la sonde.

Lorsque le capteur est intégré dans un stéthoscope œsophagien, on place la sonde à l'endroit où les bruits respiratoires et les bruits du cœur sont d'intensité maximale. Cependant, certaines études ont montré qu'avec cette méthode, on plaçait la sonde en mauvaise position (48,51). La meilleure correspondance avec la température centrale est obtenue lorsque la sonde est 12 à 16 cm au-delà de l'endroit où les sons sont au maximum.

On a pu montrer que la température œsophagienne suivait quantitativement et rapidement (délai de 80 secondes) les modifications de température dans l'artère pulmonaire (52). L'œsophage est facilement accessible dans la plupart des interventions.

Les contre-indications à la sonde œsophagienne concernent les interventions sur la face, la cavité buccale, le nez, les voies aériennes ou l'œsophage. Elle ne peut être utilisée que chez un malade intubé. Elle est désagréable et mal tolérée chez le malade réveillé, et elle n'est donc intéressante que chez le malade sous anesthésie générale. Le positionnement correct peut être difficile et la sonde peut se déplacer pendant l'intubation, l'extubation ou en cas de chirurgie thoracique ou abdominale (53). Les températures œsophagiennes ne sont pas fiables pendant la transfusion rapide de sang ou de liquides froids dans la chirurgie thoracique ou abdominale haute.

Lorsqu'une sonde œsophagienne est utilisée chez un patient assis ou en décubitus ventral, les sécrétions orales peuvent suivre les fils de la sonde jusqu'au raccord avec le câble du moniteur et donner des mesures faussement élevées (7).

TYMPAN

On a pu montrer que le centre de thermorégulation se situait au niveau de l'hypothalamus. Sa principale source de vascularisation est la carotide interne. Le tympan, profond par rapport au crâne, n'est séparé de la carotide interne que par l'étroite cavité remplie d'air de l'oreille moyenne et une fine pellicule d'os. Ainsi, sa situation anatomique et son accessibilité pendant la plupart des interventions en font un site particulièrement intéressant de surveillance de la température.

Mesure par contact

La température tympanique peut être mesurée en introduisant une sonde thermique dans le conduit auditif externe jusqu'à ce qu'elle entre en contact du tympan. Si la sonde ne touche pas le tympan, la mesure ne sera pas précise (55).

Des sondes thermiques tympaniques sont montrées sur la figure 18.22. Le capteur est inclus dans de la mousse souple. Il existe habituellement, plus proximalement, un morceau de mousse, une ailette ou une arête qui maintient le dispositif en place. Pour positionner correctement la sonde, il faut attirer vers le bas le lobe de l'oreille, insérer doucement la sonde en la faisant tourner jusqu'à ce que l'on rencontre la résistance du tympan (56). La mesure va se stabiliser rapidement. Si tel n'est pas le cas, il faut enfoncer doucement la sonde jusqu'à stabilisation des chiffres.

De nombreuses études ont montré que la corrélation avec la température œsophagienne et la température dans l'artère pulmonaire était bonne (6,27,50,53,57-59). Cependant, en cas d'hyperthermie passive, la température tympanique peut être inférieure à la température œsophagienne et de l'artère pulmonaire (52). Éventer le visage peut abaisser la température tympanique alors que la température cérébrale reste identique (60). Les mesures peuvent être faussées par le cérumen (61).

Cette méthode a plusieurs avantages : propreté, commodité, accessibilité et simplicité de la mise en place. Elle est bien tolérée par le malade conscient, ce qui la rend utile en postopératoire.

Des complications ont été rapportées. Des écoulements auriculaires ont été décrits quand on avait utilisé des capteurs de grande taille (58). Un traumatisme du conduit auditif externe a été signalé (50), ainsi qu'une perforation du tympan (56,62). Pour prévenir ces lésions, on peut visualiser le conduit auditif et la caisse du tympan au moyen d'un otoscope avant insertion, arrêter l'introduction de la sonde dès que l'on perçoit une résistance, et mettre en place la sonde chez un malade éveillé. Il faut bien veiller, lorsqu'on mobilise la tête, de ne pas enfoncer la sonde.

Les contre-indications de cette méthode sont toutes les malformations de l'oreille pouvant entraîner une mauvaise mise en place, une fracture du crâne proche du conduit auditif et une perforation du tympan (54).

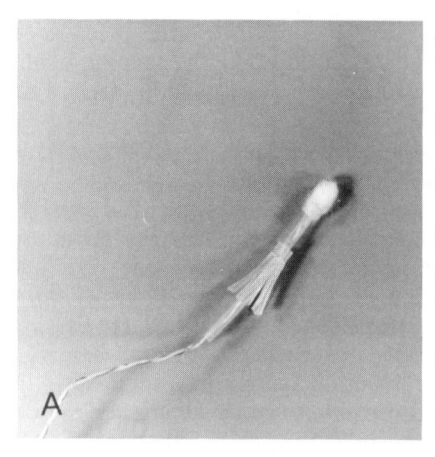

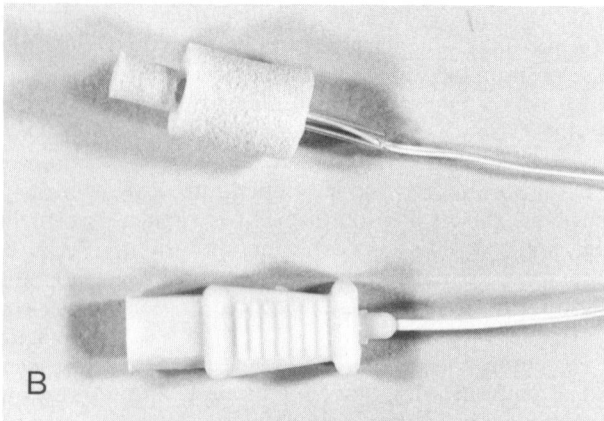

Figure 18.22. Capteurs de température tympaniques. Le capteur est entouré d'un tampon de mousse. **A.** Les ailettes maintiennent le capteur en place. Elles peuvent être mobilisées le long du capteur. **B.** Un morceau de mousse souple mobilisable le long du capteur permet de maintenir ce dernier en place.

Mesure par infrarouge

La mesure de la température par infrarouge utilise un capteur de type otoscope introduit dans le conduit auditif externe. Elle est rapide, obtenue en quelques secondes.

Les études comparant cette méthode avec celles réalisées en d'autres sites sont discordantes (17-20,30,63-70). Une otite aiguë de l'oreille moyenne n'avait pas influencé la mesure dans trois études (67,68,71) mais l'avait perturbé dans une autre (72). Le cérumen n'affecte pas les mesures car il est transparent au rayonnement infrarouge (71).

Les capteurs des sondes à infrarouge n'entrent pas au contact du tympan, ce qui supprime le risque de traumatisme. La mesure est rapide, et la plupart du temps exacte.

MESURE DANS L'ARTÈRE PULMONAIRE

La température dans l'artère pulmonaire peut être mesurée chez des malades porteurs d'un cathéter artériel pulmonaire. La mesure de la température du sang veineux mêlé est précise, ce qui pousse certains auteurs à la considérer comme mesure de référence. La température de l'artère pulmonaire est bien corrélée avec la température cérébrale, même en cas de variations thermiques rapides (32). Malheureusement, cette technique ne peut être utilisée que lorsqu'un cathéter de Swan-Ganz est posé.

CAVITÉ BUCCALE

On mesure la température orale en plaçant un thermomètre dans un des sillons sublingual, d'un côté ou de l'autre du frein de la langue. Bien placer le thermomètre est important, la température pouvant varier considérablement à quelques centimètres de distance (16). Des études ont montré que les températures orales se situaient à 0,02 à 0,1°C au-dessous de celles mesurées dans l'artère pulmonaire (25,73).

RECTUM

Dans le passé, la température était souvent mesurée au niveau du rectum pendant l'anesthésie. Il s'agit en fait d'un site périphérique qui reflète mal la température centrale.

La température rectale dépasse habituellement la température centrale, probablement du fait de la production de chaleur par les micro-organismes fécaux (19,27,32,53,74). Elle est influencée par le retour veineux à partir des membres inférieurs. Les modifications de température présentent une inertie par rapport aux autres sites, en raison de zones à bas débit sanguin et du réservoir thermique constitué par le contenu rectal (23,32,40,52,58). Certaines études ont montré une corrélation avec la température centrale (6,25,27), mais la plupart non (23,35,40,53,75).

Cette méthode n'est pas utilisable en cas de chirurgie du rectum et dans la plupart des chirurgies du petit bassin. De plus, elle est souvent mal appréciée tant par le malade que par le personnel soignant. Les sondes ont tendance à s'extérioriser au moment du réveil.

Les contre-indications en sont les interventions en obstétrique, gynécologie, et urologie. Les mesures sont faussées par le lavage péritonéal et la cystoscopie. Il existe un risque de perforation intestinale ou rectale ; on a rapporté un abcès pararectal provoqué par une sonde rectale (76).

Utilisation

Les sondes réutilisables doivent être parfaitement nettoyées et désinfectées entre les utilisations. Elles peuvent s'user ou être endommagées, et il faut les vérifier avant utilisation.

Lorsque le thermomètre possède une plage de température qui comporte la température ambiante, un second capteur connecté à la sonde permet de le calibrer en mesurant simultanément la température ambiante. Si les mesures sont très discordantes, il faut vérifier la précision par d'autres méthodes.

Il est important que la connexion entre sonde et câble soit maintenue à l'abri de l'humidité afin d'éviter de fausses mesures (7,10) : il est recommandé d'utiliser des bandes adhésives imperméables.

Complications

LÉSION DU SITE DE PRISE DE TEMPÉRATURE

Des perforations du tympan et des lésions du conduit auditif externe ont été rapportées (50,56,58,62) ainsi que des traumatismes du rectum ou de l'œsophage (76). Une épistaxis est possible en cas d'utilisation d'une sonde nasopharyngée. Les fils du thermocouple peuvent sortir par l'extrémité de la sonde et provoquer des traumatismes (177).

BRÛLURES (78-80)

Des brûlures peuvent survenir au niveau de la sonde si celle-ci fait masse lors de l'utilisation du bistouri électrique. Les sondes sont isolées, mais aucune isolation n'est absolue et, s'il n'y a pas de voie de retour satisfaisante, le courant traverse l'isolant et provoque des brûlures (81). Le bistouri électrique doit lui-même être équipé de sécurités assurant le retour correct du courant. Les sondes thermiques doivent être vérifiées avant utilisation afin de détecter un défaut d'isolation. Un moyen d'éviter les brûlures œsophagiennes consiste à insérer la sonde thermique après l'avoir passée dans une petite sonde d'intubation (82), la sonde thermique pouvant alors être tirée à l'abri de la sonde en cas d'utilisation importante du bistouri électrique.

On a également rapporté des brûlures par sonde thermique au cours d'un examen par IRM (83), et ceci avec une sonde à utilisation spécifique pour l'IRM.

FAUSSES MESURES

Une sonde défectueuse peut fournir une température erronée (84,85). La pénétration de sécrétions ou de liquides dans la connexion de la sonde au moniteur peut entraîner l'affichage de températures faussement élevées (7,10).

RÉFÉRENCES

1. Holloway AM. Monitoring and controlling temperature. Anaesth Intensive Care 1988;16:44-47.
2. Sessler DI. Temperature monitoring should be routine during general anesthesia. Anesthesiol Rz 1992;19:40-43.
3. Kaplan RF. Temperature monitoring need not be done routinely during general anesthesia. Anest siol Rev 1992;19:43-46.
4. Anonymous. Standards for basic intra-operative monitoring. APSF Newslett 1987;2:3.
5. Eichorn JH, Cooper JB, Cullen DJ, Maier WF Philip JH, Seeman RG. Standards for patient monitoring during anesthesia at Harvard Medic School. JAMA 1986; 256:1017-1020.
6. Bissonnette B, Sessler Kl, LaFlamme P. Intraoperative temperature monitoring sites in infants and children and the effect of inspired gas warming on esophageal temperature. Anesth Analg 1989;69:192-196.
7. Berman MF. The susceptibility of thermistor-based esophageal temperature probes to errors caused by electrically conductive fluids (« artificial saliva »). J Clin Monit 1992;8:107-110.
8. Imrie MM, Hall GM. Body temperature and anaesthesia. Br J Anaesth 1990;64:346-354.
9. Cliffe P. The measurement of temperature. Anaesthesia 1962;17:215-237.

10. Berman MF. An unusual cause of misleading temperature readings. Anesthesiology 1990;72:208.
11. Wiegert PE. An unusual cause of misleading temperature readings. Anesthesiology 1990;72:208.
12. Burgess GE, Cooper JR, Marino RJ, Peuler MJ. Continuous monitoring of skin temperature using a liquid-crystal thermometer during anesthesia. South Med J 1978;71:516-518.
13. Bjoraker DG. Liquid crystal temperature indicators. Anesthesiol Rev 1990;17:50-56.
14. Shomaker TS, Bjoraker DG. Measurement offset with liquid crystal temperature indicators. Anesthesiology 1990;73:A425.
15. Enright CF. Colorful thermometers. ASTM Stand News, March 1986.
16. Anonymous. Infrared thermometers. An earful of innovation. Technol Anesth 1992;12:1-7.
17. Weiss ME, Pue AF, Smith J III. Laboratory and hospital testing of new infrared tympanic thermometers. J Clin Eng 1991;16:137-144.
18. Ward L, Kaplan RM, Paris PM. A comparison of tympanic and rectal temperatures in the emergency department. Ann Emerg Med 1988;17:198.
19. Shinozaki T, Deane R, Perkins FW. Infrared tympanic thermometer. Evaluation of a new clinical thermometer. Crit Care Med 1988;16:148-150.
20. Nierman DM. Core temperature measurement in the intensive care unit. Crit Care Med 1991;19:818-823.
21. Lacoumenta S, Hall GM. Liquid crystal thermometry during anaesthesia. Anaesthesia 1984;39:5456.
22. Leon JE, Bissonnette B, Lerman J. Liquid crystalline temperature monitoring: does it estimate core temperature in anaesthetized paediatric patients? Can J Anaesth 1990;37:S98.
23. Moorthy SS, Winn BA, Jallard MS, Edwards K, Smith ND. Monitoring urinary bladder temperature. Heart Lung 1985;14:90-93.
24. Vaughan MS, Cork RC, Vaughan RW. Inaccuracy of liquid crystal thermometry to identify core temperature trends in postoperative adults. Anesth Analg 1982;61:284-287.
25. Ilsley AH, Rutten AJ, Runciman WB. An evaluation of body temperature measurement. Anaesth Intensive Care 1983;11:31-39.
26. Earp JK, Finlayson DC. Urinary bladder/pulmonary artery temperature ratio of less than I and shivering in cardiac surgical patients. Am J Crit Care 1992;1:43-52,
27. Cork RC, Vaughan RW, Humphrey LS. Precision and accuracy of intraoperative temperature monitoring. Anesth Analg 1983;62:211-214.
28. Lees DE, Schuette W, Bull JM, Whang-Peng J, Atkinson ER, Macnamara TE. An evaluation of liquid-crystal thermometry as a screening device for intraoperative hyperthermia. Anesth Analg 1978;57:669-674.
29. Sladen RM. Temperature regulation and anesthesia (ASA Refresher Course #243). New Orleans: ASA, 1990.
30. Rogers J, LeBlanc G, Curley M, et al. Evaluation of tympanic membrane thermometer for use with pediatric patients. Pediatr Nurs 1992;17:376-378.
31. Stewart SM, Luhan E, Ruff CL. Incidence of adult hypothermia in the post anesthesia care unit. Perioper Nurs Q 1987;3:57-62.
32. Stone JG, Young WL, Smith CR, Solomon RA, Ostapkovich N, Wang A. Do temperatures recorded at standard monitoring sites reflect actual brain temperature during deep hypothermia. Anesthesiology 1991;75:A483.
33. Kamal GD, Hasell RH, Pyle SM, Carnes RS. Inconsistent relationship between axillary and tympanic temperature following general anesthesia. Anesth Analg 1992;74:S155.
34. Casey WF, Broadman LM, Rice LJ, Dailey M. Comparison of liquid crystal skin temperature probe and axillary thermistor probe in measuring core temperature trends during anaesthesia in paediatric patients. Can J Anaesth 1989;36:S62-S63.
35. Allen GC, Horrow JC, Rosenberg H. Does forehead liquid crystal temperature accurately reflect «core» temperature? Can J Anaesth 1990;37:659-662.
36. Siegal MN, Gravenstein N. Use of a heat and moisture exchanger partially improves the correlation between esophageal and core temperature. Anesthesiology 1988;69:A284.
37. Whitby JD, Dunkin LJ. Cerebral oesophageal and nasopharyngeal temperatures. Br J Anaesth 1971;43:673-676.
38. Mravinac CM, Dracup K, Clochesy JM. Unnary bladder and rectal temperature monitoring during clinical hypothermia. Nurs Res 1989;38:73-76.
39. Lilly JK, Boland JP, Zekan S. Urinary bladder temperature monitoring. A new index of body core temperature. Crit Care Med 1980;742-744.
40. Horrow JC, Rosenberg H. Does urinary catheter temperature reflect core temperature during cardiac surgery? Anesthesiology 1988;69:986-989.
41. Glosten B, Sessler Dl, Faure E, Karl L. Bladder vs tympanic core temperature measurement during cesarean section. Anesthesiology 1990;73:A960.
42. Bone ME, Feneck RO. Bladder temperature as an estimate of body temperature during cardiopulmonary bypass. Anaesthesia 1988;43:181-185.
43. Koyama K, Takahashi J, Ochiai R, Takeda J, Nagano M. Evaluation of esophageal temperature measured by gastric tube with thermister. Can J Anaesth 1990;37:S111.
44. Whitby JD, Dunkin LJ. Temperature differences in the oesophagus. Br J Anaesth 1968;40:991-995.
45. Whitby JD, Dunkin LJ. Temperature differences in the oesophagus. Br J Anaesth 1969;41:615-618.
46. Whitby JD, Dunkin LJ. Oesophageal temperature differences in children. Br J Anaesth 1970;42:1013-1015.
47. Siegel MN, Gravenstein N. Passive warming of airway gases (artificial nose) improves accuracy of esophageal temperature monitoring. J Clin Monit 1990;6:89-92.
48. Kaufman RD. Relationship between esophageal temperature gradient and heart and lung sounds heard by esophageal stethoscope. Anesth Analg 1987;66:1046-1048.
49. Brengelmann GL, Johnson JM, Hong PA. Electrocardiographic venfication of esophageal temperature probe position. J Appl Physiol 1979;47:638-642.
50. Webb GE. Comparison of esophageal and tympanic temperature monitoring during cardiopulmonary bypass. Anesth Analg 1973;52:729-733.
51. Freund PR, Brengelmann GL. Placement of esophageal stethoscope by acoustic criteria does not consistently

yield an optimal location for the monitoring of core temperature. J Clin Monit 1990;6:266-270.
52. Shiraki K, Konda N, Sagawa S. Espophageal and tympanic temperature responses to core blood temperature changes during hyperthermia. J Appl Physiol 1986;61: 98-102.
53. Benzinger M. Tympanic thermometry in surgery and anesthesia. JAMA 1969;209:1207-1211.
54. Anonymous. Tympanic thermometry during anesthesia. Arch Otolaryngol 1969;90:28.
55. Sharkey A, Elliott P, Giesecke AH, Lipton JM. Relations between temperature of the external auditory meatus and the esophagus during anesthesia. Anesthesiology 1986;65:A530.
56. Tabor MW, Blaho DM, Schnver WR. Tympanic membrane perforation. Complication of tympanic thermometry during general anesthesia. Oral Surg 1981;51: 581-583.
57. Benzinger M, Benzinger TH. Tympanic clinical temperature. Paper presented at fifth symposium on temperature. Washington DC, June 21-24, 1971.
58. Dickey WT, Ahlgren EW, Stephen CR. Body temperature monitoring via the tympanic membrane. Surgery 1970;67:981-984.
59. Ferrara-Love R. A comparison of tympanic and pulmonary artery measures of core temperatures J Post Anesth Nurs 1991;6:161-164.
60. Shiraki K, Sagawa S, Tajioma F, Yokota A, Hashimoto M, Brengelmann L. Independence of brain and tympanic temperatures in an unanesthetized human. J Appl Physiol 1988;65:428-486.
61. Morley-Forster PK. Unintentional hypothermia in the operating room. Can Anaesth Soc J 1986:33:516-527.
62. Wallace CT, Marks WE, Adkins WY, Mahaffey JE. Perforation of the tympanic membrane. A complication of tympanic thermometry during anesthesia. Anesthesiology 1974;41:290-291.
63. Green MM, Danzl DF, Praszkier H. Infrared tympanic thermography in the emergency department. J Emerg Med 1989,7:437-440.
64. Johnson KJ, Bhatia P, Bell EF. Infrared thermometry of newborn infants. Pediatrics 1991 ;87: 34-38.
65. Nypaver M, Zieserl E, Nachtsheim B, Davis AT. Tympanic membrane thermometers. Caveat emptor. Am J Dis Child 1991,145:403.
66. Ros SP. Evaluation of a tympanic membrane thermometer in an outpatient clinical setting. Ann Emerg Med 1989;18:1004-1006.
67. Terndup TE, Wong A. Influence of otitis media on the correlation between rectal and auditory canal temperatures. Am J Dis Child 1991;145:75-78.
68. Treloar D, Muma B. Comparison of axillary, tympanic membrane, and rectal temperatures in young children. Ann Emerg Med 1988;17:198.
69. Terndrup TE, Allegra JR, Kealy JA. A comparison of oral, rectal, and tympanic membrane temperature changes after ingestion of liquids and smoking. Am J Emerg Med 1989;7:150-154.
70. Rhodes FA, Grandner J. Assessment of an aural infrared sensor for body temperature measurement in children. Clin Pediatr 1990;29:112-115.
71. Kenney RD, Fortenberry JD, Surratt SS, Ribbeck BM, Thomas WJ. Evaluation of an infrared tympanic membrane thermometer in pediatric patients. Pediatrics 1990;85:854-858.
72. Vinci R, Garabedian C, Bauchner H. Accuracy of tympanic thermometry in a pediatric emergency department. Am J Dis Child 1990;144:429.
73. Audiss D, Brengelmann G, Bond E. Variations in the temperature differences between pulmonary artery and sublingual temperatures. Heart Lung 1989;18:294-295.
74. Nilsson K. Maintenance and monitoring of body temperature in infants and children. Pediatr Anaesth 1991; 1:13-20.
75. Benzinger TH. Clinical temperature. JAMA 1969;209: 1200-1206.
76. Di Paola I, Macneil P. Rectal thermometer complication. Anaesth Intensive Care 1985;13:441.
77. Anonymous. « Tissue agitation » cited in temperature probe recall. Biomed Safe Stand 1989;19:6768.
78. Parker EO. Electrosurgical burn at the site of an esophageal temperature probe. Anesthesiology 1984;61:93-95.
79. Schneider AJL, Apple HP, Braun RT. Electrosurgical burns at skin temperature probes. Anesthesiology 1977; 47:72-74.
80. Wald AS, Mazzia VDB, Spencer FC. Accidental burns. JAMA 1971;217:916-921.
81. Anderson GD. Electrosurgery units, not temperature probes, must be corrected to prevent burns. Anesthesiology 1985;62:834.
82. Weis FR, Kaiser RE. Technique of avoiding esophageal burns. Anesthesiology 1985;62:370.
83. Hall SC, Stevenson GW, Suresh S. Burn associated with temperature monitoring during magnetic resonance imaging. Anesthesiology 1992;76:152.
84. Chapin JW, Moravec M. Faulty temperature probe. Anesthesiology 1980;52:187.
85. Davies AO. Malignant temperature probe. Can Anaesth Soc J 1980;27:179-180.

3ᵉ Partie
Appareils de surveillance de la pression des voies aériennes

Matériel
Différents cas de figures.
Pression basse
Pression haute soutenue
Haute pression
Pression négative
Autres alames
Localisation du moniteur de pression dans le circuit

Les appareils de surveillance des pressions des voies aériennes sont aussi appelés moniteurs de respiration, moniteur de respirateur, alarme de pression, système d'alarme de pression, appareil de surveillance d'anesthésie du malade ou de circuit respiratoire, surveillance avec alarmes du respirateur, moniteur des gaz inspirés avec sécurité du protoxyde d'azote, moniteur de débranchement et moniteur des pressions respiratoires.

Lorsque la ventilation est contrôlée manuellement, l'évaluation à la main du remplissage du ballon constitue un moyen de surveillance des pressions dans le circuit. Avec un respirateur, cette possibilité de contrôle n'existe pas et la détection de pressions anormales peut ne pas être rapide. L'existence de pressions anormalement élevées ou inadéquates a été une cause majeure de mortalité ou de morbidité en anesthésie(1-5). C'est pourquoi, il est fortement recommandé d'utiliser un dispositif détectant des variations de pressions dans le circuit et signalant l'existence d'une anomalie chez le malade ou dans le circuit en cas de ventilation mécanique (6). D'autres paramètres, comme la concentration du gaz carbonique dans le gaz expiré et les volumes expirés, peuvent rester normaux malgré l'existence de pressions dangereusement anormales. La surveillance du murmure vésiculaire au moyen d'un stéthoscope précordial ou œsophagien et l'observation des mouvements de la cage thoracique, ainsi que du manomètre du circuit, sont efficaces mais ne peuvent être effectuées en continu.

L'utilisation de ces dispositifs de surveillance de pression ne doit pas dispenser de l'utilisation d'autres modalités du monitorage, afin d'optimiser la probabilité de détection d'une complication.

Matériel

Les moniteurs de surveillance de pression des voies aériennes peuvent être indépendants ou incorporés à un respirateur ou à un appareil d'anesthésie. La plupart des respirateurs d'anesthésie ont dans leur équipement de base au moinsune alarme de pression basse. Il existe des alarmes supplémentaires, même sur des respirateurs anciens.

Pour être efficace, une alarme doit se déclencher automatiquement. De nombreuses alarmes de pression indépendantes peuvent être connectées au bouton d'alimentation du respirateur, de manière à s'activer lorsque le respirateur est mis en marche. Cependant, ce type de branchement n'est pas possible avec tous les respirateurs et, par ailleurs, des anomalies d'alimentation en gaz sous pression, même lorsque l'interface est opérationnelle, peut entraîner un défaut de l'alarme de pression basse (6).

Un dispositif indépendant peut être inactivé ou peut avoir été désactivé, parce que l'alarme gênait, puis non réactivé. Prévenir l'équipe soignante de ne pas désactiver une alarme n'élimine pas le problème car même un personnel bien informé, consciencieux et expérimenté peut ponctuellement oublier d'activer une alarme.

La plupart de ces dispositifs sont relativement peu coûteux, faciles à utiliser, fiables et nécessitent peu d'entretien. Ils sont alimentés soit par le secteur, soit par une batterie de secours, soit directement par une batterie avec témoin de charge (Fig. 18.23).

La plupart des systèmes d'alarme de pression sont munis d'un système de temporisation qui, lorsqu'il est activé, retarde le signal sonore pour une ou plusieurs fonctions (Fig. 18.24, voir aussi Fig. 18.23). Il ne doit pas être possible de supprimer de façon permanente une alarme sonore et la temporisation de l'alarme sonore ne doit pas éliminer l'alarme visuelle. Les autres caractéristiques souhaitables sont une activation automatique dès qu'apparaissent des variations rythmiques de pression et le dépistage d'une désactivation accidentelle, d'une coupure de courant et d'une panne de batterie (6,7). Certains moniteurs de pression des voies aériennes peuvent fournir en continu des courbes de pression, ce qui est intéressant pour détecter les courbes de forme anormale.

Différents cas de figures

Le moniteur de pression des voies aériennes doit être activé dans une ou plusieurs des circonstances suivantes.

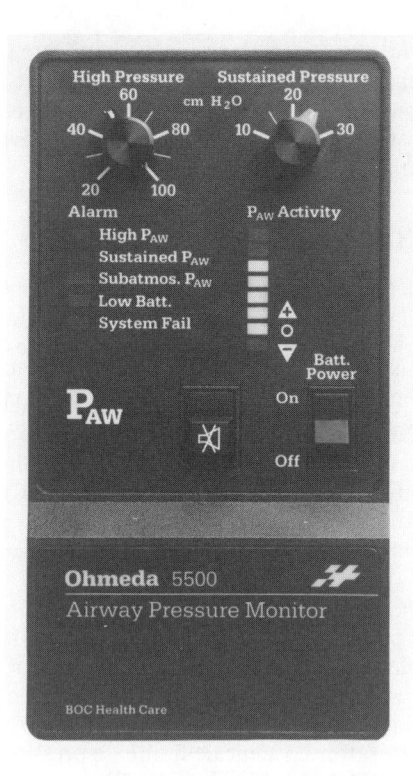

Figure 18.23. Moniteur de pression des voies aériennes. Les limites de pression haute et de pression continue sont réglables par l'utilisateur. L'appareil est alimenté par secteur (avec possibilité de transfert sur batterie) ou par batteries seules. Noter le témoin de charge de batterie et le bouton de temporisation. (Reproduit avec l'autorisation de Ohmeda, département de Boc Health Care Inc.).

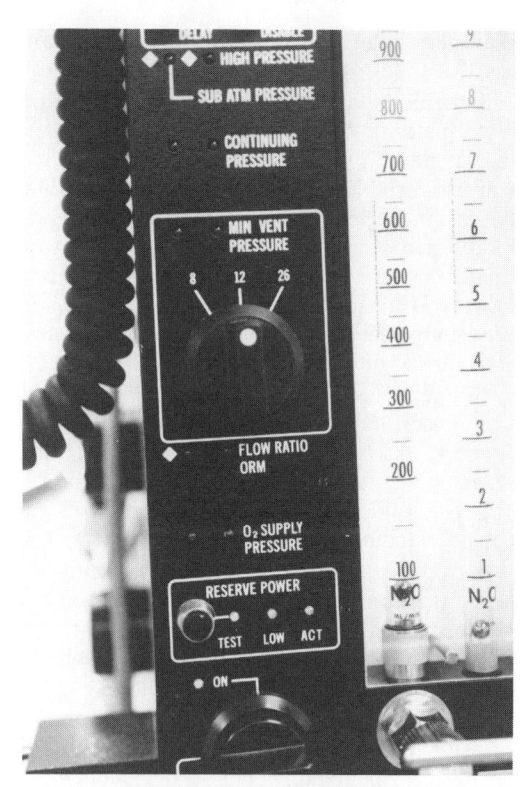

Figure 18.24. Moniteur de pression des voies aériennes. L'utilisateur a le choix entre trois limites de pression basses : 8, 12 et 26 cm H_2O. Les limites de pression continue, négative et haute ne sont pas modifiables. Le bouton de temporisation se situe en haut de l'appareil.

PRESSION BASSE

La recommandation de base de la Société Américaine d'Anesthésie est que, en peropératoire, lorsque la ventilation est assurée par un respirateur, il faut disposer d'un dispositif de surveillance continue capable de détecter un débranchement d'une des composantes du circuit (alarme de défaut de ventilation, alarme de défaut de cycle, alarme de défaut de pression, alarme de débranchement, alarme de ventilation minimale ou de pression minimale, alarme de seuil de pression). Le dispositif doit émettre un signal sonore lorsque le seuil d'alarme est dépassé (8). Ce type d'alarme a été légalement recommandé à travers le monde (9).

Ces dispositifs sont prévus pour que l'alarme se déclenche lorsque la pression dans le circuit n'atteint pas un certain niveau, en un temps donné. Selon les appareils, le choix du seuil de pression peut être réglé par paliers (Fig. 18.23) ou selon une échelle continue. Le délai imparti doit être suffisamment long afin que le pic de pression descende au-dessous du seuil d'alarme sur plusieurs cycles consécutifs avant que l'alarme ne se mette en route. Cela permet d'éviter de fausses alarmes dues à des événements ponctuels.

Les anomalies détectées par une alarme de pression basse comportent le débranchement ou la fuite majeure dans le circuit, le défaut d'apport de gaz frais, le défaut d'étanchéité d'un ballonnet de sonde d'intubation, le défaut de cycle du respirateur, un respirateur non branché, le mauvais réglage du respirateur, le défaut d'apport de gaz au respirateur, une augmentation de la compliance pulmonaire ou une diminution des résistances.

Le seuil d'alarme de pression basse doit être réglé juste au-dessous du pic de pression atteint pendant l'insufflation (6,10-12). Cette valeur est variable non seulement d'un malade à l'autre, mais pour un même malade en cas de modification du volume courant, du débit de pointe, de la compliance ou des résistances. Pour choisir un seuil de pression basse, on sélectionne la pression la plus haute au-dessous du pic de pression inspiratoire.

Souvent, les seuils d'alarmes sont réglés à leur niveau le plus bas dans le but d'éviter les fausses alarmes. Avec un seuil trop bas, l'alarme risque de ne pas se déclencher (12-16). Un seuil inférieur à 8 à 10 cm H_2O est considéré comme inacceptable (17).

Sur certains des respirateurs les plus récents, qui comportent un seuil de pression variable, un témoin signale que le seuil est trop éloigné du pic de pression. Certaines machines adaptent automatiquement le seuil.

Des incidents avec les systèmes d'alarme de pression basse ont été rapportés. Une panne de batterie peut empêcher le déclenchement sur certains ventilateurs (18,19). L'alarme peut être mise en défaut en cas d'utilisation d'une PEP si la pression télé-expiratoire ne baisse pas au-dessous du seuil de pression (20,21). Dans d'autres circonstances, la pression peut dépasser le seuil malgré un débranchement (obstruction du tuyau du respirateur par un oreiller ou un drap, résistances élevées comme avec un filtre échangeur d'humidité et de chaleur, un capteur d'un capnomètre ou un humidificateur, aspiration d'air dans le circuit du respirateur, extubation partielle ou un système de Mapleson à grande résistance au flux) (12,22-26). Les oscillations d'une colonne d'eau dans les tuyaux peut faussement inhiber l'alarme et, à l'inverse, la présence de gouttelettes dans la sonde peut diminuer la pression mesurée dans les voies aériennes, entraînant un déclenchement inapproprié de l'alarme (27-29). On a suggéré de positionner le système d'alarme plus haut que le circuit, de manière à éviter que l'eau ne bouche la sonde de pression (10). Ce type d'alarme va se trouver pris en défaut si le respirateur n'est pas mis en route. Pour toutes ces raisons, il est essentiel de vérifier l'alarme avant utilisation en débranchant le patient alors que le respirateur est en marche.

Ces moniteurs sont peu ou pas utiles en ventilation spontanée où la pression ne s'élève pas et baisse de façon considérable (11).

PRESSION HAUTE SOUTENUE

Les détecteurs de pression élevée soutenue (pression continue) comparent la pression des voies aériennes à un niveau déterminé de pression, de façon à vérifier qu'une partie de la courbe de pression descende au-dessous de ce niveau. Si tel n'est pas le cas, l'alarme se déclenche. Certaines alarmes comportent une valve qui s'ouvre après un certain délai (30). Le niveau de pression sélectionné est soit fixe, soit réglable par l'utilisateur (Fig. 18.32 et 18.24).

Une haute pression soutenue peut conduire à une hypoventilation voire à un barotraumatisme dans les cas extrêmes (31). On évoque ici plusieurs mécanismes : mise en route accidentelle du débit rapide d'oxygène, occlusion du circuit expiratoire, valeur de limite de pression mal réglée, occlusion du système d'évacuation de gaz, mauvais fonctionnement du respirateur ou de la valve expiratoire ou de la valve de surpression (6,7,31-33).

Avec les alarmes de pression continue, les seuils doivent être plus bas et les délais de mise en route plus courts que ceux des alarmes de pression basse (6).

HAUTE PRESSION

Il est important de disposer d'une alarme détectant les pressions hautes car toute hyperpression peut être rapidement très dommageable (2). Avec les valves de surpression, ce problème devient moins crucial (7). Ce type d'alarme comporte un seuil fixe ou réglable (34,35) (Fig. 18.23, 18.24). On règle en général cette alarme au niveau de pression considéré comme le plus sûr pour les voies aériennes.

Une hyperpression ne survient en général que si la pression n'est pas amortie par le soufflet ou le ballon du respirateur. L'hyperpression peut être provoquée par une obstruction des voies aériennes, une diminution de la compliance pulmonaire, une augmentation des résistances des voies aériennes, une coudure ou obstruction de la sonde d'intubation, un soufflet percé, une obstruction du circuit expiratoire ou lorsque le patient tousse ou lutte contre la sonde d'intubation (6).

Certains facteurs isolés ou combinés peuvent empêcher le déclenchement de l'alarme haute pression : haute fréquence respiratoire, bas rapport I/E, petit volume courant, compliance du circuit élevée, faible débit de pointe et faible apport de gaz frais par l'appareil d'anesthésie (34).

PRESSION NÉGATIVE

L'alarme de pression négative détecte des pressions qui chutent en deçà de la pression atmosphérique, à un niveau prédéterminé. La pression devient négative lorsque le malade tente d'inspirer dans un ballon réservoir vide, quand le circuit inspiratoire est fermé, lorsque le système d'évacuation des gaz est actif et mal réglé, qu'une sonde gastrique est intratrachéale ou pendant la phase de remplissage du circuit avec un soufflet descendant (6,32,36-38).

AUTRES ALARMES

Certains moniteurs de pression des voies aériennes comportent une alarme qui se déclenche si la pression chute au-dessous de la pression positive de fin d'expiration prédéterminée (28). D'autres déclenchent une alarme lorsqu'ils détectent une pression de fin d'expiration élevée.

Localisation du moniteur de pression dans le circuit

Plus le moniteur est proche du malade, plus les pressions mesurées reflètent les pressions régnant dans les voies aériennes. Interposer le capteur entre le malade et le circuit est idéal du point de vue des pressions, mais présente des inconvénients en terme d'espace mort, de risque de débranchement, de contamination et d'accumulation d'eau dans la tubulure de prise de pression. Avoir à brancher la tubulure de prise de pression pour chaque malade semble fastidieux à de nombreux utilisateurs.

Une localisation fréquente du moniteur de pression est le circuit expiratoire en amont de la valve unidirectionnelle (Fig. 18.25). On préfère ici le circuit expiratoire à l'inspiratoire car, s'il survenait une obstruction du circuit inspiratoire alors que le capteur est situé en amont de l'obstacle, l'alarme de pression basse pourrait être prise en défaut (26,39,40).

Par le passé, le capteur était dans certains cas localisé dans le respirateur et une pression rétrograde pouvait être créée au niveau du soufflet, empêchant le déclenchement de l'alarme, alors qu'il existait bien un débranchement (28,31,41). De même, dans cette position, l'alarme pouvait ne pas se déclencher en cas d'absence de cycle ou de mauvais réglage de la valve de répartition ballon/respirateur (42,43).

Un dispositif de mesure de pression peut être placé du côté respirateur de la valve unidirectionnelle ; ainsi, la tubulure de recueil peut être en permanence laissée en place et l'utilisation est plus commode (43). Cependant, si cette localisation permet de détecter les débranchements, elle peut être prise en défaut pour monitorer les niveaux de pressions haute, basse ou continue.

RÉFÉRENCES

1. Cooper JB, Newbower RS, Long CD, McPeek B. Preventable anesthesia mishaps. A study of human factors. Anesthesiology 1978;49:399-406.
2. Newton NI, Adams AP. Excessive airway pressure during anaesthesia. Anaesthesia 1979;33:689-699.
3. Holland R. Anesthesia-related mortality in Australia. In: Pierce EC, Cooper JB, eds. Analysis of anesthetic mishaps [Special issue]. Int Anesth Clin 1984;22:61-71.
4. Cooper JB, Newbower RS, Kitz RJ. An analysis of major errors and equipment failures in anesthesia management. Considerations for prevention and detection. Anesthesiology 1984;60:34-42.
5. Keenan RL, Boyan P. Cardiac arrest due to anesthesia. A study of incidence and causes. JAMA 1985;253:2373-2377.
6. Myerson KR, Ilsley AH, Runciman WB. An evaluation of ventilator monitoring alarms. Anaesth Intensive Care 1986;14:174-185.
7. Mimpriss T, Spivey A. A simple disconnect alarm. J Med Eng Technol 1989;13:222-224.
8. Anonymous. Standards for basic intra-operative monitoring. Am Soc Anesth Newslett 1986;50:1213.
9. Winter A, Spence AA. An international consensus on monitoring [Editorial]. Br J Anaesth 1990;64:263-266.
10. Anonymous. Low-pressure alarms for sensing ventilator disconnects. Health Devices 1983;12:260-261.
11. Epstein RA. The elusive «disconnect alarm» examined. APSF Newslett 1988;3:39.
12. Pryn SJ. Crosse MM. Ventilator disconnexion alarm failures. Anaesthesia 1989;44:978-981.

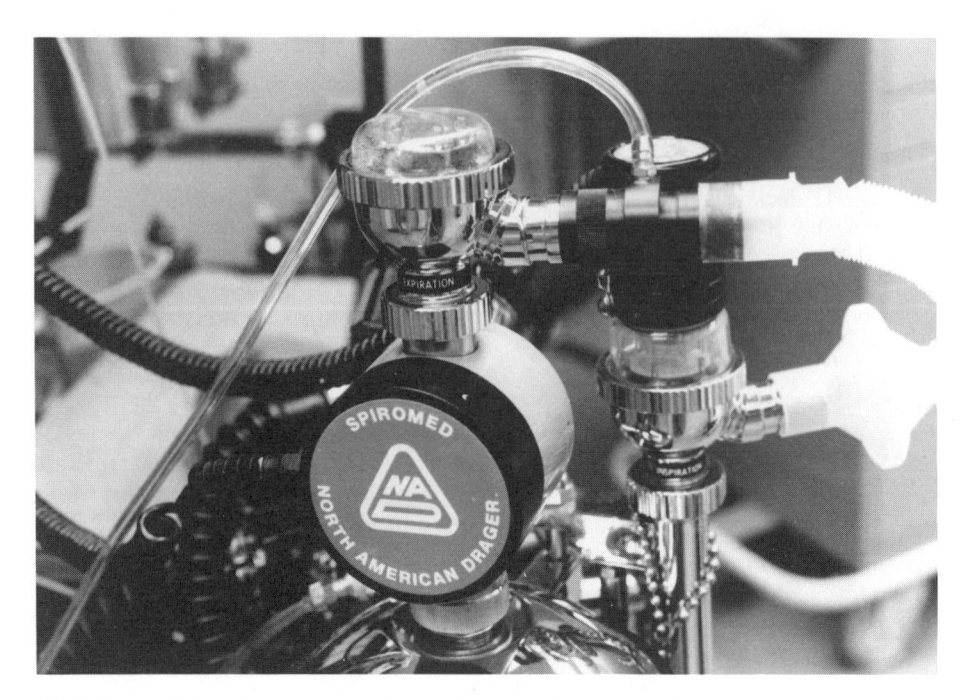

Figure 18.25. Le point de prélèvement pour le monitorage de la pression des voies aériennes est situé sur la branche expiratoire du côté patient de la valve unidirectionnelle. Remarquer le capteur du moniteur de volume Spiromed placé sous la valve unidirectionnelle.

13. Picard UM, Hancock DE, Pinchak AC. Pressure transients in anesthesia ventilators -failure of disconnect alarm system. Anesthesiology 1987;67:A 189.
14. Reynolds AC. Disconnect alarm failure. Anesthesiology 1983;58:488.
15. Schreiber PJ. Corrections concerning alleged disconnect alarm failure. Anesthesiology 1983;59:601.
16. Bourke AE, Snowdon SL, Ryan TDR. Failure of a ventilator alarm to detect patient disconnection. J Med Eng Technol 1987;11:65-67.
17. Lawrence JC. Breathing system gas pressure monitoring and venting, ventilator monitors and alarms. Anaesth Intens Care 1988;16:38-40.
18. Mazza N, Wald A. Failure of battery-operated alarms. Anesthesiology 1980;53:246-248.
19. Anonymous. Pressure alarms, airway. Technol Anesth 1991;11:13.
20. Anonymous. Alert. Breathing circuit alarms. Health Devices 1980;4(22): 1.
21. Anonymous. Canadian government issues alert on Monagahan/Hospital 703 ventilator alarm. Biomed Safe Stand 1980;10:135.
22. Ghanooni S, Wilks DH, Finestone C. A case report of an unusual disconnection. Anesth Analg 1983;62:696-697.
23. Murphy PJ, Rabey PG. The Humphrey ADE breathing system and ventilator alarms. Anaesthesia 1991;46:1000.
24. Milligan KA. Disablement of a ventilator disconnect alarm by a heat and moisture exchanger. Anaesthesia 1992;47:279.
25. McEwen JA, Jenkins LC. Complications of and improvements to breathing circuit monitors for anesthesia ventilators. Med Instrum 1983;17:7074.
26. Slee TA, Pavlin EG. Failure of low pressure alarm associated with the use of a humidifier. Anesthesiology 1988;69:791-793.
27. Anonymous. Airway pressure monitor. Biomed Safe Stand 1982;12:123.
28. Anonymous. Evaluation of ventilator alarms. J Med Eng Technol 1984;8:270-276.
29. Hommelgaard P, Nissen T. A water-insensitive ventilator alarm. Anaesthesia 1979;34:1048-1051.
30. Seed RF. Alarms for lung ventilators. Br J Clin Equip 1978;4:114-121.
31. McEwen JA, Small CF, Jenkins LC. Detection of interruptions in the breathing gas of ventilated anaesthetized patients. Can J Anaesth 1988;35:549-561.
32. Anonymous. Ventilation alarms. Health Devices 1981; 10:204-220.
33. Rendell-Baker L, Meyer JA. Accidental disconnection and pulmonary barotrauma. Anesthesiology 1983;58: 286.
34. Bashein G, MacEvoy B. Anesthesia ventilators should have adjustable high-pressure alarms. Anesthesiology 1985;63:231-232.
35. Schreiber PJ. Anesthesia ventilators should have adjustable high-pressure alarms: a reply. Anesthesiology 1985;63:232-233.
36. Spielman FJ, Sprague DH. Another benefit of the subatmospheric alarm. Anesthesiology 1981;54:526-527.
37. Stirt JA, Lewenstein LN. Circle system failure induced

by gastric suction. Anaesth Intensive Care 1981;9:161-162.
38. Hodgson CA, Mostafa SM. Riddle of the persistent leak. Anaesthesia 1991;46:799.
39. Shribman AJ. Failure of a ventilator alarm. Anaesthesia 1982;37:10.
40. Mecklenburgh JS, Latto IP, Jones PL, Saunders RL. Failure of Penlon IDP ventilator alarm. Anaesthesia 1983;38:703-704.
41. Sinclair A, VanBergen J. Flow resistance of coaxial breathing systems: investigation of a circuit disconnect. Can J Anaesth 1992;39:90-94.
42. Sarnquist FH, Demas K. The silent ventilator. Anesth Analg 1982;61:713-714.
43. Schreiber P. Safety guidelines for anesthesia systems. Boston: Merchants, 1984.

4e Partie
Spiromètres

Matériel
   Spiromètre de Wright
   Spiromètre de Drager
   Spiromed
   Moniteur de volume Ohmeda 5420
Position dans le circuit
Infections croisées dues aux spiromètres

Un spiromètre (moniteur de volume, dispositif de mesure de volume, moniteur de débit, débitmètre respiratoire) est un appareil qui mesure et fournit des données volumétriques comme le volume courant, le volume minute et parfois la fréquence respiratoire. Les modèles les plus récents fournissent en continu des courbes débit-volume ou pression-volume.

Un spiromètre sert à la vérification du volume courant, du volume minute effectivement délivré en les comparant aux volumes prévus. Lorsqu'il est muni d'une alarme et placé dans le circuit, il peut aider à la mise en évidence d'obstructions du circuit, de débranchements, d'apnée, de fuites ou de dysfonctionnements du respirateur. Certains peuvent détecter un flux rétrograde. On peut certes détecter ces différents problèmes par d'autres méthodes, en particulier l'examen des mouvements de la cage thoracique, la surveillance du murmure vésiculaire par un stéthoscope, la capnométrie et le monitorage des pressions des voies aériennes, mais le spiromètre fournit un élément de sécurité supplémentaire car il est basé sur une technologie différente et non liée à celle des autres moyens. Une étude a montré que le spiromètre permettait, mieux que ne le fait la surveillance des pressions ou du CO_2 télé-expiratoire, de détecter et localiser les anomalies du circuit (1). En associant le spiromètre à un manomètre, on peut se faire une idée globale de la compliance et des résistances.

Un avantage majeur des spiromètres est qu'ils gardent leur utilité que la ventilation soit assistée ou spontanée. En revanche, si le respirateur possède un soufflet descendant, un débranchement même total peut passer inaperçu.

Matériel

En anesthésie, les spiromètres sont soit strictement mécaniques, soit transforment le débit en un signal électronique qui est ensuite traité. La plupart des systèmes mécaniques ne sont pas équipés d'alarmes et ne fournissent pas la fréquence respiratoire. Le traitement électronique indique la fréquence respiratoire, détecte un flux rétrograde et possède des alarmes de bas volume et de fréquence.

SPIROMÈTRE DE WRIGHT

Description

Des spiromètres de Wright typiques sont montrés sur la figure 18.26. Ils possèdent des adaptateurs permettant de les brancher à un masque, une sonde ou un circuit. Il existe un bouton de mise en marche sous forme d'une languette coulissante, ainsi qu'un bouton de remise à zéro des aiguilles monté sur ressort.

Une version conçue pour l'enfant permet de mesurer des volumes aussi petits que 15 ml (5) (Fig. 18.27). Son espace mort est de 15 ml.

L'agencement interne est schématisé figure 18.28. Le gaz venant de l'extérieur est dirigé à travers une série de fentes enfermées dans une enceinte cylindrique et rencontre les pales d'un rotor qu'il fait tourner. Le mouvement

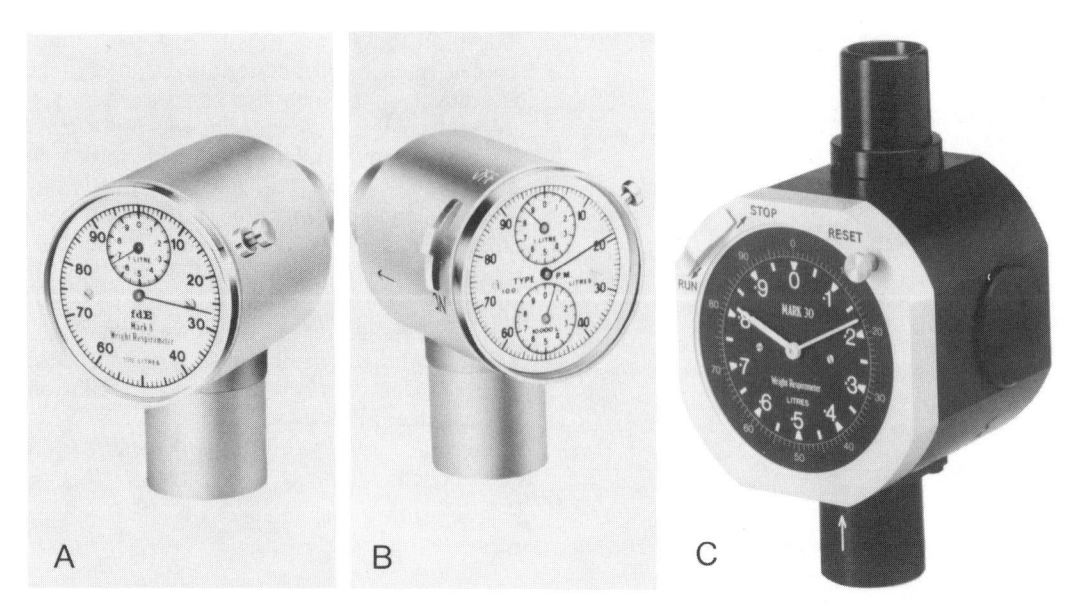

Figure 18.26. Spiromètre de Wright. **A.** Instrument de petite taille qui peut être utilisé à la main pour réaliser des spirométries spécifiques ou qui peut être inclus dans un circuit. Il comporte deux cadrans : un petit et un grand. Le petit cadran indique les volumes jusqu'à 1 litre et le grand jusqu'à 100 litres. Sur le côté de l'appareil, on note le bouton de remise à zéro. **B.** Cet appareil possède trois cadrans. Le petit cadran du haut indique les volumes jusqu'à 1 litre, le grand cadran jusqu'à 100 litres et le petit cadran du bas jusqu'à 10 000 litres. Noter le bouton de mise en route et la flèche indiquant la direction du flux. **C.** Version plus volumineuse de spiromètre destinée à être incluse dans un circuit. La grande aiguille indique les volumes jusqu'à 1 litre sur la graduation la plus interne, et la petite aiguille les volumes jusqu'à 100 litres sur la graduation externe. Noter la flèche de direction du flux à la partie inférieure de l'appareil, le bouton de remise à zéro, et le bouton de mise en marche. (Reproduit avec l'autorisation de Ferraris Medical Inc.).

des pales est transmis aux aiguilles sur le cadran par un système d'engrenage.

Évaluation

La plupart des études ont montré que le spiromètre de Wright donnait des valeurs surestimées à hauts débits et sous-estimées aux débits faibles (2-8) ; un auteur a, lui, retrouvé une sous-estimation à tous les débits (9). Ce spiromètre fournit des mesures un peu plus élevées avec des mélanges protoxyde-oxygène qu'avec l'air (3).

Ses avantages en sont sa petite taille et sa légèreté qui en font un appareil de poche. Mais cela peut le rendre imprécis car il est moins protégé de la poussière et on peut plus facilement le faire tomber, même si des précautions sont prises lors de sa construction pour supporter des chocs. Un autre avantage

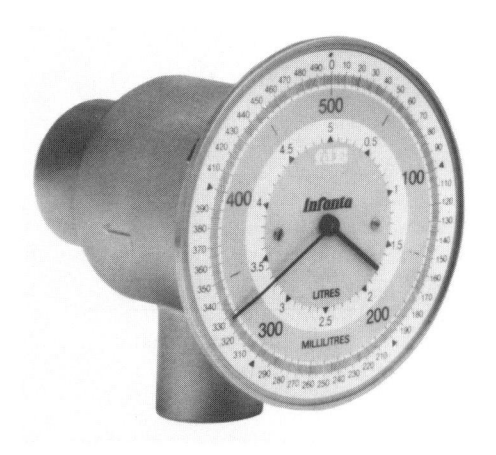

Figure 18.27. Version pédiatrique du spiromètre de Wright. La graduation externe concerne les volumes jusqu'à 500 ml et la graduation interne jusqu'à 5 litres. (Reproduit avec l'autorisation de Ferraris Medical Inc.).

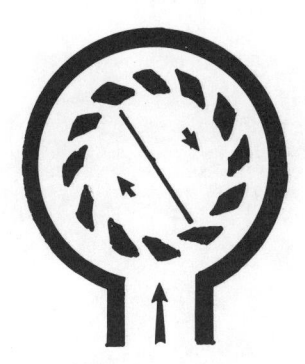

Figure 18.28. Montage intérieur d'un spiromètre de Wright. Le gaz pénétrant dans la chambre est dirigé par des rainures tangentielles jusqu'à l'ailette du rotor situé au centre, qui le fait tourner.

est son faible espace mort qui lui permet d'être positionné entre le patient et le circuit.

Le principal inconvénient est qu'il n'est pas muni d'alarmes. Il est également assez difficile à lire et ne fournit pas la fréquence respiratoire. Pour déterminer le volume minute, il faut se munir d'une montre.

La maintenance de ces appareils peut être coûteuse et de nombreux appareils en utilisation sont imprécis en raison de problèmes mécaniques (8).

SPIROMÈTRE DE DRAGER

Description

Le spiromètre de Drager est un instrument volumineux habituellement monté sur un appareil d'anesthésie et intégré au système de monitorage. Il est également vendu en élément séparé.

L'appareil est montré sur la figure 18.29. Le flux gazeux s'écoule du sommet à la base. Il existe deux boutons de contrôle sur le dessus. Lorsque l'on appuie sur le bouton de gauche, un point noir apparaît sur le côté gauche du cadran et un chronomètre se met en marche. Au bout d'une minute, les appareils s'arrêtent et un disque noir remplit l'espace situé sous l'aiguille : c'est le volume minute. Lorsque l'on appuie sur le bouton de droite, un point noir apparaît dans la fenêtre de droite et on peut lire le volume courant. Pour arrêter l'aiguille, on déprime le bouton de droite à mi-course ; lorsqu'on le déprime complètement, l'aiguille se remet en marche.

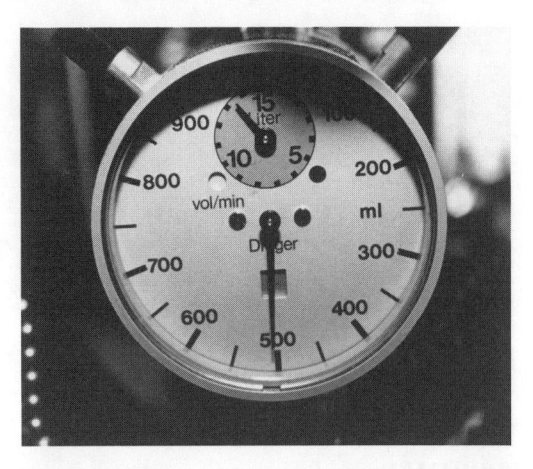

Figure 18.29. Spiromètre Drager (voir le texte pour les détails).

L'agencement interne est montré sur la figure 18.30. Deux rotors en forme de sablier, qui s'engrènent lorsqu'ils tournent, sont localisés à l'intérieur de la chambre de mesure. Le gaz s'écoule le long des parois de la chambre et fait tourner les rotors ; cette rotation est transmise par l'intermédiaire d'un engrenage à l'aiguille. L'appareil mesure le flux de gaz dans les deux directions.

Évaluation

Ce système a tendance à surévaluer les valeurs lorsque le débit est faible et à les sous-évaluer pour les débits élevés (4,9). La lecture est simple, mais l'appareil est encombrant et ajoute un espace mort important, ce qui ne permet pas de les interposer entre le malade et le circuit.

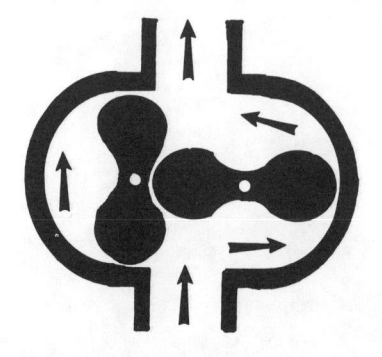

Figure 18.30. Montage intérieur du spiromètre Drager. Le flux gazeux circule le long des parois de la chambre et fait tourner les rotors.

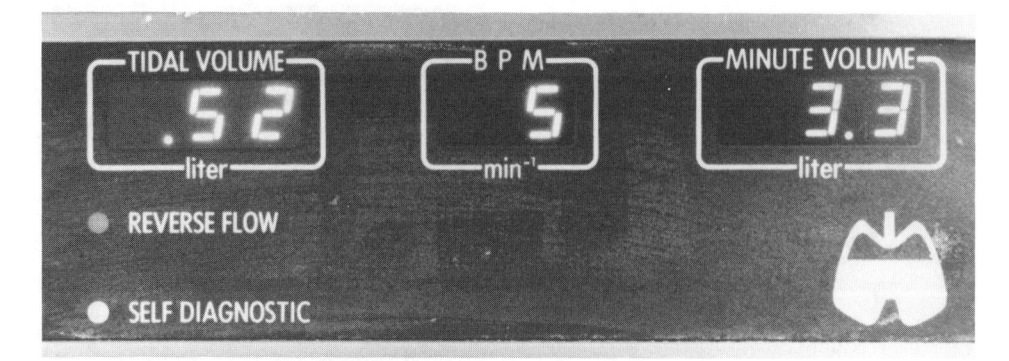

Figure 18.31. Spiromed de Drager.

SPIROMED

Description

Le spiromed est un spiromètre électronique destiné à être utilisé avec les circuits Drager nord américains. Un rotor à ailettes fournit des impulsions électroniques en réponse au flux expiratoire du malade. L'appareil de mesure inclus dans le circuit est montré sur la figure 18.25 et l'écran sur la figure 18.31. Le volume courant, le volume minute et la fréquence respiratoire sont fournis en continu par affichage digital. Un témoin de fonctionnement interne situé sur la partie gauche de l'écran s'affiche en rouge et vert lorsque le système électronique est défectueux ; il reste vert si le fonctionnement est correct.

Plusieurs alarmes sont incluses dans cet appareil. Si aucun volume expiré n'est détecté pendant plus de 15 secondes, LO apparaît dans la fenêtre réservée à l'affichage de la fréquence respiratoire et un signal sonore intermittent retentit. Si l'apnée persiste au delà de 30 secondes, l'affichage du signe LO se double d'un signal sonore répété et l'affichage du volume courant et du volume minute vont disparaître. Si le volume minute chute en deçà de 1 l/min, le signe LO s'affiche dans la fenêtre volume minute et un signal sonore intermittent retentit. Si la fréquence respiratoire dépasse 60 par minute, le signe HI apparaît dans la fenêtre fréquence respiratoire. Enfin, lorsqu'un flux rétrograde est détecté pendant l'inspiration, un témoin de flux rétrograde apparaît sur le côté gauche de l'écran, accompagné d'un bref signal sonore.

Un bouton de temporisation de l'alarme est situé sur le côté de l'appareil d'anesthésie (Fig. 18.32).

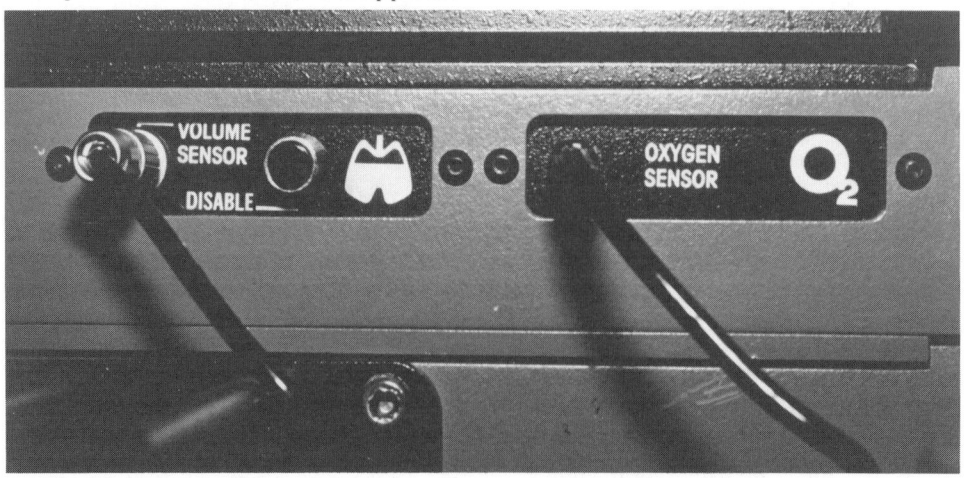

Figure 18.32. Bouton d'acquittement de l'alarme sur le côté de l'appareil d'anesthésie.

Évaluation

Cet appareil est conçu pour mesurer des volumes courants égaux ou supérieurs à 0,15 l. En deçà, l'appareil additionne automatiquement deux ou trois volumes consécutifs et réduit la fréquence en conséquence. La mesure du volume minute reste correcte.

La précision de la mesure du volume courant a été évaluée à ± 0,04 l, celle du volume minute à ± 10 % de la valeur affichée ou 0,1 l, et celle de la fréquence respiratoire à ± 8 % de la valeur affichée ou 1 cycle/min.

MONITEUR DE VOLUME OHMEDA 5420

Description

Le moniteur de volume OHMEDA 5420 est disponible en deux types de configuration. Il peut faire partie intégrante d'un appareil d'anesthésie. Dans ce cas, il est alimenté à partir de l'appareil d'anesthésie et comporte une batterie de secours rechargeable. L'autre configuration est un appareil indépendant alimenté soit par un chargeur à distance, soit par une batterie. Lorsque le moniteur marche sur batterie, le réchauffeur d'air dans le capteur s'éteint de façon à économiser le courant. L'autonomie sur batterie est de 8 heures.

Le moniteur est composé d'un capteur qui est incorporé au circuit et connecté par un câble blindé à un écran qui peut être installé sur l'appareil d'anesthésie.

Le capteur (Fig. 18.33) comporte deux parties : une cellule que l'on place dans le circuit et un coupleur optique que l'on clipe sur la cellule. Le clip est marqué de flèches indiquant la bonne direction du flux de gaz. L'espace mort du capteur est de 6 à 10 ml.

Lorsque le gaz traverse la cellule, il bute sur une ailette qui se redresse. Le clip comporte deux faisceaux lumineux et un capteur optique. Lorsque l'ailette se redresse, elle interrompt le rayonnement des faisceaux au travers de la cellule. Le capteur optique produit une impulsion électrique à chaque interruption des faisceaux et le nombre d'impulsions est proportionnel au flux qui traverse le capteur. Dans le moniteur, un ordinateur compte ces impulsions puis calcule le volume courant, le volume minute et la fréquence. L'ordinateur peut détecter un flux rétrograde en déterminant dans quel ordre les faisceaux lumineux sont interrompus. Le clip comprend un petit réchauffeur afin d'éviter la condensation car, si les faisceaux lumineux sont interrompus par

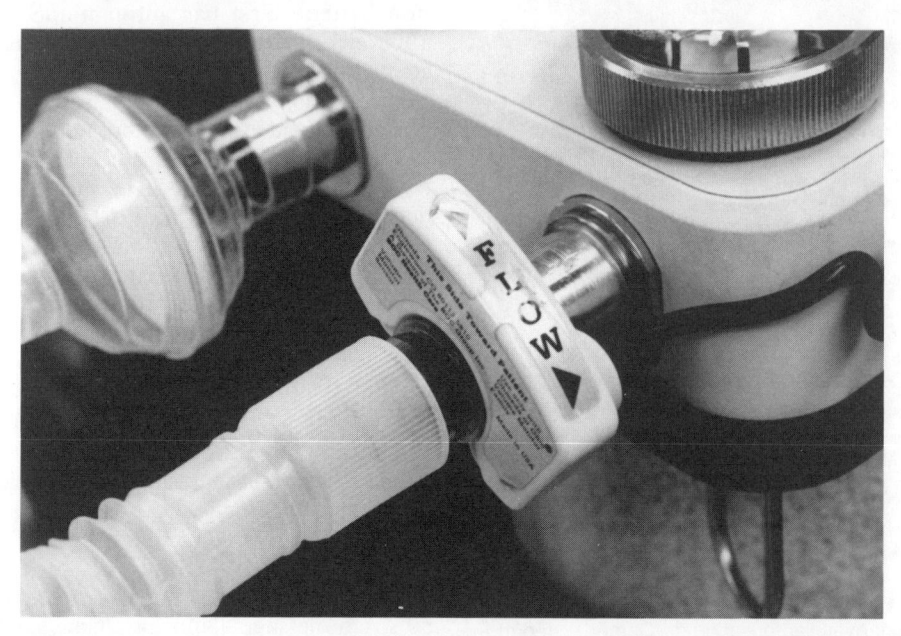

Figure 18.33. Capteur de flux du spiromètre Ohmeda 5420. Noter la flèche indiquant la direction du flux.

de la condensation ou tout autre élément contaminant, le capteur ne fonctionnera pas et devra être remplacé.

Les calculs de fréquence respiratoire et de volume minute sont effectués au décours de chaque respiration détectée ou bien toutes les 10 secondes et moyenné sur les six dernières. Calculer la moyenne permet d'éliminer les artefacts connus, tels ceux créés par la toux.

Les valeurs sont affichées sur un écran à cristaux liquides, accompagnées des éventuelles circonstances d'alarme. L'écran est montré sur la figure 18.34. Un interrupteur marche-arrêt est situé en bas à droite. Un commutateur situé à gauche permet de sélectionner soit le volume courant, soit le volume minute. Un temporisateur d'alarme sonore, qui interrompt tout son pendant 30 secondes, est situé entre les deux boutons précédents. Une alarme lumineuse est située juste au-dessous du temporisateur d'alarme sonore. Elle s'allume en cas d'anomalie, que l'alarme sonore soit temporisée ou non. Au-dessus se trouvent des sélecteurs à molette permettant de sélectionner les niveaux d'alarme pour les bas et les hauts volumes. La limite haute du volume minute peut être réglée entre 1 et 99 l et la basse entre 0 et 9,9 l; toutes deux sont désactivées lorsque l'on affiche 0.

L'écran affiche la fréquence respiratoire et soit le volume courant, soit le volume minute. La fréquence est affichée par deux petites lettres situées à gauche du volume affiché en plus grand. Le volume courant est affiché en millilitres ou en litres, et le volume minute en litres. Une barre comportant 15 segments permet de visualiser le volume courant à chaque inspiration. Chaque segment représente approximativement 50 ml. Lorsque le volume dépasse 750 ml, une flèche indique l'augmentation du flux.

Deux autres boutons sont situés derrière un volet et au-dessous des précédents. Le premier permet de changer de source d'alimentation (courant ou batterie). Le passage à l'alimentation batterie n'est pas automatique dans les appareils incorporés. Lorsque l'alimentation électrique est coupée, le moniteur s'éteint. Lors du rétablissement du courant, il est important de remettre le commutateur sur la position secteur afin de ne pas décharger les batteries. Le deuxième bouton permet d'activer le détecteur de flux rétrograde. Le message REV OFF apparaît sur l'écran lorsqu'il est en position arrêt. Lorsqu'il est en position marche, des volumes de flux rétrograde de plus de 50 ml sont signalés par une alarme sonore. Il ne faut pas utiliser cette surveillance lorsque le capteur est placé à un endroit où le flux est bidirectionnel.

Une alarme se déclenche si le moniteur lui-même fonctionne mal ou si les batteries sont déchargées : elle consiste en un signal sonore et visuel continu, tandis que l'affichage s'éteint. L'alarme d'apnée se déclenche si aucun volume de 150 ml n'est détecté pendant 30 s. Un message d'apnée s'affiche sur l'écran et l'alarme lumineuse clignote. Un signal so-

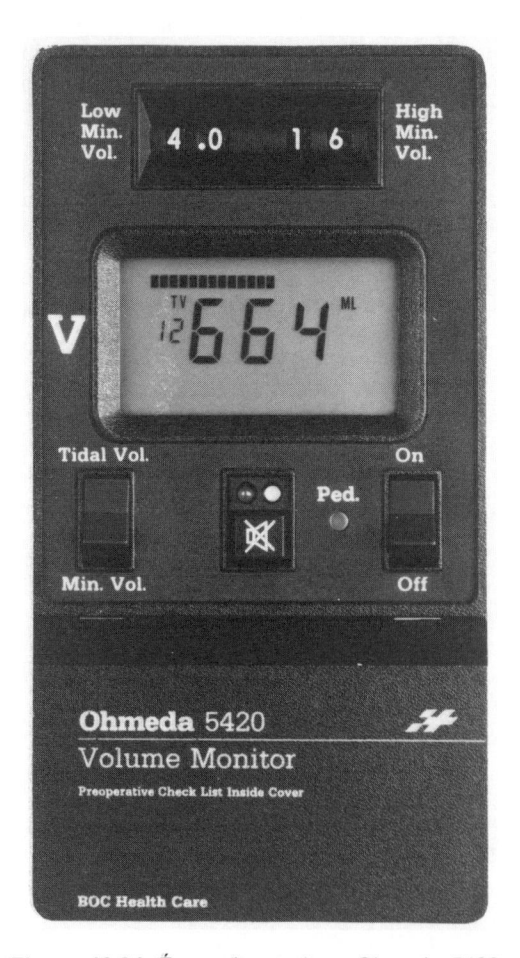

Figure 18.34. Écran du moniteur Ohmeda 5420. (Reproduit avec l'autorisation de Ohmeda, département de Boc Health Care Inc.).

nore se déclenche à 30 secondes, deux à 60 secondes, trois à 90 secondes, puis le signal devient continu au delà de 120 secondes si l'apnée persiste. Les alarmes de volume haut et de volume bas sont activées lorsque le volume expiré chute au-dessous ou dépasse les seuils pré-établis. Un message de haut ou bas volume apparaît sur l'écran. Un signal sonore intermittent grave signale un volume minute bas et un signal intermittent aigu un haut volume minute. Si le détecteur de flux rétrograde est en position marche, un flux rétrograde de plus de 50 ml sera signalé par le message REV FLOW et par une alarme sonore grave continue.

Le moniteur est conçu pour n'être utilisé que chez des patients de plus de 20 kg ; il est inopérant pour des patients présentant une respiration superficielle et rapide ou quand le volume courant est inférieur à 150 ml.

Évaluation

Le fabricant donne une précision de ± 8 % ou ± 40 ml en choisissant la meilleure ; la fréquence respiratoire est déterminée avec une précision de 1 cycle/min.

Position dans le circuit

Le capteur est le plus précis quand il est interposé entre le circuit et le malade, car les volumes mesurés sont ceux effectivement expirés. Dans ce cas, le flux de gaz frais et la compliance du circuit n'affectent pas les mesures. Cependant, le flux y est bidirectionnel, ce qui empêche certaines mesures. La présence du capteur augmente l'espace mort et la condensation peut poser un problème important. Certains spiromètres sont trop encombrants pour être placés à cet endroit. Dans cette position, ils sont plus susceptibles d'être endommagés.

Habituellement, on place le spiromètre sur le circuit expiratoire, en amont de la valve expiratoire unidirectionnelle. L'avantage est que l'on peut détecter un dysfonctionnement de la valve expiratoire si le spiromètre est muni d'un détecteur de flux rétrograde. À cet endroit, les mesures sont correctes en ventilation spontanée ; en ventilation contrôlée, elles seront en revanche surestimées du fait de la distension des tuyaux et de la compression des gaz (10). Cette erreur sera majorée par certains facteurs comme l'adjonction d'un humidificateur dans le circuit, le réchauffement du circuit ou une diminution de la compliance pulmonaire (11). Si l'admission des gaz frais dans un circuit fermé se fait en aval de la valve inspiratoire unidirectionnelle, les valeurs seront fausses (10,12-14). Si on utilise un soufflet descendant sur un respirateur, un spiromètre situé sur le circuit expiratoire peut indiquer la présence d'un flux alors qu'il existe un débranchement (15).

Le spiromètre ne doit pas être mis en aval du réservoir à chaux sodée car l'absorption du dioxyde de carbone peut diminuer le volume mesuré.

Une autre localisation possible est sur la branche inspiratoire d'un circuit fermé. Le spiromètre risque de surestimer les volumes en raison de la distension des tuyaux et de l'effet de compression des gaz, ainsi qu'en cas de fuites entre l'appareil et le malade. En ventilation contrôlée, un débranchement peut ne pas être détecté.

L'utilisation de circuit type Mapleson pose problème. Les spiromètres à turbine qui ne reconnaissent les flux que dans une direction, peuvent être interposés entre le malade et le circuit, mais cela n'est en général pas satisfaisant du fait de l'encombrement du capteur, de l'importance de l'espace mort et du risque de débranchement (16).

Infections croisées dues aux spiromètres

Des spiromètres ont été impliqués dans la transmission d'infection entre patients (17). Ils doivent donc toujours être stérilisés entre chaque patient.

RÉFÉRENCES

1. Orr JA, Westenskow DR, Farrell RM. Information content of three breathing circuit monitors: a neural network analysis. Anesthesiology 1992:77:A517.

2. Wright BM. A respiratory anemometer. J Physiol 1955; 127:25.
3. Nunn JF, Ezi-Ashi TI. The accuracy of the respirometer and ventigrator. Br J Anaesth 1962;34:442-432.
4. Byles PH. Observations on some continuously-acting-spirometers. BrJ Anaesth 1960;32:470-475.
5. Meeke R, Wren W, Davenport J, O'Griofa P. The measurement of tidal volumes in spontaneously breathing children during general anaesthesia using a Haloscale infant Wright respirometer. Acta Anaesth Scand 1984; 28:696-699.
6. Bushman JA. Effect of different flow patterns on the Wright respirometer. Br J Anaesth 1979;51:895-898.
7. Hall KD, Reeser FH. Calibration of Wright spirometer. Anesthesiology 1962;23:126-129.
8. Lunn JN, Hillard EK. The effect of repairs on the performance of the Wright respirometer. Br J Anaesth 1970;42:1127-1130.
9. Kittredge P. Accuracy of clinical ventilation meters. Respir Care 1972;17:181-187.
10. Purnell RJ. The position of the Wright anemometer in the circle absorber system. Br J Anaesth 1968;40:917-918.
11. Feldman JM, Muller J. Tidal volume measurement errors -the impact of lung compliance and a circuit humidifier. Anesthesiology 1990;73:A468.
12. Briere C, Patoine J-G, Audet R. Inaccurate ventimetry by fresh gas inlet position. Can Anaesth Soc J 1974; 21:117-119.
13. Campbell DI. Change of gas inflow siting on Boyle Mk3 absorbers. Anaesthesia 1971;26:104.
14. Campbell DI. Volumeter attachment on Boyle circle absorber. Br J Anaesth 1971;43:206-207.
15. Thorpe CM. Ventilators, circle systems and respirometers. Anaesthesia 1992;47:913.
16. Schreiber P. Safety guidelines for anesthesia systems. Boston: Merchants, 1984.
17. Irwin RS, Demers RR, Pratter MR, et al. An outbreak of Actinobacter infection associated with the use of a ventilator spirometer. Respir Care 1980;25:232-237.

5e Partie
Oxymétrie de pouls

Introduction
Principes de fonctionnement
Physiologie
Influence des différentes formes d'hémoglobine
    Méthémoglobine
    Carboxyhémoglobine
    Hémoglobine fœtale
    Hémoglobine S
    Présence de bilirubine
    Anémie
Matériel
    Capteurs
    Câble
    Console
Normes concernant les oxymétries
Utilisation
    Sites
    Fixation
    Calibration de l'oxymètre
    Surveillance des sites
Indications
    Surveillance de l'oxygénation
    Surveillance de l'administration d'oxygène
    Surveillance de la circulation
    Détermination de la tension artérielle systolique
    Localisation des vaisseaux
    Prévention de la rétinopathie du prématuré
    Monitorage de la volémie
    Autres utilisations
Avantages
    Précision
    Non influence des gaz et vapeurs anesthésiques
    Sécurité
    Temps de réponse
    Technique non invasive
    Surveillance continue
    Obtention de données respiratoires et circulatoires indépendantes
    Surveillance du débit sanguin périphérique
    Mise en place facile des capteurs
    Commodité de la technique
    Préparation minime du site de surveillance
    Bref délai de mise en route
    Possible vérification du bon fonctionnement
    Modulation du signal sonore
    Convivialité
    Légèreté et ergonomie
    Robustesse des capteurs
    Diversité des capteurs
    Absence de nécessité de réchauffement de la peau
    Alimentation par batteries
    Coût
Limites et inconvénients
    Absence de détection en cas de pression artérielle basse, onde de pouls peu ample et vasoconstriction
    Manque de précision en cas de pression veineuse élevée
    Interférence avec les colorants
    Interférences optiques
    Interférences avec le vernis à ongles et la couleur de la peau
    Perte de précision pour les valeurs basses
    Influence des troubles du rythme cardiaque
    Sensibilité aux interférences électriques
    Les valeurs de saturation n'apportent pas de renseignements pour les PaO_2 hautes

Détection tardive des événements hypoxiques
Fausses alarmes
Saturations faussement élevées
Défaut de détection d'une absence de circulation
Coût des capteurs
Discordance des valeurs entre plusieurs appareils
Saturation de l'appareil par l'onde de pouls
Lésions causées aux patients

Introduction

L'oxymétrie de pouls est une méthode non invasive de mesure de la saturation en oxygène (SpO_2 ou SaO_2) à partir d'un signal lumineux transmis au travers des tissus et qui prend en compte le caractère pulsatile du flux sanguin qui fait varier le volume.

Depuis de nombreuses années, on a cherché à mettre au point une méthode de mesure fiable, continue et non invasive du transport d'oxygène. Jusqu'aux années 1980, les oxymètres non invasifs, appelés oxymètres d'oreille, étaient encombrants, coûteux et lourds. Il fallait créer une artérialisation capillaire par la chaleur ou un traitement chimique et leur utilité était limitée par les difficultés techniques à différencier l'absorption de la lumière par le sang artériel de celle due au sang veineux et aux tissus.

Des progrès technologiques comme les diodes émettrices de lumière (DEL), les photodétecteurs miniaturisés et les microprocesseurs, ont permis de mettre au point une nouvelle génération d'oxymètres, plus petits, moins chers et plus faciles à utiliser. Ils peuvent différencier l'absorption de la lumière incidente par la composante artérielle pulsatile de celle due aux composantes non mobiles. C'est pour cela qu'ils ont été appelés oxymètres de pouls. De nombreux oxymètres de pouls se couplent avec d'autres moniteurs, comme les capnomètres, en un seul appareil qui peut être incorporé dans l'appareil d'anesthésie.

La Société Américaine d'Anesthésie a recommandé l'oxymètre de pouls pour la surveillance peropératoire en janvier 1990 et pour la surveillance postopératoire en unité de soins intensifs en janvier 1992. Les recommandations internationales pour une pratique sûre, adoptée par la Fédération Mondiale des Sociétés d'Anesthésistes, ont fortement conseillé l'utilisation continue d'un appareil de surveillance quantitatif de l'oxygénation comme l'oxymètre de pouls (1). Dans certaines circonstances, cette utilisation est obligatoire. Une étude des plaintes pour accident d'anesthésie a montré que l'association de l'oxymétrie de pouls et de la capnométrie aurait pu prévenir 93 % des accidents évitables (2).

Principes de fonctionnement (3-7)

L'oxymètre de pouls estime la SaO_2 en quantifiant les signaux pulsatiles après traversée des tissus de lumière de deux longueurs d'ondes différentes, en utilisant la composante constante de l'absorption (celle générée par tout ce qui n'est pas le sang artériel) pour chaque longueur d'onde, dans le but de normaliser les signaux (8). Puis, il calcule le rapport entre ces deux signaux normalisés et fait correspondre ce rapport à la saturation artérielle en oxygène en utilisant un algorithme empirique. La plupart des oxymètres utilisés habituellement fondent leurs calculs sur des courbes de calibration obtenues chez le volontaire sain (5).

L'utilisation de deux longueurs d'onde permet de différencier hémoglobine réduite et oxyhémoglobine. L'hémoglobine réduite absorbe plus de lumière dans le rouge que l'oxyhémoglobine. L'oxyhémoglobine absorbe plus dans l'infrarouge.

La saturation en oxygène fractionnelle (HbO_2 %) est le rapport de l'oxyhémoglobine à la somme de toutes les hémoglobines présentes, qu'elles soient utilisables pour le transport d'oxygène ou non (9). La saturation en oxygène fonctionnelle (SaO_2) est définie comme le rapport de l'oxyhémoglobine à toutes les hémoglobines fonctionnelles. Ces dernières sont mesurées en utilisant un oxymètre in vitro. Pour les malades qui ont des taux d'hémoglobines non fonctionnelles très bas, la différence entre saturation fractionnelle et fonctionnelle est très petite. Quand, à l'inverse, le taux d'hémoglobine non fonctionnelle est élevé, les deux valeurs peuvent différer de façon importante et les valeurs données par l'oxymètre de pouls ne correspondent ni à la vraie saturation fractionnelle ni à la saturation fonctionnelle (8).

Le principal écueil à l'utilisation clinique de l'oxymétrie était la difficulté à séparer l'absorption de la lumière par le sang artériel de celle due au sang veineux et aux tissus. Les oxymètres de pouls modernes différencient la composante artérielle de celle des autres tissus en ne tenant compte que des modifications de la lumière transmise liée au flux sanguin artériel. Le signal lumineux transmis pendant la diastole sert de référence. Les diodes rouge et infrarouge de l'oxymètre émettent de la lumière plusieurs centaines de fois par seconde. Cette grande fréquence permet de déterminer précisément le moment du pic et de la vallée de l'onde de pouls. Les données de l'absorption au pic et à la vallée sont sauvegardées et utilisées dans les calculs. À la vallée, le lit vasculaire contient du sang artériel, du sang veineux et du sang capillaire, et il est entouré des tissus intermédiaires. Au pic, il contient tous les éléments précédents plus une certaine quantité de sang artériel. La présence de ce sang artériel supplémentaire modifie la quantité de lumière transmise, aussi bien dans le rouge que dans l'infrarouge. La plupart des oxymètres présentent une phase de non-émission des deux diodes, afin de pouvoir détecter une lumière superflue et la compenser. Les mesures de lumière pendant la période sans émission sont automatiquement soustraites de la séquence suivante. Les données de plusieurs séquences sont utilisées pour calculer la saturation en oxygène.

Un ordinateur contenu dans l'oxymètre surveille et vérifie les niveaux du signal, coordonne les éléments en fonctionnement, effectue les calculs, exécute les procédures de validation du signal, déclenche les alarmes et les messages et surveille ses propres circuits pour signaler un dysfonctionnement.

Physiologie

Le transport efficace d'oxygène repose sur la capacité de l'hémoglobine à fixer de façon réversible et à libérer de l'oxygène à des pressions physiologiques. La relation entre pression partielle d'oxygène et fixation d'oxygène par l'hémoglobine (ou saturation, exprimée en %) est illustrée par la courbe de dissociation de l'hémoglobine. La courbe est sigmoïde, ce qui est un facteur essentiel pour le transport physiologique de l'oxygène. Lorsque l'oxygène est capté dans les poumons, le sang est complètement saturé pour des pressions partielles s'étalant sur une large gamme. Quand le sang traverse les capillaires systémiques, une grande quantité d'oxygène est libérée pour une chute de pression partielle relativement faible, le gradient d'oxygène ainsi créé permettant sa diffusion dans les cellules.

La forme de la courbe de dissociation de l'hémoglobine limite le degré de désaturation que l'on peut tolérer. Entre 90 et 100 % de saturation, la PaO_2 se situe à 60 mmHg ou plus. Au-dessous de 90 % de saturation, la courbe devient plus pentue et de petites chutes de saturation correspondent à des chutes importantes de la pression. Il y a donc une petite plage de saturation en oxygène qui peut être considérée comme zone de sécurité et, si l'on s'y trouve, il existe un laps de temps pendant lequel on n'atteindra pas des concentrations dangereuses si un problème survenait.

La saturation en oxygène normale à l'air ambiant et au niveau de la mer est approximativement 95 %. À une altitude de 1500 mètres, elle chute à 92 % et à 3000 approximativement à 88 % (10).

Influence des différentes formes d'hémoglobine

Le sang contient non seulement de l'hémoglobine réduite et de l'oxyhémoglobine mais aussi fréquemment d'autres formes d'hémoglobine comme la carboxyhémoglobine et la méthémoglobine. In vitro, on peut par co-oxymétrie mesurer les fractions des autres formes d'hémoglobine en utilisant plus de deux longueurs d'onde.

MÉTHÉMOGLOBINE (11)

Normalement inférieure à 1 % de l'hémoglobine totale, la méthémoglobine (Met Hb) est un produit de l'oxydation de l'hémoglobine qui forme un complexe non réversible avec l'oxygène qui n'est donc plus délivré aux tissus. La méthémoglobine acquise est pathologique ; quelques causes en sont le nitrobenzène (12), la benzocaïne (13,14), la prilocaïne (15,16) et la dapsone (17,18). Si l'on suspecte une méthémoglobinémie, il faut confirmer le diagnostic par co-oxymétrie à plusieurs longueurs d'ondes car l'analyse standard des gaz du sang ne peut ni mettre en évidence ni doser la méthémoglobine (19).

La méthémoglobine possède approximativement le même cœfficient d'absorption dans le rouge et dans l'infrarouge. En ce qui concerne la saturation fonctionnelle, l'oxymètre de pouls donne des valeurs faussement basses pour des saturations supérieures à 85 % et des valeurs faussement élevées pour les saturations inférieures à 85 %. Lorsque la méthémoglobinémie s'élève, la SpO_2 atteint la plage des 80-85 % et s'y maintient dès que la méthémoglobine est au-dessus de 40 % (11,20-24). La discordance entre la SpO_2 et la saturation fonctionnelle augmente avec l'accroissement de la fraction de méthémoglobine (11). Lorsque l'on traite la méthémoglobinémie, les mesures de SpO_2 deviennent plus justes (15,16,18,23).

Les deux longueurs d'onde des oxymètres de pouls vont surestimer la saturation en présence de méthémoglobine (8).

CARBOXYHÉMOGLOBINE

La concentration plasmatique de carboxyhémoglobine (HbCO) varie avec un éventuel tabagisme et la pollution urbaine, et peut atteindre des concentrations de 45 % après inhalation de fumée (8).

Le spectre d'absorption de la carboxyhémoglobine est similaire à celui de l'oxyhémoglobine, de telle sorte que la plupart des oxymètres de pouls vont surestimer la saturation en présence de carboxyhémoglobine (25-27). Il faut tenir compte de cette surestimation chez les fumeurs, les victimes d'incendies et en cas de résection trachéale au laser (28-30).

Il existe des oxymètres de pouls capables de différencier oxyhémoglobine et carboxyhémoglobine.

HÉMOGLOBINE FŒTALE

La présence d'hémoglobine fœtale (Hb F) ne semble pas affecter significativement la précision de l'oxymètre de pouls, bien que des concentrations très élevées puissent entraîner certaines imprécisions. Les oxymètres de pouls ne peuvent de ce fait être utilisés chez le prématuré dont l'hémoglobine est essentiellement fœtale.

HÉMOGLOBINE S

La présence d'hémoglobine S ne semble pas affecter de façon importante la précision de l'oxymètre de pouls.

PRÉSENCE DE BILIRUBINE

Les hyperbilirubinémies très importantes peuvent entraîner une fausse élévation de méthémoglobine et de carboxyhémoglobine mesurées par oxymétrie in vitro mais n'affectent pas les mesures de l'oxymétrie de pouls (31, 33,38,40-43).

ANÉMIE

L'oxymètre de pouls est moins précis pour les saturations basses (44). L'hématocrite à partir duquel le sang est trop dilué pour une mesure correcte est mal défini, mais on admet qu'il se situe à 10 % (45).

Matériel

CAPTEURS

Le capteur est l'élément destiné à se trouver en contact direct avec le malade. Il comprend au moins deux diodes émettrices qui émettent de la lumière d'une longueur d'onde particulière et qui sont opposées à 180° à un photodétecteur (photoculleou cellule photoélectrique). Ces éléments sont montés sur un supportqui les maintient en place, au contact des structures pulsatiles.

Les diodes produisent une lumière monochromatique invariable ; une fois calibrées, elles ne demandent plus de calibration. Les longueurs d'onde exactes varient quelque peu d'un oxymètre à l'autre. Les diodes produisent peu de chaleur. Le capteur peut donc être laissé en place pour de longues périodes sans risque de brûlure. Elles sont si peu coûteuses qu'elles sont utilisées dans des capteurs à usage unique.

La lumière, partiellement absorbée et atténuée lors de la traversée des tissus, est transformée en un signal électrique par le photodétecteur, qui le transmet au boîtier.

Les capteurs sont soit réutilisables, soit à usage unique. Les capteurs à usage unique sont adhésifs. Ceux réutilisables sont maintenus soit par des pinces, soit par un adhésif. Les capteurs à usage unique sont plus faciles à utiliser, mais les capteurs réutilisables sont plus économiques (46,47). Différentes méthodes permettant de réutiliser les capteurs à usage unique ont été décrites (48,49) mais, avec la répétition des utilisations, ils peuvent fournir des données inexactes (50). En cas de risque infectieux, on préférera les capteurs à usage unique. Les capteurs fixés par des adhésifs sont moins sensibles aux artefacts dus aux mouvements et moins susceptibles de se déplacer lors des mouvements du malade. Ils sont cependant moins bien protégés de la lumière ambiante que les capteurs montés sur boîtier. Les capteurs composés de matériaux souples sont moins sensibles aux artefacts dus aux mouvements (51).

On limitera la perte des capteurs réutilisables en les solidarisant à leur câble (47), et accrocher le capteur à l'appareil avec du velcro lorsqu'on ne l'utilise pas diminuera les risques de dommage et de perte (52).

Les figures 18.35 à 18.40 montrent plusieurs types de capteurs. Certains sont circulaires, ce qui peut empêcher leur utilisation chez les patients ayant des doigts de grande taille. On peut assurer une meilleure mise en place d'un capteur nasal ou flexible par la pince métallique des masques faciaux à usage unique. Des capteurs de différentes tailles sont disponibles. Si l'on utilise un capteur trop grand pour un malade, une partie de la lumière émise va atteindre le détecteur sans traverser les tissus, ce qui pourra donner des saturations faussement élevées (53).

CÂBLE

Le capteur est connecté à l'oxymètre par un câble électrique simple mais solide. Ce câble doit être suffisamment long pour pouvoir atteindre différents sites de surveillance, le boîtier restant à portée de vue de l'utilisateur. Il ne faut pas utiliser indifféremment les câbles de différents fabricants, même s'ils semblent interchangeables.

CONSOLE

Il existe plusieurs types d'appareils dont la plupart fonctionnent sur secteur ; certains peuvent être alimentés par des batteries, ce qui permet leur utilisation lors des transports de malade. La plupart ont des écrans lumineux ce qui permet de les lire même dans une pièce sombre.

L'écran affiche habituellement les valeurs de SpO_2, de fréquence cardiaque, ainsi que les alarmes fixées. Les valeurs de SpO_2 et de fréquence fournies sont habituellement des moyennes pondérées. Cela donne des résultats acceptables et une moindre sensibilité aux mouvements et aux autres bruits parasites.

Pour certains oxymètres, on peut moduler le temps de moyennage. Un moyennage prolongé est préférable en cas de mouvements nombreux car les artefacts seront réduits (54). Un moyennage bref permet en revanche de détecter plus rapidement des modifications de fréquence cardiaque ou de saturation.

L'oxymètre affiche un certain nombre de messages destinés à informer l'utilisateur de son état de fonctionnement (6). Il peut exister une possibilité d'évaluer la puissance du signal. L'amplitude du pouls peut également être représentée par une barre verticale lumineuse dont la hauteur varie avec l'amplitude, par un graphique sur écran matriciel ou par une courbe de pléthysmographie.

La plupart des appareils émettent un signal sonore pour chaque battement et le timbre change avec la saturation. Ainsi, l'utilisateur peut être averti des modifications de la saturation sans avoir à regarder l'oxymètre. Il est possible de moduler le niveau sonore du bip.

Les oxymètres permettant de stocker des tendances sont de plus en plus répandus (55) et certains conservent les données même si l'appareil a été éteint. Il existe des interfaces pour copier les données ou communiquer avec des ordinateurs.

Les alarmes concernent en général les basses et hautes fréquences cardiaques et les hautes et basses saturations. La plupart des appa-

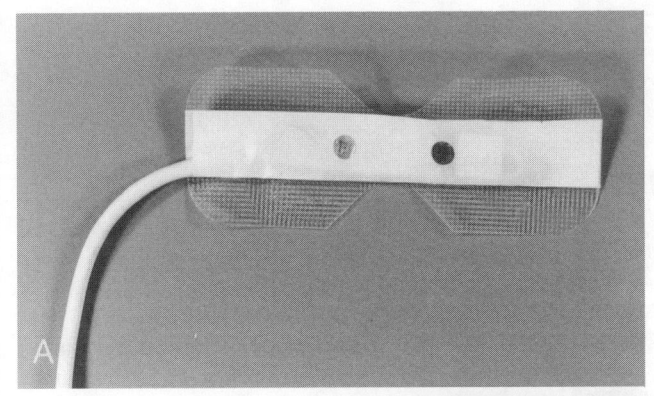

Figure 18.35. A. Ce capteur à usage unique est habituellement utilisé au niveau du doigt comme en B. Il peut aussi l'être au niveau de l'oreille, la joue, la langue, l'orteil, le pénis, l'éminence thénar ou hypothénar, la plante ou le dos du pied et le poignet. (Reproduit avec l'autorisation de Nellcor Inc.).

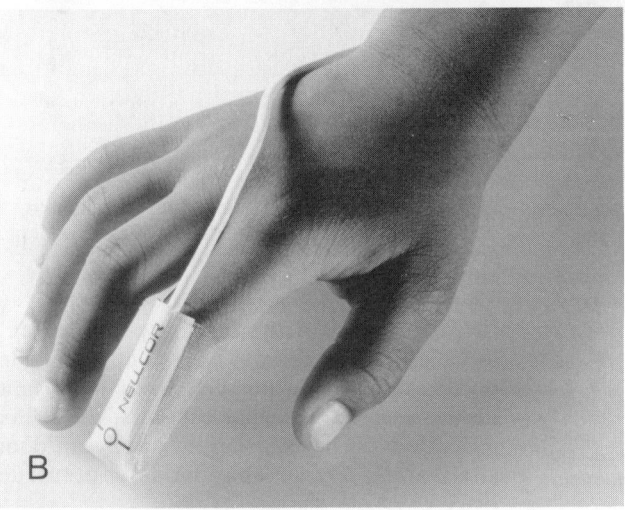

reils ont des limites d'alarme prédéterminées et déclenchent une alarme lorsque le capteur n'est pas correctement mis en place ou que, pour quelque autre raison, le signal est impropre.

Normes concernant les oxymètres

Des normes américaines (56) et internationales ont été publiées en 1992. Elles précisent en particulier les points suivants :

1. Les fabricants sont tenus de fournir la précision de la saturation et la plage de valeurs qu'elle concerne, ainsi que le type de saturation fonctionnel ou fractionnel sur lequel a été calibré l'appareil. Le fabricant doit également fournir les valeurs extrêmes de la fréquence cardiaque, ainsi que la plage de précision.
2. S'il est conçu pour une surveillance continue, l'oxymètre doit être muni d'une alarme de saturation basse.
3. L'alarme par défaut de la SpO_2 basse doit être de 80 % ou plus.
4. Les alarmes sonores ne doivent pas se déclencher jusqu'à la mise en route de l'appareil.
5. S'il existe une temporisation des alarmes sonores, elle ne doit pas dépasser 2 minutes.
6. Il doit exister une indication visuelle de la qualité du signal.
7. S'il existe une onde de pouls, il doit exister une indication visuelle de l'amplitude du pouls.
8. En cas de signal sonore à tonalité variable accompagnant le pouls, cette tonalité doit

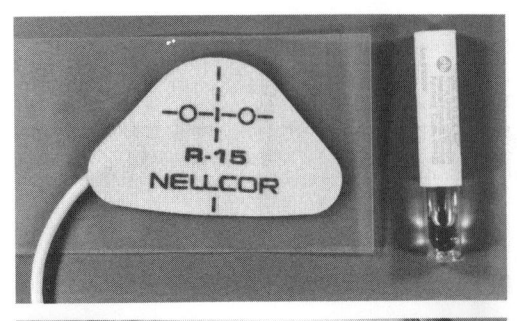

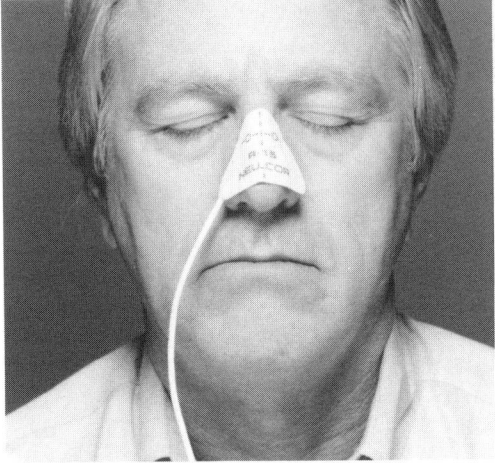

Figure 18.36. A. Capteur à usage unique à utiliser en position nasale. Il est accompagné d'un flacon de produit pour décaper la peau. **B.** Capteur nasal à usage unique en place. (Reproduit avec l'autorisation de Nellcor Inc.).

varier parallèlement aux valeurs affichées. Par exemple, si la valeur de la SpO$_2$ baisse, le ton doit également diminuer.
9. Si l'oxymètre est muni de commandes permettant d'effectuer des compensations en cas d'hémoglobine anormale, il doit exister un témoin du réglage de ces compensations.
10. Si l'appareil doit être utilisé en surveillance continue, il doit comporter une alarme de défaut de capteur.

Utilisation

SITES

Le capteur est placé en regard d'un lit vasculaire pulsatile : bout du doigt, éminence thénar ou hypothénar, joue, pénis, orteil, lobe de l'oreille, nez ou, chez l'enfant, plante ou dos du pied ou poignet. Il est important de disposer de plusieurs capteurs. Si le flux pulsatile n'est pas satisfaisant au niveau d'un site donné, il faut changer le capteur de place.

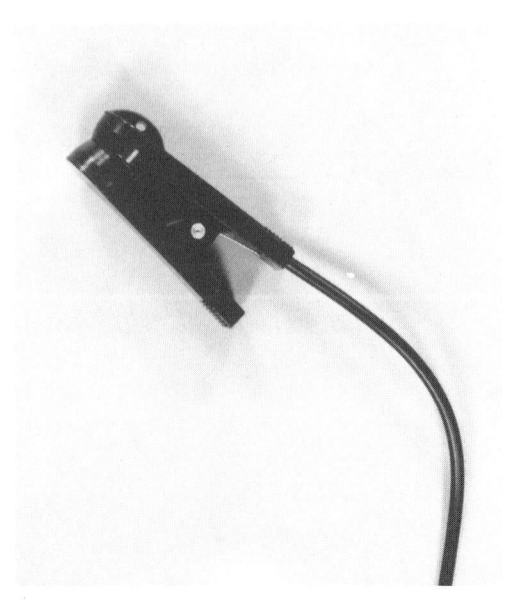

Figure 18.37. Capteur auriculaire réutilisable. Il peut également être utilisé dans d'autres endroits dont la joue.

Doigt ou orteil

Le capteur est le plus souvent fixé au bout du doigt (Fig. 18.35B et 18.38). Les mauvaises détections sont plus rares lorsque le capteur est placé au doigt que lorsqu'il est mis sur le lobe de l'oreille (58,59).

Quand l'hémodynamique est perturbée, les capteurs de doigt sont plus performants que les capteurs d'oreille (60). Dans ces circonstances, un bloc digital, qui provoque une vasodilatation, peut permettre le retour d'une circulation correcte et d'une détection par l'oxymètre (61,62).

L'inconvénient des capteurs placés en périphérie est que la désaturation y est détectée moins rapidement que lorsqu'ils sont placés plus près du cœur (63-69). Le temps de réponse peut être raccourci en plaçant le capteur au pouce (69).

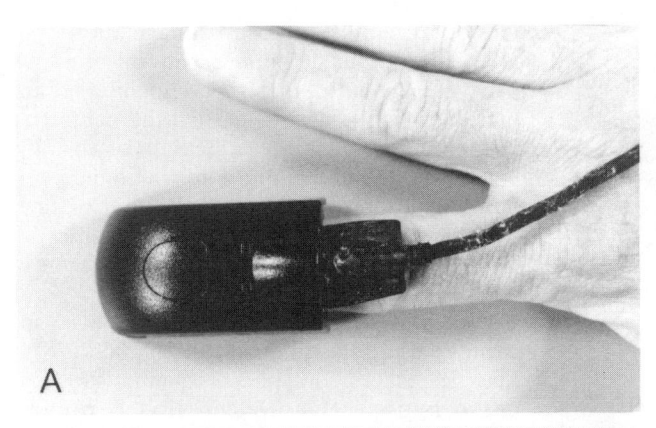

Figure 18.38. Capteurs réutilisables pour doigts et orteils chez l'adulte et l'enfant. Chez l'enfant, ce type de capteur peut être placé sur une partie de la main en y incluant plusieurs doigts, ou sur une partie du pied en y incluant plusieurs orteils. Ces capteurs sont mieux protégés que les autres de la lumière ambiante.

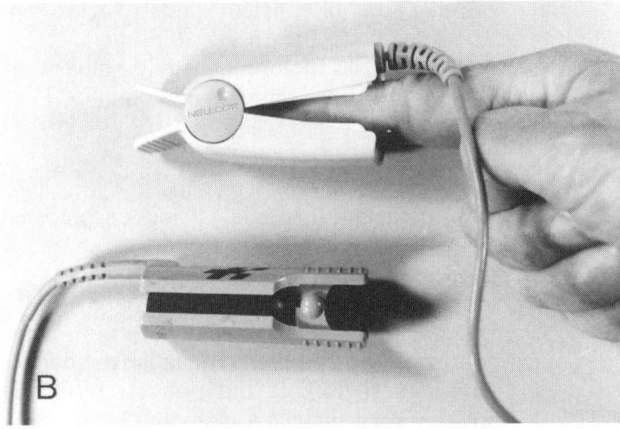

Le doigt fournissant le meilleur signal pulsatile peut être repéré en utilisant le signal d'amplitude du pouls. Les artefacts dus aux mouvements sont moins fréquents lorsque le capteur est placé sur les doigts les plus grands (51).

En général, il vaut mieux utiliser le bras opposé à celui porteur du brassard à tension ou du cathéter artériel. La mise en place d'un cathéter artériel radial diminue en général transitoirement le flux artériel ce qui altère le signal d'un oxymètre placé sur cette main (70). Dans certains moniteurs, l'oxymètre de pouls est intégré à la mesure non invasive de la pression artérielle, de façon que l'alarme de l'oxymètre ne se déclenche pas lors de l'inflation du brassard.

Lorsqu'un membre est au-dessus de l'autre, l'amplitude du pouls et la SaO_2 seront plus importantes au niveau du membre le plus haut (71). Rarement, un capteur placé du même côté qu'une perfusion intraveineuse donnera un mauvais signal par hypothermie locale et vasoconstriction.

La présence de vernis à ongle foncé ou d'ongles artificiels doit faire modifier l'orientation du capteur pour que la lumière traverse le doigt (7).

Nez

L'arrête, les ailes du nez (Fig. 18.36 B) et la cloison nasale ont été utilisées (73). Le clip nasal d'un masque facial à oxygène peut être fixé à la face externe d'un capteur souple, afin de bien le maintenir en place (74).

Le nez est d'utilisation pratique. Il a été recommandé en cas d'hypothermie, d'hypotension artérielle et de traitements vasoconstricteurs (75) mais son intérêt dans ces circonstances n'a pas été formellement établi. Une étude a montré que les résultats avec les capteurs de nez étaient souvent erronés, tout

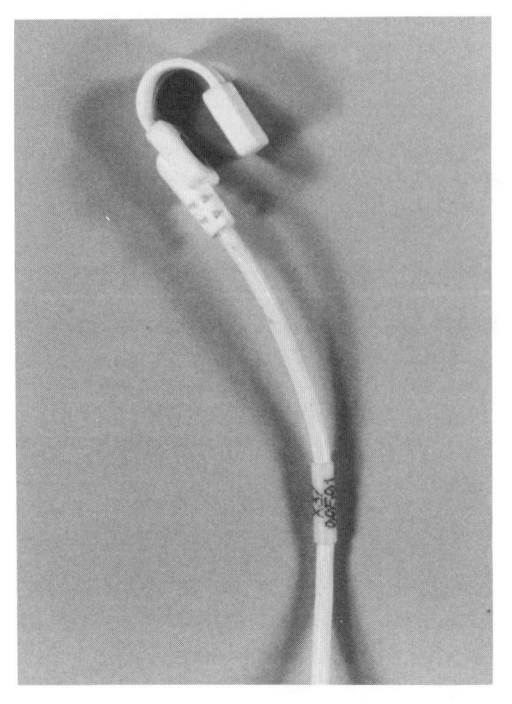

Figure 18.39. Capteur réutilisable pour doigt ou orteil chez l'enfant. Il peut également être localisé sur l'éminence thénar ou hypothénar, les ailes du nez ou la cloison nasale. Le capteur doit être fixé avec du sparadrap.

particulièrement en cas d'hypoperfusion (60). Une autre a montré que la cloison nasale était un site plus fiable que le doigt en cas d'hypothermie. Enfin, une étude a retrouvé de plus fréquents échecs de mesure avec les capteurs de nez qu'avec les capteurs digitaux (76).

Les SpO_2 mesurées avec des capteurs de nez sont supérieures à celles mesurées avec les capteurs de doigt (73,77) et semblent plus précises lorsqu'on les compare aux contrôles gazométriques (73).

Les capteurs de nez réagissent plus rapidement à une désaturation que des capteurs périphériques.

Oreille

Le lobe de l'oreille est intéressant lorsque le doigt n'est pas accessible ou en cas de mouvements importants des doigts. Le capteur est maintenu en place par un demi cercle de plastique accroché autour de l'oreille. Des systèmes de fixation comme un bandage autour de la tête ou autour de l'oreille peuvent être utilisés si le malade bouge. Le clip nasal d'un masque à oxygène à usage unique peut être utilisé pour maintenir le capteur en place (74).

Le lobe de l'oreille doit être frictionné pendant 30 à 45 secondes avec de l'alcool ou une pommade vasodilatatrice afin d'augmenter la perfusion locale et améliorer la performance de l'oxymètre.

Le temps de réponse est plus court avec un capteur d'oreille qu'au doigt (65,66,69,78), mais les échecs sont plus fréquents (76). En cas d'hypoperfusion, certains capteurs d'oreille sont plus performants que les capteurs digitaux (60). En cas d'insuffisance tricuspidienne, les mesures sont plus souvent erronées qu'avec les capteurs de doigt (79).

Langue

Le capteur de langue est mis en place en fixant à la face postérieure du capteur une bandelette d'aluminium souple que l'on enroule autour de la langue (80,81). On peut également utiliser un capteur à usage unique dont on entoure la pointe de la langue dans le sens sagittal (82). Il faut pouvoir fermer la bouche. Il est difficile à maintenir en place en situation d'urgence, mais semble moins sensible aux interférences dues au bistouri électrique que les capteurs périphériques (80,81). La fiabilité de l'oxymétrie de pouls linguale a été démontrée (82).

Ce site est particulièrement intéressant chez le brûlé, au-delà d'un certain pourcentage d'atteinte de la surface cutanée (81,82).

Joue

On peut, avec un capteur monté sur une bandelette métallique et placé à la face interne de la joue, effectuer une oxymétrie de pouls buccale (83). On peut utiliser également un capteur d'oreille (84,85). L'oxymétrie de pouls buccale semble plus fiable que l'oxymétrie au doigt (86,87).

Autres sites

Chez le nourrisson, des capteurs souples peuvent être utilisés au niveau de la paume,

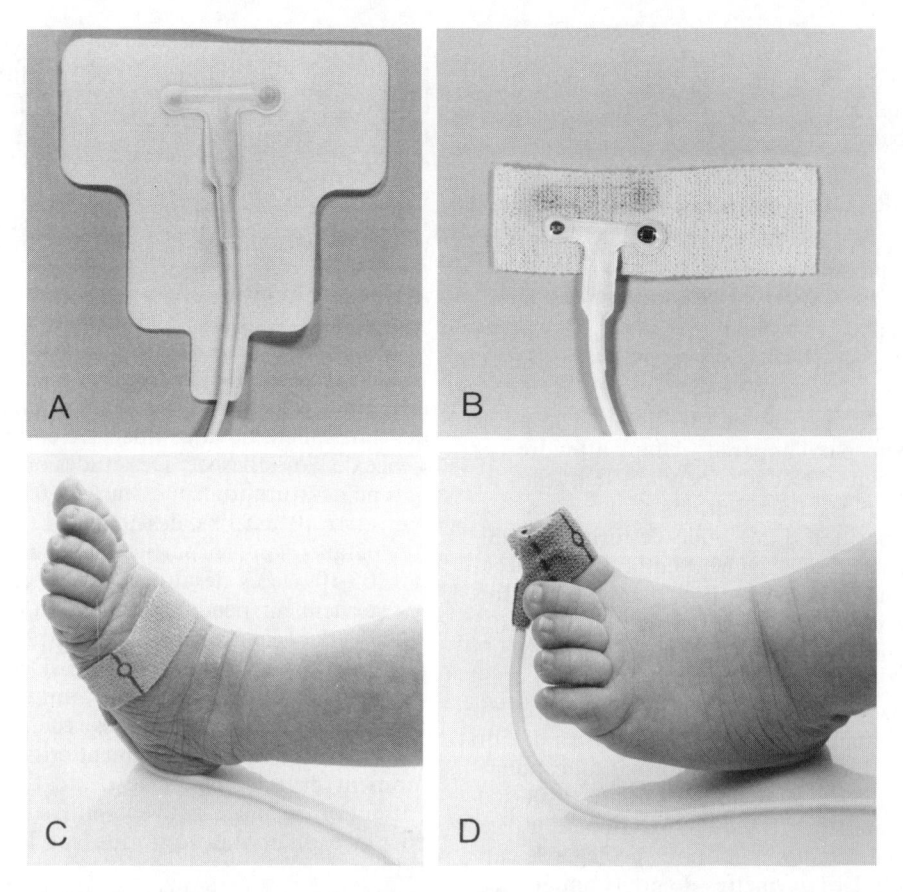

Figure 18.40. Capteurs souples réutilisables. **A.** Ce capteur est fixé sur le patient grâce à un adhésif situé au dos et à usage unique. **B.** Ce capteur est fixé à une bande élastique permettant de le positionner sur le patient. **C** et **D.** Le capteur est enrouléautour du doigt ou de l'orteil comme on le ferait avec un pansement. Ces capteurs présentent une certaine protection vis-à-vis de la lumière ambiante.

du pied, du pénis ou même du bras (88) (Fig. 18.40 C), ou encore au niveau de la cheville ou du mollet. Des bandes adhésives, des bandes velcro ou des systèmes non adhésifs type Coban peuvent être utilisés pour fixer le capteur en regard du lit vasculaire. Le capteur sera appliqué sur la peau en évitant tout serrage excessif qui pourrait créer une compression vasculaire. Il faut vérifier fréquemment la circulation en aval du capteur. Les clips des capteurs réutilisables peuvent être mis en place au niveau de la main chez le nourrisson, en y incluant plusieurs doigts, ou du pied en prenant plusieurs orteils (89). Un capteur d'oreille a également été utilisé avec succès au niveau de la paume de nouveau-nés. On a également utilisé la hampe du pénis (90).

FIXATION

Bien mettre en place le capteur est essentiel pour que les mesures soient fiables. Un capteur mal placé donnera des faux négatifs ou des faux positifs (91). Lorsque le capteur est partiellement déplacé du site de mesure, il apparaît un effet pénombre (92,93) qui donne en général des valeurs faussement basses, puis un dysfonctionnement.

Des déplacements partiels ou complets des capteurs peuvent passer inaperçus, en particulier lorsqu'ils sont sous les champs.

Les capteurs adhésifs se déplacent moins souvent que les clips. Il est parfois intéressant de fixer au sparadrap les capteurs en bonne position lorsqu'ils seront inaccessibles pendant l'intervention, mais il est important d'éviter alors toute compression. On peut maintenir le capteur en entourant le membre d'une bande.

CALIBRATION DE L'OXYMÈTRE

La recherche du pouls que l'on effectue lorsque l'on met en place un capteur comporte une série d'essais de différentes intensités lumineuses pour choisir l'intensité suffisamment puissante pour permettre la traversée des tissus mais qui ne sature pas le système de détection et d'amplification (5). Lorsque le pouls est repéré par l'appareil, il faut attendre encore quelques secondes pendant lesquelles les SpO_2 de plusieurs pulsations sont moyennées.

L'apparition d'une onde de forme satisfaisante est un bon argument en faveur de mesures fiables. On peut aussi comparer la fréquence cardiaque mesurée par l'oxymètre à celle indiquée par l'ECG pour s'assurer de la fiabilité des mesures de saturation (32). Une discordance entre les deux fréquences témoigne habituellement d'une mauvaise position ou d'un fonctionnement anormal du capteur.

L'oxymétrie de pouls a été utilisée avec succès au cours de l'IRM (94-96). On peut utiliser une feuille d'aluminium pour protéger le capteur (97). Des oxymètres de pouls ont été spécifiquement conçus pour l'IRM (98, 99).

SURVEILLANCE DES SITES

Dans les interventions prolongées, il est recommandé de surveiller le lieu de mise en place du capteur qui peut provoquer un traumatisme local.

Indications

SURVEILLANCE DE L'OXYGÉNATION

L'hypoxémie est un des problèmes les plus redoutés au cours de l'anesthésie. L'évaluation de l'oxygénation artérielle, élément essentiel de la surveillance du malade anesthésié, vise à mettre en évidence une hypoxémie, conséquence connue de nombreux événements graves, de manière à la traiter avant la survenue de lésions irréversibles. Contrairement au dioxyde de carbone, les réserves en oxygène de l'organisme sont minimes. Les modifications de l'oxygénation sont donc rapides. L'importance et la rapidité de la chute de SpO_2 dépendant de la saturation de départ et de la cause de la désaturation. La saturation chute plus rapidement en cas d'apnée par obstruction qu'en cas d'apnée d'origine centrale (100).

Au bloc opératoire

Une désaturation en oxygène peut survenir à n'importe quel moment de l'anesthésie, indépendamment de la compétence et de l'expérience de l'anesthésiste. Des études ont montré qu'une désaturation supérieure à 10 % survenait chez 10 à 53 % des malades (101-104). Les enfants sont ici particulièrement exposés (88,105-109). Les désaturations les plus sévères surviennent pendant l'induction et au réveil. Pendant l'entretien, elles sont plus modérées mais plus fréquentes (100). Des études ont montré que l'oxymétrie diminuaient le nombre d'épisodes hypoxiques (106,111).

Une période particulièrement critique est le moment de mise en place des cathéters où l'attention se porte souvent plus sur la mise en place du monitorage que sur le patient (112).

Un certain nombre de problèmes peuvent se manifester par une désaturation, dont l'embolie pulmonaire (113), l'embolie graisseuse (115), l'œdème pulmonaire (116), le pneumothorax (117,118) et l'hyperthermie maligne (119).

L'oxymétrie de pouls peut aider à dépister une intubation sélective (120). Il faut y penser devant toute désaturation. Cependant, toutes les intubations sélectives ne sont pas mises en évidence par la SpO_2, en particulier lorsqu'on utilise des FIO_2 élevées (5,121,122) ; une absence de désaturation n'élimine pas une intubation sélective (123).

L'oxymétrie est particulièrement utile dans la surveillance de l'anesthésie en cas de ventilation sur poumon unique. Elle est également intéressante pour évaluer l'efficacité des mesures entreprises pour augmenter la saturation (124,125).

Elle peut être utilisée pour évaluer l'oxygénation lors de la réanimation du nouveau-né (126).

Elle est également particulièrement intéressante en cas d'anesthésie locorégionale (127). Souvent, les signes d'hypoxie sont confondus avec une agitation due à un bloc incomplet et on peut parfois accentuer la sédation au lieu d'oxygéner le malade, ce qui rend la situation encore plus complexe. Avec un oxymètre, on peut apprécier l'oxygénation et entreprendre les mesures adéquates en cas de baisse de la saturation.

De nombreuses chirurgies, en particulier ophtalmologique, sont réalisées sous anesthésies locales avec une sédation de complément. Ces malades sont souvent âgés et en mauvais état général et une sédation, même légère, peut parfois se révéler excessive. L'oxymétrie est ici très utile.

L'oxymétrie peut également permettre la confirmation d'une intubation satisfaisante lorsqu'on ne dispose pas d'un capnographe (128).

Unité de surveillance post-interventionnelle

Une désaturation est fréquente en salle de réveil (129-140). Avant la sortie de la salle de réveil, un essai de ventilation à l'air ambiant en surveillant la saturation en oxygène permet d'orienter le besoin d'apport en oxygène.

Transports

Des désaturations méconnues peuvent survenir lorsqu'on transporte les malades du bloc opératoire à la salle de réveil, ou de la salle de réveil en unité de réanimation ou en salle d'hospitalisation (141-152). Il faut alors utiliser des oxymètres alimentés par batterie. L'oxymétrie est incorporée dans de nombreux moniteurs de transport.

Période postopératoire

L'hypoxie postopératoire est fréquente (153-155). L'oxymétrie de pouls permet de la détecter et de décider quand arrêter l'oxygène.

Transports hors hôpital

On peut utiliser l'oxymétrie lors des transports en hélicoptère ou en ambulance (156-161).

SURVEILLANCE DE L'ADMINISTRATION D'OXYGÈNE

L'oxygène doit être administré à dose suffisante pour éviter l'hypoxie mais sans provoquer effet adverse. L'oxymétrie de pouls permet d'administrer la concentration la plus basse possible d'oxygène dans l'air inspiré permettant une oxygénation artérielle correcte (162).

Elle est également utile quand on veut administrer des concentrations les plus basses possibles, comme dans la chirurgie au laser des voies aériennes afin de minimiser le risque d'incendie (165).

SURVEILLANCE DE LA CIRCULATION

L'oxymétrie de pouls peut être utilisée pour détecter la mauvaise tolérance de positions qui compromettent la circulation (164,165). Lorsqu'un bras est dans une position telle que l'oxymètre de pouls ne peut détecter un pouls, il faut modifier la position.

Pendant une arthroscopie d'épaule, l'oxymétrie est recommandée pour détecter une compression de l'artère brachiale (166) mais le signal peut rester satisfaisant en cas de compression du plexus brachial (167).

On peut également évaluer un bloc sympathique au moyen de l'oxymétrie : le flux sanguin périphérique augmente en cas d'efficacité du bloc (168,169).

L'oxymétrie a été utilisée pour la surveillance de doigts réimplantés ou revascularisés (170,171). Une surveillance continue de la saturation peut dépister une diminution de la perfusion et permettre de la traiter avant que n'apparaissent des lésions tissulaires importantes. Cependant, les mesures de saturation ne sont pas suffisamment fiables pour exclure toute possibilité de risque vasculaire au niveau d'un membre (172).

L'oxymétrie de pouls a été utilisée pour évaluer l'efficacité de la réanimation cardiorespiratoire (173). Cependant, les données sont souvent erronées en raison d'artefacts et des retards de mesure (174).

L'oxymétrie de pouls peut également être utilisée pour évaluer la circulation collatérale palmaire (175-182). L'efficacité de cette évaluation a cependant été discutée (183-185). De même, une évaluation de la circulation pédieuse et tibiale postérieure a également été préconisée (176).

DÉTERMINATION DE LA TENSION ARTÉRIELLE SYSTOLIQUE

On peut utiliser un oxymètre de pouls pour déterminer la pression artérielle systolique (186-191). Le brassard à tension est tout d'abord mis sur le même bras que l'oxymètre de pouls, puis il est gonflé doucement et l'on note la tension au moment où l'onde de pouls disparaît. On peut également gonfler le brassard au-delà de la tension systolique et noter la réapparition de l'onde de pouls lors du dégonflage. La tension est toutefois sous-estimée. Une étude a montré que la concordance avec la méthode des bruits de Korotkoff était meilleure lorsque l'on retenait comme tension systolique la moyenne des tensions estimées à l'apparition et à la disparition des ondes de pouls (186).

L'oxymétrie peut être utile chez les patients présentant des pathologies vasculaires périphériques avec absence de pouls, pour évaluer la saturation et la tension artérielle systolique (192).

LOCALISATION DES VAISSEAUX

Lorsque l'on réalise un bloc axillaire, il est important de localiser l'artère axillaire. Lorsqu'elle n'est pas palpable, on peut la comprimer et il se produit alors une perte de mesure de saturation au niveau des doigts de la main correspondante (193).

L'artère pédieuse peut être localisée en mettant un capteur d'oxymétrie sur le second orteil et en comprimant l'artère tibiale postérieure en arrière de la malléole. Si l'artère est occluse, l'onde de pouls disparaît sur l'oxymètre (194).

On peut également utiliser l'oxymètre de pouls pour localiser l'artère fémorale avant cathétérisme, lorsqu'on ne la palpe pas chez le sujet obèse (195).

PRÉVENTION DE LA RÉTINOPATHIE DU PRÉMATURÉ

Chez le prématuré, l'oxygène peut provoquer une fibrose rétrolentale. L'oxymétrie de pouls permet, en détectant l'hypoxémie, de guider l'administration d'oxygène. Elle ne permet cependant pas ici d'évaluer l'hyperoxie (182).

MONITORAGE DE LA VOLÉMIE

Si l'oxymètre de pouls détecte un pouls bondissant ou intermittent, la cause peut en être une hypovolémie (196). On a retrouvé une corrélation entre les variations de l'amplitude de l'onde de pouls pendant la ventilation artificielle en pression positive et l'hypovolémie (197).

Le diagnostic peut être confirmé en interrompant la ventilation pendant 15 secondes. Si, dans ce cas, l'onde de pouls se normalise ou devient plus régulière, il faut entreprendre une épreuve de remplissage.

AUTRES UTILISATIONS

L'oxymètre de pouls est intéressant dans d'autres circonstances dont le sevrage de la ventilation artificielle (198), la jet-ventilation (199) et la détermination de l'efficacité d'une fibroscopie bronchique thérapeutique. On peut la combiner à la mesure de la saturation veineuse de l'hémoglobine pour évaluer la consommation d'oxygène (200,201).

L'oxymétrie de pouls peut être utile pour évaluer le débit sanguin pulmonaire chez le nourrisson ou l'enfant souffrant de cardiopathie cyanogène congénitale avec diminution du débit sanguin pulmonaire (202).

Avantages

PRÉCISION

Ces appareils sont précis et le restent avec le temps. De nombreuses études ont montré que la différence entre les chiffres de saturation déterminés par oxymétrie de pouls et par analyse des gaz du sang n'était pas cliniquement significative pour des SaO_2 supérieures à 70 % (6,32,33,38,64,67,75,88,125,203-231). La plupart des fabricants revendiquent une erreur inférieure à ± 3 % pour des saturations supérieures à 70 % (182). Cette précision est suffisante en clinique, sauf peut-être pour les hypoxies néonatales.

Les oxymètres de pouls sont vraisemblablement moins précis pour des saturations plus basses (65,204,214,226,232-235).

NON INFLUENCE DES GAZ ET VAPEURS ANESTHÉSIQUES

Les mesures de l'oxymètre de pouls ne sont pas modifiées par les gaz et vapeurs anesthésiques.

SÉCURITÉ

Ces appareils sont sûrs. Des études ont montré que les échecs de mesure étaient rares, inférieurs à 2 % (236-238). Les performances restent les mêmes lorsque la mesure est faite sur le bras où est situé le cathéter artériel (239). Le taux d'échec est plus important avec les capteurs d'oreille et de nez (76).

TEMPS DE RÉPONSE

L'oxymétrie de pouls a un temps de réponsebref, en particulier lorsqu'on la compare aux mesures transcutanées (125). On peut ainsi détecter rapidement des modifications de la saturation et y porter remède.

TECHNIQUE NON INVASIVE

Cette technique est non invasive et peut donc être très utilisée. Elle est bien acceptée par les malades réveillés et peut donc être utilisée avant l'induction. On évite ainsi d'une part l'augmentation transitoire de la PaO_2 induite par la douleur et l'appréhension que suscitent les techniques invasives, d'autre part le saignement, l'ischémie, l'embolie ou l'infection parfois secondaires aux ponctions artérielles.

SURVEILLANCE CONTINUE

La surveillance est continue. On peut donc voir évoluer une tendance et entreprendre un traitement avant que l'hypoxie ne soit sévère.

L'oxymétrie de pouls fournit une mesure continue du pouls.

OBTENTION DE DONNÉES RESPIRATOIRES ET CIRCULATOIRES INDÉPENDANTES (240)

La perfusion est évaluée par l'amplitude de l'onde de pouls et l'oxygénation par la saturation. Contrairement au monitorage transcutané, les valeurs obtenues ne requièrent aucune interprétation. La plupart des oxymètres signalent l'existence d'un flux insuffisant pouvant expliquer une baisse de la saturation. On peut ainsi différencier une baisse vraie de la saturation d'une saturation faussement abaissée du fait d'un flux insuffisant.

SURVEILLANCE DU DÉBIT SANGUIN PÉRIPHÉRIQUE

L'oxymétrie permet une surveillance continue de la qualité du pouls pour chaque battement cardiaque. Chez l'hypotendu, cela permet de différencier un débit cardiaque correct d'un choc. Si la pression artérielle est basse et l'amplitude du signal correcte, il y a vraisemblablement vasodilatation et perfusion correcte. En revanche, si la pression artérielle et l'amplitude du pouls sont diminuées, la perfusion est vraisemblablement inadéquate. Si, dans ces circonstances, on administrait un vasoconstricteur, la pression artérielle augmenterait mais l'amplitude du pouls diminuerait.

MISE EN PLACE FACILE DES CAPTEURS

La mise en place du capteur est simple et facile. Aucune compétence particulière n'est requise.

COMMODITÉ DE LA TECHNIQUE

Aucune calibration ou changement de consommable n'est nécessaire.

PRÉPARATION MINIME DU SITE DE SURVEILLANCE

La préparation de l'endroit où l'on place le capteur est minimale. L'artérialisation de la peau n'est pas nécessaire, excepté pour le lobe de l'oreille.

BREF DÉLAI DE MISE EN ROUTE

Le délai de mise en route est très bref. Les mesures sont disponibles dès les premiers battements cardiaques après la mise en place du capteur. C'est là un avantage par rapport au monitorage transcutané.

POSSIBLE VÉRIFICATION DU BON FONCTIONNEMENT

L'obtention d'une onde de pouls permet de vérifier immédiatement le bon fonctionnement du capteur.

MODULATION DU SIGNAL SONORE

Les variations du timbre du signal sonore avec les modifications de la saturation informent en continu des variations du pouls et de la saturation sans que l'utilisateur ait à quitter des yeux le malade.

CONVIVIALITÉ

La plupart des appareils sont très conviviaux. L'apprentissage est extrêmement simple.

LÉGÈRETÉ ET ERGONOMIE

Poids et taille de la console sont faibles, ce qui facilite le transport.

ROBUSTESSE DES CAPTEURS

Les capteurs sont solides et ne se brisent que s'ils sont particulièrement maltraités mais leur remplacement est coûteux.

DIVERSITÉ DES CAPTEURS

La forme des capteurs est très variable, ce qui permet de les utiliser chez tous les patients, y compris les prématurés (32). Pouvoir utiliser plusieurs sites est un avantage au bloc opératoire car on peut en conserver l'accès pendant l'intervention et placer le capteur à distance du champ opératoire.

ABSENCE DE NÉCESSITÉ DE RÉCHAUFFEMENT DE LA PEAU

Le réchauffement de la peau n'est pas nécessaire. Le capteur peut longtemps être laissé en place sans risque de brûlure.

ALIMENTATION PAR BATTERIES

La plupart des appareils indépendants et des appareils associés à un moniteur de transport sont alimentés par batterie pour faciliter le transport.

COÛT

Le coût de l'oxymétrie de pouls par malade se situe entre 1,35 et 2,40 dollars US (101, 110). De plus, elle est source d'économie en permettant de n'utiliser l'oxygène que lorsqu'il est réellement nécessaire, et en diminuant le nombre de gaz du sang (241-243).

Limites et inconvénients

ABSENCE DE DÉTECTION EN CAS DE PRESSION ARTÉRIELLE BASSE, ONDE DE POULS PEU AMPLE ET VASOCONSTRICTION

Il faut que l'onde de pléthysmographie soit correcte pour différencier l'absorption par le sang artériel de l'absorption par le sang veineux et les tissus (244). Les mesures ne seront ni fiables ni interprétables s'il y a diminution ou perte de l'amplitude du pouls périphérique (gonflement du brassard à tension, appui sur un membre, mauvais positionnement, hypotension artérielle, hypothermie, circulation extracorporelle, débit cardiaque abaissé, hypovolémie, atteinte vasculaire périphérique ou administration de vasoconstricteurs) (60,75, 189,244-248). La vasoconstriction peut fausser les valeurs de saturation sans éliminer le signal pulsatile (248,249).

Dans ces cas, certains oxymètres de pouls annulent les données et affichent un message du type : *signal de mauvaise qualité* ou *signal insuffisant*. D'autres appareils gèlent l'écran lorsqu'ils ne peuvent détecter une onde de pouls cohérente. Cependant, le fait que l'oxymètre de pouls fonctionne ne doit pas forcément faire conclure que l'oxygénation tissulaire et des organes vitaux est correcte (182, 189,250).

L'utilisation de crèmes vasodilatatrices élargit les limites à l'intérieur desquelles on peut obtenir des mesures fiables (251). Les blocs nerveux digitaux peuvent restaurer la détection du signal par l'oxymètre (61,62,252).

Différentes méthodes ont été proposées pour réchauffer des extrémités froides (253, 254). Cela peut augmenter l'amplitude du pouls, à condition que le débit cardiaque ne soit pas abaissé. En cas de choc, le réchauffement des extrémités n'améliorera pas la circulation périphérique.

On a, dans ces circonstances, préconisé les capteurs de nez ou d'oreille, mais certaines études ont en fait montré que les capteurs digitaux étaient les plus performants en cas de mauvaise circulation périphérique (60). L'utilisation d'un capteur sur la langue ou la face interne de la joue peut être efficace (81).

MANQUE DE PRÉCISION EN CAS DE PRESSION VEINEUSE ÉLEVÉE

La mesure de SpO_2 repose sur l'hypothèse que tout flux pulsatile est d'origine artérielle. S'il existe des pulsations veineuses importantes, on peut sous-estimer la SaO_2 (255-257), surtout avec des capteurs d'oreille (79). La congestion veineuse allonge le temps de détection de l'hypoxémie (246,248).

Les pulsations veineuses au niveau des doigts sont augmentées lorsque le doigt est en position déclive (71). Les conséquences sur la précision de la mesure sont moindres lorsque l'on place le capteur sur la partie distale du doigt (258).

Des pressions élevées dans les voies aériennes en cas de ventilation artificielle peuvent entraîner une congestion veineuse intermittente, interprétée par l'oxymètre comme une onde de pouls (259). Dans certains cas, il faut arrêter le respirateur pour obtenir une mesure correcte (259).

INTERFÉRENCES AVEC LES COLORANTS

Certains colorants intraveineux, dont le bleu de méthylène, le vert d'indocyanine, le rouge indigo et la fluorescéine, peuvent interférer et fausser les mesures (260-263). L'injection de bleu de méthylène dans la cavité utérine va abaisser les valeurs (264,265). L'importance des modifications est dose-dépendante. Heureusement, l'effet est en général négligeable au delà d'une minute après administration (266,267). L'oxymétrie in vitro est également perturbée par le bleu de méthylène (17,268).

INTERFÉRENCES OPTIQUES

De la lumière dispersée ou clignotante à des fréquences correspondantes à celle des diodes émettrices, dont la lumière du soleil, les lumières des salles d'opération, les lampes à infrarouge, les sources lumineuses de différents scopes, les lampes à xénon et les lampes à bilirubine, peuvent atteindre le photodétecteur et fausser les mesures (7,269-278). Le déplacement partiel du capteur peut également entraîner de fausses mesures (71,93). La sensibilité des oxymètres aux interférences optiques est variable (247).

Il faut penser à de telles interférences lorsque la fréquence cardiaque fournie par l'oxymètre ne correspond pas à celle des autres moniteurs. Bien souvent, une lumière ambiante puissante empêche l'oxymètre de capter le signal de pouls mais, dans certains cas, les mesures sont apparemment normales mais en réalité inexactes.

Un certain nombre de moyens permettent de réduire les effets des interférences optiques extérieures. Parmi eux, le choix d'un capteur adapté au malade, l'utilisation et la mise en place correctes du capteur de façon que diode et détecteur soient face à face, la fixation correcte du capteur pour éviter qu'il ne se déplace et la protection du capteur vis-à-vis de la lumière extérieure et des rayonnements des autres capteurs. Il est habituellement suffisant de recouvrir le capteur avec un matériel opaque comme un champ, des compresses, un doigtier, un drap, un emballage métallique, ou tout autre papier métallique (49,279,280). La lumière infrarouge n'est parfois pas suffisamment masquée par un champ ou un drap (269). Chez l'enfant, le pied peut être enveloppé dans une compresse, ce qui protège de

INTERFÉRENCES AVEC LE VERNIS À ONGLE ET LA COULEUR DE LA PEAU

Certains vernis à ongle peuvent affecter les mesures (282,283). Les vernis noirs, bleus ou verts (mais non les rouges ou les mauves) peuvent abaisser la saturation mesurée (284,285). On a rapporté jusqu'à 6 % d'erreur sur la saturation.

De même, les ongles synthétiques interfèrent avec l'oxymétrie de pouls (240). Pour éviter les interférences (en dehors d'enlever le vernis ou les faux ongles), on peut orienter le capteur de manière que la lumière soit transmise d'un côté à l'autre du doigt sans traverser l'ongle (72).

L'encre à empreinte est également cause de saturations basses (287). Le Henné, une teinture utilisée par les femmes originaires du Moyen Orient, peut également faire baisser la saturation mesurée (288). Les enfants aux doigts colorés avec des peintures bleues peuvent également avoir des saturations basses (289).

La présence d'onychomycose, qui est une mycose provoquant une coloration jaunâtre des ongles, peut entraîner de fausses baisses de saturation (290).

Les peaux foncées sont à l'origine de mesures de saturation faussement élevées (209,291-295) et de nombreuses difficultés de détection du signal. On a rapporté une baisse de la SpO_2 en raison de la présence de sang séché sur le doigt (295) mais d'autres auteurs n'ont pas retrouvé de fausses mesures dues à ce facteur (296,297).

PERTE DE PRÉCISION POUR LES VALEURS BASSES

Les mesures de SpO_2 sont moins précises pour de basses saturations (33,64-66,68,209, 214,215,221,226,233-235,298-300).

INFLUENCE DES TROUBLES DU RYTHME CARDIAQUE

Des rythmes cardiaques irréguliers peuvent être à l'origine d'irrégularités de fonctionnement des appareils. Si la SpO_2 est stable, que l'amplitude du signal est correcte, que l'on observe trois ondes consécutives, la saturation ne devrait pas être différente de celle qui serait mesurée en rythme sinusal. Les oxymètres sont précis chez les patients porteurs de troubles du rythme si la SpO_2 est stable, que l'onde de pléthysmographie ne présente pas d'interférence et est d'amplitude correcte (301). La SpO_2 peut alors être satisfaisante, même avec un rythme irrégulier.

SENSIBILITÉ AUX INTERFÉRENCES ÉLECTRIQUES

Les interférences électriques au bloc opératoire dues au bistouri électrique peuvent faire mal évaluer la fréquence cardiaque (en général, compte de pulsations supplémentaires) et donner une fausse baisse de la saturation (302). Le problème est encore accentué quand l'amplitude du pouls est faible (6). Les fausses alarmes dues à ces interférences sont fréquentes et gênantes, mais l'effet est transitoire et limité au temps de l'utilisation du bistouri. Les fabricants ont fait des progrès considérables pour diminuer la sensibilité des appareils aux interférences électriques (6,182,247). Certains oxymètres affichent un message en cas d'interférence importante.

Certains facteurs peuvent limiter les interférences (302) : rapprocher le plus possible la plaque du bistouri du champ et au contraire en éloigner le plus possible l'oxymètre, éloigner les fils de l'oxymètre du bistouri électrique, maintenir l'oxymètre et le capteur aussi loin que possible du lieu d'utilisation du bistouri, de la plaque et de la table, augmenter les alarmes de fréquence haute et configurer l'appareil pour l'obtention de réponses rapides. Enfin, éviter de brancher sur la même prise l'oxymètre de pouls et le bistouri électrique.

LES VALEURS DE SATURATION N'APPORTENT PAS DE RENSEIGNEMENTS POUR LES PAO_2 HAUTES

Pour les saturations élevées, de petites modifications de saturation correspondent à de grandes variations de PaO_2. Il est donc impossible de différencier une oxygénation artérielle suffisante d'une oxygénation excessive (303).

DÉTECTION TARDIVE DES ÉVÉNEMENTS HYPOXIQUES

On considère généralement que le temps de réponse de l'oxymètre de pouls est court, mais il peut exister un retard important entre une modification de la pression alvéolaire en oxygène et une modification de la valeur de l'oxymètre de pouls. Le contenu artériel en oxygène peut atteindre des niveaux dangereux avant que l'alarme de l'oxymètre ne se déclenche (304).

Cela est dû à la localisation du capteur (69,78,305). Une désaturation est détectée plus précocement si le capteur est moins périphérique. Le délai est plus court si le débit sanguin au niveau du site de surveillance est élevé (306) et le reste avec une mauvaise perfusion (189). Un obstacle veineux, une vasoconstriction périphérique, le froid et les mouvements augmentent le temps de détection d'une hypoxie (51,244, 248). L'augmentation du temps de moyennage des signaux augmente également ce délai.

FAUSSES ALARMES

Il ne pourrait y avoir de nombreux déclenchements d'alarmes fausses (307,308-312). Les fausses alarmes sont en général le fait de mouvements, mais aussi d'une mauvaise qualité du signal, du déplacement du capteur et des interférences électriques. Les artefacts dus aux mouvements ne posent en général pas problème pendant l'anesthésie générale, mais ils peuvent devenir gênants si le malade frissonne ou remue comme cela se produit en salle de réveil.

Augmenter le temps de déclenchement de l'alarme de basse saturation et diminuer la valeur inférieure d'alarme est un moyen de diminuer le nombre de fausses alarmes (311, 313).

On peut prévenir des fausses alarmes en prenant des précautions simples comme mettre le capteur sur le bras opposé au brassard à tension ou à un endroit où la prise de pression artérielle n'interfère pas (308). Sur certains appareils, l'annulation de l'alarme de fréquence basse permet d'éviter le déclenchement de l'alarme pendant l'inflation du brassard à tension (6). Si l'oxymètre est placé du même côté que le neurostimulateur, il peut exister des interférences lors des stimulations (314). De même, la surveillance par potentiels évoqués peut créer des artefacts par mouvements.

La sensibilité d'un oxymètre aux artefacts dus aux mouvements est déterminée par le temps de moyennage des signaux, ce qui est modulable par l'utilisateur dans certains appareils (315). Des temps de moyennage longs diminuent la sensibilité aux mouvements.

On peut également diminuer cette sensibilité en choisissant soigneusement le site de mesure et en mettant soigneusement le capteur en place. L'oreille, la joue et le nez sont plus appropriés chez les malades agités. Des capteurs flexibles montés sur adhésifs et collés en bonne position sont moins sensibles aux mouvements que les clips (6). De même, des capteurs constitués de matériau souple sont moins sujets aux mouvements (51). Plus les doigts sont petits, plus les artefacts dus aux mouvements sont nombreux (51).

Certains oxymètres possèdent des méthodes sophistiquées de filtrage d'interférences et d'artefacts dus aux mouvements. Des moyennages fréquents de la saturation tout au long d'une onde de pouls sont particulièrement utiles pour éviter de faire apparaître des modifications trop brutales de l'affichage, et de nombreux facteurs sont pris en compte pour éviter la mesure si le signal est de mauvaise qualité (316). L'intelligence artificielle devrait permettre de diminuer la fréquence des fausses alarmes (317).

Coupler l'oxymètre avec le moniteur à ECG est un autre moyen de diminuer les artefacts dus aux mouvements (51,54). Les composantes du signal qui sont couplées à l'ECG sont transmises, alors que celles aléatoires par rapport à l'ECG (artefact ou autre interférence) sont atténuées. Cependant, l'oxymètre peut se synchroniser avec des artefacts de l'ECG produits par les mouvements ou les frissons, ce qui fausse les résultats (6). De plus, avec ce système, la fréquence cardiaque fournie par l'oxymètre est nécessairement la même que celle du moniteur à ECG ; on ne peut plus alors se baser sur la similitude des deux fréquences pour s'assurer de la valeur de la mesure de saturation.

Les oxymètres qui fournissent une courbe de pléthysmographie ont, par rapport à ceux qui ne donnent que l'amplitude du signal, l'avantage de permettre l'évaluation de la qualité du signal dont est dérivée la saturation et de repérer des artefacts comme ceux dus aux mouvements (318).

Quand l'alarme d'un oxymètre se déclenche, il faut d'abord vérifier le témoin de bonne position du capteur, puis regarder la courbe de pléthysmographie à la recherche d'un artefact ou d'une interférence électrique. De nombreux oxymètres fournissent des messages signalant les artefacts.

SATURATIONS FAUSSEMENT ÉLEVÉES

L'oxymètre de pouls peut surestimer la saturation si le capteur est mal placé (91). De même, des interférences lumineuses (272,276), ainsi que l'utilisation d'un capteur de trop grand taille (53), peuvent entraîner des valeurs faussement élevées Certaines saturations faussement élevées non expliquées ont été rapportées (319).

DÉFAUT DE DÉTECTION D'UNE ABSENCE DE CIRCULATION

Certains oxymètres indiquent un pouls malgré une perfusion tissulaire inadéquate (189,248) ou même quand il n'y a pas de pouls (174,278,320,321). La lumière environnante peut être à l'origine d'un faux signal (277).

COÛT DES CAPTEURS

L'utilisation de capteurs à usage unique est coûteuse mais nombreux sont ceux qui les réutilisent pour plusieurs malades. Les moyens de prolonger la durée de vie de ces capteurs ont été décrits (49,322,323). Certains capteurs à usage unique peuvent être renvoyés au fabricant pour recyclage (46).

DISCORDANCE DES VALEURS ENTRE PLUSIEURS APPAREILS

Une différence de valeurs entre des oxymètres de différentes marques sur le même malade et au même moment n'est pas rare (9,324). Une des raisons en est les modalités de calibration (325). Un moniteur calibré sur la saturation fractionnelle sera différent d'un moniteur calibré sur la saturation fonctionnelle.

SATURATION DE L'APPAREIL PAR L'ONDE DE POULS

En présence d'ondes de pouls très importantes, certains oxymètres peuvent être saturés et ne pas parvenir à mesurer la saturation (326).

LÉSIONS CAUSÉES AUX PATIENTS

Des brûlures peuvent survenir si on utilise des capteurs d'une autre marque que celle de l'oxymètre (327,330) ou des capteurs endommagés (331,334). Des brûlures bénignes sont relativement fréquentes (335,336).

Des lésions ischémiques dues à des capteurs réutilisables ont été rapportées (337,340). Ce risque est augmenté avec la durée de la pose du capteur, avec une mauvaise circulation périphérique ou une compression par un sparadrap trop serré.

Des blessures allant de brûlures et de nécroses cutanées limitées, à des zones brunies à l'emplacement du capteur, ont été rapportées chez l'enfant lorsque des capteurs ont été longtemps laissés en place (341,343).

Des brûlures du premier, deuxième et troisième degré ont été rapportées pendant des séances d'IRM, du fait de la création d'un courant cutané au contact de câbles ayant joué le rôle d'antennes (344,346).

Pour éviter ces blessures, il faut examiner fréquemment le site du capteur et la zone examinée par l'IRM. Lorsqu'un capteur est placé sur un doigt ou un orteil, il est recommandé de placer la source lumineuse sur l'ongle plutôt que sur la pulpe du doigt (343). On peut mettre un gant afin de protéger des brûlures, sans que la précision de l'appareil soit diminuée (347). Il faut rechercher la cause de tout gel de l'écran afin de détecter des court-circuits.

Pendant l'IRM, on peut diminuer le risque de brûlure en prenant les mesures suivantes :

1. Tous les conducteurs potentiels seront vérifiés avant utilisation pour détecter un défaut d'isolation, l'existence de fils non protégés ou d'autres anomalies.
2. Tous les matériaux conductifs non indis-

pensables, comme les bobines de surface non utilisées, doivent être enlevées du tunnel de l'appareil à IRM avant de mettre en place le monitorage.
3. Le capteur doit être placé aussi loin que possible de l'endroit examiné par l'appareil.
4. Tous les câbles ou fils des appareils de surveillance en contact avec le malade doivent être disposés de façon à ne pas former de boucles.
5. Si possible, aucun conducteur potentiel ne sera en contact avec le malade à plus d'un endroit.
6. Une épaisse couche d'un isolant thermique doit être interposée entre la peau du malade et les fils ou les câbles.
7. Les appareils de surveillance ne marchant pas correctement pendant l'examen doivent immédiatement être enlevés.

Malgré ces limites, l'oxymétrie de pouls est une méthode commode de surveillance de l'oxygénation qui est devenue la référence de la surveillance de l'oxygénation au cours de toute anesthésie. Il est vraisemblable que son utilisation systématique réduira le nombre d'accidents d'anesthésie et de plaintes pour mauvaise pratique.

RÉFÉRENCES

1. Gravenstein JS. International standards for safe practice endorsed by WFSA. APSF Newslett 1992;7:29-31.
2. Tinker JH, Dull DL, Caplan RA, Ward RJ, Cheney FW. Role of monitoring devices in prevention of anesthetic mishaps. A closed claims analysis. Anesthesiology 1989;71:541-546.
3. Tremper KK, Barker SJ. Pulse oximetry. Anesthesiology 1989;70:98-108.
4. Wukitsch MW, Petterson MT, Tobler DR, Pologe JA. Pulse oximetry. Analysis of theory, technology, and practice. J Clin Monit 1988;4:290-300.
5. Kelleher JF. Pulse oximetry. J Clin Monit 1989;5:37-62.
6. Alexander CM, Teller LE, Gross JB. Principles of pulse oximetry. Theoretical and practical considerations. Anesth Analg 1989;68:368-376.
7. Anonymous. Pulse Oximeters. Health Devices 1989;18:185-230.
8. Reynolds KJ, Palayiwa E, Moyle JTB, Sykes MK, Hahn CEW. The effect of dyshemoglobins on pulse oximetry. Part I: theoretical approach. Part II: experimental results using an in vitro test system. J Clin Monit 1993;9:81-90.
9. Pologe JA. Functional saturation versus fractional saturation. what does pulse oximetry read. J Clin Monit 1989;5:298-299.
10. Petty TL. Clinical pulse oximetry. Boulder, CO: Ohmeda, 1986.
11. Barker SJ, Tremper KK, Hyatt J. Effects of methemoglobinemia on pulse oximetry and mixed venous oximetry. Anesthesiology 1989;70:112-117.
12. Kumar A, Chawla R, Ahuja S, Girdhar KK, Bhattacharya A. Nitrobenzene poisoning and spurious pulse oximetry. Anaesthesia 1990;45:949-951.
13. Severinghaus JW, Xu Fa-Di, Spellman MJ. Benzocaine and methemoglobin. Recommended actions. Anesthesiology 1991;74:385-386.
14. Anderson ST, Hajduczek J, Barker SJ. Benzocaine-induced methomoglobinemia in an adult: accuracy of pulse oximetry with methemoglobinemia. Anesth Analg 1988;67:1099-1101.
15. Marks LF, Desgrand D. Prilocaine associated methaemoglobinaemia and the pulse oximeter. Anaesthesia 1991;46:703.
16. Bardoczky Gl, Wathieu M, D'Hollander A. Prilocaine-induced methemoglobinemia evidenced by pulse oximetry. Acta Anaesthesiol Scand 1990;34:162-164.
17. Eisenkraft JB. Pulse oximeter desaturation due to methemoglobinemia. Anesthesiology 1988;68:278-282.
18. Trillo PA, Aukburg S. Dapsone-induced methemoglobinemia and pulse oximetry. Anesthesiology 1992; 77:594-596.
19. Varpm AK. Methemoglobinemia and pulse oximetry. Crit Care Med 1992;20:1363-1364.
20. Delwood L, O'Flaherty D, Prejean EJ, Popat M Giesecke AH. Methemoglobinemia and pulse oximetry. Anaesthesia 1992;47:80.
21. Delwood L, O'Flaherty D, Prejean EJ, Giesecke AH. Methemoglobinemia and its effect on pulse oximetry. Crit Care Med 1991;19:988.
22. Rieder HU, Frei FJ, Zbinden AM. Thomson DA. Pulse oximetry in methaemoglobinaemia. Anaesthesia 1989; 44:326-327.
23. Schweitzer SA. Spurious pulse oximeter desaturation due to methaemoglobinaemia. Anesth Intensive Care 1991;19:269-271.
24. Watcha MF, Connor MT, Hing AV. Pulse oximetry in methemoglobinemia. Am J Dis Child 1989;143:845-847.
25. Vegfors M, Lennmarken C. Carboxyhemoglobinaemia and pulse oximetry. Br J Anaesth 1991;66:625-626.
26. Gonzalez A, Gomez-Arnay J, Pensado A. Carboxyhemoglobin and pulse oximetery. Anesthesiology 1990; 73:573.
27. Barker SJ, Tremper KT. The effect of carbon monoxide inhalation on pulse oximetry and transcutancous PO$_2$. Anesthesiology 1987;66:677-679.
28. Goldhill DR, Hill AJ, Whitburn RH, Feneck RO George PJM, Keeling P. Carboxyhaemoglobin concentrations, pulse oximetry, and arterial bloodgas tensions during jet ventilation for Nd-YAG laser bronchoscopy. Br J Anaesth 1990;65:749.
29. Hodges MR, Preece LP, Downs JB. Clinical experience with pulse oximetry in the presence of elevated carboxyhemoglobin. Anesthesiology 1989;71:A369.
30. Tashiro C, Koo YH, Fukumitsu K, Tomi K Mashimo T, Yoshiya I. Effects of carboxyhemoglobin on pulse oximetry in humans. J Anesth 1988;2:36-40.
31. Anderson JV. The accuracy of pulse oximetry in neonates: effects of fetal hemoglobin and bilirubin. J Perinatol 1987;7:323.

32. Deckardt R, Steward DJ. Noninvasive arterial hemoglobin oxygen saturation versus transcutaneous oxygen tension monitoring in the preterm infant. Crit Care Med 1984;12:935-939.
33. Fanconi S, Doherty P, Edmonds JF, Barker GA Bohn DJ. Pulse oximetry in pediatric intensive care. Comparison with measured saturations and transcutaneous oxygen tension. J Pediatr 1985;107:362-366.
34. Harris AP, Sendak MJ, Donham RT, Thomas M, Duncan D. Absorption characteristics of human fetal hemoglobin at wavelengths used in pulse oximetry. J Clin Monit 1988;4:175-177.
35. Pologe JA, Raley DM. Effects of fetal hemoglobin on pulse oximetry. J Perinatol 1987;7:324-326.
36. Praud J-P, Carofilis A, Bridey F, Lacaille F, Dehan M, Gaultier CL. Accuracy of two wavelength pulse oximetry in neonates and infants. Pediatr Pulminol 1989; 6:180-182.
37. House JT, Schultetus RR, Gravenstein N. Continuous neonatal evaluation in the delivery room by pulse oximetry. J Clin Monit 1987;3:96-100.
38. Ramanathan R, Durand M, Larrazabal C. Pulse oximetry in very low birth weight infants with acute and chronic lung discase. Pediatrics 1989;79:612-617.
39. Jennis MS, Peabody JL. Pulse oximetry. An alternative method for the assessment of oxygenation in newborn infants. Pediatrics 1988;79:524-528.
40. Beall SN, Moorthy SS. Jaundice, oximetry, and spurious hemoglobin desaturation. Anesth Analg 1989; 68:806-807.
41. Chelluri L, Snyder JV, Bird JR. Accuracy of pulse oximetry in patients with hyperbilirubinemia. Respir Care 1991;36:1383-1386.
42. Veyckemans F, Baele P, Guillaume JE, Willems E, Robert A, Clerbaux T. Hyperbilirubinemia does not interfere with hemoglobin saturation measured by pulse oximetry. Anesthesiology 1989;70:118-122.
43. Veyckemans F, Baele PL. More about jaundice and oximetry. Anesth Analg 1990;70:335-336.
44. Severinghaus JW, Koh SO. Effect of anemia on pulse oximeter accuracy at low saturation. J Clin Monit 1990; 6:85-88.
45. Lee S, Tremper KK, Barker SJ. Effects of anemia on pulse oximetry and continuous mixed venous hemoglobin saturation monitoring in dogs. Anesthesiology 1991;75:118-122.
46. Anonymous. Hospitals look for savings in pulse oximetry sensors. Technol Anesth 1992;13(5):1-2.
47. Maruschak GF, Johnson RM. Pulse oximeter cost per use-securing savings. Anesthesiology 1989;71:167-168.
48. Foltz BD. Another technique for extending the life of oximetry monitoring probes. Anesth Analg 1987;66:367-374.
49. Alpert CC, Cooke JE. Extending the life of oximetry monitoring probes. Anesth Analg 1986;65:826-827.
50. Racys V, Nahrwold ML. Reusing the Nellcor pulse oximeter probe. Is it worth the savings? Anesthesiology 1987;66:713.
51. Langton JA, Hanning CD. Effect of motion artefact on pulse oximeters. Evaluation of four instruments and finger probes. Br J Anaesth 1990;65:564-570.
52. Yoder RD. Preservation of pulse oximetery sensors. Anesthesiology 1988;68:308.
53. Zahka KG, Dean MJ. Failure of pulse oximetry to detect severe hypoxia: importance of sensor selection. Clin Pediatr 1988;27:403-404.
54. Barrington KJ, Finer NN, Ryan CA. Evaluation of pulse oximetry as a continuous monitoring technique in the neonatal intensive care unit. Crit Care Med 1988;16:1147-1153.
55. Pasterkamp H, Daien D. The use of a personal computer for trend data analysis with the Ohmeda 3700 pulse oximeter. J Clin Monit 1988;4:215-222.
56. American Society for Testing and Materials. Specification for pulse oximeters (F1415-92). Philadelphia: ASTM, 1992.
57. International Organization for Standardization. Pulse oximeters for medical use-requirements (ISO 9919-1992). Geneve: ISO, 1992.
58. Barker SJ, Le N, Hyatt J. Failure rates of transmission and reflectance pulse oximetry for vanous sensor sites. J Clin Monit 1991;7:102-103.
59. Swedlow DB, Running V, Feaster SJ. Ambient light affects pulse oximeters: a reply. Anesthesiology 1987; 67:865.
60. Clayton DG, Webb RK, Ralston AC, Duthie D, Runciman WB. Pulse oximetry probes. A comparison between finger, nose, ear and forehead under conditions of poor perfusion. Anaesthesia 1991;46:260-265.
61. Grayson RF, Bourke DL. Digital block for pulse oximetry failure. Anesthesiology 1991;75:A407.
62. Bourke DL, Grayson RF. Digital nerve blocks can restore pulse oximeter signal detection. Anesth Analg 1991;73:815-817.
63. Berko RS, Kagle DM, Alexander CM, Giuffre M, Gross JB. Evaluation of the Ohmeda Biox 3700 pulse oximeter during rapid changes in arterial oxygen saturation. Anesthesiology 1986;65:A130.
64. Kagle DM, Alexander CM, Berko RS, Giuffre M, Gross JB. Evaluation of the Ohmeda 3700 pulse oximeter: steady-state and transient response characteristics. Anesthesiology 1987;66:376-380.
65. Severinghaus JW, Naifeh KH. Accuracy of response of six pulse oximeters to profound hypoxia. Anesthesiology 1987;67:551-558.
66. Severinghaus JW, Naifeh KH, Koh SO. Errors in 14 pulse oximeters during profound hypoxia. J Clin Monit 1989;5:72-81.
67. Warley ARH, Mitchell JH, Stradling JR. Evaluation of the Ohmeda 3700 pulse oximeter. Thorax 1988;42:892-896.
68. Webb RK, Ralston AC, Runciman WB. Potential errors in pulse oximetry. Part II. Effects of changes in saturation and signal quality. Anaesthesia 1991;46:207-212.
69. Young D, Jewkes C, Spittal M, Blogg C, Weissman J, Gradwell D. Response time of pulse oximeters assessed using acute decompression. Anesth Analg 1992;74:189-195.
70. Kurki TS, Sanford TJ, Smity NT, Dec-Silver H, Head N. Effects of radial artery cannulation on the function of finger blood pressure and pulse oximeter monitors. Anesthesiology 1988;69:778-782.
71. Kim J-M, Arakawa K, Benson KT, Fox DK. Pulse oximetry and circulatory kinetics associated with pulse volume amplitude measured by photoelectric plethysmography. Anesth Analg 1986;65:1333-1339.

72. White PF, Boyle WA. Nail polish and oximetry. Anesth Analg 1989;68:546-547.
73. Ezri T, Lurie S, Konichezky S, Soroker D. Pulse oximetry from the nasal septum. J Clin Anesth 1991;3:447-450.
74. Segstro R. Nasal sensor attachment. Can J Anaesth 1989;36:365-366.
75. Yelderman M, New W. Evaluation of pulse oximetry. Anesthesiology 1983;59:349-352.
76. Barker SJ, Hyatt J, Rumack WA. Pulse oximeter failure rates. Effects of manufacturer sensor site and patient. Anesth Analg 1992;74:S15.
77. Rosenberg J, Pedersen MH. Nasal pulse oximetry overestimates oxygen saturation. Anaesthesia 1990;45:1070-1072.
78. Broome IJ, Harris RW, Reilly CS. The response times during anaesthesia of pulse oximeters measuring oxygen saturations during hypoxaemic events. Anaesthesia 1992;47:17-19.
79. Skacel M, O'Hare E, Harrison D. Invalid information from the ear probe of a pulse oximeter in tricuspid incompetence. Anaesth Intensive Care 1990;18:270.
80. Jobes DR, Nicolson SC. Monitoring of arterial hemoglobin oxygen saturation using a tongue sensor. Anesth Analg 1988;67:186-188.
81. Cote CJ, Daniels AL, Connolly M, Szyfelbein SK, Wickens CD. Tongue oximetry in children with extensive thermal injury. Comparison with peripheral oximetry. Can J Anaesth 1992;39:454-457.
82. Hickerson W, Morrell M, Cicala RS. Glossal oximetry. Anesth Analg 1989;69:73-74.
83. Gunter JB. A buccal sensor for measuring arterial oxygen saturation. Anesth Analg 1989;69:417-418.
84. Sosis MB, Coleman N. Use of an Ohmeda ear oximetry probe for « buccal » oximetry. Can J Anaesth 1990:37:489-490.
85. GE. Oral pulse oximetry in small children. Anesth Analg 1991;72:414.
86. O'Leary RJ, Landon M, Benumof JL. Buccal pulse oximeter is more accurate than finger pulse oximeter in measuring oxygen saturation. Anesth Analg 1992;75:495-498.
87. Landon M, Benumof JL, O'Leary RJ. Buccal pulse oximetry: an accurate alternative to the finger probe. Anesthesiology 1992;77:A526.
88. Miyasaka K, Katayama M, Kusakawa 1, Ohata J, Kawano T, Honma Y. Use of pulse oximetry in neonatal anesthesia. J Perinatol 1987;7:343-345,
89. Mikawa K, Maekawa N. A simple alternate technique for the application of the pulse oximeter probe to infants. Anaesthesia 1992;77:400.
90. Robertson RE, Kaplan RF. Another site for the pulse oximeter probe. Anesthesiology 1991;74:198.
91. Barker SJ, Hyatt J, Shah NK. The accuracy of malpositioned pulse oximeters during hypoxemia. Anesthesiology 1992;77:A496.
92. Kelleher JF, Ruff RH. The pneumbra effect. Vasomotion-dependent pulse oximeter artifact due to probe malposition. Anesthesiology 1989;71:787791.
93. Serpell MG. Children's fingers and spurious pulse oximetry. Anaesthesia 1991;46:702-703.
94. Peden CJ, Menon DK, Hall AS, Sargentoni J, Whitwam JG. Magnetic resonance for the anaesthetist. Part II. Anaesthesia and monitoring in MR units. Anaesthesia 1992;47:508-517.
95. Glaser R, Fisher DM. Respiratory monitoring for children undergoing radiation therapy. Anesthesiology 1985;63:123-124.
96. Karlik SJ, Heatherley T, Pavan F, et al. Patient anesthesia and monitoring at a 1.5-T MRI installation. Magn Reson Med 1988;7:210-221.
97. Wagle WA. Technique for RF isolation of a pulse oximeter in a 1.5-T MR unit. Am J Neuroradiol 1989; 10:208.
98. Salvo 1, Colombo S, Capocasa T, Torri G. Pulse oximetry in MRI units. J Clin Anesth 1990;2:65-66.
99. Shellock FG, Kimble K. Monitoring heart rate and oxygen saturation during MRI with a fiber-optic pulse oximeter. Abstract of paper presented to the Society of Magnetic Resonance in Medicine. San Francisco, August 10-16, 1991.
100. Hanning CD. Oximetry and anaesthetic practice. (Preoperative, intraoperative, postoperative and critical care). Leicester, UK: BOC Healthcare Group, 1985.
101. Raemer DB, Warren DL, Morris R, Philip BK, Philip JH. Hypoxemia during ambulatory gynecologic surgery as evaluated by the pulse oximeter. J Clin Monit 1987; 3:244-248.
102. Moller JT, Joannessen NW, Berg H, Espersen K, Larsen LE. Hypoxaemia during anaesthesia. An observer study. Br J Anaesth 1991;66:437-444.
103. Whitcher C, New W, Bacon BA. Perianesthetic oxygen saturation vs skill of the anesthetist. Anesthesiology 1982;57:A172.
104. Walsh JF. Training for day-case dental anaesthesia. Oxygen saturation during general anaesthesia administered by dental undergraduates. Anaesthesia 1984;39: 1124-1127.
105. Bone ME, Galler D, Flynn PJ. Arterial oxygen saturation during general anaesthesia for paediatric dental extraction. Anaesthesia 1987;42:879-882.
106. Cote CJ, Goldstein EA, Cote MA, Hoaglin DC, Ryan JF. A single-blind study of pulse oximetry in children. Anesthesiology 1988;68:184-188.
107. Cote CJ, Rolf N, Liu LMP, et al. A single-blind study of combined pulse oximetry and capnography in children. Anesthesiology 1991;74:980-987.
108. Laycock GJA, McNicol LR. Hypoxaemia during induction of anaesthesia -an audit of children who underwent general anaesthesia for routine elective surgery. Anaesthesia 1988;43:981-984.
109. Moorthy SS, Dierdorf SF, Krishna G. Transient hypoxemia during emergence from anesthesia in children. Anesthesiol Rev 1988;15:20-23.
110. McKay WPS, Noble WH. Critical incidents detected by pulse oximeter during anaesthesia. Can J Anaesth 1988; 35:265-269.
111. Moller JT, Jensen PF, Johannessen NW, Espersen K. Hypoxaemia is reduced by pulse oximetry monitoring in the operating theatre and in the recovery room. Br J Anaesth 1992;68:146-150.
112. Hensley FA, Dodson DL, Martin DE, Stauffer RA, Larach DR. Oxygen saturation during preinduction placement of monitoring catheters in the cardiac surgical patient. Anesthesiology 1987;66:834-836.
113. Michael S, Fraser RB, Reilly CS. Intra-operative pul-

113. monary embolism. Detection by pulse oximetry. Anaesthesia 1990;45:225-226.
114. Byrick RJ, Forbes D, Waddell JP. A monitored cardiovascular collapse during cemented total knee replacement. Anesthesiology 1986;65:213-216.
115. Quance D. Amniotic fluid embolism: detection by pulse oximetry. Anesthesiology 1988;68:951-952.
116. Mason RA. The pulse oximeter -an early warning device? Anaesthesia 1987;42:784-785.
117. Allberry RAW, Westbrook D. Pulse oximetry. Anaesth Intensive Care 1991;19:130.
118. Laishley RS, Aps C. Tension pneumothorax and pulse oximetry. Br J Anaesth 1991;66:250-252.
119. Bacon AK. Pulse oximetry in malignant hyperthermia. Anaesth Intensive Care 1989;17:208-210.
120. Riley R. Detection of unsuspected endobronchial intubation by pulse oximetry. Anaesth Intensive Care 1989;17:381-382.
121. Barker SJ, Tremper KK, Hyatt J, Zaccari J, Thaure TB. Pulse oximetry may not detect endobronchial intubation. Anesthesiology 1987;67:A170.
122. Barker SJ, Tremper KK, Hyatt J, Heitzmann H. Comparison of three oxygen monitors in detecting endobronchial intubation. J Clin Monit 1988;1:240-243.
123. Barker JS, Tremper KK. Detection of endobronchial intubation by noninvasive monitoring. J Clin Monit 1987;3:292-293.
124. Brodsky JB, Shulman MS, Swan M, Mark JBD. Pulse oximetry during one-lung ventilation. Anesthesiology 1985;63:212-214.
125. Viitanen A, Salmenpera M, Heinonen J. Noninvasive monitoring of oxygenation during one-lung ventilation: a comparison of transcutaneous oxygen tension measurement and pulse oximetry. J Clin Monit 1987;3:90-95.
126. Sendak MJ, Harris AP, Donham RT. Use of pulse oximetry to assess arterial oxygen saturation during newborn resuscitation. Crit Care Med 1986;14:739-740.
127. Davies MJ, Scott DA, Cook PT. Continuous monitoring of arterial oxygen saturation with pulse oximetry during spinal anesthesia. Reg Anesth 1987;12:63-70.
128. Sosis MB, Sisamis J. Pulse oximetry in confirmation of correct tracheal tube placement. Anesth Analg 1991;71:309-310.
129. Moller JT, Wittrup M, Johansen SH. Hypoxemia in the postanesthesia care unit. An observer study. Anesthesiology 1990;73:890-895.
130. Canet J, Ricos M, Vidal F, Early postoperative arterial desaturation. Determining factors and response to oxygen therapy. Anesth Analg 1989;69:207-212.
131. Smith DC, Canning JJ, Crul JF. Pulse oximetry in the recovery room. Anaesthesia 1989;44:345-348.
132. Tomkins DP, Gaukroger P. Oxygen saturation in children following general anaesthesia. Anaesth Intensive Care 1987;15:111.
133. Bach A. Pulse oximetry in the recovery room. Anaesthesia 1989;44:1007.
134. Brown LT, Purcell GJ, Traugott FM. Hypoxaemia during postoperative recovery using continuous pulse oximetry. Anaesth Intensive Care 1990;18:509-516.
135. Glazener C, Motoyama K. Hypoxemia in children following general anaesthesia. Anesthesiology 1984;61:A416.
136. Motoyama EK, Glazener CH. Hypoxemia after general anesthesia in children. Anesth Analg 1986;65:267-272.
137. FO, Jansen U, Dick W. Continuous monitoring of arterial oxygenation in the recovery room using pulse oximetry. Eur J Anaesth 1987;4:64-65.
138. McDonald J, Keneally J. Oxygen saturation in children during transit from operating theatre to recovery. Anaesth Intensive Care 1987;15:360-361.
139. RW, Bushman A, Warren DL, Philip JH, Raemer DB. The prevalence of hypoxemia detected by pulse oximetry during recovery from anesthesia. J Clin Monit 1988;4:16-20.
140. Nakatsuka M, Bolling D. Incidence of postoperative hypoxemia in the recovery room detected by the pulse oximeter. Anesth Analg 1989;68:S209.
141. Blair I, Holland R, Lau W, McCarthy N, Chiah TS, Ledwidge D. Oxygen saturation during transfer from operating room to recovery after anaesthesia. Anaesth Intensive Care 1987;15:147-150.
142. Chripko D, Bevan JC, Archer DP, Bherer N. Decreases in arterial oxygen saturation in paediatric outpatients during transfer to the postanaesthetic recovery room. Can J Anaesth 1989;36:128-132.
143. Katarina BK, Harnik EV, Mitchard R, Kim Y, Admed S. Postoperative arterial oxygen saturation in the pediatric population during transportation. Anesth Analg 1988;67:280-282.
144. Meiklejohn BH, Smith G, Elling AE, Hindocha N. Arterial oxygen desaturation during postoperative transportation: the influence of operation site. Anaesthesia 1987;42:1313-1315.
145. Pullerits J, Burrows RA, Roy WL. Arterial desaturation in healthy children during transfer to the recovery room. Can J Anaesth 1987;34:470-473.
146. Patel R, Norden J, Hannallah RS. Oxygen administration prevents hypoxia during post-anesthetic transport in children. Anesthesiology 1988;69:616-618.
147. Riley RH, Davis NJ, Finucane KE, Christmas P. Arterial oxygen saturation in anaesthetised patients during transfer from induction room to operating room. Anaesth Intensive Care 1988;16:182-186.
148. Smith DC, Crul JF. Early postoperative hypoxia during transport. Br J Anaesth 1988;61:625-627.
149. Tyler IL, Tantisira B, Winter PM, Motoyama EK. Continuous monitoring of arterial oxygen saturation with pulse oximetry during transfer to the recovery room. Anesth Analg 1985;64:1108-1112.
150. Tompkins DP, Gaukroger PB, Bentley MW. Hypoxia in children following general anaesthesia. Anaesth Intensive Care 1988;16:177-181.
151. Tait AR, Kyff JV, Crider B, Santibhavank V, Learned D. Post-operative arterial oxygen saturation-up in a puff of smoke. Anesth Analg 1989;68:S284.
152. Tait AR, Kyff JV, Crider B, Santibhavank V, Learned D, Finch JS. Changes in arterial oxygen saturation in cigarette smokers following general anaesthesia. Can J Anaesth 1990;37:423-428.
153. Lampe GH, Wauk LZ, Whitendale P, Way WL, Kozmary SV, Donegan JH, Eger EI. Postoperative hypoxemia after nonabdominal surgery. A frequent event not caused by nitrous oxide. Anesth Analg 1990;71:597-601.
154. Choi HJ, Little MS, Garber SZ, Tremper KK. Pulse oximetry for monitoring during ward analgesia. Epidural morphine versus parenteral narcotics. J Clin Monit 1989;5:87-89.
155. McKenzie AJ. Perioperative hypoxaemia detected by

intermittent puise oximetry. Anaesth Intensive Care 1989;17:412-417.
156. Aughey K, Hess D, Eitel D, et al. An evaluation of puise oximetry in prehospital care. Ann Emerg Med 1991;20:887-891.
157. Short L, Hecker RB, Middaugh RE, Menk EJ. A comparison of puise oximeters during helicopter flight. J Emerg Med 1989;7:639-643.
158. Hankins CT. The use of pulse oximetry during infant transport from outside facilities. J Perinatol 1987;7:346.
159. Puttick NP, Lawler PGP. Pulse oximetry in mountain rescue and helicopter evacuation. Anaesthesia 1989;44: 867.
160. Runcie CJ, Reeve W. Puise oximetry during transport of the critically ill. J Clin Monit 1991;7:348349.
161. Talke P, Nichols RJ, Traber DL. Monitoring patients during helicopter flight. J Clin Monit 1990;6:139-140.
162. Brodsky JB, Shulman MS. Oxygen monitoring of bleomycin-treated patients. Can Anaesth Soc J 1984;31:488.
163. Lennon RL, Hosking MP, Warner MA, et al. Monitoring and analysis of oxygenation and ventilation during rigid bronchoscopic neodymium YAG laser resection of airway tumors. Surv Anesth 1988;32:100.
164. Skeehan TM, Hensley FA Jr. Axillary artery compression and the prone position. Anesth Analg 1986;65:518-519.
165. Hovagim AR, Backus WW, Manecke G, Lazasse, R, Sidhu U, Poppers PJ. Pulse oximetry and patient positioning. A report of eight cases. Anesthesiology 1989; 71:454-456.
166. Herschman ZJ, Frost EAM, Goldiner PL. Puise oximetry during shoulder arthroscopy. Anesthesiology 1986;65: 565.
167. Gibbs N, Handal J, Nentwig MK. Puise oximetry during shoulder arthroscopy. Anesthesiology 1987;67: 150-151.
168. Vegfors M, Tryggvason B, Sjoberg F, Lennmarken C. Assessment of peripheral blood flow using a pulse oximeter. J Clin Monit 1990;6:1-4.
169. Ngeow J, Shay P, Neudachin L. Plethysmographic pulse oximetry. A teaching tool in lumbar sympathetic blockade. Anesthesiology 1990;73:A1086.
170. Graham B, Paulus DA, Caffee HH. Puise oximetry for vascular monitoring in upper extremity replantation surgery. J Hand Surg 1986;11:687-692.
171. Skeen JT, Bacus WW, Hovagim AR, Poppers PJ. Intraoperative pulse oximetry in peripheral revascularization in an infant. J Clin Monit 1988;4:272-273.
172. Clay NR, Dent CM. Limitations of pulse oximetry to assess limb vascularity. J Bone Joint Surg 1991;73:344.
173. Narang VPS. Utility of the pulse oximeter during cardiopulmonary resuscitation. Anesthesiology 1986;65: 239-240.
174. Moorthy SS, Dierdorf SF, Schmidt SI. Erroneous pulse oximetry data during CPR. Anesth Analg 1990;70:339.
175. Matsuki A. A modified Allen's test using a pulse oximeter. Anaesth Intensive Care 1988,16:126-127.
176. Nowak GS, Moorthy SS, McNiece WL. Use of pulse oximetry for assessment of collateral arterial flow. Anesthesiology 1986;64:527.
177. Cheng EY, Lauer, KK, Stommel KA, Guenther NR. Evaluation of the palmar circulation by pulse oximetry. J Clin Monit 1989;5:1-3.
178. Pillow K, Herrick IA. Pulse oximetry compared with Doppler ultrasound for assessment of collateral blood flow to the hand. Anaesthesia 1991;46:388-390.
179. Persson E. The pulse oximeter and Allen's test. Anaesthesia 1992;47:451.
180. Raju R. The pulse oximeter and the collateral circulation. Anaesthesia 1986;41:783-784.
181. Rozenberg B, Rosenberg M, Birkhan J. Allen's test performed by pulse oximetry. Anaesthesia 1988;43:515-516.
182. Severinghaus JW, Kelleher JF. Recent developments in pulse oximetry. Anesthesiology 1992;76:1018-1038.
183. Glavin RJ. Pulse oximeter and Allen's test. Anaesthesia 1992;47:917.
184. Lovinsohn DG, Gordon L, Sessler DI. The Allen's test. Analysis of four methods. J Hand Surg 1991;16A:279-282.
185. Glavin RJ, Jones HM. Assessing collateral circulation in the hand. Four methods compared. Anaesthesia 1989;44:594-595.
186. Chawla R, Kumarvel V, Girdhar KK, Sethi AK, Indrayan A, Bhattacharya A. Can pulse oximetry be used to measure systolic blood pressure? Anesth Analg 1992; 74:196-200.
187. Greenblott GB, Gerschultz S, Tremper KK. Blood flow limits and signal detection comparing five different models of pulse oximeters. Anesthesiology 1989;70: 367-368.
188. Korbon GA, Wills MH, D'Lauro F, Lawson D. Systolic blood pressure measurement. Doppler vs pulse oximeter. Anesthesiology 1987;67:A188.
189. Severinghaus JW, Spellman MJ. Pulse oximeter thresholds in hypotention and vasoconstriction. Anesthesiology 1990;73:532-537.
190. Talke P, Nichols RJ, Traber DL. Does measurement of systolic blood pressure with a pulse oximeter correlate with conventional methods? J Clin Monit 1990;6:5-9.
191. Wallace CT, Baker JD, Alpert CC, Tankersley SJ, Conroy JM, Kerns R. Comparison of blood pressure measurement by doppler and by pulse oximetry techniques. Anesth Analg 1987;66:1018-1019.
192. Chawla R, Kumarvel V, Girdhar KK, Sethi AK, Bhattacharya A. Oximetry in pulseless disease. Anaesthesia 1990;45:992-993.
193. Sullivan MJ, Cooke JE, Baker JD III, Conroy JM, Bailey MK. Axillary block utilizing the pulse oximeter. Anesthesiology 1989;71:166-167.
194. Katz Y, Lee ME. Pulse oximetry for localization of the dorsalis pedis artery. Anaesth Intensive Care 1989;17: 114.
195. Introna RPS, Silverstein PI. A new use for the pulse oximeter. Anesthesiology 1986;65:342.
196. James DJ, Brown RE. Vascular volume monitoring with pulse oximetry during paediatric anaesthesia. Can J Anaesth 1990;37:266-267.
197. Partridge BL. Use of pulse oximetry as a noninvasive indicator of intravascular volume status. J Clin Monit 1987;3:263-268.
198. Withington DE, Ramsay JG, Saoud AT, Bilodeay J. Weaning from ventilation after cardiopulmonary bypass. Evaluation of a non-invasive technique. Can J Anaesth 1991;38:15-19.
199. Carlson CA, Gravenstein JS, Banner MJ, Boyson PG. Monitoring techniques during anesthesia and HFJV for

200. Rasanen J, Downs JB, Hodges MR. Continuous monitoring of gas exchange and oxygen use with dilal oximetry. J Clin Anesth 1988;1:3-8.
201. Rasanen J, Downs JB, Malec DJ, Oates K. Oxygen tensions and oxyhemoglobin saturations in the assessment of pulmonary gas exchange. Crit Care Med 1987;15:1058-1061.
202. Stemp LI. Another use for pulse oximetry. Anesthesiology 1992;77:1236.
203. Anonymous. Pulse oximeters. Health Devices 1989;18:185-230.
204. Boxer RA, Gottesfeld 1, Singh S, LaCorte MA, Parnell VA, Walker P. Noninvasive pulse oximetry in chidren with cyanotic congenital heart disease. Crit Care Med 1987; 15:1062-1064.
205. Chapman KR, D'Urzo A, Rebuck AS. The accuracy and response characteristics of a simplified ear oximeter. Chest 1983;83:860-864.
206. Cecil WT, Petterson MT, Lamoonpun S, Rudolph CD. Clinical evaluation of the Biox IIA ear oximeter in the critical care environment. Respir Care 1985;30:179-183.
207. Cecil WT, Morrison LS, Lampoonpun S. Clinical evaluation of the Ohmeda Biox III pulse oximeter. A comparison of finger and ear cuvettes. Respir Care 1985;30:840-845.
208. Chapman KR, Liu FLW, Watson RM, Rebuck AS. Range of accuracy of two-wavelength oximetry. Chest 1986;89:540-542.
209. Cecil WT, Thorpe KJ, Fibuch EE, Tuohy GF. A clinical evaluation of the accuracy of the Nellcor N-100 and Ohmeda 3700 pulse oximeters. J Clin Monit 1988;4:31-36.
210. Chapman KR, Liu FLW, Watson RM, Rebuck AS. Range of accuracy of two wavelength oximetry. Chest 1986;89:540-542.
211. Fait CD, Wetzel RC, Dean JM, Schieien CL, Gioia FR. Pulse oximetry in critically ill children. J Clin Monit 1985;1:232-235.
212. Hess D, Kochansky M, Hassett L, Frick R, Rexrode WO. An evaluation of the Nellcor N-10 portable pulse oximeter. Respir Care 1986;31:796-802.
213. Gabrielczyk MR, Buist RJ. Pulse oximetry and postoperative hypothermia. Anaesthesia 1988;43:402-404.
214. Knill RL, Clement JL, Kieraszewicz HT, Dodgson BG. Assessment of two noninvasive monitors of arterial oxygenation in anesthetized man. Anesth Analg 1982;61:582-586.
215. Lynn AM, Bosenberg A. Pulse oximetry during cardiac catherization in children with congenital heart disease. J Clin Monit 1986;2:230-233.
216. Kim SK, Baidwan BS, Petty TL. Clinical evaluation of a new finger oximeter. Crit Care Med 1984;12:910-912.
217. Mihm FG, Halperin BD. Noninvasive detection of profound arterial desaturations using a pulse oximetry device. Anesthesiology 1985;62:85-87.
218. Markenzie N. Comparison of a pulse oximeter with an ear oximeter and an in-vitro oximeter. J Clin Monit 1985;1:156-160.
219. Mendelson Y, Kent JC, Shahnarian A, Welch GW, Giasi RM. Evaluation of the Datascope Accusat pulse oximeter in healthy adults. J Clin Monit 1988;4:59-63.
220. Macnab AJ, Baker-Brown G, Anderson EE. Oximetry in children recovering from deep hypothermia for cardiac surgery. Crit Care Med 1990;18:1066-1069.
221. Nickerson BG, Sarkisian C, Tremper K. Bias and precision of pulse oximeters and arterial oximeters. Chest 1988;93:515-517.
222. Russell RIR, Helms PJ. Comparative accuracy of pulse oximetry and transcutaneous oxygen in assessing arterial saturation in pediatric intensive care. Crit Care Med 1990;18:725-727.
223. Rebuck AS, Chapman KR, D'Urzo A. The accuracy and response charactenstics of a simplified ear oximeter. Chest 1983;83:860-864.
224. Ries AL, Farrow JT, Clausen JL. Accuracy of two ear oximeters at rest and during exercise in pulmonary patients. Am Rev Respir Dis 1985;132:685-689.
225. Shippy MB, Petterson MT, Whitman RA, Shivers CR. A clinical evaluation of the BTI Biox II ear oximeter. Respir Care 1984;29:730-735.
226. Sidi A, Rush W, Gravenstein N, Ruiz B, Paulus DA, Davis RF. Pulse oximetry fails to accurately detect low levels of arterial hemoglobin oxygen saturation in dogs. J Clin Monit 1987;3:257-262.
227. Southall DP, Bingall S, Stebbens VA, Alexander JR, Rivers RPA, Lissauer T. Pulse oximeter and transcuteneous arterial oxygen measurements in neonatal and paediatric intensive care. Arch Dis Child 1987;62:882-888.
228. Tytler JA, Seeley HF. The Nellcor N-100 pulse oximeter. A clinical evaluation in anaesthesia and intensive care. Anaesthesia 1986;41:302-305.
229. Tweeddale PM, Douglas NJ. Evaluation of Biox IIA earoximeter. Thorax 1985;40:825-827.
230. Taylor MB, Whitwam JG. The accuracy of pulse oximeters. Anaesthesia 1988;43:229-232.
231. Sendak MJ, Harris AP, Donham RT. Accuracy of pulse oximetry during oxyhemoglobin desaturation in dogs. Anesthesiology 1988;68:111-114.
232. Thrush D, Hodges M. The accuracy of pulse oximetry during hypoxemia. Anesthesiology 1992;77:A537.
233. Ridley SA. A comparison of two pulse oximeters. Anaesthesia 1988;43:136-140.
234. Reynolds KJ, Moyle JTB, Sykes MK, Hahn CEW. Responce of 10 pulse oximeters to an in vitro test system. Br J Anaesth 1992;68:365-369.
235. Fanconi S. Reliability of pulse oximetry in hypoxic infants. J Pediatr 1988;112:424-427.
236. Freund PR, Overand PT, Cooper J, et al. A prospective study of intraoperative pulse oximetry failure. J Clin Monit 1991;7:253-258.
237. Gillies BSA, Overand PT, Bosse S, et al. Failure rate of pulse oximetry in the post anesthesia care unit. Anesthesiology 1990;73:A1009.
238. Overand PT, Freund PR, Cooper JO, et al. Failure rate of pulse oximetry in clinical practice. Anesth Analg 1990;70:S289.
239. Morris RW, Nairn M, Beaudoin M. Does the radial arterial line degrade the performance of a pulse oximeter? Anaesth Intensive Care 1990;18:107-109.
240. New WJ. Pulse oximetry. J Clin Monit 1985;1:126-129.
241. DiBenedetto RJ, Graves SA, Grevenstein N, Melio FA, Konecek CL. O_2 as needed based on pulse oximetry in the postanesthesia care unit. A way to save. Anesthesiology 1992;77:A1127.
242. King T, Simon RH. Pulse oximetry for tapering supple-

mental oxygen in hospitalized patients. Chest 1987; 92:713-716.
243. Roisen MF, Schreider B, Austin W. Pulse oximetry. Reducing cost and improving the quality of care with smart technology. Anesthesiology 1990;73:A536.
244. Clayton DG, Webb RK, Ralston AC, Duthie D, Runciman WB. A comparison of the performance of twenty pulse oximeters under conditions of poor perfusion. Anaesthesia 1991;46:260-265.
245. Falconer RJ, Robinson BJ. Comparison of pulse oximeters: accuracy at low arterial pressure in volunteers. Br J Anaesth 1990;65:552-557.
246. Langton JA, Lassey D, Hanning CD. Comparison of four pulse oximeters. Effects of venous occlusion and cold-induced peripheral vasoconstriction. BrJ Anaesth 1990;65:245-247.
247. Morris RW, Nairn M, Torda TA. A comparison of fifteen pulse oximeters. Part I: a clinical comparison. Part II: a test of performance under conditions of poor perfusion. Anaesth Intensive Care 1989;17:62-73.
248. Wilkins CJ, Moores M, Hanning CD. Comparison of pulse oximeters. Effects of vasoconstriction and venous engorgement. Br J Anaesth 1989;62:439-444.
249. Severinghaus JW. Pulse oximetry uses and limitations (ASA Refresher Course #211). New Orleans: ASA, 1989.
250. Lawson D, Norley I, Korbon G, Loeb R, Ellis J. Blood flow limits and pulse oximeter signal detection. Anesthesiology 1987;67:599-603.
251. Palve H, Vuori A. Pulse oximetry during low cardiac output and hypothermia states immediately after open heart surgery. Crit Care Med 1989;17:66-69.
252. Freund PR, Bowdle TA, Neuenfeldt T, Posner K. Reversal of intraoperative pulse oximetry failure by digital nerve block. Anesth Analg 1991;72:S81.
253. Gupta A. Vegfors M. A simple solution. Anaesthesia 1992;47:822.
254. Paulus DA, Monroe MC. Cool fingers and pulse oximetry. Anesthesiology 1989;71:168-169.
255. Mark JB. Systolic venous waves cause spurious signs of arterial hemoglobin desaturation. Anesthesiology 1989; 71:158-160.
256. Sami HM, Kleinman BS, Lonchyna VA. Central venous puisations associated with a falsely low oxygen saturation measured by pulse oximeter. J Clin Monit 1991;7:309-312.
257. Stewart KG, Rowbottom SJ. Inaccuracy of pulse oximetry in patients with severe tricuspid regurgitation. Anaesthesia 1991;46:668-670.
258. Kao YJ, Norton RG. A quantitative study of venous congestion on pulse oximetry. Can J Anaesth 1991;38:A 154.
259. Scheller J, Loeb R. Respiratory artifact during pulse oximetry in critically ill patients. Anesthesiology 1988; 69:602-603.
260. Scheller MS, Unger RJ, Keiner MJ. Effects of intravenously administered dyes on pulse oximetry readings. Anesthesiology 1986;65:550-552.
261. Sidi A, Paulus DA, Rush W, Gravenstein N, Davis RF. Methylene blue and indocyanine green artifactually lower pulse oximetry readings of oxygen saturation. Studies in dogs. J Clin Monit 1987;3:249-256.
262. Kessler MR, Eide T, Humayun B, Poppers PJ. Spurious pulse oximeter desaturation with methylene blue injection. Anesthesiology 1986;65:435-436.
263. Gorman ES, Shnider MR. Effect of methylene blue on the absorbance of solutions of haemoglobin. Br J Anaesth 1988;60:439-444.
264. Robinson DN, McFadzean WA. Pulse oximetry and methylene blue. Anaesthesia 1990;45:884-885.
265. Scott DM, Cooper MG. Spurious pulse oximetry with intrauterine methylene blue injection. Anaesth Intensive Care 1991;19:267-284.
266. Unger R, Scheller MS. More on dyes and pulse oximeters. Anesthesiology 1987;67:148-149.
267. Eide TR, Humayun-Scott B, Poppers PJ. More on dyes and pulse oximeters. In reply. Anesthesiology 1987;67: 149.
268. Eisenkraft JB. Methylene blue and pulse oximetry readings: spuriouser and spunouser! Anesthesiology 1988; 68:171.
269. Anonymous. Ambient light interference with pulse oximeters. Technol Anesth 1988;8:3.
270. Amar D, Neidzwski J, Wald A, Finck AD. Fluorescent light interferes with pulse oximetry. J Clin Monit 1989; 5:135-136.
271. Anonymous. Pulse oximeter inteference from surgical lighting. Health Devices 1987;16:50-51.
272. Anonymous. Pulse oximeter interference from surgical lighting. Technol Anesth 1987;7:8-9.
273. Anonymous. Ambient light interference with pulse oximeters. Health Devices 1987;16:346-347.
274. Brooks TD, Paulus DA, Winkle WE. Infrared heat lamps interfere with pulse oximeters. Anesthesiology 1984;61:630.
275. Block FE. Interference in a pulse oximeter from a fiberoptic light source. J Clin Monit 1987;3:210-211.
276. Costarino AT, Davis DA, Keon TP. Falsely normal saturation reading with the pulse oximeter. Anesthesiology 1987;67:830-831.
277. Hanowell L, Eisele JH, Downs D. Ambient light affects pulse oximeters. Anesthesiology 1987;67:864-865.
278. Munley AJ, Sik MJ. An unpredictable and possibly dangerous artefact affecting a pulse oximeter. Anaesthesia 1988;43:334.
279. Siegel MN, Gravenstein N. Preventing ambient light from affecting pulse oximetry. Anesthesiology 1987;67: 280.
280. Zablocki AD, Rasch DK. A simple method to prevent interference with pulse oximetry by infrared heating lamps. Anesth Analg 1987;66:915.
281. Samuels Sl, Shochat SJ. A new technique for stabilizing the oxygen saturation monitor probe in infants and children. Anesth Analg 1986;65:213.
282. Kataria BK, Lampkins R. Nail polish does not affect pulse oximeter saturation. Anesth Analg 1986;65:824.
283. Kataria BK, Lampkins R. Nail polish does not affect pulse oximeter saturation. Anesth Analg 1986;65:824.
284. Cote CJ, Goldstein EA, Fuchsman WH, Hoaglin DC. The effect of nail polish on pulse oximetry. Anesth Analg 1988;67:683-686.
285. Rubin AS. Nail polish color can affect pulse oximeter saturation. Anesthesiology 1988;68:825.
286. Tweedie IE. Pulse oximeters and fingernails. Anaesthesia 1989;44:268.
287. Battito MF. The effect of fingerprinting ink on pulse oximetry. Anesth Analg 1989;69:256.

288. Goucke R. Hazards of henna. Anesth Analg 1989; 69:416-417.
289. Sneyd JR. «Finger-painting» and the pulse oximeter. Anaesthesia 1991;46:420-421.
290. Ezri T, Szmuk P. Pulse oximeters and onychomycosis. Anesthesiology 1992;76:153.
291. Cahan C, Decker MJ, Hoekje PL, Strohl KP. Agreement between noninvasive oximetric values for oxygen saturation. Chest 1989;97:814-819.
292. Emery JR. Skin pigmentation as an influence on the accuracy of pulse oximetry. J Perinatol 1987;7:329-330.
293. Ries AL, Prewitt LM, Johnson JJ. Skin color and ear oximetry. Chest 1989;96:287-290.
294. Volgyesi GA, Spahr-Schopfer I, Bissonnette B. The effect of skin pigmentation on the accuracy of pulse oximetry: an in vitro study. Can J Anaesth 1991;38:A155
295. Hopkins PM. An erroneous pulse oximeter reading. Anaesthesia 1987;44:868.
296. Rosewarne FA, Reynolds KJ. Dried blood does not affect pulse oximetry. Anaesthesia 1991;46:886-887.
297. Oyston J, Ordman A. Erroneous explanation for an erroneous pulse oximeter reading. Anaesthesia 1990; 45:258.
298. Mendelson Y, Kent JC, Shahnarian A, Welch GW, Giasi RM. Simultaneous comparison of three noninvasive oximeters in healthy volunteers. Medical Instrum 1987;21:183-188.
299. Sendak MJ, Harris AP, Donham RT. Accuracy of pulse oximetry during severe arterial oxygen desaturation. Anesthesiology 1986;65:A133.
300. Sarnquist FH, Todd C, Whitcher C. Accuracy of a new non-invasive oxygen saturation monitor, esthesiology 1980;53:S163.
301. Wong DH, Tremper KK, Davidson J, et al. Pulse oximetry is accurate in patients with dysrhythmias and a pulse deficit. Anesthesiology 1989;70:1024-1025.
302. Block FE, Detko GJ. Minimizing interference and false alarms from electrocautery in the Nellcor N100 pulse oximeter. J Clin Monit 1986;12:203-205.
303. Barker SJ, Tremper KK, Gamel DM. A clinical comparison of transcutancous Po_2 and pulse oximetry in the operating room. Anesth Analg 1986;65:805-808.
304. Verhoeff F, Sykes MK. Delayed detection of hypoxic events by pulse oximeters. Computer simulations. Anaesthesia 1990;45:103-109.
305. Reynolds LM, Jobes DR, Nicholson SC, Escobar A, McGonigle ME. Changes in oxygen saturation in children are detected earlier by centrally placed pulse oximeter sensors. Anesthesiology 1992;77:A1178.
306. Ding Z, Shibata K, Yamamoto K, Kobayashi T, Murakami S. Decreased circulation time in the upper limb reduces the lag time of the finger pulse oximeter response. Can J Anesth 1992;39:87-89.
307. Wilson S. Conscious sedation and pulse oximetry. False alarms? Pediatr Dent 1990;12:228-232.
308. Rolf N, Cote CJ. Incidence of real and false positive capnography and pulse oximetry alarms during pediatric anesthesia. Anesthesiology 1991;75:A476.
309. Wiklund L, Hok B, Jordeby-Jonsson A, Stahl K. Postanesthesia monitoring. More than 75 % of pulse oximeter alarms are trivial. Anesthesiology 1992;77: A582.
310. Anonymous. Delay circuit may reduce pulse oximetry false alarms. Biomed Safe Stand 1992;22:162-163.
311. Pan PH, James CF. Effects of default alarm limit settings on alarm distribution in telemetric pulse oximetry network in ward setting. Anesthesiology 1991;75:A405.
312. Jones RDM, Lawson AD, Gunawardene WMS, Roulson CJ, Brown AG, Smith ID. An evaluation of prolonged oximetric data acquisition. Anesth Intensive Care 1992;20:303-307.
313. Pan PH. False alarms distribution in intraoperative pulse oximetry. Anesthesiology 1992;77:A494.
314. Marks LF, Heath PJ. An unusual pulse oximeter artifact. Anaesthesia 1990;45:501.
315. Ralston AC, Webb RK, Runciman WB. Potential errors in pulse oximetry. Anaesthesia 1991;46:291-295.
316. Ralston AC, Webb RK, Runciman WB. Potential errors in pulse oximetry. Part I. Pulse oximeter evaluation. Anaesthesia 1991;46:202-206.
317. Egbert TP, Westenskow DR. Detection of artifact in pulse oximetry signals using a neural network. Anesthesiology 1992;77:A521.
318. Taylor MB. Erroneous actuation of the pulse oximeter. A reply. Anaesthesia 1987;42:1116.
319. Norman GV, Cheney FW. Falsely elevated oximeter reading dangerous on one lung. APSF Newslett 1989; 4:23.
320. Norley I. Erroneous actuation of the pulse oximeter. Anesthesiology 1987;42:1116.
321. Dawalibi L, Rozario C, van den Bergh AA. Pulse oximetry in pulseless patients. Anaesthesia 1991;46:990-991.
322. Shlamowitz M, Miguel R. Prolonging the lifespan of disposable Nellcor pulse oxisensors. J Clin Monit 1990;6:160.
323. Tharp AJ. A cost-saving method of modifying the Nellcor pulse oximeter finger probe. Anesthesiology 1986; 65:446-447.
324. Strohl KP, House PM, Holic JF, Fouke JM, Cheung PW. Comparison of three transmittance oximeters. Med Instrum 1986;20:143-149.
325. Choe H, Tashiro C, Fukumitsu K, Yagi M, Yoshiya 1. Comparison of recorded values from six pulse oximeters. Crit Care Med 1989; 17:678-681.
326. Armstrong N, Perrin LS. Pulse oximeter overload. Anesthesiology 1992;76:148.
327. Anonymous. Safety alert. Pulse oximeter sensors can cause burns at skin-contact site. Biomed Safe Stand 1990;20:91-92.
328. Anonymous. Different manufacturers' patient probes and pulse oximeters. Technol Anesth 1990;11:2-3.
329. Willingham MC. A warning in the use of pulse oximeters: I. Anesthesiology 1990;73:358.
330. Murphy KG, Secunda JA, Rockoff MA. Severe burns from a pulse oximeter. Anesthesiology 1990;73:350-352.
331. Sloan TB. Finger injury by an oxygen saturation monitor probe. Anesthesiology 1988;68:936-938.
332. Mills GH, Ralph SJ. Burns due to pulse oximetry. Anaesthesia 1992;47:276-277.
333. Anonymous. Potential burn hazard from pulse oximeter adapter cables. Biomed Safe Stand 1992;22:28.
334. Anonymous. Oximeters, ear. Technol Anesth 1985;6:10.
335. Polar SM. Cutaneous injuries associated with pulse oximeters. J Clin Monit 1992;8:185.
336. Alexander R, Levison A. Burns from a pulse oximeter [Letter]. Clin Intens Care 1991;2:188.
337. Rubin MM, Ford HC, Sadoff RS. Digital injury from a

pulse oximeter probe. J Oral Maxillofac Surg 1991; 49:301-302.
338. Berge KH, Lanier WL, Scanlon PD. Ischemic digital skin necrosis. A complication of the reusable Nellcor pulse oximeter probe. Anesth Analg 1988;67:712-713.
339. Bannister J, Scott DHT. Thermal injury associated with pulse oximetry. Anaesthesia 1988;43:424-425.
340. Chemello PD, Nelson SR, Wolford LM. Finger injury resulting from pulse oximeter probe during orthognathic surgery. Oral Surg Oral Med Oral Pathol 1990; 69:161-163.
341. Bethune DW, Baliga N. Skin injury with a pulse oximeter. Br J Anaesth 1992;69:665.
342. Miyasaka K, Ohata J. Burn, erosion, and « sun » tan with the use of pulse oximetry in infants. Anesthesiology 1987;67:1008-1009.
343. Pettersen B, Kongsgaard U, Aune H. Skin injury in an infant with pulse oximetry. Br J Anaesth 1992;69:204-205.
344. Bashein G, Syrovy G. Burns associated with pulse oximetry during magnetic resonance imaging. Anesthesiology 1991;75:382-383.
345. Shellock FG, Slimp GL. Severe burn of the finger caused by using a pulse oximeter during MR imaging. AJR Am J Roentgenol 1989;153:1105.
346. Kanal E, Shellock FG. Burns associated with clinical MR examinations. Radiology 1990;175:585.
347. Ackerman WE, Juneja MM, Baumann RC, Kaczorowski DM. The use of a vinyl glove does not affect pulse oximeter monitoring. Anesthesiology 1989;70: 558-559.

6ᵉ Partie
Les alarmes

Signaux sonores
Identification du signal sonore
Signaux visuels
Hiérarchisation des alarmes
Fausses alarmes
Organisation des alarmes
Limites des alarmes
    Faux positifs
    Faux négatifs
Acquittement de l'alarme
Alarmes « intelligentes »

Les alarmes sont des signaux émis automatiquement par un appareil pour signaler toute anomalie. Le but d'une alarme est d'attirer l'attention, de faire passer une information, d'augmenter la vigilance et d'avertir d'un risque constitué ou en voie de l'être (1-3). Un autre but peut être le transfert de responsabilité du fabricant de l'appareil à l'utilisateur (4).

Le nombre d'alarmes pendant l'anesthésie a augmenté de façon considérable, pour plusieurs raisons. Tout d'abord, le nombre et la diversité des moniteurs ont augmenté. Ensuite, du fait de l'accent mis sur la sécurité du malade et de la prise de conscience qu'une erreur était toujours possible, même chez les plus compétents, les fabricants ont rajouté des alarmes sur le plus grand nombre possible des constituants des appareils. Pour compliquer encore les choses, les alarmes peuvent provenir d'autres appareils comme le bistouri électrique, les lasers, les couvertures chauffantes et les pompes à perfusion. Le résultat est que l'équipe d'anesthésie est confrontée à nombre de signaux souvent gênants au moment où le patient requiert le plus d'attention.

Signaux sonores

Il est indispensable qu'existe un moyen d'avertir l'équipe d'anesthésie lorsqu'une modification quelconque apparaît dans l'appareil d'anesthésie, le circuit respiratoire ou chez le malade, car il existe toujours des moments de baisse d'attention ou de moindre vigilance du fait de la multiplicité des tâches à accomplir (5). Un signal sonore attire brutalement l'attention de façon plus rapide et plus sûre qu'un signal visuel (6).

Dans l'idéal, un signal sonore doit attirer l'attention mais ne pas effrayer. Malheureusement, les caractéristiques qui permettent aux alarmes sonores d'attirer l'attention les rendent souvent agaçantes. Certaines sont tellement déplaisantes que la première réaction peut être de vouloir faire cesser le bruit plutôt que de rechercher la cause du déclenchement de l'alarme. Dans certains cas, les fabricants rendent délibérément les sons gênants et très bruyants afin d'éviter que leur matériel ne soit mis en cause dans l'absence de détection d'une anomalie.

De nombreuses alarmes émettent des signaux constants et monocordes facilement masqués par des sons plus forts et plus complexes qui comportent des tonalités de même fréquence (7). Ainsi, dans un environ-

Tableau 18.1 Signaux d'alarme

Catégorie d'alarme	Réponse de l'opérateur	Signaux sonores	Signaux lumineux	Fréquence de clignotement
Priorité absolue	Immédiate	Priorité ni basse ni intermédiaire	Rouge	1,4 à 2,8 Hz
Priorité intermédiaire	Rapide	Priorité ni basse ni absolue	Jaune	0,4 à 0,8 Hz
Priorité basse	Attention simple	Priorité ni absolue ni intermédiaire	Jaune	Allumage constant

Provenance : American Society for Testing and Materials. Norme pour les alarmes de l'équipement médical utilisé en anesthésie et réanimation respiratoire. (F1463-93) Philadelphie ASTM, 1993.

nement bruyant, en particulier lorsque plusieurs alarmes se déclenchent simultanément, l'une d'entre elles peut ne pas être entendue.

Il existe plusieurs possibilités d'alarmes selon leur son, leurs timbres, leurs tons, leurs fréquences ou leurs niveaux sonores (8). En 1993, a été publiée une norme pour les signaux sonores électroniques utilisés en anesthésie et en surveillance respiratoire (9). Certaines de ces recommandations sont rapportées dans le tableau 18.1.

Les recommandations stipulent que les alarmes sonores doivent avoir une fréquence de base située entre 150 et 1 000 Hz, correspondant aux tonalités musicales standard. Elles doivent être composées d'au moins quatre fréquences situées entre 300 et 4 000 Hz qui sont associées de façon à composer un son précis. Les alarmes réglables auront une intensité allant de 45 à 85 db, et celles à intensité fixe entre 70 et 85 db.

On préfère en Europe une autre approche qui est celle des sons Patterson (10). Ces tonalités, au départ développées pour l'aviation, ont été modifiées pour équiper le matériel médical. Il existe trois alarmes sonores générales pour informer, avertir et alarmer, et six types d'alarmes pour la ventilation, l'oxygénation, le cardiovasculaire, les perfusions, les administrations médicamenteuses et la température. Des réserves ont été émises à propos de l'utilisation de ces sonorités en salle d'opération, du fait du bruit et de l'agression qu'elles engendreraient, compte-tenu des progrès technologiques réalisés sur les appareils de surveillance (8,10).

Identification du signal sonore

Lorsqu'une alarme se déclenche, il faut identifier son origine. Il est important que le clinicien puisse rapidement identifier une alarme car un grand nombre d'appareils ne sont pas à portée de vue et il est impossible d'en assurer une surveillance constante. L'impossibilité d'identifier une alarme risque de retarder ou d'empêcher une intervention rapide sur la cause (2,5). De plus, un signal sonore non identifiable peut détourner l'attention, ce qui peut aggraver une situation parfois déjà délicate (8).

Certaines alarmes ont des tonalités élevées difficiles à différencier les unes des autres et à localiser, car le son semble provenir de plusieurs endroits. De nombreux anesthésistes ont des difficultés à identifier les alarmes sonores (11-15).

Signaux visuels

Alors que les sons attirent l'attention d'une manière générale, les signaux visuels donnent des indications plus précises. Leur principal inconvénient est qu'ils peuvent ne pas être vus par la personne responsable si elle est occupée par une autre tâche (12). Un autre problème est qu'il n'est pas toujours possible de détourner son regard pour examiner l'alarme (par exemple pendant la laryngoscopie).

Les alarmes lumineuses sont caractérisées par leur couleur, leur intensité, leur taille, leur localisation et leur fréquence de clignotement (8). Les lumières clignotantes attirent plus l'attention et sont habituellement réservées aux informations prédominantes.

Les recommandations pour les alarmes visuelles sont rapportées dans le tableau 18.1. Il n'y a, avec les alarmes sous forme de messages alphanumériques ou de graphiques créés par ordinateur, y compris les alarmes centralisées, aucun impératif de couleur et de fréquence de clignotement comme ceux donnés dans le tableau. Les signaux visuels doivent être clairement lus à 1 mètre. Les signaux de priorité absolue ou intermédiaire doivent être visibles à 4 mètres.

Hiérarchisation des alarmes

Toutes les alarmes n'ont pas la même importance. L'information que véhicule une alarme est soit une urgence, soit une urgence potentielle, soit seulementune situation inhabituelle. Il n'y a souvent pas de relation entre la sonorité de l'alarme et le degré d'urgence à son origine (16).

Les recommandations concernant les alarmes les divisent en trois types de priorité : absolue, intermédiaire et faible. Une alarme de priorité absolue impose une intervention immédiate. Dans la priorité intermédiaire, l'intervention doit être rapide. Une alarme de faible priorité ne requiert que l'attention de l'opérateur. Ces alarmes peuvent ou non se doubler d'une alarme sonore. Les alarmes visuelles et auditives doivent s'acquitter automatiquement en cas normalisation du paramètre qui l'a déclenché.

Le but de la hiérarchisation des alarmes est d'éviter d'être gêné par des alarmes peu importantes dans une situation d'urgence. Cela ne réduit pas le nombre d'alarmes mais les rend plus faciles à gérer. On a proposé que, en cas de problème, seule l'alarme concernant la situation la plus urgente soit sonore, les autres étant temporairement supprimées (2). Une fois le problème principal résolu, l'alarme de plus grande priorité serait ensuite déclenchée. Cet enchaînement de priorités ne concernerait que les alarmes sonores, les alarmes visuelles, non gênantes, devant rester déclenchées.

Organisation des alarmes

Dans le monitorage habituel, les messages d'alarme arrivent en ordre dispersé. Les signaux visuels destinés à préciser la nature exacte de l'alarme sont disposés au hasard, ce qui retarde l'identification du problème.

Un progrès récent dans l'ordre d'identification des alarmes est l'écran unique (2). Certains de ces écrans sont montrés sur les figures 18.41 et 18.42. Cet écran est raccordé à différents moniteurs. Toute alarme peut être identifiée sur l'écran. En visualisant un seul endroit, on peut identifier le problème. Toutefois, face à un problème grave, l'écran peut être surchargé et difficile à lire. Il peut également être difficile de relier tous les appareils à un seul écran.

Limites des alarmes

Les critères qui déclenchent une alarme en particulier sont appelés les limites (valeurs

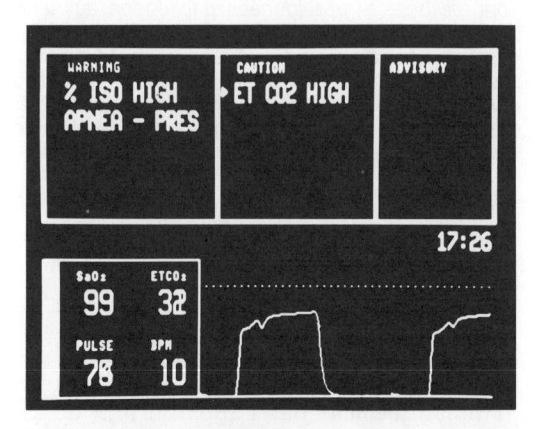

Figure 18.41. Exemple de hiérarchisation des alarmes. Un seul écran est relié à plusieurs moniteurs. Lorsqu'une alarme se déclenche, elle peut être identifiée sur l'écran. Plusieurs données provenant des moniteurs sont affichées au-dessous et à droite de la courbe de capnographie. (Reproduit avec l'autorisation de North American Drager.)

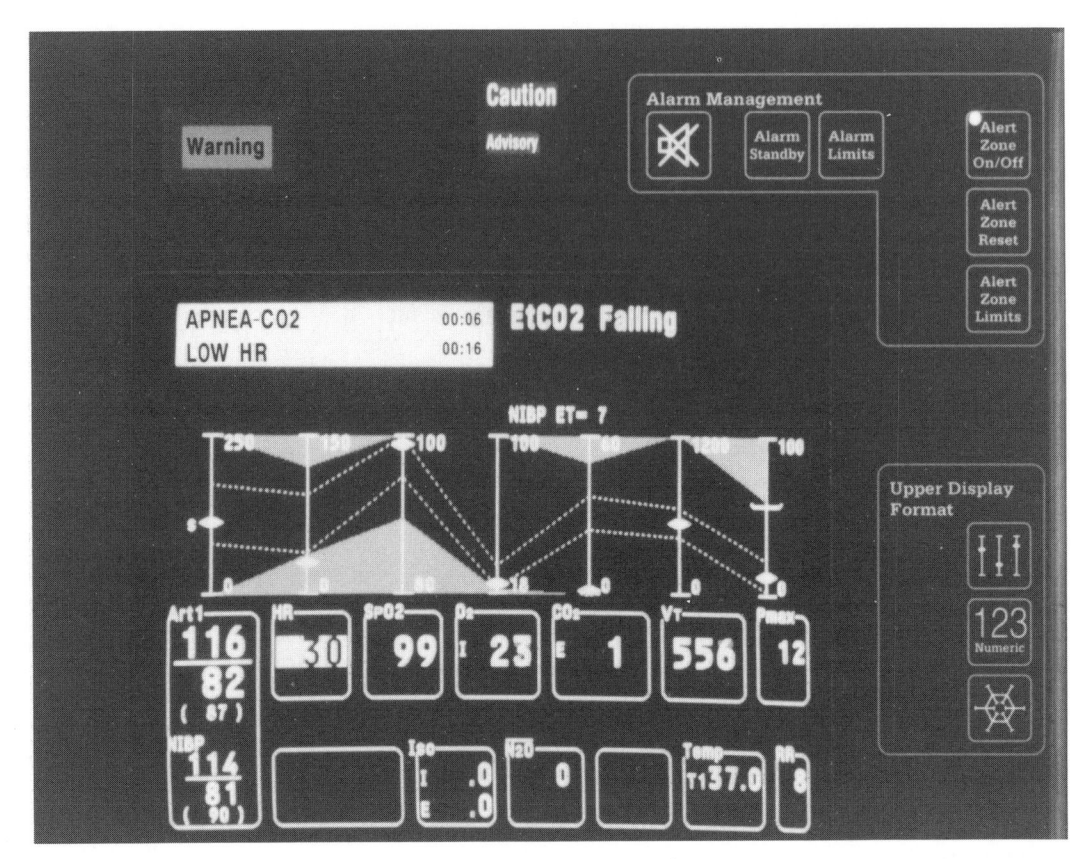

Figure 18.42. Autre type de hiérarchisation des alarmes. Les messages d'alerte, d'avertissement ou d'indication simple sont affichés en haut de l'écran. Les données provenant de plusieurs moniteurs sont affichées à la fois sous forme numérique et graphique. Les données numériques sont en bas. Au-dessous, les valeurs sont affichées et positionnées par rapport aux limites d'alarme. Ce type d'affichage fournit également les zones dites d'alerte délimitées par des lignes en pointillés. Lorsque l'alarme se déclenche, le système compare les valeurs mesurées aux limites préréglées : si les valeurs se situent en dehors, un message d'avertissement sonne. Un bouton de temporisation de l'alarme permettant d'arrêter toutes les alarmes sonores est situé en haut à droite. Lorsqu'une alarme sonne, le message d'alerte ou d'avertissement se met à clignoter. La temporisation arrête le clignotement mais le message reste affiché. (Reproduit avec l'autorisation de Ohmeda, département de Boc Health Care Inc.).

seuils, limites, seuils, réglages). Les limites des alarmes doivent être affichées en permanence ou accessibles en permanence.

Les limites sont fixées soit par le fabricant soit par l'utilisateur. Celles fixées par le fabricant sont soit des alarmes par défaut (fixées automatiquement par l'appareil lors de sa mise en route), soit des limites déterminées à partir de l'acquisition et de l'analyse des valeurs mesurées sur une certaine période de surveillance (5).

Les limites peuvent également être fixées par l'utilisateur, ce qui lui permet de les régler selon ses besoins. Dans la plupart des cas, l'appareil recouvre les valeurs par défaut après qu'on l'ait éteint.

Pour garantir qu'une alarme se déclenche avant qu'une situation ne devienne critique et que les fausses alarmes ne soient pas trop nombreuses, il faut que l'appareillage soit bien conçu et que l'attitude de l'opérateur soit rationnelle (8,17). De nombreux utilisateurs fixent les alarmes à des niveaux jamais atteints en clinique. D'autres se contentent d'utiliser les limites de la dernière personne ayant utilisé l'appareil. D'autres, enfin, fixent des seuils très proches des valeurs de sécurité et les modifient souvent afin d'éviter les fausses alarmes. Malheureusement, cela peut conduire en pratique à invalider l'alarme (8, 18).

Fixer des limites non réalistes multiplie les fausses alarmes (si les limites sont trop proches des valeurs normales) ou empêche leur déclenchement face à un problème réel (si elles sont trop éloignées des valeurs normales) (5,19).

Les limites permettant la détection de variations significatives ne sont pas les mêmes pour tous les malades. Si l'on règle les alarmes pour couvrir l'ensemble des zones de sécurité de tous les patients, on prend le risque d'un nombre important de fausses alarmes. Si les limites sont trop extrêmes, elles ne conviendront pas à un patient en bon état général. Il semble ici raisonnable que le fabricant fixe des limites par défaut, applicables aux sujets normaux, et que celles-ci puissent être réglées par l'utilisateur à des valeurs spécifiques à chaque patient.

Il convient de noter les limites des alarmes sur la feuille d'anesthésie. Cela fournit la preuve que les alarmes ont été activées et sensibilise l'utilisateur qui sera plus enclin à fixer les limites adaptées à chaque cas.

Fausses alarmes (19)

Lorsqu'une alarme ne se déclenche pas alors qu'elle le devrait (faux négatif) cela met directement en péril le malade. Lorsqu'elle se déclenche sans raison valable (faux positif), elle est gênante et on a alors tendance à l'ignorer ou l'éteindre.

FAUX POSITIFS

En fait, beaucoup d'alarmes sont fausses (20,25). Une fausse alarme consomme du temps et de l'attention pour vérifier la situation réelle, ce qui détourne des autres tâches et peut faire prendre des mesures inappropriées. Les fausses alarmes agacent et peuvent finir par être dangereuses pour le patient car l'opérateur va être de plus en plus tenté de les ignorer, de désactiver tout le système d'alarme, d'éteindre l'alarme en cause sans en vérifier l'origine ou de fixer des limites d'alarmes très larges. La désactivation des alarmes est une attitude fréquente (26,28).

Il existe un grand nombre de causes aux fausses alarmes, y compris un mauvais fonctionnement de l'alarme elle-même, les artefacts de mauvais réglages ou de mauvaises valeurs par défaut, et la confusion entre alarme et autres sons.

Fixer de larges limites d'alarmes en réduit le nombre (22). Le fabricant inclut dans certains cas des limites étroites afin de se protéger légalement et, si elles ne sont pas modifiées, les fausses alarmes vont se multiplier. On peut en diminuer le nombre en adaptant les limites à certains moments car les plages de surveillance varient avec les différents temps de l'anesthésie (29).

Un artefact peut faire recueillir par l'appareil une valeur qu'il considère hors des limites d'alarme. Des exemples en sont l'interférence du bistouri électrique avec l'ECG, les mouvements avec l'oxymètre de pouls ou la compression par un brassard à tension (30). On peut diminuer le nombre d'artefacts en mettant minutieusement en place les capteurs (31). Avec certains appareils, on réduit le nombre de fausses alarmes en retardant le déclenchement de l'alarme par rapport à la détection (18,32). Dans certains oxymètres de pouls, on peut faire varier le temps de moyennage des signaux : quand on l'augmente, on diminue le nombre de fausses alarmes.

On peut parfois diminuer le nombre de fausses alarmes en couplant les appareils, comme par exemple en synchronisant l'oxymètre de pouls et le moniteur de pression non invasive. Lorsque le capteur de l'oxymètre est situé sur le même bras que le brassard à tension, aucune alarme ne se déclenchera en l'absence de pouls dû au gonflage du brassard. Un autre exemple est le couplage de l'oxymètre et de l'électrocardiogramme. Les valeurs de SpO_2 ne sont retenues que lorsqu'un signal ECG est détecté.

FAUX NÉGATIFS

Il y a faux négatif lorsque les limites sont fixées de telle façon qu'une situation potentiellement dangereuse ne déclenche pas l'alarme, ou lorsque le niveau sonore a été abaissé au point qu'elle ne soit plus audible.

Acquittement de l'alarme

Une fois l'attention de l'opérateur attirée par l'alarme, celle-ci devient inutile et gênante (2). Il faut alors l'acquitter (rendre silencieux, réarmer, temporiser, inactiver, différer), le temps de redresser la situation.

La plupart des appareils comportent un moyen de réduire au silence, au moins temporairement, un signal sonore. La durée de la temporisation, variable avec les appareils, est parfois réglable. Certains appareils indiquent cette durée. D'après les normes concernant les alarmes, un indicateur visuel doit signaler la temporisation d'une alarme de grande ou de moyenne priorité.

Alarmes « intelligentes » (19,22,33,43)

Les derniers progrès en terme de technologie des alarmes est l'alarme intelligente. Quand une anomalie est détectée et déclenche une alarme, l'alarme intelligente va identifier son origine, analyser les données, fournir à l'utilisateur une liste des origines possibles et éventuellement aider à déterminer la conduite à tenir optimale.

Il est probable que cette analyse de données permettra de réduire le nombre des fausses alarmes en modulant l'intensité du signal et en intégrant d'autres paramètres. Elle permettra également d'améliorer la sécurité de l'anesthésie en réduisant le temps nécessaire à la résolution des problèmes (37).

RÉFÉRENCES

1. Beneken JEW, van der Aa JJ. Alarms and their limits in monitoring. J Clin Monit 1989;5:205-210.
2. Schreiber PJ, Schreiber J. Structured alarm systems for the operating room. J Clin Monit 1989;5:201204.
3. Quinn ML. Semipractical alarms. A parable. J Clin Monit 1989;5:196-200.
4. Hayman WA, Drinker PA. Design of medical device alarm systems. Med Instrum 1983;17:103-106.
5. Sykes MK. Panel on practical alarms. J Clin Monit 1989;5:192-193.
6. Morgan CT, Cook JS III, Chapanis A, Lund MW. Eds. Human engineering guide to equipment design. New York: McGraw-Hill,1963.
7. Stanford LM, McIntyre JWR, Hogan JT. Audible alarm signals for anaesthesia monitoring equipment. Int J Clin Monit Comp 1985;1:251-256.
8. Weinger MB, Smith NT. Vigilance, alarms, and integrated monitoring systems. In: Ehrenwerth J, Eisenkraft JB, Eds. Anesthesia equipment, principles and applications. St. Louis: CV Mosby, 1993:350-384.
9. American Society for Testing and Materials. Specification for alarm signals in medical equipment used in anesthesia and respiratory care (F1463-93). Philadelphia: ASTM, 1993.
10. Weinger MB. Proposed new alarm standards may make a bad situation worse. Anesthesiology 1991;74:791-792.
11. Finley GA, Cohen AJ. Perceived urgency and the anaesthetist: responses to common operating room monitor alarms. Can J Anaesth 1991;38:958-964.
12. Griffith RL, Raciot BM. A survey of practicing anesthesiologists on auditory alarms in the operating room. In: Hedley-Whyte, J, Ed. Operating room and intensive care alarms and information transfer (STP 1152). Philadelphia: American Society for Testing and Materials, 1992:10-18.
13. Loeb RG, Jones BR, Leonard RA, Behrman K. Recognition accuracy of current operating room alarms. Anesth Analg 1992;75:499-505.
14. Samuels Sl. An alarming problem. Anesthesiology 1986;64:128-129.
15. Schmidt SI, Baysinger CL. Alarms: help or hindrance? Anesthesiology 1986;64:654-655.
16. Beinlich IA, Gaba DM. The ALARM monitoring system -intelligent decision making under uncertainty. Anesthesiology 1989;71:A337.
17. Kerr JH. Alarms and excursions [Editorial]. Anaesthesia 1986;41:807-808.
18. Anonymous. Delay circuit may reduce pulse oximetry false alarms. Biomed Safe Stand 1992;22:162-163.
19. Kerr JH. Warning devices. Br J Anaesth 1985;57:696-708.
20. Koski EMJ, Makivirta A, Sukuvaara T, et al. Frequency and reliability of alarms in the monitoring of cardiac postoperative patients. Int J Clin Monit Comput 1990;7:129-133.
21. Wiklund L, Hok B, Jordeby-Jonsson A, Stahl K. Postanesthesia monitoring. More than 75% of pulse oximeter alarms are trivial. Anesthesiology 1992;77:A582.
22. Watt RC, Miller KE, Navabi MJ, Hameroff SR, Mylrea KC. An approach to « smart alarms » in anesthesia monitoring. Anesthesiology 1988;69:A241.
23. Schaaf C, Block FE. Evaluation of alarm sounds in the operating room. J Clin Monit 1989;5:300-301.
24. O'Carroll TM. Survey of alarms in an intensive therapy unit. Anaesthesia 1986;41:742-744.
25. Kestin IG, Miller BR, Lockhart CH. Auditory alarms during anesthesia monitoring. Anesthesiology 1988;69: 106-109.
26. McIntyre JWR. Ergonomics. Anaesthetists' use of audi-

tory alarms in the operating room. Int J Clin Monit Comput 1985;2:47-55.
27. Anonymous. Critical alarms: patients at risk. Technol Anesth 1987;7(10):1-6.
28. Sury MRJ, Hinds CJ, Boustred M. Accidental disconnexion following inactivation of Servoventilator alarm. Anaesthesia 1986;41:91.
29. van Oostrom JH, Gravenstein C, Beneken JEW, Gravenstein JS. Improving alarm systems: how to define acceptable vital signs during general anesthesia. J Clin Monit 1992;8:159-160.
30. Spraker TE. Alarm strategies for anesthesia: where we've been; where we are now; where we're going. J Clin Monit 1989;5:301.
31. Barker SJ, Hyatt J, Shah NK. The accuracy of malpositioned pulse oximeters during hypoxemia. Anesthesiology 1992;77:A496.
32. Pan PH, James CF. Effects of default alarm limit settings on alarm distribution in telemetric pulse oximetry network in ward setting. Anesthesiology 1991;75:A405.
33. Anonymous. Alarms in the operating room. Can J Anaesth 1991;38:951.
34. Egbert TP, Westenskow DR. Detection of artifact in pulse oximetry signals using a neural network. Anesthesiology 1992;77:A521.
35. Fukui Y, Masuzawa T. Knowlege-based approach to intelligent alarms. J Clin Monit 1989;5:211-216.
36. Orr JA, Westenskow DR. A breathing circuit alarm system based on neural networks. Anesthesiology 1989;71:A338.
37. Orr JA, Simon FH, Bender H-J, Westenskow DR. Response time with smart alarms. Anesthesiology 1990;73:A447.
38. Orr JA, Westenskow DR. Evaluation of a breathing circuit alarm system based on neural networks. Anesthesiology 1990;73:A445.
39. Orr JA, Kuck K, Farrell RM, Westenskow DR. Neural network breathing circuit alarms in an anesthesia workstation. Anesthesiology 1991;75:A1005.
40. Pan PH. False alarms distribution in intraoperative pulse oximetry. Anesthesiology 1992;77:A494.
41. van Oostrom JH, van der Aa JJ, Beneken JEW, Gravenstein JS. Intelligent alarms in the anesthesia circle breathing system. Anesthesiology 1989;71:A336.
42. Westenskow DR, Loeb RG, Brunner JX, Pace NL. Expert alarms and autopilot in an anesthesia workstation. Anesthesiology 1988;69:A731.
43. Watt RC, Navabi MJ, Mylrea KC, Hameroff SR. Integrated monitoring «smart alarms» can detect critical events and reduce false alarms. Anesthesiology 1989; 71:A338.

Chapitre 19

Vérification et entretien du matériel
Textes réglementaires

Traduction : Jean-Pierre Haberer

Introduction
Vérifications quotidiennes avant utilisation
  Matériel de ventilation de secours
  Étage à haute pression
  Étage à basse pression
  Circuit de ventilation
  Système antipollution et valve d'échappement
  Systèmes de ventilation manuelle et ventilateurs
  Moniteurs
  Étape finale
Autres vérifications de l'appareil et du circuit de ventilation
  Alarme de la pression d'alimentation en oxygène
  Fuites au niveau du support de la bouteille de secours
  Valve de sécurité en cas de défaillance de l'alimentation centrale en oxygène
  Matériel de rechange
Vérification des autres composants
  Sondes d'intubation
  Laryngoscopes
  Accessoires pour intubation
  Masques et canules
  Autre matériel
Vérifications successives d'un même appareil utilisé pour plusieurs interventions
Procédure à la fin d'une anesthésie
Maintenance à la fin du programme opératoire
Vérification d'un matériel neuf ou modifié
Maintenance préventive
  Contrat de maintenance avec le fabricant
  Maintenance par une société indépendante du fabricant
  Service biomédical de l'hôpital
Archivage des fiches de vérification et d'entretien
Loi sur la sécurité des équipements médicaux

Introduction

L'idée d'une vérification systématique, identique à celle utilisée dans l'aviation avant le décollage, pour s'assurer que le matériel d'anesthésie fonctionne correctement et qu'il est prêt à l'emploi est une attitude largement acceptée (1-3). Une « check-list » électronique a été proposée ; elle offrirait peut-être des avantages que n'a pas une liste manuscrite (4).

Des études ont montré que l'absence de vérification soigneuse de l'équipement était en cause dans près de 33 % des incidents dangereux (4-7). L'utilisation d'une check-list pourrait être un facteur important de réduction de tels incidents (8).

L'absence de vérification correcte de l'équipement avant son utilisation est fréquente (9,10) et on a constaté que de nombreux utilisateurs de matériel d'anesthésie sont incapables d'identifier des anomalies que l'on avait volontairement créées (11-13). On peut parfois trouver des anomalies même immédiatement après une vérification de maintenance (14).

Selon les normes de 1988 concernant l'appareil d'anesthésie (15), un descriptif des diverses vérifications à réaliser avant l'utilisation de l'appareil doit être fourni par le

Tableau 19.1. Procédure de vérification simplifiée

Matériel de ventilation de secours
1. Vérifier que le matériel de ventilation de secours est disponible et en état de marche [a]

Étage à haute pression
2. Vérifier la bouteille d'oxygène de secours [a]
    a. Ouvrir la bouteille d'oxygène et vérifier qu'elle est au moins à moitié pleine (environ 1000 psi ou 70 bars)
    b. Fermer la bouteille
3. Vérifier l'alimentation centrale des gaz [a]
    a. Vérifier que les tuyaux flexibles sont branchés et que les manomètres de l'alimentation indiquent une pression d'environ 50 psi ou 3,5 bars

Étage à basse pression
4. Vérification du système à basse pression [a]
    a. Fermer les robinets d'arrivée des gaz ainsi que les évaporateurs
    b. Vérifier le niveau de l'anesthésique dans les évaporateurs ainsi que l'étanchéité du site de remplissage
5. Réaliser les tests de détection de fuites dans le système basse pression [a]
    a. Vérifier que le bouton principal de l'appareil est dans la position « arrêt » et que les débitmètres sont fermés
    b. Fixer une poire d'aspiration sur l'orifice de sortie des gaz frais
    c. Comprimer plusieurs fois la poire jusqu'à son collapsus
    d. Vérifier que la poire reste collabée pendant au moins 10 secondes
    e. Répéter les étapes c et d en ouvrant successivement les différents évaporateurs
    f. Enlever la poire d'aspiration et rebrancher le tuyau des gaz frais
6. Mettre le bouton principal sur la position « marche » et allumer les autres appareils à alimentation électrique [a]
7. Vérifier les débitmètres [a]
    a. Ouvrir les débitmètres en affichant successivement des débits faibles et des débits élevés pour vérifier l'intégrité des tubes et le déplacement correct des flotteurs
    b. Essayer d'obtenir un mélange hypoxique O_2/N_2O et vérifier que les débits des deux gaz varient de façon adaptée et/ou que l'alarme se déclenche

Système antipollution
8. Vérifier et mettre en marche le système antipollution
    a. Vérifier que les connexions entre le système antipollution, la valve d'échappement (valve de surpression) et la valve de surpression du ventilateur sont correctes
    b. Ajuster le niveau d'aspiration (si le système est de type aspiratif)
    c. Ouvrir complètement la valve d'échappement et occlure le raccord en Y
    d. Le débit d'oxygène étant fixé à son minimum, laisser le ballon réservoir du système antipollution se collaber complètement et vérifier que le manomètre du bac à chaux indique une valeur proche de zéro
    e. Activer le bypass d'oxygène pour distendre le ballon réservoir du système antipollution et vérifier que le manomètre du bac à chaux indique une pression inférieure à 10 cm H_2O

Système de ventilation
9. Calibrer l'analyseur d'oxygène [a]
    a. Vérifier que l'analyseur indique 21 % en air ambiant
    b. Vérifier que l'alarme de concentration basse d'oxygène est branchée et qu'elle fonctionne
    c. Replacer le capteur dans le circuit et rincer le circuit de ventilation avec de l'oxygène pur
    d. Vérifier que l'analyseur indique une concentration d'oxygène supérieure à 90 %
10. Vérifier l'état initial du système de ventilation
    a. Placer le sélecteur dans la position « ballon » ou « manuel » (ventilation manuelle)
    b. Vérifier l'intégrité du système de ventilation, qu'il est complet et qu'il n'est pas obstrué
    c. Vérifier que la coloration de la chaux sodée est normale
    d. Installer les accessoires du système de ventilation qui seront utilisés durant l'anesthésie (par exemple l'humidificateur, la valve de PEP)
11. Réaliser les tests de fuite du système de ventilation
    a. Fermer tous les débitmètres ou afficher le débit minimal
    b. Fermer la valve d'échappement et occlure le raccord en Y
    c. Avec le bypass d'oxygène, créer une pression de 30 cm H_2O dans le circuit
    d. Vérifier que la pression dans le circuit se maintient à 30 cm H_2O pendant au moins 10 secondes
    e. Ouvrir la valve d'échappement et vérifier que la pression diminue

Systèmes de ventilation manuel et automatique
12. Tester les systèmes de ventilation et les valves unidirectionnelles
    a. Fixer un deuxième ballon réservoir sur le raccord en Y

Tableau 19.1. *Suite*

    b. Afficher les paramètres ventilatoires adaptés au patient à anesthésier
    c. Basculer le sélecteur sur la position « ventilator » ou « ventilation contrôlée »
    d. Mettre le ventilateur en marche et remplir le soufflet et le ballon réservoir avec le bypass d'oxygène
    e. Afficher un débit d'oxygène minimal, les autres débitmètres étant fermés
    f. Vérifier que, lors de l'insufflation, le soufflet délivre le volume courant correct et qu'il se remplit complètement durant l'expiration
    g. Afficher un débit de gaz frais de 5 l/min. Vérifier que les valeurs indiquées par le débitmètre concordent avec celles affichées sur le ventilateur
    h. Vérifier que le soufflet du respirateur et que le ballon test se remplissent et se vidangent correctement, et qu'il ne persiste pas une pression positive résiduelle à l'expiration
    i. Vérifier le fonctionnement des valves unidirectionnelles
    j. S'assurer du bon fonctionnement des accessoires du circuit de ventilation
    k. Arrêter le ventilateur et passer en position manuelle
    l. Ventiler manuellement le circuit en observant l'insufflation et la vidange du ballon test ; apprécier par la palpation la résistance et la compliance du circuit
    m. Enlever le ballon fixé au niveau du raccord en Y

Moniteurs
13. Vérifier, calibrer et/ou fixer les limites d'alarmes de tous les moniteurs
    Capnomètre
    Oxymètre de pouls
    Analyseur d'oxygène
    Spiromètre ou débitmètre
    Manomètre avec alarme de pression haute et basse au niveau des voies aériennes

Étape finale
14. Vérifier l'appareil immédiatement avant son utilisation
    a. Évaporateurs fermés
    b. Valve d'échappement ouverte
    c. Sélecteur de circuit sur la position « ballon » ou « manuel »
    d. Débitmètres fermés ou sur débit minimal
    e. Pression du système d'aspiration fixé à un niveau adapté
    f. Système de ventilation prêt à être utilisé

[a] Si le même appareil d'anesthésie est utilisé pour plusieurs anesthésies successives, il n'est pas nécessaire de répéter ces étapes ou elles peuvent être abrégées. Version mise à jour publiée dans *ASA Newsletter* 1994;58:35.

fabricant, et ce descriptif doit être fixé à l'appareil. Les manuels d'utilisation fournis par les fabricants pour les appareils les plus récents fournissent un mode d'emploi habituellement complet et détaillé des diverses instructions à suivre pour la réalisation de la vérification. Il faut attentivement lire ces instructions et respecter les. protocoles suggérés.

La Food and Drug Administration, travaillant en collaboration avec des représentants de la communauté anesthésique et de l'industrie, a colligé les recommandations concernant la vérification de l'appareil, et celles-ci ont été publiées en 1986 (16). Malheureusement, cette liste était trop compliquée pour la plupart des utilisateurs. De plus, une étude a montré que cette check-list n'a pas amélioré la capacité du personnel d'anesthésie à détecter une défaillance de la machine (13). Pour simplifier le protocole de vérification, le rendre plus pratique et réellement utilisé sur le terrain, une version simplifiée a été publiée en 1994 tableau 19.1. L'objectif de cette liste a été de conserver et d'ajouter les vérifications des parties les plus fréquemment défaillantes et ayant alors très rapidement des conséquences sérieuses pour le patient (17). Dans cette liste a été exclue la vérification des composants dont la défaillance est rare ou dont la défaillance isolée reste sans danger pour le patient.

Les recommandations de vérification de la FDA s'appliquent à un système anesthésique comportant un système d'alimentation en gaz frais, un circuit filtre (ou fermé, ou circulaire), un ventilateur avec un soufflet ascendant et un monitorage qui associe un capnographe, un oxymètre de pouls, un analyseur d'oxygène, un débitmètre et des manomètres de la pression dans le circuit avec des alarmes de pression haute et basse. Il faut, si on utilise un montage qui n'a pas cette configuration, rechercher les défaillances qui échapperaient à cette check-list et adapter le protocole de vérification au matériel utilisé. Par exemple, si on utilise un circuit de Mapleson, il faut en tenir compte. On doit consulter le mode d'emploi du fabricant pour des vérifications particulières. Toute modification de la check-list devrait être validée par des experts.

Une copie du protocole de vérification doit être conservée dans le tiroir de l'appareil d'anesthésie ou être fixée à celui-ci ou au chariot d'anesthésie. Le document indiquant que la check-list a été utilisée, mentionnant la date et l'heure, doit être conservé pendant plusieurs années. La règle veut que « ce qui n'est pas écrit, n'est pas fait » (18).

Vérifications quotidiennes avant utilisation

Les recommandations de la FDA doivent être considérées comme les vérifications minimales à réaliser avant toute utilisation d'un appareil d'anesthésie *(NdT : En France, la Société Française d'Anesthésie et de Réanimation a élaboré des recommandations concernant la vérification du matériel. Ces recommandations sont reproduite en annexe 1 en fin de livre)*. Divers autres tests suggérés par différents auteurs sont exposés ci-dessous, afin de permettre à chacun de choisir ceux qui lui paraissent les plus importants. Dans certains cas, on peut préférer un autre test pour vérifier le fonctionnement d'une partie donnée de l'appareil. Quand, dans ce chapitre, nous décrirons un autre test, nous le comparerons aux autres méthodes. L'utilisateur doit prendre connaissance de la procédure de contrôle préconisée par le fabricant et modifier la check-list selon ses propres nécessités.

Il est admis qu'en cas d'extrême urgence il n'est pas possible de réaliser une vérification complète.

MATÉRIEL DE VENTILATION DE SECOURS

Insufflateur manuel

Chaque site d'anesthésie doit disposer d'un insufflateur manuel (ce matériel est décrit dans le chapitre 8). Bien que rares, certaines défaillances (telles une contamination de la canalisation d'oxygène, une baisse de la pression d'alimentation ou une obstruction du circuit de ventilation) peuvent rendre l'appareil d'anesthésie inopérant (17). Parfois, on n'arrive pas à retrouver immédiatement la cause d'un incident. Dans ces cas, l'insufflateur manuel permet de ventiler le patient, le temps de résoudre le problème ou de changer la machine.

Il faut examiner l'insufflateur à la recherche de signes d'usure, tels des déchirures ou des ruptures. Puis on ferme la sortie patient de la valve et on comprime le ballon (Fig. 19.1). Cette manœuvre doit générer immédiatement une pression positive et toute compression supplémentaire devient impossible. S'il existe une valve d'échappement qui évite une pression positive excessive, on peut vérifier son fonctionnement en connectant un manomètre entre le ballon et l'orifice patient à l'aide d'un raccord en T. Si la valve d'échappement est munie d'un système permettant de l'exclure, celui-ci doit être vérifié.

Pour vérifier la valve d'admission par laquelle le ballon se remplit, celui-ci est comprimé, puis la sortie vers le patient est occluse et la compression du ballon est relâchée. Le ballon doit se remplir immédiatement.

Si le ballon comporte un réservoir fermé, on vérifie son bon fonctionnement en réalisant plusieurs cycles de compression et de relâchement sans débit d'oxygène arrivant dans le réservoir. Dans ce cas, le réservoir doit se vider mais le ballon doit continuer à se gonfler.

Pour vérifier le bon fonctionnement de l'expiration, on place un ballon souple sur l'orifice patient de la valve (Fig. 19.2). En comprimant l'insufflateur, le ballon souple se distend. Quand on relâche la pression exercée sur l'insufflateur, la perméabilité de l'exsufflation est vérifiée en comprimant le ballon souple qui doit se vider sans résistance.

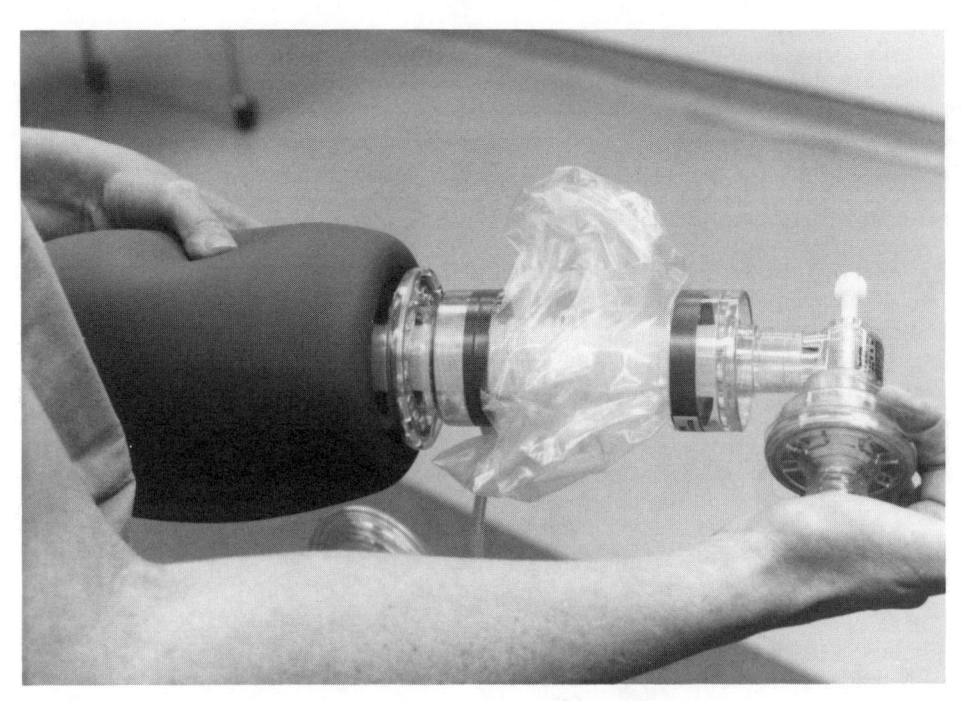

Figure 19.1. Compression de l'insufflateur manuel pendant l'obstruction de la sortie patient.

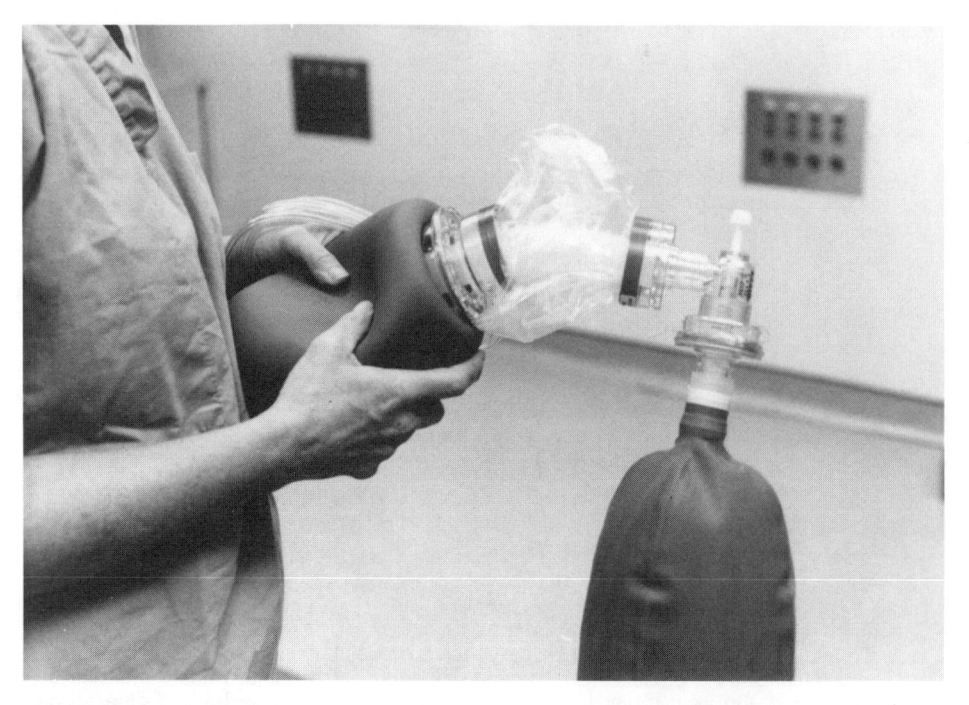

Figure 19.2. Le ballon de l'insufflateur est vérifié en fixant un ballon souple sur la sortie patient. La compression de l'insufflateur doit s'accompagner d'une expansion du ballon réservoir. Celui-ci doit se vider sans résistance lorsqu'il est comprimé.

En cas d'urgence, la ventilation peut aussi être réalisée avec un système de Mapleson alimenté par une bouteille d'oxygène autonome (voir chapitre 6).

Matériel pour les urgences ventilatoires

Le matériel permettant d'affronter le grave problème d'une ventilation et/ou d'une intubation impossible doit toujours être immédiatement disponible (19). Trois méthodes de ventilation d'urgence qui peuvent être mises en œuvre rapidement et qui ont un rapport risque/bénéfice faible ont été décrites : le Combitube (voir chapitre 16) ; le masque laryngé (voir chapitre 13) et la ventilation transtrachéale.

La ventilation transtrachéale utilise un cathéter intraveineux court de gros calibre que l'on introduit à travers la membrane cricothyroïdienne et que l'on raccorde à une source d'oxygène à haute pression (20). Il y a trois montages efficaces, facilement assemblés et peu coûteux. Le premier est un injecteur (pistolet pneumatique) actionné par une source d'oxygène du circuit primaire, dont la pression est réglable ou non (Fig. 19.3). Le deuxième est un injecteur actionné par un obus d'oxygène de secours. Le troisième utilise comme injecteur le bypass d'oxygène de l'appareil d'anesthésie. Dans ce cas, la sortie des gaz frais de l'appareil d'anesthésie est raccordée, à l'aide d'un raccord standard de 15 mm d'une sonde d'intubation, à un tuyau rigide dont l'extrémité distale est reliée au cathéter intratrachéal. Ce branchement peut être réalisé selon différentes modalités. L'une d'elles est décrite dans la figure 19.4. **NOTE** : la ventilation à travers un cathéter transtrachéal ne peut pas être réalisée efficacement ni avec le circuit anesthésique actionné par le ventilateur, ni avec un insufflateur manuel (20).

ÉTAGE À HAUTE PRESSION

Certains auteurs conseillent, avant de vérifier l'appareil d'anesthésie, de renifler le gaz sortant de l'arrivée des gaz frais pour détecter

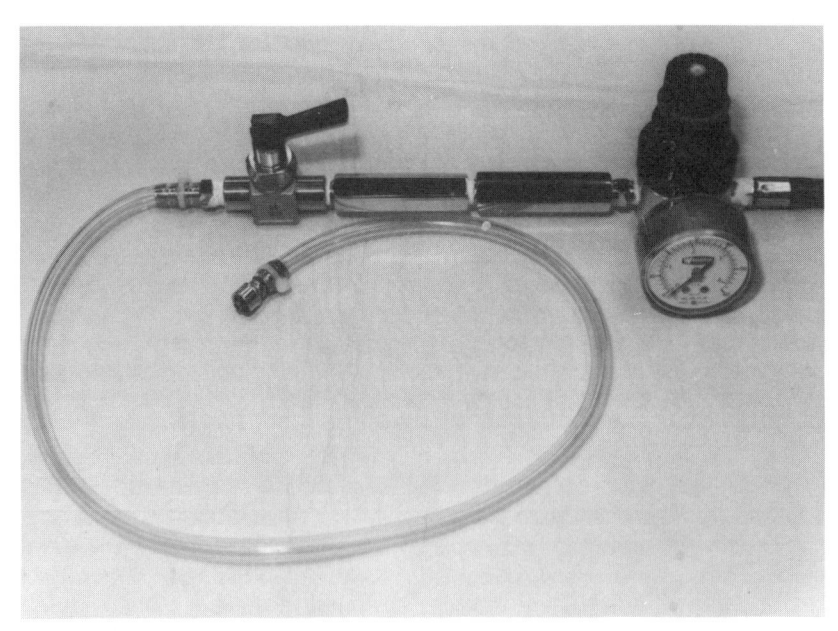

Figure 19.3. Ce montage permet de délivrer de l'oxygène à un débit élevé à travers une tubulure de faible diamètre. Le régulateur situé à droite est raccordé à une source d'oxygène à haute pression comme le système de distribution. On peut régler la pression délivrée en tournant le bouton situé au niveau du manomètre. Le débit est régulé par la gâchette en aval du régulateur. Une tubulure en plastique peu compliant est raccordée à un cathéter de gros calibre ou à une aiguille qui sont mis en place par voie transcutanée au niveau de la membrane cricothyroïdienne.

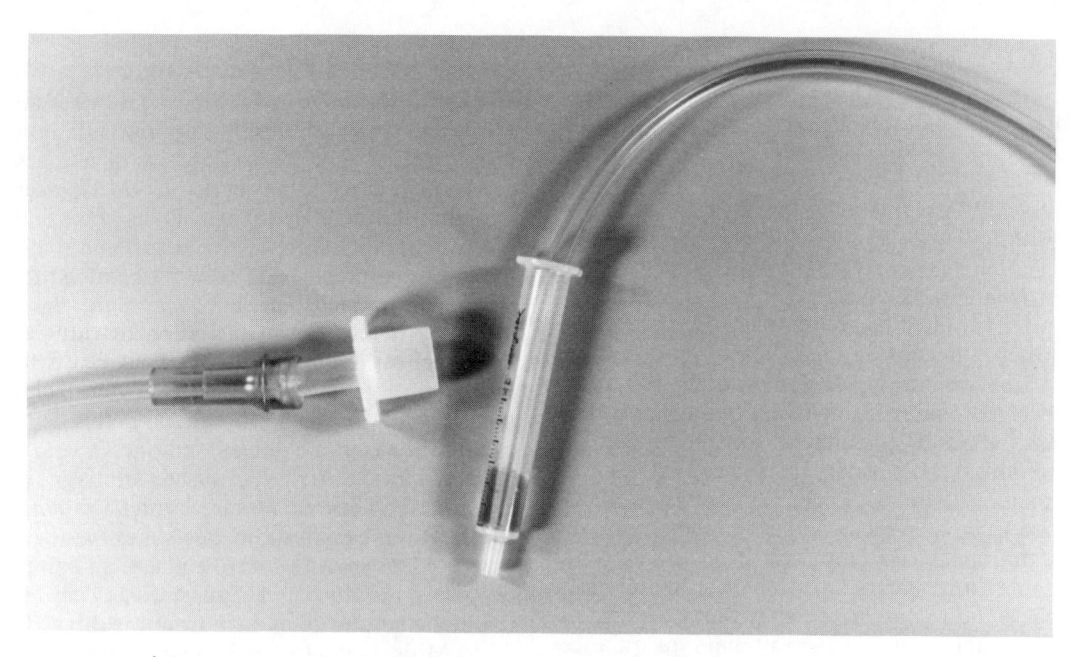

Figure 19.4. À une extrémité de la tubulure est fixé un raccord de 15 mm permettant le branchement sur l'orifice de sortie des gaz frais. L'extrémité distale est enfoncée solidement dans le corps d'une seringue de 3 ml. La seringue permet d'adapter la tubulure à un cathéter court de gros calibre inséré par voie percutanée à travers la membrane cricothyroïdienne.

une éventuelle fuite au niveau des évaporateurs.

Alimentation par bouteilles de gaz

Avant la vérification des bouteilles, tous les robinets d'arrêt sont fermés dans le sens des aiguilles d'une montre, en évitant tout serrage excessif. Ouvrir une bouteille de gaz ou raccorder un tuyau flexible délivrant du gaz sous haute pression alors que le bouton d'un débitmètre est ouvert, peut propulser violemment le flotteur vers le haut du tube et l'endommager ou le bloquer dans cette position (21-23).

Il faut alors vérifier que les manomètres des bouteilles fermées indiquent zéro et inspecter les étriers pour s'assurer que ceux qui ne sont pas branchés à une bouteille sont occlus avec un obturateur. Il faut vérifier que l'étiquette ou tout autre moyen d'identification des bouteilles indique clairement que la bouteille est *pleine* ou *en utilisation*.

On vérifie la pression régnant dans une bouteille d'oxygène en tournant progressivement la valve de détente dans le sens contraire des aiguilles d'une montre et en observant l'aiguille du manomètre. Si l'on entend un sifflement aigu lors de l'ouverture de la valve, il faut resserrer la bouteille sur son étrier. Si l'appareil est équipé d'étriers doubles, on vérifie de même la pression dans la deuxième bouteille. Pour ce faire, on ferme la valve de la première bouteille et le bypass d'oxygène est actionné pour supprimer la pression générée lors de la vérification de la première bouteille. La deuxième bouteille est alors ouverte et sa pression contrôlée.

Si un problème survient sur l'alimentation principale, la ou les bouteilles doivent contenir suffisamment d'oxygène pour assurer la ventilation jusqu'à ce que le problème soit résolu ou que des bouteilles supplémentaires puissent être obtenues. Selon les circonstances, on peut accepter ou refuser d'utiliser une bouteille non complètement pleine. Par exemple une bouteille E pleine indiquera une pression de 2200 psi (150 bars). Cela correspond à environ 625 litres, c'est-à-dire qu'une bouteille pleine suffira pour environ quatre heures à un débit de 3 l/min. La pression minimale acceptable dépend du temps qu'il faut escompter pour obtenir une bouteille de rechange et du débit de gaz frais que l'on compte utiliser. Ainsi, la ventilation manuelle consomme moins de gaz que la ventilation mécanique. La FDA recommande que la bouteille de secours soit au moins à moitié pleine (c'est-à-dire environ 1 000 psi ou 70 bars). S'il y a deux bouteilles et que l'une d'elles est pleine, on peut accepter une pression plus basse dans la deuxième bouteille.

Il faut identifier et remplacer les bouteilles vides ou presque.

Les recommandations de la FDA de 1994 ne concernent pas les bouteilles contenant d'autres gaz que l'oxygène puisqu'ils ne sont pas indispensables au maintien des fonctions vitales. Cependant, cette vérification semble recommandée. Comme nous le signalons dans le chapitre 1, le contenu d'une bouteille de protoxyde d'azote n'est pas indiqué par la pression qui y règne. Le manomètre va afficher 50 bars jusqu'à ce que tout le protoxyde d'azote liquide soit consommé.

Après vérification des pressions, toutes les valves des bouteilles sont fermées. Sinon, une fuite risque d'épuiser les réserves de gaz. Durant l'utilisation de l'appareil, il existe des fluctuations de la pression dans le circuit anesthésique et au niveau des prises de l'alimentation centrale, en particulier pour l'alimentation en oxygène lors de l'utilisation d'un ventilateur. Durant l'insufflation, il y a une baisse transitoire de la pression dans le circuit. Si la pression chute en dessous de celle de la valve qui régule la sortie de gaz de la bouteille de secours et si celle-ci est ouverte, de l'oxygène alimentera le circuit jusqu'à ce que la pression remonte. Ainsi, il y a un risque de vidange involontaire de la bouteille d'appoint et l'utilisateur risque d'être pris au dépourvu en cas de défaillance inopinée de l'alimentation principale.

Lorsque l'alimentation centrale n'est pas utilisée, l'appareil doit disposer d'une bouteille pleine de réserve pour chaque gaz utilisé durant l'anesthésie, et les valves de ces bouteilles doivent être fermées après vérification de la pression. Les bouteilles qui seront utilisées pendant l'intervention doivent contenir une quantité suffisante de gaz pour l'acte projeté et les valves de ces bouteilles doivent être ouvertes.

Alimentation centrale

Le plus souvent, on débranche les prises au niveau de l'appareil durant la période de non utilisation, ce qui évite les fuites au niveau des prises ou des connexions et permet de déplacer l'appareil pour le nettoyage. Dans ce cas, il faut connecter les prises sur le système d'alimentation central *(NdT : Ceci s'applique au matériel nord-américain qui comporte des flexibles à prises rapides)*. Les raccords doivent être fixés solidement, aucune fuite ne doit être audible et les prises sont fixées de façon à éviter toute occlusion. Les manomètres de la canalisation centrale doivent indiquer 3,5 bars.

Dans le chapitre 3, nous avons signalé qu'un manomètre ne mesure la pression dans le circuit des canalisations que s'il est situé en amont de la valve de contrôle placée à l'entrée des gaz dans l'appareil d'anesthésie. Ceci est d'ailleurs notifié dans la norme machine de l'ASTM de 1988 (15). Si le manomètre est en aval, comme c'est le cas sur certaines machines anciennes, la pression mesurée est celle régnant dans le circuit de la machine (24).

ÉTAGE À BASSE PRESSION

Vérification initiale

Avant toute vérification, on s'assure que les débitmètres et les évaporateurs sont fermés. On vérifie le niveau de remplissage des évaporateurs et, si nécessaire, on complète le remplissage, en vérifiant l'étanchéité du système de remplissage et de vidange.

La batterie de l'analyseur d'oxygène du circuit est alors vérifiée. A ce stade, il est recommandé d'enlever la cellule du circuit et de la laisser à l'air ambiant (voir Fig. 17.23), ce qui accélérera la procédure de calibration ultérieure.

Recherche de fuites dans l'étage à basse pression de l'appareil d'anesthésie

La recherche de fuites dans le circuit anesthésique est souvent négative si l'on se contente d'un test de pressurisation du circuit. En effet, de nombreux appareils sont équipés de clapets antiretour, soit près de l'orifice de sortie des gaz frais, soit au niveau de l'évaporateur, afin que la pression régnant dans le circuit de ventilation n'affecte pas la précision des débitmètres et des évaporateurs. Dans ces cas, la recherche de fuites par la pressurisation du circuit ne révélera que celles situées en aval de ces clapets antiretour. Des fuites importantes, notamment celles au niveau des débitmètres ne seront pas détectées.

Test de pression négative (25)

La FDA recommande d'utiliser une poire qui, par aspiration, permet de créer une pression négative dans le circuit de l'appareil. La poire est fixée par l'intermédiaire d'un raccord de 15 mm sur la sortie des gaz frais (Fig. 19.5). On peut fabriquer un tel système avec la poire d'un sphygmomanomètre et en inversant la valve unidirectionnelle à son extrémité. Cette inversion permet d'aspirer de l'air à partir de l'appareil et non d'en injecter. Tous les débitmètres sont fermés. Si l'appareil est équipé d'un système de débit minimal obligatoire, il faut le supprimer au niveau du bouton principal de mise en marche. La compression de la poire jusqu'à ce qu'elle soit complètement collabée va créer une pression négative dans le circuit. Il n'y a pas de fuite importante dans le circuit si la poire reste collabée pendant au moins 10 secondes. Ce test est répété en ouvrant successivement chacun des évaporateurs pour détecter des fuites à leur niveau. Ensuite, la poire est déconnectée et l'arrivée de gaz frais est rebranchée.

Ce test de pression négative peut être réalisé pour tous les types et toutes les marques d'appareil d'anesthésie, que celui-ci comporte un clapet antiretour ou non. Il peut aussi être effectué si l'appareil comporte un débit minimal élevé. Il est suffisamment sensible pour détecter des fuites de l'ordre de 100 ml/min (17). Cependant, la pression négative générée dans le circuit peut, en faisant clapet, obturer certaines fuites et donner un résultat faussement négatif.

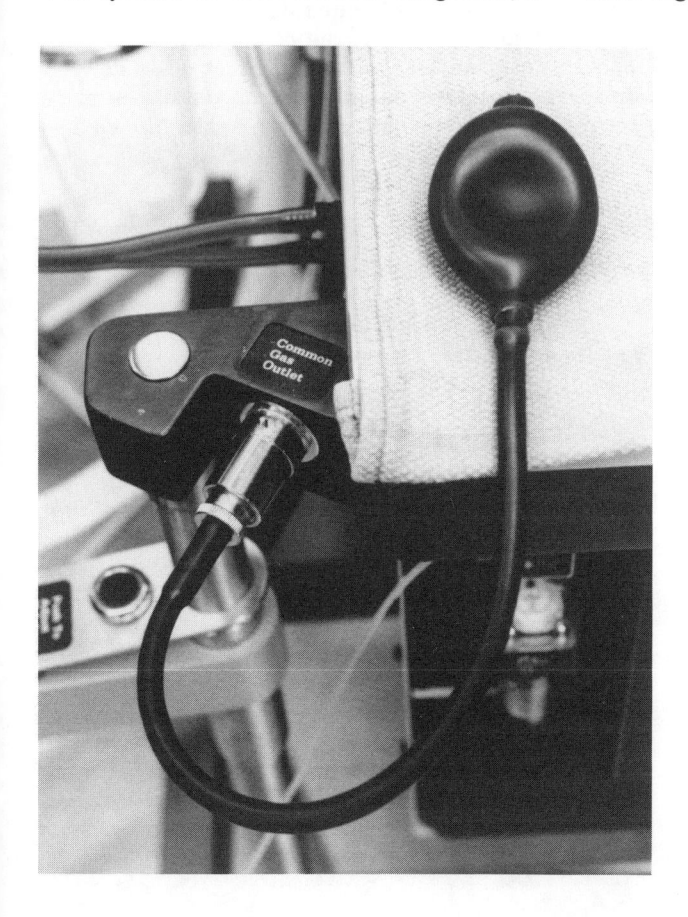

Figure 19.5. La poire permettant l'aspiration est raccordée sur la sortie de gaz frais. Elle est comprimée jusqu'à son collapsus complet. Elle doit rester collabée pendant au moins 10 secondes.

Tests de pression positive

Des fuites dans le circuit anesthésique peuvent être détectées en ayant recours à une pression positive mais il ne faut pas dépasser la pression maximale autorisée par le constructeur. En effet, une pression excessive peut ne pas être tamponnée par les tuyaux et le ballon du système anesthésique, et on risque d'endommager les débitmètres ou d'autres parties de l'appareil.

Test utilisant un manomètre. Un manomètre (par exemple celui d'un sphygmomanomètre) est fixé par l'intermédiaire d'un raccord souple sur l'orifice de sortie des gaz frais (Fig. 19.6) et le débitmètre est ouvert progressivement jusqu'à ce que la pression affichée sur le manomètre atteigne 30 cm H_2O (22 mmHg). Si l'appareil est équipé d'un évaporateur à débit de vapeur mesuré, il faut utiliser le débitmètre associé à l'évaporateur pour le test. Dans le cas contraire, c'est le débitmètre d'oxygène qui est utilisé. Le débit est réduit jusqu'à ce que la pression soit stable. Le débit affiché par le débitmètre est alors égal au débit de la fuite au niveau de l'appareil. Ce débit doit être inférieur à 50 ml/min. Ce test est répété après mise en circuit de chacun des évaporateurs.

Test d'occlusion du tuyau d'arrivée des gaz frais. Une variante du test précédant consiste à afficher un débit d'oxygène de 50 ml/min et d'occlure par coudure le tuyau d'arrivée des gaz frais. Le flotteur du débitmètre doit se déplacer vers le bas.

Test basé sur le temps de maintien d'une pression positive. Si le débitmètre ne permet pas d'obtenir un débit aussi faible que 50 ml/min, on peut recourir au test suivant. Un manomètre est fixé à la sortie des gaz frais. Le débitmètre d'oxygène est ouvert jusqu'à ce que le manomètre indique 30 cm H_2O. Le débitmètre est alors fermé et on note le temps nécessaire pour que la pression diminue à 20 cm H_2O. Ce délai doit être de plus de 10 secondes, sinon la fuite est excessive. Ce test est répété successivement avec chacun des évaporateurs ouverts.

Tests de détection de fuites au niveau de l'appareil et du circuit de ventilation. Les deux tests suivants peuvent permettre de détecter des fuites dans le circuit de ventilation et au niveau de la partie de l'appareil située en aval

Figure 19.6. Le manomètre d'un sphygmomanomètre est raccordé à l'orifice de sortie des gaz frais. En ouvrant un des débitmètres, on affiche un débit suffisant pour que le manomètre indique une pression de 22 mmHg. Le débit nécessaire pour maintenir cette pression doit être inférieur à 50 ml/min.

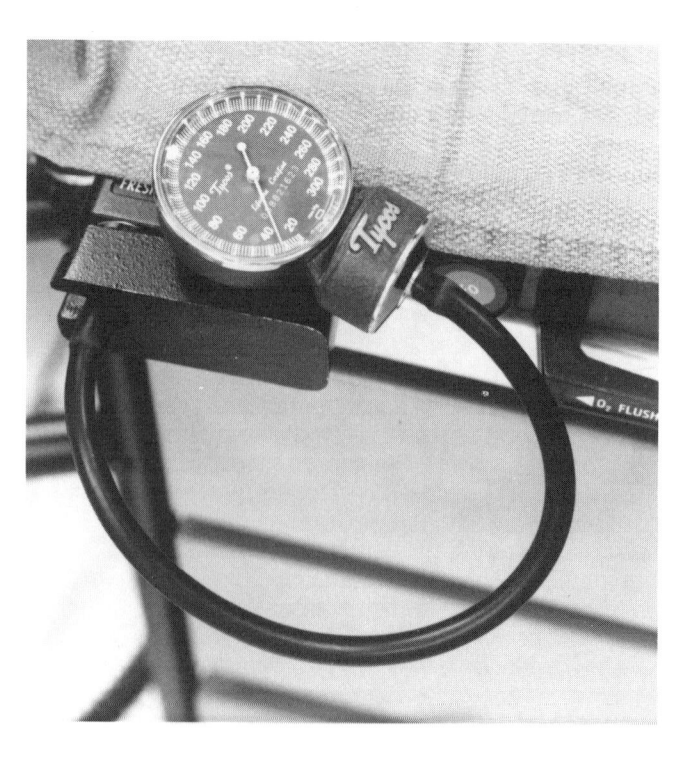

du clapet antiretour. Pour les effectuer, on refixe le capteur de l'analyseur d'oxygène dans le circuit ou on obture son site de branchement.

1. On ferme la valve d'échappement et la sortie patient. Le bouton de mise en marche est mis sur la position arrêt puis on ouvre un évaporateur. Le ballon réservoir est alors rempli avec le bypass d'oxygène ou avec un débit de gaz élevé affiché au niveau d'un débitmètre. Lorsque le ballon se distend, la pression sur le manomètre commence à s'élever. En réglant le débit au niveau du débitmètre on maintient la pression à 30 cm H_2O. Si cette pression est dépassée, il faut ouvrir transitoirement la valve d'échappement. Le débit ne doit pas être supérieur à 350 ml/min.

L'avantage de ce test est qu'il est rapide et ne nécessite pas de matériel spécial. Il permet de vérifier le système de ventilation, ainsi que la partie basse pression des appareils d'anesthésie qui ne sont pas équipés d'un clapet antiretour (26). Il permet également de tester l'alarme de pression positive excessive dans les voies aériennes. En revanche, il est relativement peu sensible, pouvant ne pas détecter des fuites modérées.

2. Le bouton marche-arrêt principal étant en position « arrêt », on ferme les débitmètres et les évaporateurs et on obture les orifices inspiratoire et expiratoire à proximité des valves unidirectionnelles. Le sélecteur manuel/automatique est placé en position « ballon » ou « manuel » et la valve d'échappement est fermée. La poire d'un appareil à tension avec une extension est branchée au raccord destiné au ballon. Avec la poire, on fait monter la pression jusqu'à ce que le manomètre du circuit anesthésique indique au moins 50 cm H_2O, puis on observe la diminution de pression mesurée par le manomètre du circuit. Si la pression chute de 50 à 30 cm H_2O en 30 secondes ou plus, le débit de fuite est acceptable. On rebranche alors le système anesthésique au niveau des orifices inspiratoire et expiratoire et du ballon réservoir. Ce test peut méconnaître des fuites situées en amont du clapet antiretour.

Lorsque l'appareil est en utilisation, on peut détecter une fuite au niveau de l'appareil ou du système de ventilation en abaissant le débit de gaz frais à 300 ml/min (27). Le soufflet du ventilateur ou le ballon réservoir doit continuer à se remplir.

Lorsque ce test de recherche de fuites est terminé, il faut purger les vapeurs résiduelles persistantes dans le circuit en affichant un débit d'oxygène sur la machine de 1 l/min pendant une minute, tandis que les évaporateurs sont fermés (26). L'utilisation du bypass d'oxygène ne permet pas d'évacuer les vapeurs dans tout le système anesthésique car son débit rejoint les gaz frais en aval des évaporateurs. Après rinçage du circuit, les gaz sortant de l'orifice principal ne doivent avoir aucune odeur.

Mise en marche de l'appareil

La vérification de l'appareil est poursuivie en mettant le bouton d'alimentation principale sur la position « on » pour activer les systèmes pneumatique et électronique.

Vérification des débitmètres

Les débitmètres étant fermés, il faut vérifier que le flotteur est dans la position zéro ou dans la position débit minimal si l'appareil comporte un tel débit. Chaque débitmètre est ouvert et fermé progressivement et on vérifie les mouvements d'ascension et de descente du flotteur. Le flotteur doit se mobiliser sans à-coups et sa position doit changer lors de faibles ajustements du débit. Si l'indicateur de débit est un rotamètre ou une bille, il doit tourner librement. Si l'indicateur présente des mouvements brusques ou s'il ne tourne pas librement, il est possible que le débit indiqué soit faux et l'appareil doit être vérifié avant utilisation.

On teste les mélangeurs oxygène-protoxyde d'azote en essayant de créer un mélange hypoxique. Pour cela, on augmente le débit de N_2O et on diminue celui d'oxygène. Par ce biais, on ne teste pas les débitmètres mais le système de mélange. Lorsqu'on augmente le débit de protoxyde d'azote, le débit d'oxygène doit augmenter pour maintenir une concentration d'oxygène d'au moins 25 %. Il doit en être de même si le débitmètre de protoxyde d'azote affiche un débit élevé et que le débit d'oxygène est diminué. Si l'appareil comporte une alarme de concentration d'oxygène basse, celle-ci doit se déclencher.

CIRCUIT DE VENTILATION

Calibration de l'analyseur d'oxygène

Exposer le capteur de l'analyseur d'oxygène à l'air ambiant durant la procédure de vérification du système basse pression lui permet de s'équilibrer avec l'air, ce qui accélère sa calibration. Il doit être calibré à 21 % et on vérifie le déclenchement de l'alarme basse en fixant la limite d'alarme au-dessus de 21 %. Le capteur est ensuite fixé soigneusement au niveau du circuit de ventilation. Le rinçage du circuit avec de l'oxygène pur doit faire afficher une concentration d'oxygène supérieure à 90 %. Il ne faut pas recalibrer l'analyseur d'oxygène pour la concentration élevée d'oxygène car il doit être précis surtout pour les concentrations basses (17). D'après certains protocoles, l'analyseur doit être testé pour une concentration de 50 % d'oxygène dans le mélange de gaz frais. Ce dernier test vérifie aussi la précision des débitmètres.

Inspection avant mise en route du circuit

L'inspection du système de ventilation vérifie son intégrité et que toutes ses parties sont bien montées. Le bouton sélecteur ballon-ventilateur est mis dans la position « ballon » ou « manuel ». Le manomètre du circuit doit indiquer zéro. Si le bac à chaux comporte un bypass, la manette doit être dans la position mettant le bac à chaux en circuit.

On examine la chaux sodée. Si le changement de coloration atteint le deuxième compartiment, il faut remplacer le canister en amont par la chambre contenant de la chaux sodée fraîche. La chaux sodée épuisée est remplacée. On essuie alors la poussière de chaux sodée et l'humidité au niveau du couvercle du canister en prenant soin de ne pas les faire pénétrer dans le circuit car elles sont caustiques.

Après cette inspection initiale, les équipements accessoires tels l'humidificateur, un éventuel système assurant la circulation des gaz et la valve de PEP sont adjoints au circuit. Souvent, ces éléments sont ajoutés immédiatement avant ou après le début de l'anesthésie.

Il n'ont donc pas été vérifiés et des possibles erreurs ou un montage incorrect ne seront découverts que lors de la survenue d'un problème.

Recherche de fuites au niveau du système de ventilation

Avant d'entreprendre la vérification du système de ventilation telle qu'elle est préconisée dans le protocole FDA, tous les débitmètres doivent être fermés ou à leur débit minimal. La valve d'échappement est fermée, de même que l'orifice patient. La pression dans le système de ventilation est augmentée à 30 cm H_2O en utilisant le bypass d'oxygène (Fig. 19.7). S'il n'y a pas de fuite dans le circuit, la pression doit rester à ce niveau pendant 10 secondes au moins.

Pour déterminer l'importance de la fuite, on détermine le débit d'oxygène nécessaire au maintien d'une pression de 30 cm H_2O. Ce débit ne doit pas excéder 300 ml/min (28). Ce test a deux avantages (29) : 1) il ne nécessite pas de matériel particulier ; 2) il est rapide. Son inconvénient est qu'il ne détecte pas les fuites au niveau du ventilateur.

Circuits de la classification de Mapleson

Ces systèmes de ventilation sont branchés sur la sortie des gaz frais. On ferme la valve d'échappement et la sortie patient, puis on met le système sous pression en actionnant le bypass d'oxygène. La pression atteinte doit rester stable pendant 10 secondes au moins. Ensuite, on supprime la pression positive en ouvrant la valve d'échappement.

Vérification du circuit de Bain

Les incidents les plus fréquents avec le circuit de Bain sont la perforation du tuyau interne, le débranchement de ce tuyau à son extrémité proximale et le fait qu'il n'atteigne pas l'extrémité distale, c'est-à-dire l'extrémité patient du tuyau externe. Dans ces trois cas, il y a augmentation importante de l'espace mort. Ces problèmes peuvent être détectés par les tests suivants (30-33) :

1. On affiche un débit de 2 l/min au niveau d'un des débitmètres.

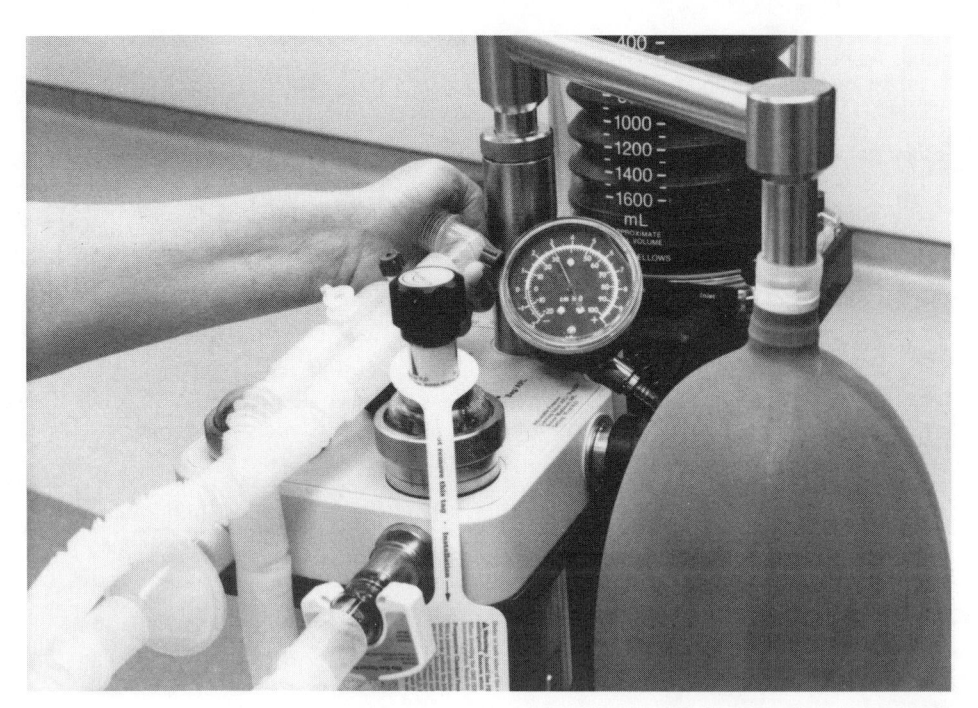

Figure 19.7. Test réalisé pour détecter des fuites dans le circuit de ventilation. Toutes les alimentations en gaz frais sont fermées ou à leur valeur minimale ; la valve d'échappement (APL) est fermée et l'orifice patient est occlus. On remplit le ballon réservoir en utilisant le bypass d'oxygène, jusqu'à ce que le manomètre du circuit indique 30 cm H_2O. Sans débit de gaz additionnel, la pression doit rester à cette valeur pendant au moins 10 secondes.

2. Avec le piston d'une seringue de 2 ml ou le doigt que l'on insère dans la partie distale (patient) du tuyau externe, on occlut le tuyau interne (Fig. 19.8). L'indicateur du débitmètre doit se déplacer vers le bas. La valve d'échappement de l'appareil, lorsqu'elle est présente, doit s'ouvrir. **NOTE:** Ce test *ne sera pas* opérationnel si le tuyau interne comporte des orifices latéraux au niveau de sa partie distale (patient) (34).

On peut également utiliser un autre test (35) :

1. On remplit le ballon réservoir.
2. L'orifice patient reste ouvert à l'air ambiant.
3. Le bypass d'oxygène est activé et on observe le ballon réservoir. Le débit de gaz élevé dans le tuyau interne va produire un effet Venturi qui abaisse la pression dans le tuyau externe. Si tout est normal au niveau du tuyau interne, le ballon réservoir va se vider. Sinon, ou si au contraire il se remplit, il faut vérifier le tuyau interne.

Note : les auteurs préfèrent le premier test car le deuxième peut méconnaître certains défauts majeurs (31,36,37).

Vérification du système Lack (38,39)

Pour tester l'intégrité du tuyau interne de ce système, on insère une sonde d'intubation de taille adaptée dans le tuyau interne au niveau de son extrémité patient. Lorsqu'on souffle dans la sonde d'intubation, la valve d'échappement étant fermée, le ballon se gonfle s'il y a une fuite entre les tuyaux interne et externe.

On peut également occlure à la fois le tuyau interne et le tuyau externe, la valve d'échappement étant laissée ouverte. Aucun gaz ne doit s'échapper par la valve lorsque l'on comprime le ballon réservoir. Si le tuyau interne est défectueux, le ballon réservoir se vide et le mélange gazeux s'échappe par la valve.

Figure 19.8. Test utilisé avec le circuit de Bain. Le piston d'une seringue de 2 ml est introduit dans la partie distale du système et obture le tuyau interne d'arrivée des gaz frais. Le flotteur du débitmètre doit s'abaisser dans le tube.

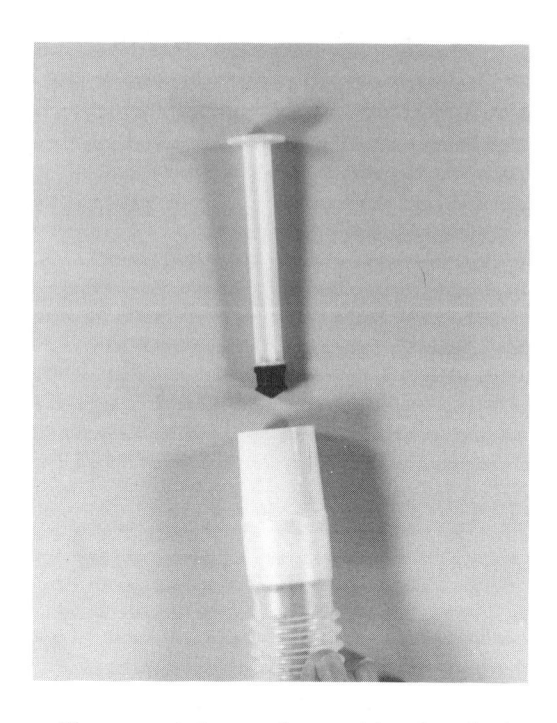

SYSTÈME ANTIPOLLUTION ET VALVE D'ÉCHAPPEMENT

La vérification du système antipollution comporte plusieurs étapes. Tout d'abord, il faut être sûr que la valve d'échappement (valve APL) et le ventilateur sont connectés avec l'interface du système d'évacuation. Avec un système d'évacuation actif, on règle le débit d'aspiration (se référer pour cela aux instructions du fabricant).

Pour vérifier le bon fonctionnement du système antipollution et de la valve d'échappement, on ferme la valve, on occlut la sortie patient et on remplit le circuit avec le bypass d'oxygène afin d'obtenir une pression de 50 cm H_2O au niveau du manomètre du circuit de ventilation. La valve d'échappement est ensuite ouverte. Normalement, la pression doit diminuer progressivement dans le système. Ce test indique que la valve d'échappement fonctionne correctement et que le tuyau de transfert entre le système de ventilation et le système antipollution est perméable. Si le système comporte un ballon réservoir au niveau de l'interface, celui-ci doit se gonfler lorsque la valve d'échappement est ouverte puis, dans un deuxième temps, se dégonfler (40).

Si on annule la pression positive dans le circuit en laissant la sortie patient ouverte, la valve d'échappement et la perméabilité du système antipollution ne sont pas vérifiées et on risque d'entraîner une partie de la poussière du canister dans les tuyaux du circuit de ventilation (41,42). La valve d'échappement étant complètement ouverte et la sortie patient occluse, on vérifie les échappements en cas de pression négative ou de pression positive au niveau de l'interface du système antipollution. Si un débit minimal est affiché au niveau des débitmètres de l'appareil, il doit persister une pression négative négligeable dans le circuit de ventilation lorsque le ballon du système antipollution, s'il existe et le ballon réservoir du circuit de ventilation sont collabés. Pour tester l'échappement en cas de pression positive, le bypass d'oxygène est activé. Le manomètre du circuit doit indiquer une pression faiblement positive.

SYSTÈMES DE VENTILATION MANUELLE ET VENTILATEURS

Vérification du ventilateur et des valves unidirectionnelles (43)

On fixe un ballon réservoir sur la sortie patient (Fig. 19.9), puis on affiche les paramè-

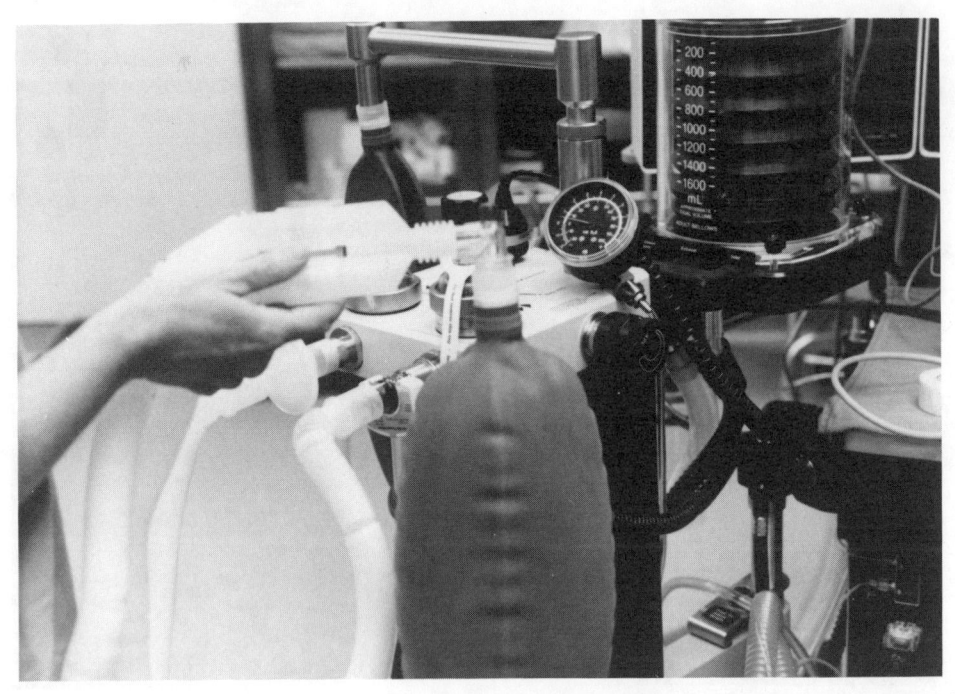

Figure 19.9. Vérification du ventilateur et des valves unidirectionnelles. Un ballon réservoir est fixé sur l'orifice patient et le débitmètre d'oxygène est ouvert à 300 ml/min. Les paramètres du ventilateur sont réglés en fonction du patient. Le sélecteur du circuit est placé dans la position « ventilateur » ou « ventilation contrôlée » puis on remplit le soufflet et le ballon réservoir et on met le ventilateur en marche. Le soufflet doit se mobiliser librement et se remplir complètement lorsque le ventilateur fonctionne. L'inspection des valves unidirectionnelles permet de vérifier que les disques se déplacent correctement.

tres ventilatoires adaptés au patient au niveau du ventilateur. Le sélecteur de circuit est placé dans la position « ventilateur » ou « ventilation contrôlée ». En activant le bypass d'oxygène, on remplit le soufflet et le ballon réservoir, puis on met le ventilateur en marche. Le soufflet doit alors se mobiliser librement et se remplir complètement. Sinon, il faut rechercher une fuite au niveau du ventilateur ou de son branchement sur le circuit de ventilation. Il faut comparer le volume courant réellement délivré et mesuré par le spiromètre avec le volume courant affiché au niveau du ventilateur. Une trop grande différence évoque une fuite dans le circuit. On modifie alors les différents réglages du ventilateur et on en note les conséquences. Certaines fonctions comme le soupir manuel sont vérifiées.

Les valves unidirectionnelles sont inspectées lors du fonctionnement du ventilateur. Le disque de la valve inspiratoire doit s'élever durant l'insufflation et il doit en être de même avec celui de la valve expiratoire durant l'expiration.

Pour tester la valve d'échappement du ventilateur, on affiche un débit d'oxygène de 500 ml/min pour que le soufflet atteigne la limite supérieure de l'enceinte. Le manomètre du circuit de ventilation doit indiquer une pression de moins de 2,5 cm H_2O et le soufflet doit rester en position haute.

On détache alors le ballon fixé au niveau de l'orifice patient tout en laissant le ventilateur en marche. L'alarme de pression basse (et l'alarme du débitmètre lorsque celui-ci est monté dans le circuit) doit se déclencher après un délai approprié.

Si le ventilateur est muni de batteries comme source d'énergie de secours ou pour l'activation des alarmes, il faut les vérifier.

Pour vérifier le circuit de ventilation manuelle, on arrête le ventilateur et on fixe un ballon réservoir sur la sortie patient (Fig.

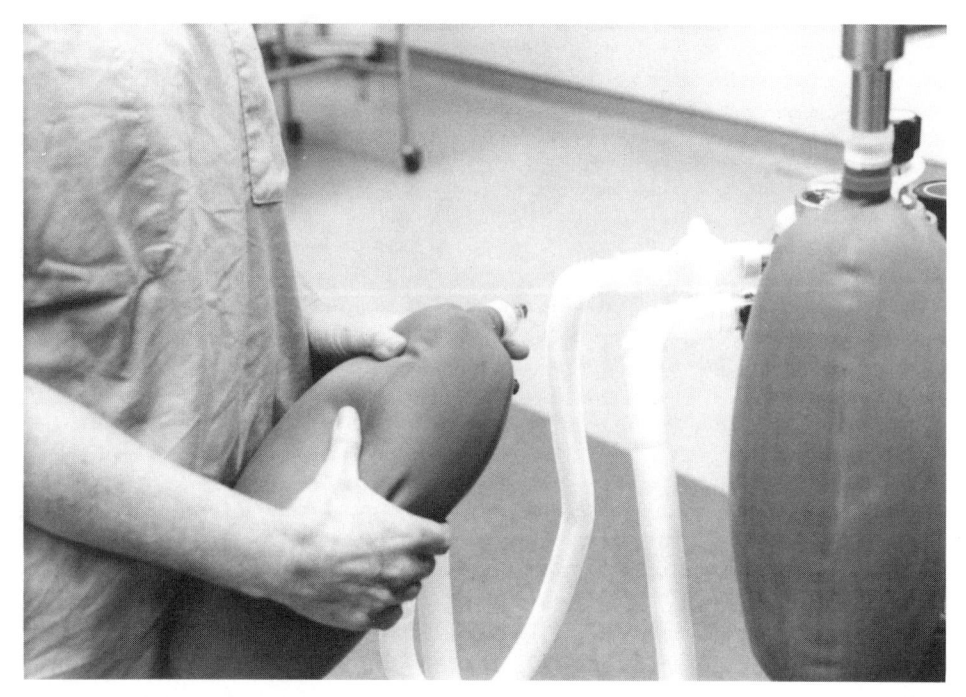

Figure 19.10. Test de vérification du circuit de ventilation manuelle. Un ballon réservoir est fixé sur l'orifice patient. Le sélecteur du circuit est placé dans la position « ballon » ou « manuel ». Lorsqu'on comprime le ballon du circuit, le ballon réservoir fixé sur la sortie patient doit se remplir. À l'inverse, la compression du ballon fixé sur la sortie patient doit gonfler le ballon du circuit.

19.10). Un autre ballon réservoir est placé au niveau du raccord prévu à cet effet. Le sélecteur de circuit est placé dans la position « ballon » ou « manuel ». La compression itérative du ballon réservoir du circuit doit s'accompagner d'une inflation et d'une déflation du ballon fixé sur l'orifice patient.

Certains anesthésistes ont pour habitude de faire respirer le patient à l'aide d'un masque à travers le circuit de ventilation alors qu'il est encore conscient, ce qui permet de vérifier l'absence d'obstruction du circuit (44). Ce test peut être réalisé par l'anesthésiste ou par un aide-anesthésiste muni d'un masque chirurgical (Fig. 19.11). Lors de cette manœuvre, une pression négative indique une obstruction sur le tuyau inspiratoire, tandis qu'une pression positive indique une obstruction sur le tuyau expiratoire (45). On vérifie simultanément le fonctionnement du capnographe en regardant la courbe de capnogramme sur l'écran de l'appareil.

Détection de fuites au niveau des ventilateurs à soufflet descendant

Pour rechercher une fuite au niveau d'un ventilateur équipé d'un soufflet descendant (Fig. 19.12), tous les débitmètres doivent être fermés ou afficher un débit minimal. La valve d'échappement est fermée et le ventilateur est mis en marche. Lorsque le soufflet est vidangé et plaqué contre le sommet de l'enceinte, on obstrue la sortie patient (ou on place le sélecteur du circuit en position « ballon » ou « manuel ») et le ventilateur est arrêté. Le soufflet doit rester au sommet de l'enceinte pendant au moins 10 secondes. Si le soufflet descend, c'est qu'il y a une fuite. Une autre façon de réaliser ce test est d'occlure la sortie patient (ou de placer le sélecteur du circuit dans la position « ballon » ou « manuel »), d'arrêter le ventilateur et de déplacer la butée du soufflet vers un volume courant important. Au cours de cette manœuvre, le soufflet ne doit pas non plus descendre.

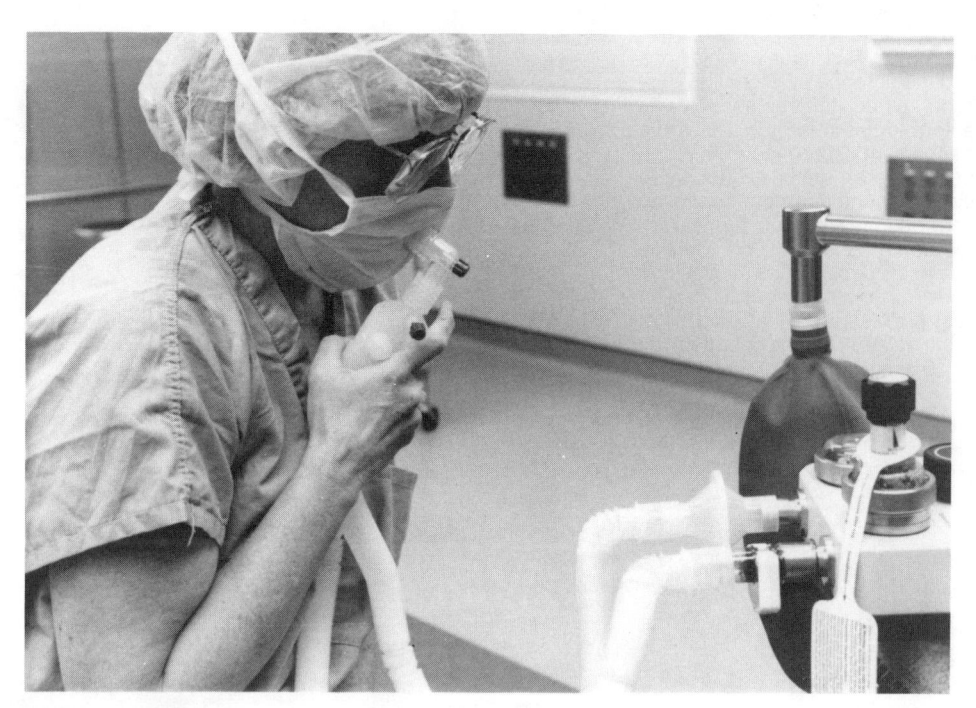

Figure 19.11. On peut vérifier qu'il n'y a pas d'obstruction du circuit de ventilation en aspirant et en soufflant à travers l'orifice patient.

Vérification de la valve d'échappement de sécurité du ventilateur

Le ventilateur est mis en marche, l'orifice patient étant obturé. La pression dans le circuit anesthésique ne doit pas dépasser la pression de sécurité du ventilateur qui est habituellement de 60 à 75 cm H_2O.

Vérification des valves unidirectionnelles (46, 47)

L'absence d'étanchéité des valves unidirectionnelles peut être détectée avec un capnographe (voir chapitre 17). On peut mettre en évidence une inversion de débit si on utilise des débitmètres conçus pour détecter cette anomalie. Sinon, on peut recourir à un des tests suivants.

Ventilation à travers le circuit

On détache le tuyau inspiratoire du circuit de ventilation de l'absorbeur de CO_2 et on l'occlut. En portant un masque, le médecin anesthésiste respire à travers le raccord en Y (Fig. 19.13 A). Il doit être possible d'expirer librement mais l'inspiration doit être impossible. Ensuite, le tuyau expiratoire est détaché et occlus et, à l'inverse, il doit être possible d'inspirer librement mais non d'expirer (voir Fig. 19.13 B).

Méthodes basées sur la pression

On vérifie le fonctionnement de la valve inspiratoire en branchant un ballon réservoir à son emplacement habituel et un tuyau annelé sur l'orifice inspiratoire du bac à chaux. Tout en occluant l'orifice expiratoire, on souffle dans le tuyau pour y créer une pression positive. Il ne doit pas être possible de souffler dans le tuyau annelé et le ballon réservoir ne doit pas se remplir. Pour vérifier la valve expiratoire, on branche un ballon réservoir sur l'orifice expiratoire du bac à chaux et on fixe un tuyau annelé sur l'emplacement habituel du ballon réservoir. L'orifice d'insufflation du bac à chaux est obturé et une pression positive est appliquée au niveau du tuyau annelé. Il ne doit pas être possible de souffler dans le tuyau

Figure 19.12. Test pour détecter des fuites dans un appareil à soufflet descendant. Les débitmètres sont fermés ou à leur débit minimal. La valve d'échappement est fermée et le respirateur est mis en marche. Lorsque le soufflet est complètement replié au sommet de l'enceinte, on ferme l'orifice de sortie patient (ou on place le sélecteur du circuit dans la position « ballon » ou « manuel ») et le ventilateur est arrêté. Le soufflet doit rester au sommet de l'enceinte pendant au moins 10 secondes.

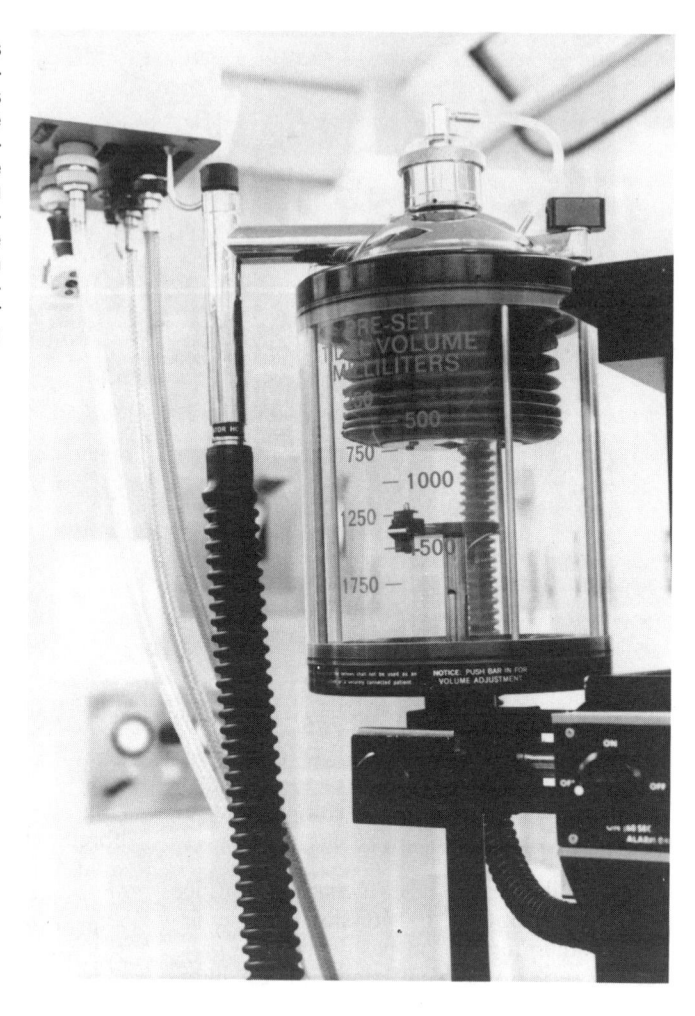

annelé, et le ballon réservoir ne doit pas se remplir.

MONITEURS

Tous les moniteurs doivent être mis en marche et calibrés si nécessaire ; les alarmes doivent être testées et les seuils d'alarme fixés. Il faut respecter les instructions du constructeur pour chaque moniteur. La fourchette des alarmes doit être fixée de telle façon qu'elles ne se déclenchent pas inutilement et qu'à l'inverse, elles détectent des situations pouvant être dangereuses. Il faut vérifier l'intégrité du tuyau d'aspiration d'un moniteur de gaz aspiratif avant de le connecter au circuit de ventilation à proximité du patient. Si le moniteur comporte un piège à eau, il faut le vidanger.

ÉTAPE FINALE

L'appareil d'anesthésie doit être vérifié une dernière fois avant sa mise en marche en fermant les débitmètres et les évaporateurs, en mettant le sélecteur du circuit dans la position « ballon » ou « manuel », et en fermant la valve d'échappement.

Il faut disposer d'un tuyau d'aspiration rigide dont on vérifie le fonctionnement en plaçant l'extrémité distale du tuyau au niveau de la face palmaire du pouce (Fig. 19.14). Lorsque l'aspiration est à son intensité maximale, le tuyau doit rester collé au pouce.

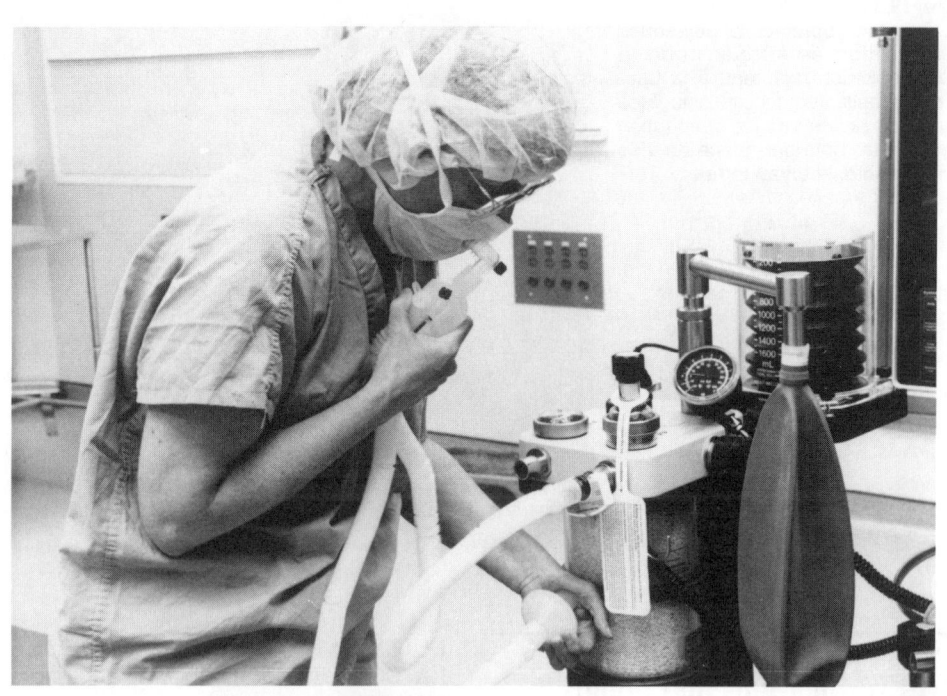

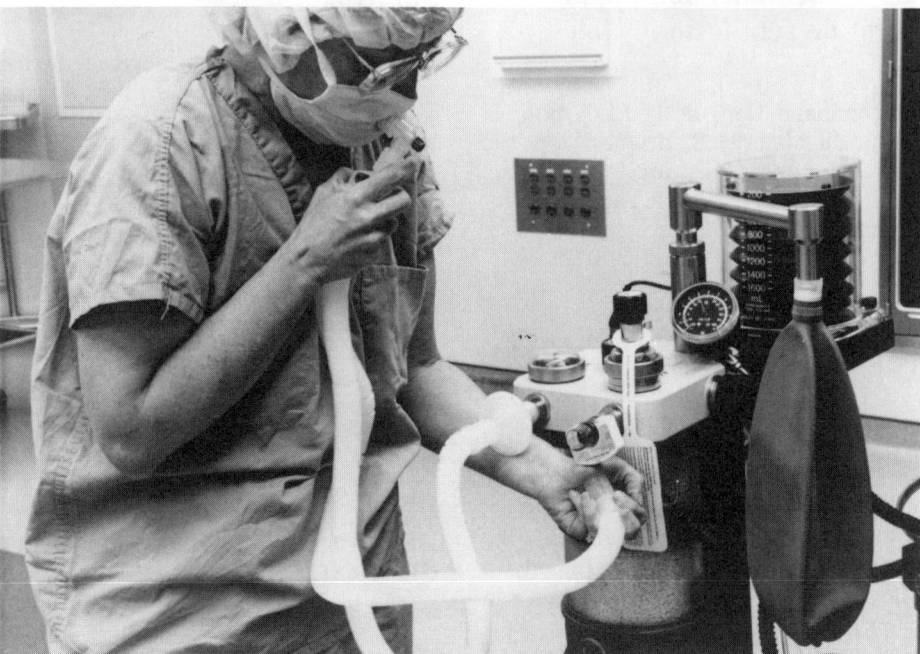

Figure 19.13. Vérifications du bon fonctionnement des valves unidirectionnelles. En haut, le tuyau inspiratoire est détaché de l'appareil et il est occlus avec la paume de la main. On essaie alors de ventiler à travers le raccord en Y. Si la valve unidirectionnelle est étanche, il est possible d'expirer librement mais il est impossible d'inspirer. En bas, le tuyau expiratoire est détaché et occlus. L'anesthésiste doit pouvoir inspirer mais non expirer à travers le raccord en Y.

Figure 19.14. Vérification de l'aspiration. On peut apprécier la puissance de l'aspiration en vérifiant que le tuyau d'aspiration maintenu à la hauteur de la taille reste collé à la face palmaire du pouce lorsque l'aspiration est maximale. Si la puissance du vide est insuffisante, le tuyau tombe.

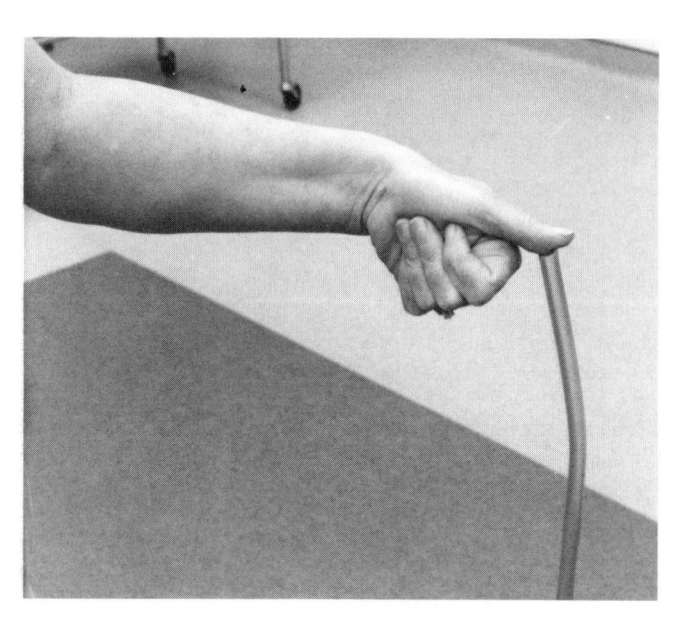

Autres vérifications de l'appareil et du circuit de ventilation

Les recommandations de la FDA pour la vérification du matériel d'anesthésie ont été élaborées pour une utilisation quotidienne. Cependant, certaines parties de l'appareil peuvent nécessiter une vérification particulière, surtout si l'appareil a été modifié ou révisé.

ALARME DE LA PRESSION D'ALIMENTATION EN OXYGÈNE

La plupart des appareils sont équipés d'une alarme de pression d'alimentation en oxygène qui se déclenche quand la pression en oxygène diminue lorsqu'on met l'appareil en marche. Pour tester cette alarme, on débranche le flexible d'oxygène arrivant à l'appareil et on ferme la bouteille d'oxygène de secours. On fait disparaître la pression résiduelle dans l'appareil en activant le bypass d'oxygène. L'alarme doit normalement se déclencher. Cette étape n'a pas été incluse dans les recommandations de vérification de la FDA de 1994 car une défaillance isolée de ce système ne met pas le patient en danger (17).

FUITES AU NIVEAU DU SUPPORT DE LA BOUTEILLE D'OXYGÈNE DE SECOURS

Si la bouteille n'est pas fixée fermement sur son support à étriers, des fuites de gaz apparaîtront lorsque la bouteille est mise en circuit. Une fuite importante sera facilement détectée, mais non une fuite plus faible qui peut passer inaperçue et s'accompagner d'une perte de gaz importante. Pour vérifier l'absence de fuites au niveau de l'étrier, on note la pression indiquée par les manomètres des bouteilles et on ferme les bouteilles et les débitmètres. Pendant deux à cinq minutes, il faut observer le manomètre des bouteilles et si, pendant ce délai, la pression diminue de plus de 3,5 bars, il existe une fuite qui doit être localisée.

VALVE DE SÉCURITÉ EN CAS DE DÉFAILLANCE DE L'ALIMENTATION CENTRALE EN OXYGÈNE

La vérification de la valve de sécurité, qui, ouvre les bouteilles de secours en cas de défaillance de l'alimentation centrale en oxygène, était incluse dans les tests de routine de la première édition des recommandations de la FDA. Dorénavant, elle ne l'est plus car les défaillances de cette valve sont rares et il existe plusieurs autres méthodes pour détecter un éventuel problème (17). Un test utilise soit l'alimentation centrale, soit les bouteilles de secours comme source de gaz. Une bouteille de chaque gaz équipant l'appareil est ouverte, tandis que les flexibles de l'alimentation principale sont débranchés. Des débits de 2 l/min sont affichés au niveau des débitmètres de chacun des gaz et on ferme la bouteille d'oxygène. Lorsque la pression de l'oxygène diminue, le débit de tous les autres gaz, à l'exception éventuellement de l'air, doit diminuer parallèlement à la baisse du débit d'oxygène, pour finalement s'arrêter. La remise en circuit de l'oxygène doit s'accompagner d'un retour des différents flotteurs des débitmètres à leur position initiale.

Pour réaliser ce test avec l'alimentation centrale, on ferme toutes les bouteilles de secours et on ouvre les débitmètres jusqu'à ce que les manomètres des bouteilles indiquent zéro. On branche sur l'appareil les tuyaux flexibles de l'alimentation centrale et on ouvre tous les débitmètres. Lorsqu'on débranche le tuyau d'oxygène, les débitmètres des différents gaz doivent s'arrêter en même temps que celui de l'oxygène.

MATÉRIEL DE RECHANGE

Certaines parties du circuit anesthésique doivent pouvoir être immédiatement changées. Il faut disposer notamment d'un système de ventilation à usage unique et de certains composants à usage multiple tels des tuyaux, un ballon réservoir et un raccord en Y.

Vérification des autres composants

SONDES D'INTUBATION

Une sonde d'intubation de taille adaptée à l'âge et au sexe du patient doit être immédiatement disponible. Des sondes de calibre supérieur et inférieur doivent également être accessibles.

On vérifie la perméabilité de la lumière du tube par simple inspection lorsque les sondes sont transparentes. Sinon, il faut examiner les deux extrémités ou, mieux, insérer un mandrin. Si, pendant l'intervention, la tête et le cou doivent être mobilisés, il faut vérifier que la sonde d'intubation ne comporte pas de coudure. Il doit être possible de mettre en contact les deux extrémités de la sonde sans qu'une coudure apparaisse.

Le ballonnet de la sonde doit être maintenu gonflé pendant au moins une minute pour vérifier son étanchéité. Il doit se gonfler de façon homogène et ne pas coller partiellement à la paroi du tube, ni diminuer la taille de la lumière.

Des études ont montré que si l'emballage de la sonde d'intubation a été ouvert pour vérifier l'intégrité de la sonde et du ballonnet, l'ensemble reste stérile pendant au moins sept jours s'il est protégé (48).

LARYNGOSCOPES

Le dysfonctionnement du laryngoscope est fréquent. Il faut disposer d'au moins deux manches de laryngoscope ainsi que des lames adaptées à la taille et à la morphologie du patient. Le fonctionnement et l'intensité des lumières doivent être vérifiés. Des lames d'autres calibres et formes doivent être immédiatement disponibles et leur fixation sur les manches vérifiée.

ACCESSOIRES POUR INTUBATION

Un mandrin doit pouvoir être immédiatement disponible. Lors d'une séquence d'intubation rapide, le mandrin doit rester à proximité de la sonde d'intubation, voire même inséré dans la sonde. Une pince de Magill doit être disponible. Si on prévoit une intubation difficile, il faut préparer du matériel particulier (voir chapitres 15 et 16).

MASQUES ET CANULES

Un assortiment de masques et de canules de différentes tailles doit être immédiatement disponible.

AUTRE MATÉRIEL

Selon le type d'intervention, du matériel particulier peut être nécessaire, tels que des flexibles de grande longueur ou un système pour réchauffer les patients. Ce matériel doit être vérifié avant son utilisation.

Vérifications successives d'un même appareil utilisé pour plusieurs interventions

En début de journée opératoire, la vérification du matériel est complète mais elle doit se doubler de vérifications plus partielles pour les anesthésies suivantes. Ces dernières sont indiquées dans le tableau 19.1.

Procédures à la fin d'une anesthésie

À la fin de l'anesthésie, les débitmètres, les évaporateurs et l'aspiration sont fermés. Si un moniteur doit être recalibré après avoir été arrêté, il faut le laisser en marche ou le placer en mode veille. La chaux sodée est inspectée et changée en cas d'épuisement (voir chapitre 8).

Maintenance à la fin du programme opératoire

À la fin de la dernière anesthésie, les flexibles de gaz sont déconnectés au niveau du mur ou du bras plafonnier (et non à l'arrière de l'appareil) et enroulés sur la fixation que comporte l'appareil. Durant la période de non utilisation, la surface externe de l'appareil est nettoyée. Débrancher les flexibles facilite le déplacement de l'appareil et le nettoyage du sol sous l'appareil. Si les flexibles sont débranchés à l'arrière de la machine, ils restent sous pression et des fuites de gaz peuvent survenir *(NdT: En fait ceci n'est possible qu'avec le système nord-américain de prises rapides)*. Les bouteilles de secours sont fermées. Chaque débitmètre est ouvert jusqu'à ce que les manomètres des bouteilles et du circuit d'alimentation principale indiquent une pression nulle, puis ils sont fermés. Fermer les débitmètres n'a pas pour but d'économiser les gaz mais d'éviter que les flotteurs ne soient projetés au sommet du tube et endommagés lorsqu'on remet l'alimentation en circuit.

Les évaporateurs doivent être remplis à la fin du programme opératoire lorsque tout le personnel a quitté la salle d'opération afin de diminuer son exposition aux faibles concentrations d'agents anesthésiques.

Le liquide accumulé à la base du bac à chaux doit être évacué. Il faut être prudent car ce liquide est caustique et ne doit pas venir au contact de la peau.

Vérification d'un matériel neuf ou modifié

Chaque nouvel appareil d'anesthésie, ventilateur ou autre équipement complexe, doit être vérifié avant d'être mis en service. Le montage et la vérification du fonctionnement sont réalisés de préférence par un représentant du fabricant qui donnera, de plus, des instructions pour la maintenance. Un document certifiant que le montage et le fonctionnement de l'appareil ont été vérifiés doit être fourni et archivé. Un manuel contenant les instructions de montage et d'installation, les impératifs de maintenance, les procédures de vérification journalière ainsi que les instructions d'utilisation doit être joint à chaque équipement. Ce manuel doit être lu attentivement et revu périodiquement. Il doit en exister une copie dans le dossier rassemblant l'ensemble des manuels d'utilisation des divers appareils et une copie dans un des tiroirs de l'appareil même.

Il faut, pour tout nouvel appareil et après toute réparation ou modification, effectuer les tests suivants pour détecter d'éventuels branchements incorrects entre les tuyaux d'alimentation en gaz. Dans plusieurs états des États-Unis, cette vérification est légalement obligatoire (49).

1. On débranche tous les flexibles et on ferme toutes les bouteilles de secours.
2. On branche le flexible d'oxygène, et le manomètre de l'alimentation en oxygène doit indiquer une pression entre 45 et 55 psi (3,5 bars) *[NdT: En France la pression d'alimentation en O_2 est réglée à une pres-*

sion supérieure de 0,5 bar à la pression des autres gaz (air ou N_2O)].
3. Le bypass d'oxygène est actionné et la sortie d'oxygène à fort débit est confirmée au niveau de la sortie des gaz frais.
4. Si le ventilateur est mû par énergie pneumatique, il est mis en marche et on confirme la présence d'un débit de gaz.
5. Après ouverture du robinet d'oxygène, il faut vérifier le débit d'oxygène au niveau du débitmètre. Les robinets des autres gaz sont alors ouverts pour s'assurer qu'il n'y a pas de débit au niveau des débitmètres correspondants.
6. Si l'évaporateur est à débit de gaz mesuré, le débitmètre qui l'alimente est ouvert et l'existence d'un débit est vérifiée.
7. On branche le flexible de protoxyde d'azote, et le manomètre doit alors indiquer une pression de 3,5 bars.
8. Le flexible d'oxygène est débranché.
9. On répète alors les étapes 3, 4, 5 et 6. Aucun débit ne doit provenir des débitmètres, du bypass d'oxygène ni de l'alimentation pneumatique du ventilateur.
10. Le flexible d'oxygène est rebranché et un analyseur d'oxygène calibré est connecté au tuyau principal d'arrivée des gaz frais. Le débitmètre d'oxygène est fermé.
11. Le bypass d'oxygène est activé et l'analyseur d'oxygène doit indiquer une concentration d'oxygène supérieure à 90 %.
12. Le débitmètre d'oxygène est ouvert jusqu'à un débit de 5 l/min et l'analyseur d'oxygène doit indiquer une concentration d'oxygène supérieure à 95 %. Le débitmètre de protoxyde d'azote est ensuite ouvert jusqu'à un débit de 5 l/min et l'analyseur d'oxygène doit indiquer une concentration d'oxygène d'environ 50 %.
13. Tous les débitmètres sont fermés.
14. On débranche les flexibles et on répète les étapes 2 à 13 avec les bouteilles de secours. Le résultat des tests doit être identique, sauf en ce qui concerne la pression mesurée par les manomètres.

Une fois ces tests réalisés, il faut reprendre une procédure complète de vérification avant utilisation. De plus, certains tests particuliers peuvent être recommandés par le fabricant.

Maintenance préventive

La maintenance préventive comporte l'inspection, la vérification, le nettoyage, la lubrification et l'entretien des différents composants. Les éléments usés ou endommagés doivent être réparés ou remplacés. On a pu montrer que la maintenance préventive réduisait la fréquence des pannes du matériel (50). De nombreuses pièces de l'appareil d'anesthésie et du ventilateur se détériorent avec le temps. La maintenance préventive a pour objectif d'anticiper les pannes prévisibles et de remplacer les parties fragilisées avant qu'elles ne se détériorent complètement. Dans certains cas, une pièce fragile peut être remplacée par une pièce de conception plus récente et plus résistante. En l'absence d'un programme de maintenance préventive, les pannes peuvent être très fréquentes et on peut être amené à remplacer prématurément un matériel coûteux, sans parler des risques encourus par le patient (51).

Savoir qui doit assurer cette maintenance préventive a été une question très débattue. Les contrats de maintenance sont satisfaisants, surtout lorsque l'hôpital possède un nombre restreint d'appareils ou lorsqu'il n'y a pas de service biomédical spécifique à l'hôpital.

CONTRAT DE MAINTENANCE AVEC LE FABRICANT

Lorsque l'hôpital établit un contrat de maintenance avec le fabricant, c'est un technicien extérieur qui assure la maintenance du matériel. La qualité du service de maintenance dépend notamment du type de contrat, et le coût du contrat dépend du type de service demandé.

MAINTENANCE PAR UNE SOCIÉTÉ INDÉPENDANTE DU FABRICANT

Aux États-Unis, il existe des sociétés indépendantes des fabricants assurant la maintenance du matériel d'anesthésie en établissant des contrats avec les hôpitaux. Ces contrats sont peu différents de ceux offerts par le fabricant lui-même.

Cependant, une société indépendante ne peut pas toujours fournir les pièces détachées recommandées par le fabricant. Il est donc important d'examiner jusqu'à quel point le contrat de maintenance engage la responsabilité de la compagnie.

Les lois éditées dans au moins un des états des États-Unis exigent que les compétences du technicien s'occupant de la maintenance du matériel d'anesthésie soient approuvées par le fabricant de l'appareil ou par le chef de service du département d'anesthésie. Ces compétences doivent être au moins équivalentes à celles du technicien employé par le fabricant, lorsque celui-ci assure le contrat de maintenance.

SERVICE BIOMÉDICAL DE L'HÔPITAL

Le recours au service biomédical de l'hôpital pour l'entretien du matériel d'anesthésie est surtout intéressant au plan financier pour les hôpitaux ayant un parc de matériel important. Cela permet aussi de réduire le recours aux techniciens extérieurs. L'efficacité des interventions du service biomédical de l'hôpital est très améliorée si les techniciens suivent des stages de formation organisés par les fabricants.

L'intervention du service biomédical de l'hôpital minimise les délais d'intervention en cas d'incident (52). L'idéal est de pouvoir disposer d'une antenne d'intervention du service biomédical à proximité du bloc opératoire. On dispose ainsi d'une intervention immédiate en cas de problème et d'une surveillance du matériel en cours d'utilisation. Si le service biomédical est éloigné du plateau technique, les communications entre les deux structures doivent être excellentes.

Une maintenance assurée par le service biomédical de l'hôpital pose un certain nombre de problèmes.

Obtention des pièces détachées recommandées par le fabricant

Le service biomédical de l'hôpital doit utiliser les pièces détachées recommandées par le fabricant. Celles-ci sont habituellement obtenues auprès du service après-vente du fabricant qui, cependant, refuse parfois de vendre des pièces détachées à du personnel non qualifié. L'utilisation de pièces différentes des pièces d'origine peut affecter le fonctionnement de l'appareil.

Connaissance technique de l'appareillage

Pour assurer une maintenance correcte, il est indispensable de bien comprendre le fonctionnement de l'appareil et de connaître les incidents possibles en cas de montage incorrect. Cela peut être évité si des techniciens compétents sont formés par le fabricant.

Modifications

Le technicien assurant la maintenance peut être tenté d'effectuer des modifications dont certaines peuvent affecter le bon fonctionnement de l'appareil. Toute modification doit être soigneusement examinée avant de remettre l'appareil en service, pour s'assurer qu'elle ne provoquera pas en fait de nouveaux incidents (52). C'est le service qui a réalisé la modification qui en endosse la responsabilité légale.

Retard dans les visites de maintenance

La maintenance systématique peut parfois être négligée parce que l'appareil fonctionne correctement ou parce que d'autres appareils sont prioritaires.

Fiches d'entretien

Les fiches indiquant les travaux d'entretien doivent être complètes. Lorsque l'entretien est réalisé par une société extérieure, celle-ci laisse habituellement une liste des réparations et une fiche d'entretien qui indiquent clairement les interventions réalisées et les parties qui ont été remplacées ou réparées.

Les lois édictées dans au moins un des états des États-Unis stipulent que les fiches d'entretien doivent être archivées et qu'elles doivent inclure notamment le nom du technicien qui est intervenu, la date, ainsi que les interventions réalisées.

Responsabilité légale

Le problème de la responsabilité légale doit être posé lorsque l'entretien est réalisé par le service biomédical de l'hôpital (52). Lorsque l'entretien est assuré par un technicien extérieur à l'hôpital, sa responsabilité est engagée et, dans le contrat d'entretien, doit figurer son assurance en responsabilité. Si un incident est lié à l'intervention d'un technicien de l'hôpital, c'est ce dernier qui est responsable.

Archivage des fiches de vérification et d'entretien

L'archivage des documents de vérification et d'entretien a souvent été négligé. L'utilisateur se décharge de cette fonction sur le service d'entretien, notamment lorsque celui-ci est assuré par le fabricant. Cependant l'archivage des documents est important pour plusieurs raisons.

1. Il apporte la preuve que des efforts ont été effectués pour maintenir le matériel en bon état de marche. Cela peut avoir une implication médico-légale.
2. C'est un moyen de communication avec le technicien assurant la maintenance. Dans certains cas, le technicien assure la maintenance dans des plages horaires où le personnel d'anesthésie a quitté le bloc opératoire. S'il n'y a pas de document écrit indiquant clairement les problèmes survenus avec l'appareil, le technicien pourra ne pas savoir quelle réparation effectuer.
3. Il fournit des renseignements complets et actualisés sur chaque composant de l'appareil. Si un composant tombe plus souvent en panne que d'autres, il faut envisager son remplacement.
4. Il fournit un document écrit indiquant que l'entretien a été réalisé par un technicien compétent et indique clairement les interventions réalisées. Ceci facilite le contrôle de la facturation des interventions.
5. Il permet de vérifier les services rendus par le technicien de maintenance. Après une intervention, l'appareil doit fonctionner correctement. Si un problème survient immédiatement après une visite de maintenance ou si les réparations nécessaires deviennent plus fréquentes, il peut y avoir eu changement de technicien dont on peut remettre en cause la compétence.
6. Pour des équipements comme les évaporateurs, qui doivent être renvoyés périodiquement au fabricant pour la maintenance, ou les analyseurs d'oxygène, dont certains nécessitent un changement régulier de cellule, le classeur rassemblant les fiches est un excellent mémento pour réaliser la maintenance à la date fixée. Par exemple, un évaporateur, après avoir subi un contrôle technique, peut ne pas être immédiatement remis dans le circuit et ceci va donc augmenter d'autant le délai du prochain contrôle. Le contrôle ultérieur pourra être plus tardif. C'est pour cela qu'il est utile de noter, sur la fiche de l'évaporateur, non seulement la date de réception mais aussi la date de mise en service.

Il faut établir une fiche pour chaque appareil important, comme l'appareil d'anesthésie, le ventilateur, l'évaporateur et les différents moniteurs. Chaque fiche doit inclure les informations suivantes : identification, date d'achat, instructions pour l'entretien, nom, adresse et téléphone du fabricant ou du vendeur. Pour toute réparation, la date, le type de problème et l'intervention réalisée doivent être notés. Les différentes révisions périodiques sont notées ainsi que les pièces éventuellement remplacées. La réception, après une visite d'entretien, fait l'objet d'un document signé.

En cas d'accident sérieux mettant en cause le matériel, il faut toujours en rechercher activement la cause. Les différentes étapes de cette démarche sont discutées en détail dans le chapitre 12.

Loi sur la sécurité des appareils médicaux (53-55)

Aux États-Unis, une loi sur la sécurité des appareils médicaux a été votée en 1990 afin de garantir que les appareils mis sur le marché sont sûrs et fiables, et qu'en cas de problèmes sérieux, la FDA est immédiatement avertie afin que les appareils de ce type puissent être retirés du marché. *(NdT : En France, il existe des lois équivalentes, la loi 94-43 du 18 janvier 1994 et la loi 95-292 du 16 mars 1995, reproduites en annexe 2 à la fin de ce livre).* Les structures sanitaires ont l'obligation de faire connaître dans les dix jours tout accident mettant en cause un appareil médical ayant contribué au décès ou à une atteinte sérieuse du patient. Le rapport doit notamment préciser le site d'origine, le nom de l'appareil, le modèle, le numéro de la série, le nom du fabricant et la description de l'accident. Les décès doivent être communiqués à la fois au fabricant et à la FDA. Les autres événements doivent être portés à la connaissance du fabricant si celui-ci n'est pas connu de la FDA.

Un système de communication des informations doit être mis au point au niveau de chaque hôpital. Ce système doit comporter trois éléments. Premièrement, un programme informant l'ensemble des membres d'un service de leur responsabilité. Deuxièmement, il doit exister une structure qui transmet les rapports individuels à un groupe d'experts qui décidera des suites à donner. Enfin, une documentation et un système d'archivage doivent être mis en place pour le stockage et l'accès facile à toutes les informations qui sont susceptibles d'être soumises à la FDA et/ou portées à la connaissance des fabricants.

RÉFÉRENCES

1. Charlton JE. Checklists and patient safety [Editorial]. Anaesthesia 1990;45:425-426.
2. Cundy J, Baldock GI. Safety cheek procedures to eliminate faults in anaesthetic machines. Anaesthesia 1982;37:161-169.
3. Chopra V, Bovill JG, Spierdijk J. Checklists. Aviation shows the way to safer anaesthesia. APSF Newslett 1991;6:26,29.
4. Feldman JM, Blike G, Cheung KH. New electronic checklists aim at decreasing anesthetist errors. APSF Newslett 1992;7:1-2.
4. Cooper JB, Newbower RS, Kitz RJ. An analysis of major errors and equipment failures in anesthesia management: considerations for prevention and detection. Anesthesiology 1984;60:34-42.
5. Craig J, Wilson ME. A survey of anaesthetic misadventures. Anaesthesia 1981;36:933-936.
6. Cobcroft MD. More misconnected Boyle circuit tubings. Anaesth Intensive Care 1978;6:170-171.
7. Chopra V, Bovill JG, Spierdijk J, Koornneef F. Reported significant observations during anaesthesia: a prospective analysis over an 18 month period. Br J Anaesth 1992;68:13-17.
8. Kumar V, Barcellos WA, Mehta MP, Carter JG. Analysis of critical incidents in a teaching department for quality assurance. A survey of mishaps during anaesthesia. Anaesthesia 1988;43:879-883.
9. Mayor AH, Eaton JM. Anaesthetic machine checking practices. Anaesthesia 1992;47:866-868.
10. Anonymous. FDA re-examines anesthesia safety & equipment check procedures. Biomed Safe Stand 1991;21:17-19.
11. Withiam-Wilson. FDA preuse equipment checklist spurred by accidents, studies. APSF Newslett 1991;6:27.
12. Buffington CW, Ramanathan S, Turndorf H. Detection of anesthesia machine faults. Anesth Analg 1984;63:79-82.
13. March MG, Crowley JJ. An evaluation of anesthesiologists' present checkout methods and the validity of the FDA checklist. Anesthesiology 1991;75:724-729.
14. Drews JH. Hazardous anesthesia machine malfunction occurring after routine preventive maintenance inspection. Anesth Analg 1983;62:701.
15. American Society for Testing and Materials. Standard specification for minimum performance and safety requirements for components and systems of anesthesia gas machines (F1161-88). Philadelphia, ASTM, 1988.
16. Carstensen P. FDA issues pre-use checkout. APSF Newslett 1986;1:13-20.
17. Good ML. Comments sought on new FDA pre-anesthesia checklist. APSF Newslett 1992;7:47-51.
18. American Society of Anesthesiologists. Professional liability and the anesthesiologist. Park Ridge, IL: ASA, 1987.
19. Benumof JL. Management of the difficult adult airway. Anesthesiology 1991;75:1089-1110.
20. Benumof JL, Scheller MS. The importance of transtracheal jet ventilation in the management of the difficult airway. Anesthesiology 1989;71:769-778.
21. Dinnick OP. Accidental severe hypercapnia during anaesthesia. Br J Anaesth 1968;40:36,45.
22. Lomanto C, Leeming M. A safety signal for detection of excessive anesthetic gas flows. Anesthesiology 1970;33:663-664.
23. Prys-Roberts C, Smith WDA, Nunn JF. Accidental severe hypercapnia during anaesthesia. Br J Anaesth 1967;39:257-267.
24. Wilson AM. The pressure gauges on the Boyle international anaesthetic machine. Anaesthesia 1982;37:218-219.
25. Berner MS. Profound hypercapnia due to disconnection within an anaesthetic machine. Can J Anaesth 1987;34:622-626.
26. Eisenkraft JB. The anesthesia delivery system. Part II : Progress in Anesthesiology 1989;3:1-12.
27. Ghani GA. Test for a leak in the anesthesia circle. Anesth Analg 1983;62:855-856.
28. Amencan Society for Testing and Materials. Standard specification for minimum performance and safety requirements for anesthesia breathing systems (F1208-89). Philadelphia: ASTM, 1989.
29. Andrews JJ. The anatomy of modern anesthesia machines (ASA Refresher Course #274). New Orleans: ASA, 1989.

30. Foex P, Crampton-Smith A. A test for co-axial circuits. Anaesthesia 1977;32:294.
31. Heath PJ, Marks LF. Modified occlusion tests for the Bain breathing system. Anaesthesia 1991;46:213-216.
32. Ghani GA. Safety check for the Bain circuit. Can Anaesth Soc J 1984;31:487-488.
33. Jackson IJB. Tests for co-axial systems. Anaesthesia 1988;43:1060-1061.
34. Robinson S, Fisher DM. Safety check for the CPRAM circuit. Anesthesiology 1983;59:488-489.
35. Pethick SL. Correspondence. Can Anaesth Soc J 1975;22:115.
36. Petersen WC. Bain circuit. Can Anaesth Soc J 1978;25:532.
37. Beauprie IG, Clark AG, Keith IC, Spence D, Eng P. Pre-use testing of coaxial circuits: the perils of Pethick. Can J Anaesth 1990;37:S103.
38. Furst B, Laffey DA. An alternate test for the Lack system. Anaesthesia 1984;39:834.
39. Martin LVH, McKeown DW. An alternative test for the Lack system. Anaesthesia 1985;40:80-92.
40. Eisenkraft JB, Sommer RM. Flapper valve malfunction. Anesth Analg 1988;67:1132.
41. Debban DG, Bedford RF. Overdistention of the rebreathing bag, a hazardous test for circle-system integrity. Anesthesiology 1975;42:365-366.
42. Ribak B. Reducing the soda-lime hazard. Anesthesiology 1975;43:277.
43. Grogono AW. Anesthesia ventilators: function, limitations, hazards (ASA refresher Course #275). New Orleans: ASA, 1989.
44. Olympio MA, Stoner J. Tight mask fit could have prevented «airway» obstruction. Anesthesiology 1992;77:822-825.
45. Grundy EM, Bennett EJ, Brennan T. Obstructed anesthetic circuits. Anesthesiol Rev 1976;3:35-36.
46. Kim J, Kovac AL, Mathewson HS. A method for detection of incompetent unidirectional dome valves. A prevalent malfunction. Anesth Analg 1985;64:745-747.
47. Dzwonezyk D, Dahl MR, Steinhauser R. A defective unidirectional dome valve was not discovered during normal testing. J Clin Eng 1991;16:485-490.
48. Moore MW, Bowe EA, Turner JF, Baysinger CL. Opened endotracheal tubes can be saved. Anesthesiology 1992;77:A1059.
49. Compressed Gas Association. Handbook of compressed gases. New York: Van Nostrand Reinhold, 1981:469-470.
50. Holley HS, Carroll JS. Anesthesia equipment malfunction. Anaesthesia 1985;40:62-65.
51. Tamse JG. Preventive maintenance of medical and dental equipment. Paper presented at the AAMI 13th annual meeting, Washington, DC, March 28 April 1, 1978.
52. Welch JP. Clinical engineering in anesthesia. Med Instrum 1985;3:109-112.
53. Emergency Care Research Institute. A Guide for Healthcare Facilities. Plymouth Meeting PA: ECRI, 1991.
54. Anonymous. The Safe Medical Devices Act of 1990 -a look at the implications. Biomed Instrum Technol 1991;25:347-360.
55. Anonymous. Highlights of the Safe Medical Devices Act of 1990 (Public Law 101-629). Washington, DC: U.S. Department of Health and Human Services, Public Health Service, Food and Drug Administration Center for Devices and Radiological Health, 1991.

Chapitre 20

Nettoyage et stérilisation

Traduction : Éric Roland

Définitions
Organismes officiels contrôlant les procédés de désinfection et de stérilisation
Résistance des micro-organismes aux désinfectants et aux agents stérilisants
Nettoyage du matériel
Méthodes de désinfection et de stérilisation
Pasteurisation
Stérilisation par la vapeur
Désinfectants liquides
Stérilisation par l'oxyde d'éthylène
Stérilisation par les radiations ionisantes
Stérilisation du matériel d'anesthésie
Dilemme de la stérilisation
Nettoyage, désinfection et stérilisation
Organisation
Stérilisation du matériel
Sida, hépatite, tuberculose et maladie de Creutzfeldt-Jakob
Prévention des accidents du travail et des maladies infectieuses professionnelles pour le personnel d'anesthésie
Protections
Lavage des mains
Prévention des piqûres d'aiguille
Moyens de ventilation en urgence
Personnel porteur de lésions cutanées

La plupart des matériels d'anesthésie sont exposés à des substances biologiques potentiellement infectées au cours de leur utilisation courante, mais le rôle joué par ces matériels d'anesthésie dans la transmission de maladies infectieuses reste controversé.

Définitions

Antiseptique : Produit ayant la propriété d'éliminer ou de tuer les micro-organismes ou d'inactiver les virus et qui peut être appliqué sans risque sur des tissus.

Charge microbienne : Quantité et espèces de micro-organismes viables qui contaminent du matériel inerte.

Contaminé : Organisme vivant ou corps inerte portant des micro-organismes.

Décontamination : Ce terme, qu'il faut différencier de désinfection, regroupe un certain nombre de définitions.

1. C'est l'opération par laquelle du matériel contaminé devient non contagieux pour l'environnement et pour le personnel; ce dernier n'est pas obligé de porter des vêtements de protection pour manipuler les instruments une fois la décontamination réalisée. La probabilité de transmission de l'infection est ainsi théoriquement nulle (1-5). Un instrument, s'il est parfaitement décontaminé entre chaque utilisation, peut a priori être réutilisé d'un patient à l'autre.
2. C'est la réduction de la contamination microbienne à un niveau acceptable (6-7).
3. C'est également une opération qui élimine les substances nocives non organiques (8).

La décontamination est suivie d'un nettoyage minutieux. Elle utilise des produits désinfectants ou stérilisants.

Désinfectant : Produit utilisé pour la désinfection ou la décontamination et qui ne peut être utilisé que sur des objets inertes.

Désinfection : Opération destinée à détruire en grande quantité, mais seulement en partie, les micro-organismes présents sur du matériel inerte Au sens strict du terme, l'objectif est de détruire tous les types de germes mais, en pratique, on ne se réfère habituellement qu'aux germes pathogènes. En fait, les termes pathogènes et non pathogènes sont ici inadaptés (9). En effet, tous les micro-organismes doivent être considérés comme potentiellement pathogènes. Le Center for Disease Control and Prevention (CDC : agence nord américaine pour la prévention et le contrôle des maladies) a adopté une classification qui distingue trois niveaux de désinfection (1) (Tableau 20.1) :

1. Désinfection de haut niveau. Opération qui détruit tous les organismes vivants, à l'exception des spores bactériennes et de certains virus tel que le virus de la maladie de Creutzfeldt-Jakob (2). Les désinfectants de haut-niveau sont enregistrés à l'Agence de Protection de l'Environnement nord-américaine (EPA) sous l'appellation stérilisants/désinfectants, désinfectants hospitaliers sporicides ou stérilisants (3). La plupart des désinfectants de haut niveau sont capables de stériliser du matériel si le temps de contact avec les instruments est suffisant.
2. Désinfection de niveau intermédiaire. Opération qui détruit les bactéries, *Mycobacterium tuberculosis*, certains champignons, la plupart des virus, mais pas les spores bactériennes. Les agents pouvant procurer une telle désinfection sont enregistrés à l'EPA sous l'appellation « désinfectant hospitalier » ou « désinfectant tuberculocide ».
3. Désinfectant de bas niveau. Opération qui détruit la plupart des bactéries végétatives à l'exception de *M. tuberculosis*. Elle épargne certains champignons et certains virus. Elle ne détruit pas les spores bactériennes. Ces agents chimiques bactéricides sont appelés par l'EPA « désinfectant hospitalier sanitaire ». *[NdT : la classification française est différente et comporte trois niveaux de décontamination microbienne ; désinfection type I : dirigée vers les bactéries végétatives, les levures et le VIH ; type II dirigée vers les mêmes cibles que I + les virus des hépatites, les mycobactéries et les levures ; type III dirigée vers les mêmes cibles que I et II + les spores. La classification des désinfectants la plus utilisée dans les hôpitaux français émane de la Société Française d'Hygiène Hospitalière et comporte cinq catégories de désinfectants (A,B,C,D,E) : A pour la désinfection des surfaces, B pour la décontamination des instruments, C pour la désinfection par trempage du matériel médico-chirurgical réutilisable, D pour la désinfection du linge et E pour la désinfection des déchets.]*

Indicateur microbiologique : Méthode de contrôle de la stérilisation utilisant une popu-

Tableau 20.1. Niveaux de désinfection [a,b]

Niveaux	Bactéries				Virus	
	Végétatives	M. tubercul.	Spores	Levures	lipophiles taille moyenne	hydrophiles petite taille
Haut	+	+	+[c]	+	+	+
Médium	+	+	±[d]	+	+	±[e]
Bas	+	−	−	±[f]	+	−

[a] D'après l'American National Standards Institute. Good hospital practice: handling and biological decontamination of reusable medical devices (ST35-1991). Arlington, VA: Association for the Advancement of Medical Instrumentation, 1991.

[b] +, on peut s'attendre à un effet bactéricide, fongicide ou virucide quand on a employé de façon appropriée des désinfectants liquides à des concentrations normales ou une pasteurisation ; −, pas ou peu d'effet.

[c] Seul un temps de contact prolongé permet aux désinfectant liquides de haut niveau de réaliser une véritable stérilisation.

[d] On peut s'attendre à ce que certains désinfectants de niveau intermédiaire aient une certaine activité sporicide.

[e] Certains désinfectants de niveau intermédiaire peuvent posséder une activité virucide limitée.

[f] Certains désinfectants de bas niveau peuvent avoir une activité fongicide limitée.

lation standardisée et viable de micro-organismes (habituellement des spores bactériennes) qui opposent une importante résistance au procédé de stérilisation devant être contrôlé. La perte de la viabilité de ces micro-organismes constitue la preuve de l'efficacité de la stérilisation. Inversement, si cette viabilité persiste, la stérilisation doit être considérée comme inefficace.

Indicateur paramétrique ou physicochimique : Système de contrôle qui utilise un matériel colorimétrique changeant de teinte dès que ce système a été soumis à un ou plusieurs des paramètres du cycle de stérilisation. *(NdT : On distingue en France les témoins de passage fixés sur l'emballage qui permettent de distinguer les articles qui sont passés dans le stérilisateur et les intégrateurs de paramètres placés à l'intérieur de l'emballage qui permettent de savoir si la valeur stérilisatrice minimale du stérilisateur a été atteinte.)*

Nettoyage : Opération d'élimination des débris organiques présents à la surface d'un instrument.

Niveau d'assurance de stérilité : Probabilité de survie de micro-organismes au décours d'un cycle de stérilisation, permettant de prévoir l'efficacité d'une méthode de stérilisation. Ainsi, un niveau d'assurance de stérilité de 0,0001 % ne permet pas d'affirmer qu'un instrument est stérile, mais le risque n'est que de 10-6 ou encore 1 sur 1 000 000.

Stérilisant : Agent chimique capable de détruire tous les types de micro-organismes (spores bactériennes incluses).

Stérile/stérilité : État de ce qui ne porte aucun organisme vivant. En pratique, la stérilité est décrite comme une fonction de probabilité (10,11).

Stérilisation : Opération destinée à détruire tous les types de micro-organismes (spores bactériennes incluses). L'utilisation de ce terme implique que la stérilisation est effective et totale. On ne peut pas parler de stérilisation partielle (9).

Stérilisation terminale : Procédé de stérilisation qui arrive à son terme lorsqu'un instrument se retrouve enveloppé dans son emballage final (1).

Systèmes de mesure des grandeurs physiques : Appareils de surveillance des stérilisateurs qui mesurent et enregistrent le temps, la température, l'humidité ou la pression pendant un cycle de stérilisation.

Organismes officiels contrôlant les procédés de désinfection et de stérilisation (5)

L'agence du gouvernement fédéral nord-américain qui contrôle les méthodes et les systèmes de stérilisation et de désinfection s'appelle l'EPA. Cette agence enregistre les produits chimiques conçus pour la stérilisation et la désinfection et réglemente leur utilisation. Elle impose aux fabricants de tester leurs désinfectants sur le plan de l'efficacité antimicrobienne, de la stabilité et de la toxicité chez l'homme. Cette agence donne également son agrément aux stérilisateurs. Certains désinfectants chimiques sont réglementés par la Food and Drug Administration (FDA). *(NdT : en France, l'Association Française de Normalisation ou AFNOR attribue les certificats de qualification aux désinfectants quand ces produits sont conformes aux normes homologuées ; cette même association a publié des normes applicables en matière de construction de stérilisateurs. Le Conseil Supérieur d'Hygiène Publique de France a publié des recommandations concernant le contrôle de la stérilisation, de la stérilité et du respect des procédures.)*

L'Occupational Safety and Health Administration (OSHA) réglemente l'exposition des professionnels de la santé aux désinfectants chimiques et aux appareils de stérilisations. *(NdT : en France, le Ministère chargé du travail (INRS) réglemente le seuil de la concentration admissible de désinfectant dans l'atmosphère des lieux de travail. Le ministère de la santé réglemente la protection du personnel chargé des stérilisateurs.)*

Le CDC, enfin, ne donne pas d'agrément, ne réglemente ni ne teste les appareils de stérilisations et les désinfectants. Il donne des recommandations générales pour prévenir la transmission des infections chez le personnel de santé (12). *(NdT : en France, ce rôle incombe au Ministère de la Santé par l'intermédiaire des circulaires émanant de la Direction*

Générale de la Santé et de la Direction des Hôpitaux.)

Résistance des micro-organismes aux désinfectants et aux agents stérilisants

La résistance des micro-organismes est très variable vis-à-vis des agents stérilisants et désinfectants. Les spores bactériennes sont les plus résistantes. *Mycobacterium tuberculosis*, les M. atypiques, les bacilles à Gram négatif tel que le *Pseudomonas aeruginosa* et *Pseudomonas cepacia* sont relativement résistants (5).

Certains types de virus sont plus résistants que d'autres. Selon leur structure, on classe les virus en deux catégories : les virus lipophiles qui ont une enveloppe lipidique entourant la capside protidique et les virus hydrophiles qui ne possèdent pas cette enveloppe (virus nus, de petite taille). Ces virus hydrophiles sont en général plus résistants à l'inactivation. Pour être classé désinfectant de haut niveau, un produit doit être efficace à la fois contre les virus hydrophiles et lipophiles. On peut ajouter des mentions supplémentaires concernant l'activité du désinfectant, si on a testé l'activité sur des virus particuliers.

Nettoyage du matériel

Pour tous les instruments médicaux réutilisables, la première et la plus importante étape dans la décontamination est un nettoyage soigneux. Nettoyer signifie retirer les particules étrangères sans chercher à détruire les micro-organismes. Le nettoyage réduit la charge microbienne, mais ne stérilise pas ou ne désinfecte pas.

Si un objet reste souillé par des débris organiques, l'agent stérilisant ne rentre pas en contact avec la totalité de l'objet et la stérilisation ne peut pas s'accomplir. De plus, les débris organiques inactivent un grand nombre de désinfectants. Enfin, même si on a pu stériliser le matériel, des débris organiques résiduels peuvent être à l'origine d'effets indésirables.

Il faut consulter les instructions du fabricant du matériel pour choisir les agents nettoyants les plus appropriés. Tremper un instrument dans un produit détergent, tel qu'une solution dissolvant les protéines, est quelquefois recommandé.

Rincer et essuyer le matériel dès la fin de son utilisation empêche le matériel organique d'adhérer en séchant.

Les opérations de nettoyage doivent être réalisées dans un local réservé à cet usage et divisé en zone de nettoyage et zone de séchage (6). Le personnel qui manipule les instruments doit porter des vêtements de protection et être très attentif à ne pas se blesser avec les instruments contaminés.

Il faut entièrement démonter le matériel démontable et ouvrir les instruments articulés. Le but est d'exposer au maximum les surfaces. On doit inspecter le matériel à la recherche de pièces usées ou défectueuses, et retirer le sparadrap et les résidus de colle au moyen d'un dissolvant.

Il faut mettre à tremper le matériel démonté dans un récipient rempli d'eau et de détergent. On doit choisir un détergent plus pour son effet tensioactif que pour son activité désinfectante. Il ne doit pas corroder le caoutchouc ni les matières plastiques. Cette étape permet de pénétrer, de ramollir puis de détacher les impuretés.

Après un temps de trempage suffisant, pendant lequel le détergent pénètre et détache les débris organiques, il faut minutieusement brosser le matériel à la main, à l'intérieur comme à l'extérieur, dans le but d'ôter tous les débris. On doit porter une attention toute particulière aux coins et aux rainures dans lesquels des débris peuvent se loger.

Le nettoyage peut se faire manuellement, mécaniquement ou les deux. Les instruments immersibles doivent être lavés dans l'eau pour éviter la dispersion dans l'atmosphère des micro-organismes (aérosolisation). Beaucoup d'instruments sont encore nettoyés à la main et nécessitent l'utilisation de brosses dures. Les brosses chirurgicales, utilisées ordinairement pour se brosser les mains, sont adaptées à tous les nettoyages. On doit utiliser des écouvillons pour nettoyer la lumière des sondes et des canules laryngées. Il peut exister des brosses spéciales pour certains matériels particuliers comme les fibroscopes. On doit désinfecter ou stériliser quotidiennement les brosses et les ustensiles de nettoyage.

L'utilisation d'eau tiède et de détergent empêche la formation de caillots et facilite l'élimination des saletés. Les détergents tensioactifs diminuent les forces d'interaction au niveau de l'interface huile/eau et ont également un petit effet bactéricide. Plus efficaces contre les bactéries à Gram positif, ils sont en revanche sans effet contre *Mycobacterium tuberculosis* et contre de nombreux virus. Des produits industriels tels que les ammoniums quaternaires mélangés à d'autres produits actifs *(NdT : Hexanios G + R, Esculase...)* nettoient et désinfectent en un seul temps, réduisant ainsi les risques de contamination du personnel chargé du nettoyage.

Les instruments qui ne se prêtent pas au nettoyage par immersion dans l'eau doivent être nettoyés avec un linge humide et du savon.

Pour éviter le nettoyage manuel, il existe des machines à laver automatiques (13-15) qui effectuent des cycles de nettoyage et de rinçage, et parfois un cycle final de séchage. Certains modèles désinfectent le matériel par pasteurisation ou par l'emploi de désinfectant. L'eau chaude ou les désinfectants liquides sont conservés dans un réservoir latéral et sont automatiquement transvasés dans la cuve de la machine. À la fin du cycle de désinfection, le liquide est réaspiré dans le réservoir latéral pour être réutilisé. Notons qu'il a été rapporté des cas de contamination de fibroscopes bronchiques par des machines à laver et à désinfecter automatiques (16,17).

Le matériel qui porte des articulations, des rainures, des lumières ou d'autres parties difficiles à nettoyer peut l'être dans un nettoyeur ultrasonique, après élimination grossière des débris. Dans un nettoyeur ultrasonique, l'énergie électrique est transformée en une série d'ondes sonores de haute fréquence. Ces ondes produisent des microbulles en traversant un liquide solvant. Ces bulles minuscules s'effondrent (implosent), provoquant des ondes de choc qui génèrent un effet de frottement permettant de décoller les débris de la surface des instruments. Le nettoyage ultraso-

nique est quelquefois plus efficace que le nettoyage manuel parce que les microbulles pénètrent dans des zones qui resteraient inaccessibles au brossage. Après utilisation, le liquide nettoyant doit être changé.

Le rinçage est une opération importante pour éliminer les débris organiques et les résidus de détergent, et prévenir leur redéposition sur le matériel. La persistance de débris organiques et/ou de détergent sur les instruments peut inactiver les désinfectants ou les stérilisants, empêchant du même coup la destruction des micro-organismes. Il faut rincer certains instruments avec de l'eau distillée ou déminéralisée pour éviter les dépôts de calcaire. Après le rinçage, il faut vérifier qu'aucun matériel organique ne s'est déposé sur tous les instruments.

Sauf si on utilise la pasteurisation, la stérilisation par la vapeur ou par le système Steris, on doit minutieusement sécher les instruments lavés. En effet, l'humidité favorise la croissance des bacilles à Gram négatif, ce qui peut poser problème si un matériel ne doit pas être stérilisé ou désinfecté ultérieurement (6). De plus, l'eau qui persiste à la surface des instruments dilue les désinfectants ou stérilisants chimiques, les rendant moins efficaces. Enfin, si du matériel doit être stérilisé avec de l'oxyde d'éthylène, ce dernier peut réagir chimiquement avec l'eau pour former de l'éthylène glycol, produit toxique très difficile à éliminer.

Pour sécher les instruments, on utilise un chiffon sec ou un flux d'air médical. Il existe des fours à air chaud et des séchoirs à air. Le matériel stérilisé à l'oxyde d'éthylène ne doit être séché que par un séchoir à air non chauffé.

Méthodes de désinfection et de stérilisation

PASTEURISATION

Dans la pasteurisation, le matériel est immergé dans de l'eau chauffée à température élevée (cependant inférieure à 100°C), pendant une période de temps donnée. Le temps et la température recommandés sont variables. Le temps de contact est inversement proportionnel à la température. Ainsi, pour une destruction microbienne équivalente, des temps de contact notablement plus longs sont nécessaires quand la température est plus basse. On utilise habituellement la combinaison 77°C pour 33 minutes d'exposition (18).

La pasteurisation est une méthode de désinfection mais non de stérilisation. Le CDC considère la pasteurisation comme un procédé de désinfection de haut niveau, bien que ceci soit en contradiction avec son propre système de classification, puisque que la pasteurisation ne garantit pas la destruction des spores ni des virus (6).

On peut désinfecter les tuyaux des circuits respiratoires, les ballons réservoirs, les sondes trachéales et à double lumière, les masques faciaux, les canules oropharyngées, les lames de laryngoscopes et les soufflets de respirateurs par pasteurisation (4). On obtient avec cette méthode des masques faciaux et des circuits respiratoires aussi propres que s'il s'agissait de matériel à usage unique, ce dernier n'étant pas non plus stérile (4).

Le principal intérêt de cette méthode réside dans la température utilisée, qui est plus basse que les températures atteintes dans un autoclave, ce qui abîme moins le matériel. De plus cette méthode est simple, économique, fiable et ne produit pas de résidus toxiques. Son principal inconvénient est que le matériel traité est mouillé et qu'il doit être séché avant d'être emballé ; une recontamination est toujours possible pendant le séchage et l'emballage. Enfin, certains instruments peuvent être déformés par la chaleur.

STÉRILISATION PAR LA VAPEUR

La stérilisation par la vapeur (autoclave) est la technique de stérilisation des instruments la plus courante et la plus ancienne en milieu hospitalier. Cette méthode utilise de la chaleur humide sous la forme de vapeur saturée sous pression.

Les instruments à stériliser sont d'abord nettoyés puis emballés dans des champs de toile, de gaze ou de papier. La vapeur traverse facilement ces matériaux poreux. L'emballage empêche toute nouvelle contamination du matériel pendant les phases ultérieures de manipulation et de stockage.

L'enceinte est la partie de l'autoclave dans laquelle les instruments sont stérilisés ; elle est hermétiquement isolée quand la porte est fermée et verrouillée (19). Le corps du stérilisateur entoure l'enceinte et génère la vapeur qui va circuler dans l'enceinte pour y maintenir de hautes températures.

Les instruments à stériliser sont placés dans l'enceinte sur des plateaux d'autoclave perforés. La porte est fermée et verrouillée. L'air est évacué hors de l'enceinte avant que le cycle de stérilisation ne commence, pour ne pas réduire la quantité de vapeur entrant dans l'enceinte, ce qui risquerait de diminuer la température. Quand la vapeur circule dans l'enceinte, elle élève la température des instruments. Une fois que la température désirée est obtenue, on règle la durée de stérilisation. Au terme de cette période, la vapeur est chassée de l'enceinte pour éviter la condensation de l'eau sur la charge au moment de l'admission de l'air froid.

Variables de la stérilisation par la vapeur

La stérilisation par la vapeur est extrêmement efficace car la vapeur saturée transfère très rapidement sa chaleur latente aux instruments, et peut détruire ainsi très rapidement des spores bactériennes, même très résistantes. La destruction microbienne est plus efficace quand la vapeur saturée entre en contact directement avec les instruments. Aux endroits inaccessibles à la vapeur, ce qui est possible quand les instruments sont mal emballés ou que la charge est mal répartie dans l'enceinte, la destruction microbienne se fait par exposition à la chaleur sèche qui n'est pas aussi efficace que la vapeur saturée.

Température

Au niveau de la mer, l'eau bout à 100°C. Dans une enceinte close, la température d'ébullition de l'eau excède 100°C et dépend de la pression qui règne à l'intérieur de l'enceinte. Tel est le principe de base de l'autoclave. En atteignant des températures élevées, la vapeur humide assure la stérilisation.

Durée

Plus la température est élevée, plus la stérilisation est rapide. Le temps minimal pour obtenir une stérilisation à la température de 121°C est de 15 min (20), de 10 min à 126°C, de 3 min à 134° C, et de quelques secondes à 150°C (21).

La stérilisation flash est la stérilisation par la vapeur d'instruments non emballés. On utilise cette méthode quand on n'a pas le temps d'emballer le matériel à stériliser. Le temps d'exposition recommandé est de 3 minutes pour une température supérieure ou égale à 130°C, à condition que le matériel ne soit pas poreux, comme les instruments métalliques (22).

Caractéristiques de la vapeur (11)

Le transfert de chaleur latente dépend de la nature de la vapeur, ce qui peut altérer la stérilisation. La vapeur ne doit pas contenir d'air, d'eau sous forme liquide, ni de particules solides. Un filtre à air et à particules solides doit être interposé sur le circuit de distribution de la vapeur, en amont de l'autoclave.

Problèmes de la stérilisation par la vapeur (11)

Qualité de la vapeur

La qualité (ou saturation ou titre) de la vapeur se réfère à son taux d'humidité (le titre est le rapport en % entre le poids de la vapeur et le poids de l'eau totale). Selon les normes habituelles, une vapeur saturée sèche présente un titre d'eau sous forme de gaz supérieur à 97 % (moins de 3 % d'eau en phase liquide). La vapeur peut contenir de l'eau en phase liquide sous forme de brouillard ou de gouttelettes. Cette vapeur, de mauvaise qualité (ou « mouillée »), peut se condenser sur des surfaces froides et gêner le transfert de chaleur au matériel devant être stérilisé; elle peut également mouiller les emballages, ce qui allonge la phase de séchage. Cette vapeur mouillée peut être due à un problème d'alimentation en vapeur. Elle peut également se former à l'intérieur même de l'enceinte, quand la vapeur entre en contact avec de l'air froid.

Saturation de la vapeur

La vapeur est saturée quand elle est en équilibre avec l'eau, pour une pression et une température données. Si la pression est trop élevée, la vapeur se transforme en « pluie » qui détrempe les emballages. Si elle est trop basse, la vapeur est surchauffée, trop sèche (supersaturée), transférant alors moins bien sa chaleur latente aux instruments devant être stérilisés; de plus, si la vapeur est trop sèche, la distribution de la chaleur n'est pas uniforme dans l'enceinte. Ce problème peut également être dû à la nature de la charge à stériliser. En effet, une charge qui est stérilisée deux fois par erreur ou qui est stérilisée une seconde fois sans nettoyage ou sans humidification préalable, est excessivement sèche et absorbe une partie de l'humidité apportée par la vapeur injectée dans l'enceinte.

Approvisionnement en vapeur

Les variations de la pression de vapeur affectent le temps de montée en température et la répartition uniforme de la température dans l'enceinte et dans la charge. Ces variations de pression peuvent être secondaires à des filtres encrassés, à une tuyauterie mal conçue ou à une consommation excessive en vapeur. Il n'est pas rare de voir surgir ces problèmes au début de l'hiver dans les pays froids quand l'approvisionnement en vapeur est détourné pour le chauffage d'un bâtiment.

Air dans l'enceinte de l'autoclave (11)

La présence d'air dans l'enceinte perturbe la stérilisation. L'air est un mauvais conducteur de la chaleur et retarde la pénétration de la vapeur dans la charge (23). Les variations de température dans l'enceinte et l'existence d'endroits froids à l'intérieur de la charge sont les signes habituels d'une évacuation incomplète de l'air avant l'admission de la vapeur dans l'enceinte. Les autoclaves modernes évacuent une grande quantité d'air avant l'admission de la vapeur grâce à un système d'aspiration ou de déplacement d'air par gravité sous l'effet de la vapeur. L'air peut également s'infiltrer dans l'enceinte quand les valves et les joints de porte ne sont pas étanches. *(NdT: la validation d'un cycle de stérilisation par la vapeur impose de vérifier tous les jours l'absence d'air par un test de fuite et un test de Bowie-Dick).*

Défaillance technique (11)

Parmi les défaillances techniques de ces installations, on peut citer une mauvaise calibration des manomètres et des thermomètres, une mauvaise pression d'admission de la vapeur, des soupapes de sécurité défectueuses ou mal serrées, des fuites, des robinets d'arrivée d'eau bouchés, des purgeurs d'eau et de vapeur bouchés, des circuits d'évacuation de l'air et de vapeur bouchés, des pannes des pompes à vide, des pièges à vapeur et un système de contrôle des séquences de la stérilisation défectueux.

Erreur humaine

Les erreurs humaines sont le nettoyage incomplet des instruments, des méthodes incorrectes de conditionnement et de préparation des emballages, une mauvaise répartition de la charge dans l'enceinte. Par inadvertance, enfin, on peut oublier de stériliser l'ensemble d'une charge.

Contrôle des différentes phases de la stérilisation à la vapeur

Aucun indicateur ne permet d'affirmer que tous les instruments à l'intérieur d'une charge sont bien stérilisés. Plusieurs méthodes permettent toutefois de s'assurer d'une forte probabilité de l'efficacité de la stérilisation. En se référant simultanément à plusieurs de ces méthodes, on en arrive à une garantie suffisante.

Systèmes de mesure des grandeurs physiques

Les appareils de contrôle sont un ensemble d'instruments de mesure situés sur le tableau de contrôle, et qui mesurent et enregistrent le temps, la température et la pression. Ils détectent les principales pannes techniques pendant le déroulement d'un cycle de stérilisation. La plupart des autoclaves permettent un enregistrement continu des principaux paramètres et peuvent les présenter sous forme de graphiques.

Indicateurs microbiologiques (11,24,25)

Les indicateurs microbiologiques sont des préparations standardisées de micro-organismes résistants à une méthode de stérilisation donnée. En ce qui concerne la stérilisation par la vapeur, on utilise habituellement des spores bactériennes contenues dans des ampoules ou répandues sur des bandes de papier. Ces bandes imprégnées ou ces ampoules sont déposées dans l'autoclave, à l'intérieur d'un emballage spécialement prévu pour cet usage, ou au milieu d'instruments devant être stérilisés. Elles subissent alors un cycle de stérilisation normal, puis elles sont récupérées, mises à incuber et mises en culture pour vérifier la perte de viabilité des spores. Ces indicateurs biologiques sont prévus pour égaler ou excéder la résistance spontanée des micro-organismes retrouvés après un cycle de nettoyage sur des instruments médicaux à stériliser.

Le CDC recommande de réaliser un contrôle bactériologique au moins une fois par semaine (12,22). *(NdT : La Pharmacopée Française rend le contrôle microbiologique facultatif, mais il est recommandé d'utiliser dans chaque charge un contrôle bactériologique type PROOF Amsco pour garantir une saturation à 100 % de la vapeur.)*

Le principal inconvénient de cette méthode de contrôle est le délai de l'incubation microbienne avant de connaître le pourcentage de spores détruites.

Indicateurs paramétriques ou physicochimiques (11)

Un indicateur paramétrique (ou physicochimique) est un procédé qui contrôle les différentes phases de la stérilisation. Il est conçu pour changer chimiquement ou physiquement de couleur quand il est exposé aux variations des conditions physiques (température, pression, temps) survenant à l'intérieur de l'autoclave.

Les indicateurs paramétriques permettent de contrôler les conditions locales à l'intérieur de la charge ; ils sont plus pratiques que les indicateurs biologiques. Ils peuvent immédiatement mettre en évidence une anomalie du déroulement du cycle de stérilisation (ou au moins avant que l'on utilise l'instrument), alors que les résultats des indicateurs microbiologiques sont plus tardifs.

Le CDC et les principales organisations américaines qui élaborent les recommandations ou les directives concernant la stérilisation, recommandent de placer un indicateur paramétrique dans tous les emballages qui doivent être stérilisés (12). *(NdT : la pharmacopée Française recommande de fixer un témoin de passage sur le matériel d'emballage de tous les articles d'un lot et un intégrateur paramétrique dans chaque article).*

Avantages et inconvénients

La stérilisation par la vapeur détruit toutes les bactéries, les spores bactériennes et les virus. Elle permet de stériliser toute une charge grâce à la bonne pénétration des emballages par la vapeur. Les intérêts de cette méthode sont la vitesse, le faible coût, la facilité d'utilisation, l'absence de produits toxiques ou de résidus, sa fiabilité. Le matériel, emballé avant d'être stérilisé reste stérile dans sa boîte jusqu'à son utilisation. Cette technique est disponible dans tous les blocs opératoires modernes. C'est le moyen de stérilisation le moins coûteux et le plus rapide. *(NdT : c'est de loin la méthode de stérilisation la plus employée dans les unités centrales de stérilisation en France et le délai de conservation des articles stérilisés varie entre deux et trois mois).*

Le principal inconvénient de cette méthode est que de nombreux instruments médico-chirurgicaux sont sensibles à la chaleur et risquent d'être endommagés lors du passage à l'autoclave. De plus, cette technique peut émousser les bords tranchants, corroder les surfaces métalliques et raccourcir la durée de vie des composants électroniques.

DÉSINFECTANTS LIQUIDES

Les désinfectants liquides (stérilisation ou désinfection à froid) sont très utiles pour stériliser les instruments sensibles à la chaleur. La stérilisation à froid est en général réalisée manuellement en mettant à tremper un instrument dans un récipient, mais elle peut aussi être réalisée au moyen de machines automatisées appelées machines à laver et à désinfecter, ou machine à laver et à stériliser, qui normalement possèdent un cycle complet de nettoyage-rinçage-désinfection-rinçage, et quelquefois séchage. D'autres machines automatiques, tel que le système Steris, permettent la stérilisation automatique d'instruments déjà lavés.

Réglementation concernant les désinfectants (5)

La formulation et l'étiquetage des désinfectants sont réglementées par l'EPA. L'étiquetage d'un désinfectant doit légalement porter les informations permettant son utilisation sans danger et avec un maximum d'efficacité. Ces conseils d'utilisation renseignent sur le temps de contact minimal, la température d'utilisation, les possibilités de réutilisation et la durée de conservation.

Selon les normes de l'EPA, l'étiquette d'un désinfectant liquide hospitalier doit clairement préciser son efficacité contre *M. tuberculosis*, ainsi que le temps de contact et la température nécessaires à son activité. Un désinfectant actif contre *M. tuberculosis* est dit « tuberculicide ». De même, un produit actif contre *P. aeruginosa* est dit « anti-pyocyanique ». Si le produit est actif contre le virus du sida (VIH) ou de l'hépatite C ou B, l'étiquette doit le préciser. *(NdT : en France, les normes AFNOR NFT 72-110 réglementent la formulation et l'étiquetage. Les informations disponibles sont les mêmes, à ceci près que le spectre d'activité apparaît sous la forme de normes françaises homologuées NFT suivie d'un numéro. Ces normes correspondent chacune à une étude de l'activité bactéricide, fongicide ou virucide par une méthode normalisée sur des souches de références dont la nature n'apparaît pas en clair sur le flacon, à l'exception de l'activité sur le virus VIH et HBV. Notons que les normes AFNOR ne testent pas une mycobactérie pathogène.)*

Précautions d'utilisation des désinfectants

L'OSHA a établi des limites d'exposition professionnelle au glutaraldéhyde, au formaldéhyde et aux autres désinfectants et stérilisants liquidiens présentés dans le tableau 20.2. *(NdT : En France, ces valeurs limites sont réglementaires, si elles sont fixées par un texte réglementaire spécifique, ou indicatives, lorsqu'elles font l'objet d'une liste publiée par le ministère du travail : INRS.)* L'utilisateur doit consulter les conseils de sécurité disponi-

Tableau 20.2. Limites de l'exposition professionnelle à certains produits stérilisants et désinfectants[a,b].

Désinfectants	Exigences de la OSHA[c]
Alcools	PEL variables
Dioxyde de Chlore	VME 0,1 ppm 8 h / VLE 0,3 ppm
Oxyde d'éthylène	VME 1,0 ppm 8 h / VLE 5 ppm
Formaldéhyde	VME 1,0 ppm 8 h / VLE 2 ppm
Glutaraldéhyde	VME 0,2 ppm 8 h
Eau oxygénée	VME 1,0 ppm 8 h
Acide peracétique	pas de limites établies
Phénol	VME 5,0 ppm 8 h

[a] D'après l'American National Standards Institute. Good hospital practice: handling and biological decontamination of reusable medical devices (ST35-1991). Arlington, VA: Association for the Advancement of Medical Instrumentation, 1991.
[b] La mise en application de la norme ST35-1991 date de 1989, mais jusqu'à fin 1993, des méthodes de mise en conformité du matériel individuel de protection et des habitudes de travail ont été considérées comme suffisantes. Depuis, des contrôles administratifs et techniques ont été réalisés autant que possible. Une valeur-seuil est la plus haute concentration à laquelle le personnel peut être exposé à n'importe quel moment de sa journée de travail.
[c] PEL, limite admissible d'exposition; VME, valeur limite pour les moyennes d'exposition, qui est la valeur admise dans le temps des concentrations auxquelles un travailleur est effectivement exposé au cours d'un poste de 8 heures; VLE, valeur limite d'exposition, qui ne saurait être dépassée pendant plus de quinze minutes.

bles chez le fabricant et suivre soigneusement ces recommandations. Il faut observer plusieurs mesures générales :

1. Aération suffisante du local de désinfection et, si nécessaire, utilisation d'une hotte aspirante pour évacuer les vapeurs chimiques du glutaraldéhyde et d'autres produits.
2. Utilisation de bacs munis d'un couvercle et adaptés à la solution désinfectante.
3. Port de vêtements de protection par l'utilisateur, ainsi que d'accessoires tels que des gants, un masque et des lunettes de protection.
4. Rinçage minutieux des instruments avec de l'eau stérile une fois l'opération de désinfection terminée.

(NdT : des conseils similaires sont dispensés en France par le CTTN-IREN ou Institut de Recherche sur l'Entretien et le Nettoyage.)

Facteurs influençant la désinfection

Concentration du désinfectant

Généralement, le pourcentage de destruction d'une population bactérienne est proportionnel à la concentration du désinfectant (26). L'alcool fait cependant exception. La concentration influence également la capacité d'un désinfectant à détruire ou inactiver certains micro-organismes. Ainsi, une faible concentration peut inactiver une certaine classe de micro-organismes, alors qu'il faudra des concentrations supérieures pour en inactiver d'autres.

Plus la concentration d'un désinfectant est élevée, plus il est efficace, mais une solution trop concentrée peut être irritante pour la peau ou les muqueuses et corroder les instruments. Dans de tels cas, il faut bien sûr utiliser des concentrations plus faibles.

Si le matériel est mal séché, l'eau dilue les désinfectants et les rend moins efficaces. L'étape de séchage doit donc être soigneuse. Une utilisation répétée et prolongée de la solution désinfectante sur du matériel mouillé peut la diluer de façon importante, lui faisant perdre ses propriétés bactéricides sur un nombre important de micro-organismes au terme du temps de contact conseillé. On doit donc, répétons le, sécher le matériel à désinfecter après le nettoyage et le rinçage.

Température

Ces désinfectants sont prévus pour être utilisés à température ambiante, mais des températures supérieures en augmentent souvent l'efficacité (27). L'étiquette du produit indique le plus souvent la température idéale d'utilisation. À des températures plus basses, la désinfection risque d'être incomplète au terme du temps de contact conseillé. Des températures excessives peuvent faire évaporer notablement le principe actif.

Évaporation et inactivation par la lumière

Le principe actif s'évapore quand le récipient qui contient le désinfectant n'est pas fermé. Cependant, le phénomène d'évaporation est moins important que celui de dilution, sauf si le principe actif est plus volatil que l'excipient. Il en est ainsi des produits chlorés qui sont particulièrement volatils. Ces mêmes produits sont inactivés quand ils sont exposés à la lumière.

pH

L'activité d'un désinfectant est maximale dans un intervalle de pH qui varie selon le produit utilisé. Certains agents sont plus bactéricides en milieu alcalin, alors que d'autres ne sont pleinement efficaces qu'en milieu acide. Si le matériel à désinfecter n'est pas correctement rincé après le nettoyage, le détergent peut modifier le pH de la solution désinfectante et réduire ainsi ses propriétés bactéricides.

Charge microbienne

L'efficacité d'un désinfectant dépend de la propreté des instruments qui doivent être désinfectés. S'ils sont sales, l'exposition doit être plus longue, avec des solutions plus concentrées, pour obtenir un même niveau de désinfection.

L'efficacité d'un désinfectant varie avec le type de micro-organismes. Dans le tableau 20.3 est donnée l'efficacité des désinfectants les plus courants, vis-à-vis de différents types de micro-organismes.

Types d'instruments devant être désinfectés

Une solution désinfectante n'est efficace que si elle est appliquée sur toute la surface de l'instrument. Aussi, des surfaces irrégulières ou poreuses sont difficiles à désinfecter. De même, la flore bactérienne située dans les parties non superficielles du matériel n'est pas accessible à un désinfectant de surface (26). Enfin, l'interposition d'air empêche également le contact entre le désinfectant et les instruments quand ils sont recouverts de bulles.

Conditions d'utilisation et durée de stabilité

Il faut connaître les conditions d'utilisation, la durée d'utilisation et la période de conservation du produit (données figurant sur l'étiquette). Il est important de distinguer la durée d'utilisation d'un désinfectant et son mode d'utilisation. La durée d'utilisation concerne essentiellement les désinfectants qui doivent être mélangés pour devenir actifs. Une fois le mélange réalisé, il existe une date de péremption généralement plus brève que pour les solutions de départ. Ce laps de temps est la durée d'utilisation. Les conditions d'utilisation se réfèrent au nombre de fois ou l'on peut réutiliser la solution. Elles dépendent de la fréquence des utilisations et non de la durée. La période de conservation est la période de temps pendant laquelle un produit reste actif; une fois la date de péremption dépassée, on estime que le produit a perdu son activité.

Temps

Le temps de désinfection varie de quelques secondes à quelques heures. Ce délai dépend des différents facteurs cités plus haut et de chaque micro-organisme. Il est important de respecter le temps de contact minimal conseillé.

Tableau 20.3. Activité des agents désinfectants[a,b]

Désinfectants	Bactéries à Gram +	Bactéries à Gram −	M. tuberculosis	Spores	Virus	Levures
Ammonium quat.	+	±	0	0	±	±
Alcools	+	+	+	0	±	±
Glutaraldéhydes	+	+	+	±	+	+
Eau oxygénée	+	+	+	±	+	+
Formaldéhyde	+	+	+	-	+	+
Phénols	+	+	±	0	±	±
Chlore	+	+	+	-	+	+

[a] D'après Chatburn RL. Decontamination of respiratory care equipment: what can be done, what should be done. Respir Care 1989; 34:98; et Berry AJ. Infection control in anesthesia. Anesth Clin North Am 1989;7:967-981.
[b] +, bonne; ±, passable; 0, faible ou aucune.

Méthodes d'étude de l'activité antimicrobienne

Il existe plusieurs méthodes pour déterminer in vitro l'activité antimicrobienne des désinfectants. Ces méthodes utilisent des supports standardisés sur lesquels les micro-organismes à tester sont déposés. Les supports inoculés sont alors exposés aux désinfectants selon des conditions normalisées (temps de contact, concentration, température).

Au terme de cet mise en contact avec le désinfectant, on met le support en culture. Si elle est positive, la solution est inefficace vis-à-vis du micro-organisme testé. Si elle est négative, la désinfection est efficace.

Principes actifs (2)

Formaldéhyde

Le formaldéhyde est généralement utilisé comme désinfectant, sous forme de solution aqueuse, contenant 37 % de formaldéhyde stabilisé (formol). La solution aqueuse est bactéricide, tuberculicide, fongicide, virucide et sporicide. Il n'est pas corrosif pour les instruments et n'est pas inactivé par les matières organiques (28).

Le formaldéhyde associé à de l'alcool est un stérilisant chimique ; c'est un désinfectant de haut niveau, mais son utilisation est limitée par son odeur caustique et ses vapeurs qui irritent la peau, les yeux, les muqueuses respiratoires, et ce à des concentration très basses (de l'ordre de 1 ppm) (9). Le National Institute for Occupational Safety and Health (NIOSH) conseille de manipuler le formaldéhyde comme un produit potentiellement cancérigène ; il a situé à 1 ppm la valeur admise pour la moyenne dans le temps (VME) des concentrations auxquelles un travailleur est effectivement exposé au cours d'un poste de 8 heures. *(NdT : la Valeur Limite d'Exposition qui est la valeur qui ne saurait être dépassée pendant plus de 15 minutes est en France limitée à 2 ppm.)*

Ammoniums quaternaires (2,6)

Les ammoniums quaternaires sont des détergents synthétiques qui diminuent la tension de surface d'une solution.

On les considère comme des désinfectants de bas niveau (28). Ils sont bactéricides, fongicides et virucides à température ambiante après un temps de contact de 10 minutes. Ils ne sont pas sporicides. Une spore bactérienne mise en contact avec un ammonium quaternaire ne peut se développer tant que dure le contact mais, dès que l'exposition aux ammoniums cesse, les spores peuvent de nouveau croître et de se reproduire (29,30). Ces composés sont plus efficaces contre les bactéries à Gram positif que contre les bactéries à Gram négatif. Ils ne sont que faiblement actifs contre *P. aeruginosa*. Ils inactivent le VIH mais pas les virus de l'hépatite virale (2).

Les ammoniums quaternaires sont des désinfectants très utilisés aujourd'hui ; jusqu'à il y a peu, ils étaient beaucoup utilisés comme antiseptiques. *(NdT : en France, le chlorure de benzalkonium, principe actif du Céquartyl et du Cétavlon, reste un antiseptique très utilisé.)* Depuis 1935, date de leur première utilisation, on a changé plusieurs fois leur composition (2). L'activité des premiers produits était affectée par des facteurs tels que la dureté de l'eau, le savon, les résidus anioniques et les débris protéiques. Elle était également inhibée par les matériaux organiques (coton, bouchon et champs de gaze). On a décrit des infections nosocomiales secondaires à des solutions d'ammoniums quaternaires contaminées. Les ammoniums quaternaires récents, mélangés à des émulsifiants non ioniques et à des groupes hydroxyliques rapidement disponibles, ont une activité antimicrobienne et détergente synergique plus grande que les principes actifs pris séparément (Bactilysine, Hexanios G + R par exemple). Ils restent efficaces lorsqu'ils sont exposés aux composés anioniques, aux débris protéiques et à l'eau calcaire, ce qui est indispensable pour un désinfectant hospitalier (2,6). *(NdT : ils sont actifs contre le VIH et le virus de l'hépatite B.)*

Les ammoniums quaternaires sont recommandés pour le nettoyage quotidien des surfaces inertes telles que les sols, les murs et les meubles (2). Ils ont plusieurs intérêts : ils sont relativement peu toxiques et non caustiques, ils agissent vite et ne produisent pas de vapeurs nocives (6).

En 1985, le CDC modifiait ses recommandations concernant le nettoyage du sang et des liquides organiques répandus sur le sol, en recommandant un nettoyage initial par un détergent suivi d'une décontamination par un désinfectant antituberculeux hospitalier approuvé par l'EPA, ce qui exclut la plupart des ammoniums quaternaires. *(NdT : Cette directive n'existe pas en France.)*

Les effets secondaires sont des réactions allergiques des muqueuses trachéales mises au contact de sondes de trachéotomies désinfectées par des ammoniums quaternaires et des dermites de contact (32).

Dérivés phénoliques (2,6)

Les dérivés phénoliques (phénols) sont un groupe de composés dérivés de l'acide carboxylique (phénol) qui est un des plus vieux désinfectants utilisés. Leur activité bactéricide est bonne, ils sont actifs contre les levures, ils sont parfois virucides, mais ils ne sont pas sporicides, excepté à une température supérieure ou égale à 100°C. Ils sont actifs en présence de matières organiques et de savon (33). Ils sont parfois combinés avec des détergents pour former des détergents bactéricides. Les composés phénoliques sont très stables. L'application d'eau sur une surface préalablement traitée par ces agents peut dissoudre le principe actif desséché qui redevient bactéricide.

En général, la plupart des composés phénoliques ont une odeur désagréable et sont irritants pour la peau (29,34). Ils sont absorbés par le caoutchouc et tous les matériaux poreux (2) qui deviennent alors irritants lorsqu'ils entrent en contact de la peau et des muqueuses.

Les composés phénoliques sont considérés comme des désinfectants de bas niveau (29). La désinfection d'instruments semi-critiques par les composés phénoliques n'est pas recommandée, parce qu'on connaît encore mal l'efficacité de la plupart des formulations disponibles et parce que du désinfectant résiduel reste absorbé dans les matériaux poreux, même après un rinçage soigneux, avec donc risque d'irritation tissulaire (2). On les utilise principalement pour désinfecter les sols et les meubles (29), mais on peut les utiliser sur les appareils d'anesthésie tels que les respirateurs, les moniteurs, les chariots et les bouteilles qui n'entrent pas en contact avec les patients. *(NdT : en France : seul le Teractophen est commercialisé pour désinfecter les bennes et containers pour déchets hospitaliers.)* On les a utilisés pour désinfecter les ballons réservoirs mais ils peuvent irriter les doigts de l'anesthésiste puisque le caoutchouc absorbe le désinfectant. De même, leur utilisation dans la désinfection des masques faciaux peut provoquer des brûlures du visage (35). On a également décrit des dépigmentations (36).

Alcools (alcool éthylique et isopropylique)

Les alcools éthylique et isopropylique sont des désinfectants bon marché qui sont parfois mélangés avec d'autres agents actifs pour augmenter l'activité désinfectante de ces derniers. Ces mélanges sont appelés des teintures telles que la teinture d'iode. *(NdT : en France, on utilise exclusivement l'alcool éthylique dénaturé par de l'alcool isopropylique et d'autres composés.)*

L'alcool éthylique est bactéricide dans un intervalle de concentration de 60 à 90 % (la concentration idéale est de 70 %), alors que l'alcool isopropylique est bactéricide à des concentrations supérieures à 60 % (la concentration idéale est de 90 %). Tous deux détruisent la plupart des bactéries, y compris *Mycobacterium tuberculosis*, au terme d'un temps de contact de 1 à 5 minutes (33,37). Ils ne sont pas sporicides. Leur action contre les virus est variable ; l'alcool éthylique étant plus actif que l'alcool isopropylique (9). Pour inactiver le virus de l'hépatite, le CDC recommande une exposition à l'alcool éthylique à 70 % pendant 15 minutes et une minute suffit contre le VIH (38). Ces deux alcools n'inactivent pas le virus de la maladie de Creutzfeldt-Jakob (39).

On a exclu l'alcool éthylique et l'alcool isopropylique de la classe des désinfectants de haut niveau, parce qu'ils sont inactifs contre les spores bactériennes et certains virus. Ils s'évaporent rapidement, ce qui rend difficile un temps de contact suffisant pour assurer la stérilisation, à moins que les instruments ne soient immergés.

Les alcools ont une action nettoyante. Ils sont inactivés par les protéines, mais pas par les savons (2,28). Ils sont très volatils ; ainsi, il n'est pas nécessaire de rincer les instruments qui ont été trempés dans l'alcool.

On a utilisé l'alcool pour désinfecter des fibroscopes (40,41) et les têtes de pression à usages multiples (42,43), mais on a décrit en milieu de soins intensifs des infections nosocomiales secondaires à l'utilisation de ce matériel quand il avait été désinfecté par de l'alcool (44). On l'utilise parfois pour désinfecter les surfaces externes de matériels tels que les stéthoscopes et les respirateurs (2). Il peut remplacer l'eau de rinçage quand la contamination de l'eau pose problème (16).

Les alcools peuvent endommager le système de montage des instruments d'optique et tendent à durcir et à gonfler le caoutchouc et certaines matières plastiques, si le contact est prolongé et ce mode de désinfection répété (9,45).

Les alcools sont inflammables. On ne doit pas les utiliser en présence d'une flamme vive, ni d'une étincelle électrique, qui pourraient enflammer les vapeurs d'alcool.

Iodophores

Un iodophore est une solution aqueuse de macromolécules ayant un fort pouvoir complexant vis-à-vis de l'iode ; l'iode possède une activité antimicrobienne. La combinaison de l'iode sur le iodophore permet d'augmenter la solubilité de l'iode, tout en laissant une quantité disponible d'iode libre. En solution aqueuse, l'iode libre consommé est immédiatement renouvelé dans la solution à partir de la quantité complexée par les macromolécules. Les iodophores sont bactéricides, virucides et tuberculicides, mais peuvent nécessiter un temps de contact prolongé pour détruire les levures et les spores bactériennes. *[NdT : en France, seule la polyvidone iodée (Bétadine) est commercialisée.]*

Les iodophores sont utilisés principalement comme antiseptiques mais ils procurent une désinfection de niveau intermédiaire et de bas niveau (9). La formulation des iodophores utilisés comme antiseptique est moins riche en iode libre que la formulation de la solution désinfectante (46).

Acide peracétique

L'acide peracétique est de l'acide acétique oxydé par un atome d'oxygène. Il est bactéricide, virucide, fongicide et sporicide (47). Il reste efficace en présence de matières organiques. Cependant, la solution concentrée d'acide peracétique est corrosive et irritante pour la peau. *(NdT : en France, seuls les désinfectants pour circuits de dialyse Dialox et Puristéril sont commercialisés.)*

L'acide peracétique est le principe actif du stérilisant Steris. Il s'agit d'une solution d'acide peracétique à 35 %, combiné à un agent anticorrosion et un conservateur. La solution est contenue dans un flacon scellé à usage unique. La solution concentrée est automatiquement diluée dans de l'eau stérile par le système Steris à une concentration finale de 0,2 %, ce qui permet d'obtenir un pH d'environ 6,4 au moment où la solution est mise en contact avec les instruments à désinfecter. On ne doit utiliser ce produit que dans le système de traitement Steris. Il n'est pas prévu pour des techniques de manipulation à ciel ouvert.

Le système Steris est montré figure 20.1. Le matériel qui doit être stérilisé par ce système doit être propre mais pas obligatoirement sec. Ce matériel est placé dans un plateau spécial qui est ensuite introduit dans une machine automatisée à chargement par le haut.

Ce système permet de stériliser rapidement une grande variété d'instruments immersibles dans l'eau et sensibles à la chaleur, tels les fibroscopes. Ce système endommage moins les instruments fragiles que la stérilisation à la vapeur. On peut l'utiliser pour une grande variété de matériaux tels que les matières plastiques et le caoutchouc.

Ce système est utile pour les instruments qui sont utilisés plusieurs fois en un court laps de temps. Il est plus rapide que la stérilisation à l'oxyde d'éthylène ou au glutaraldéhyde et peut être utilisé sur des instruments secs ou mouillés. Il n'est pas nécessaire de manipuler la solution stérilisante, et le rinçage se fait automatiquement sans exposer le personnel aux agents toxiques.

Ce système présente cependant quelques inconvénients. Seuls les instruments totalement immersibles dans l'eau peuvent être traités par ce procédé. On ne peut stériliser qu'un seul fibroscope ou qu'un petit nombre d'instruments par cycle de stérilisation. Les instruments stérilisés par ce système doivent être immédiatement utilisés. Ce système et son plateau ne sont pas des moyens de stockage du matériel stérile.

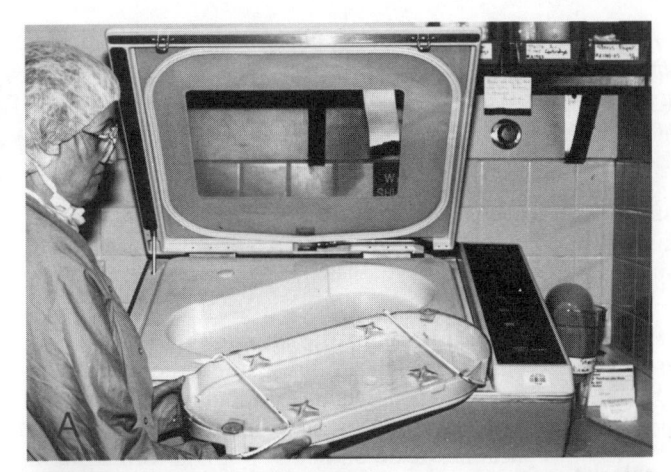

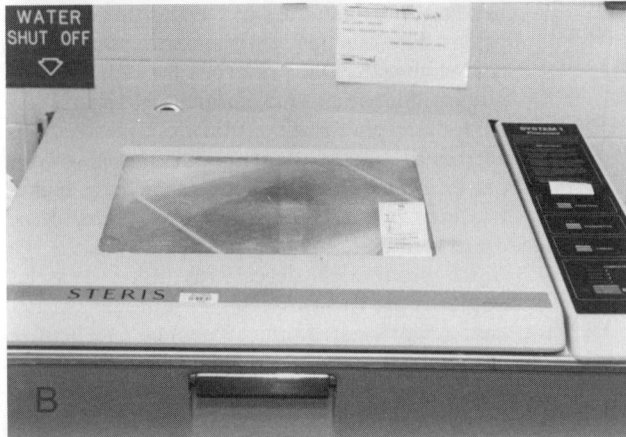

Figure 20.1. Système Steris. **A**. Les éléments à stériliser sont nettoyés puis mis dans un plateau. Le plateau est placé dans le stérilisateur. **B**. Après fermeture de la porte et la mise en route du cycle de stérilisation, le microprocesseur ouvre automatiquement le compartiment du désinfectant et le mélange à de l'eau filtrée. Le désinfectant dilué pénètre dans le plateau, recouvre les instruments et circule pendant 12 min. Il est alors drainé hors de la zone de nettoyage et du plateau et cette zone et le plateau sont rincés quatre fois à l'eau stérile. Ensuite, de l'air stérile est injecté dans la zone de nettoyage pour chasser l'eau de rinçage. Une trace imprimée est délivrée pour confirmer les paramètres de la stérilisation.

Chlore et dérivés chlorés

De tous les désinfectants chlorés, l'ion hypochlorite est le plus utilisé. Il est disponible sous forme solide (hypochlorite de calcium) et liquide (hypochlorite de sodium). Il est bon marché et agit rapidement. Les autres produits chlorés qui libèrent de l'acide hypochloreux et qui sont utilisés en milieu hospitalier sont les chloramines et le dioxyde de chlore (2). Ces produits retiennent le chlore plus longtemps et exercent ainsi un effet bactéricide plus long que les ions hypochlorites.

Ces produits sont actifs contre toutes les bactéries et tous les virus mais pas contre les spores bactériennes. Leur activité désinfectante diminue quand le pH augmente.

L'eau de Javel domestique contient 5,25 % de chlore actif ou 52500 ppm de chlore disponible. *(NdT : Un % pondéral de chlore actif de 5,25 % correspond environ à 18° chlorométriques français. On dispose en France de deux solutions d'ion hypochlorite dont le degré chlorométrique est 12° et 48°, ce qui correspond à un % pondéral de chlore actif de 3,6 et 12,5 respectivement.)* Une dilution au 1/100 et au 1/1000 est efficace contre le VIH (48,49). Une dilution au 1/50 et au 1/10 est un excellent désinfectant pour détruire le virus de l'hépatite (4) et pour inactiver l'agent de la maladie de Creutzfeldt-Jakob au terme d'un temps de contact d'une heure (39,50,51). *(NdT : la circulaire n° 45 du 12 juillet 1994 du Ministère des Affaires Sociales et de la Santé précise les précautions à observer en milieu chirurgical face au risque de transmission de la maladie. Les trois procédés d'inactivation des ATNC retenus sont le passage à l'autoclave à une température* supérieure à 134°C pendant plus de 30 minutes, un traitement par l'hypochlorite de sodium pendant 1 heure à 20°C à une concentration d'au moins 2 % de chlore libre, un traitement par la soude 1 N pendant 1 heure à 20°C.)

Les solutions d'hypochlorite réalisées avec de l'eau du robinet et dont le pH est supérieur à 8 sont stables pendant un mois quand elles sont conservées à température ambiante dans des flacons en plastique (52,53) ; mais le nombre d'ions chlore libres disponibles diminue de 40 à 50 % par rapport à la solution initiale (2).

Les solutions de chlore sont utiles pour désinfecter les sols et les tables. Une dilution au 1/10 d'une solution concentrée d'hypochlorite à 5,25 % est recommandée par le CDC pour le nettoyage des souillures sanguines (9). *(NdT : le « Bulletin Épidémiologique Hebdomadaire » précise que l'hypochlorite de sodium en solution à 0,1 % inactive totalement le virus HIV en 15 minutes et que, en pratique, c'est le meilleur agent désinfectant pour le nettoyage des surfaces souillées par du sang.)*

À l'hôpital, l'utilisation des solutions chlorées est limitée parce qu'elles sont corrosives, inactivées par les matières organiques et parce qu'elles sont relativement instables (2,28). Elles peuvent laisser des résidus et sont irritantes pour la peau, les yeux et les muqueuses respiratoires. Le risque potentiel de ces produits est la production des deux agents carcinogènes que sont le bis-chloro-méthyl éther qui est produit quand les solutions d'hypochlorite entrent en contact avec du formaldéhyde et le trihalométhane qui se forme quand l'eau chaude est hyperchlorée. Ajoutons que le mélange d'hypochlorite de sodium et d'acide produit rapidement du chlore gazeux et toxique (9).

Peroxyde d'hydrogène (2,6)

Le peroxyde d'hydrogène (eau oxygénée) est bactéricide, fongicide, virucide et sporicide (54-57). On a observé des effets sporicides synergiques en mélangeant le peroxyde d'hydrogène et de l'acide peracétique (58).

Il est disponible dans le commerce sous forme de solution à 3 % mais peut être utilisé jusqu'à des concentrations de 25 % (2,28). *(NdT : on dispose en France de soluté concentré à 30 % et de soluté officinal à 3 % en poids de peroxyde d'hydrogène susceptible de dégager 10 fois son volume d'oxygène, ou eau oxygénée à 10 volumes.)* Il n'est pas corrosif et n'est pas inactivé par les substances organiques, mais il est irritant pour la peau et les yeux (28). On peut l'utiliser en toute sécurité pour la désinfection du caoutchouc, du plastique et de l'acier inoxydable.

Glutaraldéhyde (pentanedial)

Le glutaraldéhyde est un di-aldéhyde saturé que l'on trouve dans le commerce sous forme alcaline, acide ou neutre selon la formulation. Les solutions alcalines et neutres ont des propriétés bactéricides supérieures et sont moins corrosives (9). Des nouvelles formulations de glutaraldéhyde ont été commercialisées (glutaraldéhyde-phénates, glutaraldéhydes acides activés et glutaraldéhydes alcalins stabilisés par exemple) qui possèdent une activité bactéricide excellente sans plus poser de problème d'instabilité (2,9,59,60).

Le glutaraldéhyde est très utilisé dans les hôpitaux en raison de ses nombreux avantages : propriétés antimicrobiennes excellentes, activité persistante en présence de matières organiques, effet peu corrosif vis-à-vis du matériel d'endoscopie, corrosion minime des instruments en matières plastiques ou en caoutchouc et enfin non précipitation des résidus protéiques.

Le glutaraldéhyde se dilue habituellement avec son utilisation, et il est important de s'assurer que l'on utilise des solutions dont les concentrations restent acceptables. Pour une désinfection de haut niveau, la concentration minimale efficace de la solution de glutaraldéhyde est de 1 % (61,62). Le rinçage minutieux du matériel est obligatoire, car le glutaraldéhyde est irritant.

Le personnel de santé peut être exposé à des taux élevés de vapeur de glutaraldéhyde quand le matériel est traité dans des locaux mal ventilés, quand on renverse la solution ou quand les bacs d'immersion restent ouverts. L'OSHA a établi que la VME ou valeur limite pour les moyennes d'exposition (valeur admise pour la moyenne dans le temps des concentrations auxquelles un travailleur est effectivement exposé au cours d'un poste de

8 heures) était de 0,02 ppm (63). *(NdT : la VLE ou valeur limite d'exposition, valeur qui ne saurait être dépassée pendant plus de 15 minutes, a été limitée en France à 0,2 ppm par le ministère du Travail : INRS.)* À partir du 1er janvier 1994, l'OSHA a prévu d'abaisser ces seuils. Notons qu'il est parfois difficile de maintenir une exposition au glutaraldéhyde en dessous de cette limite légale dans certains postes de travail.

Glutaraldéhyde alcalin (activé) (2,6)

Le glutaraldéhyde alcalin est commercialisé sous forme d'une solution moyennement acide qui est activée par un tampon bicarbonate, ce qui permet d'obtenir une solution dont le pH s'établit dans l'intervalle 7,5-8,5. La solution peut contenir des inhibiteurs de la rouille (64). *(NdT : on retrouve ce principe actif dans une spécialité très utilisée actuellement, le Cidex, et dont la durée d'utilisation après activation est de 14 jours.)*

La solution activée est fongicide et virucide en 10 minutes et détruit la plupart des bactéries en moins de 2 minutes (2,6,33,65-76), sauf le bacille de Koch qui nécessite au moins 20 minutes (2,38,77). Un minimum de 10 heures peut être nécessaire pour détruire les spores bactériennes.

Le glutaraldéhyde alcalin ne corrode ni le métal, ni le caoutchouc, ni les matières plastiques si le temps de contact est court ; on peut l'utiliser pour la désinfection des endoscopes souples et rigides (6). Il n'est pas inactivé par les matières organiques (28) et ne doit pas être chauffé.

On peut effectuer la désinfection de façon automatisée au moyen d'une machine à désinfecter dont le programme comporte un cycle de nettoyage par un détergent et un cycle de désinfection totale froide par le glutaraldéhyde (13,14,78). Le glutaraldéhyde est stocké dans un réservoir latéral et est automatiquement aspiré dans la cuve au début du cycle. Au terme du cycle de désinfection, la solution est réaspirée dans le réservoir latéral pour être à nouveau disponible pour une utilisation ultérieure.

Un rinçage minutieux est obligatoire pour éviter l'irritation des tissus par les résidus. La solution de glutaraldéhyde provoque une corrosion du caoutchouc et des micro-fissurations des matières plastiques si le contact est prolongé (79). On a attribué des laryngites pseudo-membraneuses à l'utilisation de sondes endotrachéales désinfectées par le glutaraldéhyde (80). Les valves APL peuvent également se détériorer à son contact (81).

Le glutaraldéhyde est irritant pour les muqueuses des yeux et du nez (9). On a décrit des dermites de contact (83). Il est conseillé d'utiliser des gants, des lunettes de protection et des bonnets pour prévenir la sensibilisation au produit et protéger les individus sensibilisés.

On dispose d'indicateurs pour déterminer les concentrations et les dilutions des solutions de glutaraldéhyde. L'extrémité de l'indicateur est immergée dans la solution à tester et immédiatement retirée. On vérifie la couleur de l'indicateur au bout de trois minutes. L'efficacité microbicide est maximale si la couleur est jaune vif. Si le jaune est pâle, l'efficacité de la solution est à la limite inférieure. S'il n'y a pas de changement de couleur, il faut changer la solution.

Acide glutaraldéhyde (2,6,83)

On utilise l'acide glutaraldéhyde en solution à 2 % et à un pH de 2,3 à 3,7. À température ambiante, il détruit la plupart des bactéries (à l'exception du bacille tuberculeux), des virus et des levures en 10 minutes. Il n'est pas sporicide à cette température. Son activité microbicide est augmentée à de plus hautes températures. A 60°C, il est bactéricide, virucide et fongicide en 5 minutes ; il est tuberculicide en 20 minutes et sporicide en 60 minutes (6).

L'acide glutaraldéhyde à une activité mouillante et pénétrante. Il ne coagule pas le sang. Il n'abîme pas le caoutchouc, le plastique, l'acier ni les instruments pourvus d'optiques, mais il n'est pas recommandé pour les instruments en métal chromé.

On peut l'utiliser dans des bacs à ciel ouvert, dans des machines automatisées à laver/désinfecter et dans des nettoyeurs ultrasoniques. Si on utilise des températures élevées, on doit utiliser un bac fermé pour réduire l'évaporation.

Il ne colore pas et n'irrite pas les mains. Il n'est pas irritant pour les yeux ni pour les muqueuses nasales. Il n'est pas indispensable de porter des gants pendant sa manipulation.

Glutaraldéhyde neutre

La solution de glutaraldéhyde neutre est une solution de pH 7 à 7,5. On l'utilise sous forme de solution à 2 % mais le produit reste actif en dessous de 0,2 %. On doit activer la solution et la durée d'utilisation est alors de 28 jours. Il détruit les bactéries (bacille tuberculeux inclus), les champignons et certains virus en 10 minutes et les spores en 10 heures.

On peut lui ajouter un agent anionique pour diminuer la tension de surface et lui donner un léger effet détergent, ou des inhibiteurs de la corrosion pour épargner l'acier et les lentilles des instruments d'optique, ce qui permet alors de l'utiliser pour désinfecter les endoscopes souples et rigides. On doit porter des gants pendant son utilisation.

Avantages et inconvénients

Les avantages de la désinfection par un désinfectant liquide sont le faible coût, la vitesse et la simplicité. Cependant, elle ne peut être utilisée pour tous les instruments. Nombre d'entre eux ne doivent pas être mouillés. De plus, on ne peut conditionner l'instrument avant la désinfection, car il doit être mouillé. Ainsi, une contamination secondaire devient possible pendant le rinçage, le séchage et l'emballage final : la stérilité ne peut pas être garantie. Enfin, certains de ces produits sont irritants pour les tissus et dégagent une odeur désagréable.

STÉRILISATION PAR L'OXYDE D'ÉTHYLÈNE

L'oxyde d'éthylène (OE) est un gaz toxique, incolore, qui a une odeur sucrée et qui est très utilisé pour la stérilisation du matériel. *(NdT : ce type de stérilisation est très utilisée dans l'industrie du matériel médical, beaucoup moins dans les hôpitaux français.)* Il est particulièrement utile pour traiter le matériel sensible à la chaleur et à l'humidité tel que les matières plastiques et le caoutchouc. Étant un gaz, l'OE pénètre très bien dans les fissures et à travers les emballages perméables. Les instruments peuvent être emballés avant d'être traités, puis stockés stérilement pendant une longue période de temps. *(NdT : cinq ans pour les produits industriels, quelques mois pour les produits stérilisés à l'hôpital.)*

L'OE détruit les bactéries, les spores bactériennes, les champignons et les virus. Il est cependant plus complexe et plus cher que la stérilisation à la vapeur, ce qui le fait habituellement réserver aux objets qui peuvent être endommagés par la chaleur ou par l'humidité.

L'OE disponible sur le marché est conditionné soit en bouteille pressurisée, soit en ampoule ou en cartouche monodose. C'est un gaz très inflammable qui peut former des mélanges explosifs avec l'air à partir d'une proportion de 3 % en présence d'une flamme. Pour diminuer les risques d'incendie et d'explosion, l'OE est fréquemment utilisé en mélange avec un gaz inerte tel que le CO_2 ou le chlorofluorohydroxycarbone. Ces mélanges, contenant jusqu'à 12 % d'OE dans ces gaz diluants inertes, sont ininflammables et conservent un pouvoir de stérilisation. Ces mélanges tout préparés sont livrés dans des bouteilles métalliques à l'état liquide, sous pression. On dispose également d'OE pur, non dilué, à l'état gazeux, mais il faut alors utiliser un équipement spécial de stockage conçu par les fabricants pour prévenir les risques d'explosion.

L'utilisation de l'OE dans les établissements hospitaliers est réglementée (84-89). *(NdT : la 9º édition de la pharmacopée française et ses additifs, les textes réglementaires et leurs annexes émanant du Ministère de la Santé réglementent et limitent l'utilisation hospitalière de la stérilisation à l'oxyde d'éthylène.)*

Préparation à la stérilisation par l'oxyde d'éthylène

Il est important de vérifier, en consultant les recommandations des fabricants, que le matériel puisse être stérilisé par l'OE. Certains instruments sensibles à la chaleur doivent être stérilisés à basse température.

Avant d'être emballés, les instruments doivent être démontés, nettoyés, séchés. Le démontage est une étape importante pour lever tous les obstacles à la libre circulation du gaz et pour permettre une pénétration du gaz à l'intérieur de l'instrument tout entier. Il faut retirer les capuchons, les bouchons, les mandrins et les valves. On doit ouvrir les deux extrémités des objets possédant une lumière tels que les aiguilles ou les sondes, et s'assurer que les lumières ne sont pas obstruées.

Les instruments qui doivent être stérilisés par l'OE doivent être secs. On doit les sécher à l'air ambiant ou les essuyer avec un linge. Il faut éviter les séchoirs à air chaud, car la stérilisation à l'OE est plus efficace quand il persiste un certain degré d'humidité. Celle-ci doit cependant rester modérée pour éviter la formation d'éthylène glycol en quantité significative (90). L'humidité relative doit rester entre 35 et 70 %, à une température comprise entre 18 à 22°C, pendant toute la durée du traitement et du stockage (84,87).

Les objets à traiter doivent être placés dans des paniers métalliques, des chariots de stérilisateur en métal ou tout autre support qui n'absorbe pas l'OE. Les instructions concernant la charge du stérilisateur, fournies par le fabricant, doivent être scrupuleusement respectées. On ne doit pas serrer les instruments pour que le gaz puisse diffuser partout. On doit placer les instruments de tel façon que le matériel conditionné n'entre pas en contact avec les mains du personnel quand les paniers sont transférés du stérilisateur vers le local ou l'armoire à désorption (aération).

Indicateurs (91)

Il faut disposer de preuves qui garantissent que la stérilisation des instruments par l'OE a été totale car de nombreux paramètres influencent cette méthode de stérilisation. Trois types d'indicateurs sont possibles et il faut les associer pour une garantie maximale.

Appareils et instruments de mesure

Les instruments de mesure de l'installation contrôlent le temps d'exposition, l'humidité, la température et la pression à chaque cycle de stérilisation. On doit vérifier leur bon fonctionnement au début, au milieu et à la fin de chaque cycle.

Indicateurs paramétriques (12)

Les indicateurs paramétriques changent de couleur quand certains impératifs de la stérilisation ont été accomplis. Le changement de couleur varie avec chaque indicateur. Les indicateurs se présentent sous la forme de bandes, de rubans, de cartes ou de feuillets. On peut les fixer à la surface de l'emballage, les implanter dans le matériel d'emballage (indicateur de passage) ou les placer à l'intérieur de l'emballage (intégrateur des paramètres de la stérilisation). On dispose de deux sortes d'indicateurs : les indicateurs qui contrôlent le gaz et l'humidité, et ceux qui contrôlent la chaleur et l'humidité.

Les indicateurs paramétriques ne sont pas des indicateurs de stérilité et ils ne peuvent pas remplacer les indicateurs microbiologiques. Ils indiquent seulement que le matériel a été soumis à certains paramètres du cycle de stérilisation. En effet, les indicateurs paramétriques peuvent parfaitement changer de couleur dans des conditions qui ne permettent pas la stérilisation.

On recommande d'utiliser un indicateur paramétrique avec chaque emballage soumis à la stérilisation par l'OE, pour éviter de mélanger les emballages stériles et les emballages non stériles (témoin de passage) et détecter une défaillance du procédé de stérilisation (intégrateur de paramètre). L'utilisateur d'un objet stérilisé par l'OE doit toujours vérifier que l'indicateur a bien changé de couleur avant d'utiliser l'instrument.

Indicateurs microbiologiques (86)

Un indicateur microbiologique est un échantillon étalon de micro-organismes, très résistant vis-à-vis de la stérilisation devant être contrôlée, qui est placé sur ou dans un support. Le conditionnement garantit l'innocuité de ce support inoculé qui sert à démontrer que la stérilisation a été efficace (86).

Le CDC recommande leur utilisation au moins une fois par semaine (12). *(NdT : le règlement de la pharmacopée française impose que ce contrôle soit effectué pour chaque lot de stérilisation.)* Ils doivent toujours être utilisés après l'installation d'une nouvelle unité de stérilisation, si une modification a été apportée à une installation déjà en place ou si une réparation vient d'être faite. On doit également les utiliser dès que l'on modifie un protocole ou un matériel d'emballage, et dès que des changements importants ont été apportés dans la composition de la charge (86).

Pour être certain que le stérilisateur a été efficace et détecter des problèmes techniques, on doit placer les indicateurs biologiques dans les sites les moins accessibles de la charge à stériliser (86). Ainsi, on s'assure que chaque emballage a été soumis à des conditions de stérilisation satisfaisantes. Il faut noter que, si un article n'a pas été nettoyé correctement avant l'emballage, l'indicateur biologique devient inefficace.

Au moins un des indicateurs biologiques utilisés ne subira pas le cycle de stérilisation et sera mis en culture pour servir de témoin (86).

Aération

L'OE n'entre pas seulement en contact avec la surface des objets stérilisés, mais il est également absorbé en grande quantité par certains matériaux. Ces matériaux nécessitent alors un traitement spécial d'aération (désorption ou dégazage) qui extrait l'OE résiduel, de telle sorte que le taux résiduel présent dans le matériel ne mette pas en péril la sécurité du malade et du personnel. L'aération peut être spontanée dans l'air ambiant (passive) ou accélérée par le brassage de l'air dans une armoire à désorption.

Désorption passive

L'absence de contrôle de la température et du débit d'air rend la désorption passive très aléatoire. La baisse du taux d'OE résiduel est moindre qu'avec une armoire à désorption. Il est possible que certains des problèmes toxiques attribués autrefois à l'OE, soient liés à la mauvaise appréciation de cet aspect du problème.

Huit à 12 heures de résorption accélérée équivalent à 7 jours de résorption passive (92,93). Certains matériaux mettent plus de 5 à 6 semaines à se dégazer. Cette méthode de stérilisation, quand elle est très utilisée, oblige l'hôpital à posséder un important et coûteux stock d'instruments médicaux. La température dans le local réservé à cet usage doit être de 18°C (87).

La désorption passive peut être également la cause d'une exposition à l'OE du personnel chargé de la stérilisation. Si elle est inévitable (instruments thermolabiles ne pouvant pas supporter la température élevée des armoires de désorption ou absence de disponibilité d'un local ventilé spécialement réservé à la désorption), on doit prendre des mesures pour diminuer le passage dans la zone d'aération et s'assurer que le personnel entrant dans la zone ne soit pas exposé à des concentrations dangereuses. *(NdT : ceci est en contradiction avec la réglementation française selon laquelle un local d'aération ventilé doit être spécialement conçu pour pouvoir réaliser une désorption en air ambiant.)*

Désorption accélérée

Dans les armoires à désorption accélérée, un courant d'air filtré est dirigé vers les objets à stériliser, ce qui réduit le temps de résorption nécessaire.

Facteurs influençant la désorption

Nature, épaisseur, forme et poids de l'instrument et son matériel d'emballage. La quantité d'OE résiduel et le temps nécessaire à la dissiper dépendent de la nature de l'objet à stériliser. Les objets en verre et en métal, quand ils ne sont pas empaquetés, n'absorbent pas d'OE ; ils ne nécessitent pas ou peu de résorption. Les matières plastiques, le caoutchouc, les tissus, le papier et la gaze absorbent des quantités importantes d'OE. Quand un matériel est composé de matériaux absorbant et non absorbant (un objet en métal avec des parties en caoutchouc par exemple), la désorption doit se faire comme si l'instrument n'était constitué que du matériel absorbant. Le métal et le verre, non absorbants, doivent être aérés s'ils sont enveloppés d'un matériau absorbant.

Le matériel le plus répandu, et qui absorbe de grande quantité d'OE, est le chlorure de polyvinyle (PVC). La nature et la quantité de l'agent plastifiant contenu dans le chlorure de polyvinyle influence beaucoup les quantités absorbées. Le caoutchouc en absorbe moins, le polyéthylène et le nylon encore moins. Le téflon absorbe très peu d'OE. En cas de doute sur la composition d'un instrument, on doit le traiter comme s'il était en chlorure de polyvinyle.

Les objets épais nécessitent des temps de désorption plus longs que les objets minces parce qu'ils ont un rapport surface/volume plus petit, ce qui réduit la vitesse de diffusion du gaz.

Taille et disposition des emballages dans l'armoire à désorption (90). La diffusion du gaz est meilleure quand les objets sont espacés dans l'armoire à désorption.

Gaz inerte du mélange. Le mélange OE-chlorofluorocarbone nécessite un temps de désorption plus long que le mélange OE-CO_2.

Matériel d'emballage. Le matériel d'emballage doit permettre la libre diffusion du gaz, ce qui est le plus souvent le cas.

Température à laquelle se fait la désorption. L'augmentation de la température accélère beaucoup la désorption du gaz. La température habituelle de désorption dans une armoire est de 50 à 60°C. Si ces températures risquent d'abîmer le matériel, la désorption peut s'effectuer à température ambiante dans un local clos et ventilé, spécialement réservé à cet usage.

Débit d'air. L'aération est influencée par l'importance du renouvellement de l'air et le type du flux d'air.

Caractéristiques du système de stérilisation utilisé. L'utilisation d'un stérilisateur qui soumet le matériel à des gaz chauds sous des pressions élevées peut entraîner une très importante absorption d'OE dans les objets stérilisés (94).

Site d'utilisation du matériel stérilisé. Selon le site anatomique où on va utiliser le matériel (externe et superficiel, intravasculaire, implantation sous-cutanée ou dans une cavité), on adapte le niveau des taux résiduel d'OE que l'on peut tolérer.

Temps. Il est difficile de fixer un temps de désorption minimal car les variables en jeu sont nombreuses. Les fabricants émettent des recommandations spécifiques à leur matériel.

Les temps minimaux recommandés pour du matériel difficile à aérer sont de 8 heures à 60°C, 12 heures à 50°C, et 7 jours à température ambiante (21°C) (89). Dans le doute, pour un instrument particulier, ces recommandations doivent servir de référence. Il faut noter que certains objets nécessitent des périodes de désorption encore plus longues.

Complications de la stérilisation à l'oxyde d'éthylène

Complications pour les malades

Les complications de la stérilisation à l'OE sont dues à une élimination incomplète du gaz résiduel. On a décrit des réactions cutanées et des inflammations laryngotrachéales (95-98). Une hémolyse intravasculaire peut survenir si un instrument médical mal aéré entre en contact avec le sang (99-101). On a décrit une sensibilisation et des réactions anaphylactiques secondaires à une exposition au résidu d'OE présent sur du matériel médical (102). Les risques de cancer ou d'autres effets indésirables sont négligeables pour le patient (103).

Ces accidents sont causés par les taux résiduels excessifs d'OE et de deux de ses dérivés: l'éthylène glycol et le chloro-éthanol. L'éthylène glycol est le produit de la réaction entre l'eau et l'OE. La formation d'éthylène glycol est inévitable, car même le matériel sec contient toujours un certain pourcentage d'humidité. Les traces d'éthylène glycol sont généralement considérées comme relativement sans danger et l'homme peut y être exposé (104). En revanche, il faut en éviter la formation excessive en essuyant soigneusement les gouttes d'eau visibles sur les instruments avant de procéder à la stérilisation.

Le chloro-éthanol se forme quand l'OE entre en contact avec le chlore qui s'est dégagé d'instruments en PVC lorsqu'ils ont été soumis à une stérilisation antérieure par les rayons gamma. L'American National Standards Institute a recommandé que les instruments en PVC préalablement stérilisés par les rayons gamma ne devaient pas être restérilisés par l'OE (93). *(NdT: la circulaire numéro 609 du 14 avril 1986 et émanant du Ministère de la Santé, des Affaires Sociales et de l'Emploi a interdit à la même date la réutilisation du matériel jetable.)* On connaît encore mal l'importance de ce problème, puisque des auteurs ont montré que les taux de chloro-éthanol détectés dans le matériel en PVC stérilisé antérieurement par les rayons gamma étaient très bas (105-107). À la lumière de ces informations, la stérilisation par l'OE de sondes en PVC antérieurement stérilisées par des radiations ionisantes devient possible si l'aération est réalisée correctement. *(NdT: une note d'orien-*

tation publiée par la Direction Générale de la Santé et la Direction des Hôpitaux en avril 1989 rappelle l'interdiction de restériliser du matériel à usage unique de la circulaire de 1986 et fait état de la difficulté rencontrée dans les établissements hospitaliers pour appliquer cette réglementation. Elle précise qu'un groupe technique est chargé de définir d'une part le coût unitaire de ces matériels en dessous duquel la stérilisation n'est pas rentable et ne devrait pas avoir lieu, et d'autre part d'étudier, pour les autres produits, si la réutilisation est possible et selon quels protocoles. Le coût unitaire qui a été retenu est de 100 F et les produits les plus en vue pour la restérilisation sont les sondes de Swan-Ganz et les cathéters de radiologie. Aucun nouveau texte précisant les conclusions de l'administration n'a été publié.)

Détérioration du matériel

L'exposition répétée de certaines matières plastiques à l'OE et à la chaleur peut extraire l'agent plastifiant des objets médicaux et les fragiliser (108). Les sondes d'intubation en caoutchouc et en certaines matières plastiques peuvent se ramollir et se vriller plus facilement (64) ou devenir collantes. Des boursouflures entre les couches de la paroi d'une sonde d'intubation armée peuvent en rétrécir la lumière (64) ; ce modèle de sonde ne doit pas être stérilisé par l'OE (109). On a décrit la désinsertion du ballonnet d'un stéthoscope œsophagien à usage unique ayant été stérilisé à l'OE (108).

Avantages et inconvénients

La stérilisation à l'oxyde d'éthylène a de nombreux avantages. Elle est efficace contre tous les organismes. Elle est très fiable car le gaz pénètre dans des endroits inaccessibles aux liquides. Elle permet de stériliser une grande variété d'instruments, en particulier ceux qui seraient abîmés par la chaleur ou par une humidité trop élevée. En fait, c'est le seul moyen pratique et fiable pour stériliser de nombreux instruments couramment utilisés aujourd'hui. La détérioration de la plupart des matériaux est minime. On peut emballer les instruments et sceller les emballages avant le traitement. Ainsi, on élimine les risques de contamination lors du rinçage et de l'emballage après une stérilisation froide par un désinfectant liquide. De plus, les instruments restent stériles pendant une longue période de stockage.

L'oxyde d'éthylène a un certain nombre d'inconvénients. On l'a rendu responsable d'incendies et d'explosions (110,111). Les mélanges inflammables exigent une manipulation spéciale. Les précautions doivent être identiques avec les mélanges d'oxyde d'éthylène et de gaz inerte car il existe une possibilité de séparation du mélange gazeux avec, en conséquence, un risque d'incendie ou d'explosion (64).

L'inconvénient majeur de ce système est la longue période de rotation rendue nécessaire par le dégazage de l'oxyde d'éthylène absorbé. Le stock de matériel doit donc être important.

La stérilisation à l'oxyde d'éthylène est le procédé de désinfection le plus coûteux. Les installations sont chères et, si des instruments de grande taille doivent être stérilisés, la taille de l'installation est elle aussi importante. Le personnel doit être très entraîné, surveillé et formé régulièrement pour garantir une stérilisation correcte et prévenir les accidents. Il faut fréquemment recourir à une surveillance par des indicateurs microbiologiques.

On doit sécher le matériel à stériliser, ce qui est parfois difficile pour du matériel tel que les tuyaux annelés. Certains matériaux se détériorent après stérilisations répétées, surtout avec des températures élevées. Cette méthode ne peut être utilisée avec un matériel composé en partie ou lubrifié par des dérivés du pétrole, car ceux-ci sont imperméables au gaz (112).

STÉRILISATION PAR LES RADIATIONS IONISANTES (109)

La stérilisation par les radiations ionisantes est le procédé de stérilisation le plus fréquemment utilisé par les fabricants d'objets à usage unique. Le rayonnement gamma est une onde électromagnétique produite pendant la désintégration de certains éléments radioactifs. Si on expose un objet à un rayonnement suffisamment intense, tous les micro-organismes, y compris les virus et les spores bactériennes, sont détruits (6).

L'utilisation du rayonnement gamma présente de nombreux avantages (8). L'objet peut être emballé dans une grande variété d'emballages imperméables avant d'être traité. L'emballage n'interfère pas avec le processus de stérilisation. Les objets stérilisés restent indéfiniment stériles jusqu'à ouverture de l'emballage. Les instruments sensibles à la chaleur peuvent être stérilisés par ce biais car il n'y a pas de production de chaleur pendant le traitement. On peut utiliser le matériel immédiatement après son irradiation sans risque d'irradiation résiduelle.

L'irradiation gamma n'est pas couramment utilisée dans les hôpitaux mais par de grandes sociétés de fabrication de matériel, car l'installation est très coûteuse (114). L'importance de l'irradiation est telle que des changements de structure peuvent se produire dans certaines matières plastiques, en particulier le chlorure de polyvinyle (PVC). Quand le PVC est stérilisé par rayonnement gamma, des ions chlore sont libérés. On a suggéré que les sondes trachéales et de trachéotomie stérilisées par rayonnement gamma ne devaient pas être stérilisées ultérieurement par l'oxyde d'éthylène (115) mais des travaux récents ont montré que tel n'était pas le cas (110,111). Comme toujours, des temps d'aération sont alors strictement à respecter. *(NdT : voir paragraphe Stérilisation par l'oxyde d'éthylène.)*

Stérilisation du matériel d'anesthésie

DILEMME DE LA STÉRILISATION (101, 116-118)

Les responsables du matériel d'anesthésie se trouvent confrontés au problème suivant : combien de temps, d'argent et d'efforts doit-on dépenser pour prévenir la transmission d'infections entre malades ? Ceux qui pensent que les mesures ne doivent pas être excessives et que beaucoup de celles préconisées ne sont pas raisonnables, avancent les arguments suivants :

1. Les cas prouvés d'infections croisées attribuables au matériel d'anesthésie contaminé sont rares. Certaines études mettent en doute la responsabilité du circuit respiratoire de l'appareil d'anesthésie dans le déterminisme d'infections respiratoires postopératoires (119,120).
2. La décontamination est difficile, coûteuse et fait courir un certain risque aux patients et au personnel de l'hôpital. Elle exige des investissements lourds pour l'achat du matériel, un travail accru et beaucoup d'espace. Une formation considérable du personnel est nécessaire.
3. La nature des manœuvres réalisées pendant l'anesthésie interdit de maintenir la stérilité du matériel.
4. De nombreuses méthodes de stérilisation endommagent le matériel. La stérilisation par les gaz et les désinfectants liquides peut laisser des résidus parfois nocifs. Des fautes d'asepsie peuvent être faites pendant l'assemblage du matériel.

Les partisans d'un effort soutenu concernant la stérilisation du matériel d'anesthésie avancent les arguments suivants :

1. Des cas de contaminations croisées dues au matériel d'anesthésie ont été rapportés (121,122).
2. Le risque de contamination croisée peut être sous-estimé parce qu'il est souvent difficile de déterminer exactement la cause de l'infection postopératoire. Les patients subissant une intervention sous anesthésie générale sont plus susceptibles de développer une infection respiratoire que la population générale. L'anesthésie interfère avec l'activité ciliaire et la production de mucus bronchique. L'acte chirurgical limite la toux et l'inspiration profonde. Les malades sont souvent immunodéprimés, se défendant mal contre des contaminations minimes ou des micro-organismes de l'environnement normalement inoffensifs (7).
3. Selon un consensus général, la stérilisation du matériel d'anesthésie est essentielle quand il a été utilisé chez un patient souffrant d'une infection respiratoire ou infecté par un micro-organisme particulièrement virulent ; cependant, il est en pratique souvent impossible d'identifier ces patients infectés. De ce fait, tout matériel doit être considéré comme suspect.
4. Même si la fréquence des infections respiratoires postopératoires liée au matériel

Tableau 20.4. Classification des matériels, procédés et produits désinfectants.

Critiques	Stérilisation : sporicide chimique, contact prolongé	Stérilisant / désinfectant
Semi-critiques	Désinfection de haut niveau : sporicide chimique, contact court	Stérilisant / désinfectant
Non critiques	Désinfection de niveau intermédiaire	Désinfection de bas niveau
	Désinfectant tuberculocide	Désinfectant non tuberculocide

d'anesthésie est faible, le coût d'une seule de ces infections est élevé en terme de mortalité, de morbidité et d'économie (123).

NETTOYAGE, DÉSINFECTION ET STÉRILISATION

Le CDC a publié des directives concernant la marche à suivre pour éviter et contrôler les problèmes d'infections nosocomiales. On classe les instruments médicaux en trois catégories selon les risques que leur utilisation fait courir (Tableau 20.4).

Matériel critique

Le matériel critique est celui qui est introduit dans le courant sanguin ou dans une autre région stérile de l'organisme par effraction de la peau ou des muqueuses. Ce matériel doit être stérile. Dans le doute, on ne doit pas l'utiliser. Ce matériel regroupe les aiguilles et les cathéters intravasculaires, les aiguilles et cathéters pour bloc locorégional, la lumière des raccords et des prolongateurs des lignes vasculaires, les seringues et les sondes urinaires.

Matériel semi-critique

Il s'agit du matériel qui entre en contact avec les barrières muqueuses intactes, mais qui normalement ne pénètre pas les tissus. Ce matériel doit de préférence être stérile mais, si sa stérilisation est difficile, on peut se contenter d'une décontamination de haut niveau (2,12). Les barrières muqueuses intactes sont en effet habituellement résistantes aux infections par les spores bactériennes habituelles (9). Dans la plupart des cas, un nettoyage méticuleux suivi d'une désinfection de haut niveau procure un niveau de sécurité suffisant. On manque actuellement de preuves affirmant que la stérilisation du matériel semi-critique réduit le risque d'infections (2). Les instruments de cette catégorie sont les endoscopes, les lames de laryngoscopes, les sondes thermiques rectales, nasopharyngées et œsophagiennes, les masques faciaux, les canules nasopharyngées et orales, les insufflateurs manuels, les tuyaux et les raccords du circuit respiratoire, les stéthoscopes œsophagiens, les sondes à double lumière et les sondes trachéales (3).

Matériel non critique

Il s'agit du matériel qui ne touche pas le patient ou qui ne touche que sa peau intacte. La peau joue un rôle de barrière de protection contre la plupart des micro-organismes. Une désinfection intermédiaire ou de bas niveau est donc ici suffisante. On regroupe dans cette catégorie les stéthoscopes non œsophagiens, les brassards à pression artérielle et leurs raccords, le capteur et le câble de l'oxymètre de pouls, le cordon ECG, les sondes cutanées thermiques réutilisables, les câbles des moniteurs de température, les serre-tête, les réchauffeurs à sang, les plans de travail de la machine d'anesthésie, les moniteurs et les chariots de rangement du matériel d'anesthésie.

ORGANISATION (1)

Chaque département d'anesthésie doit posséder un programme de prévention de l'infection. Celui-ci doit décrire les dispositions prévues pour prévenir la transmission croisée d'agents pathogènes entre patients et entre patients et personnel (28).

Considération générales sur le choix du matériel avant une anesthésie

Utilisation de filtres bactériens

Les filtres bactériens sont utilisés chez des patients nécessitant une isolation respiratoire au moment du geste chirurgical ou chez les patients à haut risque d'infections respiratoires que l'on doit absolument protéger. Il existe un grand nombre de filtres (voir chapitre 5).

L'utilisation de filtres est controversée. Des études ont montré que les filtres ne prévenaient pas les infections pulmonaires postopératoires (120,124-126). Ils font courir certains risques tels que l'obstruction.

Choix du matériel

Matériel à usage unique versus matériel à usage multiple (127,128). La plupart des services suivent une politique d'équilibre dans l'utilisation du matériel à usage unique ou multiple. Cette politique doit cependant être continuellement réévaluée à la lumière des innovations technologiques incessantes, de la comparaison des coûts, des précautions universelles à respecter et des problèmes du contrôle des déchets hospitaliers. La majorité des services d'anesthésie disposent de matériel à usage unique destiné aux patients porteurs de maladies infectieuses connues.

Les avantages du matériel à usage unique sont la facilité d'utilisation, la commodité, un faible coût unitaire et une adaptation permanente aux innovations technologiques du marché. Le matériel à usage unique est toujours stérile ou propre ; aucune décontamination n'est nécessaire. Le coût de la main d'œuvre peut faire pencher pour l'utilisation de matériel jetable, mais cela est contrebalancé par le coût élevé d'un stock suffisant de matériel jetable. L'espace nécessaire au rangement de ce matériel peut poser également problème. Il faut également tenir compte du problème des déchets que représentent le matériel à usage unique après son utilisation, et que la disponibilité des dérivés du pétrole est incertaine dans l'avenir (8).

Le matériel réutilisable a l'avantage d'une part de nécessiter un faible espace de rangement, d'autre part de minimiser le problème des déchets. En revanche, un instrument réutilisable doit souvent être démonté, nettoyé, séché, réassemblé, mis sous sachet et désinfecté ou stérilisé avant sa réutilisation (128). Pendant que ce matériel est au nettoyage, on ne peut pas l'utiliser et il faut donc disposer d'un stock suffisamment fourni. L'importance des manipulations augmente le risque de blessure du personnel. On doit enfin se rappeler que le matériel à usage multiple doit être changé périodiquement.

Réutilisation du matériel à usage unique. La réutilisation du matériel à usage unique est controversée. Des enquêtes montrent que plus de 65 % des hôpitaux réutilisent régulièrement du matériel à usage unique (128,129). Sur le plan économique, l'intérêt en est évident, mais il faut tenir compte des autres aspects du problème. En particulier, la responsabilité du fabricant est déchargée et elle incombe entièrement à l'utilisateur (28).

Des études menées par le CDC semblent montrer qu'il n'existe pas de preuve affirmant une augmentation du risque d'infection nosocomiale avec la réutilisation de matériel à usage unique. Le CDC ne fait pas de recommandations allant contre la réutilisation du matériel à usage unique (12). Ses directives précisent que l'on ne doit pas retraiter des objets qui ne peuvent être nettoyés, stérilisés ou désinfectés sans que leur intégrité physique soit altérée. De plus, il ne faut pas employer des méthodes de traitement qui entraînent une toxicité résiduelle ou qui compromettent la sécurité ou l'efficacité de l'objet à stériliser. Le CDC recommande enfin que les hôpitaux tiennent compte de la sécurité et de l'efficacité de la restérilisation du matériel et du fait que ce matériel doit fonctionner comme prévu après la restérilisation.

Les directives de la FDA précisent que si un hôpital restérilise du matériel à usage unique, il doit pouvoir démontrer : (i) que le matériel peut être facilement nettoyé et stérilisé ; (ii) que les caractéristiques ou les qualités physiques du matériel ne sont pas affectées ; (iii) et que le matériel reste sûr et efficace. Enfin (iv), les hôpitaux engagent leur responsabilité pleine et entière en ce qui concerne l'efficacité et la sécurité de ce matériel à usage unique réutilisé (4). La création d'une commission interdisciplinaire dont le rôle est d'évaluer toutes les demandes de restérilisation et de réutilisation du matériel jetable ou à usage unique est recommandée. *(NdT : une note d'orientation publiée par la Direction Générale de la Santé et la Direction des Hôpitaux en avril 1989 rappelle l'interdiction de restériliser du matériel à usage unique de la circulaire de 1986 et fait état de la difficulté rencontrée dans les établissements hospitaliers pour appliquer cette réglementation. Elle précise qu'un groupe technique est chargé de définir d'une part le coût unitaire de ces matériels en dessous duquel la stérilisation n'est pas rentable et ne devrait pas avoir lieu, et d'autre part d'étudier pour les autres produits si la réutilisation est possible et selon quels protocoles. Le coût unitaire qui a été retenu est de 100 F et les produits les plus en vue pour la restérilisation sont les sondes de Swan-Ganz et les cathéters de radiologie. Aucun nouveau texte précisant les conclusions de l'administration n'a été publié.)*

Gestes pendant une anesthésie

Soins apportés au matériel

Le personnel anesthésique doit toujours travailler sur une surface propre. À chaque nouvelle anesthésie, seul le matériel qui va servir pour un patient doit être préparé. Pendant l'anesthésie, il est important de se donner des règles de travail ; il faut séparer les instruments non utilisés de ceux qui ont été en contact avec le patient, pour pouvoir les reconnaître et les différencier des instruments qui peuvent avoir été contaminés.

On doit ranger tous les instruments utilisés dans un récipient particulier, qui est séparé du plan de travail propre. Ce récipient doit contenir de l'eau et un détergent pour éviter que les sécrétions ne sèchent sur le matériel. En fin d'intervention, on doit déposer ce récipient dans la partie sale du local de nettoyage. Les instruments jetables doivent être jetés dans une poubelle située en salle d'opération.

On peut isoler plus encore certaines pièces sales du matériel, telles que les lames de laryngoscope, en les enveloppant dans un gant retourné ou dans l'emballage d'une sonde d'intubation trachéale (130).

Décontamination des taches de sang et des liquides organiques

On doit, dès que possible, laver et décontaminer les taches de sang et les liquides organiques déposés sur le matériel ou les surfaces. On doit enlever les souillures visibles à l'eau et au savon, puis décontaminer le matériel avec un désinfectant hospitalier approuvé par l'EPA ; ce désinfectant doit appartenir à la classe des tuberculicides (28). Une solution d'hypochlorite de sodium à 5,25 % diluée (de $1/10^e$ à $1/1\,000^e$) est recommandée par le CDC pour nettoyer les taches de sang (131,132). *(NdT : pour les instruments et le matériel médico-chirurgicaux, on utilise en France un désinfectant de la catégorie B0. Une circulaire du Ministère de la Santé - Direction Générale de la Santé - Direction des Hôpitaux de 1989 - recommande l'utilisation d'eau de Javel diluée sur les sols souillés par du sang.)*

Décontamination du matériel à usage multiple

Un programme de décontamination qui répond aux besoins d'un hôpital donné, doit adapter quelques techniques standardisées aux besoins propres de cet hôpital. Les facteurs dont il faut tenir compte sont le coût, le type de matériel utilisé, les installations disponibles et l'importance attribuée à la stérilisation dans cet hôpital. Un hôpital qui prend en charge de nombreux immunodéprimés doit être plus exigeant qu'un centre chirurgical qui ne s'occupe que de patients ambulatoires non immunodéprimés. Quelles que soient les modalités de la décontamination, il faut pouvoir recourir à des alternatives dans l'éventualité d'une défaillance des méthodes habituelles. Quelle que soit l'option prise, d'autres facteurs sont essentiels au succès du programme.

Aménagement des locaux (2)

Dans l'idéal, le site de décontamination doit être séparé par des cloisons de toutes les autres zones de travail du service de stérilisation. Cependant, si les zones de travail sont suffisamment éloignées, on peut se passer de cette séparation, à condition que les habitudes de travail évitent d'éclabousser et de contaminer le matériel propre et les plans de travail. Les éviers doivent être suffisamment grands et profonds pour recevoir des instruments de grande dimension et être en nombre suffisant pour réaliser simultanément le trempage, le lavage et le rinçage. Les éviers doivent posséder deux plans de travail séparés sur lesquels on doit pouvoir placer sans les mélanger les instruments propres et les instruments contaminés. Des affiches doivent signaler clairement où doit être rangé le matériel sale.

Les contaminations microbiennes aéroportées et particulaires sont probablement fréquentes dans les locaux de décontamination, du fait de la présence d'instruments très souillés, des aérosols produits par le nettoyage du matériel à la main et de la manipulation de linge et de déchets dans certains services. Aussi, il est recommandé que la ventilation du local de décontamination maintienne ce local en dépression par rapport aux salles adjacentes et qu'elle assure l'évacuation des vapeurs toxiques. L'air issu des locaux de décontamination doit être évacué à l'extérieur du bâtiment, sans recirculation.

Limiter la circulation des personnes dans les locaux de décontamination protège les visiteurs et le personnel de la contamination aéroportée et par des objets contaminés. L'accès de ces locaux doit être réservé au personnel habilité, pour éviter la propagation de la contamination.

Des installations pour le lavage des mains doivent être proches de ces locaux. Elles doivent être différentes des éviers servant au lavage et au rinçage des instruments.

On doit, au moins une fois par jour, nettoyer et désinfecter les éviers et les plans de travail, laver les sols, et si besoin les désinfecter. Il faut nettoyer les autres surfaces telles que les murs et les tablettes de rangement régulièrement et chaque fois qu'elles sont souillées. Il faut veiller à l'organisation du nettoyage pour éviter le transfert de poussières contaminées des zones sales vers les zones propres.

Personnel (1)

La responsabilité de la décontamination du matériel d'anesthésie doit être confiée à une personne qui élaborera et appliquera un programme de décontamination compréhensible par tous. Cette personne doit être un membre du Comité de Lutte contre l'Infection à l'hôpital.

Le nettoyage, la désinfection ou la stérilisation du matériel d'anesthésie doit être impérativement confié à des personnes consciencieuses et bien formées, qui comprennent les principes et les méthodes de la désinfection et de la stérilisation (1,133).

La plupart des infirmières connaissent bien les principes et les techniques d'asepsie, ce qui n'est souvent pas le cas des techniciens s'occupant du matériel. Ce personnel doit être bien formé avant qu'une activité dans ces secteurs leur soit confiée.

Des vêtements spécialement conçus diminuent la contamination à partir des instruments contaminés. On doit porter des gants de protection imperméables et résistants, une casaque imperméable à manches longues, un masque facial et une protection oculaire (lunettes de sécurité). Les gants n'offrent pas une protection absolue parce ce qu'ils peuvent se déchirer pendant le nettoyage, sans forcément que l'on s'en rende compte. Par conséquent, il est important de se laver les mains immédiatement après le nettoyage des instruments pour prévenir toute contamination du personnel et de l'environnement.

Surveillance bactériologique

Le troisième facteur nécessaire à la réussite d'un programme de décontamination est un contrôle de l'efficacité des techniques que l'on a entreprises. Le CDC ne recommande pas de contrôle régulier par des prélèvements et mises en culture bactériologiques (12). Ces derniers ne doivent être réalisés qu'en cas de problème. On réalise ainsi de substantielles économies (134).

STÉRILISATION DU MATÉRIEL : REVUE DE DÉTAIL

Le niveau de décontamination exigé pour un matériel donné dépend du risque potentiel lié d'une part à l'utilisation antérieure de cet instrument, d'autre part à son utilisation future. En général, il convient de suivre les instructions du fabricant qui précisent les protocoles de décontamination et les désinfectants à utiliser. *(NdT : selon les recommandations de la Société Française d'Hygiène Hospitalière, le mobilier doit être traité par des désinfectants de la catégorie A, et le matériel médical réutilisable et l'instrumentation contaminés doivent être décontaminés par un désinfectant de la catégorie B, puis désinfectés par un produit de la catégorie C.)*

Chariots d'anesthésie

Les chariots d'anesthésie sont souvent utilisés en salle d'opération pour entreposer du matériel d'anesthésie et des médicaments. Il faut très soigneusement disposer le matériel d'anesthésie dans les tiroirs. Par exemple, on ne doit pas ranger dans le même tiroir des brassards à pression artérielle qui sont normalement utilisés sans décontamination chez plusieurs patients successifs, et des canules de Guedel ou des masques faciaux quand ces derniers ne sont pas enveloppés dans des emballages stériles. Il est préférable de placer les brassards à pression avec des sondes d'aspiration et des seringues qui sont à l'abri sous sachet pour éviter une éventuelle contamination. En outre, on doit ranger le matériel non stérile telles que les canules pharyngées et les masques faciaux dans des tiroirs qui ne sont pas trop souvent ouverts et non dans des tiroirs très souvent utilisés tels que les tiroirs de rangement des médicaments. Les boîtes utilisées pour ranger les seringues, les aiguilles et les médicaments doivent être en métal ou en matière plastique et non en carton, afin de faciliter le nettoyage.

On doit nettoyer les plans de travail entre chaque anesthésie et à la fin de la journée avec un détergent bactéricide (28). Le sang et les sécrétions doivent en revanche être essuyés dès que possible (7). Avant toute anesthésie, il faut recouvrir le plan de travail d'un champ propre. À la fin de la journée, il faut nettoyer les surfaces verticales, ou à chaque fois qu'elles sont contaminées par des sécrétions, du sang ou des liquides organiques.

Le chariot doit être entièrement nettoyé au moins une fois par semaine et dès qu'il a servi pour l'anesthésie d'un patient contagieux. Pour ce faire, on doit sortir tout le matériel, laver les tiroirs avec de l'eau et un détergent, puis répandre un désinfectant. On doit également laver les boîtes entreposées dans ces tiroirs.

Bouteilles de gaz

Les bouteilles de gaz sont apportées à l'hôpital dans des véhicules non fermés et sont souvent stockées à l'extérieur de l'hôpital. Il faut les considérer comme sales quand elles arrivent au bloc opératoire. Certaines sont livrées avec des housses de protection en plastique ou en papier que l'on doit retirer avant d'apporter les bouteilles dans le bloc opératoire.

Il faut laver les bouteilles avec de l'eau et un détergent, puis les désinfecter avec un désinfectant liquide ou en spray. Une fois fixée sur la machine d'anesthésie, la bouteille de gaz fait partie intégrante de cette dernière et doit être traitée en conséquence.

Machines ou appareils d'anesthésie

En général, les machines d'anesthésie restent à demeure dans le bloc opératoire. On y range souvent des médicaments et du matériel. Elles permettent de disposer de surfaces propres et sales sur lesquelles on peut déposer du matériel. Le rangement et la séparation du matériel doivent, avec les machines d'anesthésie, obéir aux mêmes principes que pour les chariots, en distinguant en particulier les zones sales et propres. Le haut de la machine d'anesthésie est une surface pratique pour y déposer du matériel de monitorage. De nombreuses machines possèdent une étagère au-dessus du plan de travail pour y déposer un plateau contenant du matériel propre ou une cuvette pouvant contenir du matériel sale. Les instruments déposés sur ce support sont séparés du reste du matériel mais restent rapidement disponibles.

On doit recouvrir le plan de travail de la machine avec un champ propre à chaque nouveau patient et essuyer les surfaces horizontales entre chaque anesthésie et en fin de journée. Au moins une fois par semaine, on doit vider les tiroirs pour les nettoyer, puis les désinfecter avec une solution désinfectante liquide ou en spray.

Canister, valves unidirectionnelles et valve d'échappement réglable

L'absorbant (la chaux sodée) possède un puissant pouvoir microbicide vis-à-vis des micro-organismes et seul un petit nombre de spores arrive à traverser intactes la cuve (135). Des études suggèrent fortement que la contamination par les malades de ces parties de la machine d'anesthésie avec des niveaux significatifs de bactéries est rare, quelles que soient la durée de l'anesthésie et la colonisation antérieure des voies aériennes supérieures des malades (119,136). Il existe des canisters à usage unique, mais ils n'offrent pas plus de protection contre la contamination des circuits de ventilation que les canisters à usage multiple (137).

On doit consulter les instructions du fabricant pour le démontage, le nettoyage et la désinfection de ce matériel. On doit nettoyer et désinfecter la cuve à chaux sodée à chaque changement de chaux en portant une attention toute particulière aux grilles sur lesquelles un film collant produit par la chaux peut se déposer. On doit nettoyer les parois de la cuve avec un linge imprégné de détergent bactéricide. On démonte en général facilement les valves unidirectionnelles. Il faut nettoyer les disques, l'intérieur des dômes et le support de la valve avec de l'alcool ou une solution détergente. Il est également possible de nettoyer les valves à échappement réglable avec un détergent. Certains canisters supportent la stérilisation à la vapeur humide, à condition de retirer les valves et les manomètres. D'autres peuvent être stérilisés avec de l'oxyde d'éthylène.

Il est également possible de désinfecter certaines cuves en les immergeant dans du glutaraldéhyde, ce qui est également le cas de la plupart des valves à échappement réglable. Cependant, il faut noter que le glutaraldéhyde peut rendre les valves à échappement réglable collantes et augmenter ainsi leur pression d'ouverture (81). Certains modèles de ces valves supportent la stérilisation à la vapeur (18,138).

Ballon réservoir

On utilise le plus souvent des ballons réservoirs en matière plastique et en caoutchouc à usage unique. La plupart s'adaptent à la tuyauterie à usage unique, d'autres font partie d'un système complètement jetable. On peut nettoyer ces ballons réservoirs à la main ou dans une machine à laver automatique.

L'oxyde d'éthylène est probablement le meilleur moyen pour stériliser les ballons réservoirs. On doit respecter scrupuleusement les temps d'aération et remplir et vider plusieurs fois le ballon réservoir avant de l'utiliser sur un patient.

On peut stériliser certains ballons réservoirs à l'autoclave, à condition de placer une mèche à l'intérieur du ballon pour que la vapeur humide entre au contact de l'ensemble des surfaces du ballon (139). La stérilisation par la vapeur détériore les ballons en caoutchouc et, le plus souvent, fait fondre les ballons en matière plastique. Il est possible de pasteuriser certains ballons, mais ils se détériorent alors progressivement (138).

On peut employer des désinfectants liquides en prenant soin de remplir complètement le ballon avec la solution désinfectante pour éliminer les poches d'air (140). Le glutaraldéhyde est probablement ici le plus satisfaisant, à condition de rincer ensuite soigneusement le ballon.

Tuyaux du circuit respiratoire

Les tuyaux annelés du circuit filtre posent un problème difficile de stérilisation. Des études ont montré que ces tuyaux sont contaminés après leur utilisation. Plus ils sont proches du patient, plus la contamination est importante (141). En général, la vapeur d'eau se condense dans le circuit expiratoire. Si on le soulève, l'eau s'écoule dans le masque facial ou la sonde d'intubation et contamine le malade. En revanche, la contamination aéroportée des gaz anesthésiques par les tuyaux du circuit respiratoire n'est pas habituelle (142).

On utilise aujourd'hui des tuyaux à usage unique, ce qui peut poser un problème de stockage. Notons qu'une étude a montré que l'utilisation de tuyaux annelés stériles n'évitait pas les infections pulmonaires postopératoires (120).

À cause de leur volume et de leur composition, les tuyaux annelés sont difficiles à nettoyer et à désinfecter. Dès qu'on a fini de les utiliser, on doit rincer les tuyaux annelés réutilisables à l'eau courante pour éviter qu'ils ne sèchent. On peut alors les faire tremper dans un bac de grande dimension contenant de l'eau et du détergent.

On ne peut, en raison de la présence des anneaux et de la longueur des tuyaux, utiliser une brosse pour le nettoyage. Pour éliminer les débris des tuyaux annelés, on a utilisé les ultrasons au cours de la ventilation de longue durée (143). Il est également possible de se servir d'une machine à laver (144). Une autre méthode de désinfection consiste à remplir les tuyaux annelés avec de l'eau et du savon et à les agiter en imprimant un mouvement de bascule (145). Il faut minutieusement sécher les tuyaux après les avoir nettoyés, sauf si on a l'intention de les pasteuriser. Il existe des séchoirs spécialement adaptés aux tuyaux annelés du circuit respiratoire.

La pasteurisation est une méthode qui a déjà été employée (141,146). Il faut, au préalable, retirer la pièce en Y sous peine de ne plus pouvoir l'adapter à la tuyauterie.

Il est également possible de désinfecter les tuyaux par une machine à désinfecter automatique ou en les immergeant dans un désinfectant liquide (146). Ils doivent impérativement être immergés verticalement pour être sûr de les remplir complètement sans laisser de poche d'air. Une étude a montré que la désinfection automatisée des tuyaux du circuit respiratoire avec du glutaraldéhyde était plus efficace que la pasteurisation automatisée (144).

Pièce en Y

La pièce en Y est facile à nettoyer et à stériliser. On utilise couramment aujourd'hui des pièces en Y à usage unique raccordées à des tuyaux annelés jetables.

Après utilisation, il faut désadapter la pièce en Y des tuyaux annelés, la rincer à l'eau courante, puis la faire tremper dans un mélange d'eau et de détergent. On peut alors soit la brosser à la main, soit la faire passer dans une machine à laver automatique. Quand le lavage est terminé, il faut minutieusement sécher les pièces en Y si elles doivent être stérilisées par de l'oxyde d'éthylène ou par un désinfectant liquide. En conclusion, les pièces en Y peuvent être pasteurisées, stérilisées à l'oxyde d'éthylène ou immergées dans des liquides désinfectants.

Circuits de Mapleson

Une étude portant sur les circuits de Bain a révélé que le pourcentage de contamination du circuit était de 8 % après utilisation par un seul patient (147). Après utilisation, il faut démonter ces circuits pour en nettoyer les éléments. Les différentes pièces peuvent être désinfectées ou stérilisées par une des méthodes déjà citées. Les parties métalliques peuvent être stérilisées à l'autoclave et celles en matière plastique et en caoutchouc par l'oxyde d'éthylène ou des désinfectants liquides.

Raccords coudés

Ces raccords situés au niveau de l'embase du masque facial sont proches du patient et sont très souvent contaminés. Heureusement, ils sont faciles à nettoyer et à stériliser. Il faut rincer ces raccords à l'eau courante après usage, puis les tremper dans une solution d'eau et de détergent. On peut alors les laver à la main ou dans une machine. Les raccords coudés en matière plastique ou en caoutchouc peuvent être stérilisés avec de l'oxyde d'éthylène ou un désinfectant tel que le glutaraldéhyde. Les raccords coudés en métal peuvent être pasteurisés ou stérilisés dans un autoclave.

Respirateurs d'anesthésie

Un filtre bactérien intercalé dans les tuyaux flexibles du respirateur permet de protéger ces derniers de la contamination microbienne. Ces filtres bactériens permettent également de protéger le patient d'un respirateur contaminé. Il faut nettoyer et stériliser les tuyaux et les soufflets du respirateur d'anesthésie à intervalles réguliers (3). On estime que le risque de transmission d'une infection nosocomiale par le respirateur est faible et qu'il n'est pas nécessaire de le nettoyer ou de le désinfecter après chaque utilisation.

Certains respirateurs possèdent des hampes en métal sur lesquelles sont fixés les flexibles. Il est possible de stériliser ces hampes métalliques à l'autoclave. On doit se reporter au conseil du fabricant pour traiter les autres éléments du respirateur. En effet, il est possible de stériliser certaines parties du circuit respiratoire à l'autoclave alors que les soufflets et les tuyaux doivent être stérilisés à l'oxyde d'éthylène.

Système antipollution

Le matériel antipollution peut être lavé tous les mois dans une solution détergente. Il convient de changer dans le même temps les tuyaux flexibles en plastique qui relient le système antipollution aux respirateurs et au circuit respiratoire (18).

Masques faciaux

Les masques faciaux sont les éléments du matériel d'anesthésie les plus fréquemment et intensément contaminés car ils sont directement exposés aux micro-organismes de la bouche, des voies aériennes supérieures et de la peau. Souvent, ils sont souillés par des sécrétions et du liquide gastrique. Le contact étant direct, la transmission d'une infection interindividuelle est hautement possible. On dispose de masques à usage unique pour les patients manifestement infectés.

L'utilisation d'un masque facial doit obéir à des règles d'asepsie. On ne doit pas le faire tomber par terre ni le poser à côté d'objets contaminés. Une fois utilisé, le masque doit être conservé soit à côté de la tête du malade, soit avec le matériel sale.

Immédiatement après l'utilisation du masque, il faut retirer l'embase (l'orifice de connexion) et rincer le masque à l'eau froide. Il faut ensuite le faire tremper et le brosser. On peut les mettre dans une machine à laver automatique. Il faut toujours les rincer minutieusement et les sécher avec soin, surtout s'il est prévu de les stériliser à l'oxyde d'éthylène. La désinfection du masque doit être de haut niveau.

La stérilisation à l'oxyde d'éthylène offre l'avantage de maintenir les masques longtemps stériles. Le dégazage doit être suffisant pour éviter les brûlures cutanées de la face (99). La plupart des stérilisateurs à oxyde d'éthylène créent le vide au moins une fois pendant le cycle de stérilisation, le vide pouvant dilater le bourrelet d'étanchéité du masque facial comme un ballon et l'endommager définitivement (101). Pour éviter ce risque, on peut retirer le bouchon qui scelle le bourrelet pneumatique ou utiliser un stérilisateur qui ne crée pas de vide.

Quelquefois, on stérilise les masques à l'autoclave. La vapeur réduit la durée de vie des masques en caoutchouc mais non celle des masques néoprène (139). Là encore, les bourrelets d'étanchéité du masque peuvent être endommagés pendant une phase de vide réalisée à l'intérieur de l'autoclave ; il convient donc de retirer le bouchon du bourrelet avant de l'introduire dans l'autoclave. On a utilisé également la pasteurisation (148,149).

Les désinfectants liquides sont couramment utilisés pour la stérilisation des masques faciaux, le rinçage devant alors être minutieux pour éliminer les résidus de désinfectant. Un masque incorrectement traité par un désinfectant liquide peut causer des blessures faciales. Il ne faut pas utiliser de dérivés phénoliques car ils sont absorbés par le caoutchouc. En outre, des fentes dans le bourrelet d'étanchéité du masque peuvent laisser pénétrer du désinfectant à l'intérieur du bourrelet. Le désinfectant peut être ensuite expulsé du bourrelet lors de l'application du masque sur le visage et couler dans les yeux.

Serre-tête

Les serre-tête doivent être périodiquement nettoyés par un détergent. Il est alors possible de les faire tremper dans une solution désinfectante ou de les stériliser à l'oxyde d'éthylène.

Canules oropharyngées

Avant de les utiliser, les canules oropharyngées doivent être propres et il ne faut pas les laisser tomber par terre. Étant insérées dans une cavité relativement sale, il n'est probablement pas utile qu'elles soient stériles au moment de leur utilisation.

Une fois retirées de la cavité buccale, on doit les considérer comme des objets sales et contaminés. Dès que possible, on doit les rincer à l'eau froide puis les tremper dans une solution d'eau froide et de détergent. On peut les laver à la main en utilisant une brosse. Il faut alors s'assurer de bien nettoyer leur surface interne ; on peut également les laver à la machine (13,14,150). On doit les rincer minutieusement pour éliminer les résidus de savon.

On peut stériliser les canules par pasteurisation, stérilisation à l'oxyde d'éthylène et avec les désinfectants liquides. On peut passer à l'autoclave les canules en caoutchouc, mais leur durée de vie s'en trouve raccourcie.

Lames de laryngoscope, mandrins et ouvre-bouches (138)

On doit entreposer proprement les lames de laryngoscopes, les mandrins et les ouvre-bouches. Beaucoup pensent qu'il est préférable de stériliser les mandrins d'intubation car ils sont placés dans la lumière stérile des sondes. Pour les patients infectés, on dispose de lames de laryngoscopes jetables.

Après utilisation, tous ces instruments sont contaminés et doivent être traités comme du matériel sale et ne pas être déposés sur les surfaces propres de la machine ou du chariot d'anesthésie. On a proposé de retourner le gant porté par l'anesthésiste par-dessus la lame du laryngoscope après l'intubation pour isoler cette lame contaminée (151).

On doit séparer le manche du laryngoscope de la lame après usage et le déposer sur une surface propre. On peut alors l'essuyer avec de l'alcool.

Une étude a montré que la plupart des bactéries étaient tuées par un nettoyage minutieux de la lame avec une solution alcoolique à 70 % (152), mais la plupart des auteurs préfèrent un nettoyage mécanique. Une fois utilisés, le mandrin ou l'ouvre-bouche doivent, dès que possible, être rincés à l'eau courante ou immergés dans un récipient rempli d'eau et de détergent liquide. On doit brosser la lame soigneusement en faisant particulièrement attention à la zone de fixation de l'ampoule.

Les lames, les mandrins et les ouvre-bouches peuvent être passés à l'autoclave, stérilisés par l'oxyde d'éthylène ou immergés dans un désinfectant liquide *(NdT: La Société Française d'Hygiène Hospitalière recommande une désinfection de type I avec un désinfectant de la catégorie C, mais s'il existe une notion de contamination particulière (tuberculose, hépatite...), une désinfection de type II s'impose. Une décontamination de type III est exceptionnellement nécessaire, dans le cas des malades immunodéprimés.)* De tous les désinfectants liquides, l'alcool et le glutaraldéhyde sont les plus utilisés. Si ce matériel métallique est stérilisé à l'oxyde d'éthylène, l'aération n'est pas nécessaire.

Fibroscopes

On a rapporté plusieurs cas de contamination de fibroscopes secondaires à un nettoyage inadapté, à un désinfectant mal choisi, à un temps d'exposition insuffisant, ou à l'impossibilité de tremper une partie de l'endoscope dans le désinfectant (4). Dans au moins 16 cas, on a prouvé la transmission de *Mycobacterium tuberculosis* par des bronchoscopes contaminés (17). On a également décrit des fausses épidémies à mycobactéries secondaires à des résultats faussement positifs obtenus à partir de fibroscopes (17). Ceci peut entraîner des erreurs de diagnostic et un traitement injustifié. Les causes de ces résultats faussement positifs sont un canal d'aspiration endommagé, de l'eau du robinet contaminée, du colorant contaminé mélangé à l'anesthésique local et une solution antimicrobienne contaminée alors qu'elle était utilisée dans un laboratoire de microbiologie (17). On a également décrit des pseudo-épidémies consécutives au lavage de fibroscopes dans une machine automatique contaminée (16,17).

Il faut consulter les instructions du fabricant relatives aux techniques de nettoyage. *(NdT: le traitement des endoscopes doit être réalisé en suivant les 12 recommandations de base publiées par l'AFNOR et en respectant les recommandations de la Société Française d'Hygiène Hospitalière. Une désinfection de type II s'impose en utilisant un désinfectant de la catégorie B.)* Le plus souvent, on doit après l'utilisation du fibroscope, purger son canal air/eau avec de l'eau et essuyer ses surfaces avec une solution d'alcool à 70 %. On peut alors purger les canaux du fibroscope avec une solution détergente, puis tremper l'appareil dans du détergent pour commencer à éliminer des débris organiques. On nettoie ensuite les lumières du fibroscope avec des brosses spéciales pour enlever les débris détachés par le détergent. On doit minutieusement rincer le fibroscope et ses canaux d'aspiration pour enlever les résidus de détergent. On doit alors enlever l'eau contenue dans les canaux d'aspiration et à la surface du fibroscope, en utilisant un flux d'air médical et en essuyant le matériel avec un chiffon doux. On évite ainsi de diluer le désinfectant qui va être utilisé.

Après le nettoyage, on doit stériliser le fibroscope ou lui faire subir une désinfection de haut niveau avant de l'utiliser chez un autre patient (2). Le matériel endoscopique est particulièrement difficile à désinfecter et facile à endommager car il est complexe et fragile.

Là encore, il faut suivre les recommandations du fabricant en ce qui concerne la désinfection et la stérilisation. D'emblée, il faut signaler un point important concernant la tête du fibroscope : certaines peuvent être immergées dans du liquide, d'autres non.

Les désinfectants utilisés sont l'alcool, les iodophores, le glutaraldéhyde, les solutions de peroxyde d'hydrogène et les ammoniums quaternaires associés à l'alcool (8,40,41,153). Le système Steris utilise de l'acide peracétique. On doit remplir toutes les lumières et/ou les canaux du fibroscope avec le désinfectant avant d'immerger l'instrument. Toutes les parties du fibroscope doivent entrer en contact avec le désinfectant pendant au moins 20 minutes. Après la désinfection, l'appareil doit être soigneusement rincé avec de l'eau stérile pour éliminer toute trace de désinfectant et protéger ainsi le patient des résidus toxiques. En l'absence d'eau stérile, on doit rincer le fibroscope à l'eau du robinet puis à l'alcool à 70 %.

Avec certains appareils, on peut utiliser la stérilisation par l'oxyde d'éthylène à basse température (28). La méthode est efficace mais l'exposition doit durer 12 heures au moins, ce qui est en pratique bien souvent excessif. Si on veut le stériliser à l'OE, il faut installer un bouchon de purge. Le gaz contenu dans le fibroscope peut ainsi s'échapper sans rompre l'enveloppe externe (4). Le bouchon de purge est ensuite retiré avant que l'endoscope soit retourné dans le service ou immergé dans un liquide.

Sondes trachéales et à double lumière, raccords

Une sonde trachéale est introduite dans une partie du corps normalement stérile. La sous-commission de l'ASA chargée de la politique de contrôle de l'infection, recommande de maintenir les sondes trachéales stériles jusqu'au moment de leur utilisation (3), mais une désinfection de haut niveau devrait suffire car il est improbable que des objets inertes contaminés par des spores puissent déclencher une infection.

On dispose de sondes trachéales à usage unique, stériles, peu onéreuses et qui sont d'ailleurs les plus utilisées. Ces sondes doivent être conservées dans leur emballage stérile jusqu'au moment de leur utilisation et l'on ne doit pas toucher l'extrémité distale de la sonde. Lors de l'intubation, la sonde ne doit pas, si possible, toucher les parois de la bouche ou du pharynx. Une étude a montré que la sonde pouvait rester stérile 5 jours après l'ouverture de l'emballage et vérification de l'intégrité du ballonnet (154).

Une fois utilisée, la sonde endotrachéale doit être considérée comme contaminée. Si on envisage une restérilisation, il est important de la rincer à l'eau froide courante et de la faire tremper dans une solution détergente pour éviter que les sécrétions ne sèchent sur la sonde. Avant toute immersion, on doit obstruer le canal d'insufflation du ballonnet témoin pour éviter que l'eau n'y pénètre. On doit également retirer le raccord de la sonde et décoller le sparadrap. On peut alors laver les parois externes et internes du tube en prenant bien soin de ne pas abîmer le ballonnet de la sonde sur un objet tranchant. Les sondes peuvent être nettoyées dans des machines à laver.

Il faut rincer soigneusement les sondes en vérifiant bien que l'on purge aussi leur lumière. Le séchage doit être minutieux avant une stérilisation par l'oxyde d'éthylène ou un désinfectant liquide. Après le nettoyage, on replace le raccord sur la sonde sauf si celle-ci doit être pasteurisée ou stérilisée à l'autoclave.

L'oxyde d'éthylène est très utilisé aux États-Unis pour stériliser les sondes trachéales. Il faut essuyer toutes les gouttes d'eau présentes sur le tube et le raccord, et retirer le bouchon du ballonnet témoin. La stérilisation répétée par l'oxyde d'éthylène des sondes en caoutchouc ou en matière plastique les ramollit et elles peuvent alors se tordre plus facilement (64,110). Il ne faut pas stériliser à l'oxyde d'éthylène ou à l'autoclave les sondes armées quand le cycle de stérilisation utilise le vide car les couches de latex de la paroi de la sonde peuvent se décoller. Pendant l'anesthésie, le gaz anesthésique, et en particulier le N_2O, peut diffuser dans ces décollements et obstruer partiellement ou totalement la sonde (109).

On a beaucoup, dans le passé, utilisé la stérilisation à l'autoclave, mais les sondes finissent par se couder plus facilement et le ballonnet en caoutchouc perd de son élasticité. Là encore, les sondes armées sont les plus vulnérables. La plupart des nouvelles sondes en matière plastique ne supportent pas les hautes températures utilisées dans un autoclave.

Avec l'autoclave, il faut retirer le raccord des sondes d'intubation au moment du conditionnement pour que la congruence entre ces deux éléments ne soit pas altérée. Le ballonnet témoin et le canal d'insufflation du ballonnet doivent rester ouverts, sinon la chaleur dilate l'air contenu dans le ballonnet, ce qui peut entraîner un rétrécissement de la portion de la sonde située sous le ballonnet. La pasteurisation des sondes d'intubation est une méthode qui a déjà été utilisée (141).

Les désinfectants liquides ont également été utilisés pour stériliser les sondes trachéales. Il faut occlure le ballonnet témoin pendant l'immersion pour que le désinfectant n'y pénètre pas. Le plus souvent, les sondes flottent et doivent être lestées par un objet non traumatisant et ne limitant pas le contact entre la sonde et le désinfectant. Le rinçage doit être minutieux pour tous les désinfectants excepté l'alcool. Autrement, il y a risque d'inflammation trachéale (111,112).

Insufflateurs manuels

Les insufflateurs manuels ont été incriminés dans des épidémies (109-115). Il existe des ballons autogonflants à usage unique. La valve du ballon est la cause principale de l'infection. Il faut donc la démonter, la nettoyer et si possible la désinfecter ou la stériliser après chaque usage, ou de façon régulière si elle ne sert que pour un seul malade. Il convient de suivre les conseils du fabricant.

Brassards à pression et stéthoscopes

Les sphygmomanomètres peuvent être de véritables réservoirs de bactéries (116,117). Il faut les nettoyer avec un détergent ou un désinfectant en fin de journée et chaque fois qu'ils sont visiblement contaminés (3). Une stérilisation régulière est conseillée.

On peut tremper la plupart des brassards à pression dans une solution désinfectante. Une fois rincé, on peut connecter à nouveau le brassard, le gonfler et le sécher. Après un séchage soigneux, on peut si nécessaire stériliser le brassard à l'oxyde d'éthylène.

On peut nettoyer les stéthoscopes avec de l'eau et du savon et les essuyer avec de l'alcool. Il est possible de nettoyer les embouts auriculaires à l'alcool.

Capteurs de pression

On a incriminé des capteurs de pression réutilisables dans la survenue d'infections nosocomiales (118,119). La plupart des services d'anesthésie utilisent des capteurs à usage unique. Les têtes réutilisables doivent être nettoyées et désinfectées avec un désinfectant de haut niveau, avec de l'alcool à 70 % ou stérilisées à l'oxyde d'éthylène (2). On doit les conserver stérilement de façon à éviter toute nouvelle contamination avant leur utilisation.

Sida, hépatite, tuberculose et maladie de Creutzfeltd-Jakob

On s'est beaucoup interrogé sur le type de désinfection ou de stérilisation nécessaire pour le matériel médical contaminé par du sang de malade porteur d'une hépatite à virus B (HBV) ou du VIH et/ou contaminé par les sécrétions bronchiques de patients atteints de tuberculose. Selon le CDC, les méthodes de désinfection et de stérilisation standard sont ici suffisantes. Il n'est pas nécessaire de modifier les protocoles de nettoyage, de désinfection ou de stérilisation. Les surfaces non critiques contaminées de l'environnement doivent être nettoyées par un détergent désinfectant enregistré par l'EPA. Le personnel chargé du nettoyage de ces souillures doit porter des gants.

Le tableau 20.5 montre l'inactivation du VIH et du HBV par les désinfectants. Les désinfectants appartenant à la classe des tuberculicides sont suffisants pour inactiver le HBV (28). Le VIH est inactivé par un large éventail de désinfectants liquides, dont certains appar-

Tableau 20.5. Inactivation des virus de l'hépatite B et du VIH par les désinfectants [a]

Désinfectants	Concentration inactivant le virus HBV (10 min, 20°C)	Concentration inactivant le VIH (10 min, 25°C)
Dioxyde de chlore	ND[b]	dilution au 1 : 200
Alcool éthylique	Inefficace	50 %
Formaldéhyde	10 %	solution à 1 %
Glutaraldéhyde	2 %	2 %
Eau oxygénée	ND	0,3 %
Iodophore	80 ppm	0,25 %
Isopropanol (alcool)	70 %	35 %
Phénols	Inefficace	0,5 %
Ammoniums quaternaires	Inefficace	0,08 %
Hypochlorite de sodium	500 ppm (0,1 à 1 %)	50 ppm

[a] D'après Berry AJ. Infection control in anesthesia. Anesth Clin North Am 1989;7:967-981 ; et du Moulin GC, Hedley-Whyte J. Hospital-associated viral infection and the anesthesiologist. Anesthesiology 1983;59:51-65.
[b] Non déterminé.

tiennent à la classe des désinfectants de bas niveau.

L'agent de la maladie de Creutzfeltd-Jakob est un agent transmissible non conventionnel (ATNC), ou prion, qui peut réclamer des mesures de décontamination particulières (9,39). Cet agent est extrêmement résistant à la plupart des méthodes de désinfection et de stérilisation. Aussi, on recommande après le nettoyage de stériliser les objets critiques et semi-critiques contaminés à la vapeur pressurisée pendant 1 heure et à la température de 132°C. Quand on ne peut utiliser l'autoclave, il faut immerger les instruments dans une solution normale de soude (1 N) pendant 1 heure à température ambiante. Les instruments médicaux non critiques ou les surfaces peuvent être désinfectés avec de l'eau oxygénée (non diluée ou diluée au 1/10e) ou de la soude normale (1 N) pendant 15 minutes à température ambiante (9). *(NdT : la circulaire n° 45 du 12 juillet 1994 du Ministère des Affaires Sociales et de la Santé précise les précautions à observer en milieu chirurgical face au risque de transmission de la maladie. Les trois procédés d'inactivation des ATNC retenus sont le passage à l'autoclave à une température supérieure à 134°C pendant plus de 30 minutes, un traitement par l'hypochlorite de sodium pendant 1 heure à 20°C à une concentration d'au moins 2 % de chlore libre et un traitement par la soude 1 N pendant 1 heure à 20°C.)*

Prévention des accidents du travail et des maladies infectieuses professionnelles pour le personnel d'anesthésie (3)

PROTECTIONS

Pour tous les malades, on doit systématiquement utiliser des barrières de protection appropriées telles que gants, bavettes imperméables, masques faciaux, casaques, pour protéger la peau et les muqueuses de tout contact possible avec du sang et des liquides organiques. Le choix de la protection doit être proportionné à l'importance de l'exposition. On a démontré que les gants prévenaient dans 98 % des cas les accidents dus à une exposition au sang (120).

LAVAGE DES MAINS

On doit se laver les mains dès que l'on a retiré ses gants ou dès qu'elles ont été contaminées par du sang ou des liquides organiques, avec de l'eau et du savon puis de l'alcool à 70° ou de l'eau de Javel.

PRÉVENTION DES PIQÛRES D'AIGUILLE

Il ne faut pas recapuchonner, courber ou briser manuellement des aiguilles contaminées. S'il est absolument nécessaire de recapuchonner une aiguille contaminée, il faut employer une technique qui n'utilise qu'une main (technique dans laquelle l'aiguille n'est jamais dirigée vers la main non protégée) ou se servir d'un moyen de protection mécanique. L'utilisation de systèmes sans aiguille doit être encouragée. Des récipients résistants à la pointe des aiguilles doivent être mis à la disposition du personnel dans toutes les salles *(NdT : en cas d'accident provoquant piqûre, blessure, projection de sang sur les muqueuses ou sur une peau lésée, le sujet exposé doit immédiatement nettoyer et désinfecter la plaie avec de l'alcool à 70° ou de l'eau de Javel à 0,1 %, « Bulletin Épidémiologique Hebdomadaire », 1986.)*

MOYENS DE VENTILATION EN URGENCE

On doit toujours pouvoir disposer d'embouts buccaux pour un éventuel bouche à bouche, d'insufflateurs manuels ou d'autres moyens de ventilation.

PERSONNEL PORTEUR DE LÉSIONS CUTANÉES

Le personnel de santé, porteur de lésions cutanées à type de brèches cutanées ou de lésions suintantes, doit s'abstenir de tout contact direct avec un patient, sauf si la lésion peut être couverte.

RÉFÉRENCES

1. American National Standards Institute. Guideline for the use of ethylene oxide and steam biological indicators in industrial sterilization processes (ST34-1991). Arlington, VA: Association for the Advancement of Medical Instrumentation, 1991.
2. Rutala WA. Draft guideline for selection and use of disinfectants. Am J Infect Control 1989;17:24A-38A.
3. Arnold WP, Hug CC. Recommendations for infection control for the practice of anesthesiology. Park Ridge, IL: American Society of Anesthesiologists, 1991.
4. Rendell-Baker L. Maintenance, cleaning, and sterilization of anesthesia equipment. In: Ehrenwerth J, Eisenkrafl JB, eds. Anesthesia equipment, principles and applications. St. Louis: CV Mosby, 1992:492-511.
5. Favero MS. Principles of sterilization and disinfection. Anesth Clin North Am 1989;7:941-949.
6. Chatburn RL. Decontamination of respiratory care equipment. What can be done, what should be done. Respir Care 1989;34:98.
7. Rosenquist RW, Stock MC. Decontaminating anesthesia and respiratory therapy equipment. Anesth Clin North Am 1989;7:951-966.
8. Wasse L, Curtis M. Sterilization versus disinfection of anesthesia breathing circuits. Safety and economic considerations. J Am Assoc Nurse Anesth 1982;50:161-165.
9. Rutala WA. APIC guidelines for infection control practice. Am J Infect Control 1990;18:99-117.
10. Association for the Advancement of Medical Instrumentation. Selection and use of chemical indicators for steam sterilization monitoring in health care facilities (TIR #3). Arlington, VA: AAMI, 1988.
11. American National Standards Institute. Good hospital practice. Handling and biological decontamination of reusable medical devices (ST35- 1991). Arlington, VA: Association for the Advancement of Medical Instrumentation, 1991.
12. Garner JS, Favero MS. CDC guidelines for the prevention and control of nosocomial infections. Am J Infect Control 1986;14:110-129.
13. Wilson RD, Traber DL, Allen CR, Priano LL, Bass J. An evaluation of the Cidematic decontamination system for anesthesia equipment. Anesth Analg 1972; 51:658-661.
14. Borick PM, Dondershine FH, Hollis RA. A new automated unit for cleaning and disinfecting anesthesia equipment and other medical instruments. Dev Ind Microbiol 1971;12:266-272.
15. Bennett PJ, Cope DHP, Thompson REM. Decontamination of anaesthetic equipment. Anaesthesia 1968; 23:670-675.
16. Fraser VJ, Jones M, Murray PR, Medoff G, Zhang Y, Wallace RJ. Contamination of flexible fiberoptic bronchoscopes with mycobactenum chelonae linked to an automated bronchoscope disinfection machine. Am Rev Respir Dis 1992;145:853-855.
17. Gubler JGH, Salfinger M, von Graevenitz A. Pseudoepidemic of nontuberculous mycobacteria due to a contaminated bronchoscope cleaning machine. Report of an outbreak and review of the literature. Chest 1992; 101:1245-1249.
18. Browne RA. Infectious discases and the anaesthetist. Can J Anaesth 1988;35:655-665.
19. Association for the Advancement of Medical Instrumentation. American national standard for hospital steam sterilizers (ST8-1092). Arlington, VA: American National Standards Institute,1982.
20. Medical Rescarch Council. Sterilization by steam under increased pressure. Lancet 1959;1:425-435.
21. Rendell-Baker L, Roberts RB. Gas versus steam sterilization: when to use which. Med Surg Rev 1969;5:10-14.
22. Association for the Advancement of Medical Instrumentation. Good hospital practice. Steam sterilization using the unwrapped method (flash sterilization) (SSUM-9/85). Arlington, VA: AAMI, 1985.
23. Hoyt A, Chaney AL, Cavell K. Studies on steam sterilization and the effects of air in the autoclave. J Bacteriol 1938;36:639-652.
24. Association for the Advancement of Medical Instrumentation. Biological indicators for saturated steam sterilization processes in health care facilities (STI9- 1985). Arlington, VA: American National Standards Institute, 1985.
25. Anonymous. Biological sterilization indicators for

steam, EtO & radiation developed by NAmSA. Biomed Safe Stand 1984;14(3):31.
26. Rice HM. Testing of air-filters for hospital sterilizers. Lancet 1958;2:1275-1277.
27. Ascenzi JM, Wendt TM, McDowell JW. Important information concerning the reuse of glutaraldehyde-based disinfectants and their tuberculocidal activity. Arlington, TX: Surgikos Inc, Research Division, October 1984.
28. Berry AJ. Infection control in anesthesia. Anesth Clin North Am 1989;7:967-981.
29. U.S. Department of Health, Education and Welfare. Selection and use of disinfectants in health facilities (HEW Publication #HSM 72-4008). Washington, DC: U.S. Government Printing Office, 1967.
30. Hope T. Prepackaging and sterilization of anesthetic equipment. Nurs Times 1964;60:251-252.
31. Padnos E, Horwitz I, Wunder G. Contact dermitits complicating tracheostomy. Am J Dis Child 1965;109: 90-91.
32. Wahlberg JE. Two cases of hypersensitivity to quaternary ammonium compounds. Acta Derm Venereol (Stockh) 1964;42:230-234.
33. Spaulding EH. Chemical disinfection and antisepsis in the hospital. J Hosp Res 1972;9:7-31.
34. Stark DC. Sterilization by chemical agents in infections and sterilization problems. Int Anesth Clin 1972;10:49-65.
35. Herwick RP, Treweek ON. Burns from anesthesia mask sterilized in compound solution of cresol. JAMA 1933; 100:407-408.
36. Kahn G. Depigmentation caused by phenolic detergent germicides. Arch Dermatol 1970;102:177-187.
37. Spaulding EH . Principles and application of chemical disinfection. AORN J 1963;1:36-46.
38. Ayliffe GAJ. Hospital disinfection and antibiotic policies. Chemotherapy 1987;6:228-233.
39. du Moulin GC, Hedley-Whyte J. Hospital-associated viral infection and the anesthesiologist. Anesthesiology 1983;59:51-65.
40. Babb JR, Bradley CR, Deverill CEA, Ayliffe GAJ, Melikian V. Recent advances in the cleaning and disinfection of fiberoscopes. J Hosp Infect 1981;2:329-340.
41. Garcia de Cabo A, Larriba PLM, Pinilla JC, Sanz FG. A new method of disinfection of the flexible fiberbronchoscope. Thorax 1978;33:270-272.
42. Talbot GH, Skros M, Provencher M. 70% alcohol disinfection of transducer heads: experimental trials. Infect Control 1985;6:237-239.
43. Platt R, Lehr JL, Marino S, Munoz A, Nash B, Raemer DB. Safe and cost-effective cleaning of pressure monitoring transducers. Infect Control Hosp Epidemiol 1988;9:409-416.
44. Beck-Sague CM, Jarvis WR. Epidemic bloodstream infections associated with pressure transducers: a persistent problem. Infect Control Hosp Epidemiol 1989; 10:54-59.
45. Spaulding EWH. Alcohol as a surgical disinfectant. AORN J 1964;2:67-71.
46. Favero MS. Sterilization, disinfection, and antisepsis in the hospital. In: Lennette EH, Balows A, Hausler WJ, Shadomy HJ eds. Manual of clinical microbiology. Washington, DC: American Society for Microbiology, 1985:129-137.

47. Kralovic RC, Badertscher DC. Bactericidal and sponcidal efficacy of a peracetic acid based liquid chemical stenlant [Abstract Q 114.302]. Paper pre sented at the annual meeting of the American Society of Microbiologists, 1988.
48. Martin LS, McDougal JS, Loskoski SL. Disinfection and inactivation of the human T lymphotrophic virus type III/lymphadenopathy-associated virus. J Infect Dis 1985;152:400-403.
49. Spire B, Barre-sinoussi F, Montagnier L, Shermann JC. Inactivation of lymphadenopathy-associated virus by chemical disinfectants. Lancet 1984;2:899-901.
50. Brown P, Gibbs CJ, Amyx HL, et al. Chemical disinfection of Creutzfeld-Jakob disease virus. N Engl J Med 1982;306:1279-1282.
51. Gajdusek DC, Gibbs CJ, Asher DM, et al. Precautions in medical care of and in handling materials from patients with transmissible virus dementia (Creutzfeld-Jakob disease). N Engl J Med 1977;297:1253-1258.
52. Hoffman PN, Death JE, Coates D. The stability of sodium hypochlorite solutions. In: Collins CH, Allwood MC, Bloomfeld SF, Fox A eds. Disinfectants: their use and evaluation of effectiveness. London: Academic Press, 1981.
53. Rutala WA, Cole EC, Thomann CA. Stability and bactericidal activity of chlorine solutions [Abstract 1150). Paper presented at the twenty-seventh Interscience Conference on Antimicrobal Agents and Chemotherapy, 1987.
54. Schaeffer AJ, Jones JM, Amundsen SK. Bactericidal effect of hydrogen peroxide on urinary tract pathogens. Appl Environ Microbiol 1980;40:337-340.
55. Mentel R, Schmidt J, Investigations on rhinovirus inactivation by hydrogen peroxide. Acta Virol (Praha) 1973; 17:451-354.
56. Wardle MD, Renninger GM. Bactericidal effect of hydrogen peroxide on spacecraft isolates. Appl Microbiol 1975;30:710-711.
57. Turner FJ. Hydrogen peroxide and other oxidant disinfectants. In: Block SS, ed. Disinfection, sterilization and preservation. 3rd ed. Philadelphia: Lea & Febiger, 1983: 240-250.
58. Leaper S. Influence of temperature on the synergistic sponcidal effect of peracetic acid plus hydrogen peroxide in Bacillus subtitis SA22 (NCA 72 52). Food Microbiol 1984;1:199-203.
59. Leach ED. A new synergized glutaraldehyde-phenate sterilizing solution and concentrated disinfectant. Infect Control 1981;2:26-30.
60. Townsend TR, Wee S-B, Koblin B. An efficacy evaluation of a synergized glutaraldehyde-phenate solution in disinfecting respiratory therapy equipment contaminated during patient use. Infect Control 1982,3:240-243.
61. Masferrer R, Marquez R. Comparison of two activated glutaraldehyde solutions. Cidex solution and sonacide. Respir Care 1977;22:257-262.
62. Collins FM, Montalbine V. Mycobactencidal activity of glutaraldehyde solutions. J Clin Microbiol 1976;4:408-412.
63. American Conference of Government Industrial Hygenists. Documentation of threshold limit values. 4th ed. p.204.
64. Anonymous. Ethylene oxide sterilization. Health Devices 1975;5:27-50.

65. Stonehill AA, Krop S, Borick PM. Buffered glutaraldehyde -a new chemical sterilizing solution. Am J Hosp Pharm 1963;20:458-465.
66. Borick PM, Dondershine FH, Chandler VL. Alkalinized glutaraldehyde, a new antimicrobial agent. J Pharm Sci 1964;53:1273-1275.
67. Borick PM. Chemical stenlizers (chemosterilizers). Adv Appl Microbiol 1968;10:291-312.
68. Bonck PM. Antimicrobial agents as liquid chemosterilizers. Biotechnol Bioeng 1965;7:435-443.
69. Kelsey JC, Mackinnon IH, Maurer IM. Sporicidal aspects of hospital disinfectants. J Clin Pathol 1974;27:632-638.
70. Haseluhhn DH, Brason FW, Borick PM. «In use» study of buffered glutaraldehyde for cold sterilization of anesthesia equipment. Anesth Analg 1967;46:468-474.
71. Pepper RE, Chandler V L. Sporicidal activity of alkaline alcoholic saturated dialdehyde solutions. J Appl Microbiol 1968;11:384-388.
72. Roberts RB. The anaesthetist, cross-infection and sterilization techniques -a review. Anaesth Intensive Care 1973;1:400-406.
73. Richards M, Levitsky S. Outbreak of Serratia marcescens infections in a cardiothoracic surgical intensive care unit. Ann Thorac Cardiovasc Surg 1975;19:503-513.
74. Snyder RW. Cheatle EL. Alkaline glutaraldehyde as effective disinfectant. Am J Hosp Pharm 1965;22:321-327.
75. Miner NA, McDowell JW, Willcockson GW, Bruckner NI, Stark RL, Whitmore EJ. Antimicrobial and other properties of a new stabilized alkaline glutaraldehyde disinfectant/sterilizer. Am J Hosp Pharm 1977;34:376-382.
76. Saitanu K, Lund E. Inactivation of enterovirus by gluteraldehyde. Appl Soc Microbiol 1975;29:571-574.
77. American Hospital Association. Ethylene oxide sterilization (Guideline Report #8, AHA Technology Series). Chicago: AHA, Division of Management and Technology, 1982.
78. Iddenden FR. New decontamination procedure cuts costs -reduces staff time. Can Hosp 1972;49:26-28.
79. Becker KO. Inhalation therapy department chooses ETO. Hospitals 1971;45:108-111.
80. Belani KG, Priedkalns J. An epidemic of pseudomembranous laryngotracheitis. Anesthesiology 1977;47:530-531.
81. Mostafa SM. Adverse effects of buffered glutaraldehyde on the Heidbrink expiratory valve. Br J Anaesth 1980;52:223-227.
82. Fisher AA. Reactions to glutaraldehyde with particular reference to radiologists and x-ray technicians. Cutis 1981;28:113,114,119.
83. Lin KS, Park MK, Baker HA, Sidorowicz A. Disinfection of anesthesia and respiratory therapy equipment with acid glutaraldehyde solution. Respir Care 1979;24:321-327.
84. Anonymous. EPA chlorofluorocarbon restrictions. Price increases certain & medical uses may be banned. Biomed Safe Stand 1988;18:125-126.
85. Automatic, general-purpose ethylene oxide stenlizers and ethylene oxide sterilant sources intended for use in health care facilities (ST24-1987). Arlington, VA: AAMI, 1987.
86. Association for the Advancement of Medical Instrumentation. Selecting airborne ethylene oxide monitoring equipment or services for an EO gas sterilization facility (TIR # 1). Arlington, VA: AAMI, 1984.
87. Association for the Advancement of Medical Instrumentation. Good hospital practice: performance evaluation of ethylene oxide stenlizers -ethylene oxide test packs. Arlington, VA: AAMI, 1985.
88. Association for the Advancement of Medical Instrumentation. Good hospital practice: ethylene oxide gas ventilation recommendations and safe use. Arlington, VA: AAMI, 1981.
89. Association for the Advancement of Medical Instrumentation. Automatic, general-purpose ethylene oxide sterilizers and ethylene oxide sterilant sources intended for use in health care facilities. Arlington, VA: AAMI, 1987.
90. Canadian Standards Association. Ethylene oxide sterilizers for hospitals (CSA Standard Z314.1M1977). Rexdale, Ont. Canada: CSA, 1977.
91. Anonymous. Ethylene oxide stenlization. Hospitals 1971;45:99-100.
92. Fitzpatrick BG, Reich RR. ETO sterilization monitoring: a performance study. J Health Care Mater Manag 1986;4:32-35.
93. Andersen SR, Halleck F, Kaye S, Scheide EM, Schneier ML. Technological innovations in sterilizer design. In: Association for the Advancement of Medical Instrumentation, ed. Inhospital ethylene oxide sterilization. Current issues in EO toxicity and occupational exposure (TAR #8-84). Arlington, VA: AAMI, 1984:21-22.
94. Steenland K, Stayner L, Greife A, et al. Mortality among workers exposed to ethylene oxide. New Eng J Med 1991;324:1402-1407.
95. American National Standards Institute. Biological indicators for ethylene oxide sterilization processes in health care facilities (ST21-1986). Arlington, VA: Association for the Advancement of Medical Instrumentation, 1986.
96. Rendell-Baker L. Ethylene oxide. II. Aeration. Int Anesthesiol Clin 1972; 10(2):101-122.
97. American National Standards Institute Sectional Committee Z-79 and ASA Subcommittee on Standardization. Ethylene oxide sterilization of anesthesia apparatus. Anesthesiology 1970;33:120.
98. Andersen SR. Ethylene oxide residues in medical materials. Bull Parenteral Drug Assoc 1973;27:4957.
99. Anonymous. The physician and the law. Anesth Analg 1970;49:889.
100. Lipton B, Gutierrez R, Blaugrund S, Litwak RS, Rendell-Baker L. Irradiated PVC plastic and gas sterilization in the production of tracheal stenosis following tracheostomy. Anesth Analg 1971;50:578-586.
101. Russell JP. The sterilization dilemma. Where will it end-laboratory aspects. Anesth Analg 1968;47:653-656.
102. Anonymous. Aeration of anesthesia equipment. Hosp Top 1966;44:115.
103. O'Leary RK, Guess WL. The toxiogenic potential of medical plastics sterilized with ethylene oxide vapors. J Biomed Mater Res 1968;2:297-311.
104. Clarke CP, Davidson WL, Johnston JB. Haemolysis of blood following exposure to an Australian manufac-

tured plastic tubing sterilized by means of ethylene oxide gas. Aust N Z J Surg 1966;36:53-56.
105. Hirose T, Goldstein R, Bailey CP. Hemolysis of blood due to exposure to different types of plastic tubing and the influence of ethylene oxide sterilization. J Thorac Cardiovasc Surg 1963;45:245-251.
106. Poothullil J, Shimizu A, Day RP, Dolovich J. Anaphylaxis from the product(s) of ethylene oxide gas. Ann Intern Med 1975;82:58-60.
107. Anonymous. Health risk due to EtO residue on sterilized devices is negligible-HIMA. Biomed Safe Stand 1988;18:138-139.
108. Glaser ZR. Special occupation hazard review with control recommendations for the use of ethylene oxide as a sterilant in medical facilities (Publication No. 77-200). Washington, DC: U.S. Department of Health, Education, and Welfare (NIOSH), 1977.
109. Roberts RB. Gamma Rays + PVC + EO = OK. Respir Care 1976;21:223-224.
110. Stetson JB, Whitbourne JE, Eastman C. Ethylene oxide degassing of rubber and plastic materials. Anesthesiology 1976;44:174-180.
111. Bogdansky S, Lehn PJ. Effects of gamma-irradia on 2-chloro-ethanol Sormation in ethylene oxide-sterilized polyvinyl chloride. J Pharm Sci 1964;63:802-803.
112. Bryson TK, Saidman LJ, Nelson W. A potential hazard connected with the resterilization and reuse of disposable equipment. Anesthesiology 1979;50:370.
113. Rendell-Baker L. A hazard alert -reinforced endotracheal tubes. Anesthesiology 1980;53:268-269.
114. Anderson SR. Ethylene oxide toxicity. J Lab Clin Med 1971;77:346-355.
115. Andersen SR. Experimentally produced skin reactions to ethylene oxide. In: Association for the Advancement of Medical Instrumentation, ed. Inhospital ethylene oxide sterilization. Current issues in EO toxicity and occupational exposure (TAR # 8-84). Arlington, VA: AAMI, 1984:21-22.
116. Garry VF. Some thoughts on medical surveillance for ethylene oxide exposure. In: Association for the Advancement of Medical Instrumentation, ed. Inhospital ethylene oxide sterilization. Current issues in EO toxicity and occupational exposure (TAR # 8-84). Arlington, VA: AAMI, 1984:1-3.
117. Marshall C, Dolovitch J. Potential effects on humans of short-term high-dose exposure: allergic reactions to ethylene oxide-clinical data and symptoms. In: Association for the Advancement of Medical Instrumentation, ed. Inhospital ethylene oxide sterilization. Current issues in EO toxicity and occupational exposure (TAR #8-84). Arlington, VA: AAMI, 1984:26-27.
118. Anonymous. Hospital employees treated after ethylene oxide leak. Biomed Safe Stand 1992;22:145, 147.
119. Gross JA, Haas ML, Swift TR. Ethylene oxide neurotoxicity. report of four cases and review of the literature. Neurology 1979;29:978-983.
120. Morgan TF. Potential effects on humans of shortterm high dose exposure. Effects on the nervous system -clinical data and symptoms In: Association for the Advancement of Medical Instrumentation, ed. Inhospital ethylene oxide stenlization. Current issues in EO toxicity and occupational exposure (TAR #8-84). Arlington, VA: AAMI, 1 984:23-25.
121. Royce A, Moore WKS. Occupational dermatitis caused by ethylene oxide. Br J Ind Med 1955;12:169-171.
122. Lynch DW, Lewis TR, Moorman WJ, et al. Effects on monkeys and rats of long-term inhalation exposure to ethylene oxide. Major findings of the NIOSH Study. In: Association for the Advancement of Medical Instrumentation, ed. Inhospital ethylene oxide sterilization. Current issues in EO toxicity and occupational exposure (TAR # 8-84). Arlington, VA: AAMI, 1984:7-10.
123. Garry VF. Sister chromatid exchange in human lymphocytes following exposure to ethylene oxide. In: Association for the Advancement of Medical Instrumentation, ed. Inhospital ethylene oxide sterilization. Current issues in EO toxicity and occupational exposure (TAR #8-84). Arlington, VA: AAMI, 1984:28-30.
124. Hogstedt C, Aringer L, Gukstavsson A. Epidemiologic support for ethylene oxide as a cancer-causing agent. JAMA 1986;255: 1575-1578.
125. Hogstedt C, Malmqvist N, Wadman G. Leukemia in workers exposed to ethylene oxide. JAMA 1979;241: 1132-1133.
126. Anonymous. Deaths from CFC-113 exposure subject of NIOSH alert. Biomed Safe Stand 1990;20(16):121-122.
127. Anonymous. Ethylene oxide exposure. 15-minute «excursion limit» established by OSHA. Biomed Safe Stand 1988;18:70.
128. Gschwandtner G, Kruger D, Harman P. Compliance with the EtO standard in the United States. J Health Care Mater Manag 1986;4:38-41.
129. Manheimer A. Ethylene oxide: the silent hazard. Respir Ther 1978;8:19-22, 74.
130. Anonymous. Revised guidelines for EO stenlization. AORN J 1976;24:1086-1088.
131. Daley WJ, Morse WA, Ridgway MG. Ethylene oxide control in hospitals. Chicago: American Society of Hospital Central Service Personnel and American Society for Hospital Engineering of the American Hospital Association, 1979.
132. Morford SD. Facility design and engineering controls. In: Association for the Advancement of Medical Instrumentation, ed. Inhospital ethylene oxide sterilization. Current issues in EO toxicity and occupational exposure (TAR #8-84). Arlington, VA: AAMI, 1984:49-51.
133. Grunberg RD. Personal respiratory protection for sterilization processing personnel. In: Association for the Advancement of Medical Instrumentation, ed. Inhospital ethylene oxide sterilization. Current issues in EO toxicity and occupational exposure (TAR #8-84). Arlington, VA: AAMI, 1984:66-67.
134. Samuels TM. Personnel exposures to ethylene oxide in a central service assembly and sterilization area. Hosp Top 1978;56:27-33.
135. Anonymous. Field evaluation of EtO exposure levels. Health Devices 1982;11:249-252.
136. Meeker MH. Inhospital control of EO residue levels through good aeration practices. In: Association for the Advancement of Medical Instrumentation, ed. Inhospital ethylene oxide sterilization. Current issues in EO toxicity and occupational exposure (TAR #8-84). Arlington, VA: AAMI, 1984:85-87.
137. Gunther DA, Barron WR, Durnick TJ, Young JH. Sources of environmental ethylene oxide gas contamination in a simulated sterilization facility. Paper presented at the 16th annual meeting of the Association

for the Advancement of Medical Instrumentation, Washington, DC, May 11, 1981.
138. Anonymous. Safe use of EtO sterilizer aided by new ventilation cabinet. Biomed Safe Stand 1983;13:44.
139. Ridgeway M. Environmental and employee monitoring. Current techniques. In: Association for the Advancement of Medical Instrumentation, ed. Inhospital ethylene oxide sterilization. Current issues in EO toxicity and occupational exposure (TAR # 8-84). Arlington, VA: AAMI, 1984:95-97.
140. Denny FJ, Jr. Cost-effective EO Monitoring. The experience of the US Veterans Administration. In: Association for the Advancement of Medical Instrumentation, ed. Inhospital ethylene oxide sterilization. Current issues in EO toxicity and occupational exposure (TAR #8-84). Arlington, VA: AAMI, 1984:98-101.
141. Reichert M. Cost-effective EO monitoring in a health care facility: the experience of Robinson Memorial Hospital. In: Association for the Advancement of Medical Instrumentation, ed. Inhospital ethylene oxide sterilization. Current issues in EO toxicity and occupational exposure (TAR #884). Arlington, VA: AAMI, 1984: 102-104.
142. Loving TJ, Wooter LL. Cost-effective ethylene oxide monitoring: a case study. In: Association for the Advancement of Medical Instrumentation, ed. Inhospital ethylene oxide sterilization. Current issues in EO toxicity and occupational exposure (TAR #8-84). Arlington, VA: AAMI, 1984:105-107.
143. Anonymous. New passive dosimeter designed for personal and area monitoring for EO gas vapors. Biomed Safe Stand 1986;16:21.
144. Anonymous. EtO & formaldehyde exposure measured by personal monitoring badges. Biomed Safe Stand 1988;18:110.
145. Anonymous. Passive diffusion monitor detects ethylene oxide. Biomed Safe Stand 1988;18:101.
146. Anonymous. Personal chemical exposure monitor badges developed. Biomed Safe Stand 1989;19:29.
147. Anonymous. EtO monitoring analyzer based on crystal growth. Biomed Safe Stand 1990;20:126.
148. Reichert MC. Ethylene oxide environmental monitoring in a health care facility. Med Instrum 1983;17:113-115.
149. Qazi A, Ketcham NH. A new method for monitoring personal exposure to ethylene oxide in the occupational environment. Am Ind Hyg Assoc J 1977;38:635-647.
150. McCullough CE. Microcomputer-based system for real-time computation of time-weighted avertage levels of ethylene oxide and other gases. Med Instrum 1985;19: 136-140.
151. Anonymous. ETO.16 commonly asked questions... and their answers. J Health Care Mater Manag 1986;4:42.
152. Loving TJ, Wooter LL. Cost-effective ethylene oxide exposure control: a case study. In: Association for the Advancement of Medical Instrumentation, ed. Inhospital ethylene oxide sterilization. Current issues in EO toxicity and occupational exposure (TAR #8-84). Arlington, VA: AAMI, 1984:69-73.
153. Reichart M. Reducing occupational exposure in a health care facility: the experience of Robinson Memorial Hospital. In: Association for the Advancement of Medical Instrumentation, ed. Inhospital ethylene oxide sterilization. Current issues in EO toxicity and occupational exposure (TAR #884). Arlington, VA: AAMI, 1984:74-77.
154. Anonymous. New pollution control system designed for hospital EtO sterilizers. Biomed Safe Stands 1986;16: 126.
155. Anonymous. Hazard. Amdek Bockel sterilizer. Health Devices 1975;5:50-51.
156. Anonymous. Hazard. 3M models 100 and 200 sterilizers. Health Devices 1975;5:51.
157. Halleck FE. Hazards of EO sterilization in hospitals. Hosp Top 1975;53:45-52.
158. Association for the Advancement of Medical Instrumentation. Process control guidelines for gamma radiation sterilization of medical devices (RS-3/84). Arlington, VA: AAMI, 1984.
159. Olander JW. New facilities and equipment for radiation sterilization. Bull Parenteral Drug Assoc 1963;17:14-21.
160. Artandi C. Sterilization by ionizing radiation. Int Anesthesiol Clin 1972; 10(2):123-130.
161. Thomas ET. The sterilization dilemma. Where will it end? Clinical aspects. Anesth Analg 1968;47:657-662.
162. Hamilton WK, Feeley TW. A need for aseptic inhalation anesthesia equipment for each case is unproven. In: Eckenhoff JE, ed. Controversy in anesthesiology. Philadelphia: WB Saunders, 1979:84.
163. Dryden GE. Inhalation anesthesia equipment should be aseptic for each use. In Eckenhoff JE, ed. Controversy in anesthesiology. Philadelphia: WB Saunders, 1979:73-83.
164. Du Moulin GC, Saubermann AJ. The anesthesia machine and circle system are not likely to be sources of bacterial contamination. Anesthesiology 1977;47:353-358.
165. Feeley TW, Hamilton WK, Xavier B, Moyers J, Eger EI. Sterile anesthesia breathing circuits do not prevent postoperative pulmonary infection. Anesthesiology 1982;54:369-372.
166. Olds JW, Kisch AL, Eberle BJ, Wilson JN. Pseudomonas aeruginosa respiratory tract infection acquired from a contaminated anesthesia machine. Am Rev Respir Dis 1972;105:628-632.
167. Joseph JM. Disease transmission by inefficiently sanitized anesthetizing apparatus. JAMA 1952;149:1196-1198.
168. Spengler RF, Greenlough WB III. Hospital costs and mortality attributed to nosocomial bacteremias. JAMA 1978;240:2455-2458.
169. Ping FC, Oulton JL, Smith JA, Skidmore AG, Jenkins LC. Bacterial filters -are they necessary on anaesthetic machines. Can Anaesth Soc J 1979;26:415-419.
170. Garibaldi RA, Britt MR, Webster C, Pace NL. Failure of bacterial filters to reduce the incidence of pneumonia after inhalation anesthesia. Anesthesiology 1981;54:364-368.
171. Luney SR, Milligan KR, Armstrong MB, Alexander JP. The role of bacterial airway filters in the prevention of nosocomial pneumonia in the intensive care unit. Anesth Analg 1993;76:S230.
172. Lees DE. To reuse or not to reuse, that is the question. ASA Newslett 1992;56:13-15.
173. Walton JR. A new controversy in respiratory equipment management. Reusables versus disposed disposables versus reused disposables. Respir Care 1986;31:213-217.

174. Campbell BA, Wells GA, Palmer WN, Martin DL. Reuse of disposable medical devices in Canadian Hospitals. Am J Infect Control 1987;15:196-200.
175. Gadalla F, Fong J. Improved infection control in the operating room. Anesthesiology 1990;73:1295.
176. Garner JS, Simmons BP. Guidelines for isolation precautions in hospitals. Infect Control 1983;4:245-325.
177. Centers for Disease Control. Acquired immune deficiency syndrome (AIDS): precautions for clinical and laboratory staffs. MMWR 1982;31:577-580.
178. Anonymous. Standards for cleaning and processing anesthesia equipment. AORN J 1977;25:1268-1274.
179. Boyce JM, White RL, Spruill EY, Wall M. Cost effective application of the Centers for Disease Control guideline for prevention of nosocomial pneumonia. Am J Infect Control 1985;13:228-232.
180. Murphy PM, Fitzgeorge RB, Barrett RF. Viability and distribution of bacteria after passage through a circle anaesthetic system. Br J Anaesth 1991;66:300-304.
181. du Moulin GC, Hedley-Whyte J. Bacterial interactions between anesthesiologists, their patients, and equipment. Anesthesiology 1982;57:37-41.
182. Chrusciel C, Mayhall CG, Embrey J, Weir S, Russell M. A comparative study of bacterial contamination of reusable and disposable soda lime absorbers. Anesth Analg 1988:67:S31.
183. Brown RA, Bell R, Pine W, Bosnjak T. Sterilization of anaesthetic equipment. Can J Anaesth 1989;36:359-361.
184. Gibbons CP. Care of anesthesia equipment. Hosp Top 1964;44:109-115.
185. George RH. A critical look at chemical disinfection of anaesthetic apparatus. Br J Anaesth 1975;47:719-722.
186. Clark R. Sterilization of anaesthetic apparatus. In: Proceedings of the third Asian and Australian congress of anesthesia, 1970. London: Butterworth, 1971.
187. Ibrahim JJ, Perceval AK. Contamination of anaesthetic tubing -a real hazard? Anaesth Intensive Care. 1992;20: 317-321.
188. Baker R. Sonic energy cleaning in inhalation therapy. Inhal Ther 1968;13:56.
189. Gurevich I, Tafuro P, Ristuccia P, Herrmann J, Young AR, Cunha BA. Disinfection of respirator tubing: a comparison of chemical versus hot water machine-assisted processing. J Hosp Infect 1983;4:199-208.
190. Maltais EA, Webber IM. Disinfection of anesthesia equipment-why not? J Am Assoc Nurse Anesth 1970; 38:217-218.
191. Barry AE, Noble MA, Marrie TJ, Paterson IJ. Cleaning of anaesthesia breathing circuits and tubings: a Canadian survey. Can Anaesth Soc J 1984;31:572-575.
192. Enright AC, Moore RL, Parney FL. Contamination and resterilization of the Bain circuit. Can Anaesth Soc J 1976;23:545-549.
193. Schnierson SS. Sterilization by heat. Int Anesthesiol Clin 1972;10(2):67-83.
194. MacCallum FO, Noble WC. Disinfection of anaesthetic face masks. Anaesthesia 1960;15:307-309.
195. Beeuwkes H, Vijver AED. Disinfection in anaesthesia. Br J Anaesth 1959;31:363-366.
196. Barnette RE, Pietrzak WT, BianRosa JJ. On preventing transmission of viral infections. Anesthesiology 1985; 62:845.
197. Roberts RB. Cleaning the laryngoscope blade. Can Anaesth Soc J 1973;20:241-244.
198. de Cabo AG, Larriba PLM, Pinila JC, Sanz FG. A new method of disinfection of the flexible fibrebronchoscope. Thorax 1978;33:270-272.
199. Moore MW, Bowe EA, Turner JF, Baysinger CL. Opened endotracheal tubes can be saved. Anesthesiology 1992;77:A1059.
200. Bosomworth PP, Hamelberg W. Effect of sterilization techniques on safety and durability of endotracheal tubes. Anesth Analg 1965;44:576-584.
201. Bamforth BJ. Questions & answers. Anesth Analg 1963; 42:658.
202. Keenleyside HB. Reaction to improperly cleaned endotracheal catheter. Anesthesiology 1957;18:505-506.
203. Fierer J, Taylor PM, Gezon HM. Pseudomonas aeruginosa epidemic traced to delivery-room resuscitators. N Eng J Med 1967;276:991-996.
204. Thompson AC, Wilder BJ, Powner DJ. Bedside resuscitation bags. A source of bacterial contamination. Infect Control 1985;6:231-232.
205. Cartwright RY, Hargrove PRJ. Hazard of self-inflating resuscitation bags. Br Med J 1969,4:302.
206. Beard MA, McIntyre A, Rountree PM. Sphygmomanometers as a reservoir of pathogenic bacteria. Med J Aust 1969;2:758-760.
207. Sternlicht AL, VanPoznak A. Significant bacterial colonization occurs on the surface of non-disposable sphygmomanometer cuffs and re-used disposable cuffs. Anesth Analg 1990;70:S450.
208. Centers for Disease Control. Epidimologic notes and reports: Nosocomial Pseudomonas cepacia bacteremia caused by contaminated pressure transducers. MMWR 1974;23(49):423.
209. Centers for Disease Control. Sterilization and disinfection of hospital supplies. MMWR 1977;26:266.
210. Kristensen M, Sloth E, Jensen TK. Relationship between anesthetic procedure and contact of anesthesia personnel with patient body fluids. Anesthesiology 1990;73:619-624.

Annexe 1

Reproduit avec l'aimable autorisation de la Société Française d'Anesthésie et de Réanimation

Recommandations concernant l'appareil d'anesthésie et sa vérification avant utilisation

Société Française d'Anesthésie et de Réanimation

Dans le but de contribuer à une sécurité optimale du patient anesthésié, la Société Française d'Anesthésie et de Réanimation (SFAR) fait les recommandations suivantes concernant l'appareil d'anesthésie et sa vérification avant utilisation. Il s'agit de recommandations minimales, à adapter au type d'appareil employé. Certaines situations d'urgence peuvent ne permettre qu'une vérification partielle de l'appareil.

Si au moment de la publication de ces recommandations, un appareil d'anesthésie déjà en fonction ne leur était pas conforme, la SFAR recommande au médecin anesthésiste-réanimateur de réaliser avec les responsables administratifs de l'établissement un plan permettant à terme la mise en œuvre des dispositions du présent document.

Ces recommandations, établies en fonction des données actuelles de la science et des normes, circulaires et textes réglementaires, seront soumises à une révision périodique.

Appareil d'anesthésie

L'appareil d'anesthésie permet l'administration d'O_2 et d'agents anesthésiques par inhalation, ou éventuellement d'un mélange O_2-air additionné ou non de vapeur anesthésique halogénée. Il permet la ventilation spontanée, manuelle et mécanique.

Un appareil complet inclut un système (ou module) d'alimentation en gaz frais, un ou deux systèmes (ou circuits) anesthésiques, un ventilateur, un système antipollution (figure 1). Par ailleurs il est équipé de moniteurs et d'un aspirateur réservé à l'usage anesthésique.

Seuls des appareils d'anesthésie homologués sont utilisés. Quand l'appareil est constitué d'éléments homologués provenant de constructeurs différents, ils doivent être mutuellement compatibles et la cohérence de l'ensemble doit être vérifiée.

SYSTÈME D'ALIMENTATION EN GAZ FRAIS

Celui-ci comporte des débitmètres, un ou plusieurs vaporisateurs, un bypass ou dispositif d'administration rapide d'oxygène et éventuellement un dispositif de protection vis-à-vis des variations de pression prenant naissance en aval. Le système délivre un mélange de gaz et de vapeur dans le système anesthésique situé en aval. En amont, il est relié aux sources de gaz (circulaire du 10.10.1985, norme NF S 90-116, arrêté du 7.1.1993).

Liaison avec les prises de gaz murales ou du bras plafonnier

La liaison entre les prises et l'appareil d'anesthésie se fait à l'aide de tuyaux souples (= flexibles) dotés de raccords normalisés, détrompeurs et indémontables.

Bouteille d'oxygène de réserve

Une bouteille d'O_2 de réserve est solidarisée à l'appareil d'anesthésie, de façon à garantir la poursuite de l'apport d'O_2 en cas de défaillance de la source d'O_2 située à l'extérieur de la salle.

Manomètres

Des manomètres, situés dans le champ de vision de l'utilisateur de l'appareil d'anesthésie, indiquent en permanence la pression des gaz d'alimentation.

Alarme de défaut d'oxygène

L'appareil comporte une alarme sonore de chute de pression d'alimentation en O_2.

Dispositif de coupure automatique du protoxyde d'azote

L'appareil comporte un dispositif qui coupe l'arrivée du N_2O en cas de chute de la pression d'alimentation en O_2. Les débitmètres-mélangeurs avec asservissement du débit de N_2O à celui d'O_2 par un dispositif pneumatique assurent eux-mêmes cette coupure, contrairement aux débitmètres-mélangeurs avec asservissement par un dispositif à chaînette.

Débitmètres

La présence d'un débitmètre-mélangeur ou d'un autre système assurant une concentration fractionnelle d'O_2 égale ou supérieure à 21 vol % est recommandée par circulaire ministérielle (circulaire du 10.10.1985). Les débitmètres-mélangeurs doivent permettre de délivrer des faibles débits de gaz pour l'anesthésie en circuit fermé et des débits élevés pour éviter la réinhalation de CO_2 avec certains systèmes anesthésiques. Leur débit doit être réglable entre 250 ml/min d'O_2 et 30 l/min de mélange gazeux. Quand ils associent trois débitmètres, ils comportent soit un sélecteur permettant de délivrer un mélange O_2 + N_2O ou un mélange O_2 + air, soit un moniteur de gaz (O_2 + N_2O ou N_2) indissociable du bloc débitmétrique.

Vaporisateurs

Les vaporisateurs ne doivent pas délivrer une concentration de vapeur s'écartant de plus de 20 % de la concentration affichée sur le bouton de réglage.

Le recours à un dispositif avec détrompeur mécanique, aussi appelé clé de remplissage, qui prévient les erreurs d'identification de l'anesthésique et la pollution au cours du remplissage et de la vidange de l'appareil, est recommandé.

Quand un vaporisateur est déplacé d'un appareil à un autre, il doit être vidangé préalablement si sa conception n'autorise pas son inclinaison quand il contient du liquide anesthésique. La mise en fonction simultanée de plusieurs vaporisateurs doit être impossible. La disposition respective de plusieurs vaporisateurs est telle que le dernier de la série corresponde à l'anesthésique le plus volatil et le plus puissant (actuellement l'halothane).

Bypass d'oxygène

Le bypass permet un débit d'O_2 d'au moins 500 ml/s, c'est-à-dire 30 l/min, sans baisse notable de la pression d'alimentation de ce gaz. Sa commande est conçue pour empêcher sa mise en fonction accidentelle, ainsi que son maintien en fonction continue. Le débit d'O_2 sortant du bypass ne traverse pas le(s) vaporisateur(s).

Dispositif de protection vis-à-vis des variations de pression générées en aval

Pour protéger le vaporisateur contre les variations de pression générées en aval, le système est doté d'un clapet (ou valve) antiretour ou d'une valve de surpression ou d'un réducteur de débit faisant office de résistance. La nature du dispositif de protection conditionne le choix du test de recherche d'une fuite au niveau du système d'alimentation en gaz frais.

SYSTÈME ANESTHÉSIQUE

L'appareil d'anesthésie comporte généralement un système anesthésique principal et un système accessoire (circuit d'induction ou circuit réservé à un usage spécifique). Il permet, soit de réadministrer les gaz expirés, soit de les rejeter et de n'administrer que des gaz frais.

Le système anesthésique est doté de jonctions étanches et au mieux de connecteurs antidébranchement pour les interventions où l'accès aux connexions est difficile.

VENTILATEUR

Il permet le réglage des variables suivantes : volume courant ou ventilation minute, fréquence respiratoire, rapport I/E ou T_i/T_{tot}, pression positive de fin d'expiration par une valve de PEP dont la commande accidentelle est impossible. Il est équipé d'une valve de surpression. Il est adaptable à la réadministration des gaz expirés. Il permet éventuellement de ventiler avec le mélange air + O_2. Il comporte une alarme de débranchement ou de fuite, une alarme de pression haute ou d'obstruction, une alarme d'arrêt du ventilateur. Il est adapté à l'âge des patients ainsi qu'à leur état pleuropulmonaire.

Un dispositif de ventilation manuelle est toujours disponible pour pallier une panne du ventilateur.

DISPOSITIFS DE SURVEILLANCE DU SYSTÈME ANESTHÉSIQUE

Le système anesthésique complet comporte un manomètre, un volumètre, un analyseur d'O_2, un capnographe, un analyseur de vapeur anesthésique et une alarme de débranchement.

L'analyseur d'O_2 et indispensable pour reconnaître sans délai la constitution d'un mélange hypoxique ou à l'inverse celle d'un mélange à concentration d'O_2 plus élevée que souhaitée, par exemple par défaut d'alimentation en N_2O. Il indique si un défaut d'oxygénation signalé par l'oxymètre de pouls est imputable ou non à la composition du mélange gazeux administré.

Le capnographe, indispensable à la surveillance des patients, permet de reconnaître certains défauts du système anesthésique et son débranchement accidentel, il est le meilleur témoin de la présence intratrachéale de la sonde d'intubation, il contribue au réglage optimal du ventilateur, enfin il signale la survenue de complications circulatoires et métaboliques.

L'analyseur de vapeur anesthésique est nécessaire pour les anesthésies avec un circuit filtre alimenté par un faible débit de gaz frais.

L'alarme de débranchement est indispensable quand le système anesthésique est actionné par un ventilateur. Elle est obtenue à l'aide d'un manomètre (absence de franchissement d'un seuil de pression minimale), un volumètre (absence d'expiration d'un volume minute minimal) ou un capnographe (absence de gaz carbonique expiré). Ce dernier constitue actuellement le meilleur moniteur de débranchement. Pour pallier l'insuffisance et la défaillance d'un moniteur de débranchement, il faut avoir recours à au moins deux des trois dispositifs précédents.

SYSTÈME ANTIPOLLUTION

La circulaire ministérielle du 10.10.1985 propose que les salles où se font les anesthésies, y compris l'induction et le réveil, soient équipées de dispositifs assurant l'évacuation des gaz et vapeurs anesthésiques.

La SFAR recommande l'utilisation dans les sites anesthésiques de systèmes antipollution évacuant à l'extérieur du bâtiment le protoxyde d'azote et les vapeurs halogénées sortant de la valve d'échappement du système anesthésique et du ventilateur. Les cartouches absorbantes retiennent les vapeurs halogénées mais non pas le protoxyde d'azote.

Les systèmes antipollution à évacuation active requièrent une validation technique préalable. Les systèmes antipollution improvisés peuvent comporter des risques et ne doivent pas être utilisés. L'évacuation active ne doit pas faire appel à la source de vide destinée aux aspirateurs.

Vérification préalable de l'appareil par l'utilisateur

Le médecin anesthésiste-réanimateur dispose d'un équipement dont il connaît et vérifie la composition et le fonctionnement avant chaque utilisation en se référant à une checklist.

L'appareil d'anesthésie est vérifié avant le début du programme opératoire, en suivant les instructions du fabricant, pour s'assurer qu'il fonctionne correctement et délivre les gaz et la vapeur anesthésique de façon appropriée. L'autocontrôle effectué par certains appareils ne porte pas sur l'ensemble des composants, en particulier les systèmes anesthésiques, et ne dispense pas de la vérification par la checklist. La vérification est répétée de façon partielle entre deux interventions si une partie du matériel (vaporisateur et/ou système anesthésique par exemple) est changée ou si une autre équipe anesthésique prend le relais.

Une procédure de vérification est proposée en fin de ce document, pour les appareils ne disposant pas de checklist ou quand celle-ci ne porte pas sur des systèmes anesthésiques particuliers. La conservation d'une trace écrite de cette vérification témoigne de la bonne gestion du matériel. Elle permet en outre de transmettre des informations aux utilisateurs suivants ainsi qu'au technicien assurant l'entretien.

Vérification périodique de l'appareil par un technicien

Le contrôle technique de l'appareil est effectué à une fréquence au moins égale à celle recommandée par le constructeur et ce pour chacun des composants. Il porte notamment sur les éléments qui ne peuvent être vérifiés par l'utilisateur, en particulier les débitmètres-mélangeurs et les vaporisateurs.

Arrêt de l'appareil en fin de programme opératoire

En fin de programme opératoire, les débitmètres sont fermés et les alimentations en gaz et en électricité débranchées.

Les vaporisateurs à halothane sont vidangés tous les huit jours, quand ils sont utilisés de façon régulière, pour prévenir une accumulation de thymol.

Changement, nettoyage, stérilisation des composants du système anesthésique

Le rythme de changement des composants du système anesthésique, en vue de leur nettoyage et de leur stérilisation, est décidé en fonction du type de matériel, de patient et d'intervention.

Manuel d'utilisation

Il doit décrire de façon compréhensible l'enchaînement des différents composants du système anesthésique, le site d'implantation des différents dispositifs de surveillance par rapport aux composants du système anesthésique, le trajet des gaz lors des différents modes d'utilisation.

Carnet de bord de l'appareil

Chaque appareil comporte un carnet de bord dans lequel sont notamment consignés les séances d'entretien et le remplacement des pièces.

Formation à l'utilisation de l'appareil

Le médecin et l'infirmier(e) anesthésiste emploient des appareils pour l'utilisation desquels ils ont bénéficié d'une formation théorique et pratique adéquate.

Constatation de défaut ou survenue d'incidents

En cas de défaut susceptible de donner lieu à des complications, ou en cas d'incidents importants ou répétés survenus dans les conditions normales d'utilisation d'un appareil, une fiche d'alerte est adressée au Ministère de la Santé, Bureau EM1.

DOCUMENTS ANNEXES

Figure 1 : Constitution schématique de l'appareil d'anesthésie.

PROCÉDURE DE VÉRIFICATION DE L'APPAREIL D'ANESTHÉSIE PAR L'UTILISATEUR

La procédure proposée ici est destinée à servir de guide à la vérification des appareils ne disposant pas de checklist fournie par le fabricant, ou quand celle-ci est incomplète en particulier en ce qui concerne les systèmes anesthésiques.

L'utilisateur est invité à adapter la procédure ci-après à l'appareil employé et aux circonstances d'utilisation.

Inspection d'ensemble de l'appareil

a) vérifier la présence des éléments requis pour l'acte prévu,

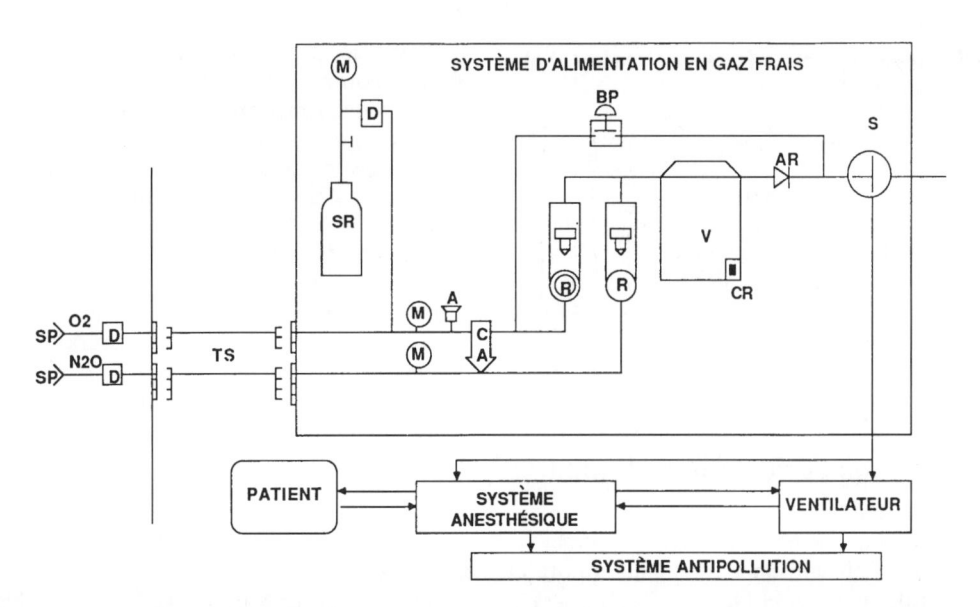

Figure 1. Constitution schématique de l'appareil d'anesthésie
A : alarme sonore de baisse de pression d'O_2, AR : clapet antiretour ou valve de surpression ou réducteur de débit, BP : bypass d'O_2, CA : dispositif de coupure automatique du N_2O en cas de défaut d'O_2, CR : clé de remplissage du vaporisateur, D : détendeur, M : manomètre, R : débitmètre, S : sélecteur d'alimentation du système anesthésique principal et du système accessoire, SP : source principale de gaz, SR : source de réserve, TS : tuyau souple avec raccords reliant la prise murale ou plafonnière à l'appareil, V : vaporisateur.

b) vérifier la fermeture des débitmètres,
c) mettre en marche les composants électriques de l'appareil,
d) mettre en marche le système antipollution.

Alimentation en gaz

a) vérifier le contenu en O_2 de la bouteille de réserve. Ouvrir la bouteille et lire la pression sur le manomètre. Le contenu en litres s'obtient en multipliant la contenance gravée sur la bouteille, par la pression en bars. Le remplacement de la bouteille est recommandé quand son contenu ne dépasse pas 150 litres. Fermer la bouteille et vérifier que la pression se maintient. Elle chute en cas de fuite. Après tout remplacement de bouteille, vérifier que la nouvelle permet le fonctionnement du débitmètre et du bypass d'O_2.
b) vérifier l'alimentation en gaz par la source principale. Brancher les tuyaux aux prises d'O_2, de N_2O et/ou d'air médical. Les pressions d'alimentation de l'appareil doivent être égales à 3,5 bars ± 0,7 (norme NF S 90-155).

Analyseur d'O_2, débitmètres et sécurités d'alimentation en O_2

a) contrôle de la FIO_2 à 0,21 et à 1. En mettant successivement l'analyseur d'O_2 au contact de l'air ambiant, puis de l'O_2 pur, l'analyseur doit afficher respectivement la valeur de 0,21 ± 0,02 et une valeur > 0,9,
b) mise en route des débitmètres en affichant un débit d'O_2 de 2 l/min et de N_2O de 1 l/min : l'analyseur doit indiquer une FIO_2 proche de 0,66,
c) vérifier l'alarme basse en réglant son seuil à FIO_2 = 0,4 et en affichant un débit d'O_2 de 2 l/min et de N_2O de 4 l/min,
d) ouvrir les débitmètres pour vérifier leur débit maximal,
e) le débranchement du tuyau d'alimentation en O_2 doit entraîner un signal sonore et un arrêt du débit de N_2O.

Bypass d'O_2

Ouvrir le bypass et vérifier qu'il permet le gonflement rapide du ballon réservoir, le raccord du système anesthésique au patient étant obturé.

Vaporisateur(s)

a) vérifier la fixation en position strictement verticale du vaporisateur,
b) vérifier la présence d'anesthésique liquide et la fermeture du dispositif de remplissage,
c) vérifier que le passage du gaz vecteur est en sens correct,
d) vérifier l'absence de débit de vapeur quand le vaporisateur est fermé pour ce faire, le bouton de réglage de concentration de vapeur étant en position « O », le système anesthésique est rempli d'O_2 par le débitmètre (mais non par le bypass dont le débit ne doit pas traverser le vaporisateur) et l'utilisateur renifle le gaz qui en sort pour s'assurer de l'absence d'odeur d'anesthésique halogéné. La présence d'odeur témoigne d'un déréglement majeur du dispositif de réglage de débit de vapeur.

Circuit filtre

a) vérifier par inspection le montage correct de ses composants. Vérifier la présence de chaux sodée fonctionnelle,
b) vérifier les valves unidirectionnelles. La vérification du fonctionnement des valves unidirectionnelles se fait en enlevant le raccord en Y ou en T du circuit filtre et en ventilant séparément à travers le tuyau annelé inspiratoire et expiratoire. L'utilisateur, la bouche couverte d'un masque, doit pouvoir inspirer mais non expirer par la branche inspiratoire. De même, il doit pouvoir expirer sans résistance mais non inspirer par la branche expiratoire. Cette modalité de contrôle est plus fiable que celle consistant à ventiler au niveau du segment patient du raccord en Y ou en T,
c) vérifier l'absence de fuites dans le système anesthésique et le système d'alimentation en gaz frais.
Dans le cas de l'anesthésie à faible débit de gaz frais, une fuite est acceptable tant qu'elle ne dépasse pas 100-200 ml/min pour un niveau de pression de 30 cm H_2O, chez l'adulte.
Une fuite est recherchée non seulement au niveau du système anesthésique mais aussi du

système d'alimentation en gaz frais. Dans ce dernier elle ne doit pas dépasser 50 ml/min à 30 cm H_2O (Standard international ISO 5358). Le contrôle d'étanchéité diffère selon que le système d'alimentation en gaz frais dispose ou non près de son orifice de sortie d'une valve antiretour, dont le rôle est d'empêcher le reflux du mélange gaz-vapeur dans le vaporisateur en cas de variations de la pression d'aval (figure 1).

En l'absence de valve antiretour, le processus utilisé pour vérifier l'étanchéité du système anesthésique contrôle aussi celle du système d'alimentation en gaz frais, puisque la pression peut se transmettre en retour dans celui-ci. La manœuvre consiste, après avoir fermé la valve d'échappement réglable et obturé le segment de raccordement au patient, à remplir le système à l'aide du bypass d'O_2 jusqu'à une pression de 30 cm H_2O par exemple, puis à observer le manomètre. En cas de fuite, la pression ne se maintient pas. On ouvre alors le débitmètre d'O_2 jusqu'à atteindre le débit permettant de maintenir la pression constante à 30 cm H_2O et correspondant au débit de fuite pour cette pression.

En présence d'une valve antiretour, le test de fuite pour le système d'alimentation en gaz frais fait appel à une pression négative (infra-atmosphérique). Celle-ci est obtenue à l'aide d'une poire en caoutchouc, qui permet d'effectuer une succion d'environ - 65 cm H_2O au niveau de l'orifice de sortie du système d'alimentation en gaz frais, les vaporisateurs étant mis à tour de rôle en position « ouverte » et les débitmètres étant fermés. On admet qu'il n'y a pas de fuite quand la poire reste collabée pendant 30 secondes. Ce test est très sensible et détecte des fuites de l'ordre de 30 ml/min. Il est aussi valable en l'absence de valve antiretour,

d) vérifier la valve d'échappement des gaz excédentaires et le système antipollution.

Le système anesthésique étant rempli de gaz et son raccord au patient obturé, ouvrir la valve d'échappement préalablement fermée et observer la chute de pression vers zéro. Il ne doit exister ni pression positive, ni pression négative résiduelle.

Vérifier l'absence d'obstacle à l'entrée d'air ambiant et à la sortie des gaz excédentaires, au niveau du réservoir du système antipollution.

Si le système antipollution comporte un bouton de réglage du débit d'extraction, celui-ci est adapté au débit d'alimentation en gaz frais du système anesthésique.

Autres systèmes anesthésiques

Les systèmes anesthésiques autres que le circuit filtre sont aussi soumis à un test de recherche de fuite et un test de fonctionnement. Ce dernier est effectué par l'utilisateur qui applique sa bouche masquée sur le raccord du système au patient et vérifie son bon fonctionnement. Le circuit de Bain est l'objet d'un contrôle spécifique destiné à vérifier l'intégrité du tuyau central d'alimentation en gaz frais.

Ventilateur et moniteur de débranchement et de pression haute

Mettre un ballon témoin sur le raccord au patient. Contrôler que le ballon se remplit et se vide normalement en ventilation mécanique et en ventilation manuelle. Le débranchement du ballon doit donner lieu à une alarme sonore (manométrique, volumétrique) de débranchement et l'occlusion du raccord au patient à une alarme sonore de pression haute avec ouverture de la valve de surpression. Quand la valve de surpression est accessible et réglable, la pression d'ouverture de celle-ci est ajustée à la valeur choisie en fonction du patient.

Moniteurs de gaz et vapeur

Vérifier le cas échéant le fonctionnement du capnographe et de l'analyseur de vapeurs halogénées. Suivre la procédure et la périodicité définies par le constructeur. Le fonctionnement du capnographe peut être vérifié à l'aide de l'air expiré par l'utilisateur.

Aspirateur

Vérifier la constitution d'une dépression suffisante en obturant l'extrémité distale du tuyau d'aspiration. La dépression à la prise murale doit être égale à - 0,6 bar ± 0,1 bar (norme NF S 90-155).

Dispositif d'insufflation manuelle et de son raccordement à la source d'O_2

Vérifier la présence du dispositif d'insufflation manuelle complet ainsi que le fonctionnement de sa valve.

CHECKLIST POUR APPAREIL D'ANESTHÉSIE

Bloc/Salle :   Date :   Heure :   Nom :

Points à vérifier	Tests de vérification	Résultats exigés	Cochez si OK
1. Appareil			
– présence des éléments requis pour l'acte prévu	inspecter l'appareil	éléments présents	
– fermeture des débitmètres	inspecter flotteurs ou affichage débitmètres	flotteurs sur leur siège ou affichage débit nul	
– mise en marche composants électriques	inspecteur voyants lumineux	voyants allumés	
– mise en marche système anti-pollution	inspecter système	système branché	
– aspiration	mettre en fonction	aspiration suffisante	
2. Alimentation en gaz			
– O_2 réserve quantité suffisante absence de fuite	ouvrir bouteille O_2 fermer bouteille O_2	contenu bouteille > 150 l pression bouteille se maintient	
– O_2 centrale pression adéquate	brancher tuyau N_2O	mano O_2 appareil = 3,5 bars ± 0,7	
– N_2O centrale pression adéquate	brancher tuyau N_2O	mano N_2O appareil = 3,5 bars ± 0,7	
Air centrale pression adéquate	brancher tuyau Air	mano Air appareil = 3,5 bars ± 0,7	
3. Analyseur O_2			
– test batterie (si s'applique)			
– mesure FiO_2 21 %	mesurer à l'air ambiant	analyseur affiche 21 % ± 2	
– mesure FiO_2 100 %	remplir système d'O_2 pur	analyseur affiche > 90 %	
– alarme FiO_2 basse	régler l'alarme à 40 % + débit O_2 = 2 l/min + débit N_2O = 4 l/min	alarme sonore	
4. Débitmètres			
– alimentations correctes	débits O_2 : 2 l/min et N_2O : 1 l/min	analyseur O_2 affiche ~ 66 %	
– débits maxima	ouvrir débitmètres au maximum	débit O_2 maximum atteint débit N_2O maximum atteint	
– défaut d'O_2 signal sonore coupure automatique N_2O	afficher débits O_2 et N_2O identiques, puis débrancher tuyau d'alimentation O_2	alarme sonore arrêt débit N_2O	
5. Bypass O_2 débit suffisant	obturer raccord au patient ouvrir bypass	ballon se gonfle rapidement	
6. Vaporisateur(s)			

Annexe 1 RECOMMANDATIONS CONCERNANT L'APPAREIL D'ANESTHÉSIE...

– position cuve	inspection	verticalité stricte	
– sens de circulation du gaz vecteur	inspection	sens correct	
– présence liquide anesth.	observer fenêtre cure	niveau correct	
– absence dérèglement majeur du vaporisateur	mettre en position « O » le bouton de réglage de conc. de vapeur et remplir d'O_2 le système anesth. avec le débitmètre d'O_2	absence d'odeur d'anesthésique halogéné	
7. Sélecteur de circuit			
– position correcte du bouton	alimenter en gaz frais le système anesthésique	ballon du système gonfle	
8. Circuit principal = circuit filtre = circuit ventilateur			
– éléments présents	inspecter	éléments présents	
– raccords corrects	manipuler	raccords corrects	
– chaux sodée fonctionnelle	inspecter	couleur non virée	
– valve unidirectionnelle inspiratoire expiratoire	inspecter ventiler inspecter ventiler	disque OK inspi OK/expi non disque OK inspi non/expi OK	
– valve d'échappement (ventilation spontanée et manuelle)	remplir système anesth., obturer raccord patient, ouvrir valve	chute de pression à zéro (absence de pression positive et négative résiduelle	
– manomètre	inspecter	indique variations P	
– volumètre	inspecter	indique V expiré	
– étanchéité	test de fuite	système anesth. étanche système d'alimentation en gaz frais étanche	
9. Circuit accessoire			
– éléments présents	inspecter	éléments présents	
– fonctionnement	ventiler	circuit fonctionnel	
– valve d'échappement	remplir système anesth. obturer raccord patient ouvrir valve	chute de pression à zéro (absence pression positive et négative résiduelle)	
– étanchéité	test de fuite	système anesth. étanche (système alim. en gaz frais étanche)	
– circuit de Bain	vérifier tuyau central	tuyau central étanche	
10. Ventilateur			
– fonctionnement	mise en route avec réglages souhaités, ballon d'essai relié à la jonction au patient valve d'échappement réglable fermée	fonctionnement OK absence de fuite pression téléexpiratoire = 0	
– alarme débranchement	enlever ballon	alarme débranchement sonne	
– alarme pression haute	obturer jonction au patient	alarme pression haute sonne valve de surpression s'ouvre	
11. Système antipollution			
– absence d'obstacle à la sortie de gaz excédentaires	Système branché à la sortie des gaz excédentaires et	absence de pression positive	

– absence d'obstacle à l'entrée d'air ambiant	ventilateur en marche avec ballon d'essai relié à la jonction du patient	absence de pression négative	
12. Aspirateur fonctionnement	obturer orifice distal et mettre en marche ; la libération de l'orifice donne lieu à une succion adéquate	vide suffisant	
13. Moniteur additionnels	calibrer vérifier fonctionnement	calibration OK fonctionnement OK	
14. Insufflateur manuel – présence éléments – fonctionnement	inspecter manipuler	appareil complet ballon/valve OK	
15. Éléments additionnels			

VÉRIFICATION DES DÉBITMÈTRES-MÉLANGEURS À LA RECHERCHE D'UNE RÉTROPOLLUTION

Il est recommandé qu'entre deux contrôles par le constructeur, les débitmètres-mélangeurs avec asservissement pneumatique du débit de N_2O à celui d'O_2 soient vérifiés pour rechercher la constitution d'une communication entre les circuits de ces deux gaz (rétropollution). Dans ce but, l'appareil étant préalablement relié à la source d'O_2 et celle de N_2O, les débitmètres étant ouverts, le tuyau d'alimentation d'O_2 est débranché de la prise murale et son extrémité plongée dans un verre d'eau pendant au moins 30 secondes. En cas de pollution du circuit d'O_2 par le N_2O, des bulles se produisent. En l'absence de bulles, la manœuvre est répétée en obturant la sortie du débitmètre-mélangeur. En l'absence de bulles, l'extrémité est retirée, séchée pour éviter la pénétration d'eau dans l'appareil et rebranchée. La manœuvre est répétée avec le tuyau d'alimentation en N_2O. Si dans l'une ou l'autre éventualité des bulles se forment, il faut faire réviser l'appareil par le constructeur (circulaire du 5.9.1986).

VÉRIFICATION DES CONCENTRATIONS DE VAPEUR DÉLIVRÉES PAR UN VAPORISATEUR EN FONCTION DES CONCENTRATIONS AFFICHÉES

Il est recommandé qu'entre deux contrôles par le constructeur, une vérification élémentaire soit effectuée en comparant, à l'aide d'un analyseur de vapeur halogénée, les concentrations de vapeur délivrées par rapport aux valeurs affichées sur le bouton de réglage pour un débit de gaz donné. Avant cette vérification, il est recommandé de vidanger l'appareil, de le rincer par un courant de gaz jusqu'à ce qu'il ne délivre plus de vapeur, de le remplir de liquide anesthésique à l'aide d'un flacon neuf et laisser passer le temps requis pour l'imbibition des mèches et la stabilisation thermique. Cette précaution permet d'éliminer les cas où la différence entre concentrations délivrées et concentrations affichées n'est pas due à un défaut du vaporisateur, mais à une erreur de remplissage de l'appareil par un liquide anesthésique pour lequel il n'est pas calibré. Si la valeur mesurée s'écarte de + 20 % de la valeur affichée, une vérification par le constructeur s'impose.

RÉFÉRENCES

1. Association française de normalisation (AFNOR). Norme NF S 90-155. Réseaux de distribution de gaz médicaux non inflammables. Paris, février 1990.
2. Association française de normalisation (AFNOR). Norme NF S 90-116. Matériel médico-chirurgical. Prises murales et fiches correspondantes pour fluides médicaux. Paris, février 1990.
3. Association of Anaesthetists of Great Britain and Ireland - 9 Bedford Square, London WC1B 3RA. Checklist for anaesthetic machines. July 1990.
4. Centre National de l'Équipement Hospitalier (CNEH).
5. Les fluides à usage médical. Édition 1991. Éditions École Nationale de la Santé Publique (ENSP), Rennes 1991. (Cet ouvrage, qui contient l'ensemble des textes

réglementaires, peut être commandé au CNEH, 9 rue Antoine Chantin, 75014 Paris).
6. FDA Checkout procedure. Anesthesia Apparatus Checkout Recommendations August 1986.
7. APSF Newsletter 1986;1:13-20, ou Anesthesiology 1991;75:726.
8. International Task Force on Anaesthesia Safety. International Standards for a Safe Practice of Anaesthesia. Adopted by the World Federation of Societies of Anaesthesiologists June 13, 1992. APSF Newsletter 1992, pp.30-31.
9. Ministère des Affaires Sociales et de la Solidarité Nationale. Circulaire DGS/3A/667 bis du 10 octobre 1985 relative à la distribution des gaz à usage médical et à la création d'une commission locale de surveillance de cette distribution.
10. Ministère des Affaires Sociales et de l'Emploi. Circulaire DH/SD/N° 86312 du 5 septembre 1986 relative à l'utilisation et à l'entretien d'appareils d'anesthésie.
11. Ministère de la Santé et de l'Action Humanitaire. Arrêté du 7 janvier 1993 relatif aux caractéristiques du secteur opératoire mentionné à l'article D 712-31 du code de la santé publique pour les structures pratiquant l'anesthésie ou la chirurgie ambulatoire visées à l'article R 712-2-1 (b) de ce même code. Journal Officiel du 15 janvier 1993, p. 821-822.
12. Organisation Internationale de Standardisation.
13. Standard international ISO 5358. Appareils d'anesthésie par inhalation pour utilisation chez l'homme.
14. OTTENI JC, ANCELLIN J. Arguments en faveur de l'équipement de l'appareil d'anesthésie d'une bouteille d'oxygène de secours. Ann Fr Anesth Réanim 13: à paraître dans le n°2, 1994. UEMS (Union Européenne des Médecins Spécialistes, Section Anesthésie-Réanimation). Guidelines for the basic facilities and equipment required for the administration of anaesthesia in hospitals in the EEC. Acta Anaesthesiol Scand 1986;30:267-270.

Annexe 2

Extraits légaux concernant le matériel d'anesthésie

Extrait de la Loi 94-43 du 18 janvier 1994 relative à la santé publique et à la protection sociale

TITRE 1er – CHAPITRE III – SECTION 4 – RELATIF À LA TRANSPOSITION DE DIRECTIVES EUROPÉENNES RELATIVES AUX DISPOSITIFS MÉDICAUX [90/385/CEE ET 93/42/CEE]

Section 4 - Dispositifs médicaux

Art. 27. - I. - Le deuxième alinéa de l'article L. 665-1 du code de la santé publique est abrogé.

II. - Il est ajouté au chapitre V du titre IV du livre V du code de la santé publique, après l'article L. 665-1, un article L. 665-2 ainsi rédigé :

« *Art. L. 665-2*. - La mise sur le marché est autorisée selon les dispositions de l'article L. 665-1 :

« 1° Pour les dispositifs médicaux implantables actifs, jusqu'au 31 décembre 1994 ;

« 2° Pour les autres dispositifs médicaux, jusqu'au 13 juin 1998.

« Jusqu'aux dates précitées, ces dispositions s'appliqueront à ces dispositifs concurremment avec celles du livre V bis.

« Les dispositions de l'article L. 665-4 ne sont applicables aux dispositifs médicaux autres que les dispositifs médicaux implantables actifs qu'à compter du 1er janvier 1995. »

Art. 28. - Il est inséré, dans le code de la santé publique, un livre V bis ainsi rédigé :

LIVRE V BIS - DISPOSITIONS RELATIVES AUX DISPOSITIFS MÉDICAUX

Chapitre 1er - Dispositions générales

« *Art. L. 665-3*. - On entend par dispositif médical tout instrument, appareil, équipement, matière, produit d'origine ni humaine ni animale ou autre article utilisé seul ou en association, y compris les accessoires et logiciels intervenant dans son fonctionnement, destiné par le fabricant à être utilisé chez l'homme à des fins médicales et dont l'action principale voulue n'est pas obtenue par des moyens pharmacologiques ou immunologiques ni par métabolisme, mais dont la fonction peut être assistée par de tels moyens.

« Les dispositifs médicaux qui sont conçus pour être implantés en totalité ou en partie dans le corps humain ou placés dans un orifice naturel, et qui dépendent pour leur bon fonctionnement d'une source d'énergie électrique ou de toute source d'énergie autre que celle qui est générée directement par le corps humain ou la pesanteur, sont dénommés dispositifs médicaux implantables actifs.

« *Art. L. 665-4*. - Les dispositifs médicaux ne peuvent être mis sur le marché, mis en service ni utilisés dans le cadre d'investigations cliniques s'ils n'ont reçu, au préalable, un certificat attestant leurs performances ainsi que leur conformité à des exigences essentielles concernant la sécurité et la santé des patients, des utilisateurs et des tiers.

« La certification de conformité est établie par le fabricant lui-même ou par des organismes désignés par l'autorité administrative.

« Un décret en Conseil d'État détermine les catégories de dispositifs et les procédures de certification qui leur sont applicables ainsi que, le cas échéant, la durée pendant laquelle la certification est valable.

« *Art L. 665-5*. - Si un dispositif risque de compromettre la santé ou la sécurité des patients, des utilisateurs ou des tiers, alors même qu'il est utilisé conforment à sa destination, correctement mis en service et entretenu, l'autorité administrative peut ordonner son retrait du marché, interdire ou restreindre sa mise sur le marché ou sa mise en service ; cette restriction peut consister notamment à fixer des conditions relatives à l'utilisation du dispositif ou à la qualification du personnel chargé de cette utilisation.

« *Art. L. 665-6.* - Le fabricant, les utilisateurs d'un dispositif et les tiers ayant connaissance d'un incident ou d'un risque d'incident mettant en cause un dispositif ayant entraîné ou susceptible d'entraîner la mort ou la dégradation grave de l'état de santé d'un patient, d'un utilisateur ou d'un tiers doivent le signaler sans délai à l'autorité administrative.

« Le fabricant d'un dispositif ou son mandataire est tenu d'informer l'autorité administrative de tout rappel de ce dispositif du marché, motivé par une raison technique ou médicale.

« *Art. L. 665-7.* - Le fait, pour le fabricant, les utilisateurs d'un dispositif et les tiers ayant eu connaissance d'un incident ou d'un risque d'incident mettant en cause un dispositif médical ayant entraîné ou susceptible d'entraîner la mort ou la dégradation grave de l'état de santé d'un patient, d'un utilisateur ou d'un tiers, de s'abstenir de le signaler sans délai à l'autorité administrative est puni d'un emprisonnement de quatre ans et d'une amende de 500 000 F ou de l'une de ces deux peines seulement.

« Les dispositions de l'article L. 658-9 du présent code sont applicables à la recherche et à la constatation des infractions aux dispositions de l'article L. 665-4 et des textes pris pour son application.

Chapitre II

« Dispositions particulières relatives aux systèmes et aux éléments destinés à être assemblés en vue de constituer un dispositif médical.

« *Art. L. 665-8.* - Sans préjudice des dispositions de l'article L. 665-4, les systèmes et éléments destinés à être assemblés en vue de constituer un dispositif médical doivent satisfaire à des conditions de comptabilité technique définies par l'autorité administrative.

Chapitre III - Dispositions communes

« *Art. L. 665-9.* - Des décrets en Conseil d'État déterminent, en tant que de besoin, les modalités d'application du présent livre et notamment :

« 1° Les conditions auxquelles doivent satisfaire les organismes mentionnés au deuxième alinéa de l'article L. 665-4

« 2° Les conditions dans lesquelles les dispositifs destinés à des investigations cliniques et les dispositifs sur mesure peuvent être dispensés de la certification de conformité prévue par l'article L. 665-4. »

Art. 29. - Aux articles L. 595-2. quatrième alinéa, L. 595-6. premier alinéa. et L. 595-7-1 du code de la santé publique, les mots : « matériels médicaux stériles » sont remplacés par les mots : « dispositifs médicaux stériles ».

Extrait du décret n° 95-292 du 16 mars 1995 relatif aux dispositifs médicaux définis à l'article L. 665-3 du code de la santé publique et modifiant ce code

LIVRE V BIS - DISPOSITIONS RELATIVES AUX DISPOSITIFS MÉDICAUX

Chapitre Ier - Dispositions générales

Section 1 - Champ d'application et définitions

« *Art. R. 665-1.* – Les dispositions du présent livre sont applicables aux dispositifs médicaux définis à l'article L. 665-3.

« Ces dispositifs sont destinés à être utilisés à des fins :

« 1° De diagnostic, de prévention, de contrôle, de traitement ou d'atténuation d'une maladie ;

« 2° De diagnostic, de contrôle, de traitement, d'atténuation ou de compensation d'une blessure ou d'un handicap ;

« 3° D'étude, de remplacement ou de modification de l'anatomie ou d'un processus physiologique ;

« 4° De maîtrise de la conception.

« *Art. R. 665-2.* – Pour l'application des dispositions du présent livre, les accessoires des dispositifs médicaux sont traités comme des dispositifs à part entière. Les accessoires des dispositifs implantables actifs sont traités comme des dispositifs implantables actifs.

« Constitue un accessoire tout article qui est destiné principalement par son fabricant à être utilisé avec un dispositif médical afin de permettre l'utilisation de ce dispositif, conformément aux intentions de son fabricant.

« *Art. R. 665-3.* – Les dispositifs médicaux destinés à l'administration d'un médicament sont régis par les dispositions du présent livre, sans préjudice de l'application des dispositions du livre V en ce qui concerne le médicament.

« Toutefois, lorsqu'un dispositif forme avec un médicament un produit intégré exclusivement destiné à être utilisé dans l'association donnée et non réutilisable, ce produit est régi par les dispositions du livre V.

« Lorsqu'un dispositif incorpore comme partie intégrante une substance qui, si elle est utilisée séparément, est susceptible d'être considérée comme un médicament, au sens de l'article L. 511, et qui peut agir sur le corps humain par une action accessoire à celle du dispositif, ce dispositif est régi par les dispositions du présent livre.

« *Art. R. 665-4.* – Ne sont pas régis par les dispositions du présent livre :

« 1° Les dispositifs destinés au diagnostic *in vitro*, à savoir les dispositifs consistant en un réactif, produit réactif, ensemble, instrument, appareil ou système utilisé seul ou en combinaison, destiné par le fabricant à être utilisé *in vitro* dans l'examen d'échantillons provenant du corps humain dans le but de fournir une information concernant des états physiologiques ou des états de santé ou de maladie ou d'anomalie congénitale ;

« 2° Les médicaments au sens de l'article L. 511 ;

« 3° Les produits cosmétiques au sens de l'article L. 658-1 ;

« 4° Le sang humain, les produits sanguins, le plasma, les cellules sanguines d'origine humaine ou les dispositifs qui contiennent au moment de leur mise sur le marché des produits sanguins, du plasma ou des cellules d'origine humaine ;

« 5° Les organes, tissus ou cellules d'origine humaine ou les produits qui incorporent des tissus ou cellules d'origine humaine ou qui en sont dérivés ;

« 6° Les organes, tissus ou cellules d'origine animale, sauf si, pour la fabrication d'un dispositif, on utilise un tissu d'origine animale rendu non viable ou des produits non viables dérivés de tissus d'origine animale ;

« 7° Les équipements qui, eu égard à leur destination principale, doivent être regardés comme des équipements de protection individuelle au sens de l'article R. 233-83-3 du code du travail.

« *Art R. 665-5.* – Pour l'application des dispositions du présent livre :

« 1° On entend par "destination" l'utilisation à laquelle un dispositif médical est destiné d'après les indications fournies par le fabricant dans l'étiquetage, la notice d'instruction ou les matériels promotionnels ;

« 2° On entend par "mise sur le marché" :

« *a)* La mise en vente, la vente, la mise à disposition à titre onéreux ou gratuit, la cession à quelque titre que ce soit, d'un dispositif médical autre qu'un dispositif devant faire l'objet d'investigations cliniques, qu'il soit neuf ou remis à neuf ;

« *b)* L'importation sur le territoire douanier d'un tel dispositif, dès lors qu'il n'a pas le statut de marchandise communautaire ;

« 3° On entend par "fabricant" la personne physique ou morale responsable de la conception, de la fabrication, du conditionnement et de l'étiquetage d'un dispositif médical en vue de sa mise sur le marché en son nom propre, que ces opérations soient effectuées par cette personne ou pour son compte par une autre personne.

« Les obligations qui s'imposent au fabricant en vertu du présent livre s'imposent également à la personne physique ou morale qui assemble, conditionne, traite, remet à neuf ou étiquette des dispositifs médicaux, ou assigne à des produits préfabriqués la destination de dispositifs médicaux, en vue de les mettre sur le marché en son nom propre. Elles ne s'appliquent pas à la personne qui, sans être fabricant au sens du 3° ci-dessus, assemble ou adapte pour un patient déterminé, conformément à leur destination, des dispositifs déjà mis sur le marché.

Section 2 - *Classification des dispositifs médicaux autres que les dispositifs implantables actifs*

« *Art. R. 665-6.* – Pour l'application des dispositions du présent livre, les dispositifs médicaux autres que les dispositifs implantables actifs sont répartis entre quatre classes dénommées classe I, classe II *a*, classe II *b* et classe III.

« L'appartenance d'un dispositif à l'une ou l'autre de ces classes est déterminée conformément aux règles de classification définies par l'annexe IX du présent livre.

« En cas de litige sur l'application des règles de classification entre le fabricant d'un dispositif et un organisme habilité intervenant dans les procédures de certification de conformité prévues au présent livre, le ministre chargé de la santé détermine la classe dont relève le dispositif en cause.

Section 3 - *Conditions générales de mise sur le marché et de mise en service des dispositifs médicaux*

« *Art. R. 665-7.* – Tout dispositif médical mis sur le marché ou mis en service en France doit être conforme à celles des exigences essentielles mentionnées à l'article R. 665-12 qui lui sont applicables compte tenu de sa destination.

« Cette conformité doit avoir été évaluée et certifiée soit en France, soit dans un autre Etat membre de l'Union européenne ou partie à l'accord sur l'Espace économique européen, selon les procédures prévues par la section 5 du présent chapitre ou par les dispositions transposant, dans le droit interne de l'Etat où elles ont été accomplies, les dispositions des directives 90/385/CEE du 20 juin 1990 et 93/42/CEE du 14 juin 1993 du Conseil des Communautés européennes.

« *Art. R. 665-8.* – Tout dispositif médical mis sur le marché ou mis en service en France doit être revêtu du marquage CE attestant qu'il remplit les conditions énoncées par l'article R. 665-7.

« Toutefois, le marquage CE n'est pas requis pour les dispositifs sur mesure définis à l'article R. 665-24 et pour les dispositifs devant faire l'objet d'investigations cliniques mentionnées à l'article R. 665-25.

« *Art. R. 665-9.* – La présentation, notamment lors de foires d'expositions ou de démonstrations, de dispositifs médicaux qui ne sont pas conformes aux dispositions du présent livre est autorisée à la condition qu'un panneau visible indique clairement que ces dispositifs ne pourront être mis sur le marché ni mis en service avant leur mise en conformité.

« *Art. R. 665-10.* – Sur demande dûment justifiée, le ministre chargé de la santé peut autoriser à titre dérogatoire la mise sur le marché et la mise en service de dispositifs déterminés n'ayant pas fait l'objet des procédures de certification de conformité mentionnées à l'article R. 665-14 et dont l'utilisation est dans l'intérêt de la protection de la santé.

« *Art R. 665-11.* – Lors de la remise d'un dispositif médical à l'utilisateur final, les indications fournies à l'utilisateur et au patient doivent être rédigées en français.

Section 4 - *Exigences essentielles concernant la sécurité et la santé des patients, des utilisateurs et des tiers*

« *Art R. 665-12.* – Les exigences essentielles concernant la sécurité et la santé des patients, des utilisateurs et des tiers, mentionnées au premier alinéa de l'article L. 665-4, sont définies par l'annexe I du présent livre.

« *Art R. 665-13*. – Les dispositifs médicaux qui satisfont aux normes les concernant, transposant les normes européennes harmonisées dont les références ont été publiées au Journal officiel de la République française, sont présumés conformes aux exigences essentielles mentionnées à l'article R. 665-12.

« Sont incluses parmi les normes mentionnées au premier alinéa les monographies de la pharmacopée européenne relatives notamment aux sutures chirurgicales et aux interactions entre les médicaments et les matériaux composant les dispositifs dans lesquels ces médicaments sont contenus.

Section 5 - *Procédures de certification de conformité*

Sous-section 1 - Dispositions générales. « *Art R. 665-14*. – La conformité des dispositifs médicaux aux exigences essentielles mentionnées à l'article R. 665-12 est certifiée par l'accomplissement d'une ou plusieurs des procédures mentionnées aux articles R. 665-19 à R. 665-21. Les modalités de ces procédures sont définies par les annexes II à VIII du présent livre.

« Les articles R. 665-22 à R. 665-26 déterminent les procédures applicables à chaque catégorie de dispositifs médicaux.

« *Art. R. 665-15*. – Le fabricant tient à la disposition de l'administration, pendant une période de cinq ans à compter de la dernière date de fabrication du produit concerné, les déclarations de conformité et les documentations techniques qu'il a établies dans le cadre des procédures prévues par la présente section ainsi que les décisions et rapports des organismes habilités ayant participé à ces procédures.

« *Art. R. 665-16*. – Le fabricant peut charger son mandataire établi dans un Etat membre de l'Union européenne ou partie A l'accord sur l'Espace économique européen d'engager les procédures définies par les annexes III, IV, VII et VIII.

« *Art. R. 665-17*. – Dans l'accomplissement des procédures de certification, les fabricants et les organismes notifiés tiennent compte des résultats disponibles de toute opération d'évaluation et de vérification qui a pu être effectuée, en application des dispositions du présent livre, à un stade intermédiaire de fabrication.

« *Art. R. 665-18*. – Les dossiers et la correspondance se rapportant aux procédures de certification sont rédigés en français ou dans une langue d'un Etat membre de l'Union européenne ou partie à l'accord sur l'Espace économique européen acceptée par l'organisme habilité intervenant dans la procédure.

Sous-section 2 - Définition des procédures. « *Art. R. 665-19*. – La déclaration CE de conformité (système complet d'assurance de qualité), dont les modalités sont définies par l'annexe II, est la procédure par laquelle le fabricant qui observe, pour la conception, la fabrication et le contrôle final d'un dispositif médical, un système de qualité approuvé par un organisme habilité et qui se soumet, dans la mise en œuvre de ce système, à la surveillance de cet organisme, assure et déclare que les produits concernés satisfont aux exigences du présent livre.

« *Art. R. 665-20*. – La déclaration CE de conformité, dont les modalités sont définies par l'annexe VII, et la déclaration relative aux dispositifs ayant une destination particulière, dont les modalités sont définies par l'annexe VIII, sont des procédures par lesquelles le fabricant d'un dispositif médical qui tient à la disposition de l'administration une documentation technique relative aux produits concernés, assure et déclare que ces produits satisfont aux exigences du présent livre.

« *Art. R. 665-21*. – I. – L'examen CE de type, dont les modalités sont définies par l'annexe III, est la procédure par laquelle un organisme habilité constate et atteste, à la demande du fabricant d'un dispositif médical, qu'un échantillon représentatif de la production en question satisfait aux exigences du présent livre.

« II. – La vérification CE, la déclaration CE de conformité (assurance de la qualité de la production), la déclaration CE de conformité (assurance de la qualité des produits) sont des procédures par lesquelles le fabricant d'un dispositif médical assure et déclare :

« 1° Que les produits concernés sont conformes soit au type décrit dans un certificat d'examen CE de type, soit à la documentation technique établie dans le cadre d'une déclaration CE de conformité ;

« 2° Qu'ils satisfont aux exigences du présent livre.

« La vérification CE, dont les modalités sont définies par l'annexe IV, comporte l'examen des produits concernés par un organisme habilité soit par contrôle et essai de chaque produit, soit sur une base statistique.

« La déclaration CE de conformité (assurance de la qualité de la production), dont les modalités sont fixées par l'annexe V, suppose que le fabricant observe, pour la fabrication des dispositifs médicaux, un système de qualité approuvé par un organisme habilité et qu'il se soumette, dans la mise en œuvre de ce système, à la surveillance de cet organisme.

« La déclaration CE de conformité (assurance de la qualité des produits), dont les modalités sont définies par l'annexe VI, suppose que le fabricant observe, pour l'inspection finale et les essais d'un produit, un système de qualité approuvé par un organisme habilité et qu'il se soumette, dans la mise en œuvre de ce système, à la surveillance de cet organisme.

Sous-section 3 - Procédures applicables aux différentes catégories de dispositifs médicaux. - *1. Dispositifs médicaux fabriqués en série*.

« *Art. R. 665-22*. – Les dispositifs médicaux implantables actifs, à l'exception des dispositifs sur mesure et des dispositifs devant faire l'objet d'investigations cliniques, doivent, préalablement à leur mise sur le marché, faire l'objet, au choix du fabricant :

« – soit de la procédure définie par l'annexe II ;

« – soit de la procédure définie par l'annexe III, combinée soit avec la procédure définie par l'annexe IV, soit avec la procédure définie par l'annexe V.

« *Art. R. 665-23*. – Les dispositifs médicaux autres que les dispositifs implantables actifs, à l'exception des dispositifs sur mesure et des dispositifs devant être soumis à des investigations cliniques, doivent, préalablement à leur mise sur le marché, faire l'objet :

« 1° Pour les dispositifs de la classe I, de la procédure définie par l'annexe VII ;

« 2° Pour les dispositifs de la classe II *a*, au choix du fabricant :

« *a)* Soit de la procédure définie par l'annexe II, à l'exception du point 4 de cette annexe ;

« *b)* Soit de la procédure définie par l'annexe VII, combinée soit avec la procédure définie par l'annexe IV, soit avec la procédure définie par l'annexe V, soit avec la procédure définie par l'annexe VI ;

« 3° Pour les dispositifs de la classe II *b* au choix du fabricant :

« *a)* Soit de la procédure définie par l'annexe II, à l'exception du point 4 de cette annexe ;

« *b)* Soit de la procédure définie par l'annexe III, combinée soit avec la procédure définie par l'annexe IV, soit avec la procédure définie par l'annexe V, soit avec la procédure définie par l'annexe VI ;

« 4° Pour les dispositifs de la classe III, au choix du fabricant :

« – soit de la procédure définie par l'annexe II ;

« – soit de la procédure définie par l'annexe III, combinée soit avec la procédure définie par l'annexe IV, soit avec la procédure définie par l'annexe V.

2. Dispositifs médicaux fabriqués sur mesure. « *Art. R. 665-24.* – I. – Est considéré comme dispositif sur mesure tout dispositif médical fabriqué spécifiquement suivant la prescription écrite d'un praticien dûment qualifié, ou de toute autre personne qui y est autorisée en vertu de ses qualifications professionnelles, et destiné à n'être utilisé que pour un patient déterminé.

« La prescription écrite mentionnée au précédent alinéa doit indiquer, sous la responsabilité de la personne qui l'a établie, les caractéristiques de conception spécifiques du dispositif.

« Les dispositifs fabriqués suivant des méthodes de fabrication continue ou en série qui nécessitent une adaptation pour répondre à des besoins spécifiques du médecin ou d'un autre utilisateur professionnel ne sont pas considérés comme des dispositifs sur mesure.

« II. – Les dispositifs médicaux sur mesure doivent, préalablement à leur mise sur le marché, faire l'objet de la procédure définie par l'annexe VIII.

« Le ministre chargé de la santé peut exiger du fabricant de tels dispositifs qu'il lui communique la liste des dispositifs qu'il a produits et qui ont été mis en service sur le territoire français ainsi que les déclarations et la documentation relatives à ces dispositifs.

3. Dispositifs médicaux devant faire l'objet d'investigations cliniques. « *Art. R. 665-25.* – Le fabricant qui entend faire réaliser en France des investigations cliniques destinées à vérifier les performances d'un dispositif médical ou à déceler d'éventuels effets secondaires indésirables, ou son mandataire établi dans un Etat membre de l'Union européenne ou partie à l'accord sur l'Espace économique européen, doit, avant d'entreprendre ces investigations :

« 1° Certifier, selon les modalités définies par l'annexe VIII du présent livre, que le dispositif en question est conforme aux exigences essentielles visées à l'article R. 665-12, à la seule exception des aspects qui doivent faire l'objet des investigations, pour lesquels le fabricant doit certifier que toutes les précautions ont été prises pour protéger la santé et la sécurité des patients ;

« 2° Informer de son intention le ministre chargé de la santé, dans les conditions prévues par l'article L. 209-12 et les articles R. 2032 à R. 2037.

« Les investigations ne peuvent être entreprises que dans les conditions prévues à l'article L. 209-12. Elles doivent être conduites dans les conditions prévues par le livre II *bis* et par l'annexe X du présent livre.

« Le fabricant ou son mandataire tient le rapport sur les résultats des investigations visé au point 2.3.7 de l'annexe X à la disposition du ministre chargé de la santé.

4. Procédures devant être observées par les personnes qui stérilisent des dispositifs médicaux. « *Art. R. 665-26.* – Toute personne qui stérilise en vue de leur mise sur le marché des dispositifs médicaux revêtus du marquage C.E. conçus par leur fabricant pour être stérilisés avant usage, ou des systèmes ou nécessaires visés au chapitre II du présent livre, doit suivre, à son choix, l'une des procédures définies par les annexes IV, V ou VI du présent livre. L'application de ces procédures est limitée aux aspects concernant l'obtention de la stérilité.

« La personne visée au premier alinéa doit produire auprès de l'organisme habilité chargé de mettre en œuvre la procédure une déclaration attestant que la stérilisation a été effectuée conformément aux instructions du fabricant.

Sous-section 4 - Organismes habilités. « *Art. R. 665-27.* – Les organismes chargés de mettre en œuvre les procédures de certification prévues par le présent livre sont habilités à cet effet par arrêté conjoint du ministre chargé de la santé et du ministre chargé de l'industrie. L'habilitation précise les tâches pour lesquelles elle est accordée.

« L'habilitation est accordée en fonction des garanties d'indépendance et de compétence présentées par les organismes, de l'expérience qu'ils ont acquise dans le domaine considéré et des moyens dont ils disposent pour exécuter les tâches pour lesquelles ils sont habilités.

« Les organismes habilités doivent répondre aux critères fixés par l'annexe XI du présent livre. Les organismes qui satisfont aux normes les concernant, transposant les normes européennes harmonisées, dont les références ont été publiées au *Journal officiel* de la République française, sont présumés répondre à ces critères.

« Ces organismes doivent pouvoir justifier de leur indépendance à l'égard des personnes susceptibles d'être intéressées par les résultats des essais ou examens qu'ils réalisent.

« Ces organismes doivent en outre avoir souscrit une assurance couvrant leur responsabilité civile.

« Les organismes habilités doivent s'engager à permettre aux personnes désignées par le ministre chargé de la santé ou le ministre chargé de l'industrie d'accéder à leurs locaux et de procéder à toutes investigations, afin de vérifier qu'ils continuent de satisfaire aux conditions de l'habilitation.

« *Art R. 665-28.* – Si un organisme habilité cesse de remplir les conditions ou manque aux obligations mentionnées à l'article R. 665-27, l'habilitation est retirée par arrêté conjoint du ministre chargé de la santé et du ministre chargé de l'industrie, après que le responsable de l'organisme a été appelé à présenter ses observations.

« Cet arrêté précise les conditions dans lesquelles les dossiers détenus par l'organisme doivent être mis à la disposition des ministres chargés de la santé et de l'industrie.

« *Art. R. 665-29.* – Lorsque la procédure de certification de conformité appliquée par un fabricant comporte l'intervention d'un organisme habilité, le fabricant peut s'adresser à l'organisme de son choix dans le cadre des tâches pour lesquelles cet organisme a été habilité.

« *Art. R. 665-30.* – L'organisme habilité peut exiger du fabricant toute information nécessaire à la conduite des vérifications qui lui incombent dans le cadre de la procédure applicable.

« *Art. R. 665-31.* – Les décisions prises par les organismes habilités dans le cadre des procédures prévues par les annexes II et III ont une validité maximale de cinq ans. Elles sont reconductibles par périodes de cinq ans sur demande présentée au moment convenu dans le contrat signé entre le fabricant et l'organisme.

« *Art. R. 665-32.* – Les organismes habilités communiquent les informations pertinentes relatives aux décisions qu'ils ont prises dans le cadre des procédures définies à la présente section, sur demande, aux ministres chargés de la santé et de l'industrie, à l'autorité judiciaire, aux autres organismes habilités en France en vertu de l'article R. 665-27, aux autorités compétentes des autres Etats membres de l'Union européenne ou parties à l'accord sur l'Espace économique européen et aux organismes analogues habilités par ces Etats et ayant fait l'objet d'une publication au *Journal officiel* des Communautés. européennes.

Section 6 - Marquage CE

« *Art R. 665-33.* – Le marquage CE ne peut être apposé sur un dispositif médical que si celui-ci est conforme aux exigences essentielles visées à l'article R. 665-12 et a fait l'objet des procédures de certification qui lui sont applicables.

« Lorsqu'un dispositif entrant dans le champ d'application du présent livre est également régi par d'autres dispositions transposant des directives de la Communauté européenne et prévoyant l'apposition du marquage CE, celui-ci ne peut être apposé que si le dispositif respecte également ces dispositions. Si le fabricant a, pendant une période transitoire, la possibilité de ne pas se conformer aux dispositions transposant certaines des directives applicables, les documents, notices ou instructions accompagnant les produits concernes doivent mentionner les références des directives dont ils respectent les exigences, telles que publiées au *Journal officiel* des Communautés européennes.

« *Art R. 665-34.* – Le marquage CE est apposé par le fabricant, l'importateur ou le responsable de la mise sur le marché. Sa forme et ses dimensions sont fixées par l'annexe XII du présent livre. Il doit être apposé de façon visible, lisible et indélébile sur le dispositif médical ou sur l'emballage assurant la stérilité, ainsi que sur l'emballage commercial et sur les instructions d'utilisation.

« Le marquage CE doit être accompagné, le cas échéant, du numéro d'identification, publié au *Journal officiel* des Communautés européennes, de l'organisme habilité auquel a été confiée, en France ou dans un autre Etat membre de l'Union européenne ou partie à l'accord sur l'Espace économique européen, la mise en œuvre des procédures de certification de conformité.

« *Art. R. 665-35.* – Il est interdit d'apposer sur un dispositif médical, sur l'emballage ou sur les instructions d'utilisation des marques ou des inscriptions de nature à induire en erreur sur la signification ou le graphisme du marquage CE. Toute autre marque peut être apposée, à condition qu'elle ne réduise pas la visibilité ni la lisibilité du marquage CE.

Section 7 - Enregistrement des personnes responsables de la mise sur le marché de certaines catégories de dispositifs

« *Art. R. 665-36.* – Tout fabricant ayant son siège social en France et qui, dans tout autre Etat membre de l'Union européenne ou partie à l'accord sur l'Espace économique européen, met des dispositifs médicaux sur le marché en son nom propre suivant les procédures définies par les annexes VII et VIII du présent livre doit déclarer au ministre chargé de la santé l'adresse de son siège social et la désignation des dispositifs concernés.

« Les fabricants qui mettent des dispositifs médicaux sur le marché français selon les procédures mentionnées au précédent alinéa et qui n'ont pas de siège social sur le territoire d'un Etat membre de l'Union européenne ou partie à l'accord sur l'Espace économique européen doivent avoir désigné comme responsables de la mise sur le marché une ou plusieurs personnes établies sur le territoire d'un ou plusieurs de ces Etats.

« Toute personne ayant son siège social en France et désignée par un fabricant établi hors du territoire des Etats membres de l'Union européenne ou parties à l'accord sur l'Espace économique européen comme responsable de la mise sur le marché sur le territoire d'un ou plusieurs de ces Etats, selon les procédures mentionnées au premier alinéa de dispositifs médicaux doit déclarer au ministre chargé de la santé l'adresse de son siège social et la désignation des dispositifs concernés.

Section 8 - Confidentialité

« *Art. R. 665-37.* – Sans préjudice des obligations d'information prévues par l'article L. 665-6 ou par toute autre disposition législative ou réglementaire, les agents du ministre chargé de la santé et du ministre chargé de l'industrie, ceux des organismes habilités et des laboratoires auxquels ces organismes ont éventuellement recours ainsi que toutes les personnes intervenant dans les procédures prévues au présent livre sont tenus de garder confidentielle toute information obtenue dans l'exécution de leur mission.

Section 9 - Vigilance, contrôles et sanctions

« *Art. R. 665-38.* – Lorsqu'il est informé d'un des faits mentionnés à l'article L. 66-6, le ministre chargé de la santé procède à une évaluation, si possible conjointement avec le fabricant du dispositif en cause, et prend au besoin les mesures prévues à l'article L. 6 5-5.

« *Art. R. 665-39*. – Lorsque les faits mentionnés à l'article L. 665-6 sont portés à la connaissance du ministre chargé de la santé par un utilisateur ou par un tiers, notamment un organisme habilité, le ministre en informe le ou les fabricants concernés.

« *Art. R. 665-40*. – L'autorité mentionnée à l'article L. 665-5 est le ministre de la santé.

« *Art. R. 665-41*. – Les décisions prises en application des dispositions du présent livre et refusant ou restreignant la mise sur le marché ou la mise en service d'un dispositif médical, ou la conduite d'investigations cliniques relatives à un tel dispositif, doivent comporter une motivation précise ainsi que la mention des voies et délais de recours.

« Les décisions mentionnées au premier alinéa ne peuvent intervenir qu'après que le fabricant ou son mandataire établi dans un Etat membre de l'Union européenne ou partie à l'accord sur l'Espace économique européen a été appelé à formuler ses observations. Toutefois, en cas d'urgence, des mesures provisoires peuvent être ordonnées sans que cette formalité ait été observée.

« *Art. R. 665-42*. – Les documents mentionnés à l'article R. 665-15 doivent être présentés par le fabricant, l'importateur ou le responsable de la mise sur le marché sur demande des agents mentionnés à l'article L. 658-9.

« *Art. R. 665-43*. – Sans préjudice de l'application des sanctions pénales et des mesures administratives prévues au livre II du code de la consommation, seront punies des peines d'amendes prévues pour les contraventions de la 5ᵉ classe les personnes physiques ou morales :

« 1° Qui auront mis sur le marché un dispositif médical non revêtu du marquage CE dans les cas où l'apposition de ce marquage est requise ;

« 2° Qui ne seront pas en mesure de présenter, dans un délai de quinze jours, les documents justifiant qu'elles ont accompli les procédures de certification de conformité prévues par les dispositions du présent livre qui leur sont applicables ;

« 3° Qui auront mis sur le marché un dispositif médical manifestement non conforme aux exigences essentielles de sécurité mentionnées à l'article R. 665-12 qui leur sont applicables ;

« 4° Qui, lors de foires, d'expositions ou de démonstrations, auront présenté des dispositifs médicaux non conformes aux dispositions du présent livre sans se conformer aux prescriptions de l'article R. 665-9.

« En cas de récidive, la peine d'amende prévue pour la récidive des contraventions de la 5ᵉ classe est applicable.

Chapitre II - Dispositions particulières relatives aux systèmes et aux éléments destinés à être assemblés en vue de constituer un dispositif médical

« *Art. R. 665-44*. – Toute personne physique ou morale qui assemble des dispositions portant le marquage CE, conformément à leur destination et dans les limites d'utilisation prévues par leurs fabricants, afin de les mettre sur le marché sous la forme d'un système ou d'un nécessaire doit établir une déclaration par laquelle elle certifie :

« 1° Avoir vérifié la compatibilité réciproque des dispositifs conformément aux instructions des fabricants et les avoir assemblés en suivant ces instructions ;

« 2° Avoir effectué l'emballage du système ou du nécessaire et fourni aux utilisateurs des informations reprenant les instructions pertinentes des fabricants ;

« 3° Avoir réalisé l'ensemble de ces opérations selon des méthodes appropriées.

« Cette déclaration doit être tenue à la disposition de l'administration pendant une période de cinq ans.

« *Art. R. 665-45*. – Si un système ou un nécessaire ne remplit pas les conditions énoncées à l'article R. 665-44, et notamment s'il contient des dispositifs non revêtus du marquage CE ou si la compatibilité des dispositifs assemblés ne ressort pas des instructions de leurs fabricants, il est considéré comme un dispositif à part entière soumis aux procédures visées à l'article R. 665-14.

« *Art. R. 665-46*. – Les systèmes et nécessaires doivent être accompagnés des informations mentionnées au point 13 de l'annexe I du présent livre, reprenant, le cas échéant, les informations fournies par les fabricants des dispositifs qu ont été assemblés.

« Ils n'ont pas à être revêtus d'un marquage CE additionnel.

« *Art. R. 665-47*. – Les formalités d'enregistrement des fabricants prévues par l'article R. 665-36 s'appliquent dans les mêmes conditions aux personnes qui mettent sur le marché sur le territoire des Etats membres de l'Union européenne ou parties à l'accord sur l'Espace économique européen des systèmes et nécessaires après les avoir assemblés dans les conditions prévues au présent chapitre. »

Art. 2. – En application de l'article L. 665-2 du code de la santé publique, les dispositifs médicaux autres que les dispositifs implantables actifs pourront, jusqu'au 13 juin 1998, être mis sur le marché, au choix du fabricant, soit dans les conditions prévues par le livre V *bis* du code de la santé publique, soit dans les conditions prévues par la réglementation applicable au 31 décembre 1994.

Les organismes habilités chargés de mettre en œuvre les procédures prévues par le livre V *bis* du code de la santé publique tiennent compte des résultats de tout essai ou vérification effectué en application de l'article R. 5277 du même code ou de toute autre réglementation applicable au dispositif médical dont l'évaluation leur est confiée.

Art. 3. – Le décret n° 85-1396 du 26 décembre 1985 réglementant la catégorie d'instruments de mesure des thermomètres médicaux à mercure, modifié par le décret n° 89-818 du 2 novembre 1989, est abrogé. Toutefois, jusqu'au 30 juin 2004, les thermomètres médicaux à mercure destinés à mesurer la température interne de l'homme, dont le modèle a été approuvé avant le 1ᵉʳ janvier 1995 en application de ce décret, peuvent être soumis à la vérification primitive qu'il prévoit et, s'ils y satisfont, être mis sur le marché sans avoir fait l'objet des procédures prévues par le livre V *bis* du code de la santé publique.

Dans l'annexe du décret n° 88-682 du 6 mai 1988 relatif au contrôle des instruments de mesure, les mots : « thermomètres médicaux » sont remplacés par les mots :

« thermomètres destinés à mesurer la température interne des animaux ». Toutefois, jusqu'au 13 juin 1998, les thermomètres médicaux électriques avec dispositif à maximum destinés à mesurer la température interne de l'homme, dont le modèle a été approuvé avant le 1er janvier 1995 conformément aux dispositions de ce décret et de l'arrêté du 8 juin 1990 pris pour son application, peuvent être soumis à la vérification primitive prévue par ces textes et, s'ils y satisfont, être mis sur le marché sans avoir fait l'objet des procédures prévues par le livre V bis du code de la santé publique. En outre, les nouveaux modèles proches d'un modèle approuvé avant le 1er janvier 1995 pourront, jusqu'au 13 juin 1998, faire l'objet d'une décision d'approbation de modèle.

Art. 4. — Il est inséré dans le code de la santé publique, après l'article R. 5277, un article R. 5277-1 ainsi rédigé :

« *Art. R. 5277-1*. — Lorsque la demande d'homologation concerne un produit ou un appareil légalement commercialisé dans l'un des Etats membres de l'Union européenne ou parties à l'accord sur l'Espace économique européen, la Commission nationale d'homologation ne peut exiger que soient effectués à nouveau des essais réalisés dans l'un de ces Etats s'ils ont été conduits par un organisme ou un laboratoire agréé par elle et s'il apparaît au vu du dossier présenté par le fabricant qu'ils ont eu pour objet de vérifier que le produit ou l'appareil remplissait tout ou partie des conditions auxquelles l'article L. 665-1 subordonne l'homologation. La commission peut toutefois, par une décision motivée, refuser de tenir compte d'essais qui n'auraient pas été conduits selon des protocoles et des règles techniques équivalant à ceux qui sont en usage en France. »

Art. 5. — Les produits et appareils présents sur le marché à la date d'effet de l'arrêté qui a inclus la catégorie dont ils relèvent dans la liste prévue par l'article R. 5274 du code de la santé publique peuvent être commercialisés sans avoir fait l'objet ni de l'homologation prévue par l'article L. 665-1 de ce code ni de la certification de conformité prévue par l'article L. 665-4 du même code jusqu'à l'expiration d'un délai de six mois à compter de la publication du présent décret ou, si une demande d'homologation est présentée dans ce délai, jusqu'à ce qu'il ait été statué sur cette demande. Toutefois, cette possibilité n'est pas ouverte si le produit ou l'appareil a fait l'objet d'un refus d'homologation.

Art. 6. — Le ministre d'Etat, ministre des affaires sociales, de la santé et de la ville, le ministre d'Etat, garde des sceaux, ministre de la justice, le ministre de l'économie, le ministre de l'industrie, des postes et télécommunications et du commerce extérieur, le ministre du budget et le ministre délégué à la santé, porte-parole du Gouvernement, sont chargés, chacun en ce qui le concerne, de l'exécution du présent décret, qui sera publié au Journal officiel de la République française.

Fait à Paris, le 16 mars 1995.

EDOUARD BALLADUR

Par le Premier ministre :

*Le ministre d'Etat, ministre des affaires sociales,
de la santé et de la ville,*
SIMONE VEIL

*Le ministre d'Etat, garde des sceaux,
ministre de la justice,*
PIERRE MÉHAIGNERSE

Le ministre de l'économie,
EDMOND ALPHANDÉRY

*Le ministre de l'industrie, des postes
et télécommunications et du commerce extérieur,*
JOSÉ ROSSI

Le ministre du budget,
NICOLAS SARKOZY

*Le ministre délégué à la santé,
porte-parole du Gouvernement,*
PHILIPPE DOUSTE-BLAZY

ANNEXE I - EXICENCES ESSENTIELLES DE SANTÉ ET DE SÉCURITÉ APPLICABLES AUX DISPOSITIFS MEDICAUX

A - Dispositifs médicaux autres que les dispositifs implantables actifs

I - *Exigences générales*

1. Les dispositifs doivent être conçus et fabriqués de telle manière que leur utilisation ne compromette pas l'état clinique et la sécurité des patients ni la sécurité et la santé des utilisateurs ou d'autres personnes lorsqu'ils sont utilisés dans les conditions et aux fins prévues. Les risques éventuels liés à leur utilisation doivent constituer des risques acceptables au regard du bienfait apporté au patient et compatibles avec un niveau élevé de protection de la santé et de la sécurité.
2. Les solutions choisies par le fabricant dans la conception et la construction des dispositifs doivent être conformes aux principes d'intégration de la sécurité, compte tenu de l'état de la technique généralement reconnu.

    Pour retenir les solutions les mieux appropriées, le fabricant doit appliquer les principes suivants dans l'ordre indiqué :
    – éliminer ou réduire autant que possible les risques (sécurité inhérente à la conception et à la fabrication) ;
    – le cas échéant, prendre les mesures de protection appropriées, y compris des dispositifs d'alarme au besoin, pour les risques qui ne peuvent être éliminés ;
    – informer les utilisateurs des risques résiduels dus à l'insuffisance des mesures de protection adoptées.
3. Les dispositifs doivent atteindre les performances qui leur sont assignées par le fabricant et être conçus, fabriqués et conditionnés de manière à être aptes à remplir une ou plusieurs des fonctions visées à l'article R. 665-1 du code de la santé publique, telles que spécifiées par le fabricant.
4. Les caractéristiques et leurs performances visées aux points 1, 2 et 3 ne doivent pas être altérées au point de compromettre l'état clinique et la sécurité des patients et, le cas échéant, d'autres personnes pendant la durée de vie des dispositifs prévue par les indications

du fabricant lorsque les dispositifs sont soumis aux contraintes pouvant survenir dans les conditions normales d'utilisation.
5. Les dispositifs doivent être conçus, fabriqués et conditionnés de façon que leurs caractéristiques et leurs performances en vue de leur utilisation prévue ne soient pas altérées au cours du stockage et du transport effectué conformément aux instructions et aux informations fournies par le fabricant.
6. Tout effet secondaire et indésirable doit constituer un risque acceptable au regard des performances du dispositif.

II - *Exigences relatives à la conception et à la construction*

7. Propriétés chimiques, physiques et biologiques.
7.1. Les dispositifs doivent être conçus et fabriqués de façon à assurer les caractéristiques et les performances visées au chapitre des Exigences générales. Une attention particulière doit être apportée :
  Pour les dispositifs médicaux, en général :
  – au choix des matériaux utilisés, notamment en ce qui concerne la toxicité et, le cas échéant, l'inflammabilité ;
  – à la compatibilité réciproque entre les matériaux utilisés et les tissus, cellules et liquides corporels, compte tenu de la destination du dispositif.
7.2. Les dispositifs doivent être conçus, fabriqués et conditionnés de manière à minimiser le risque que présentent les contaminants et les résidus pour le personnel participant au transport, au stockage et à l'utilisation ainsi que pour les patients, conformément à la destination du produit. Une attention particulière doit être donnée aux tissus exposés ainsi qu'à la durée et à la fréquence d'exposition.
7.3. Les dispositifs doivent être conçus et fabriqués de manière à pouvoir être utilisés en toute sécurité avec les matériaux, substances et gaz avec lesquels ils entrent en contact au cours de leur utilisation normale ou de procédures de routine, si les dispositifs sont destinés à administrer des médicaments, ils doivent être conçus et fabriqués de manière à être compatibles avec les médicaments concernés, conformément aux dispositions et restrictions applicables de ceux-ci et de manière que leurs performances soient maintenues conformes à leur destination.
7.4. Lorsqu'un dispositif incorpore, comme partie intégrante, une substance qui, si elle est utilisée séparément, est susceptible d'être considérée comme un médicament au sens de l'article L. 511 du code de la santé publique et qui peut agir sur le corps humain par une action accessoire à celle du dispositif, la sécurité, la qualité et l'utilité de cette substance doivent être vérifiées, en tenant compte de la destination du dispositif, par analogie avec les méthodes appropriées fixées par les articles R. 5117 à R. 5127 du code de la santé publique ;
7.5. Les dispositifs doivent être conçus et fabriqués de manière à réduire au minimum les risques découlant des substances dégagées par le dispositif ;
7.6. Les dispositifs doivent être conçus et fabriqués de manière à minimiser autant que possible les risques dus à la pénétration non intentionnelle de substances dans le dispositif, en tenant compte de la nature du dispositif et du milieu dans lequel il est destiné à être utilisé.
8. Infection et contamination microbienne :
8.1. Les dispositifs et leurs procédés de fabrication doivent être conçus de manière à éliminer ou réduire autant que possible le risque d'infection pour le patient, l'utilisateur et les tiers. La conception doit permettre une manipulation facile et, si nécessaire, minimiser la contamination du dispositif par le patient ou inversement au cours de l'utilisation.
8.2. Les tissus d'origine animale doivent provenir d'animaux qui ont été soumis à des contrôles vétérinaires et à des mesures de surveillance adaptées à l'utilisation à laquelle les tissus sont destinés.
  Les organismes habilités conservent les informations relatives à l'origine géographique des animaux.
  La transformation, la conservation, la manipulation des tissus, des cellules et des substances d'origine animale et les essais auxquels ils sont soumis doivent se faire dans des conditions optimales de sécurité. En particulier, la sécurité en ce qui concerne les virus et autres agents transmissibles doit être assurée par la mise en œuvre de méthodes validées d'élimination ou d'inactivation des virus au cours du processus de fabrication ;
8.3. Les dispositifs qui sont livrés en état stérile doivent être conçus, fabriqués et conditionnés dans un emballage non réutilisable et/ou selon des procédures appropriées de façon qu'ils soient stériles lors de leur mise sur le marché et qu'ils le demeurent, dans les conditions prévues de stockage et de transport, jusqu'à ce que la protection assurant la stérilisation soit endommagée ou ouverte ;
8.4. Les dispositifs qui sont livrés en état stérile doivent avoir été fabriqués et stérilisés selon une méthode appropriée et validée ;
8.5. Les dispositifs destinés à être stérilisés doivent être fabriqués dans des conditions qui assurent les contrôles appropriés (par exemple, contrôle de l'environnement) ;
8.6. Les systèmes d'emballage destinés aux dispositifs non stériles doivent être de nature à protéger le produit de toute détérioration et à le maintenir au niveau de propreté prévu et, s'ils sont destinés à être stérilisés avant leur utilisation, à minimiser le risque de contamination microbienne ; le système d'emballage doit être approprié compte tenu de la méthode de la stérilisation indiquée par le fabricant ;
8.7. L'emballage et/ou l'étiquetage du dispositif doivent permettre de distinguer les produits identiques ou similaires vendus à la fois sous forme stérile et non stérile.
9. Propriétés relatives à la fabrication et à l'environnement :
9.1. Lorsque le dispositif est destiné à être utilisé en combinaison avec d'autres dispositifs ou équipements, l'ensemble de la combinaison, y compris le système de raccordement, doit être sûr et ne pas porter atteinte aux performances prévues des dispositifs. Toute restriction d'utilisation doit figurer sur l'étiquetage ou dans la notice d'instructions ;
9.2. Les dispositifs doivent être conçus et fabriqués de

manière à éliminer ou à réduire dans toute la mesure du possible :

– les risques de lésions liés à leurs caractéristiques physiques, y compris le rapport volume/pression, les dimensions et, le cas échéant, les caractéristiques ergonomiques ;

– les risques liés à des conditions d'environnement raisonnablement prévisibles, telles que les champs magnétiques, les influences électriques externes, les décharges électrostatiques, la pression, la température ou les variations de pression et d'accélération ;

– les risques d'interférences réciproques avec d'autres dispositifs, normalement utilisés lors des investigations ou pour le traitement administré ;

– les risques découlant du vieillissement des matériaux utilisés ou de la diminution de la précision d'un mécanisme de mesure ou de contrôle, lorsqu'un entretien ou un étalonnage n'est pas possible (par exemple, pour les dispositifs implantables) ;

9.3. Les dispositifs doivent être conçus et fabriqués de façon à réduire à un minimum les risques d'incendie ou d'explosion en cas d'utilisation normale et en condition de premier défaut. Une attention particulière devra être apportée aux dispositifs dont la destination comporte l'exposition à des substances inflammables susceptibles de favoriser la combustion.

10. Dispositifs ayant une fonction de mesurage :

10.1. Les dispositifs ayant une fonction de mesurage doivent être conçus et fabriqués de manière à fournir une exactitude et une constance de mesurage suffisantes, dans des limites d'exactitude appropriées compte tenu de leur destination. Les limites d'exactitude sont indiquées par le fabricant ;

10.2. L'échelle de mesure, de contrôle et d'affichage doit être conçue suivant des principes ergonomiques, compte tenu de la destination du dispositif ;

10.3. Les mesures effectuées par les dispositifs ayant une fonction de mesurage doivent être exprimées en unités légales en conformité avec les dispositions du décret n° 61-501 du 3 mai 1961 modifié relatif aux unités de mesure et au contrôle des instruments de mesure.

11. Protection contre les rayonnements :

11.1. Généralités :

11.1.1. Les dispositifs sont conçus et fabriqués de façon à réduire l'exposition des patients, utilisateurs et autres personnes aux émissions de rayonnements au minimum compatibles avec le but recherché, sans toutefois restreindre l'application des doses indiquées comme appropriées pour les buts thérapeutiques ou diagnostiques ;

11.2. Rayonnements intentionnels :

11.2.1. Lorsque des dispositifs sont conçus pour émettre des doses dangereuses de rayonnements dans un but médical précis qui présente des avantages supérieurs aux risques inhérents à l'émission, l'utilisateur doit pouvoir contrôler les émissions. Ces dispositifs sont conçus et fabriqués de façon à assurer que les paramètres variables pertinents sont reproductibles et assortis d'une marge de tolérance ;

11.2.2. Lorsque des dispositifs sont destinés à émettre des rayonnements potentiellement dangereux, visibles ou invisibles, ils doivent être équipés, dans la mesure du possible, d'indicateurs visuels et/ou sonores signalant les émissions de rayonnements ;

11.3. Rayonnements non intentionnels :

11.3.1. Les dispositifs sont conçus et fabriqués de façon à réduire autant que possible l'exposition des patients, utilisateurs et autres personnes à l'émission de rayonnements non intentionnels, parasites ou diffus ;

11.4. Instructions d'utilisation :

11.4.1. Les instructions d'utilisation des dispositifs émettant des rayonnements doivent comporter des informations détaillées sur la nature des rayonnements émis, les moyens de protéger le patient et l'utilisateur et sur les façons d'éviter les fausses manœuvres et d'éliminer les risques inhérents à l'installation.

11.5. Rayonnements ionisants :

11.5.1. Les dispositifs destinés à émettre des rayonnements ionisants doivent être conçus et fabriqués de façon à assurer que, dans la mesure du possible, la quantité, la géométrie et la qualité des rayonnements émis puissent être réglées et contrôlées en fonction du but prévu ;

11.5.2. Les dispositifs émettant des rayonnements ionisants destinés au radiodiagnostic sont conçus et fabriqués de façon à atteindre une qualité d'image et/ou de résultat convenant au but médical prévu tout en réduisant au minimum l'exposition du patient et de l'utilisateur aux rayonnements ;

11.5.3. Les dispositifs émettant des rayonnements ionisants destinés à la radiothérapie doivent être conçus et fabriqués de façon à permettre une surveillance et un contrôle fiables de la dose administrée, du type et de l'énergie du faisceau et, le cas échéant, de la qualité des rayonnements.

12. Exigences pour les dispositifs médicaux raccordés à une source d'énergie ou équipés d'une telle source :

12.1. Les dispositifs comportant des systèmes électroniques programmables doivent être conçus de façon à assurer la répétabilité, la fiabilité et les performances de ces systèmes conformément à l'utilisation prévue. Dans l'éventualité où le système se trouve en condition de premier défaut, il convient de prévoir les moyens nécessaires pour supprimer ou réduire autant que possible les risques pouvant en découler ;

12.2. Les dispositifs incorporant une source d'énergie interne dont dépend la sécurité des patients doivent être munis d'un moyen permettant de déterminer l'état de cette source ;

12.3. Les dispositifs raccordés à une source d'énergie externe dont dépend la sécurité des patients doivent comporter un système d'alarme signalant toute défaillance de cette source ;

12.4. Les dispositifs destinés à surveiller un ou plusieurs paramètres cliniques d'un patient doivent être munis de systèmes d'alarme appropriés permettant de prévenir l'utilisateur des situations pouvant entraîner la mort du patient ou une dégradation grave de son état de santé ;

12.5. Les dispositifs doivent être conçus et fabriqués de façon à réduire à un minimum les risques de création de champs électromagnétiques susceptibles d'affecter le fonctionnement d'autres dispositifs ou équipements placés dans l'environnement habituel ;

12.6. Protection contre les risques électriques :

Les dispositifs doivent être conçus et fabriqués de

façon à éviter, dans toute la mesure du possible, les risques de chocs électriques accidentels dans des conditions normales d'utilisation et en condition de premier défaut, lorsque les dispositifs sont correctement installés ;

12.7. Protection contre les risques mécaniques et thermiques :

12.7.1. Les dispositifs doivent être conçus et fabriqués de façon à protéger le patient et l'utilisateur des risques mécaniques liés, par exemple, à la résistance, à la stabilité et aux pièces mobiles ;

12.7.2. Les dispositifs doivent être conçus et fabriqués de façon que les risques résultant des vibrations produites par les dispositifs soient réduits au niveau le plus bas possible, compte tenu du progrès technique et des moyens disponibles pour réduire les vibrations, notamment à la source, sauf si les vibrations font partie des performances prévues ;

12.7.3. Les dispositifs doivent être conçus et fabriqués de façon que les risques résultant des émissions sonores soient réduits au niveau le plus bas possible, compte tenu du progrès technique et des moyens disponibles pour réduire le bruit, notamment à la source, sauf si les émissions sonores font partie des performances prévues ;

12.7.4. Les terminaux et les dispositifs de connexion à des sources d'énergie électrique, gazeuse, hydraulique ou pneumatique qui doivent être manipulés par l'utilisateur, doivent être conçus et fabriqués de façon à réduire à un minimum tout risque possible ;

12.7.5. Les parties accessibles des dispositifs (à l'exclusion des parties ou des zones destinées à fournir de la chaleur ou d'atteindre des températures données) et leur environnement ne doivent pas atteindre des températures susceptibles de présenter un danger dans des conditions normales d'utilisation ;

12.8. Protection contre les risques que peut présenter pour le patient la fourniture d'énergie ou l'administration de substances :

12.8.1. Les dispositifs destinés à fournir de l'énergie ou administrer des substances au patient doivent être conçus et fabriqués de façon que le débit puisse être réglé et maintenu avec une précision suffisante pour garantir la sécurité du patient et de l'utilisateur ;

12.8.2. Les dispositifs doivent être dotés de moyens permettant d'empêcher et/ou de signaler toute anomalie du débit susceptible de présenter un danger.

Les dispositifs doivent être munis de systèmes appropriés permettant d'éviter, autant que possible, le dégagement accidentel à des niveaux dangereux d'énergie provenant d'une source d'énergie et/ou des substances ;

12.9. La fonction des commandes et des indicateurs doit être clairement indiquée sur les dispositifs.

Lorsqu'un dispositif, ou un de ses accessoires, porte des instructions nécessaires à son fonctionnement ou indique des paramètres de fonctionnement ou de réglage à l'aide d'un système de visualisation, ces informations doivent pouvoir être comprises par l'utilisateur et, le cas échéant, par le patient.

13. Informations fournies par le fabricant :

13.1. Chaque dispositif doit être accompagné des informations nécessaires pour pouvoir être utilisé en toute sécurité et permettre d'identifier le fabricant, en tenant compte de la formation et des connaissances des utilisateurs potentiels ;

Ces informations sont constituées des indications figurant sur l'étiquetage et des renseignements figurant dans la notice d'instruction ;

Dans la mesure où cela est possible et approprié, les informations nécessaires pour utiliser le dispositif en toute sécurité doivent figurer sur le dispositif lui-même et/ou sur l'emballage de chaque unité ou, le cas échéant, sur l'emballage commercial. S'il n'est pas possible d'emballer séparément chaque unité, les informations doivent figurer sur une notice accompagnant un ou plusieurs dispositifs ;

L'emballage de chaque dispositif doit contenir une notice d'instruction. Une exception est faite pour les dispositifs des classes I et II a, s'ils peuvent être utilisés en toute sécurité sans l'aide de telles instructions ;

13.2. Ces informations peuvent, le cas échéant, prendre la forme de symboles. Tout symbole ou toute couleur d'identification doit être conforme aux normes dont les références ont été publiées au Journal officiel de la République française, transposant les normes européennes harmonisées. Dans les domaines où il n'existe aucune norme, les symboles et couleurs doivent être décrits dans la documentation fournie avec le dispositif ;

13.3. L'étiquetage doit comporter les indications suivantes :

$a)$ Le nom ou la raison sociale et l'adresse du fabricant. Pour les dispositifs importés d'un Etat qui n'est ni membre de l'Union européenne ni partie à l'accord sur l'Espace économique européen, l'étiquetage, le conditionnement extérieur ou la notice d'utilisation contiennent en outre le nom et l'adresse de la personne responsable visée à l'article R. 665-36 du code de la santé publique ou du mandataire du fabricant établi dans un des Etats membres de l'Union européenne ou parties à l'accord sur l'Espace économique européen ou de l'importateur établi dans l'un de ces Etats, selon le cas ;

$b)$ Les indications strictement nécessaires à l'utilisateur pour identifier le dispositif et le contenu de l'emballage ;

$c)$ Le cas échéant, la mention « stérile » ;

$d)$ Le cas échéant, le code du lot, précédé par la mention « lot », ou le numéro de série ;

$e)$ Le cas échéant, la date jusqu'à laquelle le dispositif devrait être utilisé, en toute sécurité exprimée par l'année et le mois ;

$f)$ Le cas échéant, une indication précisant que le dispositif est destiné à un usage unique ;

$g)$ S'il s'agit d'un dispositif sur mesure, la mention « dispositif sur mesure » ;

$h)$ S'il s'agit d'un dispositif destiné à des investigations cliniques, la mention « exclusivement pour investigations cliniques » ;

$i)$ Les conditions particulières de stockage et/ou de manutention ;

$j)$ Les instructions particulières d'utilisation ;

$k)$ Les mises en garde et/ou les précautions à prendre ;

$l)$ L'année et le mois de fabrication pour les dispositifs actifs autres que ceux couverts par le point e.

Cette indication peut être incluse dans le numéro du lot ou de série ;

m) Le cas échéant, la méthode de stérilisation ;

13.4. Si la destination du dispositif n'est pas évidente pour l'utilisateur, le fabricant doit la mentionner clairement sur l'étiquetage et dans la notice d'instruction ;

13.5. Dans la mesure où cela est raisonnablement possible, les dispositifs et les composants détachables doivent être identifiés, le cas échéant en termes de lots, de façon à permettre toute action appropriée destinée à détecter un risque potentiel lié aux dispositifs et aux composants détachables ;

13.6. Les instructions d'utilisation doivent comprendre, le cas échéant, les indications suivantes :

a) Les indications visées au point 13.3, à l'exception de celles figurant aux points *d* et *e* ;

b) Les performances visées au point 3, ainsi que tout effet secondaire indésirable ;

c) Si le dispositif doit être installé avec d'autres dispositifs ou équipements médicaux ou raccordé à ceux-ci pour fonctionner conformément à sa destination, des indications suffisantes sur ses caractéristiques pour identifier les dispositifs ou équipements corrects qui doivent être utilisés afin d'obtenir une combinaison sûre ;

d) Toutes les informations nécessaires pour vérifier si le dispositif est bien installé et peut fonctionner correctement et en toute sécurité, ainsi que les indications concernant la nature et la fréquence des opérations d'entretien et d'étalonnage nécessaires pour assurer en permanence le bon fonctionnement et la sécurité des dispositifs ;

e) Le cas échéant, les informations permettant d'éviter certains risques liés à l'implantation du dispositif ;

f) Les informations relatives aux risques d'interférence réciproques liés à la présence du dispositif lors d'investigations ou de traitements spécifiques ;

g) Les instructions nécessaires en cas d'endommagement de l'emballage assurant la stérilité et, le cas échéant, l'indication des méthodes appropriées de restérilisation ;

h) Si le dispositif est destiné à être réutilisé, les informations relatives aux procédés appropriés pour pouvoir le réutiliser, y compris le nettoyage la désinfection le conditionnement et, le cas échéant, la méthode de stérilisation si le dispositif doit être restérilisé ainsi que toute restriction sur le nombre possible de réutilisations (après vérification des performances et aptitudes au réemploi).

Lorsque les dispositifs fournis doivent être stérilisés avant utilisation, les instructions de nettoyage et de stérilisation sont. telles que, si elles sont correctement suivies, le dispositif satisfait encore aux exigences de la section 1 ;

i) Les indications concernant tout traitement ou manipulation supplémentaire nécessaire avant que le dispositif puisse être utilisé (par exemple, stérilisation, assemblage final, etc.) ;

j) Dans le cas des dispositifs emettant des rayonnements dans un but médical, des indications sur la nature, le type, l'intensité et la répartition de ce rayonnement.

La notice d'instructions doit en outre comporter des informations permettant au personnel médical de renseigner le patient sur les contre-indications et les précautions à prendre. Ces informations comprennent notamment.

k) Les précautions à prendre en cas de changement de performances du dispositif ;

l) Les précautions à prendre en ce qui concerne l'exposition dans des conditions d'environnement raisonnablement prévisibles à des champs magnétiques, à des influences électriques externes, à des décharges électrostatiques, à la pression ou à des variations de pression, à l'accélération, à des sources thermiques d'ignition, etc. ;

m) Des informations suffisantes sur le (ou les) médicament(s) que le dispositif en question est destiné à administrer, y compris toute restriction dans le choix des substances à administrer ;

n) Les précautions à prendre contre tout risque spécial ou inhabituel lié à l'élimination du dispositif et les procédures d'élimination ou de destruction de ces dispositifs ;

o) Les médicaments incorporés au dispositif comme partie intégrante de celui-ci, conformément au point 7.4 ;

p) Le degré de précision indiqué pour les dispositifs de mesurage ;

q) Lors de sa mise sur le marché, chaque dispositif doit être accompagné d'une notice d'instructions comprenant les éléments suivants :

– l'année d'imposition du marquage CE ;

– les informations nécessaires permettant au médecin de sélectionner le dispositif adéquat ainsi que le logiciel et les accessoires adaptés ;

– les informations permettant de définir la durée de vie de la source d'énergie pour les dispositifs concernés.

14. Lorsque la conformité aux exigences essentielles doit être fondée sur des données cliniques, comme à la section 1, point 6, de la présente annexe, ces données doivent être établies conformément à l'annexe X.

B - Dispositifs médicaux implantables actifs

I - Exigences générales

1. Les dispositifs doivent être conçus et fabriqués de telle manière que leur utilisation ne compromette pas l'état clinique ni la sécurité des patients lorsqu'ils sont implantés dans les conditions et aux fins prévues. Ils ne doivent pas présenter de risques pour les personnes qui les implantent ni, le cas échéant, pour des tiers.

2. Les dispositifs doivent atteindre les performances qui leur sont assignées par le fabricant et être conçus et fabriqués de telle manière qu'ils soient aptes à remplir une ou plusieurs des fonctions visées à l'article R. 665-1 telles que spécifiées par le fabricant.

3. Les caractéristiques et les performances visées aux points 1 et 2 ne doivent pas être altérées au point de compromettre l'état clinique et la sécurité des patients et, le cas échéant, des tiers pendant la durée de vie des dispositifs prévue par le fabricant lorsque ces derniers

sont soumis aux contraintes pouvant survenir dans les conditions normales d'utilisation.
4. Les dispositifs doivent être conçus, fabriqués et conditionnés de façon que leurs caractéristiques et leurs performances ne soient pas altérées dans les conditions de stockage et de transport pré vues par le fabricant (température, humidité, etc.).
5. D'éventuels effets secondaires et indésirables doivent constituer des risques acceptables au regard des performances assignées.

II - Exigences relatives à la conception et à la construction

6. Les solutions choisies par le fabricant dans la conception et la construction des dispositifs doivent être conformes aux principes d'intégration de la sécurité en tenant compte de l'état de la technique généralement reconnu.
7. Les dispositifs implantables doivent être conçus, fabriqués et conditionnés dans des emballages non réutilisables selon des procédures appropriées de façon qu'ils soient stériles lors de leur mise sur le marché et qu'ils le demeurent, dans les conditions de stockage et de transport prévues par le fabricant, jusqu'à l'ouverture de l'emballage, en vue de leur implantation.
8. Les dispositifs doivent être conçus et fabriqués de manière à éliminer ou à minimiser dans toute la mesure possible :
   – les risques de lésions liés à leurs caractéristiques physiques, y compris dimensionnelles ;
   – les risques liés à l'utilisation des sources d'énergie en portant dans le cas de l'utilisation de l'électricité, une attention particulière notamment à l'isolation, aux courants de fuite et à l'échauffement des dispositifs ;
   – les risques liés à des conditions d'environnement raisonnablement prévisibles, notamment ceux liés aux champs magnétiques, aux influences électriques externes, aux décharges électrostatiques, à la pression ou aux variations de pression, à l'accélération ;
   – les risques liés à des interventions médicales, notamment ceux résultant de l'utilisation des défibrillateurs ou des équipements chirurgicaux à haute fréquence ;
   – les risques liés aux rayonnements ionisants provenant des substances radioactives faisant partie du dispositif, dans le respect des exigences de protection énoncées dans le décret n° 66-450 du 20 juin 1966 modifié relatif aux principes généraux de protection contre les rayonnements ionisants et le décret n° 86-1103 du 2 octobre 1986 modifié relatif à la protection des travailleurs contre les dangers des rayonnements ionisants ;
   – les risques pouvant survenir pour autant que l'entretien ou l'étalonnage ne soient pas possibles, et liés notamment :
   – à une augmentation excessive des courants de fuite ;
   – au vieillissement des matériaux utilisés ;
   – à un accroissement excessif de la chaleur engendrée par le dispositif ;
   – à une détérioration de la précision d'un quelconque mécanisme de mesure ou de contrôle.

9. Les dispositifs doivent être conçus et fabriqués de façon à assurer les caractéristiques et les performances visées au titre Ier Exigences générales en apportant une attention particulière :
   – au choix des matériaux utilisés, notamment en ce qui concerne les aspects de la toxicité ;
   – à la compatibilité réciproque entre les matériaux utilisés et les tissus, les cellules et les liquides corporels compte tenu de l'utilisation prévue du dispositif ;
   – à la compatibilité des dispositifs avec les substances qu'ils sont destinés à administrer
   – à la qualité des connexions, en particulier au plan de la sécurité ;
   – à la fiabilité de la source d'énergie ;
   – le cas échéant, à une étanchéité appropriée ;
   – au bon fonctionnement des systèmes de commandes, de programmation et de contrôle, y compris le logiciel.
10. Lorsqu'un dispositif incorpore comme partie intégrante une substance qui, si elle est utilisée séparément, est susceptible d'être considérée comme un médicament selon la définition figurant à l'article L. 511 du code de la santé publique et dont l'action en combinaison avec le dispositif peut aboutir à sa biodisponibilité, la sécurité, la qualité et l'utilité de cette substance, en tenant compte de la destination du dispositif, doivent être vérifiées par analogie avec les méthodes appropriées prévues par les articles R. 5117 à R. 5127 du code de la santé publique.
11. Les dispositifs et, le cas échéant, les composants doivent être identifiés de façon à rendre possible toute action appropriée s'avérant nécessaire par suite de la découverte d'un risque potentiel lié aux dispositifs et aux composants.
12. Les dispositifs doivent comporter un code permettant l'identification univoque du dispositif (notamment le type de dispositif et l'année de fabrication) et du fabricant ; ce code doit pouvoir être détecté, le cas échéant, sans devoir recourir à une intervention chirurgicale.
13. Lorsqu'un dispositif ou ses accessoires portent des instructions nécessaires pour le fonctionnement du dispositif ou indiquent des paramètres de fonctionnement ou de réglage à l'aide d'un système de visualisation, ces informations doivent pouvoir être compréhensibles par l'utilisateur et, le cas échéant, par le patient.
14. Chaque dispositif doit porter de manière lisible et indélébile, le cas échéant par des symboles généralement reconnus, les indications suivantes :
14.1. Sur l'emballage assurant la stérilité :
   – la méthode de stérilisation ;
   – l'indication permettant de reconnaître cet emballage ;
   – le nom et l'adresse du fabricant ;
   – la désignation du dispositif ;
   – s'il s'agit d'un dispositif destiné à des investigations cliniques, la mention : « exclusivement pour les investigations cliniques » ;
   – s'il s'agit d'un dispositif sur mesure, la mention : « dispositif sur mesure » ;
   – l'indication que le dispositif implantable est en état stérile ;

– l'indication du mois et de l'année de fabrication ;
– l'indication de la date limite d'implantation du dispositif en toute sécurité ;

14.2. Sur l'emballage commercial :
– le nom et l'adresse du fabricant ;
– la désignation du dispositif
– la destination du dispositif ;
– les caractéristiques pertinentes pour son utilisation ;
– s'il s'agit d'un dispositif destiné à des investigations cliniques, la mention : « exclusivement pour des investigations cliniques » ;
– s'il s'agit d'un dispositif sur mesure, la mention : « dispositif sur mesure » ;
– l'indication que le dispositif implantable est en état stérile ;
– l'indication du mois et de l'année de fabrication ;
– l'indication de la date limite d'implantation du dispositif en toute sécurité ;
– les conditions de transport et de stockage du dispositif.

15. Lors de sa mise sur le marché, chaque dispositif doit être accompagné d'une notice d'instructions comprenant les éléments suivants :
– l'année d'autorisation de l'apposition du marquage CE ;
– les indications visées aux points 14.1 et 14.2, à l'exception de celles figurant aux huitième et neuvième tirets ;
– les performances visées au point 2 ainsi que les éventuels effets secondaires indésirables ;
– les informations nécessaires permettant au médecin de sélectionner le dispositif adéquat ainsi que le logiciel et les accessoires adaptés ;
– les informations constituant le mode d'emploi et permettant au médecin et, le cas échéant, au patient d'utiliser correctement le dispositif, ses accessoires et le logiciel, ainsi que les informations relatives à la nature, à la portée et aux délais des contrôles et des essais de fonctionnement et, le cas échéant, les mesures de maintenance ;
– les informations utiles à suivre, le cas échéant, pour éviter certains risques liés à l'implantation du dispositif ;
– les informations relatives aux risques d'interférence réciproques (1) liés à la présence du dispositif lors d'investigations ou de traitements spécifiques ;
– les instructions nécessaires en cas de rupture d'emballage assurant la stérilité et, le cas échéant, l'indication des méthodes appropriées de restérilisation ;
– l'avis, le cas échéant, qu'un dispositif ne peut être réutilisé que s'il a été reconditionné sous la responsabilité du fabricant pour être conforme aux exigences essentielles.

La notice d'instructions doit, en outre, comporter des indications permettant au médecin de renseigner le patient sur les contre-indications et les précautions à prendre ces indications portent notamment sur :
– les informations permettant de définir la durée de vie de la source d'énergie ;
– les précautions à prendre en cas de changements de performance du dispositif ;
– les précautions à prendre en ce qui concerne l'exposition, dans des conditions d'environnement raisonnablement prévisibles, à des champs magnétiques, aux influences électriques externes, aux décharges électrostatiques, à la pression ou aux variations de pression, à l'accélération, etc. ;
– les informations adéquates relatives aux médicaments que le dispositif en question est destiné à administrer.

16. La confirmation du respect des exigences concernant les caractéristiques et performances, visées au titre Ier Exigences générales, du dispositif dans des conditions normales d'utilisation ainsi que l'évaluation des effets secondaires ou indésirables doivent être fondées sur des données cliniques établies en conformité avec l'annexe X.

(1) On entend par « risques d'interférence réciproques » les influences négatives sur le dispositif provoquées par des instruments présents lors des investigations ou traitements et vice versa.

ANNEXE II - DÉCLARATION CE DE CONFORMITÉ (SYSTÈME COMPLET D'ASSURANCE DE QUALITÉ)

1. Le fabricant veille à l'application du système de qualité approuvé pour la conception, la fabrication et le contrôle final des produits concernés, tel qu'il est décrit point 3, et est soumis à la vérification prévue aux points 3.3 et 4 et à la surveillance CE prévue au point 5.

2. La déclaration de conformité est la procédure par laquelle le fabricant, qui remplit les obligations du point 1, assure et déclare que les produits concernés satisfont aux dispositions du livre V *bis* du code de la santé publique qui leur sont applicables.

Le fabricant appose le marquage CE conformément aux articles R. 665-33 à R. 665-35 du code de la santé publique et établit une déclaration écrite de conformité. Cette déclaration couvre un nombre donné de produits fabriqués et est conservée par le fabricant ou son mandataire établi dans l'un des Etats membres de l'Union européenne ou parties à l'accord sur l'Espace économique européen.

3. Système de qualité

3.1. Le fabricant introduit une demande d'évaluation de son système de qualité auprès d'un organisme habilité.

La demande comprend :
– le nom et l'adresse du fabricant et l'adresse de tout autre lieu de fabrication couvert par le système de qualité ;
– toutes les informations appropriées concernant les produits ou la catégorie de produits faisant l'objet de la procédure ;
– une déclaration écrite spécifiant qu'aucune demande portant sur le même système de qualité lié au produit n'a été introduite auprès d'un autre organisme habilité ;
– la documentation sur le système de qualité ;

– un engagement du fabricant de remplir les obligations découlant du système de qualité approuvé ;

– un engagement du fabricant de veiller à ce que le système de qualité approuvé demeure adéquat et efficace ;

– un engagement du fabricant de mettre en place et de tenir à jour une procédure systématique d'examen des données acquises sur les dispositifs depuis leur production, et à mettre en œuvre des moyens appropriés pour appliquer les mesures correctives nécessaires. Cet engagement comprend l'obligation pour le fabricant d'informer les autorités compétentes des incidents suivants dès qu'il en a connaissance :

i) Tout dysfonctionnement ou toute altération des caractéristiques et/ou des performances d'un dispositif ainsi que toute inadéquation dans l'étiquetage ou dans la notice d'instructions susceptibles d'entraîner ou d'avoir entraîné la mort ou une dégradation grave de l'état de santé d'un patient ou d'un utilisateur ;

ii) Toute raison d'ordre technique ou médical liée aux caractéristiques ou aux performances d'un dispositif et ayant entraîné, pour les raisons visées au point i, le rappel systématique par le fabricant des dispositifs appartenant au même type ;

3.2. L'application du système de qualité doit garantir que les produits satisfont aux dispositions du présent décret qui lui sont applicables à toutes les phases, depuis la conception jusqu'à l'inspection finale. L'ensemble des éléments, exigences et dispositions adoptés par le fabricant pour son système de qualité doivent figurer dans une documentation tenue de manière systématique et ordonnée sous la forme de politiques et de procédures écrites tels que les programmes, les plans, les manuels et les enregistrements relatifs à la qualité.

Cette documentation comprend en particulier une description adéquate :

a) Des objectifs de qualité du fabricant ;

b) De l'organisation de l'entreprise, et notamment :

– des structures organisationnelles, des responsabilités des cadres et de leur autorité organisationnelle en matière de qualité de la conception et de la fabrication des produits ;

– des méthodes permettant de contrôler le fonctionnement efficace du système de qualité, et notamment son aptitude à atteindre la qualité voulue de la conception et des produits, y compris le contrôle des produits non conformes ;

c) Des procédures permettant de contrôler et de vérifier la conception des produits, et notamment :

– une description générale du produit, y compris les variantes envisagées ;

– des spécifications de conception, y compris les normes qui seront appliquées et les résultats de l'analyse de risques ainsi que la description des solutions adoptées pour satisfaire aux exigences essentielles qui s'appliquent aux produits lorsque les normes visées à l'article R. 665-13 du code de la santé publique ne sont pas appliquées entièrement ;

– les techniques de contrôle et de vérification de la conception ainsi que les procédés et les actions systématiques qui seront mis en œuvre lors de la conception des produits ;

– si le dispositif doit être raccordé à un (d') autre(s) dispositif(s) pour pouvoir fonctionner conformément à sa destination, la preuve qu'il satisfait aux exigences essentielles lorsqu'il est raccordé à l'un quelconque de ces dispositifs ayant les caractéristiques indiquées par le fabricant ;

– une déclaration indiquant si le dispositif incorpore comme partie intégrante une substance visée à l'annexe I.A, point 7.4, et I.B, point 10, et des données relatives aux essais effectués à cet égard ;

– les données cliniques visées à l'annexe X ;

– le projet d'étiquetage et, le cas échéant, de notice d'instructions ;

d) Des techniques d'inspection et d'assurance de la qualité au niveau de la fabrication, et notamment :

– les procédés et procédures qui seront utilisés notamment en matière de stérilisation, d'achats et les documents pertinents ;

– des procédures d'identification du produit établies et tenues à jour à partir de dessins, de spécifications ou d'autres documents pertinents, à chaque étape de la fabrication ;

e) Des examens et des essais appropriés qui seront effectués avant, pendant et après la fabrication, de la fréquence à laquelle ils auront lieu et des équipements d'essai utilisés ; il doit être possible de s'assurer, de manière appropriée, de l'étalonnage des équipements d'essais.

3.3. L'organisme habilité effectue une vérification du système de qualité pour déterminer s'il répond aux exigences visées au point 3.2. Il présume que les systèmes de qualité qui mettent en œuvre les normes citées à l'article R. 665-13 du code de la santé publique sont conformes à ces exigences.

L'équipe chargée de l'évaluation compte au moins un membre ayant déjà l'expérience de l'évaluation de la technologie concernée. La procédure d'évaluation comprend une inspection dans les locaux du fabricant et, dans des cas dûment motivés, dans les locaux des fournisseurs et/ou des sous traitants du fabricant pour contrôler les procédés de fabrication.

La décision est notifiée au fabricant. Elle contient les conclusions de l'inspection et une évaluation motivée.

3.4. Le fabricant informe l'organisme habilité qui a approuvé le système de qualité de tout projet de modification importante de ce système ou de la gamme des produits couverts. L'organisme habilité évalue les modifications proposées et vérifie si le système de qualité ainsi modifié répond encore aux exigences visées au point 3.2. Il notifie sa décision au fabricant. Cette décision contient les conclusions de l'inspection et une évaluation motivée.

4. Examen de la conception du produit :

4.1. Outre les obligations lui incombant en vertu du point 3, le fabricant doit introduire auprès de l'organisme habilité une demande d'examen du dossier de conception relatif au produit qu'il prévoit de fabriquer et qui relève de la catégorie visée au point 3.1 ;

4.2. La demande décrit la conception, la fabrication et les performances du produit en question. Elle comprend les documents nécessaires pour évaluer la conformité du produit aux exigences du livre V *bis* du code de la santé publique visés au point 3.2 *c* ;

4.3. L'organisme habilité examine la demande et, si le produit est conforme aux dispositions applicables du présent décret, délivre au demandeur un certificat d'examen CE de la conception.

L'organisme habilité peut exiger que la demande soit complétée par des essais ou preuves supplémentaires, afin de permettre l'évaluation de la conformité aux exigences de la directive. Le certificat contient les conclusions de l'examen, les conditions de validité, les données nécessaires à l'identification de la conception approuvée et, le cas échéant, une description de la destination du produit ;

Dans le cas de dispositifs visés aux points 7.4 de l'annexe I.A et 10 de l'annexe I.B, l'organisme habilité consulte, pour ce qui est des aspects visés dans ce point, l'Agence du médicament ou l'un des organismes compétents désignés par les autres Etats membres de l'Union européenne ou parties à l'accord sur l'Espace économique européen, conformément aux dispositions nationales transposant la directive 65/65/CEE du Conseil des Communautés européennes ;

En arrêtant sa décision, l'organisme habilité prendra dûment en considération les avis exprimés lors de la consultation. Il informera l'organisme compétent concerné de sa décision finale ;

4.4. Les modifications de la conception approuvée doivent recevoir une approbation complémentaire de l'organisme habilité qui a délivré le certificat d'examen CE de la conception lorsque ces modifications peuvent remettre en cause la conformité aux exigences essentielles définies par l'annexe I ou aux conditions présentes pour l'utilisation du produit. Le demandeur informe l'organisme habilité qui a délivré le certificat d'examen CE de la conception de toute modification apposée à la conception approuvée. L'approbation complémentaire prend la forme d'un *addendum* au certificat d'examen CE de la conception.

5. Surveillance :

5.1. Le but de la surveillance est d'assurer que le fabricant remplit correctement les obligations qui découlent du système de qualité approuvé ;

5.2. Le fabricant autorise l'organisme habilité à effectuer toutes les inspections nécessaires et lui fournit toutes les informations pertinentes, en particulier :
– la documentation relative au système de qualité ;
– les données prévues dans la partie du système de qualité relative à la conception, telles que les résultats des analyses, des calculs, des essais, etc. ;
– les données prévues dans la partie du système de qualité consacrée à la fabrication, telles que les rapports d'inspection et les données d'essais, les données d'étalonnage, les rapports sur la qualification du personnel concerné, etc. ;

5.3. L'organisme habilité procède périodiquement aux inspections et aux évaluations appropriées afin de s'assurer que le fabricant applique le système de qualité approuvé, et il fournit un rapport d'évaluation au fabricant ;

5.4. En outre l'organisme habilité peut faire des visites inopinées au fabricant. Lors de ces visites, il peut, s'il l'estime nécessaire, effectuer ou faire effectuer des essais pour vérifier le bon fonctionnement du système de qualité. Il fournit au fabricant un rapport d'inspection et, si un essai a été effectué, un rapport d'essai.

6. Dispositions administratives :

6.1. Le fabricant tient à la disposition des ministres chargés de la santé et de l'industrie, pendant une durée d'au moins cinq ans à compter de la dernière date de fabrication du produit :
– la déclaration de conformité ;
– la documentation visée au point 3.1 quatrième tiret ;
– les modifications visées au point 3.4 ;
– la documentation visée au point 4.2 ;
– les décisions et rapports de l'organisme habilité visés aux points 3.3, 4.3, 4.4, 5.3 et 5.4 ;

6.2. L'organisme habilité met à la disposition des autorités et organismes mentionnés à l'article R. 665-32 du code de la santé publique, sur demande, toutes les informations pertinentes concernant les approbations de systèmes de qualité délivrées, refusées et retirées ;

6.3. En ce qui concerne les dispositifs qui sont soumis à la procédure visée au point 4, lorsque ni le fabricant ni son malidataire ne sont établis dans l'un des Etats membres de l'Union européenne ou parties à l'accord sur l'Espace économique européens l'obligation de tenir à la disposition des autorités la documentation technique incombe à la personne responsable de la mise sur le marché de ces Etats du dispositif concerné ou à l'importateur visé à l'annexe 1, point 13.3, *a*.

7. Application aux dispositifs des classes II *a* et II *b* :

Conformément au 2° de l'article R. 665-23 du code de la santé publique, la présente annexe peut s'appliquer aux produits des classes II *a* et II *b*. Le point 4 ne s'applique toutefois pas.

ANNEXE III - EXAMEN CE DE TYPE

1. L'examen CE de type est la procédure par laquelle un organisme habilité constate et atteste qu'un échantillon représentatif de la production en question satisfait aux dispositions pertinentes du livre V *bis* du code de la santé publique.

2. La demande d'examen CE de type est introduite par le fabricant ou par son mandataire établi dans un Etat membre de l'Union européenne ou partie à l'accord sur l'Espace économique européen.

Elle comporte :
– le nom et l'adresse du fabricant ainsi que le nom et l'adresse du mandataire si la demande est introduite par celui-ci ;
– la documentation décrite au point 3, nécessaire pour permettre l'évaluation de la conformité aux exigences du livre V *bis* du code de la santé publique, de l'échantillon représentatif de la production en question, ci-après dénommé « type ». Le demandeur met un « type » à la disposition de l'organisme habilité, qui peut demander d'autres exemplaires en tant que de besoin.
– une déclaration écrite spécifiant qu'aucune demande portant sur le même type n'a été introduite auprès d'un autre organisme habilité.

3. La documentation doit permettre de comprendre la conception, la fabrication et les performances du pro-

duit et doit contenir notamment les éléments suivants :
- une description générale du type, y compris les variantes envisagées ;
- les dessins de conception, les méthodes de fabrication envisagées, notamment en ce qui concerne la stérilisation, ainsi que les schémas des composants, sous-ensembles, circuits, etc. ;
- les descriptions et explications nécessaires pour comprendre les dessins et schémas susmentionnés et le fonctionnement du produit ;
- une liste des normes visées à l'article R. 665-13 du code de la santé publique, appliquées entièrement ou partiellement, et une description des solutions adoptées pour satisfaire aux exigences essentielles lorsque les normes n'ont pas été appliquées entièrement ;
- les résultats des calculs de conception, de l'analyse des risques, des études, des essais techniques, etc., qui ont été effectués ;
- une déclaration indiquant si le dispositif incorpore comme partie intégrante une substance visée à l'annexe I.A., point 7.4, et I.B. point 10, et des données relatives aux essais effectués à cet égard
- les données cliniques visées à l'annexe X ;
- le projet d'étiquetage et, le cas échéant, de notice d'instructions.

4. L'organisme habilité :

4.1. Examine et évalue la documentation et vérifie que le type a été fabriqué en conformité avec celle-ci ; il établit également un relevé des éléments qui ont été conçus conformément aux dispositions applicables des normes visées à l'article R. 665-13, ainsi que des éléments pour lesquels la conception ne s'appuie pas sur les dispositions pertinentes des normes susmentionnées ;

4.2. Effectue ou fait effectuer les inspections appropriées et les essais nécessaires pour vérifier si les solutions adoptées par le fabricant satisfont aux exigences essentielles du présent décret lorsque les normes visées à l'article R. 665-13 n'ont pas été appliquées ; si le dispositif doit être raccordé à un (d') autre(s) dispositif(s) pour pouvoir fonctionner conformément à sa destination, la preuve qu'il satisfait aux exigences essentielles lorsqu'il est raccordé aux dispositifs ayant les caractéristiques indiquées par le fabricant doit être fournie ;

4.3. Effectue ou fait effectuer les inspections appropriées et les essais nécessaires pour vérifier, au cas où le fabricant a choisi d'appliquer les normes pertinentes, si celles-ci ont réellement été appliquées ;

4.4. Convient avec le demandeur de l'endroit où les inspections et essais nécessaires seront effectués.

5. Lorsque le type satisfait aux dispositions du livre V *bis* du code de la santé publique, l'organisme habilité délivre au demandeur un certificat d'examen CE de type. Le certificat comporte le nom et l'adresse du fabricant, les conclusions de l'inspection, les conditions de validité et les données nécessaires à l'identification du type approuvé. Les parties pertinentes de la documentation sont annexées au certificat et une copie est conservée par l'organisme habilité.

Dans le cas de dispositifs visés au point 7.4 de l'annexe I, avant de prendre une décision l'organisme habilité consulte, pour ce qui est des aspects visés sous ce point, l'Agence du médicament ou l'un des organismes compétents désignés par les autres Etats membres de l'Union européenne ou parties à l'accord sur l'Espace économique européen, conformément aux dispositions nationales transposant la directive 65/65/CEE du Conseil des Communautés européennes.

En arrêtant sa décision, l'organisme habilité prendra dûment en considération les avis exprimés lors de la consultation. Il informera l'organisme compétent concerné de sa décision finale.

6. Le demandeur informe l'organisme habilité qui a délivré le certificat d'examen CE de type de toute modification importante apportée au produit approuvé. Pour les dispositifs médicaux implantables actifs, toute modification apportée au produit approuvé initialement doit être notifiée dans les conditions précitées. Les modifications du produit approuvé doivent recevoir une approbation complémentaire de l'organisme habilité qui délivre le certificat d'examen CE de type, lorsque ces modifications peuvent remettre en cause la conformité aux exigences essentielles ou aux conditions prescrites pour l'utilisation du produit.

Cette approbation complémentaire prend, le cas échéant, la forme d'un *addendum* au certificat initial d'examen CE de type.

7. Dispositions administratives :

7.1. Chaque organisme habilité met à la disposition des autorités et organismes visés à l'article R. 665-32 du code de la santé publique, sur demande, toutes les informations pertinentes concernant les certificats d'examen CE de type et les *addenda* délivrés, refusés et retirés ;

7.2. Les autres organismes habilités peuvent obtenir une copie des certificats d'examen CE de type et/ou de leurs *addenda*. Les annexes des certificats sont tenues à la disposition des autres organismes habilités sur demande motivée, après information du fabricant ;

7.3. Le fabricant ou son mandataire conserve avec la documentation technique une copie des attestations d'examen CE de type et de leurs compléments pendant une durée d'au moins cinq ans après la fabrication du dernier dispositif ;

7.4. Lorsque ni le fabricant ni son mandataire ne sont établis sur le teritoire des Etats membres de l'Union européenne ou parties à l'accord sur l'Espace économique européen, l'obligation de tenir la documentation technique à la disposition des autorités incombe à la personne responsable de la mise sur le marché de ces Etats du dispositif concerné ou à l'importateur visé à l'annexe I, point 13.3 *a*.

ANNEXE IV - VÉRIFICATION CE

1. La vérification CE est la procédure par laquelle le fabricant ou son mandataire établi dans l'un des Etats membres de l'Union européenne ou parties à l'accord sur l'Espace économique européen assure et déclare que les produits qui ont été soumis aux dispositions du point 4 sont conformes au type décrit dans le certificat d'examen CE de type et répondent aux exigences du livre V *bis* du code de la santé publique qui leur sont applicables.

2. Le fabricant prend toutes les mesures nécessaires pour que le procédé de fabrication assure la conformité des produits au type décrit dans le certificat d'examen CE de type et aux exigences du présent livre V *bis* qui s'y appliquent.

Il établit avant le début de la fabrication une documentation définissant les procédés de fabrication, en particulier le cas échéant en matière de stérilisation, ainsi que l'ensemble des dispositions préétablies et systématiques qui seront mises en œuvre pour assurer l'homogénéité de la production et la conformité des produits le cas échéant au type décrit dans le certificat d'examen CE de type ainsi qu'aux exigences du livre V *bis* qui leur sont applicables.

Il appose le marquage CE conformément aux articles R. 665-33 à R. 665-35 du code de la santé publique et établit une déclaration de conformité.

En outre, dans le cas des produits mis sur le marché à l'état stérile et pour les seuls aspects de la fabrication destinés à l'obtention de l'état stérile et à son maintien, le fabricant applique les dispositions de l'annexe V, points 3 et 4.

3. Le fabricant s'engage à mettre en place et à tenir à jour une procédure systématique d'examen des données acquises sur les dispositifs depuis leur production et à mettre en œuvre des moyens appropriés pour appliquer les mesures correctives nécessaires. Cet engagement comprend l'obligation pour le fabricant d'informer le ministre chargé de la santé des incidents suivants dès qu'il en a connaissance :

i) Tout dysfonctionnement ou toute altération des caractéristiques et/ou des performances d'un dispositif ainsi que toute inadéquation dans l'étiquetage ou dans la notice d'instructions susceptible d'entraîner ou d'avoir entraîné la mort ou une dégradation grave de l'état de santé d'un patient ou d'un utilisateur ;

ii) Toute raison d'ordre technique ou médical liée aux caractéristiques ou aux performances d'un dispositif et ayant entraîné pour les raisons visées au point i le rappel systématique par le fabricant des dispositifs appartenant au même type.

4. L'organisme habilité effectue les examens et essais appropriés afin de vérifier la conformité du produit aux exigences du présent décret soit par contrôle et essai de chaque produit comme spécifié au point 5, soit par contrôle et essai des produits sur une base statistique comme spécifié au point 6 au choix du fabricant. Les vérifications susmentionnées ne sont pas applicables en ce qui concerne les aspects de la fabrication ayant trait à l'obtention de la stérilité.

En outre, le fabricant doit autoriser l'organisme habilité à évaluer l'efficacité des mesures prises en application du point 2 ci-dessus, le cas échéant par audit.

5. Vérification par contrôle et essai de chaque produit, à l'exception des dispositifs médicaux implantables actifs.

5.1. Chaque produit est examiné individuellement et les essais appropriés définis dans la (les) norme(s) applicable(s) visée(s) à l'article R. 665-13 ou des essais équivalents sont effectués afin de vérifier le cas échéant, la conformité des produits avec le type CE décrit dans le certificat d'examen de type et avec les exigences du livre V *bis* du code de la santé publique qui leur sont applicables ;

5.2. L'organisme habilité appose ou fait apposer son numéro d'identification sur chaque produit approuvé et établit une attestation de conformité écrite relative aux essais effectués.

6. Vérification statistique :

6.1. Le fabricant présente les produits fabriqués sous la forme de lots homogènes ;

6.2. Un échantillon est prélevé au hasard dans chaque lot. Les produits constituant l'échantillon sont examinés individuellement et les essais appropriés définis dans la (les) norme(s) applicable(s) visée(s) à l'article R. 665-13 ou des essais équivalents sont effectués pour vérifier, le cas échéant, la conformité des produits avec le type décrit dans le certificat d'examen CE de type et avec les exigences du présent décret qui leur sont applicables afin de déterminer si le lot est accepté ou rejeté ;

6.3. Le contrôle statistique des produits sera fait par attributs impliquant un plan d'échantillonnage assurant une qualité limite correspondant à une probabilité d'acceptation de 5 p. 100 avec un pourcentage de non-conformité compris entre 3 et 7 p. 100. En outre, pour les dispositifs médicaux implantables actifs, le plan d'échantillonnage présentera un niveau de qualité correspondant à une probabilité d'acceptation de 95 p. 100, avec un pourcentage de non-conformité compris entre 0,29 p. 100 et 1 p. 100. La méthode d'échantillonnage sera établie par les normes visées à l'article R. 665-13 en tenant compte de la spécificité des catégories de produits en question ;

6.4. Si le lot est accepté, l'organisme habilité appose ou fait apposer son numéro d'identification sur chaque produit et établit une attestation de conformité écrite relative aux essais effectués. Tous les produits du lot peuvent être mis sur le marché, à l'exception des produits de l'échantillon qui n'étaient pas conformes.

Si un lot est rejeté, l'organisme habilité compétent prend les mesures appropriées pour empêcher la mise sur le marché de ce lot. En cas de rejet fréquent de lots, l'organisme habilité peut suspendre la vérification statistique.

Le fabricant peut, sous la responsabilité de l'organisme habilité, apposer le numéro d'identification de ce dernier au cours du processus de fabrication.

7. Dispositions administratives :

Le fabricant ou son mandataire tient à la disposition des ministres chargés de la santé et de l'industrie pendant une durée d'au moins cinq ans à compter de la dernière date de fabrication du produit :
– la déclaration de conformité ;
– la documentation visée au point 2 ;
– les attestations visées aux points 5.2 et 6.4 ;
– le cas échéant, le certificat d'examen de type visé à l'annexe III.

8. Application aux dispositifs de la classe II *a* :

La présente annexe peut s'appliquer conformément au 20 de l'article R. 665-23 du code de la santé publique, aux produits de la classe II *a* moyennant les dérogations suivantes :

8.1. Par dérogation aux points 1 et 2, le fabricant assure et déclare par la déclaration de conformité que les produits de la classe II a sont fabriqués conformément à la documentation technique visée au point 3 de l'annexe VII et répondent aux exigences du livre V *bis* du code de la santé publique qui leur sont applicables ;

8.2. Par dérogation aux points 1, 2, 5 et 6, les vérifications effectuées par l'organisme habilité ont pour objet déconfirmer la conformité des produits de la classe II *a* à la documentation technique visée au point 3 de l'annexe VII.

ANNEXE V - DÉCLARATION CE DE CONFORMITÉ (ASSURANCE DE LA QUALITÉ DE LA PRODUCTION)

1. Le fabricant veille à l'application du système qualité approuvé pour la fabrication et effectue l'inspection finale des produits concernés comme spécifié au point 3 et est soumis à la surveillance visée au point 4.

La déclaration CE de conformité (assurance qualité de la production) est la procédure par laquelle le fabricant, qui remplit les obligations énoncées au point 1, assure et déclare que les produits concernés sont conformes au type décrit dans le certificat d'examen CE de type et satisfont aux dispositions du livre V *bis* du code de santé publique qui leur sont applicables.

Le fabricant appose le marquage CE conformément aux articles R. 665-33 à R. 665-35 du code de la santé publique et établit une déclaration écrite de conformité. Cette déclaration couvre un nombre donné d'exemplaires identifiés des produits fabriqués et est conservée par le fabricant.

3. Système de qualité :

3.1. Le fabricant présente une demande d'évaluation de son système qualité auprès d'un organisme habilité ;

La demande comprend :
– le nom et l'adresse du fabricant ;
– toutes les informations appropriées concernant les produits ou la catégorie des produits faisant l'objet de la procédure ;
– une déclaration écrite spécifiant qu'une demande portant sur les mêmes produits n'a pas été introduite auprès d'un autre organisme habilité ;
– la documentation sur le système de qualité ;
– un engagement de remplir les obligations découlant du système de qualité tel qu'approuvé ;
– un engagement d'entretenir le système de qualité approuvé de sorte qu'il demeure adéquat et efficace ;
– le cas échéant, la documentation technique relative aux types approuvés et une copie des certificats d'examen CE de type ;
– un engagement du fabricant de mettre en place et de tenir à jour une procédure systématique d'examen des données acquises sur les dispositifs depuis leur production et à mettre en œuvre des moyens appropriés pour appliquer les mesures correctives nécessaires. Cet engagement comprend l'obligation pour le fabricant d'informer le ministre chargé de la santé des incidents suivants dès qu'il en a connaissance :

i) Tout dysfonctionnement ou toute altération des caractéristiques et/ou des performances d'un dispositif ainsi que toute inadéquation dans l'étiquetage ou dans la notice d'instructions susceptibles d'entraîner ou d'avoir entraîné la mort ou une dégradation grave de l'état de santé d'un patient ou d'un utilisateur ;

ii) Toute raison d'ordre technique ou médical liée aux caractéristiques ou aux performances d'un dispositif et ayant entraîné, pour les raisons visées au point i, le rappel systématique par le fabricant des dispositifs appartenant au même type ;

3.2. L'application du système qualité doit assurer la conformité des produits au type décrit dans le certificat d'examen CE de type ;

Tous les éléments, exigences et dispositions adoptés par le fabricant pour son système de qualité doivent figurer dans une documentation tenue de manière systématique et ordonnée sous la forme de politiques et de procédures écrites. La documentation du système de qualité doit permettre une interprétation uniforme des politiques et des procédures en matière de qualité, telles que les programmes, les plans, les manuels et les enregistrements relatifs à la qualité ;

Elle comprend en particulier une description adéquate :

a) Des objectifs de qualité du fabricant ;

b) De l'organisation de l'entreprise, et notamment :
– des structures organisationnelles, des responsabilités des cadres et de leur autorité organisationnelle en matière de fabrication des produits ;
– des moyens pour contrôler le fonctionnement efficace du système de qualité, et notamment son aptitude à réaliser la qualité voulue des produits, y compris la maîtrise des produits non conformes ;

c) Des techniques de contrôle et d'assurance de la qualité au niveau de la fabrication, et notamment :
– des procédés et des procédures qui seront utilisés notamment en matière de stérilisation, d'achats et en ce qui concerne les documents pertinents
– des procédures d'identification du produit établies et tenues à jour à partir de dessins, de spécifications applicables ou d'autres documents pertinents, au cours de toutes les phases de la fabrication

d) Des examens et des essais appropriés qui seront effectués avant, pendant et après la production, de la fréquence à laquelle ils auront lieu et des équipements d'essai utilisés ; le calibrage des équipements d'essai doit être fait de façon à permettre une traçabilité appropriée ;

3.3. L'organisme habilité effectue un audit du système de qualité pour déterminer s'il répond aux exigences visées au point 3.2. Il présume la conformité à ces exigences pour les systèmes de qualité qui mettent en œuvre les normes citées à l'article R. 665-13 du code de la santé publique.

L'équipe chargée de l'évaluation comprend au moins un membre ayant déjà l'expérience d'évaluations dans la technologie concernée. La procédure d'évaluation comprend une visite dans les locaux du fabricant et, lorsque cela est dûment justifié, dans les locaux des fournisseurs du fabricant pour contrôler les procédés de fabrication.

La décision est notifiée au fabricant après la visite

finale. Elle contient les conclusions du contrôle et une évaluation motivée ;
3.4. Le fabricant informe l'organisme qui a approuvé le système de qualité de tout projet d'adaptation importante du système de qualité.

L'organisme habilité évalue les modifications proposées et vérifie si le système de qualité ainsi modifié répond aux exigences visées au paragraphe 3.2.

La décision est notifiée au fabricant après réception de l'information précitée. Elle contient les conclusions du contrôle et une évaluation motivée.
4. Surveillance :
4.1. Le but de la surveillance est de vérifier que le fabricant remplit correctement les obligations qui découlent du système de qualité approuvé ;
4.2. Le fabricant autorise l'organisme habilité à effectuer toutes les inspections nécessaires et lui fournit toute information adéquate, en particulier :
– la documentation sur le système de qualité ;
– les données prévues dans la partie du système de qualité consacrée à la fabrication, tels que les rapports d'inspection et les données d'essais, les données d'étalonnage et les rapports sur la qualification du personnel concerné, etc. ;
4.3. L'organisme habilité procède périodiquement aux inspections et aux évaluations appropriées afin de s'assurer que le fabricant applique le système de qualité approuve et fournit un rapport d'évaluation au fabricant ;
4.4. En outre, l'organisme habilité peut faire des visites inopinées au fabricant. A l'occasion de telles visites, l'organisme habilité peut, s'il l'estime nécessaire, effectuer ou faire effectuer des essais pour vérifier le bon fonctionnement du système de qualité. Il fournit au fabricant un rapport de visite et, si un essai a été effectué, un rapport d'essai.
5. Dispositions administratives :
5.1. Le fabricant tient à la disposition des ministres chargés de la santé et de l'industrie pendant une durée d'au moins cinq ans après la fabrication du dernier produit :
– la déclaration de conformité ;
– la documentation visée au point 3.1, quatrième tiret ;
– les adaptations visées au point 3.4 ;
– la documentation visée au point 3.1, septième tiret ;
– les décisions et rapports de l'organisme habilité visé aux points 4.3 et 4.4 ;
– le cas échéant, le certificat d'examen de type visé à l'annexe III ;
5.2. L'organisme habilité met à la disposition des autorités et des organismes mentionnés à l'article R. 665-32 du code de la santé publique, sur leur demande, les informations pertinentes concernant les approbations de systèmes de qualité, délivrées, refusées et retirées.
6. Application aux dispositifs de la classe II *a* :
La présente annexe peut s'appliquer, conformément au 2° de l'article R. 665-23 du code de la santé publique, aux produits de la classe II *a* moyennant la dérogation suivante :
6.1. Par dérogation aux points 2, 3.1 et 3.2, le fabricant assure et déclare, par la déclaration de conformité, que les produits de la classe II a sont fabriqués conformément à la documentation technique visée au point 3 de l'annexe VII et répondent aux exigences du livre V *bis* du code de la santé publique qui leur sont applicables.

ANNEXE VI - DÉCLARATION CE DE CONFORMITÉ (ASSURANCE DE LA QUALITÉ DES PRODUITS)

1. Le fabricant veille à l'application du système de qualité approuvé pour l'inspection finale du produit et les essais, comme spécifié au point 3, et est soumis à la surveillance visée au point 4.

En outre, dans le cas des produits mis sur le marché en état stérile, et pour les seuls aspects de la fabrication destinés à l'obtention de l'état stérile et à son maintien, le fabricant applique les dispositions de l'annexe V, points 3 et 4.
2. La déclaration CE de conformité (assurance qualité des produits) est l'élément de procédure par lequel le fabricant qui remplit les obligations du point I assure et déclare que les produits concernés sont conformes au type décrit dans le certificat d'examen CE de type et satisfont aux dispositions du livre V *bis* du code de la santé publique qui leur sont applicables.

Le fabricant appose le marquage CE conformément aux articles R. 665-33 à R. 665-35 et établit une déclaration écrite de conformité. Cette déclaration couvre un nombre donné d'exemplaires identifiés de produits fabriqués et est conservée par le fabricant.
3. Système de qualité :
3.1. Le fabricant présente une demande d'évaluation de son système de qualité auprès d'un organisme habilité ;
La demande comprend :
– le nom et l'adresse du fabricant ;
– toutes les informations appropriées concernant les produits ou la catégorie de produits faisant l'objet de la procédure ;
– une déclaration écrite spécifiant qu'aucune demande portant sur les mêmes produits n'a été introduite auprès d'un autre organisme habilité ;
– la documentation sur le système de qualité ;
– un engagement du fabricant de remplir les obligations découlant du système de qualité approuvé ;
– un engagement du fabricant de veiller à ce que le système de qualité approuvé demeure adéquat et efficace ;
– le cas échéant, la documentation technique relative aux types approuvés et une copie des certificats d'examen CE de type ;
– un engagement du fabricant de mettre en place et de tenir à jour une procédure systématique d'examen des données acquises sur le dispositif depuis sa production et à mettre en œuvre des moyens appropriés pour appliquer les mesures correctives nécessaires. Cet engagement comprend l'obligation pour le fabricant d'informer le ministre chargé de la santé des incidents suivants dès qu'il en a connaissance :
i) Tout dysfonctionnement ou toute altération des caractéristiques et/ou des performances d'un dispositif, ainsi que toute inadéquation dans l'étique-

tage ou dans la notice d'instructions susceptibles d'entraîner ou d'avoir entraîné la mort ou une dégradation grave de l'état de santé d'un patient ou d'un utilisateur,

ii) Toute raison d'ordre technique ou médical liée aux caractéristiques ou aux performances d'un dispositif et ayant entraîné, pour les raisons visées au point i, le rappel systématique par le fabricant des dispositifs appartenant au même type;

3.2. Dans le cadre du système de qualité, chaque produit ou un échantillonnage représentatif de chaque lot est examiné et des essais appropriés, définis dans la ou les nommes applicables visées à l'article R. 665-13 du code de la santé publique, ou des essais équivalents sont effectués pour vérifier sa conformité au type décrit dans le certificat d'examen CE de type et aux dispositions du présent décret qui leur sont applicables. Tous les éléments, exigences et dispositions adoptés par le fabricant doivent figurer dans une documentation tenue de manière systématique et ordonnée sous la forme de mesures, de procédures et d'instructions écrites. Cette documentation sur le système de qualité permet une interprétation uniforme des programmes, plans, manuels et enregistrements relatifs à la qualité;

Elle comprend en particulier une description adéquate:

– des objectifs de qualité, de l'organigramme, des responsabilités des cadres et de leurs pouvoirs en matière de qualité des produits;

– des contrôles et des essais qui seront effectués après la fabrication; le calibrage des équipements d'essais doit être fait de façon à permettre une traçabilité appropriée;

– des moyens de vérifier le fonctionnement efficace du système de qualité;

– des enregistrements relatifs à la qualité, tels que les rapports d'inspection et les données d'essais, les données d'étalonnage, les rapports sur la qualification du personnel concerné, etc.;

Les vérifications susmentionnées ne sont pas applicables en ce qui concerne les aspects de la fabrication ayant trait à l'obtention de la stérilité.

3.3. L'organisme habilité effectue un audit du système de qualité pour déterminer s'il répond aux exigences visées au point 3.2. Il présume la conformité à ces exigences pour les systèmes de qualité qui mettent en œuvre les nommes harmonisées correspondantes;

L'équipe chargée de l'évaluation comprend au moins un membre ayant déjà l'expérience d'évaluations dans la technologie concernée. La procédure d'évaluation comprend une visite dans les locaux du fabricant et, lorsque cela est dûment justifié, dans les locaux des fournisseurs du fabricant, pour contrôler les procédés de fabrication;

La décision est notifiée au fabricant. Elle contient les conclusions du contrôle et une évaluation motivée;

3.4. Le fabricant informe l'organisme habilité qui a approuvé le système de qualité de tout projet d'adaptation importante du système de qualité;

L'organisme habilité évalue les modifications proposées et vérifie si le système de qualité ainsi modifié répond aux exigences visées au point 3.2;

La décision est notifiée au fabricant après réception de l'information précitée. Elle contient les conclusions du contrôle et une évaluation motivée.

4. Surveillance:

4.1. Le but de la surveillance est d'assurer que le fabricant remplit correctement les obligations qui découlent du système de qualité approuvé;

4.2. Le fabricant autorise l'organisme habilité à accéder, à des fins d'inspection, aux lieux d'inspection, d'essai et de stockage et lui fournit toute information adéquate, en particulier:

– la documentation sur le système de qualité;
– la documentation technique;
– les enregistrements relatifs à la qualité, tels que les rapports d'inspection et les données d'essais, les données d'étalonnage, les rapports sur la qualification du personnel concerné, etc.;

4.3. L'organisme habilité procède périodiquement aux inspections et aux évaluations appropriées pour s'assurer que le fabricant applique le système de qualité et fournit un rapport d'évaluation au fabricant;

4.4. En outre, l'organisme habilité peut effectuer des visites inopinées au fabricant. A l'occasion de telles visites, l'organisme habilité peut, s'il l'estime nécessaire, effectuer ou faire effectuer des essais pour vérifier le bon fonctionnement du système de qualité et la conformité de la production aux exigences du présent décret qui lui sont applicables. A cette fin, un échantillon approprié de produits finis, prélevés sur place par l'organisme habilité, est contrôlé et des essais appropriés définis dans la ou les normes applicables visées à l'article R. 665-13 du code de la santé publique ou des essais équivalents sont effectués. Dans le cas où un ou plusieurs exemplaires des produits contrôlés ne sont pas conformes, l'organisme habilité prend les mesures appropriées.

L'organisme habilité fournit au fabricant un rapport de visite et, si un essai a été effectué, un rapport d'essai.

5. Dispositions administratives:

5.1. Le fabricant tient à la disposition des ministres chargés de la santé et de l'industrie pendant une durée d'au moins cinq ans après la fabrication du dernier produit:

– la déclaration de conformité;
– la documentation visée au point 3.1, septième tiret;
– les adaptations visées au point 3.4;
– les décisions et rapports de l'organisme habilité visés aux points 3.4, dernier alinéa, 4.3 et 4.4;
– le cas échéant, le certificat de conformité visé à l'annexe III;

5.2. L'organisme habilité met à la disposition des autres organismes habilités et des ministres chargés de la santé et de l'industrie, sur demande, les informations pertinentes concernant les approbations de système de qualité délivrées, refusées et retirées.

6. Application aux dispositifs de la classe II *a*:

La présente annexe peut s'appliquer, conformément au 20 de l'article R. 665-23 du code de la santé publique, aux produits de la classe II *a* moyennant la dérogation suivante:

6.1. Par dérogation aux points 2, 3.1 et 3.2, le fabricant assure et déclare par la déclaration de conformité que les produits de la classe II *a* sont fabriqués conformément à la documentation technique visée au point 3 de l'annexe VII et répondent aux exigences du livre V *bis* du code de la santé publique qui leur sont applicables.

ANNEXE VII - DÉCLARATION CE DE CONFORMITÉ

1. La déclaration CE de conformité est la procédure par laquelle le fabricant ou son mandataire établi dans un des Etats membres de l'Union européenne ou parties à l'accord sur l'Espace économique européen qui remplit les obligations du point 2 ainsi que, pour les produits mis sur le marché à l'état stérile et les dispositifs ayant une fonction de mesurage, celles du point 5, assure et déclare que les produits concernés satisfont aux dispositions du livre V *bis* du code de la santé publique qui leur sont applicables.
2. Le fabricant établit la documentation technique décrite au point 3 et une déclaration écrite de conformité. Le fabricant ou son mandataire établi dans un des Etats membres de l'Union européenne ou parties à l'accord sur l'Espace économique européen tient cette documentation et la déclaration CE de conformité à la disposition des ministres chargés de la santé et de l'industrie à des fins d'inspection pendant une durée d'au moins cinq ans à compter de la date de fabrication du dernier produit.

   Lorsque ni le fabricant ni son mandataire ne sont établis dans un des Etats membres de l'Union européenne ou parties à l'accord sur l'Espace économique européen, l'obligation mentionnée au précédent alinéa incombe à la (aux) personne(s) qui met(tent) le produit sur le marché de ces Etats.
3. La documentation technique doit permettre d'évaluer la conformité du produit aux exigences du présent décret. Elle comprend en particulier :
   – une description générale du produit, y compris les variantes envisagées ;
   – les dessins de conception, les méthodes de fabrication envisagées ainsi que les schémas des composants, sous-ensembles et circuits, etc. ;
   – les descriptions et explications nécessaires pour comprendre les dessins et schémas susmentionnés et le fonctionnement du produit ;
   – les résultats de l'analyse des risques ainsi qu'une liste des normes visées à l'article R. 665-13 du code de la santé publique appliquées entièrement ou partiellement et une description des solutions adoptées pour satisfaire aux exigences essentielles du présent décret lorsque les normes n'ont pas été appliquées entièrement ;
   – pour les produits mis sur le marché à l'état stérile, une description des méthodes utilisées ;
   – les résultats des calculs de conception et des inspections effectuées, etc. ; si le dispositif doit être raccordé à un (d') autre(s) dispositif(s) pour pouvoir fonctionner conformément à sa (leur) destination, la preuve qu'il satisfait aux exigences essentielles lorsqu'il est raccordé à un quelconque de ces dispositifs ayant les caractéristiques indiquées par le fabricant doit être apportée ;
   – les rapports d'essais et, le cas échéant, les données cliniques selon l'annexe X ;
   – l'étiquetage et les instructions d'utilisation.
4. Le fabricant met en place et tient à jour une procédure systématique d'examen des données acquises sur les dispositifs depuis leur production et s'engage à mettre en œuvre des moyens appropriés pour appliquer toute mesure corrective nécessaire en tenant compte de la nature du produit et des risques qui y sont liés. Il informe le ministre chargé de la santé des incidents suivants dès qu'il en a connaissance :
   i) Tout dysfonctionnement ou toute altération des caractéristiques et/ou des performances d'un dispositif ainsi que toute inadéquation dans l'étiquetage ou la notice d'instructions susceptibles d'entraîner ou d'avoir entraîné la mort ou une dégradation grave de l'état de santé d'un patient ou d'un utilisateur ;
   ii) Toute raison d'ordre technique ou médical liée aux caractéristiques ou aux performances d'un dispositif ayant entraîné pour les raisons visées au point i le rappel systématique par le fabricant des dispositifs appartenant au même type.
5. Pour les produits mis sur le marché à l'état stérile et les dispositifs de la classe I ayant une fonction de mesurage, le fabricant doit suivre non seulement les dispositions de la présente annexe mais également l'une des procédures visées aux annexes IV, V ou VI. L'application des annexes susmentionnées et l'intervention de l'organisme habilité sont limitées :
   – dans le cas des produits mis sur le marché à l'état stérile aux seuls aspects de la fabrication liés à l'obtention et au maintien de l'état stérile ;
   – dans le cas des dispositifs ayant une fonction de mesurage, aux seuls aspects de la fabrication liés à la conformité des produits aux exigences métrologiques ;

   Le point 6.1 de la présente annexe est applicable.
6. Application aux dispositifs de la classe II *a* :
Conformément au 2° de l'article R. 665-23 du code de la santé publique, la présente annexe peut s'appliquer aux produits de la classe II *a* sous réserve de la dérogation suivante :
6.1. Lorsque la présente annexe est appliquée en liaison avec la procédure visée à l'annexe IV, V ou VI la déclaration de conformité visée aux annexes susmentionnées forme une déclaration unique. En ce qui concerne la déclaration fondée sur la présente annexe, le fabricant assure et déclare que la conception du produit satisfait aux dispositions du livre V *bis* du code de la santé publique qui lui sont applicables.

ANNEXE VIII - DECLARATION RELATIVE AUX DISPOSITIONS AYANT UNE DESTINATION PARTICULIÈRE

1. Pour les dispositifs devant faire l'objet d'investigations cliniques visées à l'annexe X, le fabricant ou son mandataire établi dans un des Etats membres de l'Union européenne ou parties à l'accord sur l'Espace économique européen établit une déclaration écrite comprenant les informations visées aux articles R. 2032 à R. 2037 du code de la santé publique et certi-

fiant que le dispositif concerné est conforme aux exigences essentielles définies à l'annexe I, à l'exception des aspects devant faire l'objet des investigations, pour lesquels il certifie que toutes les précautions ont été prises pour protéger la santé et la sécurité du patient.

Le fabricant constitue en outre une documentation contenant :
– une description générale du produit ;
– les dessins de conception, les méthodes de fabrication envisagées, notamment en ce qui concerne la stérilisation, ainsi que les schémas des composants, sous-ensembles, circuits, etc. ;
– les descriptions et explications nécessaires pour comprendre les dessins et schémas susmentionnés et le fonctionnement du produit ;
– les résultats de l'analyse des risques ainsi qu'une liste des normes visées à l'article R. 655-13 du code de la santé publique, appliquées entièrement ou partiellement, et une description des solutions adoptées pour satisfaire aux exigences essentielles du livre V bis du code de la santé publique lorsque les normes n'ont pas été appliquées ;
– les résultats des calculs de conception et des inspections et essais techniques, etc., qui ont été effectués.

2. Pour les dispositifs sur mesure, le fabricant ou son mandataire établi dans un des Etats membres de l'Union européenne ou parties à l'accord sur l'Espace économique européen établit une déclaration comprenant les informations suivantes :
– les données permettant d'identifier le dispositif en question ;
– une déclaration selon laquelle le dispositif est destiné à l'usage exclusif d'un patient déterminé et les données permettant d'identifier ce dernier ;
– le nom du médecin ou d'une autre personne autorisée qui a établi la prescription, le cas échéant, l'établissement de soins concerné ;
– les caractéristiques spécifiques du dispositif indiquées dans la prescription médicale correspondante ;
– une déclaration selon laquelle le dispositif en question est conforme aux exigences essentielles énoncées à l'annexe I et, le cas échéant, l'indication des exigences essentielles auxquelles il n'a pas été entièrement satisfait, avec mention des motifs.

Le fabricant constitue en outre une documentation permettant de comprendre la conception, la fabrication et les performances du produit, y compris les performances prévues de manière à permettre l'évaluation de sa conformité aux exigences du livre VI bis du code de la santé publique.

Le fabricant prend toutes les mesures nécessaires pour que le procédé de fabrication assure que les produits fabriqués sont conformes à la documentation mentionnée au premier alinéa.

Le fabricant autorise l'évaluation ou, le cas échéant, la vérification de l'efficacité de ces mesures.

3. Les déclarations et les documentations prévues par la présente annexe doivent être tenues pendant au moins cinq ans à la disposition des ministres chargés de la santé et de l'industrie.

ANNEXE IX - CRITÈRES UTILISÉS POUR LA CLASSIFICATION DES DISPOSITIFS MÉDICAUX AUTRES QUE LES DISPOSITIFS IMPLANTABLES ACTIFS

I - Définitions

1. Définitions pour les règles de classification :
1.1. Durée :
  Temporaire : normalement destiné à être utilisé en continu pendant moins de soixante minutes ;
  Court terme : normalement destiné à être utilisé en continu pendant trente jours au maximum ;
  Long terme : normalement destiné à être utilisé en continu pendant plus de trente jours ;
1.2. Dispositifs invasifs :
  Dispositif invasif : dispositif qui pénètre partiellement ou entièrement à l'intérieur du corps ; soit par un orifice du corps, soit à travers la surface du corps ;
  Orifice du corps : toute ouverture naturelle du corps ainsi que la surface externe du globe oculaire, ou toute ouverture artificielle permanente, par exemple une stomie ;
  Dispositif invasif de type chirurgical : dispositif invasif qui pénètre à l'intérieur du corps à travers la surface du corps, à l'aide ou dans le cadre d'un acte chirurgical.
  Les dispositifs, autres que ceux visés au premier alinéa, opérant une pénétration par une voie autre qu'un orifice existant du corps, sont considérés comme des dispositifs invasifs de type chirurgical.
  Dispositif implantable : tout dispositif destiné à être implanté en totalité dans le corps humain ou à remplacer une surface épithéliale ou la surface de l'œil, grâce à une intervention chirurgicale et à demeurer en place après l'intervention.
  Est également considéré comme dispositif implantable tout dispositif destiné à être introduit partiellement dans le corps humain par une intervention chirurgicale et qui est destiné à demeurer en place après l'intervention pendant une période d'au moins trente jours ;
1.3. Instrument chirurgical réutilisable :
  Instrument destiné à accomplir, sans être raccordé à un dispositif médical actif, un acte chirurgical tel que couper, forer, scier, gratter, racler, serrer, rétracter ou attacher et pouvant être réutilisé après avoir été soumis aux procédures appropriées ;
1.4. Dispositif médical actif :
  Tout dispositif médical dépendant pour son fonctionnement d'une source d'énergie électrique ou de toute source d'énergie autre que celle générée directement par le corps humain ou par la pesanteur et agissant par conversion de cette énergie. Ne sont pas considérés comme des dispositifs médicaux actifs les dispositifs médicaux destinés à transmettre de l'énergie, des substances ou d'autres éléments, sans modification significative, entre un dispositif médical actif et le patient ;
1.5. Dispositif actif thérapeutique :
  Tout dispositif médical actif, utilisé soit seul, soit en association avec d'autres dispositifs médicaux pour soutenir, modifier, remplacer ou restaurer des

fonctions ou des structures biologiques en vue de traiter ou de soulager une maladie, une blessure ou un handicap ;
1.6. Dispositif actif destiné au diagnostic :
Tout dispositif médical actif, utilisé soit seul, soit en association avec d'autres dispositifs médicaux, pour fournir des informations en vue de détecter, diagnostiquer, contrôler ou traiter des états physiologiques, des états de santé, des maladies ou des malformations congénitales ;
1.7. Système circulatoire central :
Aux fins de la présente annexe, on entend par « système circulatoire central » les vaisseaux suivants : artères pulmonaires, aorte ascendante, artères coronaires, artère carotide primitive, artères carotides externes, artères carotides internes, artères cérébrales, tronc brachio-céphalique, sinus coronaire, veines pulmonaires, veine cave supérieure, veine cave inférieure ;
1.8. Système nerveux central :
Aux fins de la présente annexe, on entend par « système nerveux central » l'encéphale, la moelle épinière et les méninges.

II - Règles d'application

2. Règles d'application :
2.1. Les règles de classification s'appliquent en fonction de la destination des dispositifs ;
2.2. Si le dispositif est destiné à être utilisé en association avec un autre dispositif, les règles de classification s'appliquent séparément à chacun des dispositifs. Les accessoires sont classés en tant que tels, indépendamment des dispositifs avec lesquels ils sont utilisés.
2.3. Le logiciel informatique commandant un dispositif ou agissant sur son utilisation relève automatiquement de la même classe ;
2.4. Si le dispositif n'est pas destiné à être utilisé exclusivement ou essentiellement dans une partie spécifique du corps, il doit être considéré et classé suivant l'utilisation la plus critique telle que spécifiée ;
2.5. Si plusieurs règles s'appliquent au même dispositif du fait des utilisations indiquées par le fabricant, la règle qui s'applique est la plus stricte, le dispositif étant classé dans la classe la plus élevée.

III - Classification

1. Dispositifs non invasifs :
1.1. Règle 1 :
Tous les dispositifs non invasifs font partie de la classe I sauf si l'une des règles suivantes est applicable ;
1.2. Règle 2 :
Tous les dispositifs non invasifs destinés à conduire ou à stocker du sang, des liquides ou tissus corporels, des liquides ou des gaz en vue d'une perfusion, administration ou introduction dans le corps appartiennent à la classe II a :
– s'ils peuvent être raccordés à un dispositif médical actif de la classe II a ou d'une classe supérieure ;
– s'ils sont destinés à être utilisés pour le stockage ou la canalisation du sang ou d'autres liquides corporels ou le stockage d'organes, de parties d'organes ou tissus corporels ;
Dans tous les autres cas, ils appartiennent à la classe I ;
1.3. Règle 3 :
Tous les dispositifs non invasifs visant à modifier la composition biologique ou chimique du sang, d'autres liquides corporels ou d'autres liquides destinés à être perfusés dans le corps appartiennent à la classe II b, sauf si le traitement consiste en une filtration, une centrifugation ou en échanges de gaz ou de chaleur, auquel cas ils appartiennent à la classe II a ;
1.4. Règle 4 :
Tous les dispositifs non invasifs qui entrent en contact avec de la peau lésée :
– relèvent de la classe I s'ils sont destinés à être utilisés comme barrière mécanique, pour la compression ou pour l'absorption des exsudats ;
– relèvent de la classe II b s'ils sont destinés à être utilisés principalement pour des plaies comportant une destruction du derme et ne pouvant se cicatriser qu'en deuxième intention ;
– appartiennent à la classe II a dans tous les autres cas, y compris les dispositifs destinés principalement à agir sur le micro-environnement des plaies.
2. Dispositifs invasifs :
2.1. Règle 5 :
Tous les dispositifs invasifs en rapport avec les orifices du corps, autres que les dispositifs invasifs de type chirurgical et qui ne sont pas destinés à être raccordés à un dispositif médical actif :
– font partie de la classe I s'ils sont destinés à un usage temporaire ;
– font partie de la classe II a s'ils sont destinés à un usage à court terme, sauf s'ils sont utilisés dans la cavité buccale jusqu'au pharynx, dans le conduit auditif externe jusqu'au tympan, ou dans les cavités nasales, auquel cas ils font partie de la classe I ;
– font partie de la classe II b s'ils sont destinés à un usage à long terme, sauf s'ils sont utilisés dans la cavité buccale jusqu'au pharynx, dans le conduit auditif externe jusqu'au tympan ou dans les cavités nasales et ne sont pas susceptibles d'être absorbés par la muqueuse, auquel cas ils font partie de la classe II a ;
Tous les dispositifs invasifs en rapport avec les orifices du corps, autres que les dispositifs invasifs de type chirurgical, destinés à être raccordés à un dispositif médical actif de la classe II a ou d'une classe supérieure font partie de la classe II a ;
2.2. Règle 6 :
Tous les dispositifs invasifs de type chirurgical destinés à un usage temporaire font partie de la classe II a, sauf :
– s'ils sont spécifiquement destinés à diagnostiquer, surveiller ou corriger une défaillance du cœur ou du système circulatoire central par contact direct avec ces parties du corps, auquel cas ils font partie de la classe III ;
– s'il s'agit d'instruments chirurgicaux réutilisables, auquel cas ils font partie de la classe I ;
– s'ils sont destinés à fournir de l'énergie sous la forme de rayonnements ionisants, auquel cas ils font partie de la classe II b ;
– s'ils sont destinés à avoir un effet biologique ou

à être absorbés en totalité ou en grande partie, auquel cas ils font partie de la classe II b ;
– s'ils sont destinés à administrer des médicaments par un mécanisme de libération et que le mode d'administration peut présenter des risques, auquel cas ils font partie de la classe II b.

2.3. Règle 7 :

Tous les dispositifs invasifs de type chirurgical destinés à un usage à court terme appartiennent à la classe II a, sauf s'ils sont destinés :
– spécifiquement à diagnostiquer, surveiller ou corriger une défaillance du cœur ou du système circulatoire central par contact direct avec ces parties du corps, auquel cas ils font partie de la classe III ;
– spécifiquement à être utilisés en contact direct avec le système nerveux central, auquel cas ils font partie de la classe III ;
– à fournir de l'énergie sous la forme de rayonnements ionisants, auquel cas ils font partie de la classe II b ;
– à avoir un effet biologique ou à être absorbés en totalité ou en grande partie, auquel cas ils font partie de la classe III ;
– à subir une transformation chimique dans le corps sauf s'ils sont placés dans les dents, ou à administrer des médicaments, auquel cas ils font partie de la classe II b.

2.4. Règle 8 :

Tous les dispositifs implantables et les dispositifs invasifs à long terme de type chirurgical font partie de la classe II b. sauf s'ils sont destinés :
– à être placés dans les dents, auquel cas ils font partie de la classe II a ;
– à être utilisés en contact direct avec le cœur, le système circulatoire central ou le système nerveux central, auquel cas ils font partie de la classe III ;
– à avoir un effet biologique ou à être absorbés en totalité ou en grande partie, auquel cas ils font partie de la classe III ;
– à subir une transformation chimique dans le corps sauf s'ils sont placés dans les dents, ou à administrer des médicaments, auquel cas ils font partie de la classe III.

3. Autres règles applicables aux dispositifs actifs :

3.1. Règle 9 :

Tous les dispositifs actifs thérapeutiques destinés à fournir ou échanger de l'énergie font partie de la classe II a, sauf si leurs caractéristiques sont telles qu'ils peuvent fournir de l'énergie au corps humain ou assurer des transferts d'énergie avec celui-ci d'une manière potentiellement dangereuse, compte tenu de la nature, de la densité et du site d'application de cette énergie auquel cas ils font partie de la classe II b.

Tous les dispositifs actifs destinés à contrôler et à surveiller les performances des dispositifs actifs thérapeutiques de la classe II b ou destinés à agir directement sur les performances de ces dispositifs font partie de la classe II b.

3.2. Règle 10 :

Les dispositifs actifs destinés au diagnostic font partie de la classe II a :
– s'ils sont destinés à fournir de l'énergie qui sera absorbée par le corps humain, à l'exception des dispositifs utilisés pour éclairer le corps du patient dans le spectre visible ;
– s'ils sont destinés à visualiser la distribution de produits radiopharmaceutiques in vivo ;
– s'ils sont destinés à permettre un diagnostic ou un contrôle direct des processus physiologiques vitaux, sauf s'ils sont spécifiquement destinés à surveiller les paramètres physiologiques vitaux, lorsque des variations de certains de ces paramètres, notamment ceux des fonctions cardiaques ou respiratoires ou de l'activité du système nerveux central, peuvent présenter un danger immédiat pour la vie du patient, auquel cas ils font partie de la classe II b ;

Les dispositifs actifs destinés à émettre des rayonnements ionisants et destinés au radiodiagnostic et à la radiologie interventionnelle thérapeutique, y compris les dispositifs qui commandent ou contrôlent ces dispositifs ou agissent directement sur leurs performances, font partie de la classe II b ;

Règle 11 :

Tous les dispositifs actifs destinés à administrer dans le corps et/ou à en soustraire des médicaments, des liquides biologiques ou d'autres substances font partie de la classe II a, sauf si cette opération est potentiellement dangereuse, compte tenu de la nature des substances administrées, de la partie du corps concernée et du mode d'administration, auquel cas ils font partie de la classe II b ;

3.3. Règle 12 :

Tous les autres dispositifs actifs font partie de la classe I.

4. Règles spéciales :

4.1. Règle 13 :

Tous les dispositifs incorporant comme partie intégrante une substance qui, si elle est utilisée séparément, peut être considérée comme un médicament au sens de l'article L. 511 du code de la santé publique et qui est susceptible d'agir sur le corps par une action accessoire à celle des dispositifs font partie de la classe III.

4.2. Règle 14 :

Tous les dispositifs utilisés pour la contraception ou pour prévenir la transmission de maladies sexuellement transmissibles font partie de la classe II b, sauf s'il s'agit de dispositifs implantables ou de dispositifs invasifs à long terme auxquels cas ils font partie de la classe III ;

4.3. Règle 15 :

Tous les dispositifs destinés spécifiquement à désinfecter, nettoyer, rincer ou, le cas échéant, hydrater des lentilles de contact font partie de la classe II b ;

Tous les dispositifs destinés spécifiquement à désinfecter les dispositifs médicaux font partie de la classe II a ;

La règle 15 ne s'applique pas aux produits destinés à nettoyer les dispositifs médicaux autres que les lentilles de contact par des moyens physiques ;

4.4. Règle 16 :

Les dispositifs non actifs destinés spécifiquement à enregistrer les images de radiodiagnostic font partie de la classe II a ;

4.5. Règle 17 :

Tous les dispositifs fabriqués à partir de tissus d'origine animale ou de dérivés rendus non viables

entrent dans la classe III, sauf si ces dispositifs sont destinés à entrer en contact uniquement avec une peau intacte.
5. Règle 18 :
Par dérogation aux autres règles, les poches à sang figurent dans la classe II *b*.

ANNEXE X - ÉVALUATION CLINIQUE

1. Dispositions générales :
1.1. En règle générale, la confirmation du respect des exigences concernant les caractéristiques et performances visées aux points I et 3 de l'annexe I.A et 2 de l'annexe I.B dans des conditions normales d'utilisation d'un dispositif ainsi que l'évaluation des effets secondaires indésirables doivent être fondées sur des données cliniques, en particulier en ce qui concerne les dispositifs implantables et les dispositifs de la classe III. L'adéquation des données cliniques est fondée en tenant compte, le cas échéant, des normes harmonisées pertinentes, sur :
1.1.1. Soit un recueil de la littérature scientifique pertinente actuellement disponible au sujet de l'utilisation prévue du dispositif et des techniques qu'il met en œuvre, ainsi que, le cas échéant, un rapport écrit contenant une évaluation critique de ce recueil ;
1.1.2. Soit les résultats de toutes les investigations cliniques réalisées, y compris celles effectuées conformément au point 2 ;
1.2. Toutes les données doivent demeurer confidentielles, conformément à l'article R. 665-37 du code de la santé publique.
2. Investigations cliniques :
2.1. Objectifs :
Les objectifs des investigations cliniques sont :
– de vérifier que, dans des conditions normales d'utilisation, les performances du dispositif sont conformes à celles visées aux points 3 de l'annexe I.A et 2 de l'annexe I.B ;
– de déterminer les éventuels effets secondaires indésirables dans des conditions normales d'utilisation et d'évaluer si ceux-ci constituent des risques au regard des performances assignées au dispositif ;
2.2. Considérations éthiques :
Les investigations cliniques sont effectuées conformément aux dispositions du livre II *bis* du code de la santé publique (Protection des personnes qui se livrent à des recherches biomédicales) ;
2.3. Méthodes :
2.3.1. Les investigations cliniques sont effectuées selon un plan d'essai approprié correspondant au dernier état de la science et de la technique, défini de manière à confirmer ou à réfuter les affirmations du fabricant à propos du dispositif ; ces investigations comportent un nombre d'observations suffisant pour garantir la validité scientifique des conclusions ;
2.3.2. Les méthodes utilisées pour réaliser les investigations sont adaptées au dispositif examiné ;
2.3.3. Les investigations cliniques sont effectuées dans des conditions similaires aux conditions normales d'utilisation du dispositif ;
2.3.4. Toutes les caractéristiques pertinentes, y compris celles relatives à la sécurité, aux performances du dispositif et aux effets sur le patient, sont examinées ;
2.3.5. Tous les événements défavorables tels que spécifiés aux articles L. 209-12 et L. 665-6 du code de la santé publique sont intégralement enregistrés et communiqués au ministre chargé de la santé ;
2.3.6. Les investigations sont effectuées sous la direction et la surveillance d'un médecin possédant les qualifications requises dans un environnement adéquat, conformément aux dispositions de l'article L. 209-3 du code de la santé publique.
L'investigateur ou une autre personne autorisée aura accès aux données techniques et cliniques relatives au dispositif ;
2.3.7. Le rapport écrit, signé par l'investigateur tel que défini par l'article L. 209-1 du code de la santé publique, contient une évaluation critique de toutes les données obtenues au cours des investigations cliniques.

ANNEXE XI - CRITERES MINIMAUX POUR LA DÉSIGNATION DES ORGANISMES HABILITÉS

1. L'organisme habilité, son directeur et le personnel chargé d'exécuter les opérations d'évaluation et de vérification ne peuvent être ni le concepteur, ni le constructeur, ni le fournisseur, ni l'installateur, ni l'utilisateur des dispositifs qu'ils contrôlent, ni le mandataire de l'une de ces personnes. Ils ne peuvent intervenir ni directement ni comme mandataires des parties engagées dans ces activités, dans la conception, la construction, la commercialisation ou l'entretien de ces dispositifs. Cela n'exclut pas la possibilité d'un échange d'informations techniques entre le constructeur et l'organisme.
2. L'organisme et le personnel chargés du contrôle doivent exécuter les opérations d'évaluation et de vérification avec la plus grande intégrité professionnelle et la plus grande compétence requise dans le secteur des dispositifs médicaux et doivent être libres de toutes les pressions et incitations, notamment d'ordre financier, pouvant influencer leur jugement ou les résultats de leur contrôle, en particulier de celles émanant de personnes ou de groupements de personnes intéressées par les résultats des vérifications.
Lorsqu'un organisme habilité confie des travaux spécifiques à un sous-traitant portant sur la constatation et la vérification de faits, il doit s'assurer préalablement que les dispositions du livre V *bis* du code de la santé publique et, en particulier, de la présente annexe soient respectées par le sous-traitant. L'organisme habilité tient à la disposition des ministres chargés de la santé et de l'industrie les documents pertinents relatifs à l'évaluation de la compétence du sous-traitant et aux travaux effectués par ce dernier dans le cadre du présent décret.
3. L'organisme habilité doit pouvoir assurer l'ensemble des tâches assignées dans l'une des annexes II à VI à un tel organisme et pour lesquelles il a été habilité, que ces tâches soient effectuées par l'organisme même ou sous sa responsabilité. Il doit notamment disposer du personnel et posséder les moyens nécessaires pour accomplir de façon adéquate les tâches techniques et administratives liées à l'exécution des évaluations et

vérifications. Il doit également avoir accès au matériel pour les vérifications requises.
4. Le personnel chargé des contrôles doit posséder :
   – une bonne formation professionnelle portant sur l'ensemble des opérations d'évaluation et de vérifications pour lesquelles l'organisme est désigné ;
   – une connaissance satisfaisante des prescriptions relatives aux contrôles qu'il effectue et une pratique suffisante des contrôles ;
   – l'aptitude requise pour rédiger les attestations, procès verbaux et rapports qui constituent la matérialisation des contrôles effectués.
5. L'indépendance du personnel chargé du contrôle doit être garantie. La rémunération de chaque agent ne doit être fonction ni du nombre des contrôles qu'il effectue ni des résultats de ces contrôles.
6. L'organisme habilité doit, à moins qu'il ne soit un service de l'Etat, souscrire une assurance de responsabilité civile.
7. Le personnel de l'organisme chargé des contrôles est lié par le secret professionnel pour tout ce qu'il apprend dans l'exercice de ses fonctions, sauf à l'égard des ministres chargés de la santé et de l'industrie.

ANNEXE XII - MARQUAGE CE DE CONFORMITÉ

Le marquage CE de conformité se compose des initiales CE ayant la forme suivante :

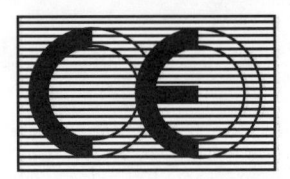

– si le marquage est réduit ou agrandi, les proportions figurées dans le dessin gradué ci-dessus sont à respecter ;
– les différents éléments du marquage CE doivent avoir sensiblement la même dimension verticale, qui ne peut être inférieure à 5 mm.

Cette dimension minimale n'est pas obligatoire pour les dispositifs de petites dimensions.

Index

A

Absorbant de CO_2, 195-199
    chaux barytée, 196
    chaux sodée 195-196
    indicateurs colorés, 197
Absorbeur de CO_2
    circuit filtre, 191
    effet de paroi, 193
    nettoyage, 742
Accident d'anesthésie
    appareils d'anesthésie et circuits respiratoires, 325-361
    enquête, 349-350
    prévention, 350-351
Acide
    glutaraldéhyde, désinfection du matériel, 731-732
    peracétique, désinfection du matériel, 728
Adaptateur(s)
    circuit d'anesthésie, 154
    de Howland, 402
Adriani, classification, 163
Agents anesthésiques
    captage par circuit, 153
    relargage, 154
    surdosage, anomalie du matériel, 343-344
Air comprimé, distribution centrale, 30-31
Alarme(s),
    de concentration, 589
    débitmètres, 79-80
    de distribution des gaz médicaux, 33
        contrôles, 41
        défauts, 44
    ventilateurs, 259
Alberts, lame de, 410, 411
Alcools, désinfection du matériel, 727-728
Alimentation
    centrale, vérification, 694
    en gaz, 762
Ambu, masque, 364-365
Ammoniums quaternaires, désinfection du matériel, 726-727
Analyse
    électrochimique, 567-572
    infrarouge (IR), 562-567
    paramagnétique de l'oxygène, 567
    piézo-électrique, 572-574

Analyseur
    à champ magnétique, 555
    de CO_2, système antipollution, 310
    à infrarouges, 580
        système antipollution, 309, 312
    d'oxygène
        calibration, 698
        normes, 576
        recommandations SFAR, 762
        système antipollution, 310
    à quadripôle, 556
Anesthésie, profondeur, monitorage des halogénés, 593
Anesthésiques volatils
    concentrations délivrées, 95-97
    dégradation, absorbant de CO_2, 197
    monitorage, 589, 592-593
    normes, 589
    propriétés physico-chimiques, 93
    vapeurs, pollution du bloc opératoire, 281-324
    voir aussi au nom de chaque agent
Appareil d'anesthésie, 51-90
    accidents, 325-361
    checklist SFAR, 764-766
    fiche d'entretien, 710-711
    maintenance préventive, 709
    nettoyage, 742
    recommandations de la SFAR, 757-767
    vérification, 760-766
    voir aussi Ventilateurs et au nom de chaque composant
Argon, 218
Automatic Summing Circuit, 558
Automatisation de l'enregistrement des données, 86-87
Avortements, pollution du bloc opératoire, 283-284
Azote
    bornes de sortie, 38
    distribution centrale, 31
    monitorage, 594

B

Bac à chaux *voir* Absorbeur de CO_2
Baffles, absorbeur de CO_2, 194
Bain, circuit, 171, 698-699
    complications, 176
    respiration spontanée, 174
    ventilation contrôlée, 175
    voir aussi Mapleson D, circuit

Bainton, lame de, 414
Ballon réservoir, 155-156, 202, 207
    anomalies de remplissage, 337
    nettoyage et stérilisation, 743
    normes ASTM, 155
    voir aussi Insufflateurs manuels
Ballonnet
    à basse pression, 457-459
        étanchéité, 488
    Fome-cuff, 459-461
    fuite, 482
    à haute pression, 456
    de Kamen-Wilkinson, 459-461
    monitorage de la pression, 461
    en mousse, 459-461
    obstruction par, 486
    régulation de pression intérieure, 462-464
    sonde d'intubation, 455-463
Baraka, classification, 164
Bardex, canule de, 376
Barotraumatisme, pièce en T, 179
Belscope, lame de, 416
Bennet, lame de, 412, 413
Berman, canule de, 372
Bernoulli, principe, 258
Biseau, butée, 486
Bizzari-Guiffrida, lame de, 407-408
Blechman, lame de, 415
Bloqueur(s)
    bronchiques, 512, 514
    de Magill, 513
Bornes d'alimentation murales, *voir* Prises murales
Bougies, 516-519
Bouteilles de gaz médicaux, 9-26, 693
    codes de lettres, 14-15
    couleur, 17-18
    marquage, 18-19
    nettoyage, 742
    papillons, 19-20
    règles d'utilisation, 20-24
    remplissage, 16-17, 25
    risques, 25-26
    valves de surpression, 12
Brandt, système, 463
Brassards à pression, stérilisation, 748
Broncho-cath, 499
Bullard, laryngoscope, 427-430
Bypass d'oxygène, 68-70
    absorbeur de CO_2, 194
    contrepression intermittente, 99
    recommandations SFAR, 762
    variable, 96

C

Cale-dent, 375
Canalisations des gaz médicaux
    appareil d'anesthésie, 65
    classification, 31
    de transfert, 292
    voir aussi Distribution des gaz médicaux
Cancer, pollution du bloc opératoire, 286
Canister *voir* Absorbeur de CO_2

Canule(s)
    binasale, 378
    nasopharyngées, 375-379
    nettoyage et stérilisation, 745
    oropharyngées, 370-375
    voir aussi au nom de chaque canule
Capnogramme, 588-593
Capnographie, position d'un tube à double lumière, 506
Capnomètre
    effets de la pression atmosphérique, 580
    effets de la vapeur d'eau, 579
Capnométrie, normes, 578-579
Capteurs de pression, stérilisation, 748
Carlens, sondes, 497
Cathéter(s)
    d'embolectomie, 513
    de Foley, 513
    de Swan-Ganz, 513
CE de type, examen, 784-785
Centrales de gaz médicaux, 26
Chaleur
    spécifique, 94
        anesthésiques volatils, 93
        matériau du vaporisateur, 95
    de vaporisation, 94
        anesthésiques volatils, 93
Charbon activé, 299
Chariots d'anesthésie, nettoyage, 742
Chaux
    barytée, 196
    sodée, 242, 698
        composition, 195
        dégradation des anesthésiques halogénés, 197
        granules, 196
        inhalation, 343
        régénération, 195
Check-list FDA simplifiée, 687-689
Chenoweth, mandrin, 517
Chirurgie
    cardiaque, CO_2 expiré, 582
    laser
        incendie, 482-484
        sondes, 450-452
    pulmonaire
        choix de la sonde, 501
        sondes à double lumière, 494
    de la tête et du cou, sondes armées, 445
Chlore, désinfection du matériel, 729-730
Choi, lame de, 415
Circuit(s)
    ADE de Humphrey, 180-182
    d'anesthésie, 149-166
        accidents, 325-361
        anomalie, CO_2 expiré, 584
        captage des agents anesthésiques, 153
        classification, 162-164
        compliance, 153
        composants, 154-166
        normes, 162
        ouvert, 162
        régime de pression, 307
        résistance à l'écoulement, 149-151
        semi-ouvert, 162
        vérification, 698

de Bain, 171
    réinhalation, 339
circulaire *voir* Circuit filtre
coaxial,182-184
    système Mera F, 201
    voir aussi Bain, circuit, Lack, circuit, ADE de Humphrey, circuit
filtre, 191-223
    acétone, 218
    avantages, 217
    chaleur, 213
    composants, 191-204
    concentration des gaz, 214-215
    entrée de gaz frais, 205
    espace mort, 213
    éthanol, 218
    filtre, position, 209
    humidité, 213
    hydrogène, 218
    manomètre de pression, 212
    métabolites toxiques des agents anesthésiques, 218
    méthane, 218
    moniteur des gaz respiratoires, 210
    moniteur de pression des voies aériennes, 211
    monoxyde de carbone, 218
    pollution, 217
    recommandations SFAR, 762
    valve de PEP, 212
    valves unidirectionnelles, 199
fluidique, 258
de Jackson-Rees *voir* Mapleson F, circuit,
de Lack, 168
de Magill, *voir* circuit de Mapleson A
de Mapleson, 167-189
    réinhalation, 338-339
    stérilisation, 744
Clapet anti-retour, appareil d'anesthésie, 54-55, 84-85
Classification
    de Mapleson, *voir* Mapleson, circuits
    des systèmes d'anesthésie, 162-164
Clés de remplissage, système, *voir* Dispositifs spécifiques de remplissage
CO_2, 578-582
    détection chimique, 574-576
    distribution centrale, 31
    expiré
        anomalies, 582-584
        métabolisme, 581
    mesure du taux, 579, *voir aussi* Capnomètre
    monitorage, 578
Codes couleurs, gaz médicaux, 26
Collapsus incomplet du poumon, 507
Collins, classification, 163
Colonne rigide, distribution des gaz médicaux, 37-38
Combitube, 453
Commutateur principal, appareil d'anesthésie, 65-66
Compensation thermique, 97
Complications
    canules, 378-379
    échangeurs de chaleur et d'humidité, 244-245
    humidificateurs, 248-249
    laryngoscopie, 431-433
    masques
        faciaux, 369-370

laryngés, 391-395
nébulisateurs, 249-250
de la stérilisation par l'oxyde d'éthylène, 735-736
Concentrations
    délivrées, régulation, 95-97
    inspirées/délivrées, 153
    d'oxygène, 218
Conductivité thermique, 95
    matériau du vaporisateur, 95
Connecteurs
    circuit d'anesthésie, 154
    rapides, distribution des gaz médicaux, 35
Connexion
    pour l'oxygène de secours, 33
    réseau de canalisations-appareil d'anesthésie, 64
Contamination des gaz
    distribution des gaz médicaux, 45-46
    insufflateurs manuels, 236
Conteneurs à oxygène liquide, 26-28
Contenu gastrique, inhalation, 487
Contrepression intermittente, 99-103
Conway, classification, 163
Corps étrangers
    bronchiques, 481
    circuit respiratoire, 343
Cranwall, lame de, 415
Creutzfeldt-Jacob, maladie, prévention de la transmission, 716, 727, 729, 748-749
Cristal piézo-électrique, 573
Cryochirurgie, pollution par protoxyde d'azote, 292
Culver, classification, 164

D

Débit
    de gaz frais
        circuit de Bain, 174
        insuffisant, circuit respiratoire, 329-332
        réinhalation, 151
    inspiratoire, 256, 261
    minimal d'oxygène, 77-79
Débitmètre(s)
    de l'appareil d'anesthésie, 73-84
    et hypoxie, 326-328
    vérification, 697
Débranchements involontaires, 333
Déclaration CE de conformité, 782, 787-790
Décontamination, 715, 740
    matériel à usage multiple, 740-741
    responsabilité du personnel, 741
    sang et liquides organiques, 740
    surveillance bactériologique, 741
Défaut d'oxygène, système de sécurité, 66-68
Dénitrogénation, enfant, 594
Densité
    anesthésiques volatils, 93
    du gaz, écoulement turbulent, 150
Desflurane, 93
    voir aussi Anesthésiques volatils
Désinfectants liquides, 723-732
Désinfection, 716
Détecteurs à ionisation, système antipollution, 310
Détection chimique du CO_2, 574-576

Détendeurs
    appareil d'anesthésie, 57-63
    mélangeurs, 81-82
Diamètres indexés, systèmes de sécurité, distribution des gaz médicaux, 35
Dioxyde de carbone, *voir* CO_2
Dispositifs
    médicaux
        classification, 791
        extraits légaux, 769-795
        implantables actifs, extraits légaux, 780-782
    spécifiques de remplissage
        composants, 133
        incidents, 138
        Pin safety filler system, 132
        vaporisateur, 132-139
Distribution des gaz médicaux, 25-49
    contrôles de l'installation, 39-43
    incidents, 43-47
    nettoyage, 42
Dosimètres, système antipollution, 309
Dripps, classification, 162
Dysfonctionnement du ventilateur, 275

E

Échangeurs de chaleur et d'humidité, 242-245
Échappement (APL), valve, 157-160
    résistance, 160
Échelle
    French, 453
    de Magill, 453
Echenhoff, classification, 162
Écoulement laminaire vs turbulent, 150
Effet
    de paroi, absorbeur de CO_2, 193
    de pompage, 99-101, 102
        clapet anti-retour, 101
    de pressurisation, 101- 102
Embolie pulmonaire, CO_2 expiré, 582
Endoscope, *voir* Fibroscope
Enfant
    circuit filtre, 219
    masque laryngé, 392, 395
Enflurane, 93
    pollution du bloc opératoire, 282, 283, 285, 286, 288
    voir aussi Anesthésiques volatils
Enfluratec, *voir* TEC
Enquête, accident d'anesthésie, 349-350
Enregistrement automatique de données, 86-87
Enrouement, 490
Entrée de gaz frais, circuit filtre, 205
Ergots détrompeurs, bouteilles de gaz médicaux, 12
Espace mort, 155
    circuit filtre, 213
    du circuit, réinhalation, 151
    masques faciaux, 368-369
    sonde d'intubation, 440
Étage
    à basse pression, 72-86
        tests de pression, 695-696
        vérification, 694-698
    à haute pression, 303
        appareil d'anesthésie, 53-63

        vérification, 692-694
    de moyenne pression, appareil d'anesthésie, 63-72
Éthylène-glycol, 735
Étrier, appareil d'anesthésie, 53-56
Évacuation des gaz, 297
Évaporateurs, sélecteur, 84
    voir aussi Vaporisateurs
Eversole, lame de, 412, 413
Explosion, 346-349
    bouteilles, 26
Exposition chronique aux vapeurs anesthésiques
    voir Pollution du bloc opératoire
Extubation
    accidentelle, 489, 584
    complications, 489-490
    sonde endotrachéale, 473

F

Fibroscope, 402, 419-424
    stérilisation, 746-747
Fibroscopie bronchique
    bronchoscopie, 446
    sonde de Carden, 446
Fiches d'entretien, appareil d'anesthésie, 710-711
Filtre(s), 161, 209
    appareil d'anesthésie, 54
    bactériens, 738-739
Fink, lame de, 407
Fistules bronchopleurales, 494
Flagg, lame de, 411, 412
Flexibles de raccordement, distribution des gaz médicaux, 38-39
Flotex, masque de, 365
Fluotec, *voir* TEC
Formaldéhyde, désinfection du matériel, 726
Fortec 4, *voir* TEC 4
French, échelle, 453
Fréquence ventilatoire, 255, 261
Fuite(s), 153
    circuit de ventilation, 696
        et hypoventilation, 332-333
    contrôle, 303-306
    débitmètres, 84
    distribution des gaz médicaux, 46
    étage à basse pression, 694
    étage à haute pression, 693
    d'oxygène, appareil d'anesthésie, 328-329
    support de bouteille O_2, 706
    système de ventilation, 698
    valves unidirectionnelles, 306
    ventilateurs à soufflet descendant, 702, 704

G

Gaz
    frais
        défaut d'alimentation, 331-332
        faibles débits, circuit filtre, 215
        sortie, 85-86
    inhalés, humidification, 213
    médicaux, *voir* Gaz médicaux
    monitorage, 543-594
    moteur, 65, 257

pression partielle, 92
volume %, 92
Gaz médicaux
    bouteilles et conteneurs, 7-29
    circulaire ministérielle, 281
    contamination, 343
    pressions, 41
    système central de distribution, 25-49
        fuites, contrôle, 303-306
        terminologie, 303
    voir aussi Bouteilles de gaz médicaux, Distribution des gaz médicaux
Glutaraldéhyde, désinfection du matériel, 730-732
Gradient alvéolo-artériel, 586-587
Granulome des cordes vocales, 492
Guedel
    canule de, 372
    lame de, 411, 412
Guide
    d'intubation, 424-427
    de Sallem-Resce, 516

H

Habitudes de travail, pollution du bloc opératoire, 301-303
Hall, classification, 163
Halogénés *voir* Anesthésiques volatils
Halothane, 93
    hépatite, 287
    pollution du bloc opératoire, 282, 283, 285, 286, 288
    voir aussi Anesthésiques volatils
Heine, lame de, 411
hématologiques, atteintes, pollution du bloc opératoire, 288
Hémodynamique, anomalies, CO_2, 582
Hémorragies, 494
Hépatiques, atteintes, pollution du bloc opératoire, 287
Hépatite(s)
    à l'halothane, 287
    virales, prévention de la transmission, 716, 723, 726, 748-749
Howland, adaptateur de, 402
Humidificateurs, 245-249
Humidification des gaz inspirés, méthodes, 239-253
Humidité, 239-240
Humphrey, circuit ADE, 180-182
Hydroxyde
    de baryum, 196
    de potassium, chaux sodée, 195
Hypercapnie, anomalies du matériel, 337
Hyperoxygénation, 578
Hyperpression
    voies aériennes, anomalies du matériel, 340-343
    voir aussi Surpression
Hyperthermie maligne, 581
Hyperventilation, anomalies du matériel, 339
Hypoventilation, 578
    anomalies du matériel, 329-337
    insufflateurs manuels, 235-236
    ventilateur, 275
Hypoxémie, ventilation séparée, 508
Hypoxie, 326-337

I

Incendies, 26, 346-349
    distribution des gaz médicaux, 46
Indicateurs
    colorés absorbants de CO_2, 197
    microbiologiques, contrôle de la stérilisation, 716-717, 722-723
    paramétriques, 717
Infections nosocomiales, directives du CDC, 738
Inhalation
    masque laryngé, 393-394
    de substances étrangères, 343
Injecteur, 258
Injections dans voies respiratoires, sondes, 450
Injectoflex, 447
Installations centrales de gaz médicaux, 26-31
    contrôles, 42-43
Insufflateurs manuels, 225-238
    nettoyage et stérilisation, 748
    risques, 235-236
    stérilisation, 748
    vérification, 690-692
Interfaces
    fermées, 296-298
    ouvertes, 293-296
International Standards Organisation (ISO), 164
Intubation
    à l'aveugle, 470
    bronchique, 478-481
    complications, 473-493
        à l'intubation, 474-481
        après l'intubation, 490-493
        pendant l'extubation, 489-490
        la sonde en place, 481-489
    difficile
        Combitube, 453
        sonde Endotrol, 449
    nasale, 468-469
    œsophagienne, 475-478
    sélective accidentelle, 478-481
    sondes, 439-541
    sous fibroscope, 421-424
Inversion de canalisations, 326
Iodophores, désinfection du matériel, 728
Isoflurane, 93
    pollution du bloc opératoire, 283, 285, 286
    voir aussi Anesthésiques volatils
Isotec 5, *voir* TEC 5

J

Jackson-Rees, circuit, *voir* Mapleson F, circuit,
Jaune Clayton, 197

K

Kirk, classification, 164

L

Lack, circuit, 168
    complications, 171
    réinhalation, 170
    vérification, 699

Laerdal, masque, 365-366
Lames, 403-416
    stérilisation, 746
    voir aussi Laryngoscopes
Lanz, système, 462
Laryngectomie, sondes, 449
Laryngofibroscopie, 470
Laryngoscopes, 401-438
    de Bullard, 427-430
    à fibres optiques, *voir* Fibroscope
    guide, 424-425
        lumineux, 425-427
    lames, 403-416
        stérilisation, 746
    manche, 401-402
Laryngoscopie
    complications, 431-433
    directe, 469
    technique, 417-419
Laser, 482-483
    types, 483
Législation sur la sécurité des appareils médicaux, 711
Linder, canule de, 376-377

M

Macintosh, lame de, 404-407
Magill, circuit, *voir*, Mapleson A, circuit,
Maintenance, appareil d'anesthésie, 87-88
    préventive, 709
Maladies professionnelles, prévention, 749-750
Malformation congénitale, pollution du bloc opératoire, 285
Mandrins, 515-517
Manomètre
    des bouteilles, 56-57
    de distribution centrale des gaz médicaux, 34
    de pression, 212
    du réseau de canalisations, 64
Mapleson, circuits, 167-189
    avantages, 184
    classification, 167-168
    inconvénients, 185
    Mapleson A, 168-171
        circuit de Magill, 168
        réinhalation, 170
    Mapleson B, 171
    Mapleson C, 172
    Mapleson D, 172-177
    Mapleson E, 177
    Mapleson F, 179
    monitorage des gaz respiratoires, 184
    nettoyage, 744
    vérification, 698
Marini, classification, 164
Masque laryngé, 383-396
    avantages, 395
    CTD, 385-386, 389
    complications, 391-395
    inhalation, 393-394
    mesure du CO_2 expiré, 395
    nettoyage, 385-386
    réveil, 394
    ventilation difficile, 393

Masques faciaux, 363-370
    nettoyage et stérilisation, 745
Matériel d'anesthésie
    extraits légaux, 769-795
    nettoyage, 718-719
    service biomédical, 710
    stérilisation, 737-748
    à usage unique vs à usage multiple, 739-740
    vérification, entretien, 687-713
        check-list FDA simplifiée, 687-689
        circuit de ventilation, 698
        étage à basse pression, 694-698
        étage à haute pression, 692-694
        moniteurs, 704
        système antipollution et valve d'échappement, 700
        systèmes de ventilation, 700-703
        ventilation de secours, 690-692
    voir aussi Appareil d'anesthésie et au nom de chaque composant
Mathews, lame de, 409
Maux de gorge, 490
McMahon, classification, 163
Mélangeurs de protoxyde d'azote et d'oxygène, 80-83
Mera F, 201
Métabolisme, CO_2 expiré, 581
Michaels, lame de, 410, 411
Microchirurgie laryngée, 447-448
Miller, lame de, 407-409
Mimosa Z, 197
Moniteur
    aspiratifs, 548-551
    des gaz respiratoires, circuit filtre, 210
    non aspiratifs, 545-548
    d'oxygène, 210
    vérification, 704
Monitorage
    des gaz, 543-594
        circuits de Mapleson, 184
    pression des voies aériennes, circuit filtre, 211
Moyers, classification, 163
Multiplexeur, 554
Mutagénicité, pollution du bloc opératoire, 286

N

Nébulisateurs, 249-250
Nettoyage du matériel d'anesthésie, 715-753
    voir aussi Décontamination, Désinfection, Stérilisation et au nom de chaque composant
Neurochirurgie, sondes armées, 445
Neurologiques, atteintes, pollution du bloc opératoire, 288
Nez artificiel, *voir* Échangeurs de chaleur et d'humidité, Filtres
NIOSH, 314
Norme(s), 687
    antipollution, 315
    ASTM, système collecteur de gaz, 291
Normocapnie, réinhalation, 152

O

Obstruction
    bronchique, 481
    du circuit, hypoventilation, 333-334

Œdème laryngé, 491
Ohio calibré, vaporisateur, 123-125
Orange d'éthyle, 197
Os, *voir* Cale-dent
OSHA, 314
Ovassapian, canule d'intubation sous fibroscope, 373
Oxford, lame de, 413, 414
Oxyde d'éthylène
    inhalation, 343
    stérilisation par, 732-736
Oxygénateurs des circuits de circulation extracorporelle, 292
Oxygène
    alimentation
        centrale, 694
            pression, alarme, 706
    analyseur, 577
    bouteilles, vérification, 693
    débit minimal, appareil d'anesthésie, 77-79
    dispositif d'enrichissement, insufflateurs manuels, 231-233
    distribution centrale, 29-30
    fuite, appareil d'anesthésie, 328-329
    monitorage, 576-578
    de secours, connexions pour l'alimentation, 33
    système de sécurité de défaut d'alimentation, 66-68
Oxymètre de pouls, 577

P

$PaCO_2$, 585
    enfant, 586
Paralysie des cordes vocales, 491
Pasteurisation, 719-720
Patil-Syracuse
    canule de, 372, 373
    manche de, 402
    masque, 365-366
Pédiatrie
    cathéter de Swan-Ganz, 513
    intubation sélective accidentelle, 479
    tube de Cole, 443
Penlon PPV Sigma, vaporisateur, 130-132
PEP
    insufflateurs manuels, 233
    valves, 160
Perforation des voies aériennes, 482
Performances psychomotrices, pollution du bloc opératoire, 285
Peroxyde d'hydrogène, désinfection du matériel, 730
Phénolphtaléine, 197
Phénols, désinfection du matériel, 727
Phillips, lame de, 413
Pièce
    en T, 177
        barotraumatisme, 179
    en Y
        circuit filtre, 200
        stérilisation, 744
Pin Index Safety System, 326
Pin safety filler system, *voir* Dispositifs spécifiques de remplissage
Pinces, 519
Piqûre d'aiguille, prévention, 749-750

PISS, 326
Point d'ébullition, 92
    anesthésiques volatils, 93
Poiseuille, loi, 150
Polio, lame de, 405
Pollution du bloc opératoire, 281-316
    aspects médicolégaux, 315
    gaz anesthésiques, monitorage, 308-314
    habitudes de travail, 301-303
    pathologies, 283-289
    prélèvements, 310-312
    système anti-, 290-308
        aspiration centrale, 299-300
        cartouches adsorbantes, 299
        collecteur de gaz, 291-301
        dangers, 307-308
        évacuation des gaz, 297-298
        incidents, 307-308
        normes, 290
            SFAR, 315, 759
            US, 315, 759
    ventilation des locaux, 298-299, 306
Pompage, effet, 99-101, 102
    clapet anti-retour, 101
Position ventrale, sondes RAE trachéales préformées, 444
Poste d'anesthésie, 86
Potence mobile, distribution des gaz médicaux, 37
Pression(s)
    alimentation en O_2, alarme, 706
    atmosphérique, vaporisateur, 98
    dans le ballonnet, protoxyde d'azote, 456
    et contenu des bouteilles de gaz médicaux, 14-15
    expiratoire négative, 277
    d'oxygène, alarme, 68
    partielle d'un gaz, 92
    positive
        continue, 177
        de fin d'expiration *voir* PEP
    de service des gaz médicaux, 28
    de vapeur, 91
        anesthésiques volatils, 93
        saturante, 92
Pressurisation, effet, 101-102
Prévention
    des accidents d'anesthésie, 350-351
    des maladies professionnelles, 749-750
Prises murales, distribution des gaz médicaux, 26, 34-38
Prisme de Huffman, 416-417
Protège-dents, 430-431
Protoxyde d'azote
    diminution du débit, 345
    distribution centrale, 30
    monitorage de pollution, 312
    norme de concentration, 593
    pollution du bloc opératoire, 282, 283, 285, 286, 288
    polyneuropathie, 288
    pression dans le ballonnet, 456
    vitamine B12, 288

R

Raccord(s)
    coudés, 155
        stérilisation, 744

en T, 154
en Y, 154
Racz-Allen, lame de, 413
Radiations ionisantes, stérilisation par, 736-737
Raman, effet, 561
Rampe des débitmètres, 76-77
Rapport
    I/E, 256, 261
    de répartition, vaporisateur, 96
    ventilation/perfusion, anomalies, 586
Rebreathing *voir* Réinhalation
Réglage du ventilateur, vérification, 335-337
Régurgitation, masque laryngé, 393-394
Réinhalation, 151
    circuit de Mapleson, 170
    circuit de Lack, 170
    de CO_2, 337-339
    débit de gaz frais, 151
    espace mort du circuit, 151
    gaz inspiré, 152
    insufflateurs manuels, 234
    normocapnie, 152
Reins, lésions, pollution du bloc opératoire, 287
Rendell-Baker-Soucek, masque de, 365
Résistance
    du circuit à l'écoulement, 149-151
    circuit filtre, 212
    sonde d'intubation, 439
Respirateur(s), *voir* Ventilateur(s)
Respiration spontanée, circuit de Bain, 174
Ressort, valve, 157
Rétropollution, vérificateur des débitmètres, 766
Risques, insufflateurs manuels, 235-236
Robertazzi, canule, 376
Robertshaw
    lame de, 413, 414
    sonde, 497
Rush, canule, 376

S

Sallem/Resce, guide, 516
Salles de réveil, monitorage de pollution, 313
Schapira, lame de, 410, 411
SCRAM, 364
Sécurité
    des appareils médicaux, lois, 711
    de défaut d'oxygène, 66-68
    valve, 259
Sélecteur des évaporateurs, 84
Serre-tête, 369
    nettoyage et stérilisation, 745
Service biomédical, matériel d'anesthésie, 710
Sévoflurane, 93
    voir aussi Anesthésiques volatils
Sevofluratec, *voir* TEC 5
Seward, lame de, 413
SFAR, recommandations,
    appareil d'anesthésie, 757-767
    vérification, 760-766
Sher-I-Bronch, 500
Siemens, vaporisateur, 103-105
Silice, chaux sodée, 196
Snow, lame de, 411, 412

Sonde(s) d'intubation, 439-541
    armée, défectueuse, 485
    de Brandt, 463
    bronchique à double lumière, 493-510
    Broncho-cath
        droite, 499
        gauche, 499
    avec canal de monitorage, 449
    de Carden
        pour bronchoscopie, fibroscopie bronchique, 446
        pour laryngoscopie, 447
    de Carlens, 497
    à double lumière
        accidents, 507-510
        contrôle de position, 504-506
        mauvais positionnement, 507
        mise en place, 503
        traumatismes des voies supérieures, 509
    de White, 497
    droite
        à double lumière, choix, 501
        de Robertshaw, 497
        Sher-I-Bronch, 500
    endotrachéale, 440-493
        absence d'étanchéité, 481-482
        changement, 473
        choix, 466-467
        contrôle, 467-468
            de la position, 471
        déglutition, 478
        extubation, 473
        incendie, 482-484
        longueur, 454
        marquage, 454
        mauvaise étanchéité, 474
        mise en place, 468-471
        obstruction, 485-487
        pression dans le ballonnet, 461
        protection anti-laser, 464-466
        raccords, 464
        taille du tube, 453
        stérilisation, 447-748
    Endotrol, 449
    gauche
        de Robertshaw, 497
        Sher-I-Bronch, 500
    HI-LO Evac, 488
    de Lanz, 462
    pour laryngectomie, 449
    Laser-Flex, 450
    Laser-Shield II, 450
    matériau, 440
    pour microchirurgie laryngée, 448
    de murphy, 482
    RAE trachéale préformée, 444
    YAG de Sheridan, 452
Soper, lame de, 410, 411
Sortie(s)
    de gaz frais, appareil d'anesthésie, 85-86
    murales, distribution des gaz médicaux, 37
Soufflets, ventilateur, 259
    anomalies de remplissage, 336-337
Soupape d'échappement, appareil d'anesthésie, 85

Sous-dosage en anesthésiques, anomalies du matériel, 345-346
Spectromètre
　à effet Raman, 561-562
　de masse, 552-561, 580
Spectrum Overlap Eraser, 557
Stérilisation, 717, 719-723
　contrôle de, 716-717, 722-723
Stérilité, pollution du bloc opératoire, 284
Steris, système, désinfection du matériel, 728-729
Stylet lumineux, 425-427
Surdosage en agent anesthésique, anomalie du matériel, 343-344
Surpression
　pollution du bloc opératoire, 307
　système de distribution des gaz médicaux, 44
　voies aériennes, ventilateur, 277
Système(s)
　d'anesthésie, *voir* Appareil(s) d'anesthésie, Circuit(s) d'anesthésie, Ventilateur(s) d'anesthésie
　antipollution
　　nettoyage, 744-745
　　vérification, 700
　à basse pression, 303
　de Brandt, 463
　collecteur de gaz, 291-301
　　lutte antipollution, 291
　　norme ASTM, 291
　détrompeurs, distribution des gaz médicaux, 36
　international d'unités, 8
　de Lanz, 462
　de protection trachéale, 455-461

T

Taux télé-expiratoire d'oxygène, 577
TEC 3, vaporisateur,
　Enfluratec 3, 106-109
　Fluotec 3, 106-109
　Fluotec Mark 3, 106-109
TEC 4, vaporisateur,
　Enfluratec 4, 109-112
　Fluotec 4, 109-112
　Fortec 4, 109-112
TEC 5, vaporisateur,
　Enfluratec 5, 112-116
　Fluotec 5, 112-116
　Isotec 5, 112-116
　Sevofluratec, 112-116
TEC 6, vaporisateur, 116-123
Tests de pression, étage à basse pression, 695-696
Thermocaméra, système antipollution, 310
Travail respiratoire, 151
　sonde d'intubation, 439
Trimar, masque de, 364
Tube(s)
　bronchiques à simple lumière, 511-512
　coaxial, 295
　de Cole, 443
　de Norton, 452
　en T, 294
　trachéal, 439-541
　Univent, 512, 514
　voir aussi Sondes

Tuberculose, prévention de la transmission, 748-749
Tuyau(x)
　annelés, 156
　aspiratif, 300
　du circuit respiratoire, stérilisation, 743-744
　souples, distribution des gaz médicaux, 38

U

Ulcérations du larynx, de la trachée, 492
Unités internationales, 8

V

Valve(s)
　d'arrêt, distribution des gaz médicaux, 31-33
　à diaphragme, 158-159
　à disque, 199
　à dôme, 199
　d'échappement (APL), 157-160, 200, 208, 257, 260-261
　　insufflateurs manuels, 230-231
　　mauvais réglage, hypoventilation, 333
　　nettoyage, 742-734
　　résistance, 160
　　unique, 296
　　vérification, 700
　de non-réinhalation, 226-230
　« on-off », 81
　d'oxygène rapide, 68-70
　à pas de vis, 158
　de PEP, 160
　　absorption, 203
　　circuit filtre, 212
　　insufflateurs manuels, 233
　à pression d'échappement réglable APL, 291
　de remplissage, insufflateurs manuels, 230
　à ressort, 157
　de sécurité
　　alimentation centrale en O_2, 706
　　ventilateur, 259
　de sélection ballon/respirateur, 202
　　circuit filtre, 199
　　incidents, 199
　de surpression
　　bouteilles de gaz médicaux, 12
　　distribution centrale des gaz médicaux, 31
　unidirectionnelles, 207
　　fuites, 306
　　nettoyage, 742
　　réinhalation, 338
　　vérification, 703-705
Vandam, classification, 162
Vanne de débit, appareil d'anesthésie, 70-72
Vapor 19.1, vaporisateur, 125-128
Vaporisateur(s), 91-147
　agent incorrect, 141-142
　anomalies, sous-dosage en anesthésiques, 345
　à bullage, 97
　à bypass variable, 96
　calibrés
　　en concentration, 96
　　en débit, 97
　classification, 95

concentration de vapeur, 766
désinfection, 116
dispositifs spécifiques de remplissage, 132-139
effet
    de pompage, 99
    de pressurisation, 101
excès de remplissage, 142-143
fuites, 143-144
incidents, 141-145
à injection, 97
inversion du flux, 143
à léchage, 97
maintenance, 145
mauvais réglage de concentration, 143
montage, 140-141
normes ASTM, 102-103
obstruction, 144-145
Ohio calibré, 123-125
Penlon PPV Sigma, 130-132
pression atmosphérique, 98
recommandations SFAR, 762
renversement de la cuve, 142
résistance, 98
Siemens, 103-105
spécificité, 98
surdosage en anesthésiques, 343-344
TEC 3, 106-109
TEC 4, 109-112
TEC 5, 112-116
TEC 6, 116-123
Vapor 19.1, 125-128
Verni-Trol à bras latéral, 128-130
Ventilateur(s), 256-316
    alarmes, 259
        défaut, 277
    arrêt, 276
    ballon dans enceinte, 256
    circuit anesthésique, 256
    composants, 258-261
    double circuit, 256
    Drager AV, 262-264
        clapet anti-retour, 263
        configuration interne, 262-263, Fig.104
        soufflet, 262
    Drager AV-E, 264-267
        alarmes, 265
        configuration interne, 266
        soufflet, 265
        valve solénoïde, 266
    dysfonctionnement, 275
    Excel, 271
    Modulus, 271
    normes
        ASTM, 258
        NF S 90-118, 258
    obstruction de flux, 276

Ohmeda
    7000, 267-271
        alarmes, 268
        soufflet, 269
        valves solénoïdes, 270
    7800 et 7850, 271-275
        alarmes, 272
        configuration interne, 274
        description, 272
        valve solénoïde, 274
    risques, 275-278
    à soufflet, 216, 217, 256, 259
        descendant, fuites, 702, 704
    stérilisation, 744
    surpression, 277
    valve
        d'échappement, 257
        de sécurité, 259
    vérification des réglages, 335-337, 700-703
Ventilation
    anomalies, CO_2 expiré, 583
    contrôlée, circuit de Bain, 175
    insufflateurs manuels, 233-234
    à poumons séparés
        hypoxémie, 509
        système coaxial, 510-512
    de secours, vérification, 690-692
    transtrachéale, 692
Venturi
    dispositif, 258
    effet, circuit de Bain, vérification, 698-699
Vérification
    de l'appareil d'anesthésie, 760-766
    CE, 785-787
Verni-Trol à bras latéral, vaporisateur, 128-130
Vide central, *voir* Aspiration centrale
VIH, prévention de la transmission, 716, 723, 726, 727,
    729, 730, 748-749
Violet d'éthyle, 197
Viscosité du gaz
    écoulement turbulent, 150
Volume
    % d'un gaz, 92
    courant, 255, 261
    inspiré/délivré, 152
    minute, 261
Volumètre, circuit filtre, 211
    voir aussi Spiromètre(s)

W

White, sonde de, 497
Whitehead, lame de, 416
Williams, canule de, 372-273, 426
Wis-Foregger, lame de, 409
Wis-Hipple, lame de, 410, 411
Wisconsin, lame de, 409